Onkologische Krankenpflege

Patrick Jahn · Andrea Gaisser · Marika Bana
Christoph Renner
Hrsg.

Onkologische Krankenpflege

7., vollständig überarbeitete und aktualisierte Auflage

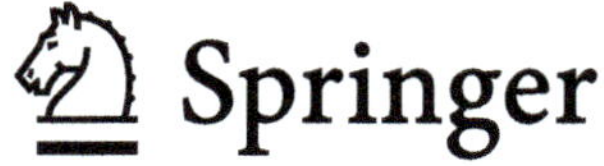

Hrsg.
Patrick Jahn
Leiter AG Versorgungsforschung | Pflege im
Krankenhaus, Department für Innere Medizin
Universitätsmedizin Halle (Saale)
Halle (Saale), Deutschland

Marika Bana
Hochschule für Gesundheit Freiburg
Fribourg, Schweiz

Andrea Gaisser
Krebsinformationsdienst
Deutsches Krebsforschungszentrum
Heidelberg, Deutschland

Christoph Renner
OnkoZentrum Hirslanden
Universität Basel
Zürich, Schweiz

ISBN 978-3-662-67416-1   ISBN 978-3-662-67417-8   (eBook)
https://doi.org/10.1007/978-3-662-67417-8

Die Deutsche Nationalbibliothek verzeichnet diese Publikation in der Deutschen Nationalbibliografie;
detaillierte bibliografische Daten sind im Internet über https://portal.dnb.de abrufbar.

Planung/Lektorat: Sarah Busch
Springer ist ein Imprint der eingetragenen Gesellschaft Springer-Verlag GmbH, DE und ist ein Teil von
Springer Nature.
Die Anschrift der Gesellschaft ist: Heidelberger Platz 3, 14197 Berlin, Germany

Das Papier dieses Produkts ist recyclebar.

Geleitwort

Die onkologische Pflege als eine tragende Säule der Versorgung von Krebskranken entwickelt sich kontinuierlich weiter und integriert neues Wissen aus der Forschung, klinischen Ausbildung und Praxis. Sie ist ein wichtiger Bestandteil der onkologischen Versorgung und differenziert sich entsprechend den dynamischen Anforderungen immer weiter aus.

In der onkologischen Pflege arbeiten Fachpersonen mit unterschiedlichem Aus- und Weiterbildungsniveau. Spezialisierte Unterstützungsangebote erfordern weitergehende Ausbildungen, auch auf akademischem Niveau. In der Schweiz konnten sich z. B. erweiterte Pflegerollen (Advanced Practice Nurses, APN) im onkologischen Kontext etablieren, und neueste Entwicklungen ermöglichen die Ausbildung zu Nurse Practitioners (NP) mit erweiterten Kompetenzen im Bereich von bisher ausschließlich von Ärzten praktizierten Tätigkeiten (Diagnostik, klinische Untersuchung, Medikamentenverordnung, medizinische Interventionen). Auch in Deutschland und in Österreich beginnen sich APN-Rollen im onkologischen Kontext zu etablieren, beispielsweise spezifische Angebote im Symptommanagement und der Patientenberatung.

Die Anforderungen an die fachliche Qualifikation der Pflegenden sind hoch, denn in der Versorgung von onkologischen Patienten und Patientinnen sind komplexe Situationen häufig, das Management von Symptomen der Erkrankung oder der Behandlung ist anspruchsvoll. Auch die Kommunikation mit Krebsbetroffenen und ihren Angehörigen erfordert umfassendes Fachwissen zu onkologischen Erkrankungen und Therapien, aber auch viel Einfühlungsvermögen und Wissen in Bezug auf Gesprächsführung und psychosoziale Begleitung (auch nonverbale Interaktionen, Berührung etc.). Von zentraler Bedeutung ist die Unterstützung zum Selbstmanagement: Krebsbetroffene leben heute länger mit Krebs und mit Symptomen und langfristigen Folgen der Erkrankung und der Behandlung. Die Einbeziehung der Erkrankten und der ihnen nahestehenden Menschen ist wichtig, um ihnen, soweit es eben geht, Kontrolle und Autonomie zu ermöglichen. Auch dafür müssen sich Pflegefachpersonen vorbereiten und weiterbilden. Letztlich ist der Erwerb bzw. das Aufrechterhalten einer Qualifikation eine wichtige Ressource, um Belastungen zu reduzieren und eine Arbeitsfähigkeit zu erhalten, die wir Pflegenden weitgehend selbst in der Hand haben.

Das Fachbuch „Onkologische Krankenpflege", das nun in überarbeiteter und aktualisierter 7. Auflage vorliegt, leistet hier einen wichtigen Beitrag. Es orientiert sich an den Empfehlungen, die die European Oncology Nursing Society (EONS) mit dem European Cancer Nursing Education Framework, einem Rahmenprogramm für die Aus- und Weiterbildung von Pflegefachpersonen in der Onkologie, vorgelegt hat, und vermittelt Grundlagen und vor allem auch Unterstützung für die Pflegepraxis nach dem aktuellsten Stand des evidenzbasierten Wissens. Die drei Fachorganisationen Onkologiepflege in Deutschland, Österreich und der Schweiz begrüßen die 7. Auflage und unterstützen die Anwendung dieses umfassenden Fachbuchs in Ausbildung und Praxis.

Manuela Eicher
Präsidentin OPS
Kleinandelfingen, Schweiz

Kerstin Paradies
Vorstandssprecherin KOK
Berlin, Deutschland

Harald Titzer
Vertreter Präsidium AHOP
Wien, Österreich

Vorwort

Das Fachbuch *Onkologische Krankenpflege* ist im deutschsprachigen Raum für onkologisch tätige Pflegefachpersonen eine wichtige Informationsquelle. Es richtet sich zu gleichen Teilen an Pflegefachpersonen, die neu in der Onkologie arbeiten, an solche, die ihr Fachwissen aktualisieren möchten, und auch an Pflegende, die aktuell in einer Weiterbildung sind.

Seit der letzten Auflage im Jahr 2017 hat sich das Fachgebiet der Onkologie stark entwickelt. Neue Therapieoptionen haben sich etabliert und auch in pflegerischer Hinsicht haben sich mit akademischen Ausbildungen die Rollenprofile erweitert. Deshalb ist es unabdingbar, dieses Fachbuch regelmäßig zu überarbeiten und zu aktualisieren.

Mit Abschluss der 6. Auflage sind drei Herausgeberinnen und Herausgeber ausgeschieden. Hier gilt zunächst besonderer Dank den federführenden „Gründern" Anita Margulies und Thomas Kroner, die seit der 1. Auflage maßgeblich zur Gestaltung und Etablierung dieses Fachbuches beigetragen haben. Irène Bachmann-Mettler hat die *Onkologische Krankenpflege* seit der 5. Auflage begleitet. Die *Onkologische Krankenpflege* wird nun von einem neuen Herausgeberteam weitergeführt.

Für die 7. Auflage haben „alte" und „neue" Autorinnen und Autoren mit großer Expertise in ihren Fachgebieten aus den drei Ländern Deutschland, Österreich und der Schweiz die bestehenden Kapitel der 6. Auflage überarbeitet und aktualisiert. Neue, wichtige Themen wurden in das Buch aufgenommen: pflegerische Unterstützung bei Krebserkrankungen mit dem Fokus auf dem Symptomselbstmanagement, onkologische Rehabilitation und Nachsorge, Survivorship, Pflege in Palliativsituationen sowie Sport und Bewegung bei Krebs. Bei vielen Kapiteln zu pflegerischen Aspekten sind die Autorenteams multiprofessionell zusammengesetzt. Das Fachbuch vereint in der über die Jahre und Auflagen bewährten Weise medizinisches Wissen zu Grundlagen der Onkologie und zu Therapiekonzepten, welches zu pflegerelevanten Themen aus der Praxis verknüpft wird.

Zahlreiche Menschen haben sich für das Gelingen dieser 7. Auflage engagiert. Großer Dank gebührt vor allem den Autorinnen und Autoren, die ihr Fachwissen und ihre Erfahrung eingebracht haben. Von Verlagsseite haben uns Frau Sarah Busch als verantwortliche Planerin beim Springer-Verlag und Frau Dr. Ulrike Niesel als Projektkoordinatorin umsichtig begleitet und beraten, wofür wir uns von Herzen bedanken. Die Manuskripte dieses Vielautorenwerks hat Frau Annette Allée mit viel Geschick lektoriert. Auch danken wir unseren Leserinnen und Lesern für ihre Anregungen und Kommentare und hoffen, dass auch diese Auflage ihre pflegerische Tätigkeit unterstützt.

Patrick Jahn
Halle (Saale), Deutschland

Andrea Gaisser
Heidelberg, Deutschland

Marika Bana
Fribourg, Schweiz

Christoph Renner
Zürich, Schweiz

Inhaltsverzeichnis

III Praktische Aspekte der medikamentösen Tumortherapie

IV Häufige klinische und pflegerische Probleme

V   Psychoonkologie

VI   Spezielle Bereiche der onkologischen Versorgung und Pflege

VII   Häufige Tumoren: Symptome, Diagnostik, Therapie

Herausgeber- und Autorenverzeichnis

Über die Herausgeber

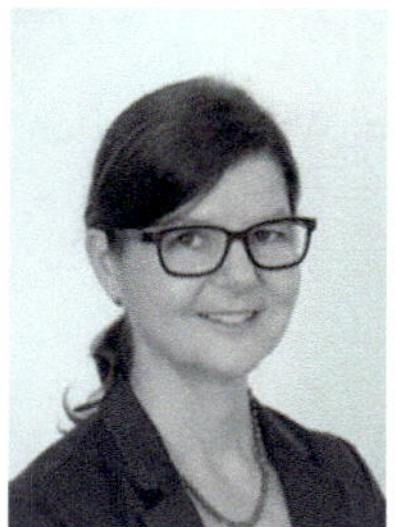

Prof. Dr. Marika Bana, PhD, Pflegefachfrau
Assoziierte Professorin FH
Hochschule für Gesundheit Freiburg
Route des Arsenaux 16a
1700 Fribourg, Schweiz

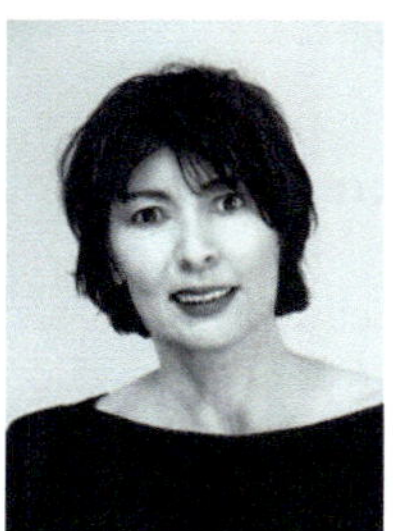

Andrea Gaisser, Ärztin
Deutsches Krebsforschungszentrum
Krebsinformationsdienst
Im Neuenheimer Feld 280
69120 Heidelberg, Deutschland

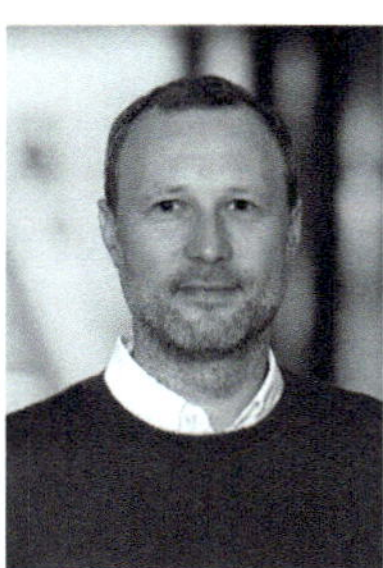

Prof. Dr. rer. medic. Patrick Jahn
Leiter AG Versorgungsforschung | Pflege im Krankenhaus, Department
für Innere Medizin
Universitätsmedizin Halle (Saale)
Ernst-Grube-Str. 40
06120 Halle (Saale), Deutschland

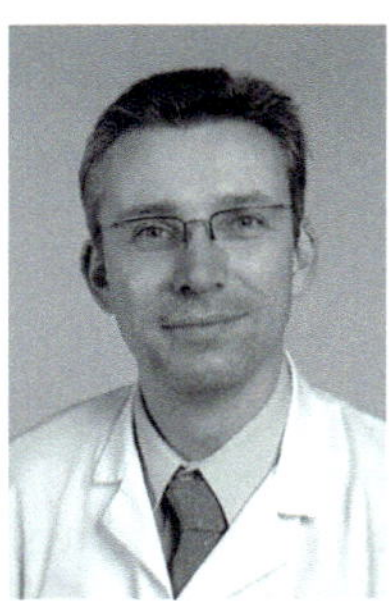

Prof. Dr. med. Christoph Renner
Facharzt Innere Medizin, internistische Onkologie und Hämatologie
Chair, Tumorzentrum Hirslanden Zürich, Zürich
Klinik für Hämatologie & Onkologie Hirslanden Zürich
Department Biomedicine, Universität Basel
Petersgraben 4
4031 Basel, Schweiz

Autorenverzeichnis

E. Aerts Klinik für Medizinische Onkologie und Hämatologie, Universitätsspital Zürich, Zürich, Schweiz

B. Alt-Epping Klinik für Palliativmedizin, Universitätsklinikum Heidelberg, Heidelberg, Deutschland

N. Badertscher Institut für Pflege, Zürcher Hochschule für Angewandte Wissenschaften, Winterthur, Schweiz

P. E. Ballmer Winterthur, Schweiz

M. Bana Hochschule für Gesundheit Freiburg, Fribourg, Schweiz

S. Barczyk Zentrum für Strahlentherapie und Radioonkologie, Bocholt, Deutschland

J. Beyer Klinik für Medizinische Onkologie, Inselspital, Universitätsklinik der Universität Bern, Bern, Schweiz

M. Biedermann Inselspital, Frauenklinik, G 106, Theodor Kocher Haus, Bern, Schweiz

K. Buser Medizinische Onkologie und Innere Medizin FMH, Bremgarten, Schweiz

P. Catania HNO-Klinik, Hals- und Gesichtschirurgie, Universitätsspital Basel, Basel, Schweiz

Eveline Sarah Daetwyler Universitätsspital Basel, Medizinische Onkologie, Basel, Schweiz

Y. Eisenmann Zentrum für Palliativmedizin, Uniklinik Köln, Köln, Deutschland

L. Ernst BG Klinikum Bergmannstrost, Halle (Saale), Deutschland

M. Flury Abteilung Onkologie, Universitäts-Kinderspital Zürich – Eleonorenstiftung, Zürich, Schweiz

B. Fuchs Orthopädische Tumorchirurgie, Kantonsspital Winterthur, Winterthur, Schweiz

A. Gaisser Deutsches Krebsforschungszentrum, Heidelberg, Deutschland

M. Goeckenjan Gynäkologische Endokrinologie und Reproduktionsmedizin, Klinik und Poliklinik für Frauenheilkunde und Geburtshilfe, Universitätsklinikum Carl Gustav Carus an der Technischen Universität Dresden, Dresden, Deutschland

V. Gorgorini Frauenklinik, Kantonsspital Aarau AG, Aarau, Schweiz

S. Häusermann Institut für Pflege, Zürcher Hochschule für Angewandte Wissenschaften, Winterthur, Schweiz

A. Heinemann Abteilung Arbeitsmedizin, Gefahrstoffe und Gesundheitswissenschaften, Bereich Gefahrstoffe & Toxikologie, Köln, Deutschland

P. Hoederath Fachärztin für Neurochirurgie, SPS Schmerzspezialistin, Hirslanden Klinik Stephanshorn, St. Gallen, Schweiz

S. Hofer Klinik für Neurologie, Universitätsspital Zürich, Zürich, Schweiz

G. Hofmann   Weisendorf/Reuth, Deutschland

R. Imoberdorf   Kantonsspital Winterthur, Klinik für Innere Medizin, Winterthur, Schweiz

F. Jahn   Klinik und Poliklinik für Innere Medizin IV, Universitätsklinikum Halle (Saale), Halle (Saale), Deutschland

P. Jahn   Leiter AG Versorgungsforschung | Pflege im Krankenhaus, Department für Innere Medizin, Universitätsmedizin Halle (Saale), Halle (Saale), Deutschland

A. Jähnke   Robert-Bosch-Krankenhaus, Abteilung für Hämatologie, Onkologie und Palliativmedizin, Hämatologische Intensivpflegestation 4C, Stuttgart, Deutschland

B. Jordan   Ernst von Bergmann Klinikum Potsdam, Neurologische Klinik & Klinik für Hämatologie und Onkologie, Potsdam, Deutschland

K. Jordan   Klinik für Hämatologie, Onkologie und Palliativmedizin, Klinikum Ernst von Bergmann Potsdam, Potsdam, Deutschland

M. Jörger   Departement Medizinische Onkologie & Hämatologie, Kantonsspital St. Gallen, St. Gallen, Schweiz

Monika Keller   Heidelberg, Deutschland

S. Kohler   Zürcher Hochschule für angewandte Wissenschaften, Winterthur, Schweiz

A. Köhler   Klinik für Innere Medizin II, Abteilung Palliativmedizin, Universitätsklinikum Jena, Jena, Deutschland

A. Koller   Departement Gesundheit, Institut für Pflegewissenschaft, OST – Ostschweizer Fachhochschule, St. Gallen, Schweiz

C. Krmpotic   Frauenklinik, Kantonsspital Aarau AG, Aarau, Schweiz

S. Kroiss Benninger   Abteilung Onkologie, Universitäts-Kinderspital Zürich – Eleonorenstiftung, Zürich, Schweiz

T. Kroner   Winterthur, Schweiz

A. Kröner   Kantonsspital Glarus AG, Glarus, Schweiz

A. van der Linde   Klinikapotheke, Universitätsklinikum Hamburg-Eppendorf, Hamburg, Deutschland

H. Link   Klinik für Innere Medizin 1, Westpfalz Klinikum, Kaiserslautern, Deutschland

Stefan Mamié   Praxis für Psychoonkologie, Sexualtherapie und Onko-Sexologie, Schaffhausen, Schweiz

A. Margulies   Freischaffend, Zürich, Schweiz

K. Maschke   Zentrum für Kopf-, Hals- und Augentumore, Tumorzentrum, Universitätsspital Basel, Basel, Schweiz

K. Matzel   Universitätsklinikum Erlangen, Erlangen, Deutschland

A. Müller Medizinische Onkologie und Tumorzentrum, Kantonsspital Winterthur, Winterthur, Schweiz

Stephan Nadolny Medizinische Fakultät der Martin-Luther-Universität Halle-Wittenberg, Institut für Geschichte und Ethik der Medizin, Halle (Saale), Deutschland

Institut für Bildungs- und Versorgungsforschung im Gesundheitsbereich, Hochschule Bielefeld, Bielefeld, Deutschland

M. Naegele Kantonsspital St. Gallen, St. Gallen, Schweiz

G. Nair Blutspende SRK Schweiz AG, Liebefeld, Schweiz

F. Otto Hämatologie und internistische Onkologie, Tumor- und BrustZentrum Ostschweiz, St. Gallen, Schweiz

U. Petrausch Onkozentrum Zürich, Zürich, Schweiz

M. Pless Medizinische Onkologie und Tumorzentrum, Kantonsspital Winterthur, Winterthur, Schweiz

Annelies Schnider Preisig c/o ZENTRUM FÜR GASTROENTEROLOGIE UND HEPATOLOGIE, Zürich, Schweiz

M. Pumptow Klinik für Palliativmedizin, Universitätsklinikum Heidelberg, Heidelberg, Deutschland

Akademie für Gesundheitsberufe, AfG, Heidelberg, Deutschland

C. Renner Klinik für Hämatologie und Onkologie, Hirslanden Zürich AG, Zürich, Schweiz

M. Ritter-Herschbach AG Versorgungsforschung, Department für Innere Medizin, Universitätsmedizin Halle (Saale), Halle (Saale), Deutschland

Sacha Rotschild Kantonsspital Baden, Zentrum für Onkologie/Hämatologie, Baden, Schweiz

M. Rühlin Ernährungstherapie,-beratung, Kantonsspital Winterthur, Winterthur, Schweiz

D. Sarlos Frauenklinik, Kantonsspital Aarau AG, Aarau, Schweiz

U. Schanz Klinik für Medizinische Onkologie und Hämatologie, Universitätsspital Zürich, Zürich, Schweiz

Jan Schildmann Medizinische Fakultät der Martin-Luther-Universität Halle-Wittenberg, Institut für Geschichte und Ethik der Medizin, Halle (Saale), Deutschland

G. Schilling Internistisch-onkologische Rehabilitation, Asklepios Nordseeklinik Westerland/Sylt, Asklepios Tumorzentrum Hamburg, Sylt, Deutschland

C. Schmies Klinik Bad Oexen Brinkmeier GmbH & Co. KG, Bad Oeynhausen, Deutschland

Sandra Sieber Spitalzentrum Oberwallis, Brig-Glis, Schweiz

S. Simon Zentrum für Palliativmedizin, Uniklinik Köln, Köln, Deutschland

N. Sperisen Krebsliga Schweiz, Bern, Schweiz

H. R. Stoll Zuzgen, Schweiz

S. Stoll Krebsliga Ostschweiz, St. Gallen, Schweiz

R. Stolz Institut für Allgemeinmedizin und Interprofessionelle Versorgung, Tübingen, Deutschland

S. Summa Universitätsklinikum Erlangen, Erlangen, Deutschland

H. Titzer Universitätsklinik für Innere Medizin I, Universitätsklinikum AKH Wien, Wiener Gesundheitsverbund, Wien, Österreich

U. Wedding Abteilung für Palliativmedizin, Universitätsklinikum Jena, Jena, Deutschland

A. Wesemann Hamburg Altona, Hämatologisch Onkologische Praxis, Hamburg, Deutschland

A. Wicki Klinik für Medizinische Onkologie und Hämatologie, Universität Zürich und Universitätsspital Zürich, Zürich, Schweiz

S. Zettl Schwerpunktpraxis für Psychosoziale Onkologie, Heidelberg, Deutschland

B. Zeyen Inselspital, Frauenklinik, G 103, Theodor Kocher Haus, Bern, Schweiz

C. Züger Kantonsspital Glarus AG, Glarus, Schweiz

Grundlagen der Onkologie

Inhaltsverzeichnis

Entstehung und Biologie bösartiger Tumoren

Markus Jörger

Inhaltsverzeichnis

Autor der vorherigen Fassung: T. Kroner

1.1 Einleitung und wichtigste Definitionen

Wie entsteht Krebs? Wie kann sich ein bösartiger Tumor vor der Abwehr durch das Immunsystem schützen? Warum treten Krebskrankheiten in einigen Familien gehäuft auf? Die Molekularbiologie kann viele Aspekte dieser Fragen erklären, auch wenn nicht alle Details restlos aufgeklärt sind. Sie leistet damit einen wichtigen Beitrag zur Entwicklung neuer Krebsmedikamente. Kenntnisse der Entstehung und Entwicklung bösartiger Tumoren erlauben also, die heute eingesetzten Behandlungsverfahren besser zu verstehen.

Definition

Tumor: Unter einem Tumor versteht man zunächst ein Gewebsplus oder die Schwellung eines Gewebes, ohne die Ursache hierfür zu beschreiben. Im weiteren Sinne können Tumoren also auch im Rahmen von entzündlichen Gewebeveränderungen (z. B. einem Abszess) oder einem Bluterguss entstehen.

Neoplasie: Im engeren Sinne verstehen wir unter einem „Tumor" eine echte Gewebeneubildung, fachsprachlich Neoplasie. Einer Neoplasie liegt immer ein vermehrtes Zellwachstum zugrunde, und die Wachstumskontrolle respektive Wachstumsregulation im Tumorgewebe ist in unterschiedlichem Masse gestört. Neoplasien können gut- oder bösartig sein (s. unten).

Dignität: Die Gut- oder Bösartigkeit eines Tumors wird mit dem Begriff Dignität beschrieben: Es gibt *gutartige (benigne)* und *bösartige (maligne)* Tumoren. Der Begriff Dignität beschreibt das biologische Verhalten eines Tumors.

Gutartige (benigne) Tumoren sind lokal begrenzt und respektieren anatomische Grenzen. Sie können durch Größenwachstum benachbarte Strukturen verdrängen und durch Druck schädigen; sie infiltrieren aber nicht das umgebende Gewebe und sie bilden keine Metastasen. Gutartige Tumoren können u. U. maligne entarten und in Krebs übergehen. So kann beispielsweise ein gutartiger Polyp des Dickdarms (Adenom) in ein Kolonkarzinom übergehen (▶ Abschn. 1.3.5).

Bösartige (maligne) Tumoren zeichnen sich vor allem durch infiltrierendes Wachstum und Metastasenbildung aus. Wichtige Merkmale maligner Tumoren sind im Folgenden aufgeführt.

1.1.1 Kriterien für Malignität

Unkontrollierte Zellproliferation (lat. „proles": Nachwuchs, und „ferre": tragen) Während die Zellteilung und damit das Gewebswachstum in normalem Gewebe streng kontrolliert abläuft, vermehren sich bösartige (maligne) Zellen unkontrolliert. Bösartige Tumoren sind also gekennzeichnet durch eine gestörte Wachstumsregulation.

Invasives und infiltratives Wachstum Diese Eigenschaft beschreibt das Einwachsen bösartiger Tumoren in andere Organstrukturen, ohne dabei anatomische Grenzen zu berücksichtigen. Bösartige Tumoren dringen häufig in benachbarte Gewebe und Organe ein (Invasion) und führen dabei zur Gewebszerstörung (Destruktion). Die Infiltration von Blut- und Lymphgefäßen durch bösartige Tumoren ist dabei mit dem Risiko der Metastasierung verbunden.

Fähigkeit, Tochtergeschwülste (Metastasen) in anderen Organen zu bilden Der Begriff *Metastasierung* beschreibt den Prozess der Tumorzellabsiedlung in entfernten Organen (*Organmetastasen, Fernmetastasen*) oder in Lymphknoten (*Lymphknotenmetastasen*). Grundsätzlich kann dies über ein Ausschwemmen von Tumorzellverbänden über den Blutweg (*hämatogene Metastasierung*) oder über den Lymphweg (*lymphogene Metastasierung*) erfolgen. Absiedlungen von Tumorzellen können dann zu manifesten Metastasen heranwachsen, sofern die Tumorzellverbände Anschluss an die örtliche Blutversorgung finden. Die Fähigkeit der Metastasierung ist spezifisch für maligne Tumoren, und spezifische Tumorentitäten weisen ein mehr oder weniger charakteristisches Metastasierungsmuster auf.

Gestörte Zelldifferenzierung Normale Zellen haben nicht nur die Fähigkeit, sich kontrolliert zu teilen, sondern sie unterliegen anschließend einer gewebsspezifischen Differenzierung. Dabei beschreibt die Differenzierung den Ausreifungs- und Spezialisierungsprozess einer Zelle.

▶ Beispiel

Eine Stammzelle des Knochenmarks hat das Potenzial, sich zu verschiedenen, unterschiedlich spezialisierten Zellen zu entwickeln: Sie kann entweder zu einem Erythrozyten oder einem Lymphozyten ausreifen bzw. differenzieren. Bei der Differenzierung zum Erythrozyten bildet die Zelle Hämoglobin und gewinnt dadurch die Fähigkeit, Sauerstoff zu transportieren. Sie verliert dabei aber das Potenzial, sich in einen Lymphozyten zu differenzieren und Antikörper zu bilden. Die Zelldifferenzierung ist also ein kontrollierter Spezialisierungs- und Ausreifungsprozess, der einer Zelle gewebstypische Eigenschaften verleiht. ◀

Tumorzellen zeigen häufig die umgekehrte Entwicklung der *Dedifferenzierung* oder *Entdifferenzierung,* die dazu führt, dass die ursprünglich zugedachte Zellfunktion nicht mehr wahrgenommen werden kann.

> ▶ **Beispiel**
> Die normalen Zellen der Bronchialschleimhaut sind spezialisiert auf den Abtransport von kleinsten Fremdkörpern aus den Bronchien. Sie tragen dazu zahlreiche Flimmerhärchen. Im Gegensatz dazu sind die Zellen eines bronchialen Adenokarzinoms entdifferenzierte Zellen der Bronchialschleimhaut. Als Zeichen der Entdifferenzierung fehlen ihnen die Flimmerhärchen. ◄

1.2 Grundlagen der Zellbiologie

1.2.1 Zellteilung und Apoptose

1.2.1.1 Zellzyklus

Viele Zellen des menschlichen Körpers haben die Fähigkeit zur Zellteilung, und tragen so zur Erneuerung des entsprechenden Zelltyps oder Gewebes bei. Dabei folgt der Ablauf der Zellteilung einem streng regulierten Programm, dem sog. Zellzyklus (s. Übersicht und ◘ Abb. 1.1).

Zellzyklus
- *Ruhephase* – G_0-Phase (G für engl. gap: Lücke, Pause). In dieser Phase üben die Zellen die für sie typischen Funktionen aus: Eine Pankreasinselzelle z. B. produziert Insulin, eine Nervenzelle leitet Signale weiter etc. Die meisten Zellen des erwachsenen Körpers befinden sich in dieser Ruhephase. Ihre Dauer variiert von Zellart zu Zellart. Zellen, die sich selten teilen, z. B. Leberzellen, können über Jahre in der Ruhephase verbleiben. Zellen mit häufiger Zellteilung, z. B. Zellen des Darmepithels, befinden sich dagegen nur etwa 12 h in dieser G_0-Phase.
- Durch bestimmte Wachstumssignale, die die Zelle von außen erreichen (s. unten), kann die Zelle zur Teilung angeregt werden. Sie tritt in die *G_1-Phase* ein. Während dieser Phase wird die Zelle etwas größer und speichert Energie für die bevorstehende Teilung in zwei Tochterzellen.

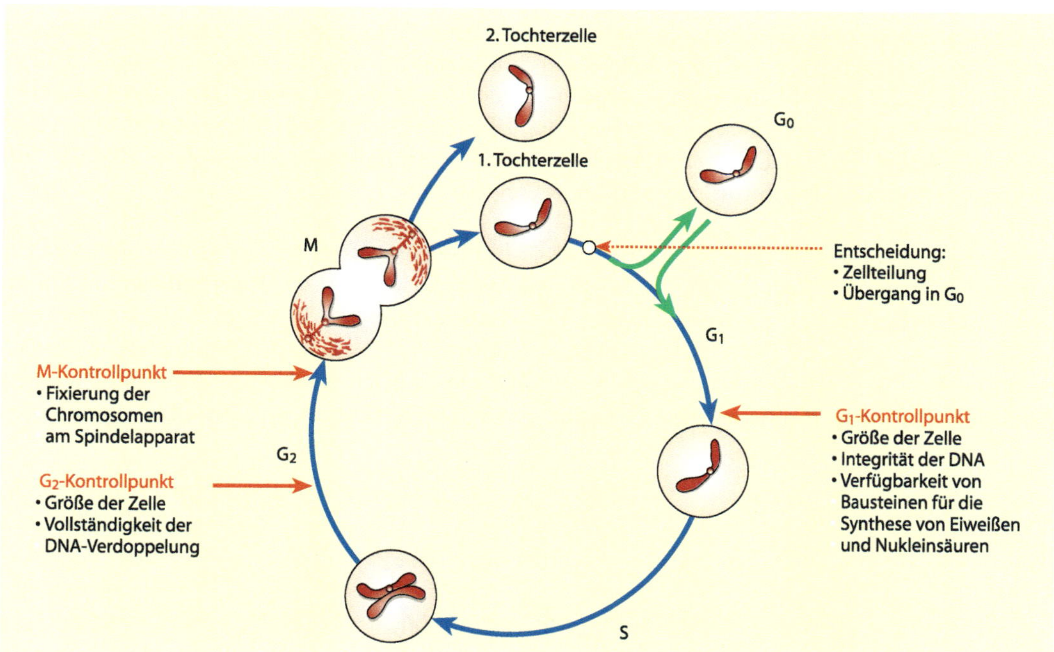

◘ **Abb. 1.1** Zellzyklus: Phasen und Kontrollpunkte. (G_0, G_1, G_2 s. Text. *M* Mitose, *S* Synthesephase)

- In der folgenden, kurzen *S(Synthese)-Phase* wird im Zellkern die Erbsubstanz der Zelle (DNS = Desoxyribonukleinsäure resp. DNA = „deoxyribonucleic acid") verdoppelt.
- Es folgt die G_2-*Phase*, während der die Zelle erneut Energie speichert.
- In der folgenden *M(Mitose)-Phase* erfolgt die eigentliche Zellteilung mit der Trennung und Aufteilung des verdoppelten Chromosomensatzes, der anschließenden Trennung des Zytoplasmas und der Bildung von zwei Tochterzellen.

1.2.1.2 Steuerung und Kontrolle des Zellzyklus

Der Zellzyklus wird durch ein kompliziertes Zusammenspiel von inneren und äußeren (intra- und extrazellulären) Signalen gesteuert. Einige der äußeren Signalwege werden in ▶ Abschn. 1.2.2 näher beschrieben. Für die Entwicklung bösartiger Tumoren sind einige intrazelluläre Signale besonders wichtig, dabei spielen den Zellzyklus beschleunigende wie auch den Zellzyklus bremsende Stoffe eine Rolle:
- Zu den beschleunigenden Faktoren gehören die *Zykline*. Sie aktivieren bestimmte Enzyme, die zyklinabhängigen Kinasen (abgekürzt CDK für engl. cyclin-dependent kinase). CDK-blockierende Substanzen werden zusammen mit Aromatasehemmern beim fortgeschrittenen Brustkrebs eingesetzt (▶ Kap. 8).
- Ein wichtiger natürlicher Inhibitor der zyklinabhängigen Kinasen ist das Protein (Eiweiß) TP53, das den Übergang einer Zelle von einer Zellzyklusphase in die nächste steuert. Besteht ein DNA-Schaden, stoppt TP53 den Zyklus an einem Kontrollpunkt („Checkpoint"), bis der DNA-Schaden repariert ist. Falls eine Reparatur nicht möglich ist, leitet TP53 den Zelltod (Apoptose) ein. In vielen bösartigen Tumoren kommt es durch genetische Mutationen zu einer fehlerhaften TP53-Funktion und damit zum unkontrollierten Zellwachstum (▶ Abschn. 1.3.3).

> Wegen seiner zentralen Funktion in der Zellzykluskontrolle wird TP53 auch als „Wächter des Genoms" bezeichnet.

In gesunden Zellen wird an den Kontrollpunkten (*Checkpoints*) des Zellzyklus die Intaktheit und Korrektheit des DNA-Stranges kontrolliert, bevor die Zelle in die S-Phase eintritt. Während der S-Phase (S für „Synthese") werden die Chromosomen respektive alle DNA-Stränge kopiert, bevor sich die beiden Tochterzellen in der M-Phase (M für „Mitose") bilden. Unmittelbar vor der M-Phase wird kontrolliert, ob die neu gebildeten Chromosomen richtig mit den Fasern des Spindelapparats verbunden wurden. Wird ein Fehler festgestellt, wird der Zyklus angehalten und der Defekt nach Möglichkeit repariert. Ist der Defekt irreparabel, tritt die Zelle in die Apoptose ein (s. unten). Diese wichtigen Mechanismen sollen verhindern, dass sich Zellen mit defektem genetischem Material vermehren können.

Eine *Überproduktion* zellzyklusstimulierender Signale (*Onkogene*) trägt typischerweise zur Entstehung oder Weiterentwicklung bösartiger Tumoren bei. Das Gleiche gilt für das *Fehlen* hemmender Faktoren wie *P53* (*Tumorsuppressorgene*) (dazu im Detail ▶ Abschn. 1.3.3).

1.2.1.3 Apoptose (programmierter Zelltod)

Auch der Zelltod wird normalerweise von einem genetisch festgelegten Programm kontrolliert und gesteuert (◘ Abb. 1.2). Der programmierte Zelltod wird nach dem griechischen Wort für das Abfallen (griech.: ptosis) der Blütenblätter beim Verwelken Apoptose genannt.

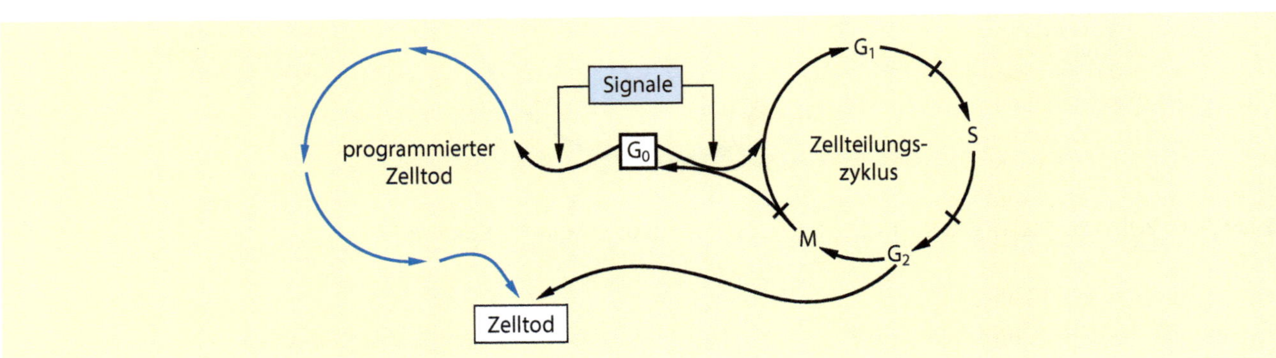

◘ **Abb. 1.2** Zellzyklus und programmierter Zelltod. Eine Zelle in der Ruhephase G_0 kann durch externe Signale dazu veranlasst werden, entweder in den Zellteilungszyklus oder in die Apoptose, d. h. den programmierten Zelltod, einzutreten (auch Fehler während des Zellzyklus führen zur Apoptose; G_1, S, G_2, M Phasen der Zellteilung). (Nach Berges und Isaacs 1993)

> Zellteilung wie auch Zelltod sind für den Organismus essenzielle biologische Vorgänge, die einer strengen Kontrolle unterliegen. Defekte dieser Kontrollmechanismen spielen eine wichtige Rolle bei der Entwicklung bösartiger Tumoren.

Die Apoptose ist zu unterscheiden von der *Nekrose*, einer Art traumatisch bedingtem Zelltod als Folge einer akuten Zellschädigung von außen, etwa durch einen Infarkt. Im Gegensatz zur Nekrose wird bei der Apoptose aktiv ein Programm in Gang gesetzt, das zum Tod der betroffenen Zelle führt. Mikroskopisch lässt sich unterschieden, ob eine Zelle durch Apoptose oder durch Nekrose untergegangen ist.

Wenn in dem sehr störanfälligen Zellzyklus irreparable Fehler auftreten, wird – wie oben beschrieben – das Apoptoseprogramm gestartet. Dieses „Selbstmordprogramm" schützt den Organismus vor fehlerhaften Zellen und der Weitergabe von fehlerhafter DNA an Tochterzellen. Die Apoptose führt auch zur physiologischen Abschilferung und damit zur Erneuerung von Haut und Schleimhäuten. Daneben können viele schädigende Einflüsse wie Sauerstoffmangel oder Infekte zur Apoptose führen.

> Auch Zytostatika lösen Zelltod über Apoptose aus.

Die Apoptose dient aber nicht nur als Schutz vor Fehlern, sie spielt auch bei der Blutbildung eine wichtige Rolle:

> ▶ **Beispiel**
>
> Während der Entwicklung der roten Blutzellen (Ec) im gesunden Knochenmark gehen normalerweise 95 % der Erythroblasten (der unmittelbaren Vorläufer der Ec) durch Apoptose zugrunde. Steigt der Bedarf an Ec, produzieren die Nieren vermehrt Erythropoetin (▶ Abschn. 26.6.3). Dieses blockiert im Knochenmark die Apoptose der Ec-Vorläufer und ermöglicht ihre Ausreifung zu Erythrozyten. Dies führt zu einem sehr raschen Anstieg der Ec, rascher als es möglich wäre, wenn die Produktion von Vorläuferzellen gesteigert werden müsste. ◀

Auch bei verschiedenen nichtonkologischen Krankheitsbildern ist das Apoptoseprogramm beteiligt: Chronischer Sauerstoff- oder Nährstoffmangel führt zur Steigerung der Apoptose und zur Hypotrophie von Organen, bei Morbus Alzheimer führen apoptotische Prozesse zum Untergang von Hirnzellen. Umgekehrt haben Tumorzellen häufig ein verändertes Zellzyklusprogramm, das die Apoptose hemmt oder verhindert und ihnen damit einen Wachstumsvorteil verschafft.

1.2.2 Signalübermittlung

Körperzellen sind in ihrer Funktion von externen Signalen abhängig, d. h., jede Zelle erhält ständig Signale aus dem extrazellulären Raum. Diese Signale bestimmen z. B., ob eine Zelle sich teilt oder differenziert. Auch die Apoptose wird durch extrazelluläre Signale „aktiv" ausgelöst, sie kann aber auch eintreten, wenn eine Zelle keine externen Wachstumssignale mehr erhält. Auch die Synthese bestimmter Eiweiße oder die Motilität der Zelle wird durch externe Signale gesteuert.

Der Eintritt einer Zelle in den Zellzyklus und damit die Zellteilung und -vermehrung wird durch spezielle Botenstoffe reguliert. Diese wirken z. T. von außen auf die Zelle ein, andere werden im Inneren der Zelle gebildet. Von außen auf die Zelle einwirkende Botenstoffe (Hormone, Wachstumsfaktoren u. a.) binden an Rezeptoren auf der Zelloberfläche (membranständige Rezeptoren) oder im Zellinneren. Diese Bindung ist hochspezifisch, d. h., jeder Rezeptor („Schloss") braucht seinen passenden Botenstoff („Schlüssel" oder „Ligand"), um den Signalweg zu aktivieren.

> Auf jeder Zelle finden sich mehrere 100.000 solcher Rezeptoren.

Membranständige Rezeptoren

Membranständige Rezeptoren (Transmembranrezeptoren) sind große Eiweißmoleküle. Sie sind in die Zellmembran eingelagert und ragen sowohl nach außen in den Extrazellulärraum (extrazelluläre Domäne) als auch ins Zytoplasma (intrazelluläre Domäne). Somit können sie Signalmoleküle außerhalb der Zelle binden und durch eine Änderung ihrer Struktur das Signal in die Zelle weiterleiten. Das Signalmolekül selbst gelangt dabei nicht in die Zelle (◘ Abb. 1.3).

Zu den membranständigen Rezeptoren gehören auch die Rezeptor-Tyrosinkinasen (RTK): Ihre intrazelluläre Domäne enthält ein Enzym, die Tyrosinkinase (TK), das durch die Bindung des extrazellulären Signals aktiviert wird.

Intrazelluläre Rezeptoren

Intrazelluläre Rezeptoren binden Botenstoffe wie z. B. Steroidhormone (Östrogene, Androgene), die aufgrund ihrer Beschaffenheit die Zellmembran passieren können. Der Komplex von Hormon und Rezeptor wandert danach in den Zellkern, bindet an definierte Stellen der DNA und aktiviert dadurch die Transkription bestimmter Gene.

Der Signalweg gleicht einer Kettenreaktion, bei der ein biologischer Prozess – in der Regel eine Enzymreaktion – den nächsten auslöst. Ziel ist das Auslösen einer spezifischen Zellantwort, z. B. Zellwachstum, Differenzierung oder Einleitung der Apoptose (◘ Abb. 1.3).

Von einem einzelnen Rezeptor können verschiedene Signalwege ausgehen. Die Weiterleitung des von einem Rezeptor aufgenommenen Signals er-

1

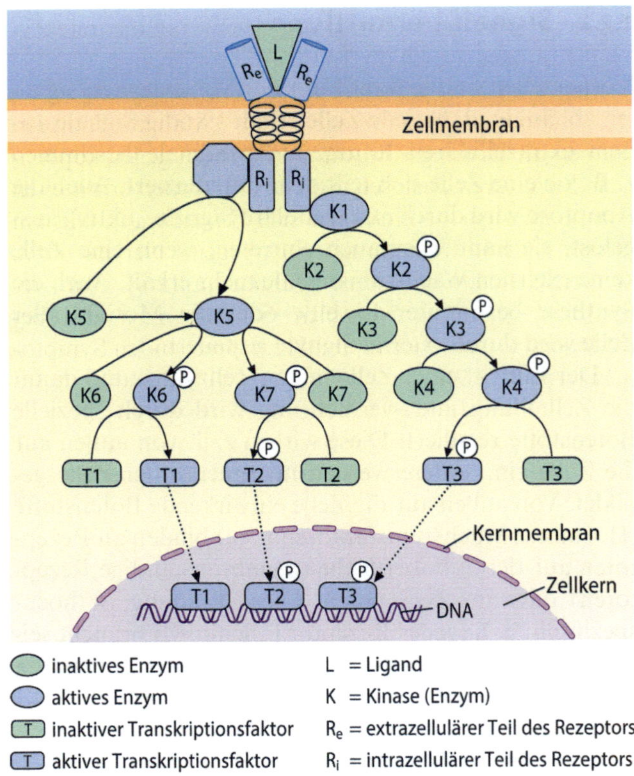

◘ **Abb. 1.3** Intrazelluläre Signalübermittlung: Ein Ligand (z. B. ein Wachstumsfaktor) bindet auf der Oberfläche einer Zelle an den extrazellulären Teil seines Rezeptors. Dies führt zur Aktivierung von Enzymen am intrazellulären Teil des Rezeptors, die ihrerseits weitere Enzyme aktivieren (sog. Signal-Kaskade) und schließlich zur Aktivierung von Transkriptionsfaktoren. Diese binden im Zellkern an bestimmte Regionen der DNA und wirken dort als „Schalter", die Gene an- oder abschalten (▸ Abschn. 1.3.1 und ◘ Abb. 1.7). (Nach Rink et al. 2012)

folgt durch Aktivierung anderer Signalmoleküle, die wiederum weitere Signalmoleküle aktivieren. Die vielen verschiedenen Signalübermittlungswege sind untereinander stark vernetzt, wodurch spezifische Signale Teile ihrer Signalwege gemeinsam nutzen können („Crosstalk").

Die intrazelluläre Signalübermittlung ist sehr komplex, und es sind mehr als 5000 verschiedene Eiweiße bekannt, die daran beteiligt sind. Diese Komplexität zeigt uns, wie wichtig das System der intrazellulären Signalübermittlung für den Organismus ist. Deshalb ist die Signalübermittlung – um einen Ausdruck aus der Technik zu gebrauchen – mehrfach redundant angelegt (Redundanz von lat. redundare: im Überfluss vorhanden sein. Der Begriff bezeichnet das Vorhandensein gleicher oder vergleichbarer Komponenten in einem System, wenn diese im Normalfall – bei störungsfreiem Betrieb – nicht benötigt werden. Vor allem sicherheitstechnisch wichtige Komponenten werden oft redundant angelegt, z. B. Bremssysteme in Fahrzeugen). Das bedeutet, dass bei Ausfall eines Signalwegs meistens ein anderer Weg zur Verfügung steht, auf dem das Signal sein Ziel erreichen kann.

❯ Viele für Tumoren besonders wichtige Signalwege sind in den letzten Jahren identifiziert worden, und ihre spezifische Blockierung durch Medikamente hat zu wesentlichen Fortschritten in der Behandlung verschiedener Tumorerkrankungen geführt (sog. „gezielte Therapien", engl. targeted therapies).

▶ **Beispiel**

– Bei etwa 30 % aller Mammakarzinome findet sich auf der Zelloberfläche eine Vermehrung sog. HER2-Rezeptoren (epidermaler Wachstumsfaktorrezeptor 2, engl. human epidermal growth factor receptor 2). Diese schnell wachsenden und früh metastasierenden Brustkarzinome werden daher als HER2-positiv bezeichnet. Ein gegen den HER2-Rezeptor gerichteter Antikörper (Trastuzumab) hat sich als sehr wirksam erwiesen und gehört heute zum Standard in der Behandlung des HER2-positiven Mammakarzinoms. Dank der gegen HER2 gerichteten Therapien konnte die Prognose des HER2-positiven Mammakarzinoms deutlich verbessert werden.

– Die Tyrosinkinase von membranständigen (s. oben) oder intrazellulären Rezeptoren kann durch sog. TK-Hemmer, z. B. Imatinib (Glivec) oder Osimertinib (Tagrisso), blockiert werden. TK-Hemmer spielen eine immer wichtigere Rolle bei der medikamentösen Behandlung bösartiger Tumoren. ◀

Mehr zu diesen sog. gezielten Therapien findet sich in ▸ Kap. 8.

Hintergrundinformationen

An dieser Stelle sind zwei Bemerkungen zur gelegentlich recht verwirrenden Terminologie angebracht:

– Ein Gen und das durch dieses Gen programmierte (fachsprachlich: kodierte) Eiweiß (▸ Abschn. 1.3.1) werden oft gleich bezeichnet: HER2 ist die Bezeichnung für einen Rezeptor des epidermalen Wachstumsfaktors. Gleichzeitig ist es auch die Bezeichnung für das Gen, welches diesen Rezeptor (ein Eiweiß) kodiert. Zur Unterscheidung werden nach einer internationalen Regelung das Gen mit kursiven Großbuchstaben (z. B. *HER2*) und das Genprodukt (das Eiweiß) mit geraden Großbuchstaben (z. B. HER2) bezeichnet. Diese Regelung wird allerdings oft nicht konsequent angewandt. Gelegentlich wird ausdrücklich geschrieben, was gemeint ist. Man schreibt dann her2-Rezeptor oder HER2-Gen. Oft ist aber nur aus dem Zusammenhang zu verstehen, ob das Gen oder das Genprodukt gemeint ist.

– Ein und dasselbe Gen (oder sein Produkt) können verschiedene Bezeichnungen tragen: *HER2*, *HER2/NEU*, *ERBB2* und *ERBB2/NEU* bezeichnen alle dasselbe Gen (bzw. den gleichen Rezeptor). Die Vielfalt der Bezeichnungen ist historisch bedingt. Einige Gene wurden ursprünglich nach dem Tumor benannt, in dem sie erstmals nachgewiesen wurden, z. B. das Gen *ERB*2 in einer Vogel-*Ery*throblastose (einer Leukämie), das Gen *NEU* in einem Ratten-*Neu*roblastom. Später wurde festgestellt, dass diese Gene das gleiche Produkt, nämlich den Rezeptor für den menschlichen epithelialen Wachstumsfaktor HER („*h*uman *e*pithelial growth factor receptor"), kodieren.

1.3 Tumorgenetik

1.3.1 Grundlagen

1.3.1.1 DNA/DNS (Desoxyribonukleinsäure)

Anstelle der AbkürzungDNSist heute auch im Deutschen die englische Bezeichnung DNA (mit A für „acid", Säure) gebräuchlich. Die DNA ist ein langes, fadenförmiges Molekül. Dabei sind zwei DNA-Stränge über „Sprossen" wie eine Leiter miteinander verbunden (doppelsträngiges DNA-Molekül). Die Sprossen bestehen aus 4 verschiedenen sog. *Basen*, den Bausteinen der Nukleinsäuren (s. Übersicht und ◘ Abb. 1.4).

> **In der DNA vorkommende Basen**
> — Adenin (Abkürzung A)
> — Guanin (Abkürzung G)
> — Cytosin (Abkürzung C)
> — Thymin (Abkürzung T)

Die Abfolge dieser Basen bestimmt die genetische Information ähnlich der Abfolge von Buchstaben in einem Text.

1.3.1.2 Chromosomen

Bei den Chromosomen handelt es sich um die übergeordnete „Verpackung" der DNA. Ein einzelnes Chromosom enthält jeweils einen langen, kontinuier-

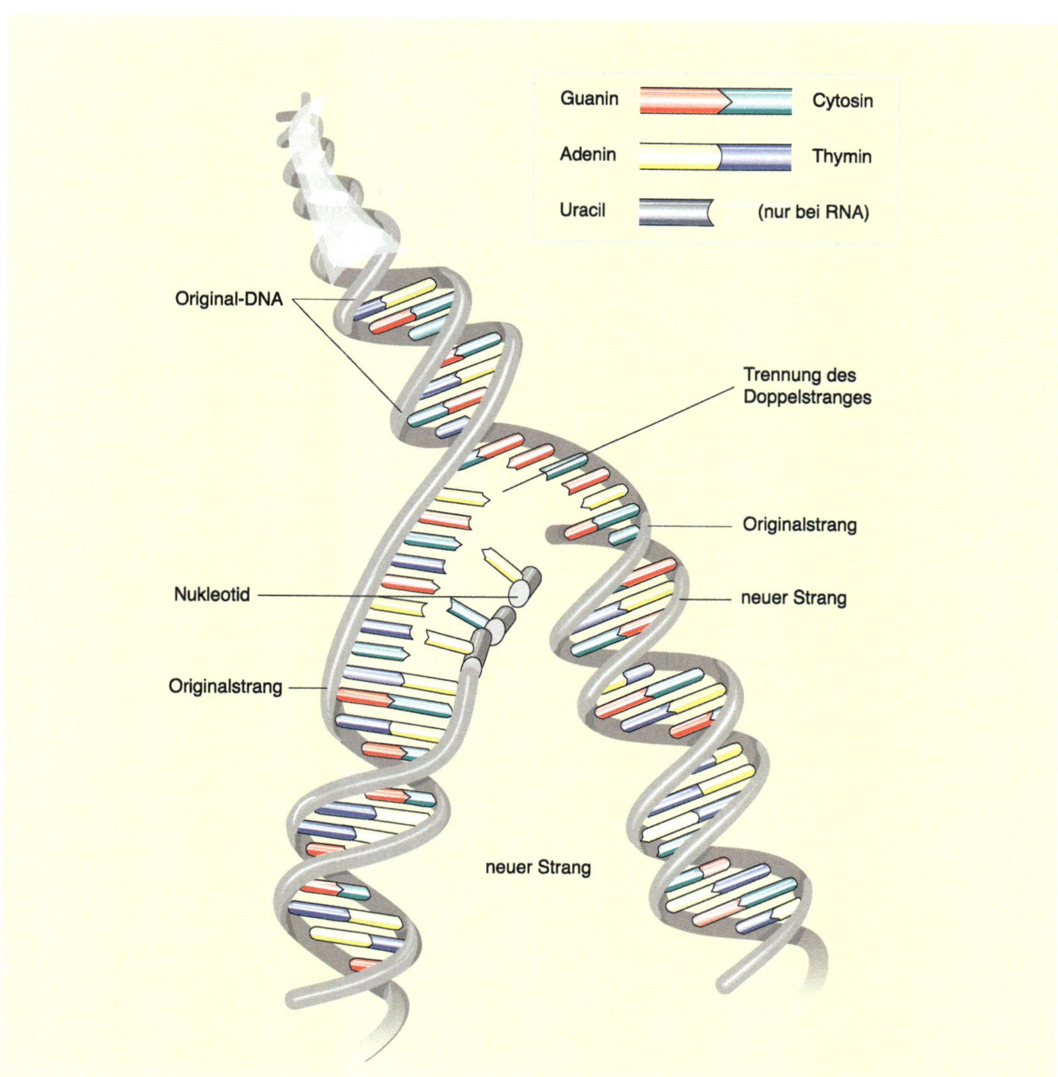

◘ **Abb. 1.4** Doppelstrang (Doppelhelix) der Desoxyribonukleinsäure (DNA) während der Zellteilung. Die Basen auf den Einzelsträngen können sich nur nach dem Schema Guanin/Cytosin und Adenin/Thymin paaren. Bei der Zellteilung trennt sich der Originaldoppelstrang der DNS reißverschlussartig in seine beiden Teilstränge; beide werden dann durch Anlagerung von Nukleotiden (Bausteinen der DNA) wieder zu originalgetreuen Doppelsträngen ergänzt. Dabei paaren sich die Basen immer wie folgt: Guanin mit Cytosin, Adenin mit Thymin. Auf dem gleichen Prinzip beruht die Bildung der sog. Boten-RNA an der DNA, einem Prozess, den wir als Transkription bezeichnen. (Spornitz 2010)

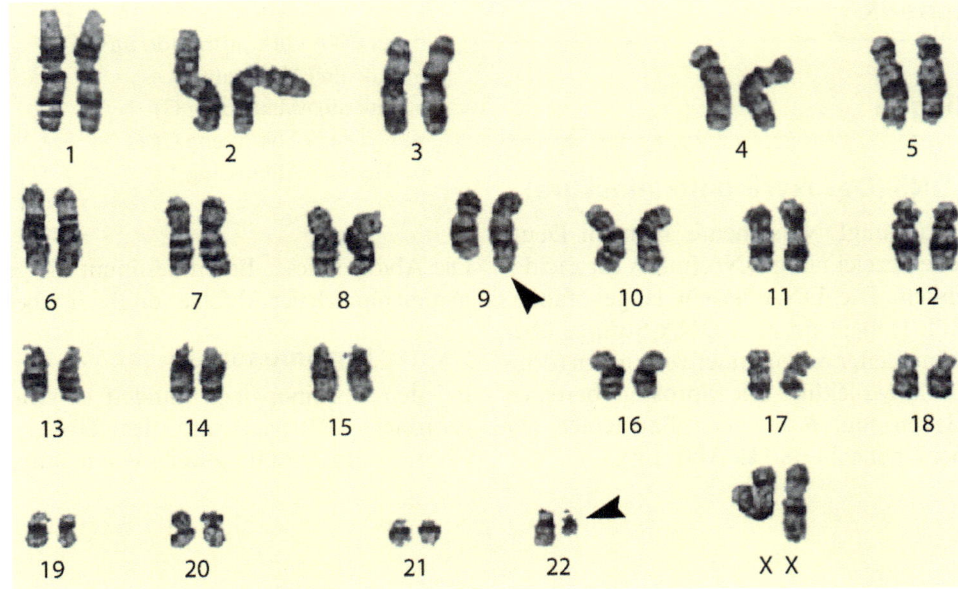

Abb. 1.5 Chromosomensatz bei chronischer myeloischer Leukämie. Die 46 Chromosomen sind als Gebilde mit einem quer angelegten Bandenmuster erkennbar. Sie sind der Größe nach sortiert (Chromosomenpaar 1 am größten). Auch die Geschlechtschromosomen sind erkennbar: Die Kombination *XX* weist darauf hin, dass die Zelle von einem weiblichen Individuum stammt. Die zwei mit *Pfeilen* markierten Chromosomen sind abnorm: Ein Chromosom 9 ist zu lang. Ein ebenfalls markiertes Chromosom 22 ist zu kurz: Dieses Philadelphia-Chromosom besteht aus einem Stück des Chromosoms 9 sowie aus einem Stück des Chromosoms 22. Das Philadelphia-Chromosom ist die charakteristische chromosomale Abnormität der chronischen myeloischen Leukämie. (Abb. von Priv.-Doz. Dr. Jotterand, Lausanne, mit frdl. Genehmigung)

lichen DNA-Doppelstrang. Da ein solcher DNA-Faden mehrere Zentimeter lang sein kann, ein Zellkern aber nur wenige Tausendstel Millimeter Durchmesser hat, muss die DNA zusätzlich „verpackt" werden. Dies geschieht mithilfe bestimmter Eiweiße, beispielsweise den sog. Histonen. Der DNA-Doppelstrang windet sich um die Histone, welche der DNA als Stützapparat dienen. Nur während der Kernteilung (Mitose) ist die DNA in Form der Chromosomen im Mikroskop sichtbar.

Normale menschliche Zellen weisen einen zweifachen („diploiden") Chromosomensatz auf; dies entspricht 22 Chromosomen („Autosomen") in jeweils 2 Kopien sowie 2 Geschlechtschromosomen („Gonosomen") (2-mal X bei der Frau, X und Y beim Mann) (■ Abb. 1.5).

1.3.1.3 Genom

Als Genom oder auch Erbgut eines Lebewesens wird die Gesamtheit der vererbbaren Informationen einer Zelle in Form der DNA bezeichnet.

1.3.1.4 Gen

Nach der klassischen Definition entspricht ein Gen dem Abschnitt auf einem DNA-Molekül, der die Information für die Bildung eines bestimmten Proteins (Eiweißmoleküls) enthält. Das menschliche Genom enthält etwa 20.000 Gene. Davon sind mehr als 5000 in den komplexen Ablauf von Zellzyklusregulation und Zellwachstum involviert, und viele übernehmen dabei eine Art Überwachungsfunktion.

1.3.1.5 Eiweiße (Proteine)

Eiweiße (Proteine) sindwichtige Bausteine des Organismus und nehmen im menschlichen Körper vielfältige Funktionen wahr (einige Beispiele in ■ Tab. 1.1). Eiweiße sind sehr große Moleküle. Ihre Bausteine sind 20 verschiedene Aminosäuren, die zu Ketten von bis zu mehreren tausend Aminosäuren verbunden werden.

1.3.1.6 Eiweißsynthese

Die Information zur Bildung eines Körpereiweißes ist in einem Gen durch die Abfolge der Basen niedergeschrieben. Dabei definieren jeweils 3 aufeinanderfolgende Basen (ein sog. *Codon* oder Basentriplett) eine Aminosäure des zu bildenden Eiweißes. (Man sagt: Diese 3 Basen kodieren eine bestimmte Aminosäure.) Der sog. *genetische Code* bestimmt, welche Aminosäuren durch welche Basenabfolge kodiert werden (■ Tab. 1.2). Dieser Code ist für praktisch alle Lebewesen – vom Bakterium bis zum Menschen – identisch!

Die Abfolge der Basen in einem Gen legt also den Aufbau und damit die Funktion eines bestimmten Eiweißes fest. Man sagt deshalb: Ein Gen kodiert ein Eiweiß. Gendefekte (Mutationen) können sich somit auf die Zusammensetzung und damit die Funktion von Eiweißen auswirken. Dabei hängt es einerseits von der Art

Tab. 1.1 Proteine im menschlichen Körper (Beispiele)

Protein	Vorkommen	Funktion
Hämoglobin	Erythrozyten	Sauerstofftransport
Kollagen	Haut/Bindegewebe/Knochen	Stütz- und Haltefunktion
Myosin	Muskeln	Kontraktion
Transaminasen	Leberzellen	Stoffwechsel (Enzyme)
EGFR (Rezeptor des epithelialen Wachstumsfaktors)	Epitheliale Zellen	Regulation des Zellwachstums
Insulin	Blut	Hormon
Immunglobuline	Blut und Schleimhäute	Abwehr (Antikörper)

Tab. 1.2 Beispiele für den genetischen Code

Codon		Kodierte Aminosäure
DNA	**RNA**	
TCT	UCU	Serin
ACT	ACU	Threonin
GCT	GCU	Alanin
GTA	GUA	Valin

Abkürzungen: Die Basen (s. oben) werden standardisiert abgekürzt: *A* = Adenin, *C*=Cytosin, G = Guanin, T = Thymin, *U*=Uracil.

Beispiel: Das Codon TCT (die Basenfolge Thymin-Cytosin-Thymin) innerhalb eines Gens wird transkribiert zum Codon UCU (der Basenfolge Uracil-Cytosin-Uracil) auf der Boten-RNA. Dieses Codon führt im Ribosom zur Bindung eines Moleküls der Aminosäure Serin durch eine Transport-RNA (**Abb.** 1.6)

des genetischen Defektes („Mutation", „Deletion", „Insertion", „Translokation") und von der möglichen Funktionsstörung des betroffenen Eiweißes ab, wie schwer die Zellfunktion gestört und damit der Organismus von einem spezifischen Gendefekt betroffen ist.

Ein Gen enthält also die Information zur Bildung eines Eiweißes. Aufgrund dieser Information wird in einem komplizierten Prozess die Eiweißsynthese in Gang gesetzt. Wichtige Teilschritte in diesem Prozess sind (**Abb.** 1.6):

— *Transkription*: Ablesen der Gensequenz (DNA) und Bildung einer Boten-RNA („messenger RNA", mRNA),

— Transport der mRNA aus dem Zellkern ins Zytoplasma,

— *Translation:* In den Ribosomen wird die Basensequenz der mRNA in eine Aminosäuresequenz übersetzt und diese Aminosäuren zu einem Eiweiß synthetisiert.

1.3.1.7 Genregulation

Jede Körperzelle verfügt über das ganze Genom, d. h., die gesamte Erbinformation des Organismus ist in jedem Zellkern vorhanden. In den verschiedenen Zellen sind jedoch unterschiedliche Gene aktiv. Nur die Gene sind angeschaltet, die für die Funktion der jeweiligen Zelle eine Rolle spielen.

> ▶ **Beispiel**
>
> Die Inselzellen des Pankreas produzieren Insulin (ein Eiweiß), d. h., das entsprechende Gen ist aktiv. Dagegen sind Gene, welche die Eiweiße des Hämoglobins kodieren, im Pankreas nicht aktiviert, wohl aber in den Vorläuferzellen der Erythrozyten im Knochenmark. ◀

Die Steuerung der Genaktivierung im Zellkern wird als *Genregulation* bezeichnet. Sie ist ein hochkomplizierter Prozess, der durch sog. *Transkriptionsfaktoren* gesteuert wird. Dies sind Eiweiße (oft auch Komplexe mehrerer Eiweiße), die – unter dem Einfluss von Wachstumsfaktoren und Hormonen – in der Zelle gebildet werden. Transkriptionsfaktoren binden an spezifische DNA-Sequenzen in der Kontrollregion des von ihnen regulierten Gens (sog. „Enhancer"). Sie wirken als „Schalter", welche die Transkription des Gens an- oder abschalten. An eine andere Stelle der Kontrollregion, den sog. Promoter, binden die Enzyme, die die DNA ablesen und Boten-RNA synthetisieren (RNA-Polymerasen). Den Aufbau eines Gens zeigt schematisch **Abb.** 1.7.

Die rund 20.000 eiweißkodierenden Gene des menschlichen Genoms machen allerdings nur 1–2 % des gesamten Genoms, d. h. der gesamten DNA, aus. Der größte übrige Teil des Genoms, die sog. nicht kodierende DNA, scheint zwar ebenfalls zu RNA-Molekülen transkribiert zu werden, deren Funktion ist allerdings noch weitgehend unbekannt. Viele dieser nicht kodierenden RNA-Sequenzen scheinen ebenfalls an der Genregulation beteiligt zu sein.

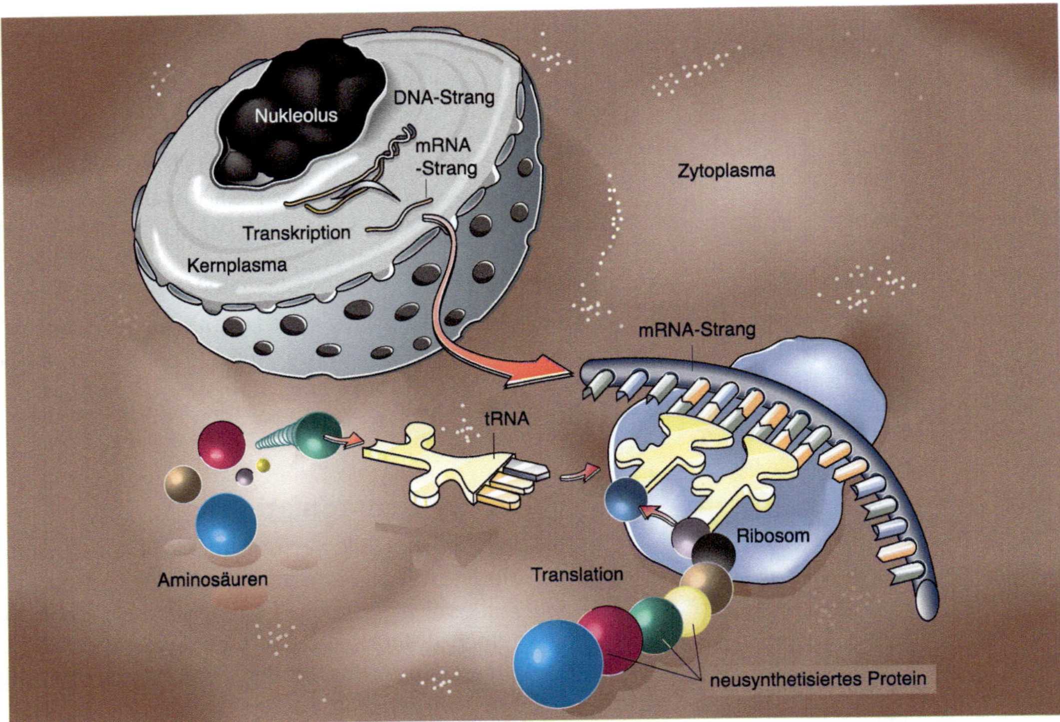

◘ Abb. 1.6 Schematische Darstellung der Eiweißsynthese in der Zelle: Im Zellkern wird von einem Gen eine Kopie in Form eines Boten-RNA(mRNA)-Stranges hergestellt (Transkription). Die mRNA wandert ins Zytoplasma zu einem Ribosom. Dort bindet eine Transport-RNA (tRNA) mit der kodierten Aminosäure an das entsprechende Codon auf der mRNA (Translation). Diese Aminosäure wird im Ribosom in die wachsende Eiweißkette eingebaut (◘ Tab. 1.2). (Spornitz 2010)

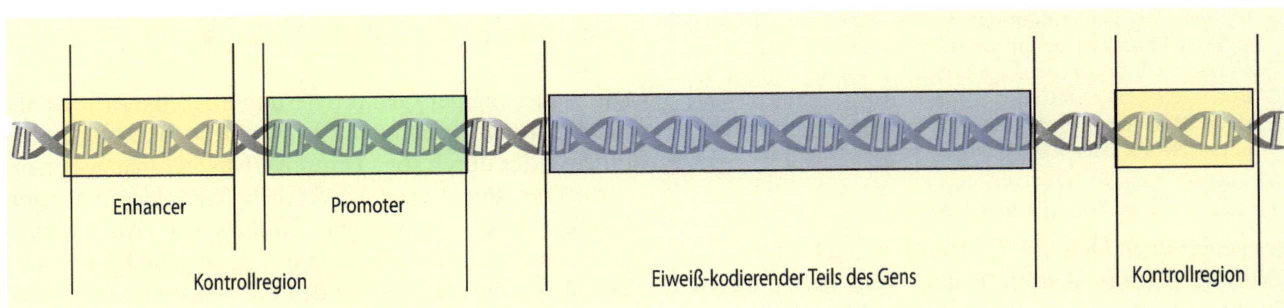

◘ Abb. 1.7 Aufbau eines Gens (s. Text)

1.3.1.8 Epigenetische Regulation

Zusätzlich kann der Aktivierungszustand eines Gens durch einen für alle Gene gleichartigen Mechanismus beeinflusst werden. Dabei wird durch ein Enzym ein kleines Molekül (eine sog. Methylgruppe, chemisch: $-CH_3$) an bestimmten Stellen der DNA angelagert, typischerweise in der Promoter-Region eines Gens (s. oben). Durch die Methylierung des Genpromoters wird das entsprechende Gen *inaktiviert*.

Der Methylierungszustand eines Gens wird bei der Zellteilung auf die Tochterzellen übertragen, er ist aber reversibel (durch enzymatische „Demethylierung") und verändert die Basenfolge des Gens nicht. Er wird als *epi-genetischer* Steuermechanismus bezeichnet (epi: griech. dazu, daneben). Epigenetische Mechanismen können auch bei der Entwicklung maligner Tumoren eine Rolle spielen (► Abschn. 1.3.3).

1.3.2 Mutationen

> **Definition**
>
> Eine bleibende Veränderung der DNA wird **Mutation** genannt.

> Durch eine Mutation kann die Funktion eines Gens erheblich gestört werden oder komplett verloren gehen. Typischerweise sind in Tumoren häufig Gene mutiert, die eine wichtige Rolle bei der Steuerung von Zellteilung und Apoptose, bei der DNA-Reparatur oder der Zelldifferenzierung spielen.

Nach den betroffenen Zellen sind zwei Arten von Mutationen zu unterschieden:

Keimbahnmutationen Diese Mutationen werden von einem oder beiden Elternteilen ererbt. Keimbahn- oder auch *ererbte Mutationen* sind in den *Keimzellen* (Ei- bzw. Samenzellen) *und allen* Körperzellen nachweisbar. Keimbahnmutationen sind selten. Sie sind verantwortlich für familiäre Krebserkrankungen (▶ Abschn. 1.4.1).

Somatische Mutationen Die meisten Mutationen entstehen im Laufe des Lebens in einer einzelnen Körperzelle. Solche Mutationen werden *somatische Mutationen* genannt. Sie sind nicht in allen Körperzellen nachweisbar, sondern nur in den betroffenen Zellen und in den aus ihnen durch Zellteilung entstandenen Tochterzellen.
 Nach ihrer Bedeutung für die Tumorentwicklung werden unterschieden:

Passenger-Mutationen Unter den vielen Mutationen einer Krebszelle haben nicht alle dieselbe Bedeutung. Die meisten sind sog. „Passenger" (engl. für Passagiere) Mutationen. Sie entstehen im Laufe vieler Zellteilungen, sind aber nicht für das Überleben und das rasche Wachstum der Tumorzellen verantwortlich.

Driver-Mutationen (Driver, engl. für: Fahrer, Treiber). Diese verleihen dem Tumorklon einen Wachstumsvorteil gegenüber normalen Zellen und ermöglichen Infiltration und Metastasierung. Diese Mutationen sind das Ziel neuer Medikamente.
 Nach dem Mechanismus der DNA-Schädigung werden unterschieden:

Punktmutation Punktmutationen betreffen nur eine einzige Basenpaarung. So kann z. B. in einem einzigen Codon die Base Thymin durch die Base Adenin ersetzt sein. Dieser Austausch einer einzigen Base in einem Gen kann dazu führen, dass ein Eiweiß mit einer veränderten Aminosäureabfolge entsteht, wodurch auch seine Funktion verändert sein kann. Man kann sich das analog der Buchstabenfolge in einem Wort vorstellen, wo ein „Buchstabendreher" (der Austausch eines Buchstabens) analog einer Mutation einen komplett anderen Sinn ergibt: Hautfarbe – Hausfarbe.

Deletion Den Verlust von kleineren oder größeren Genabschnitten nennt man Deletion (lat.: Verlust).

Translokation Bei einer Translokation (Ortswechsel) sind größere Genabschnitte aus einem DNA-Strang herausgelöst und an anderer Stelle (z. B. in einem anderen Chromosom) wieder in den DNA-Strang integriert worden. ◘ Abb. 1.5 zeigt das mikroskopische Bild einer solchen Translokation, ◘ Abb. 1.8 und 1.9 schematische Darstellungen.

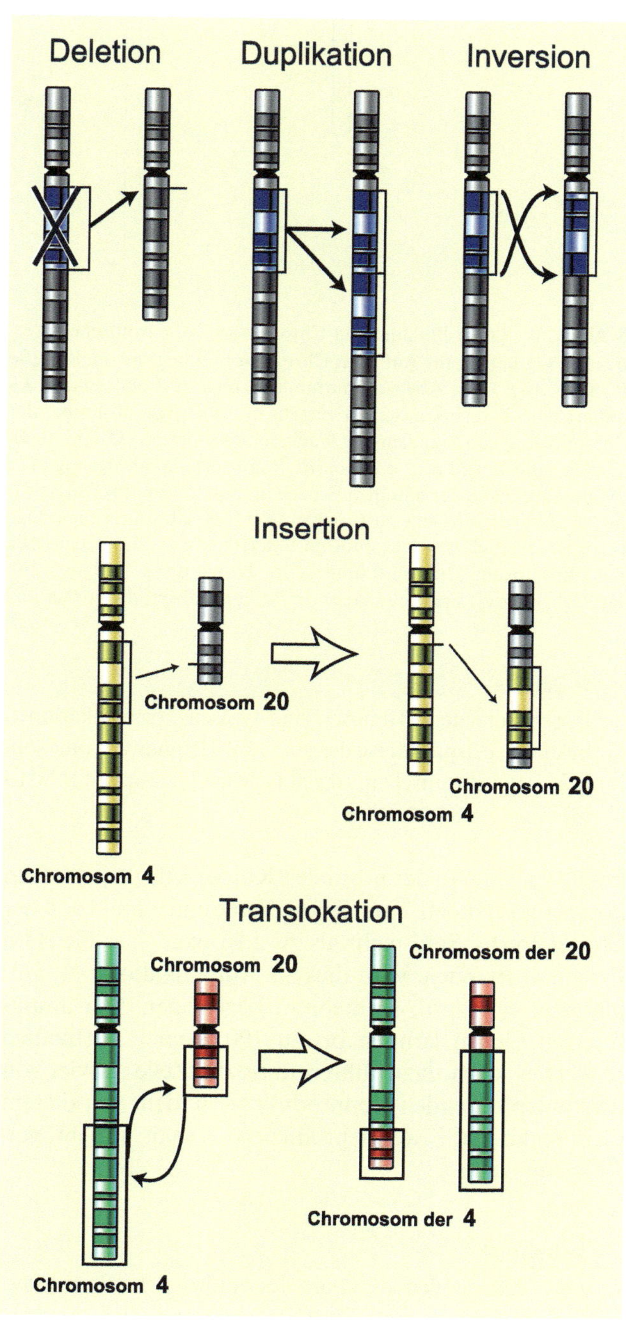

◘ **Abb. 1.8** Verschiedene Typen von Mutationen (s. Text). (Mit frdl. Genehmigung des National Human Genome Research Institute)

1

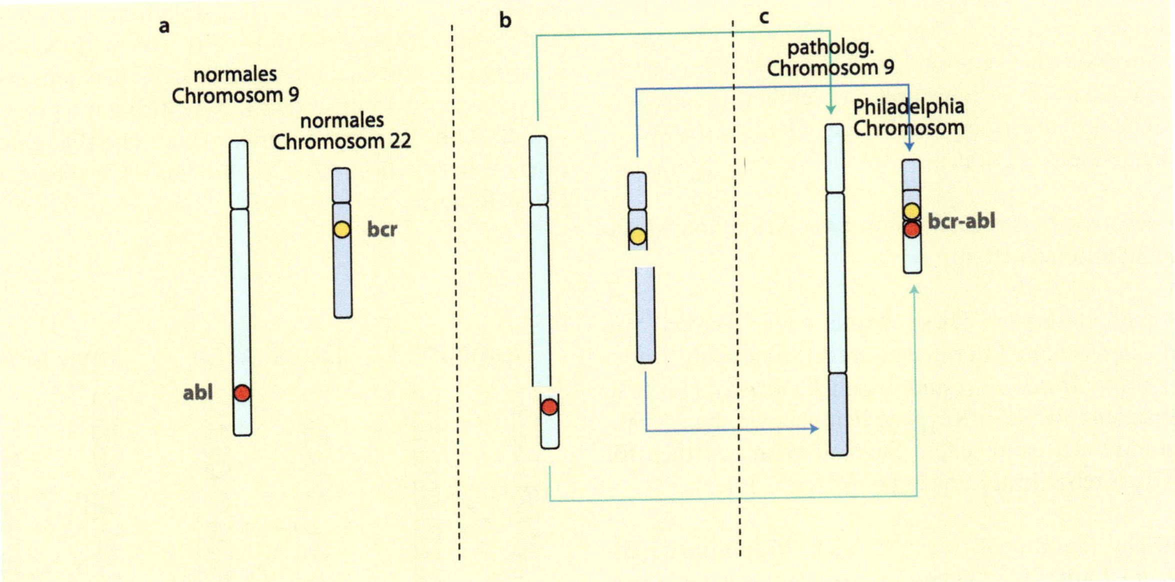

◘ **Abb. 1.9** **(a, b)** Philadelphia-Chromosom bei chronischer myeloischer Leukämie. **(a)** Auf dem Chromosom 9 liegt normalerweise das Gen *ABL* (für „Abelson murine leukemia viral oncogene"). Es kodiert eine Tyrosinkinase, ein Enzym mit wichtiger Rolle bei der Übermittlung von Signalen der Wachstumsregulation (◘ Abb. 1.3). Auf Chromosom 22 liegt das Gen *BCR* „breakpoint cluster region"; benannt aufgrund der häufigen Brüche in diesem Gen. **(b)** Es kommt an der Stelle dieser Gene zu Brüchen in beiden Chromosomen. Das kurze Bruchstück von Chromosom 9 lagert sich an die Bruchstelle von Chromosom 22 an und umgekehrt. Durch diese Translokation (lat. Ortswechsel) sind neue Gene direkt benachbart, die vorher auf verschiedenen Chromosomen lagen. Auf dem Chromosom 22 „verschmilzt" an der Bruchstelle das *BCR*-Gen mit dem vom Chromosom 9 kommenden *ABL*-Gen. Es kommt zur Fusion („Verschmelzung") dieser Gene, zu einem neuen, sog. Fusionsgen. Das dadurch auf dem „neuen" Chromosom 22 – dem sog. Philadelphia-Chromosom – entstandene *BCR-ABL*-Fusionsgen kodiert ein neues Protein, das BCR-ABL-Genprodukt, ein Fusionsprotein. Dieses ist wie das ABL-Protein eine Tyrosinkinase, aber unter dem Einfluss der *BCR*-Region dauerhaft aktiviert. Dadurch wird die betroffene Zelle unkontrolliert mit Wachstumssignalen stimuliert. Über diese Entwicklung wird die Zelle zu einer Tumorzelle

Für verschiedene Tumoren sind typische Translokationen bekannt, beispielsweise das sog. Philadelphia-Chromosom bei der chronischen myeloischen Leukämie (CML) (◘ Abb. 1.5 und 1.9). ◀

Amplifikation In der normalen Körperzelle ist jedes Gen doppelt vorhanden, einmal vom Vater und einmal von der Mutter ererbt. Sind mehr als zwei Kopien eines Gens im Erbgut vorhanden, wird dies als Amplifikation (lat. amplificare: erweitern, vermehren) bezeichnet. Von amplifizierten Genen können bis zu 100 Kopien vorhanden sein. Dies kann dazu führen, dass die Zelle zu viel von dem entsprechenden Genprodukt (d. h. dem von diesem Gen kodierten Eiweiß) produziert – man spricht von *Überexpression*.

Das Gen für den Rezeptor des epithelialen Wachstumsfaktors HER2 ist bei etwa einem Drittel aller Mammakarzinome amplifiziert. Dadurch wird der entsprechende Rezeptor in den Tumorzellen vermehrt gebildet, was diesen zu einem Wachstumsvorteil verhilft. ◀

1.3.2.1 Reparaturmechanismen

Mutationen sind sehr häufig. Jeden Tag kommt es bei jedem Menschen zu einer Vielzahl von Mutationen, ohne dass daraus Krebs entsteht. Die Zellen besitzen ausgeklügelte Programme, die es ihnen erlauben, Mutationen zu erkennen und zu reparieren. Die DNA-Reparaturenzyme, die diese Aufgabe übernehmen, können allerdings nur Mutationen reparieren, wenn zumindest der komplementäre Gegenstrang der DNA intakt ist: Dieser Strang wird dann als Matrize (Vorlage) benutzt.

Deletionen oder Translokationen können nicht repariert werden. Wenn nichtreparable Mutationen entstehen, wird dies im Zellzyklus erkannt und eine sonst gesunde Körperzelle die Apoptose einleiten. Dies verhindert, dass sich die veränderte Zelle teilt und so die Mutation weitergeben kann.

Wenn dieser Kontrollmechanismus versagt und die Apoptose nicht aktiviert wird, können veränderte Zellen immer noch von speziellen Abwehrzellen des Immunsystems erkannt und vernichtet werden (▶ Abschn. 1.6). Der Körper hat also mindestens *3 Verteidigungslinien*, die es ihm erlauben, mutierte Zellen entweder zu reparieren oder zu vernichten:

- Reparatur,
- Apoptose,
- Immunabwehr.

Nur wenn alle 3 Verteidigungslinien versagen, kann sich eine Tumorzelle entwickeln.

1.3.3 Mutationen von Onkogenen und Suppressorgenen

Zellwachstum, Zellteilung und Zelltod sind für das Überleben des Organismus überaus wichtige Funktionen und deshalb strikt reguliert und kontrolliert. Zahlreiche Gene steuern diese komplexen Kontroll- und Regulationsprogramme, die teilweise bereits in ▶ Abschn. 1.2.1 und 1.2.2 dargestellt wurden. Dabei nehmen 2 Gruppen von Genen – bzw. die von ihnen kodierten Eiweiße – eine wichtige Rolle ein:

Onkogene Onkogene führen die Zellen durch den Zellzyklus, sie stimulieren die Zellteilung.

Tumorsuppressorgene (lat. supprimere: unterdrücken) Diese Gene wirken hemmend auf den Zellzyklus. Ihre Aktivierung führt zu einem Wachstumsstopp und kann den Zelltod (Apoptose) einleiten.

Terminologie
- In der wissenschaftlichen Literatur werden die „normalen" (nicht mutierten) Onkogene oft als Protoonkogene bezeichnet. Die Bezeichnung Onkogen wird dann für das mutierte (oder auch das amplifizierte) Gen reserviert. In diesem Buch wird der Begriff Onkogen für das normale und das mutierte Gen verwendet.
- Wie schon in ▶ Abschn. 1.2.2 vermerkt, gilt auch hier, dass mit dem Begriff „Onkogen" bzw. „Tumorsuppressorgen" sowohl das Gen als auch sein Produkt bezeichnet werden kann.

> Onkogene und Tumorsuppressorgene sind in jeder normalen Zelle während des Zellzyklus aktiviert. Mutationen in diesen Genen spielen bei der Krebsentstehung eine wichtige Rolle.

Onkogene stimulieren die Zellteilung. Entsprechend finden sich in Tumorzellen häufig Mutationen in Onkogenen, was zu einer (unkontrollierten) Zellproliferation durch *Überfunktion* des Gens oder des Genproduktes führen kann. Man spricht von Gain-of-function-Mutationen (engl. gain: Gewinn).

Tumorsuppressorgene hemmen die Zellteilung und damit die Entwicklung von Krebs. Entsprechend finden sich in Tumorzellen Mutationen, die zu einem *Funktionsverlust* dieser Gene führen, sog. Loss-of-function-Mutationen (engl. loss: Verlust).

Bei den Gain-of-function-Mutationen von Onkogenen handelt es sich meist um Amplifikationen oder Translokationen; bei den Loss-of-function-Mutationen von Supressorgenen dagegen häufiger um Deletionen.

Mutationen von Onkogenen, Tumorsuppressorgenen und DNA-Reparaturgenen bilden die ersten Schritte bei der Entwicklung einer normalen Zelle zu einer Krebszelle. In der Regel häufen sich im weiteren Verlauf Mutationen in der Zelle (genetische Instabilität ▶ Abschn. 1.3.4).

Am häufigsten finden sich Mutationen im Tumorsuppressorgen p53, dem „Wächter des Genoms" (▶ Abschn. 1.2.1): Es zeigt bei etwa der Hälfte aller bösartigen Tumoren Mutationen (◘ Abb. 1.10).

Neben Mutationen können Gene auch durch *epigenetische Veränderungen* (▶ Abschn. 1.3.2) dauerhaft inaktiviert werden. Dies kann zur Tumorentstehung beitragen, wenn die epigenetische Deaktivierung beispielsweise Tumorsuppressorgene betrifft. Neue tumorwirk-

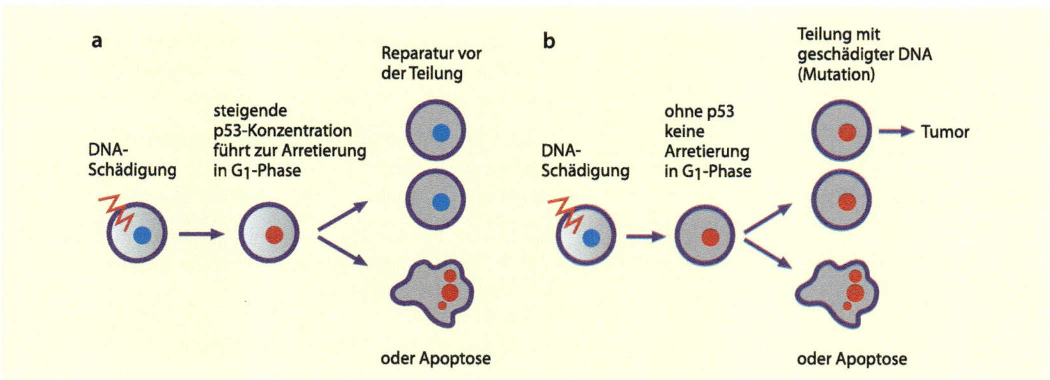

◘ **Abb. 1.10** (**a, b**) Funktion von p53. (**a**) Die DNA einer Zelle ist durch UV-Strahlung beschädigt worden. Die Konzentration des Proteins TP53 im Zellkern nimmt zu (nicht dargestellt). Dadurch wird die Zelle in der G1-Phase des Teilungszyklus angehalten, sodass der DNA-Defekt repariert werden kann. Ist eine Reparatur nicht möglich, wird die Zelle der Apoptose zugeführt. (**b**) TP53 ist aufgrund einer Genmutation defekt (nicht dargestellt). Der Zellzyklus wird bei einer DNA-Schädigung nicht angehalten. Die Zelle stirbt apoptotisch ab oder teilt sich, wobei die DNA-Schädigung an die Tochterzellen weitergegeben wird. Eine Anreicherung solcher DNA-Schäden führt zu maligner Entartung der Zelle. (Nach Karp et al. 2005)

1

same Medikamente (z. B. das bei gewissen Leukämien eingesetzte Decitabine; ▶ Kap. 8) wirken demethylierend, d. h., sie beheben das epigenetische Phänomen der Hypermethylierung.

◻ Tab. 1.3 zeigt eine Auswahl von häufigen, in Tumorzellen nachweisbaren Mutationen.

Nicht in jedem Tumor sind die gleichen Mutationen zu finden, allerdings sind gewisse Mutationen für bestimmte Tumorarten typisch. ◻ Tab. 1.4 zeigt das Vorkommen von Mutationen im *TP53*- und *RAS*-Gen bei verschiedenen Tumoren.

1.3.4 Genetische Instabilität

Genetische Instabilität ist eine wesentliche Eigenschaft von Krebszellen, die nicht nur für die Entstehung, sondern auch für das Fortschreiten des neoplastischen Wachstums verantwortlich ist.

> **Definition**
>
> **Genetische Instabilität** bezeichnet die Anfälligkeit von Tumorzellen, weitere Mutationen zu erwerben.

◻ **Tab. 1.3** Genmutationen in malignen Tumoren (Auswahl)

	Gen	Funktion
Onkogene (Gain-of-function-Mutationen)		
Gene für Wachstumsfaktoren oder Rezeptoren	*ERBB2*	- Andere Bezeichnung: *HER2* - Kodiert den Rezeptor für einen epithelialen Wachstumsfaktor - Überexprimiert bei gewissen Mammakarzinomen (▶ Abschn. 46.1) u. a. Malignomen
Gene für Proteine der Signalübermittlung im Zytoplasma	*KRAS*	- Beteiligt bei verschiedenen Karzinomen, z. B. Lungen-, Ovar- und Dickdarmkarzinomen - Zuerst in *Rat*tensarkomen nachgewiesen
Gene für Transkriptionsfaktoren im Zellkern	*MYC, FOS*	-Kodieren Eiweiße, die den Zellzyklus auslösen - Bei vielen malignen Tumoren durch Mutation aktiviert
Gene für Zykline	*CYCLIN D, CYCLIN E*	- Führen die Zelle durch den Zellzyklus - Bei vielen Tumoren durch Mutation aktiviert
Gene für Faktoren, die die Apoptose regulieren	*BCL2*	- Kodiert ein Eiweiß, das die Apoptose blockiert (▶ Abschn. 1.2.1) - Überexprimiert bei follikulären Lymphomen [gehören zu den *B*-Zell (*c*ell)-Lymphomen] und bei anderen Tumoren
Suppressorgene (Loss-of-function-Mutationen)		
	TP53	- Kodiert das Eiweiß TP53 (▶ Abschn. 1.2.1), ein für die Kontrolle des Zellzyklus wichtiges Protein - Bei vielen malignen Tumoren mutiert und inaktiviert
	RB	- Kodiert das *Retino*blastomeiweiß, das den Zellzyklus kontrolliert - Beteiligt beim Retinoblastom (einem malignen Tumor des Auges) und bei vielen anderen Malignomen
	P14, P16	- Kodieren für die zyklinabhängigen Kinasen P14 bzw. P16; diese hemmen ein Zyklin - Bei vielen malignen Tumoren inaktiviert
	APC	- Kodiert ein Eiweiß, das die Proliferation der Dickdarmschleimhaut reguliert → bei familiärer Polypenbildung im Dickdarm mutiert und inaktiviert mit der Folge gesteigerter Proliferation (*a*denomatöse *Polyposis c*oli) - Bei Dickdarm- und Magenkrebs beteiligt
DNA-Reparaturgene (Loss-of-function-Mutationen)		
	MSH2	- Kodiert ein Enzym, das bestimmte DNA-Schäden repariert - Bei hereditären (erblichen), nichtpolypösen kolorektalen Karzinomen (HNPCC) mutiert und inaktiviert
	BRCA1, BRCA2	- Kodieren Eiweiße, die u. a. DNA-Schäden reparieren - Bei verschiedenen Tumoren, u. a. dem familiären Mammakarzinom (*breast c*ancer) und Ovarialkarzinom (*ovarian cancer*)

Tab. 1.4 Prozentuale Häufigkeit von Mutationen des *TP53*- und *RAS*-Gens in menschlichen Tumoren. Nach Daten aus Weinberg R (2013) The Biology of Cancer. Garland Science, New York

Tumor	*RAS*	*TP53*
Pankreas	90 %	40 %
Schilddrüse	60 %	10 %
Dickdarm	45 %	50 %
Lunge	35 %	40 %
Blase	10 %	35 %
Niere	10 %	15 %

Wie bereits ausgeführt, sind Tumoren dadurch charakterisiert, dass sie Mutationen in Genen tragen, die wesentlich sind für Zellzyklusregulation, Apoptoseregulation und DNA-Reparatur. Bei Mutationen solcher Kontroll- oder Reparaturgene treten bei jeder Zellteilung wesentlich mehr Fehler auf, als dies bei gesunden Körperzellen der Fall ist.

Hintergrundinformationen

Manifestationen genetischer Instabilität von Tumorzellen lassen sich sowohl auf chromosomaler als auch auf DNA-Ebene nachweisen.

- Mutationen auf chromosomaler Ebene werden als Chromosomenaberrationen (lat. aberrare für abweichen) bezeichnet. Eine Störung der Chromosomenverteilung im Rahmen der Zellteilung kann bei den Tochterzellen zu *Aneuploidie* führen. Dabei ist die *Anzahl* der Chromosomen verändert, d. h., einzelne Chromosomen sind zusätzlich vorhanden oder fehlen. In Tumorzellen liegt deshalb häufig nicht der normale Chromosomensatz von 46 Chromosomen vor. Eine andere Form von Aberrationen sind Veränderungen der *Struktur* eines Chromosoms, z. B. Translokationen (Abb. 1.8 und 1.9). Chromosomenaberrationen lassen sich bei vielen malignen Tumoren nachweisen. Die ihnen zugrunde liegenden Mechanismen sind weitgehend unbekannt.
- Auf DNA-Ebene ist neben Mutationen und Veränderungen des Methylierungsstatus auch das Phänomen der *Mikrosatelliteninstabilität (MSI)* zu erwähnen. Dabei kommt es gehäuft zu Mutationen in zumeist nicht für Eiweiße kodierenden Abschnitten des Genoms, den sog. Mikrosatelliten.

Aufgrund der genetischen Instabilität bestehen solide Tumoren nicht aus genetisch identischen Zellen. Abb. 1.11 zeigt schematisch, wie im Verlauf von 3 Mutationen ein Tumor mit unterschiedlichen (heterogenen) Zellpopulationen entsteht.

> Die genetische Instabilität führt während der Entwicklung bösartiger Tumoren zu zunehmender Heterogenität, was eine große Bedeutung für die Therapie bösartiger Erkrankungen hat. Je mehr Zellklone mit mehr oder weniger unterschiedlichem Genom

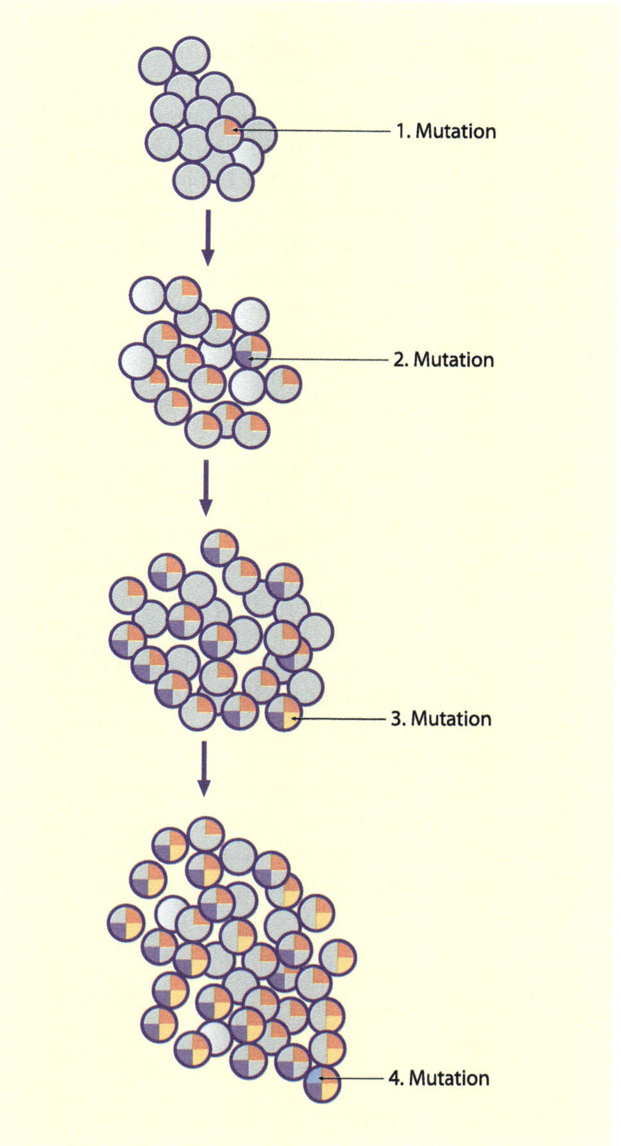

Abb. 1.11 Im Verlauf seiner Entwicklung finden in den Zellen eines Tumors mehrere Mutationen statt. Ein Tumor besteht deshalb aus genetisch unterschiedlichen Zellen mit kumulierenden Genveränderungen

vorhanden sind, desto höher ist das Risiko, dass ein Tumor resistent auf die medikamentöse Therapie oder auch Strahlentherapie ist.

Typischerweise wird ein Teil der Tumorzellen ansprechen, d. h. in Apoptose gehen und absterben, ein Teil dagegen ist resistent, und diese Zellen können weiter proliferieren. Sie bestimmen dann das Verhalten des Tumors. Alle Systemtherapien (Chemotherapie, Hormone, Tyrosinkinasehemmer u. a.) können zu einer Selektion resistenter Tumorzellen führen (Abschn. 8.9).

1.3.5 Entwicklung maligner Tumoren als Mehrschrittprozess

Maligne Tumoren entstehen in einem Mehrschrittprozess, wobei jeder Schritt hin zur malignen Zelle einer weiteren Veränderung des Erbgutes (Mutation) entspricht. Dabei durchlaufen Zellen verschiedene prämaligne Stadien und erwerben dabei weitere Mutationen, bis schließlich eine Zelle mit allen malignen Eigenschaften entsteht. Bei einigen Tumoren, wie etwa dem Dickdarmkarzinom, sind die einzelnen Schritte der Tumorentstehung gut bekannt, und die genetischen Veränderungen (Mutationen), die für die prämalignen Vorstufen charakteristisch sind, konnten ebenfalls weitgehend aufgeklärt werden (sog. Adenom-Karzinom-Sequenz): Das Dickdarmkarzinom entwickelt sich über gutartige Vorstufen, die tubulären Adenome (gutartige Polypen), und Adenome mit schweren Atypien hin zu einem invasiven Karzinom (◻ Abb. 1.12).

Es ist anzunehmen, dass diese „Sequenz" nicht in allen Fällen eingehalten wird. So bleiben einige Tumoren möglicherweise auf der Stufe eines gutartigen Polypen „stehen", während andere sich rasch aus prämalignen Stufen zu einem bösartigen Tumor entwickeln.

Die Schritte der Karzinomentstehung sind durch mehrere charakteristische Mutationen von wachstumsregulierenden Genen definiert. Typischerweise überwiegt dabei die Zahl der inaktivierten Tumorsuppressorgene die Zahl der aktivierten Onkogene.

❯ Bei vielen Tumorerkrankungen sind die wesentlichen genetischen Veränderungen bekannt, die für die Tumorentstehung verantwortlich sind.

1.3.5.1 Zeitdauer von den ersten Mutationen bis zum klinisch manifesten Tumor

Wie bereits erwähnt, ist die Tumorentstehung ein Prozess, bei dem mehrere „kritische", also entscheidende Mutationen auftreten müssen, bevor eine Zelle maligne wird. Verschiedene Beobachtungen sprechen dafür, dass es in der Regel viele Jahre bis Jahrzehnte dauert, bis aus der ersten Mutation in einer Zelle ein manifester maligner Tumor entsteht.

Beim *Gebärmutterhalskrebs* dauert es in der Regel Jahrzehnte, bis nach der auslösenden Infektion mit bestimmten humanen Papillomaviren (vor allem HPV16 und 18; ▶ Kap. 3) über mehrere prämaligne Vorstufen ein Karzinom entsteht. Auch führt längst nicht jede HPV-Infektion zu einem Karzinom. Die Mehrzahl der HPV-Infekte heilt spontan ab, bevor die Mutationskaskade einsetzt.

Bei sehr aggressiven Erkrankungen, wie etwa den akuten Leukämien, kann der Zeitraum zwischen dem Auftreten der kritischen Mutationen in einer Zelle und dem Ausbruch der Erkrankung aber auch wesentlich kürzer sein und im Bereich von einigen Monaten liegen.

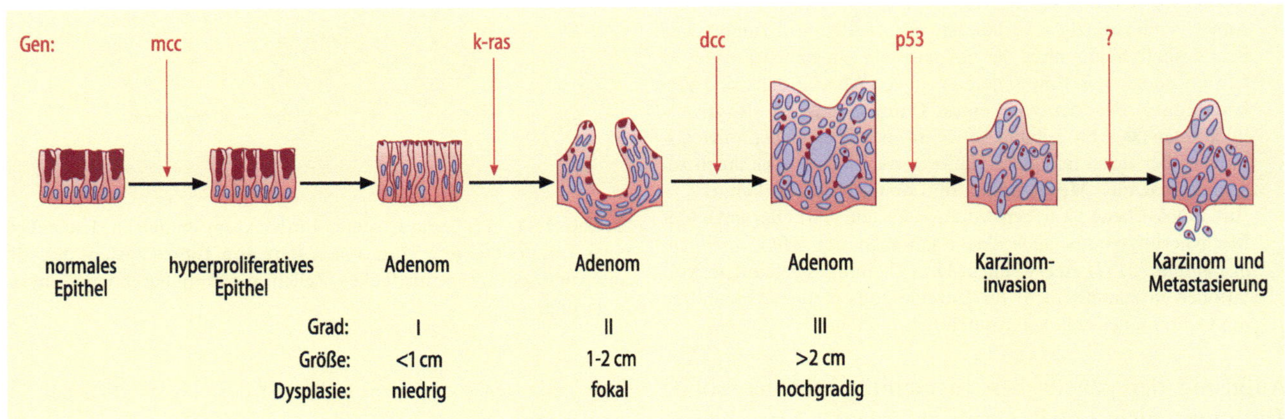

◻ **Abb. 1.12** Genetische Veränderungen bei der Entwicklung eines Dickdarmkarzinoms: Ein Dickdarmkarzinom entwickelt sich aus der normalen Schleimhaut über die sog. Adenom-Karzinom-Sequenz. Eine erste Mutation findet im *MCC*-Gen statt („mutated in colon carcinoma"). Es folgen durch Punktmutationen oder Deletionen weitere Mutationen, u. a. in den Genen *KRAS*, *DCC* („deleted in colorectal carcinomas") und *TP53*. Die Akkumulation dieser und anderer genetischer Veränderungen führt über einen Zeitraum von vielen Jahren vom Adenom zum Karzinom. In den Zellen kolorektaler Karzinome können über 10 genetische Veränderungen nachgewiesen werden. (Löffler et al. 2014)

1.4 Ursachen maligner Entartung

Wie gesehen spielen Mutationen eine zentrale Rolle bei der Entstehung maligner Tumoren. ◘ Abb. 1.13 fasst nochmals schematisch zusammen, wie Mutationen zu Krebs führen können. Wie aber kommt es überhaupt zu solchen Mutationen? Die Ursachen sind vielfältig: Sie können angeboren sein oder im Laufe des Lebens erworben werden; sie entstehen spontan als Fehler bei der Zellteilung oder durch innere und äußere Einflüsse. Im Folgenden sollen mögliche Ursachen nur kurz angesprochen werden. Detaillierter werden sie in ▶ Kap. 3 diskutiert.

1.4.1 Familiäre (vererbte) Krebskrankheiten

Bereits seit Langem ist die familiäre Häufung gewisser Krebserkrankungen bekannt. Heute sind auch einige der dafür verantwortlichen Keimzellmutationen (▶ Abschn. 1.3.1) bekannt. Es handelt sich dabei fast ausschließlich um Mutationen in Tumorsuppressorgenen. Die Krebsentstehung verläuft in einem Mehrschrittprozess (▶ Abschn. 1.3.5) und verlangt mehrere Mutationen in verschiedenen Genen einer Zelle. Bei familiären Krebserkrankungen wird lediglich die erste dieser Mutationen vererbt.

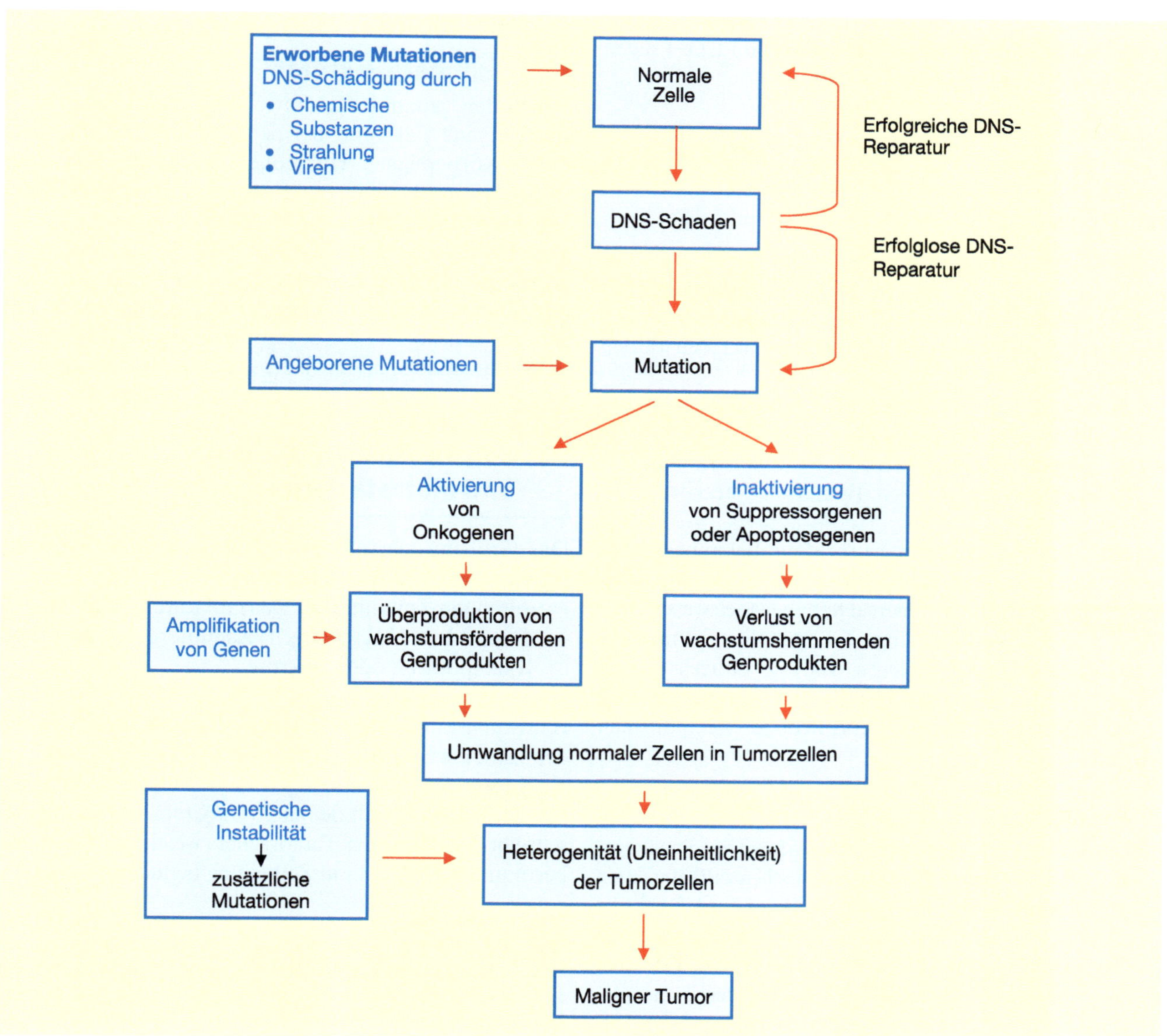

◘ **Abb. 1.13** Mutation und die Entstehung maligner Tumoren

> Es wird also streng genommen nicht die Krebserkrankung vererbt, sondern die Veranlagung dazu.

Einige familiäre Krebserkrankungen sind hier aufgeführt, sie werden in ▶ Kap. 3 näher beschrieben:
- hereditäres, nicht polypöses Kolonkarzinom (HNPCC),
- familiäre adenomatöse Polypose (FAP),
- familiäres Mammakarzinom.

Neue Methoden der Gentechnologie erlauben die Diagnose von bekannten, mit einem erhöhten Krebsrisiko verbundenen Mutationen. Dies ermöglicht es, bei Angehörigen von Risikofamilien festzustellen, ob sie die Mutation – und damit das erhöhte Risiko für die Entwicklung der entsprechenden Tumorkrankheit – geerbt haben. Mit diesen Untersuchungen verbundene Fragen werden in ▶ Abschn. 4.10 diskutiert.

1.4.2 Erworbene Mutationen

1.4.2.1 „Umweltfaktoren"

Zahlreiche Faktoren in unserer Umwelt – wobei Umwelt hier im weitesten Sinn als unsere gesamte Umgebung verstanden wird – können Mutationen auslösen und das Erbgut schädigen. Zu diesen Faktoren zählen beispielsweise:
- chemische Substanzen (Tabakrauch, Alkohol, Medikamente, Asbest),
- ionisierende Strahlen (Radon, Röntgenstrahlen),
- Krankheitserreger (Viren, Bakterien, Parasiten).

Bei einigen dieser Faktoren ist recht gut bekannt, wie sie eine gesunde Zelle in eine Krebszelle umwandeln können. Röntgenstrahlen verursachen beispielsweise Brüche des DNA-Doppelstrangs, Chemikalien können direkt mit der DNA reagieren und sie dauerhaft verändern. Beides führt zu Mutationen. Komplizierter ist es bei Infektionen, wobei verschiedene Mechanismen wirksam sind.

▶ **Beispiel**

Durch Geschlechtsverkehr übertragene humane Papillomaviren (HPV) können zu einer chronischen HPV-Infektion der Gebärmutterhalszellen führen. Dabei wird DNA des Virus in die DNA von Gebärmutterhalszellen eingebaut. Die in das menschliche Genom integrierte virale DNA kodiert für Eiweiße, welche die Funktion der Tumorsuppressorgene *TP53* und *RB* im Zellkern hemmen. Wie bereits erläutert, sind *TP53* und *RB* für die Kontrolle des Zellzyklus von großer Bedeutung. Die Expression der entsprechenden viralen Gene kann schließlich zur Umwandlung der infizierten Zellen in Karzinomzellen führen. ◀

Für einige chronisch-bakterielle Infekte ist ebenfalls ein Zusammenhang mit der Entstehung bestimmter Karzinome gesichert. So erhöht eine chronische Infektion der Magenschleimhaut mit dem Bakterium *Helicobacter pylori* das Risiko für ein Magenkarzinom. Hier führt wahrscheinlich das Bakterium indirekt über die chronische Entzündung zur Karzinomentstehung. Auf welchem Wege Entzündungen zur Karzinomentstehung beitragen, ist aber noch weitgehend unklar. Wahrscheinlich spielen die von den Entzündungszellen gebildeten Zytokine (▶ Abschn. 1.6.1) eine wichtige Rolle.

Auch bestimmte Ernährungsgewohnheiten sind mit erhöhtem oder erniedrigtem Krebsrisiko verbunden (▶ Abschn. 3.4.2). Es ist auch hier bislang größtenteils unbekannt, auf welchen molekularen Mechanismen dies beruht.

1.4.2.2 „Innere Faktoren"

Neben den genannten „Umweltfaktoren" spielen auch körpereigene Faktoren bei der Tumorentstehung eine Rolle. Körpereigene Hormone (Östrogene) sind beispielsweise mitbeteiligt an Entstehung und Wachstum von Brustkrebs. Hormone verursachen allerdings keine Mutationen. Sie stimulieren jedoch die Zellteilung in hormonabhängigen Geweben (wie z. B. der Brustdrüse) und können so in einem komplexen Zusammenspiel mit anderen Faktoren (z. B. mutierten Rezeptoren von Wachstumsfaktoren) zur Krebsentstehung beitragen.

1.5 Lokales Tumorwachstum und Metastasierung

Das Größenwachstum eines Tumors wird im Wesentlichen durch 2 Faktoren bestimmt:
- durch die Zunahme der Zellzahl durch Zellteilung,
- durch den gleichzeitigen Zelluntergang aufgrund von Apoptose oder Nekrose.

Zellteilungsrate   Teilen sich die Zellen häufig, so wächst der Tumor schneller und verursacht früher Symptome als ein Tumor mit einer niedrigen Zellteilungsrate. Als Maß für die Zellteilung gilt der sog. *Proliferationsindex*. Er beschreibt den Anteil der Tumorzellen, welche sich zu einem bestimmten Zeitpunkt in Zellteilung befinden.

Schnell wachsende Tumoren haben einen hohen Proliferationsindex. Bei einigen sehr schnell wachsenden Tumoren wie etwa dem kleinzelligen Bronchialkarzinom oder den akuten Leukämien kann dieser Proliferationsindex 100 % betragen, d. h., alle Zellen befinden sich zu einem gewissen Zeitpunkt in Zellteilung. Auf der anderen Seite gibt es Tumoren, die ausgesprochen langsam wachsen und eine Proliferationsrate von wenigen Prozent (1–5 %) aufweisen, wie beispielsweise gut differenzierte Prostatakarzinome. Diese Tumoren wachsen langsam und nehmen über viele Jahre kaum an Größe zu.

Zelluntergang Die Proliferationsrate bestimmt das Tumorwachstum aber nicht alleine. Generell benötigen sich vermehrende Zellen eine genügende Energie- und Sauerstoffversorgung. Eine ausreichende Gefäßversorgung ist demnach für wachsende Tumoren essenziell. Bei schnell proliferierenden Tumoren hinkt die Blutgefäßversorgung diesem schnellen Wachstum häufig hinterher, deshalb sterben die schlecht versorgten Tumorareale ab und werden nekrotisch. Dies erklärt, warum im Zentrum schnell wachsender Tumoren häufig abgestorbene Areale, sog. zentrale Nekrosen, zu beobachten sind.

Auch eine gut funktionierende Immunabwehr kann zum Untergang (Apoptose) von Tumorzellen führen (▶ Abschn. 1.6).

> Aus dem Verhältnis von Zellteilung und Zelluntergang resultiert schließlich die Tumorverdopplungszeit, d. h. die Zeit, die ein maligner Tumor benötigt, um sein Volumen zu verdoppeln. Diese Zeit kann zwischen 2 und 600 Tagen liegen!

1.5.1 Regulation des Tumorwachstums

Das Tumorwachstum wird – wie das Wachstum normaler Zellen – durch verschiedene Wachstumsfaktoren reguliert, die über Rezeptoren auf oder in den Tumorzellen Proliferationsreize vermitteln.

Ein komplexes Netz aus Wachstumsfaktoren bestimmt, ob eine Zelle sich teilt oder ob z. B. Blut- und Lymphgefäße als wichtige Voraussetzung für genügende Energie- und Sauerstoffzufuhr proliferieren können.

Viele Tumoren bilden selbst Wachstumsfaktoren, die „ihre" Zellen zum Wachstum und zur Zellteilung anregen (z. B. EGF) oder die zur Einsprossung von Gefäßen in den Tumor führen (z. B. VEGF). Ferner ist die Zahl der Wachstumsfaktorrezeptoren pro Zelle in vielen Tumoren deutlich erhöht, wodurch die betreffende Zelle einen Wachstumsvorteil gegenüber gesunden Zellen gewinnt. Infolge einer Mutation können Wachstumsfaktorrezeptoren auch dauerhaft aktiviert sein; die rezeptorabhängige Signalkette ist dann auch ohne Bindung von Wachstumsfaktoren an den Rezeptor aktiv (konstitutive Aktivierung, ▶ Abb. 8.18).

Moderne onkologische Therapien machen sich diese Abhängigkeit der Tumorzellen von Wachstumsfaktoren zunutze. Beispielsweise werden EGF-Rezeptor-blockierende Antikörper zur Behandlung verschiedener Tumorerkrankungen eingesetzt, ebenso kleine Moleküle wie Tyrosinkinasehemmer, die Signalwege in den Zellen blockieren können. Die Behandlung mit diesen Medikamenten wird unter dem Begriff „targeted therapies" (engl. target: Ziel) – deutsch „gezielte Therapien" – zusammengefasst (▶ Abschn. 8.3.1).

1.5.2 Tumorangiogenese

Zellen könnennicht überleben, wenn sie weiter als 0,2 mm von einem Gefäß entfernt sind. Tumoren mit einem Volumen von >2–3 mm^3 (entsprechend etwa einer kleinen Erbse) sind deshalb für die Versorgung mit Sauerstoff und Nährstoffen angewiesen, Anschluss an ein Blutgefäß zu finden und eigene Blutgefäße zu bilden; ansonsten führt Sauerstoffmangel zum Untergang der Tumorzellen. Die Bildung neuer Blutgefäße im Tumor wird Tumorangiogenese genannt (◻ Abb. 1.14) und ist ein kritischer, wachstumsbestimmender Faktor maligner Tumoren.

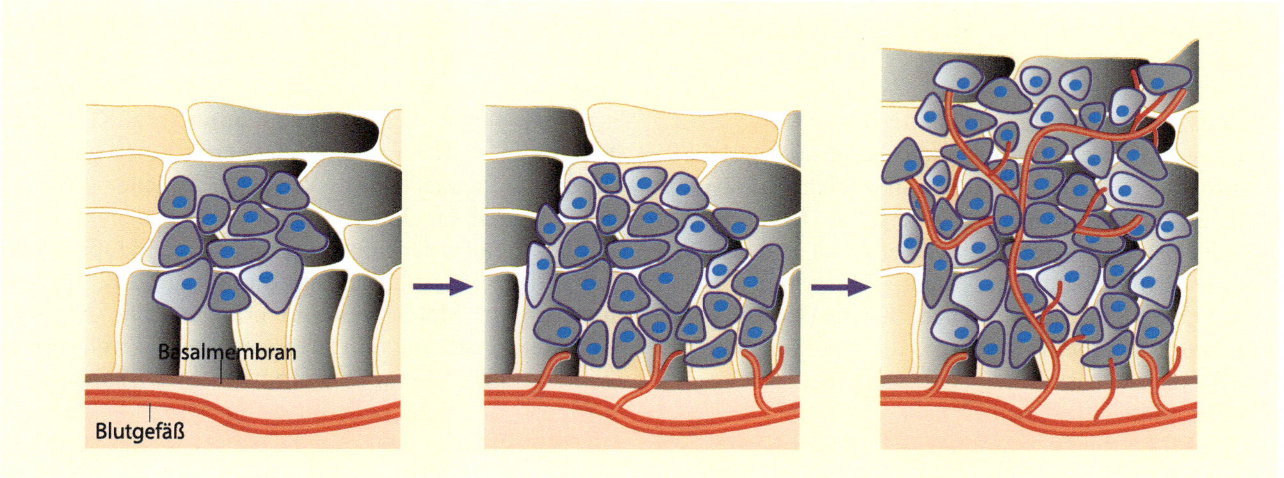

◻ **Abb. 1.14** Angiogenese und Tumorwachstum. In Schritt 1 besteht der Tumor erst aus einer kleinen Zellansammlung. Ohne eigene Gefäßversorgung kann der Tumor nicht wachsen. In Schritt 2 produziert der Tumor Wachstumsfaktoren, die das Gefäßwachstum stimulieren, z. B. den vaskulären endothelialen Wachstumsfaktor (VEGF). Neue Gefäße beginnen, in den Tumor einzusprossen. In Schritt 3 ist der Tumor mit Gefäßen durchsetzt und kann nun weiterwachsen. (Karp et al. 2005)

An der Angiogenese ist neben den Tumorzellen und den Gefäßen auch das Stützgewebe des Tumors, das sog. Tumorstroma, beteiligt. Teilweise wirken beim Vorwachsen der neuen Gefäße in das Tumorgewebe ähnliche Mechanismen wie bei der im Folgenden beschriebenen Invasion von Tumorzellen in benachbartes Gewebe.

Tumorzellen können den vaskulären endothelialen Wachstumsfaktor (VEGF) bilden, der wiederum an seinen Rezeptor auf den Endothelzellen benachbarter Gefäße (Endothelzellen bilden die innere Schicht von Gefäßen) bindet. Tumor- und VEGF-stimulierte Endothelzellen geben auch sog. Matrixmetalloproteinasen (MMP) in ihre Umgebung ab. Die MMP lockern die Matrix (das Gewebegerüst) um das Gefäß auf und erleichtern dadurch das Einsprießen neuer Kapillaren, gleichzeitig stimulieren sie das Gefäßwachstum.

Die Angiogenese ist für die Entwicklung maligner Tumoren in zweierlei Hinsicht von Bedeutung: Einmal führt sie den Tumorzellen die für ihren Stoffwechsel nötigen Substanzen zu, sodass sie überleben und sich vermehren können. Gleichzeitig bietet sie Tumorzellen durch den Zugang zum Gefäßsystem die Möglichkeit, sich im ganzen Körper zu verbreiten und Fernmetastasen zu bilden.

1.5.3 Infiltration und Invasion

Der Prozess der Infiltration und Invasion eines Tumors in das umgebende Gewebe erfolgt in mehreren Schritten:
- Ablösung einzelner Tumorzellen aus dem Tumorzellverbund (Lösen der Zell-Zell-Kontakte),
- Umbau bzw. Auflösung der Gewebematrix,
- Bindung von Tumorzellen an die Gewebematrix des umgebenden Normalgewebes,
- Wanderung der Tumorzellen in das umliegende Gewebe.

Der Zellzusammenhalt in einem normalen Gewebe wird durch spezialisierte Eiweiße, sog. Adhäsionsmoleküle, vermittelt. In vielen Karzinomen sind solche Adhäsionsmoleküle (z. B. E-Cadherin) mutiert. Dies hat zur Folge, dass die Zell-Zell-Kontakte weniger stabil sind und sich Tumorzellen leichter aus dem Zellverbund lösen. Tumorzellen produzieren ferner Enzyme (Kollagenasen und Matrixmetalloproteinasen), die das hauptsächlich aus Kollagen bestehende Gewebegerüst (die extrazelluläre Matrix) auflösen können.

Die Migration (Wanderung) aus dem ursprünglichen Zellverband wird durch Wachstumsfaktoren (z. B. EGF) ausgelöst und durch Eiweiße des Zellskeletts (Aktinfasern) ermöglicht, die sich ähnlich den Muskelfasern kontrahieren können. Vergleichbare Vorgänge spielen

auch bei der normalen Wundheilung eine Rolle. Migration und Infiltration werden durch die Bildung von Integrinen – spezielle Proteine, die die Anheftung an Matrixstrukturen erleichtern – auf der Oberfläche der Tumorzelle unterstützt.

Alle diese Mechanismen ermöglichen es Tumorzellen, ihren Zellverbund zu verlassen und aktiv in die Umgebung, in Blut- und Lymphgefäße sowie in andere Organe zu infiltrieren. Sie stellen theoretisch Ansatzpunkte für tumorwirksame Medikamente dar.

1.5.4 Metastasierung

Im Gegensatz zum kontinuierlichen Tumorwachstum in die Umgebung (Infiltration und Invasion) bezeichnet der Begriff Metastasierung die Bildung von Tochtergeschwülsten in entfernten Organen.

> Fernmetastasen sind für das Schicksal der meisten Erkrankten entscheidend. Nur bei etwa 10 % aller Betroffenen ist der Primärtumor die direkte Todesursache. 90 % der Erkrankten versterben an den Folgen der Fernmetastasierung.

Aus bislang unbekannten Gründen metastasieren einige Tumoren schon sehr früh. Beim Melanom bilden bereits kleine Primärtumoren sehr oft Fernmetastasen, während beim Basalzellkarzinom der Haut (Basaliom) auch in lokal fortgeschrittenen Stadien nur sehr selten Fernmetastasen auftreten.

Bei vielen bösartigen Tumoren ist eine Metastasierung bereits eingetreten, bevor der Primärtumor entdeckt und behandelt wird. Diese Metastasen sind zum Zeitpunkt der Diagnose des Primärtumors oft noch so klein (sog. *Mikrometastasen*), dass sie mit keiner der verfügbaren diagnostischen Methoden nachgewiesen werden können. Bei einigen Tumoren, z. B. dem Mammakarzinom, wird deshalb nach der lokalen Behandlung eine systemische adjuvante Therapie (▶ Abschn. 5.3) eingeleitet, falls mit einer gewissen Wahrscheinlichkeit das Vorliegen solcher Mikrometastasen anzunehmen ist.

Die Metastasierung kann über die Lymphgefäße (lymphogene Metastasierung) und/oder die Blutgefäße (hämatogene Metastasierung) erfolgen. Die lymphogene Metastasierung führt in erster Linie zu Ablegern in Lymphknoten. Lymphknotenmetastasen haben vor allem prognostische Bedeutung: Sie zeigen an, dass die Tumorzellen die Fähigkeit zur Metastasierung erworben haben und möglicherweise bereits eine hämatogene Fernmetastasierung vorliegt.

Die Metastasierung erfolgt in mehreren *Schritten* (◘ Abb. 1.15). Damit eine Tumorzelle diese durch-

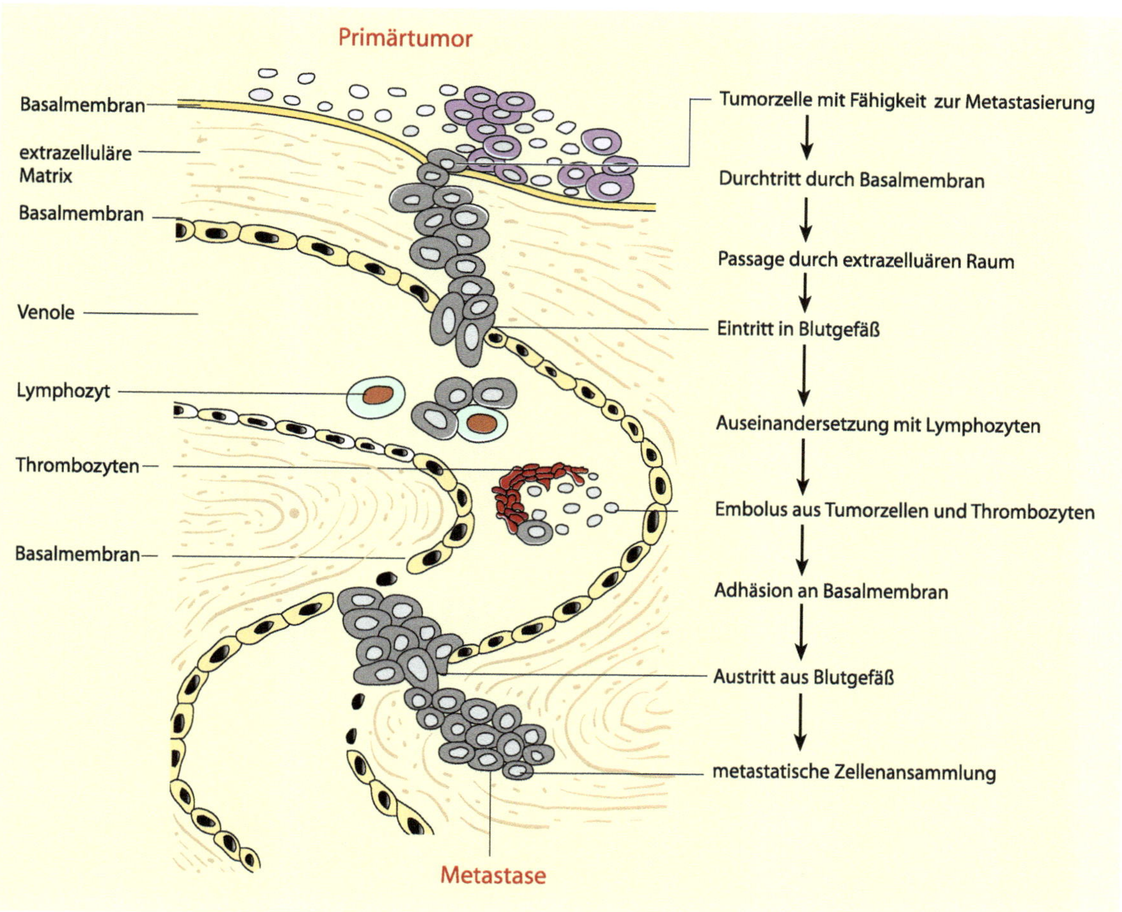

Abb. 1.15   Vorgänge bei der hämatogenen Metastasierung. (Nach Cotran et al. 1993)

laufen kann, muss sie – durch Mutationen – die dazu benötigten Eigenschaften erworben haben.

- Einbrechen der Tumorzellen in Blut- oder Lymphgefäße. Das Einbrechen in die Gefäße ist ein aktiver Prozess und läuft nach ähnlichen Mechanismen ab wie die Infiltration und Invasion.
- Tumorzellverbände werden über den Blut- und/oder Lymphweg in andere Organe bzw. Lymphknoten transportiert (hämatogene bzw. lymphogene Metastasierung).
- Die Tumorzellverbände bleiben in der Gefäßendstrombahn hängen. Dabei spielen wiederum Adhäsionsmoleküle wie das oben erwähnte Cadherin eine wichtige Rolle. Sie erklären die Bevorzugung bestimmter Organe für die Absiedlung.
- In der neuen Umgebung beginnen diese Tumorzellverbände zu wachsen und durch die Gefäßwand in die Umgebung zu infiltrieren. Für das Wachstum der Metastase ist es nötig, dass das umgebende Gewebe zur Gefäßneubildung aktiviert wird, nur dann kann sie sich zur Makrometastase entwickeln. Gelingt das nicht, geht sie entweder unter oder bleibt – als Mikrometastase – in einem sog. „Ruhezustand".

> Tumorzellen können über Jahre, manchmal sogar Jahrzehnte, im Körper in einem Ruhezustand verharren und erst nach einem langen Zeitraum wieder aktiv werden und sich vermehren. Dadurch ist erklärbar, dass ein Rückfall viele Jahre nach zunächst erfolgreicher Behandlung auftreten kann.

Häufig ist dies beim Mammakarzinom zu beobachten, bei dem selbst mehr als 20 Jahre nach Erstbehandlung Tumorrezidive beobachtet werden. Wodurch diese „Aktivierung" der Mikrometastasen erfolgt, ist allerdings größtenteils unbekannt.

Die hämatogene Absiedlung von Tumorzellverbänden in bestimmten Gefäßgebieten ist nicht allein durch die unterschiedliche Durchblutung der Organe zu erklären: Nieren, Herzmuskel, Skelettmuskulatur und Darmwand sind gut durchblutete Organe, trotzdem treten Metastasen dort nur ausnahmsweise auf. Umgekehrt erhält das Skelett einen relativ geringen Anteil der Blutzufuhr, Knochenmetastasen sind aber sehr häufig. Es wird angenommen, dass unterschiedliche Adhäsionsmoleküle für die Ausbildung dieser „*Metastasierungsmuster*" von Bedeutung sind (Tab. 1.5).

◘ Tab. 1.5 Typische hämatogene Metastasierungsmuster

Primärtumor	Zielorgan für Metastasen
Prostata	Skelett
Melanom	Leber, Hirn
Dickdarm	Leber
Mamma	Skelett, Leber, Lunge, Hirn

◘ Tab. 1.6 Einige wichtige Zytokine

Zytokin	Herkunft	Eigenschaften
Interleukin-2	Aktivierte T-Zellen	- Aktiviert natürliche Killerzellen - Stimuliert B- und T-Zellen
Interleukin-12	Monozyten, Makrophagen, B-Lymphozyten	- Stimuliert aktivierte T-Lymphozyten und natürliche Killerzellen - Führt zur vermehrten Produktion von Interferonen und anderen Zytokinen
Tumornekrosefaktor (TNF)	Makrophagen	Zytotoxisch für Tumorzellen
γ-Interferon	Aktivierte T-Zellen	Aktiviert Makrophagen

Tumorzellen behalten auch nach der Metastasierung die Eigenschaften des Primärtumors: Histologisch sieht die Lebermetastase eines Mammakarzinoms prinzipiell gleich aus wie der Primärtumor in der Brust. Der Pathologe kann deshalb in der Regel von der Untersuchung einer Metastase auf den Sitz des Primärtumors schließen.

Für die medikamentöse Behandlung hat das wichtige Konsequenzen: Sie richtet sich nach dem Primärtumor. Bei einer Patientin mit metastasierendem Mammakarzinom werden Lebermetastasen mit einer mammakarzinomspezifischen Therapie behandelt. Beim primären Leberzellkarzinom oder bei Lebermetastasen eines Dickdarmkarzinoms werden jeweils andere Therapien eingesetzt.

1.6 Immunologische Aspekte

1.6.1 Grundlagen

Das Immunsystem ist ein Abwehrsystem des Körpers und schützt ihn vor Viren, Bakterien, Pilzen und anderen krankmachenden Mikroorganismen. Es besteht aus verschiedenen *Zellen*, vor allem Monozyten, Makrophagen und Lymphozyten. Im Gegensatz zu anderen Organen haben diese Zellen keinen festen Kontakt untereinander, sondern zirkulieren zwischen Blutbahn, Lymphsystem und anderen Geweben. Die Zellen des Immunsystems können sich dennoch gegenseitig kontrollieren, indem sie kleinste Mengen von *Zytokinen* (Botenstoffen) ausscheiden. Da Zytokine die Kommunikation zwischen Lymphozyten und anderen weißen Blutkörperchen (Leukozyten) ermöglichen, werden sie auch Interleukine genannt. In ◘ Tab. 1.6 sind einige Zytokine aufgelistet, die tumorbiologisch von Bedeutung sind. Neben Zytokinen mit tumorhemmenden Eigenschaften sind auch wachstumsstimulierende Zytokine bekannt.

> Symptome wie Tumorkachexie oder Nachtschweiß werden durch Zytokine verursacht (Näheres ► Abschn. 1.7.2).

Die Hauptaufgabe des Immunsystems besteht darin, zwischen „selbst" (Zellen und Eiweiße des eigenen Körpers) und „nicht selbst" bzw. „fremd" (Bakterien, Viren etc.) zu unterscheiden. Die Erkennung von „selbst" und „nicht selbst" erfolgt über Eiweißmoleküle (Antigene) an der Oberfläche von Zellen. Viren, Bakterien, anderen Mikroorganismen und – in einem gewissen Ausmaß – auch Tumorzellen besitzen an ihrer Oberfläche auch fremde Eiweiße, die das Immunsystem zur Abwehr anregen.

Man unterscheidet zwischen der *zellvermittelten* und der *humoralen Immunabwehr*. Bei beiden Formen spielen Lymphozyten eine wichtige Rolle, wobei B-Lymphozyten (B = „bone marrow", d. h. Reifungsort: Knochenmark) und T-Lymphozyten (T = Thymus, d. h. Reifungsort: Thymus) unterschieden werden. B- und T-Lymphozyten besitzen spezifische Oberflächenrezeptoren, mit denen sie Antigene erkennen können.

1.6.1.1 Humorale Abwehr

Bei der humoralen Abwehr erkennen *B-Lymphozyten* die in den Körper eingedrungenen Krankheitserreger. Die B-Zelle erkennt mit ihren Rezeptoren das als fremd identifizierte Molekül (das sog. Antigen) auf der Oberfläche des Erregers und produziert in der Folge Antikörper dagegen.

Antikörper sind Eiweiße, die mit einem Antigen reagieren und es binden. Die Bindung zwischen Antigen und Antikörper (Antigen-Antikörper-Komplex) löst in der Regel weitere Schritte der Immunabwehr gegen ein Fremdeiweiß oder eine Fremdzelle aus, sodass es zur Zerstörung (Lyse) der Zielzelle kommen kann. Daneben werden auch sog. Gedächtniszellen gebildet, die bei einem späteren Kontakt mit dem gleichen Antigen zu einer viel schnelleren Immunantwort führen. Die humorale Abwehr ist vor allem wichtig bei der Abwehr von Bakterien und Viren. Bei der Abwehr von Tumorzellen spielt sie eher eine untergeordnete Rolle, hier scheint die zellvermittelte Immunität im Vordergrund zu stehen.

1.6.1.2 Zellvermittelte Immunität

Die zellvermittelte Immunität beruht vor allem auf den *T-Lymphozyten*. T-Zellen sind verantwortlich für die Zerstörung von körperfremdem Gewebe sowie von mit Viren infizierten Körperzellen. Auch die immunologische Abwehr von Tumorzellen erfolgt hauptsächlich über T-Zellen. In diesem sehr komplexen, durch Zytokine gesteuerten System sind viele verschiedene T-Lymphozyten bekannt. Wichtige Vertreter sind:

- T-Helferzellen: aktivieren B- und T-Lymphozyten.
- Regulatorische T-Zellen (auch T-Suppressorzellen genannt): steuern und unterdrücken die Immunantwort.
- Zytotoxische T-Lymphozyten (engl. abgekürzt CTL): letztes Glied in der Kette der zellvermittelten Immunität; sie zerstören die Zielzellen.

Die Erkennung eines Antigens führt zur Bindung der CTL an die Zielzelle und über zwei verschiedene Mechanismen zum Untergang der angegriffenen Zelle: entweder durch „giftige" Eiweiße (z. B. Perforine), die von CTL ausgeschieden werden und die Zellmembran der Zielzelle auflösen, oder durch Auslösung der Apoptose (◘ Abb. 1.16).

Für die zellvermittelte Immunität spielen die „antigenpräsentierenden Zellen" (abgekürzt APC) eine wichtige Rolle. Dazu gehören Monozyten, Makrophagen (Gewebsmonozyten) und die dendritischen Zellen. Diese entwickeln sich aus Monozyten oder aus Vorläufern von B- und T-Zellen. Ihre Funktion ist die Erkennung und Präsentation von Antigenen. Dendritische Zellen lösen eine primäre Immunantwort aus: Sie aktivieren T-Lymphozyten durch die Ausschüttung von Zytokinen und die Expression bestimmter Zelloberflächen-Rezeptoren.

1.6.2 Immunsystem und maligne Tumoren

Die meisten mutierten Zellen, die täglich im Körper entstehen und aus denen sich ein Tumor entwickeln könnte, gehen entweder aufgrund der Kontrollmechanismen im Zellzyklus durch Apoptose zugrunde oder werden vom Immunsystem erkannt und abgetötet.

Es gibt verschiedene Hinweise darauf, dass im Organismus immunologische Mechanismen gegen maligne Tumoren wirksam sind:

- In der Umgebung von Tumoren finden sich oft große Ansammlungen lymphatischer Zellen. Diese Tumorerkrankungen gehen mit einer günstigeren Prognose einher.
- Gelegentlich kommt es auch im fortgeschrittenen Stadium zur spontanen Tumorrückbildung, z. B. bei Melanomen und Nierenzellkarzinomen. Auch in diesen Fällen findet sich in der Umgebung der Tumoren – als Hinweis auf eine Immunreaktion – eine Anhäufung von Lymphozyten und Makrophagen.

Bei Menschen mit geschwächtem Immunsystems (z. B. durch HIV-Infektion oder immunsupprimierende Behandlung nach Organtransplantation) treten gehäuft maligne Tumoren auf. Dabei handelt es sich allerdings vor

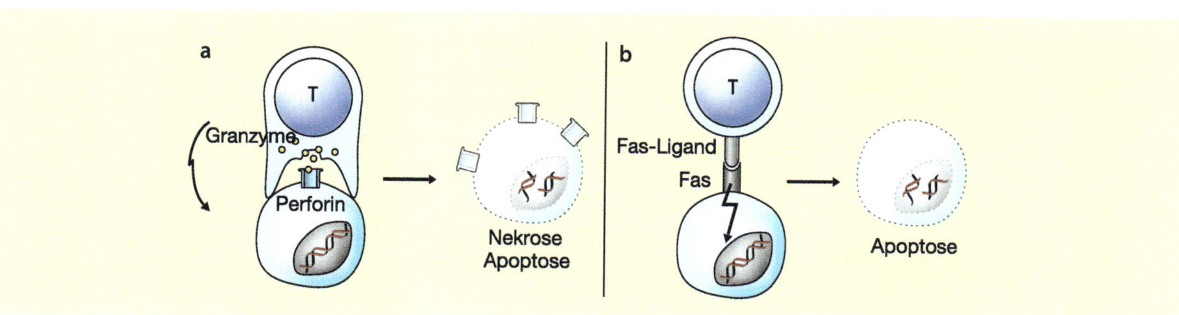

◘ **Abb. 1.16** (**a, b**) Zytotoxische T-Lymphozyten können über zwei Mechanismen zum Untergang einer Tumorzielzelle führen: (**a**) Ein T-Lymphozyt *(T) (oben)* bindet an eine Zielzelle, z. B. eine Tumorzelle. Durch „giftige" Eiweiße des T-Lymphozyten (Perforine) wird die Membran der Zielzelle geschädigt. Dies kann zur Nekrose führen. Enzyme aus den Granula des T-Lymphozyten (Granzyme) unterstützen die Abtötung: Sie gelangen durch die geschädigte Zellwand in das Innere der Tumorzelle und lösen die Apoptose aus. (**b**) Viele Zellen, auch Tumorzellen, tragen auf ihrer Oberfläche einen spezifischen Rezeptor, Fas genannt. Ein Eiweiß auf der Oberfläche des T-Lymphozyten (der Fas-Ligand) bindet an Fas, einen spezifischen Rezeptor auf der Zielzelle. Durch diese Bindung wird der programmierte Zelltod, die Apoptose, ausgelöst. Fas wird auch als CD95 oder APO-1 („apoptosis antigen-1") bezeichnet. (Nach Kaufmann 2014)

allem um Tumoren, bei deren Entstehung Viren beteiligt sind (z. B. maligne Lymphome, Analkarzinom, Leberzellkarzinom, Kaposi-Sarkom u. a.; ▶ Abschn. 3.3).

Die Immunabwehr von Tumorzellen setzt voraus, dass

- Tumorzellen spezifische Antigene produzieren,
- Tumorzellen diese Antigene auf ihrer Zelloberfläche präsentieren,
- Zellen des Immunsystems diese Antigene erkennen und darauf reagieren.

Spezifische *Tumorantigene* sind Moleküle, die nur von Tumorzellen, nicht aber von normalen Körperzellen produziert werden. Dazu gehören beispielsweise die Produkte mutierter Gene, z. B. mutierter Onkogene oder Tyrosinkinasegene. Wahrscheinlich lösen auch Antigene eine Immunantwort aus, die zwar auch in normalen Zellen vorkommen, in Tumorzellen aber überexprimiert (d. h. vermehrt gebildet) werden.

Weshalb aber kann das Immunsystem die Entwicklung maligner Tumoren nicht immer verhindern?

❯ Tumorzellen entwickeln verschiedene Mechanismen, die es ihnen ermöglichen, sich der Immunabwehr zu entziehen.

Dazu gehören:
- Verlust tumorspezifischer Antigene,
- Verlust der MHC-Moleküle (▶ Abschn. 1.6.1) auf der Zelloberfläche,
- Bildung von Zytokinen und Oberflächenmolekülen, die die Immunantwort unterdrücken,
- Blockierung der Apoptose in Tumorzellen,
- Auslösung von Apoptose in Lymphozyten.

Trotz der hocheffektiven Mechanismen der Immunabwehr können also Tumorzellen entstehen, die das Immunsystem nicht erkennen und nicht abtöten kann. Dabei kann es allerdings vorkommen, dass durch zusätzliche Mutationen im wachsenden Tumor die Tumorzellen vom Immunsystem doch erkannt werden können, die Abwehr aber nicht stark genug ist, den schon großen Tumor zu zerstören.

❯ Neue Therapiestrategien nutzen das Immunsystem als Waffe gegen Tumorerkrankungen.

Dabei werden beispielsweise gezielt Signale ausgeschaltet, die das Immunsystem hemmen. Dadurch können T-Lymphozyten aktiviert und eindrucksvolle Anti-Tumor-Antworten ausgelöst werden (▶ Kap. 8).

1.7 Klinische Manifestationen maligner Tumoren

Tumoren verursachen je nach Ursprung und Lokalisation unterschiedliche Symptome. Im Vordergrund stehen in den meisten Fällen Probleme, die durch das lokale Wachstum des Primärtumors oder seiner Metastasen bedingt sind.

1.7.1 Symptome aufgrund des lokalen Tumorwachstums

Dazu gehören etwa:
- Schluckstörungen oder Ileus bei Kompression und Verlegung von Hohlorganen
- Ödeme, Thrombosen und Embolien bei Kompression von Blutgefäßen
- Atemprobleme durch Kompression oder Verlegung der Bronchien
- Schmerzen bei Infiltration von Nervenwurzeln
- Blutungen bei Einwachsen in Gefäße etc.

Bei vielen Tumorerkrankungen wird die Diagnose erst aufgrund von metastasenbedingten Beschwerden oder Komplikationen gestellt. Knochenmetastasen können Schmerzen verursachen und zu spontanen Frakturen führen (pathologische Frakturen). Metastasen in inneren Organen können die Organfunktion beeinträchtigen und werden dadurch klinisch symptomatisch.

1.7.2 Paraneoplastische Symptome

Neben diesen im weitesten Sinn mechanisch bedingten Symptomen treten bei sehr vielen Tumorerkrankten Symptome auf, die nicht durch das lokale Tumorwachstum zu erklären sind und als *paraneoplastische Symptome* bezeichnet werden, z. B.:
- Fieber (ohne Infekt),
- Anämie (ohne Blutung),
- Gewichtsverlust (ohne mechanische Behinderung im Magen-Darm-Trakt).

Sie werden durch Botenstoffe ausgelöst (*endokrine und zytokinbedingte Paraneoplasien*) oder durch immunologische Phänomene, die durch die Tumorerkrankung angestoßen werden (*antikörpervermittelte Paraneoplasien*).

Paraneoplastische Symptome – etwa das sog. Anorexie- und Kachexie-Syndrom mit Müdigkeit, Schwäche

Tab. 1.7 Durch Hormone verursachte paraneoplastische Syndrome

Syndrom	Hormon	Symptome	Tumoren
Cushing-Syndrom	ACTH	Schwäche, Striae, Hyperglykämie, Hypertonie	SCLC
SIADH	ADH (antidiuretisches Hormon, Vasopressin)	Hyponatriämie	SCLC, NSCLC, Kopf-/Halstumoren
Hyperkalzämie	Parathormonähnliche Substanzen	Durst, Schwäche, Übelkeit, Verwirrung, Niereninsuffizienz	Mammakarzinom, Myelom, NSCLC u. a.
Gynäkomastie	HCG	Gynäkomastie	Hodentumoren, SCLC, NSCLC
Hypoglykämie	Insulin	Hypoglykämie	Inselzelltumoren des Pankreas
Hypoglykämie	IGF	Hypoglykämie	Sarkome, Leberzellkarzinom

Abkürzungen: *ACTH* = adrenokortikotropes Hormon, *SCLC* = „small cell lung cancer" (kleinzelliges Bronchialkarzinom), *SIADH* = Syndrom der inadäquaten ADH-Sekretion, *NSCLC* = nicht kleinzelliges Bronchialkarzinom, *HCG* = humanes Choriongonadotropin (normalerweise in der Plazenta gebildet), *IGF* = Insulin-like growth factor (insulinähnlicher Wachstumsfaktor)

und starkem Gewichtsverlust (▶ Abschn. 1.7.2) – können für die Betroffenen im Vordergrund stehen. Andererseits kann sich ein paraneoplastisches Symptom auch nur mit einer diskreten, asymptomatischen Veränderung eines Laborwertes manifestieren, z. B. mit einer leichten Verminderung der Natriumkonzentration im Blut (Hyponatriämie) bei SIADH (◘ Tab. 1.7 und ▶ Abschn. 32.2).

Paraneoplastische Symptome werden vor allem bei fortgeschrittener Tumorerkrankung sehr häufig gefunden. Sie können jedoch auch bereits in einem sehr frühen Stadium auftreten und dann als erstes Symptom zu einer Tumordiagnose führen.

❯ Die beste Maßnahme gegen paraneoplastische Syndrome ist die effektive Behandlung der zugrunde liegenden Tumorerkrankung.

Selbstverständlich müssen symptomatische oder lebensbedrohliche Stoffwechselentgleisungen wie Hyperkalzämie oder Hypoglykämie ausgeglichen werden.

Endokrine Paraneoplasien Die Zellen verschiedener maligner Tumoren können Hormone oder hormonähnliche Substanzen bilden und in die Blutgefäße abgeben. Häufig handelt es sich dabei um Tumoren von Geweben, die normalerweise keine Hormone sezernieren, z. B. Bronchialkarzinome. Wesentlich seltener verursachen Tumoren endokriner Drüsen ein paraneoplastisches Syndrom, z. B. Inselzelltumoren des Pankreas (◘ Tab. 1.7).

Zytokinbedingte Paraneoplasien Durch Zytokine (▶ Abschn. 1.6.1) ausgelöste paraneoplastische Symptome sind ausgesprochen häufig und beherrschen gelegentlich das klinische Bild einer Tumorerkrankung. Die Zytokine werden sowohl von den Tumorzellen selbst wie auch von den umgebenden Entzündungszellen (Lymphozyten, Makrophagen und Granulozyten) produziert. In der Regel sind für ein Symptom gleichzeitig mehrere Zytokine verantwortlich (◘ Tab. 1.8).

Antikörpervermittelte Paraneoplasien Maligne Tumoren können die Bildung von Autoantikörpern gegen köpereigene Strukturen auslösen. Solche antikörpervermittelten Paraneoplasien manifestieren sich besonders häufig am Nervensystem: Autoantikörper gegen Nerven bzw. Nervenscheidenbestandteile führen anfangs zu reversiblen, später irreversiblen Schädigungen der betroffenen Nervenstrukturen mit entsprechenden Symptomen (◘ Tab. 1.9).

Tab. 1.8 Zytokinbedingte paraneoplastische Symptome (Auswahl)

Symptom	Zytokin
Fieber	IL-1, IL-2, TNF u. a.
Gewichtsverlust, Kachexie	IL-1, IL-6, TNF u. a.
Nachtschweiß	?
Leukozytose	IL-6, IL-8, TNF u. a.
Thrombozytose	IL-1, IL-3
Anämie	?

Abkürzungen: *IL* = Interleukin, *TNF* = Tumornekrosefaktor

▫ Tab. 1.9 Durch Antikörper verursachte neurologische paraneoplastische Syndrome (Auswahl)

Syndrom	Antigen	Symptome	Tumoren
Hirnstammenzephalitis	Hu, Ma	Schwindel, Doppelbilder, Nystagmus	SCLC u. a.
Subakute zerebelläre Degeneration	Yo, Tr	Ataxie, motorische Sprachstörungen	SCLC, Ovar u. a.
Subakute sensorische Neuropathie	Hu	Sensibilitätsstörungen	SCLC, Mamma, Ovar

Abkürzung: *SCLC* = „small cell lung cancer" (kleinzelliges Bronchialkarzinom)

▶ Beispiel

Bei etwa 20 % aller Erkrankten mit kleinzelligem Bronchialkarzinom lassen sich Antikörper gegen das Hu-Antigen nachweisen. Dieses wird auf der Oberfläche der Krebszellen exprimiert und löst offenbar die Bildung von Antikörpern aus. Verschiedene Typen von normalen Nervenzellen tragen ebenfalls das Hu-Antigen und werden durch die Antikörper angegriffen und zerstört. Die Betroffenen haben oft nur einen kleinen Tumor (möglicherweise aufgrund einer erfolgreichen immunologischen Abwehr). Gelegentlich ist aber die neurologische Symptomatik für das Überleben entscheidend, und die Betroffenen versterben an den Folgen der neurologischen Störung, bevor der Primärtumor metastasiert oder lokale Symptome verursacht. ◀

Literatur

Zitierte Literatur

Berges R, Isaacs JT (1993) Programming events in the regulation of cell proliferation and death. Clin Chem 39:356

Cotran RS, Kumar V, Robbins SL (1993) Grundlagen der allgemeinen Pathologie. Gustav Fischer, Stuttgart/Jena/New York

Karp G et al (Hrsg.) (2005) Molekulare Zellbiologie. Springer, Berlin/Heidelberg/New York

Kaufmann SHE (2014) Basiswissen Immunologie. Springer, Berlin/Heidelberg/New York

Löffler G et al (2014) (Hrsg.) Biochemie und Pathobiochemie, 9. Aufl. Springer, Berlin/Heidelberg/New York

Rink L et al (2012) Immunologie für Einsteiger. Spektrum Akademischer, Heidelberg

Spornitz UM (2010) Anatomie und Physiologie, 6. Aufl. Springer, Berlin/Heidelberg/New York

Weiterführende Literatur

Alberts B et al (2012) Lehrbuch der Molekularen Zellbiologie, 4. Aufl. Wiley-VCH, Weinheim

Hannahan D, Weinberg RA (2011) Hallmarks of Cancer: The Next Generation. Cell 144:646

Wagner C, Müller O. (2009) Molekulare Onkologie: Entstehung, Progression, klinische Aspekte, 3. Aufl. Thieme, Stuttgart

Weinberg RA (2013) The biology of cancer, 7. Aufl. Garland Science, New York

Einteilung und Klassifikation maligner Tumoren

Katharina Buser

Inhaltsverzeichnis

© Der/die Autor(en), exklusiv lizenziert an Springer-Verlag GmbH, DE, ein Teil von Springer Nature 2024
P. Jahn et al. (Hrsg.), *Onkologische Krankenpflege*, https://doi.org/10.1007/978-3-662-67417-8_2

2.1 Einleitung

Praktisch jedes Gewebe, Organ oder Organsystem kann Ausgangsort für einen malignen Tumor sein. Beim Menschen werden mehr als 100 Krebsarten unterschieden. Bei jeder dieser Erkrankungen richten sich Behandlung und Prognose nach der Histologie (Gewebetyp und Malignitätsgrad) sowie der anatomischen Ausbreitung. Diese Eigenschaften eines Tumors sind deshalb wichtige Bestandteile jeder Tumordiagnose und ermöglichen damit eine international vergleichbare Einteilung (Klassifikation) maligner Tumoren. Dieses Kapitel zeigt die Prinzipien auf, nach denen diese Einteilungen erfolgen.

> Die Einteilung eines Tumors nach Gewebetyp und Malignitätsgrad (histologische Klassifikation und Grading) sowie die Stadieneinteilung (Staging) sind erste Voraussetzungen für die Einschätzung der Prognose und davon ausgehend für die Planung der Behandlung.

▶ Beispiel

Beim lokalisierten *nichtkleinzelligen Karzinom* der Bronchien wird als Erstbehandlung die Operation angestrebt. Das *kleinzellige Bronchialkarzinom* hingegen wird bereits in lokalisierten Stadien in der Regel mit Chemotherapie behandelt, da es sehr früh zur Metastasierung neigt. ◀

Zur Klassifikation der malignen Tumoren werden Einteilungen der WHO (WHO Classification of Tumors) und der UICC (Union for International Cancer Control; früher „Union Internationale contre le Cancer") angewendet (▶ Abschn. 2.2, 2.3, und 2.4). Die einheitliche Klassifikation erlaubt eine Vereinheitlichung der Prognoseeinschätzung sowie der entsprechenden Therapie und damit verbunden die internationale Vergleichbarkeit von Studienergebnissen.

2.2 Einteilung nach Gewebetyp

Die Einteilung nach dem Gewebetyp (histologische Klassifikation oder Typing) erfolgt durch die pathologische Untersuchung von Gewebeproben. Sie beruht auf bestimmten, im Mikroskop erkennbaren Struktureigenschaften des Tumorgewebes. Die Bezeichnungen der histologischen Typen richten sich nach den Empfehlungen der WHO.

Nach dem Ausgangsgewebe wurden die im Folgenden erläuterten Tumortypen unterschieden und in einer Tabelle zusammengefasst (◘ Tab. 2.1).

◘ Tab. 2.1 Histologische Tumorklassifikation. (Nach Wittekind 2012)

Ausgangsgewebe	Tumorgruppen	Tumortypen (Beispiele)
Epithel	Karzinome	- Adenokarzinom - Plattenepithelkarzinom - Übergangszellkarzinom - Duktales Karzinom - Lobuläres Karzinom
Bindegewebe	Sarkome	- Osteosarkom - Chondrosarkom - Leiomyosarkom - Rhabdomyosarkom - Fibrosarkom
Blutbildendes Gewebe	Leukämien	- Akute lymphatische Leukämie - Chronische myeloische Leukämie
Lymphatisches Gewebe	Maligne Lymphome	- Hodgkin-Lymphom - Non-Hodgkin-Lymphom
Keimdrüsen	Keimzelltumoren	- Seminom, Dysgerminom - Nicht-Seminome, z. B. embryonales Karzinom - Chorionkarzinom - Teratom
Embryonales Gewebe	Embryonale Tumoren	- Nephroblastom - Neuroblastom

2.2.1 Karzinome

> **Definition**
>
> Tumoren, die aus epithelialen Geweben hervorgehen, werden **Karzinome** genannt.

Epithelzellen bilden die Deckschicht von Haut und Schleimhäuten (Magen-Darm-Trakt, Luftwege, ableitende Harnwege, Genitaltrakt usw.) und bilden Drüsen (Brustdrüsen, Bauchspeicheldrüse, Prostata usw.).

Karzinome machen mit etwa 75 % den Großteil aller bösartigen Tumoren beim Menschen aus. Dazu gehören so häufige Tumoren wie das Mammakarzinom, das Lungen-, Kolon- oder Pankreaskarzinom.

Karzinome, die keine Ähnlichkeit mit dem entsprechenden Normalgewebe haben, bezeichnet man als undifferenzierte Karzinome. Bei differenzierten Karzinomen lässt sich mikroskopisch feststellen, ob sie sich aus Drüsengewebe oder aus einer mit Plattenepithel bedeckten Schleimhaut entwickelt haben:

- *Adenokarzinome* haben ihren Ursprung in drüsigen Schleimhäuten (z. B. der Darmschleimhaut) oder in Drüsen (z. B. der Bauchspeicheldrüse).
- *Plattenepithelkarzinome* entstehen in der Haut oder in mit Plattenepithel bedeckten Schleimhäuten, z. B. der Luftwege (Bronchuskarzinom), der Speiseröhre oder der Vagina.

Von einigen Geweben können sowohl Plattenepithel – als auch Adenokarzinome ausgehen, z. B. von der Bronchial- und der Ösophagusschleimhaut, da sie sowohl Plattenepithelzellen als auch drüsige Zellen enthalten. Beim Bronchialkarzinom werden diese beiden Karzinomtypen als *nichtkleinzellige Bronchialkarzinome* zusammengefasst und vom *kleinzelligen Bronchialkarzinom* abgegrenzt.

2.2.2 Sarkome

> **Definition**
>
> Bösartige Tumoren des Binde- und Stützgewebes nennt man **Sarkome**.

Zu den Sarkomen gehören alle Tumoren des Binde-, Muskel-, und Stützgewebes (mesenchymale Tumoren) wie Knorpel-, Knochen-, Muskel- und Fettgewebe. Mesenchymale Tumoren leiten sich von pluripotenten Zellen des Stützgewebes ab, das sich größtenteils aus dem Mesoderm (mittleres Keimblatt) entwickelt. Das Mesenchym (embryonales Bindegewebe) ist das „Muttergewebe" des Bindegewebes, der quer- und glattgestreiften Muskulatur, der Herzmuskulatur, der Gefäßendothelien und Blutzellen. Sarkome sind relativ selten, ihr Anteil an den bösartigen Tumoren beträgt nur etwa 2 % (▶ Abschn. 50.5).

Entsprechend dem Ausgangsgewebe werden beispielsweise unterschieden:
- Osteosarkom,
- Liposarkom (aus Fettgewebe),
- Leiomyosarkom (aus glatter Muskulatur),
- Osteosarkom (aus Knochen),
- Fibrosarkom (aus Fasergewebe).

2.2.3 Leukämien

> **Definition**
>
> Zu den bösartigen Erkrankungen des blutbildenden Systems (Knochenmark) zählen **Leukämien** und **myelodysplastische Syndrome**.

Sie machten 2018 bei den Frauen 2,3 % und bei den Männern 2,6 % der häufigsten bösartigen Erkrankungen aus (Krebs in Deutschland für 2017/2018). Die Einteilung der Leukämien wird in ▶ Kap. 48 näher beschrieben.

2.2.4 Maligne Lymphome und multiples Myelom

> **Definition**
>
> Krebserkrankungen des lymphatischen Gewebes umfassen in erster Linie die **malignen Lymphome** und das **multiple Myelom**. Männer sind dabei häufiger betroffen als Frauen.

Im Jahr 2018 waren in Deutschland bei den Frauen 5,3 % und bei den Männern 5,6 % aller neu diagnostizierten Tumorerkrankungen Lymphome (Krebs in Deutschland für 2017/2018).
- Das Hodgkin-Lymphom (früher Morbus Hodgkin) ist eine seltene Erkrankung und tritt am häufigsten im jungen Erwachsenenalter zwischen dem 10. und dem 35. Lebensjahr auf. Im Jahr 2018 erkrankten in Deutschland jeweils 0,5 % der Frauen und Männer an einem Hodgkin-Lymphom (▶ Abschn. 49.1).
- Als *Nicht-* bzw. *Non-Hodgkin-Lymphome* werden üblicherweise alle malignen Lymphome bezeichnet,

die nicht dem wohldefinierten Krankheitsbild des Morbus Hodgkin entsprechen. Die Non-Hodgkin-Lymphome sind eine heterogene Gruppe von Krebserkrankungen und vor allem eine Erkrankung des höheren Lebensalters. 2018 erkrankten in Deutschland 3,6 % aller Frauen und 3,8 % aller Männer an einem Non-Hodgkin-Lymphom (Krebs in Deutschland für 2017/2018). Nach ihrer Ursprungszelle werden dabei B- und T-Zell-Lymphome unterschieden (► Abschn. 49.2).

— Das *multiple Myelom* ist eine maligne Erkrankung der Plasmazellen, die ebenfalls zu den B-Lymphozyten gehören. Es wird zu den Non-Hodgkin-Lymphomen gezählt und entsteht in der Regel im Knochenmark. 2018 waren in Deutschland bei den Frauen 1,2 % und bei den Männern 1,3 % aller neu diagnostizierten Tumorerkrankungen multiple Myelome (Krebs in Deutschland für 2017/2018).

> Maligne Lymphome können nicht nur in Lymphknoten entstehen, sondern auch in Milz, Leber, Knochenmark und vielen anderen Organen. Maligne Lymphome, die ihren Ursprung nicht in Lymphknoten, sondern in anderen lymphatischen Zellen oder Geweben haben, werden als *extranodale Lymphome* bezeichnet.

2.2.5 Tumoren des zentralen Nervensystems

Unterschieden werden Hirntumoren, Rückenmarktumoren und seltene Tumoren peripherer Nerven. Am häufigsten sind bei Erwachsenen *Gliome*, bösartige Tumoren der Gliazellen (► Abschn. 50.4). Die Gliazellen bilden ein Stützgerüst für die Nervenzellen und sind wichtig für den Stofftransport und Flüssigkeitsaustausch im Gehirn. Tumoren des zentralen Nervensystems sind auch bei Kindern relativ häufig (► Kap. 51). In der Krebsstatistik der Neuerkrankungen machten Tumoren des zentralen Nervensystems 2018 bei Frauen 1,3 und bei Männern 1,5 % aller malignen Tumoren aus (Krebs in Deutschland für 2017/2018).

2.2.6 Andere Tumoren

Das *Melanom* hat seinen Ursprung in den Melaninpigment bildenden Zellen der Haut, den Schleimhäuten und in der Aderhaut des Auges (► Abschn. 50.3). 2018 waren bei den Frauen 4,7 % und bei den Männern 4,5 % und aller malignen Tumore Melanome (Krebs in Deutschland für 2017/2018).

Als *Keimzelltumoren* (germinale Tumoren) werden Tumoren bezeichnet, die von den Keimzellen der Hoden oder – seltener – der Ovarien ausgehen. Keimzelltumoren des Hodens sind die häufigsten bösartigen Tumoren bei jungen Männern zwischen 20 und 45 Jahren (► Abschn. 47.4). Der Anteil der männlichen Keimzelltumoren an allen Krebserkrankungen lag 2018 bei 1,6 % (Krebs in Deutschland für 2017/2018).

Maligne Keimzelltumoren des Ovars sind sehr selten. Es ist zu beachten, dass es sich beim häufigen Ovarialkarzinom (Eierstockkrebs) nicht um einen Keimzelltumor, sondern um ein vom Epithel ausgehendes Karzinom handelt.

2.3 Einteilung nach dem Malignitätsgrad (Grading)

Tumoren der gleichen histologischen Klassifikation können sich im Malignitätsgrad d. h. dem Grad der Bösartigkeit, stark unterscheiden:

Niedriger Malignitätsgrad: Tumoren mit niedrigem Malignitätsgrad sind in der Regel histologisch durch eine bessere Differenzierung charakterisiert. Tumoren, die dem normalen, gesundem Gewebe sehr ähnlich sind, werden in der Pathologie als „gut differenziert" (niedriger Malignitätsgrad) bezeichnet. Klinisch zeigen sie ein langsameres Wachstum und eine geringere Neigung zur Metastasierung, d. h. eine bessere Prognose.

Hoher Malignitätsgrad: Tumoren mit hohem Malignitätsgrad zeigen in der Regel histologisch eine schlechte Differenzierung, d. h., diese Tumoren sehen dem ursprünglichen, gesunden Gewebe gar nicht mehr ähnlich und werden in der pathologischen Beurteilung als undifferenziert bezeichnet. Klinisch zeigen sie ein rasches, aggressives Wachstum mit hoher Neigung zur Metastasierung und haben damit verbunden auch eine schlechtere Prognose. Sie neigen zudem häufiger zu Rückfällen (Rezidiven).

Das maligne Gewebe kann in unterschiedlichem Ausmaß noch dem Gewebe gleichen, aus dem es hervorgegangen ist. Von Tumoren mit völlig unreifen, undifferenzierten Zellen bis zu solchen, die in Aussehen und Funktion der Ursprungszelle sehr ähnlich, d. h. gut differenziert sind, finden sich alle Übergänge. So weist beispielsweise ein gut differenziertes Mammakarzinom noch brustdrüsenähnliche Strukturen auf, und in den Krebszellen lassen sich häufig – wie in normalen Brustdrüsenzellen – die typischen Hormonrezeptoren nachweisen. Das schlecht differenzierte Mammakarzinom zeigt dagegen kaum mehr Ähnlichkeit mit gesundem Brustdrüsengewebe, und Hormonrezeptoren lassen sich nicht mehr nachweisen.

Die WHO sieht für das Grading eine Unterteilung in 4 Stufen (G1–G4) oder in 2 Stufen (low grade = niedrig-

◘ Tab. 2.2 Grading maligner Tumoren. (Nach Wittekind und Meyer 2020)

Skala	Kennzeichen
4-stufig	
G1 = Grad I	Gut differenziert (weniger bösartig)
G2 = Grad II	Mäßig differenziert
G3 = Grad III	Schlecht differenziert
G4 = Grad IV	Undifferenziert (sehr bösartig)
2-stufig	
L	Low grade (G1/G2)
H	High grade (G3/G4)
Weitere Bezeichnungen	
GX	Differenzierungsgrad kann nicht bestimmt werden

gradig, high grade = höher-/hochgradig) vor (◘ Tab. 2.2). Für einige Tumorarten sind andere, spezifische Grading-Systeme in Gebrauch, so z. B. der Gleason-Score für das Prostatakarzinom (▶ Abschn. 47.1). Die Bestimmung des Gradings (erfolgt anlässlich der mikroskopischen Untersuchung des bioptisch oder während der Operation entnommenen Gewebes anhand von Merkmalen der einzelnen Krebszellen (Zytologie) wie auch des Gewebeaufbaus (Histologie).

2.4 Einteilung nach dem Tumorstadium (Staging)

Ein wichtiges Einteilungsprinzip maligner Tumoren ist die Klassifikation nach dem Tumorstadium. Die Bestimmung des Tumorstadiums, das sog. Staging, erfolgt auf der Basis der anatomischen Tumorausbreitung bei der Diagnosestellung. Das Staging ist für die Therapiewahl und für die Prognose von entscheidender Bedeutung.

Die Stadieneinteilung wird für jede einzelne Tumorart von Organisationen wie der UICC oder internationalen Fachgesellschaften festgelegt und standardisiert. Sie wird regelmäßig neuen Erkenntnissen angepasst. Dank der Standardisierung der Stadieneinteilung (Staging) können Hinweise zur Prognose gegeben werden, Behandlungen besser geplant, Behandlungsresultate international verglichen werden.

2.4.1 TNM-System

Für die meisten Tumorarten erfolgt die Stadieneinteilung heute nach dem TNM-System der UICC (Brierley et al. 2016). Es beruht auf der Feststellung der 3 Komponenten: T = Größe und Ausdehnung des Primärtumors (T für Tumor), N = möglicher Befall der Lymphknoten (N für engl. node: Knoten) und M = Fehlen oder Vorhandensein von Fernmetastasen (M für Metastasen). Durch das Hinzufügen von Ziffern zu diesen 3 Komponenten wird die Ausbreitung der malignen Erkrankung angezeigt:

- T0, T1, T2 T3 T4
- N0, N1, N2, N3
- M0, M1

Das TNM-System geht davon aus, dass der Tumor vorerst lokalisiert ist, später jedoch in die Umgebung einwachsen oder Metastasen bilden kann. Das TNM-System ist deshalb auf Leukämien und Lymphome nicht anwendbar, da diese Krankheiten von Beginn an generalisiert („systemisch") sind. Die Stadieneinteilung erfolgt hier nach gesonderten Klassifikationen (▶ Kap. 48 und 49).

In deutscher Sprache gilt aktuell die 8. Auflage der TNM-Klassifikation in korrigiertem Nachdruck 2020 mit allen Ergänzungen der UICC aus den Jahren 2017–2019 (Wittekind und Meyer 2020). In dieser Auflage wird neu eine eindeutige Unterscheidung getroffen zwischen

1. „Stadium" = Definition der anatomischen Ausbreitung und
2. prognostischen Gruppen = Klassifikationen, die auch neue Prognosefaktoren einbeziehen, wie z. B. Tumormarker oder Biomarker.

❯ Das TNM-System ist eine Kurzschrift zur Beschreibung der Ausdehnung einer Tumorerkrankung und berücksichtigt 3 Komponenten:
- die anatomische Ausdehnung des Primärtumors (T),
- das Fehlen oder Vorhandensein von regionären Lymphknotenmetastasen (N),
- das Fehlen oder Vorhandensein von Fernmetastasen (M).

Durch Hinzufügen von Ziffern zu diesen 3 Komponenten (TNM) wird das genaue Stadium der Krebserkrankung definiert. Zur Kennzeichnung von be-

2

stimmten Situationen werden zusätzliche Zeichen benutzt, die vor oder nach den Buchstaben der TNM-Klassifikation stehen können (s. Übersicht).

Zusatzbezeichnungen bei TNM-Klassifikationen
- c: klinisches, prätherapeutisches Stadium (cTNM)
- p: pathologisches, postoperatives Stadium (pTNM)
- m: Vorliegen von mehreren Primärtumoren; Beispiel: T2(m) multiple simultane Tumoren in einem Organ
- sn: Bestimmung des N-Stadiums nach der Sentinel-Methode; Beispiel: pN0(sn) histologisch keine Lymphknotenmetastasen im Sentinel-(Wächter-) Lymphknoten
- i: Untersuchung der Lymphknoten mit immunhistochemischen oder molekular-biologischen Techniken, aber auch HE-Färbung; Beispiel: (p)N0(i+) histologisch keine Lymphknotenmetastasen, jedoch morphologischer Nachweis von isolierten Tumorzellen (ITC)
- y: Stadieneinteilung nach Durchführung einer nichtoperativen Therapie (Radiotherapie oder medikamentöse Tumortherapie (yTNM oder ypTNM)
- r: Stadieneinteilung bei Rezidiv (rTNM oder rpTNM)
- a: Klassifikation erst nach Autopsie
- L0/1: Invasion in Lymphgefäße oder Tumorzellemboli in Lymphgefäße; L0 keine Invasion, L1 Invasion vorhanden)
- V0/1/2: Invasion in Venen (V0 keine Invasion, V1 Invasion mikroskopisch/makroskopisch)

Man unterscheidet je nach Zeitpunkt, zu dem die Stadieneinteilung vorgenommen wird, zwischen einem klinischen (meist präoperativen) Staging und einem pathologischen (meist postoperativen) Staging. Beruht die Stadieneinteilung bei einem Patienten auf einem klinischen Staging, wird die Bezeichnung „c" („clinical") vorangestellt (cTNM-Stadium). Sie beruht auf Befunden vor Einleitung der Therapie (klinische Untersuchung, bildgebende Verfahren, Endoskopie, Biopsie).

Beruht die Beurteilung auf einer pathologischen Klassifikation, d. h. der mikroskopischen Untersuchung des bei der Operation entfernten Gewebes, wird die Bezeichnung „p" vorangestellt (pTNM-Stadium). Das pathologische Staging berücksichtigt die Befunde, die bei einer Operation erhoben werden. Es ist präziser als das klinische Staging und liefert zuverlässigere Daten für die Abschätzung der Prognose und für die Not-

wendigkeit einer zusätzlichen Therapie nach der Operation (postoperative Chemotherapie, Radiotherapie). ◘ Tab. 2.3 zeigt die klinische (präoperative) TNM-Stadieneinteilung am Beispiel des Mammakarzinoms.

▶ Beispiel

Ein durch Biopsie gesichertes Mammakarzinom mit einer durch Bildgebung bestimmten Ausdehnung von 2,5 cm, bei dem klinisch und radiologisch keine Lymphknoten- oder Fernmetastasen nachgewiesen wurden, erhält das Tumorstadium cT2 N0 M0. Nach der Operation mit Tumorektomie und Sentinel-Lymphknotenentfernung (▶ Abschn. 46.1.6) ergibt die Stadieneinteilung desselben Mammakarzinoms: pT1c N0 (sn 0/2, i-) M0.

Das postoperative Stadium zeigt, dass in diesem Fall der Primärtumor histologisch kleiner war als radiologisch vermutet. Es zeigt zudem, dass 2 Sentinel-Lymphknoten (sn) entfernt wurden, die weder nach der konventionellen histologischen Untersuchung (0/2) noch nach immunhistochemischer Spezialfärbung (i-) tumorbefallen waren. ◀

❯ Die pTNM-Klassifikation gibt Hinweise auf die Prognose und bestimmt die weitere Behandlungsform (weitere Operation, zusätzliche Radiotherapie und/ oder Chemotherapie etc.).

2.4.1.1 Stadiengruppierung

Verschiedene TNM-Kategorien werden in sog. *Stadiengruppierungen* zusammengefasst, die Tumorausbreitungen mit ähnlicher Prognose bezeichnen. Diese Stadien werden nach Empfehlungen der UICC (Union internationale contre le cancer) und der AJCC (American Joint Committee on Cancer) (Greene et al. 2018) mit römischen Ziffern bezeichnet, üblicherweise von 0 bis IV. Die Bedeutung dieser Stadien für die meisten soliden Tumoren zeigt ◘ Tab. 2.4. In ◘ Tab. 2.5 ist beispielhaft die Stadiengruppierung beim Mammakarzinom dargestellt.

▶ Beispiel

Ein anderes Mammakarzinom wird als T3 N0 M0 eingestuft. Dies entspricht einem Stadium II.

Ein Mammakarzinom wird als T3, N3M0 klassifiziert. Dies entspricht einem Stadium IIIB. ◀

Obwohl die TNM-Klassifikation ein sehr wichtiger Indikator für die Prognose von Krebserkrankungen ist, gibt es mittlerweile viele andere neue Faktoren, die ebenfalls für die Prognose berücksichtigt werden müssen. Deshalb wird in der 8. Auflage der deutschsprachigen TNM-Klassifikation die Bezeichnung „Stadium" für Si-

◻ Tab. 2.3 Klinische (präoperative) cTNM-Einteilung des Mammakarzinoms. (Nach Wittekind und Meyer 2020)

Stadium	Erklärung
T (Primärtumor)	
TX	Der Primärtumor kann nicht beurteilt werden (z. B. nach Exzision vor klinischer Beurteilung)
T0	Kein Anhalt für Primärtumor
Tis	Carcinoma in situ Tis (DCIS) duktales Carcinoma in situ Tis (LCIS lobuläres Carcinoma in situ Tis (Paget) Morbus Paget der Mamille ohne nachweisbaren Tumor
T1	Tumor 2 cm oder weniger in größter Ausdehnung
T1mi	Mikroinvasion 0,1 cm oder weniger in größter Ausdehnung
T1a	Mehr als 0,1 cm, aber nicht mehr als 0,5 cm in größter Ausdehnung
T1b	Mehr als 0,5 cm, aber nicht mehr als 1 cm in größter Ausdehnung
T1c	Mehr als 1 cm, aber nicht mehr als 2 cm in größter Ausdehnung
T2	Mehr als 2 cm, aber nicht mehr als 5 cm in größter Ausdehnung
T3	Tumor mehr als 5 cm in größter Ausdehnung
T4	Tumor jeder Größe mit direkter Ausdehnung auf Brustwand oder Haut, soweit unter T4a–T4d beschrieben
T4a	Ausdehnung auf die Brustwand
T4b	T4b: Ödem (einschließlich Apfelsinenhaut) oder Ulzeration der Brusthaut oder Satellitenknötchen der Haut der gleichen Brust
T4c	Kriterien 4a und 4b gemeinsam
T4d	Entzündliches (inflammatorisches) Karzinom
N (klinischer regionärer Lymphknotenbefall)	
NX	Regionäre Lymphknoten nicht beurteilbar (z. B. vor klinischer Klassifikation entfernt)
N0	Keine regionären Lymphknotenmetastasen
N1	Metastase(n) in beweglichen ipsilateralen axillären Lymphknoten der Level I und II
N2	Metastase(n) in ipsilateralen axillären Lymphknoten der Level I und II, untereinander oder an andere Strukturen fixiert oder in klinisch erkennbaren ipsilateralen Lymphknoten entlang der A. mammaria interna in Abwesenheit klinisch erkennbarer axillärer Lymphknotenmetasten
N2a	Metastase(n) in ipsilateralen axillären Lymphknoten, untereinander oder an andere Strukturen fixiert
N2b	Metastase(n) in klinisch erkennbaren ipsilateralen axillären Lymphknoten entlang der A. mammaria interna in Abwesenheit klinisch erkennbarer axillärer Lymphknotenmetasten
N3	Metastase(n) in ipsilateralen infraklavikulären Lymphknoten (Level III) mit oder ohne Beteiligung der axillären Lymphknoten des Levels I und II oder in klinisch erkennbaren ipsilateralen Lymphknoten entlang der A. mammaria interna in Anwesenheit klinisch erkennbarer axillärer Lymphknotenmetastasen des Levels I und II oder Metastase(n) in ipsilateralen supraklavikulären Lymphknoten mit oder ohne Beteiligung der axillären Lymphknoten oder der Lymphknoten entlang der A. mammaria interna
N3a	Metastase(n) in ipsilateralen infraklavikulären Lymphknoten
N3b	Metastase(n) in ipsilateralen Lymphknoten entlang der A. mammaria interna in Anwesenheit axillärer Lymphknotenmetastasen
N3c	Metastase(n) in ipsilateralen supraklavikulären Lymphknoten
M (Fernmetastasen)	
M0	Keine Fernmetastasen
M1	Fernmetastasen

2

◘ Tab. 2.4 Stadieneinteilung von Tumoren nach UICCC-Stadium

Stadium	Erklärung
Stadium 0	Präinvasives Karzinom (Carcinoma in situ)
Stadium I	Frühe lokale Invasion, keine Metastasen
Stadium II	Begrenzte lokale Tumorausbreitung mit minimalem regionalem Lymphknotenbefall
Stadium III	Ausgedehnter lokaler Tumorbefall mit extensivem regionalem Lymphknotenbefall
Stadium IV	Normalerweise inoperable extensive Ausbreitung des Tumors und starker Befall der Lymphknoten; oder jeder Befund mit Fernmetastasen ohne Berücksichtigung der lokalen Tumorausbreitung

◘ Tab. 2.5 Stadiengruppierung nach der aktuellen UICC/AJCC-Klassifikation am Beispiel des Mammakarzinoms, nach der sich auch die Behandlungsempfehlungen richten. (Wittekind und Meyer 2020)

Stadium UICC	T	N	M
Stadium 0	Tis	N0	M0
Stadium IA	T1	N0	M0
Stadium IB	T0/T1	N1mi	M0
Stadium IIA	T0/T1	N1	M0
	T2	N0	M0
Stadium IIB	T2	N1	M0
	T3	N0	M0
Stadium IIIA	T0/T1/T2	N2	M0
	T3	N1//N2	M0
Stadium IIIB	T4	N0/N1/N2	M0
Stadium IIIC	Jedes T	N3	M0
Stadium IV	Jedes T	Jedes N	M1

◘ Tab. 2.6 Beispiel für das UICC-Prognosegitter. (Nach O'Sullivan et al. 2015)

Prognosefaktor	Tumorbezogen	Wirtbezogen	Umweltbezogen
Essenziell	Anatomische Ausbreitung Histologischer Typ	Alter	Verfügbarkeit, Zugang zu Strahlentherapie
Zusätzlich	Tumormasse Tumormarker Programmierter Zelltod-Rezeptor und seine Liganden	Ethnie Geschlecht Herzfunktion	Expertise in der Behandlung (Chirurgie, Strahlentherapie etc.)
Neu und vielversprechend	Epidermaler Wachstumsfaktorrezeptor Genexpressionsprofile	Keimbahnmutation p53	Zugang zu Informationen

tuationen gebraucht, in denen nur Beschreibungen der anatomischen Ausbreitung verwendet werden, und der Terminus „prognostische Gruppeneinteilung", wenn zusätzliche Prognosefaktoren mit einbezogen werden. Es werden also folgende Ergänzungen gemacht, wenn vorhanden: Neben den tumorbezogenen Prognosefaktoren, d. h. anatomische Ausbreitung zum Zeitpunkt der Diagnose bzw. TNM-Stadium, werden prädiktive/prognostische Faktoren wie Metastasen, Resektabilität, sowie patientenbezogene Prognosefaktoren, wie z. B. Alter, Geschlecht, und umweltbezogene Faktoren, z. B. Zugang zu bestimmten Therapien, berücksichtigt. Es werden wann immer möglich sog. Prognosegitter erstellt (◘ Tab. 2.6).

2.4.2 Ann-Arbor-Stadieneinteilung für maligne Lymphome

Das TNM-System ist für die malignen Lymphome nicht brauchbar, da bei diesen Erkrankungen nicht zwischen Primärtumor, Lymphknotenbefall oder Metastasen unterschieden werden kann. Für die malignen Lymphome gilt die Ann-Arbor-Stadieneinteilung, die seit 1971 akzeptiert ist. Sie wird in ▶ Kap. 48 dargestellt. Mit der Verbesserung der Diagnostik und der Therapie wurde 2012 zusätzlich die Lugano-Klassifikation eingeführt. Sie beruht auf der Erfassung des Tumorstadiums mittels FDG-PET/CT (▶ Kap. 4). In dieser Klassifizierung wird das Stadium I und II als begrenztes

Stadium auf einer Seite des Zwerchfells (Limited Stage) und das Stadium III und IV als fortgeschrittenes Stadium auf beiden Seiten des Zwerchfells (Advanced Stage) zusammengefasst. Die Lugano-Klassifikation, eine Modifikation der Ann-Arbor-Klassifikation, wurde von der UICC übernommen (Cheson et al. 2014).

2.4.3 FIGO-Stadieneinteilung der gynäkologischen Tumoren

Für die gynäkologischen Tumoren wird die Stadieneinteilung der *FIGO* (International Federation of Gynecology and Obstetrics) weiterhin häufig angewandt (Kehoe und Bhatla 2021). Sie ist mittlerweile weitgehend mit der TNM-Klassifikation in Übereinstimmung gebracht worden. Grundsätzlich sollte heutzutage in der Pathologie zur Vereinheitlichung die TNM-Klassifikation angewendet werden und fakultativ auch das FIGO-Stadium. Die Stadieneinteilung der gynäkologischen Tumoren wird in ▸ Abschn. 46.2, 46.3, und 46.4 näher beschrieben.

2.4.4 AJCC-Stadieneinteilung des malignen Melanoms

Beim malignen Melanom gilt seit 2018 die AJCC-Klassifikation (American Joint Committee on Cancer) als verbindlich zur Stadieneinteilung. Sie wird in ▸ Abschn. 50.3 beschrieben (Keung und Gershenwald 2018).

2.5 R-Klassifikation (Residualtumorklassifikation)

Die R-Klassifikation (Residual- oder Resttumorklassifikation; ◻ Tab. 2.7) ist – neben der Erfassung der TNM-Kategorien – essenzieller Bestandteil der Tumorklassifikation zur Beschreibung des Tumorstatus nach Therapie. Sie bezeichnet das Fehlen (R0) oder Vorhandensein (R1) von Resttumorgewebe. Die R-Klassifikation spiegelt Effekte der Therapie wider, sie beeinflusst das weitere therapeutische Vorgehen und liefert zuverlässige Voraussagen zur Prognose (▸ Abschn. 5.5).

◻ **Tab. 2.7** R-Klassifikation (Residualklassifikation/Resttumorklassifikation). (Nach Wittekind et al. 2019)

Sta-dium	Erklärung
RX	Vorhandensein oder Fehlen von Resttumor kann nicht beurteilt werden
R0	Weder makroskopisch noch mikroskopisch ist Resttumor nachweisbar
R1	Mikroskopisch ist Resttumor nachweisbar (z. B. an den Resektionsrändern)
R2	Makroskopisch ist Resttumor nachweisbar

❯ Das Fehlen oder Vorhandensein von Resttumor nach einer Behandlung wird durch die R-Klassifikation angegeben. Für die Prognose ist entscheidend, ob der Tumor komplett im Gesunden entfernt wurde oder ob Resttumor zurückblieb.

Die Bezeichnung R0 entspricht einer vollständigen und potenziell kurativen (heilenden) Tumorentfernung.

2.6 Klassifikation nach immunhistochemischen oder molekulargenetischen Eigenschaften

Neben der konventionellen histologischen Untersuchung von angefärbten Gewebeschnitten stehen zur pathologischen Untersuchung auch Methoden wie die Immunhistochemie oder molekulargenetische Untersuchungen am Gewebe zur Verfügung. Damit können Tumoren oft besser klassifiziert und gezielter behandelt werden (▸ Abschn. 4.8). Molekulardiagnostische Verfahren an Geweben sind dann sinnvoll, wenn Evidenz für einen Nutzen der Ergebnisse bei der jeweiligen Erkrankung besteht. Sie kommen in der Früherkennung, Diagnostik oder Therapieplanung zum Einsatz. Solche Untersuchungen sind z. B. wichtig für die Klassifikation von Leukämien und Lymphomen (▸ Kap. 49) und zunehmend auch bei soliden Tumoren. Sie erlauben Aussagen zum erwartbaren Ansprechen von Tumoren auf bestimmte medikamentöse Therapien und zur Prognose der Erkrankung (Wittekind et al. 2019).

▶ Beispiele

— In der Diagnostik des Mammakarzinoms haben sich zusätzlich zur Histologie mit immunhistochemischer Bestimmung der Östrogen- und Progesteronrezeptoren, des Proliferationsmarkers Ki-67 sowie der Her2-Expression in den letzten 15 Jahren auch Genexpressionsprofile etabliert. Mit verschiedenen kommerziell verfügbaren Tests wird jeweils ein Panel von bis zu 70 Genen aus Tumorgewebe analysiert. Das Ergebnis wird in Risiko-Scores ausgedrückt, die prognostische Aussagekraft haben. Je nach Score-Wert kann u. U. auf eine zusätzliche Chemotherapie nach der Brustoperation verzichtet werden.

— Beim Adenokarzinom der Lunge wird routinemäßig auf das Vorliegen einer EGFR-Mutation getestet, da bei deren Nachweis EGFR-Inhibitoren (▶ Abschn. 8.3) zur Behandlung eingesetzt werden können.

— Umgekehrt ist beim metastasierten kolorektalen Karzinom die Behandlung mit EGFR-Inhibitoren zusätzlich zur Chemotherapie nicht wirksam und daher nicht indiziert, wenn eine *KRAS*- oder *NRAS*-Mutation im Tumorgewebe nachgewiesen wird.

— Bei Leukämien genügen vielfach die klassischen Ansprechkriterien wie das Erreichen einer hämatologischen, zytologischen oder zytogenetischen Remission nicht mehr zur Therapiesteuerung. Mit molekulargenetischen Methoden (Polymerase-Kettenreaktion, PCR) oder Immunphänotypiserung (▶ Abschn. 4.8) lässt sich eine leukämische Zelle unter 10.000 bis 100.000 Zellen detektieren. ◀

2.7 Kombination verschiedener Einteilungssysteme

Bei der Beschreibung von Tumorerkrankungen werden häufig verschiedene Klassifikationssysteme kombiniert, etwa Stadieneinteilung, Histologie und Differenzierungsgrad. Hinzu kommen möglicherweise Angaben über das Vorhandensein von prognostisch und hinsichtlich der geeigneten Behandlung bedeutsamen Faktoren (◘ Abb. 2.1).

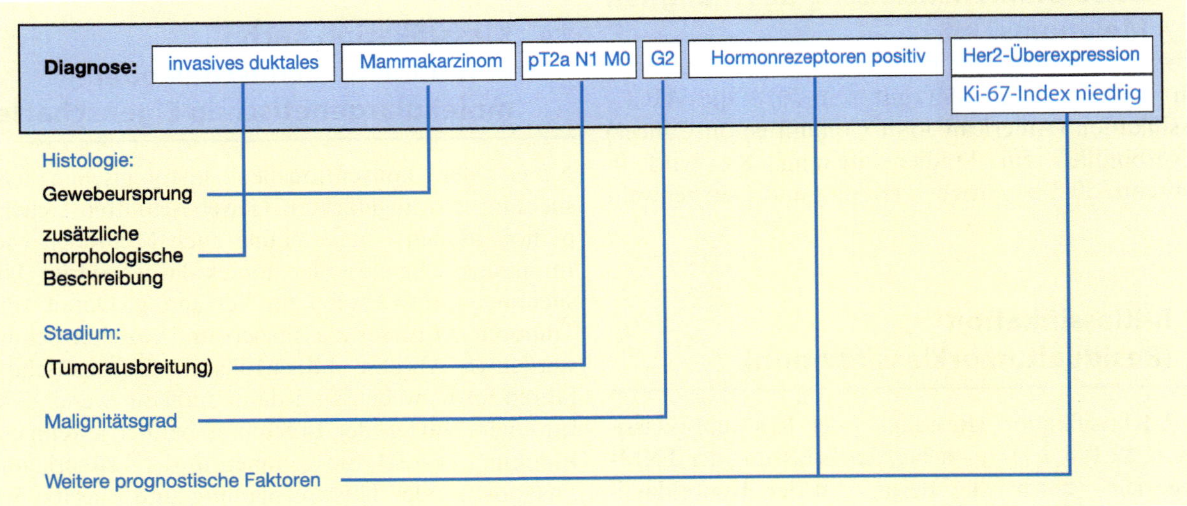

◘ **Abb. 2.1** Kombination verschiedener Einteilungssysteme am Beispiel eines Mammakarzinoms

2.8 ICD-Klassifikationen

Zwei weitere Klassifikationen seien noch kurz erwähnt: die ICD-O-3 und die ICD-10. Sie spielen im klinischen Alltag keine Rolle, sind jedoch für die epidemiologische Forschung und für statistische Zwecke von Bedeutung. Beide wurden von der WHO ausgearbeitet und werden ständig weiterentwickelt.

2.8.1 ICD-O-3

Der ICD-O-3-Code (International Statistical Classification of Diseases for Oncology) dient ausschließlich der Klassifikation onkologischer Erkrankungen und wird vor allem von klinischen und epidemiologischen Krebsregistern (▶ Abschn. 3.2.1) verwendet (Bundesinstitut für Arzneimittel und Medizinprodukte 2021). Er enthält einen Schlüssel für die Lokalisation des Tumors und einen Schlüssel für die Histologie. Dies sind die Kodierungsprinzipien: Der Lokalisationscode beschreibt den Sitz des Tumors und verwendet in der Regel dieselben 3- bis 4-stelligen Schlüsselnummern, die in der ICD-10 für bösartige Neubildungen benutzt werden (s. unten). Die ersten 4 Ziffern des histologischen Codes beschreiben den Zelltyp des Tumors und sein biologisches Verhalten. Die 5. Stelle hinter dem Schrägstrich (/) beschreibt, inwieweit der Tumor bös- oder gutartig ist. Zur Beschreibung der histologischen Differenzierung (Grading) ist ein gesonderter einstelliger Schlüssel an der 6. Stelle vorgesehen.

> **▶ Beispiel**
> - Dickdarmkrebs
> - Lokalisation: C18.2 (Colon ascendens)
> - Histologie: 8140/3 (Adenokarzinom ohne nähere Angabe, infiltrierender Tumor) ◀

2.8.2 ICD-10

Die International Classification of Diseases (ICD) ist das wichtigste allgemeine und international gebräuchliche *Klassifikationssystem für alle Gebiete der Medizin.* Es wird jährlich überarbeitet. In Deutschland, Österreich und der Schweiz wird die ICD-10-GM eingesetzt (GM = „German Modification", Version 2022) (Bundesinstitut für Arzneimittel und Medizinprodukte 2022). Die Krankenhäuser dieser Länder sind verpflichtet, ihre Diagnosen nach diesem System zu kodieren; die Vergütung durch die Kostenträger wird anhand dieser Codes berechnet. Die ICD-Kodierung ist deshalb ein wichtiges Arbeitsinstrument für die behandelnden Ärzte. Patienten wiederum können sich z. B. auf den Internetseiten des Krebsinformationsdienstes des Deutschen Krebsforschungszentrums über ihre Diagnose orientieren (▶ www.krebsinformationsdienst.de). Hier werden Befunde und Abkürzungen in Arztbriefen und Krankenakten erklärt.

Die großen Diagnosegruppen sind jeweils hinter einem Buchstaben am Anfang des Codes zu finden. Bösartige Erkrankungen aus dem Bereich der Onkologie und Hämatologie sind unter C00 bis C97 unter dem Klassentitel „bösartige Neubildungen" gelistet, ein Kolonkarzinom im Colon ascendens trägt z. B. den Code C18.2.

Die seit 2019 international gültige neue ICD-11-Klassifikation der Mortalitätsdaten der WHO muss im deutschsprachigen Raum erst noch in die Anwendung umgesetzt werden, was noch einige Jahre in Anspruch nehmen wird (zurzeit nur in englischer Sprache vorhanden) (WHO 2019/2021). Deshalb wird für die Mortalitätskodierung in Deutschland die ICD-10-WHO und für die Morbiditätskodierung die ICD-10-GM angewendet

> ❯ Die exakte Kodierung der Diagnosen nach dem international einheitlichen ICD-System ermöglicht den weltweiten Vergleich von Morbidität und Mortalität durch die auf diese Weise eindeutig definierten Erkrankungen.

Literatur

Zitierte Quellen

Brierley JD, Gospodarowicz MK, Wittekind C (Hrsg) (2016) TNM classification of malignant tumours, 8. Aufl. Published by International Agency for Research on Cancer (IARC). Wiley-Blackwell

Bundesinstitut für Arzneimittel und Medizinprodukte (Hrsg) Internationale Klassifikation der Krankheiten für die Onkologie, 3. Ausgabe, 2. Revision 2019 (ICD-O-3) mit Aktualisierung vom 29.01.2021. https://www.bfarm.de/DE/Kodiersysteme/Klassifikationen/ICD/ICD-O-3/_node.html. Zugegriffen am 04.04.2022

Bundesinstitut für Arzneimittel und Medizinprodukte (Hrsg) Internationale statistische Klassifikation der Krankheiten und verwandter Gesundheitsprobleme ICD-10-WHO. Internationale statistische Klassifikation der Krankheiten und verwandter Gesundheitsprobleme der WHO.https://www.bfarm.de/DE/Kodiersysteme/Klassifikationen/ICD/ICD-10-WHO/_node.html. Zugegriffen am 04.04.2022

Bundesinstitut für Arzneimittel und Medizinprodukte (Hrsg) (2022) ICD-10-GM Version 2022: Internationale statistische Klassifikation der Krankheiten und verwandter Gesundheitsprobleme, 10. Revision, German Modification, Version 2022. https://www.dimdi.de/static/de/klassifikationen/icd/icd-10-gm/kode-suche/htmlgm2022/. Zugegriffen 08.03.2022

Bundesinstitut für Arzneimittel und Medizinprodukte (Hrsg). Internationale statistische Klassifikation der Krankheiten und verwandter Gesundheitsprobleme, 11. Revision (ICD-11). https://www.bfarm.de/DE/Kodiersysteme/Klassifikationen/ICD/ICD-11/_node.html. Zugegriffen am 08.03.2022

Cheson BD et al (2014) Recommendations for initial evaluation, staging and response assessment of Hodgkin- and Non-Hodgkin-lymphoma. The Lugano classification. J Clin Oncol 32:3059–3068. https://doi.org/10.1200/JCO.2013.54.8800

Greene FL. et al (Hrsg) (2018) AJCC cancer staging manual, 2. Nachdruck, 8. Aufl. Springer, Berlin/Heidelberg/New York

ICD-11. International classification of diseases 11th revision. The global standard for diagnostic health information. https://icd.who.int/en. Zugegriffen am 5.4.2022

Kehoe S, Bhatla N (2021) FIGO Cancer Report 2021. Int J Gynecol Cancer 155(Suppl 1):5–123. https://doi.org/10.1002/ijgo.13882

Keung EZ, Gershenwald JE (2018) The eighth edition American Joint Committee on Cancer (AJCC) melanoma staging system: implications for melanoma treatment and care. Expert Rev Anticancer Ther 18(8):775–784. https://doi.org/10.1080/14737140.2018.1489246

Krebs in Deutschland für 2017/2018. 13. Ausgabe (2021) Robert Koch-Institut, die Gesellschaft der epidemiologischen Krebsregister in Deutschland e.V. (Hrsg). Berlin. https://www.krebsdaten.de/Krebs/DE/Content/Publikationen/Krebs_in_Deutschland/krebs_in_deutschland_node.html. Zugegriffen am 08.03.2022

O'Sullivan B et al (Hrsg) (2015) Manual of clinical oncology, 9. Aufl. Wiley-Blackwell, Oxford

Union for International Cancer Control (UICC). https://www.uicc.org/resources/tnm. Zugegriffen am 02.04.2022

WHO classification of tumours online. https://publications.iarc.fr/Book-And-Report-Series/Who-Classification-Of-Tumours. Zugegriffen am 03.04.2022

Wittekind C (2012) Histologische Tumorklassifikation. In: Sievert JR, Stein HJ (Hrsg) Chirurgie, 9. Aufl. Springer, Berlin/Heidelberg/New York

Wittekind C, Meyer HJ (Hrsg) (2020) TNM-Klassifikation maligner Tumoren. korrigierter Nachdruck 2020 mit allen Ergänzungen der UICC aus den Jahren 2017 bis 2019, 8. Aufl.Wiley-VCH, Weinheim

Wittekind C et al (Hrsg) (2019) TNM-supplement: a commentary on uniform use, 5. Aufl. Wiley-VCH, Weinheim

Informationen für Betroffene und Angehörige

Krebsinformationsdienst des Deutschen Krebsforschungszentrums: TNM-System und Staging – Befunde verstehen und einordnen: https://www.krebsinformationsdienst.de/untersuchung/krebs-befunde-verstehen.php. Zugegriffen am 10.03.2022

Epidemiologie, Risikofaktoren, Prävention und Früherkennung maligner Tumoren

Thomas Kroner und Katharina Buser

Inhaltsverzeichnis

3.1 Einleitung

Patienten und Angehörige stellen häufig Fragen nach den Ursachen bösartiger Tumoren. Ist Alkoholgenuss mit erhöhtem Krebsrisiko verbunden? Welche Rolle spielt „Umweltverschmutzung" bei der Entstehung von Krebs? Epidemiologische Kenntnisse helfen den Pflegenden, solche Fragen zu beantworten und auf Risikofaktoren für die Krebsentstehung hinzuweisen. Auch die Beratung zu präventiven Maßnahmen ist eine lohnende Aufgabe der Pflege. Die Inhalte reichen von Empfehlungen zu persönlichen Verhaltensänderungen (z. B. hinsichtlich Tabakkonsum und Ernährung) bis zur Information über Programme zur Früherkennung bösartiger Erkrankungen.

3.2 Epidemiologie

In der Onkologie befasst sich die Epidemiologie mit der Erfassung von:
- Krebshäufigkeit,
- Krebssterblichkeit,
- Risikofaktoren.

Krebserkrankungen stehen in der Rangliste der Todesursachen in den westlichen Industrieländern an zweiter Stelle nach Herz- und Kreislauferkrankungen. In Deutschland waren 2019 rund ein Viertel aller Todesfälle auf Krebs zurückzuführen (Statistisches Bundesamt 2021).

Die Ursachen von Krankheiten und Todesfällen sind allerdings altersabhängig:
- Im Alter von 15–40 Jahren sind äußere Ursachen (vor allem Unfälle und Suizide) mit 47 % der Todesfälle am häufigsten.
- Zwischen 41 und 80 Jahren sind Krebskrankheiten Ursache von 43 % der Todesfälle.
- Bei den über 80-Jährigen sind es Herz- und Kreislaufkrankheiten mit 40 %.

3.2.1 Datenquellen

Krebsregister In vielen Ländern werden nationale oder regional organisierte Krebsregister geführt, in denen jede Neuerkrankung an Krebs erfasst wird. Krebsregister können somit Informationen zur Häufigkeit *(Inzidenz)* und zur Sterblichkeit *(Mortalität)* maligner Tumoren liefern. Durch Zusammenarbeit mit den pathologischen Institu-

ten wird für jeden registrierten Fall eine genaue histologische Klassifikation dokumentiert. In einzelnen Krebsregistern werden auch Angaben über die beruflichen Tätigkeiten gesammelt. Die Daten eines Krebsregisters erlauben somit epidemiologische Aussagen über
- Krebshäufigkeit und -sterblichkeit im Einzugsbereich/Meldebereich des Registers,
- ihre Veränderungen im Laufe der Zeit (seit Bestehen des Registers),
- ihre Abhängigkeit von Alter, Geschlecht, Wohnort und evtl. von der beruflichen Tätigkeit.

Todesursachenstatistik Eine weitere Datenquelle ist die amtliche Todesursachenstatistik. In dieser Statistik werden die Todesursachen (Diagnosen) anonym dokumentiert. So ist es möglich, den Anteil der verschiedenen Todesursachen an der Gesamtsterblichkeit *(Mortalität)* einer Bevölkerung zu beurteilen. Die Todesursachenstatistik ist die wichtigste und häufig immer noch die einzige Datenquelle der Epidemiologie. In allen der Weltgesundheitsorganisation (WHO) angeschlossenen Ländern gilt die Meldepflicht für Sterbefälle und die Todesursache.

3.2.2 Methoden und Begriffe der Epidemiologie

3.2.2.1 Deskriptive Epidemiologie

Sie beschreibt Krankheitshäufigkeiten in Bevölkerungsgruppen, Veränderungen im Verlauf der Zeit, regionale Auffälligkeiten sowie Unterschiede bedingt durch Alter, Geschlecht und Beruf. Untersuchungsgegenstand der deskriptiven (beschreibenden) Epidemiologie ist also eine Bevölkerung (Population), sei es die eines Landes, eines Gebietes, einer Stadt oder einer anderen, definierten Region.

Maßzahlen der deskriptiven Epidemiologie sind *Inzidenz*, *Prävalenz* und *Mortalität*: Diese Werte werden häufig pro 100.000 Einwohner angegeben. Man spricht dann von *Inzidenz-*, *Prävalenz-* bzw. *Mortalitätsraten*.

3.2.2.1.1 Inzidenz

> **Definition**
>
> Unter **Inzidenz** versteht man die Anzahl der Neuerkrankungen in einer definierten Bevölkerung während eines bestimmten Zeitraums (meist 1 Jahr).

▶ **Beispiel**

Die *Inzidenz* des Mammakarzinoms lag 2018 in Deutschland bei 69.900 Frauen und 720 Männern. Das bedeutet: In diesem Jahr erkrankten 69.900 Frauen und 720 Männer neu an Brustkrebs. Die *Inzidenzrate* betrug bei den Frauen 166, bei den Männern 1,8. Das heißt, von 100.000 Frauen erkrankten 166 neu an Brustkrebs, von 100.000 Männern 1,8 (alle Daten für Inzidenz, Mortalität und Prävalenz nach: Krebs in Deutschland für 2017/2018). ◀

3.2.2.1.2 Mortalität

> **Definition**
>
> Die **Mortalität** (Sterblichkeit) bezeichnet die Anzahl von Todesfällen an einer Erkrankung in einer definierten Bevölkerung während eines bestimmten Zeitraumes (meist 1 Jahr).

▶ **Beispiel**

2018 starben in Deutschland 18.591 Frauen und 195 Männer an Brustkrebs. Diese Zahl bezeichnet die *Mortalität* an Brustkrebs. Die *Mortalitätsrate* lag bei den Frauen bei 44,3 und bei den Männern bei 0,5; das bedeutet, dass 2018 von 100.000 Frauen 44,3 und von 100.000 Männern 0,5 an Brustkrebs starben. ◀

3.2.2.1.3 Prävalenz

> **Definition**
>
> Die **Prävalenz** bezeichnet die Anzahl der Menschen, die in einer definierten Bevölkerung zu einem bestimmten Zeitpunkt an einem bestimmten Leiden erkrankt sind.

Die Prävalenz hängt somit nicht nur von der Häufigkeit, sondern auch von der Dauer und Heilbarkeit einer Erkrankung ab: Je chronischer eine Krankheit verläuft und je niedriger ihre Mortalität, desto höher ist ihre Prävalenz. Diese wird häufig für eine bestimmte Zeitperiode angegeben.

▶ **Beispiel**

Die 5-Jahres-Prävalenz des Mammakarzinoms in Deutschland betrug 2018 bei Frauen 304.100 und bei Männern 2800. Das bedeutet, dass zu diesem Zeitpunkt in Deutschland 304.100 Frauen und 2800 Männer lebten, bei denen in den vergangenen 5 Jahren (hier also zwischen 2014 und 2018) Brustkrebs diagnostiziert wurde. ◀

3.2.2.1.4 Altersstandardisierte und alterskorrigierte Inzidenz- und Mortalitätsraten

Die meisten Tumorarten treten im Alter häufiger auf. Eine Bevölkerung mit einem großen Anteil älterer Menschen weist also eine hohe Tumorinzidenz auf. Vergleiche der Krebsinzidenz von Bevölkerungen mit unterschiedlicher Altersstruktur ergeben deshalb irreführende Resultate, solange diese Unterschiede nicht berücksichtigt werden. Die Inzidenz- oder Mortalitätsraten verschiedener Populationen werden deshalb entweder statistisch einander angeglichen (korrigiert) oder an einen definierten Standard (z. B. den durchschnittlichen Altersaufbau der europäischen Bevölkerung) (standardisiert). Man spricht dann von alterskorrigierten oder altersstandardisierten Inzidenz- bzw. Mortalitätsraten.

▶ **Beispiel**

Die oben als Beispiel genannten Inzidenz- und Mortalitätsraten von Brustkrebs in Deutschland sind nicht altersstandardisiert. Die entsprechenden Zahlen für Frauen nach Altersstandardisierung: Inzidenz 113/100.000 und Mortalität 23/100.000. Die höheren Werte vor Altersstandardisierung erklären sich durch das im Vergleich mit der europäischen Bevölkerung durchschnittlich höhere Alter der Deutschen. Da Brustkrebs mit zunehmendem Alter häufiger auftritt, ist die Inzidenz in einer durchschnittlich älteren Bevölkerung höher – falls sie nicht altersstandardisiert wird. ◀

3.2.2.1.5 Zeitliche Trends

Veränderungen von Mortalitätsraten geben oft wichtige Hinweise auf Risikofaktoren oder die Wirksamkeit von Vorsorge- und Behandlungsmaßnahmen.

◘ Abb. 3.1 zeigt Veränderungen der Sterblichkeit der wichtigsten Tumorarten in Europa von 1970–2014 sowie die prognostizierte Sterblichkeit für 2019:

- Während die Sterblichkeit an *Lungenkrebs* bei Männern dank veränderter Rauchgewohnheiten seit etwa 1985 abnimmt, steigt sie bei Frauen entsprechend ihrem vermehrten Zigarettenkonsum weiter an.
- Die Sterblichkeit an *Brustkrebs* bei Frauen nimmt weiterhin deutlich ab. Dabei spielen sowohl Früherkennung durch Screening-Programme als auch neuere Therapieformen (adjuvante Systemtherapie) eine Rolle.
- Aufgrund sinkender Inzidenz, wahrscheinlich wegen veränderter Essgewohnheiten, ist die Mortalität an *Magenkrebs* in Europa sowohl bei Frauen als auch bei Männern schon seit Längerem deutlich rückläufig.

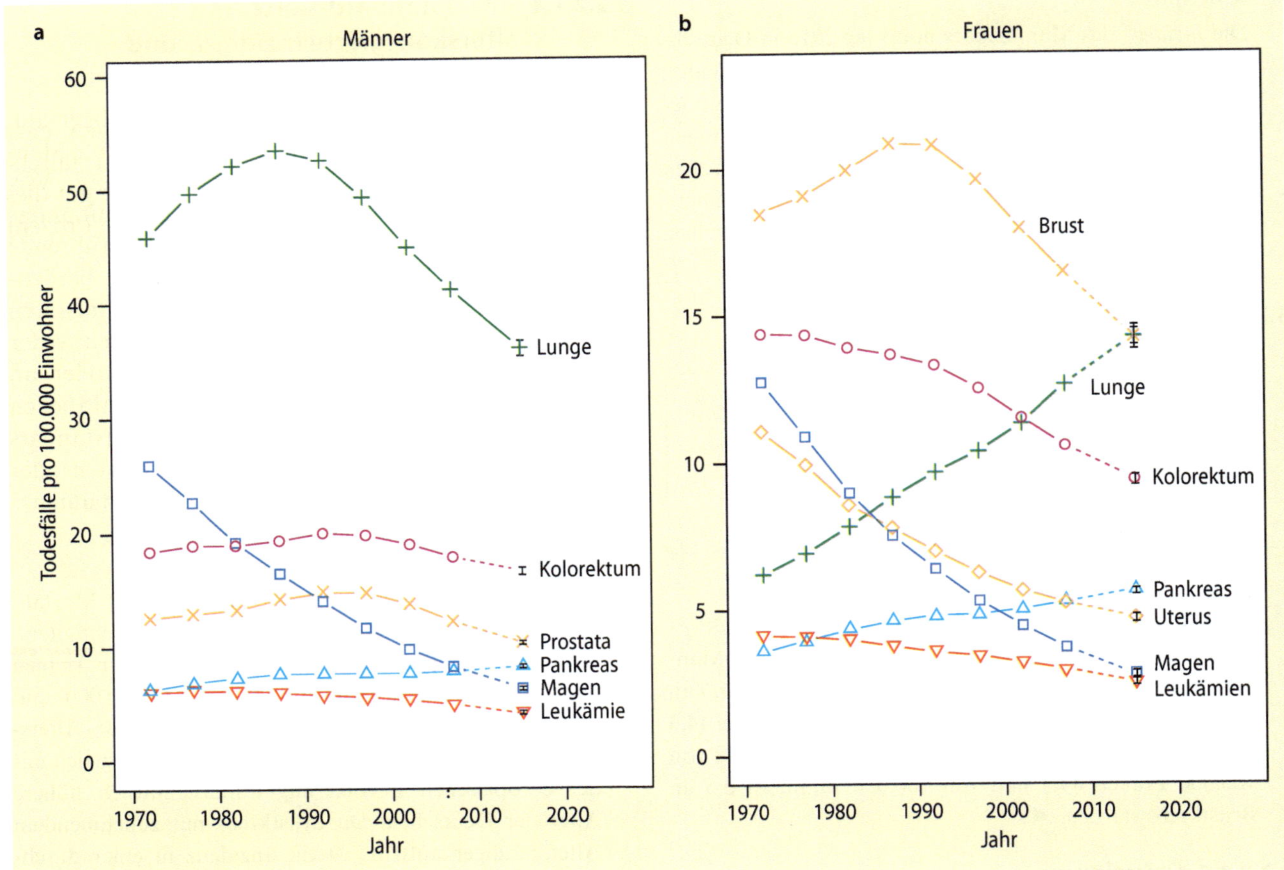

◨ **Abb. 3.1** (**a, b**) Die häufigsten Krebstodesursachen in Europa 1970 bis 2014 (altersstandardisierte Mortalität) sowie die für 2015 prognostizierte Sterblichkeit bei (**a**) Männern und (**b**) Frauen. Bei Frauen nehmen die Todesfälle durch Lungenkrebs weiter zu, während die Mortalität an Brustkrebs abnimmt. (Malvezzi et al. 2015)

❯ Insgesamt haben sich in Europa in den letzten Jahrzehnten die langfristigen Überlebensraten bei vielen Krebsarten erheblich verbessert, vor allem dank Fortschritten in der Früherkennung und Therapie.

3.2.2.1.6 Überlebensraten

Als Maß für den Behandlungserfolg bei einer bestimmten Erkrankung können absolute und relative Überlebensraten berechnet werden. Bei Krebserkrankungen werden meist 5-Jahres- oder 10-Jahres-Überlebensraten berechnet.

Definition

Die **absolute Überlebensrate** stellt den Anteil der Patienten dar, die zu einem bestimmten Zeitpunkt nach ihrer Diagnose noch leben.

Die **relative Überlebensrate** berücksichtigt, dass nicht alle Sterbefälle auf die Krebserkrankung zurückzuführen sind: Sie entspricht dem Verhältnis (Quotienten) von absoluter Überlebensrate von Krebspatienten zur Überlebensrate einer Gruppe von Menschen gleichen Alters und gleichen Geschlechts aus der Gesamtbevölkerung. Sie gibt die Wahrscheinlichkeit an, die auf die Krebsdiagnose folgenden 5 oder 10 Jahre zu überleben, bezogen auf die Überlebenswahrscheinlichkeit von gleichaltrigen, nicht an Krebs erkrankten Personen.

◻ Tab. 3.1 Relative Überlebensraten für Brustkrebs. Nach Daten des Tumorregisters München für Diagnosejahrgänge 1998–2020. (Tumorregister München 2021)

	Stadium I	Stadium IV
	- Kleiner Primärtumor - Keine Lymphknoten - Keine Fernmetastasen	Fernmetastasen
Nach 5 Jahren	100	28 %
Nach 10 Jahren	99 %	13 %
Nach 15 Jahren	95 %	9 %

▶ Beispiel

- Ein *absolutes 5-Jahres-Überleben* von 80 % bedeutet, dass 80 von 100 an einer bestimmten Krebsart erkrankte Personen die ersten 5 Jahre nach ihrer Diagnose überlebt haben.
- Liegt das absolute 5-Jahres-Überleben einer gleichaltrigen, nichtkrebskranken Bevölkerung beispielsweise bei 90 % (10 % versterben in den 5 Jahren an anderen Krankheiten), so beträgt *das relative 5-Jahres-Überleben* an der untersuchten Krebskrankheit 89 % (80/90). ◀

Das relative Überleben ist immer höher als das entsprechende absolute Überleben.

Beispielhaft zeigt ◻ Tab. 3.1 relative Überlebensraten für das Mammakarzinom in verschiedenen Stadien.

❯ Die 5-Jahres-Überlebensrate darf nicht mit einer Heilungsrate gleichgesetzt werden.

Der früher oft gebrauchte Begriff der „5-Jahres-Heilung" wurde daher verlassen: Viele Tumorerkrankungen, z. B. das Mammakarzinom, können auch viele Jahre nach Diagnose und Erstbehandlung rezidivieren und damit zum Tod führen. Bei diesen Krankheiten sind absolute und relative Überlebensraten nach 10 Jahren deutlich geringer als nach 5 Jahren. Anders ist die Situation bei Tumoren, bei denen Rezidive überwiegend innerhalb der ersten 5 Jahre auftreten, wie etwa beim Dickdarmkarzinom: Hier sinkt die relative Überlebensrate zwischen 5 und 10 Jahren nur gering, da die Patienten nach 5 Jahren ein der Normalbevölkerung vergleichbares weiteres Überleben haben.

3.2.2.2 Ätiologische Epidemiologie

Die ätiologische Epidemiologie versucht, *Risikofaktoren* für einzelne Erkrankungen zu identifizieren. Sie untersucht Bevölkerungsgruppen, bei denen bestimmte Krankheiten besonders häufig auftreten. Dadurch können Erkenntnisse über mögliche Ursachen der Krankheit gewonnen und präventive Maßnahmen entwickelt werden.

Die Identifizierung von Risikofaktoren erfolgt mit statistischen Methoden: Es wird das *Risiko* berechnet, dass die Exposition gegenüber einem oder mehreren Einflussfaktoren zur untersuchten Erkrankung führt. Dieses Risiko kann absolut oder relativ angegeben werden.

> **Definition**
>
> Als **absolutes Risiko** wird die Wahrscheinlichkeit bezeichnet, während eines bestimmten Zeitraums an einer bestimmten Krankheit zu erkranken oder zu sterben. Als **relatives Risiko** bezeichnet man das Verhältnis des absoluten Krankheitsrisikos einer exponierten Bevölkerung zum absoluten Risiko einer nicht exponierten Bevölkerung.

❯ **Wichtig**
- Ein relatives Risiko größer als 1 bedeutet eine Erhöhung des Risikos und entspricht einem „Risikofaktor".
- Ein relatives Risiko kleiner als 1 bedeutet eine Verminderung des Risikos und entspricht einem „Schutzfaktor".

▶ Beispiel

Das *absolute* Risiko für einen 35-jährigen Mann, in den nächsten 10 Jahren an Krebs zu erkranken, beträgt 1,2 %. Das heißt, von 1000 35-jährigen Männern erkranken 12 innerhalb der nächsten 10 Jahre an Krebs. Das absolute Krebserkrankungsrisiko für einen 65-jährigen Mann ist mit 20 % deutlich höher.

Das *relative* Risiko für einen 65-jährigen Mann im Vergleich zu einem 35-jährigen Mann beträgt 16,7 (20/1,2 %), ist also um den Faktor 16,7 höher. Das höhere Alter wird deshalb als „Risikofaktor" bezeichnet. Umgekehrt beträgt das *relative* Risiko für einen 35-jährigen im Vergleich zu einem 65-jährigen Mann 0,06 (1,2/20 %). Das jüngere Alter kann also als „Schutzfaktor" gegen Krebs betrachtet werden. ◀

Durch relative Risiken werden die sog. Risikofaktoren definiert, die für die Ursachenforschung und Prävention bösartiger Erkrankungen eine zentrale Rolle spielen. Sie werden im nächsten Abschnitt und im Hinblick auf Möglichkeiten zur Krebsvorbeugung in ▶ Abschn. 3.4 eingehend behandelt.

3.3 Risikofaktoren und Krebsentstehung

> **Definition**
>
> Faktoren, die die Entstehung einer bestimmten Erkrankung beeinflussen, bezeichnet man als **Risikofaktoren**. Sie können das Erkrankungsrisiko erhöhen oder verringern, also in beide Richtungen beeinflussen

Risikofaktoren können Einflüsse von außen (z. B. ultraviolette oder radioaktive Strahlung) oder persönliche Verhaltensweisen, sog. Lebensstilfaktoren (z. B. Rauchgewohnheiten, Alkoholgenuss, Ernährung oder Übergewicht), sein. Auch Alter und Geschlecht sind wichtige Risikofaktoren, ebenso genetisch bedingte Veranlagungen. Oft sind Risikofaktoren nicht eindeutig einer dieser Gruppen zuzuordnen: Übermäßige Sonnenexposition – ein Risikofaktor für die Entstehung von bösartigen Tumoren der Haut – kann beispielsweise sowohl als Umweltfaktor wie als verhaltensbedingt betrachtet werden. Auch in bestimmten Berufsgruppen kann das Krebsrisiko erhöht sein.

Seit über das Thema Krebs nachgedacht wird, wird auch immer wieder die Frage gestellt, ob *psychische Faktoren* an der Krebsentstehung ursächlich beteiligt sein können. So wurde etwa behauptet, Eigenschaften wie Ängstlichkeit, Autoritätsgläubigkeit, Religiosität, gehemmte Sexualität oder Kontaktarmut charakterisierten eine „Krebspersönlichkeit", d. h. Menschen mit einem erhöhten Risiko, an Krebs zu erkranken (▶ Kap. 34).

> Entgegen einer weitverbreiteten Ansicht bestehen keine Hinweise auf die Existenz einer sog. Krebspersönlichkeit. In zahlreichen Untersuchungen gelang es nie, direkte Zusammenhänge zwischen psychischen Faktoren und dem Entstehen einer Krebskrankheit aufzuzeigen.

Einige mit dem Lebensstil verbundene Risikofaktoren, beispielsweise Rauchen oder Alkoholgenuss, können allerdings als psychosoziale Risikofaktoren im weiteren Sinne betrachtet werden.

Beobachtungen bei Migranten wiesen darauf hin, dass Umwelteinflüsse bzw. der sog. Lebensstil wichtiger sind als die genetische Disposition einer bestimmten ethnischen Gruppe.

> ▶ **Beispiel**
>
> In Japan lebende Japaner haben ein hohes Risiko, an Magenkrebs zu erkranken. Bei nach Hawaii ausgewanderten Japanern nimmt die Häufigkeit von Magenkrebs in der 1. und 2. dort geborenen Generation deutlich ab. Umgekehrt ist Brustkrebs in Japan selten; seine Häufigkeit nimmt bei emigrierten Japanerinnen deutlich zu: Verteilungsmuster und Häufigkeit der Erkrankung gleichen sich denen der einheimischen Bevölkerung in dem Maße an, in dem die Migranten sich den veränderten Lebensbedingungen anpassen (◗ Abb. 3.2). ◀

Große Risiken, die regelmäßig und schnell zu einer Erkrankung führen, sind leicht erkennbar. Bei vielen Krankheiten, vor allem auch Krebserkrankungen, liegt aber eine lange Latenzperiode zwischen der Exposition gegenüber einem Risikofaktor und dem Auftreten von Krankheitssymptomen. In diesen Fällen bleibt der Zusammenhang zwischen Exposition und Krankheit oft unklar.

Risikofaktoren können gemäß der Definition das Krebsrisiko in beide Richtungen beeinflussen: Risikofaktoren, die das Krebsrisiko reduzieren, werden auch *„Schutzfaktoren"* genannt. Für alle Risikofaktoren gilt, dass primär lediglich ein statistischer Zusammenhang zwischen ihnen und dem häufigeren oder selteneren Auftreten der entsprechenden Krebskrankheit gesichert ist, aber nicht notwendigerweise auch eine ursächliche Beziehung.

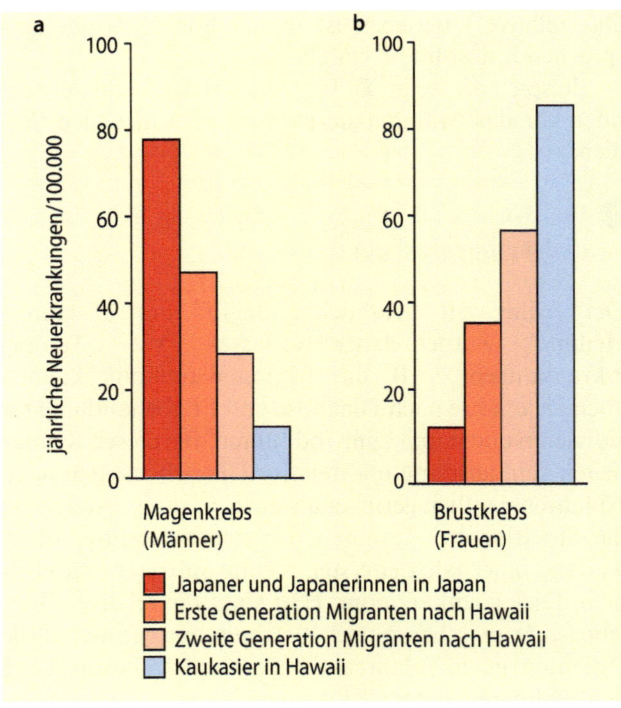

◗ **Abb. 3.2** (**a**, **b**) Häufigkeit von Magen- und Brustkrebs bei Japanern und Japanerinnen vor und nach Emigration nach Hawaii. Die Häufigkeit von (**a**) Magenkrebs nimmt ab, während die Häufigkeit von (**b**) Brustkrebs zunimmt. Dieser Trend setzt sich über zwei Generationen fort, aber die Häufigkeit unterschiedet sich weiterhin von derjenigen der kaukasischen Bevölkerung Hawaiis. Dies zeigt, dass für die Entwicklung dieser Krebsarten Umweltfaktoren (Lebensstil) wichtiger sind als genetische Faktoren. (Nach Kolonel et al. 2004)

Vereinfachend können Risikofaktoren eingeteilt werden in:

- unbeeinflussbare Risiken, z. B. Alter oder Geschlecht, vererbte Anlagen u. a.,
- beeinflussbare (und zum Teil vermeidbare) Risiken, z. B. Ernährungsgewohnheiten, Genussmittelkonsum, Risiken in Beruf und Freizeit, ionisierende und ultraviolette Strahlen u. a.

Einzelne Risikofaktoren werden im Folgenden im Detail diskutiert. Bereits hier sei jedoch festgehalten:

- Für die meisten Krebserkrankungen sind mehrere Risikofaktoren bekannt. Die Bedeutung (das „Gewicht") der einzelnen Faktoren ist sehr unterschiedlich (◘ Tab. 3.2).
- Einige Faktoren (z. B. Alter, Rauchen) beeinflussen das Risiko für viele verschiedene Krebserkrankungen.
- Andere Faktoren (z. B. Erbanlagen, Virusinfektionen) beeinflussen das Risiko nur für bestimmte Krebserkrankungen.
- Bei vielen Risikofaktoren sind Dauer und Intensität der Exposition von Bedeutung (so bei Zigarettenrauchen, ultravioletten Strahlen etc.).

◘ **Tab. 3.2** Risikofaktoren für die Erkrankung an einem kolorektalen Karzinom (Auswahl). Für verschiedene Faktoren wird das relative Risiko dargestellt, an einem kolorektalen Karzinom zu erkranken. So ist beispielsweise für eine ältere Person das Erkrankungsrisiko 10- bis 20-mal höher als für eine jüngere Person, und das Risiko ist für einen Menschen, der regelmäßig 3 oder mehr Gläser Alkohol trinkt, 1,3-mal höher als für einen Abstinenten. Beim kolorektalen Karzinom sind unbeeinflussbare Faktoren gewichtiger als beeinflussbare. Nach Daten aus McLaughlin und Gallinger 2005 und American Cancer Society 2020

Faktoren, die das Risiko erhöhen (Auswahl)	Relatives Risiko
Unbeeinflussbar	
Höheres Alter	10–20
1 oder mehr Verwandte 1. Grades mit kolorektalem Karzinom	2,2
2 oder mehr Verwandte 1. Grades mit kolorektalem Karzinom	4
Beeinflussbar	
Übergewicht (BMI ≥ 30)	1,3
Viel rotes Fleisch (> 100 g täglich)	1,1
Erhöhter Alkoholkonsum (> 3 Gläser/Tag)	1,3
Faktoren, die das Risiko vermindern (Auswahl)	
Körperliche Aktivität	0,7
Reichlich Milchprodukte (> 400 g/Tag)	0,9

3.3.1 Unbeeinflussbare Risikofaktoren

3.3.1.1 Alter

Höheres Alter stellt den wichtigsten Risikofaktor für eine Krebserkrankung dar. Obwohl Krebs in jedem Alter auftreten kann, haben ältere Menschen das größte Risiko, an einem bösartigen Tumor zu erkranken (◘ Tab. 3.3). Grund dafür ist, dass sich die Wirkungen schädlicher äußerer Einflüsse wie auch risikofördernde Lebensstilfaktoren über die Lebensjahre „aufsummieren", während zugleich zelluläre Vorgänge und Reparaturmechanismen störungsanfälliger werden. Daher sind ältere Menschen zwangsläufig häufiger von Krebskrankheiten betroffen als jüngere. Das Kleinkind bildet allerdings eine Ausnahme: Während der ersten 5 Lebensjahre ist das Krebsrisiko relativ hoch, bedingt durch typischerweise im Kindesalter auftretende Leukämien und Hirntumoren.

3.3.1.2 Geschlecht

Häufigkeit und Mortalität verschiedener Organtumoren sind bei Mann und Frau unterschiedlich. In Europa steht beim Mann bei den Neuerkrankungen (aber nicht bei der Mortalität!) Prostatakrebs, bei der Frau Brustkrebs an erster Stelle. Lungen-, Dickdarm-, Blasen- und Magenkrebs sind bei Männern häufiger als bei Frauen. Die Unterschiede beruhen – abgesehen von den Tumoren der Geschlechtsorgane – weniger auf dem Geschlecht an sich als vielmehr auf unterschiedlicher Exposition gegenüber Risikofaktoren wie z. B. Alkohol- oder Zigarettenkonsum. Betrachtet man die Summe aller Krebsarten, so sind sowohl Inzidenz als auch Mortalität bei Männern etwas höher als bei Frauen.

3.3.1.3 Genetische Risikofaktoren und familiäre Krebserkrankungen

❯ Etwa 5–10 % aller Krebserkrankungen sind erblich (familiär) bedingt.

◘ **Tab. 3.3** Erkrankungsrisiko an Krebs in Abhängigkeit von Alter und Geschlecht. Nach: Krebs in Deutschland 2017/2018 (2021)

Männer im Alter von	in den nächsten 10 Jahren	
35 Jahren	1 %	1 von 85
55 Jahren	10 %	1 von 10
75 Jahren	26 %	1 von 4
Frauen im Alter von	in den nächsten 10 Jahren	
35 Jahren	2 %	1 von 45
55 Jahren	8 %	1 von 12
75 Jahren	16 %	1 von 6

3

Vererbte Mutationen, sog. Keimbahnmutationen, sind in den Keimzellen (Ei- bzw. Samenzellen) und allen Körperzellen nachweisbar. Betreffen sie Gene, die die Zellteilung kontrollieren (▶ Abschn. 1.3), ist in den betroffenen Familien das Risiko für bestimmte Krebserkrankungen erhöht.

> **Typische Merkmale von familiären Krebserkrankun gen**
> - Der Tumor tritt oft in einem ungewöhnlich frühen Alter auf (z. B. Mammakarzinom bei einer 20-jährigen Frau).
> - Der Tumor tritt bei paarigen Organen oft doppelseitig auf (z. B. beidseitiges Ovarialkarzinom).
> - Es treten oft beim gleichen Patienten verschiedene Primärtumoren auf (z. B. Dickdarm- und Magenkarzinom).
> - Seltene Tumorarten an ungewöhnlichen Lokalisationen.
> - In der Verwandtschaft finden sich Angehörige mit der gleichen oder anderen Krebserkrankungen.

5–10 % aller Tumorerkrankungen sind erblich bedingt. Eine Auswahl von familiären Krebskrankheiten zeigt ◨ Tab. 3.4. Die beiden häufigsten werden im Folgenden kurz beschrieben.

3.3.1.3.1 Familiärer Brust- und Eierstockkrebs

Für die Entstehung von familiärem Brustkrebs sind Mutationen in den sog. Brustkrebsgenen *BRCA1* und *BRCA2* („*br*east *ca*ncer") verantwortlich. *BRCA1* und *BRCA2* kontrollieren die Stabilität der DNA während des Zellzyklus und wirken somit als Reparaturgene. Es ist verständlich, dass Mutationen in diesen Genen ihrerseits zu einer erhöhten Mutationsrate und damit zu Krebs führen können. Nur etwa eine von 500 Personen trägt eine Mutation im *BRCA1*-Gen, und nur etwa eine von 700 Personen trägt eine Mutation im *BRCA2*-Gen.

Das Risiko für Frauen mit einer *BRCA1*-Mutation, an Brustkrebs zu erkranken, beträgt bis zum Alter von 70 Jahren etwa 85 %. Gleichzeitig ist das Risiko für das Auftreten von Ovarialkarzinomen deutlich erhöht. Bei Trägerinnen von Mutationen von *BRCA1/2* wird deshalb eine *präventive* Mastektomie, evtl. auch Ovarektomie diskutiert (▶ Abschn. 46.1). Bei Männern ist eigenartigerweise das Risiko für das Auftreten eines Mammakarzinoms nur bei *BRCA2*-Mutationen erhöht. Männliche Mutationsträger haben aber ein erhöhtes Risiko für Prostatakrebs. Daneben sind Keimbahnmutationen in anderen Genen bekannt, die ebenfalls mit familiären Mammakarzinomen verknüpft sind. Das Risiko ihrer

◨ **Tab. 3.4** Erbliche Tumorsyndrome mit erhöhtem Malignomrisiko. (Nach Rahner und Steinke 2008)

Erkrankung	Gen	Häufigkeit in Deutschland (geschätzt)
Familiäres Mamma-/Ovarialkarzinom	*BRCA1/2 und andere*	5–10 % aller Mammakarzinome, 10 % aller Ovarialkarzinome
Familiäre adenomatöse Polyposis (FAP)	*APC*	maximal 1 % aller kolorektalen Karzinome (wenige hundert Fälle pro Jahr)
Erbliche Form kolorektaler Karzinome ohne Polyposis (HNPCC)	*MLH1, MSH2*	ca. 4 % aller kolorektalen Karzinome (ca. 2000 Fälle pro Jahr)
Retinoblastom	*RB1*	Keimbahnmutation: beidseitiges Retinoblastom
Familiäres medulläres Schilddrüsenkarzinom (MEN Typ 2A und 2B)	*RET*	ca. 25–30 % aller medullären Schilddrüsenkarzinome

Abkürzungen und Bedeutung der Gene ▶ Abschn. 1.4

Trägerinnen, an einem Mammakarzinom zu erkranken, ist allerdings nur wenig höher als bei Frauen ohne die entsprechende Mutation.

3.3.1.3.2 Erblicher Darmkrebs ohne Polyposis (HNPCC)

Etwa 4 % aller Kolonkarzinome liegt diese familiäre Form zugrunde. Verantwortlich sind ebenfalls Mutationen von Genen, die an der Reparatur von Gendefekten beteiligt sind. Träger dieser Gendefekte haben ein erhöhtes Risiko, im Laufe ihres Lebens ein Kolonkarzinom zu entwickeln. Das durchschnittliche Alter bei der Diagnose des Kolonkarzinoms beträgt lediglich 45 Jahre. Häufig treten bei diesen Patienten auch andere Karzinome auf, insbesondere in Endometrium, Ovar, Magen und Pankreas. Etwa jede 500. Person der Allgemeinbevölkerung ist Anlageträger.

3.3.2 Vermeidbare Risikofaktoren

Die Weltgesundheitsorganisation WHO geht davon aus, dass sich weltweit ca. 40 % aller Krebsfälle bei Männern und ca. 10 % bei Frauen durch Vorbeugung bzw. Vermeidung von Risiken verhindern ließen.

> **Wichtig**
> Zu den wichtigsten vermeidbaren Risikofaktoren in Europa gehören:
> - Rauchen,
> - Übergewicht und Mangel an Bewegung,
> - Infektionen,
> - Ionisierende Strahlen, vor allem Radon.

Diese vermeidbaren Risiken sind das lohnende Ziel präventiver Maßnahmen. Sie werden im Detail im folgenden Abschnitt besprochen (▶ Abschn. 3.4).

3.4 Prävention

Unter Prävention versteht man die Vorbeugung vor Krankheiten: Die Entstehung einer Erkrankung soll durch geeignete Maßnahmen verhindert werden. In der Onkologie setzt Prävention auf drei Ebenen an:

> **Definition**
>
> - **Primäre Prävention** zielt darauf ab, die Tumorentstehung zu verhindern, indem Risikofaktoren beseitigt oder reduziert und schützende Faktoren gestärkt werden (▶ Abschn. 3.4.1).
> - **Sekundäre Prävention** hat zum Ziel, z. B. durch Früherkennung die Heilungschancen zu verbessern (▶ Abschn. 3.4.2).
> - **Tertiäre Prävention** betrifft die Nachsorge nach Behandlung eines Tumors. Sie zielt auf die Vermeidung oder Früherkennung eines Rückfalls, von Zweittumoren und Behandlungsfolgen (▶ Kap. 38).

◘ Abb. 3.3 zeigt schematisch diese verschiedenen präventiven Interventionen.

3.4.1 Primäre Prävention

Für die Entstehung einer Mehrzahl von Krebserkrankungen spielen *vermeidbare* Risikofaktoren eine wesentliche Rolle. Diese sind das Ziel einer primären Prävention durch Veränderung des Risikoverhaltens, d. h. durch Veränderung des Lebensstils, in gewissen Fällen auch durch technische Maßnahmen oder Impfungen. Solche Veränderungen und Maßnahmen sind wirksam, ihr Nutzen ist gut belegt. Sie werden unten im Detail beschrieben.

Die Prävention von familiären Krebserkrankungen, die durch *unbeeinflussbare* Risikofaktoren, d. h. durch ererbte Genveränderungen bedingt sind, kann durch chirurgische und medikamentöse Methoden erfolgen (▶ Abschn. 3.4.1.2).

Sehr populär ist die „ungezielte" Prävention, etwa durch Einnahme von Aspirin, Vitaminen oder anderen Nahrungsergänzungsmitteln. Ihr Nutzen ist nicht genügend belegt.

3.4.1.1 Prävention beeinflussbarer Risikofaktoren

> In Westeuropa sind etwa 40 % aller Krebserkrankungen potenziell vermeidbar. Die primäre Prävention ist das wirksamste Mittel zur Senkung der Krebssterblichkeit.

Die wichtigsten vermeidbaren Risikofaktoren (◘ Abb. 3.4) und die entsprechenden Präventionsmaßnahmen:
- Zigaretten: Rauchstopp
- Alkohol: Senkung des Alkoholkonsums
- Übergewicht: Ernährung, Bewegung
- Infektionen: Impfungen, Antibiotika
- Ionisierende Strahlen (vor allem Radon): bauliche Maßnahmen

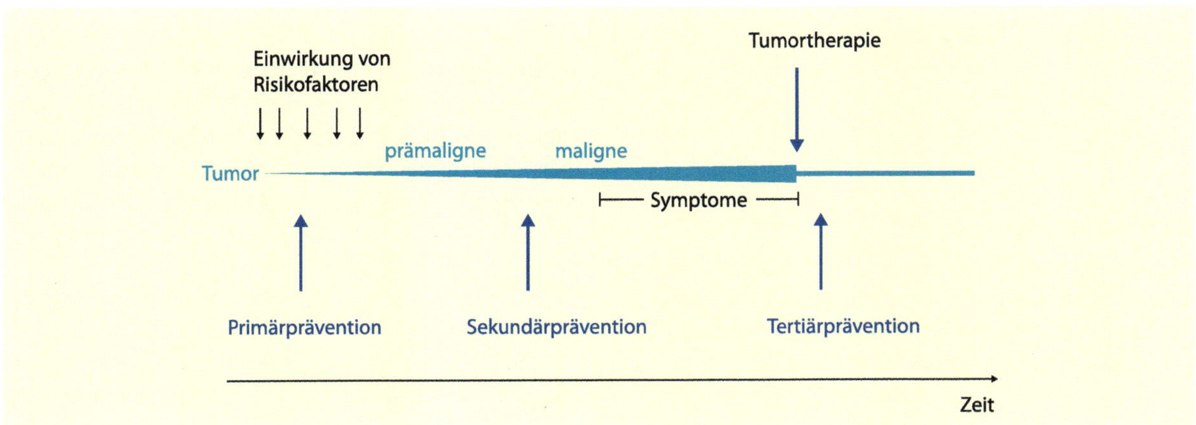

◘ **Abb. 3.3** Möglichkeiten der Prävention zu verschiedenen Zeitpunkten der Tumorentwicklung

3

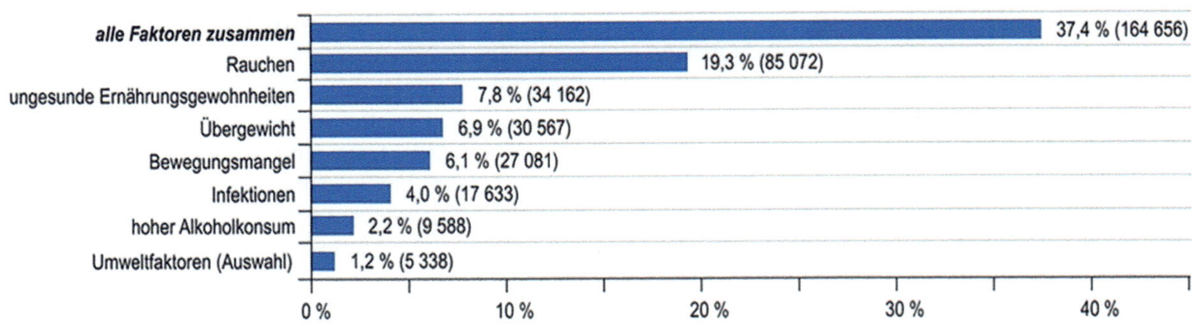

■ **Abb. 3.4** Krebsneuerkrankungen, die sich auf beeinflussbare Risikofaktoren zurückführen lassen (Schätzung für prozentualen Anteil an allen Krebsneuerkrankungen und Anzahl Fälle in Deutschland). (Gredner et al. 2018)

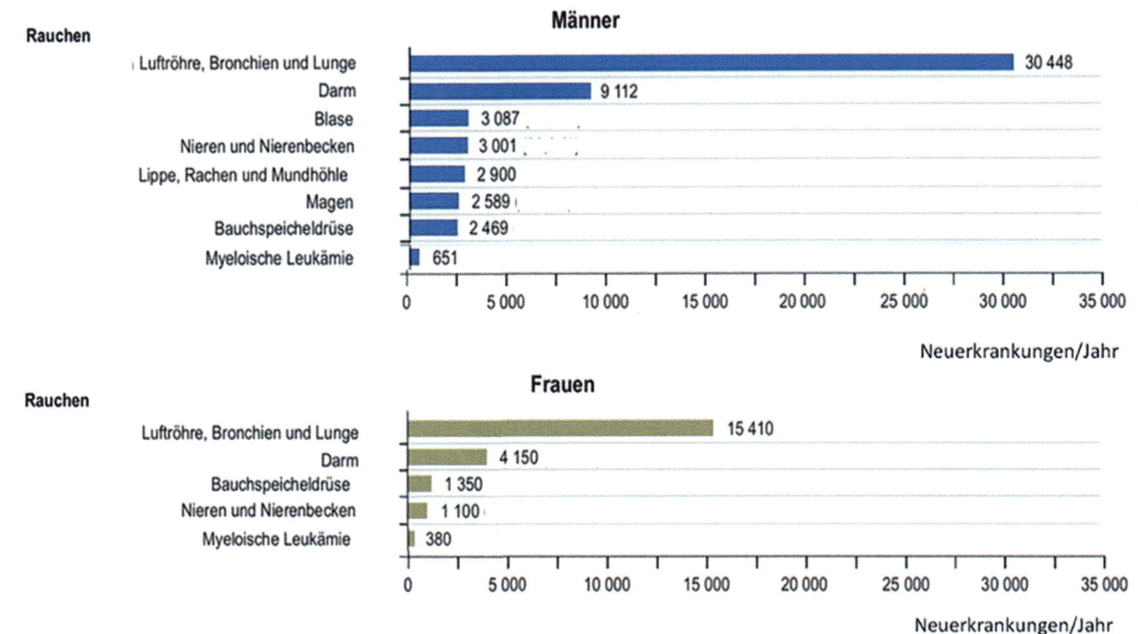

■ **Abb. 3.5** Jährliche Neuerkrankungen (Auswahl), die auf Rauchen zurückzuführen sind (geschätzte Zahlen für Deutschland 2018). (Nach Mons et al. 2018 mit frdl. Genehmigung)

> **Wichtig**
> – Den größten gesicherten Nutzen zeigt die Reduktion des Zigarettenkonsums.
> – Im Gegensatz zu weitverbreiteten Ansichten sind in Westeuropa Luftverschmutzung, Kernkraftwerke und Lebensmittelzusätze keine relevanten Risikofaktoren für die Entstehung maligner Tumoren.

3.4.1.1.1 Rauchen

Das Inhalieren von Tabakrauch ist mit Abstand der bedeutendste Krebsrisikofaktor. Tabakrauch ist ein komplexes Gemisch chemischer Substanzen und enthält stark wirksame Karzinogene.

> 35 % aller Krebstodesfälle bei den Männern und 13 % bei den Frauen zwischen 35 und 69 Jahren sind auf Tabakkonsum zurückzuführen und somit prinzipiell vermeidbar.

Tabak verursacht auch tödliche Erkrankungen des Herz-Kreislauf-Systems. Die WHO schätzt, dass 1/6 aller Todesfälle auf Tabakrauchen zurückzuführen sind. Der Zusammenhang zwischen Rauchen und verschiedenen Krebserkrankungen ist gesichert (■ Abb. 3.5).

> Bei einem Raucher ist das Risiko, an Lungenkrebs zu erkranken, 40- bis 60-mal höher als bei einem Nichtraucher. Dabei besteht eine direkte Korrelation zwischen Anzahl und Teergehalt der gerauchten Zigaretten, der Zahl der „Raucherjahre" und dem Krebsrisiko.

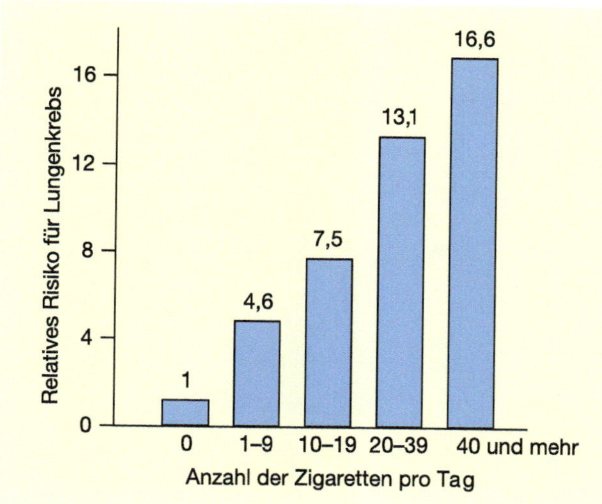

Abb. 3.6 Lungenkrebsrisiko und Zigarettenkonsum. Das Risiko steigt mit der Zahl der täglich gerauchten Zigaretten; es ist bei einem täglichen Konsum von 10–19 Zigaretten gegenüber einem Nichtraucher um das 7,5Fache erhöht. Allerdings ist das Risiko, an Lungenkrebs zu erkranken, auch bei einem Nichtraucher nicht gleich Null. (Nach Hammond 1966)

Als Maß für die gerauchten Zigaretten ist der englische Begriff „*pack years*" gebräuchlich. Dabei wird die Zahl der täglich konsumierten Zigarettenpackungen (Inhalt ca. 20 Stück) mit der Zahl der Raucherjahre multipliziert.

▶ **Beispiel**

Ein Raucher raucht 30 Jahre lang 1,5 Packungen Zigaretten am Tag: Es ergeben sich für ihn (1,5 × 30 =) 45 pack years. ◀

Während Neuerkrankungen und Sterblichkeit an Lungenkrebs bei Männern seit den späten 1980er-Jahren abnehmen, nehmen sie bei den Frauen, entsprechend ihrem vermehrten Zigarettenkonsum, zu (◘ Abb. 3.6).

Das *Passivrauchen* bedroht die Lebenserwartung von Nichtrauchern. Passivrauchen erhöht das Lungenkrebsrisiko: In Deutschland verursacht Passivrauchen jährlich ca. 260 Todesfälle durch Lungenkrebs.

Prävention

❯ Durch Vermeidung allein des Risikofaktors Rauchen könnten ca. 30 % der jährlichen Krebstodesfälle vermieden werden.

Je früher im Leben mit dem Rauchen begonnen wurde, umso höher ist das resultierende Krebsrisiko. Eine Risikoverminderung tritt jedoch nach Aufgabe des Rauchens auch im höheren Alter auf: Etwa 10 (leichte Raucher) bis 20 Jahre (starke Raucher) nach Aufgeben des Rauchens liegt das Krebsrisiko wieder etwa in der Größenordnung von Nichtrauchern.

Es ist wichtig, dass Pflegende ihre rauchenden Patienten zum Rauchstopp motivieren und sie dabei unterstützen, beispielsweise durch Vermittlung von Angeboten der Raucherentwöhnung und von Kontakten zu Beratungsstellen.

Auch bei Rauchern mit neu diagnostiziertem Lungenkrebs führt die Aufgabe des Zigarettenkonsums zu einer deutlichen Abnahme der Sterblichkeit.

▶ **Beispiel**

Bei 65-jährigen Rauchern mit neu diagnostiziertem nichtkleinzelligem Lungenkarzinom in frühen Stadien liegt die Wahrscheinlichkeit, 5 Jahre zu überleben, bei 33 % – falls sie weiter rauchen. Falls sie das Rauchen aufgeben, erhöht sich die Wahrscheinlichkeit auf 70 %. Nach Rauchstopp zeigen Patienten mit Lungenkrebs ein besseres Ansprechen auf Chemotherapie und weniger Komplikationen unter Bestrahlung (Andreas et al. 2013). ◀

Das Aufgeben des Rauchens sollte also in jedem Alter und auch noch bei Rauchern mit neu entdecktem Lungenkarzinom gefördert werden.

Die in den westeuropäischen Ländern bereits getroffenen Maßnahmen (Information über die gesundheitsschädigenden Auswirkungen, Gesetze zum Nichtraucherschutz, Angebote zur Unterstützung bei Rauchstopp, Preispolitik, Reklameverbot etc.) zeigen eine gewisse Wirkung: Mit der Abnahme des Zigarettenkonsums bei Männern geht eine Abnahme der Sterblichkeit an Lungenkarzinomen einher (◘ Abb. 3.1).

3.4.1.1.2 Alkoholkonsum

Übermäßiger Alkoholgenuss erhöht dosisabhängig das Risiko für die Erkrankung an verschiedenen Krebsarten (◘ Abb. 3.7). Dies ist in der Bevölkerung vielfach nicht hinreichend bekannt.

❯ Etwa 6 % aller Krebstodesfälle sind auf Alkoholkonsum zurückzuführen und somit prinzipiell vermeidbar.

Alkohol verstärkt zudem die karzinogene Wirkung des Tabakrauchs, d. h., starke Raucher mit hohem Alkoholkonsum haben ein besonders hohes Krebsrisiko.

Prävention Alkoholkonsum erhöht das Risiko für bösartige Tumoren, vor allem von Kehlkopf, Speiseröhre und Leber. Nach Alkoholeinschränkung oder -verzicht geht das Risiko für diese Krebserkrankungen innerhalb einiger Jahre zurück.

Die gleiche Menge konsumierten Alkohols führt bei Frauen zu einem höheren Krebsrisiko als bei Männern. Die Empfehlungen geben daher für Frauen und Männer unterschiedliche Mengen an. Es wird empfohlen, dass Frauen täglich nicht mehr als ein, Männer nicht mehr als zwei alkoholische Getränke (Gläser Wein, Bier) zu sich nehmen sollten.

3

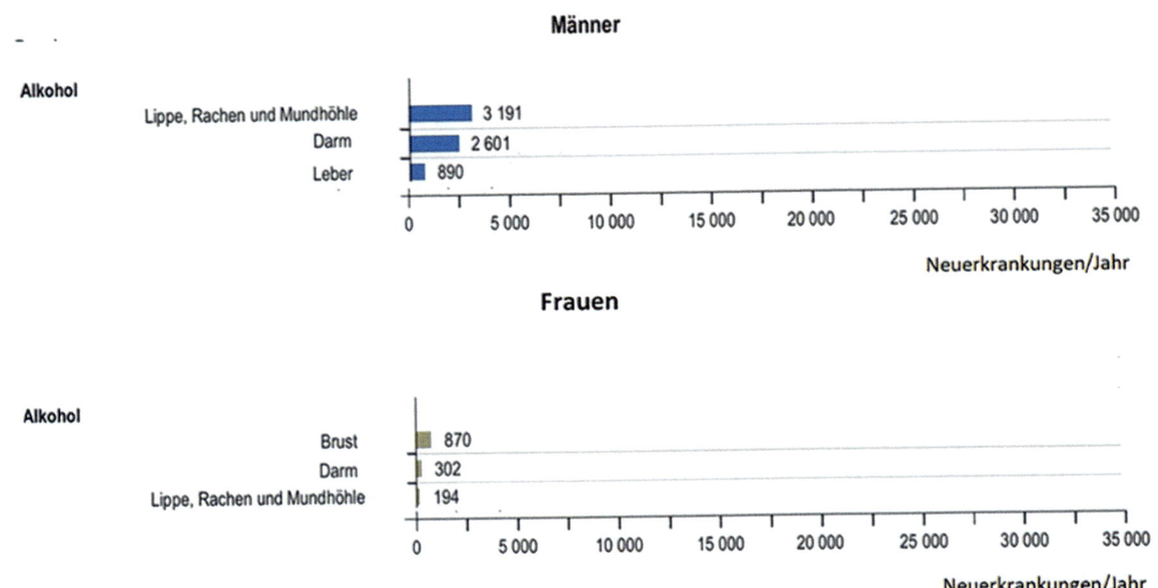

◘ **Abb. 3.7** Jährliche Neuerkrankungen (Auswahl), die auf Alkoholkonsum zurückzuführen sind (geschätzte Zahlen für Deutschland 2018). (Nach Mons et al. 2018, mit frdl. Genehmigung)

3.4.1.1.3 Ernährung

Der Zusammenhang zwischen Ernährungsweise und Krebsentstehung wurde von Experten des World Cancer Research Fund in einem lesenswerten Bericht zusammengefasst (WCRF 2020). Nach diesem Bericht scheint es zunehmend unwahrscheinlich, dass bestimmte Lebensmittel, Nährstoffe oder Lebensmittelbestandteile selbst einzelne Faktoren darstellen, die Krebs verursachen oder vor Krebs schützen. Vielmehr bildet das Zusammenspiel unterschiedlicher Ernährungs- oder Aktivitätsmuster ein mehr oder weniger krebsförderndes Stoffwechselmilieu.

Der Stellenwert der Ernährung als Risikofaktor variiert dabei je nach Krebsart. So besteht wahrscheinlich kein Zusammenhang zwischen Ernährung und Tumoren des blutbildenden Systems. Hingegen spielen Ernährung und Nährstoffe bei der Entstehung einiger der häufigen Krebsarten wie Brust- oder Dickdarmkrebs sehr wohl eine Rolle.

> Die Art der Ernährung kann das Krebsrisiko sowohl erhöhen als auch reduzieren.

Weiter kommt der Bericht des WCRF u. a. zu folgenden Feststellungen:
- Es besteht starke Evidenz dafür, dass der Verzehr von *Vollkornprodukten und Ballaststoffen* zum Schutz vor Dickdarmkrebs beiträgt sowie der Verzehr von Ballaststoffen vor Gewichtszunahme, Übergewicht und Adipositas schützt. Eine höhere Körperfettmasse stellt eine Ursache für viele Krebsarten dar.
- Es besteht starke Evidenz dafür, dass der Verzehr von *Fastfood* und eine westliche Ernährungsweise (gekennzeichnet durch einen hohen Gehalt an freiem Zucker, Fleisch und Fett) Ursachen für Gewichtszunahme, Übergewicht und Adipositas sind. Eine höhere Körperfettmasse stellt eine Ursache für viele Krebsarten dar.
- Es besteht starke Evidenz dafür, dass der Verzehr von rotem *Fleisch* und verarbeitetem Fleisch Ursachen für Dickdarmkrebs sind.
- Es besteht starke Evidenz dafür, dass *zuckerhaltige Getränke*, wenn sie häufig oder in großen Mengen konsumiert werden, eine Ursache für Gewichtszunahme, Übergewicht und Adipositas bei Kindern und Erwachsenen ist. Eine höhere Körperfettmasse stellt eine Ursache für viele Krebsarten dar.
- Für die meisten Menschen schützt der Verzehr der richtigen Lebensmittel und Getränke mit größerer Wahrscheinlichkeit vor Krebs als die Einnahme von *Nahrungsergänzungsmitteln*.

Prävention Aufgrund der oben aufgeführten Feststellungen gibt der World Cancer Research Fund in seinem dritten Expertenbericht (WCRF 2020) folgende Empfehlungen zur Ernährung:
- Essen Sie reichlich Vollkornprodukte, Gemüse, Obst und Bohnen: Machen Sie Vollkornprodukte, Gemüse, Obst und Hülsenfrüchte zu einem wesentlichen Bestandteil Ihrer täglichen Ernährung.
- Begrenzen Sie den Konsum von „Fastfood" und anderen verarbeiteten Lebensmitteln, die reich an Fett, Stärke oder Zucker sind.

- Begrenzen Sie den Verzehr von rotem und verarbeitetem Fleisch: Essen Sie nicht mehr als moderate Mengen von rotem Fleisch wie Rind, Schwein und Lamm. Essen Sie, wenn überhaupt, wenig verarbeitetes Fleisch.
- Begrenzen Sie den Konsum von zuckerhaltigen Getränken: Trinken Sie hauptsächlich Wasser und ungesüßte Getränke.
- Verwenden Sie zur Krebsprävention keine Nahrungsergänzungsmittel. Ziel ist es, den Nährstoffbedarf allein durch Lebensmittel zu decken.

3.4.1.1.4 Übergewicht und Mangel an körperlicher Bewegung

Übergewicht und Mangel an körperlicher Bewegung sind zunehmend wichtige Risikofaktoren für die Entwicklung einer Krebserkrankung. Übergewicht und Bewegungsmangel werden deshalb auch als „das neue Rauchen" bezeichnet. Die Bedeutung von Bewegung und Sport für die Prävention und Behandlung von Krebserkrankungen wird in ▶ Kap. 43 ausführlich beschrieben.

In der für Deutschland repräsentativen DEGS1-Studie 2008–2011 waren insgesamt 38 % der 25- bis 74-jährigen Männer und Frauen übergewichtig (Body-Mass-Index [BMI] 25–29,9 kg/m^2) und 25 % adipös (BMI ≥ 30 kg/m^2). Zusätzlich waren insgesamt 49 % dieser Menschen nicht hinreichend körperlich aktiv (1–149 min/Woche moderate bis intensive körperliche Aktivität) und 32 % waren sogar körperlich inaktiv (0 min/Woche moderate bis intensive körperliche Aktivität) (Behrens et al. 2018).

Übergewicht erhöht das Risiko für eine Reihe von Tumorerkrankungen wie Brustkrebs in der Menopause, Dickdarm-, Pankreas-, Gallenblasen-, Endometrium- und Nierenzellkarzinom. Einen schützenden Effekt hat dagegen körperliche Aktivität – insbesondere im Hinblick auf Dickdarmkrebs, aber auch auf postmenopausalen Brustkrebs und Endometriumkarzinom.

❯ Etwa 5 % aller Krebstodesfälle sind auf Übergewicht und mangelnde körperliche Aktivität zurückzuführen und somit prinzipiell vermeidbar.

Prävention Nach dem Verzicht auf das Rauchen ist die lebenslange Beibehaltung eines Körpergewichts im Normalbereich und körperliche Aktivität eine der wirksamsten Maßnahmen zur Prävention von Krebserkrankungen.

Dabei bedeutet körperliche Aktivität nicht unbedingt sportliche Betätigung. Auch Bewegung im Alltag (wie Spazierengehen, Laufen, Fahrradfahren) oder am Arbeitsplatz bei sitzender Tätigkeit (Treppensteigen statt Liftfahren!) nutzt das Präventionspotenzial.

Der World Cancer Research Fund (WCRF 2020) gibt folgende Empfehlungen zur Krebsprävention:

- Bleiben Sie innerhalb des normalen Körpergewichtsbereichs so schlank wie möglich.
- Vermeiden Sie eine Zunahme des Körpergewichts und des Bauchumfangs im Erwachsenenalter.
- Körperliche Aktivität sollte Teil des täglichen Lebens sein.
- Seien Sie mindestens 30 min pro Tag moderat körperlich aktiv, vergleichbar mit schnellem Gehen.
- Begrenzen Sie sitzende Aktivitäten wie Fernsehen.

3.4.1.1.5 Strahlen

Täglich sind wir Strahlungen unterschiedlichster Art ausgesetzt. Bei zwei Strahlenarten – den ionisierenden und den ultravioletten Strahlen – ist eine krebsauslösende Wirkung nachgewiesen. Von anderen elektromagnetischen Strahlen (Radiowellen, Mikrowellen, elektrische und magnetische Felder in der Umgebung von Radiostationen und Funktelefonen) ist eine krebsauslösende Wirkung nicht belegt.

Ionisierende Strahlen
Energiereiche Strahlung, die in der Lage ist, Elektronen von Atomen loszulösen oder Atome und Moleküle in geladene Teilchen aufzuspalten, nennt man ionisierende Strahlung.

❯ Die krebsauslösende Wirkung ionisierender Strahlen ist bewiesen. Etwa 5 % aller Krebstodesfälle werden durch ionisierende Strahlen verursacht.

Mehr als 80 % der auf uns einwirkenden ionisierenden Strahlen stammt aus unserer natürlichen Umgebung (kosmische Strahlung, Erdstrahlung, natürliche Strahlung von Nahrung und Wasser). Weitaus wichtigste Quelle der natürlichen Strahlung ist *Radon*.

Etwa 15 % der Strahlenbelastung stammt aus medizinischen Quellen (diagnostische und therapeutische Radiologie). Nach Strahlentherapie maligner Tumoren zeigt sich ein erhöhtes Risiko für Zweittumoren im bestrahlten Gebiet (z. B. vermehrtes Auftreten von Blasenkrebs nach Bestrahlung von Zervixkarzinomen). Durch moderne Bestrahlungsgeräte und -techniken ließen sich Strahlendosis, Bestrahlungsvolumen und Streustrahlung und damit das Risiko von Zweittumoren reduzieren.

Die Belastung durch berufliche Expositionen und durch Kernkraftwerke ist in diesem Zusammenhang zu vernachlässigen (< 1 % der Gesamtbelastung).

Radon Das natürlich vorkommende radioaktive Edelgas ist in unterschiedlichen Konzentrationen in allen Gesteinen und Böden überall auf der Welt anzutreffen. Es entsteht als Zerfallsprodukt aus Radium. Radon stellt die Hauptquelle der natürlichen Strahlenexposition dar. Es kann relativ leicht aus dem Boden entweichen und über Undichtigkeiten und Risse in der Bausubstanz in Gebäude eindringen und sich dort anreichern. Das aus dem Erdreich entweichende Radon verdünnt sich in der Atmosphäre und zerfällt dort. Die Radonkonzentration ist üblicherweise in bodenberührenden Gebäudebereichen (Keller und nicht unterkellerte Räume) am höchsten und nimmt dann von Stockwerk zu Stockwerk ab.

Radon und seine Zerfallsprodukte werden mit der Atemluft aufgenommen. Die gesundheitliche Gefährdung beruht auf kurzlebigen Zerfallsprodukten des Radongases, die im Atemtrakt abgelagert werden und dort weiter zerfallen. Die dabei entstehende energiereiche α-Strahlung kann zu einer Zellschädigung und somit zur Entstehung eines Lungenkarzinoms führen. Das Lungenkrebsrisiko steigt linear mit zunehmender Dauer der Exposition und Konzentration des Radons im Gebäude.

Nach Schätzungen werden in Deutschland etwa 2000 von insgesamt 45.000 Lungenkrebssterbefällen pro Jahr durch Radon in Wohnungen verursacht. In der Schweiz sterben pro Jahr etwa 2700 Menschen an Lungenkrebs, davon sind 200–300 dem Radon zuzuschreiben.

> Radon ist – nach dem Rauchen – der wichtigste Risikofaktor für Lungenkrebs. Etwa 5–10 % der Lungenkrebsfälle sind auf Radonexposition zurückzuführen (de Groot et al. 2018).

Die Belastung durch Radon ist in erster Linie von geologischen Faktoren abhängig; entsprechend ist die regionale Belastung sehr unterschiedlich: In Deutschland finden sich größere Belastungen etwa im Erzgebirge und in den Bayrischen Alpen, in der Schweiz im Jura, Tessin und Graubünden. Daneben spielt die Bauweise des Gebäudes eine wichtige Rolle.

Prävention Durch eine geeignete Bauweise kann die Radonbelastung im Gebäude erheblich reduziert werden. Dadurch ergeben sich Möglichkeiten der Prävention, vor allem durch eine gute Isolierung gegen den Baugrund.

Die nationalen Gesundheitsbehörden unternehmen große Anstrengungen, Regionen und Gebäude mit hoher Radonbelastung zu erfassen. Bauherren und Architekten sind verpflichtet, bei jedem Neubau und bei jeder Renovierung der lokalen Radonbelastung Rechnung zu tragen. An Standorten mit erhöhter Radonbelastung müssen bauliche Maßnahmen getroffen werden, die das Eindringen des Gases ins Gebäude verhindern. Entsprechende Informationsschriften stehen zu Verfügung.

Anwendungen in der Medizin Nach *Strahlentherapien* maligner Tumoren besteht ein erhöhtes Risiko für Zweit-

tumoren im bestrahlten Gebiet (z. B. vermehrtes Auftreten von Blasenkrebs nach Bestrahlung von Zervixkarzinomen). Hier ergeben sich präventive Möglichkeiten lediglich in der exakten Planung der Bestrahlung mit bestmöglicher Schonung des umliegenden Gewebes.

In der *diagnostischen Radiologie* wird mit wesentlich geringeren Strahlendosen gearbeitet als in der Radiotherapie (▶ Tab. 4.2). Ein sehr geringgradig erhöhtes Risiko für die Entwicklung eines bösartigen Tumors besteht bei der wiederholten Durchführung von Computertomografien, vor allem bei Kindern. Die Indikation dazu ist entsprechend sorgfältig zu stellen.

Sonnenlicht

Die ultravioletten (UV-)Strahlen des Sonnenlichts, aber auch von Solarien können Krebs auslösen und sind die Hauptursache für alle Arten von Hautkrebs, auch für das Melanom. Die Mortalität des Melanoms hat bei hellhäutigen Menschen in den letzten Jahrzehnten erschreckend zugenommen.

> UV-Strahlung gilt als Hauptrisikofaktor für Hautkarzinome und Melanome. Etwa 1 % aller Krebstodesfälle wird auf UV-Strahlen zurückgeführt.

Das vermehrte Auftreten von Hautkrebs steht auch in Zusammenhang mit den veränderten Bekleidungs- und Freizeitgewohnheiten; dem Modetrend, die Haut intensiv zu bräunen, während der Ozongehalt in der Stratosphäre („Ozonloch") abnimmt.

Während die Exposition gegenüber Sonnenlicht und dessen karzinogenen UV-Strahlen früher in erster Linie ein mit der beruflichen Tätigkeit verbundenes Risiko von Landwirten, Gärtnern, Seeleuten usw. darstellte, ist dieser – größtenteils vermeidbare – Risikofaktor heute zunehmend dem Freizeitbereich (inkl. Besuch von Solarien) zugeordnet.

Prävention Sonnenbrände und möglicherweise wiederholt aufgetretene starke UV-bedingte Rötungen der Haut im frühen Kindesalter erhöhen das Risiko für Hautkrebserkrankungen. Ihre Vermeidung durch Kleidung oder Sonnenschutz stellt eine wirksame Präventionsmaßnahme dar, die bereits im Kindesalter einzusetzen hat. Die Nutzung von Solarien sollte vermieden werden.

3.4.1.1.6 Belastungen bei der Arbeit

Auch am Arbeitsplatz sind Menschen krebsauslösenden Faktoren ausgesetzt. Das Erkennen dieser Faktoren ist allerdings schwierig, da die Zusammenhänge meist nicht offensichtlich sind und gute epidemiologische Daten deshalb weithin fehlen. Steht ein Zusammenhang aber einmal fest, werden gesetzliche Maßnahmen zum Schutz der Arbeitnehmer ergriffen.

Die folgenden Belastungen werden als häufigste Auslöser einer bösartigen Erkrankung beschrieben (Daten nach DGUV 2020):

Asbest

Asbest ist ein natürlich vorkommendes faserförmiges Mineral. Wegen seiner Hitze- und Säurebeständigkeit ist es ein hervorragendes Dämm-Material. Es wurde deshalb in großem Maße in der Bau-, Automobil- und anderen Industrien eingesetzt. Obwohl der Zusammenhang zwischen Asbest-Exposition und Lungenkrebs seit den 1940er-Jahren bekannt war, wurde die Herstellung und Verwendung von Asbest in Deutschland erst 1993 generell verboten. Da zwischen der Asbest-Exposition und der Entwicklung einer bösartigen Erkrankung 20–40 Jahre vergehen, kommt es auch heute noch trotz dieses Verbots in Deutschland jährlich zu über 1300 asbestbedingten Todesfällen an Lungenkrebs und an Mesotheliom, einem bösartigen Tumor des Brustfells.

Mineralische Öle

Vor allem Arbeiter in der Metallindustrie kommen mit mineralischen Ölen, die z. B. als Schmier- oder Kühlmittel verwendet werden, in Kontakt. In Deutschland werden jährlich etwa 160 Todesfälle an Blasen-, Lungen-, Blut- und Hautkrebs auf diese Belastung zurückgeführt.

Nächtliche Schichtarbeit

2019 hat die Weltgesundheitsorganisation WHO nächtliche Schichtarbeit erneut als wahrscheinlich krebserregend eingestuft (IARC 2019). Es wird geschätzt, dass in Großbritannien jährlich etwa 2000 neue Fälle von Brustkrebs auf diese Belastung zurückzuführen sind (Rushton et al. 2010). Daten für Deutschland fehlen.

> Etwa 5 % der Krebstodesfälle werden durch Belastungen am Arbeitsplatz verursacht.

Prävention Durch präventive Arbeitsschutzmaßnahmen sind Krebstodesfälle, die Schadstoffbelastungen am Arbeitsplatz zugeschrieben werden, zu einem erheblichen Teil vermeidbar. Diese sind in Europa heute etabliert. Dadurch ist es gelungen, industrielle Arbeitsplätze wesentlich „sauberer" zu gestalten. Beispiele dafür sind das weitgehende Verbot der Herstellung, Verarbeitung oder Verwendung von Asbest und asbesthaltigen Produkten.

3.4.1.1.7 Umweltschadstoffe

In den westlichen Ländern verursachen Umweltschadstoffe in Wasser, Luft und Erde weniger als 1 % aller Krebstodesfälle, obschon Dutzende von karzinogenen Stoffen aus der Umwelt bekannt sind. Die Schwierigkeit bei der Erfassung der Bedeutung der karzinogenen Stoffe in der Umwelt liegt darin, dass sie oft nur in Spuren nachgewiesen werden und damit häufig der kausale Zusammenhang nicht bewiesen werden kann.

> Im Gegensatz zu weitverbreiteten Ansichten sind in Westeuropa Luftverschmutzung, Kernkraftwerke und Lebensmittelzusätze keine relevanten Risikofaktoren für die Entstehung maligner Tumoren.

3.4.1.1.8 Infektionen

Ein Zusammenhang zwischen Infektionskrankheiten und bestimmten Krebserkrankungen ist seit Langem bekannt. Am häufigsten verursachen Viren Krebs, gefolgt von Parasiten und Bakterien. 80 % aller durch Infektionen ausgelösten Krebserkrankungen sind auf das Hepatitis-B-Virus (Leberkrebs) und auf Papillomaviren (Zervix-, Analkarzinom) zurückzuführen.

Mit dem *Hepatitis-B-Virus (HBV)* sind weltweit etwa 350 Mio. Menschen, vor allem in Asien, infiziert. Die Infektion führt zu einer chronischen Leberentzündung, aus der sich nach vielen Jahren oder Jahrzehnten ein hepatozelluläres Karzinom (HCC) entwickeln kann. In China ist das HCC die häufigste Krebsart.

> In den Ländern Westeuropas und Nordamerikas gehen Schätzungen zufolge etwa 5 % der Krebstodesfälle auf infektionsbedingte Krebserkrankungen zurück (◻ Tab. 3.5).

Eine anhaltende (persistierende) Infektion mit bestimmten HPV-Typen ist Voraussetzung für die Entwicklung von Gebärmutterhalskrebs (Zervixkarzinom) und von anderen selteneren Karzinomen im Anogenitalbereich (Vulva- und Scheidenkarzinom, Analkarzinom, Peniskarzinom).

◻ **Tab. 3.5** Infektionskrankheiten als Risikofaktoren für maligne Tumoren (Auswahl)

Erreger		Tumor
Viren	Hepatitis-B-Virus (HBV)	- Leberzellkarzinom
	Humanpapillomavirus (HPV)	- Zervixkarzinom - Vulvakarzinom - Analkarzinom
	Epstein-Barr-Virus (EBV)	- Morbus Hodgkin - Magenkarzinom
Bakterien	Helicobacter pylori	- Magenkarzinom - Magenlymphom

3

HPV werden durch Geschlechtsverkehr übertragen. Etwa 40 verschiedene HPV-Viren können die genitalen und andere Schleimhäute infizieren. Die HPV-Typen 16 und 18 verursachen etwa 70 % aller Zervixkarzinome, HPV 6 und 11 sind für 90 % aller Fälle von Genitalwarzen (Kondylome) verantwortlich.

Es wird geschätzt, dass die meisten sexuell aktiven Menschen im Laufe ihres Lebens eine HPV-Infektion durchmachen. 90 % dieser Infektionen heilen aber unter dem Einfluss der zellulären Immunabwehr spontan ab.

Prävention

Impfung gegen Hepatits-B-Virus Mit derImpfung gegen HBV steht ein wirksames Mittel zur primären Prävention von Leberkrebs zur Verfügung. In Taiwan, einem Land mit sehr hoher Prävalenz von chronischen HBV-Infekten, wurde die Impfung von Neugeborenen bereits 1984 eingeführt. Seither konnte dort ein deutlicher Rückgang der Sterblichkeit an Leberkrebs dokumentiert werden. Die Impfung wird in Deutschland, der Schweiz und Österreich empfohlen.

Impfung gegen humane Papillomaviren (HPV) Mit Cervarix und Gardasil stehen zwei HPV-Impfstoffe zur Verfügung. Beide schützen gegen Infektionen mit den wichtigsten potenziell krebsauslösenden HPV-Typen 16 und 18. Gardasil schützt zusätzlich gegen 7 weitere HPV-Typen, darunter die Typen 6 und 11, die Hauptverursacher von Genitalwarzen sind. Bei kompletter Durchimpfung sollten sich rund 70 % der Zervixkarzinome verhindern lassen. Beide Impfstoffe schützen mit großer Sicherheit vor Neuinfekten mit den Impfviren, sind aber nicht wirksam gegen bereits bestehende Infekte. Es ist deshalb empfehlenswert, die Impfung vor der Aufnahme eines aktiven Sexuallebens durchzuführen, d. h. zwischen dem 12. und 17. Lebensjahr oder auch früher.

Die HPV-Impfung wird in Deutschland, der Schweiz und Österreich offiziell für Mädchen und Jungen ab dem 9. Altersjahr (Deutschland und Österreich) respektive dem 11. Altersjahr (Schweiz) empfohlen.

Da die verfügbaren Impfstoffe nicht gegen alle Typen von tumorauslösenden HPV wirksam sind, kann auch bei Geimpften nicht auf Vorsorgeuntersuchungen („Pap-Test") verzichtet werden. Die Untersuchungen können aber evtl. in größeren Abständen erfolgen.

3.4.1.1.9 Medikamente

Einige Medikamente besitzen neben ihrer heilenden Wirkung auch karzinogene Eigenschaften. Dazu gehören auch einige *Zytostatika* und das Antiöstrogen Tamoxifen. Tamoxifen hemmt als Antiöstrogen das Wachstum von hormonabhängigem Brustkrebs. Es hat aber auch eine leichte Östrogen-Wirkung und erhöht deshalb geringgradig das Risiko, an einem Gebärmutterkrebs zu erkranken. Die kanzerogene Wirkung von tumorwirksamen Medikamenten wird in ▶ Abschn. 8.10 diskutiert.

Die *Hormonersatztherapie* mit Östrogenen und Gestagenen, die zur Behandlung von Beschwerden in der Menopause sowie zur Prävention der Osteoporose eingesetzt wird, erhöht das Risiko für Brustkrebs leicht, insbesondere wenn sie > 5 Jahre verabreicht wird. Östrogene in der Menopause erhöhen zudem das Risiko für Endometriumkrebs, die gleichzeitige Gabe eines Gestagens reduziert dieses Risiko, weshalb nur hysterektomierte Frauen eine Monotherapie mit Östrogenen erhalten sollten.

Die *Antikonzeption* mit Ovulationshemmern (Östrogen-Gestagen-Kombinationen) scheint mit einem geringgradig erhöhten Brustkrebsrisiko verbunden zu sein, gleichzeitig wird aber das Risiko für Gebärmutter- und Eierstockkrebs reduziert.

Bei jeder medizinischen Behandlung ist der Nutzen von Medikamenten gegenüber möglichen Komplikationen und unerwünschten Spätfolgen abzuwägen. Dies gilt insbesondere für den Einsatz von Medikamenten mit karzinogenen Eigenschaften.

3.4.1.1.10 Hormonelle Faktoren, Fortpflanzung und Sexualität

Vorgänge im Zusammenhang mit Fortpflanzung und Sexualität beeinflussen die Entstehung verschiedener Tumoren, vor allem in hormonabhängigen Geweben wie Brustdrüse und Gebärmutter. So erhöhen eine frühe Menarche und eine späte Menopause das *Brustkrebsrisiko*, wahrscheinlich entsprechend der verlängerten Exposition gegenüber dem körpereigenen Hormon Östrogen, das die Krebsentwicklung fördern kann. Eine frühe erste Schwangerschaft zeigt umgekehrt einen gewissen Schutzeffekt gegen Brustkrebs, möglicherweise weil durch die Milchproduktion das Drüsengewebe zur endgültigen Differenzierung angeregt wird. In den Industrieländern, in denen das Fortpflanzungsverhalten durch soziale und ökonomische Faktoren mitbestimmt wird, entscheiden sich Frauen später für Nachkommenschaft; deshalb steigt möglicherweise die Inzidenz von Brustkrebs in diesen Ländern weiter an. Beim *Zervixkarzinom* stellen Infektionen mit humanen Papillomaviren (HPV) den wichtigsten Risikofaktor dar. Das Risiko einer Infektion nimmt mit der Zahl der Sexualpartner zu.

3.4.1.1.11 Unspezifische Prävention durch Aspirin und Nahrungsergänzungsmittel

Die unspezifische Prävention von Krebskrankheiten richtet sich nicht gegen bestimmte, bekannte Risikofaktoren. Sie soll allgemein vor Krebserkrankungen schützen. Ihre Methoden, etwa die Einnahme von Aspirin, Vitaminen oder anderen Nahrungsergänzungsmitteln, sind sehr populär, aber mit vielen offenen Fragen verbunden.

Aspirin Die regelmäßige, jahrelange Einnahme von niedrig dosiertem Aspirin vermindert nicht nur das Risiko von Herz-Kreislauf-Erkrankungen (Myokardinfarkt, Schlaganfall), sie ist auch wirksam in der Prävention von Krebserkrankungen, besonders von Dickdarmkrebs (Cuzick et al. 2015). Da Aspirin gerinnungshemmend wirkt, führt diese Behandlung allerdings auch zu vermehrten Blutungen. Sie wird vorläufig von offizieller Seite nicht empfohlen, da wichtige Fragen zum Verhältnis von Nutzen (Prävention) zu Schaden (Blutungsrisiko) noch offen sind.

Nahrungsergänzungsmittel, Vitamine und Spurenelemente Viele Menschen sind der Meinung, sie benötigten auch bei ausgewogener Ernährung zusätzliche Vitamine, Mineralstoffe oder andere Nahrungsergänzungen wie Fett- oder Aminosäuren. Diese Substanzen gehören deshalb zu den meist verkauften Gesundheitsprodukten. Da Nahrungsergänzungsmittel keine Arzneimittel sind, dürfen die Hersteller nicht mit der Vorbeugung oder Behandlung von Krankheiten werben. Deshalb werden die Produkte oft mit allgemeinen Aussagen wie „unterstützt die Abwehrkräfte" beworben. Es konnte bislang allerdings kein Nachweis erbracht werden, dass solche Zusätze das Auftreten von Krebs oder Herz-Kreislauf-Erkrankungen verhindern könnten (Fortmann 2013). Zur Krebsprävention werden insbesondere die sog. Antioxidanzien propagiert, dazu gehören die Vitamine A, C und E, Selen und β-Carotin. Auch diese Substanzen zeigen jedoch weder in der primären noch in der sekundären Prävention die gewünschte Wirkung. Im Gegenteil: Es gibt Hinweise, dass die Einnahme von Vitamin A, E und von β-Carotin (allein oder in Kombination) die Gesamtsterblichkeit erhöht (Bjelakovic et al. 2012).

> ❯ Von der Zugabe von Vitaminen oder Spurenelementen zu einer normalen und ausgewogenen Kost ist deshalb – außer bei nachgewiesenen Mangelzuständen – abzuraten.

3.4.1.2 Prävention familiärer Krebserkrankungen

3.4.1.2.1 Chirurgische Eingriffe

Die chirurgische Entfernung bestimmter Organe zur Vorbeugung von Krebserkrankungen ist in Betracht zu ziehen, falls bei einem Menschen das Risiko für bestimmte Tumoren stark erhöht ist. Dies kann bei Trägern bestimmter Gene wie auch bei Patienten mit bestimmten Krankheiten der Fall sein:

- Bei der genetisch bedingten *familiären adenomatösen Polyposis* (FAP) treten bereits in jungen Jahren Hunderte von Darmpolypen auf, aus denen sich im Laufe der Zeit bösartige Tumoren entwickeln. Durch rechtzeitige chirurgische Entfernung der befallenen Darmanteile ist es möglich, die Entstehung von Darmkrebs zu verhindern.
- Gelegentlich ist eine präventive Darmresektion auch bei Patienten mit *Colitis ulcerosa* indiziert, einer entzündlichen Darmerkrankung, die ebenfalls nach langer Latenz zur Entwicklung von Dickdarmkrebs führen kann.
- Frauen mit erblich bedingter *Mutation der Gene BRCA1 oder BRCA2* haben ein deutlich erhöhtes Risiko, an Brust- und Eierstockkrebs zu erkranken. Durch die chirurgische Entfernung der Ovarien (Ovarektomie) und der Brüste (Mastektomie) kann dieses Risiko reduziert werden. Die Indikation zu diesen eingreifenden Maßnahmen ist im Einzelfall sehr sorgfältig abzuklären. Dabei müssen die Wünsche und Wertvorstellungen der betroffenen Frauen berücksichtigt werden.
- Bei den erblichen Formen des medullären Schilddrüsenkarzinoms – im Rahmen der multiplen endokrinen Neoplasie 2 (*MEN 2*) – gilt die Entfernung der Schilddrüse bei nachgewiesener Genmutation als präventive Maßnahme.

Fragen der genetischen Diagnostik und Beratung werden in ▶ Abschn. 4.10 ausführlicher behandelt.

3.4.1.2.2 Chemoprävention

> **Definition**
>
> Unter **Chemoprävention** versteht man die Verabreichung von Medikamenten mit dem Ziel, die Entwicklung eines malignen Tumors zu verhüten.

Antiöstrogene und Aromatasehemmer

Diese hormonal aktiven Substanzen (▶ Abschn. 8.4) werden erfolgreich zur adjuvanten und palliativen Behandlung des Mammakarzinoms eingesetzt. Sie wurden deshalb auch in der Prävention von Brustkrebs untersucht. In mehreren Studien mit dem Antiöstrogen Tamoxifen und mit verschiedenen Aromatasehemmern konnte eine präventive Wirkung nachgewiesen und das Risiko für eine Brustkrebserkrankung deutlich gesenkt werden. Die genannten Medikamente sind allerdings nicht frei von unerwünschten Wirkungen (u. a. Thromboembolien, Endometriumkarzinome, Osteoporose mit erhöhtem Risiko von Frakturen). Der präventive Einsatz dieser Substanzen bleibt deshalb auf Frauen mit deutlich erhöhtem Risiko beschränkt.

3.4.2 Sekundäre Prävention (Früherkennung)

3.4.2.1 Definitionen und Ziele

> **Definition**
>
> Als **sekundäre Prävention** gelten Maßnahmen zur Tumorfrüherkennung, individuell oder als organisierte Reihenuntersuchungen (Screening). Sie zielt auf Personen mit asymptomatischer, präklinischer Erkrankung.

Der Begriff Screening (von engl. screen: Sieb) bezeichnet eigentlich Maßnahmen im Rahmen von organisierten Reihenuntersuchungen. Im deutschen Sprachgebrauch werden „Screening" und „Früherkennung" allerdings oft gleichbedeutend verwendet und bezeichnen sowohl individuell als auch im Rahmen von organisierten Untersuchungen durchgeführte Maßnahmen. Auf keinen Fall handelt es sich aber bei „Früherkennung" um Untersuchungen, die „früh" im Sinne von „bei ersten Krankheitszeichen" (Blut im Stuhl, tastbarer Knoten in der Brust) durchgeführt werden.

> Ziel der Früherkennung ist es, in der untersuchten Bevölkerung die Sterblichkeit an der gesuchten Krebsart (und dadurch idealerweise auch die Gesamtsterblichkeit) zu senken. Die Senkung der Sterblichkeit ist das wichtigste Maß für die Wirksamkeit eines Screenings.

Charakteristische Aspekte des Screenings im Rahmen von Reihenuntersuchungen sind:

- Eine *sehr große Zahl* von Personen wird zur Untersuchung eingeladen.
- Die *meisten* dieser Personen werden niemals in ihrem Leben die betreffende Krankheit entwickeln.
- Die Untersuchung identifiziert diejenigen Personen, bei denen die betreffende Krankheit bereits vorliegt, allerdings erst in Vorstufen oder einer sehr frühen, asymptomatischen Phase.
- Diese *sehr wenigen* können frühzeitig einer wirksamen Behandlung zugeführt werden.

Bedingungen für ein Programm zur Früherkennung von Krebserkrankungen sind:

- Der gesuchte Tumor hat ein erkennbares, *asymptomatisches Latenzstadium*.
- Es steht eine einfache, treffsichere und wenig belastende *Untersuchungsmethode* zur Verfügung.
- Es steht eine *Behandlung* zur Verfügung, die die Heilungschancen erhöht – und diese Behandlung ist erfolgreicher, wenn sie eingesetzt wird, bevor Symptome auftreten.

- Die *Information* über Nutzen und Risiken der Screening-Methode erfolgt neutral. Die zur Untersuchung eingeladenen Personen können abwägen, ob sie an der Früherkennungsuntersuchung teilnehmen möchten oder nicht.

Am Beispiel der Mammografie sollen wichtige Unterschiede zwischen zwei verschiedenen Formen der Früherkennung aufgezeigt werden:

Organisiertes Screening Beim organisierten Screening werden bestimmte Bevölkerungsgruppen im Rahmen von Screening-Programmen, beim deutschen Mammografie-Programm z. B. alle symptomlosen Frauen im Alter zwischen 50 und 69 Jahren regelmäßig zur Mammografie eingeladen. Die Teilnahme ist freiwillig und kostenlos. Das Screening erfolgt nach vorgegebenen Qualitätsstandards und wird wissenschaftlich evaluiert. Die konstante Kontrolle und Sicherung der Qualität der radiologischen Untersuchung ist ein großer Vorteil des organisierten Mammografie-Screenings. Nur beim organisierten Screening ist es möglich, die Resultate (Senkung der Mortalität?) wissenschaftlich zu prüfen. Besteht bereits ein Tumorverdacht, etwa wenn eine Veränderung ertastet wurde, muss eine Abklärung außerhalb des Screenings erfolgen.

Individuelles Screening Ein individuelles Screening wird vor allem dort durchgeführt, wo keine organisierten Programme bestehen. Die Untersuchung wird auf Initiative der einzelnen Frau oder ihres Arztes angemeldet. Die Kosten werden nur teilweise von den Krankenkassen übernommen. Die Resultate können nicht epidemiologisch ausgewertet werden.

Screening-Mammografien werden bei Frauen durchgeführt, bei denen kein konkreter Verdacht auf ein Mammakarzinom besteht. Im Unterschied dazu werden „diagnostische" Mammografien bei Verdacht auf ein Mammakarzinom, z. B. aufgrund eines Tastbefundes, durchgeführt. Bei diesen handelt es sich nicht um Screening- bzw. Früherkennungsuntersuchungen.

3.4.2.2 Untersuchungen zur Krebsfrüherkennung

3.4.2.2.1 Früherkennung von Gebärmutterhalskrebs

Die *zytologische Abstrichuntersuchung nach Papanicolaou* („Pap-Test") wurdebereits in den 1930er-Jahren entwickelt. Der Nutzen scheint durch den massiven Rückgang von Auftreten und Sterblichkeit seit Einführung des Tests belegt. Bis zu 90 % der Neuerkrankungen und damit auch der Todesfälle an Gebärmutterhalskrebs können bei regelmäßiger Teilnahme (alle 1–3 Jahre) der Frauen im Altersbereich zwischen 25 und 65 Jahren vermieden werden.

Seit einiger Zeit steht auch ein Test zum *Nachweis von HPV* (humane Papilloma-Viren, ▶ Abschn. 3.4.1) zur Verfügung. Der Test beruht auf dem Nachweis der viralen DNA in den durch den Abstrich gewonnen Zellen.

3.4.2.2.2 Früherkennung von Brustkrebs

Brustkrebs ist – neben Lungenkrebs – die häufigste krebsbedingte Todesursache bei Frauen und deshalb ein wichtiges Ziel präventivmedizinischer Maßnahmen. Für die Früherkennung steht die Mammografie zur Verfügung.

Mammografie

Die Wirksamkeit von organisierten Screening-Programmen auf der Grundlage der *Mammografie* (Röntgenuntersuchung der Brust) wurde in einer Reihe randomisierter kontrollierter Studien untersucht. Die Studien für Frauen im Altersbereich zwischen 50 und 70 Jahren zeigten eine leichte Reduktion der Brustkrebssterblichkeit (◘ Tab. 3.6). Für jüngere Frauen konnte der Nachweis einer niedrigeren Sterblichkeit bisher nicht sicher erbracht werden. Eine Senkung der Gesamtsterblichkeit konnte bislang nicht nachgewiesen werden.

Neben dem Nutzen – dank Screening verhütete Todesfälle durch Mammakarzinom – kann die Mammografie wie jedes Screening auch Schaden verursachen. Als wichtigster Punkt wird dabei vermehrt das Problem der *„Überdiagnose"* erkannt (▶ Abschn. 3.4.2.4). Sie beruht auf der Diagnose von Karzinomen, die ohne Screening während des Lebens der betroffenen Frau unentdeckt und ohne Konsequenzen geblieben wären: Bei 18 % der in Deutschland durch Screening entdeckten Mammakarzinome handelt es sich um In-situ-Karzinome, d. h. Krebsvorstufen (Kooperationsgemeinschaft Mammografie 2019). Es gibt derzeit keine Möglichkeit, mit Sicherheit zu erkennen, ob sich aus einem In-situ-Karzinom ein invasives Karzinom entwickeln wird – es wird deshalb immer wie ein invasives Karzinom behandelt. Dies führt zu *„Übertherapie"*, d. h. zu unnötigen Brustoperationen, Bestrahlungen und evtl. adjuvanten Hormontherapien. Andere Risiken des Screenings wie falsch-positive Befunde sind weniger einschneidend, allerdings psychologisch belastend und mit weiteren Abklärungen, z. B. Biopsien, verbunden.

Falsch-negative Befunde stellen ein weiteres Problem dar. Bei einer dichten Brust, d. h. einer Brust mit relativ viel Drüsengewebe und wenig Fett, werden Karzinomherde in der Mammografie maskiert – sie sind deshalb kaum vom normalen Drüsengewebe zu unterscheiden. (Anmerkung: Die „Dichte" in diesem Zusammenhang bezeichnet einen mammografischen Befund. Sie ist nicht identisch mit dem Tastbefund bei der Palpation der Brust.) Falsch-negative Befunde sind deshalb bei Frauen mit dichten Brüsten, d. h. vor allem bei jüngeren Frauen häufig. Es wird deshalb bei diesen Frauen zusätzlich oder an Stelle der Mammografie die Durchführung einer Ultraschall- oder MRI-Untersuchung empfohlen. *Falsch-positive Ergebnisse* sind seltener, verursachen aber im Fall auch hier zusätzliche Untersuchungen und können Angst und Verunsicherung auslösen (▶ Abschn. 3.4.2.4).

Nutzen und Risiken der Früherkennung von Brustkrebs durch organisiertes Mammografie-Screening werden in verschiedenen Publikationen und Empfehlungen unterschiedlich gewichtet.

> ❯ Jede Frau muss aufgrund ihrer persönlichen Bewertung von möglichem Nutzen und Schaden entscheiden, ob sie die Einladung zum Mammografie-Screening annehmen oder ablehnen will. Voraussetzung ist eine offene Information über Nutzen und Risiken der Methode.

◘ **Tab. 3.6** „Nutzen" und „Schaden" von Brustkrebs-Früherkennung durch Mammografie-Screening. (Nach Harding-Zentrum für Risikokompetenz 2019)

	1000 Frauen *ohne* Mammografie-Screening	1000 Frauen *mit* Mammografie-Screening
„Nutzen"		
Wie viele Frauen starben an Brustkrebs?	5	4
Wie viele Frauen verstarben insgesamt an Krebs?	22	22
„Schaden"		
Wie viele Frauen erhielten fälschlicherweise ein positives Ergebnis und hatten unnötige Untersuchungen oder eine Gewebeentnahme?	–	100
Bei wie vielen Frauen mit nicht fortschreitendem Brustkrebs wurde die Brustdrüse unnötigerweise teilweise oder vollständig entfernt?	–	5

Zahlen für Frauen ab 50 Jahren, die etwa 11 Jahre am Screening teilgenommen oder nicht teilgenommen haben

Palpation der Brust

Das regelmäßige Abtasten der Brust und der Axilla durch den Arzt oder als Selbstuntersuchung wird von vielen Organisationen als Methode der Früherkennung propagiert. Die Methode ist kostengünstig und ungefährlich, zudem erlaubt sie, einen Brustkrebs in einem früheren – wenn auch nicht in einem wirklich frühen – Stadium zu diagnostizieren. Es konnte allerdings nie nachgewiesen werden, dass die Sterblichkeit an Brustkrebs dadurch gesenkt wird.

3.4.2.2.3 Früherkennung von Darmkrebs

Für die Früherkennung von Darmkrebs stehen verschiedene Methoden zur Verfügung. Die wichtigsten werden hier kurz besprochen:

Okkultbluttest im Stuhl

Eine Senkung der Darmkrebssterblichkeit kann mittels eines Screening-Tests auf verborgenes Blut im Stuhl erreicht werden. Bei jährlicher Wiederholung der Untersuchung wird die Sterblichkeit an kolorektalen Karzinomen reduziert. Es ist allerdings mit falsch-positiven wie auch falsch-negativen Resultaten zu rechnen. Eine Weiterentwicklung des Tests weist den Blutfarbstoff nicht mehr durch eine chemische Methode, sondern immunologisch nach. Dieser „immunologische fäkale Okkultbluttest" (abgekürzt iFOBT) – auch als „fäkaler immunchemischer Test" (FIT) bezeichnet – gehört in Deutschland zum offiziellen Früherkennungsprogramm.

Koloskopie (Darmspiegelung)

Kolorektale Karzinome entstehen über einen Zeitraum von vielen Jahren bis Jahrzehnten aus prämalignen Vorstufen, den sog. Adenomen (Polypen; ▶ Abschn. 1.3.5). Durch die endoskopische Erfassung und gleichzeitige Entfernung dieser Adenome kann die Umwandlung in Karzinome in der Regel verhütet und dadurch die Sterblichkeit reduziert werden. Es besteht ein geringes, von der Erfahrung des Untersuchers abhängiges Risiko für Komplikationen (Blutungen, Perforation).

3.4.2.2.4 Früherkennung von Hautkrebs

Hautkrebs bietet sich wegen der leichten Zugänglichkeit der Haut für Früherkennung geradezu an. Trotzdem konnte bis heute in keiner Studie ein mortalitätssenkender Effekt organisierter Screening-Programme nachgewiesen werden. Wegen des geringen medizinischen und finanziellen Aufwands und aufgrund der Resultate eines Modellversuchs sind allerdings in Deutschland regelmäßige Hautkontrollen Bestandteil des Krebsfrüherkennungsprogramms.

3.4.2.2.5 Früherkennung von Prostatakrebs

Ähnlich wie beim Mammakarzinom wird auch beim Prostatakarzinom die Früherkennung kontrovers diskutiert. Mit dem *prostataspezifischen Antigen* (PSA) steht ein Biomarker zur Verfügung, der einfach im Blut bestimmt werden kann und bei Vorliegen eines Prostatakarzinoms ansteigt. Obwohl es auf den ersten Blick den Anschein hat, als würde sich dieser Marker gut für die Früherkennung eignen, ist der Test aus mehreren Gründen problematisch:

- Führt man bei Männern, die in höherem Alter an irgendeiner Todesursache (d. h. nicht an Prostatakrebs) verstorben sind, eine Autopsie durch, so findet man in etwa 50–70 % der Fälle in der Prostata Karzinomherde, die offensichtlich zu Lebzeiten nicht zu einer klinisch manifesten Krebserkrankung geführt haben, infolgedessen nicht diagnostiziert wurden, dem Betroffenen glücklicherweise niemals bekannt wurden und für die offensichtlich auch kein Behandlungsbedarf bestand. Bei Einsatz des PSA-Tests wird ein Teil solcher Tumoren zusammen mit den potenziell klinisch relevanten Tumoren identifiziert. Zurzeit gibt es noch keine sichere Möglichkeit, festzustellen, ob maligne Prostatazellen zu einer klinisch manifesten Erkrankung führen werden oder zeitlebens inaktiv bleiben.
- Der PSA-Test führt daher bei einer erheblichen Zahl von Männern zu einer Überdiagnostik und Übertherapie (▶ Abschn. 3.4.2.4). Er stempelt sie dann unnötigerweise zu Krebspatienten mit allen körperlichen und psychischen Folgen. Die in diesen Fällen an sich unnötige Therapie ist eingreifend (radikale Prostatektomie und/oder Radiotherapie) und zieht häufig schwere Nebenwirkungen nach sich (Urininkontinenz, Impotenz).
- Die Treffsicherheit des Screenings ist abhängig von der Definition des oberen PSA-Grenzwerts: Wird dieser tief angesetzt, ist der Test wenig spezifisch (→ viele falsch-positive Resultate: „Fehlalarme"). Ein hoher Grenzwert führt zu einem wenig sensitiven Screening mit vielen falsch-negativen Resultaten (→ „verpasste Diagnosen").
- Auch bei „Frühentdeckung" aufgrund des PSA-Tests kann das Karzinom lokal bereits fortgeschritten und durch eine Behandlung (Operation und/oder Bestrahlung) nicht mehr heilbar sein (◻ Tab. 3.7).

Ein organisiertes PSA-Screening ist in keinem europäischen Land eingeführt. Die PSA-Bestimmung wird allerdings häufig als individuelle Früherkennung durchgeführt, sie ist in diesem Fall in Deutschland keine Pflichtleistung der Krankenkassen.

■ **Tab. 3.7** „Nutzen" und „Schaden" von Prostatakrebs-Früherkennung durch den PSA-Test. (Nach Harding-Zentrum für Risikokompetenz 2019)

	1000 Männer *ohne* Früherkennung	1000 Männer *mit* Früherkennung
„Nutzen"		
Wie viele Männer erhielten die Diagnose metastasierender Prostatakrebs?	10	7
Wie viele starben an Prostatakrebs?	12	10
Wie viele starben insgesamt?	Kein Unterschied.[a] Etwa 322 in beiden Gruppen	
„Schaden"		
Wie viele Männer ohne Prostatakrebs wurden fehlalarmiert (falsch-positives Testergebnis), in der Regel verbunden mit einer unnötigen Gewebeentnahme (Biopsie)?	-	155
Bei wie vielen Männern wurde nicht fortschreitender Prostatakrebs unnötig diagnostiziert und behandelt?[b]	-	51

Zahlen für Männer ab 50 Jahren, die entweder etwa 16 Jahre an der Prostatakrebs-Früherkennung teilgenommen oder nicht teilgenommen haben

[a] Die Anzahl der Studienteilnehmer reichte wahrscheinlich nicht aus, um einen durch die Früherkennung bedingten Unterschied in der Gesamtsterblichkeit zu zeigen

[b] Zum Beispiel Behandlung mit operativer Entfernung der Prostata (Prostatektomie) oder Strahlentherapie, die zu Folgeschäden führen können

❯ Es ist wichtig, dass Männer eine informierte Entscheidung darüber treffen können, ob sie eine PSA-Bestimmung wünschen, *bevor* die Bestimmung durchgeführt wird.

Dies ist leider häufig nicht der Fall. Oft diskutieren Ärzte mit ihren Patienten erst nach Vorliegen eines zu hohen PSA-Werts die möglichen Konsequenzen.

3.4.2.3 Programme zur Krebsfrüherkennung

In Deutschland besteht ein gesetzliches Programm zur Früherkennung bösartiger Tumoren. Ab einem bestimmten Alter können sich Männer und Frauen präventiv untersuchen lassen (■ Tab. 3.8, 3.9, und 3.10).

3.4.2.4 Besondere Aspekte von Screening-Maßnahmen

Bei der Beurteilung von Maßnahmen zur Früherkennung verdienen neben ihrem unbestrittenen Nutzen zur Verhinderung von Krebs-Todesfällen auch mögliche Nachteile Beachtung, so können Screening-Maßnahmen beispielsweise zu unnötigen Behandlungen führen.

3.4.2.4.1 Überdiagnose und Überbehandlung

Bei Screening-Untersuchungen werden auch Tumoren diagnostiziert, die zu Lebzeiten der Betroffenen weder Symptome verursachen noch die Lebensdauer verkürzt hätten. Bisher Gesunde werden so durch die Untersuchung zu Krebspatienten; ohne Screening wäre der Krebs nie in Erscheinung getreten. Dies wird als *Überdiagnose* bezeichnet. Die Behandlung dieser Tumoren ist unnötig – was im Einzelfall zum Zeitpunkt der Diagnose aber nicht festzustellen ist – und eingreifend (Operation, Bestrahlung, evtl. medikamentöse Therapie). Sie wird als *Übertherapie* bezeichnet.

❯ Überdiagnose und Übertherapie sind beim durch Screening entdeckten Prostata- und Mammakarzinom schwerwiegend: Durch die Untersuchungen (■ Tab. 3.8 und 3.9) werden mehr Menschen überdiagnostiziert und übertherapiert als Todesfälle an der entsprechenden Krebsart vermieden.

Die von Übertherapie betroffenen Männer (PSA-Screening) oder Frauen (Mammografie-Screening) sind in ihrer Lebensqualität über mehrere Monate oder Jahre beeinträchtigt, sind aber naturgemäß davon überzeugt, dass ihr Krebs durch das Screening rechtzeitig erfasst, behandelt und darum geheilt wurde.

3.4.2.4.2 Pseudonutzen

Diagnose in einem früheren Stadium Häufig wird als vermeintlicher Beweis für den Erfolg eines Screening-Programms die Tatsache angeführt, dass die durch den Test identifizierten Krebsfälle in einem früheren Stadium entdeckt werden als die außerhalb des Programms diagnostizierten Krebsfälle. Das Stadium, in dem sich die Krebsfälle befinden, ist jedoch kein entscheidendes Kriterium zur Beurteilung des Nutzens eines Screening-Programms: Durch das Screening werden selektiv langsamer wachsende Tumoren „herausgefischt", die mit größerer Wahrscheinlichkeit in einem früheren Stadium gefunden werden und auch eine bessere Prognose haben. Schnell wachsende Tumoren dagegen werden aufgrund von Symptomen häufig zwischen zwei Screenings diagnostiziert („Intervallkarzinome"). Diese Verzerrung der

◘ Tab. 3.8 Krebsfrüherkennungsuntersuchungen, die in *Deutschland* von der gesetzlichen Krankenversicherung übernommen werden. Nach Richtlinie des Gemeinsamen Bundesausschusses für organisierte Krebsfrüherkennungsprogramme/oKFE-RL (Stand 1.Juli 2021) und Richtlinie des Gemeinsamen Bundesausschusses über die Früherkennung von Krebserkrankungen/KFFE-RK. (Stand 18.Juni 2020)

Ziel-karzinom	Untersuchung	Alter	Geschlecht	Häufigkeit	Bemerkungen
Gebär-mutterhals-krebs	Abstrich: zytologische Untersuchung (Pap-Abstrich)	20–34	Frauen	Jährlich	
	Abstrich: zytologische Untersuchung (Pap-Abstrich) und Untersuchung auf Human-Papilloma-Viren (HPV-Test)	Ab 35		Alle 3 Jahre	Sog. Ko-Test
Brustkrebs	Inspektion und Palpation durch Arzt Anleitung zur Selbstuntersuchung	Ab 30	Frauen	Jährlich	
	Mammografie (organisiertes Screening)	50–69	Frauen	Alle 2 Jahre	
Darmkrebs	Untersuchung auf okkultes Blut	50–54	Frauen	Jährlich	
		50–54	Männer	Jährlich	Alternativ: Koloskopie
		Ab 55	Frauen und Männer	Alle 2 Jahre	Alternativ: Koloskopie
	Koloskopie	Ab 55	Frauen	Maximal 2-mal im Abstand von mindestens 10 Jahren	Alternativ: Untersuchung auf okkultes Blut (s. oben)
		Ab 50	Männer		
Hautkrebs	Ganzkörperinspektion	Ab 35	Frauen und Männer	Alle 2 Jahre	
Prostata-krebs	Rektaluntersuchung (Palpation) ohne Bestimmung des PSA!	Ab 45	Männer	Jährlich	

◘ Tab. 3.9 Krebsfrüherkennungsuntersuchungen, die in der *Schweiz* von der obligatorischen Krankenpflegeversicherung übernommen werden

Ziel-karzinom	Untersuchung	Alter	Geschlecht	Häufigkeit	Bemerkungen
Gebär-mutter-halskrebs	Abstrich und zytologische Untersuchung	Nicht definiert	Frauen	Die ersten beiden Untersuchungen im Jahresintervall, danach alle 3 Jahre	Bei pathologischen Befunden: Untersuchungsintervall nach klinischem Ermessen
Brustkrebs Mammografie		Unter 50	Frauen	Jährlich	Kostenübernahme nur bei familiär erhöhtem Brustkrebsrisiko
		Ab 50		Alle 2 Jahre	Kostenübernahme nur bei Durchführung im Rahmen eines organisierten Programms (solche Programme bestehen nicht in allen Kantonen[a])
Dickdarm-krebs	Untersuchung auf okkultes Blut	50–69	Frauen und Männer	Alle 2 Jahre	
	Koloskopie	50–69	Frauen und Männer	Alle 10 Jahre	

Verordnung des EDI über Leistungen in der obligatorischen Krankenpflegeversicherung (Krankenpflege-Leistungsverordnung, KLV) (Stand: 1. Januar 2021)

[a] Programme bestehen in den Kantonen Basel-Stadt, Genf, Bern, Freiburg, Graubünden, Jura, Neuenburg, Solothurn, St. Gallen, Thurgau, Tessin, Waadt, Wallis

◘ Tab. 3.10 Krebsfrüherkennungsuntersuchungen, die in *Österreich* von der gesetzlichen Krankenversicherung übernommen werden. (Nach Dachverband der österreichischen Sozialversicherungen 2020)

Zielkarzinom	Untersuchung	Alter	Geschlecht	Häufigkeit	Bemerkungen
Gebärmutterhalskrebs	Abstrich und zytologische Untersuchung	Ab 18	Frauen	Jährlich	
Brustkrebs	Mammografie (organisiertes Screening)	40–44 45–69 (ab 70)	Frauen	Alle 2 Jahre	Frauen zwischen 40 und 44 sowie ab 70 auf Anmeldung; zwischen 45 und 69 auf Einladung
Darmkrebs	Untersuchung auf okkultes Blut	Ab 50	Frauen und Männer	Jährlich	Im Rahmen der jährlichen „Vorsorgeuntersuchung"
	Koloskopie	Ab 50	Frauen und Männer	Wiederholung im Abstand von 10 Jahren	
Prostatakrebs	Strukturierte Aufklärung über PSA-Test	Ab 50	Männer		Durchführung des PSA-Tests nur auf ausdrücklichen Wunsch und nach adäquater Aufklärung

Resultate von Screening-Untersuchungen wird als „Überdiagnose-Bias" (engl. length time bias) bezeichnet. Dass Tumoren durch eine Screening-Maßnahme in einem früheren Stadium erkannt werden, ist kein Beweis für den Nutzen des Programms.

Längere Überlebenszeit Bei durch Screening entdeckten Tumoren scheint die Überlebenszeit aufgrund der vorverlegten Diagnose immer verlängert, auch wenn der Patient gar nicht länger lebt als bei Diagnose aufgrund von Symptomen. Diese scheinbare Überlebensverlängerung wird als „Vorlaufzeit-Bias" (in der englischsprachigen Literatur als *„lead time bias"*) bezeichnet (◘ Abb. 3.8). Längere Überlebenszeiten der durch Screening gefundenen Tumorpatienten sind somit kein taugliches Maß zum Nachweis der Effektivität eines Screening-Programms.

3.4.2.4.3 Überschätzung des Nutzens

Der Nutzen von Screening-Maßnahmen wird sowohl von Laien wie auch von Fachpersonen (Ärzte und Pflegende) meist erheblich überschätzt.

▶ **Beispiel**

In einer Umfrage schätzten nur 2 % der befragten Frauen die Anzahl der durch Mammografie-Screening vermeidbaren Todesfälle an Brustkrebs (ca. 1 auf 1000) korrekt ein. 33 % der Befragten gaben den Nutzen als unbekannt an. 65 % überschätzten ihn um einen Faktor 10–200, d. h. waren der

Meinung, dass durch das Mammografie-Screening 10–200 von 1000 Frauen den Tod an Brustkrebs vermeiden könnten. In ähnlichem Maße überschätzten die befragten Männer den Nutzen des PSA-Tests zur Früherkennung des Prostatakarzinoms (Gigerenzer et al. 2009). ◄

3.4.2.4.4 Falsch-positive und falsch-negative Befunde

Falsch-positive Befunde Ein *falsch-positives* Testresultat besagt, dass der Screening-Test zwar *positiv* war, d. h. eine mögliche Tumorerkrankung signalisiert und weitergehende Untersuchungen erforderlich gemacht hat, diese Folgeuntersuchungen aber ein *negatives* Ergebnis erbrachten, d. h. keine Tumorerkrankung gefunden werden konnte. Der Screening-Test war also fälschlicherweise positiv.

❯ Falsch-positive Ergebnisse verursachen zusätzliche Untersuchungen, die unangenehm und u. U. auch schädlich sein können. Psychologische Auswirkungen wie Angst und Verunsicherung sowie Kosten für das Gesundheitswesen sind weitere Folgen.

Von einem Screening-Programm ist zu verlangen, dass der zugrunde liegende Test möglichst selten falschpositive Befunde erbringt. Das Maß dafür, wie gut dies einem Test gelingt, ist die *Spezifität*. Sie wird in Prozent angegeben.

3

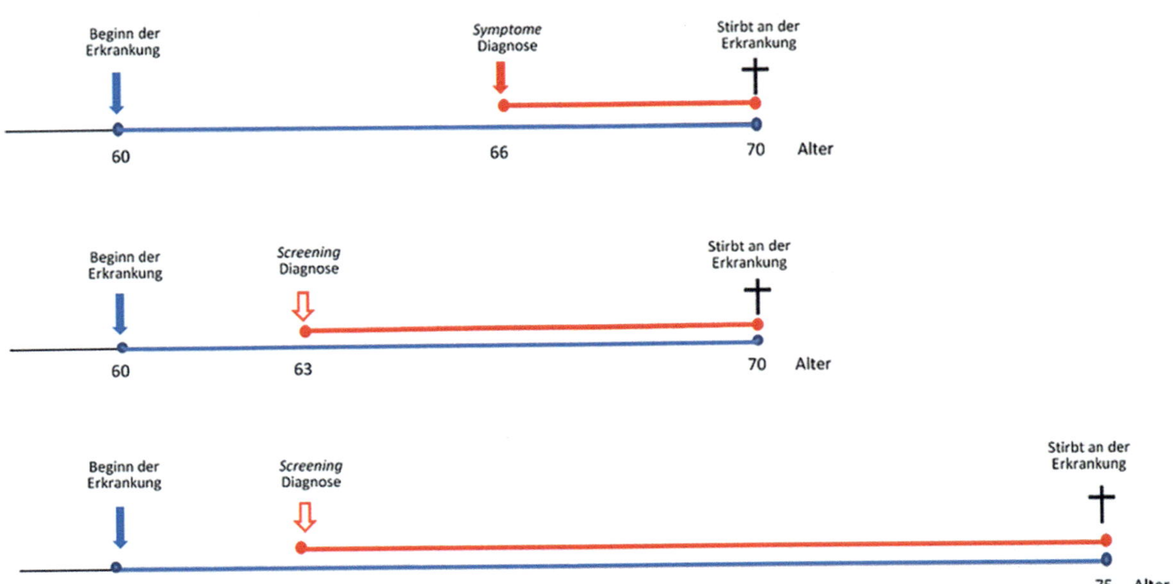

◘ Abb. 3.8 Vorlaufzeit-Bias („lead time bias") vs. echter Nutzen des Screenings. Drei Männer mit Prostatakrebs, mit und ohne Screening. *Oben:* Der Mann nimmt nicht am Screening-Programm teil. Im Alter von 66 Jahren wird ein Prostatakrebs diagnostiziert, an dem er im Alter von 70 Jahren stirbt. Die Überlebenszeit, d. h. die Zeit von der Diagnose bis zum Tod, beträgt 4 Jahre. *Mitte:* Der Mann nimmt am Screening-Programm teil. Der Prostatakrebs wird deshalb früher diagnostiziert, schon bevor der Patient Symptome hat. Die entsprechend früher eingeleitete Behandlung führt jedoch nicht zu einer Lebensverlängerung, das Screening war ineffektiv. Auch er stirbt im Alter von 70 Jahren am Krebs. Die Überlebenszeit, d. h. die Zeit von der Diagnose bis zum Tod, beträgt 7 Jahre. Die längere Überlebenszeit entspricht einem Vorlaufzeit-Bias und nicht einem Gewinn an Lebensjahren. *Unten:* Auch dieser Mann nimmt am Screening-Programm teil, sein Prostatakrebs wird ebenfalls noch im asymptomatischen Stadium diagnostiziert. Die dadurch früher eingeleitete Behandlung führt zu einem Gewinn an Lebensjahren. Die längere Überlebenszeit entspricht einem echten Gewinn an Überlebenszeit. (Aus Kroner 2023)

> **Definition**
>
> Unter **Spezifität** eines Tests wird die Wahrscheinlichkeit verstanden, dass der Test Gesunde zutreffend als gesund einstuft, d. h. ein richtig-negatives Resultat liefert.

▶ Beispiel

Die *Spezifität der Mammografie* zur Früherkennung von Brustkrebs ist u. a. abhängig von der Dichte des Brustgewebes. Sie liegt bei einer sehr dichten Brust bei nur 89 %, bei einer fettreichen Brust bei etwa 94 %. Das heißt, dass zwischen 6 und 11 % der Untersuchungen ein falsch-positives Resultat ergeben (BCSC 2021). ◀

Falsch-negative Befunde Werden erkrankte Personen fälschlicherweise als gesund eingestuft, spricht man analog zu der oben dargestellten Situation von einem *falsch-negativen* Testresultat.

> ❯ Falsch-negative Ergebnisse vermitteln ein ungerechtfertigtes Sicherheitsgefühl und führen zur Verzögerung der Krebsdiagnose.

Von einem Screening-Programm ist zu verlangen, dass der zugrunde liegende Test möglichst wenig falsch-negative, d. h. umgekehrt möglichst viele richtig-positive Resultate liefert.

> **Definition**
>
> Die Fähigkeit eines Tests zur Krebsfrüherkennung, präklinische Tumoren oder Krebsvorstufen zu erkennen, bezeichnet man als **Sensitivität**. Sie entspricht der Wahrscheinlichkeit, bei Personen mit einem Tumor ein richtig-positives Resultat zu erhalten.

▶ Beispiel

Auch die *Sensitivität der Mammografie* zur Früherkennung von Brustkrebs ist u. a. abhängig von der Dichte des Brustgewebes. Sie beträgt bei einer sehr dichten Brust 73 %, bei einer sehr fettreichen Brust 90 %. Das heißt, dass bei einer sehr dichten Brust 27 % der Untersuchungen ein falsch-negatives Resultat ergeben (BCSC 2021). ◀

3.4.2.4.5 Risiken der Untersuchung

Die meisten zum Screening eingesetzten Tests sowie die u. U. nötigen Folgeuntersuchungen sind nicht ganz risikofrei. Bei der Koloskopie z. B. können Blutungen und Perforationen auftreten, die, wenn auch extrem selten, sogar tödlich verlaufen können. Bei der Mammografie wird wiederholt eine, wenn auch geringe, Strahlendosis verabreicht. Das damit verbundene Risiko ist allerdings als sehr gering einzuschätzen.

3.4.2.5 Abwägen von Nutzen und Schaden

Das Verhältnis von erwartetem Nutzen und möglichem Schaden eines Screenings ist sorgfältig zu evaluieren. Dies ist nur durch randomisierte epidemiologische Studien möglich, d. h. durch den Vergleich einer gescreenten Gruppe mit einer nicht gescreenten Kontrollgruppe. Dazu sind aufwendige, lang dauernde Studien mit vielen Tausend Personen erforderlich. Als möglicher *Nutzen* von Screening-Verfahren werden beispielsweise gewonnene Lebensjahre oder auch die Erhöhung des Anteils konservativer (z. B. organerhaltender) Therapien aufgeführt. Im Gegensatz dazu stehen die durch Screening-Verfahren entstandenen möglichen *Kosten und Schäden*, wie z. B. Überbehandlung, Komplikationen von diagnostischen Eingriffen, falsch-positive oder falsch-negative Ergebnisse, Ängste und andere psychologische Effekte.

Das Verhältnis von Nutzen zu Schaden kann verbessert werden, wenn die Auswahl der zum Screening eingeladenen Personen an deren Risiko angepasst wird (*risikoadaptiertes Screening*). So kann beispielsweise bei Verwandten von Patienten mit Kolon- oder Brustkrebs – die ein gegenüber der Normalbevölkerung erhöhtes Krebsrisiko aufweisen – das entsprechende Screening bereits in einem früheren Alter begonnen werden. Die Hoffnung ist, über die genetische Belastung hinaus weitere Hinweismarker für ein erhöhtes Risiko der Erkrankung an bestimmten Krebsarten zu identifizieren, um Screenings gezielter einsetzen zu können.

Bei Screening-Untersuchungen steht einem möglichen Schaden nur in wenigen Fällen, d. h. nur in denjenigen, bei denen tatsächlich ein noch heilbarer Tumor gefunden wird, ein individueller Nutzen gegenüber. Die ethischen Anforderungen an die Sicherheit des Tests, die Qualität des Screenings und an die ausgewogene Information über Nutzen und Risiken sind infolgedessen besonders hoch. Eine gute Information der Teilnehmer ist auch deswegen dringlich, weil der Nutzen von Screening-Maßnahmen sowohl von Laien als auch von Fachleuten wie Ärzten und Pflegenden meist erheblich überschätzt wird.

> Potenzielle Teilnehmer müssen im Sinne einer partizipativen Entscheidungsfindung objektiv, ausgewogen und verständlich über die Vor- und Nachteile der Früherkennung aufgeklärt werden, damit sie sich nach subjektiver Abwägung bewusst für oder gegen den Test entscheiden können (engl.: shared decision-making, SDM).

3.4.2.6 Mögliche Entwicklungen

Es ist denkbar, dass in Zukunft einige der heute gebräuchlichen Screening-Methoden wie etwa Mammografie oder Kolonoskopie durch molekularbiologische Methoden abgelöst werden, die Krebserkrankungen in Frühstadien oder ein erhöhtes Erkrankungsrisiko identifizieren können. Durch Flüssigbiopsie (Liquid Biopsy) (▶ Abschn. 4.8.3) lassen sich bereits heute im Blut Veränderungen der DNA nachweisen, die für bestimmte Krebsarten typisch sind. Spezifität und Sensitivität (s. oben, ▶ Abschn. 3.4.2.4) dieser Methoden genügen allerdings noch nicht für den Einsatz im Rahmen eines Screenings.

Literatur

Zitierte Quellen

American Cancer Society (2020) Colorectal cancer facts & figures 2020–2022

Andreas S, Rittmeyer A, Hinterthaner M, Huber R (2013) Tabakentwöhnung bei Lungenkrebs. Dtsch Arztebl 110:719. https://doi.org/10.3238/arztebl.2013.0719

BCSC (Breast Cancer Surveillance Consortium) (2021) Sensitivity and specificity of screening digital mammography by bi-rads density, women 40–74 years, 2005–2010. https://www.bcsc-research.org/statistics/mammography_data. Zugegriffen am 15.10.2021

Behrens G et al (2018) Krebs durch Übergewicht, geringe körperliche Aktivität und ungesunde Ernährung. Dtsch Arztebl Int 115:578. https://doi.org/10.3238/arztebl.2018.0578

Bjelakovic G et al (2012) Antioxidant supplements for prevention of mortality in healthy participants and patients with various diseases. Cochrane Database Syst Rev 2012(3):CD007176

Cuzick J et al (2015) Estimates of benefits and harms of prophylactic use of aspirin in the general population. Ann Oncol 26(1):47–56. https://doi.org/10.1093/annonc/mdu225

Dachverband der österreichischen Sozialversicherungen (2020) Vorsorgeuntersuchung. https://www.sozialversicherung.at/cdscontent/load?contentid=10008.740285&version=1610522093. Zugegriffen am 14.01.2022

De Groot PM et al (2018) The epidemiology of lung cancer. Transl Lung Cancer Res 7(3):220–233. https://doi.org/10.21037/tlcr.2018.05.06

DGUV (Deutsche Gesetzliche Unfallversicherung) (2020) DGUV-Statistiken für die Praxis 2020. https://publikationen.dguv.de/widgets/pdf/download/article/4290

Fortmann SP (2013) Vitamin and mineral supplements in the primary prevention of cardiovascular disease and cancer. Ann Intern Med 159:824–834. https://doi.org/10.7326/0003-4819-159-12-201312170-00729

Gigerenzer G et al (2009) Public knowledge of benefits of breast and prostate cancer screening in Europe. J Natl Cancer Inst 101:216. https://doi.org/10.1093/jnci/djp237

Gredner T et al (2018) Cancers due to infection and selected environmental factors – estimation of the attributable cancer burden in Germany. Dtsch Arztebl Int 115:586. https://doi.org/10.3238/arztebl.2018.0586

Hammond EL (1966) Smoking in relation to the death rates of one million men and women. National Cancer Inst Monogr 19:127

Harding-Zentrum für Risikokompetenz (2019) Brustkrebs-Früherkennung durch Mammographie-Screening. https://www.hardingcenter.de/de/krebs-frueherkennung/brustkrebs-frueherkennung-durch-mammographie-screening. Zugegriffen am 14.01.2022

IARC Monographs Vol 124 Group (2019) Carcinogenicity of night shift work. Lancet 20:1058

Kolonel LN, Altshuler D, Henderson BE (2004) The multiethnic cohort study: exploring genes, lifestyle and cancer risk. Nat Rev Cancer 4:519–527. https://doi.org/10.1038/nrc1389

Kooperationsgemeinschaft Mammographie (2019). Jahresbericht Evaluation 2017. Deutsches Mammographie-Screening-Programm. Berlin

Krebs in Deutschland für 2017/2018. 13. Ausgabe. Robert Koch-Institut, die Gesellschaft der epidemiologischen Krebsregister in Deutschland e.V. (Hrsg). Berlin, 2021: . www.krebsdaten.de

Kroner T (2023) Prävention und Früherkennung maligner Tumoren. In: Heizmann S, Kroner T (Hrsg) Ergotherapie in der Onkologie. Springer, Berlin

Leitlinienprogramm Onkologie (2019) (Deutsche Krebsgesellschaft, Deutsche Krebshilfe, AWMF): S3-Leitlinie Kolorektales Karzinom, Langversion 2.1, 2019, AWMF Registrierungsnummer: 021/007OL. https://www.awmf.org/uploads/tx_szleitlinien/021-007OL1_S3_Kolorektales-Karzinom-KRK_2019-01.pdf. Zugegriffen am 01.07.2021

Malvezzi M et al (2015) European cancer mortality predictions for the year 2015. Ann Oncol 26(4):779. https://doi.org/10.1093/annonc/mdv001

McLaughlin J, Gallinger S (2005) Cancer epidemiology. In: Tannock IF et al (Hrsg) The basic science of oncology. McGraw-Hill, New York

Mons U et al (2018) Krebs durch Rauchen und hohen Alkoholkonsum. Deutsch Aerzteblatt 115:571. https://doi.org/10.3238/arztebl.2018.0571

Rahner N, Steinke V (2008) Erbliche Krebserkrankungen. Dtsch Aerzteblt 105:706. https://doi.org/10.3238/arztebl.2008.0706

Rushton L et al (2010) Occupation and cancer in Britain. Br J Cancer 102:1428. https://doi.org/10.1038/sj.bjc.6605637

Statistisches Bundesamt (2021) Pressemitteilung Nr. N 010 vom 3. Februar 2021

Tumorregister München (2021) ICD-10 C50: Mammakarzinom (Frauen) Survival. https://www.tumorregister-muenchen.de/facts/surv/sC50f_G-ICD-10-C50-Mammakarzinom-Frauen-Survival.pdf. Zugegriffen am 14.01.2022

World Cancer Research Fund (2020) Der dritte Expertenbericht. Ernährung, körperliche Aktivität und Krebs. https://www.wcrf.org/wp-content/uploads/2021/02/TER-German-translation.pdf. Zugriff 19.9.2023

Weiterführende Literatur

American Cancer Society (2020) Cancer facts & figures 2020. https://www.cancer.org/research/cancer-facts-statistics/all-cancer-facts-figures/cancer-facts-figures-2020.html. Zugriff 19.9.2023

Behrens G et al (2018) Krebs durch Übergewicht, geringe körperliche Aktivität und ungesunde Ernährung. Dt. Aerzteblatt 115:578. https://doi.org/10.3238/arztebl.2018.0578. Zugriff 19.9.2023

Fletcher RH, Fletcher SW, Fletcher GW (2019) Klinische Epidemiologie. Hogrefe, Göttingen

Schrijvers D, Senn HJ, Melllstedt H, Zakotnik B (Hrsg) (2008) ESMO handbook of cancer prevention. Informa, London

Swerdlow A, Peto R (2020) Epidemiology of cancer. In: Firth J, Conlon C, Cox T (Hrsg) Oxford textbook of medicine, 6. Aufl. Oxford University Press, Oxford

Informationen im Internet

Krebsepidemiologie in Deutschland: Gesellschaft der epidemiologischen Krebsregister. www.gekid.de. Zugriff 19.9.2023

Prävention durch Ernährung und körperliche Aktivität: Dritter Expertenbericht des WCRF von 2020. https://www.wcrf.org/wp-content/uploads/2021/02/TER-German-translation.pdf. Zugriff 19.9.2023

Informationen und Broschüren für Patienten und Angehörige

Informationen zu Früherkennung und Prävention: *Deutschland*: Krebsinformationsdienst: Krebs vorbeugen: Was kann ich tun? Ausgezeichnete, ausführliche Informationen zu Risikofaktoren und Prävention. https://www.krebsinformationsdienst.de/service/iblatt/krebsvorbeugung.pdf Institut für Qualität und Wirtschaftlichkeit im Gesundheitswesen (IQWiG). https://www.gesundheitsinformation.de/frueherkennung.html. Zugriff 19.9.2023*; Österreich:* Österreichische Krebshilfe. https://www.krebshilfe.net/suche?tx_solr%5Bq%5D=vorsorge; *Schweiz:* Krebsliga Schweiz www.krebsliga.ch/de/praevention

Informationen zu Radon und Radonbelastung: Deutschland. www.radon-info.de; Österreich. www.radon.gv.at; Schweiz. www.bag.admin.ch/bag/de/home/gesund-leben/umwelt-und-gesundheit/strahlung-radioaktivitaet-schall/radon.html

Informationen zum offiziellen Mammografie-Screening: *Deutschland.* https://www.gesundheitsinformation.de/mammographie-zur-brustkrebs-frueherkennung.html. Zugriff 19.9.2023; *Österreich.* http://frueh-erkennen.at; *Schweiz.* https://www.krebsliga.ch/krebs-vorbeugen/krebs-frueh-erkennen-und-vorbeugen/brustkrebs/mammografie-screening/

Informationen zum Prostatakrebs-Screening: Früherkennung von Prostatakrebs. https://www.gesundheitsinformation.de/der-psa-test-zur-frueherkennung-von-prostatakrebs.html

Diagnostik und Therapie maligner Tumoren

Inhaltsverzeichnis

Onkologische Diagnostik

Andrea Gaisser

Inhaltsverzeichnis

4.1 Einleitung

Lange Zeit basierte die Diagnostik von Krebserkrankungen auf der Erfassung von Lokalisation, Histologie und Ausbreitung – und auf der ärztlichen Interpretation der Befunde. Die wissenschaftlichen Erkenntnisse zu molekularen Mechanismen der Krebsentstehung (beispielsweise genetische Veränderungen) und zur Steuerung des Krebswachstums haben zusammen mit der Entwicklung von entsprechenden Nachweismethoden die onkologische Diagnostik wesentlich objektiviert und verfeinert: Heute sind detaillierte Aussagen zu den biologischen und molekulargenetischen Eigenschaften eines Tumors möglich, die eine Abschätzung der Prognose und der Empfindlichkeit für unterschiedliche Therapien erlauben. Die Molekularpathologie ergänzt heute regelmäßig die „klassische" morphologische, d. h. die Gestalt und Struktur von Organen und Geweben beschreibende Diagnostik. Die Identifizierung der für das Krebswachstum verantwortlichen molekularen Steuerungsmechanismen des individuellen Tumors eröffnet die Chance, dort gezielt therapeutisch einzugreifen. Dies ist die Basis der individualisierten oder „stratifizierten" Tumortherapie (▶ Abschn. 8.3.1).

Am Anfang jeder Tumordiagnostik stehen aber immer noch Anamnese, körperliche Untersuchung, gefolgt von bildgebenden Verfahren entsprechend der Verdachtsdiagnose, Untersuchung von Zell- oder Gewebeproben zur Diagnosesicherung und Beschreibung des Tumors sowie die Ausbreitungsdiagnostik („Staging"; ▶ Kap. 2). Der Einsatz der verschiedenen Techniken muss situationsgerecht, mit möglichst geringer Belastung der Patientinnen und Patienten und „rational" erfolgen: begründet, hilfreich für die Diagnostik und für die Behandlungsplanung.

4.2 Rahmenbedingungen und psychologische Aspekte der Tumordiagnostik

Diagnostik wird in der Onkologie in unterschiedlichen Situationen und mit entsprechend unterschiedlichen Zielen betrieben:

- Krebsfrüherkennung und Screening sind „Filteruntersuchungen", die mit einfachen Methoden bei symptomlosen Personen krebsverdächtige Befunde erfassen und einer gezielten Abklärung zuführen sollen ▶ Abschn. 3.4.2).
- Bei Krebsverdacht geht es zunächst um den Nachweis oder Ausschluss eines Tumors.
- Bei bestätigtem Verdacht dienen weitere Untersuchungen der möglichst genauen Beschreibung von Art und Ausbreitung (Stadienklassifikation, Staging), aber auch der Feststellung der Behandlungsfähigkeit (Organfunktionen etc.).
- Während und unmittelbar nach einer Behandlung hat Diagnostik das Ziel, den Therapieerfolg zu überprüfen, um ggf. die Behandlung anpassen oder ergänzen zu können. Auch die Erfassung von unerwünschten Wirkungen, Stoffwechsel- und Organfunktionsstörungen ist hier wichtig.
- In der Nachsorge nach Abschluss der Primärtherapie werden routinemäßig oder bei Symptomen Untersuchungen zur Feststellung von Rezidiven durchgeführt (▶ Abschn. 4.9).

Egal in welcher Situation sind diagnostische Prozesse für die Betroffenen oftmals psychisch belastend und geprägt von Ängsten vor dem, was die Ergebnisse für die nähere und fernere Zukunft bedeuten können. Gerade während der Primärdiagnostik, noch unter dem ersten Schock, können Gefühle des Ausgeliefertseins an eine in dieser Ausnahmesituation nicht selten als wenig menschlich wahrgenommene „Maschinerie" aufkommen. Es gilt deshalb, diese Phase durch zügigen und sinnvollen Einsatz der einzelnen Verfahren so kurz wie möglich zu halten und Wiederholungs- sowie Mehrfachuntersuchungen durch sachgerechte Planung und Durchführung möglichst zu vermeiden.

> ❯ Einfühlsame, an den individuellen Bedürfnissen orientierte, verständliche Information des Patienten über Ziel, Ablauf sowie mögliche Nebenwirkungen oder Komplikationen der vorgesehenen Untersuchungen trägt zur Beruhigung wie auch zur Kooperation (Compliance) bei.

Außerhalb von klinischen Studien, in denen häufig aus wissenschaftlichen Gründen zusätzliche Untersuchungen im Protokoll vorgeschrieben sind, gilt der Grundsatz: (Nur) so viele Untersuchungen, wie im Interesse einer exakten Diagnosestellung – der Grundvoraussetzung für eine optimale Therapiewahl – nötig sind. Über- und Maximaldiagnostik sind zu vermeiden.

Generell, aber besonders bei fortgeschrittener Erkrankung ist der Erkenntnisgewinn durch Untersuchungen gegen den möglichen Nutzen von medizinischen Konsequenzen aus erhobenen Befunden sorgfältig abzuwägen. Diese Forderungen lassen sich am besten durch genaue und sorgfältige Anamnese und auf den klinischen (Verdachts-)Befund und die Situation des Patienten gestützte Planung des diagnostischen Vorgehens realisieren. Die mittlerweile für die meisten häufigeren Tumorerkrankungen verfügbaren evidenzbasierten Leitlinien zur Diagnostik und Therapie benennen je nach Situation nützliche und notwendige Untersuchungen. Ein

Spezialfall ist die prädiktive (voraussagende) genetische Diagnostik mit dem Ziel, eine mögliche ererbte Veranlagung für eine Krebserkrankung festzustellen: Die prädiktive Diagnostik muss sich in besonderer Weise daran messen, welcher Nutzen und auch welche Risiken sich für den Einzelnen aus entsprechenden Informationen ergeben können (▶ Abschn. 4.10).

> **Wichtige Rahmenbedingungen der Tumordiagnostik**
> - An die individuellen Bedürfnisse angepasste Information des Patienten über
>   - die geplante Prozedur
>   - ggf. notwendige Vorbereitungsmaßnahmen
>   - mögliche körperliche Reaktionen und (Miss-)Empfindungen oder Schmerzen während der Prozedur (z. B. allergische Reaktion auf Kontrastmittel bei CT, Gefühl des Eingeschlossenseins bei CT/MRT etc.); entsprechende Lösungen anbieten (individuelle Handhabung)
>   - die ungefähre Dauer der Untersuchung
>   - die ungefähre Dauer, bis Resultate vorliegen
>   - Aussagekraft bzw. Sicherheit der Untersuchung und Bedeutung des Ergebnisses
> - Adäquate Vorbereitung des Patienten für die Untersuchung (z. B. nüchtern lassen, abführen, sedieren, je nach spezifischen Vorschriften)
> - Adäquate Vorbereitung der Untersuchung und der Rahmenbedingungen für planmäßigen reibungslosen Ablauf (Verschiebungen und Wartezeiten vermeiden)
> - Unterstützende und zugewandte Haltung des Personals
> - Ruhe und Sicherheit bei der Durchführung der Prozedur
> - Möglichst zügige Auswertung und Mitteilung der Ergebnisse sowie Besprechung der weiteren Schritte

Pflegende, die Patienten für die Untersuchungen vorbereiten und sie dorthin begleiten, können durch optimale Vorbereitung zum reibungslosen Ablauf beitragen. Sie müssen daher Kenntnisse haben
- zu Art, Zielsetzung und Durchführung der Untersuchung,
- zur erforderlichen Vorbereitung des Patienten und zu Sicherheitsmaßnahmen,
- zu möglichen unerwünschten Wirkungen oder Komplikationen der Untersuchung, damit darauf geachtet werden kann.

Oft sind die diagnostischen Maßnahmen schon abgeschlossen, wenn die Pflegenden die Erkrankten zum ersten Mal sehen. Aber auch während der Betreuung auf Station oder im ambulanten Bereich sind häufig weitere oder erneute Untersuchungen erforderlich, die immer wieder eine Belastung bedeuten: „Warum schon wieder?" „Was kann sich daraus ergeben?" Pflegende können die Patientinnen und Patienten durch Information und Vorbereitung auf die Untersuchung unterstützen. Wichtig ist, dass sie den Informationsablauf in der Institution wie auch den Informationsstand der Betroffenen kennen. Es sollte selbstverständlich sein, dass der behandelnde Arzt über erforderliche diagnostische Maßnahmen und deren Ziel informiert und aufklärt. Pflegende können anschließend Abläufe und nicht Verstandenes in verständlichen Worten erklären oder spezielle medizinische Fragen an die ärztlicherseits Zuständigen weiterleiten.

4.3 Anamnese und körperliche Untersuchung

Bei Verdacht auf das Vorliegen einer Tumorerkrankung sind Anamneseerhebung und körperliche Untersuchung durch den Arzt oder die Ärztin die ersten diagnostischen Schritte. Speziell in der Onkologie für die Anamnese wichtige Fragen sind:
- Allgemeinbefinden und Art und Dauer von Symptomen (auch: Unerklärte Gewichtsabnahme? Appetitverlust? „Leistungsknick"? Unerklärte Temperaturerhöhungen über längere Zeit? Nachtschweiß? Veränderung bei Verdauung und Miktion?)
- Vorerkrankungen und Therapien, die das Krebsrisiko erhöhen können, Krebs in der Familie
- Lebensstilfaktoren wie Tabak- und Alkoholkonsum, ggf. karzinogene Risiken am Arbeitsplatz (▶ Abschn. 3.3)

Die körperliche Untersuchung folgt den Standards und berücksichtigt eventuelle Symptome oder Verdachtsdiagnosen.

4.4 Bildgebende Verfahren

Bildgebende Verfahren stellen eine wesentliche Säule der Tumordiagnostik und der Stadieneinteilung (Staging) dar. Mit den heute verfügbaren Techniken liefern die einzelnen Methoden allein oder einander ergänzend, ggf. auch mit Kontrastmittel- oder anderen Markierungsmethoden, hervorragende Darstellungen von Geweben und inneren Organen und ermöglichen die Abgrenzung von Gewebeveränderungen. Die Wahl des Verfahrens richtet sich nach Fragestellung, Zielorgan und Evidenz zur Aussagekraft in der jeweiligen Situation. Eine Übersicht gibt ◻ Tab. 4.1.

◼ Tab. 4.1 Bildgebende Verfahren in der Tumordiagnostik

Untersuchungstechnik	Typische Anwendungen (Beispiele)
Konventionelles Röntgen	- Thorax (Lunge) - Skelett - Brust (Mammografie)
Röntgen mit Kontrastmittel	- Ableitende Harnwege (Infusionsurografie) - Gefäßdarstellungen (Angiografie, Lymphografie, Gallengangdarstellung)
Computertomografie (CT)/Spiral-CT	- Schädel - Thorax: Lunge, Mediastinum - Pankreas - Niere, Urogenitaltrakt - Retroperitoneum (Lymphknoten) - Oberbauch
Sonografie	- Abdomen (Leber) - Schilddrüse - Prostata - Kleines Becken (Endosonografie) - Ovarien
MRT (MRI)	- Gehirn/ZNS/Spinalkanal - Kopf-Hals-Bereich (Weichteile!) - Thorax (Mediastinum, Lungenhilus) - Extremitäten/Weichteile
Nuklearmedizinische Verfahren	
Szintigrafie	- Skelett - Schilddrüse (Organuntersuchung und Metastasennachweis) - Karzinoide, neuroendokrine Tumoren
Single-Photon-Emissions-Computer-tomografie (SPECT)	- Lymphszintigrafie, Wächterlymphknotendarstellung - Neuroendokrine Tumoren - Schilddrüse/Metastasen (ggf. ergänzend zur Szintigrafie)
Positronen-Emissions-Tomografie (PET)	- Abklärung von Lungenrundherden - Kolorektale Karzinome (Rezidiv/Fernmetastasen?) - Abklärung unklarer Pankreasbefund - Maligne Lymphome (Restaging nach Primärtherapie)

4.4.1 Röntgenuntersuchungen

Röntgenuntersuchungen ermöglichen die Beurteilung einer großen Zahl von Organen bzw. Veränderungen. Das Problem, dass sich beim klassischen Röntgenbild im Strahlenfeld hintereinanderliegende Strukturen unvermeidlich überlagern, wurde durch die Entwicklung der *Röntgen-Computertomografie (CT, CAT)* gelöst: Sie liefert Schichtbilder von horizontalen Körperquerschnitten, die eine praktisch überlagerungsfreie Darstellung und eine exakte Lokalisierung von einzelnen Organen/Strukturen, z. B. im Thorax oder im Bauchraum, erlauben (◼ Abb. 4.1).

Bei modernen CT-Geräten erfolgen die Schichtaufnahmen nicht mehr einzeln und unabhängig voneinander, sondern der Röntgenstrahl rotiert kontinuierlich um den Körper, der dabei langsam und gleichmäßig auf dem Untersuchungstisch durch die „Röhre" geschoben wird (*Spiral-* oder *axiale CT*). Dadurch entstehen kontinuierliche Aufnahmen ohne „Lücken" zwischen den Schichten, aus denen sich EDV-gestützt Bilder in beliebigen Schnittebenen oder auch dreidimensionale Darstellungen in hoher Qualität errechnen lassen. Die Untersuchungszeit – und damit die Strahlenbelastung – ist zudem deutlich reduziert: So lässt sich z. B. in unter 10 s die gesamte Lunge oder der Bauchraum abbilden. In vielen Fällen steigert die Gabe von Kontrastmitteln in Körperhohlräume oder in das Gefäßsystem die Aussagekraft von Röntgenuntersuchungen und die Abgrenzung von Strukturen. So gelingt auch die Darstellung der Gefäßversorgung von Tumoren und der charakteristischen Gefäßneubildungen. Dies kann die Abschätzung der lokalen Ausdehnung und die Abgrenzung gegen das umgebende normale Gewebe erleichtern. Kenntnisse der Gefäßversorgung eines Tumors sind außerdem wichtig für die Planung eines operativen Eingriffs.

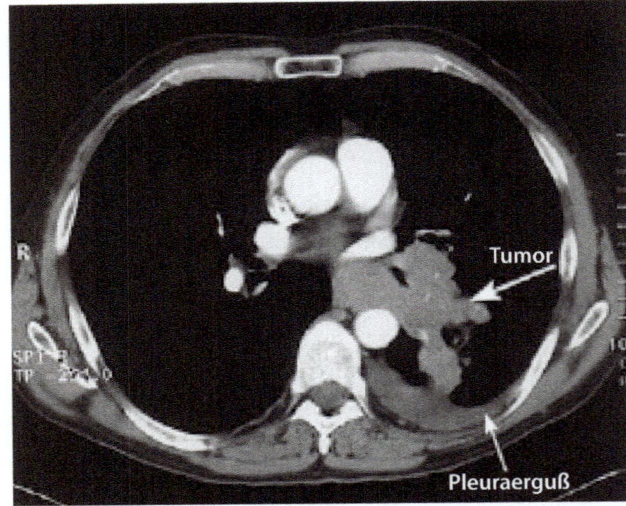

◼ Abb. 4.1 Computertomografie des Thorax: zentrales Bronchialkarzinom *(dicker Pfeil)* und Pleuraerguss *(dünner Pfeil)* im sog. „Weichteilfenster". Bei dieser Darstellung werden die Bilddaten im Computer so verarbeitet, dass weniger dichte (normale Lunge) und dichtere Gewebe (Knochen) weitgehend ausgeblendet werden. (Abb. von Dr. Malte Bahner, ehem. Deutsches Krebsforschungszentrum, mit frdl. Genehmigung)

Die Strahlenbelastung durch Röntgenuntersuchungen konnte durch Entwicklung empfindlicherer Film-Folien-Systeme, moderne Bildverstärkertechnik und digitale Technik deutlich verringert werden. ▣ Tab. 4.2 zeigt die Strahlenexposition bei verschiedenen Röntgenuntersuchungen im Vergleich zur durchschnittlichen Jahresdosis aus natürlichen Strahlenquellen. Die Maßeinheit Sievert (Sv) berücksichtigt die Wirkung der Strahlung im jeweiligen Gewebe (effektive Dosis).

4.4.2 Sonografie

Die Sonografie (Ultraschalluntersuchung) ist in der Tumordiagnostik bei vielen Fragestellungen sehr aussagekräftig und nicht belastend, da sie ohne energiereiche Strahlung arbeitet (▣ Tab. 4.1). Die Methode basiert darauf, dass hochfrequente Schallwellen im Körper von verschiedenen Geweben unterschiedlich stark absorbiert oder reflektiert werden. So ist Knochen weitgehend undurchlässig für die Schallwellen, Wasser wird ohne Verlust passiert (▣ Abb. 4.2). Diese unterschiedliche Reflektion wird in Bilder umgesetzt.

Durch Einbringen von Schallköpfen in Körperhöhlen können auch von außen nicht beurteilbare Bereiche oder Organe mit dieser Technik untersucht werden, z. B. die Prostata vom Enddarm aus (transrektaler Ultraschall, TRUS), die Speiseröhre und ggf. der Magen sowie die weiblichen inneren Genitalorgane, Uterus und Ovarien, von der Vagina aus (*Endosonografie*). Mittlerweile sind durch Computertechnik auch drei-

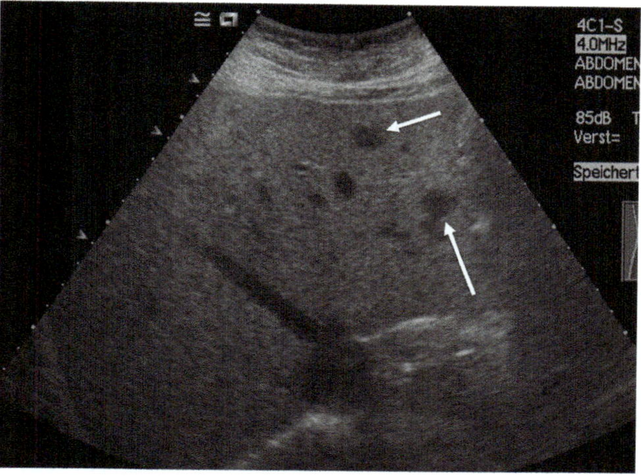

▣ **Abb. 4.2** Sonografie der Leber: Zwei echoarme Lebermetastasen *(Pfeile)*. Die übrigen dunklen Strukturen sind Gefäßanschnitte. (Abb. von Prof. Dr. Stefan Delorme, Deutsches Krebsforschungszentrum, mit frdl. Genehmigung)

dimensionale und Schnittbilddarstellungen möglich (3-D-Sonografie, Sono-CT).

4.4.3 Magnetresonanztomografie

Synonym: Kernspintomografie. *Abkürzungen:* MRT, MR, MRI (von engl. magnetic resonance imaging).

Wie die Röntgen-Computertomografie liefert diese Methode Schichtbilder von Körperebenen. Das dem Verfahren zugrunde liegende Prinzip ist jedoch ein völlig anderes: Die MRT arbeitet mit einem *starken Magnetfeld*, das die positiv geladenen Wasserstoffatomkerne (Protonen) im Körper in eine Richtung orientiert. Durch zusätzliche Einstrahlung von Radiowellen nehmen die Protonen Energie auf und werden etwas von ihrer Ausrichtungsachse abgelenkt. Nach Abschalten der Radiowellen fallen die Protonen in ihre Ausgangsposition zurück. Dabei geben sie die aufgenommene Energie in Form schwacher Radiowellen wieder ab, die von einer Antenne aufgefangen und in ein Bild umgesetzt werden.

Je lockerer ein Körpergewebe ist, desto mehr Wasser und damit Wasserstoff (Protonen) enthält es. Besonders wasser- und damit wasserstoffreich sind Weichgewebe, besonders wasserarm Knochen. Anders als bei Röntgenuntersuchungen lassen sich deshalb mit der Magnetresonanztomografie Weichgewebe anhand ihres unterschiedlichen Wassergehalts besonders gut voneinander abgrenzen. Knochen ist dagegen besonders wasser- und damit signalarm und stellt sich nur bei extrem kurzen Echozeiten differenziert dar, sonst erscheint er auf dem MRT-Bild schwarz. (auf dem Röntgenbild weiß).

▣ **Tab. 4.2** Typische effektive Strahlendosen einiger wichtiger Röntgenuntersuchungen in Millisievert (mSv). (Nach Bundesamt für Gesundheit BAG 2020 und Strahlenschutzkommission 2019)

Untersuchte Körperregion	Effektive Dosis in mSv
(Röntgen Thorax), 1/2 Ebenen	0,02/0,07
Mammografie beidseits in je 2 Ebenen	0,4
Bauchraum (Abdomenübersicht)	0,4
CT Hirnschädel	2
CT Thorax	5–7
CT Abdomen und Becken	8–11
Kolon-Kontrast-Untersuchung	6
Zum Vergleich: mittlere effektive Jahresdosis aus natürlichen Quellen	ca. 2

4

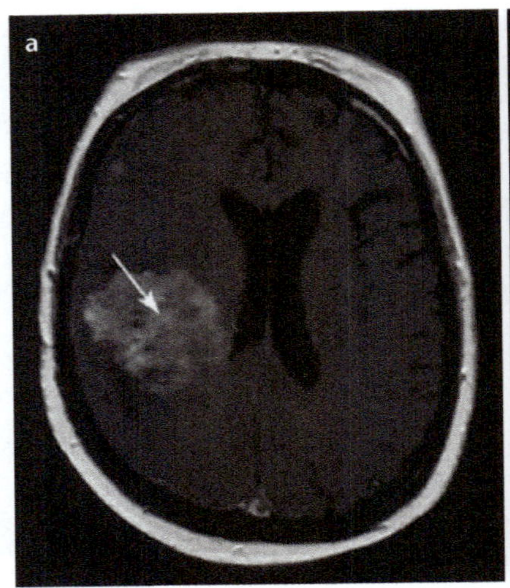
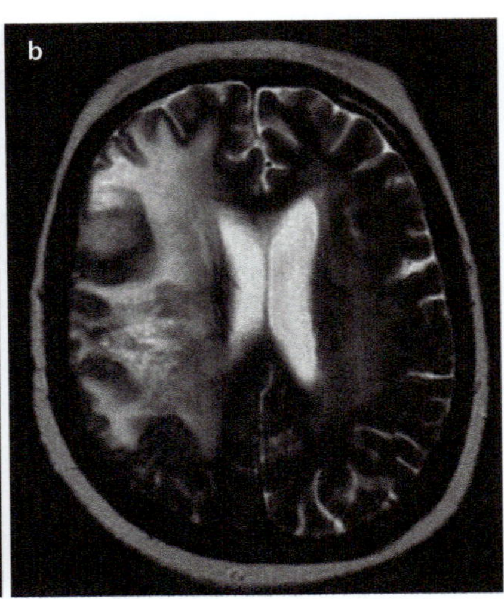

Abb. 4.3 Magnetresonanztomografie des Gehirns mit Darstellung eines Glioblastoms (*Pfeil*). (**a**) Aufnahme nach Kontrastmittelgabe und ohne Darstellung des Ödems. (**b**) Aufnahme mit Darstellung des umgebenden Ödems (Verschattung um den Tumor herum) und des Liquors. (Abb. von Dr. Malte Bahner, ehem. Deutsches Krebsforschungszentrum, mit frdl. Genehmigung)

Besonders aussagekräftig ist die MRT demnach in Körperregionen, in denen viele Weichgewebsstrukturen vorhanden sind (Tab. 4.1). Im Gehirn etwa lassen sich Tumoren und Metastasen deutlich besser darstellen als mit der CT (Abb. 4.3). Auch bei der MRT kann Kontrastmittel (meist Gadolinium) die Aussagekraft steigern. Eine Strahlenbelastung besteht bei der MRT nicht, es sind jedoch verschiedene *Kontraindikationen* zu beachten, die sich aus der Einwirkung eines starken Magnetfeldes ergeben.

Absolute oder zumindest relative Kontraindikationen sind

- Herzschrittmacher, viele mechanische Herzklappen (abhängig vom Material), implantierte Kardioverter (Defibrillator), elektronische Implantate (z. B. Rückenmarkstimulator, Cochleaimplantat), magnetisch aktivierbare Implantate (z. B. implantierte Insulinpumpe oder Medikamenteninfusionspumpe), nicht MRT-gängige Prothesen/Implantate sowie.
- Metallsplitter oder ferromagnetische Fremdkörper (vor allem wenn sie „gefährlich" liegen und durch Lageveränderung Organe oder Gefäße schädigen könnten).

Endoprothesen, Herzklappen und Clip-Materialien sind dagegen heute fast ausnahmslos MRT-tauglich. Allergien gegen die verwendeten Kontrastmittel treten sehr selten auf. Schmuck ist generell abzulegen.

Die Untersuchungszeit beträgt zwischen 30 und 50 min. Dabei werden bis zu mehrere Hundert Bilder aufgenommen. Die während der Tomografie zu hörenden lauten Klopfgeräusche entstehen durch das erforderliche An- und Abschalten von Magnetfeldern. Bei Bedarf helfen Ohrstöpsel oder Kopfhörer.

4.4.4   Nuklearmedizinische Diagnostik

Die nuklearmedizinischen Untersuchungsverfahren basieren auf der Strahlung verabreichter *Radiopharmaka*, d. h. radioaktiver Substanzen, die sich in bestimmten Organen, Organsystemen oder krankhaft veränderten Geweben anreichern. Die verwendeten Substanzen bezeichnet man als „Tracer": Sie spüren das entsprechende Gewebe aufspüren und markieren es (engl. trace: Spur). Ein über dem Körper positionierter Scanner („Gamma-Kamera") fängt die von diesen Anreicherungen abgegebene Strahlung auf. Die einzelnen Impulse werden in elektronische Signale und jedes Signal in einen Bildpunkt umgesetzt. Die Anreicherungsbezirke werden „heiße Herde" („hot spots") genannt. Die Intensität der Strahlung lässt sich farblich abgestuft darstellen. Eine Übersicht der gebräuchlichen nuklearmedizinischen Verfahren und Anwendungsbereiche zeigt Tab. 4.1. Die Informationen aus nuklearmedizinischen Untersuchungen und die der sonstigen bildgebenden Verfahren wie Röntgen, Sonografie und MRT, die Strukturen abbilden, können sich sinnvoll ergänzen.

4.4.4.1   Szintigrafie

Das am längsten in der Tumordiagnostik eingesetzte nuklearmedizinische Verfahren ist die *Skelettszintigrafie* (Knochen-Scan): Radioaktives Technetium (^{99m}Tc) gekoppelt an eine Phosphatverbindung reichert sich nach intravenöser Verabreichung in Ab- und Umbaubezirken von Knochen an und gibt von dort Gammastrahlung ab. Knochenmetastasen eines Tumors können so lokalisiert werden, bevor sie im Röntgenbild sichtbar sind (Abb. 4.4).

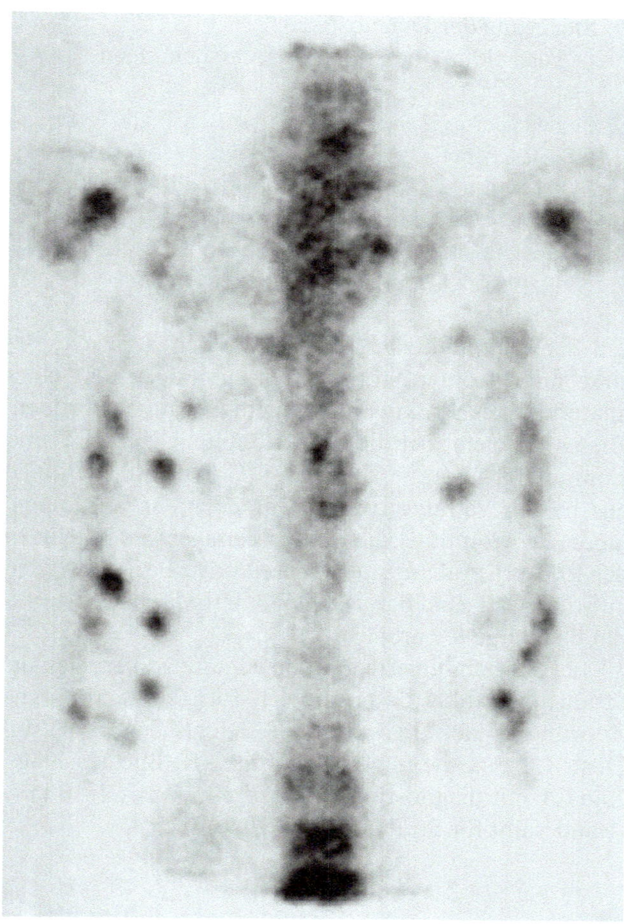

■ Abb. 4.4 Knochenszintigramm mit 99mTc-MDP. Darstellung von multiplen Metastasen *(dunkle Areale)* bei Prostatakarzinom. (Abb. von Prof. Dr. Ludwig Strauss, Deutsches Krebsforschungszentrum, mit frdl. Genehmigung)

In der Diagnostik jodspeichernder Schilddrüsenkarzinome spielt die *Szintigrafie mit radioaktivem Jod* (^{131}I) eine wichtige Rolle.

4.4.4.2 SPECT

Die Darstellung kann auch mittels *Single-Photon-Emissions-Computertomografie (SPECT)* erfolgen. Hier werden mehrere Aufnahmen derselben Körperregion aus verschiedenen Winkeln angefertigt. Dies ermöglicht die Berechnung von Schnittbildern aus den gewonnenen Daten, vergleichbar etwa der Röntgen-CT, mit der sie für zusätzlichen Informationsgewinn heute häufig kombiniert wird (SPECT-CT). Sinnvoll ist die SPECT-CT, wenn die exakte Lokalisation und die räumliche Zuordnung einer Veränderung festgestellt werden sollen. Die SPECT wird häufig ergänzend zur planaren (flächigen) Ganzkörperszintigrafie oder statt dieser eingesetzt (■ Tab. 4.1).

4.4.4.3 Positronen-Emissions-Tomografie (PET) und PET-CT

Mit der PET lässt sich Stoffwechselaktivität in verschiedenen Geweben erfassen. Zudem ist es möglich, den zeitlichen Verlauf der Verteilung von Stoffen im Körper darzustellen. Je nach Fragestellung benutzt man eine Substanz (Tracer), von der man weiß, dass sie sich im zu untersuchenden Organ oder Gewebe anreichert und dort zu bestimmten Stoffwechselreaktionen führt, und „markiert" sie mit einem radioaktiven Stoff, der in diesem Fall Positronen aussendet. Positronen vereinigen sich im Körper rasch mit einem negativ geladenen Elektron. Die dabei entstehende elektromagnetische Strahlung kann durch geeignete Messgeräte registriert und wiederum in Bilder umgesetzt werden (■ Abb. 4.5).

Die effektive Strahlendosis bei einer Ganzkörper-PET beträgt etwa 4–5 mSv, auch abhängig von Art und Menge des verwendeten Radiopharmakons (Strahlenschutzkommission 2019; Krause et al. 2007). Die eigentliche Untersuchung dauert etwa 30–60 min.

Die PET liefert u. a. folgende Informationen:

- Ausmaß der Durchblutung eines Gewebes,
- Stoffwechselaktivität und „Vitalität" eines Gewebes.

Bei einer Chemotherapie beispielsweise erlauben Informationen zur Stoffwechselaktivität im Tumorgewebe schon frühzeitig Aussagen darüber, ob die Tumorzellen auf die Behandlung ansprechen. Ein guter Indikator für die Stoffwechselaktivität ist ein Zuckermolekül (Desoxyglukose), das mit einem Positronen aussendenden Fluorisotop (18F) markiert wird (Fluor-Desoxyglukose, FDG): Je mehr (markierter) Zucker im (Tumor-)Gewebe aufgenommen wird, desto stoffwechselaktiver ist es. Nimmt die Stoffwechselaktivität ab, deutet dies auf ein Ansprechen des Tumors auf die Behandlung hin, bleibt sie gleich oder steigt sie an, ist von einer Resistenz auszugehen.

Neben FDG stehen je nach Fragestellungen und zu untersuchendem Gewebe weitere Tracer zur Verfügung: DOTA-Peptide, z. B. Ga-68-DOTATATE (neuroendokrine Tumoren), Cholin-Derivate, z. B. F-18-Fluorocholin (Prostatakarzinom, hepatozelluläres Karzinom), PSMA, z. B. F-18-PSMA (Prostatakarzinom).

Klinisch relevante Ziele des Einsatzes von PET/PET-CT in der Onkologie sind (DGHO 2021):

- Steuerung der Therapie:
  - kurative vs. nicht kurative Therapie
  - Eskalation oder Deeskalation systemischer Therapie
  - Vermeidung von therapie-assoziierter Morbidität
  - Einleitung einer spezifischen Therapie

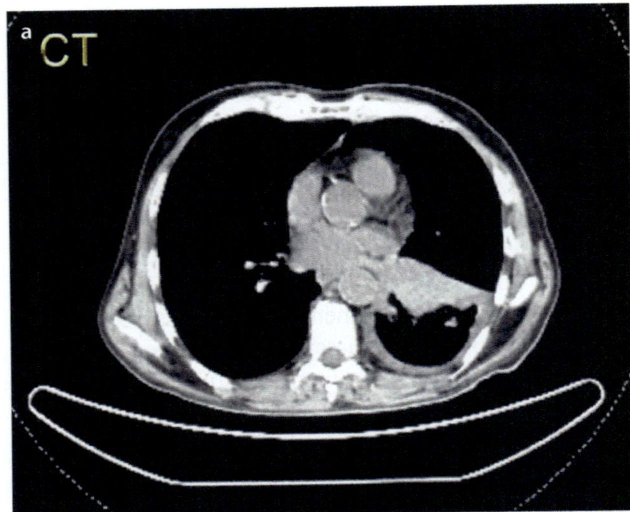

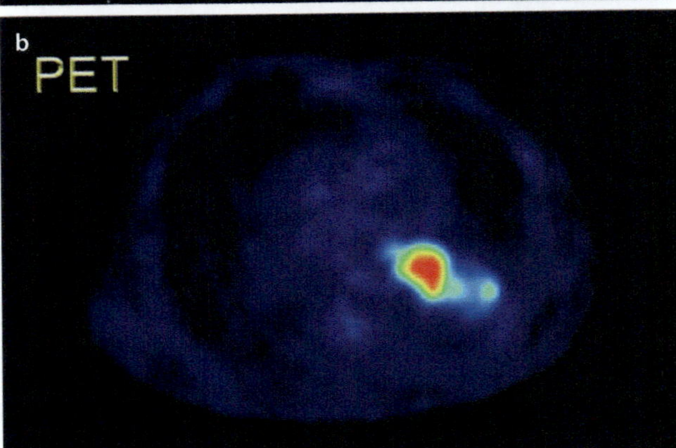

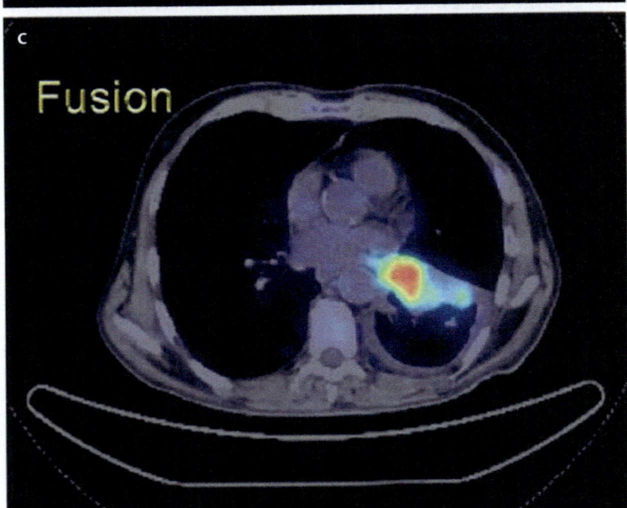

Abb. 4.5   **(a)** CT-Bild eines Patienten mit einem Tumor der linken Lunge, **(b)** zugehöriges PET-Bild, das nach der Applikation von FDG aufgenommen wurde. **(c)** Fusion von PET und CT. Im fusionierten Bild sieht man sehr gut, dass der zentrale Tumoranteil die höchste Stoffwechselaktivität hat. Der im CT **(a)** auch sichtbare periphere weichteildichte Anteil ist eine Atelektase, also kollabiertes Lungengewebe. PET-CT erlaubt die kombinierte Beurteilung von Morphologie und Funktion durch die direkte Kombination von CT und PET **(c)**. (Abb. von Prof. Dr. Ludwig Strauss, Deutsches Krebsforschungszentrum, mit frdl. Genehmigung)

— Steuerung der Diagnostik:
  – Vermeidung belastender Untersuchungen

❯ Findet sich nach einer Therapie im Röntgenbild oder CT ein Restbefund, kann anhand des Bildes oft nicht zwischen aktivem Resttumor und Narbengewebe unterschieden werden. Hier hilft die PET-Untersuchung: Ist Stoffwechselaktivität nachweisbar, handelt es sich mit großer Wahrscheinlichkeit um einen Resttumor.

Ein Schwachpunkt der PET ist die Schwierigkeit, Bezirke mit erhöhter Stoffwechselaktivität korrekt einer anatomischen Struktur oder einem Organ zuzuordnen. Dieses Problem löst die feste Kopplung von PET und Computertomografie, die *PET-CT*. Die Informationen aus beiden Verfahren werden miteinander verbunden, indem der Computer die Bilder überlagernd darstellt: In der PET erkennbare stoffwechselaktive Bezirke werden auf die in CT-Bild dargestellten anatomischen Strukturen bzw. Organe „projiziert".

Bei der kombinierten Untersuchung addiert sich die Strahlenbelastung durch die CT. Für die anatomische Zuordnung der PET-Befunde reicht eine Niedrig-Dosis-CT aus, die mit etwa 3–4 mSv zu Buche schlägt, eine CT mit diagnostischer Aussagekraft mit 7–10 mSv (Bundesamt für Strahlenschutz 2020).

Fragestellungen, bei denen die PET bzw. PET-CT in der Onkologie zur Klärung beitragen kann (unterschiedliche Evidenz)
— Unterscheidung von benignen und malignen Läsionen (z. B. unklarer Lungenrundherd)
— Suche nach einem unbekannten Primärtumor, wenn eine Metastasierung als erste Tumormanifestation entdeckt wird oder ein paraneoplastisches Syndrom vorliegt
— Staging eines bekannten Tumors
— Überprüfung des Therapieansprechens bei bekanntem Tumor
— Beurteilung des Vorliegens von Resttumor (vitales Tumorgewebe oder Narbengewebe?), wenn dieses bei der körperlichen Untersuchung oder durch andere bildgebende Verfahren nicht unterschieden werden kann bzw. der Verdacht darauf besteht
— Nachweis eines Tumorrezidivs, insbesondere bei steigender Tumormarkerkonzentration
— Bestimmung einer geeigneten Stelle für eine Tumorbiopsie
— Unterstützung bei der Strahlentherapieplanung

Nach Leitlinie der Deutschen Gesellschaft für Nuklearmedizin e. V. (2007)

▫ Tab. 4.3   PET-Indikationen nach den Richtlinien zu Methoden der vertragsärztlichen Versorgung. (Gemeinsamer Bundesausschuss 2022a)

Tumorentität	Fragestellungen
Lungenkarzinom, nichtkleinzellig	Staging, Detektion von Fernmetastasen Verdacht auf Rezidiv bei negativer konventioneller Bildgebung
Unklare Lungenrundherde	Charakterisierung, Beurteilung der Dignität (bei hohem Operationsrisiko und wenn Biopsie nicht möglich)
Lungenkarzinom, kleinzellig	Staging bei kurativem Therapieansatz, Detektion von Fernmetastasen Verdacht auf Rezidiv nach kurativer Therapie (wenn Klärung durch andere Methoden möglich ist)
Hodgkin-Lymphom	Staging bei Erstdiagnose und Rezidiv
Kopf-Hals-Tumoren, lokal fortgeschritten	Entscheidung über die Durchführung einer Neck Dissection
Unbekannte Primärtumoren im Kopf-Hals-Bereich	Kopf-Hals-Bereich zur Entscheidung über die Durchführung einer Neck Dissection
Larynxkarzinom	Entscheidung über die Durchführung einer laryngoskopischen Biopsie beim Larynxkarzinom, wenn nach Abschluss einer kurativ intendierten Therapie der begründete Verdacht auf eine persistierende Erkrankung oder ein Rezidiv besteht
Maligne Lymphome bei Kindern und Jugendlichen	
Aggressive Non-Hodgkin-Lymphome	Staging bei Erstdiagnose und Beurteilung des Therapieansprechens

Das Anwendungsfeld von PET und PET-CT hat sich in den letzten Jahren ständig erweitert: Bei immer mehr Fragestellungen konnte der Vorteil dieser Methoden gezeigt werden, sodass sie zunehmend auch in der klinischen Routine eingesetzt werden. Die derzeit in Deutschland zur Kostenerstattung durch die Krankenkassen zugelassenen Indikationen zeigt ▫ Tab. 4.3. In der Schweiz sind die Möglichkeiten des Einsatzes von PET und PET-CT nach den klinischen Richtlinien der Schweizerischen Gesellschaft für Nuklearmedizin (SGNM) weiter gefasst (SGNM 2021).

Die G-BA-Richtlinie über die ambulante spezialfachärztliche Versorgung (G-BA 2022b) listet für diesen speziellen Versorgungsbereich noch einige zusätzliche Anwendungen, und zahlreiche weitere Indikationen mit unterschiedlicher Evidenz sind bereits Gegenstand von nationalen und internationalen Leitlinien. In Deutschland ist die Kostenübernahme für die Anwendung außerhalb der G-BA-Richtlinie im Einzelfall zu klären. Einen Überblick über die Datenlage zur PET-Diagnostik mit gesicherten und noch nicht gesicherten Indikationen geben z. B. eine Schrift der DGHO (2021) und die Richtlinie der Schweizerischen Gesellschaft für Nuklearmedizin (2021).

4.4.4.4 Theranostik

Der Nachweis von Tumorgewebe mittels nuklearmedizinischer Diagnostik lässt sich teilweise für eine gezielte nuklearmedizinische Therapie nutzen. Die Verknüpfung von Bildgebung und Therapie wird als „Theranostik" bezeichnet: Eine Substanz, die gezielt an Zellen eines Tumors bindet, z. B. über spezifische Oberflächenstrukturen, wird zu diagnostischen Zwecken mit einem z. B. Positronen aussendenden radioaktiven Isotop gekoppelt, sodass die Tumorherde anhand der Anreicherung des Tracers mittels Gamma-Kamera dargestellt werden können. Die Koppelung derselben tumorbindenden Substanz mit einem therapeutischen Radionuklid (Beta-Strahler) erlaubt dann die gezielte Bestrahlung des Tumorgewebes von innen heraus. Das Prinzip: Man sieht, was man behandeln kann, und behandelt dann, was man sieht (Eder u. Eder 2022).

> **► Beispiel**
>
> Ein Beispiel ist u. a. die Diagnostik und Behandlung von Metastasen des Prostatakarzinoms mit einem markierten Inhibitor des prostataspezifischen Membranantigens (PSMA). Für die Diagnostik von Tumorherden wird der PSMA-Inhibitor mit Gallium-168 gekoppelt, für die Therapie der Metastasen mit dem Beta-Strahler Lutetium-177. ◄

Solche theranostischen Verfahren stellen eine Weiterentwicklung der Radionuklidtherapie dar, wie sie z. B. als Radiojodtherapie (Jod-131) seit vielen Jahrzehnten beim Schilddrüsenkarzinom eingesetzt wird. Durch die zunehmende Identifizierung tumorspezifischer Zelloberflächenstrukturen, die sich nuklearmedizinisch markieren lassen, wachsen die Möglichkeiten ihres Einsatzes.

4.5 Endoskopie

Mit einer Optik ausgestattete lichtleitende Glasfasern in starren oder flexiblen Röhren (= Endoskope) ermöglichen es, fast alle Körperhohlräume einzusehen und die auskleidenden Wände oder die Oberfläche von Organen zu beurteilen.

Allgemein bekannt ist diese Methode etwa als Magen- (*Gastroskopie*), Darm- (*Koloskopie*) oder Blasen- bzw. Harnleiterspiegelung (*Zystoskopie, Ureteroskopie*) sowie als *Laryngoskopie* und *Bronchoskopie* zur Beurteilung der Kehlkopfregion und der tieferen Atemwege. Mit der *endoskopischen retrograden Cholangiopankreatikografie (ERCP)* können nach Einführen der Sonde durch den Magen und Kontrastmittelinjektion vom Duodenum aus der Pankreasgang und die Gallengänge röntgenologisch oder durch Weiterschieben der Sonde auch direkt endoskopisch beurteilt werden (*Cholangioskopie*). Eine (noch nicht etablierte) Weiterentwicklung in der gastroenterologischen Diagnostik ist etwa die *Kapselendoskopie*, bei der der Magen-Darm-Trakt mit einer geschluckten Videokapsel „abgefilmt" wird. Ein Nachteil solcher „virtueller" Endoskopien besteht darin, dass die Probenentnahme von verdächtigen Stellen nicht unmittelbar möglich ist.

Zur Beurteilung z. B. des Mediastinums, von Pleura und Lungenoberfläche sowie der Oberflächen im Bauchraum muss chirurgisch ein Zugang für das Endoskop geschaffen werden (*Mediastinoskopie, Thorakoskopie, Laparoskopie*).

Im Rahmen endoskopischer Untersuchungen lassen sich Gewebeproben zur histologischen Untersuchung entnehmen (Biopsie). Das Endoskop trägt eine entsprechende Vorrichtung, die von außen gesteuert wird. Durch das Endoskop sind auch kleinere oder größere therapeutische Eingriffe möglich, etwa die Verödung blutender Gefäße oder die Einführung von Stents, um Passagen offenzuhalten.

Größere endoskopische Untersuchungen (etwa Bronchoskopie oder Koloskopie) werden in der Regel in (Kurz-)Narkose durchgeführt.

4.6 Zytologische und histologische Untersuchungen

Ob einem Verdachtsbefund eine gutartige oder eine bösartige Erkrankung zugrunde liegt, kann mit letzter Sicherheit nur durch Entnahme und mikroskopische Untersuchung von Zellen (*Zytologie*) oder zusammenhängendem Gewebe (*Histologie*) bestimmt werden. Eines der beiden Verfahren sollte zur Diagnosesicherung zum Einsatz kommen, wobei die Histologie bei soliden Tumoren zu bevorzugen ist. Bei hämatologischen, primär systemischen Neoplasien wie Leukämien, die keinen Gewebeverband bilden, ist die Zytologie aus dem Blut eine maßgebliche Untersuchung.

> **Definition**
>
> - **Zytologie:** Lehre von den Zellen (von griech. cytos: Zelle, und logos: Lehre)
> - **Histologie:** Lehre von den biologischen Geweben (von griech. histos: Gewebe, und logos: Lehre)
> - **Histomorphologie:** Gestalt und Struktur von Geweben nach mikroskopischen Merkmalen
>   Zytologie und Histologie sind Teilgebiete der Anatomie bzw. der Pathologie.

Verschiedene Anfärbe- bzw. Markierungsmethoden am Untersuchungsmaterial – Zellen oder Gewebe – machen unterschiedliche Strukturen besser sichtbar. Histologische Untersuchungen erfolgen an mikrometerdünnen Gewebeschnitten, die nach Paraffineinbettung oder Tieffrostung von Gewebeproben (Biopsie oder Operationspräparat) hergestellt werden.

Im Rahmen der Primärdiagnostik dienen zytologische und histologische Untersuchungen vor allem
- der Bestimmung des Tumortyps *(Klassifikation),*
- der Bestimmung des Malignitätsgrades der Tumorzellen anhand von u. a. Aussehen des Zellkerns und Zahl der Zellen in Teilung *(Grading).*

❯ Die weitere spezielle Aufarbeitung des Materials mit immunhistochemischen, molekularbiologischen und molekulargenetischen Methoden (▶ Abschn. 4.8) erlaubt eine genauere Charakterisierung der Tumorzellen und ihrer biologischen Eigenschaften.

4.6.1 Biopsie

Definition

Biopsie: Zell- oder Gewebeentnahme zu diagnostischen Zwecken (von griech. bio: lebend, und opsis: das Betrachten).

Abhängig vom zu untersuchenden Organ, von der Gewebeart, von der Größe des verdächtigen Bezirks und davon, ob zusammenhängendes Gewebe benötigt wird oder einzelne Zellen für die Begutachtung ausreichend sind, werden die Proben auf unterschiedliche Weise entnommen:

- mit einer Hohlnadel, die in den zu untersuchenden Bezirk eingeführt wird (Feinnadel- oder Stanzbiopsie),
- durch (chirurgische) Entnahme eines Gewebestücks oder des gesamten tumorverdächtigen Bezirks (Exzisions- bzw. Exstirpationsbiopsie),
- endoskopisch aus Körperhohlräumen (u. a. im Magen-Darm-Trakt, an oberen und tiefen Atemwegen, am Gebärmutterhals oder in der Harnblase) mit einer am Endoskop angebrachten Zange oder Schlinge zur Entnahme von Gewebeproben.

Die *Feinnadelbiopsie* (0,5–1 mm) liefert Einzelzellen zur zytologischen Untersuchung, während die *Stanzbiopsie* bei ausreichender Nadeldicke (üblich sind 2–3 mm) und insbesondere die *Exzisionsbiopsie* die histo-logische Beurteilung eines Gewebeverbandes erlauben.

❯ Die sicherste Methode ist in vielen Fällen die komplette Entnahme des verdächtigen Bezirks einschließlich seiner Grenzzone zur histologischen Aufarbeitung.

Eine Übersicht über die verschiedenen Biopsieverfahren, ihre Indikationen und Aussagekraft gibt ◘ Tab. 4.4.

4.6.1.1 Risiken der Biopsie

Die Entnahme einer Gewebeprobe – egal mit welchem Verfahren – ist ein relativ kleiner Eingriff und für den Patienten wenig belastend, abgesehen von der manchmal erforderlichen Narkose. Um bei Nadelbiopsien das Risiko einer Blutung zu minimieren, muss vorher sichergestellt sein, dass das Blutbild und der Gerinnungsstatus in Ordnung sind.

Eine andere Frage, die Patienten häufig Sorgen bereitet, betrifft die mögliche *Verschleppung von Tumorzellen* durch die Biopsie. Ein gewisses Risiko besteht bei einer Nadelbiopsie aus einem Tumor oder malignen Ergüssen tatsächlich: Zellen des Punktats können im Stichkanal hängenbleiben und auch in die Blutbahn gelangen, wenn ein Blutgefäß verletzt wird. Allerdings gibt es keine schlüssigen Hinweise darauf, dass diese verschleppten Tumorzellen in anderen Körperregionen Metastasen bilden und die Prognose verschlechtern. Auch sind die heute verwendeten Nadeln so glatt und scharf, dass das Risiko einer Zellverschleppung geringer ist. Bei Stanzbiopsien wird die Nadel für die Entnahme der Proben durch eine hohle Führungsnadel eingeschoben und wieder herausgezogen.

Bestätigt die zytologische oder histologische Untersuchung des entnommenen Materials das Vorliegen eines bösartigen Tumors, wird nach Möglichkeit bei der Operation der Stich- oder Schnittkanal mit entfernt.

Tab. 4.4 Biopsieverfahren und Indikationen

Biopsiemethode	Durchführung	Indikationen	Vorteile	Nachteile	Anwendung/Stellenwert
Feinnadel-aspiration (FNA) Feinnadelpunktion (FNP)	Perkutan Hohlnadel 0,4–9 mm Punktion ggf. unter Kontrolle durch bildgebende Verfahren und ggf. nach vorheriger Markierung des Zielbezirks (Farbstoff, Draht) Zytologische Untersuchung	Schilddrüsendiagnostik Lymphknotenpunktion Leberpunktion Punktion von Zysten und Ergüssen Punktion von Hautknoten Punktion von Prozessen im Brustraum oder retroperitoneal (Mammapunktion)	Wenig invasiv	Liefert kein zusammenhängendes Gewebematerial Negativer Befund schließt malignen Tumor nicht aus	Wird bei einigen Indikationen zunehmend von modernen Stanzbiopsieverfahren abgelöst
Stanzbiopsie	Perkutan Hohlnadel 1 bis ca. 3 mm Punktion ggf. unter Kontrolle durch bildgebende Verfahren Histologische Untersuchung des Materials	Prostatabiopsie Knochenmarkbiopsie (Beckenkamm) Mammabiopsie Leberbiopsie Hirntumoren	Liefert zusammenhängende Gewebezylinder Ambulant in Lokalanästhesie durchführbar	Etwas höheres Blutungsrisiko als FNP	Automatisierte Hochgeschwindigkeits-Vakuumstanzbiopsiegeräte, mehr und mehr etabliert Stereotaktische Stanzbiopsie bei nicht tastbaren und nicht sonografisch darstellbaren Befunden
Zangenbiopsie/ Knipsbiopsie	Von Körperhohlräumen oder Hohlorganen aus, im Rahmen endoskopischer Diagnostik: Biopsiezange an der Endoskopspitze	Biopsien im Magen-Darm-Trakt, im Bronchialsystem, an der Zervix, in der Harnblase	Liefert zusammenhängendes Gewebe		
Exzisionsbiopsie (Syn. Ex-stirpationsbiopsie, „offene Biopsie")	Operative Ausschneidung des gesamten verdächtigen Gewebebezirks (ggf. nach vorheriger Markierung) und histologische Aufarbeitung	Hauttumoren/-veränderungen Lymphknoten	Treffsicher und aussagekräftig: gesamter Gewebezusammenhang beurteilbar	Invasiver Eingriff, teilweise Vollnarkose erforderlich	*Endoskopisch* mit elektrischer Schlinge z. B. bei Adenomen im Magen-Darm-Trakt und Blasenpapillomen, hier ggf. zugleich definitive Therapie Sentinel-node-Biopsie (z. B. bei Mammakarzinom)

4.7   Untersuchungen an Blut und Serum

In der onkologischen Diagnostik werden in Abhängigkeit von Situation und Fragestellung ergänzend zu klinischen und apparativen Untersuchungen zahlreiche Laboruntersuchungen an Blut oder Serum durchgeführt. Nach Zweck und Ziel sind zu unterscheiden:

- Untersuchungen bei Tumorverdacht (Basislabor mit Blutbild, Entzündungsparameter, ggf. organspezifische Parameter, ggf. Tumormarker),
- differenzierte weitergehende hämatologische Diagnostik (bei Leukämien und Lymphomen),
- Untersuchungen zur Charakterisierung einer diagnostizierten Tumorerkrankung (molekularbiologische und molekulargenetische Methoden an Tumorzellmaterial aus dem Blut; ▶ Abschn. 4.8),
- prätherapeutische/präoperative Diagnostik (vor allem Organfunktionen),
- Therapiekontrolle und Überwachung von unerwünschten Wirkungen (Blutbild, organspezifische Parameter, ggf. Tumormarker),
- Verlaufskontrolle/Nachsorgeuntersuchungen (ggf. Kontrolle von Organfunktionen, ggf. Tumormarker/ Biomarker).

Wesentliche Bedeutung haben heute *molekularbiologische und molekulargenetische Untersuchungen*, die eine genaue Charakterisierung von Tumoren bzw. Tumorzellen erlauben und die Planung einer möglichst gezielten Behandlung unterstützen. Sie erfolgen an Zellmaterial, aus Gewebeproben oder auch aus dem Blut und werden in ▶ Abschn. 4.8 dargestellt.

❯ Einen allgemeinen „Krebstest" an Blut oder anderen Körperflüssigkeiten, der mit Sicherheit das Vorliegen einer Krebserkrankung anzeigen würde, gibt es nicht. Auch Tests, die den Anspruch erheben, aus in Blut oder anderen Körperflüssigkeiten bestimmten Parametern, z. B. DNA-Material, konkrete Rückschlüsse auf das Vorliegen einer bestimmten Krebserkrankung oder gar nur einer entsprechenden Veranlagung zu erlauben, leisten entweder nicht, was sie vorgeben, oder sind gegenwärtig noch nicht ausreichend abgesichert. Zu diesem Thema wird aber intensiv geforscht

4.7.1   Hämatologische Diagnostik

Ziel der hämatologischen Diagnostik ist die Erfassung von Veränderungen in Zahl und Zusammensetzung der zellulären Blutbestandteile: Erythrozyten, Leukozyten (Granulozyten und Lymphozyten) und Thrombozyten.

Basisuntersuchungen sind:
- Zellzählung,
- Hämoglobinbestimmung,
- Anfertigung eines Differenzialblutbildes mit Erfassung von Retikulozyten und möglicher Linksverschiebung myeloischer Zellen (vermehrtes Auftreten „jugendlicher" Reifungsstufen im peripheren Blut),
- Bestimmung der Blutkörperchensenkungsgeschwindigkeit (BKS oder BSG).

❯ Von entscheidender Bedeutung sind hämatologische Untersuchungen bei malignen Erkrankungen des blutbildenden und des lymphatischen Systems, sowohl in der Primärdiagnostik als auch zur Therapie- und Verlaufskontrolle.

Andererseits ist die Tumortherapie, insbesondere die zytostatische Chemotherapie, eine häufige Ursache von Blutbildveränderungen, insbesondere einer Abnahme der Granulozyten, weshalb auch hier regelmäßige Kontrollen durchgeführt werden müssen (▶ Kap. 26).

❯ Wegen häufiger Blutbildveränderungen sind regelmäßige Blutbildkontrollen während einer Chemotherapie geboten.

4.7.1.1   Durchflusszytometrie (Flowzytometrie)

Mit dieser Methode lassen sich Blutzellen rasch und effektiv zählen, analysieren und sortieren. Sie basiert darauf, dass Zellen in einer Flüssigkeit kontrolliert einzeln durch eine enge Kapillare geleitet und dabei von Laserlicht durchstrahlt werden. Je nach Größe, Form und innerer Komplexität der einzelnen Zellen wird der Lichtstrahl abgelenkt und abgeschwächt. Zusätzlich können bestimmte Oberflächenmerkmale der Zellen (z. B. CD-Antigene) mit fluoreszierenden Substanzen markiert und anhand der Fluoreszenz nachgewiesen werden (▶ Abschn. 4.8.2). Lichtablenkung, Lichtabsorption und Fluoreszenz werden gemessen und in Diagramme umgesetzt. Die Flowzytometrie hat in der hämatoonkologischen Diagnostik ihre Bedeutung insbesondere zur Typisierung von Lymphomen und Leukämien anhand ihrer Oberflächenantigene. Auch kann diese Technik im Rahmen einer Verlaufskontrolle zur Beurteilung des Therapieansprechens im Blut oder Knochenmark eingesetzt werden. Man spricht von Erfassung der sog. minimalen Resterkrankung (engl. minimal residual disease, MRD). Ziel hämatoonkologischer Therapie ist häufig das Erreichen einer sog. MRD-negativen Situation (▶ Abschn. 4.8.3).

4.7.2 Blutchemie

4.7.2.1 Enzyme und Serumproteine

In Abhängigkeit von der Verdachtsdiagnose können mit unterschiedlichen Methoden zahlreiche (bio)chemische Parameter bestimmt werden. Diese Untersuchungen sind in der Regel nicht leitend für die Diagnosestellung, können aber ergänzende Informationen zur Einschätzung der Situation liefern. Enzymveränderungen geben z. B. Hinweise auf den Entzündungsstatus (z. B. CRP), auf Schädigungen bestimmter Organe, z. B. durch Metastasen oder therapiebedingt. Bei Krebserkrankungen, die häufig in das Skelettsystem metastasieren, werden routinemäßig Werte bestimmt, die Rückschlüsse auf den Knochenstoffwechsel zulassen, etwa der Serumkalziumspiegel oder die alkalische Phosphatase (AP). Leberenzyme wie Gamma-GT, Serum-GOT (ASAT) und Serum-GPT (ALAT) geben Hinweise auf die Leberfunktion und möglichen metastatischen Befall des Organs.

Insbesondere bei malignen Lymphomen diagnostisch relevante Serumproteine sind die *Immunglobuline*. Sie lassen sich durch die elektrophoretische Auftrennung der Serumeiweiße und anschließende *Immunelektrophorese* oder *Immunfixation (IF)* genauer analysieren. So werden etwa beim multiplen Myelom pathologische Immunglobuline (Paraproteine) von den Tumorzellen gebildet, die sich in der Elektrophorese als abnorme Peaks darstellen (◘ Abb. 4.6). Unvollständige Immunglobuline, wie etwa das sog. Bence-Jones-Protein, sind auch im Urin nachweisbar (Bence-Jones-Proteinurie).

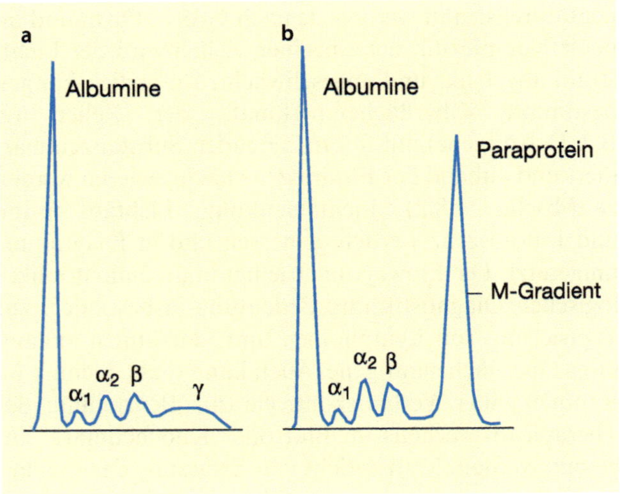

◘ **Abb. 4.6** Elektrophoresediagramme der Serumeiweiße (**a** normal, **b** bei multiplem Myelom mit charakteristischem M-Gradienten)

4.7.2.2 Tumormarker

Definition

Tumormarker nach konventioneller Definition sind körpereigene Substanzen, meist Proteine oder Glykoproteine (Zucker-Eiweiß-Moleküle), die bei bestimmten Krebserkrankungen im Blut, aber auch in anderen Körperflüssigkeiten und Geweben, vermehrt vorkommen können, aber nicht müssen. Sie stammen entweder von den Tumorzellen selbst oder werden als Reaktion des Organismus auf die Erkrankung vermehrt gebildet. Die erhöhte Konzentration solcher Tumormarker kann auf bestimmte Tumoren oder Rezidive hindeuten.

Allerdings wird keiner der konventionellen Tumormarker ausschließlich von Tumorzellen gebildet – alle kommen auch im normalen Gewebe vor, der Unterschied ist nur quantitativ. Deshalb sind diese Tumormarker auch wenig spezifisch, d. h., sie unterscheiden schlecht zwischen Krebs und „Nicht-Krebs": Erhöhungen finden sich auch bei nichtmalignen Erkrankungen, zudem ist auch bei vorliegender Tumorerkrankung der entsprechende Marker nicht immer erhöht. Für die Früherkennung und Primärdiagnostik sind diese Marker daher nicht oder nur eingeschränkt geeignet. In der Therapie- und Verlaufskontrolle wie auch in der Nachsorge einiger Krebserkrankungen haben einige aber weiterhin ihren Platz (◘ Tab. 4.5).

Zur Bestimmung der „klassischen" Tumormarker, um die es in diesem Abschnitt geht, stehen standardisierte Testansätze zur Verfügung (*Kits*).

> Wichtig für die Beurteilung eines Tumormarkerwerts in der Verlaufskontrolle ist die Möglichkeit des Vergleichs mit einem vor Beginn der Behandlung bestimmten (erhöhten) Referenzwert.

Der Verlauf der Werte unter und nach einer Behandlung kann Hinweise auf deren Wirksamkeit und den Verlauf geben:

- Ein Rückgang der Werte in den Normbereich, z. B. nach Operation eines Tumors, spricht für die vollständige Entfernung des Tumorgewebes, während weiterhin erhöhte Werte auf im Körper verbliebenes Tumorgewebe hindeuten.
- Ein Markerabfall unter medikamentöser Tumortherapie ist u. U. ein früher Hinweis auf die Wirksamkeit dieser Behandlung.

■ **Tab. 4.5** Auswahl gebräuchlicher Tumormarker. (*kursiv*: Erkrankungen, für die der Marker am aussagekräftigsten ist: Marker der 1. Wahl)

Marker	Normalwerte	Tumoren mit häufiger Erhöhung des Wertes	Beispiele für nichtmaligne Erkrankungen mit möglicher Erhöhung des Wertes	Anwendung
CEA (karzinoembryonalesAntigen)	Nichtraucher: < 5 ng/ml Raucher: < 10 (max. 20) ng/ml	*Dickdarmkarzinom* Mammakarzinom Pankreaskarzinom Lungenkarzinom Endometriumkarzinom Medulläres Schilddrüsenkarzinom	Alkoholische Leberzirrhose Pankreatitis Entzündliche Darmerkrankungen Entzündliche Lungenerkrankungen bei starken Rauchern bis max. 20 ng/ml	Bestimmung Standard in Diagnostik, Therapie- und Verlaufskontrolle bei Dickdarmtumoren: früher Hinweis auf ein Rezidiv Therapie- und Verlaufskontrolle beim medullären Schilddrüsenkarzinom (Hauptmarker: Calcitonin)
CA 15-3	< 40 U/ml	*Mammakarzinom*	Benigne Mastopathie Dialysepflichtige Niereninsuffizienz Entzündliche Lungenerkrankungen	Empfohlen zur Therapie- und Verlaufskontrolle bei Metastasierung, meist in Kombination mit CEA Bei frühen Brustkrebsstadien nicht mehr empfohlen
CA 125	< 35 U/ml (Graubereich bis 65 U/ml)	*Ovarialkarzinom* Pankreaskarzinom	Akute Eileiterentzündung Gutartige Ovarialtumoren Leberzirrhose Nierenversagen Aszites jeder Ursache	Empfohlen für Diagnostik und Therapiekontrolle beim Ovarialkarzinom, nicht für Verlaufskontrolle und Nachsorge
CA 19-9	< 37 U/ml	*Pankreaskarzinom* Magenkarzinom Ösophaguskarzinom Gallenwegskarzinom Leberzellkarzinom Kolorektales Karzinom Ovarialkarzinom	Erkrankungen der Gallenwege Pankreatitis Lebererkrankungen	Empfohlen zur Differenzialdiagnose des Pankreaskarzinoms Auch Verlaufskontrolle bei Pankreas-, Leberzell-, Gallenwegs- und Magenkarzinom
AFP (α-Fetoprotein)	< 10–15 ng/ml	*Primäres Leberzellkarzinom Bestimmte Keimzelltumoren von Hoden, Ovar oder extragonadal* Lebermetastasen anderer Tumoren	Embryonale Missbildungen (z. B. Spina bifida, Störungen der Hirnentwicklung) Leberzirrhose Hepatitis *Während der Schwangerschaft Werte bis 500 ng/ml*	Diagnostische Routine in der (Differenzial-)Diagnostik, Therapie- und Verlaufskontrolle von Leberzellkarzinom und Keimzelltumoren
hCG (humanes Choriongonadotropin)	< 5 U/l bei postmenopausalen Frauen < 10 U/l	*Trophoblasttumor (Chorionkarzinom, Teratom) Keimzelltumoren (Hoden, Ovar und extragonadal)*	Blasenmole Erhöhung auch in der Schwangerschaft (Stimulation des Gelbkörpers)	Sehr spezifischer Marker für die genannten Tumoren: Diagnose, Therapie- und Verlaufskontrolle Bestimmung in Leitlinien empfohlen
PSA (prostataspezifischesAntigen)	< 3–4 ng/ml *nach radikaler Prostatektomie sollte der Wert < 0,1 ng/l liegen*	*Prostatakarzinom*	Benigne Prostatahyperplasie (Adenom)	Spezifisch für Prostatagewebe, dort immer nachweisbar Empfohlen zur Diagnostik und Verlaufskontrolle/Nachsorge PSA-Screening umstritten

— Steigt ein Markerwert unter einer medikamentösen Therapie dagegen an, sollte dies Anlass zur Überprüfung und ggf. zum Abbruch bzw. zur Änderung der Therapie sein.
— Nach anfänglichem Rückgang erneut ansteigende Werte weisen auf ein Rezidiv hin.

Ansteigende Markerwerte können einen Rückfall deutlich früher anzeigen als klinische und bildgebende Untersuchungen. In einigen Fällen kann dann durch die entsprechend frühere Einleitung einer erneuten Therapie der Verlauf der Erkrankung günstig beeinflusst werden. Dies trifft besonders für ansteigende Werte des karzinoembryonalen Antigens (CEA) bei kolorektalen Karzinomen zu: Wird dadurch eine isolierte Lebermetastasierung frühzeitig entdeckt, besteht evtl. nochmals die Möglichkeit einer kurativen Behandlung (◘ Abb. 4.7).

> Wird die Tumormarkerbestimmung zur Therapie- und Verlaufskontrolle eingesetzt, sollte sie im Interesse der Beurteilbarkeit stets im selben Labor und mit demselben Kit erfolgen, denn unterschiedliche Testansätze liefern unterschiedliche Werte.

Insbesondere in der Nachsorge sollten Tumormarker nur bestimmt werden, wenn sich daraus ein Nutzen für den Patienten ergibt, etwa eine wirksame Behandlungsmöglichkeit bei Feststellung eines Rezidivs. Konsequenzlose Bestimmungen sind speziell bei ansteigenden Werten nur eine Belastung (▶ Abschn. 4.9).

Für einige Krebserkrankungen existieren brauchbare und nützliche Marker, die routinemäßig bestimmt werden (◘ Tab. 4.5). Darüber hinaus sind zahlreiche weitere Marker beschrieben und untersucht worden, die aber in der diagnostischen Routine keinen oder nur geringen Stellenwert haben und deren Bestimmung überwiegend nicht empfohlen wird.

> Die Bedeutung der „klassischen" Tumormarker geht zugunsten mit molekularbiologischen und molekulargenetischen Methoden nachweisbaren charakteristischen und spezifischen Merkmalen von Tumoren und Tumorzellen immer weiter zurück (▶ Abschn. 4.8).

4.8 Molekularpathologische Diagnostik

Dieser Begriff bezeichnet alle Untersuchungsmethoden, mit denen sich Tumorzellen auf der Ebene ihrer Bausteine, der Proteine, und der Erbsubstanz, der DNA bzw. einzelner Gene charakterisieren und spezielle Merkmale oder Veränderungen identifizieren lassen. Solche Untersuchungen sind heute eine wesentliche Säule der onkologischen Diagnostik und die Grundlage für gezielte und individualisierte Behandlung („Präzisionsonkologie"), und ihre Bedeutung nimmt weiter zu. Sie liefern Informationen zu biologischen Eigenschaften des Tumors sowie zu Mechanismen seiner Wachstumssteuerung und geben Hinweise auf die Prognose der Erkrankung und die Wirksamkeit von Therapien.

Das Wissen um spezifische Mutationen und ggf. dadurch aktivierte spezifische Stoffwechsel- und Signalwege in bestimmten Tumoren eröffnet neue Ansatzpunkte für Behandlungsstrategien, die sich an diesen biologischen Eigenschaften orientieren. Die sog. *zielgerichteten („targeted") Therapien* (▶ Abschn. 8.3) basieren auf solchen Untersuchungen und konnten mit ihrer Hilfe entwickelt werden.

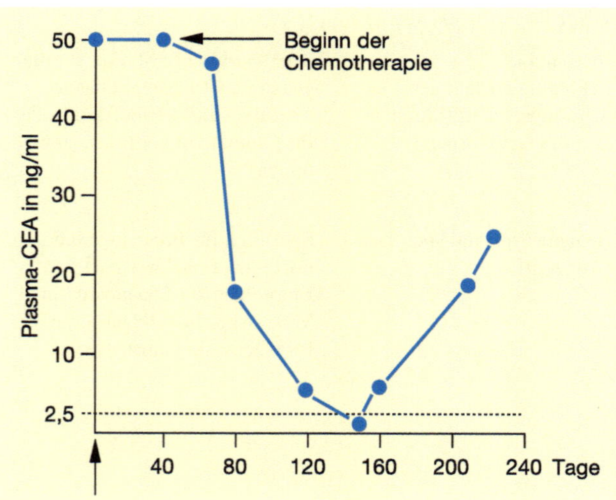

◘ **Abb. 4.7** Verlauf des CEA-Titers bei einem Patienten mit metastasierendem Kolonkarzinom unter Chemotherapie. Der Patient hatte eine deutliche Remission. Der CEA-Wert stieg wieder an, bevor das sich ausbildende Rezidiv klinisch nachweisbar wurde

> **Informationen aus molekularpathologischen Untersuchungen ermöglichen …**
> — die Beurteilung des biologischen Verhaltens von Tumorzellen und ihrer Aggressivität und damit auch des wahrscheinlichen Verlaufs der Erkrankung anhand spezifischer „Prognosemarker" (z. B. das Gen HER2/neu bzw. sein Protein bei Brustkrebs; ▶ Kap. 1)
> — die genauere Charakterisierung einer Krebserkrankung anhand von typischen Genveränderungen oder Zelloberflächenantigenen
> — die Charakterisierung insbesondere von Unterformen von Leukämien und Lymphomen anhand von Eigenschaften auf der Ebene der Chromosomen: Anzahl, Gestalt, Struktur (Zytogenetik)

- die Abschätzung der Empfindlichkeit eines Tumors gegenüber verschiedenen Behandlungsformen (z. B. Nachweis von Hormonrezeptoren in den Zellen, von Mutationen, die die Empfindlichkeit für zielgerichtete Therapien anzeigen, von Resistenzgenen oder Genmutationen, die Signalwege des programmierten Zelltodes blockieren; „prädiktive Marker")
- den Nachweis von einzelnen überlebenden Tumorzellen nach einer Tumorbehandlung (minimale Resterkrankung, engl. minimal residual disease [MRD] und disseminierte Tumorzellen; ▶ Abschn. 4.8.3), die Ausgangspunkt für ein Rezidiv werden könnten, anhand spezifischer Merkmale
- den Nachweis von Genveränderungen, die das Risiko für eine bestimmte Krebserkrankung erhöhen (prädiktive genetische Diagnostik; ▶ Abschn. 4.10)

4.8.1 Biomarker

> **Definition**
>
> „Biomarker" bezeichnen Merkmale, die objektiv gemessen und bewertet werden können und auf normale biologische Prozesse, krankhafte Prozesse im Körper oder auf das Ansprechen auf eine Therapie hinweisen (Biomarkers Definition Working Group 2001).

Unterschieden werden diagnostische, prognostische und prädiktive Biomarker.

Diagnostische Biomarker dienen der genaueren Bestimmung von Tumoren und damit der exakten Diagnosestellung.

> ▶ **Beispiel**
>
> Typische Merkmale von Tumorzellen, Oberflächen-Merkmale (Antigene), die auf Tumoren vorkommen, Oberflächenantigene zur Differenzierung von Krankheitsunterformen, z. B. bei malignen Lymphomen. ◄

Prognostische Biomarker (auch prognostische Faktoren; von griech. prognosis: Vorwissen, Vorauskenntnis) erlauben die Abschätzung des Rückfallrisikos und der Prognose einer Krebserkrankung – günstig oder ungünstig, etwa die Wahrscheinlichkeit eines raschen Fortschreitens oder des Auftretens eines Rezidivs – und geben damit auch Hinweise auf den Behandlungsbedarf.

> ▶ **Beispiel**
>
> Prognostische Faktoren sind z. B. Lymphknotenbefall, Gefäßinvasion und höheres Grading, auf molekulargenetischer Ebene z. B. Mutation des *P53*-Gens. ◄

Prädiktive Biomarker (von lat. praedicere: voraussagen) sagen das Ansprechen einer individuellen Krebserkrankung auf bestimmte Medikamente voraus.

> ▶ **Beispiel**
>
> Das vermehrte Vorhandensein des HER2-Rezeptors auf Brustkrebszellen ist prädiktiv für die Wirksamkeit von Trastuzumab und andere HER2-Inhibitoren, der Nachweis einer *BRAF*-Mutation für die Wirksamkeit von z. B. Vemurafenib beim malignen Melanom und der Nachweis von BCR-ABL bei CML für die Wirksamkeit von z. B. Imatinib. ◄

Marker des individuellen Risikos, an einem bestimmten Tumor zu erkranken, sind insbesondere genetische Veränderungen. So können Frauen aus „Brustkrebsfamilien" auf Mutation der sog. Brustkrebsgene *BRCA1* und *BRCA2* untersucht werden, um eine evtl. ererbte Disposition zu erkennen. Auch eine Disposition für Darmkrebs oder eine bestimmte Form des Schilddrüsenkarzinoms (medulläres Karzinom) ist anhand spezifischer Genveränderungen nachweisbar (▶ Abschn. 4.10 und ▶ Kap. 3).

> In der klinischen Routine haben *prädiktive Biomarker* die größte Bedeutung, weil sie die Wirksamkeit bestimmter Therapien anzeigen und somit behandlungsleitend sein können.

Viele Marker sind weder rein prognostisch noch rein prädiktiv. Auch hier ist HER2 ein gutes Beispiel: Die Überexpression dieses Wachstumsfaktorrezeptors ist an sich prognostisch ungünstig – die Tumoren sind biologisch besonders aggressiv –, aber sie ist auch prädiktiv für die Wirksamkeit von Trastuzumab, und diese Behandlung verbessert die Prognose deutlich. Beispiele für prädiktive Marker und ihre Aussage gibt ▢ Tab. 4.6.

Biomarkerbestimmungen sind auf verschiedenen Ebenen möglich:
- Marker auf DNA-Ebene sind Mutationen, Deletionen oder Vermehrung (Amplifikation) eines Gens (z. B. *HER2, KRAS, BCR-ABL, BRAF, MET, ALK, P53*; ▶ Abschn. 1.3).
- Marker auf Proteinebene sind etwa die Überexpression eines bestimmten Proteins oder qualitative Besonderheiten bzw. Veränderungen (z. B. HER2-Rezeptor, EGFR- oder Östrogenrezeptor, c-KIT).

◼ Tab. 4.6 Ausgewählte prädiktive Biomarker und ihre Aussage

Biomarker	Indikation zur Bestimmung	Aussage
Östrogenrezeptor (ER)	Mammakarzinom Endometriumkarzinom	Ansprechen auf ER-Inhibitoren (Tamoxifen)
HER2-Rezeptor (Überexpression)	Mammakarzinom Magenkarzinom	Ansprechen auf HER2-Antiköper (z. B. Trastuzumab, Lapatinib, Pertuzumab)
BCR-ABL (aktivierende Translokation)	Chronische myeloische Leukämie	Ansprechen auf BCR-ABL-Rezeptor-Hemmstoffe (z. B. Imatinib, Nilotinib, Dasatinb)
KRAS-Onkogen nicht mutiert (Wildtyp, „wild type")	Kolorektale Karzinome	Ansprechen auf EGFR-Antikörper (z. B. Cetuximab, Panitumumab)
EGFR-Gen (aktivierende Mutation)	Nichtkleinzelliges Lungenkarzinom	Ansprechen auf EGFR-Tyrosinkinase-Inhibitoren (z. B. Gefitinib, Erlotinib, Afatinib)
KIT mutiert	Gastrointestinale Stromatumoren	Ansprechen auf z. B. Imatinib, Avapritinib
BRAF mutiert	Malignes Melanom Nichtkleinzelliges Lungenkarzinom	Ansprechen auf BRAF-Inhibitoren (z. B. Vemurafenib, Dabrafenib)
ALK (aktivierende Translokation)	Nichtkleinzelliges Lungenkarzinom	Ansprechen auf ALK-Inhibitoren (z. B. Crizotinib, Ceritinib)
NTRK (aktivierende Translokation)	Fortgeschrittene solide Tumoren	Ansprechen auf Larotrectinib, Entrectinib

— Zu Biomarkern im Serum zählen z. B. auch die „klassischen" Tumormarker (CEA, PSA, CA 15.3 etc.; ▶ Abschn. 4.7.2).
— Tumorzellen, (z. B. in Lymphknoten, in der Blutbahn oder im Knochenmark, sind ebenfalls als Biomarker anzusehen ▶ Abschn. 4.8.3).

Biomarker können aus Tumorgewebe oder Körperflüssigkeiten bestimmt werden. ◼ Tab. 4.7 gibt einen Überblick zu häufig eingesetzten Bestimmungsmethoden verschiedener Marker (zu den einzelnen Methoden s. entsprechende Abschnitte).

◼ Tab. 4.7 Zur Bestimmung verschiedener Biomarker eingesetzte Untersuchungsmethoden. (Mod. nach Wenzel et al. 2021)

Biomarker	Bestimmungsmethoden	Fragestellung
ALK	Immunhistochemie, In-situ-Hybridisierung, RNA-Sequenzierung	ALK-Translokation
BRAF	DNA-Sequenzierung	*BRAF*-Mutation V600E
BRCA1/2	DNA-Sequenzierung	Mutationen in einzelnen Exons oder in den gesamten Genen
EGFR	DNA-Sequenzierung	Veränderungen in verschiedenen Exons
HER2/neu-Gen HER2-Rezeptor	In-situ-Hybridisierung, Immunhistochemie	Amplifikation des *HER2*-Gens HER2-Rezeptor-Überexpression,
KRAS	DNA-Sequenzierung	Mutationen in bestimmten Exons
PIK3CA	DNA-Sequenzierung	Mutationen in bestimmten Exons
NTRK1-3	Immunhistochemie, In-situ-Hybridisierung, RNA-Sequenzierung	Translokationen
PD-L1	Immunhistochemie	Ausprägungsgrad

Auch angesichts der hohen Kosten, die gerade die neuen gezielten Therapien verursachen, ist es sinnvoll, die Wirksamkeit vorher mit einem möglichst einfachen Test zu überprüfen:

❯ Die Anwendung zahlreicher neuer Substanzen setzt den Nachweis eines spezifischen prädiktiven Markers voraus.

So ist die Anwendung von Trastuzumab u. a. an den Nachweis einer HER2-Überexpression gekoppelt, die Anwendung von EGFR-Tyrosinkinase-Inhibitoren (z. B. Gefitinib) an den Nachweis einer EGFR-Mutation und die Behandlung von Darmkrebs mit EGFR-Antikörpern an den Nachweis des *KRAS*-Wildtyps (◼ Tab. 4.6).

Für viele der molekulargenetischen Merkmale von Tumoren, vor allem Genmutationen, ist noch nicht ausreichend geklärt, welche Konsequenzen aus einem Nachweis zu ziehen sind. Deshalb beschränkt sich in der klinischen Routine die Bestimmung solcher Marker auf diejenigen mit gesicherter Aussagekraft.

4.8.2 Immunhistochemie: Nachweis von Tumorproteinen/-antigenen

Die immer noch am häufigsten verwendeten Methoden zur Identifizierung von bekannten tumorspezifischen Proteinen am Gewebepräparat sind die der *Immunhistochemie* (IHC). Damit lassen sich z. B. Oberflächenmerkmale auf Tumorzellen nachweisen: Mit einem Farbstoff gekoppelte spezifische Antikörper gegen die gesuchte Struktur (Antigen) binden nach dem Schlüssel-Schloss-Prinzip an ihr Ziel. Der Grad der Anfärbung des Präparats zeigt an, ob und in welcher Menge der Antikörper im Gewebe gebunden wurde, also in welcher Menge das gesuchte Merkmal vorhanden ist (Abb. 4.8).

Einige solcher Merkmale oder Marker sind typisch für bestimmte Tumoren bzw. Unterformen, andere für bestimmte Gewebe ▶ Abschn. 4.8.1. Dies kann man sich z. B. auch zunutze machen, wenn Metastasen diagnostiziert werden, aber kein Primärtumor gefunden werden kann (CUP-Syndrom; ▶ Abschn. 50.1). Der Nachweis bestimmter Marker erlaubt hier häufig Rückschlüsse auf das Ursprungsgewebe oder -organ. Die Behandlung kann sich dann an den Verfahren orientieren, die gegen Tumoren des betreffenden Organs oder Gewebes wirksam sind.

Teilweise sind die mit der IHC nachgewiesenen Merkmale zugleich Ansatzpunkte für gezielte Therapien, z. B. Rezeptoren für Wachstumssignale (zielgerichtete Therapie; ▶ Abschn. 1.2.2 und 8.3).

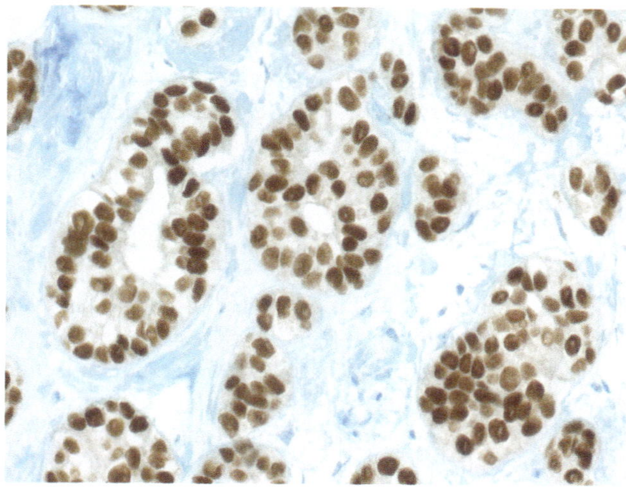

 Abb. 4.8 Immunhistochemischer Nachweis von Östrogenrezeptoren in Brustkrebsgewebe: Die Tumorzellen zeigen eine starke Expression von Östrogenrezeptoren im Zellkern (braune Anfärbung). Es ist zu erwarten, dass dieser Tumor auf eine Hormontherapie ansprechen wird. (Abb. des Luzerner Kantonsspitals, Pathologisches Institut, mit frdl. Genehmigung)

▶ **Beispiel**
Bei Brustkrebs können mittels ICH sowohl Hormonrezeptoren (Abb. 4.8) als auch der sog. HER2-Rezeptor (humaner epidermaler Wachstumsfaktor-Rezeptor 2) auf den Zellen mit immunhistochemischen Methoden bestimmt werden. Bei Tumoren, auf deren Zellen der HER2-Rezeptor stark vermehrt nachgewiesen wird (Überexpression), lassen sich mit dem Antikörper Trastuzumab (Herceptin) die verstärkten Wachstumssignale blockieren (▶ Abschn. 8.3). Die Untersuchung auf HER2-Rezeptoren gehört zur Routinediagnostik bei Brustkrebs. Alle Patientinnen mit HER2-Überexpression erhalten ergänzend zu den üblichen Therapien auch Trastuzumab oder andere Hemmstoffe des HER2-Rezeptors (▶ Abschn. 41.1). ◀

Auch für die Charakterisierung von Zellen maligner Lymphome anhand spezifischer Oberflächenantigene eignen sich die Immunhistochemie, ebenso zur Differenzierung von Unterformen verschiedener solider Tumoren. Zum Nachweis von Tumorproteinen, die nur in sehr geringer Menge vorhanden sind, oder von löslichen Tumorantigenen in Körperflüssigkeiten sind empfindlichere Verfahren verfügbar, die aber auch auf einer Antigen-Antikörper-Reaktion beruhen (z. B. ELISA: „enzyme-linked immunosorbent assay").

4.8.3 Molekulargenetische Diagnostik

Krebs ist eine Folge von Genveränderungen, und in dieser Hinsicht ist jeder Tumor individuell. Die DNA von Tumorzellen zeigt meist zahlreiche Abweichungen gegenüber normalen Zellen. Wissenschaftler gehen davon aus, dass in den meisten Tumoren eine größere Zahl potenziell für die gezielte Therapie „nutzbarer" (engl. actionable) Genveränderungen vorliegt (▶ Abschn. 1.3). Für einige Tumoren wurden bereits zahlreiche spezifische Gene bzw. Mutationen identifiziert, deren Aktivität eine prognostische und prädiktive Rolle spielt (▶ Abschn. 4.8.1). Für den Nachweis von Genveränderungen stehen verschiedene Methoden zur Verfügung.

4.8.3.1 PCR

Zum Nachweis spezifischer bekannter Genveränderungen (Mutationen) mit prognostischer oder prädiktiver Bedeutung in Tumoren eignen sich die *Polymerasekettenreaktion (PCR)* und die anschließende Gensequenzierung. Die PCR ist eine Methode zur Vervielfältigung von kurzen DNA-Abschnitten. Mithilfe des Enzyms DNA-Polymerase lassen sich im Reagenzglas (in vitro) beliebig viele Kopien erzeugen.

Diese Vervielfältigung ermöglicht die Untersuchung auf krankheitsrelevante Mutationen. Als Untersuchungsmaterial werden Blut, ggf. andere Körperflüssigkeiten oder Gewebeproben verwendet.

Einzelne bekannte und für bestimmte Tumoren typische Mutationen sind mit der PCR gezielt nachweisbar: Die DNA-Polymerase vervielfältigt den betreffenden DNA-Abschnitt nur dann, wenn die gesuchte Mutation darauf vorhanden ist.

▶ Beispiele

Nachweis einer *EGFR*-Mutation bei Lungenkrebs, der *BRAF*-Mutationen beim malignen Melanom oder der *KRAS*-Mutation beim kolorektalen Karzinom. Dies ist von Bedeutung für die Entscheidung, ob eine zielgerichtete Therapie (▶ Abschn. 8.3) sinnvoll und wirksam ist.

Nachweis einer *BCRA*-Mutation bei Verdacht auf familiären Brust- der Eierstockkrebs (▶ Kap. 3, ▶ Abschn. 4.10). ◄

Eine Weiterentwicklung dieser Methode ist die sog. *quantitative Echtzeit-PCR* (quantitative Real-Time-PCR, qRT-PCR). Durch Zusatz von Fluoreszenz-Farbstoffen erlaubt sie zusätzlich die Quantifizierung der gewonnenen DNA. Die Geschwindigkeit, mit der die Konzentration der vervielfältigten Nukleinsäure (des gesuchten Gens) steigt, bzw. die Zahl der bis zum Nachweis erforderlichen Vermehrungszyklen lässt auf ihre Ausgangskonzentration in der Probe schließen.

Zur Analyse größerer DNA-Abschnitte auf bekannte oder auch noch unbekannte Genveränderungen erfolgt zunächst ebenfalls eine stückweise Vermehrung durch DNA-Polymerase. Anschließend wird an den entstandenen Kopien mit verschiedenen Techniken die Abfolge ihrer Bausteine (Nukleinsäuren) bestimmt (*Sequenzierung*).

4.8.3.2 Fluoreszenz-in-situ-Hybridisierung (FISH)

Das vermehrte Vorhandensein von Kopien eines bestimmten Gens im Zellkern (*Amplifikation*) kann Aufschluss über dessen Aktivität und entsprechend über das biologische Verhalten des Tumors geben (▶ Abschn. 1.3). Eine solche Amplifikation lässt sich mit der *Fluoreszenz-in-situ-Hybridisierung (FISH)* nachweisen. Sie beruht auf Markierung der Genkopien durch eine mit Fluoreszenzfarbstoff gekoppelten „Sonde". Die Kopien sind unter dem Fluoreszenzmikroskop als leuchtende Punkte erkennbar. Angewendet wird dieses Verfahren z. B. bei der Untersuchung auf Amplifikation des *HER2*-

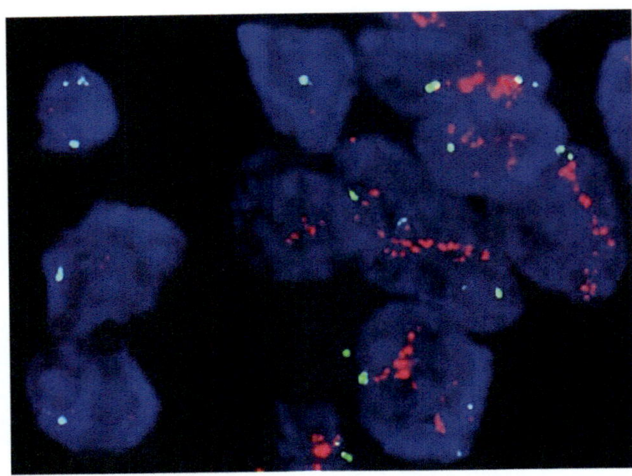

◘ Abb. 4.9 Nachweis einer Vermehrung (Amplifikation) des *HER2*-Gens bei Brustkrebs mit der Fluoreszenz-in-situ-Hybridisierung: Die angefärbten Genkopien sind als rote Signale oder sogar Signalhaufen (Cluster) zu erkennen. (Abb. des Luzerner Kantonsspitals, Pathologisches Institut, mit frdl. Genehmigung)

Gens beim Mammakarzinom, wenn die Immunhistochemie kein sicheres Ergebnis geliefert hat (◘ Abb. 4.9).

Auch chromosomale Veränderungen sind mit der FISH-Technik nachweisbar, etwa Translokationen (Umlagerungen oder Vertauschung von Chromosomenabschnitten), wie z. B. das sog. Philadelphia-Chromosom (▶ Abschn. 1.3.2, ▶ Abb. 1.9) bzw. das aus der Umlagerung von Chromosomenabschnitten entstandene „Fusionsgen" *BCR-ABL*, das charakteristisch und diagnoseweisend für die chronische myeloische Leukämie (CML) ist. An diesem Beispiel wird auch die therapeutische Konsequenz solcher Untersuchungen erkennbar: Der Nachweis von *BCR-ABL* zeigt an, dass eine Behandlung mit Medikamenten wirksam ist, die gezielt die wachstumsfördernde Aktivität des durch dieses Fusionsgen kodierten BCR-ABL-Proteins hemmen (z. B. Imatinib, Nilotinib). Diese Hemmung stellt die erste gezielte und überaus wirksame medikamentöse Behandlung der CML dar.

4.8.3.3 DNA-Chips (Mikroarrays)

Mit der Chip- bzw. Mikroarray-Technologie lässt sich die Aktivität zahlreicher Gene gleichzeitig bestimmen. Zu jedem Zeitpunkt sind in jeder Körperzelle tausende verschiedener Gene aktiv, und die Aktivität spezifischer Gene gibt Hinweise auf das biologische Verhalten der Zelle. Die Charakterisierung von typischen Genaktivitäten in Zellen eines Tumors kann z. B. helfen, die Wirksamkeit bestimmter Therapien abzuschätzen oder Gruppen von Patienten mit unterschiedlicher Prognose zu differenzieren.

Hintergrundinformationen

Ein DNA-Mikroarray ist ein dünner Chip, auf den rasterartig und punktförmig einsträngige DNA-Stücke mit bekannten Genen aufgebracht werden. Ein einzelner Mikroarray kann mehrere Zehntausend solcher „Spots" (engl. spot: Punkt, Tupfen) enthalten. Es gilt festzustellen, welche dieser Gene in den zu untersuchenden Zellen aktiv sind – also in Proteine umgesetzt werden. Die Untersuchung läuft folgendermaßen ab:

Zunächst werden aus den Zellen Boten-RNA-Moleküle („messenger RNA"; mRNA) isoliert. mRNA wird beim Ablesen eines Gens gebildet und enthält die Information für die Synthese eines Proteins. Das Vorhandensein von mRNA signalisiert also Aktivität eines oder mehrerer Gene.

Die isolierte mRNA wird nun mithilfe eines Enzyms kopiert. Es entsteht ein „Spiegelbild" der Boten-RNA, die sog. cDNA („complementary DNA" oder komplementäre DNA).

Die entstandenen cDNA-Stücke werden mit einem fluoreszierenden Farbstoff gekoppelt.

Wenn man den DNA-Chip nun in einer Lösung dieser fluoreszierenden cDNA „badet", binden die cDNA-Moleküle an „ihre" DNA-Stücke auf dem Chip – der entsprechende Spot fluoresziert.

Nach Abwaschen der nicht gebundenen cDNA-Stücke vom Chip werden die Fluoreszenzsignale mit einem Laser ausgelesen: Jeder fluoreszierende Spot bedeutet, dass das betreffende Gen in der untersuchten Zelle aktiv ist.

Mit der DNA-Mikroarray-Technologie können auch die Genaktivitäten in Zellen unterschiedlicher Gewebe – z. B. Tumor- und Normalgewebe – verglichen werden, wobei hier für die Markierung im einen Fall ein roter, im anderen ein grüner Farbstoff verwendet wird, um eine Unterscheidung zu ermöglichen. Ist ein Gen in beiden Proben aktiv, ergibt sich eine gelbe bis bräunliche Färbung (Abb. 4.10).

4.8.3.4 Untersuchung von Multi-Gen-Panels, des gesamten Genoms oder des Exoms

Wenn bereits prognostisch oder therapeutisch relevante Gene bzw. Mutationen bekannt sind, können sog. „Gen-Panels" (eine Auswahl von Genen) analysiert werden. Mit verschiedenen kommerziell verfügbaren Assays wird jeweils ein Set von Genen aus Tumorgewebe im Hinblick auf deren Expression analysiert (*Genexpressionsprofil*). Das Ergebnis wird in Risiko-Scores ausgedrückt, die prognostische Aussagekraft haben und die Behandlung leiten können:

> ▶ **Beispiel**
>
> Beispiele sind Multigentests wie Oncotype DX®, MammaPrint® oder Endopredict® bei Brustkrebs, bei denen die Aktivität von bis zu 70 Genen untersucht wird, um das Rezidivrisiko zu bestimmen und eine Entscheidung über die Notwendigkeit oder Verzichtbarkeit einer adjuvanten Chemotherapie treffen zu können. ◀

Für die genomweite Analyse (Ganzgenom-Sequenzierung) müssen mindestens alle etwa 20.000 für die Bildung von Proteinen relevanten Gene (sog. *Exom*) untersucht werden.

Was lange sehr aufwendig und kostenintensiv war, lässt sich mit modernen Verfahren heute in kurzer Zeit und wesentlich günstiger durchführen. Diese Verfahren werden als „*Next-Generation-Sequenzierung*" (*NGS*,

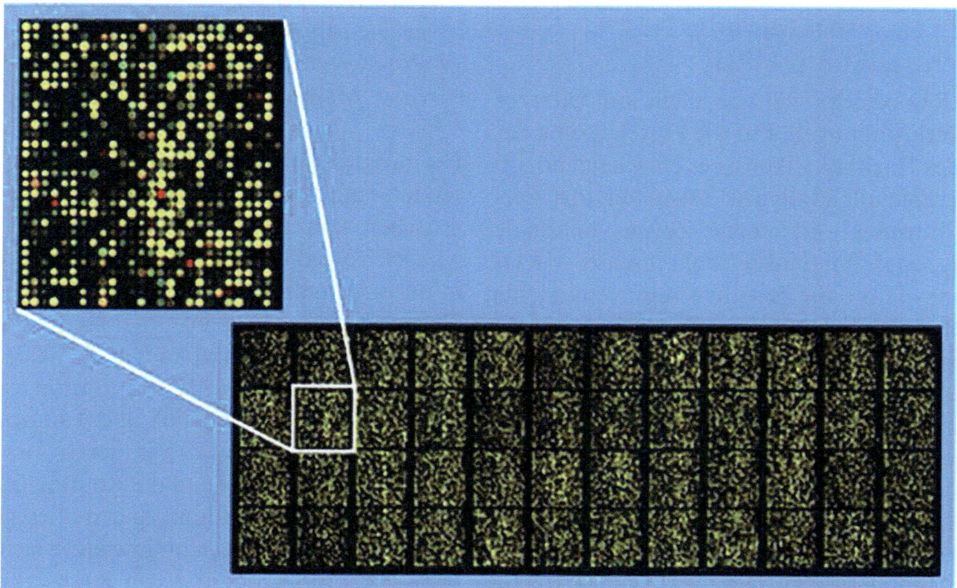

Abb. 4.10 DNA-Mikroarray. Beispiel eines DNA-Chips mit vergleichender Analyse zweier DNA-Proben aus unterschiedlichen Zellen (Ausschnittvergrößerung). Die leuchtenden Spots repräsentieren aktive Gene: *grün* = aktiv in Probe 1, *rot* = Gen aktiv in Probe 2, *gelb/braun* = betreffendes Gen aktiv in beiden Proben

auch massiv-parallele Sequenzierung oder Hochdurchsatzsequenzierung) bezeichnet. Durch Vergleich mit einer „gesunden" Referenz-DNA werden Abweichungen erkennbar.

Sequenzierungen können an Tumorproben oder auch an aus dem Blut isolierten Tumorzellen oder zirkulierender Tumor-DNA (ctDNA) erfolgen (sog. *Liquid Biopsy*: flüssige Biopsie; s. unten, ▶ Abschn. 4.8.3.6). In der Routineversorgung sind diese Methoden allerdings noch kaum etabliert, auch weil von den zahlreichen gefundenen Genveränderungen bisher nur ein kleiner Teil auf ihre Bedeutung untersucht sind und die Verarbeitung sehr aufwendig ist: Um die Masse der bei einer Genomsequenzierung gewonnenen Daten „lesbar" und interpretierbar zu machen, sind enorme Rechnerleistungen erforderlich.

Auch bleiben insbesondere im Zusammenhang mit der Ganzgenom- und Exomsequenzierung noch viele Fragen zu klären – neben wissenschaftlichen auch solche ethischer und rechtlicher Art: Ist der Schutz der persönlichen Daten gewährleistet? Oder: Was, wenn eine Analyse bedeutsame „Nebenergebnisse" liefert, nach denen gar nicht gesucht wurde? Etwa Hinweise auf andere (behandelbare) Erkrankungen oder ein (ggf. vererbbares) erhöhtes Risiko dafür? Wie muss die Aufklärung erfolgen? Hier gibt u. a. das Gendiagnostikgesetz aus dem Jahr 2010 Rahmenbedingungen vor (Bundesministerium der Justiz 2010), die in Richtlinien der Gendiagnostik-Kommission (GEKO) beim Robert Koch-Institut ausgeführt werden (▶ Abschn. 4.10).

4.8.3.5 Nachweis von minimaler Resterkrankung (MRD)

Der Begriff MRD bezieht sich vor allem auf hämatologische Tumorerkrankungen. Für die Einschätzung der Prognose und des Rückfallrisikos ist es entscheidend, ob durch eine Therapie alle malignen Zellen zerstört werden konnten. Einzelne verbliebene Zellen (minimale Resterkrankung, engl. minimal residual disease, MRD) können Ausgangspunkt für Rezidive sein. Angesichts der Fortschritte in der Behandlung von Leukämien mit der Möglichkeit der vollständigen Zerstörung der malignen Klone genügen die klassischen Ansprechkriterien wie das Erreichen einer hämatologischen, zytologischen oder zytogenetischen Remission nicht mehr zur Therapiesteuerung: Es können immer noch einzelne Tumorzellen vorhanden sein, die sich ggf. mit weiterer Behandlung noch zerstören ließen. Hier sind molekularpathologische Methoden erforderlich, die unter 10.000 bis 100.000 Zellen eine einzige leukämische Zelle an-

hand krankheitsspezifischer Veränderungen und Merkmale detektieren können.

Eingesetzt werden:
- Immunphänotypisierung zur Analyse von Zelloberflächenantigenen (im Rahmen der Durchflusszytometrie; ▶ Abschn. 4.7.1),
- PCR-basierte Methoden und/oder Sequenzierung zum spezifischen Nachweis von bekannten Genveränderungen,
- Sequenzierung,
- Fluoreszenz-in-situ-Hybridisierung (FISH) zum Nachweis einer Überexpression bestimmter Gene.

4.8.3.6 Liquid Biopsy

Bei der „Liquid Biopsy" handelt es sich um eine molekularpathologische Analyse an Körperflüssigkeiten, insbesondere Blut (nach Stögbauer et al. 2020).

Maligne Tumoren setzen in unterschiedlichem Ausmaß einzelne Tumorzellen oder Tumor-DNA frei. Durch Nachweis von zellulärer und freier Tumor-DNA (ctDNA) im Blut mittels NGS-Analysen auf Genveränderungen/Mutationen und durch den Nachweis einzelner zirkulierender Tumorzellen könnten sich neue Optionen des Nachweises von minimaler Erkrankung auch bei Patienten mit soliden Tumoren ergeben.

Mögliche Anwendungsgebiete der Liquid Biopsy sind (Wenzel et al. 2021; Stögbauer et al. 2020):
- Kontrolle des Therapieansprechens (Monitoring) und Rezidiverfassung,
- Detektion von Resistenzmutationen unter Therapie mit Tyrosinkinase-Inhibitoren (z. B. beim nichtkleinzelligen Lungenkarzinom),
- Prognoseabschätzung bei fortgeschrittenen Tumoren (u. a. Mammakarzinom, Kolonkarzinom).

Die prognostische Bedeutung des Nachweises zirkulierender Tumorzellen und freier Tumor-DNA wurde inzwischen bei verschiedenen soliden Tumoren gezeigt.

Der Vorteil der Liquid Biopsy besteht insbesondere in der minimalinvasiven Probengewinnung, die sich im Gegensatz zu Gewebeentnahmen auch wiederholt durchführen lässt (Stögbauer et al. 2020). Nachteil ist u. a. die oft sehr geringe Konzentration von frei im Blut zirkulierender Tumor-DNA und Tumorzellen. Die Methode befindet sich weiter in der Erforschung und hat bislang keinen Eingang in die Routine gefunden.

Neben der Anwendung zu den oben genannten Zwecken wird auch untersucht, inwiefern sich die Liquid Biopsy zur Früherkennung von Krebserkrankungen eignen könnte.

4.9 Diagnostik im Rahmen der Tumornachsorge

Nach einer ersten Tumorbehandlung ist die medizinische Betreuung von Tumorpatienten nicht abgeschlossen. Sie gehen in die Phase der Rehabilitation (▶ Kap. 37) und Nachsorge (▶ Kap. 38) über. Neben der Begleitung und psychosozialen Unterstützung dient die Nachsorge der Erkennung und Behandlung therapiebedingter Folgestörungen und, wo sinnvoll, behandelbarer Rezidive.

> Die „Früherkennung" von Rezidiven oder Metastasen ist nur dann von Bedeutung, wenn sich daraus therapeutische Konsequenzen ergeben, die zu einer Verlängerung des Überlebens oder zu einer Verbesserung der Lebensqualität führen.

An die Stelle starrer Nachsorgeprogramme mit häufigen und aufwendigen apparativen und labormedizinischen Untersuchungen ist zunehmend ein individualisiertes und an das individuelle Rückfallrisiko angepasstes Vorgehen getreten. Basis der Nachsorgeuntersuchung sind die Anamnese, die körperliche Untersuchung und das Gespräch mit dem Patienten über sein Befinden und mögliche Belastungen, fallweise ergänzt durch weitere einfache Untersuchungen mit nachgewiesenem Nutzen und Aussagekraft. Das kann die Bestimmung eines geeigneten Tumormarkers sein oder auch eine Röntgen- oder Ultraschalluntersuchung.

Eine weitergehende und gezielte apparative und labormedizinische Diagnostik erfolgt in der Regel nur wenn gesichert ist, dass das frühzeitige Erkennen eines Rezidivs auch eine wirksamere Behandlung ermöglicht.

Ansonsten leiten auftretende Symptome, die auf ein Fortschreiten der Erkrankung hinweisen, das Vorgehen.

▶ Beispiel

Beim Mammakarzinom spielt der Zeitpunkt der Diagnose von asymptomatischen Skelettmetastasen und des Beginns einer entsprechenden Therapie nach den vorliegenden Daten keine Rolle für den weiteren Verlauf. Die Früherkennung und Behandlung eines Lokalrezidivs bzw. eines gegenseitigen Mammakarzinoms bietet dagegen eine erneute kurative Chance. Deshalb sind regelmäßige Mammografien Bestandteil der Nachsorge, während weitergehende apparative und labordiagnostische Untersuchungen nur bei klinischem Verdacht auf Metastasierung erfolgen. ◀

▶ Beispiel

In der Nachsorgediagnostik bei kolorektalen Karzinomen sind Untersuchungen zur Feststellung möglicher Lokalrezidive und Zweitkarzinome im Darm sinnvoll. Dies gilt auch für die CEA-Bestimmung, die früh auf eine Lebermetastasierung hinweisen kann. Im Fall isolierter Lebermetastasen besteht eine kurative Chance durch operative Entfernung. Die Nachsorge-Empfehlungen der deutschen S3-Leitlinie Kolorektales Karzinom sind in ◻ Tab. 4.8 dargestellt. ◀

Die Erfahrung aus zahlreichen Studien hat gezeigt, dass speziell bei soliden Tumoren eine intensive Suche nach symptomlosen Rezidiven oder Metastasen und eine entsprechend früher einsetzende Behandlung nur in wenigen Fällen den Verlauf günstig beeinflusst: Es wird meist nur der Diagnosezeitpunkt vorverlegt, die Überlebenszeit wird dagegen nicht verlängert, lediglich die Überlebenszeit mit bekanntem Rezidiv. Welche diagnosti-

◻ **Tab. 4.8** Nachsorgeempfehlungen beim kolorektalen Karzinom UICC II/III. (Nach Leitlinienprogramm Onkologie 2019, S3-Leitlinie Kolorektales Karzinom, Version 2.1 2019; 021/007OL)

Untersuchung	Monate										
	3	6	9	12	15	18	21	24	36	48	60
Anamnese, körperliche Untersuchung, CEA		X		X		X		X	X	X	X
Koloskopie		X[a]		X[b]							X[b]
Abdomensonografie		X		X		X		X	X	X	X
Sigmoidoskopie (Rektoskopie); nur beim Rektumkarzinom ohne (neo)adjuvante Therapie		X		X		X		X			
Spiral-CT (nur beim Rektumkarzinom einmalig nach Abschluss der Therapie)	X										
Thoraxröntgen (nur beim Rektumkarzinom)				X				X	X	X	X

[a] Falls präoperativ keine vollständige Koloskopie
[b] Falls unauffällig, nächste Koloskopie nach 5 Jahren

schen Maßnahmen im Rahmen der Routinenachsorge zusätzlich zu Anamnese und klinischer Untersuchung im Einzelnen durchgeführt werden, orientiert sich

- an der durchgeführten Behandlung,
- am Rezidivrisiko,
- am Nutzen der jeweiligen Untersuchung im Sinne erfolgversprechender therapeutischer Maßnahmen bei Rezidivnachweis.

Dabei sind einerseits individuelle Bedürfnisse der Patientinnen und Patienten nach der „Sicherheit" durch regelmäßige ärztliche Untersuchungen zu berücksichtigen, andererseits aber auch wie viel Verängstigung und möglicherweise unnötige Zusatzuntersuchungen durch falsch-positive Befunde von Nachsorgeuntersuchungen die Folge sein können.

Zugleich wird im Licht neuer diagnostischer Möglichkeiten, zunehmender Erkenntnisse zu prognostischen und prädiktiven Biomarkern und therapeutischer Erfolge mit markerbasierten zielgerichteten Therapien bei fortgeschrittenen Tumoren immer wieder zu prüfen sein, ob die Nachsorgestrategie fallweise angepasst werden muss.

4.10 Prädiktive genetische Diagnostik

> **Definition**
>
> Unter **prädiktiver genetischer Diagnostik** versteht man die Untersuchung an einer phänotypisch gesunden Person auf Mutationen, die zu Krankheiten im weiteren Leben disponieren. Anhand prädiktiver Testung kann also das Vorliegen einer genetisch bedingten Disposition lange vor Ausbruch der Krankheit diagnostiziert werden (Deutsches Referenzzentrum für Ethik in den Biowissenschaften 2022).

„Prädiktiv" bedeutet in diesem Kontext voraussagend in Bezug auf das Erkrankungsrisiko (im Unterschied zur in ▶ Abschn. 4.8 gegebenen Definition von prädiktiven Biomarkern, die das Ansprechen auf eine bestimmte Behandlung voraussagen).

Etwa 2–5 % der Bevölkerung sind Träger von krebsdisponierenden Mutationen, die über die Keimbahn an Nachkommen weitergegeben werden können und *in allen Körperzellen* vorhanden sind. Nach Schätzungen aufgrund epidemiologischer Daten werden etwa 5–10 % der Krebserkrankungen durch vererbte Genveränderungen verursacht (▶ Abschn. 1.4.1, ▶ Kap. 3, ▶ Tab. 3.4). Das entspricht in Deutschland etwa 25.000–50.000 Krankheitsfällen pro Jahr.

Wenn bei bereits Erkrankten eine solche an der Krebsentstehung beteiligte Genmutation nachgewiesen wurde, kann bei Verwandten dieses sog. „Indexpatienten" eine prädiktive genetische Diagnostik durchgeführt werden. Im Fall des Nachweises der entsprechenden Mutation tragen auch sie ein erhöhtes Erkrankungsrisiko. In diesen Fällen sollten intensivierte Früherkennungsuntersuchungen oder andere prophylaktische Maßnahmen erfolgen, wie die Entfernung von Risikoorganen.

> ▶ **Beispiel**
>
> Ein Beispiel ist die Testung auf die die Gene *BRCA1* und *BRCA2*, die für etwa 5 % aller Brustkrebserkrankungen verantwortlich sind. Mutationen dieser Gene werden vererbt. Träger der Mutation (auch Männer!) haben ein deutlich erhöhtes Risiko – bis zu 90 % –, im Lauf ihres Lebens an Brustkrebs zu erkranken, und die Erkrankung tritt früher im Leben auf. Das Risiko für Eierstockkrebs ist ebenfalls deutlich erhöht. Besteht in einer Familie der Verdacht auf *BRCA*-Mutation wegen gehäuften Auftretens von Brustkrebs in jungen Jahren, kann bei einer Erkrankten ein solcher Gentest durchführt werden. Im Fall des Mutationsnachweises können sich auch Familienangehörige darauf testen lassen. Sind sie ebenfalls Träger der Mutation, besteht die Möglichkeit der Teilnahme an einem intensivierten Früherkennungsprogramm (◘ Tab. 4.9) oder auch der prophylaktischen Operation (Mastektomie, Entfernung der Ovarien und der Eileiter). ◀

In den letzten Jahren wurden über die bereits bekannten Hochrisikogene hinaus eine große Zahl weiterer prädisponierender Genveränderungen entdeckt. Heute erfolgen daher bei Verdacht auf eine erbliche Krebserkrankung vermehrt *Multigen-Analysen* (Gen-Panels, ▶ Abschn. 4.8.3), in die solche Gene einbezogen werden, deren Mutationen bekanntermaßen eine Rolle bei der Krebsentstehung spielt.

◘ **Tab. 4.9** Intensiviertes Früherkennungsprogramm für BRCA-Mutationsträgerinnen. (Nach AGO 2022)

Untersuchung	Intervall	Beginn
Ärztliche Tastuntersuchung der Brust	Halbjährlich	ab 25
Ultraschalluntersuchung der Brust	Halbjährlich (im Intervall)	ab 25
Mammografie	1- bis 2-jährlich	ab **40**
Kernspintomografie (MRT)	Jährlich	ab 25

Sicher und wahrscheinlich an der Entstehung von Brustkrebs beteiligte und in vielen Panels erfasste Gene („Core-Gene") sind *ATM, BRCA1, BRCA2, BRIP1, CDH1, CHEK2, MUTYH, NBN, PALB2, PTEN, RAD51C, STK11, TP53* (Meindl et al. 2015), wobei *PALB2* mittlerweile ebenfalls als Hochrisikogen gilt. ◀

Das Vorhandensein eines Risikogens bedeutet einerseits nicht grundsätzlich, dass die Erkrankung ausbrechen muss, andererseits ist das Risiko in vielen Fällen nicht auf ein einziges Organ beschränkt – man spricht dann von einem „Tumorsyndrom". So besteht bei etwa *BRCA1*-Mutation auch ein stark erhöhtes Risiko für Eierstockkrebs und, allerdings in geringerem Ausmaß, für Pankreas- und Endometriumkarzinom, bei Lynch-Syndrom (früher HNPCC: hereditäre nichtpolypöse kolorektale Karzinome) neben Darmkrebs auch für Endometriumkarzinom und Magenkrebs. An ein erbliches Krebssyndrom sollte man nicht nur bei familiären Häufungen von (bestimmten) Tumoren denken, sondern auch bei ungewöhnlich frühem Erkrankungsalter, bei multiplen Primärtumoren bei einer Person und bei sehr seltenen Tumoren.

> Für die genetische Testung auf ein erhöhtes Risiko, an einem Tumor zu erkranken, der durch eine typische Genmutation verursacht wird, existieren klare Richtlinien – in Deutschland von der Gendiagnostik-Kommission beim Robert Koch-Institut. Sie geben vor, unter welchen Voraussetzungen die Untersuchung sinnvoll und zulässig ist.

Hat der Nachweis keine Konsequenzen für Früherkennungsmaßnahmen oder Behandlung, so kann die Belastung für die Betreffenden größer sein als der Nutzen. Eine ausführliche genetische Beratung durch einen qualifizierten Facharzt, die auch psychologische und psychosoziale Aspekte berücksichtigt, sollte jeder genetischen Testung vorausgehen.

Die Beratung und Aufklärung soll eine informierte individuelle Entscheidung ermöglichen und muss die folgenden Aspekte beinhalten (Bundesärztekammer 2003):

- Anlass für die Untersuchung (familiär bedingtes erhöhtes Risiko für eine bestimmte Erkrankung)
- Ziel der Untersuchung (Feststellung oder Ausschluss der betreffenden Mutation)
- Risiko der Untersuchung (Beunruhigung, Unsicherheit, Konflikte)
- Grenzen der diagnostischen Möglichkeiten (Was kann die Untersuchung nicht aussagen?)
- Sicherheit des Untersuchungsergebnisses (Häufigkeit von falsch-negativen oder falsch-positiven Befunden, Wahrscheinlichkeit der Erkrankung bei positivem Testergebnis)
- Art und Schweregrad der Erkrankung, auf die untersucht werden soll
- Möglichkeiten von Therapie/Prävention bei Mutationsnachweis
- Betroffenheit von Dritten (bei Nachweis der Mutation ggf. Risiko auch für Verwandte)
- Mögliche psychosoziale und ethische Konflikte bei Mutationsnachweis (Soll das Ergebnis bei Mutationsnachweis anderen mitgeteilt werden, die ggf. auch ein erhöhtes Risiko tragen? Soll man Kinder bekommen? Konsequenzen für die Lebensführung, etwa durch regelmäßige Kontrolluntersuchungen? Sozialrechtliche Konsequenzen?)

Ein prädiktiver Gentest wird bei entsprechender Indikation und auf freiwilliger Basis durchgeführt. Die Indikation ergibt sich aus definierten Kriterien, die beispielhaft für Brust- und Eierstockkrebs und für das Lynch-Syndrom (HNPCC) in den folgenden Übersichten dargestellt sind.

Klinische Kriterien für Verdacht auf erblichen Brust- und Eierstockkrebs: Indikation für genetische Diagnostik (AGO 2022)

Familien mit

- ≥ 3 an Brustkrebs erkrankten Frauen, unabhängig vom Alter
- ≥ 2 an Brustkrebs erkrankten Frauen, davon eine vor dem 51. Geburtstag
- ≥ 1 an Brustkrebs und 1 an Eierstockkrebs erkrankten Frauen
- ≥ 1 an Brust- und Eierstockkrebs erkrankten Frau
- ≥ 2 an Eierstockkrebs erkrankten Frauen
- ≥ 1 an beidseitigem Brustkrebs erkrankten Frau (Ersterkrankung vor dem 51. Geburtstag)
- ≥ 1 vor dem 36. Geburtstag an Brustkrebs erkrankten Frau
- ≥ 1 an Brustkrebs erkrankten Mann und ≥ 1 weitere an Brust- oder Eierstockkrebs erkrankte Person

> **Indikation zur Testung auf erblichen Darmkrebs (Lynch-Syndrom) nach den Amsterdam-II-Kriterien für erblichen Darmkrebs (Lynch-Syndrom, HNPCC)**
> Alle Kriterien müssen zutreffen (Vasen et al. 1999):
> - Mindestens 3 Familienangehörige mit histologisch gesichertem kolorektalem Karzinom oder Karzinom des Endometriums, Dünndarms oder Urothels (ableitende Harnwege/Nierenbecken), davon eine Person mit den beiden anderen erstgradig verwandt
> - Mindestens 2 aufeinanderfolgende Generationen betroffen
> - Bei mindestens einem/einer Erkrankten Diagnose vor dem 50. Lebensjahr
> - Ausschluss einer familiären adenomatösen Polyposis (FAP)

> **Indikation zur Testung auf erblichen Darmkrebs (Lynch-Syndrom) nach den revidierten Bethesda-Kriterien (Umar et al. 2004)**
> Mindestens ein Kriterium muss erfüllt sein:
> Erkrankte mit
> - kolorektalem Karzinom (KRK) vor dem 50. Lebensjahr
> - syn- oder metachronen kolorektalen oder anderen HNPCC-assoziierten Tumoren (Kolon, Rektum, Endometrium, Magen, Ovar, Pankreas, Ureter, Nierenbecken, biliäres System, Gehirn (vor allem Glioblastom), Haut (Talgdrüsenadenome und -karzinome, Keratoakanthome, Dünndarm) unabhängig vom Alter bei Diagnose
> - KRK vor dem 60. Lebensjahr mit typischer Histologie eines Tumors mit hochgradiger Mikrosatelliteninstabilität (MSI-H: tumorinfiltrierende Lymphozyten, Crohn-ähnliche Läsionen, muzinöse oder siegelringzellige Differenzierung, medulläres Karzinom)
> - KRK und einem Verwandten 1. Grades mit KRK oder einem HNPCC-assoziierten Tumor vor dem 50. Lebensjahr
> - KRK (unabhängig vom Alter) und mindestens 2 Verwandten 1. oder 2. Grades, bei denen ein KRK oder ein HNPCC-assoziierter Tumor (unabhängig vom Alter) diagnostiziert wurde

Die Ergebnisse der Untersuchung vermittelt ein dafür qualifizierter Arzt, der der Schweigepflicht unterliegt. Die Entscheidung über Konsequenzen aus einem positiven Testergebnis und über die Mitteilung des Ergebnisses an Dritte – etwa Familienangehörige – liegt bei der getesteten Person.

In Deutschland sind die Rahmenbedingungen der genetischen Testung neben der Gewährleistung des Datenschutzes und dem Ausschluss sozialer Benachteiligung Bestandteil eines 2010 in Kraft getretenen Gendiagnostikgesetzes (Bundesministerium der Justiz 2010). Seine Inhalte und Vorgaben werden in Richtlinien der auf der Grundlage des Gesetzes eingerichteten unabhängigen Gendiagnostik-Kommission (GEKO) beim Robert Koch-Institut ausgeführt (GEKO 2011, 2017, 2021).

> Obwohl mittlerweile zahlreiche Mutationen und Varianten verschiedener Onkogene bzw. Suppressorgene (▶ Abschn. 1.3) bei vielen Krebserkrankungen nachgewiesen wurden und entsprechende Analysen bereits kommerziell angeboten werden, sollten Tests auf solche „unspezifischen" Mutationen bei Gesunden zur Ermittlung eines Risikos, an Krebs zu erkranken, nicht durchgeführt werden: Die Bedeutung und die Konsequenzen aus dem Ergebnis sind überwiegend unklar.

Literatur

Zitierte Quellen

Arbeitsgemeinschaft Gynäkologische Onkologie e.V. (2022) Empfehlungen gynäkologische Onkologie Kommission Mamma: Brustkrebsrisiko, Genetik und Prävention. https://www.ago-online.de/fileadmin/ago-online/downloads/_leitlinien/kommission_mamma/2022/Einzeldateien/AGO_2022D_02_Brustkrebsrisiko_Genetik_und_Praevention.pdf. Zugriff 12.9.2023

Biomarkers Definition Working Group (2001) Biomarkers and surrogate endpoints: preferred definitions and conceptual framework. Clin Pharmacol Ther 69:89–95

Bundesamt für Gesundheit BAG (2020) Strahlendosen in der Medizin. https://www.bag.admin.ch/bag/de/home/gesund-leben/umwelt-und-gesundheit/strahlung-radioaktivitaet-schall/strahlenanwendungen-in-der-medizin/strahlendosen-in-der-medizin.html

Bundesamt für Strahlenschutz (2020) Erhebung von Häufigkeit und Dosis nuklearmedizinischer Untersuchungsverfahren. http://doris.bfs.de/jspui/bitstream/urn:nbn:de:0221-2020091722831/3/2020_BfS_3617S42443.pdf

Bundesärztekammer (2003) Richtlinien zur prädiktiven genetischen Diagnostik. Dtsch Ärztebl 100(19):1297–1305. https://www.aerzteblatt.de/archiv/37302/Bekanntmachungen-Richtlinien-zur-praediktiven-genetischen-Diagnostik

Bundesministerium der Justiz (2010) Gesetz über genetische Untersuchungen bei Menschen (Gendiagnostikgesetz GenDG). http://bundesrecht.juris.de/gendg/

Deutsches Referenzzentrum für Ethik in den Biowissenschaften (2022) Prädiktive genetische Testverfahren. https://www.drze.de/im-blickpunkt/praediktive-genetische-testverfahren

DGHO Deutsche Gesellschaft für Hämatologie und Onkologie (2021) Positronenemissionstomographie (PET) in der Onkologie – Einsatz zur Steuerung von Diagnostik und Therapie. https://www.dgho.de/publikationen/stellungnahmen/g-ba/pet-pet-ct/positronenemissionstomographie-in-der-onkologie-2021.pdf

Eder AC, Eder M (2022) Theranostika in der Nuklearmedizin. Onkologe 28:126–134. https://doi.org/10.1007/s00761-021-01065-9

Gemeinsamer Bundesausschuss (2022a) Richtlinie Methoden vertragsärztliche Versorgung. https://www.g-ba.de/richtlinien/7/. https://www.g-ba.de/downloads/62-492-2825/MVV-RL_2022-02-17_iK-2022-05-20.pdf

Gemeinsamer Bundesausschuss (2022b) Richtlinie ambulante spezialfachärztliche Versorgung § 116b SGB V. https://www.g-ba.de/richtlinien/80/. https://www.g-ba.de/downloads/62-492-2813/ASV-RL_2021-12-16_iK_2022-04-30.pdf

Gendiagnostik-Kommission (GEKO) beim Robert Koch-Institut (2011) Richtlinie über die Anforderungen an die Qualifikation zur und Inhalte der genetischen Beratung gemäß § 23 Abs. 2 Nr. 2a und § 23 Abs. 2 Nr. 3 GenDG. Bundesgesundheitsbl 54:1248–1256. https://doi.org/10.1007/s00103-011-1357-3. https://www.rki.de/DE/Content/Kommissionen/GendiagnostikKommission/Richtlinien/RL-GenetischeBeratung.pdf?__blob=publicationFile. Zugriff 12.9.2023

Gendiagnostik-Kommission (GEKO) beim Robert Koch-Institut (2017) Richtlinie für die Anforderungen an die Inhalte der Aufklärung bei genetischen Untersuchungen zu medizinischen Zwecken gemäß § 23 Abs. 2 Nr. 3 GenDG. Bundesgesundheitsbl 60:923–927. https://doi.org/10.1007/s00103-017-2577-y. https://www.rki.de/DE/Content/Kommissionen/GendiagnostikKommission/Richtlinien/RL_Aufklaerung_med_Zwecke_geaendert.pdf?__blob=publicationFile. Zugriff 12.9.2023

Gendiagnostik-Kommission (GEKO) beim Robert Koch-Institut (2021) Richtlinie für die Beurteilung genetischer Eigenschaften hinsichtlich ihrer Bedeutung für Erkrankungen oder gesundheitliche Störungen sowie für die Möglichkeiten, sie zu vermeiden, ihnen vorzubeugen oder sie zu behandeln gemäß § 2 Abs. 2 Nr. 1a GenDG. Bundesgesundheitsbl 64:1030–1035. https://doi.org/10.1007/s00103-021-03367-0. https://www.rki.de/DE/Content/Kommissionen/GendiagnostikKommission/Richtlinien/RL_Med_Bedeutung_genet_Eigenschaften.pdf?__blob=publicationFile. Zugriff 12.9.2023

Gendiagnostik-Kommission (GEKO) beim Robert Koch-Institut. Richtlinien. https://www.rki.de/DE/Content/Kommissionen/GendiagnostikKommission/Richtlinien/Richtlinien_inhalt.html

Krause DJ et al (2007) FDG-PET-CT in der Onkologie. Leitlinie der Deutschen Gesellschaft für Nuklearmedizin e. V. Nuklearmedizin 46:291–301. https://www.nuklearmedizin.de/leistungen/leitlinien/html/tumo_pet_ct.php?navId=53

Leitlinienprogramm Onkologie (Deutsche Krebsgesellschaft, Deutsche Krebshilfe, AWMF): S3-Leitlinie Kolorektales Karzinom, Langversion 1.1, 2019, AWMF Registrierungsnummer: 021-007OL. https://www.leitlinienprogramm-onkologie.de/leitlinien/kolorektales-krebs

Meindl A, Ramser J, Hauke J, Hahnen E (2015) Genetik des familiären Brust- und Eierstockkrebses: Paneldiagnostik – Möglichkeiten und Grenzen. Medizinische Genetik 27(2):202–210. https://doi.org/10.1007/s11825-015-0048-0

Schweizerischen Gesellschaft für Nuklearmedizin (SGNM) (2021) Klinische Richtlinien für FDG-PET-CT-Untersuchungen. https://www.bag.admin.ch/dam/bag/de/dokumente/kuv-leistungen/referenzdokumente-klv-anhang-1/09.4_SGNM_klinische%20Richtlinien%20PET_vom_09_02_2021.pdf.download.pdf/09.4_SGNM_klinische%20Richtlinien%20PET_vom_09_02_2021.pdf

Stögbauer F, Weichert W, Pfarr N (2020) „Liquid biopsy" – Einsatzmöglichkeiten in der molekularen Tumordiagnostik. Onkologe 26:53–59. https://doi.org/10.1007/s00761-019-00684-7

Strahlenschutzkommission (2019) Orientierungshilfe für bildgebende Verfahren. https://www.ssk.de/SharedDocs/Beratungsergebnisse_PDF/2019/2019-06-27Orientie.pdf?__blob=publicationFile. Zugriff 12.9.2023

Umar A, Boland CR, Terdiman JP et al (2004) Revised Bethesda Guidelines for hereditary nonpolyposis colorectal cancer (Lynch syndrome) and microsatellite instability. J Natl Cancer Inst 96(4):261–268. https://doi.org/10.1093/jnci/djh034

Vasen HF, Watson P, Mecklin JP, Lynch HAT (1999) New clinical criteria for hereditary nonpolyposis colorectal cancer (HNPCC, Lynch syndrome) proposed by the International Collaborative group on HNPCC. Gastroenterology 116(6):1453–1456. https://doi.org/10.1016/s0016-5085(99)70510-x

Wenzel C, Herold S, Wermke M, Aust DE, Baretton GB (2021) Molekularpathologische Routinediagnostik in der Präzisionsonkologie. Dtsch Arztebl Int 118:255–261. https://doi.org/10.3238/arztebl.m2021.0025

Informationen für Betroffene

Krebsinformationsdienst. https://www.krebsinformationsdienst.de/untersuchung/index.php (Informationen zu verschiedenen diagnostischen Verfahren und Links zu weiterführenden Informationsangeboten)

Prinzipien der Tumorbehandlung

Thomas Kroner

Inhaltsverzeichnis

5.1   Einleitung

Dieses Kapitel beschreibt wichtige allgemeine Fragen der Tumorbehandlung: Wann ist eine Therapie überhaupt indiziert? Welche Behandlungsmöglichkeiten stehen zur Verfügung? Welche Ziele kann eine Therapie anstreben? Was versteht man unter einer adjuvanten Therapie? Wie wird der Erfolg einer Behandlung beurteilt? Besonderes Gewicht wird dabei auf die Beschreibung der verschiedenen Therapieziele gelegt: Eine Behandlung, die die Heilung der Krankheit zum Ziel hat, unterscheidet sich wesentlich von einer rein auf Linderung der Beschwerden ausgerichteten Behandlung.

5.2   Indikationen zur Tumortherapie

Die Diagnose eines bösartigen Tumors stellt an sich noch keinen hinreichenden Grund für eine Therapie dar. Für die Einleitung einer Behandlung müssen Vor- und Nachteile einer Therapie gegeneinander abgewogen werden. Je größer die Chance auf eine definitive Heilung ist, desto eher wird man zur Behandlung raten und desto eher werden Patientinnen und Patienten auch stärkere Nebenwirkungen in Kauf nehmen.

Im Einzelnen wird die Indikation für eine Tumorbehandlung durch folgende Kriterien beeinflusst:

- Wie verläuft (wahrscheinlich) die Tumorerkrankung unbehandelt?
- Welche Erfolgsaussichten hat die Tumortherapie?
- Welches sind die Nebenwirkungen und möglichen Komplikationen der vorgesehenen Therapie?
- Wie ist der Allgemeinzustand? Liegen Begleiterkrankungen vor?
- Welche Vorstellungen und Wünsche haben der Patient oder die Patientin in Bezug auf die Behandlung: Wie gewichten sie die Überlebensdauer und wie die Lebensqualität? Wie definieren sie Lebensqualität?

> Es ist wichtig, diese Punkte mit der Patientin oder dem Patienten zu besprechen. Die Behandlung kann und darf nur mit ihrer informierten Zustimmung erfolgen, idealerweise als gemeinsame Entscheidung mit dem Arzt oder der Ärztin.

Fragen zur Information sowie zur Mitbestimmung und Autonomie von Erkrankten sind wichtige Themen der modernen Onkologie. Sie werden in ▶ Kap. 10 und ▶ Kap. 33 eingehender diskutiert.

Nebenwirkungen und Misserfolge einer Therapie sind dann besser zu tragen, wenn der Patient, sein Arzt, die Pflegenden und die Angehörigen überzeugt hinter den Zielen der Behandlung stehen. In ▶ Abschn. 5.4 wird auf den Unterschied zwischen kurativer und palliativer Therapie eingegangen und auch die Frage der „Lebensqualität" angesprochen.

5.3   Behandlungsmöglichkeiten

Für die Behandlung bösartiger Tumoren stehen grundsätzlich 3 verschiedene Therapiearten (Therapiemodalitäten) zur Verfügung:

- Chirurgie (▶ Kap. 6),
- Strahlentherapie (▶ Kap. 7),
- medikamentöse Therapie (▶ Kap. 8).

> **Definition**
>
> Die einzelnen Therapiemodalitäten können allein oder kombiniert eingesetzt werden, wobei eine Kombination gleichzeitig oder zeitlich gestaffelt (sequenziell) erfolgen kann. Beim Einsatz verschiedener Therapiearten spricht man von *multimodaler* Therapie.

Welche Therapie im Einzelfall eingesetzt wird, hängt von der Art des Tumors, seiner Lokalisation und Ausbreitung (Tumorstadium) ab. Die Therapiewahl richtet sich nach den Grundsätzen der evidenzbasierten Medizin (EBM). Dadurch ist in vielen Situationen auf der Grundlage großer Therapiestudien eine Standardtherapie definiert. Oft müssen aber verschiedene Möglichkeiten in einem Gespräch zwischen Internisten, Chirurgen und Strahlentherapeuten diskutiert werden (interdisziplinäre Tumorfallbesprechungen ▶ Abschn. 5.9).

Die medikamentöse Behandlung wird wegen ihrer Wirkung im ganzen Organismus auch Systemtherapie genannt. Nach den eingesetzten Medikamenten werden folgende Behandlungsarten unterschieden:

- Chemotherapie (oder Zytostatikatherapie),
- Hormontherapie (oder endokrine Therapie),
- Therapien mit Antikörpern und Hemmstoffen der Signalübermittlung, auch als „gezielte" oder „zielgerichtete Therapien" („targeted therapies") bezeichnet,
- Immuntherapie (z. B. Checkpoint-Hemmer, CAR-T-Zelltherapie).

5.4   Therapieziele

Das primäre Ziel jeder Behandlung ist die Heilung der Krankheit. Man spricht von einer kurativen Therapie oder – genauer – von einer *Therapie in kurativer Absicht*.

Definition

Unter **Heilung** versteht man die dauerhafte Tumorfreiheit des Patienten während seiner weiteren Lebenszeit. Ob ein Patient geheilt ist, kann nur rückblickend festgestellt werden.

Voraussetzung für eine Heilung ist bei einer chirurgischen Behandlung die vollständige Entfernung des Tumors (R0-Resektion; ▶ Abschn. 5.5.1) bzw. – bei medikamentöser oder radioonkologischer Behandlung – seine vollständige Rückbildung (komplette Remission; ▶ Abschn. 5.5.2). Von einer Heilung kann erst gesprochen werden, wenn langfristig kein Rückfall (Rezidiv) auftritt. Daher wird zwischen den Begriffen „Tumorfreiheit" und „Heilung" unterschieden:

Unmittelbar nach einer Behandlung ist nur die Aussage möglich, ob ein Patient aktuell *tumorfrei* ist oder nicht. Erst wenn während einer längeren Beobachtungszeit kein Rezidiv aufgetreten ist, kann er mit einer gewissen Wahrscheinlichkeit auch als *geheilt* betrachtet werden. Die Dauer dieser Beobachtungszeit ist von Tumor zu Tumor unterschiedlich. So treten beispielsweise beim Kolonkarzinom mehr als 90 % aller Rezidive innerhalb von 5 Jahren nach der Operation auf. Wenn es in dieser Zeit nicht zu einem Rückfall gekommen ist, kann man deshalb mit einer Wahrscheinlichkeit von mehr als 90 % von einer Heilung ausgehen. Beim Mammakarzinom dagegen treten nur etwa 50 % der Rezidive in den ersten 5 Jahren nach der Erstbehandlung auf. Eine Frau, die in dieser Zeit keinen Rückfall erlitten hat, kann nur mit einer Wahrscheinlichkeit von etwa 50 % als geheilt betrachtet werden.

Von einer Heilung kann immer nur rückblickend und nur mit einer bestimmten Wahrscheinlichkeit gesprochen werden.

In der Onkologie ist eine Heilung leider oft nicht möglich, wohl aber eine Rückbildung des Tumors durch den Einsatz verschiedener Therapiemodalitäten. Der Therapieerfolg ist dabei jedoch meist zeitlich begrenzt. Ziel einer solchen Behandlung ist es, durch die (vorübergehende) Rückbildung des Tumors eine (vorübergehende) Linderung der Beschwerden zu erreichen. In diesem Fall spricht man von einer *Therapie in palliativer Absicht*. Die Überlebenszeit wird durch eine palliative Behandlung nicht zwangsläufig verlängert.

In vielen Fällen – und besonders nach intensiver Vorbehandlung – ist jedoch eine Beeinflussung des Tumors nicht oder nicht mehr möglich. Die Behandlung beschränkt sich dann auf die Behebung oder Linderung der Krankheitssymptome wie Schmerzen oder Atem-

not. Es wird dann von einer *symptomatischen Therapie* gesprochen (▶ Abschn. 5.4.3).

Begleitend zur antitumoralen Behandlung kommen sowohl bei kurativer wie auch bei palliativer Zielsetzung *supportive Therapien* zur Anwendung, um Nebenwirkungen der Tumortherapie, wie Übelkeit und Erbrechen, und allgemeine Krankheitsfolgen, wie etwa Anämie, zu lindern (zur symptomatischen und supportiven Therapie ▶ Abschn. 5.4.3)

Entsprechend dem Therapieziel werden also folgende Behandlungsformen unterschieden:
- kurative Behandlung,
- palliative Behandlung,
- symptomatische Behandlung,
- supportive Behandlung.

Spezielle Formen der kurativen Behandlung sind die
- adjuvante Behandlung und die
- neoadjuvante Behandlung.

Die Kenntnis dieser unterschiedlichen Therapieansätze ist für das Verständnis der onkologischen Behandlungen äußerst wichtig. Es soll deshalb im Folgenden näher darauf eingegangen werden.

5.4.1 Kurative Behandlung

Definition

„Curatio" (lat.) bedeutet Heilung. Das Ziel der **kurativen Behandlung** ist die Heilung der Tumorerkrankung. Einige Krebserkrankungen lassen sich fast immer heilen; häufiger wird jedoch nur ein Teil der Patienten dauerhaft geheilt. Man spricht daher besser nicht von kurativer Behandlung, sondern von einer Behandlung in kurativer Absicht oder mit kurativer Zielsetzung.

Zu den prinzipiell heilbaren Tumoren gehören die meisten Karzinome in sehr frühen Stadien, die meisten Hodentumoren in allen Stadien sowie bestimmte Formen von malignen Lymphomen und Leukämien.

Die Therapiemodalität für die kurative Behandlung hängt – wie oben erwähnt – von der Art des Tumors (Ursprungsort, Histologie), seiner Ausdehnung (Stadium) und natürlich vom Wunsch des Patienten ab.

❯ Da das Behandlungsziel die definitive Heilung der Krankheit ist, werden bei einer Behandlung in kurativer Absicht stärkere unerwünschte Wirkungen in Kauf genommen.

Dieser Grundsatz gilt vor allem für die akuten Nebenwirkungen einer Therapie, die nach einigen Wochen oder Monaten abklingen. Bei hochdosierten Chemo- und Radiotherapien in kurativer Absicht müssen die Patienten gelegentlich für die Dauer der Therapie stationär aufgenommen werden, um schwere akute Nebenwirkungen (z. B. Knochenmarkaplasie bei der Chemotherapie akuter Leukämien, Mukositis bei der Radiotherapie von Kehlkopfkarzinomen) besser kontrollieren und behandeln zu können. Langfristige Nebenwirkungen dagegen möchte man den potenziell geheilten Patienten nach Möglichkeit ersparen; allerdings sind solche Schäden nicht immer vermeidbar. So ist z. B. eine Beeinträchtigung der Fruchtbarkeit durch Chemotherapie und/oder Bestrahlung oft nicht zu verhindern.

Ähnliches gilt für die Chirurgie: Auch hier wird versucht, bei Eingriffen mit kurativer Zielsetzung bleibende Beeinträchtigungen zu vermeiden. Oft müssen jedoch Defekte der körperlichen Integrität, z. B. ein künstlicher Darmausgang oder eine Brustamputation, als Preis für eine Heilung in Kauf genommen werden.

Dauer der kurativen Therapie   Eine Operation ist in der Regel ein einmaliger Eingriff. Eine Radiotherapie dauert meist 4–6 Wochen. Eine kurative Chemotherapie dauert in der Regel 3–6 Monate, evtl. auch länger.

5.4.1.1   Adjuvante Behandlung

Definition

Eine **adjuvante Behandlung** (von lat. adjuvare: helfen) wird zusätzlich zu einer kurativen Therapie durchgeführt. Ihr Ziel ist es, das Rezidivrisiko zu vermindern. In der Regel versteht man darunter eine postoperative System- und/oder Radiotherapie.

Am Beispiel des Mammakarzinoms, bei dem adjuvante Therapien sehr häufig eingesetzt werden, soll dieses Behandlungsprinzip näher erläutert werden. Folgende Erkenntnisse liegen der adjuvanten Systemtherapie zugrunde:

- Auch nach radikaler Operation des Primärtumors und möglicher lokaler axillärer Lymphknotenmetastasen können Lokalrezidive und Fernmetastasen auftreten – oft erst viele Jahre nach dem chirurgischen Eingriff. Dieses Schicksal kann auch Frauen mit tumorfreien Lymphknoten treffen (allerdings in einem deutlich geringeren Prozentsatz). Es muss deshalb angenommen werden, dass Rezidive nicht deshalb auftreten, weil zu wenig radikal operiert wurde, sondern weil sich schon lange vor der Operation einzelne Tumorzellen vom Primärtumor loslösen und über die Lymph- oder Blutbahnen in andere Organe gelangen können, wo sie sich als Mikrometastasen festsetzen und für lange Zeit ruhig verhalten. Aus verschiedenen, nur teilweise bekannten Gründen können diese Mikrometastasen zu einem späteren Zeitpunkt zu wachsen beginnen und das Schicksal der Patientinnen bestimmen.

- Eine Chemo-, Hormon- oder Radiotherapie ist umso wirksamer, je kleiner das zu behandelnde Tumorvolumen ist. Während Mikrometastasen beim Mammakarzinom mit adjuvanter Therapie in kurativer Absicht behandelt werden können, ist dies bei symptomatischen, nachweisbaren Metastasen nicht mehr möglich.

- Das *statistische* Rückfallrisiko einer Patientin kann anhand von Risikofaktoren abgeschätzt werden. Dazu gehören u. a. die Größe des Primärtumors, der Befall der axillären Lymphknoten und biologische Eigenschaften des Tumors wie z. B. der Gehalt an Hormonrezeptoren und der Differenzierungsgrad.

▶ **Beispiel**

Eine 60-jährige Frau mit einem Mammakarzinom von 1 cm Durchmesser ohne Befall axillärer Lymphknoten und mit deutlichem Gehalt an Hormonrezeptoren und guter Differenzierung hat – ohne adjuvante Therapie – nach der Operation ein Risiko von etwa 15 %, innerhalb der nächsten 10 Jahre einen Rückfall zu erleiden. Das bedeutet, dass von 100 Frauen mit dem gleichen Tumor 15 einen Rückfall erleiden und 85 tumorfrei bleiben werden.

Ein wesentlich höheres Rückfallrisiko von 70 % hat dagegen eine gleichaltrige Frau mit zwar gleichgroßem Primärtumor, aber mehreren Risikofaktoren wie Befall von mehreren axillären Lymphknoten, Fehlen von Hormonrezeptoren und schlechter Differenzierung. ◀

Diese Beobachtungen haben dazu geführt, Frauen mit erhöhtem Rückfallrisiko nach der Operation eine adjuvante medikamentöse Therapie zu empfehlen – je nach Situation eine Hormon-, eine Chemotherapie oder beides. Eine adjuvante Radiotherapie wird nach brusterhaltender Operation meist, nach Mastektomie in bestimmten Fällen angeschlossen.

Die adjuvante Therapie ist mit Problemen behaftet:

- Das Rückfallrisiko lässt sich nur statistisch, d. h. für eine Gruppe von Patientinnen mit bestimmten Risikofaktoren, angeben (s. oben). Im Einzelfall ist unklar, ob eine Patientin durch die Operation evtl. bereits geheilt ist oder ob und wann sie einen Rückfall erleiden wird. Wäre klar, dass eine Patientin durch die Operation bereits geheilt ist, wäre eine adjuvante Therapie überflüssig.

- In der adjuvanten Situation ist definitionsgemäß kein Tumor nachweisbar. Im Einzelfall ist daher nicht klar, ob die möglicherweise vorhandenen

Mikrometastasen auf die gewählte adjuvante Therapie (Radio-, Chemo- oder Hormontherapie) ansprechen. Auch nach adjuvanter Therapie treten Rückfälle auf, d. h., dass nur ein Teil der Patientinnen durch die adjuvante Behandlung geheilt wird.

Alles in allem profitieren statistisch zwischen 5 und 30 % aller Patientinnen mit Mammakarzinom von einer adjuvanten Systemtherapie im Sinne einer Heilung oder Verlängerung der Überlebenszeit. Moderne Computerprogramme, denen die Daten aus großen Studien und aus retrospektiven Analysen zugrunde liegen, erlauben unter Berücksichtigung der individuellen Merkmale und Risikofaktoren eine Abschätzung, ob und in welchem Ausmaß eine Patientin von einer adjuvanten Behandlung profitieren kann und welche Therapie am besten geeignet ist (z. B. Predict Breast). Auch Genanalysen („Mikroarrays"; ▶ Kap. 4) können zu einer gezielteren Behandlung beitragen.

Adjuvante Systemtherapien werden neben dem Mammakarzinom u. a. auch bei Dickdarm- und Bronchialkarzinomen, Magen- und Pankreaskarzinomen, Sarkomen und Hodentumoren eingesetzt.

5.4.1.2 Neoadjuvante Behandlung

> **Definition**
>
> Unter **neoadjuvanter Behandlung** (von griech. neos = neu) versteht man eine Systemtherapie, die *vor* der lokalen, meist chirurgischen Behandlung eines malignen Tumors durchgeführt wird. Ihr Ziel ist die Verkleinerung des Primärtumors (und damit die Verbesserung der Operabilität) und gleichzeitig die Vernichtung etwaiger Mikrometastasen.

Im Gegensatz zur adjuvanten Therapie lässt sich bei neoadjuvanter Therapie die Wirkung auf den Tumor bereits während der Behandlung – anhand der Verkleinerung des Tumors – und nach der Operation histologisch am Operationspräparat beurteilen. Zudem ist ein kleiner gewordener Tumor schonender zu entfernen: Dies ist vor allem wichtig bei Tumoren, die primär nicht oder nur unter Inkaufnahme großer körperlicher Defekte (z. B. Amputationen) entfernt werden können. So erlaubt es beispielsweise eine neoadjuvante Therapie oft, bei großen Mammakarzinomen statt einer Mastektomie eine brusterhaltende Operation durchzuführen oder bei einem Rektumkarzinom kontinenzerhaltend (ohne Anlage eines dauerhaften Stomas) zu operieren.

Neodjuvante Systemtherapien werden neben dem Mamma- und Rektumkarzinom z. B. auch bei lokal fortgeschrittenen Blasen-, Ösophagus- oder Bronchialkarzinomen sowie bei bestimmten Sarkomen durchgeführt.

5.4.2 Palliative Behandlung

> **Definition**
>
> „Pallium" (lat.) bedeutet Mantel. Unter **Palliation** versteht man in der Medizin allgemein die Linderung von Beschwerden.

Der Begriff „palliativ" beschreibt zwei unterschiedliche Konzepte:

- In der Onkologie bezeichnet *palliative Tumortherapie* eine *auf den Tumor gerichtete* Therapie mit dem Ziel, durch eine Verringerung der Tumormasse die tumorbedingten Symptome zu lindern. Sie kommt zum Einsatz in Krankheitsstadien, in denen eine Heilung nicht möglich ist.
- *„Palliative care"* (Palliativmedizin) dagegen ist die Behandlung von Patienten mit einer nicht heilbaren progredienten und weit fortgeschrittenen Erkrankung. Sie wird nicht nur von Tumorpatienten in Anspruch genommen, sondern auch von Patienten mit beispielsweise fortgeschrittenen Nerven-, Lungen- oder Herzleiden. Ihr Hauptziel ist die bestmögliche Erhaltung der Lebensqualität der Patienten und ihrer Angehörigen. Neben der Behandlung von körperlichen Symptomen wie Schmerz oder Dyspnoe legt sie besonderen Wert auf die psychosoziale und spirituelle Unterstützung. Palliative Versorgung und Pflege werden in ▶ Kap. 41 ausführlich behandelt.

Eine ausschließlich auf die Symptome gerichtete Behandlung – z. B. die Schmerzbehandlung mit Analgetika – wird als *symptomatische* Therapie bezeichnet (s. unten).

❯ Palliative Tumortherapie und „palliative care" schließen sich keineswegs aus: Eine palliative Tumortherapie ist nur sinnvoll als Bestandteil einer umfassenden onkologisch-palliativmedizinischen Betreuung des Patienten.

Wie oben erwähnt, kommt es häufig vor, dass eine Tumorerkrankung wegen ihrer Histologie oder des fortgeschrittenen Krankheitsstadiums von Anfang an als unheilbar angesehen werden muss. Eine palliative Situation kann auch bei an sich heilbaren Tumoren vorliegen, wenn z. B. wegen des Alters, einer gleichzeitig vorhandenen Zweitkrankheit oder wegen Ablehnung der Therapie nicht mit der für die Heilung nötigen Intensität behandelt werden kann. Auch bei Rückfällen nach einer ursprünglich mit kurativer Absicht durchgeführten Behandlung ist oft nur noch eine Behandlung in palliativer Absicht möglich.

> Eine palliative Tumortherapie ist mit jeder der drei Therapiemodalitäten (Chirurgie, Strahlentherapie, medikamentöse Tumortherapie) möglich.

▶ Beispiel

- Bei einem Dickdarmkrebs wird beispielsweise ein Darmverschluss *operativ* in palliativer Absicht durch Hemikolektomie mit Entfernung des Primärtumors behoben, auch wenn bereits inoperable Lebermetastasen vorliegen.
- Die *Radiotherapie* einer Skelettmetastase kann Schmerz und Frakturgefährdung beheben, auch wenn andere Metastasen nicht beeinflusst werden.
- Mit *Chemotherapie* können z. B. Ikterus und Schmerzen bei Lebermetastasen eines Mammakarzinoms vorübergehend günstig beeinflusst werden. ◀

Die palliative onkologische Behandlung zielt also nicht auf die Heilung der Krankheit, sondern soll durch Reduktion der Tumormasse die krankheitsbedingten Symptome günstig beeinflussen. Wie bei der kurativen Behandlung kann auch hier nicht in allen Fällen das angestrebte Therapieziel erreicht werden.

Man spricht daher besser nicht von palliativer Behandlung, sondern von einer *Behandlung mit palliativer Absicht*. Die Überlebenszeit wird selbst durch eine wirksame palliative Therapie nicht unbedingt verlängert. Aus diesem Grund soll eine palliative Behandlung in der Regel auch erst dann eingeleitet werden, wenn die Lebensqualität durch die Tumorerkrankung eingeschränkt ist, zumal ein früher Beginn nur in Ausnahmesituationen zu einer Lebensverlängerung führt.

> Ziel der palliativen onkologischen Therapie ist der Erhalt bzw. die Verbesserung der durch das Tumorleiden eingeschränkten Lebensqualität. Es wird deshalb großer Wert darauf gelegt, die Lebensqualität durch die Therapie selbst nicht zusätzlich zu beeinträchtigen.

Vor allem akute Nebenwirkungen der Behandlung werden nach Möglichkeit vermieden. Hospitalisationen sollten für palliative Chemo- oder Radiotherapien nur in Ausnahmefällen nötig sein.

> Es ist wichtig, sich vor Augen zu halten, dass die Lebensqualität durch Patientinnen und Patienten selbst und nicht durch die behandelnden Ärzte, die Pflegenden oder die Angehörigen bestimmt wird: Die Erkrankten allein wissen, wie sehr sie sich durch den Tumor beeinträchtigt fühlen und welche Nebenwirkungen einer Therapie sie auf sich nehmen wollen.

Bereits die *Symptome der Krankheit* werden individuell und sehr unterschiedlich gewertet. So kann z. B. eine Patientin mit symptomatischen Skelettmetastasen sich in ihrer Lebensqualität wenig beeinträchtigt fühlen, solange ihre Beschwerden durch einfache Analgetika zu beherrschen sind. Eine palliative Tumortherapie ist in diesem Moment möglicherweise nicht nötig. Ein anderer Patient mit einer asymptomatischen Lebermetastase dagegen ist allein durch das Wissen um diese Metastase in seiner Lebensqualität so stark beeinträchtigt, dass eine palliative Tumortherapie indiziert sein mag. Auch die *Nebenwirkungen der Tumortherapie* werden individuell unterschiedlich empfunden: So wird etwa therapiebedingter Haarausfall von den einen Patienten oder Patientinnen als Bagatelle wahrgenommen, während er für andere eine schwere Stigmatisierung darstellt. Weitere Ausführungen zum Thema Lebensqualität finden sich in ▶ Kap. 34.

Wie einleitend erwähnt, wird die Indikation zu einer palliativen Therapie gemeinsam von Arzt und Patient gestellt, oft unter Einbezug der Angehörigen. Der Arzt bringt dabei das Wissen um den möglichen Nutzen der Therapie, ihre Nebenwirkungen und Komplikationen ein, wobei er sich davor hüten muss, diese zu optimistisch darzustellen. Patientinnen und Patienten müssen ihrerseits ihre Wertvorstellungen in Bezug auf Lebensqualität und Lebensdauer einbringen. Immer ist eine Lösung zu suchen, die alle Beteiligten vertreten können.

Dauer einer Therapie mit palliativer Absicht Die *Operation* ist in der Regel ein einmaliger Eingriff. Die *Bestrahlung* einer einzelnen Lokalisation dauert – je nach Lokalisation und Technik – wenige Tage bis Wochen. Die Wirkung sollte mehrere Monate anhalten. Eine palliative *Systembehandlung* mit *Hormonen* wird im Falle einer guten Wirkung auf den Tumor so lange durchgeführt, bis erneut Beschwerden auftreten. Dies kann mehrere Monate bis einige Jahre dauern. Eine palliative *Chemotherapie* wird – bei Ansprechen des Tumors – in der Regel ca. 2 Monate über das Verschwinden der Symptome hinaus durchgeführt; die Therapiedauer liegt dann oft zwischen 4 und 6 Monaten. Eine palliative Chemotherapie kann aber bei guter Verträglichkeit auch bis zum erneuten Tumorwachstum weitergeführt werden.

5.4.3 Symptomatische und supportive Behandlung

5.4.3.1 Symptomatische Behandlung

> **Definition**
>
> Unter **symptomatischer Behandlung** versteht man eine Therapie, die einzig auf die Linderung von Symptomen ausgerichtet ist.

Im Gegensatz zur (onkologischen) palliativen Therapie, bei der eine der 3 klassischen onkologischen Therapiemodalitäten zur Verkleinerung oder Wachstumsverlangsamung des Tumors angewendet wird, erfolgt die symptomatische Behandlung meist medikamentös, z. B. mit Mitteln gegen Schmerzen, Husten, Atemnot, Fieber usw. Die Gabe von Erythrozytenkonzentraten im Fall einer tumorbedingten Anämie ist ebenfalls ein Beispiel für eine symptomatische Therapie.

Sehr viele Tumorbeschwerden lassen sich aber mit einer palliativen Therapie (vor allem Bestrahlung oder Systembehandlung) gezielter, anhaltender und wirkungsvoller beeinflussen als mit einer symptomatischen Therapie, z. B. durch die gezielte Bestrahlung einer schmerzhaften Knochenmetastase. Trotz der Nebenwirkungen ist der palliativen Behandlung deshalb oft der Vorzug gegenüber der rein symptomatischen zu geben.

In der Chirurgie wird die Bezeichnung „palliativ" oft auch für Eingriffe verwendet, bei denen die Tumormasse nicht reduziert wird, z. B. die operative Stabilisierung einer metastasenbedingten Schenkelhalsfraktur. Im Sinne der hier zugrunde gelegten Definition handelt es sich hier nicht um eine palliative, sondern ebenfalls um eine symptomatische Behandlung.

> Im Spätstadium einer Tumorerkrankung, wenn palliative antitumorale Therapien nicht mehr wirken oder vom Patienten abgelehnt werden, ist dem Patienten eine gute symptomatische Behandlung und umfassende Betreuung im Sinne von „palliative care" anzubieten.

5.4.3.2 Supportive Behandlung

> **Definition**
>
> Als **supportive Behandlungen** werden in der Regel Maßnahmen bezeichnet, die gegen Nebenwirkungen oder Komplikationen von Tumorbehandlungen wirksam sind.

Beispiele für supportive Behandlungen sind:
- antiemetische Medikamente gegen therapiebedingte Übelkeit und Erbrechen,
- knochenmarkstimulierende Faktoren wie G-CSF (▶ Abschn. 26.4.2) bei therapiebedingter Neutropenie,
- Blutprodukte bei therapiebedingter Anämie oder Thrombopenie.

Supportive und symptomatische Behandlung lassen sich nicht immer scharf voneinander abgrenzen. Die beiden Begriffe werden deshalb gelegentlich gleichbedeutend gebraucht. So wird beispielsweise die Schmerztherapie gelegentlich als supportive Therapie bezeichnet.

5.5 Beurteilung des Behandlungserfolgs

5.5.1 Chirurgie

Für den Chirurgen ist das Resultat eines in kurativer Absicht vorgenommenen Eingriffs meist gut zu beurteilen: Bei der Operation kann er makroskopisch das Gewebe prüfen und Biopsien aus der Umgebung des Tumors entnehmen. Gelingt es ihm, den Tumor vollständig so zu entfernen, dass alle Resektionsränder auch mikroskopisch tumorfrei sind, wird von einer *Resektion im Gesunden* gesprochen. Falls auch die Biopsien aus der Umgebung des Tumors, insbesondere die regionären Lymphknoten, mikroskopisch tumorfrei („negativ") sind, ist bei vielen Tumorarten die Voraussetzung für eine definitive Heilung gegeben.

> **Dokumentation des Operationsresultats**
> - R0: Weder makroskopisch noch mikroskopisch ist ein Resttumor nachweisbar
> - R1: Mikroskopisch ist ein Resttumor nachweisbar
> - R2: Makroskopisch ist ein Resttumor nachweisbar
> - RX: Vorhandensein oder Fehlen eines Resttumors ist nicht beurteilbar

5.5.2 Radiotherapie und medikamentöse Tumortherapie

Der Erfolg einer Radio- oder medikamentösen Tumortherapie wird oft nach den sog. RECIST-Kriterien (Response Evaluation Criteria In Solid Tumors) beurteilt. Diese wurden ursprünglich für klinische Studien bei soliden Tumoren entwickelt (▶ Kap. 42), sie werden heute aber auch in der klinischen Routine angewandt.

Komplette Remission (CR) Tritt nach einer Bestrahlung oder einer medikamentösen Tumortherapie eine *vollständige* Rückbildung *aller* Tumorherde auf, wird von einer kompletten Remission oder Vollremission gesprochen (lat. remittere: zurückschicken). Das Erreichen einer kompletten Remission ist Voraussetzung für eine evtl. Heilung und entsprechend erstes Ziel jeder kurativen Behandlung. Umgekehrt ist eine komplette Remission leider noch keine Garantie für eine Heilung, da auch in diesem Fall Rezidive auftreten können.

Der sichere Nachweis einer kompletten Remission ist für die Planung der weiteren Behandlung wichtig. Gelegentlich werden dazu erneute Biopsien von dem Gewebe vorgenommen, in dem vor der Therapie Tumorzellen nachgewiesen wurden. Zeigt die Untersuchung keinen Tumor mehr, spricht man von einer pathologischen (d. h. durch histopathologische Untersuchungen bestätigten) kompletten Remission (pCR). Heute machen moderne bildgebende Verfahren Kontrollbiopsien größtenteils überflüssig.

Partielle Remission (PR) Unter einer *Teilremission* oder *partiellen Remission* versteht man eine objektivierbare, messbare, aber unvollständige Rückbildung des oder der Tumorherde um mehr als 50 % des ursprünglichen Tumorvolumens. Damit von einer Teilremission gesprochen werden kann, muss die Rückbildung des Tumors mindestens 4 Wochen anhalten.

Eine partielle Remission führt oft zu einer deutlichen Reduktion der tumorbedingten Symptome und entspricht damit dem Ziel der mit palliativer Absicht durchgeführten Tumortherapie. Bei vielen Tumoren in fortgeschrittenen Stadien ist das Erreichen einer partiellen Remission bislang das einzige realistische Behandlungsziel.

Stabilisierung der Erkrankung („no change", NC, oder „stable disease", SD) Von einer Stabilisierung wird gesprochen, wenn durch die Behandlung bei einem zuvor rasch wachsenden Tumor das Tumorwachstum gestoppt, aber keine Remission erreicht werden kann. Als Stabilisierungen werden auch Teilremissionen bezeichnet, bei denen sich der Tumor um weniger als 50 % des Ursprungsvolumens verkleinert.

Progredienz (engl. progressive disease, PD) Unter Progredienz (von lat. progredior: fortschreiten) versteht man das durch die Tumortherapie unbehinderte Tumorwachstum. Sie wird auch als Progression (eingedeutscht: Progress) bezeichnet. Von Progredienz spricht man auch, wenn der Tumor nach einer vorübergehenden Remission erneut größer wird.

Zu Beginn einer Behandlung mit den neuen Immuntherapien wird gelegentlich eine sog. „Pseudo-progredienz" beobachtet: Klinisch und/oder im Röntgenbild findet sich dabei eine Zunahme des Tumorvolumens, wobei die Patientin oder der Patient subjektiv aber keine Verschlechterung verspürt. Grund für die vorübergehende Größenzunahme ist die therapiebedingte und erwünschte Infiltration des Tumors mit Lymphozyten.

5.5.3 Zeitpunkt und Methode der Beurteilung

Bei der chirurgischen Tumorentfernung ist eine erste Beurteilung des Erfolgs bereits bei Abschluss der Operation bzw. nach der histologischen Untersuchung des Operationspräparats möglich.

> Anders als bei der operativen Entfernung tritt der Behandlungserfolg bei Radiotherapie oder medikamentöser Behandlung meist erst einige Wochen nach Therapiebeginn ein.

Eine zu frühe Beurteilung ist hier sinnlos und lässt keine Entscheidung über die Weiterführung oder den Abbruch der eingeleiteten Behandlung zu. Für die Beurteilung des Therapieresultats sind oft erneute Untersuchungen nötig. In erster Linie werden dazu neben der Klinik bildgebende Methoden (Röntgenuntersuchungen, Ultraschall, evtl. Computertomografie etc.) eingesetzt. Während der Nachweis einer Tumorprogredienz damit oft eindeutig gelingt, sind diese Methoden für den sicheren Nachweis einer kompletten Remission häufig ungenügend: Ein nach Therapieabschluss im Röntgenbild noch nachweisbarer kleiner „Resttumor" kann sowohl echtem Tumorgewebe wie auch einem vollständig nekrotischen Tumorrest entsprechen. Im ersten Fall würde es sich um eine partielle, im zweiten um eine komplette Remission handeln. Falls die eindeutige Diagnose für die weitere Behandlung unmittelbar wichtig ist, wird man versuchen, anhand von Biopsien aus dem fraglichen Gewebe die Situation zu klären. Andernfalls wird erst die Beobachtung des weiteren Verlaufs rückblickend eine Beurteilung erlauben.

In der palliativen Situation genügt oft die klinische Beurteilung des Behandlungserfolgs (Verschwinden von Beschwerden). Eine Objektivierung ist theoretisch interessant, praktisch aber nur sinnvoll, wenn sie mit vernünftigem Aufwand erfolgen kann und auch Konsequenzen für die weitere Behandlung hat. In der palliativen Situation ist es wichtig, die Patientinnen und Patienten aufgrund der Klinik und nicht aufgrund von Zusatzuntersuchungen zu behandeln und zu führen.

◻ Tab. 5.1 Schweregrade der unerwünschten Wirkungen nach CTCAE

Grad	Kennzeichen
1	mild
2	mäßig
3	schwer
4	lebensbedrohlich oder invalidisierend
5	Tod als Folge der unerwünschten Wirkung

5.6 Beurteilung unerwünschter Wirkungen von Chemo- und Radiotherapie

Wie der Behandlungserfolg müssen auch die unerwünschten Wirkungen einer Therapie dokumentiert und beurteilt werden. Dazu eignet sich beispielsweise das vom US-amerikanischen National Cancer Institute (NCI) für die Onkologie erarbeitete und heute weltweit angewandte Klassifikationssystem CTCAE (Common Terminology Criteria for Adverse Events v. 5.0). Nach der früheren Bezeichnung „Common Toxicity Criteria" wird es häufig auch noch als „CTC" bezeichnet.

Die CTCAE stellen einen Katalog dar, in dem ungefähr 300 unerwünschte Wirkungen – Symptome wie Erbrechen oder Haarausfall, aber auch pathologische Laborbefunde wie Transaminasenanstieg oder Hämoglobinabfall – aufgeführt sind. Jeder dieser unerwünschten Wirkungen können *5 Schweregrade* zugewiesen werden, wobei Grad 5 offensichtlich nicht bei allen unerwünschten Wirkungen möglich ist. (◻ Tab. 5.1).

▶ Beispiel

Müdigkeit (Fatigue) als Therapiefolge – Bezeichnung und Einteilung nach CTCAE v. 5.0:

Grad 1: milde Müdigkeit, verstärkt gegenüber dem Zustand bei Therapiebeginn

Grad 2: mäßige Müdigkeit, erschwert die Ausübung einiger Aktivitäten des täglichen Lebens (ADL)

Grad 3: schwere Müdigkeit, verhindert ADL

Grad 4: invalidisierende Müdigkeit

Grad 5: – ◀

Das subjektive Erleben vieler Patienten bezüglich der Toxizität unterscheidet sich oft wesentlich von den objektiven CTCAE-Kriterien. So kann eine Neutropenie Grad 4 (< 500 Neutrophile/µl) für den Patienten subjektiv völlig bedeutungslos sein, falls sie nicht zu einer Infektion führt. Umgekehrt kann bereits ein Hautausschlag Grad 1, z. B. im Gesicht, von einem Patienten als schwere Beeinträchtigung empfunden werden.

> Therapiebedingte psychosoziale Symptome wie etwa die emotionale und zeitliche Belastung der Patientinnen und Patienten (und ihrer Angehörigen) durch Arztbesuche, Blutentnahmen, Infusionen etc. werden durch das CTCAE-System nicht erfasst. Sie sind in der Beurteilung des Gesamtnutzens einer Behandlung aber zu berücksichtigen.

Nicht zu unterschätzen sind auch die finanziellen Konsequenzen der Erkrankung.

5.7 Rehabilitation und medizinische Nachsorge

Spätestens bei Abschluss, idealerweise schon während der Behandlung beginnt auch die *Rehabilitation* des Patienten. Ihr Ziel ist die Behandlung von durch den Tumor oder seine Behandlung verursachten Einschränkungen körperlicher, psychischer oder sozialer Art. Sie wird in ▶ Kap. 37 besprochen.

Unter *Nachsorge* oder Verlaufskontrolle wird die Betreuung des Patienten nach Abschluss der Behandlung verstanden. Die onkologische Nachsorge ist das Thema von ▶ Kap. 38. Sie hat drei Hauptziele:

- psychologische Begleitung und Unterstützung des Patienten,
- Diagnose eines Rezidivs, sofern die Frühbehandlung einen Nutzen bringt,
- Feststellung und Behandlung von Therapienebenwirkungen und -spätfolgen.

5.8 Survivorship

Als „cancer survivors" („survivors": engl. für Überlebende) werden in den USA und vermehrt auch im deutschen Sprachraum Menschen bezeichnet, die mit einer Krebserkrankung leben oder davon geheilt sind. Die Definition ist unscharf: Einige Organisationen bezeichnen jeden Krebspatienten ab seiner Diagnose als „Survivor", andere nur solche, die eine in kurativer Absicht durchgeführte Behandlung abgeschlossen haben. Hinter der Einführung des Survivor-Begriffs steht, dass viele an Krebs Erkrankte nicht dauerhaft als „Patienten" („[Er]leidende") betrachtet und bezeichnet werden möchten, sondern – mit einem etwas heroischen Unterton – als „Überlebende". Die Organisationen der „Survivors" weisen zu Recht darauf hin, dass die Nachsorge von Langzeitüberlebenden vermehrt auf ihre speziellen Probleme zu fokussieren ist. Es werden deshalb individuelle Nachsorgeprogramme entwickelt, sog. Survivorship Care Plans (SCP), die – angepasst an Diagnose und Therapie des betreffenden „Survivors" – gezielt auf soziale und psychische Probleme (▶ Kap. 34), mögliche

Langzeitschäden der Therapie (Radiotherapie: ▶ Tab. 7.5; Chemotherapie: ▶ Abschn. 8.10) und Fragen der Gesundheitsförderung eingehen. Die ▶ Kap. 39 und vor allem ▶ Kap. 38 führen dies aus.

5.9 Behandlungsteam und Versorgungsnetzwerk

Zur optimalen Behandlung gehört sowohl die gute interdisziplinäre Zusammenarbeit aller beteiligten Ärztinnen und Ärzte der verschiedenen Fachrichtungen als auch das reibungslose Funktionieren eines multiprofessionellen Behandlungsteams aus Ärzten, Pflegenden und Angehörigen anderer Berufsgruppen, sowohl in der stationären wie in der ambulanten Betreuung.

Interdisziplinäre Zusammenarbeit In die Betreuung von Krebskranken sind in der Regel verschiedene medizinische Fachrichtungen eingebunden. Die optimale Behandlung wird immer öfter erst nach interdisziplinärer Besprechung der beteiligten Spezialisten festgelegt. Diese Besprechungen sind an den meisten Krankenhäusern institutionalisiert und finden in regelmäßigen Abständen als interdisziplinäre Tumorfallbesprechungen („Tumorkonferenzen" oder „Tumorboards") statt.

Teilnehmende an diesen Besprechungen sind in der Regel:
- Vertreter der therapeutischen Disziplinen (medizinische Onkologie, Radioonkologie, Chirurgen, Gynäkologie u. a. m.),
- Vertreter der diagnostischen Disziplinen (Radiologie, Pathologie),
- evtl. Hausärzte, Pflegende und weitere Spezialisten (Breast Cancer Nurse etc.).

Die Erkrankten selbst nehmen an der Tumorkonferenz nicht teil. Da die wenigsten Beteiligten die diskutierten Fälle persönlich kennen, ist es eine zentrale Aufgabe des für die einzelnen Patientinnen und Patienten zuständigen Arztes, sie in der Konferenz zu vertreten, anschließend über das vorgeschlagene Vorgehen zu orientieren und gemeinsam mit ihnen das definitive Vorgehen festzulegen.

Die Interdisziplinarität verbessert die Behandlungsqualität, da das Wissen und die Erfahrung verschiedener Fachgebiete in den Behandlungsplan einfließen. Die Zunahme an Schnittstellen führt aber auch zu vermehrtem Zeitbedarf für gegenseitige Information und eventuell zu unklaren Zuständigkeiten.

> Eine eindeutige Zuordnung der Verantwortlichkeiten und eine kontinuierliche Information aller Beteiligten, auch der Patientinnen und Patienten, sind von großer Bedeutung. Die Verantwortung für den Therapieentscheid liegt immer beim individuell zuständigen Arzt – sie kann nicht von einer Tumorkonferenz übernommen werden.

Multiprofessionelles Behandlungsteam Die Spezialisierung der Medizin äußert sich auch in der Zunahme der an der Betreuung von Krebskranken beteiligten Fachgebiete: Neben Pflege und Medizin auch Psychoonkologie, Diätberatung, Sozialarbeit, Seelsorge und andere mehr. Auch sind oft spezialisierte Pflegende an der Behandlung beteiligt wie Breast Cancer Nurses, Stomatherapeuten etc. Alle diese Personen bilden das Behandlungs- oder Betreuungsteam.

> Voraussetzungen für das Funktionieren sind auch hier eine eindeutige Zuordnung der Verantwortlichkeiten und ein intensiver Informationsaustausch im Team.

Alle müssen im Interesse der Krebskranken am gleichen Strang ziehen. Dazu ist es wichtig, das Therapieziel für jeden Patienten, jede Patientin mit dem Team zu besprechen. Balint-Gruppen oder andere Formen der Supervision sind für das – psychisch oft stark belastete – Team wertvoll.

Versorgungsnetzwerk Neben dem Behandlungsteam wird ein wichtiger Pfeiler in der Betreuung von Patientinnen und Patienten oft vergessen: Angehörige, Freunde und Nachbarn spielen hier eine zentrale Rolle.

> Vor allem die Angehörigen sind großen psychischen, aber auch zeitlichen und gelegentlich körperlichen Belastungen ausgesetzt.

Es ist eine wichtige Aufgabe des Behandlungsteams, vor allem der Pflegenden, die Belastbarkeit und Tragfähigkeit dieses Versorgungsnetzes immer wieder zu überprüfen und soweit möglich zu stärken.

Literatur

Zitierte und weiterführende Quellen

Arends J, Unger C (1997) Die Bedeutung von Therapiezielen in der Onkologie. Onkologe 3(Suppl 1):29

Berger DP (2006) Beurteilung des Therapieerfolgs bei soliden Tumoren. In: Berger DP, Engelhardt R, Mertelsmann R (Hrsg) Das rote Buch. Ecomed Verlagsgesellschaft, Landsberg

Burg MA et al (2015) Current unmet needs of cancer survivors. Cancer 121:623

Costantini M, Mencaglia E, Giulio PD et al (2000) Cancer patients as 'experts' in defining quality of life domains. Qual Life Res 9:151

Maltoni M, Amadori D (2001) Palliative medicine and medical oncology. Ann Oncol 12:443

National Cancer Registration and Analysis Service. Predict Breast. https://breast.predict.nhs.uk/

Strasser F (2008) Chemotherapie in palliativer Intention. Ars Medici 15:662

Surbone A et al (2013) Cancer patients and survivors: changing words or changing culture? Ann Oncol 24:2468

Internetadressen

CTCAE (Common Terminology Criteria for Adverse Events v5.0). https://ctep.cancer.gov/protocoldevelopment/electronic_applications/docs/CTCAE_v5_Quick_Reference_5x7.pdf. Zugriff 18.9.2023

RECIST-Kriterien zur Beurteilung desTherapieerfolgs. https://recist.eortc.org/. Zugriff 18.9.2023

Tumorchirurgie

Annelies Schnider Preisig

Inhaltsverzeichnis

© Der/die Autor(en), exklusiv lizenziert an Springer-Verlag GmbH, DE, ein Teil von Springer Nature 2024
P. Jahn et al. (Hrsg.), *Onkologische Krankenpflege*, https://doi.org/10.1007/978-3-662-67417-8_6

6.1 Einleitung

Operationen bedeuten immer einen Eingriff in die körperliche und psychische Integrität eines Menschen. Dies ist krankheits- und altersentsprechend individuell zu berücksichtigen. Die allgemein steigende Lebenserwartung erfordert auch eine Anpassung des prä-, intra- und postoperativen Managements der zunehmend geriatrisch-onkologischen Erkrankten. Höheres Alter bedeutet nicht Inoperabilität, sondern erfordert eine angepasste Behandlung.

Die Chirurgie wird für folgende Zwecke eingesetzt:
- diagnostisch,
- kurativ,
- palliativ,
- rekonstruktiv,
- als Hilfseingriff,
- präventiv.

6.2 Chirurgie zur Tumordiagnostik

> Vor Einleitung einer Krebsbehandlung ist eine präzise Tumordiagnostik unerlässlich. Hier gilt der Grundsatz der modernen Onkologie: Keine Tumortherapie ohne gesicherte pathologische Tumordiagnose (▶ Kap. 4).

6.2.1 Biopsie

Die Gewebeentnahme durch endoskopische Biopsie (z. B. im Rahmen einer Gastroskopie, Koloskopie, Zystoskopie, Bronchoskopie, Mediastinoskopie, Laparoskopie oder Thorakoskopie) ist neben Feinnadelpunktion und Stanzbiopsie die am häufigsten angewendete Methode zur definitiven Tumordiagnostik.

6.2.2 Inzisions-/Exzisionsbiopsie

Gelingt bei einer Feinnadelpunktion oder Stanzbiopsie keine definitive Bestimmung und Klassifikation des Tumors oder ist der Tumor endoskopisch nicht zugänglich, so ist die chirurgische Biopsie die zuverlässigste diagnostische Maßnahme. Sie ist jedoch mit möglichen Komplikationen (z. B. Wundheilungsstörungen, Nachblutung, Lymphfisteln nach Lymphknotenbiopsie) verbunden. Kleinere Befunde (z. B. Hauttumoren) sollten vollständig entfernt (Exzisionsbiopsie) und nicht anbiopsiert (Inzisionsbiopsie) werden. Onkologische Kenntnisse hinsichtlich des möglichen Tumors sind bei der Durchführung einer Biopsie Voraussetzung, damit im Fall der Diagnosebestätigung die weitere Behandlung optimal durchgeführt werden kann (z. B. korrekte Schnittführung der Biopsie bei Sarkomen zum Extremitätenerhalt).

6.2.3 Staging-Laparoskopie

Bei einigen intraabdominalen Tumoren muss vor Beginn der Therapie die Krankheitsausausbreitung, insbesondere eine feinknotige Metastasierung auf dem Peritoneum oder auf der Leberoberfläche, durch eine Bauchspiegelung, die sog. Staging-Laparoskopie, eindeutig erfasst werden (z. B. Magen, Speiseröhre, Pankreas, Ovar). Ebenso ist etwa das Ausmaß einer peritonealen Metastasierung bei einigen Tumoren im Hinblick auf bestimmte Therapieverfahren entscheidend für die Durchführbarkeit (z. B. zytoreduktive Chirurgie und hypertherme intraperitoneale Chemoperfusion [HIPEC]).

6.3 Chirurgie zur Tumorbehandlung

6.3.1 Kurative Tumorchirurgie

Nach gründlicher Tumordiagnostik und eingehender Untersuchung des Erkrankten bezüglich der allgemeinen und lokalen Operabilität sollte bei soliden Tumoren, die gut lokalisiert sind, möglichst eine vollständige Tumorresektion (R0-Resektion) in kurativer Absicht angestrebt werden (für die Beurteilung des Therapieerfolgs ▶ Kap. 5). Dabei sind die Erfolgsaussichten ganz wesentlich vom Tumorstadium zum Zeitpunkt der Operation abhängig.

Die Indikation zur Operation und das Ausmaß der Resektion orientieren sich neben dem Allgemeinzustand und den Erwartungen des Erkrankten an der Tumorbiologie, der Lokalisation, der Ausdehnung, der Histologie und an den weiteren Behandlungsmöglichkeiten. Die Behandlung von Krebserkrankten ist heute eine interdisziplinäre Aufgabe aller an der Diagnose und Therapie beteiligten Disziplinen (Pathologie, internistische Onkologie, Radiotherapie, onkologische Chirurgie etc.).

Bei parenchymatösen Organen ist aus onkologischen Gründen wegen der Blutversorgung oder des Lymphabflusses oft die *Entfernung eines ganzen Organteils* (z. B. Lobektomie der Lunge, Lobektomie der Leber, Segmentresektion des Kolons) oder die *Exstirpation des ganzen Organs* (z. B. totale Thyreoidektomie, Pneumonektomie, Gastrektomie) nötig. Zur Vermeidung einer intraoperativen Tumorzellverschleppung sollen Manipulationen am Tumor vorsichtig durchgeführt und die Venen frühzeitig ligiert werden. Eine iatrogene Perforation und onkologisch unsachgemäße Technik sind eng mit einer schlechteren Prognose verbunden. Oft muss nach Organentfernung (z. B. Magen, Mastdarm) eine Rekonstruktion erfolgen, die jedoch nicht immer eine funktionelle Integrität erreichen kann. Der Betroffene muss sich ggf. umstellen und seine Lebensgewohnheiten anpassen (z. B. Ess- oder Stuhlgewohnheiten).

Minimalinvasive Techniken gehören heutzutage zum Standardverfahren in der Behandlung von soliden Tumoren. Die onkologischen Resultate sind bezüglich krankheitsfreiem und Gesamtüberleben dem offenen Verfahren gleichzusetzen. Vor allem die perioperative Kurzzeitmorbidität (weniger Schmerz, kürzere Hospitalisationszeit, kleinere Schnitte, frühere Arbeitsfähigkeit) sprechen in vielen Studien zugunsten der minimalinvasiven Verfahren. Eine Überlegenheit der roboterassistierten minimalinvasiven Technik (z. B. Da Vinci) versus der Laparaskopie konnte bis jetzt nicht nachgewiesen werden, wobei sich die Roboterchirurgie in der Neurochirurgie durch eine präzisere Schnittführung und genauere Lokalisation als Benefit für die Betroffenen erweist.

Neuere Techniken sollten aber immer bezüglich Machbarkeit und Wirksamkeit in klinischen Studien überprüft werden, woran es bei technischen Innovationen oft auch mangelt.

Das Tumorpräparat wird – meist noch während der Operation – in unfixiertem Zustand dem pathologischen Institut für eingehende weitergehende Untersuchungen (Histologie, Immunhistologie, Rezeptoren, Zytogenetik u. a.) zugesandt. Die Befunde sind für die Planung der weiteren Behandlung und die Beratung der Erkrankten von entscheidender Bedeutung.

Zur *Operationsvorbereitung* gehört die eingehende Aufklärung der Betroffenen und ihrer Angehörigen über:

- Natur und Ausmaß der Erkrankung,
- den vorgesehenen operativen Eingriff,
- die Risiken des Eingriffs,
- die zu erwartenden oder möglichen Früh- und Spätfolgen,
- therapeutische Alternativen.

> *Ziel der modernen kurativen Krebschirurgie ist, neben der Heilung der Tumorerkrankung, auch die Erhaltung der Lebensqualität des Betroffenen.*

Wo dies unter den Gesichtspunkten der onkologischen Sicherheit möglich ist, wird eine kosmetisch befriedigende und funktionserhaltende Operation durchgeführt, z. B.:

- brusterhaltende Operation bei Mammakarzinom,
- sphinktererhaltende Operation bei Rektumkarzinom,
- gliedmaßenerhaltende Operation bei Knochen- und Weichteiltumoren.

Die modernen Radio- und Chemotherapien sowie ausgefeiltere Operationstechniken haben solche „limitierten" Krebsoperationen möglich gemacht, wobei die Heilung der Erkrankten noch immer wichtigstes Ziel sein sollte. Es ist falsch, in dieser Hinsicht Kompromisse einzugehen. Denn die beste Kosmetik und die beste Funktion nützen den Betroffenen wenig, wenn sie durch ungenügende Tumorresektion die Chance einer Heilung verpassen und ein Tumorrezidiv erleiden.

Präoperative Therapien (sog. neoadjuvante Therapien) verbessern nicht nur die Heilungschancen, auch primär inoperable Tumoren können so in ein operables Stadium überführt werden. Neoadjuvante Therapien können verhindern, dass mutilierend operiert werden muss (z. B. Erhalt des Mastdarmes oder der Brust).

Dank der Fortschritte in der Anästhesie, der Intensivpflege und moderner Operationstechniken hat sich das Mortalitätsrisiko bei tumorchirurgischen Eingriffen in den letzten 20–30 Jahren stark vermindert und kann heute praktisch vernachlässigt werden (z. B. Letalität bei Pankreaskarzinomoperationen 0–2 %), insbesondere wenn es dem unbehandelten Verlauf einer Krebserkrankung gegenübergestellt wird.

6.3.2 Kurative Rezidiveingriffe/ Metastasenchirurgie

Lokalrezidive, d. h. Tumorrezidive am Ort des exstirpierten Primärtumors, sollen nochmals chirurgisch angegangen werden, wenn dies technisch möglich ist und in der Zwischenzeit keine Fernmetastasen aufgetreten sind (z. B. Exstirpation des Lokalrezidivs eines Mamma-, Kolon-, Weichteilsarkoms).

Metastasen, insbesondere Lungen- und Lebermetastasen, können in bestimmten Fällen mit minimalem chirurgischem Risiko radikal exstirpiert werden. Bei einem Teil der Betroffenen (vor allem bei Kolonkarzinomen) kann durch eine solche Zweitoperation eine definitive Heilung erzielt werden. Die Behandlungsergebnisse sind oft mindestens so gut wie bei Primärtumoren derselben Lokalisation. In zunehmendem Maße können auch Erkrankte mit mehreren Metastasen, vor allem beim hepatisch metastasierten Dickdarmkrebs, nach einer vorgeschalteten Chemotherapie und anschließender operativer Entfernung geheilt werden. Bei hepatisch metastasiertem Dickdarmkrebs können je nach Ausgangssituation Heilungsraten bis zu 60 % erreicht werden.

> Die chirurgische Therapie von Metastasen kann eine sinnvolle Option zur Behandlung von metastasen-induzierten Symptomen sein.

In Fällen, in denen eine Rezidivchirurgie erfolgversprechend ist, werden die Betroffenen zur Früherfassung eines noch symptomfreien, umschriebenen Lokalrezidivs oder von behandelbaren Metastasen in regelmäßigen Abständen im Sinne einer kontrollierten Nachsorge untersucht.

6.3.3 Rekonstruktive Eingriffe

Falls nach großen chirurgischen Eingriffen das Resultat aus anatomischen/funktionellen oder kosmetischen/psychologischen Gründen unbefriedigend ist, können rekonstruktive Eingriffe indiziert sein. Nach kurativer Tumorchirurgie von z. B. Tumoren an Brust, Blase, Weichteilen oder im Kopf-Hals-Bereich sind Rekonstruktionsplastiken für verbesserte Funktionen und besseres kosmetisches Ergebnis möglich. Ausführliche Informationen zur Brustrekonstruktion sind in ▶ Kap. 30 zu finden. Für rekonstruktive Eingriffe können die Weichen bereits durch eine gute Planung vor der Tumorentfernung gestellt werden, wobei keine Kompromisse zulasten der vollständigen Tumorresektion und somit der Prognose gemacht werden sollen. Manchmal erfolgt die Rekonstruktion auch direkt im Rahmen der primären Tumoroperation (z. B. Brustoperation und primärer Aufbau, Hauttumorentfernung und Lappenplastik). Defektdeckungen können mit freien Lappen erfolgen: Gewebe, z. B. Muskel-, Haut-, Knochen oder Bindegewebe, wird an einer gesunden Stelle entnommen und zum Verschluss des Defekts, der durch die Exzision des Tumors entstanden ist, eingesetzt. Der Erfolg einer solchen Transplantation ist wesentlich von der Blutversorgung des verpflanzten Gewebes abhängig. Auch andere Strukturen wie Nerven und Muskeln müssen wieder neu miteinander verbunden werden, um zu funktionieren. Die Mikrochirurgie und plastische Chirurgie machen solche Feinarbeit möglich und sollten im Bedarfsfall eng mit der Onkochirurgie zusammenarbeiten. Oft sind für Rekonstruktionen mehrere Eingriffe nötig.

Rekonstruktive Eingriffe sind häufig auch zur Verbesserung der postoperativen Funktion notwendig:

- Korrektur von parastomalen Hernien, damit eine Stomaversorgung optimiert wird,
- Nervenstimulationsoperationen zur Stuhlinkontinenzbehandlung nach Mastdarmentfernung,
- Narbenkorrekturen bei funktionell störenden, schmerzenden Narben,
- Stumpfkorrekturen zur Prothesenanpassung.

6.3.4 Palliative/symptomatische Tumorchirurgie

Chirurgische Eingriffe zur Linderung tumorbedingter Symptome machen etwa ein Viertel aller onkologischen Operationen aus. Typische Beispiele sind die Beseitigung eines blutenden oder schmerzenden Tumors oder Eingriffe bei einem den Magen-Darm-Trakt obstruierenden Tumor (Ileussymptomatik) (◘ Tab. 6.1).

◘ Tab. 6.1 Palliative Tumorchirurgie (Beispiele)

Symptom/Problem	Palliativer chirurgischer Eingriff	Klinisches Beispiel
Magenausgangsstenose	Gastroenterostomie (Umgehungsanastomose)	Pankreaskarzinom mit Verschluss des Duodenums
Ileus	Jejuno-Transversostomie	Darmverschluss bei ausgedehnter Peritonealkarzinomatose, z. B. bei Mammakarzinom
	Kolostomie	Darmverschluss bei inoperablem Rektumkarzinom
Ikterus	Bilodigestive Anastomose (Anastomose von Gallengang und Dünndarm) zur Wiederherstellung des Gallenabflusses	Verschluss der Mündung des Gallengangs in das Duodenum bei Pankreaskarzinom
Pathologische Fraktur	Osteosynthese mit Defektauffüllung durch Knochenzement	Oberschenkelfraktur bei Knochenmetastase eines Mammakarzinoms Wirbelsäulenfraktur bei multiplem Myelom
Große Tumormassen bei chemotherapieempfindlichem Primärtumor	Debulking-Operation (Verkleinerung der Tumormasse) vor Einleitung der Chemotherapie	Ausgedehntes Ovarialkarzinom Lebermetastasen eines neuroendokrinen Tumors
Einzelne symptomatische Metastasen	Selektive Metastasenresektion	Wirbelresektion bei drohender Querschnittslähmung (infiltrierende Metastase eines chemo- und radiotherapieresistenten Karzinoms)
Ulzerierender Tumor	Tumorresektion	Mastektomie bei Mammakarzinom

> In diesen Fällen geht es darum, durch einen möglichst kleinen chirurgischen Eingriff eine Komplikation des Tumorleidens zu behandeln und damit die Lebensqualität des Patienten zu erhalten bzw. zu verbessern.

Falls eine Verschlusssymptomatik besteht und eine Tumorexstirpation lokal nicht mehr möglich ist, kann eine Umgehungsoperation (Bypass) durchgeführt werden. Eine weitere palliative Tumoroperation ist die Versorgung einer pathologischen Fraktur bei Knochenmetastasen mit einer Verbundosteosynthese. Auch hier ist das Ziel der Behandlung die möglichst rasche, schmerzarme Mobilisierung des Patienten und die frühzeitige Entlassung aus der stationären Behandlung.

Eine Tumorresektion im Sinne einer *Verminderung der Tumormasse* (Debulking) ist indiziert bei hormonell aktiven Tumoren. Durch Reduktion der Tumorzellmasse kann die Wirksamkeit einer anschließenden Chemo- und Radiotherapie erhöht werden. Palliative Eingriffe können zur Schmerzbehandlung sinnvoll sein, z. B. bei Druck auf einen Nerv.

Als Alternativen zur operativen Therapie stehen heute zahlreiche andere palliative Maßnahmen zur Verfügung, z. B. minimalinvasive Ablationsverfahren, Endoprothesen, Stents. Ihr Einsatz muss im Einzelfall diskutiert werden.

6.3.5 Hilfseingriffe

Hilfseingriffe sind Operationen, die allein den Zweck haben, eine nichtoperative Behandlung zu ermöglichen oder zu erleichtern. Dazu gehört vor allem die Implantation von Kathetersystemen mit subkutanem Reservoir zur länger dauernden intravenösen Chemotherapie, mit subkutaner Pumpe zur längerfristigen Schmerzbehandlung oder zur regionalen Chemotherapie ▶ Kap. 12.

6.3.6 Chirurgie zur Tumorprävention

In seltenen Fällen kann die prophylaktische Entfernung eines Organs empfohlen werden, wenn ein erhöhtes Risiko besteht, dass sich in diesem Organ eine Krebserkrankung entwickeln wird. Typisches Beispiel für eine solche Operation ist die Entfernung des gesamten Dickdarms bei Colitis ulcerosa oder bei familiärer Polyposis – Krankheiten, die nach einer Latenzzeit von 10–20 Jahren mit an Sicherheit grenzender Wahrscheinlichkeit zu Darmkrebs führen.

Mithilfe zahlreicher diagnostischer Tests, inklusive Genanalysen, kann heute das Tumorrisiko bestimmt und damit die Indikation zu einer prophylaktischen Operation vermehrt individuell gestellt werden (Beispiele: prophylaktische Mastektomie und Ovarektomie bei Vorliegen einer *BRCA*-Mutation).

6.3.7 Spezielle Aspekte

6.3.7.1 Nichtchirurgische tumorzerstörende (ablative) Verfahren

Zahlreiche neuere Verfahren, wie Radiofrequenzablation, transarterielle Chemoembolisation (TACE), selektive interne Radiotherapie (SIRT), Radionuklidpeptidtherapie bei neuroendokrinen Tumoren oder laserinduzierte Thermotherapie (LITT), können Tumorgewebe lokal zerstören und dadurch das weitere Tumorwachstum verlangsamen oder verhindern. Gelegentlich wird bei inoperablen Tumoren des oberen und unteren Gastrointestinaltrakts sowie des Bronchialsystems auch die endoskopische Lasertherapie eingesetzt, vor allem der Nd:YAG(Neodynium-Yttrium-Aluminium-Garnett)-Laser. Der über eine flexible Sonde direkt auf den Tumor gerichtete Laserstrahl bewirkt eine sofortige Nekrose mittels Gewebekoagulation und kann sowohl notfallmäßig als auch bei elektiven Eingriffen angewandt werden. Diese Verfahren erweitern die Therapieoptionen enorm und sind im Einzelfall ergänzend zu diskutieren.

6.3.7.2 Kombinierte Modalitäten

Auch andere neuere Verfahren, wie die intraoperative Radiotherapie, zytoreduktive Tumorchirurgie zusammen mit hyperthermer intraperitonealer Chemoperfusion (HIPEC) oder sonstige intraoperative ablative Techniken, gehören in jedem Onkologiezentrum zum Alltag und werden individuell genutzt und eingesetzt.

Gerade HIPEC stellt in bestimmten Fällen bei peritoneal metastasierten Karzinomen eine Therapieoption dar. Dabei wird ein Index (PCI: Peritoneal Carcinoma Index) zur Bestimmung des peritonealen Befalls bestimmt, um den Nutzen einer so belastenden Therapie wie HIPEC vorhersagen und eine Empfehlung bezüglich des zu erwartenden Nutzens, der Morbidität und Mortalität aussprechen zu können.

6.4 Beurteilung des Behandlungserfolgs

Die Qualität onkochirurgischer Maßnahmen wird, wie immer in der Onkologie, anhand der Resultate zum Langzeitüberleben und zum krankheitsfreien Überleben gemessen. Bei chirurgischen Verfahren sind außerdem Informationen zu Morbidität und Mortalität durch den Eingriff wichtig. Für postoperative Komplikationen existieren standardisierte Klassifikationen.

Für den Betroffenen ist aber die Lebensqualität von höchster Bedeutung, und diese wird oft sehr individuell beurteilt. Deshalb gibt es praktisch für jeden Eingriff Lebensqualitätserfassungsskalen und Fragebögen, um die Resultate zu objektivieren und zu vergleichen. Bereits die Messung der Lebensqualität bringt eine Verbesserung der Behandlungsqualität mit sich, wie in vielen Studien gezeigt wurde.

6.5 Betreuungsteam und Versorgungsnetzwerk

Die wichtigen und vielseitigen Aufgaben beginnen bereits bei der ambulant oder stationär durchgeführten Diagnosestellung. Oft sind die Pflegenden die ersten Kontaktpersonen für die von Ängsten geplagten Erkrankten.

6.5.1 Betreuung in der präoperativen Phase

Die Betreuung in der präoperativen Phase besteht – zusammen mit den spezialisierten Fachkräften – in der unterstützenden Vorbereitung auf die bevorstehende Operation, sowohl in medizinischer als auch in psychologischer Hinsicht. Zu den *psychologischen Aufgaben* gehört die Vorbereitung durch bedarfsgerechte und ausführliche Information über:

- den bevorstehenden Eingriff (allgemeine Information hinsichtlich Operation, Schmerztherapie etc.),
- die Risiken des Eingriffs,
- zu erwartende körperliche Veränderungen (z. B. Kolostoma, Tracheostoma, Ernährung),
- weitere mögliche körperliche und psychische Folgen,
- Rehabilitationsmöglichkeiten,
- mögliche Veränderungen im familiären und beruflichen Umfeld sowie mögliche soziale Auswirkungen.

Spezialisierte Fachkräfte sollten bereits präoperativ beigezogen werden (Ernährungsberatung, Stomaberatung, Physiotherapie etc.). Konkrete, ausführliche präoperative Informationen über den Umgang und das Leben mit einem Stoma tragen z. B. wesentlich zu einer positiveren Einstellung gegenüber der Operation und dem postoperativen Ergebnis bei. Ängste und Befürchtungen können sehr oft verringert werden.

Auch der Hinweis auf die Möglichkeit der Kontaktaufnahme mit einer Selbsthilfegruppe gehört dazu. Weiterhin sollte darüber informiert werden, dass die Angehörigen auf Wunsch und mit Einverständnis des Betroffenen Auskunft erhalten können.

6.5.1.1 Besonderheiten bei multimodalen Therapiekonzepten

Viele betroffene Erkrankte haben vor der Operation eine neoadjuvante (präoperative medikamentöse und/oder Radiotherapie) Therapie erhalten und müssen dann in einem bestimmten Zeitfenster operiert werden. In dieser Situation ist eine optimale präoperative Ernährung (▶ Kap. 19), z. B. Immunonutrition (präoperative Gabe einer immunmodulierenden Trinknahrung, angereichert mit Substraten wie Arginin, essenziellen ungesättigten Fettsäuren und Ribonukleotiden), indiziert.

Wichtig sind eine gute Pflege bestrahlter Hautregionen und die präoperative Regulierung der Stuhltätigkeit. Nach neoadjuvanter Radiochemotherapie kann die Wundheilung verzögert und die Haut vulnerabler sein. Lymphödeme und Schwellungen können die lokale Wundheilung ebenfalls verzögern. Diese speziellen Kenntnisse tragen dazu bei, Komplikationen des operativen Eingriffs zu verhindern.

Nach einer neoadjuvanten Therapie kommen die Betroffenen sehr oft informiert und mit Krankenhauserfahrung zur Operation. In diesen Situationen ist es wichtig, dass das Behandlungsteam Hand in Hand mit guten Prozessen, unkomplizierten Schnittstellen und mit adäquater interdisziplinärer Kommunikation weiterbehandeln kann. So werden weder die Betroffenen noch ihre Angehörigen verunsichert und die Erkrankten können optimal betreut werden.

6.5.2 Betreuung in der peri-/postoperativen Phase

In den unmittelbar postoperativen Tagen stehen das Management physiologischer Veränderungen, Schmerztherapie und Wundpflege im Vordergrund. Kenntnisse über den postoperativen Stressmetabolismus, hämodynamische Veränderungen und operatives Management sind neben dem sachgerechten Umgang mit immer mehr und immer neuen technischen Geräten in der frühen postoperativen Pflege wesentlich.

Je nach Art der Operation sind Körperregionen betroffen, die mit Scham, Sexualität und Intimität verbunden sind und deren Veränderung hinsichtlich Funktion und/oder Aussehen einen schwerwiegenden Einschnitt in das Leben der Betroffenen bedeuten kann. Zusätzlich zur Belastung durch eine möglicherweise lebensbedrohliche Erkrankung müssen die Betroffenen mit einem Intimitäts- oder Integritätsverlust umgehen. Die Pflegenden haben in diesem Prozess eine wichtige Rolle, da sie die Betroffenen im Umgang mit ihren Einschränkungen primär begleiten und betreuen. Diese Pflege sollte möglichst ungestört erfolgen, damit die Intimsphäre der Betroffenen gewahrt bleibt und ein persönliches Gespräch über die neue Situation und das Erleben eher möglich ist (zu Veränderungen des Körperbildes ▶ Kap. 27). Pflegefachkräfte leisten einen wesentlichen Beitrag dazu, dass die Betroffenen diese körperlichen Veränderungen annehmen und akzeptieren können. Durch die zunehmende Spezialisierung in der Pflege wie auch die immer kürzer werdenden Klinikaufenthalte werden diese aufklärenden Aufgaben auf verschiedene Fachpersonen (Ernährungsberatung, Wundfachpflege, Stomapflege, Pain Nurse, Psychologe etc.) verteilt und die Betroffenen oft mit extrem viel Information in kurzer Zeit überflutet.

In dieser Phase ist die Koordination der Betreuung durch das gesamte ärztliche bzw. pflegerische Team, aber auch zusätzlicher Fachgebiete (Physiotherapie, Sozialberatung, Ernährungsberatung, Psychologie, Seelsorge u. a.) von besonderer Bedeutung.

6.5.3 Information der Betroffenen und deren Angehörigen

Die Operation führt oft zu neuen Erkenntnissen über die Erkrankung. Die anschließende Information der Betroffenen und deren Angehörigen ist sehr wichtig: Ein solches Gespräch sollte immer in Ruhe und, wenn möglich und falls vom Erkrankten gewünscht, zusammen mit den Angehörigen geführt werden (▶ Kap. 34).

Manchmal trauen sich Erkrankte nicht, Fragen an das ärztliche Personal zu richten, sondern wenden sich primär an die Pflegenden. Pflegende sollen die Erkrankten ermuntern, ihre Fragen an das zuständige ärztliche Personal zu stellen und bei Bedarf helfen, ein Gespräch zu organisieren und daran teilnehmen.

Folgende Punkte sind wichtig:

- Information über Diagnose (Tumorart und Ausbreitung) und Prognose in patientengerechten Worten (▶ Kap. 34)
- Ablauf und Organisation der weiteren Therapie und der Nachsorge
- Einbeziehen der Erkrankten und deren Angehörigen in die Pflege und Rehabilitation
- Anleiten und Schulen der Erkrankten und deren Angehörigen (z. B. bei Pflege und Irrigation eines Stomas)
- Frühzeitige Planung der Rehabilitation (ambulant oder stationär)
- Hinweise zum Verhalten (körperliche Aktivität etc.) und zur Wiederaufnahme der beruflichen Tätigkeit
- Frühzeitige Klärung einer notwendigen Unterstützung zu Hause
- Wohin und an wen können sich Betroffene und Angehörige bei Problemen wenden?
- Ansprechen von komplementärmedizinischen Verfahren

Literatur

Internetadressen

American Cancer Society. www.cancer.org
European School of Oncology. www.cancerworld.org (Articles on update of cancer surgery and surgical procedures; englischsprachig)
Leitlinienprogramm Onkologie. www.leitlinienprogramm-onkologie.de
Oncological Nursing Society. www.onc.org
Onkodin-Projekt Deutschland. www.onkodin.de (Daten und Informationen zu Onkologie/Hämatologie)

Strahlentherapie

Steffen Barczyk

Inhaltsverzeichnis

© Der/die Autor(en), exklusiv lizenziert an Springer-Verlag GmbH, DE, ein Teil von Springer Nature 2024
P. Jahn et al. (Hrsg.), *Onkologische Krankenpflege*, https://doi.org/10.1007/978-3-662-67417-8_7

7.1 Einleitung

Aufgabe der Strahlentherapie (Radioonkologie) ist es, maligne Tumoren mithilfe energiereicher Strahlen allein oder in Kombination mit anderen onkologischen Behandlungen zu bekämpfen.

Die Fachrichtung verdankt ihre Entstehung der Entdeckung der Röntgenstrahlen durch Wilhelm Conrad Röntgen 1895 und der Radioaktivität durch Antoine Henri Becquerel im Jahr 1896. Technische Weiterentwicklung der letzten Jahrzehnte und letztlich die computergestützte digitale Bestrahlungsplanung haben zu einer deutlichen Verbesserung der strahlentherapeutischen Wirkung und gleichzeitig zu einer Verringerung radiogener Nebenwirkungen geführt. Heute bildet die Strahlentherapie neben der internistischen Onkologie und onkologischen Chirurgie eine wesentliche Säule in der Tumortherapie.

7.2 Strahlenphysik

7.2.1 Strahlenarten

In der Strahlentherapie werden energiereiche ionisierende Strahlen verwendet. Diese Strahlen bewirken bei ihrem Durchgang durch Luft oder Materie die Bildung elektrisch geladener Teilchen (Ionen) aus neutralen Atomen oder Molekülen durch Abspaltung oder Anlagerung von Elektronen.

Für die therapeutische Anwendung stehen zwei ionisierende Strahlenarten zur Verfügung:
- Photonenstrahlung und
- Teilchenstrahlung.

7.2.1.1 Photonenstrahlung

Die ionisierende Photonenstrahlung umfasst die Röntgen- und Gammastrahlung. Die Unterscheidung basiert auf den verschiedenen Energiebereichen der Strahlung. Im elektromagnetischen Spektrum abgebildet (◘ Abb. 7.1), befinden sich diese Anteile im hochenergetischen, kurzwelligen Anteil des Spektrums (Wellenlänge $< 10^{-8}$ m). Je nach Energie liegen der Photonenstrahlung verschiedene Entstehungsmechanismen zugrunde: *Röntgenstrahlen* entstehen durch den Aufprall beschleunigter Elektronen im Vakuum auf Metalle. Die Reaktion und die Bildung der Strahlen vollziehen sich in der Atomhülle bzw. im elektrischen Feld von Atomen. *Gammastrahlen* hingegen gehen direkt von einem angeregten Atomkern aus (◘ Abb. 7.2) (▶ Abschn. 7.4.1).

7.2.1.2 Teilchenstrahlung

Die Teilchenstrahlung umfasst Strahlen, die aus beschleunigten Bausteinen von Atomen bestehen. Darunter fallen Elektronen, Neutronen, Protonen und Kohlenstoffionen. Klinisch bewährt hat sich vor allem der Einsatz von *Elektronen*, die u. a. verhältnismäßig einfach generiert werden können. Die Erzeugung von Protonen und Kohlenstoffionen ist dagegen sehr aufwendig und eine entsprechende Behandlung wird daher nur an wenigen Zentren angeboten. Auch befindet sich der klinische Einsatz von Protonen und Kohlenstoffionen in vielen Aspekten noch in der klinischen Erprobung.

7.2.2 Maßeinheiten und Begriffe

Die klinisch gebräuchlichsten Dosisbezeichnungen und Einheiten der Aktivität einer radioaktiven Substanz (eines Radionuklids) sind in ◘ Tab. 7.1 zusammengefasst.

Da die biologischen Wirkungen ionisierender Strahlung im durchstrahlten Gewebe nicht direkt gemessen werden können, wird die Strahlendosis indirekt auf verschiedene Arten definiert:
- Aktivität eines Radionuklids: Anzahl der radioaktiven Zerfälle pro Sekunde.
- Energiedosis: absorbierte Energie pro Masseneinheit. Die Energiedosis bezieht sich auf das tatsächlich durchstrahlte Material, etwa das Gewebe.
- Äquivalentdosis: Hier wird die Energiedosis mit einem biologischen, von der Strahlenart abhängigen Faktor multipliziert.

> Die wichtigste Dosiseinheit in der praktischen Strahlentherapie ist das Gray (früher rad). In dieser Einheit werden alle applizierten Strahlendosen angegeben.

Dosismessungen können mit verschiedenen Methoden erfolgen. Die entsprechenden Geräte werden *Dosimeter* genannt. Dosismessungen und Überwachung der Bestrahlungsgeräte fallen in den Aufgabenbereich der medizinischen Physik.

7.2.3 Eindringtiefe von Strahlen

Die Wirkung der applizierten Strahlung auf das Gewebe ist abhängig von ihrer Energie. Dabei spielen zahlreiche physikalische Prozesse eine Rolle, die letztendlich die Reichweite der Strahlung im Gewebe und auch ihre biologische Wirksamkeit begründen. Ganz allgemein lässt sich feststellen, dass bei höheren Strahlungsenergien die

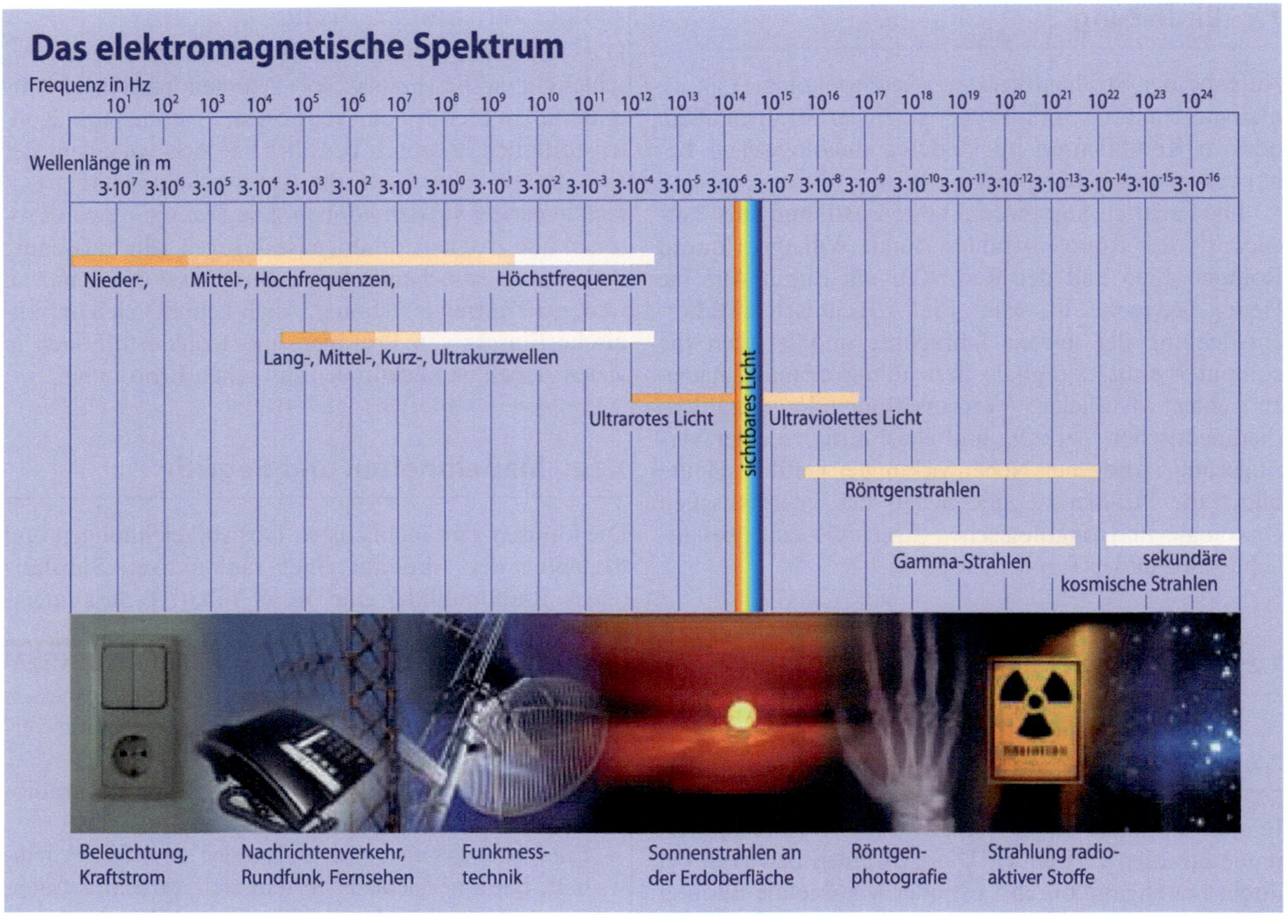

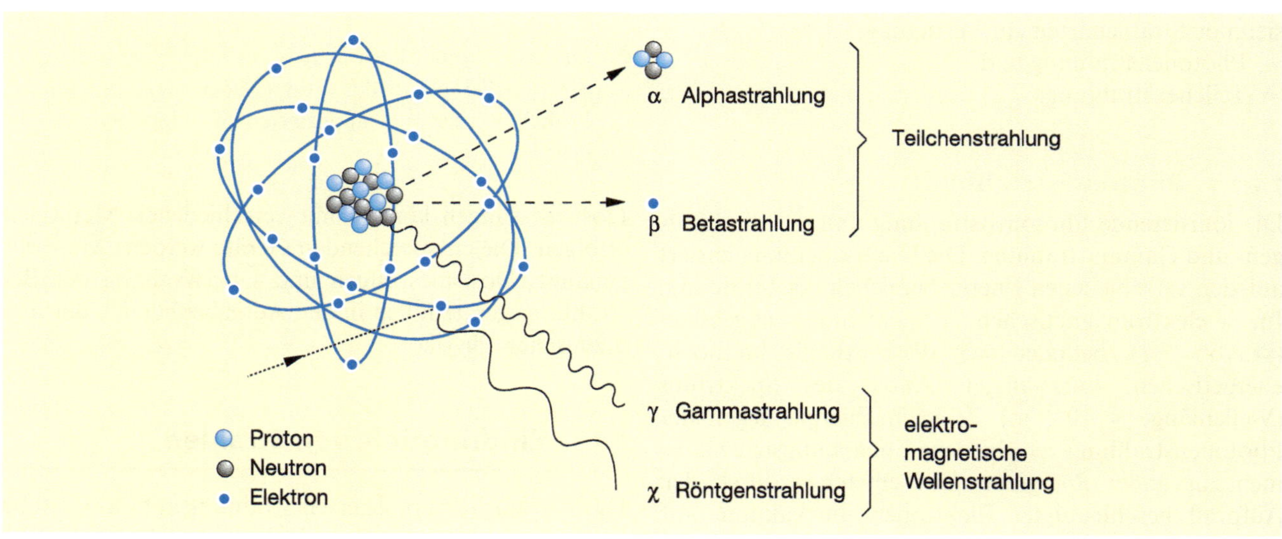

Abb. 7.1 Übersicht über das elektromagnetische Spektrum. „Gebändigtes Licht" Bonn

Abb. 7.2 Strahlenarten und ihre Beziehung zum Atom. Die Abbildung zeigt einen Atomkern und die ihn umkreisenden Hüllelektronen. Aus (instabilen) Atomkernen stammen Alpha- (α), Beta- (β) und Gammastrahlen (γ). Daneben gibt es die Röntgenstrahlung, die durch eine Reaktion von Teilchen oder Photonen mit den Hüllelektronen entsteht. Die genannten Strahlenarten kommen in der Natur vor (natürliche Radioaktivität und kosmische Strahlung) und können vom Menschen künstlich erzeugt werden

Größe	Bezeichnung	Einheit
Aktivität eines Radionuklids	Becquerel	Bq
Energiedosis	Gray	Gy
Äquivalentdosis	Sievert	Sv

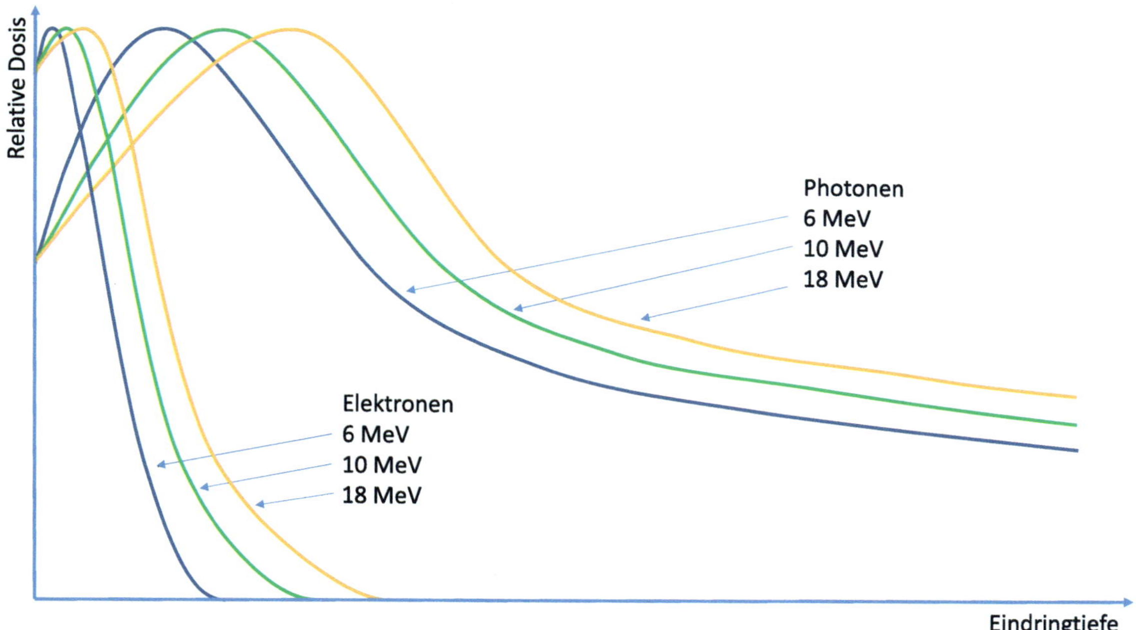

Abb. 7.3 Beispiel von Tiefendosiskurven in der Elektronen- und Photonentherapie. (MeV: Megaelektronenvolt [Einheit der Strahlenenergie])

Eindringtiefe zunimmt. Eindringtiefe und Art des Dosisabfalls im Gewebe sind für jede Strahlenart charakteristisch und werden in relativen *Tiefendosiskurven* ausgedrückt (■ Abb. 7.3).

7.3 Klinische Strahlenbiologie

7.3.1 Strahlenwirkung an der Zelle

Trifft ionisierende Strahlung auf Materie, so kommt es zwischen beiden zu komplexen Wechselwirkungen. Durch diese Wechselwirkung werden verschiedene Phänomene physikalischer, chemischer und biologischer Natur ausgelöst. Den Ablauf dieser Ereignisse im Organismus bezeichnet man als *strahlenbiologische Wirkungskette*. Ein vereinfachtes Schema für diese Wirkungen auf zellulärer Ebene zeigt ■ Abb. 7.4.

> Die strahleninduzierten Veränderungen können durch Reparaturenzyme zum Teil wieder ausgeglichen werden (speziell an der DNA). Im Vergleich zur Tumorzelle ist bei der normalen Zelle häufiger mit einer Erholung vom Strahlenschaden zu rechnen. Diese Tatsache ist eine wichtige Voraussetzung und Begründung für die therapeutische Anwendung ionisierender Strahlen.

Die Sensibilität einer Zelle gegenüber der Bestrahlung ist neben der Strahlenart und -dosis auch vom *Zellzyklus* abhängig. Sie ist am höchsten während der späten G_2- und frühen Mitosephase (▶ Abschn. 1.2.1).

7.3.2 Strahlenwirkung am Tumor und den Normalgeweben

Tumorzellen erholen sich in der Regel schlechter von Strahlenschäden als Normalgewebe. Durch wiederholte Verabreichung kleiner Dosen kann das Verhältnis von Tumor- zu Normalgewebsschädigung stärker in Richtung Tumorschädigung verschoben werden. Dieser Effekt wird ausgenutzt, indem die gesamte Dosis in mehreren Einzeldosen, der sog. Fraktionierung, appliziert wird.

7

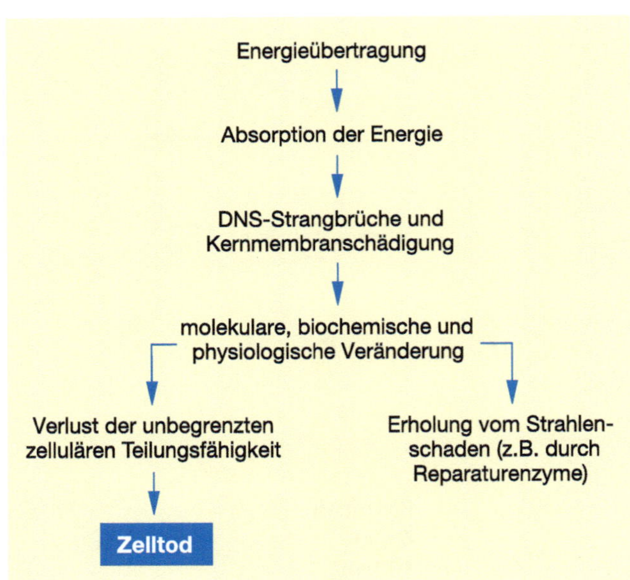

◘ Abb. 7.4 Vereinfachtes Schema der strahlenbiologischen Wirkungskette auf zellulärer Ebene

Die *Strahlenempfindlichkeit* verschiedener Tumoren ist sehr unterschiedlich: Einige Tumorentitäten lassen sich mit verhältnismäßig geringen Dosen dauerhaft heilen und ihre Behandlung ist mit nur wenigen radiogenen Nebenwirkungen verbunden. Dem gegenüber stehen strahlenresistente Tumoren, die auch mit hohen Gesamtdosen und entsprechend stärkeren Nebenwirkungen nicht geheilt werden können.

Nur eine Vernichtung aller teilungsfähigen Tumorzellen kann zu einer vollständigen Rückbildung des Tumors und somit zur dauerhaften Heilung führen. In gewissen Fällen kann auch eine Teilrückbildung (speziell bei fibrotischer Umwandlung) oder ein bloßer Wachstumsstillstand eines Tumors zu einer bleibenden lokalen Tumorkontrolle führen und damit für die behandelten Erkrankten von großem Wert sein.

Die Voraussage einer Tumorrückbildung ist nur mit einer statistischen Wahrscheinlichkeit möglich. In der Forschung wird nach Tests gesucht, die eine bessere Voraussage im Einzelfall ermöglichen.

7.4 Radioonkologische Therapieverfahren

Bei der Strahlentherapie werden im Wesentlichen zwei Bestrahlungstechniken angewendet:

— Bei der *perkutanen* oder auch *externen Strahlentherapie* erfolgt die Bestrahlung einer Tumorregion von außen. Die Strahlung wird dabei aktiv erzeugt und lässt sich auch wieder abschalten. Dies ist die häufigste und wichtigste Form der Strahlentherapie (◘ Abb. 7.5a; Näheres ▶ Abschn. 7.4.1)

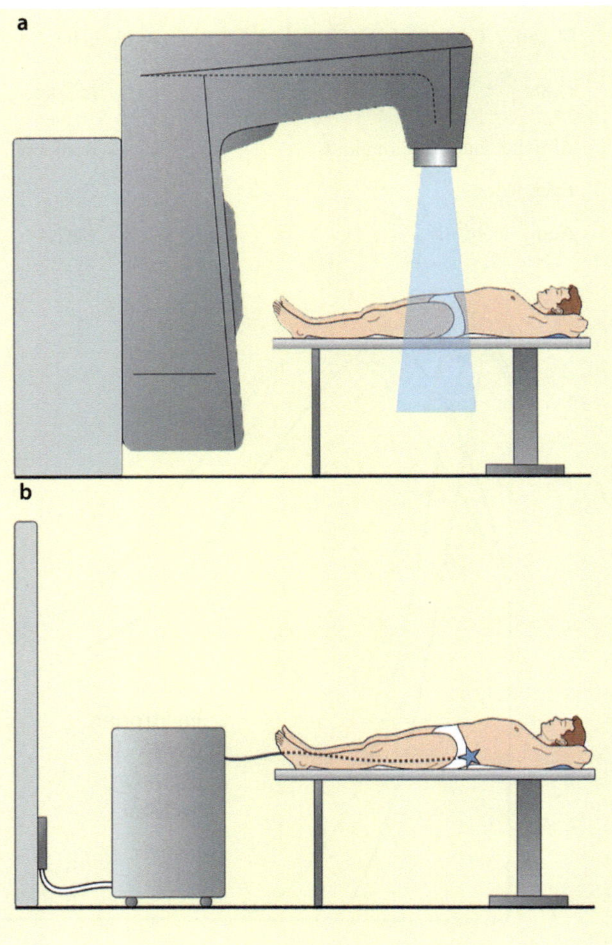

◘ Abb. 7.5 (**a**, **b**) Grundformen der Bestrahlung: (**a**) perkutane Strahlentherapie, (**b**) Brachytherapie

— *Brachytherapie* bedeutet Kurzdistanztherapie und umfasst die vorübergehende oder permanente Applikation von Radionukliden direkt an Organen oder Geweben (◘ Abb. 7.5b). Es werden verschiedene Techniken angewendet (▶ Abschn. 7.4.2).

7.4.1 Perkutane Strahlentherapie (Teletherapie)

Bei der perkutanen Strahlentherapie erfolgt die Bestrahlung von außen über eine externe Strahlenquelle, die sich in einen definierten Abstand von der Haut entfernt befindet. Genutzt werden bei der Bestrahlung von außen Photonen oder Elektronen, die in einem Linearbeschleuniger erzeugt werden (s. unten, ▶ Abschn. 7.4.1.1). Die unterschiedlichen Eigenschaften dieser beiden Bestrahlungsmodalitäten liegen vor allem im sog. Tiefendosisprofil (◘ Abb. 7.3), also dem Dosisabfall der Strahlung entlang der durchstrahlten Gewebe. So können tieferliegende Tumoren mit Photonenstrahlung besser erfasst werden, während Elektronen bereits an der Gewebsoberfläche einen Großteil ihrer Energie an das Gewebe abgeben und dadurch tieferliegende Strukturen geschont werden können.

7.4.1.1 Behandlungsgeräte

In der klinischen Anwendung werden heute hauptsächlich *Linearbeschleuniger* zur Erzeugung therapeutischen Strahlung genutzt. Seltener kommen noch sog. Telekobaltgeräte ober Röntgentherapiegeräte zum Einsatz, die gegenüber den modernen Linearbeschleunigern mit geringeren Energien arbeiten.

7.4.1.1.1 Linearbeschleuniger

In den meisten Fällen einer radioonkologischen Therapieanwendung kommt heute ein Linearbeschleuniger zum Einsatz. Dabei konnten in den letzten Jahren zahlreiche technische Verbesserungen etabliert werden, die zu einer schonenderen und genaueren Bestrahlung beitragen. Die Strahlung wird in einem Linearbeschleuniger aktiv ein- bzw. ausgeschaltet. Gewählt werden kann zwischen Elektronen- oder Photonenstrahlung, für die zusätzlich verschiedene Energiestufen gewählt werden. Beim Einschalten werden mithilfe eines Heizstroms an einem Glühdraht Elektronen erzeugt. Diese werden unter elektrische Spannung gesetzt und über den Injektor in das Beschleunigerrohr eingeschossen. Mikrowellen eines Hochfrequenzgenerators (z. B. Magnetron) transportieren und beschleunigen die Elektronen in diesem Rohr. Die Partikel, die nun nahezu Lichtgeschwindigkeit erreichen, treffen auf einen kleinen Metallblock (sog. Target) auf. Beim Aufprall entstehen hochenergetische Bremsstrahlen (Photonen), ähnlich wie beim Vorgang in einer Röntgenröhre. Die Elektronen können aber auch direkt als Elektronenstrahlen aus der Röhre gelenkt und zur Anwendung kommen (◘ Abb. 7.6).

7.4.1.2 Bestrahlungstechniken

Das Therapieziel, den Tumor mit möglichst hoher Dosis zu bestrahlen und das umliegende gesunde Normalgewebe dabei nicht zu schädigen, wird durch die Anwendung verschiedener Fraktionierungskonzepte und Bestrahlungstechniken umgesetzt.

7.4.1.2.1 Fraktionierung

Die Applikation der Gesamt-Bestrahlungsdosis erfolgt üblicherweise in mehreren Einzelfraktionen. Die konventionelle Fraktionierung besteht dabei in der Applikation von 5 Einzeldosen pro Woche, wobei durchschnittlich 9–10 Gy pro Woche also 1,8–2 Gy pro Fraktion appliziert werden.

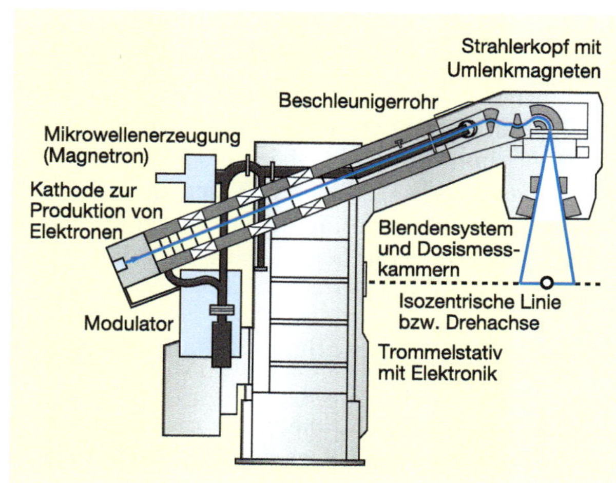

◘ **Abb. 7.6** Aufbau eines Linearbeschleunigers. (Stark vereinfachtes Schema nach einer Skizze der Fa. Philips)

Änderungen der konventionellen Fraktionierung

Hypofraktionierung

- Applikation einer Dosis von > 2 Gy pro Fraktion, meist verbunden mit einer Reduktion der Gesamtdosis
- Einsatz vorwiegend bei Palliativbestrahlungen (z. B. Knochenmetastasen), um die Behandlungsdauer zu verkürzen
- Zunehmender Einsatz bei Tumoren mit hoher Fraktionierungsempfindlichkeit (z. B. Mammakarzinom) oder bei Hochpräzisionstechniken (z. B. Stereotaxie)

Hyperfraktionierung

- Applikation von Dosen < 1,8 Gy pro Fraktion
- Ziel ist im Wesentlichen die Reduktion späterer Nebenwirkungen, ohne die Wirksamkeit auf das Tumorgewebe zu verringern. In der Routine spielt die alleinige Hyperfraktionierung nur eine untergeordnete Rolle und wird vor allem angewendet, wenn Normalgewebsbelastung durch die konventionelle Fraktionierung zu hoch erscheinen.

Akzelerierte Hyperfraktionierung

- Anwendung von Dosen < 1,8 Gy pro Fraktionen und Applikation mehrerer Fraktionen pro Tag
- Ziel ist es, dem Zeitfaktor der Strahlentherapie, d. h. der Verschlechterung der Tumorkontrolle durch vermehrte Tumorzellteilung zwischen den Fraktionen, entgegenzuwirken
- Vorteile ergeben sich vor allem bei Plattenepithelkarzinomen im Kopf-Hals-Bereich und der Lunge

7.4.1.2.2 3D-konformale Bestrahlung

Durch verschiedene Einstrahlrichtungen kommt es zu einer Überschneidung der Strahlung im Tumorgewebe und die durchstrahlten umliegenden Normalgewebe können geschont werden. Dabei werden die Anatomie, die Strahlgeometrie (Kollimation), der Dosisanteil der gewählten Einstrahlrichtung an der Gesamtdosis und letztlich auch die Energie berücksichtigt (3D-konformale Bestrahlung, ◻ Abb. 7.7.).

7.4.1.2.3 Intensitätsmodulierte Radiotherapie (IMRT)

Wird die Intensität der Strahlung für die einzelnen Einstrahlrichtungen oder auch bei der Rotation um den Patienten verändert, spricht man von Intensitätsmodulierter Bestrahlung (IMRT). Dieser zusätzliche Freiheitsgrad erlaubt gegenüber der 3D-konformalen Strahlentherapie eine höhere Präzision bei der Zielvolumenerfassung bei gleichzeitiger Schonung der Normalgewebe (*IMRT* ◻ Abb. 7.7).

7.4.1.2.4 Stereotaktische Bestrahlung

Bei der stereotaktischen Strahlentherapie wird die Behandlung mit sehr hohen Einzeldosen (bis zu 20 Gy) im Sinne einer Hypofraktionierung durchgeführt. Hier kommen andere strahlenbiologische Aspekte zum Tragen, die letztlich zur Verbesserung der lokalen Tumorkontrolle führen können. Gleichzeitig kann der Vorteil der konventionellen Fraktionierung bei der Schonung der umliegenden Normalgewebe nicht so stark genutzt werden. Daher kommt die stereotaktische Bestrahlung häufig bei kleinen Zielvolumina wie Metastasenbestrahlung und Tumorrezidiven zum Einsatz. Das erhöhte Nebenwirkungsrisiko wie auch die häufig sehr kleinen Zielvolumina machen die Behandlung gegenüber der konventionellen Strahlentherapie technisch deutlich aufwendiger. So werden in der gesamten Planungs- und Behandlungsabfolge erhöhte Anforderungen an die Bestrahlungsberechnung und Lagerung der zu behandelnden Person erforderlich.

7.4.1.2.5 Intraoperative Radiotherapie (IORT)

Durch den Einbau von Linearbeschleunigern in Operationsräume und die Miniaturisierung der Bestrahlungsgeräte ist es möglich, eine Bestrahlung direkt während oder nach einer chirurgischen Tumorresektion

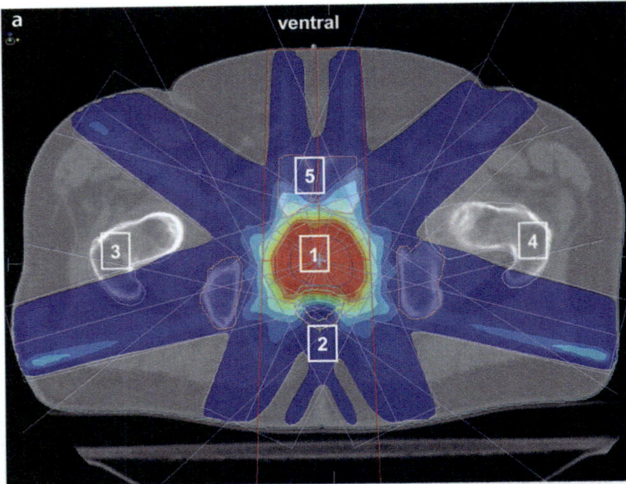

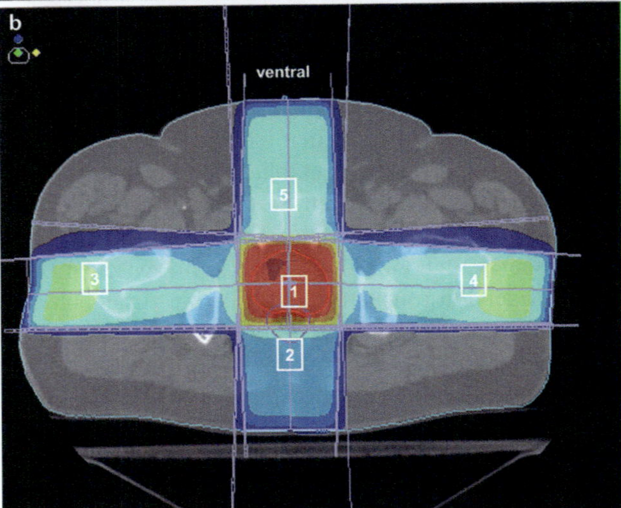

◻ **Abb. 7.7** (a, b) CT-Planung einer Teletherapie: **(a)** *Isodosenplan einer intensitätsmodulierten Strahlentherapie* (IMRT) der Prostata. Der Plan wird rechnerisch über ein Computertomogramm gelegt. Dargestellt ist der Plan auf einem Querschnitt auf Höhe des kleinen Beckens; der Patient liegt auf dem Rücken: *(1)* Prostata; *(2)* Enddarm; *(3)* rechter Oberschenkel (Trochanter); *(4)* linker Oberschenkel (Trochanter); *(5)* Schambein. Die Bestrahlung erfolgt von außen über 7 Felder. Die maximale Dosis (100 % und 90 % im roten Bereich) kann auf das Zielorgan (die Prostata) beschränkt werden. Der Enddarm *(2)* wird nur wenig belastet. Rascher Dosisabfall in Richtung Normalgewebe, die orangefarbene Zone entspricht bereits der 80 %-Isodose. Flächen mit gleicher Belastung (Isodosen) sind gleich eingefärbt. *Rot* entspricht der größten, *violett* der geringsten Dosis. **(b)** *Isodosenplan bei konventioneller Bestrahlung* der Prostata über 4 Felder. Der Enddarm *(2)* erhält höhere Dosen (*hellblau* dargestellt) als mit IMRT, die Dosis am Karzinom *(1)* ist trotzdem geringer als bei der IMRT-Technik

unmittelbar am eröffneten Operationsfeld durchzuführen. Das Wissen, das der Operateur über mögliche Tumorreste und die ehemalige Tumorregion während der Operation gewonnen hat, kann somit direkt genutzt werden. Da die Bestrahlung direkt im Operationsfeld erfolgt, können die umliegenden Normalgewebe besser geschont und dadurch Nebenwirkungen reduziert werden.

7.4.1.2.6 Bildgeführte Radiotherapie („image-guided radiotherapy", IGRT)

Moderne Bestrahlungstechniken wie die Stereotaxie, aber auch die konventionelle Strahlentherapie erfordern ein hohes Maß an Sicherheit bei der Positionierung der zu behandelnden Person und Definition des Zielvolumens. Eine besondere Herausforderung bei der Dosisapplikation stellen bewegliche Zielvolumen dar. Hier bietet die bildgeführte Radiotherapie durch unterschiedliche technische Verifikationssysteme die Möglichkeit, Bewegungen der Person, aber auch Bewegungen der Tumorregion zu verfolgen und die Strahlenapplikation nur für bestimmte Positionen durchzuführen bzw. für größere Abweichung gegenüber der ursprünglichen Bestrahlungsplanung zu unterbrechen.

7.4.1.2.7 Atemgesteuerte Bestrahlung („Gating")

Die Organe des Brust- und Bauchraums bewegen sich mit der Atmung. Beim sog. Gating werden Zielvolumina in diesen Regionen nur dann bestrahlt, wenn sie sich in einer optimalen, vordefinierten Position befinden. Dabei wird die Position des Brustkorbs über Detektoren bestimmt und bei der Bestrahlungsplanung und Bestrahlung selbst berücksichtigt. Das Risiko einer Fehlbestrahlung kann durch die Technik reduziert werden.

7.4.1.2.8 Partikeltherapie und dicht ionisierende Strahlen (High-LET-Bestrahlung)

Die Partikeltherapie ist eine Spezialtechnik und wird nur an wenigen Zentren angeboten. Dabei werden atomare Bestandteile wie Protonen oder Kohlenstoffionen (häufig als Schwerionen bezeichnet) zur Bestrahlung genutzt. Da hierbei andere physikalische Effekte als bei der Photonen- oder Elektronenbestrahlung zum Tragen kommen, lassen sich Protonen- und Kohlenstoffbestrahlung sehr präzise applizieren. Dies verspricht eine bessere Schonung der Normalgewebe und damit eine stärkere Reduktion radiogener Nebenwirkungen, als es bei der konventionellen Photonenbestrahlung möglich ist.

Die biologische Wirkung der Strahlen bei gleicher physikalischer Dosis ist abhängig von der linearen Ionisationsdichte (LET = „linear energy transfer"). Locker ionisierende Strahlen (niedriger LET) sind Photonen, Elektronen und Protonen, dicht ionisierende Strahlen (hoher LET) sind u. a. Kohlenstoffionen. Insbesondere die Bestrahlung mit Kohlenstoffionen verspricht einen Gewinn an biologischer Wirksamkeit und damit möglicherweise eine Reduktion der Rezidivraten. Ihr Einsatz ist in vielen Aspekten noch experimentell.

7.4.1.2.9 Hyperthermie

> Lokale Überwärmung auf 41–44 °C scheint einen direkten zytotoxischen Einfluss zu haben und den Effekt einer Bestrahlung zu erhöhen.

Der bisherige Einsatz der Hyperthermie bei oberflächlichen Tumoren zeigt, dass sich die Rate kompletter Remissionen gegenüber einer alleinigen Bestrahlung erhöhen lässt. Die Anwendung der Oberflächenhyperthermie ist in vielen Aspekten bislang nicht abschließend untersucht. Bei tiefliegenden Tumoren bestehen methodische Probleme hinsichtlich einer kontrollierten Wärmeapplikation. Bisherige Ergebnisse weisen jedoch darauf hin, dass dieses Verfahren beispielsweise beim Zervixkarzinom und bei Sarkomen die Heilungsraten verbessern kann.

7.4.2 Intrakavitäre und interstitielle Therapie – Brachytherapie

---

Definition

Intrakavitäre und interstitielle Therapie sind Formen der Kurzdistanztherapie (Brachytherapie), bei der die Strahlenquelle, im Gegensatz zur perkutanen Bestrahlung von außen, direkt in oder an ein Organ oder Gewebe gebracht wird. Die Brachytherapie kann allein oder in Kombination mit einer perkutanen Bestrahlung angewendet werden.

Sinn und Vorteil dieser Therapien ist es, die Strahlung direkt an den Tumor zu bringen und so die angrenzenden, normalen Gewebe zu schonen.

Bei der intrakavitären Therapie (von lat. cavum: Hohlraum) werden die Strahlenquellen über Hohlsonden oder Tuben in bestehende Körperhöhlen (z. B. Cavum uteri) eingebracht.

Bei der interstitiellen Therapie (Interstitium = Zwischenzellraum) werden Radioisotope mittels sog. Seeds (engl. für Saatkorn) oder schmaler Nadeln in Organe wie beispielsweise die Prostata implantiert. Seeds sind 2–4 mm lange und etwa 1–2 mm breite Metallstifte, die ein radioaktives Element umschließen.

7.4.2.1 Indikationen

Die Übersicht zeigt die Indikationen der intrakavitären und der interstitiellen Radiotherapie.

Typische Indikationen

Intrakavitäre Radiotherapie

- Häufig bei gynäkologischen Tumoren wie Gebärmutter- und Vaginalkarzinomen (klassische und älteste Indikation; in der Regel kurative Zielsetzung)
- Nasen-Rachen-Raum, Ösophagus, Bronchialbaum
- Gallengänge, Blase und Rektum (meist mit palliativem Ansatz)

Interstitielle Radiotherapie

- Mammakarzinom: bei brusterhaltender Therapie oder als Boost im Operationsgebiet
- Kopf-Hals-Tumoren: Mundboden-, Zungengrundkarzinome, regionäre Metastasen
- Prostatakarzinom: kleine und mittelgroße Tumoren (Seeds)
- Weichteilsarkome

7.4.2.2 Methoden und Technik

7.4.2.2.1 Intrakavitäre Therapie

Nachladeverfahren (Afterloading) Die Bezeichnung erklärt zum Teil schon den Vorgang: Zuerst werden Hohlnadeln oder Plastiktuben in der entsprechenden Körperhöhle platziert, danach wird geladen, d. h. mittels Fernsteuerung eine radioaktive Quelle in die Hohlnadel vorgefahren. Entsprechende Geräte erlauben es, die radioaktiven Quellen ferngesteuert in die vorher im Körper platzierten inaktiven Sonden einzubringen und sie bei Bedarf wieder auszufahren. Dies geschieht mechanisch durch einen Führungsdraht, an dessen Spitze sich eine radioaktive Quelle befindet. ◻ Abb. 7.8 zeigt einen Applikator zur Therapie gynäkologischer Karzinome. Das Prinzip des Verfahrens ist in ◻ Abb. 7.5 dargestellt. Rechnergestützte Verfahren werden zur Dosisermittlung herangezogen (◻ Abb. 7.9). ◻ Tab. 7.2 gibt die Bestrahlungszeiten bei gynäkologischen Tumoren an.

7.4.2.2.2 Interstitielle Therapie

Nachladeverfahren Die Technik der Wahl ist auch hier das sog. Nachladeverfahren (Afterloading). Je nach Gerät ist es möglich, gleichzeitig mehrere Hohlnadeln über mehrere Kanäle zu laden oder eine einzelne Quelle hintereinander in verschiedene Nadeln einfahren zu lassen. In Abhängigkeit von der Aktivität des verwendeten Nuklids werden die Quellen wenige Minuten bis zu 24 h in den Nadeln belassen. Iridium (^{192}Ir), seltener Caesium (^{137}Cs) sind die derzeit am häufigsten verwendeten Quellen.

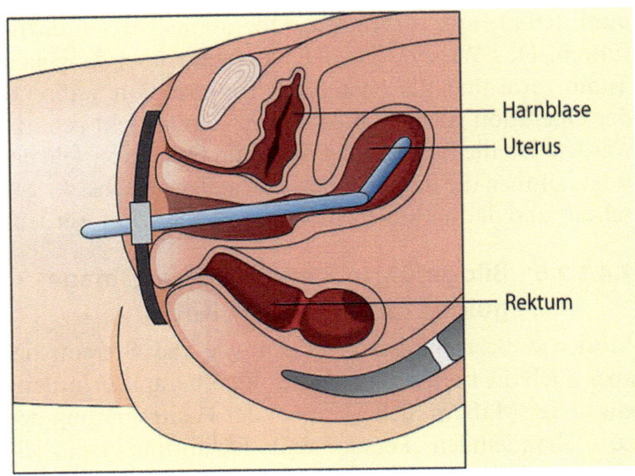

◻ **Abb. 7.8** In den Uterus eingelegter Applikator. In diesen Applikator wird in einer zweiten Phase die radioaktive. Quelle eingefahren (◻ Abb. 7.5b)

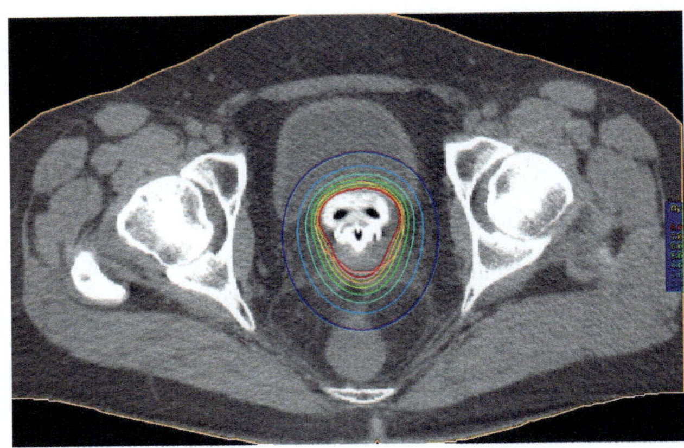

◻ **Abb. 7.9** CT-Planung einer Brachytherapie. Die Brachytherapie (hier mit vaginalem Applikator) erlaubt eine lokal begrenzte Bestrahlung gynäkologischer Tumoren. Bereiche mit gleicher Dosisbelastung (Isodosen) sind hier durch Linien unterschiedlicher Farbe begrenzt

Seed-Applikation Radioaktive Seeds werden mit pistolenähnlichen Applikatoren über Nadeln in räumlichen Abständen von ca. 1 cm ins Gewebe bzw. in den Tumor „eingeschossen". Sie bleiben dort dauerhaft liegen und geben ihre Strahlung mit geringer Dosisrate kontinuierlich ab. Da es sich um radioaktive Quellen handelt (meist ^{125}I, ^{103}Pd), sinkt die Aktivität entsprechend ihrer Halbwertszeit langsam ab, sodass die Strahlung nach ca. 10 Monaten kaum noch nachweisbar ist. Der Patient muss die ersten Tage nach der Applikation auf einer isolierten Bettenstation verbringen, bis die Aktivitätsmessung an der behandelten Person nachweist, dass die gesetzlich Strahlengrenzwerte nicht überschritten werden (◻ Tab. 7.2).

◼ Tab. 7.2 Liegezeiten bei den gebräuchlichsten Verfahren der Brachytherapie

Methode	Verwendete Radioisotope	Bestrahlungszeiten
HDR-Verfahren (hohe Dosisrate)	^{192}Ir ^{137}Cs ^{60}Co	5–30 min (Minutenbereich)
MDR-Verfahren (mittlere Dosisrate)	^{137}Cs	2–10 h (Stundenbereich)
LDR-Verfahren (niedrige Dosisrate)	^{125}I, ^{103}Pd	bis zu 10 Monate

7.4.2.3 Pflegerische Interventionen bei Brachytherapie

Die pflegerischen Interventionen sind am Beispiel des Nachladeverfahrens mit mittlerer Dosisrate (MDR) im gynäkologischen Bereich ausgerichtet (s. ▶ Box „Pflegerische Interventionen bei Brachytherapie"). Beim Hochdosisverfahren (HDR) entfallen die meisten der nachfolgenden aufgeführten Maßnahmen.

Pflegerische Interventionen bei Brachytherapie

Vorbereitung der Applikation

- Einführungsgespräch mit der betroffenen Person, um Ängste abzubauen und die Methode zu erklären
- Prämedikation nach Verordnung
- Reinigung und Desinfektion des Operationsgebiets
- Lagerung der zu behandelnden Person und sterile Abdeckung
- Bereitstellung des Instrumentariums und evtl. benötigter Lokalanästhetika

Applikation

- Die Pflegenden assistieren beim Einbringen der Quellenträger bei Bedarf

Überwachung und Betreuung der Patientin während der Bestrahlung

- Während der Therapie das Behandlungszimmer möglichst selten und möglichst kurz betreten. (Beim Öffnen der Zimmertür wird die Bestrahlung automatisch unterbrochen; entsprechend länger dauert die Therapie). Trotzdem darf die zu behandelnde Person nicht vernachlässigt werden

- Regelmäßige Überprüfung der Position der Applikatoren, evtl. Lagewechsel der zu behandelnden Person
- Schmerzmittel und Sedativa nach Bedarf

Maßnahmen bei Therapieende

- Beobachtung und kurze Dokumentation des klinischen Zustands der zu behandelnden Person (abdominelle Schmerzen? Puls- und Blutdruckkontrolle)
- Vorsichtige Mobilisation in Abhängigkeit von der Liegedauer und der Art der angewandten Anästhesie (z. B. hypostatischer Blutdruckabfall nach Spinalanästhesie?)
- Wartung und evtl. Sterilisation der Geräte

Entlassung der Patientin

- Information über mögliche Behandlungsreaktionen: Dysurie über wenige Tage, selten Diarrhöen, lokales Wundgefühl
- Information der Angehörigen, dass von der behandelten Person keine Strahlung ausgeht!
- Information und Beratung in Zusammenhang mit Sexualität, auch über die Wiederaufnahme des Geschlechtsverkehrs (▶ Kap. 28)
- Eventuell Mitgabe von Medikamenten gegen die oben beschriebenen Symptome, Empfehlung bezüglich Verwendung kamillehaltiger Sitzbäder bei stärkerer lokaler Reaktion
- Eventuell Vaginaldilatator mitgeben

7.4.3 Therapie mit offenen Radionukliden

Radionuklide (früher auch als Radioisotope bezeichnet) sind instabile Elemente, deren Atome bei ihrem Zerfall Alpha-, Beta- oder Gammastrahlung abgeben (◼ Abb. 7.2). Verschiedene Radionuklide reichern sich spezifisch in bestimmten Organen an, so beispielsweise radioaktives Jod in der Schilddrüse, Strontium und Radium in den Knochen. Ihre Strahlung kann zur Behandlung von bösartigen Tumoren in diesen Organen genutzt werden.

Je nach Anwendungsbereich und Indikation stehen verschiedene Radionuklide zur oralen Einnahme wie auch zur intravenösen Applikation zur Verfügung. Die Applikation von offenen Radionukliden wird klassischerweise durch Fachpersonal der Nuklearmedizin und nicht der Strahlentherapie durchgeführt. Um den Strahlenschutz zu gewährleisten, befinden sich die zu behandelnden Personen während der Therapie auf Isolierstationen, bis die Strahlung abgeklungen ist. Während dieser Zeit gelten für den Umgang mit therapierten Personen besondere Vorschriften, die Personal und Angehörige vor einer Strahlenbelastung schützen sollen.

Anwendungsbereiche der Radionuklidtherapie
- Differenzierte Schilddrüsenkarzinome: Radio-Iod-Lösung oral (Jod 131)
- Feinfleckige Peritonealkarzinose: Yttrium 90, evtl. Phosphor 32
- Knochenmetastasen mit Schmerzen: Strontium (^{89}Sr), Rhenium (^{186}Re), Verbindungen mit Samarium 153 oder Radium 223
- Radio-Immuntherapien, z. B. bei B-Zell-Lymphomen: Ibritumomab (Zevalin), ein mit Yttrium 90 beladener anti-CD20-Antikörper (▶ Abschn. 8.3.3)

7.5 Ziele und Indikationen der Strahlentherapie

In diesem Abschnitt wird eine kurze Übersicht über die Ziele und wichtigsten Indikationen der Strahlentherapie gegeben.

7.5.1 Kurative Radiotherapie

❯ Eine Reihe von Tumorerkrankungen ist auch ohne Operation durch eine Strahlentherapie zu einem hohen Prozentsatz heilbar. Es handelt sich um Tumoren mit lokaler Wachstumstendenz und einer geringen Neigung zur Fernmetastasierung.

Im Einzelfall ist die Vorhersage einer Heilung unsicher. Hier gelten vielmehr statistische Wahrscheinlichkeiten, die vom Stadium und Reifegrad eines Tumors sowie von oft unbekannten Patientenfaktoren abhängen. In ◘ Tab. 7.3 sind einige Tumoren angeführt, deren Heilungschance mit alleiniger Strahlenbehandlung sowie in Kombination mit einer Chemotherapie über 70 % beträgt.

Selbstverständlich sind einige der aufgelisteten Tumoren auch chirurgisch mit hoher Effektivität angehbar. Die Vorteile der primären Radiotherapie liegen jedoch in einer möglichen Organerhaltung (Analkarzinom) oder in der kosmetischen Schonung von Bezirken wie Augenlidern oder Nase (Basaliom).

7.5.2 Adjuvante/neoadjuvante Radiotherapie

Durch die zusätzliche Bestrahlung vor (neoadjuvante Radiotherapie) oder nach (adjuvante Radiotherapie) einer radikalen Operation kann – durch Reduktion des Tumorvolumens oder Vernichtung mikroskopischer Tumorreste – die Häufigkeit von Lokalrezidiven gesenkt und vielfach die Heilungsrate verbessert werden. Diese neoadjuvanten und adjuvanten Bestrahlungen werden oft im Rahmen multimodaler Behandlungskonzepte durchgeführt (▶ Abschn. 7.5.4).

◘ **Tab. 7.3** Überlebensraten (ÜLR) nach 5 Jahren bei primärer kurativer Bestrahlung

Tumorart		5-Jahres-ÜLR [%]
Basaliom		96–100
Plattenepithelkarzinom der Haut		85–90
Melanom der Konjunktiva		90
Larynxkarzinom (T1–2)		85–90
Zervixkarzinom	FIGO I	90–95
	FIGO II	65–70
Hodgkin Lymphom (I–IIA)		85–90
Prostatakarzinom (T1–4, M0)		75–95
Analkarzinom		80

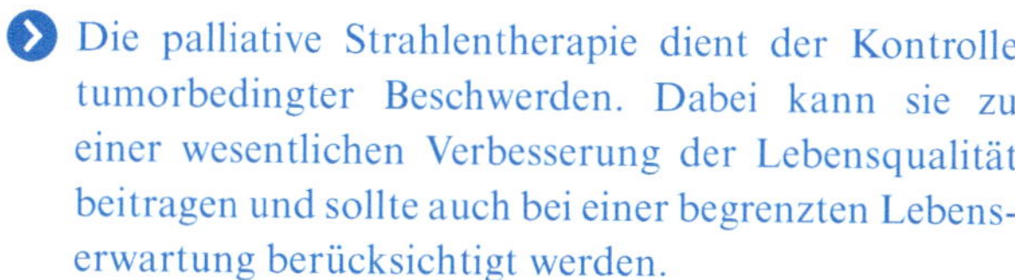

Anwendungsbeispiele der adjuvanten oder neoadjuvanten Radiotherapie oder Radiochemotherapie
- Gehirntumoren
- Tumoren im HNO-Bereich
- Mammakarzinom
- Bronchialkarzinom
- Gynäkologische Tumoren
  - Zervixkarzinom
  - Endometriumkarzinom
- Gastrointestinale Tumoren
  - Ösophaguskarzinom
  - Rektumkarzinom
- Weichteilsarkome

7.5.3 Palliative Radiotherapie

> Die palliative Strahlentherapie dient der Kontrolle tumorbedingter Beschwerden. Dabei kann sie zu einer wesentlichen Verbesserung der Lebensqualität beitragen und sollte auch bei einer begrenzten Lebenserwartung berücksichtigt werden.

Die Behandlungszeiten sind gegenüber einer kurativen Behandlung kürzer und die Gesamtstrahlendosen geringer (häufig 8–30 Gy Gesamtdosis). Dementsprechend sind palliative Bestrahlungen auch mit deutlich weniger Nebenwirkungen verbunden.

Die therapeutischen Bemühungen sollten umso intensiver sein, je geringer die Zahl der Metastasen ist. Bei solitären oder vereinzelten Herdbildungen ist häufig ein wertvoller Lebenszeitgewinn möglich.

Neue Daten zeigen, dass Erkrankte mit nur sehr wenigen Metastasen durch eine hochdosierte Strahlentherapie dieser Metastasen eine Langzeitpalliation oder auch eine dauerhafte Tumorkontrolle erreichen können. Dieses frühe Stadium der Metastasierung – man spricht von Oligometastasierung – erfordert eine sichere Abwägung der weiteren Prognose und Festlegung der Therapieziels. Hinzukommt, dass neue Systemtherapien zu einer deutlichen Lebenszeitverlängerung auch bei palliativen Tumorerkrankungen beitragen können. Hier ergänzt die Strahlentherapie als lokal wirksame Therapie das Behandlungsspektrum bei isoliertem Tumorprogress unter Systemtherapie und verhindert damit den vorzeitigen Therapieabbruch.

Indikationen zur palliativen Strahlentherapie tumorbedingter Beschwerden
- Therapieresistente Schmerzen
- Frakturgefährdung bei Knochenmetastasen
- Obere Einflussstauung (Mediastinaltumoren)
- Drohender Querschnitt (epidurale Metastasen)
- Dyspnoe (Lungentumoren)
- Schluckstörungen (Ösophaguskarzinom)
- Hirnmetastasen
- Äußerlich störende, inoperable Tumoren
- Tumorblutungen
- Retina- und Orbitametastasen

7.5.4 Radiotherapie in multimodalen Konzepten

Vor allem bei kurativer Behandlungsabsicht wird die Radiotherapie immer häufiger nicht als alleinige Behandlung, sondern im Rahmen von multimodalen Behandlungskonzepten eingesetzt. Dabei kann die Bestrahlung mit einem operativen Eingriff und/oder mit Chemotherapien kombiniert werden. Die Reihenfolge der verschiedenen Modalitäten variiert:
- Radio- und/oder Chemotherapie können sowohl vor als auch nach einem operativen Eingriff eingesetzt werden (*prä- oder postoperative Radio-/Chemotherapie*).
- Die Radiotherapie kann gleichzeitig mit der Chemotherapie (*simultane Radiochemotherapie*) oder anschließend ablaufen (*sequenzielle Radiochemotherapie*).

Indikationen für eine *Radiochemotherapie* sind:
- Tumoren, die zwar durch eine Chemotherapie potenziell kurativ angegangen werden können, bei denen aber Tumorzellreservate bestehen, die durch die Chemotherapie nicht erreicht werden (ZNS-Bestrahlung bei akuter Leukämie im Kindesalter);
- Tumoren, bei denen eine zusätzliche (allein nicht kurative) Chemotherapie die Heilungsrate aufgrund der Radiotherapie erhöht (Kopf-Hals-Tumoren, Lungentumoren, Rektumkarzinome).

> In der Regel ist bei einer gleichzeitigen Chemo- und Radiotherapie die Toxizität erhöht, dabei sind allerdings in vielen Fällen die Behandlungsergebnisse besser.

Welche Kombination für eine erkrankte Person gewählt wird, ist in erster Linie abhängig von der Art des zu behandelnden Tumors, aber auch von patientenspezifischen Faktoren wie Allgemeinzustand und Begleiterkrankungen.

7.6 Ablauf einer Radiotherapie

7.6.1 Radiotherapeutische Vorstellung

Die Indikation zur Strahlentherapie sollte im Rahmen einer interdisziplinären Tumorbesprechung unter Einbezug der Radioonkologie gestellt werden. Neben einer Untersuchung und Überprüfung der Stadienabklärung steht anschließend das Gespräch im Vordergrund, in dem die zu behandelnde Person durch das ärztliche radioonkologische Personal über den Ablauf, mögliche Nebenwirkungen und Erfolgsaussichten der Strahlentherapie informiert wird.

7.6.2 Aspekte der Patienteninformation

7.6.2.1 Therapieangst

Wenn eine betroffene Person zur Strahlentherapie überwiesen wird, befindet sie sich oft in einem Zwiespalt zwischen Angst vor einer ihr unbekannten Therapie und der Einsicht in deren Notwendigkeit. Ihre Angst richtet sich auf die ionisierende Strahlung, dieses geräuschlose Phänomen, das in weiten Kreisen der Bevölkerung mit Vorurteilen verbunden ist. Die Verarbeitung dieser Probleme verlangt Aufklärung und Hilfestellung durch kompetente Personen.

7.6.2.2 Information und Beratung

Dem Abbau psychologischer Barrieren gegenüber der Therapie dienen:
- Aufklärung über die Krankheit und die Wirkung der Strahlen,
- Erklärung des Bestrahlungsvorgangs,
- sachliche Besprechung der Nebenwirkungen,
- Verständnis für die Ängste und Vorurteile der zu behandelnden Person,
- regelmäßige Betreuung während der Therapie,
- Sicherstellung einer Nachbetreuung,
- Hinweis auf Selbsthilfegruppen.

Die Ängste der Betroffenen sind in der Regel umso geringer, je besser sie über den Bestrahlungsvorgang und seine Notwendigkeit informiert wurden. Hilfreich können dabei Bücher oder Broschüren mit Skizzen und Hinweisen zum Verhalten während der Therapie und zu möglichen Nebenwirkungen sein. Sie sind im Buchhandel erhältlich; auch die Krebsligen und strahlentherapeutischen Fachgesellschaften halten Informationsmaterialien bereit (s. Abschn. „Broschüren für Patienten und Angehörige").

> **Bei der Erläuterung möglicher Nebenwirkungen stößt man oft auf Vorurteile:**
> - Die Angst vor übermäßigen *Hautreaktionen*, wie sie in der Ära der konventionellen Röntgenbestrahlung tatsächlich vorgekommen sind, ist bei modernen Linearbeschleunigern kaum noch begründet. Ausnahmen: hochdosierte Bestrahlungen mit Elektronen (seltene Indikation) oder Bestrahlung an Körperstellen, die vermehrten mechanischen Belastungen ausgesetzt sind (Axilla, Leisten usw.).
> - Ein *Haarverlust* am Kopf tritt nur ein, wenn der Schädel bestrahlt wird oder gleichzeitig zur Bestrahlung Zytostatika gegeben werden, nicht aber bei der Bestrahlung anderer Körperteile.
> - Menschen *strahlen* nicht, wenn sie eine perkutane Radiotherapie erhalten haben und aus dem Bestrahlungsraum kommen.

Betroffene fühlen sich sicherer, wenn sie wissen, dass regelmäßig (wöchentlich) Kurzkontrollen vorgesehen sind und bei Beschwerden jederzeit röntgentechnisches Fachpersonal inkl. ärztliches Personal angesprochen werden können. Zur Unterstützung gehören schließlich auch die Kontaktvermittlung zu Selbsthilfegruppen und der Hinweis auf eine sorgfältige interdisziplinär gestaltete Nachbetreuung nach Abschluss der Strahlentherapie.

Bei Weitem nicht jede im Rahmen einer radioonkologischen Station oder Ambulanz behandelte Person ist unheilbar krank. Viele Erkrankte sind heute heilbar. Es darf hier durchaus mit Statistiken argumentiert und manchem Betroffenen in Abhängigkeit vom Stadium ihrer Erkrankung berechtigte Hoffnung auf eine Heilung gemacht werden.

Fast ohne Ausnahme kann mit Betroffenen offen – jedoch mit Einfühlungsvermögen und unter Berücksichtigung der individuellen Bedürfnisse – über die Krankheit gesprochen werden. Die Kommunikation mit Betroffenen wird in ▶ Kap. 33 ausführlich behandelt.

Ganz selten besteht eine *Klaustrophobie* als ernsthaftes Hindernis gegenüber einer Strahlentherapie. Die Angst kann sich z. B. gegen Gesichtsmasken, wie sie zur Fixierung der Kopf-Hals-Region verwendet werden, oder gegen den geschlossenen Bestrahlungsraum richten. Gegen die Raumangst hilft meist der Hinweis auf die bestehende Videoüberwachung des Raums und die jederzeit mögliche Sprechverbindung zum Personal. Daneben sollte nach Möglichkeit eine psychoonkologische Mitbetreuung erfolgen. Beruhigungsmittel sind gelegentlich hilfreich.

7.6.3 Planung und Vorbereitung der Bestrahlung

Die Bestrahlungsplanung beinhaltet medizinische und physikalisch-technische Aspekte. Sie läuft in folgenden Schritten ab:

- Festlegung der zu bestrahlenden Region (Bestimmung des Zielvolumens). Dabei stellt sich die Frage, mit welchem Sicherheitsabstand ein Tumor bestrahlt werden soll, ob regionäre Lymphknotenstationen mit eingeschlossen und welche kritischen Organe geschont werden müssen.
- Definition des Fraktionierungskonzeptes, also der Einzel- und der Gesamtdosis sowie der Anzahl der Fraktionen pro Tag und pro Woche.
- Wahl der geeigneten Bestrahlungstechnik und Erstellung eines digitalen Bestrahlungsplans. Die Bestrahlungsplanung wird heute routinemäßig mittels computergestützter Bestrahlungsplanungssysteme durchgeführt. Die Freigabe des digitalen Bestrahlungsplans erfolgt dann wieder durch ärztliches Personal.

Insbesondere bei der Bestrahlung von Kopf-Hals-Tumoren sind weitere vorbereitende Maßnahmen erforderlich, z. B. die Anlage einer Magensonde (PEG), um die Ernährung über den gesamten Therapiezeitraum zu gewährleisten (▶ Kap. 20), und bei zusätzlicher Chemotherapie die Anlage eines Port-Systems (▶ Abschn. 14.1). Bei der Bestrahlung der Mundhöhle und Kieferregion ist zusätzlich eine Zahnsanierung erforderlich, um möglichen Zahnentzündungen und der strahlenbedingten Kiefernekrose vorzubeugen.

7.6.4 Lokalisation und Simulation

> **Definition**
>
> Unter **Lokalisation** versteht man die prätherapeutische Bestimmung der Strahleneintrittspforten und der Strahlenrichtung im Körper mit dem Ziel, eine maximale Strahlendosis am Tumor zu applizieren und die umgebenden normalen Gewebe möglichst zu schonen.

Bei oberflächlichen Hautläsionen kann die *Lokalisation*, sofern keine darunterliegenden kritischen Organe zu berücksichtigen sind, durch eine einfache Einzeichnung des Strahlenfeldes erfolgen. Bei tiefer liegenden Tumoren muss die Radiotherapie über mehrere Felder erfolgen. Feldgrenzen an der Haut und in der Tiefe werden mithilfe eines Simulators bestimmt.

7.6.4.1 Simulator

Der Simulator ist ein spezielles Durchleuchtungsgerät, mit dem die Feldgrößen zweidimensional an die Tumorausdehnung im Körperinnern angepasst werden können. Die Feldgrenzen sind bei der Durchleuchtung über die Software sichtbar und verstellbar. Die richtige Einstellung eines geplanten Feldes wird durch eine Röntgenaufnahme dokumentiert. Der Simulator verwendet dieselben Parameter wie das Bestrahlungsgerät (Tischposition, Feldgröße und Einstrahlwinkel, Abstand der Strahlenquelle zur Körperoberfläche usw.); sie müssen also mit der Einstellung am Bestrahlungsgerät übereinstimmen. Insofern wird beim Einstellen der Felder der Bestrahlungsvorgang simuliert. Eine reine 2D-Planung mittels Simulator wird in der Regel nur bei palliativer, niedrig dosierter Strahlentherapie durchgeführt. In vielen Kliniken wurde der Simulator durch eine Bestrahlungsplanungs-CT mit der Möglichkeit der „virtuellen Simulation" ersetzt.

7.6.4.2 Bestrahlungsplanungs-CT

Das Bestrahlungsplanungs-CT dient dazu, die individuellen Gewebsdichten zu bestimmen und für die Bestrahlungsplanungssoftware bereitzustellen. Dazu ist das Bestrahlungsplanungs-CT an ein Koordinatensystem gekoppelt, das mit dem am Bestrahlungsgerät übereinstimmt. Das Koordinatensystem wird mithilfe fest installierter Laser auf die Haut projiziert. Entlang der Lasermarkierung wird eine zusätzliche Hautmarkierung (meist mit einem Stift, gelegentlich auch als kleine tätowierte Punkt-Markierung) angebracht, die später eine identische Lagerung der zu behandelnden Person anhand der Laser ermöglicht.

> ❯ Die Markierungen müssen über den gesamten Behandlungszeitraum sichtbar bleiben.

Bei der Simulation bzw. während des Bestrahlungsplanung-CTs wird auch die spätere Lageposition der zu behandelnden Person festgelegt. Dabei muss eine täglich reproduzierbare Lagerung gewährleistet sein. Je nach Bedarf werden dafür Lagerungskissen, Gesichtsmasken zur Fixierung der Kopf-Hals-Region oder andere Bestrahlungshilfen verwendet (◘ Abb. 7.10).

7.6.5 Durchführung und Dauer der Bestrahlung

Die Bestrahlung erfolgt in einem abgeschirmten Raum an den entsprechenden Bestrahlungsgeräten (Linearbeschleuniger, Brachytherapiegerät). Die zu behandelnden Personen sind auf einem verstellbaren Tisch gelagert und werden mithilfe von im Raum installierten

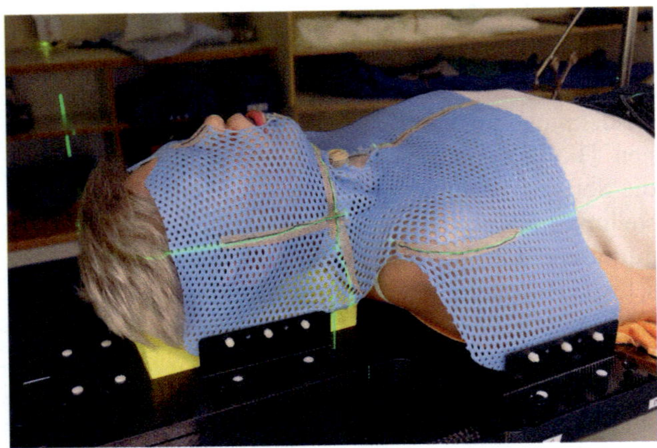

◧ Abb. 7.10 Lagerungshilfen wie Bestrahlungsmasken helfen bei der präzisen und reproduzierbaren Lagerung der zu behandelnden Person. Markierungen auf der Maske (in der Abbildung *schwarz*) oder Haut werden dabei mit einer Lasermarkierung (hier *grün*) in Deckung gebracht

Lasern und auf der Haut aufgebrachten Markierungen exakt positioniert. Der Linearbeschleuniger wird in einem vorher festgelegten Abstand (80–120 cm) in verschiedenen Winkeln auf die zu bestrahlende Region gerichtet. Während der Bestrahlung verspürt der Erkrankte in der Regel keine körperlichen Wirkungen.

- Die Bestrahlungen werden üblicherweise täglich durchgeführt.
- Die Bestrahlungszeit pro Feld liegt größtenteils zwischen 30 s und 5 min je nach Gerätetyp, Strahlenart und Dosis.
- Bei kurativer Zielsetzung erstreckt sich die Bestrahlung über einen Zeitraum von 5–8 Wochen, bei Palliativbestrahlungen und Bestrahlungen gutartiger Leiden über 1 Tag bis ca. 4 Wochen.

Die korrekte Feldeinstellung und Patientenposition wird mit *Feldkontrollaufnahmen* und *bildgeführter Strahlentherapie* (▶ Abschn. 7.4.1) überprüft. Der gesamte Therapieablauf wird durch regelmäßige ärztliche Untersuchungen überwacht.

Gesichtsmasken sind für die meisten Betroffenen im ersten Moment ungewohnt und beängstigend, da sie die Bewegung stark einschränken und beklemmend wirken. Ein erklärendes Gespräch und die Demonstration ihrer Anwendung sind hilfreich. Nach wenigen Anwendungen kehrt häufig eine gewisse Routine ein. Kommt es im Verlauf der Behandlung zu einer Schwellung im Bestrahlungsgebiet, kann dies zu Schmerzen bei der Anwendung führen. In diesem Fall muss eine neue Maske angefertigt werden.

7.6.6 Abschluss und Nachsorge

Am Ende der Strahlentherapie stehen eine Abschlussuntersuchung und ein entsprechender Bericht an die Zuweiser inkl. Hausärzte. Die anschließende Nachsorge wird im Allgemeinen interdisziplinär organisiert.

> Das radioonkologische Fachpersonal ist zur mehrjährigen Nachsorge verpflichtet, da nicht nur Therapieeffekte, sondern auch die Entwicklung subakuter und später Strahlenreaktionen erfasst werden müssen.

7.7 Medizinische und pflegerische Probleme

Medizinische und pflegerische Probleme ergeben sich durch:
- die Tumorerkrankung,
- akute und chronische Strahlenreaktionen,
- psychologische Barrieren gegenüber der Therapie,
- Organisationsfragen.

Strahlenreaktionen sind von mehreren Faktoren abhängig (unten). Je mehr Risikofaktoren zusammenkommen, desto höher ist die Wahrscheinlichkeit einer akuten Reaktion oder Spätkomplikation. Lokale Probleme entstehen in der Regel durch die Einwirkung der Strahlen auf das den Tumor umgebende gesunde Gewebe. Gelegentlich werden solche Probleme auch vom Zerfall des Tumors selbst ausgelöst. Man unterscheidet akute, subakute und chronische Reaktionen.

Risikofaktoren bezüglich Nebenwirkungen der Strahlentherapie

Therapiebedingte Faktoren
- Hohe Gesamtdosis
- Hohe Einzeldosen
- Große Bestrahlungsfelder und -volumina
- Zustand nach Radikaloperation
- Gleichzeitige Chemotherapie

Patientenbezogene Faktoren
- Begleitkrankheiten (z. B. Herzinsuffizienz, Diabetes mellitus)
- Schlechter Allgemeinzustand
- Erhöhter Alkoholkonsum und Nikotinabusus während der Bestrahlung

7.7.1 Akute Nebenwirkungen

Die akute Strahlenreaktion tritt während der mehrwöchigen Bestrahlungszeit oder bis zu 90 Tage nach Beendigung der Strahlentherapie in den bestrahlten Gebieten auf und wird durch eine Entzündung rasch proliferierender Gewebe verursacht. Hauptsächlich betroffen sind dabei Haut, Schleimhäute und das Knochenmark. Subakute Reaktionen sind an Lunge und Zentralnervensystem möglich (◘ Tab. 7.4).

7.7.2 Allgemeinsymptome

> Allgemeinsymptome, d. h. Bestrahlungseffekte, die außerhalb eines bestrahlten Gebiets auftreten, stehen klinisch gegenüber den lokalen Problemen deutlich im Hintergrund. Sie werden in der Regel nur bei großen Bestrahlungsvolumina und der Mitbestrahlung viszeraler Organe beobachtet.

Von klinischer Bedeutung sind vor allem 3 Symptomkomplexe:

- Übelkeit, Brechreiz und Erbrechen (selten bei Bestrahlung außerhalb des Gastrointestinaltrakts),
- Verminderung des Appetits (häufig),
- Müdigkeit/Fatigue (häufig).

Ihre Therapie ist symptomatisch (Antiemetika, evtl. Behandlung einer Anämie). Die Wirkung der zahlreichen angebotenen Medikamente zur Verringerung dieses sog. Strahlenkaters (z. B. Vitamin-B-Komplex sowie diverse alternativmedizinische Präparate) ist nicht belegt. Die genannten Symptome verschwinden in der Regel wenige Tage bis Wochen nach Beendigung der Strahlenbehandlung.

Psychische Veränderungen (z. B. Depressionen) sind nicht zu den Allgemeinsymptomen bei Strahlentherapie zu zählen. Meist ist eine Disposition für solche Veränderungen vorgegeben, und unspezifische Belastungen wie Operationen, Infektionen und auch eine Bestrahlung können als Auslöser wirken.

7.7.3 Spätfolgen

Auch mit modernen Techniken lässt sich nicht vermeiden, dass normale, in der Umgebung des Tumors liegende Gewebe bis zu einem gewissen Grad mitbestrahlt werden. Naturgemäß können dort auch Spätfolgen auftreten. Diese sind definiert als Nebenwirkungen, die später als 90 Tage (bis zu Jahren) nach Strahlentherapie auftreten. Im Gegensatz zu den akuten Nebenwirkungen bilden sie sich nicht zurück, sondern können allenfalls in ihrer Symptomatik gelindert werden. Eine besondere Bedeutung kommt hier den Zweitmalignomen zu. Wie auch durch Chemotherapie kann durch Bestrahlung – oft mit einer Latenz von Jahrzehnten – die Entwicklung bösartiger Tumoren ausgelöst werden. Das Thema wird in ▶ Abschn. 8.10.1 ausführlicher diskutiert. Bei sachgemäßer Durchführung der Therapie, Berücksichtigung der Toleranzgrenzen kritischer Organe und Beachtung der bekannten Risikofaktoren lassen sich Spätfolgen und Komplikationen auf ein Minimum reduzieren. Bei der Diskussion der Spätfolgen kann den Erkrankten deshalb erklärt werden, dass der sichere Nutzen der Therapie für das aktuelle Leiden das Risiko eines möglichen Spätschadens bei Weitem überwiegt.

◘ Tab. 7.5 fasst Spätfolgen und Komplikationen an verschiedenen Körperregionen zusammen und gibt Hinweise zu ihrer Behandlung.

◘ **Tab. 7.4** Akute und subakute Reaktionen

Region	Art der Reaktion	Dauer [Wochen]	Maßnahmen
Haut	Hautrötung (Erythem), Pigmentstörung, trockene Hautschuppung, feuchte Hautablösung (Epitheliolyse), Nekrose, Ulzeration	3–8	Zusätzliche Hautreizung und Superinfektionen vermeiden, Analgetika bei Schmerzen, ggf. Lotionen und Cremes; ▶ Kap. 23
Schleimhaut	Mucositis in Mund und Rachen, Soorbefall, Ösophagitis, Enteritis, Vaginitis, Zystitis	1–10	▶ Kap. 25
Zentrales Nervensystem	Somnolenzsyndrom	2–3	Stationäre Pflege ratsam, evtl. Sondenernährung; Dexamethason; ▶ Kap. 16
	Vorübergehende Myelopathie	2–12	Aufklärung des Patienten über Zusammenhänge und gute Prognose des Symptoms; ▶ Kap. 16
Lunge	Pneumonitis (Fieber 38–39 °C, trockener Husten)	2–3	Antipyretika, Kortikoide, evtl. Antibiotika, Atemgymnastik, ggf. Inhalationen
Knochenmark	Periphere Leuko- und Thrombopenie	0,5–2	Blutbildkontrollen. Bei Leukozyten $< 2 \times 10^9$/l oder Thrombozyten $< 50 \times 10^9$/l Unterbrechung der Therapie; ▶ Kap. 26

◘ Tab. 7.5 Mögliche Spätfolgen einer Bestrahlung

Komplikation	Behandlung (Bemerkungen)
a) Zentrales und peripheres Nervensystem (▶ Kap. 16)	
Leukenzephalopathie	Keine Therapie bekannt
Gehirnnekrosen	Bei Symptomatik: Kortikoide, ggf. chirurgische Sanierung, ggf. Angiogenese-Inhibitoren
Zentrale Atrophie mit Ventrikelerweiterung	Keine Therapie bekannt
Myelopathie	Reizsymptomatik: Kortikoide, Analgetika
Schäden peripherer Nerven (Neuritis, Parese)	Schmerzen: Analgetika ▶ Kap. 15; Parese: keine Therapie bekannt
b) Kopf-Hals-Bereich	
Chronische Mundtrockenheit	Vermehrte Mundhygiene, viel Flüssigkeit, langsames Essen; künstlicher Speichel
Perichondritis des Larynx	Evtl. Tracheostoma nötig (gelegentliche Notfallsituation)
Chronische seröse Tympanitis	Symptomatische fachärztliche Behandlung
Knochennekrosen	Orthopädische Vorstellung, ggf. operative Versorgung
Zahnkaries und -nekrose	Zahnärztliche Sanierung (Prophylaxe: Mundhygiene, Fluorgelschiene)
Katarakt	Operation
Hypothyreose	Hormonsubstitution bei Bedarf
c) Thoraxorgane	
Regionale Lungenfibrose	Symptomatisch; Therapie von Bronchialinfektionen, Atemgymnastik
Ösophagusstriktur	Bougierung
Perikarditis	Therapie meist nicht nötig (oft Nebenbefund im Ultraschall), im Extremfall Perikardektomie
Myokardiopathie	Behandlung der Herzinsuffizienz
Mykokardinfarkt	Kardiologische Fachbehandlung
Rippennekrosen	Analgetika
d) Abdomen	
Alle Darmabschnitte: Striktur, Ulzeration, Blutung	Chirurgische Konsiliarbehandlung, ggf. operatives Vorgehen
Diffuse Enteropathie	▶ Kap. 21
Radiogene Nephritis	Therapie einer eventuellen Hypertonie und ihrer Folgen
Radiogene Hepatitis	Kortikosteroide
Leberfibrose mit Aszites	Maßnahmen wie bei Zirrhose
Exokrine Pankreasinsuffizienz	Enzymsubstitution
e) Beckenbereich	
Chronische Proktitis	Antiphlogistika und Kortikosteroide lokal, Diät, bei Therapieresistenz Kolostomie
Chronische Zystitis	Spasmolytika, Blasenspülungen; Bekämpfung einer Begleitinfektion; im Extremfall Zystektomie
Stenose der Urethra	Bougierung
Stenose der Ureteren	Ureterschienung, evtl. Nephrostoma
Chronische Enteropathie	Sulfasalazin und Kortikoide über 4–6 Wochen, Enzymsubstitution, hochkalorische Ernährung; bei starken Diarrhöen zusätzlich Antidiarrhoikum, Diät
Rektovaginal- und Vesikovaginalfistel	Ausschaltungskolostomie bzw. Nephrostomie; rekonstruktive Operationen nur selten und beim Fehlen einer stärkeren Fibrose möglich

◘ Tab. 7.5 (Fortsetzung)

Komplikation	Behandlung (Bemerkungen)
f) Haut und Extremitäten	
Teleangiektasien, Atrophie	Allgemeine Hautpflege
Ulzeration	Dexpanthenol (Bepanthen)-Salbe, evtl. Exzision und plastische Deckung
Sekundäres Lymphödem	Lymphdrainagen, Hochlagerung, Vermeiden von Verletzungen, Kompressionsstrumpf
Gelenkkontraktur	Vorstellung beim Orthopäden bzw. Chirurgen
Gefäßstenose	Gefäßchirurgischer Eingriff, Angioplastie
Aseptische Knochennekrose	Häufig ein asymptomatischer Röntgenbefund; Fraktur: Osteosynthese ± Nekrosenentfernung; Schmerzen: Nekrosenausräumung + stabilisierende Operation
g) Alle bestrahlten Regionen	
Zweittumoren	Manifestation meist erst nach vielen Jahren/Jahrzehnten ▶ Abschn. 8.10.1

7.8 Organisatorische Probleme

Eine Strahlenbehandlung dauert in der Regel mehrere Wochen. Wenn es der Allgemeinzustand der zu behandelnden Person erlaubt, sollte die Bestrahlung *ambulant* durchgeführt werden. Dies ist für die Betroffenen angenehmer und die Kosten sind trotz des täglichen Transports geringer als bei einem stationären Aufenthalt. Für eine Hospitalisierung sprechende Gründe sind:

- starke Verschlechterung des Allgemeinbefindens,
- Immobilität der zu behandelnden Person,
- risikoreiche Krankheitssituation (onkologische Notfallsituationen, Hirnödem, Thrombosen, drohende Querschnittslähmung und therapiebedürftige Begleitkrankheiten),
- ggf. simultane Radiochemotherapie.

Ein größeres Informationsbedürfnis besteht bei ambulanten Behandlungen hinsichtlich der Transportmöglichkeiten vom Wohnort zum Krankenhaus und zurück, besonders hinsichtlich der Kostenübernahme durch die Krankenkassen. Sie wird in den deutschsprachigen Ländern unterschiedlich gehandhabt. Sollte die Versorgung von Haushalt und Familie aufgrund der Behandlung problematisch werden, so sollten die Sozialdienste eingeschaltet werden.

7.9 Strahlenbelastung und Strahlenschutz

Schäden durch ionisierende Strahlen können sich beim Einzelnen als körperliche Veränderung (somatischer Schaden) oder als Mutation in den Keimzellen (genetischer Schaden) manifestieren. Letztere können sich auch auf die Nachkommen auswirken. Ziel des Strahlenschutzes ist es, diese Auswirkungen zu vermeiden. Generell gilt, dass das Strahlenrisiko mit steigender Dosis zunimmt.

Kenntnisse der entsprechenden Prinzipien und Regeln erleichtern das Verständnis der Vorgänge bei der Radiotherapie und ermöglichen den Pflegenden, ihre zu behandelnden Personen besser zu informieren und sich selbst zu schützen.

Bei der Anwendung von ionisierender Strahlung sind folgende Prinzipien zu beachten:

- Es darf keine Strahlenanwendung ohne einen daraus resultierenden Nutzen geben (Rechtfertigung). Der Nutzen für den Einzelnen und für die Gesellschaft ist gegenüber der von der Strahlenbelastung möglicherweise verursachten Schädigung des Einzelnen abzuwägen.
- Die Exposition muss so niedrig wie vernünftigerweise möglich gehalten werden (ALARA-Prinzip: „as low as reasonably achievable"). Die angewandten Verfahren sind in dieser Hinsicht zu optimieren.
- Die Strahlendosis des Einzelnen soll die für die jeweiligen Bedingungen festgelegten Grenzwerte oder diagnostischen Referenzwerte nicht überschreiten.

7.9.1 Grundlagen und Gesetze

Die Empfehlungen der Internationalen Strahlenschutzkommission (ICRP) bilden die Grundlage der Richtlinien der Europäischen Union und der nationalen Strahlenschutzgesetze und Strahlenschutzverordnungen. Da diese Gesetze auf einer gemeinsamen Basis – den Richtlinien der ICRP – aufbauen, unterscheiden sie sich in den deutschsprachigen Ländern nicht wesentlich voneinander.

Während der Strahlenschutz der Bevölkerung und der Umwelt sowie die Erteilung von Bewilligungen von Strahleneinrichtungen in die Kompetenz der Strahlenschutzbehörden fallen, werden die Belange des Strahlenschutzes in den Krankenhäusern und Betrieben von Strahlenschutzverantwortlichen oder Strahlenschutzbeauftragten wahrgenommen (meist Fachpersonen der radiologischen Fächer oder der medizinischen Physik). Bei Strahlenschutzfragen wende man sich an diese Personen.

7.9.2 Beruflich strahlenexponierte Personen

> **Definition**
>
> Als **beruflich strahlenexponiert** gelten Personen, die sich in Ausübung ihrer beruflichen Tätigkeit oder zu Ausbildungszwecken im Strahlenbereich aufhalten oder mit offenen radioaktiven Stoffen umgehen und dabei Dosen ausgesetzt sein können, die den Dosisgrenzwert der Allgemeinbevölkerung von 1 mSv pro Jahr übersteigen.

Zu den beruflich strahlenexponierten Personen zählen in der Regel medizinisch-technisches und fachärztliches radiologisches Personal, aber auch Pflegepersonal im Umgang mit implantierten radioaktiven Quellen oder Pflege- und Reinigungspersonal von Bettenstationen für die Radionuklidtherapie.

Personen unter 18 Jahren oder Schwangere dürfen nicht als strahlenexponierte Personen tätig sein. Stillende Frauen dürfen keinem Kontaminationsrisiko durch radioaktive Stoffe ausgesetzt sein.

Für beruflich strahlenexponierte Personen gelten besondere Vorschriften bezüglich der Überwachung und Kontrolle von Strahlenexposition und Gesundheitszustand.

Unterweisung Beruflich strahlenexponierte Personen müssen über die mit ihrer Tätigkeit verbundenen Gesundheitsrisiken, über die allgemeinen Strahlenschutzverfahren und die zu ergreifenden Vorsichtsmaßnahmen am Arbeitsplatz unterrichtet werden. Weibliche Arbeitskräfte müssen auf das Erfordernis einer frühzeitigen Angabe einer Schwangerschaft im Hinblick auf die besonderen Risiken für das ungeborene Kind hingewiesen werden.

Physikalische Überwachung (Dosimetrie) Für beruflich exponierte Personen ist bei der Tätigkeit im Strahlenbereich das Tragen eines individuellen Personendosimeters vorgeschrieben. Meist handelt es sich um Film- oder *Thermolumineszenzdosimeter* (TLD), die monatlich von einer anerkannten Messstelle versandt und ausgewertet werden. Filmdosimeter und TLD sind nicht direkt ablesbar. Zusätzlich kann deshalb durch die Behörde oder Strahlenschutzbeauftragte ein sofort ablesbares *Personendosimeter* angeordnet werden. *Warndosimeter* geben ein akustisches oder optisches Signal bei Überschreiten einer eingestellten Dosisleistungsschwelle. Das Dosimeter der vorgeschriebenen Überwachung wird in der Regel am Rumpf getragen. Sind einzelne Körperteile einer besonderen Strahlenbelastung ausgesetzt, können zusätzliche Dosimeter verwendet werden, z. B. für Hände Ringdosimeter.

Grenzwerte In Deutschland, Österreich und der Schweiz sind die Dosisgrenzwerte gesetzlich verankert.

> Der Dosisgrenzwert für strahlenexponierte Personen beträgt für einen Zeitraum von 5 aufeinanderfolgenden Jahren 100 mSv. Im Durchschnitt darf dementsprechend eine Dosis von 20 mSv pro Jahr nicht überschritten werden. Für einzelne Organe sind höhere Dosen zulässig.

7.9.3 Mögliche Belastungen und Schutzmaßnahmen in verschiedenen Arbeitsbereichen

7.9.3.1 Teletherapie

Röntgentechnisches, physikalisches und ärztliches Fachpersonal ist im Rahmen seiner Tätigkeit bei der externen Hochvoltbestrahlung durch bauliche Maßnahmen ausreichend geschützt. Bei Beachtung der einschlägigen Vorschriften sind keine Strahlenexpositionen zu erwarten.

7.9.3.2 Applikation permanenter Seeds

Bei der Applikation permanenter Seeds trägt die zu behandelnde Person vorübergehend Radioaktivität in sich. Es besteht für das Pflegepersonal die Gefahr einer Bestrahlung von außen, d. h. vom Erkrankten ausgehend. Folgende Punkte sind diesbezüglich zu beachten:

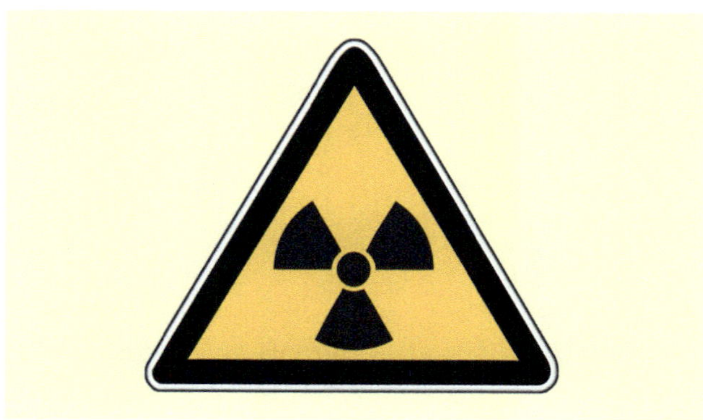

Abb. 7.11 Strahlenwarnzeichen. Dieses Symbol dient zur Kennzeichnung von Strahlenbereichen und radioaktiven Stoffen

- Unterbringung der erkrankten Person in dafür vorgesehenen und bewilligten Räumen (mit entsprechender Türaufschrift und internationalem Strahlenwarnzeichen; Abb. 7.11).
- Abstand der zu behandelnden Person bzw. von der Strahlenquelle halten (bester Strahlenschutz).
- Vermeiden unnötiger Pflegearbeiten an der erkrankten Person; die notwendigen Aufenthalte im Patientenzimmer sollen auf die kürzest mögliche Zeit beschränkt werden.
- Verwendung von Warndosimetern.

7.9.3.3   Nachladeverfahren

Die Anwendung der Nachladeverfahren muss in Räumen erfolgen, die nach den einschlägigen Sicherheitsvorschriften errichtet worden sind, d. h. Ausstattung mit entsprechenden Wänden, Dosisüberwachung im Raum, Warnanzeigen etc. Die Erkrankten werden über einen Monitor überwacht. Für die notwendigen pflegerischen Interventionen wird die Bestrahlung vorübergehend unterbrochen, indem die radioaktiven Quellen auf Knopfdruck in einen Tresor zurückgefahren werden. Wird die Tür zum Bestrahlungsraum irrtümlich geöffnet, so wird durch einen Türkontakt die Bestrahlung automatisch unterbrochen. Auch beim Nachladeverfahren ist durch sachgemäße Anwendung keine Strahlenexpositionen zu erwarten.

7.9.3.4   Offene Radionuklide

Beim Umgang mit offenen radioaktiven Stoffen ist sowohl eine externe Bestrahlung durch radioaktive Quellen als auch die interne Strahlenbelastung durch Inkorporation solcher Stoffe (Einatmen, orale Aufnahme) möglich. Der Strahlenschutz an nuklearmedizinischen Diagnostikeinrichtungen und Therapiestationen wird deshalb durch zusätzliche Vorschriften geregelt. Diese umfassen u. a.:

- Kennzeichnung radioaktiver Stoffe: Strahlenwarnzeichen (Abb. 7.11);
- Vermeidung radioaktiver Kontaminationen und ihrer Verschleppung:
  - Tragen von Schutzkleidung (Arbeitsmantel und Handschuhe),
  - Kontaminationsmessung an Händen und Füßen beim Verlassen der Abteilung.

Literatur

Zitierte Quellen

ICRP (International Commission on Radiological Protection) (2008) Publ 103. Elsevier
Roth J (2008) Strahlenschutz in der Medizin. Huber, Bern
Sauer R (2002) Strahlentherapie und Onkologie für technische Assistenten in der Medizin, 3. Aufl. Urban & Fischer, München
Sauer R (2009) Strahlentherapie und Onkologie, 5. Aufl. Urban und Fischer, München

Broschüren für Patienten und Angehörige

Deutsche Krebshilfe: Strahlentherapie (2023). https://www.krebshilfe.de/informieren/therapie/strahlentherapie-radiotherapieradiatio/
DKFZ Krebsinformationsdienst (2023): https://www.krebsinformationsdienst.de/

Medikamentöse Tumortherapie

Ulf Petrausch, Andreas Müller und Thomas Kroner

Inhaltsverzeichnis

8.1 Einleitung

Tumorwirksame Medikamente wie Zytostatika, Hormone, monoklonale Antikörper oder Hemmstoffe der Signalübermittlung haben in der Behandlung onkologischer Erkrankungen einen hohen Stellenwert. Pflegende sind in der täglichen Arbeit mit immer komplexeren Therapien und ihren Wirkungen konfrontiert. Auch für die Erkrankten wie für ihre Angehörigen ist die Behandlung mit vielen Fragen verbunden, z. B. zum Ablauf der Therapie und zu möglichen Nebenwirkungen. Die Pflegenden haben bei der Durchführung und Überwachung der Therapie, bei der Vermittlung der nötigen Informationen und der Beratung wichtige Aufgaben zu erfüllen.

8.1.1 Medikamentöse Therapie: ein moderner Mythos

Erkrankte und Angehörige, aber auch fachfremdes medizinisches Personal erzählen sich die Erfahrungen der modernen medikamentösen onkologischen Therapie als modernen Mythos. Mit der medikamentösen Therapie bösartiger Tumoren, vor allem der Chemotherapie, verbinden viele noch immer fast nur negative Vorstellungen: Übelkeit und Erbrechen, Haarausfall, Schwächung des Immunsystems, kurz: Verlust an Lebensqualität. Chemotherapie – so eine gelegentlich geäußerte Meinung – verlängere unnötiges Leiden, alle Bemühungen seien letztlich vergebens und die Betroffenen trotz der „Quälerei" zum Tode verurteilt. Diese weiterhin auch gerade in sozialen Medien propagierten Äußerungen sind ernst zu nehmen, ihnen soll aber im Gespräch mit belegbaren Fakten begegnet werden.

Tatsachen zur medikamentösen Tumortherapie
- Einige maligne Tumoren sind heute auch in fortgeschrittenen Stadien mit Medikamenten heilbar (kurative Therapie).
- Die Heilungsaussichten gewisser maligner Tumoren können durch eine zusätzliche medikamentöse Tumortherapie vor oder nach Operation verbessert werden (neoadjuvante oder adjuvante Therapie).
- Bei vielen fortgeschrittenen unheilbaren Tumoren kann durch medikamentöse Therapien eine vorübergehende Tumorrückbildung (partielle Remission) oder zumindest Stabilisierung („stable disease") erreicht werden (palliative Therapie). Auch wenn es schließlich zu erneutem Tumorwachstum kommt, profitieren viele Erkrankte aufgrund der Reduktion tumorbedingter Symptome oder der Verzögerung des Auftretens von Beschwerden trotz

der Nebenwirkungen der Therapie davon – gerade in Bezug auf ihre Lebensqualität – und dies oft über mehrere Jahre.
- Viele Nebenwirkungen dieser Therapien sind heute kontrollierbar. Unstillbares Erbrechen beispielsweise sollte heute nur noch in Ausnahmefällen auftreten.
- Die meisten Therapien können heute ambulant durchgeführt werden. Eine Krankenhausaufnahme ausschließlich zum Zweck der Chemotherapie ist nur in Ausnahmefällen bei sehr komplexen mehrtägigen Therapien erforderlich.

Damit eine medikamentöse Tumortherapie von der erkrankten Person, den Angehörigen und auch vom behandelnden Team akzeptiert wird, müssen allerdings bestimmte *Voraussetzungen* erfüllt sein:
- Die Therapieindikation muss durch ein onkologisch erfahrenes Team gestellt werden. Dabei muss – wie bei jeder Behandlung – der mögliche Nutzen sorgfältig gegen die zu erwartenden Nebenwirkungen abgewogen werden.
- Die Erkrankten und alle involvierten Dienste (ärztliches Personal, Pflege, Physiotherapie, Ernährungstherapie und viele mehr) müssen über das Ziel der Behandlung (das heißt z. B., ob sie in kurativer oder palliativer Absicht erfolgt), ihren Ablauf und die möglichen Nebenwirkungen informiert sein. Die Pflegenden nehmen in diesem kontinuierlichen Prozess der Informationsvermittlung und Beratung eine zentrale Aufgabe wahr.
- Die Durchführung der Therapie erfordert vom ärztlichen Personal und den Pflegenden Sorgfalt, Kenntnisse und Erfahrung im Einsatz der verwendeten Medikamente und der nötigen supportiven Maßnahmen.

8.1.2 Definitionen und Einteilungen

Für die medikamentöse Tumorbehandlung stehen verschiedene Substanzklassen zur Verfügung:
- Zytostatika,
- Hormone und hormonell bzw. antihormonell wirkende Substanzen,
- Antikörper,
- Hemmstoffe der intrazellulären Signalübermittlung (meist kleine Moleküle, „small molecules"),
- immunmodulierende Substanzen.

Begriffe wie „Zytostatikum" oder „Chemotherapie" werden unterschiedlich definiert und angewandt. Bei den neueren Medikamenten spricht man etwa von „gezielten Therapien" (engl.: targeted therapies) oder von „biologischen Therapien" bzw. „Biotherapien" (engl.: biologicals). Keiner dieser Begriffe ist klar definiert, und sie überlappen sich teilweise. Eine Behandlung mit Antikörpern wird deshalb mit so unterschiedlichen Begriffen wie „gezielte Therapie", „biologische Therapie" oder „Immuntherapie" bezeichnet. Die Begriffe „gezielte Therapien" („targeted therapies"), „personalisierte Medizin", „Präzisionsmedizin" und „stratifizierte Medizin" werden in ▶ Abschn. 8.3.1 diskutiert.

Zytostatika   Der Begriff *Zytostatikum* (Mehrzahl: Zytostatika; griech. zytos: Zelle; griech. stasis: Stillstand) ist bis heute nicht allgemeingültig definiert. Mit guten Gründen können *alle* tumorwirksamen Substanzen als Zytostatika bezeichnet werden: So bezeichnen einzelne deutschsprachige Autoren generell „krebshemmende Substanzen" als Zytostatika bzw. definieren Zytostatika als Substanzen, „die die Tumorzellteilung hemmen oder Tumorzellen zum Absterben bringen", d. h., sie schließen auch „gezielte" Therapien und hormonell wirkende Substanzen in diese Definition ein. Häufiger werden allerdings aus historischen Gründen nur diejenigen Substanzen als Zytostatika bezeichnet, die ihre Wirkung primär direkt im Zellkern – meist an der DNA – entfalten. Zur Abgrenzung gegenüber den „gezielten Therapien" werden sie in vielen Publikationen präzisierend als „klassische" oder – mit gleicher Bedeutung – als „konventionelle" Zytostatika bezeichnet. Im Folgenden soll diese Bezeichnung verwendet werden.

> **Definition**
>
> Als „klassische" oder „konventionelle" **Zytostatika** werden tumorwirksame Medikamente bezeichnet, die direkt im Zellkern wirken und dadurch das Tumorwachstum hemmen.

Chemotherapie   Der Begriff *Chemotherapie* wurde bereits 1908 eingeführt, ursprünglich für die Behandlung von Infektionskrankheiten mit chemischen Substanzen. Er wurde später vor allem für die Behandlung von Tumorerkrankungen mit *Zytostatika* gebraucht. Mit der Verwirrung um den Begriff Zytostatikum kam es zu entsprechender Unsicherheit hinsichtlich der Bezeichnung „Chemotherapie". Der Begriff wird deshalb unterschiedlich gehandhabt: Von einigen Autoren wird er auch auf die neueren tumorwirksamen Medikamente wie Antikörper oder Hemmstoffe der Signalübermittlung angewandt.

❯ Unter Chemotherapie wird weiter die Behandlung mit „klassischen" Zytostatika verstanden.

Dieser Sprachgebrauch wird im Folgenden angewendet.

Einteilungen   Trotz aller Vorbehalte und Schwierigkeiten sollen die tumorwirksamen Medikamente in Gruppen eingeteilt werden (◼ Tab. 8.1). Dies ist sinnvoll, denn die Medikamente innerhalb dieser Gruppen haben gewisse Gemeinsamkeiten hinsichtlich des Wirkungsmechanismus, teilweise auch der unerwünschten Wirkungen. Wir sind uns aber bewusst, dass diese Einteilung – wie jede Klassifikation – teils unlogisch, willkürlich und vor allem stark historisch bedingt ist.

Tab. 8.1 Einteilung der tumorwirksamen Medikamente

	Wirkung	Ver-abreichung	Endung Substanzname	Beispiele	Siehe
Klassische Zytostatika	Beeinflussen direkt Vorgänge im Zellkern (z. B. über Veränderung der DNA)	Peroral/parenteral	unterschiedlich	Cyclophosphamid (z. B. Endoxan) Vincristin (z. B. Oncovin)	► Abschn. 8.2.1
Monoklonale Antikörper[a]	Blockieren Eiweiße auf der Oberfläche der Tumorzellen, z. B. Rezeptoren für Wachstumsfaktoren	Intravenös/subkutan	-mab	Rituximab (z. B. Mabthera) Trastuzumab (z. B. Herceptin)	► Abschn. 8.3.3
Hemmstoffe der intrazellulären Signalübermittlung („small molecules")	Blockieren Wachstumssignale im Innern der Tumorzellen	Peroral	-inib	Erlotinib (z. B. Tarceva) Sunitinib (z. B. Sutent)	► Abschn. 8.3.5
Immuntherapien	Stimulieren die Immunabwehr gegen den Tumor				► Abschn. 8.3.4
Checkpoint-Hemmer	Blockieren Signale, die die Immunreaktion hemmen		-mab		► Abschn. 8.3.3, „Immuncheckpoint-Hemmer"
– CTLA-4-Hemmer		Nur intravenös		Ipilimumab (z. B. Yervoy)	
– PD-1- und PDL-1- Hemmer		Nur intravenös		Nivolumab (z. B. Opdivo) Pembrolizumab (z. B. Keytruda) Atezolizumab (z. B. Tecentriq)	
„Immunmodulatoren"	Beeinflussen den Zellstoffwechsel und die Immunantwort	Peroral	-idomid	Lenalidomid (z. B. Revlimid)	► Abschn. 8.3.6
Hormontherapien (hormonell und antihormonell wirksame Substanzen)	Blockieren hormonelle Wachstumssignale	Peroral/parenteral	Unterschiedlich	Tamoxifen (z. B. Nolvadex) Bicalutamid (z. B. Casodex)	► Abschn. 8.4
Zytokine (körpereigene Wirkstoffe)	Beeinflussen das Tumorwachstum auf größtenteils unbekannten Wegen	Parenteral	Unterschiedlich	Interferone, Interleukine	► Abschn. 8.5

[a]ohne Checkpoint-Hemmer

8.2 „Klassische" Zytostatika

Zu den „klassischen" Zytostatika zählen sowohl synthetisch hergestellte Produkte als auch Abkömmlinge natürlicher Substanzen:

- Rein synthetisch hergestellte Zytostatika, z. B.:
    - Cyclophosphamid (z. B. Endoxan)
    - 5-Fluorouracil
- Zytostatische Ausgangsstoffe aus Pflanzen und tierischen Organismen, z. B.:
    - Rinde und Nadeln der pazifischen Eibe (Abb. 8.1): Paclitaxel (z. B. Taxol) und Docetaxel (z. B. Taxotere)
    - Extrakte aus einem Immergrün (Abb. 8.2): Vincristin (z. B. Oncovin), Vinorelbin (z. B. Navelbine) u. a.
    - Pilzprodukte: Anthrazykline (z. B. Doxorubicin/Adriblastin)
    - Extrakte aus Blättern eines in China heimischen Baums wie Topotecan (z. B. Hycamtin) und Irinotecan (z. B. Campto)
    - Wirkstoffe aus Myxobakterien: Epothilone (Ixempra)
    - Wirkstoffe aus im Meer lebenden Tieren oder Pflanzen: Trabectidin (Yondelis), Eribulin (Halaven)

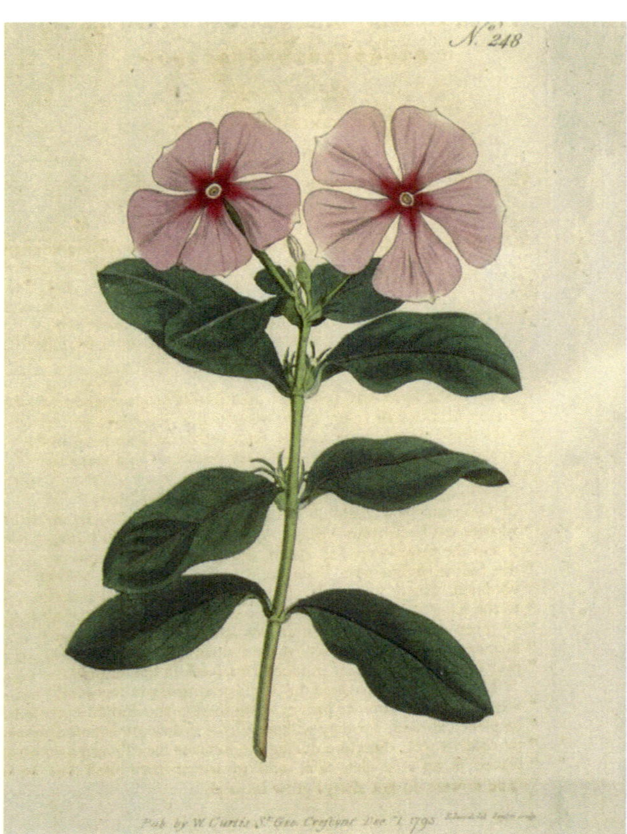

Abb. 8.1 Rinde und Nadeln von Eiben, Taxus brevifolia und Taxus baccata enthalten die Grundsubstanz für die sog. Taxane Paclitaxel (z. B. Taxol) und Docetaxel (z. B. Taxotere)

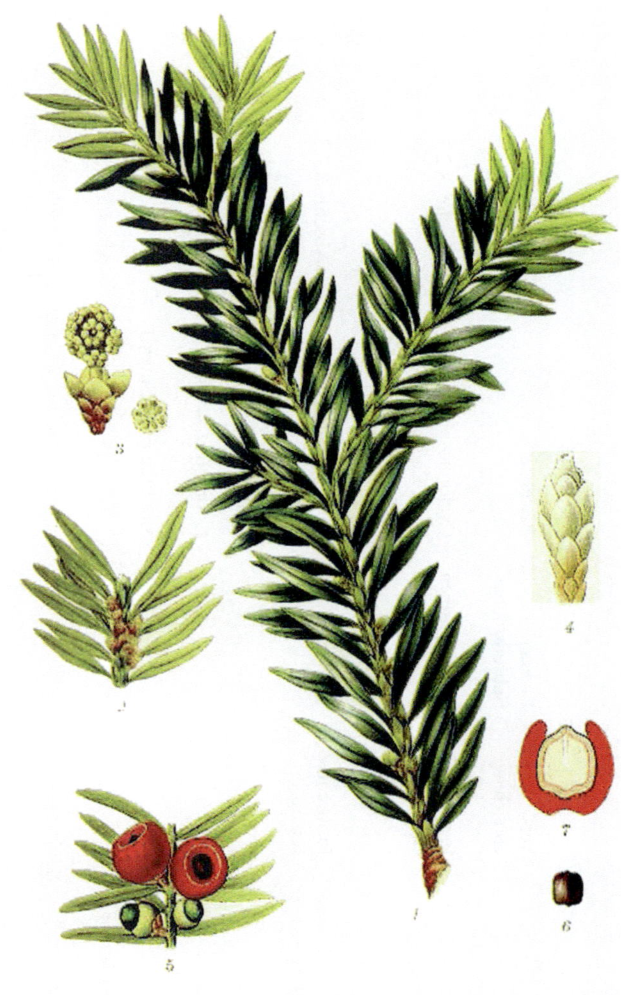

Abb. 8.2 Aus Extrakten eines Immergrüns (Vinca rosea) wird der Grundstoff für die sog. Vincaalkaloide gewonnen wie Vincristin (z. B. Oncovin), Vinblastin (z. B. Velbe), Vinorelbin (z. B. Navelbine)

Entgegen der Vorstellung, die die Bezeichnung „klassisch" erwecken könnte, werden auch weiterhin neue Substanzen entwickelt, die aufgrund ihres Wirkungsmechanismus in die Gruppe dieser „klassischen" Zytostatika gehören, beispielsweise neue Antimetaboliten wie Nelarabin (Atriance).

Klassische Zytostatika können aufgrund verschiedener Kriterien wie Wirkungsmechanismus, chemische Struktur oder Herkunft eingeteilt werden. Tab. 8.2 zeigt eine Einteilung nach dem Wirkungsmechanismus dieser Substanzen.

8.2.1 Wirkmechanismen

Klassische Zytostatika beeinflussen Synthese oder Struktur der DNA oder wirken auf andere Art direkt auf die Zellteilung ein. Einzelne Mechanismen werden

◘ Tab. 8.2 Einteilung „klassischer" Zytostatika nach Wirkungsmechanismus

Wirkungsmechanismus		Zytostatika (Auswahl)
Veränderung der DNA-Struktur	Alkylierende Substanzen	– Busulfan – Carmustin (BCNU) – Chlorambucil – Cyclophosphamid – Dacarbazin – Ifosfamid – Melphalan – Temozolomid
	Platinverbindungen	– Carboplatin – Cisplatin – Oxaliplatin
	Sonstige	– Mitomycin C – Procabazin
Hemmung der Topoisomerasen		– Amsacrin – Dactinomycin – Daunorubicin – Doxorubicin – Epirubicin – Etoposid – Idarubicin – Irinotecan – Mitoxantron – Topotecan
Hemmung der DNA-Synthese (Antimetaboliten)	Folsäureantagonisten	– Methotrexat – Pemetrexed
	Purinanaloga	– 6-Mercaptopurin – Bendamustin – Cladribin – Fludarabin – Nelarabin
	Pyrimidinanaloge	– 5-Fluorouracil – Capecitabin – Cytosinarabinosid – Gemcitabin – Raltitrexed
Hemmung der Mikrotubuli		– Cabazitaxel – Docetaxel – Eribulin – Ixabepilone – Paclitaxel – Vinblastin – Vincristin – Vinorelbin
Demethylierung		– Azacitidin – Decitabin
Hemmung der Proteasomen		– Bortezomib – Carfilzomib – Ixazomib

im Folgenden näher beschrieben. Zu ihrem Verständnis ist die Kenntnis der in ► Kap. 1 beschriebenen Vorgänge bei der Zellteilung nötig.

> Der Wirkungsmechanismus vieler klassischer Zytostatika ist nicht im Detail geklärt. Die meisten wirken wohl gleichzeitig über verschiedene Mechanismen. Durch ihre Wirkung lösen sie aber alle schließlich den programmierten Zelltod (Apoptose) aus (► Kap. 1).

8.2.1.1 Veränderung der DNA-Struktur

Durch Vernetzung („cross-linking") Zytostatika aus der Gruppe der alkylierenden Substanzen (■ Tab. 8.2) besitzen eine Alkylgruppe (z. B. CH_3^-), ein sehr leicht reagierendes Molekül, das sich mit DNA-Strängen verbindet. Diese Alkylisierung der DNA führt zu Quervernetzungen der DNA-Stränge und dadurch zu Störungen der DNA-Verdopplung (Replikation) bei der Zellteilung sowie der DNA-Ablesung bei der RNA-Synthese (■ Abb. 8.3). Auf ähnlichen Quervernetzungen der DNA

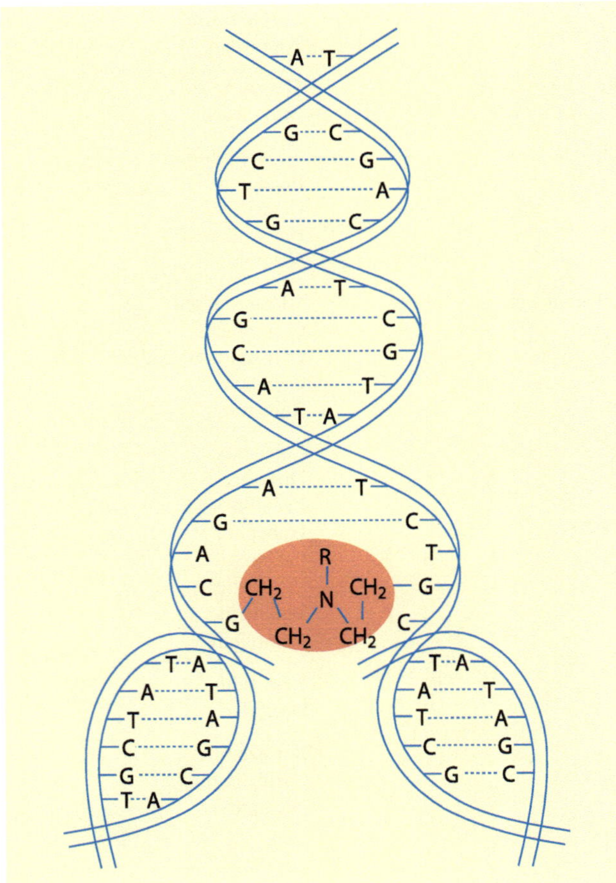

■ **Abb. 8.3** Ein alkylierendes Zytostatikum (*rot* markiert) hat sich mit 2 Alkylgruppen (CH2-) an Guaninmoleküle der DNA gebunden. Dadurch sind die beiden DNA-Stränge pathologisch vernetzt. Die Funktion der DNA wird erheblich gestört

beruht auch die zytostatische Wirkung der Platinverbindungen.

Durch Hemmung der Topoisomerasen I oder II Die Topoisomerasen I und II sind Enzyme, die die Stränge der DNA-Doppelspirale an bestimmten Stellen für die Zellteilung und Transkription (Ablesen von Genen) aufwinden, zertrennen und anschließend wieder verbinden. Ihre Hemmung führt zu irreparablen Brüchen der DNA-Struktur und zum Zelluntergang. Zu den Topoisomerasehemmern gehören vor allem natürliche Zytostatika, wie etwa Etoposid (z. B. Vepesid) oder die Camptothecine (z. B. Irinotecan [Campto] und Topotecan [Hycamtin]). Über eine Hemmung der Topoisomerasen wirken auch die sog. Tumorantibiotika wie Doxorubicin oder Epirubicin. Auch in der Tumortherapie werden Antibiotika eingesetzt, d. h. Stoffwechselprodukte von Pilzen. Diese Antibiotika haben im Vergleich zu ihrer zytostatischen nur eine geringe antibakterielle Wirkung.

8.2.1.2 Hemmung der DNA-Synthese

Verschiedene Zytostatika, die sog. *Antimetaboliten*, hemmen Enzyme, die zum Aufbau der Nukleinsäuren, d. h. für die DNA- und RNA-Synthese, notwendig sind. Ihre Wirkung beruht darauf, dass sie den Enzymen einen „falschen Baustein" anbieten: So stellt z. B. das Zytostatikum 5-Fluorouracil einen solchen falschen Baustein (anstelle des normalen Bausteins Uracil) dar (■ Abb. 8.4).

8.2.1.3 Hemmung der Mikrotubuli

Mikrotubuli (lat. tubulus: kleiner Schlauch) sind schlauchförmige Eiweißkomplexe. Sie kommen in den Zellen in verschiedenen Formen vor. Sie sind Teile des *Spindelapparats:* Dessen Fasern heften sich während der Mitose an die neugebildeten Chromosomen und ziehen diese in die beiden sich neu bildenden Zellen. Daneben sind Mikrotubuli auch Bestandteil des intrazellulären Zellskeletts; ferner sind sie an Transportvorgängen und der Verankerung von Rezeptoren in der Zellwand beteiligt. Zu den Medikamenten mit Einfluss auf die Mi-

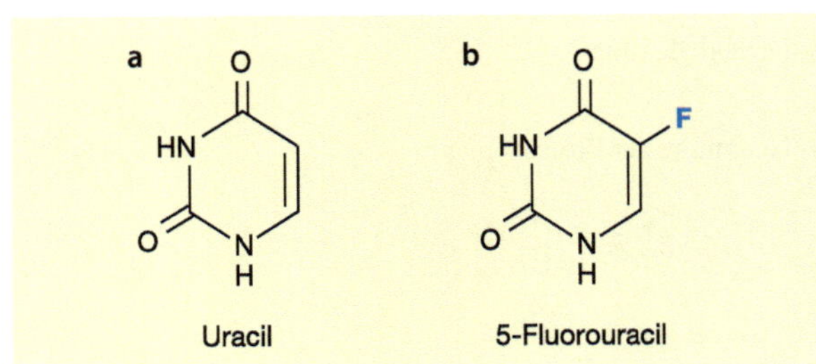

■ **Abb. 8.4** (a, b) Das Zytostatikum 5-Fluorouracil (b) wird hergestellt, indem an den normalen Zellbaustein Uracil (a) ein Fluoratom (F) angefügt wird

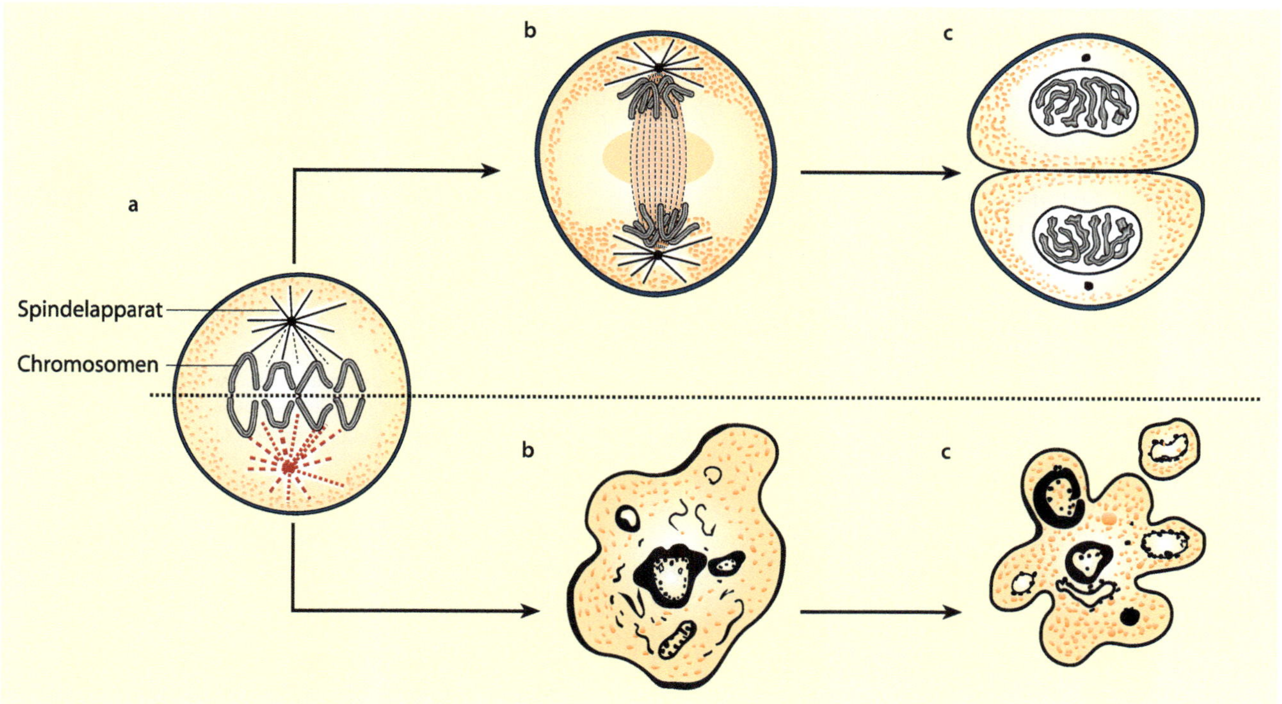

◘ Abb. 8.5 Hemmung der Mikrotubuli. *Oberer Teil* der Abbildung: (**a**) Eine Zelle in Mitose. Der Spindelapparat ist intakt, und die Chromosomen sind mit Spindeln verbunden. (**b**) Die Chromosomen werden durch den Spindelapparat auseinandergezogen. (**c**) Es haben sich zwei neue Zellen gebildet. *Unterer Teil:* (**a**) Der Spindelapparat ist defekt. Es erfolgt keine Zellteilung. (**b** *und* **c**) Die Zelle kann den Defekt nicht reparieren und stirbt ab (Apoptose). (Mod. nach Sportnitz 2007)

krotubulibildung gehören pflanzliche Zytostatika wie Vincaalkaloide (z. B. Oncovin und Velbe), die aus der Eibe stammenden Taxane (z. B. Taxotere und Taxol) sowie die neuen Epothilone (Ixempra) und Eribulin (Halaven). Sie hemmen zahlreiche Zellfunktionen. Durch Schädigung des Spindelapparats wird beispielsweise der „Vollzug" der Zellteilung verhindert und dadurch die Apoptose eingeleitet (◘ Abb. 8.5).

8.2.1.4 Demethylierung

Es konnte gezeigt werden, dass der Aktivierungszustand von Genen auch durch ihre Methylierung (das Anlagern von CH_3^--Gruppen) bestimmt wird (▶ Abschn. 1.3.1): Methylierte Gene sind inaktiviert. Durch die Demethylierung bestimmter Gene, z. B. durch Azacitin (Vidaza), können Zellen bestimmter hämatologischer Tumoren, den sog. myelodysplastischen Syndromen (abgekürzt: MDS) zur Differenzierung angeregt werden. Im Gegensatz zu den Retinoiden (▶ Abschn. 8.6), die nur über die Einleitung der Zelldifferenzierung wirken, führen die demethylierenden Zytostatika auch zum Tod von Tumor- und anderen Zellen.

8.2.1.5 Histon-Deacetylasen(HDAC)-Hemmer

Die DNA ist im Zellkern in den Chromosomen um große Eiweißmoleküle, die sog. Histone, gewickelt – ähnlich wie ein Faden auf eine Fadenspule

(▶ Abschn. 1.3.1). Die genetische Information kann von der DNA nur abgelesen werden, wenn die DNA nicht zu kompakt gewickelt ist, d. h. die „Fadenspulen" nicht zu dicht aneinander liegen. Als „Abstandhalter" dienen bestimmte Moleküle, sog. Acetyl-Gruppen, an den Histonen. Zelleigene Enzyme, die Histon-Deacetylasen, können diese Acetyl-Gruppen von den Histonen entfernen und dadurch das Ablesen von Genen verhindern (◘ Abb. 8.6). Diese Enzyme können durch Medikamente, sog. Histon-Deacetylase-Hemmer (engl. HDAC-Inhibitors, HDI) gehemmt werden. Durch die Hemmung wird die Entfernung der Acetylgruppen von Histonen verhindert, d. h., die Gene können abgelesen und aktiviert werden. Es ist denkbar, dass die Antitumor-Wirkung der HDAC-Hemmer auf einer Reaktivierung von Genen beruht, die die Apoptose (den programmierten Zelltod) von Tumorzellen einleiten.

Der HDAC-HemmerPanobinostat (Farydak) ist zur Behandlung des Multiplen Myeloms zugelassen.

8.2.1.6 Hemmung der Proteasomen

Proteasomen sind Enzymkomplexe, die Eiweiße (Proteine) abbauen. Sie sind in allen Zellen – sowohl im Zellkern wie im Zytoplasma – in großer Zahl vorhanden. Sie kontrollieren den Abbau und dadurch die Konzentration vieler Proteine, z. B. von Wachstumsfaktoren und

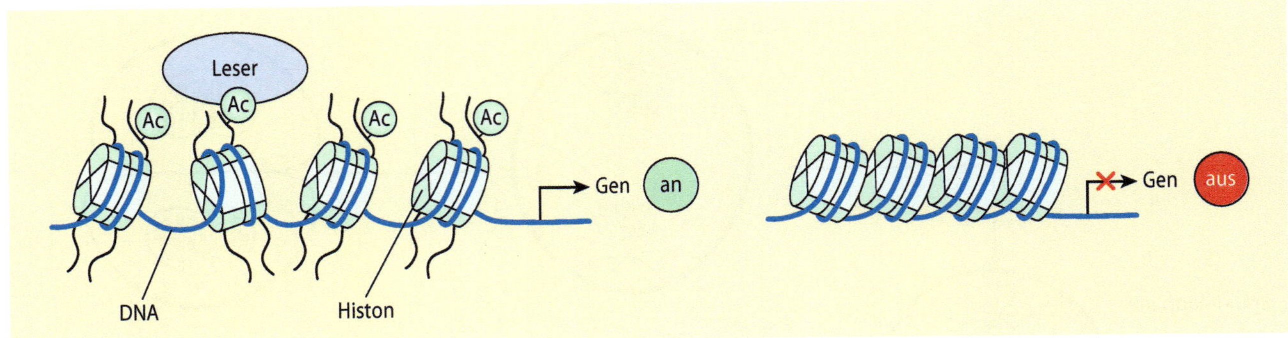

◘ Abb. 8.6 Acetylierung und Deacetylierung von Histonen: Es sind je 4 Histone dargestellt, um die sich der DNA-Faden *(blau)* wickelt. *Links*: Die Histone tragen Acetyl-Gruppen *(Ac)*. Das Gen kann durch das „Leser"-Eiweiß abgelesen werden. *Rechts*: Die Histone sind deacetyliert, das Gen ist ausgeschaltet. (Nach Verdin und Ott 2015, mit frdl. Genehmigung von Macmillan Publishers)

Signalmolekülen, die für die Steuerung von Zellzyklus, Apoptose und Differenzierung wichtig sind.

Bestimmte Medikamente hemmen spezifisch die Proteasomen, z. B. Bortezomib (Velcade), Carfilzomib (Kyprolis) oder auch Ixazomib (Ninlaro). Tumorzellen – in denen in der Regel die Proteasomenaktivität gesteigert ist – reagieren auf diese Hemmung empfindlicher als normale Zellen und gehen in Apoptose.

8.2.2 Toxizität

Klassische Zytostatika hemmen das Tumorwachstum in erster Linie durch direkte Einwirkung auf die DNA oder die Zellteilung. Diese Wirkungen sind im Allgemeinen unspezifisch, d. h. gegen alle sich teilenden Zellen gerichtet.

> Unerwünschte Wirkungen der klassischen Zytostatika manifestieren sich deshalb vor allem an gesunden Geweben mit hoher Zellteilungsrate.

Dazu gehören:
- blutbildendes Knochenmark (Myelotoxizität),
- Schleimhäute des Verdauungstrakts von Mund bis After (Mucositis),
- Haarfollikel (Alopezie),
- Keimzellen der Hoden (Azoospermie).

Andere unerwünschte Wirkungen dieser Zytostatika können nicht direkt auf die Hemmung der Zellteilung zurückgeführt werden, z. B. Übelkeit und Erbrechen.

◘ Tab. 8.3 zeigt die wichtigsten Toxizitäten klassischer Zytostatika. Allgemeines zur Toxizität tumorwirksamer Medikamente findet sich in ▶ Abschn. 8.10.

Tab. 8.3 Wichtige toxische Wirkungen von „klassischen" Zytostatika

Organ	Symptome	Dauer bis zum Auftreten	Häufig-keit	Rever-sibel	Besondere Risikofaktoren	Wichtigste verursachende Zytostatika
Knochenmark (► Kap. 26)	Neutropenie	Tage bis Wochen	+++	Ja	Tumorbefall des Knochenmarks	Verschiedene
	Thrombopenie	Tage bis Wochen	++	Ja	Vorhergehende Radiotherapie	
	Anämie	Wochen bis Monate	+++	Ja	Vorhergehende Radiotherapie	
	Leukämie	Jahre	(+)		Kombination mit Radiotherapie	alkylierende Substanzen, Anthrazykline, Etoposid u. a.
Magen-Darm-Trakt	Orale Mucositis (► Kap. 25)	Tage bis Wochen	+	Ja	Vorhergehende Radiotherapie	MTX, 5-FU, ADM
	Diarrhö (► Kap. 21)	Tage bis Wochen	+	Ja	Vorhergehende Radiotherapie	5-FU, Irinotecan, Cisplatin
	Ileus (► Kap. 21)	Tage	++	Ja		Vincristin, Vinblastin, Vindesin
Nerven	Übelkeit/Erbrechen (► Kap. 20)	Stunden bis Tage	+++	Ja		Verschiedene
	Kleinhirnstörung (Schwindel/Ataxie) (► Kap. 16)	Tage bis Wochen	(+)	Teilweise		5-FU, PCZ, BCNU
	Enzephalopathie (Lethargie/Halluzinationen) (► Kap. 16)	Stunden bis Tage	(+)	Ja	Vorhergehende Radiotherapie	L-Asp, 5-FU, MTX, Ara-C, Ifosfamid
	Innenohrschädigung (Tinnitus/Hochtonschwerhörigkeit) (► Kap. 16)	Tage bis Wochen	+	Teilweise	Gleichzeitige Verabreichung toxischer Antibiotika	Cisplatin
	Meningismus	Stunden bis Tage	+	Ja		Ara-C, MTX (intrathekal)
	Polyneuropathien (Parästhesien/Muskelschwäche/Ileus; ► Kap. 16)	Tage bis Monate	++	Teilweise		Vincristin, Vinblastin, Vindesin, Cisplatin, Oxaliplatin, Docetaxel, Paclitaxel, Ixabepilon
Haarwurzeln (► Kap. 22)	Alopezie	Wochen	+++	Ja		Verschiedene

(Fortsetzung)

◻ Tab. 8.3 (Fortsetzung)

Organ	Symptome	Dauer bis zum Auftreten	Häufig-keit	Rever-sibel	Besondere Risikofaktoren	Wichtigste verursachende Zytostatika
Haut und Schleim-häute (▶ Kap. 23 und 25)	Entzündungen	Tage bis Wochen	+	Ja		Verschiedene
	Nagelveränderungen	Wochen bis Monate	++	Ja		Verschiedene, vor allem Docetaxel
	Hand-Fuß-Syndrom	Tage bis Wochen	+	Ja		liposomales Doxorubicin, Capecitabine, 5-FU-Dauerinfusion
Keimdrüsen (Hoden/Ovar, ▶ Kap. 28)	Hemmung der Keimzellen (Sterilität)	Tage bis Monate	+++	Teilweise		Vor allem alkylierende Substanzen
	Hemmung der Hormonproduktion (vorzeitiges Klimakterium)	Monate bis Jahre	++	Nein		Vor allem alkylierende Substanzen
Nieren	Glomeruläre und tubuläre Schäden	Tage bis Wochen	+	z. T.	Gleichzeitige Verabreichung von nierenschädigenden Antibiotika/Dehydrierung (Erbrechen)	Cisplatin, MTX (nur hoch dosiert), Ifosfamid
Harnblase	Hämorrhagische Zystitis	Tage bis Wochen	+	Ja	Dehydrierung/lokale Radiotherapie	Cyclophosphamid, Ifosfamid
Herz	Myokardschäden	Monate	+	Nein	Vorbestehende Myokarderkrankung	ADM u. a. Anthrazykline, Mitoxantron, m-Amsa, hoch dosiert CTX
Lunge	Lungenfibrose (Husten/Dyspnoe	Wochen bis Monate	+	Evtl.	Lokale Radiotherapie	Bleomycin, Gemcitabin (selten: Busulfan)
Leber	Enzymerhöhung	Wochen	+	Ja		Methotrexat, Cytarabin, Trabectedin
Muskeln/Knochen	Schmerzen	Wochen	+	Ja		Procarbazin, Vinblastin, Vincristin, Paclitaxel, Docetaxel
Diverse	Allergischer Bronchospasmus, Blutdruckabfall, Urtikaria	Minuten bis Stunden	+	Ja		Paclitaxel, Asparaginase, Etoposid
	Grippeartige Symptome, Ödeme	Tage bis Wochen	+	Ja		Gemcitabin
	Fieber	Stunden bis Tage	+	Ja		Bleomycin, Gemcitabin, Dacarbazin, selten: Cytarabin, Methotrexat

MTX Methotrexat, *ADM* Adriamycin, *PCZ* Procarbazin, *BCNU* Carmustin, *Ara-C* Cytarabin, *L-Asp* Asparaginase, *CTX* Cyclophosphamid, *5-FU* 5-Fluorouracil

8.3 Monoklonale Antikörper und Hemmstoffe der intrazellulären Signalübermittlung

Monoklonale Antikörper erlauben den gezielten Angriff auf Oberflächeneiweiße und Botenstoffe, indem sie deren wachstumsfördernde Wirkung blockieren. Auch Checkpoint-Hemmer sind monoklonale Antikörper, die das Verhalten des Immunsystems dahingehend verändern können, dass Zellen des Immunsystems Krebszellen erkennen und abtöten.

> Gemeinsam ist ihnen, dass sie nicht direkt auf die Synthese oder Struktur der DNA oder die Mechanismen der Kernteilung einwirken, sondern auf Steuerungsvorgänge, die die Zellteilung und den programmierten Zelltod (Apoptose) und das Immunsystem regulieren.

Dazu gehören beispielsweise:
- Hemmung der Rezeptoren von Wachstumsfaktoren auf der Oberfläche von Tumorzellen
- *Beispiel:* Wirkung von Trastuzumab (Herceptin) bei bestimmten Formen von Mammakarzinom
- Hemmung von Signalmolekülen, die Wachstumssignale in den Zellkern übermitteln
- *Beispiel:* Wirkung von Imatinib (Glivec) bei chronisch-myeloischer Leukämie
- Hemmung der Neubildung von Blutgefäßen zur Versorgung des wachsenden Tumors
- *Beispiel:* Wirkung von Bevacizumab (Avastin) bei Kolonkarzinom
- Blockade von Immuncheckpoints zur Aktivierung der T-Zellen gegen die Krebszellen
  Beispiel: Wirkung von Nivolumab (Opdivio) beim Melanom

8.3.1 „Targeted Therapies" – „personalisierte Medizin" – „Präzisionsmedizin" – „stratifizierte Medizin"

Die oben genanntenMedikamente wirken „gezielt" gegen definierte Strukturen (Rezeptoren oder Signalmoleküle) auf oder in den Tumorzellen. Sie werden deshalb oft als „*Targeted Therapies*" bezeichnet (engl. target: Ziel).

Es ist allerdings darauf hinzuweisen, dass auch die etablierten Hormon- und Antihormontherapien „gezielte" Behandlungen darstellen, da sie selektiv auf die Hormonrezeptoren in Tumorzellen wirken (► Abschn. 8.4.1). Ebenso könnte auch die gezielte Störung der DNA-Synthese durch Antimetaboliten (z. B. 5-Fluorouracil; ► Abschn. 8.2.1) als „gezielte Therapie" bezeichnet werden. Im aktuellen Sprachgebrauch werden aber lediglich die neuen, auf die Rezeptoren von Wachstumsfaktoren und die Signalübermittlung gerichteten Medikamente als „Targeted Therapies" bezeichnet.

Der Einsatz dieser neueren Medikamente wird auch als „*personalisierte Medizin*" oder „*individualisierte Medizin*" bezeichnet. Dieser Begriff ist unglücklich gewählt – eine Person oder ein Individuum ist schließlich mehr als die Summe der molekularbiologischen Eigenschaften ihres Tumors. Von einer „personalisierten Medizin" darf eigentlich nur dann gesprochen werden, wenn die ganze erkrankte Person einbezogen wird. Besser werden die „gezielten Therapien" deshalb mit den Begriffen „*Präzisionsmedizin*" oder „*stratifizierte Medizin*" bezeichnet. Unter Stratifizierung versteht man die Bildung von Untergruppen. Das Konzept soll am folgenden Beispiel erläutert werden:

> ► **Beispiel**
> Bis vor wenigen Jahren wurden beim Lungenkarzinom lediglich vier histologische Untergruppen unterschieden. Dabei richtete sich die Therapie nur danach, ob ein kleinzelliges oder ein nichtkleinzelliges Karzinom vorlag. Unterdessen werden allein beim Adenokarzinom der Lunge mehr als 13 molekulare Untergruppen aufgrund von Genmutationen unterschieden (◘ Abb. 8.7). Dies erlaubt es, gezielt auf diese Mutationen gerichtete Medikamente zu entwickeln und präzise einzusetzen. ◄

Von den oben erwähnten Mutationen sind Rezeptoren oder Signalmoleküle betroffen. Aufgrund der Mutation ihres Gens werden sie entweder in zu großer Zahl produziert (sie werden überexprimiert) oder sie sind als Folge einer defekten Struktur zu aktiv (überaktiviert). Beides kann zu einer vermehrten Zellteilung führen. Näheres dazu findet sich in ► Abschn. 1.3.3, ► Tab. 1.3. Bei einigen Tumoren werden die entsprechenden Mutationen bereits routinemäßig im Labor nachgewiesen (► Abschn. 4.8).

8.3.2 Toxizität

In der Regel sind Unterschiede zwischen Tumor- und normalen Zellen quantitativer Natur: Auch normale Zellen besitzen Rezeptoren für Wachstumsfaktoren und

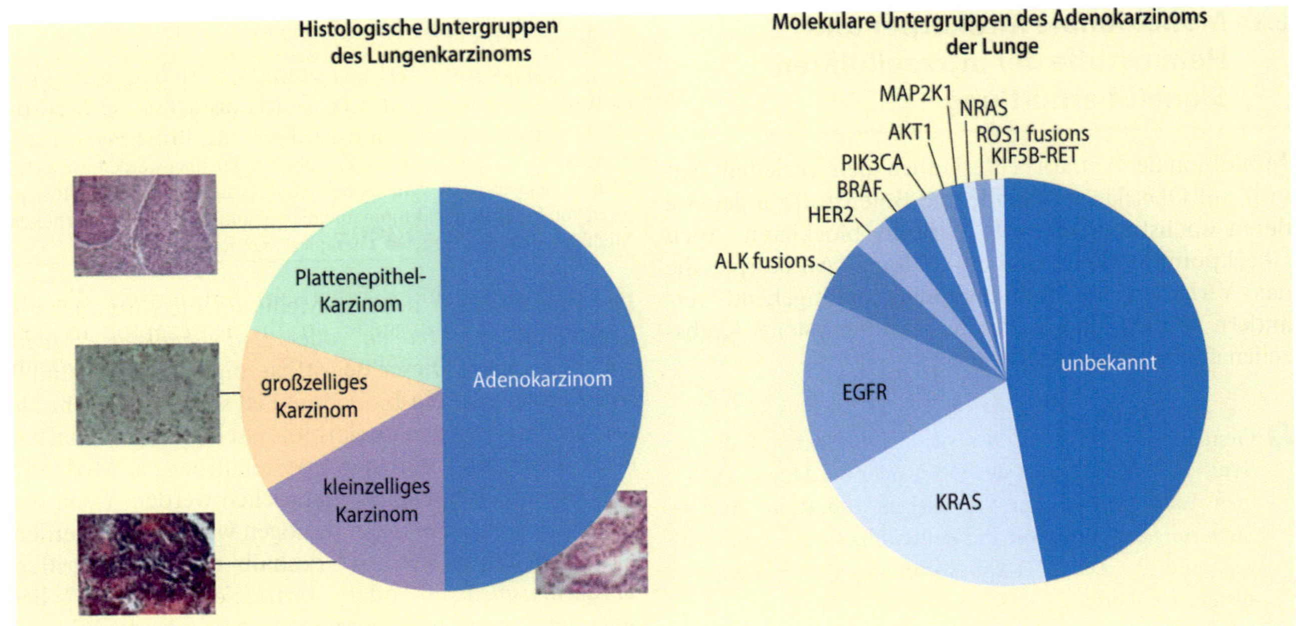

◘ **Abb. 8.7** Lungenkrebs ist nicht *eine* Krankheit, sondern auf molekularer Ebene die Summe vieler verschiedener Krankheiten. *Links:* Die vier histologischen Untergruppen des Lungenkarzinoms, die häufigste ist das Adenokarzinom. *Rechts:* Die molekularen Untergruppen des Adenokarzinoms. (Adaptiert nach Garassino 2013)

sind auf Signalübermittlung sowie Blutversorgung angewiesen. Tumorzellen reagieren auf medikamentöse Eingriffe in Steuerungsvorgänge jedoch teilweise empfindlicher als normale Zellen, da sie häufig von einem überaktivierten Signalweg abhängig sind.

Die „gezielten Therapien" sind deshalb keineswegs frei von unerwünschten Wirkungen, ihre Toxizität unterscheidet sich jedoch wesentlich von derjenigen der „klassischen" Zytostatika: Die „Targeted Therapies" führen in der Regel seltener und schwächer zu Übelkeit und Erbrechen oder Haarausfall. Dafür zeigen sich andere, teils schwere, mit den „klassischen" Zytostatika nie beobachtete Nebenwirkungen.

❯ Im Gegensatz zu den „klassischen" Zytostatika zeigt sich diese Toxizität verständlicherweise nicht an Geweben mit einer hohen Zellteilungsrate, sondern an Geweben, die – wie die Tumorzellen – von dem gehemmten Signalweg abhängig sind.

Dazu einige Beispiele:
- Zielmoleküle des monoklonalen Antikörpers Trastuzumab (Herceptin) und von verschiedenen Hemmstoffen der Signalübermittlung finden sich auch auf oder in den Zellen des Herzmuskels. Die Behandlung mit diesen Medikamenten kann deshalb zu *Herzinsuffizienz* führen.
- Auch Hautzellen sind auf intakte Signalwege für epitheliale Wachstumsfaktoren angewiesen. Verschiedene „gezielte Therapien" führen zu be-

lastenden, teils akneähnlichen *Hautveränderungen* (sog. „rash", Hautauschlag).
- Der monoklonale Antikörper Alemtuzumab (MabCampath) ist gegen das Antigen CD52 gerichtet. Dieses findet sich in hoher Dichte auf den Lymphozyten der chronischen lymphatischen Leukämie (CLL), aber auch auf normalen T- und B-Lymphozyten. Die Behandlung der CLL mit Alemtuzumab führt daher zu einer starken Lymphopenie und dadurch zu einer eindrücklichen, über Monate anhaltenden *Immunschwäche*.
- Umgekehrt wird das Immunsystem durch die neuen Immuntherapien vom Typ der „Checkpoint"-Hemmer stimuliert, damit Tumorzellen erkannt und angegriffen werden können. Diese Stimulation ist allerdings teilweise nicht spezifisch, sodass auch Immunreaktionen gegen normale Körperzellen auftreten können. Diese *Autoimmunreaktionen* äußern sich beispielsweise als Darm- oder Schilddrüsenentzündungen.

Bei monoklonalen Antikörpern können zudem – vor allem während oder kurz nach der erstmaligen Verabreichung – teils schwere akute *Infusionsreaktionen* auftreten (▶ Abschn. 32.5), die teils auf die Freisetzung von Zytokinen (▶ Abschn. 8.5), teils auf allergische Reaktionen zurückzuführen sind.

◘ Tab. 8.4 zeigt eine Übersicht über die unerwünschten Wirkungen dieser „gezielten" Therapien. Allgemeines zur Toxizität tumorwirksamer Medikamente findet sich in ▶ Abschn. 8.10.

◻ Tab. 8.4 Wichtige Nebenwirkungen von monoklonalen Antikörpern, Hemmstoffen der Signalübermittlung und Immuntherapien

Organ	Symptome	Dauer bis zum Auftreten	Häufigkeit	Reversibel	Besondere Risikofaktoren	Wichtigste verursachende Substanzen
Akute Infusionsreaktion (► Abschn. 32.5)	Blutdruckabfall, Atemnot, Schüttelfrost, Fieber, Erbrechen	Minuten	+++	Ja	Teilweise: große Tumorlast	Monoklonale Antikörper
Knochenmark (► Kap. 26)	Neutropenie	Tage bis Wochen	+++	Ja	Tumorbefall des Knochenmarks	Bortezomib, Gemtuzumab, Ibritumomab, Lenalidomid, Nilotinib, Sunitinib
	Thrombopenie	Tage bis Wochen	+++	Ja	Vorhergehende Radiotherapie	Bortezomib, Dasatinib, Gemtuzumab, Ibritumomab, Lenalidomid, Nilotinib, Sunitinib
	Anämie	Wochen bis Monate	+++	Ja	Vorhergehende Radiotherapie	Gemtuzumab, Ibritumomab, Nilotinib
Immunsystem	Immunsuppression (erhöhe Infektanfälligkeit)	Tage bis Monate	++	Ja	Kombination mit Kortikosteroiden	Alemtuzumab, Ibritumomab-Tiuxetan, Rituximab
	Autoimmunreaktionen (Hepatitis, Dermatitis, Kolitis etc.)	Wochen bis Monate	++	Ja		Ipilimumab, Nivolumab, Pembrolizumab
Magen-Darm-Trakt	Perforation, Fistel	Tage bis Wochen	(+)		Vorhergehende Operationen	Bevacizumab, Ipilimumab
	Diarrhö (► Kap. 21)	Tage bis Wochen	+	Ja		Cetuximab, Bortezomib, Erlotinib, Gefitinib, Lapatinib, Panitumumab, Sorafenib, Sunitinib, Ipilimumab
	Obstipation					Bortezomib, Lenalidomid, Pomalidomid
Zentrales Nervensystem	Übelkeit/Erbrechen (► Kap. 20)	Stunden bis Tage	++	Ja		Imatinib
	Enzephalopathie (Müdigkeit, Lethargie)	Tage bis Wochen	++	Ja		Cetuximab, Sorafenib, Sunitinib, Lenalidomid, Pomalidomid
Peripheres Nervensystem	Polyneuropathien (Parästhesien/Muskelschwäche/Ileus)	Tage bis Monate	+++	Zum Teil		Bortezomib, Ipilimumab, Lenalidomid, Pomalidomid
Haarwurzeln (► Kap. 22)	Partielle Alopezie, Verfärbungen	Wochen bis Monate	+	Ja		Sorafenib, Sunitinib
Haut und Schleimhäute (► Kap. 23 und 25)	Blutungen	Stunden bis Tage	+	Ja		Bevacizumab
	Nagelveränderungen	Wochen bis Monate	+++	Ja		Cetuximab, Gefitinib, Panitumumab
	Akneartiger Ausschlag, trockene Haut, Fissuren	Wochen bis Monate	+++	Ja		Cetuximab, Erlotinib, Gefitinib, Lapatinib, Panitumumab, Sunitinib

(Fortsetzung)

Tab. 8.4 (Fortsetzung)

Organ	Symptome	Dauer bis zum Auftreten	Häufig-keit	Rever-sibel	Besondere Risiko-faktoren	Wichtigste verursachende Substanzen
	Hand-Fuß-Syndrom	Tage bis Wochen	+++	Ja		Sorafenib, Sunitinib, Lapatinib
	Orale Mucositis	Wochen bis Monate	++	Ja		Everolimus, Gefitinib, Panitumumab, Sunitinib, Sorafenib
Herz und Kreislauf	Myokardschäden	Wochen bis Monate	+	Teil-weise	Vorbestehende Myokarderkrankung	Dasatinib, Imatinib, Lapatinib, Nilotinib, Sorafenib, Sunitinib, Trastuzumab, Pertuzumab
	Hypertonie	Wochen bis Monate	++	Ja		Bevacizumab, Sorafenib, Sunitinib, Pazopanib
	Venenthrombosen, Lungen-embolie	Tage bis Wochen	++	Evtl.	Kombination mit Kortikosteroiden	Bevacizumab, Lenalidomid, Thalidomid
	Ödeme	Wochen bis Monate	+	Ja		Dasatinib, Imatinib
Lunge	Pneumopathie (Husten/Dyspnoe)	Monate bis Jahre	+	Evtl.		Erlotinib, Gefitinib, Everolimus, Rituximab
Muskeln/Knochen	Schmerzen, Krämpfe	Tage bis Wochen	+	Ja		Imatinib, Rituximab
Stoffwechsel	Hyperglykämie, Hyperlipidämie	Tage bis Wochen	+	Ja		Everolimus
Embryo	Missbildungen			Nein		Lenalidomid, Thalidomid

◻ Tab. 8.5 Herleitung der Substanznamen von monoklonalen Antikörpern

Zwei-Buchstaben-Nomenklatur + Endsilbe -mab (Antikörper)	Herkunft	Substanz (Beispielmedikament)
-momab	Murin	Ibritumomab (Zevalin)
-ximab	Chimär	Cetuximab (Erbitux)
-zumab	Humanisiert	Trastuzumab (Herceptin)
-mumab	Human	Ipilimumab (Yervoy)

8.3.3 Monoklonale Antikörper

Wie in ▶ Abschn. 1.6 ausgeführt, erkennen B-Lymphozyten körperfremde Moleküle (sog. Antigene) und stellen in der Folge Antikörper dagegen her. Antikörper sind Proteine, die mit einem Antigen reagieren und es binden. Die Bindung zwischen Antigen und Antikörper löst in der Regel weitere Schritte der Immunabwehr gegen ein Fremdeiweiß oder eine Fremdzelle aus, sodass es zur Zerstörung (Lyse) der Zielzelle kommen kann.

> **Definition**
>
> **Monoklonale Antikörper** (engl. monoclonal antibody, mab) sind in Zellkulturen biotechnologisch hergestellte Immunglobuline, die nur mit einem einzigen, definierten Antigen reagieren.

Tumorzellen tragen auf ihrer Oberfläche charakteristische Proteine, die als Antigene wirken. Diese Antigene sind allerdings meist nicht tumorspezifisch, d. h., sie finden sich nicht ausschließlich auf Tumorzellen, sondern auch auf normalen Zellen.

> Eine Antikörpertherapie kommt vor allem dann in Frage, wenn die Tumorzellen das Antigen in hoher Anzahl auf der Zelloberfläche aufweisen.

Ursprünglich wurden für die Produktion monoklonaler Antikörper Mäuse mit einem Tumorantigen immunisiert. Aus Lymphozytenkulturen dieser Mäuse werden dann die Antikörper – bei denen es sich also um Mausimmunglobuline („murine Antikörper") handelt – isoliert. Diese Mausantikörper können in der Folge mithilfe gentechnischer Methoden so verändert werden, dass der größte Teil des Moleküls einem menschlichen Antikörper entspricht. Man spricht von sog. chimären Antikörpern (Chimäre: Fabeltier aus der antiken Sage, vorne Löwe, in der Mitte Ziege, hinten Schlange) bzw. humanisierten Antikörpern.

> Der Substanzname aller monoklonalen Antikörper endet auf -mab. Aus dem Vokal vor der Endsilbe ist seine Herkunft ersichtlich (◻ Tab. 8.5).

Es werden 3 Gruppen von Antigenen unterschieden, gegen die therapeutisch wirksame Antikörper entwickelt wurden:

− Antikörper gegen CD-Antigene,
− Antikörper gegen Rezeptoren von Wachstumsfaktoren,
− Antikörper gegen Immuncheckpunkte (s. unten).

> Antikörper sind große Eiweißmoleküle. Sie werden intravenös bzw. subkutan verabreicht, da sie bei peroraler Gabe im Magen-Darm-Trakt abgebaut werden.

8.3.3.1 Antikörper gegen CD-Antigene

Bei den CD-Antigenen handelt es sich um Proteine auf der Oberfläche von Blut- und Knochenmarkzellen sowie von Zellen des lymphatischen Systems. Ihre Funktion ist zum Teil unbekannt. Aus historischen Gründen werden sie als CD(„cluster of differentiation")-Antigene bezeichnet und in der Reihenfolge ihrer Entdeckung nummeriert.

Einzelne CD-Antigene sind für bestimmte Zellen spezifisch: CD8 findet sich z. B. nur auf einer Untergruppe von T-Lymphozyten, CD20 findet sich auf allen B-Lymphozyten (▶ Abschn. 1.6.1). Andere CD-Antigene sind sehr unspezifisch: CD32 beispielsweise findet sich auf B-Lymphozyten, Monozyten, neutrophilen und eosinophilen Granulozyten.

Durch die Bindung eines therapeutischen Antikörpers an seinem CD-Antigen wird die Zelle so markiert, dass sie vom Immunsystem als fremd erkannt und attackiert werden kann.

Beispiele:

− der gegen CD20 gerichtete Antikörper Rituximab (z. B. Mabthera) zur Behandlung bösartiger Erkrankungen der B-Lymphozyten (maligne Lymphome),

– der gegen CD38 gerichtete Antikörper Daratumumab (Darzalex) zur Behandlung bösartiger Erkrankungen der Plasmazellen (Multiples Myelom).

8.3.3.2 Antikörper gegen Rezeptoren von Wachstumsfaktoren

Viele normale Zellen besitzen auf ihrer Oberfläche Rezeptoren für Wachstumsfaktoren, z. B. die HER1- und die HER2-Rezeptoren (auch erbB-2 oder her/neu genannt), ▶ Abschn. 1.2.2. Die Bindung des *epithelialen Wachstumsfaktors* EGF (engl. *epithelial growth factor*) an den Rezeptor löst im Zellinneren Signale für die Zellteilung aus. Der HER2-Rezeptor ist das Produkt des *HER2*-Gens. In Zellen verschiedener maligner Tumoren ist dieses Gen als Folge von Mutationen in zu vielen Kopien vorhanden. Dies wird als Amplifikation bezeichnet (▶ Abschn. 1.3.2) und ist bei etwa 25 % aller Mammakarzinome der Fall.

> Diese Amplifikation führt dazu, dass die Tumorzellen zu viele Rezeptoren (mehrere Hunderttausend pro Zelle) für den Wachstumsfaktor bilden und deshalb ihre Zellteilung zu stark stimuliert wird.

Durch die Bindung des Antikörpers an den Rezeptor wird dieser blockiert, sodass die für die Zelle lebenswichtigen Signale nicht in das Zellinnere weitergeleitet werden können (◘ Abb. 8.8). Zusätzlich aktiviert die Bindung des Antikörpers auch die immunologische Abwehr.

Ein Beispiel für diesen Wirkungsmechanismus ist der Antikörper Trastuzumab (Herceptin) für die Behandlung des Mammakarzinoms: Trastuzumab wird in der Behandlung des Mammakarzinoms eingesetzt, wenn eine Überexpression (Vermehrung) des HER2-Rezeptors vorliegt. Der HER2-Rezeptor bzw. sein Gen werden deshalb vor Therapiebeginn mit immunhistochemischen bzw. molekularbiologischen Methoden quantitativ am Gewebeschnitt (Tumorgewebe) nachgewiesen.

Auch die Funktion anderer Wachstumsfaktoren kann durch Antikörper gehemmt werden. Wie in ▶ Abschn. 1.5.2 ausgeführt, können Tumoren gefäßbildende Faktoren produzieren. Die Neubildung von Gefäßen (*Angiogenese*) ist für das Tumorwachstum unerlässlich (▶ Abb. 1.14). Der wichtigste gefäßbildende Faktor ist VEGF (vaskulärer *endothelialer Wachstumsfaktor*, engl. *vascular endothelial growth factor*). Der Antikörper Bevacizumab (z. B. Avastin) hemmt die Gefäßneubildung und somit das Tumorwachstum. Er bindet – anders als der oben genannte Antikörper Trastuzumab (z. B. Herceptin) – nicht an den Rezeptor, sondern direkt an den Wachstumsfaktor VEGF.

◘ Tab. 8.6 zeigt einige der aktuell in der EU und/oder der Schweiz zugelassenen monoklonalen Antikörper. Weitere Antikörper werden derzeit im Rahmen klinischer Studien untersucht.

8.3.3.3 Antikörper-Wirkstoff-Konjugate (ADC)

An monoklonale Antikörper können Zytostatika oder radioaktive Substanzen gekoppelt werden (*Antikörper-Wirkstoff-Konjugate*; engl. *antibody drug conjugate*, abgekürzt: *ADC*). Der Antikörper wirkt dabei als Träger, der die Wirksubstanz gezielt an die Tumorzelle heftet. Das Konjugat wird dann von der Zelle aufgenommen (Internalisation) und die Wirksubstanz im Zellinnern freigesetzt. So können Substanzen, die sonst zu toxisch oder zu wenig wirksam wären, in hoher Konzentration in die Tumorzellen eingeschleust werden.

– Konjugate mit Zytostatika:
  – T-DM1 (Kadcyla): Verbindung des HER2-Antikörpers Trastuzumab (Herceptin) mit dem Zytostatikum Emtansine (sonst nicht gebräuchliche Mikrotubulus-aktive Substanz). Anwendung beim HER2-überexprimierenden Mammakarzinom
  – Trastuzumab deruxtecan (Enhertu): Verbindung des HER2-Antikörpers Trastuzumab (Herceptin) mit einem Topoisomerase-I-Inhibitor. Anwendung als Monotherapie beim HER2-positiven, inoperablen oder metastasierten Mammakarzinom.
  – Brentuximab-Vedotin (Adcetris): Verbindung des CD30-Antikörpers mit einem Mikrotubulus-aktiven Zytostatikum. Anwendung bei CD30-positivem Hodgkin-Lymphom oder anaplastischem großzelligem Lymphom
– Konjugate mit radioaktiver Substanz:
  – 90Y-Ibritumomab-Tiuxetan (Zevalin): Verbindung eines CD20-Antikörpers mit dem Radionuklid 90Yttrium (ein Betastrahler mit einer Gewebeeindringtiefe von max. 5 mm). Anwendung bei rezidivierten follikulären Lymphomen

8.3.3.4 Immuncheckpoint-Hemmer

Immuncheckpoint-Hemmer sind ebenfalls monoklonale Antikörper, die aber selbst keine wachstumshemmende Wirkung auf die Krebszellen haben. Hauptaufgabe des körpereigenen Immunsystems ist es, körperfremde Organismen oder virusinfizierte Zellen zu eliminieren. Es ist aber aus verschiedenen Gründen wenig wirksam in der Bekämpfung von Krebserkrankungen (▶ Abschn. 1.6.2). Immuncheckpoint-Hemmer dienen nun dazu, das Immunsystem wieder in die Lage zu versetzen, Krebszellen zu erkennen und abzutöten.

> Krebszellen können sich aktiv der Immunabwehr entziehen („immune escape").

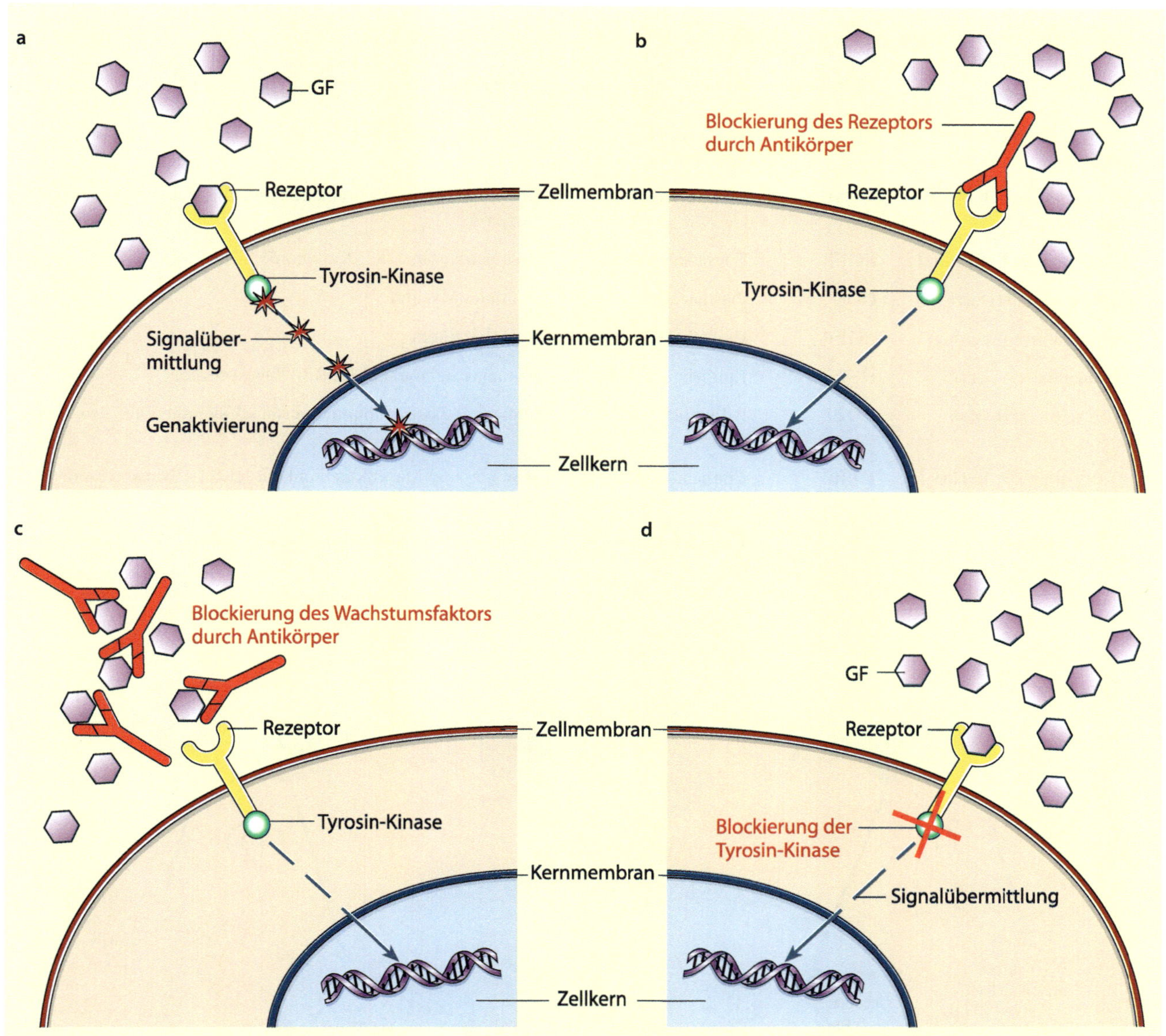

Abb. 8.8 (a–d) Angriffspunkte „gezielter Therapien". (a) Physiologischer Zustand: Ein Wachstumsfaktor („growth factor"; GF), z. B. EGF, bindet an seinen Rezeptor. Dadurch wird das an den Rezeptor gebundene Enzym Tyrosinkinase aktiviert. Dies setzt die Übermittlung von Signalen in Gang, die schließlich zur Aktivierung von Genen führen, die z. B. die Zellteilung stimulieren. (b–d) Möglichkeiten der therapeutischen Beeinflussung: (b) Blockade des Rezeptors durch einen Antikörper. Dies verhindert die Bindung des Wachstumsfaktors, es wird kein Wachstumssignal in den Zellkern übermittelt. (c) Blockade des Wachstumsfaktors durch einen Antikörper. Dies verhindert seine Bindung an den Rezeptor. (d) Blockade der Signalübermittlung durch Hemmung der Tyrosinkinase

Sie benutzen dazu Mechanismen, die physiologischerweise das Immunsystem so regulieren, dass gesunde Zellen von ihm nicht angegriffen werden können. Diese hemmenden Mechanismen werden über sog. Immuncheckpoints (engl. für Kontroll- resp. Checkpunkte) gesteuert.

> Immuncheckpunkte kann man sich vereinfacht als Bremsen des Immunsystems vorstellen: Werden sie aktiviert, hemmen sie die Immunantwort.

Die Wirkung dieser Checkpunkte zeigt ◘ Abb. 8.9.

Eine *erste Immunregulation* erfolgt im Lymphknoten: 1) Dort präsentiert eine antigenpräsentierende Zelle (engl. antigen presenting cell, APC) (▶ Abschn. 1.6.1) ein Antigen – z. B. ein Molekül aus einer abgestorbenen Tumorzelle – einem T-Lymphozyten. Mit einem Rezeptor (dem T-Zell-Rezeptor) bindet die T-Zelle an die APC. Diese Bindung stellt für den T-Lymphozyten das Signal dar, eine Immunantwort gegen Zellen auszulösen, die das präsentierte Antigen auf ihrer Zellober-

◘ Tab. 8.6 Auswahl tumorwirksamer monoklonaler Antikörper

Antikörper	Zielmolekül	Zielzelle	Anwendung
Alemtuzumab (Mabcampath)	CD52	T- und B-Lymphozyten	Chronisch-lymphatische Leukämie, maligne Lymphome
Bevacizumab (z. B. Avastin)	VEGF	Endothelzellen	Kolon-, Mamma-, Ovarialkarzinom, Glioblastom, Nierenzellkarzinom
Cetuximab (z. B. Erbitux)	EGFR	Epitheliale Zellen	Kolonkarzinom, ORL-Karzinome
Daratumumab (Darzalex)	CD38	Plasmazellen	Multiples Myelom
Panitumumab (Vectibix)	EGFR	Epitheliale Zellen	Kolonkarzinom
Pertuzumab (Perjeta)	HER2	Epitheliale Zellen	Mammakarzinom mit HER2-Überexpression
Rituximab (z. B. Mabthera)	CD20	B-Lymphozyten	Maligne B-Zell-Lymphome, chronisch-lymphatische Leukämie
Trastuzumab (z. B. Herceptin)	HER2 (erb2)	Epitheliale Zellen	Mamma- und Magenkarzinom mit HER2-Überexpresssion
Obinutuzumab	CD20	B-Lymphozyten	Maligne B-Zell-Lymphome, chronisch-lymphatische Leukämie

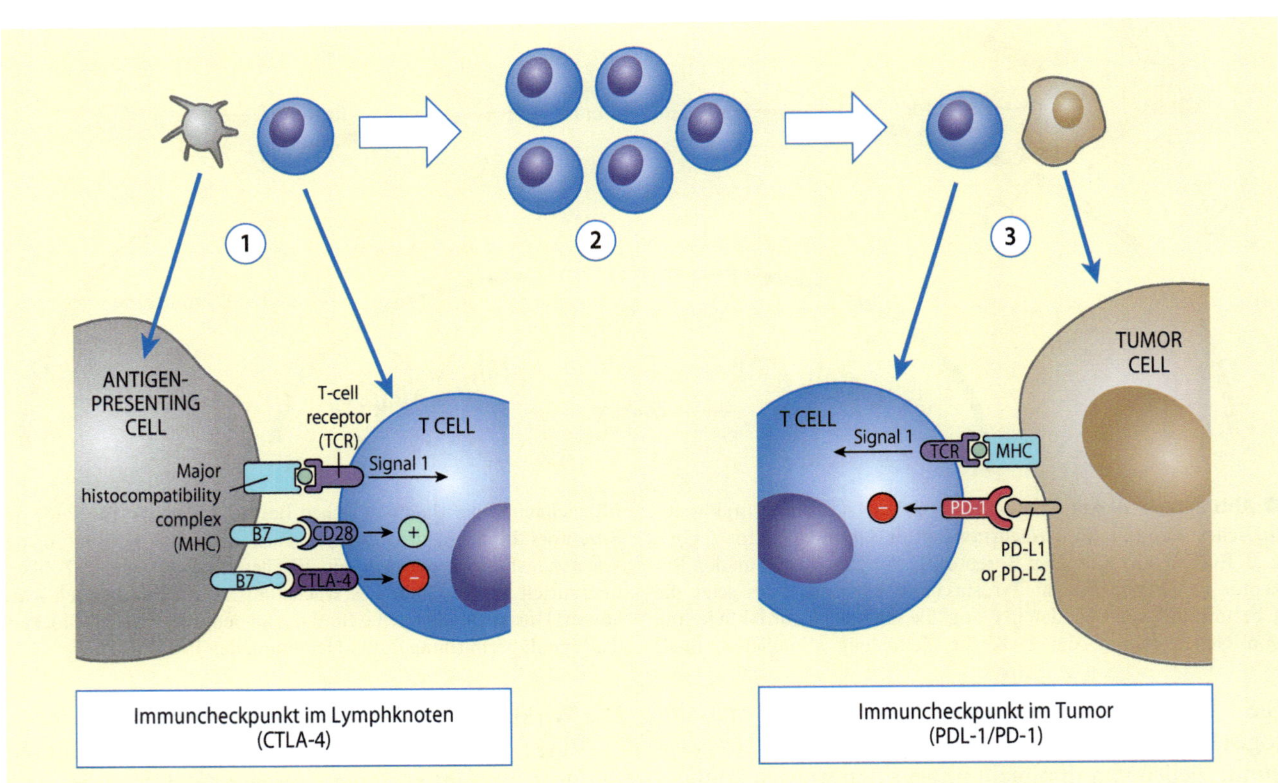

◘ Abb. 8.9 Immuncheckpunkte (s. Text). (Adaptiert nach Jacob 2015)

fläche tragen, d. h. gegen Tumorzellen. Gleichzeitig kommt es zu anderen Kontakten zwischen der APC und dem T-Lymphozyten: Das Molekül B7 auf der APC bindet an die Rezeptoren CD28 und CTLA-4 auf dem T-Lymphozyten. Diese Bindungen regulieren die Stärke der Immunantwort: Die Bindung B7-CD28 „aktiviert" die Immunantwort des T-Lymphozyten; die Bindung B7-CTLA-4 dagegen bremst die Immunantwort, sie bildet einen „Checkpunkt". 2) Aktivierte Lymphozyten vermehren sich und gelangen über die Gefäße in den Tumor.

Eine *zweite Immunregulation* läuft im Tumor ab (3). Die T-Lymphozyten treffen im Tumor auf Tumorzellen, die das gleiche Antigen tragen wie die APC im Lymphknoten. Die T-Lymphozyten sind dadurch auf dieses Antigen gerichtet und binden sich mithilfe des T-Zellrezeptors an die Tumorzelle. Dies würde nun eigentlich zur Zerstörung der Tumorzelle führen (▶ Abb. 1.16). Die Tumorzelle kann dies aber durch ihre Oberflächen-Moleküle PD-L1 (Programmed cell death protein 1) und PD-L2 verhindern: Diese binden an PD-1, den entsprechenden Rezeptor auf dem T-Lymphozyten. Diese Bindung hemmt die Aktivierung und Zellteilung des Lymphozyten und führt zu seinem Untergang (Apoptose, „programmed cell death"). Bestimmte Tumorzellen (z. B. beim Melanom) tragen auf ihrer Oberfläche PD-L1 oder -L2 in hoher Konzentration und können so die Immunabwehr bremsen, d. h. ihre Zerstörung verhindern.

> Die Bindung dieser Antikörper an den Checkpunkt bewirkt, dass seine Bremswirkung entfällt: Die Bremsen werden gelöst, die Immunreaktion wird aktiviert und die Krebszelle zerstört.

8.3.3.5 Antikörper gegen CTLA-4

Ein monoklonaler Antikörper gegen CTLA-4 (Cytotoxic T-lymphocyte antigen 4) ist Ipilimumab (Yervoy). Er wird erfolgreich gegen verschiedene Tumorarten eingesetzt. Die Aktivierung des Immunsystems durch Ipilimumab kann allerdings zu schwerwiegenden immunvermittelten Nebenwirkungen führen, vergleichbar mit Autoimmunerkrankungen, wobei körpereigene Gewebe attackiert werden. Mögliche Folgen sind Entzündungen von Dickdarm (Kolitis), Leber (Hepatitis), Haut, Nerven (Polyneuropathie) oder endokrinen Drüsen wie Schilddrüse oder Hypophyse. Diese Nebenwirkungen können lebensbedrohlich sein und müssen rasch mit einer immunsupprimierenden Steroidtherapie, evtl.

auch zusätzlich mit entzündungshemmenden Medikamenten behandelt werden.

8.3.3.6 Antikörper gegen PD-1 und PD-L1

Der durch PD-1 und PD-L1 gebildete Immuncheckpunkt kann ebenfalls durch monoklonale Antikörper gehemmt werden:

- Antikörper gegen PD-1: Nivolumab (Opdivo), Pembrolizumab (Keytruda)
- Antikörper gegen PD-L1: Atezolizumab (Tecentriq), Avelumab (Bavencio), Durvalumab (Imfinzi)

> Da die immunmodulierende Wirkung des Checkpunktes vor allem im Tumor erfolgt, sind die immunvermittelten Nebenwirkungen deutlich geringer als bei einer Hemmung von CTLA-4.

Neben PD-L1 und PD-L2 tragen Tumorzellen weitere Antigene, die die Immunreaktion bremsen können. Diese werden in klinischen Studien getestet (◘ Tab. 8.7).

◘ **Tab. 8.7** Checkpunkt-hemmende monoklonale Antikörper

Antikörper	Zielmolekül	Anwendung (Beispiele)
Atezolizumab	PD-L1	Bronchialkarzinom
Nivolumab	PD-1	Melanom, Nierenzellkarzinom
Pembrolizumab	PD-1	Bronchialkarzinom, Melanom
Relatlimab	LAG3	Melanom
Spartalizumab	PD-1	Melanom
Tislelizumab	PD-1	Speiseröhrenkarzinom
Tremelimumab	CTLA-4	Bronchialkarzinom
Avelumab	PD-L1	Blasenkarzinom
Cemiplimab	PD-1	Plattenepithelkarzinom der Haut
Dostarlimab	PD-1	Endometriumkarzinom
Durvalumab	PD-L1	Bronchialkarzinom
Ipilimumab	CTLA-4	Melanom, Nierenzellkarzinom
Lirilumab	KIR	Verschiedene Karzinome
Mogamulizumab	CCR4	Mycosis fungoides oder Sézary-Syndrom

8.3.4 Bispezifische Antikörper

Eine besondere Antikörperform sind bispezifische Antikörper. Hierbei kann ein Antikörper zwei verschiedene Moleküle auf Zelloberflächen erkennen. Man kann diese Antikörper nutzen, um Immunzellen mit Krebszellen in Kontakt zu bringen. Dies mit dem Ziel, dass die Immunzelle die Krebszelle dann angreift und abtötet. Dieses Verfahren ist bereits zur Behandlung der akuten lymphatischen Leukämie (ALL) zugelassen. Der bispezifische Antikörper Blinatumomab (Blincyto) erkennt dabei auf den Leukämiezellen das CD19-Antigen und auf den T-Zellen des Immunsystems das CD3-Antigen. Damit werden CD3-tragende T-Zellen gegen CD19-tragende Leukämiezellen aktiviert (◨ Abb. 8.10).

8.3.5 Hemmstoffe der intrazellulären Signalübermittlung („small molecules")

Die Signalübermittlung wird in ▶ Abschn. 1.2.2 ausführlich besprochen – die Kenntnis dieser Vorgänge ist Voraussetzung für das Verständnis der folgenden Abschnitte.

In Tumorzellen finden sich typischerweise zahlreiche Mutationen. Diese betreffen oft Gene, die den Aufbau der für die Signalübermittlung verantwortlichen Enzyme steuern. Die defekten Enzyme bewirken eine Überaktivierung der entsprechenden Signalwege, wodurch zu viele wachstumsstimulierende Signale in den Zellkern gelangen. Dies führt zu beschleunigtem und un-

◨ **Abb. 8.10** Blinatumomab erkennt als bispezifischer Antikörper (BITE, *Bispecific T-cell engager*) die Antigene CD3 und CD19 und aktiviert damit T-Zellen. Diese greifen dann die CD19-positiven Leukämiezellen an und töten diese ab. (Aus Stein et al. 2018, Drug Safety 42: 587–601)

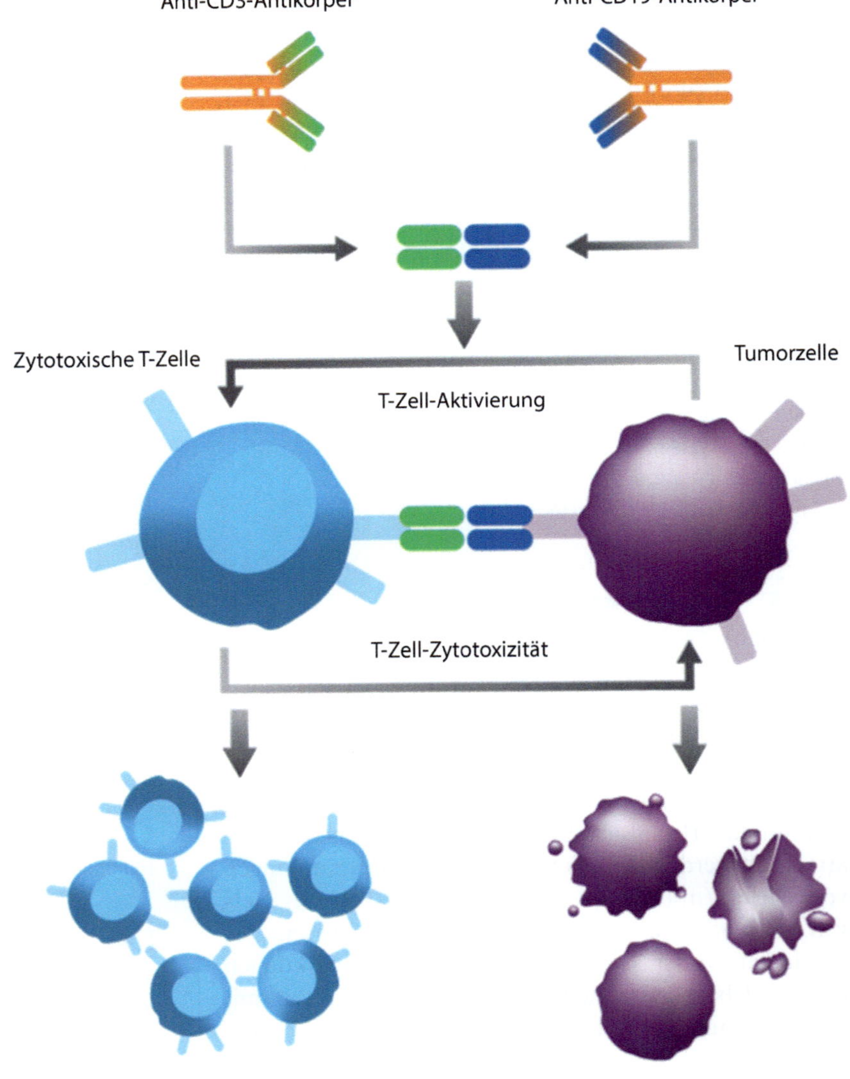

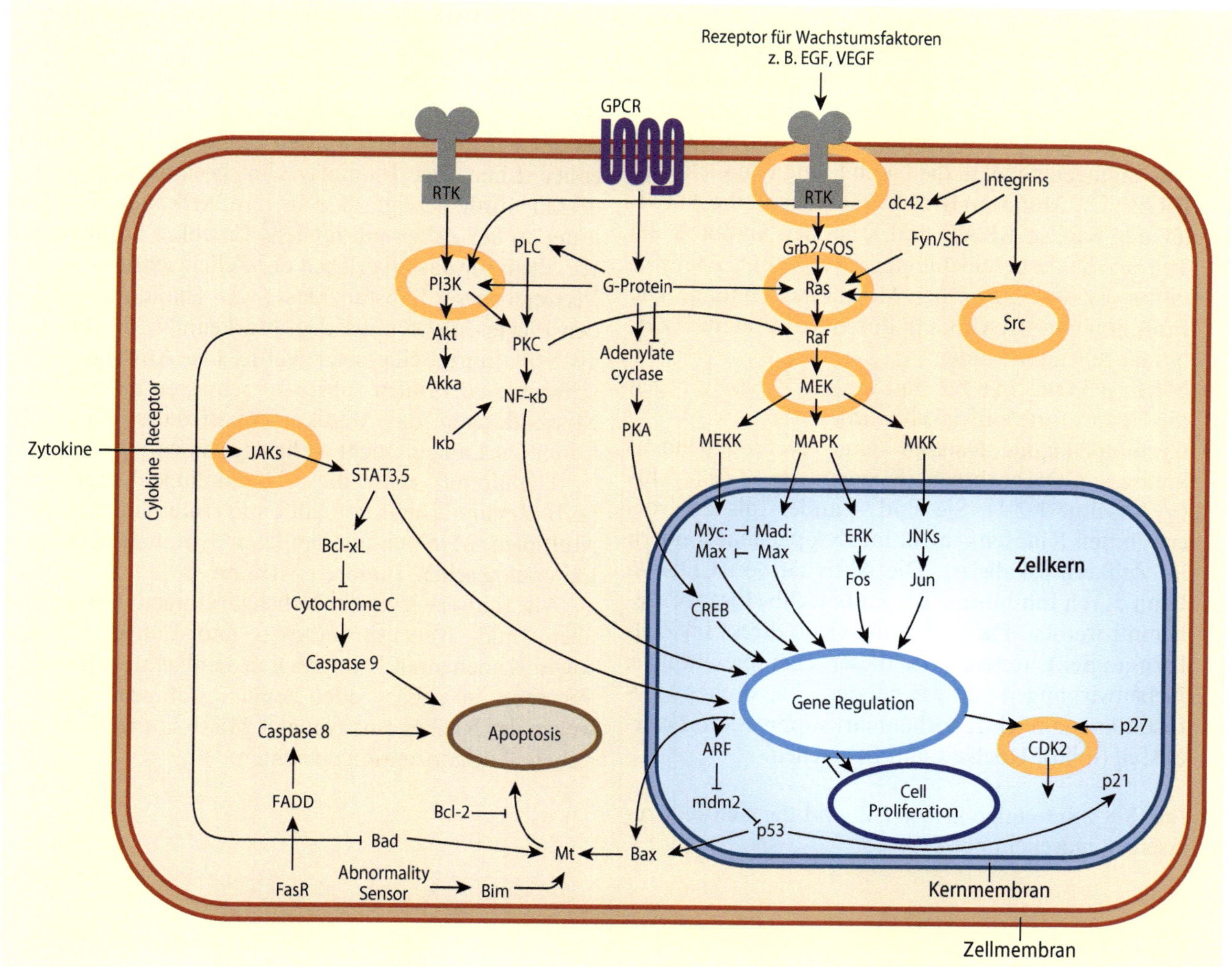

Abb. 8.11 Signalwege in einer Körperzelle. Die *orange* markierten Kinasen können durch Medikamente gehemmt werden

reguliertem Zellwachstum. Die schematische, stark vereinfachte Darstellung von ■ Abb. 8.11 zeigt eine Auswahl von wichtigen, an der Signalübermittlung beteiligten Enzymen.

Zur Terminologie
- Bei vielen dieser Enzyme handelt es sich chemisch um *Kinasen*, d. h. um Enzyme, die eine Phosphatgruppe auf ein Protein (Eiweiß) übertragen (Kinase: von griech. kinein: bewegen). Sie werden deshalb generell als *Protein-Kinasen* bezeichnet oder auch genauer nach der Aminosäure innerhalb des Proteins, auf die die Phosphatgruppe übertragen wird (z. B. *Tyrosinkinase*).
- Die Enzyme können auch nach dem *Gen* benannt werden, das ihre Synthese steuert (z. B. JAK1/2, BRAF, mTOR).

> Die Hemmung der intrazellulären Signalübermittlung (engl. signal transduction inhibition; STI) hat sich als wirksames therapeutisches Prinzip in der Tumortherapie erwiesen (■ Abb. 8.8d).

Die meisten für die STI eingesetzten Medikamente sind sog. Kinasehemmer.

> Kinasehemmer sind kleine Moleküle (engl. small molecules). Sie werden peroral verabreicht. Der Substanzname aller Kinasehemmer endet auf -nib, z. B. Imatinib (Glivec).

Die Nebenwirkungen der STI unterscheiden sich von denen der „klassischen" Zytostatika. Häufig ist die Haut betroffen, aber auch Hypertonie, Ödeme, Durchfälle, Fatigue u. a. m. sind zu beobachten (■ Tab. 8.4).

Gegen folgende Kinasen sind bereits STI als Medikamente erhältlich; weitere befinden sich in der Entwicklung:
- **Tyrosinkinasen** sind Bestandteile des im Zellinnern gelegenen Teils eines Rezeptors für Wachstumsfaktoren. Sie werden deshalb auch als Rezeptor-Tyrosinkinasen (RTK) bezeichnet. Sie können durch Tyrosinkinase-Inhibitoren (TKI; lat. Inhibitor:

Hemmer) blockiert werden (■ Abb. 8.8d). Dabei hemmen einzelne TKI spezifisch bestimmte Tyrosinkinasen, andere dagegen, sog. Multikinasehemmer blockieren zahlreiche, teils über 80 verschiedene Kinasen. Einige Tyrosinkinasen stimulieren spezifisch die Angiogenese, d. h. die Neubildung von Gefäßen.

- **BRAF:** Die Mutation BRAFV600 steigert die Aktivität der Kinase BRAF und stimuliert dadurch die Tumorzelle zu beschleunigtem Wachstum. Die Mutation ist vor allem bei Melanomen häufig. Die Funktion von BRAF kann durch Vemurafenib (Zelboraf) gehemmt werden.
- **MEK, mTOR, JAK1/2** sind weitere Kinasen, gegen die Hemmstoffe entwickelt wurden.
- **Cyclin-abhängige Kinasen** (engl. cyclin-dependent kinase, CDK) beschleunigen den Zellzyklus (▶ Abschn. 1.2.1). Sie sind – anders als die vorerwähnten Kinasen – nicht im Zytoplasma, sondern im Zellkern lokalisiert. Die Aktivität von CDK4/6 kann durch Inhibitoren wie Palbociclib (Ibrance) gehemmt werden. Da auch Palbociclib direkt im Zellkern angreift, treten unter dieser Therapie ähnliche Nebenwirkungen auf, wie bei den „klassischen" Zytostatika, nämlich Knochenmarksuppression, Haarausfall (mild), Übelkeit und Erbrechen.

■ Tab. 8.8 zeigt einige in der EU und der Schweiz zugelassene Kinasehemmer.

8.3.6 Immunmodulierende Substanzen („Imids")

Als immunmodulierende Substanzen (engl. *im*munmodulatory *d*rugs, Imids) werden Stoffe bezeichnet, die in erster Linie das Immunsystem beeinflussen. Unterdessen wurde gezeigt, dass sie ihre Wirkung durch Bindung an ein Zelleiweiß namens Cereblon ausüben, das vor allem für das Überleben der Zelle wichtig ist. Erster Vertreter dieser Substanzklasse war Thalidomid, das in den 1960er-Jahren unter dem Markennamen Contergan als Schlafmittel eingesetzt wurde. Die Anwendung bei schwangeren Frauen führte zu schweren embryonalen Missbildungen, das Medikament ist daher als Schlafmittel seit Langem nicht mehr zugelassen.

Thalidomid sowie die Abkömmlinge Lenalidomid (z. B. Revlimid) und Pomalidomid (Imnovid) sind beim Multiplen Myelom und anderen lymphatischen bzw. hämatologischen Tumoren wirksam.

Als schwerwiegende Nebenwirkungen werden bei allen Imids Venenthrombosen und Lungenembolien sowie Knochenmarksuppression beobachtet. Bei allen Personen in gebär- oder zeugungsfähigem Alter ist wegen des Risikos embryonaler Missbildungen auf eine sichere Antikonzeption zu achten.

□ **Tab. 8.8** Hemmstoffe der intrazellulären Signalübermittlung (Auswahl)

| Name | Zielmolekül (gehemmte Kinasen; Auswahl) | | | | | | | | | | | | | | | Anwendung (Auswahl) |
	HER1	HER2	VEGFR	PDGFR	BCR-ABL	c-kit-Protein	SRC	mTOR	BRAF	MEK	JAK	PI3K	ALK	EGFR	KRAS	
Crizotinib (Xalkori)													x			Bronchialkarzinom
Dasatinib (Sprycel)			x	x	x	x										CML, GIST
Alectinib													x			Bronchialkarzinom
Brigatinib													x			Bronchialkarzinom
Ceritinib													x			Bronchialkarzinom
Ceritinib													x			Bronchialkarzinom
Lorlatinib													x			Bronchialkarzinom
Lorlatinib													x			Bronchialkarzinom
Osimertinib														x		Bronchialkarzinom
Sotorasib															x	Bronchialkarzinom
Erlotinib (Tarceva)	x															Bronchialkarzinom, Pankreaskarzinom
Everolimus (Afinitor)								x								Mammakarzinom, pNET
Gefitinib (Iressa)	x															Bronchialkarzinom
Idealisib (Zydelig)												x				Lymphome, CLL

(Fortsetzung)

◻ Tab. 8.8   (Fortsetzung)

Name	Zielmolekül (gehemmte Kinasen; Auswahl)															Anwendung (Auswahl)
	HER1	HER2	VEGFR	PDGFR	BCR-ABL	c-kit-Protein	SRC	mTOR	BRAF	MEK	JAK	PI3K	ALK	EGFR	KRAS	
Imatinib (Glivec)				x	x	x										CML, GIST, MDS
Lapatinib (Tyverb)	x	x														Mammakarzinom
Lenvatinib (Lenvima)			x													Schilddrüsenkarzinom
Nilotinib (Tasigna)					x	x										CML
Ruxolitinib (Jakavi)											x					Myelofibrose
Sorafenib (Nexavar)			x	x		x										Nierenzell-, Leberzell-, Schilddrüsenkarzinom
Sunitinib (Sutent)			x	x		x										Nierenzellkarzinom, GIST, pNET
Trametinib (Mekinist)										x						Melanom
Vemurafenib (Zelboraf)										x						Melanom

Abkürzungen und Erklärungen: Kinasen werden oft nach ihrem Gen benannt; der Name bezeichnet in diesem Fall häufig nicht ihre Funktion, sondern ist historisch bedingt. *ALK* Anaplastic lymphoma kinase; *BRAF* B-rapidly *a*ccelerated *f*ibrosarcoma oncogene; *BCR-ABL* für die CML-typische, durch ein mutiertes Gen kodierte Tyosinkinase; *c-kit-Protein* Rezeptor für den Wachstumsfaktor SCF (Stammzellfaktor), bei gastrointestinalen Stromatumoren oft überexprimiert; *CML* chronische myeloische Leukämie; *EGFR* Rezeptor für Epidermal growth factor; *HER1/HER2* Rezeptoren für den epithelialen Wachstumsfaktor EGF; *JAK* Januskinase; *KRAS* kodiert für ein GTPase-Transduktorprotein; *MEK* eine MAK-Kinase; *mTOR*: Mammalian target of rapamycin, eine Kinase; *PDGFR* Rezeptor für den Platelet-derived growth factor auf Blutplättchen; *PI3K* Phosphoinositid-3-Kinase; *pNET* pankreatischer neuroendokriner Tumor; *SRC* an der Signalübermittlung beteiligte Tyrosinkinase im Zytosol der Zelle, bei verschiedenen Tumoren überexprimiert; *VEGFR* Rezeptor für den vaskulären endothelialen Wachstumsfaktor

8.4 Hormontherapie

> **Definition**
>
> Als **Hormontherapie** (endokrine Therapie) wird die Behandlung bösartiger Tumoren mit hormonell aktiven Substanzen (Hormonen und Antihormonen) bezeichnet. Bei den meisten Therapien wird die Wirkung eines körpereigenen Hormons medikamentös blockiert – man spricht deshalb auch von *antihormonellen Therapien* oder *Antihormon-Therapien.*

8.4.1 Hormone und Tumorwachstum

Hormone sind körpereigene Substanzen, die Wachstum und Funktion verschiedener Organe und Gewebe regulieren. Zum Teil stimulieren sie in ihren Zielorganen physiologischerweise die Zellteilung, z. B. Östrogene in der Brustdrüse und der Gebärmutterschleimhaut, Androgene in der Prostata, das thyreoideastimulierende Hormon in der Schilddrüse.

> Hormone spielen auch bei der Entstehung von Tumoren in ihren Zielorganen eine Rolle. Oft bleibt diesen Tumoren die Hormonempfindlichkeit ihres Ursprungsgewebes erhalten, d. h., sie sind für ihr Wachstum auf die Zufuhr des Hormons angewiesen und bilden sich bei Fehlen des Hormons zurück. Man spricht deshalb von hormonabhängigen oder hormonempfindlichen (hormonsensiblen) Tumoren. Diese Hormonabhängigkeit wird bei der Hormontherapie therapeutisch genutzt.

◘ Abb. 8.12 zeigt – stark vereinfacht – die endokrine Kontrolle von Organen mit hormonempfindlichen malignen Tumoren.

Die Wirkung eines Hormons an seiner Zielzelle wird durch sog. *Hormonrezeptoren* vermittelt. Dies sind Moleküle auf oder in der Zielzelle, die selektiv ein bestimmtes Hormon binden können. Durch die Bindung des Hormons an seinen Rezeptor wird in der Zelle der für das betreffende Hormon typische Effekt ausgelöst. ◘ Abb. 8.13a zeigt schematisch den intrazellulären Wirkungsmechanismus von Östrogenen. Jedes Hormon hat seinen eigenen Rezeptor. Deshalb wirkt ein Hormon nur an Zellen, die diesen Rezeptor bilden können. Östrogene beispielsweise stimulieren die Gebärmutterschleimhaut (Endometrium) zum Wachstum (in Endometriumzellen finden sich viele Östrogenrezeptoren), nicht aber die Zellen anderer Schleimhäute, z. B. der Blase, die keine Östrogenrezeptoren aufweisen.

Die Konzentration von Hormonrezeptoren im Tumorgewebe kann mit immunhistologischen oder chemischen Methoden an Gewebeproben gemessen werden. Ein Gewebe wird aufgrund dieser Untersuchungen je nach Konzentration des Rezeptors als positiv oder negativ für diesen Rezeptor bezeichnet. Die Zellen eines Mammakarzinoms können beispielsweise hohe

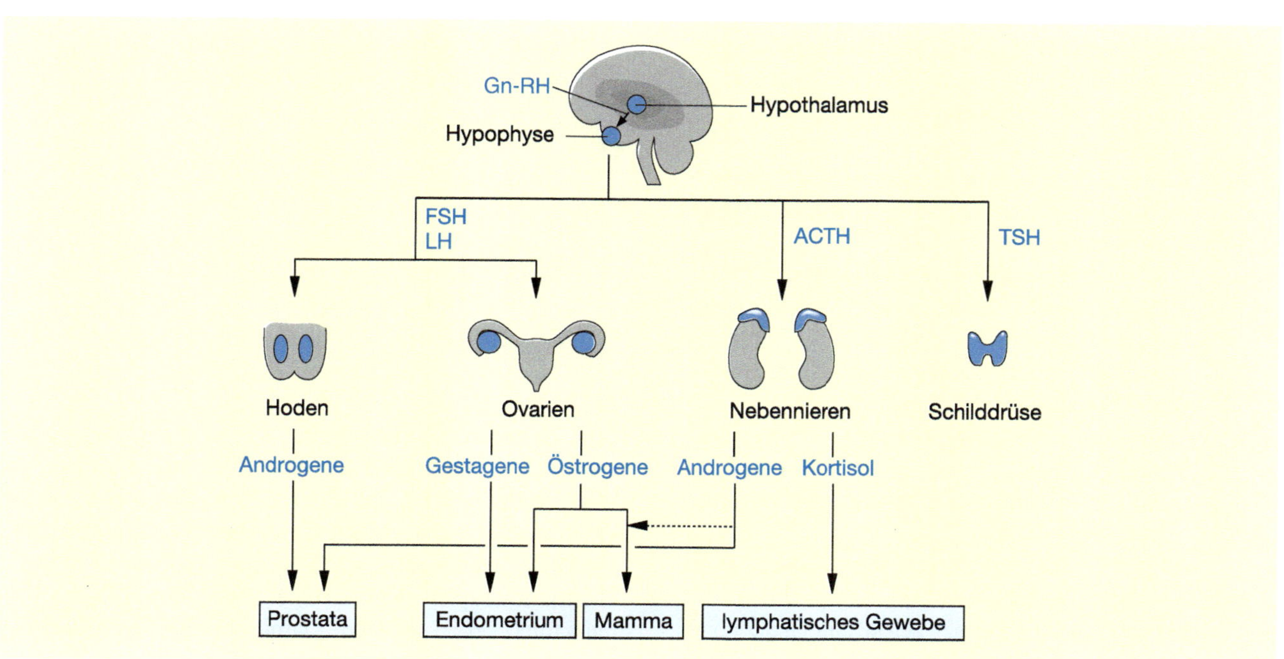

◘ **Abb. 8.12** Endokrine Kontrolle einiger Organe mit hormonempfindlichen malignen Tumoren (*Gn-RH* Gonadotropin-Releasing-Hormon, *LH* luteinisierendes Hormon, *FSH* follikelstimulierendes Hormon, *ACTH* Nebennierenrinde stimulierendes Hormon, *TSH* Schilddrüse stimulierendes Hormon)

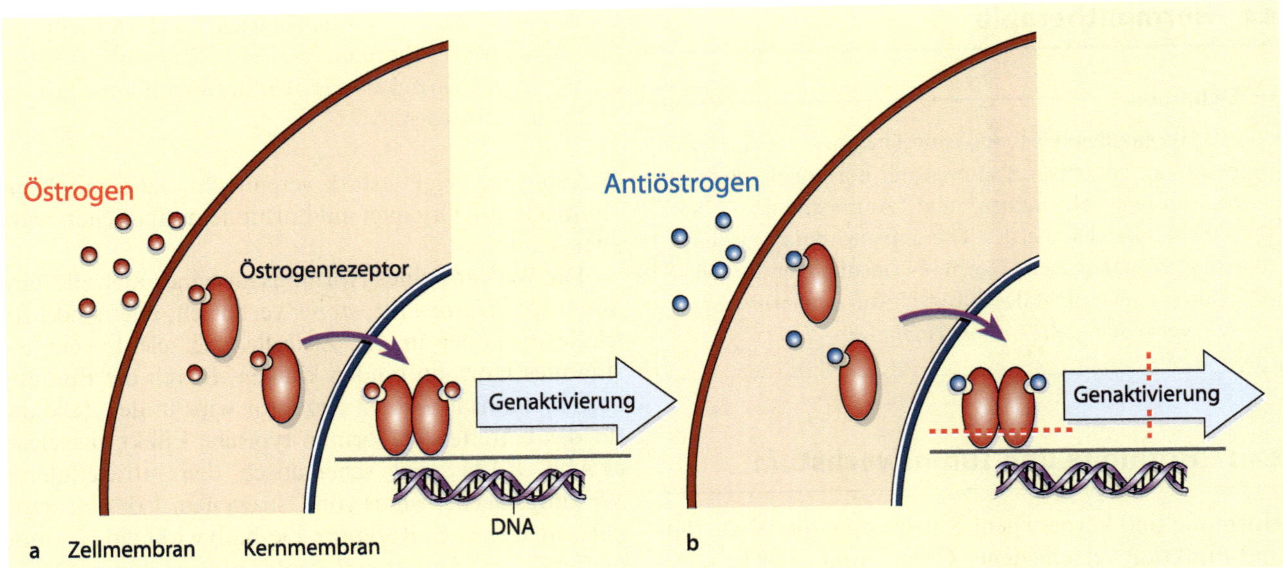

◘ Abb. 8.13 (a, b) Wirkungsmechanismus von Östrogen und Antiöstrogenen. **(a)** Östrogenmoleküle binden im Zellplasma an den Östrogenrezeptor. Nach dieser Bindung kann der Rezeptor in den Zellkern einwandern und sich in der Nähe der durch Östrogene regulierten Gene an die DNA anlagern. Dies führt zur Aktivierung dieser Gene. **(b)** Ein Antiöstrogen bindet anstelle von Östrogen an den Östrogenrezeptor. Dieser wandert zwar in den Kern, kann sich aber nicht an die DNA anlagern. Die Aktivierung der durch Östrogene regulierten Gene unterbleibt. (Mod. nach Ganten und Ruckpaul 2008)

Konzentrationen von Östrogenrezeptoren (ER), aber nur sehr geringe Konzentrationen von Progesteronrezeptoren (PgR) aufweisen. In diesem Fall spricht man von einem ER-positiven, PgR-negativen Tumor (ER+, PgR–).

Methoden der Hormonbehandlung
Die Hormonbehandlung eines hormonabhängigen malignen Tumors kann prinzipiell auf verschiedene Arten erfolgen:
- Hemmung der Produktion eines Hormons
  - Operative Entfernung oder Bestrahlung der Drüse, die ein für das Tumorwachstum wichtiges Hormon produziert (operative oder Strahlen-Kastration)
  - *Beispiel:* Orchidektomie bei Prostatakarzinom
  - Medikamentöse Inaktivierung einer Hormondrüse (chemische Kastration)
  - *Beispiel:* GnRH-Analoga und -Antagonisten bei Prostata- oder Mammakarzinom
  - Medikamentöse Blockierung der Synthese eines Hormons
  - *Beispiel:* Aromatasehemmung bei Mammakarzinom
- Medikamentöse Blockierung der Bindung eines Hormons an seinen Rezeptor
- *Beispiele:* Antiöstrogene bei Mammakarzinom, Antiandrogene beim Prostatakarzinom
- Zuführung eines Hormons, sog. additive Hormontherapie (Addition = Zugabe)

- *Beispiel:* Behandlung mit Gestagenen beim Endometriumkarzinom
- Verminderung (Down-Regulation) der Produktion eines Rezeptors

Beispiel: Fulvestrant (Faslodex) beim Mammakarzinom
Diese Methoden werden im ▶ Abschn. 8.4.2 ff. genauer beschrieben.

❯ Allen Methoden ist gemeinsam, dass sie letztlich die Bildung funktionierender Hormon-Rezeptor-Komplexe und dadurch die stimulierende Signalwirkung des Hormons reduzieren oder ganz verhindern. Eine Wirkung der Hormontherapie ist deshalb nur bei Tumoren zu erwarten, die den entsprechenden Rezeptor in ausreichender Konzentration aufweisen.

Eine Hormontherapie hat meist wesentlich weniger unerwünschte Wirkungen als eine Zytostatikatherapie. Sie kann deshalb auch bei älteren und geschwächten Erkrankten eingesetzt werden, für die eine Therapie mit anderen Substanzen nicht in Frage kommt. Insbesondere ist bei Hormontherapien nicht mit einer Hemmung der Knochenmarkfunktion zu rechnen. Damit entfällt die Notwendigkeit regelmäßiger hämatologischer Kontrollen. Auch Haarausfall oder Schleimhauttoxizität treten bei Hormontherapien kaum auf. Trotzdem sind auch Hormontherapien nicht frei von unerwünschten Wirkungen (◘ Tab. 8.9).

Tab. 8.9 Übersicht über klinisch bedeutsame unerwünschte Wirkungen von hormonellen Therapien

	GnRH-Analoga und -Antagonisten (und Ovarektomie) (Frauen prämenopausal)	GnRH-Analoga und -Antagonisten (und Orchidektomie) (Männer)	Aromatase-Hemmer (Frauen postmenopausal)	Antiöstrogene (Frauen prämenopausal)	(Frauen postmenopausal)	Gestagene (Frauen)	Anti-Androgene (Männer)	CYP17-Hemmer (Männer)
Auftreten früh (Tage bis Wochen)								
Amenorrhö	+++			+				
Hitzewallungen	+++	+++	+++	+++	+	+	++	++
Schweißausbrüche	++	++	+	++	++	+	+	++
Fluor			+	++				
Scheidentrockenheit	+		+++					
Vaginale Blutung				++	(+)			
Libidoverlust	++	++	++	+	+		+	++
Erektionsstörungen		++					(+)	(+)
Gynäkomastie		++					+++	++
Übelkeit/Erbrechen	-	-	-	(+)	(+)	(+)	-	-
Thromboembolien				++	++	+++		
Kopfschmerzen			(+)					
Ödeme			(+)	+	+	++	+	++
Depressive Verstimmung	(+)	(+)	(+)	(+)	(+)	+		

(Fortsetzung)

◻ Tab. 8.9 (Fortsetzung)

	GnRH-Analoga und -Antagonisten (und Ovarektomie) (Frauen prämenopausal)	GnRH-Analoga und -Antagonisten (und Orchidektomie) (Männer)	Aromatase-Hemmer (Frauen postmenopausal)	Antiöstrogene (Frauen prämenopausal)	(Frauen postmenopausal)	Gestagene (Frauen)	Anti-Androgene (Männer)	CYP17-Hemmer (Männer)
Auftreten spät (Monate bis Jahre)								
Gelenk- und Muskelschmerzen	+		+++	++	++			++
Karpaltunnelsyndrom			++	+	+			
Osteoporose (Frakturen)	++	++	++	-	-		++	++
Gewichtszunahme	+	+	+	+	+	+	+	+
Metabolisches Syndrom		+					+	+
Endometrium-Karzinom				(+)	(+)			
Anämie		+					+	+

GnRH Gonadotropin-Releasing-ormon.

> Die unerwünschten Wirkungen der Hormontherapien zeigen sich vor allem bei länger dauernden Behandlungen, z. B. in der adjuvanten Situation. Hier kann sich beispielsweise eine Osteoporose entwickeln.

Von Nutzen ist der Einsatz von Hormontherapien in der adjuvanten Situation vor allem beim hormonabhängigen Mamma- und Prostatakarzinom. In der palliativen Situation mit Metastasen werden bei diesen Tumoren oft sehr lange und gute Teilremissionen beobachtet. Diese sind für die Betroffenen besonders wertvoll, da sie mit relativ wenigen Nebenwirkungen verbunden sind.

Wie bei allen medikamentösen Tumortherapien entwickelt sich auch im Verlauf einer hormonellen Behandlung meist eine Resistenz des Tumors (▶ Abschn. 8.9). Kommt es nach einer Remission zu einem Rückfall, kann allerdings mit einer anderen Hormontherapie oft eine erneute Remission erreicht werden (*sequenzielle Hormontherapie*). Dies ist eine übliche Strategie beim hormonabhängigen Mamma- und Prostatakarzinom.

Die Hormontherapie des *Mammakarzinoms* zielt auf die Hemmung der Östrogensynthese oder eine Hemmung der Bindung von Östrogenen an die Östrogenrezeptoren der Tumorzellen. Die Methoden zur Erreichung dieses Ziels unterscheiden sich bei prä- und postmenopausalen Frauen, entsprechend den Unterschieden in der Produktion und im Stoffwechsel der Östrogene vor und nach der Menopause (◘ Abb. 8.14 und 8.15). Die Behandlung des Mammakarzinoms wird systematisch in ▶ Kap. 46 abgehandelt.

Beim *Prostatakarzinom* zielt die Hormontherapie darauf, die Synthese der männlichen Geschlechtshormone zu hemmen oder ihre Verbindung mit den entsprechenden Rezeptoren in der Tumorzelle zu verhindern (◘ Abb. 8.16). Eine Übersicht über die Behandlung des Prostatakarzinoms findet sich in ▶ Kap. 47.

8.4.2 Ovarektomie und Orchiektomie

Die beidseitige Ovarektomie, d. h. die operative Entfernung der Eierstöcke, wurde bis vor einigen Jahren bei prämenopausalen Patientinnen mit Brustkrebs eingesetzt. Sie ist die älteste Methode einer Hormontherapie bei bösartigen Tumoren. Bereits 1894 führte der schottische Chirurg Beatson die ersten Ovarektomien bei Patientinnen mit fortgeschrittenem Mammakarzinom durch. Auch durch eine Bestrahlung kann die Östrogenproduktion der Ovarien aufgehoben werden (Strahlenkastration). Beide Methoden wurden durch medikamentöse antihormonelle Therapien größtenteils ersetzt.

Die operative Entfernung der Hoden (Orchiektomie oder Orchidektomie) bei Männern mit Prostatakrebs ist technisch einfach. Die Wirkung tritt sofort ein,

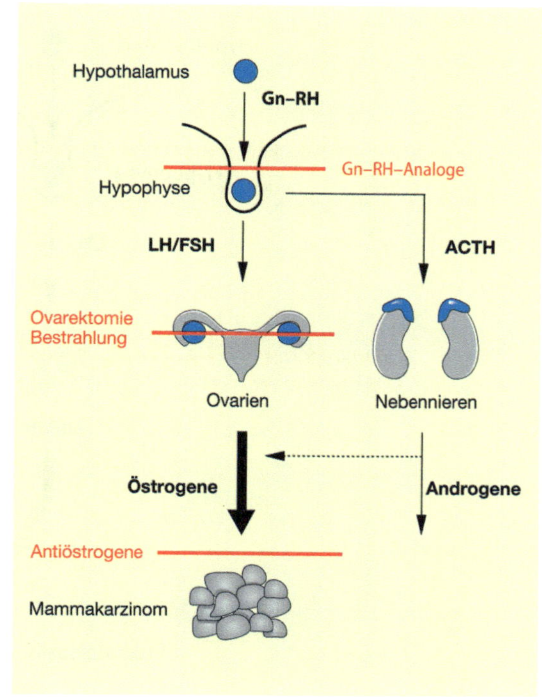

◘ **Abb. 8.14**   Östrogensynthese bei prämenopausalen Frauen. *Rot:* Möglichkeiten der therapeutischen Beeinflussung eines hormonabhängigen Mammakarzinoms (*Gn-RH* Gonadotropin-Releasing-Hormon, *LH* luteinisierendes Hormon, *FSH* follikelstimulierendes Hormon, *ACTH* Nebennierenrinde stimulierendes Hormon)

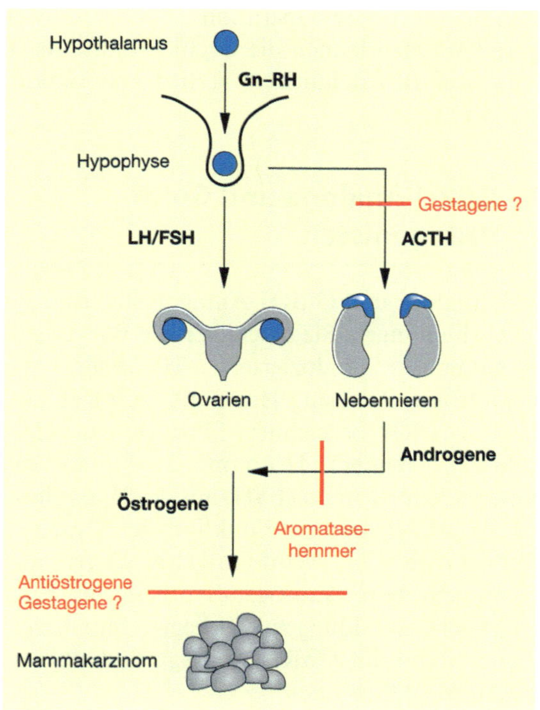

◘ **Abb. 8.15**   Östrogensynthese bei postmenopausalen Frauen. *Rot:* Möglichkeiten der therapeutischen Beeinflussung eines hormonabhängigen Mammakarzinoms

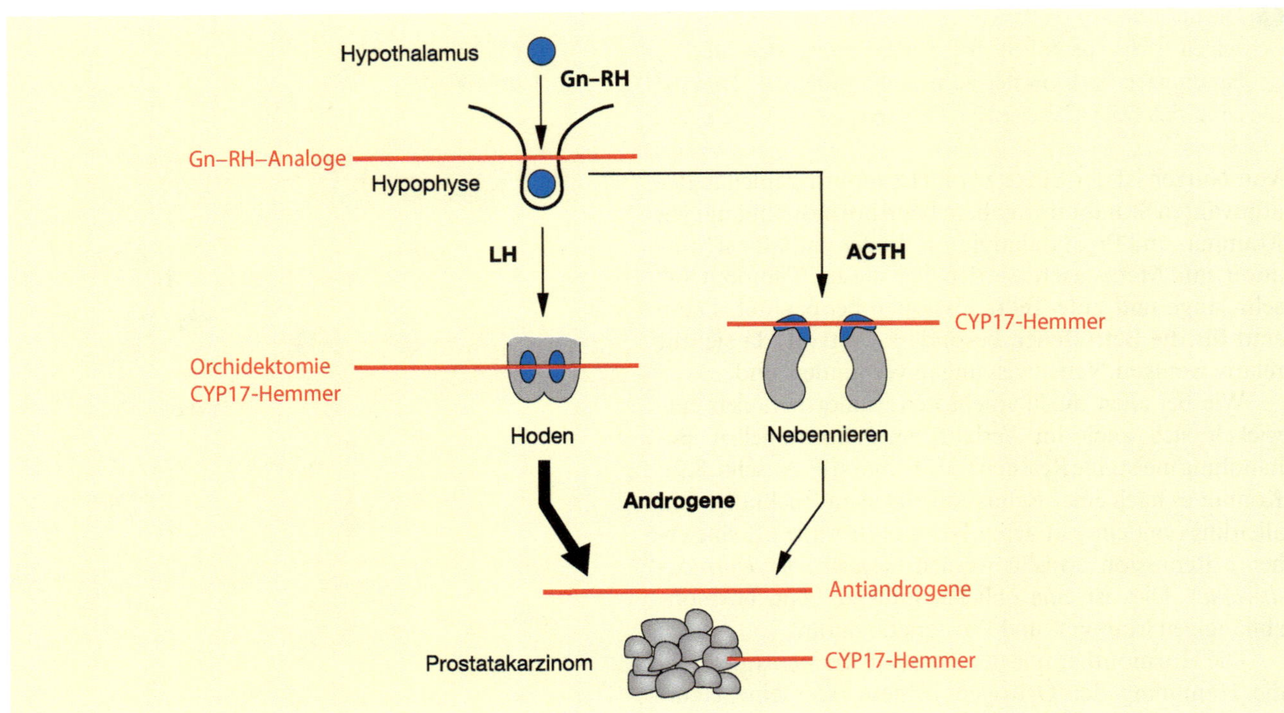

Abb. 8.16   Androgensynthese beim Mann. *Rot:* Möglichkeiten der therapeutischen Beeinflussung eines Prostatakarzinoms (*Gn-RH* Gonadotropin-Releasing-Hormon, *LH* luteinisierendes Hormon, *ACTH* Nebennierenrinde stimulierendes Hormon)

Schmerzlinderung bei Skelettmetastasen oder Besserung von Miktionsstörungen können oft innerhalb weniger Tage nach der Operation beobachtet werden. Jüngere Patienten lehnen die Orchiektomie wegen der Aussicht auf den definitiven Verlust von Libido und Potenz oft ab.

8.4.3   GnRH-Analoga und GnRH-Antagonisten

GnRH-Analoga und GnRH-Antagonisten sind synthetische Verbindungen. Sie blockieren die Wirkung des im Hypothalamus produzierten Hormons GnRH (Gonadotropin-Releasing-Hormon). GnRH (früher auch als LH-RH bezeichnet) führt zur Ausschüttung von luteinisierendem Hormon (LH) und follikelstimulierendem Hormon (FSH) aus der Hypophyse. LH und FSH stimulieren die Funktion der Ovarien resp. Hoden (Abb. 8.12). Wird GnRH blockiert, kommen die Östrogen- resp. Androgen-Synthese, die Eireifung und die Spermienbildung zum Erliegen. Man bezeichnet die Behandlung mit GnRH-Analoga deshalb auch als *medikamentöse Kastration.*

GnRH-Analoga werden bei Männern mit Prostatakrebs und bei prämenopausalen Frauen mit Brustkrebs eingesetzt. Sie werden intramuskulär oder subkutan injiziert. Ihre Wirkung ist reversibel, d. h., nach Absetzen der Therapie nehmen die Ovarien resp. Hoden ihre Funktion wieder auf. Die Injektionen werden von vielen Patientinnen und Patienten als unangenehm empfunden.

Es sind verschiedene Präparate im Handel (Buserelin, z. B. Profact; Goserelin, z. B. Zoladex; Leuprorelin, z. B. Trenantone; Degarelix, z. B. Firmagon).

Die Wirkungen einer chirurgischen Kastration (Ovarektomie resp. Orchiektomie), Strahlenkastration und Behandlung mit GnRH-Analoga sind letztlich die gleichen, nämlich die Einleitung eines verfrühten Klimakteriums. Als unerwünschte Wirkungen können deshalb bei allen Methoden Hitzewallungen, Schweißausbrüche oder depressive Verstimmungen auftreten. Die mögliche Entwicklung einer Osteoporose wird – wie bei der natürlichen Menopause – beschleunigt. Es versteht sich von selbst, dass diese Symptome nicht mit östrogen- resp. androgenhaltigen Medikamenten behandelt werden dürfen. Im Gegensatz zur operativen oder Strahlenkastration ist die medikamentöse Kastration reversibel, was sie für viele Betroffene eher akzeptabel macht. Tab. 8.10 zeigt einen Vergleich der genannten Methoden.

8.4.4   Antiöstrogene

Wichtigster Vertreter dieser Medikamentengruppe ist Tamoxifen (z. B. Nolvadex, Kessar). Tamoxifen wird an den zellulären Östrogenrezeptor gebunden, wo es hauptsächlich als Antagonist des Östrogens wirkt und die Östrogenwirkung blockiert (Abb. 8.13b). In Tumorzellen hemmt

▫ Tab. 8.10 Vergleich der Methoden zum Östrogenentzug bei prämenopausalen Frauen mit Mammakarzinom

	GnRH-Analoga	Ovarektomie	Strahlenkastration
Wirkungseintritt (Versiegen der Östrogen-produktion)	Nach 2–3 Wochen	Sofort	Nach 4–8 Wochen
Eingriff	Reversibel	Irreversibel	Irreversibel
Behandlungsdauer	Injektionen über mehrere Jahre	Einmaliger chirurgischer Eingriff	Ambulante Bestrahlung an 3–5 Tagen

Tamoxifen Zellteilung und Wachstum. Der Wirkungsmechanismus ist komplex und bislang nicht im Detail geklärt. Unklar ist u. a., inwiefern Antiöstrogene auch unabhängig von Östrogenrezeptoren (z. B. über die Stimulation von Signalübertragungswegen) wirken können.

Tamoxifen hat neben der antiöstrogenen Wirkung auch einen gewissen agonistischen, d. h. östrogenähnlichen Effekt. Dieser kann sich vor allem bei älteren Patientinnen in unerwünschter Weise, z. B. mit Wasserretention oder Vaginalfluor, manifestieren und zu Hyperplasie (sehr selten auch zu Karzinomen) der Gebärmutterschleimhaut führen (▫ Tab. 8.9). Als erwünschter östrogenähnlicher Effekt zeigt sich bei längerer Tamoxifen-Anwendung ein gewisser Schutz gegen das Fortschreiten einer postmenopausalen Osteoporose.

Ein weiterer Vertreter dieser Gruppe ist Toremifen (Fareston). Ein reines Antiöstrogen ist Fulvestrant (z. B. Faslodex), es hat keine östrogenähnlichen Effekte. Seine tumorhemmende Wirkung beruht teilweise auf einer Verminderung der Synthese von Östrogenrezeptoren („Down-Regulation").

8.4.5 Aromatasehemmer

In der Postmenopause bilden die Eierstöcke keine Östrogene mehr. Trotzdem werden im Körper nach wie vor in geringen Mengen Östrogene produziert (▫ Abb. 8.15): In den Nebennieren und im Fettgewebe gebildete Androgene werden durch das Enzym Aromatase in Östrogene umgewandelt. Diese genügen für die Stimulation hormonabhängiger Karzinome. Aromatase findet sich in vielen Geweben, vor allem aber in Fettzellen. Ihre Wirkung kann durch Aromatasehemmer blockiert werden, sodass sich mit einem Abfall des Östrogenspiegels hormonabhängige Tumoren zurückbilden können.

Es stehen eine Reihe moderner Aromatasehemmer zur Verfügung. Nach ihrer chemischen Struktur werden steroidale von nichtsteroidalen Aromatasehemmern unterschieden:
- Anastrozol (z. B. Arimidex), nichtsteroidal;
- Letrozol (z. B. Femara), nichtsteroidal;
- Exemestan (z. B. Aromasin), steroidal.

Aromatasehemmer sind in der Regel kurzfristig gut verträglich, können aber unangenehme Muskel- und Gelenkschmerzen verursachen (▫ Tab. 8.9). Bei der langzeitigen adjuvanten Anwendung (über 5 Jahre) besteht ein erhöhtes Risiko für die Entwicklung einer Osteoporose durch den völligen Östrogenentzug. Es wird deshalb in der Regel mit dem adjuvanten Aromatasehemmer gleichzeitig eine Osteoporoseprophylaxe verordnet.

8.4.6 Gestagene

Als Gestagene werden das Gelbkörperhormon Progesteron und davon abgeleitete Substanzen bezeichnet. Sie sind beim Mammakarzinom in der Postmenopause ebenfalls antitumoral wirksam. Ihr Wirkungsmechanismus ist umstritten (▫ Abb. 8.15). Diskutiert wird sowohl eine Hemmung der ACTH-Synthese wie auch eine direkte Wirkung auf die Tumorzellen, dies evtl. über eine Beeinflussung der Synthese von Östrogenrezeptoren. Die unphysiologisch hohen, für die Behandlung notwendigen Dosen führen oft zu unerwünschten Wirkungen (▫ Tab. 8.9).

Gestagene können auch bei Karzinomen der Gebärmutterschleimhaut (Endometriumkarzinome) eingesetzt werden: Die physiologischen Veränderungen der Gebärmutterschleimhaut während des Monatszyklus werden durch Östrogene und Gestagene gesteuert. Gestagene können eine vorübergehende Rückbildung des Tumors bewirken. Sie werden bei inoperablen oder metastasierenden Endometriumkarzinomen eingesetzt, sofern Progesteronrezeptoren nachgewiesen wurden (▶ Kap. 46).

Verschiedene Gestagenpräparate stehen zur Verfügung: Megestrolacetat (z. B. Megestat) sowie Medroxyprogesteron (z. B. Clinovir, Farlutal, Provera).

8.4.7 Antiandrogene

Antiandrogene sind synthetische Substanzen, die die Bindung der Androgene an ihren Rezeptor in den Tumorzellen blockieren (▫ Abb. 8.16). Sie werden beim

Prostatakrebs eingesetzt, um auch die Wirkung der in den Nebennierenrinden und im Tumor selbst produzierten Androgene zu blockieren. Sie können zu Libidoverlust und Impotenz führen, gelegentlich auch zu leichter Übelkeit (◻ Tab. 8.9).

Als ältere Antiandrogene stehen u. a. Flutamid (z. B. Fugerel) und Bicalutamid (z. B. Casodex) zur Verfügung. Moderne Antiandrogene haben einen breiten Einsatz bei der Behandlung des Prostatakarzinoms in verschiedenen therapeutischen Situationen. So stehen die Medikamente Enzalutamid, Apalutamid und Darolutamid zur Verfügung. Diese können auch schon bei Männern mit kastrations-naiven Prostatakarzinomen früh in der metastasierten Situation eingesetzt werden.

8.4.8 Hemmer von CYP17

Ein wichtiges Enzym für die körpereigene Synthese der männlichen Geschlechtshormone ist CYP17, eine sog. Hydrolase. CYP17 kann durch das Medikament Abirateron (Zytiga) gehemmt werden. Dadurch wird die Androgen-Biosynthese in den Hoden, den Nebennieren, der Prostata und in den Zellen des Prostatakarzinoms blockiert (◻ Abb. 8.16). Dies verstärkt bei Prostatakrebs die Wirkung der chemischen oder operativen Kastration, die nur die Androgenproduktion der Hoden ausschaltet. Die Blockade von CYP17 führt häufig zur Bildung von Ödemen (◻ Tab. 8.9), was durch die zusätzliche Gabe von niedrig dosiertem Prednison verhindert werden kann.

8.4.9 Östrogene

Bei fortgeschrittenem Prostatakrebs wurden früher Östrogene eingesetzt. In hohen Dosen führen sie über eine Hemmung der hypophysären LH-Sekretion zum Versiegen der Androgensynthese in den Hoden. Die Therapie ist mit erheblichen Nebenwirkungen verbunden (Gynäkomastie, Ödembildung, Risiko für Thrombosen und Lungenembolien). Seit die weniger toxischen CYP17-Hemmer zur Verfügung stehen, wird die Östrogentherapie kaum noch angewandt.

8.4.10 Glukokortikoide

Glukokortikoide sind Hormone der Nebennierenrinde. Natürliche Glukokortikoide wie Kortisol und verwandte synthetische Verbindungen wie Prednison oder Dexamethason werden bei vielen Erkrankungen therapeutisch eingesetzt. Rezeptoren für Glukokortikoide finden sich in verschiedenen Geweben, so auch in den Zellen des lymphatischen Systems. Im Gegensatz zu allen anderen hier diskutierten Hormonen haben Glukokortikoide an Lymphozyten keinen wachstumsfördernden Effekt, sondern führen die Zellen zur Apoptose – dem programmierten Zelltod.

Auch in vielen Zellen maligner Lymphome können Glukokortikoidrezeptoren nachgewiesen werden. Die physiologische zytotoxische Wirkung der Glukokortikoide auf lymphatische Zellen kann in diesen Fällen therapeutisch genutzt werden. Mit Glukokortikoiden als Monotherapie werden bei malignen lymphatischen Erkrankungen vorübergehende Remissionen erzielt. Die Kombination mit Zytostatika verstärkt ihre Wirkung. Solche Kombinationen werden zur Behandlung der lymphatischen Leukämien, des Hodgkin-Lymphoms, der Non-Hodgkin-Lymphome und des Multiplen Myeloms erfolgreich, oft auch kurativ, eingesetzt.

Glukokortikoide besitzen auch eine unspezifisch abschwellende Wirkung bei Hirnödem. Sie verbessern deshalb oft die Symptome bei Hirntumoren: Sie reduzieren das umgebende Ödem, haben aber keinen Einfluss auf den malignen Tumor selbst.

Glukokortikoide werden auch als potente Antiemetika eingesetzt. Der Mechanismus der antiemetischen Wirkung ist bislang ungeklärt.

8.5 Zytokine

Zellvermehrung und -wachstum werden im gesunden Organismus durch ein komplexes, vernetztes System von Regulations- und Wachstumsfaktoren, die sog. Zytokine, geregelt. Es handelt sich dabei um von verschiedenen Zellen gebildete Eiweißstoffe. Diese binden sich an spezifische Rezeptoren auf der Oberfläche der Zielzellen. Durch diese Bindung werden in den Zielzellen Signale ausgelöst, die – je nach beteiligtem Zytokin, Rezeptor und Zielzelle – zur Zellteilung, zur Synthese verschiedener Zellprodukte oder auch zum Absterben der Zelle führen können.

> Eine einzelne Zelle kann auf ihrer Oberfläche Hunderte bis Hunderttausende von Rezeptoren für ein oder mehrere Zytokine aufweisen.

Zytokine wirken im Allgemeinen lokal, d. h. an Zellen in ihrer unmittelbaren Nachbarschaft (juxta- und parakrine Wirkung). Die zytokinproduzierende Zelle kann sich durch ihr Produkt auch selbst beeinflussen (autokrine Wirkung).

Hormone und *Wachstumsfaktoren* können als spezielle Zytokine betrachtet werden. Ihre Wirkung wird ebenfalls durch spezifische Rezeptoren vermittelt, und wie Zytokine dienen sie der Regulation von Wachstum und Zellfunktionen. Im Gegensatz zu Zytokinen und Wachstumsfaktoren werden Hormone aber in speziellen Organen (Hormondrüsen) gebildet und wirken nicht lokal, sondern auf entfernte, auf dem Blutweg erreichte Zielzellen (*endokrine Wirkung*; ◘ Abb. 8.17). Die Abgrenzung zwischen Hormonen und Zytokinen ist aber vielfach unscharf und künstlich.

Der Begriff Zytokin ist ein Oberbegriff, unter dem verschiedene Gruppen von regulatorischen Molekülen zusammengefasst werden. Die Bezeichnung dieser Gruppen (Interleukine, Interferone, Wachstumsfaktoren etc.) wird ebenfalls unterschiedlich und verwirrend gehandhabt. ◘ Tab. 8.11 zeigt eine Auswahl von Zytokinen. Einige Zytokine werden in der Behandlung bösartiger Tumoren eingesetzt, sie werden in

der Folge kurz diskutiert. Sie haben allerdings an Bedeutung für die Tumortherapie deutlich verloren, vor allem durch die Einführung der modernen Hemmstoffe der intrazellulären Signalübermittlung.

8.5.1 Interferone

Interferone wurden aufgrund ihrer antiviralen Eigenschaften entdeckt. Daneben wirken Interferone auch antiproliferativ, d. h., sie hemmen die Zellteilung. Dies geschieht durch das im Detail noch ungeklärte Zu-

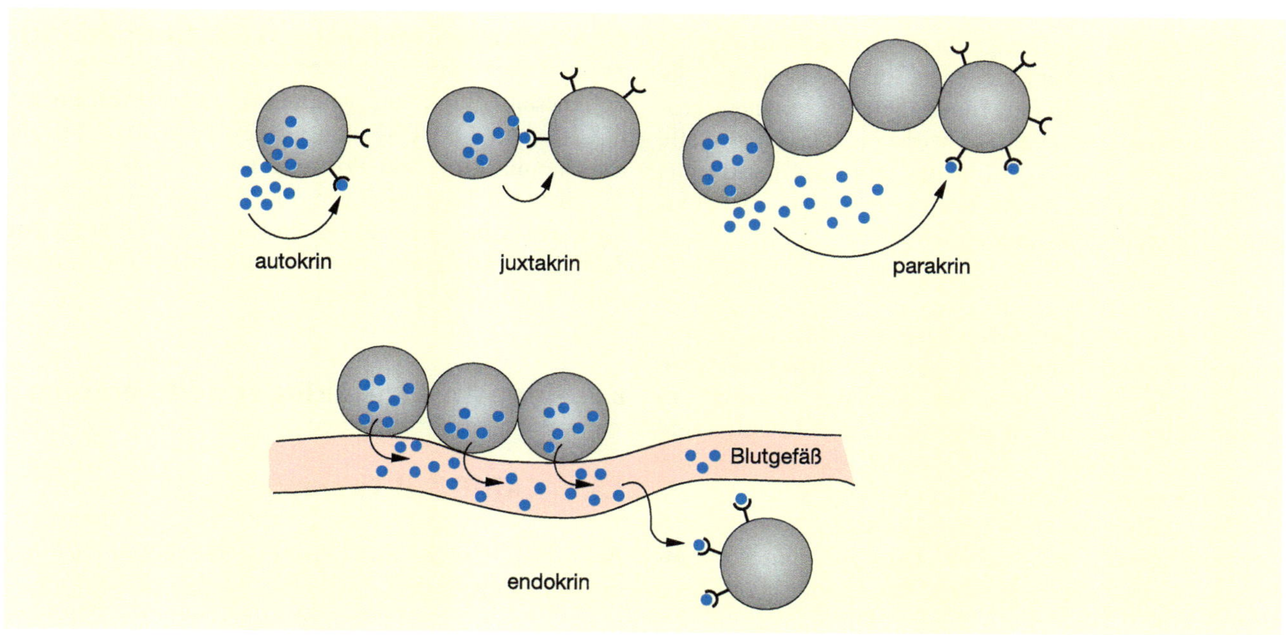

◘ **Abb. 8.17** Produktions- und Wirkort verschiedener Botenstoffe

◘ **Tab. 8.11** Wirkung und therapeutische Anwendung verschiedener Zytokine in der Onkologie

Gruppe	Name	Bildung im Körper	Wirkungen (Auswahl)	Mögliche Anwendungen
Interferone (IFN)	IFN-α	Leukozyten	Antiviral, proliferationshemmend, immunmodulatorisch	Melanom, Nierenzellkarzinom, myeloproliferative Erkrankungen
Interleukine (IL)	IL-2	T-Lymphozyten	Stimuliert T-Lymphozyten	Nierenzellkarzinom, Melanom
Wachstumsfaktoren der Blutbildung	G-CSF	Endothelzellen, Stromazellen des Knochenmarks, Monozyten, Lymphozyten	Stimulieren Granulopoese und Funktion der Granulozyten	Beschleunigung der Knochenmarkerholung nach Chemotherapien Gewinnung von Vorläuferzellen der Blutbildung aus peripherem Blut für autologe Retransfusion
	Erythropoietin	Endothelzellen der Nieren, Leberzellen	Stimulation der Erythropoese	Anämie bei Chemotherapien
Tumornekrosefaktoren	TNF-α	Monozyten, Lymphozyten	Zytotoxisch; lösen Entzündungen aus	Weichteilsarkome (mit isolierter Extremitätenperfusion)

sammenspiel mit verschiedenen Wachstumsfaktoren und Rezeptoren, deren Synthese durch Interferone stimuliert oder gehemmt werden kann.

Von den verschiedenen Interferonen – Alpha (α), Beta (β), Gamma (γ) – wird nur das α-Interferon (z. B. Intron, Roferon) onkologisch eingesetzt. Interferone werden im Körper rasch abgebaut und müssen in der Regel täglich injiziert werden. Die Wirkungsdauer lässt sich verlängern, wenn die Substanz chemisch mit einem Polyethylenglykol (PEG) verbunden wird. Diese sog. pegylierten Interferone müssen oft nur einmal wöchentlich verabreicht werden.

8.5.1.1 Indikationen

α-Interferon (IFN-α) zeigt eine gewisse Wirkung bei Leukämien sowie verschiedenen soliden Tumoren. Sie wurden allerdings in der Tumortherapie zu einem großen Teil durch die wesentlich wirksameren Hemmstoffe der Signalübermittlung und der Immun-Checkpoints ersetzt. Indikation bleibt noch gelegentlich die adjuvante Therapie beim Melanom.

8.5.1.2 Unerwünschte Wirkungen

Obwohl es sich bei Interferon um eine natürliche, körpereigene Substanz handelt, ist bei ihrer therapeutischen Anwendung mit verschiedenen, zum Teil schweren unerwünschten Wirkungen zu rechnen. Grund dafür sind die unphysiologisch hohen Dosen, die bei der Behandlung systemisch verabreicht werden.

Die häufigsten Nebenwirkungen werden als „grippeähnlich" beschrieben. Dies ist nicht erstaunlich, sind doch die Symptome der Grippe zumindest teilweise auf Zytokine zurückzuführen, die als Reaktion auf den Virusinfekt im Körper gebildet werden. Diese Nebenwirkungen treten von Beginn der Interferontherapie an auf und äußern sich mit Kopfschmerzen, Gliederschmerzen, Mattigkeit, Fieber, evtl. Schüttelfrost. Sie können meist durch die Einnahme von Paracetamol (z. B. Ben-u-ron, Panadol) so weit gemildert werden, dass die Behandlung weitergeführt werden kann.

Unangenehmer sind zentralnervöse Nebenwirkungen, die sich meist erst nach einer Therapiedauer von mehreren Wochen bis Monaten manifestieren. Die Patienten klagen über Müdigkeit, Depressionen, Konzentrationsschwäche und Gedächtnisstörungen.

8.5.2 Interleukin 2

Interleukin 2 (IL-2) ist wie die Interferone ein Zytokin. Da es von Lymphozyten gebildet wird und auf Lymphozyten wirkt, bezeichnet man es auch als Lymphokin.

IL-2 wird von T-Lymphozyten nach Aktivierung durch IL-1 produziert, aktiviert seinerseits T-Lymphozyten und stimuliert sie zur Teilung und Vermehrung. Experimentell können durch derart aktivierte Lymphozyten in Zellkulturen Tumorzellen zerstört werden. Man bezeichnet diese aktivierten Lymphozyten als Lymphokin-aktivierte Killerzellen (LAK-Zellen).

Rekombinantes menschliches IL-2 wird in der Behandlung des Melanoms und Nierenzellkarzinoms therapeutisch eingesetzt. Die Behandlung ist aufwendig und toxisch und wurde deshalb zugunsten der wirksameren und besser verträglichen Kinasehemmer verlassen.

8.5.3 Wachstumsfaktoren der Blutbildung

Zu diesen Zytokinen gehören u. a. Erythropoetin, G-CSF und GM-CSF. Sie werden eingesetzt, um die knochenmarktoxische Wirkung von Zytostatika abzuschwächen. Sie erleichtern die Durchführung hochdosierter Chemotherapien und die Gewinnung von Stammzellen aus dem peripheren Blut für die Stammzelltransplantation (▶ Kap. 9 und 26).

8.6 Neue Ansätze inklusive Zelltherapien

8.6.1 CAR-T-Zell-Therapie

Bei dieser Immuntherapieformwerden T-Lymphozyten aus dem Blut isoliert. Im Labor werden sie gentechnologisch durch Transfektion so verändert, dass sie Rezeptoren für Antigene des individuellen Tumors auf ihrer Zellmembran ausbilden. Hierbei handelt es sich um eine Ex-vivo-Gentherapie somatischer Zellen. Mit diesen chimärischen Antigenrezeptoren (CAR) können die T-Lymphozyten die entsprechenden Antigene auf den Tumorzellen des Patienten erkennen. Nach genetischer Modifikation werden die CAR-T-Zellen in einem nächsten Schritt im Labor vermehrt und dann dem Patienten wieder infundiert. Im Körper des Patienten vermehren sie sich weiter und erkennen und vernichten Tumorzellen, die das Antigen tragen. Dieser Ansatz ist nun zugelassen für die Behandlung der akuten lymphatischen Leukämie, aggressiver Lymphome, des Mantelzell-Lymphoms (alle anti-CD19) und des Multiplen Myeloms (anti-BCMA). In den nächsten Jahren werden hier auch Ansätze gegen solide Karzinome erwartet. Außerdem werden Ansätze untersucht, die den Einbau des chimären Antigenrezeptors in die T-Lymphozyten im Patienten selber ermöglichen, sodass der Aufwand für die Herstellung dramatisch reduziert wird.

8.6.2 Differenzierungstherapie mit Retinoiden

In einem normalen Gewebe besteht ein Gleichgewicht zwischen Vermehrung (Proliferation) und Ausreifung (Differenzierung) der Zellen. Bei bösartigen Tumoren ist dieses Gleichgewicht gestört. Eine maligne Zelle kann als eine primitive Zelle angesehen werden, die die Fähigkeit zur Differenzierung verloren hat, dafür aber eine verstärkte Proliferationstendenz zeigt. Es wird schon längere Zeit versucht, therapeutisch in diese gestörte Regulation einzugreifen und mit Medikamenten den Differenzierungsblock zu lösen.

Vitamin A (Retinolsäure) spielt neben der Sicherung der Netzhaut-(Retina-)Funktion eine wichtige Rolle bei der Steuerung von Wachstum und Differenzierung vieler Gewebe, vor allem der Haut und der Schleimhäute. Abkömmlinge von Vitamin A, sog. Retinoide, sind daher auch wichtige Medikamente bei der Behandlung von Hautkrankheiten, z. B. der Psoriasis.

Bei einer speziellen Leukämie, der akuten Promyelozytenleukämie, kann mit einem Retinoid (Tretinoin = All-trans-Retinsäure; z. B. Vesanoid) bei 60–80 % der Erkrankten eine komplette Remission erreicht werden. Dabei reift ein Teil der leukämischen Zellen tatsächlich zu normalen Blutzellen aus.

Allerdings ist auch die Retinoidtherapie nicht frei von unerwünschten Wirkungen. Je nach Retinoid werden in unterschiedlichem Maße Kopfschmerzen, Hautveränderungen, Leberschäden und – besonders schwerwiegend – Fruchtschäden bei der Einnahme während der Schwangerschaft (Teratogenität) beobachtet.

> Im Gegensatz zur Zytostatikatherapie, durch die die Tumorzellen abgetötet werden, werden bei der Retinoidtherapie die Tumorzellen in Normalzellen zurückverwandelt.

8.6.3 Photodynamische Therapie

Bei dieser Therapieform werden Tumorzellen nach Vorbehandlung mit einer photosensibilisierenden Substanz mit Licht einer bestimmten Wellenlänge bestrahlt. Die sich im Tumor anreichernde, an sich unschädliche photosensibilisierende Substanz absorbiert das Licht und überträgt diese Energie auf Sauerstoffmoleküle in der Zelle. Dadurch entstehen toxische Sauerstoffradikale, die zum Zelluntergang führen.

Die photodynamische Therapie ist nur für wenige Indikationen geeignet: Voraussetzung für diese Therapie ist die Möglichkeit, den Tumor intensiv mit Licht zu bestrahlen. Dies ist bei Hauttumoren und oberflächlichen Kopf-Hals-Tumoren einfach möglich, bei prämalignen Veränderungen der Speiseröhre wird die Lichtquelle endoskopisch eingeführt.

Für Hauttumoren wird die photosensibilisierende Substanz lokal als Salbe (Methylaminolaevulinat, z. B. Metvix) appliziert, bei Kopf-Hals-Tumoren und Veränderungen des Ösophagus wird sie intravenös verabreicht (Temoporfin, z. B. Foscan oder Porfimer, z. B. PhotoBar).

Die unerwünschten Wirkungen der systemischen Verabreichung manifestieren sich hauptsächlich als generelle Lichtempfindlichkeit: Die Betroffenen sind bis zu einem Monat nach der Applikation überempfindlich gegen Sonnenstrahlen wie auch gegen starkes Kunstlicht und müssen sich entsprechend schützen.

8.6.4 Onkolytische Immuntherapie

Bei dem Medikament Talimogenlaherparepvec (T-VEC, Imlygic) handelt es sich um gentechnisch veränderte Herpes-simplex-Viren (HSV-1). Die Viren werden so verändert, dass sie sich nur in Tumorzellen vermehren können. Zudem wird ein Gen in das Virus eingeschleust, das die Produktion des menschlichen GM-CSF (Granulocyte macrophage molony stimulating factor) steuert. GM-CSF fördert die Produktion von Granulozyten und Makrophagen (▶ Kap. 26). T-VEC wird lokal in den Tumor injiziert. Die Viren vermehren sich in den Tumorzellen, zerstören diese und verstärken durch die Produktion von GM-CSF gleichzeitig die lokale Immunantwort. Bei inoperablen Melanomen können so lokale Tumorrückbildungen erreicht werden.

8.7 Experimentelle Methoden

8.7.1 Gentherapie

Unter Gentherapie versteht man die Übertragung von genetischem Material, d. h. von DNA oder RNA, in andere Zellen, sog. Zielzellen. Zielzellen sind in der Krebsbehandlung meist Tumorzellen oder Zellen des Immunsystems.

Es bestehen theoretisch viele Möglichkeiten der Gentherapie. Einige davon befinden sich bereits in der klinischen Prüfung.

Beispiele für experimentelle Gentherapien:

- Ersatz eines fehlenden oder defekten Gens: In Tumorzellen sind Tumorsuppressorgene oft defekt oder fehlen (▶ Kap. 1). Solche Gene können theoretisch durch gentherapeutische Methoden ersetzt werden. Klinische Versuche zum Ersatz eines defekten p53-Gens wurden bereits durchgeführt (▶ Abschn. 1.2.1).

— Hemmung eines überaktiven Gens durch „*Antisense-Oligonukleotide*": Oligonukleotide sind synthetisch hergestellte kurzkettige Nukleinsäuren. Sie lagern sich „gegensinnig" (engl. antisense) an definierte Regionen von Boten-RNA an, die dadurch inaktiviert werden. So wurden beispielsweise Antisense-Oligonukleotide gegen Boten-RNA folgender Gene hergestellt und auch bereits klinisch getestet:
  – Bcl-2-Onkogen bei malignen Lymphomen (▶ Tab. 1.3) (Oblimersen, Genasense)
  – Bcr-abl-Fusionsgen bei chronischer myeloischer Leukämie (▶ Abschn. 1.3.2)
— Übertragung von Genen mit immunstimulatorischer Wirkung: Es wird versucht, gentherapeutisch die Immunantwort gegen Tumorzellen zu stimulieren. Ein Beispiel findet sich unter ▶ Abschn. 8.6.1.

Eines der vielen Probleme der Gentherapie ist die Schwierigkeit, das entsprechende Gen in die Zielzellen einzuführen. Als „Gentransportmittel" (Vektor) werden hauptsächlich bestimmte Viren verwendet. Diese infizieren die Zielzellen und schleusen damit das fremde Gen ein. Diese Einschleusung wird als *Transfektion* bezeichnet.

8.7.2 Tumorvakzine

Experimentell sind vorläufig auch noch die Versuche, Tumoren mit einer Impfung (*Tumorvakzine*) im Sinne einer aktiven und spezifischen Immuntherapie zu behandeln. Gerade Techniken wie die mRNA-Impfungen lassen jedoch hoffen, dass sich auch in Zukunft Tumorimpfungen realisieren lassen.

8.8 Wirksamkeit medikamentöser Therapien bei verschiedenen Tumoren

Tumorzellen können durch Medikamente nicht genauso wirksam bekämpft werden wie z. B. Bakterien durch Antibiotika. Die hohe Wirksamkeit (und geringe Toxizität) von Antibiotika bei bakteriellen Infekten beruht darauf, dass Antibiotika bakterienspezifische Stoffwechselvorgänge stören: Penizillin z. B. hemmt gezielt den Aufbau der Bakterienwand. Menschliche Zellen besitzen keine Struktur, die einer Bakterienwand ähnlich ist. Die Hemmung der Bakterienwandsynthese ist also nur für das Bakterium, nicht aber für den menschlichen Organismus schädlich.

Tumorzellen unterscheiden sich – im Gegensatz zu Bakterien – in ihrem Aufbau und ihrem Stoffwechsel nur wenig von normalen, gesunden Zellen. Dies erschwert die medikamentöse Behandlung, da jeder Eingriff in die biologischen Funktionen der Tumorzelle auch einen Eingriff in die Funktionen gesunder Körperzellen bedeutet. Das ist der Hauptgrund für die zum Teil geringe Wirkung bzw. hohe Toxizität der medikamentösen Tumorbehandlung.

Die Vorgänge bei der Zellteilung sind bei Tumorzellen und gesunden Zellen praktisch identisch. Es ist deshalb schwer zu verstehen, weshalb Zytostatika vorwiegend die Vermehrung von Tumorzellen verhindern. Ein Grund dafür dürfte sein, dass bei einigen Tumorarten sich ständig ein hoher Anteil von Tumorzellen in Teilung befindet (während dieser Phase besteht eine erhöhte Empfindlichkeit auf Zytostatika). Bei rasch wachsenden Tumoren (z. B. bei Hodenkarzinomen, bei akuten Leukämien oder malignen Lymphomen) zeigen klassische Zytostatika tatsächlich eine besonders gute Wirkung. Ein weiterer Grund (vor allem bei langsam wachsenden Tumoren wie etwa bei gewissen Mammakarzinomen) sind Defekte des DNA-Reparaturmechanismus. Die betroffenen Krebszellen können die durch klassische Zytostatika verursachten Schäden an der DNA schlechter reparieren und werden apoptotisch.

Verschiedene maligne Tumoren zeigen ein ganz unterschiedliches Ansprechen auf medikamentöse Therapien: Einige Tumoren, z. B. das Hodgkin-Lymphom, sprechen in der Regel auf eine Chemotherapie sehr gut an, d. h., es kommt zu einer raschen und meist vollständigen Rückbildung (Remission) des Tumors. Bei den meisten Patienten kann so eine definitive Heilung erreicht werden. Man spricht von *chemotherapiesensiblen Tumoren*. Bei anderen Tumoren, z. B. dem metastasierten Mammakarzinom, kann bei der Mehrzahl der Patientinnen zwar mit einer vorübergehenden Remission, jedoch praktisch nie mit einer Heilung gerechnet werden. Wieder andere Tumoren, z. B. das Melanom oder das Nierenzellkarzinom, sprechen vergleichsweise selten auf eine Chemotherapie an, sie sind primär *chemotherapieresistent*; mit Immuntherapien lassen sich jedoch gerade diese Tumoren oft gut behandeln und langfristige Remissionen bis Heilungen erzielen.

Die Gründe für dieses unterschiedliche Ansprechen sind weitgehend unbekannt. Die Übersicht zeigt die Therapiesensibilität der häufigsten malignen Tumoren.

> **Wirksamkeit der medikamentösen Therapie bei verschiedenen Tumoren**
>
> Sehr hohe Empfindlichkeit gegen tumorwirksame Medikamente:
> — Heilung durch medikamentöse Therapie auch in fortgeschrittenen Krankheitsstadien möglich
> — Einsatz in der Regel mit *kurativer* Absicht

- Trifft zu bei:
  - Hodgkin-Lymphom
  - bestimmten Non-Hodgkin-Lymphomen
  - malignen Keimzelltumoren (Hoden)
  - akuten Leukämien
  - bestimmten kindlichen Tumoren

Mittlere Empfindlichkeit gegen tumorwirksame Medikamente:

- Bei adjuvantem Einsatz zum Teil Lebensverlängerung, evtl. Heilung zu erwarten
- Bei neoadjuvantem Einsatz organerhaltende Operation evtl. möglich, zusammen mit Operation Lebensverlängerung, evtl. Heilung zu erwarten
- Palliative Wirkung (evtl. mit Lebensverlängerung) im metastasierenden Stadium bei 30–60 % der Patienten zu erwarten
- Heilung durch medikamentöse Therapie in metastasierendem Stadium in der Regel nicht möglich
- Trifft zu bei:
  - Mammakarzinom
  - Ovarialkarzinom
  - Bronchialkarzinom
  - Kopf-Hals-Karzinomen (ORL-Karzinomen)
  - Blasenkarzinom
  - Nierenzellkarzinom (Hypernephrom)
  - Prostatakarzinom
  - kolorektalem Karzinom
  - Magen- und Ösophaguskarzinom
  - Pankreaskarzinom
  - Leberzellkarzinom (Hepatom)
  - Osteogenen und Weichteilsarkomen
  - Melanom (jedoch mit der Immuntherapie Heilungen möglich)
  - chronischer myeloischer Leukämie (inzwischen Heilungen möglich)
  - chronischer lymphatischer Leukämie
  - bestimmten Non-Hodgkin-Lymphomen
  - Multiplem Myelom

8.8.1 Voraussage der Wirksamkeit

Labormethoden Das Ansprechen eines Bakteriums auf eine Antibiotikatherapie kann vor der Behandlung durch eine sog. Resistenzprüfung getestet werden. Danach kann die erkrankte Person gezielt mit einem wirksamen Antibiotikum behandelt werden. Leider sind bis heute nahezu alle Versuche fehlgeschlagen, für klassische Zytostatika ähnlich aussagekräftige Tests, sog. Chemosensibilitätstests zu entwickeln.

Für die hormonellen Substanzen, monoklonalen Antikörper und Hemmer der Signalübermittlung stehen allerdings Methoden zur Verfügung, die es erlauben, das individuelle Ansprechen eines Betroffenen mit einer gewissen Wahrscheinlichkeit vorherzusagen. Bei diesen Medikamenten ist das Zielmolekül bekannt und kann oft im Tumorgewebe mit Methoden der Labormedizin nachgewiesen werden. Der Nachweis des Zielmoleküls sagt ein Ansprechen auf die Behandlung mit dem jeweiligen Medikament voraus.

Beispiele:

- *Östrogenrezeptoren* bei Mammakarzinom: Die Behandlung eines Mammakarzinoms mit einem Antiöstrogen ist erfolgversprechend, wenn im Tumorgewebe Östrogenrezeptoren nachweisbar sind.
- *HER2* bei Mammakarzinom: Der Einsatz des monoklonalen Antikörpers Trastuzumab (Herceptin) ist sinnvoll, wenn das Zielmolekül (der HER2-Rezeptor) im Tumorgewebe überexprimiert wird.
- EGFR-Mutationen: Bestimmte Mutationen in Tumorzellen aktivieren den Wachstumsfaktor-Rezeptor EGFR. Tumoren mit dieser Mutation sprechen deshalb gut an auf das Medikament Erlotinib (Tarceva), das den EGFR hemmt.
- *RAS-Mutationen* (*K-RAS* oder *N-RAS*) vor Behandlung mit Cetuximab oder Panitumumab: Diese monoklonalen Antikörper blockieren einen Wachstumsfaktor-Rezeptor (EGFR). Die Blockade des Rezeptors ist allerdings nur wirksam, wenn nicht nachgeschaltet ein Signalmolekül daueraktiviert ist (wie z. B. bei *K-RAS*-Mutation; ◨ Abb. 8.18). Bei solchen Mutationen ist der Einsatz dieser Substanzen nicht sinnvoll (▶ Abschn. 8.8).

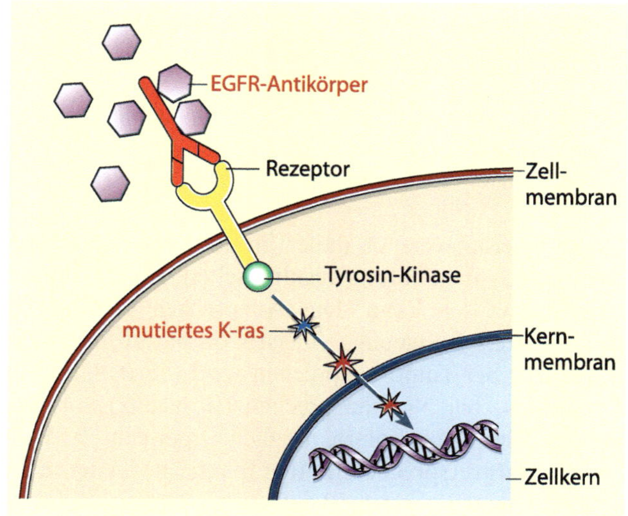

◨ **Abb. 8.18** Eine Mutation von *K-RAS* führt dazu, dass dieses Enzym – und damit der Signalweg in den Zellkern – auch ohne Signal von seinem Rezeptor ständig aktiviert ist. Die Blockade des Rezeptors oder der Tyrosinkinase ist deshalb nutzlos – ein Tumor mit dieser Mutation ist gegen diese Substanzen resistent

- Bei *Immuncheckpoint-Hemmern* wird zurzeit geprüft, ob eine hohe Konzentration von PD-L1 im Tumorgewebe ein besseres Ansprechen auf die Therapie erwarten lässt.

> Tumoreigenschaften, die Hinweise auf das Ansprechen auf eine bestimmte Therapie geben, werden prädiktive Faktoren genannt (lat. praedicere: voraussagen) – im Unterschied zu den prognostischen Faktoren, die eine Aussage über den Krankheitsverlauf erlauben.

Statistische Methoden   Für klassische Zytostatika stehen selten prädiktive Labormethoden zur Verfügung. Aus Studien und Erfahrung ist jedoch bekannt, welche Zytostatika aus welchen Gruppen bei bestimmten Tumorarten erfolgversprechend eingesetzt werden können. So spricht etwa die chronische lymphatische Leukämie in der Regel für eine gewisse Zeit auf Purinnukleotidanaloga und alkylierende Substanzen an, während sie gegen viele Antimetaboliten, z. B. 5-Fluorouracil, praktisch resistent ist. Umgekehrt reagieren Kolonkarzinome meist besser auf 5-Fluorouracil als auf alkylierende Substanzen. Die theoretischen Gründe für diese unterschiedliche Empfindlichkeit sind größtenteils unbekannt.

Therapieversuch   Weder der Nachweis von prädiktiven Faktoren noch die Statistik erlauben eine sichere Aussage, ob im Einzelfall der Tumor auf eine bestimmte Therapie ansprechen wird. Man ist deshalb häufig gezwungen, empirisch vorzugehen: Es wird eine Therapie eingeleitet, von der aufgrund von Labormethoden oder der Statistik ein Ansprechen des Tumors mit einer bestimmten Wahrscheinlichkeit erwartet werden kann.

> Das individuelle Ansprechen kann häufig nur durch die entsprechende Therapie, d. h. durch einen Therapieversuch festgestellt werden.

Dieser Therapieversuch dauert in der Regel einige Wochen, da das Behandlungsresultat selten früher schlüssig beurteilt werden kann. Das Ansprechen wird in der Regel mittels Bildgebung (meist Computertomografie) gemessen. Bei Tumoransprechen wird die Behandlung fortgeführt, bei Nichtansprechen (Resistenz) auf eine andere Therapie – sofern möglich – gewechselt. Falls keine erfolgversprechende therapeutische Alternative angeboten werden kann, ist ein solcher Therapieabbruch für die betroffene Person oft schwer zu akzeptieren. In dieser Situation ist es wichtig zu vermitteln, dass – auch wenn keine tumorspezifische Therapie mehr durchgeführt wird – nicht „aufgegeben" wird.

> **Wichtig**
> Einer besseren Wirkung der medikamentösen Tumortherapie stehen vor allem zwei Faktoren im Weg:
> - aufseiten des Tumors: die Entwicklung von Resistenzen gegen die eingesetzten Medikamente,
> - aufseiten der Medikamente: ihre Toxizität gegenüber dem gesunden Gewebe.

Diese beiden Faktoren werden im Folgenden diskutiert.

8.9   Resistenzentwicklung

Wie bereits erwähnt, sprechen einige bösartige Tumoren von Anfang an nicht oder nur ungenügend auf eine medikamentöse Tumortherapie an, man spricht hier von *primärer* Therapieresistenz. Häufiger ist wahrscheinlich die *sekundäre Therapieresistenz*. Man versteht darunter das Auftreten einer Resistenz nach anfänglichem Ansprechen des Tumors. Eine sekundäre Resistenz entwickelt sich bei vielen bösartigen Tumoren, bei denen mit der medikamentösen Therapie nicht rasch eine vollständige Remission erreicht werden kann.

Interessanterweise entwickelt sich in Normalgewebe, beispielsweise in den blutbildenden Zellen des Knochenmarks, nie eine Zytostatikaresistenz.

8.9.1   Resistenzfördernde Faktoren

An der Entwicklung der Therapieresistenz sind verschiedene Mechanismen beteiligt.

Mutationen   Maligne Tumorzellen sind genetisch instabil: Sowohl unbehandelt wie unter Therapie entstehen ständig Mutationen. Ein bösartiger Tumor besteht deshalb meist aus verschiedenen Populationen genetisch unterschiedlicher Tumorzellen mit unterschiedlicher Empfindlichkeit gegenüber tumorwirksamen Medikamenten. Eine Therapie, die nur zu einer unvollständigen Remission führt, zerstört nur die sensiblen Tumorzellen, während die resistenten Tumorzellen sich weiter vermehren. Die Tumortherapie kann also zu einer ständigen Selektion therapieresistenter Zellen führen. Ein typisches Beispiel für diesen Mechanismus zeigt ◰ Abb. 8.18: Durch Mutation von *k-Ras* (ein Enzym der intrazellulären Signalübermittlung) wird die Zelle primär oder sekundär resistent gegen einen monoklonalen Antikörper.

Verlust von Zielmolekülen (Antigenen)   Hierbei handelt es sich um eine Mutation, die dazu führt, dass die Zielstruktur eines therapeutischen Ansatzes komplett verschwindet. Dieses ist von besonderem Interesse bei zielgerichteten Therapien, da diese sehr spezifisch auf ein Molekül gerichtet sind. Die eingesetzten Antikörper und Small Molecules können dann nicht mehr wirken, da ihnen die Zielstrukturen auf den Krebszellen zum Angriff fehlen.

P170-Glykoprotein Viele normale Zellen besitzen ein spezielles Eiweißmolekül in der Zellmembran, das als Pumpe funktioniert. Dieses sog. p170-Glykoprotein entfernt durch einen *Pumpmechanismus* toxische Substanzen aus dem Zellinneren. Verantwortlich für seine Bildung ist das sog. Multidrug-resistance(MDR)-Gen. Auch Zytostatika, vor allem sog. natürliche Zytostatika, können durch das p170-Glykoprotein wieder aus den Zellen entfernt werden, bevor sie ihre zellschädigende Wirkung entfaltet haben. In resistenten Tumorzellen findet sich eine erhöhte p170-Konzentration.

Fehlende Enzyme Einige Zytostatika müssen im Inneren der Tumorzelle chemisch verändert, d. h. aktiviert werden, um ihre Wirkung auszuüben. Die für diese Aktivierung nötigen Enzymsysteme können den Tumorzellen bei Mutationen verloren gehen. Dies führt zur Resistenz.

Vermehrung der Zielenzyme Die Wirkung einiger Zytostatika beruht darauf, dass sie für die Zelle wichtige Enzymsysteme blockieren. Durch vermehrte Synthese dieser „Zielenzyme" kann die Tumorzelle die schädigende Wirkung der Zytostatika aufheben, d. h. eine Resistenz erwerben. Dieser Resistenzmechanismus kann zum Teil durch erhöhte Dosierung des Zytostatikums durchbrochen werden (Beispiel: hoch dosierte Methotrexat-Therapie). Bei Hemmern der Signalübermittlung spielt ein ähnlicher Mechanismus eine wichtige Rolle bei der Entwicklung von Resistenzen: Nach Blockierung eines bestimmten Signalwegs wird das Signal über andere Wege übermittelt („crosstalk", ▶ Abschn. 1.2.2).

Aktivität der Reparaturenzyme Die Unversehrtheit der Erbsubstanz (DNA) ist für alle Zellen wichtig. Sie besitzen deshalb Mechanismen zur Reparatur beschädigter DNA-Stücke, sog. *Reparaturenzyme*. Diese können veränderte, z. B. durch alkylierende Zytostatika vernetzte DNA-Segmente gezielt aus dem Chromosom entfernen und ersetzen. Eine vermehrte Aktivität dieser Reparaturenzyme führt zur Resistenz gegen alkylierende Zytostatika.

Inaktivierung des Gens *p53* Eine zentrale Rolle in der Entwicklung der Zytostatikaresistenz spielen Gene, die die Apoptose (den programmierten Zelltod) kontrollieren: Das *Gen p53*, der sog. „*Wächter des Genoms*", führt Zellen mit irreparabel beschädigter DNA in die Apoptose

(▶ Abschn. 1.2.1). In Tumorzellen ist das Gen *p53* häufig durch Mutationen inaktiviert, sodass sich auch Zellen trotz Zytostatika-beschädigter DNA weiter teilen können, d. h. resistent gegen Zytostatika werden. Umgekehrt findet sich in resistenten Tumorzellen oft eine Überaktivität des *BCL2*-Gens, das die Apoptose verhindert.

8.9.2 Maßnahmen gegen Resistenzentwicklungen

Man versucht, das Auftreten der Resistenz durch verschiedene Maßnahmen zu verhindern oder zu verzögern. Praktiziert werden:
- der gleichzeitige Einsatz tumorwirksamer Medikamente mit unterschiedlichen Wirkmechanismen (Kombinationstherapie),
- eine möglichst hohe Dosierung der Medikamente,
- möglichst kurze Intervalle zwischen den Therapiezyklen.

8.10 Toxizität

Im Folgenden werden einige allgemeine Aspekte der Toxizität besprochen. Spezifische Toxizitäten der verschiedenen Klassen tumorwirksamer Medikamente wurden bereits diskutiert (▶ Abschn. 8.2.2 für „klassische" Zytostatika, ▶ Abschn. 8.3.2 für „gezielte Therapien", ▶ Abschn. 8.4.1 für Hormontherapien). Übersichten der Toxizitäten finden sich in ◧ Tab. 8.3 für die klassischen Zytostatika, in ◧ Tab. 8.4 für die „gezielten Therapien" und in ◧ Tab. 8.9 für die hormonellen Therapien.

8.10.1 Früh- und Spättoxizität

Unerwünschte Wirkungen können *früh* (innerhalb von wenigen Minuten, Tagen oder Wochen nach der erstmaligen Verabreichung der Zytostatika) oder *spät* bzw. verzögert (Monate bis Jahre nach der Therapie) auftreten.

Zu den *Frühtoxizitäten* gehören z. B.:
- Übelkeit und Erbrechen (▶ Kap. 20),
- die akute Infusionsreaktion (▶ Abschn. 32.5),
- Haarausfall (▶ Kap. 22),
- Knochenmarksuppression (▶ Kap. 26),
- Hautveränderungen (▶ Kap. 23).

> Die Frühtoxizitäten sind in der Regel reversibel, d. h., die toxischen Erscheinungen bilden sich nach Absetzen der Therapie meist vollständig zurück.

Zu den *Spättoxizitäten* gehören z. B.:

— Neuropathien und Enzephalopathien (▶ Kap. 16),
— Schäden an den Keimdrüsen (Hoden/Ovarien; ▶ Kap. 28),
— Schäden am Herzmuskel,
— Schäden an den Nieren und den ableitenden Harnwegen,
— Entwicklung von Zweittumoren.

❯ Toxische Spätschäden an Organen sind oft teilweise oder vollständig irreversibel.

Alle Toxizitäten können in unterschiedlichen Schweregraden auftreten. Ihre Beurteilung und Klassifikation wird in ▶ Abschn. 5.6 behandelt.

Den meisten der genannten Toxizitäten sind in diesem Buch eigene Kapitel gewidmet. Eine gewichtige Ausnahme ist die Entwicklung von Zweittumoren, die im Folgenden kurz diskutiert wird.

8.10.1.1 Zweitmalignome

Eine spezielle, zum Glück aber seltene Nebenwirkung der Therapie mit klassischen Zytostatika (wie auch der Radiotherapie) ist ihre *kanzerogene Wirkung*. Damit ist ihre Fähigkeit gemeint, selbst die Entwicklung maligner Tumoren – sog. Zweitmalignome – zu verursachen. Diese Zweitmalignome manifestieren sich erst Jahre oder Jahrzehnte nach der Therapie, meist also nur bei Personen, die von ihrem Ersttumor geheilt sind. Bei den chemotherapieinduzierten Zweitmalignomen handelt es sich vor allem um akute Leukämien und maligne Lymphome, bei den strahlentherapieinduzierten Zweitmalignomen hingegen häufiger um Karzinome oder Sarkome. Besonders Langzeitbehandlungen mit Zytostatika aus der Gruppe der alkylierenden Substanzen (etwa Alkeran) und Kombinationen von Chemo- und Radiotherapie sind mit einem erhöhten Zweitmalignomrisiko verbunden. Nach Möglichkeit werden heute diese Behandlungen durch weniger kanzerogene ersetzt. Es darf aber nicht vergessen werden, dass Betroffene nur deshalb an Zweitmalignomen erkranken, weil sie vom Ersttumor geheilt wurden. Behandlungsstrategien, die auf eine Reduktion des Risikos von Zweitmalignomen abzielen, dürfen deshalb keinesfalls dazu führen, dass die Heilungschance für den Ersttumor vermindert wird.

8.10.2 Autoimmune Nebenwirkungen

Durch den breiten Einsatz der Checkpunkt-Inhibitoren ist eine ganz neue Klasse an unerwünschten Wirkungen entstanden mit einem speziellen Symptomkomplex und zeitlichem Verlauf. Bei autoimmunen Nebenwirkungen greift das Immunsystem auch gesunde, körpereigene Gewebe an. Theoretisch können alle körpereigenen Zellen angegriffen werden, was zu einem sehr großen Spektrum an Symptomen führen kann. Häufig aber werden vor allem der Darm, die Schilddrüse, die Haut, die Leber und Lunge angegriffen.

Zum anderen ist der zeitliche Verlauf bis zum Auftreten der unerwünschten Wirkungen anders als bei klassischen Chemotherapien. Es bedarf in der Regel eines längeren Zeitintervalls, bis die unerwünschten Wirkungen zu klinischen und laborchemischen Veränderungen führt (◨ Abb. 8.19). Daher ist eine genaue Überwachung der Behandelten unter Therapie unerlässlich. Dieses ist im Speziellen eine Herausforderung, da

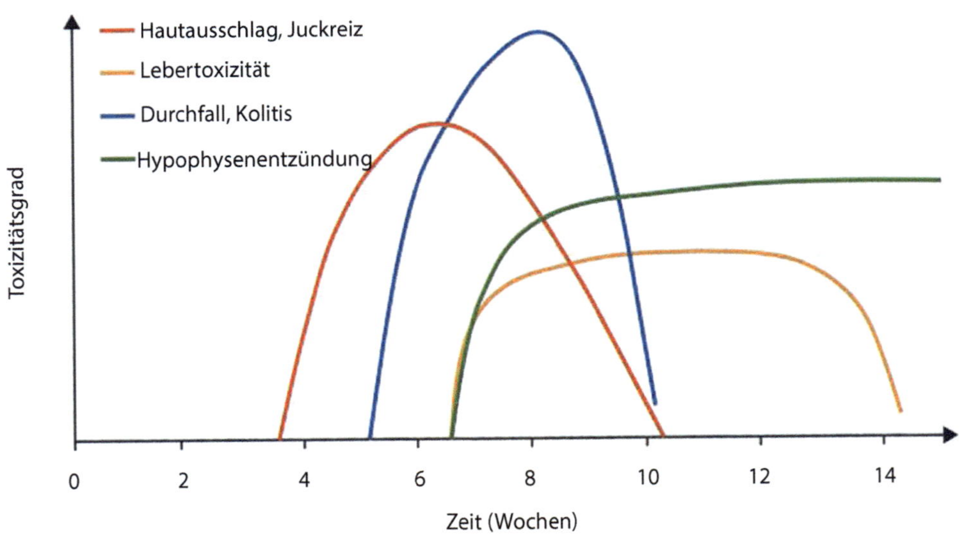

◨ **Abb. 8.19** Zeitlicher Verlauf bis zum Auftreten verschiedener häufiger Nebenwirkungen. (Adaptiert nach Haanen et al. 2017, Ann Oncol 28 [Suppl 4]: i119–1142)

die Checkpunkt-Inhibitoren häufig in Kombination mit anderen Krebsmedikamenten eingesetzt werden.

8.10.3 Wertigkeit verschiedener Toxizitäten

Es versteht sich von selbst, dass bei Erkrankten mit *guter Langzeitprognose*, also mit potenziell heilbaren Tumoren, versucht werden muss, chronische, irreversible zytostatikabedingte Organschäden und die Auslösung von Zweitmalignomen zu vermeiden, während eine vorübergehende, akute Toxizität mit Nebenwirkungen wie Übelkeit/Erbrechen und Haarausfall in Anbetracht der guten Langzeitprognose eher in Kauf genommen werden kann. Umgekehrt wird man bei palliativen Therapien, d. h. im Rahmen der Behandlung *unheilbarer Tumoren* und voraussichtlich nur kurzer Überlebenszeit, versuchen, im Sinne der Optimierung der Lebensqualität in erster Linie die akute Toxizität gering zu halten (◘ Tab. 8.12).

8.10.4 Risikofaktoren für das Auftreten unerwünschter Wirkungen

Das Ausmaß der toxischen Wirkungen einer Tumortherapie wird von verschiedenen Faktoren beeinflusst:
- von der gewählten Therapie,
- von der behandelten Person.

8.10.4.1 Therapiebedingte Faktoren

Dosis Die meisten unerwünschten Wirkungen sind dosisabhängig, d. h., sie treten bei höherer Dosierung häufiger und intensiver auf. Diese Nebenwirkungen sind

voraussehbar und können – sofern der Therapieerfolg dadurch nicht in Frage gestellt wird – durch Anpassung der Dosis vermieden oder in der Intensität gesteuert werden. Wesentlich unangenehmer, da nicht voraussehbar, sind dosisunabhängige toxische Reaktionen, wie z. B. Hautveränderungen oder gewisse neurologische Störungen (Enzephalopathien).

Applikationsweise Bei gleicher Gesamtdosis kann die Toxizität eines Zytostatikums auch von der Art der Verabreichung abhängen. Die Aufteilung in Einzeldosen, die Dauer der Infusion, evtl. auch die Tageszeit der Medikamentengabe können die Toxizität beeinflussen:
- Zytostatika, die spezifisch die DNA-Synthese hemmen (z. B. die Antimetaboliten Methotrexat oder 5-Fluorouracil), wirken verständlicherweise nur auf Zellen, die sich gerade in der S-Phase des Zellzyklus befinden, d. h. in der Phase der DNA-Synthese. Diese S-Phase dauert nur mehrere Stunden; der ganze Zellzyklus dauert dagegen mindestens 24 h, oft mehrere Tage. Je länger der Organismus der Wirkung von Methotrexat ausgesetzt wird, desto größer ist die Chance, dass alle Zellen während einer S-Phase geschädigt werden. Ähnliche Überlegungen gelten für alle Zytostatika, die nur in bestimmten Phasen des Zellzyklus wirken, also außer für die Antimetaboliten auch für die Mitosehemmer wie Vincristin (Oncovin) oder für die Taxane. Diese Zytostatika werden als *phasenspezifisch* bezeichnet, bei ihnen sind Art und Dauer der Applikation für Wirksamkeit und Toxizität oft wichtiger als die Gesamtdosis. Für das phasenspezifische Methotrexat ist z. B. eine perorale Dosis von 2-mal 5 mg/Tag während 10 Tagen wirksamer, aber auch viel toxischer als eine einmalige Applikation von 100 mg. Ebenso ist eine Methotrexat-Infusion von 50 mg über 24 h wirksamer und toxischer als eine Infusion der gleichen Dosis über kürzere Zeit.

> Sowohl bei peroralen wie bei intravenösen Methotrexat-Behandlungen ist die Therapiedauer deshalb genau zu beachten.

- Andere Zytostatika üben ihre schädigende Wirkung während des ganzen Zellzyklus aus. Zu diesen Medikamenten gehören vor allem alkylierende Substanzen wie Cyclophosphamid (z. B. Endoxan), Chlorambucil (z. B. Leukeran) etc. Sie werden als *phasenunspezifisch* bezeichnet. Für Wirkung und Toxizität dieser Substanzen ist in erster Linie die Gesamtdosis entscheidend. So ist beispielsweise die Wirkung von Leukeran praktisch identisch, wenn täglich 10 mg während 10 Tagen oder 100 mg als Einzeldosis verabreicht werden.

◘ **Tab. 8.12** Vergleich der akuten und chronischen Toxizität von tumorwirksamen Substanzen

	Akute Toxizität	**Chronische Toxizität**
Auftreten nach Beginn der Therapie	Früh (Stunden bis wenige Wochen)	Spät (Wochen bis Jahre)
Reversibel	Ja	Teilweise oder gar nicht
Bedeutung bei palliativer Therapieabsicht	Groß	Gering
Bedeutung bei kurativer Therapieabsicht	Wird in Kauf genommen	Groß

8.10.4.2 Faktoren aufseiten der behandelten Person

Leber- und Nierenfunktion Bei Funktionseinschränkungen von Leber und Niere werden Medikamente verzögert abgebaut und ausgeschieden. Dies führt bei einzelnen Medikamenten zu stark erhöhter Toxizität. Derartige Funktionsstörungen können die Folge vorbestehender Erkrankungen (z. B. einer Hepatitis) oder des Tumorleidens sein (z. B. bei einer Metastasenleber). Vor Einleitung einer Chemotherapie und u. U. sogar vor jedem neuen Zyklus wird deshalb die Nieren- und Leberfunktion anhand von Laboruntersuchungen geprüft.

Auch bei eingeschränkter Diurese (z. B. bei starkem Erbrechen, Durchfall oder zu geringer Flüssigkeitszufuhr) ist die renale Ausscheidung von Zytostatika vermindert und die Toxizität dadurch erhöht.

Medikamenteninteraktionen Viele Medikamente beeinflussen gegenseitig ihren Stoffwechsel, dies wird als Interaktion bezeichnet. Interaktionen können die Wirkung von Medikamenten sowohl abschwächen als auch verstärken. Bestimmte Antidepressiva beispielsweise behindern den Umbau des Antiöstrogens Tamoxifen – das zur Behandlung von Brustkrebs eingesetzt wird – in seinen wirksamen Metaboliten Endoxifen, wodurch möglicherweise die Wirkung von Tamoxifen reduziert wird.

Umgekehrt kann die Wirkung von Medikamenten durch Interaktionen verstärkt werden. Das zur Behandlung von Herpes Zoster (Gürtelrose) eingesetzte Medikament Brivudin (z. B. Brivex, Zostex) hemmt den Abbau von 5-Fluoropyrimidin-haltigen Arzneimitteln. Zu diesen gehören die Zytostatika 5-Fluoruracil, Capecitabine (z. B. Xeloda) und Tegafur (z. B. Teysuno), aber auch das bei Pilzerkrankungen eingesetzte Antimykotikum Flucytosin (z. B. Ancotil). Die Interaktion mit Brivudin führt zu einer lebensbedrohlichen Toxizität dieser Medikamente, sie dürfen deshalb nie gleichzeitig verordnet werden.

Die Beachtung solcher Interaktionen ist eine wichtige ärztliche Aufgabe bei der Verordnung von Medikamenten.

Rauchen Auch verschiedene Bestandteile des Tabakrauchs können den Stoffwechsel von Medikamenten beeinflussen. Nach Nikotingebrauch werden z. B. deutlich niedrigere Blutspiegel „gezielter Therapien" wie Erlotinib und Gefitinib erreicht und damit die Wirksamkeit dieser Therapien geschmälert (Rozensztajn et al. 2014). Es gibt zudem Hinweise, dass durch Nikotingebrauch auch andere systemische Therapien vermindert wirksam sind (Schaller und Pötschke-Langer 2013).

Alter Ältere Menschen tolerieren im Allgemeinen medikamentöse Tumortherapien schlechter als jüngere (► Kap. 35). Dabei ist das kalendarische Alter weniger bedeutend als das biologische.

> Fortgeschrittenes kalendarisches Alter allein ist kein Grund, auf eine ansonsten indizierte Therapie zu verzichten.

Häufig sind aber Dosisanpassungen nötig. Verschiedene Faktoren sind für die verminderte Verträglichkeit verantwortlich:

- Die Regenerationsfähigkeit des Knochenmarks und anderer Organe nimmt im Alter ab. Bei älteren Menschen ist deshalb nach Chemotherapien mit stärkeren und länger andauernden Blutbildveränderungen zu rechnen.
- Ebenso ist – wegen der im Alter oft eingeschränkten Leistungsreserve des Herzmuskels – Vorsicht beim Einsatz von kardiotoxischen Substanzen, z. B. Doxorubicin (Adriblastin) oder Trastuzumab (Herceptin), geboten.
- Leber- und Nierenfunktion und damit die Abbauund Ausscheidungsfunktion sind bei älteren Menschen reduziert, was zu erhöhter Toxizität einiger Zytostatika beiträgt.
- Ältere Menschen nehmen in der Regel wegen vorbestehenden Erkrankungen wie Hypertonie, Diabetes mellitus usw. gleichzeitig weitere Medikamente ein. Interaktionen mit tumorwirksamen Medikamenten sind deshalb besonders zu beachten.

Ernährungs- und Allgemeinzustand Ein reduzierter Ernährungs- und Allgemeinzustand erhöht das Risiko von schweren Nebenwirkungen.

Vorausgegangene Radio- oder Chemotherapien Frühere Tumortherapien können auch nach vielen Jahren die Toleranz des Gewebes erheblich einschränken. Beispiele:
- erhöhtes Risiko für Entzündungen der Rachenschleimhaut bei Chemotherapie nach früherer Bestrahlung der Halswirbelsäule (Strahlenbelastung der Rachenschleimhäute),
- erhöhtes Risiko für Leukopenie/Thrombopenie nach früherer Bestrahlung von Skelettteilen (vor allem Wirbelsäule/Becken) oder früherer Chemotherapie mit knochenmarktoxischen Substanzen,
- erhöhtes Risiko für Zystitis bei Chemotherapie nach früherer Bestrahlung im Beckenbereich.

8.10.5 Möglichkeiten zur Verhütung unerwünschter Wirkungen

8.10.5.1 Dosisreduktion

Alle dosisabhängigen Nebenwirkungen können durch Dosisreduktion verhütet oder abgeschwächt werden. Dies ist jedoch immer mit einer Reduktion der erwünschten Wirkung auf den Tumor verbunden. Deshalb gilt:

> Bei Behandlungen mit kurativer Absicht darf die Dosis nur bei lebensbedrohlicher oder drohender irreversibler invalidisierender Toxizität reduziert werden.

8.10.5.2 Veränderung der Applikationsweise

Bei *phasenunspezifischen* Zytostatika (s. oben) kann die nichthämatologische Toxizität durch Aufteilung auf mehrere Einzeldosen oder Verlängerung der Injektionszeit bzw. der Infusionsdauer in der Regel reduziert werden. Dies gilt z. B. bei Übelkeit und Erbrechen durch alkylierende Substanzen (Endoxan, Leukeran etc.) oder für kardiale und pulmonale Toxizität (Adriamycin bzw. Bleomycin). Umgekehrt kann aber bei manchen *phasenspezifischen* Zytostatika (z. B. Methotrexat oder Cytosinarabinosid) die Toxizität durch Verlängerung der Verabreichungsdauer erhöht werden! Anpassungen der Applikationsdauer erfordern deshalb in jedem Fall eine ärztliche Verordnung.

8.10.5.3 Spezifische Antidote

8.10.5.3.1 Leucovorin

Die Wirkung von Methotrexat beruht u. a. auf der Hemmung eines Enzyms, das in den Zellen die Folsäure (ein Vitamin) in Fol*ins*äure umwandelt, auch *Leucovorin* oder „Citrovorum-Faktor" genannt. Sie ist für den Aufbau der Nukleinsäuren nötig. Die durch Methotrexat verursachte Verarmung der Zellen an Leucovorin führt zu einer Hemmung der Nukleinsäuresynthese und dadurch zum Zelltod. Durch medikamentöse Gabe von Leucovorin *nach* der Applikation von Methotrexat wird der Methotrexat-bedingte Stoffwechselblock umgangen und die zytotoxische Wirkung an Tumor- und gesunden Zellen aufgehoben. Um einen schützenden Effekt auf die gesunden Zellen auszuüben, muss Leucovorin innerhalb von 24–72 h nach Beendigung der Methotrexat-Gabe verabreicht werden.

> Es ist zu beachten, dass Leucovorin nur bei Methotrexat die toxische Wirkung reduziert. In Kombination mit anderen Zytostatika, vor allem 5-Fluorouracil, wird deren zytotoxische Wirkung verstärkt!

8.10.5.3.2 Mesna (Uromitexan)

Die Alkylanzien Cyclophosphamid (Endoxan) und Ifosfamid (Holoxan) und ihre Abbauprodukte werden durch die Nieren ausgeschieden. Sie sind in hohen Konzentrationen toxisch für die Schleimhäute der ableitenden Harnwege. Als Folge hochdosierter Therapien mit Cyclophosphamid und Ifosfamid können deshalb schwere Blasenentzündungen mit Blutungen auftreten. Diese Komplikationen werden durch die Mesna-Gabe vermieden. Diese Substanz verbindet sich in den Harnwegen mit den toxischen Abbauprodukten der Zytostatika zu einem unschädlichen Komplex, d. h., sie führt zu einer regionalen Entgiftung. Die schützende Wirkung von Mesna bezieht sich deshalb nur auf die Harnwege: Die antitumorale Wirkung und die systemischen Nebenwirkungen, etwa am Knochenmark, werden nicht beeinflusst.

> Die Gabe von Mesna muss gleichzeitig mit der des Zytostatikums beginnen. Mesna kann peroral oder intravenös, auch in derselben Infusionslösung wie das Zytostatikum, verabreicht werden.

8.10.5.3.3 Amifostin (Ethyol)

Amifostin fängt in den Zellen toxische Verbindungen ab, die bei Bestrahlung von Gewebe oder unter der Einwirkung von Zytostatika gebildet werden. Amifostin reichert sich nach intravenöser Gabe schnell vor allem im Knochenmark, in den Speicheldrüsen und in den Nieren an. Es reduziert die nephro-, neuro- und myelotoxische Wirkung bestimmter Zytostatika und die Mundtrockenheit nach Bestrahlung der Speicheldrüsen, ohne dass auch Tumorzellen geschützt würden.

Amifostin wird unmittelbar vor der Chemo- bzw. Radiotherapie als Kurzinfusion verabreicht. Als unerwünschte Wirkungen treten Übelkeit und Erbrechen sowie Hypotonie auf. Es kommt derzeit nur in speziellen Fällen zum Einsatz.

8.10.5.4 Weitere Möglichkeiten

Es bestehen zahlreiche weitere Möglichkeiten zur Verhütung oder Linderung unerwünschter Wirkungen von tumorwirksamen Medikamenten. Als Beispiele seien erwähnt:

- prophylaktische Verabreichung von Antiemetika zur Verhütung von Übelkeit und Erbrechen (▶ Kap. 20),
- prophylaktische Verabreichung von Antihistaminika zur Verhütung von allergischen Reaktionen, z. B. vor der Verabreichung von monoklonalen Antikörpern (▶ Kap. 11 und ▶ Abschn. 32.5),
- Gabe von knochenmarkstimulierenden Faktoren (G-CSF) zur Verkürzung der Dauer der Neutropenie (▶ Kap. 26),
- Rücktransfusion von Stammzellen der Blutbildung nach hochdosierten, knochenmarktoxischen Chemotherapien (▶ Kap. 9).

8.11 Dosisberechnung und Anwendungsformen

8.11.1 Dosisberechnung und Dosisanpassung

8.11.1.1 Dosisberechnung nach Körperoberfläche (KOF)

Die Dosierung der meisten Zytostatika wird in Therapievorschriften üblicherweise in mg/m^2 angegeben. Die Quadratmeter bezeichnen dabei die Körperoberfläche (KOF) des Patienten. Diese kann aufgrund von Körperlänge und Gewicht mithilfe von Internet-Kalkulatoren (z. B. ▶ www.cato.eu/index.php/de/dosiskalkulator/koerperoberflaeche, Mobile-Apps, Nomogrammen oder anderen Hilfsmitteln bestimmt werden.

> ▶ **Beispiel**
>
> Eine erkrankte Person soll 40 mg/m^2 eines Zytostatikums erhalten. Sie wiegt 70 kg bei einer Körpergröße von 182 cm. Mithilfe einer Tabelle ist ersichtlich, dass ihre KOF 1,9 m^2 beträgt. Sie müsste also eine Dosis von 76 mg erhalten. ◄

Die Dosierung nach KOF ist – wie vieles in der Medizin – historisch bedingt und wissenschaftlich unbefriedigend, sie ist jedoch etabliert und relativ einfach. Probleme ergeben sich vor allem bei *übergewichtigen* Menschen. Aufgrund ihres Gewichts wird eine sehr große KOF berechnet. Wird die Dosis aufgrund dieser KOF festgelegt, kann sie für einige Medikamente (vor allem Docetaxel) zu hoch sein (mit entsprechender Toxizität). Die früher übliche Praxis, einen Maximalwert der KOF bei 2,0 m^2 festzulegen oder die KOF mit einem „idealen" Körpergewicht zu berechnen, führt zu Unterdosierung und damit einer schlechteren Wirkung. Dies muss – vor allem in der kurativen und adjuvanten Situation – vermieden werden.

8.11.1.2 Dosisberechnung nach AUC

Für Medikamente, deren Stoffwechsel und Ausscheidung mehr oder weniger ausschließlich durch die Nieren bestimmt wird, ist es sinnvoll, bei der Dosierung die Nierenfunktion zu berücksichtigen. Dies trifft vor allem auf das Zytostatikum Carboplatin zu. Nur von der Nierenfunktion und der verabreichten Dosis hängt es ab, in welcher Konzentration das Medikament wie lange im Blutplasma vorliegt. Diese „Fläche" von Plasmakonzentration über eine bestimmte Zeit wird als AUC („area under the curve") bezeichnet (Einheit: mg/ml×min). Die Carboplatin-Dosierung wird üblicherweise als AUC angegeben und muss dann unter Berücksichtigung der Nierenfunktion des Patienten in mg umgerechnet werden. Für die Berechnung der Nierenfunktion wird üblicherweise der Wert des Serumkreatinins verwendet.

Bei der Festlegung der ersten Dosis sind – unabhängig davon, ob sie nach KOF oder nach AUC berechnet wird – weitere Faktoren zu berücksichtigen: Einschränkungen des Allgemeinzustands oder der Funktion von Leber, Nieren, Blutbildung usw. führen zu einer Dosisreduktion. In Tabellen ist für jedes Zytostatikum ersichtlich, welche Dosisreduktion beispielsweise bei einer bestimmten Einschränkung der Leberfunktion oder der Blutbildung nötig ist. Für die Abschätzung der Organfunktionen dienen Laboruntersuchungen, z. B.:

- Leberfunktion: Serumbilirubin, Transaminasen;
- Nierenfunktion: Serumkreatinin;
- Blutbildung: Hämoglobinkonzentration, Leukozytenzahl, Thrombozytenzahl.

8.11.1.3 Dosisanpassung

In der Regel wird nur die Dosierung für die erste Verabreichung eines Zytostatikums nach den oben angegebenen Regeln berechnet. Die Dosis für die weiteren Verabreichungen wird aufgrund der im vorangehenden Zyklus beobachteten Toxizität festgelegt. Dabei kann die Dosierung – falls keine Toxizität aufgetreten ist – auch erhöht werden.

8.11.2 Standarddosis und Hochdosistherapie

Bei den meisten klassischen Zytostatika besteht eine enge Dosis-Wirkungs-Beziehung: Je höher die Dosis, desto besser die Wirkung auf die Tumorzellen, desto stärker aber auch die unerwünschten Wirkungen. Wegen dieser Toxizität können diese Zytostatika oft nicht so hoch dosiert werden, wie es für die völlige Zerstörung der Tumorzellen nötig wäre.

Für die hormonellen Therapien und die „neuen" Zytostatika, insbesondere die monoklonalen Antikörper und die Hemmstoffe der Signalübermittlung, besteht keine so ausgeprägte Beziehung zwischen Dosis und Wirkung: Mit den üblichen Dosen werden die Zielmoleküle abgedeckt, sodass eine Dosissteigerung keinen zusätzlichen Nutzen bringt.

Definition

Die unerwünschten, toxischen Wirkungen treten bei steigender Dosierung in einer für jedes Zytostatikum typischen Reihenfolge an verschiedenen Organsystemen auf. Als **dosisbegrenzende Toxizität** bezeichnet man diejenige unerwünschte Wirkung eines Medikaments, die eine weitere Dosissteigerung unmöglich macht. Für die meisten klassischen Zytostatika ist dies die Knochenmarktoxizität. Die limitierende Toxizität kann sich aber auch an anderen Organen zeigen, so z. B. an der Lunge oder am Nervensystem.

Für alle Chemotherapien wurden *Standarddosierungen* erarbeitet. Diese erlauben eine Therapie knapp unterhalb der dosislimitierenden Toxizität und führen zu optimalen Therapieergebnissen bei tolerierbarer Toxizität. Im Bestreben, höhere Zytostatikadosen zu verabreichen, um dadurch eine bessere Tumorwirksamkeit zu erreichen (sog. *Dosiseskalation*), versucht man, die dosislimitierende Toxizität spezifisch zu verhüten oder zu behandeln. Einige Möglichkeiten dazu zeigt ◘ Tab. 8.13. Die Gabe von knochenmarkstimulierenden Faktoren (G-CSF; ▸ Kap. 26) ermöglicht eine Dosissteigerung über die Standarddosis hinaus.

Die Dosis bestimmter Zytostatika kann noch weiter gesteigert werden, falls anschließend ein Ersatz der durch die Therapie zerstörten Knochenmarkstammzellen durchgeführt wird. Durch diese sog. *Hochdosistherapien*

mit Stammzellersatz konnten die Behandlungsresultate für einige – nicht für alle (!) – Tumorarten verbessert werden (zu den Techniken des Stammzellersatzes s. ▸ Kap. 9). Hochdosistherapien sind beispielsweise unter bestimmten Umständen sinnvoll bei Erkrankten mit malignem Lymphom, Multiplem Myelom oder mit akuter Leukämie. Bei den häufigen soliden Tumoren bringen Hochdosistherapien in der Regel keinen Nutzen.

8.11.3 Therapiezyklen und kontinuierliche Therapien

Die meisten klassischen Chemotherapien werden nicht kontinuierlich, sondern in sog. Therapiezyklen verabreicht. Bei Therapiezyklen wechseln sich Therapiephasen und therapiefreie Intervalle ab. Ein Beispiel zeigt ◘ Abb. 8.20. In den therapiefreien Intervallen erholt sich der Organismus von den toxischen Therapiewirkungen, vor allem sollten die Blutwerte wieder ansteigen. Falls die Blutwerte zu Beginn des neuen Zyklus noch nicht genügend angestiegen sind, wird das therapiefreie Intervall verlängert und/oder die Dosierung der Zytostatika reduziert.

Nicht alle Therapien werden zyklisch verabreicht. Vor allem hormonelle Therapien und Behandlungen mit Tyrosinkinasehemmern werden häufig *kontinuierlich* durchgeführt, unabhängig davon, ob sie oral oder parenteral verabreicht werden.

◘ **Tab. 8.13**   Beispiele dosisbegrenzender Toxizität und Möglichkeiten der Prophylaxe und Behandlung

Zytostatikum	Dosisbegrenzende Toxizität		
	Organ	**Prophylaxe**	**Behandlung**
Melphalan	Knochenmark	–	KM-stimulierende Faktoren (G-CSF), KM-Ersatz (Transplantation, Retransfusion)
Ifosfamid	Niere	Mesna	–
	Knochenmark	–	KM-stimulierende Faktoren (G-CSF), KM-Ersatz (Transplantation, Retransfusion)
Cisplatin	Niere	Forcierte Diurese	–
	Nervensystem	–	–
Oxaliplatin	Nervensystem	Evtl. Kalzium-/Magnesiuminfusionen (umstritten)	–
Bleomycin	Lunge	–	–
Methotrexat	Schleimhäute	Leucovorin	–
	Knochenmark	Leucovorin	–

KM Knochenmark

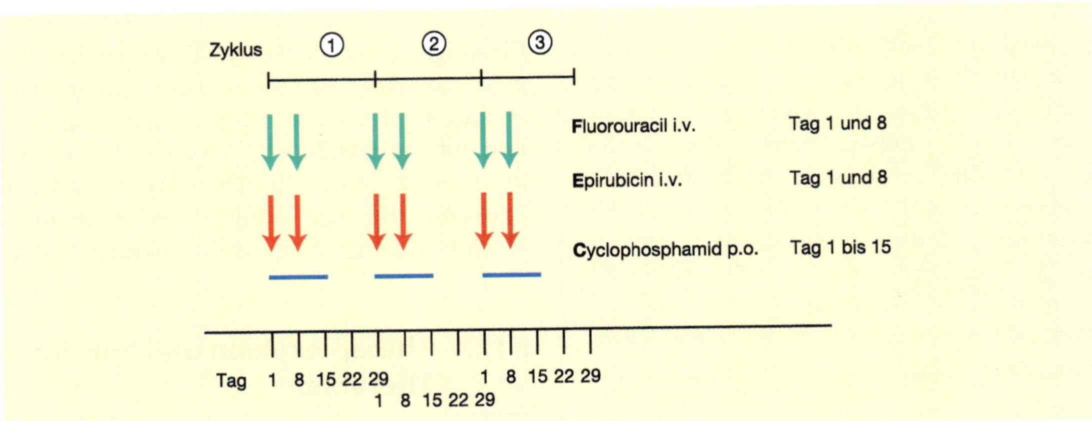

Abb. 8.20 Zyklische Kombinationschemotherapie mit FEC (5-Fluorouracil/Epirubicin/Cyclophosphamid). Es werden 3 Zyklen durchgeführt. Jeder Zyklus dauert 4 Wochen (28 Tage). Am 1. und am 8. Tag eines Zyklus („Tag 1" und „Tag 8") wird intravenös 5-Fluorouracil und Epirubicin, zusätzlich vom 1.–15. Tag Cyclophosphamid oral verabreicht. Es folgen 2 Wochen Pause. Am 29. Tag beginnt der zweite, identische Zyklus. Mit jedem neuen Zyklus beginnt die Tagesnummerierung wieder bei 1 („Tag 29 = Tag 1")

8.11.4 Erst- und Zweitlinientherapie

Die erste medikamentöse Therapie eines manifesten malignen Tumors wird als *Erstlinientherapie* (engl. first line therapy) bezeichnet (in der adjuvanten Situation wird der Ausdruck nicht verwendet). Bei Nichtansprechen oder bei Progression nach primärem Ansprechen kann – falls betroffene und zuständige ärztliche Person es für sinnvoll halten – eine zweite, andere medikamentöse Therapie versucht werden, eine sog. Zweitlinientherapie (engl. second line therapy). In Abhängigkeit vom Ansprechen auf die vorangegangene Behandlung, vom Allgemeinzustand der erkrankten Person und ihrer Wünsche können so – u. U. über Jahre hinweg – mehrere unterschiedliche (Dritt-, Viert-, Fünftlinien-) Therapien durchgeführt werden. Während für die Erst- und evtl. die Zweitlinientherapie in der Regel Standardtherapien vorgegeben sind, werden die weiteren Therapien gewöhnlich individuell festgelegt.

8.11.5 Kombinationstherapie und Monotherapie

Die Chemotherapie von vielen Tumoren wird durch den gleichzeitigen, kombinierten Einsatz verschiedener Zytostatika durchgeführt: Man spricht von *Kombinationstherapie*. Diese Kombinationen werden oft nach den Anfangsbuchstaben der einzelnen Zytostatika benannt. Beispiele oft eingesetzter Kombinationen sind:

- FAC: 5-Fluorouracil, Adriamycin, Cyclophosphamid → beim Mammakarzinom
- BEP: Bleomycin, Etoposid, Platin → bei malignen Hodentumoren
- CHOP: Cyclophosphamid, Hydroxy-Daunorubicin (= Doxorubicin), Oncovin, Prednison → bei malignen Lymphomen

Klassische Zytostatika werden auch mit anderen tumorwirksamen Medikamenten, z. B. mit Antikörpern, kombiniert: R-CHOP: CHOP und Rituximab.

Zu einiger Verwirrung führt immer wieder die Tatsache, dass in diesen Abkürzungen ein und derselbe Buchstabe für unterschiedliche Zytostatika stehen kann: z. B. das „P" in BEP für Platin, in CHOP aber für Prednison. Umgekehrt kann – ebenso verwirrend – das gleiche Medikament durch verschiedene Buchstaben bezeichnet werden: Adriamycin in der Kombination AC durch A, in der Kombination CHOP aber durch H.

Für die bessere Wirksamkeit der Kombinationstherapie im Vergleich zur Therapie mit Einzelsubstanzen gibt es verschiedene Gründe:

- Durch die unterschiedlichen Wirkmechanismen soll die Entwicklung resistenter Tumorzellen verhindert werden: Tumorzellen, die gegen eines der in der Kombination eingesetzten Medikamente resistent sind, reagieren u. U. auf andere Zytostatika empfindlich.
- Die Wirkung von zwei kombinierten Zytostatika kann mitunter größer sein als die Summe der Einzelwirkungen; man spricht von der synergistischen oder überadditiven Wirkung der Kombination.
- In Kombinationen werden nach Möglichkeit Zytostatika eingesetzt, denen die Wirkung gegen die Tumorzellen gemeinsam ist, deren Nebenwirkungen aber unterschiedliche Organsysteme betreffen (Prinzip der „nichtüberlappenden Toxizität"). Dies erlaubt die gleichzeitige Verabreichung von mehreren Zytostatika in maximaler Einzeldosis (s. Beispiel in Tab. 8.14).

Tab. 8.14 Erwünschte und unerwünschte Wirkungen der Kombinationstherapie an einem Beispiel: BEP-Kombination für maligne Hodentumoren

	Erwünschte Wirkung	Unerwünschte Wirkung			
	Tumorzellen	Blutbildung	Schleimhäute	Niere	Nervensystem
Bleomycin	+++	(+)	+	–	–
Etoposid (Vepesid)	+++	++	+	–	–
Cisplatin (Platinol)	+++	(+)	–	++	+

Eine Kombinationschemotherapie bringt aber nicht generell für alle bösartigen Tumoren und alle Medikamente Vorteile. Vor allem für die palliative Behandlung von soliden Tumoren (z. B. Mamma- oder Prostatakarzinom) ist die Behandlung mit einzelnen Zytostatika als sog. *Monotherapie* eine bevorzugte Behandlungsmethode.

In gewissen Therapieschemata werden verschiedene Substanzen nicht gleichzeitig – wie bei der Kombinationstherapie –, sondern in einer bestimmten zeitlichen Reihenfolge verabreicht. Dies wird als „*sequenzielle Therapie*" bezeichnet.

▶ **Beispiel**

Sequenzielle Therapie: Bei der als AC→T abgekürzten adjuvanten Behandlung des Mammakarzinoms werden in Abständen von 3 Wochen zuerst 4 Zyklen der Kombination AC (Doxorubicin/Cyclophosphamid) verabreicht, gefolgt von 12 Gaben Paclitaxel (Taxol) als Einzelsubstanz, in 1-wöchigen Abständen.

Kombinationstherapie: Bei der als TAC bezeichneten Kombination werden die gleichen 3 Substanzen (in anderer Dosierung als bei obigem Schema) jeweils am Tag 1 eines 3-wöchigen Zyklus verabreicht. ◀

8.11.6 Systemische, regionale und intrakavitäre Chemotherapien

Medikamentöse Tumortherapien werden in der Regel oral oder intravenös verabreicht. Sie wirken somit systemisch im ganzen Körper, deshalb wird die medikamentöse Tumortherapie – im Gegensatz zur Radiotherapie und zur Chirurgie – auch als Systemtherapie bezeichnet. Andere Verabreichungen sind aber unter bestimmten Voraussetzungen gelegentlich indiziert.

8.11.6.1 Systemische Therapie: oral oder intravenös

Ob ein Medikament sowohl intravenös als auch oral verabreicht werden kann, hängt in erster Linie von seiner chemischen Struktur ab: Kleine Moleküle (z. B. Antiöstrogene oder Kinasehemmer) werden in der Regel im Darm gut resorbiert und können deshalb oral verabreicht werden. Große Moleküle dagegen werden zum Teil im Darm verdaut und dadurch unwirksam (z. B. Proteine wie monoklonale Antikörper) oder gar nicht resorbiert. Viele Medikamente liegen deshalb nur in intravenöser Applikationsform vor.

Bei einigen klassischen Zytostatika (z. B. Methotrexat, Cyclophosphamid, Vinorelbin u. a.) sind sowohl die orale als auch die intravenöse Applikation möglich. Verschiedenen Faktoren bestimmen, welche Verabreichung schließlich gewählt wird.

Vorteile der oralen Verabreichung:
- Einfachheit der Verabreichung (keine Venenpunktion nötig),
- Möglichkeit der Medikamenteneinnahme zu Hause (unabhängig von einer medizinischen Institution).

Während vielfach nur diese Vorteile hervorgehoben werden, hat die orale Verabreichung aber auch gewichtige *Nachteile*, so z. B.
- Abhängigkeit der Resorption von der Funktion des Magen-Darm-Traktes (unsichere Aufnahme der Medikamente bei Erbrechen, Durchfall und anderen Störungen der Darmfunktion),
- Abhängigkeit von der Zuverlässigkeit der Einnahme (Adhärenz).

Es ist deshalb in jedem Einzelfall die optimale Applikationsart festzulegen.

8.11.6.2 Regionale Perfusionen und Infusionen

> **Definition**
>
> Unter **regionaler Chemotherapie** versteht man die direkte Applikation von Zytostatika in ein Blutgefäß, das eine tumorbefallene Region versorgt. Dadurch wird lokal eine höhere Zytostatikakonzentration erreicht als bei einer systemischen (intravenösen oder peroralen) Verabreichung.

Mögliche Indikationen für regionale Therapien sind:
- Primärtumoren oder *lokalisierte* Metastasen, die weder chirurgisch noch radiotherapeutisch angegangen werden können;
- Tumoren mit schlechtem Ansprechen auf eine systemische Chemotherapie (höhere lokale Zytostatikakonzentration).

Es werden zwei Formen der regionalen Chemotherapie unterschieden: *regionale Perfusion* und *regionale Infusion*.

8.11.6.2.1 Regionale Perfusion

Die regionale Perfusion wird praktisch nur an Extremitäten durchgeführt: Arterie und Vene werden kanüliert. Die Zirkulation der Extremität wird dann vom Körperkreislauf abgekoppelt und an einen maschinellen extrakorporalen Kreislauf angeschlossen. Die Extremität wird mithilfe dieses extrakorporalen Kreislaufs mit Zytostatika perfundiert, gleichzeitig in der Regel auch überwärmt (*hyperthermische Perfusion*). Systemische Nebenwirkungen sind dabei wegen der Abkopplung vom Körperkreislauf ausgeschlossen.

Der technische Aufwand für diese Behandlung ist groß, sie ist deshalb wenigen spezialisierten Zentren vorbehalten und kommt bei Melanomen und Sarkomen an Extremitäten zur Anwendung.

8.11.6.2.2 Regionale Infusion

Bei der regionalen Infusion wird ein Zytostatikum direkt in ein zum Tumor führendes Gefäß infundiert. Die Zytostatikakonzentration am Tumor ist höher als bei systemischer Verabreichung. Da die Verbindung zum Körperkreislauf durch die Venen erhalten ist, ist mit systemischen Nebenwirkungen (und Wirkungen) zu rechnen.

Leber   Infundiert wird in die Leberarterie (A. hepatica) oder Pfortader (V. portae), indiziert vor allem bei Lebermetastasen. Die Kathetereinlage erfolgt in der Regel durch einen chirurgischen Eingriff, die Zytostatikaapplikation meist durch einen subkutan implantierten Port, oft mithilfe tragbarer Pumpen (▶ Abschn. 12.2.2). *Komplikationen* sind Gallengangentzündungen und Thrombosen der katheterisierten Lebergefäße. Die Therapie wird nur noch in Einzelfällen eingesetzt.

Andere Organe   Regionale arterielle Infusionen werden selten auch bei Tumoren im Kopf-Hals-Bereich und an den Extremitäten durchgeführt.

8.11.6.3 Chemoembolisation

Bei der Chemoembolisation wird das den Tumor versorgende Gefäß durch zytostatikabeladene Kunststoff-Partikel embolisiert und der Tumor so seiner Gefäßversorgung beraubt. Dazu wird – unter radiologischer Kontrolle – ein Angiografiekatheter gezielt in das den Tumor versorgende Gefäß vorgeschoben. Die Chemoembolisation wird durch radiologisches Fachpersonal ausgeführt und vor allem bei Lebermetastasen und Nierentumoren eingesetzt. Als Folge der Gewebezerstörung ist in den ersten Tagen nach dem Eingriff mit Fieber und lokalen Schmerzen zu rechnen.

8.11.6.4 Intrakavitäre Chemotherapie

Bei bestimmten Indikationen werden Zytostatika direkt in eine Körperhöhle (lat. cavum: Höhle) instilliert.

8.11.6.4.1 Intrathekale Therapie

Prinzip   Zytostatika werden direkt in den Liquorraum (griech. theke: Behälter; hier: Liquorraum/Subarachnoidalraum) instilliert. Systemisch (intravenös oder peroral) verabreichte Zytostatika erreichen den Liquorraum nur in sehr geringer Konzentration: Bei intakten Hirnhäuten verhindert die sog. Blut-Liquor-Schranke den Austritt der Zytostatika aus dem Blut in den Liquorraum. Falls im Liquorraum angesiedelte maligne Zellen behandelt werden sollen, müssen die Zytostatika deshalb in der Regel direkt in den Liquorraum eingebracht werden. Dies kann auf zwei Routen geschehen:
- *Intraventrikuläre Therapie*: Instillation der Zytostatika in einen Seitenventrikel des Großhirns. Voraussetzung ist die neurochirurgische Einführung eines Katheters durch die Schädeldecke; der Katheter wird mit einem subkutanen Reservoir unter der Kopfhaut verbunden (Ommaya-Reservoir, ▶ Abschn. 12.2.5).
- *Lumbale Therapie*: Instillation von Zytostatika in den Spinalraum bei einer Lumbalpunktion. Es wird die gleiche Technik wie bei der diagnostischen Lumbalpunktion angewandt.

Indikation   Die intrathekale Chemotherapie wird zur Behandlung oder Prophylaxe einer malignen Meningeose, d. h. eines Tumorbefalls der Hirn- oder Rückenmarkhäute durchgeführt. Die medikamentöse Behandlung der Meningeose erfordert über Monate wiederholte Applikationen von Zytostatika. Die Implantation eines Ommaya-Reservoirs (▶ Abschn. 12.2.5) kann in diesen Situationen nützlich sein.

Bei akuten lymphatischen Leukämien und bestimmten Non-Hodgkin-Lymphomen wird oft zur Verhütung einer Meningeose bereits während oder unmittelbar nach Abschluss der systemischen Chemotherapie eine sog. ZNS-Prophylaxe durchgeführt: Dafür genügen in der Regel etwa 6 intrathekale Zytostatikaverabreichungen, die meist in wöchentlichen Abständen durchgeführt werden. Ein Ommaya-Reservoir ist bei dieser kurzen Therapiedauer in der Regel nicht indiziert.

Nicht alle tumorwirksamen Medikamente eignen sich für die intrathekale Verabreichung:

> Vincristin (z. B. Oncovin) darf *niemals* intrathekal angewandt werden.

Zytostatika und Kortikosteroide, die in Ampullen oder Durchstechflaschen für die *intravenöse* Therapie geliefert werden, enthalten z. T. bakteriostatische Zusätze oder Zusatzstoffe zur Verbesserung der Löslichkeit.

> Für die intrathekale Therapie dürfen nur Medikamente ohne Zusatzstoffe verwendet werden, da diese neurotoxisch sein können.

8.11.6.4.2 Intraperitoneale Chemotherapie

Die intraperitoneale Chemotherapie, also die direkte Instillation von Zytostatika in die Bauchhöhle, hat gegenüber der intravenösen Verabreichung aus pharmakologischer Sicht gewisse Vorteile: Durch die intraperitoneale Gabe können in der Bauchhöhle höhere Medikamentenkonzentrationen erreicht und über längere Zeit erhalten werden, als dies bei der systemischen Verabreichung möglich ist. Dies ist bei Tumoren, die sich auf dem Peritoneum ausbreiten, theoretisch von Vorteil.

Bei der intraperitonealen Anwendung gelangen die Zytostatika nicht auf dem Blutweg in den Tumor, sondern durch Diffusion aus der Bauchhöhle. Das Medikament gelangt so allerdings höchstens wenige Millimeter tief in genügender Konzentration in das Tumorgewebe. Deshalb ist die intraperitoneale Anwendung nur bei sehr kleinen peritonealen Tumorknötchen sinnvoll.

Die Instillation der Zytostatika geschieht über einen intraperitonealen Katheter. Da meist wiederholte Therapien nötig sind, wird der Katheter oft operativ implantiert und mit einem subkutanen Port verbunden (▶ Abschn. 12.2.3).

Die intraperitoneale Chemotherapie ist aufwendig. Zudem treten häufig katheterbedingte Komplikationen wie Blockierung, lokale Peritonitis, gelegentlich auch Darmperforationen auf. Ein Überlebensvorteil gegenüber der systemischen Chemotherapie konnte bisher nur für das Ovarialkarzinom nachgewiesen werden, wegen der genannten Probleme hat sich diese Therapie aber noch nicht generell durchgesetzt.

Eine neuere Methode ist die sog. HIPEC (hyperthermische intraperitonealeChemotherapie). Dabei wird nach möglichst radikaler Entfernung des Primärtumors und der Metastasen der Bauchraum während 60–90 min einmalig mit Zytostatika durchspült. Die Wirksamkeit der Chemotherapie wird durch Erwärmung der Spülflüssigkeit gesteigert.

8.11.6.4.3 Intravesikale Chemotherapie

Bei Frühformen des Blasenkarzinoms können – zusätzlich zur operativen Tumorentfernung – Medikamente durch einen Katheter direkt in die Blase instilliert werden. Die Behandlung dient der Vorbeugung lokaler Rezidive. Neben Zytostatika wird auch ein abgeschwächtes, immunstimulierendes Tuberkulose-Bakterium (Bacillus Calmette-Guérin, BCG) eingesetzt.

Eine häufige *Nebenwirkung* ist die Zystitis („chemische" Zystitis infolge der Schleimhautreizung durch die Zytostatika oder „infektiös" durch BCG). BCG-Instillationen können gelegentlich auch zu systemischen Infektionen mit dem Bacillus Calmette-Guérin führen.

8.11.6.4.4 Intrapleurale bzw. intraperikardiale Chemotherapie

Die Instillation von Zytostatika in den Pleura- oder Perikardraum wird praktisch nur zur symptomatischen Behandlung von rezidivierenden malignen Ergüssen durchgeführt. Ziel ist nicht die Behandlung des Tumors, sondern die Unterdrückung der Ergussbildung. Zytostatika werden deshalb bei dieser Indikation im Allgemeinen nicht zur Zerstörung von Tumorzellen eingesetzt, sondern zur Auslösung einer unspezifischen Entzündung, die ihrerseits zur Verklebung der Perikard- bzw. Pleurablätter führt. Es werden deshalb neben Zytostatika zahlreiche andere entzündungsauslösende Substanzen, z. B. Talkpuder, angewendet.

8.11.6.5 Transdermale Chemotherapie

Eine lokale transdermale Chemotherapie ist gelegentlich bei oberflächlichen malignen Hautveränderungen sinnvoll. Bei Hautinfiltraten von Mammakarzinomen und malignen Lymphomen kann das Zytostatikum Miltefosin (z. B. Miltex) als Lösung lokal aufgetragen werden. Es zeigt keine systemischen Nebenwirkungen. Das Zytostatikum 5-Fluorouracil wird in Salbenform (z. B. Efudix) vor allem bei prämalignen und malignen Hautveränderungen eingesetzt.

8.11.7   Off-Label Use

Wie alle Medikamente müssen auch tumorwirksame Substanzen durch eine Arzneimittelbehörde zugelassen werden. Für die EU ist dies die EMA (European Medicines Agency), für die Schweiz die Swissmedic. Aufgrund von Studienergebnissen wird dabei festgelegt, für welche Indikationen bzw. Anwendungsbereiche ein Medikament eingesetzt werden kann. Die Krankenversicherungen übernehmen in der Regel nur die Kosten für diese in den Zulassungsdokumenten (und in der Packungsbeilage bzw. der Produktinformation, dem „label") festgehaltenen Indikationen. Es kommt allerdings häufig vor, dass nach der Zulassung Studienergebnisse publiziert werden, die die Wirksamkeit des Medikaments bei zusätzlichen Indikationen belegen. Leider verzichten die Hersteller oft aus Kostengründen darauf, diese neuen Indikationen ebenfalls durch die Behörden registrieren zu lassen.

Wird bei einer erkrankten Person ein Medikament in einer nicht behördlich registrierten Indikation verabreicht, spricht man von *„off-label use"* (engl. für „Gebrauch außerhalb der Zulassung"). Die Krankenversicherer sind nur in Ausnahmefällen verpflichtet, die Kosten für den Off-Label Use zu übernehmen.

8.12   Rückblick und Ausblick

Die medikamentöse Tumortherapie hat ihre Ursprünge in der Mitte des 20. Jahrhunderts: Während des Ersten Weltkriegs fanden Militärärzte bei Soldaten, die den Einsatz von Senfgas (einem chemischen Kampfstoff) überlebten, einen vorübergehenden, oft dramatischen Abfall der Leukozyten. Diese Beobachtungen führten zur Erforschung von Senfgasabkömmlingen für die Behandlung von Leukämien und damit zur Entwicklung des ersten Zytostatikums: 1941 wurden die ersten Leukämieerkrankten mit dem Senfgasabkömmling Mustargen, einem noch heute gebräuchlichen Zytostatikum, behandelt. In der Folge wurden zahlreiche, chemisch ähnlich wirkende alkylierende Substanzen entwickelt.

In den 1950er-Jahren forschten amerikanische Mediziner nach neuen Mitteln zur Behandlung des Diabetes mellitus. Dabei untersuchten sie Wirkstoffe eines Immergrüns (Vinca rosacea, ◘ Abb. 8.2), dem in der Volksmedizin eine heilende Wirkung bei Diabetikern zugesprochen wurde. Einige Extrakte des Immergrüns zeigten im Tierexperiment eine starke Knochenmarkhemmung als Hinweis auf die zytostatischen Eigenschaften der Vincasubstanzen. Aus diesen Forschungen gingen schließlich die Zytostatika Vinblastin (z. B. Velbe) und Vincristin (z. B. Oncovin) hervor, die noch heute eingesetzt werden.

Das erste Beispiel eines nicht zufällig entdeckten, sondern gezielt entwickelten Zytostatikums ist Methotrexat: Da bekannt war, dass Folsäure für die Vermehrung von Tumorzellen nötig ist, suchten Forschende gezielt nach einem Hemmstoff dieses Vitamins. Durch geringe Veränderungen des Moleküls gelang die Herstellung eines Folsäureantagonisten (Methotrexat). Dieser erwies sich bei vielen Tumoren als hochwirksames Zytostatikum.

Diese Beispiele aus der Geschichte der Chemotherapie zeigen zwei mögliche Wege der Medikamentenforschung:

- Einerseits werden auch heute noch natürliche Substanzen wie Extrakte aus einheimischen und tropischen Pflanzen, Produkte von Bodenpilzen und Meereslebewesen etc. geprüft, in der Hoffnung, dabei eine zytostatisch wirksame Substanz zu finden. So wird das moderne Zytostatikum Trabectidin (Yondelis) aus einem Manteltierchen, einem kleinen Meerestier, gewonnen.
- Andererseits wird schwerpunktmäßig versucht, synthetische Substanzen zu konstruieren, die gezielt auf spezifische Eigenschaften der Tumorzelle einwirken. So eröffneten molekularbiologische Erkenntnisse die Möglichkeit, Onkogenprodukte oder Signalwege durch neue Medikamente zu blockieren oder zu inaktivieren. Monoklonale Antikörper oder die Hemmstoffe der Signalübermittlung sind Beispiele solcher moderner Arzneimittelentwicklungen (zur klinischen Prüfung neuer Medikamente ▶ Kap. 42).
- Außerdem hat sich die Immunmodulation mithilfe von Checkpoint-Inhibitoren fest als therapeutische Säule etabliert. In den nächsten Jahren wird dieser Behandlungsweg der Immunmodulation noch weiter ausgebaut werden.

Dank diesen Entwicklungen werden mehr Menschen von ihrer Krebserkrankung geheilt werden. Wo dies auch weiterhin nicht möglich ist, wird man den Krebs für eine zunehmende Zahl von Erkrankten in eine chronische Krankheit überführen können, mit der diese auf längere Zeit gut leben können, wie dies z. B. bei Diabetes- oder HIV-Patienten schon jetzt Realität ist. Die Vision, das mit Krebskrankheiten verbundene Leiden und Sterben vollständig zu beseitigen, wird aber in absehbarer Zeit kaum Realität werden.

Literatur

Zitierte Quellen

Ganten D und Ruckpaul K (2008) Grundlagen der Molekularen Medizin, 3., überarb. u. erw. Edition, Springer, Berlin/Heidelberg/New York

Garassino M (2013) What is personalised medicine? ESMO patients guide series. ESMO Press. www.esmo.org/content/download/20122/337223/file/ESMO-Patient-Guide-Personalised-Cancer-Medicine.pdf (Zugriff am 27.02.2024)

Haanen JBAG et al (2017) Management of toxicities from immunotherapy: ESMO Clinical Practice Guidelines for diagnosis, treatment and follow-up. Ann Oncol 28(Suppl 4):i119–i142

Jacob JA (2015) Cancer immunotherapy researchers focus on refining checkpoint blockade therapies. JAMA 314:2117

Rozensztajn N et al (2014) Factors associated with early progression of non-small-cell lung cancer treated by epidermal growth factor receptor tyrosine-kinase inhibitors. Cancer Med 3:61

Schaller K, Pötschke-Langer M (2013) Rauchen verschlechtert die Wirksamkeit von Krebstherapien. Dt Ärztebl 110:2018

Stein A et al (2018) Benefit–risk assessment of Blinatumomab in the treatment of relapsed/refractory B-cell precursor acute lymphoblastic leukemia. Drug Safety 42:587–601

Verdin E, Ott M (2015) 50 years of protein acetylation: from gene regulation to epigenetics, metabolism and beyond. Nat Rev Mol Cell Biol 16:258

Weiterführende Literatur

Berger DP, Engelhardt R, Mertelsmann R (Hrsg) (2014) Das Rote Buch. Hämatologie und Internistische Onkologie. Ecomed Medizin, Landsberg/Lech

Dietrich K, Theobald M (2015) Immunologische Tumortherapie. Der Internist 56:907

Hess V, Biedermann B, Meier G, Herrmann R (2001a) Prinzipien der Chemotherapie: Grundlagen. Schweiz Med Forum 1:985–989

Hess V, Biedermann B, Herrmann R (2001b) Prinzipien der Chemotherapie: Chemotherapie-Nebenwirkungen und deren Behandlung. Schweiz Med Forum 1:1081–1085

Kroll T, Höffken K, Clement JH (2007) Intrazelluläre Signaltransduktionshemmung. Onkologe 13:32–45

Kroner T, Margulies A, Taverna C, Studer C (Hrsg) (2017) Medikamente in der Tumortherapie. Handbuch für die Pflegepraxis. Springer, Berlin/Heidelberg/New York

Michel C, Neubauer A, Burchert A (2015) Molekulare Tumortherapie. Der Internist 56:1389

Rink L, Kruse A, Haase H (2015) Immunologie für Einsteiger. Springer Spektrum, Berlin Heidelberg

Schmoll H-J, Höffken K, Possinger K (Hrsg) (2006) Kompendium Internistische Onkologie. Standards in Diagnostik und Therapie. Springer, Berlin/Heidelberg/New York

Schütte J, Barth J (2010) Zytostatische Chemotherapie. In: Hiddemann W, Bartram C (Hrsg) Die Onkologie. Teil 1: Epidemiologie – Pathogenese – Grundprinzipien der Therapie. Springer, Berlin/Heidelberg/New York

Internetadressen

British Columbia Cancer Agency. http://www.bccancer.bc.ca/health-professionals/professional-resources/cancer-drug-manual (ausgezeichnete detaillierte Informationen zu allen tumorwirksamen Substanzen; englischsprachig)

Krebsinformationsdienst KID des Deutschen Krebsforschungszentrums. www.krebsinformationsdienst.de/themen/behandlung/index.php (aktuelle Übersichten über medikamentöse Behandlungsmethoden; sehr geeignet für Patienten und Angehörige)

Knochenmark- und periphere Blutstammzelltransplantation und andere Methoden des Stammzellersatzes

Urs Schanz und Thomas Kroner

Inhaltsverzeichnis

9.1   Einleitung

Blutzellen, also Erythrozyten, Leukozyten und Thrombozyten, werden im Knochenmark produziert. Alle diese Zellen entstehen aus den *Stammzellen der Blutbildung* (= hämatopoetische Stammzellen = Blutstammzellen). Diese Stammzellen spielen für die Funktion des Knochenmarks eine zentrale Rolle. Sind sie erkrankt (z. B. bei Leukämien) oder zerstört (z. B. nach einer hochdosierten Chemotherapie), können sie vielfach durch Transplantation von gesunden Stammzellen ersetzt werden.

Blutstammzellen können aus verschiedenen Quellen gewonnen werden:
- aus peripherem Blut,
- aus dem Knochenmark,
- aus Nabelschnurblut.

Die Transplantation von Knochenmark war die erste und lange Zeit die einzige Methode, Stammzellen der Blutbildung von einer Spenderperson auf eine erkrankte Person zu übertragen. Heute werden zu diesem Zweck meist Stammzellen aus dem peripheren Blut und selten aus Nabelschnurblut gewonnen; der Begriff „Knochenmarktransplantation" wurde deshalb zugunsten der umfassenderen Bezeichnung „Blutstammzelltransplantation" verlassen. Diese Methoden erfordern eine komplexe Infrastruktur und werden deshalb nur an spezialisierten Zentren durchgeführt. Dieses Kapitel gibt einen Überblick über die medizinischen Aspekte und Hinweise auf Besonderheiten der Pflege bei diesen Verfahren.

9.1.1   Eigenschaften der Stammzellen

Stammzellen der Blutbildung eignen sich aus folgenden Gründen als Ersatz für zerstörtes oder erkranktes Knochenmark:
- Sie lassen sich kryokonservieren, d. h., sie überleben Tiefgefrieren und Wiederauftauen und bleiben dabei funktionsfähig.
- Sie siedeln sich nach intravenöser Transfusion wieder im Knochenmark an.
- Sie sind multipotent, d. h., aus einer Stammzelle können sich verschiedene Blutzellen (Erythrozyten, Granulozyten, Monozyten, Lymphozyten, Thrombozyten) entwickeln.
- Sie können sich selbst erneuern.

Die Stammzellen der Blutbildung unterscheiden sich mikroskopisch nicht von Lymphozyten. Nur mit spe-

ziellen immunologischen Methoden lassen sie sich identifizieren, üblicherweise durch den Nachweis des Oberflächenmerkmals CD34.

> Die Teilungsfähigkeit und Produktionsrate der Stammzellen ist sehr groß: Aus einer einzigen Stammzelle können in etwa 20 Teilungsschritten ca. 1 Mio. reife Blutzellen entstehen!

9.1.2   Allgemeine Indikationen und Methoden

Ein Ersatz von Stammzellen kann in zwei unterschiedlichen Situationen notwendig sein:
- Bei schweren, angeborenen oder erworbenen *Knochenmarkerkrankungen*, z. B. bei angeborenen Immundefekten, schwerer aplastischer Anämie oder bei bestimmten Leukämien: Die Transplantation dient hier dem Ersatz der kranken oder defekten Stammzellen der betroffenen Person durch die einer gesunden Person. Das kranke Knochenmark wird zuvor durch Chemo-, selten noch mit zusätzlicher Strahlentherapie zerstört. In diesen Situationen wird in der Regel eine *allogene Transplantation* vorgenommen, d. h., die übertragenen Stammzellen stammen von einer fremden, verwandten oder unverwandten Person. Da mit den Stammzellen auch Lymphozyten der spendenden Person übertragen werden, erhält die empfangende Person auch ein neues Immunsystem. Dieses bewirkt bei der empfangenden Person zusätzlich eine immunologische Reaktion gegen die Tumorzellen, den sog. „Graft-versus-Tumor-Effekt" (▶ Abschn. 9.2.4).
- Zur Unterstützung der *Knochenmarkregeneration* nach einer hochdosierten, knochenmarktoxischen Chemo- und Radiotherapie: Durch sehr hohe Dosen von Zytostatika, evtl. kombiniert mit Bestrahlungen, werden manche malignen Tumoren, die mit konventionellen Therapien nicht geheilt werden können, häufig erfolgreich kurativ behandelt (z. B. Rückfälle von fortgeschrittenen Non-Hodgkin-Lymphomen). Diese hochdosierten Chemotherapien führen als unerwünschte Wirkung zu einer schweren Schädigung der gesunden Stammzellen der erkrankten Person, die sich ohne Stammzellersatz nur langsam erholen würde; deshalb muss ein Ersatzverfahren angeschlossen werden. Bei dieser Indikation wird in der Regel ein sog. *autologer Stammzellersatz* durchgeführt, d. h. mit patienteneigenen, zuvor entnommenen Stammzellen.

> **Ansatz und Ziel der Methoden**
> - Allogener Blutstammzellersatz:
>   - Übertragung von Stammzellen einer fremden (verwandt oder nicht verwandt) spendenden Person auf die erkrankte Person
>   - Ziel ist der Ersatz des (kranken) blutbildenden Systems der erkrankten Person durch Blutstammzellen der gesunden spendenden Person und Entwicklung eines sog. „Graft-versus-Tumor-Effektes" gegen allfällig verbleibende Tumorzellen
> - Autologer Blutstammzellersatz:
>   - Rücktransfusion von vor einer Hochdosistherapie entnommenen und tiefgefrorenen *patienteneigenen* Stammzellen
>   - Ziel ist die Verkürzung der Knochenmarkaplasie nach hochdosierter Chemotherapie

Die beiden Methoden unterscheiden sich hinsichtlich der Indikationen und der Komplikationen. Sie werden deshalb im Folgenden getrennt dargestellt.

9.2 Allogene Blutstammzelltransplantation

Ziel der allogenen Blutstammzelltransplantation ist die Zerstörung sämtlicher bösartiger Tumorzellen und der anschließende Ersatz des erkrankten Knochenmarks durch das gesunde Knochenmark einer spendenden Person. Als spendende Person kommen unter bestimmten Voraussetzungen Geschwister oder unverwandte Personen infrage.

9.2.1 Auswahl des Blutstammzellspenders

Voraussetzung für das Gelingen einer allogenen Blutstammzelltransplantation ist die Gewebeverträglichkeit, d. h. eine möglichst gute Übereinstimmung der Transplantationsgruppeneigenschaften (*HLA*: *H*umane *L*eukozyten-*A*ntigene) zwischen spendender und empfangender Person. Je schlechter die Übereinstimmung, desto mehr schwere, unerwünschte Immunreaktionen treten auf. Dazu gehören einerseits die Abstoßung des Transplantats, andererseits die Graft-versus-host-Reaktion, bei der Lymphozyten der spendenden Person das für sie fremde Gewebe der empfangenden Person angreifen (▶ Abschn. 9.2.4). Unterschiedliche AB0-Blutgruppen sind dagegen für eine Stammzelltransplantation nicht von Bedeutung: Nach der Transplantation wird die empfangende Person die Blutgruppe der spendenden Person aufweisen.

Völlige genetische Übereinstimmung besteht nur zwischen eineiigen Zwillingen; diese sog. syngene Transplantation bereitet immunologisch keine Probleme. Zwischen zwei Geschwistern besteht aufgrund der Erbgesetze eine Chance von 25 %, dass die für die Transplantation erforderliche HLA-Übereinstimmung (HLA-Identität) besteht. Findet sich unter Geschwistern keine gewebsverträgliche Konstellation, kann eine passende unverwandte Person zur Stammzellspende gesucht werden. Eine Spendersuche in der weiteren Blutsverwandtschaft der erkrankten Person hat in der Regel keine größeren Erfolgsaussichten als die Suche nach einer unverwandten Person.

Neuerdings ist es gelungen, durch innovative Transplantationsmethoden, auch nur halbpassende (haploidentische) Geschwister, Eltern oder erwachsene Kinder als stammzellspendende Personen einsetzen zu können. Die Resultate sind annähernd gleich gut wie mit HLA-identischen Geschwistern oder fremden Personen. Entsprechend ergibt sich gegenwärtig ein rasches Wachstum dieser Transplantationsart bei gleichzeitiger Abnahme der nur noch selten angewandten Nabelschnurblut-Transplantation.

Für die Suche nach einer nicht verwandten, aber HLA-kompatiblen Person stehen weltweit in EDV-verbundenen Registern die Daten von über 40 Mio. HLA-typisierten Menschen zur Verfügung (Stand 2023). Durch diese Register kann für ca. 75 % der Erkrankten innerhalb von 2–6 Monaten eine passende Spendeperson gefunden werden. Wegen der enorm großen Zahl möglicher HLA-Typen verläuft die Suche aber gelegentlich erfolglos. Auf jeden Fall ist sie mit einem erheblichen, auch finanziellen, Aufwand verbunden und dauert meist mehrere Monate.

9.2.2 Gewinnung von Blutstammzellen

9.2.2.1 Blutstammzellen aus Knochenmark

Der spendenden Person werden – in der Regel unter Vollnarkose – durch mehrfache Punktionen am Beckenkamm beidseits ca. 1000–1500 ml (maximal 20 ml/kg Körpergewicht) Knochenmark entnommen. Dieses wird zur Entfernung von Fettpartikeln und Knochensplittern filtriert, die Anzahl der darin enthaltenen Stammzellen kontrolliert und dann der erkrankten Person durch einen zentralvenösen Katheter zugeführt. Die spendende Person bleibt in der Regel für 2–3 Tage hospitalisiert.

Für die spendende Person bedeutet der Eingriff, abgesehen von der Narkose, kein Risiko. Während einigen Tagen bis Wochen können jedoch Schmerzen an den Entnahmestellen bestehen, die in der Regel mit Analgetika gut zu beherrschen sind.

9.2.2.2   Blutstammzellen aus peripherem Blut

Stammzellen und andere Vorläuferzellen der Blutbildung finden sich zwar hauptsächlich im Knochenmark, sie kommen jedoch auch im peripheren Blut vor. Unter normalen Umständen finden sich im Blut nur wenige Stammzellen. Durch Gabe von Wachstumsfaktoren der Blutbildung (G-CSF, ▶ Abschn. 26.2) kann ihre Anzahl erhöht werden; auch in der Erholungsphase nach einer intensiven Chemotherapie können sie vermehrt im Blut nachgewiesen werden.

Wie Stammzellen aus dem Knochenmark eignen sich auch aus dem Blut gewonnene Stamm- und Vorläuferzellen für den Stammzellersatz. Voraussetzung ist jedoch die Gewinnung einer genügenden Anzahl dieser Zellen. Dies ist mithilfe von Blutzellseparatoren, wie sie auch für die Gewinnung von Thrombozyten eingesetzt werden, möglich, nachdem die spendende Person während etwa 4–5 Tagen mit Wachstumsfaktoren (G-CSF) stimuliert wurde. Die Zellgewinnung (Apherese) dauert zwischen 3 und 6 h an 1–3 Tagen. Die so gewonnenen Stamm- und Vorläuferzellen werden für die autologe Transplantation tiefgefroren und bis zum Gebrauch gelagert. Für die allogene Transplantation werden sie in der Regel frisch direkt nach der Entnahme transfundiert. Zwischen 2020 bis 2023 wurden allogene Stammzellen wegen der SARS-CoV-2 Pandemie auch vermehrt eingefroren und später wieder aufgetaut verabreicht. Sie siedeln sich nach intravenöser Transfusion im Knochenmark der empfangenden Person an und führen zu einer relativ raschen (10–20 Tage) Erholung der Blutbildung.

Gegenüber Stammzellen aus dem Knochenmark haben Stammzellen aus peripherem Blut den Vorteil, dass zu ihrer Entnahme keine Anästhesie nötig ist. Auch ist die Dauer der Aplasie bei der Verwendung von Vorläuferzellen aus dem Blut kürzer als bei der Verwendung von Knochenmark. Periphere Blutstammzellen sind heute die gebräuchlichste Stammzellquelle.

9.2.2.3   Blutstammzellen aus Nabelschnurblut

Das Blut des Neugeborenen enthält viele Stamm- und Vorläuferzellen der Blutbildung. Es kann – mit dem Einverständnis der Mutter – nach der Geburt und Abnabelung leicht aus der Nabelschnur gewonnen und tiefgefroren werden. Die Anzahl der von einem Neugeborenen so gewonnenen Stammzellen genügt häufig, um das gesamte Knochenmark eines Kindes, evtl. sogar eines Erwachsenen, zu ersetzen.

Nabelschnurblut wird für die allogene Transplantation eingesetzt – sowohl für Verwandte wie für Nichtverwandte, für die sonst keine HLA-kompatible stammzellspendende Person gefunden werden kann.

Im Vergleich zu Stammzellen aus Knochenmark oder peripherem Blut ist Nabelschnurblut leicht verfügbar und kann ohne größeren technischen Aufwand und ohne Risiko für das neugeborene Kind gewonnen werden. Zudem treten auch weniger Probleme mit HLA-Unverträglichkeiten auf und entsprechend kann die HLA-Kompatibilität geringer sein. Allerdings ist die geringere Anzahl an Stammzellen im Nabelschnurblut gegenüber dem Knochenmark oder peripherem Blut ein Nachteil, da sie für den Stammzellersatz bei Erwachsenen oft nicht ausreicht. In verschiedenen Ländern bestehen Nabelschnurblutbanken, die Nabelschnurblutspenden gewinnen, konservieren und durch Vermittlung internationaler Knochenmarkregister für die Transplantation zur Verfügung stellen. Gelegentlich werden auch sog. gerichtete Nabelschnurblutspenden eingefroren, die für erkrankte Familienmitglieder der Neugeborenen, meist Geschwister, bestimmt sind.

Wie bereits oben erwähnt, hat die Verwendung von Blutstammzellen aus Nabelschnurblut seit der Einführung der haploidentischen Stammzelltransplantation stark an Bedeutung verloren.

9.2.3   Ablauf der allogenen Blutstammzelltransplantation

9.2.3.1   Konditionierung

Vor der allogenen Transplantation muss das erkrankte Knochenmark (die Tumorzellen) der erkrankten Person zerstört werden. Ebenso wichtig ist jedoch eine ausreichende Unterdrückung (Supprimierung) ihres Immunsystems zur Vermeidung von Abstoßungsreaktionen. Beides geschieht durch eine hochdosierte Chemotherapie, gelegentlich kombiniert mit einer Ganzkörperbestrahlung. Diese sog. Konditionierung dauert einige (6–10) Tage.

9.2.3.2   Transplantation

Die aus peripherem Blut, Knochenmark oder aus Nabelschnurblut gewonnenen Stammzellen werden der erkrankten Person nach der Konditionierung über einen zentralvenösen Katheter transfundiert. Sie siedeln sich im Knochenmark der empfangenden Person an und ermöglichen im Verlauf von 10–20 Tagen wieder eine ausreichende Produktion von Blutzellen. Die eigentliche Transplantation ist also ein wenig aufwendiger Vorgang, der für die empfangende Person keinen chirurgischen Eingriff bedeutet.

9.2.4 Komplikationen

Während die eigentliche Transplantation ein einfacher Vorgang ist, können in den Wochen und Monaten nach allogenem Stammzellersatz zahlreiche, oft schwere und evtl. tödliche Komplikationen auftreten (Tab. 9.1). Es handelt sich dabei in erster Linie um Infekte und um die sog. Graft-versus-Host-Reaktion (GvH), selten auch um Organtoxizitäten. Weitere Probleme entstehen durch verschiedene Spätfolgen der Therapie und leider auch durch Tumorrezidive.

 Abb. 9.1 zeigt schematisch einige häufige Komplikationen und den typischen Zeitpunkt ihres Auftretens nach allogener Stammzelltransplantation.

9.2.4.1 Infekte

Die Konditionierung sowie die Prophylaxe und Behandlung der immunologischen Reaktionen (GvHR; s. unten) führen zu einer hochgradigen Abwehrschwäche. Der Patient ist in den ersten Wochen nach der Transplantation anfällig für schwere Infekte mit Bakterien und Pilzen, bis die Produktion der Blutzellen wieder intakt ist, etwas später auch für Viren. In dieser Zeit wird er meist in

 Tab. 9.1 Früh- und Spätkomplikationen der allogenen Stammzelltransplantation

	Komplikation	früh	spät
Fehlendes Angehen des Transplantats		+	–
Organtoxizität	Lunge	(+)	(+)
	Leber	(+)	(+)
Infekte	Viren	–	+
	Bakterien	+	(+)
	Pilze	+	(+)
	Pneumozystis	+	–
Graft-versus-host-Reaktion		+	+
Zweittumoren		–	(+)
Tumorrezidiv		+	+

+ Komplikation tritt häufig auf, (+) Komplikation ist möglich, – Komplikation tritt nicht auf

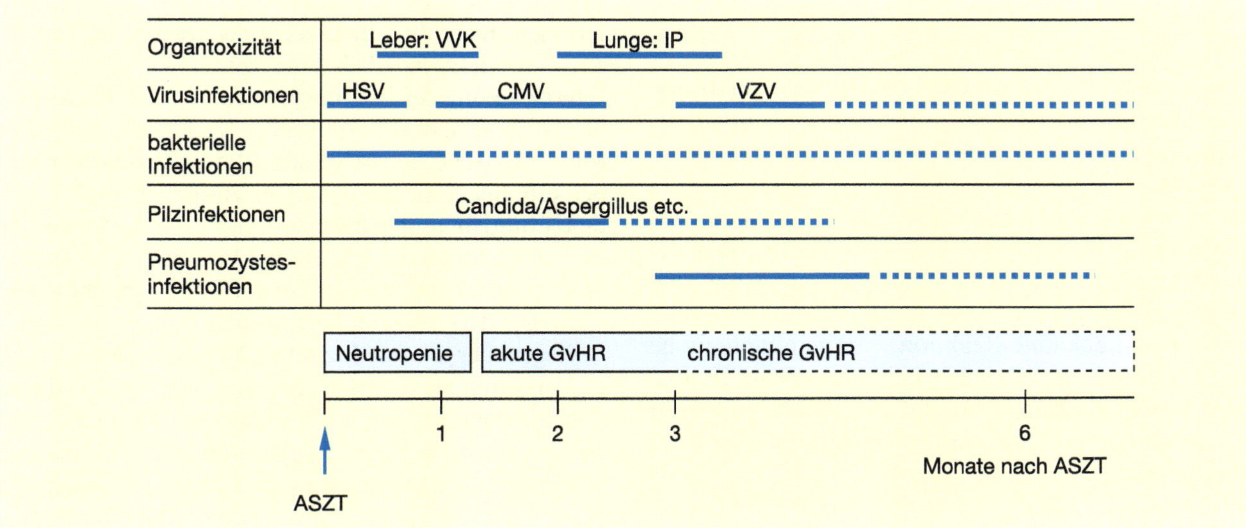

 Abb. 9.1 Allogene Stammzelltransplantation; zeitliche Folge häufiger Komplikationen (*VVK* Venenverschlusskrankheit, *IP* interstitielle Pneumonie, *HSV* Herpes-simplex-Virus, *CMV* Zytomegalievirus, *VZV* Varizella-zoster-Virus, *ASZT* allogene Stammzelltransplantation, *GvHR* Graft-versus-Host-Reaktion)

einer speziellen Transplantationsstation behandelt. Die Erholung der Immunabwehr dauert allerdings wesentlich länger, deshalb bleibt eine Gefährdung vor allem durch Virusinfekte mehrere Monate bestehen. Während dieser Zeit sind engmaschige ambulante Kontrollen zur frühzeitigen Erfassung von Komplikationen nötig.

9.2.4.2 Graft-versus-Host-Reaktion

Die Bezeichnung (engl. graft: Transplantat; lat. versus: gegen; engl. host: Wirt, Empfänger) erklärt bereits das Problem: Mit den allogenen Stammzellen werden dem Patienten auch T-Lymphozyten (Zellen des Immunsystems) der SpenderIn übertragen, die die Zellen der EmpfängerIn („host") als „fremd" erkennen können; ihre Immunantwort führt zu entzündungsähnlichen Reaktionen im Körper der StammzellempfängerIn. Diese zeigen sich vor allem an der Haut, den Schleimhäuten des Magen-Darm-Trakts und der Leber. Die ersten Symptome sind Hautausschläge, Durchfälle und Ikterus, verstärkte Immunschwäche und gelegentlich Fieber.

> Diese akute Graft-versus-Host-Reaktion (GvHR) kann abheilen, aber auch in eine Monate bis Jahre andauernde chronische Form übergehen oder zum Tod führen.

9.2.4.3 Graft-versus-Leukämie-Reaktion

Durch Entfernung der T-Lymphozyten aus dem Transplantat konnte die Intensität der Graft-versus-Host-Reaktion weitgehend reduziert werden. Wenn man diese Technik bei malignen Erkrankungen, vor allem Leukämien anwendet, wird jedoch eine deutlich erhöhte Zahl von Rezidiven beobachtet. Das liegt daran, dass die transplantierten fremden Lymphozyten nicht nur eine Graft-versus-Host-, sondern auch eine erwünschte Graft-versus-Leukämie-Reaktion (immunologische Zerstörung von verbleibenden Leukämie- bzw. Tumorzellen) bewirken. Zudem kommt es gehäuft auch zum sog. „graft failure", einem Nichtfunktionieren des Transplantates.

> Durch die Graft-versus-Leukämie-Reaktion werden verbleibende Leukämiezellen zerstört.

Bei der syngenen Stammzelltransplantation (spendende und empfangende Person sind eineiige Zwillinge, d. h. genetisch identisch) tritt keine GvHR und somit auch keine Graft-versus-Leukämie-Reaktion auf, das Rückfallrisiko ist somit erhöht.

Zur GvHR-Prophylaxe müssen oft nur für wenige Monate Immunsuppressiva eingesetzt werden; eine Langzeitprophylaxe ist – anders als bei der Transplantation solider Organe, z. B. von Niere, Herz etc. – häufig nicht nötig, da sich eine Toleranz entwickelt.

9.2.4.4 Spätkomplikationen

Eine chronische Graft-versus-Host-Reaktion und verschiedene Spätfolgen der Therapie können die Lebensqualität der Langzeitüberlebenden nach allogener Transplantation in unterschiedlicher Weise beeinträchtigen. ◘ Tab. 9.2 zeigt eine Übersicht über häufige Spätkomplikationen.

9.2.5 Allogene Blutstammzelltransplantation mit reduzierter Konditionierung

Wie oben beschrieben, bestehen zahlreiche Hinweise, dass die tumorzerstörende Wirkung der allogenen Stammzelltransplantation nicht nur durch die Konditionierung, sondern auch durch eine immunologische Reaktion, den Graft-versus-Leukämie(= Graft-versus-Tumor)-Effekt, vermittelt wird. Diese Antitumorwirkung wird durch die transplantierten T-Lymphozyten der spendenden Person bewirkt.

Mit Blick auf diesen Effekt wird versucht, bei allogenen Transplantationen die Intensität der Konditionierung zu verringern, z. B. durch Verzicht auf die Ganzkörperbestrahlung oder durch Reduktion der Zytostatikadosierung. Ziel dieser reduzierten Konditionierung ist nicht die vollständige Zerstörung der Tumorzellen, sondern lediglich eine gerade so weitgehende Unterdrückung des Immunsystems, dass die Abstoßung der transplantierten Stammzellen verhindert wird. Die immunologische Graft-versus-Tumor-Reaktion bleibt aber erhalten und kann zudem zusätzlich gezielt eingesetzt werden, indem beispielsweise nach dem Angehen des Transplantats der erkrankten Person dosiert zusätzliche Spenderlymphozyten (sog. Donor-Lymphozyten-Infusion, DLI) transfundiert werden.

Wegen der dosisreduzierten Konditionierung wird das Verfahren als reduziert intensiv (RIC, engl. reduced intensity conditioning) bezeichnet, im Gegensatz zur hochdosierten, sog. myeloablativen Konditionierung (MAC, engl. myeloablative conditioning). Die ansonsten mit der Ganzkörperbestrahlung und der Hochdosischemotherapie verbundene Toxizität ist dabei erheblich reduziert. Es können somit auch ältere und komorbide Erkrankte einer allogenen Transplantation zugeführt werden. Das Verfahren bleibt aber, vor allem wegen der Graft-versus-Host-Reaktion, belastend und noch immer mit einem Risiko schwerer, auch tödlicher Komplikationen behaftet.

Diese neuere Behandlungstechnik stellt eine Revolution des Konzepts der allogenen Stammzelltransplantation dar. Sie etabliert sich bei immer mehr Erkrankungen und Krankheitszuständen. Zusammen mit der Verwendung von Stammzellen haploidentischer Personen (verwandt oder nicht verwandt) können nun viel

Tab. 9.2 Mögliche Spätfolgen nach allogener Knochenmarktransplantation

Organ	Häufigkeit	Spätfolgen	Wichtigste Ursachen	Behandlung und Prophylaxe
Auge	2	Grauer Star (Katarakt)	TBI, Steroide	Kataraktoperation
Schleimhäute	2	Sicca-Syndrom (Mundtrockenheit/Konjunktivitis)	GvHR	Augentropfen, Immunsuppressiva
Zähne	2	Karies	GvHR, TBI	Zahnpflege
Haare	1	Haarverlust (reversibel)	TBI, Chemotherapie	Keine
Niere	2	Insuffizienz	Nephrotoxische Medikamente (Ciclosporin/Antibiotika)	Absetzen der Medikamente (wenn möglich)
Lunge	3	Pneumopathie, Bronchiolitis obliterans	TBI, Chemotherapie, Infekte, GvHR	Steroide Immunsuppressiva
Leber	2	chronische Hepatopathie	GvHR	Immunsuppression
Schilddrüse	3	Hypothyreose	TBI, GvHR	Substitution mit Schilddrüsenhormon
Hypophyse	2	Wachstumshemmung bei Kindern	TBI	Substitution von Wachstumshormon
Gonaden (Hoden/Ovar)	1	Bei Kindern: verzögerte geschlechtliche Entwicklung	TBI, Chemotherapie	Hormonersatz
	1	Bei Erwachsenen: Sterilität, vorzeitiges Klimakterium, Osteoporose bei Frauen		Spermien- oder Eizellenkonservierung/Hormonersatz
Alle Organe	3	Zweitmalignome	TBI, Chemotherapie	Behandlung je nach Diagnose

H Häufigkeit: *1* regelmäßig (> 90 %), *2* häufig (20–40 %), *3* selten (< 10 %)
TBI Ganzkörperbestrahlung, *GvHR* Graft-versus-host-Reaktion

mehr Erkrankte, die eine Blutstammzelltransplantation benötigen, behandelt werden.

9.2.6 Indikationen für allogene Transplantationen

Wie die Methoden verändern sich auch die Indikationen fortwährend. Die Aufstellung in der folgenden Übersicht ist deshalb nicht als definitiv zu betrachten. Die Indikation hängt neben der Diagnose von zahlreichen weiteren Faktoren ab:
- Allgemeinzustand, Alter und Komorbiditäten der erkrankten Person,
- Stadium der Krankheit zum Zeitpunkt der Transplantation,
- Vorhandensein einer kompatiblen Spendeperson, heute bei Verwendung von haploidentischen Stammzellen nur noch selten ein Problem,
- Grad der HLA-Kompatibilität.

Gesicherte Indikationen
- Akute myeloische Leukämie (bei mittlerem und hohem Rezidivrisiko)
- Myelodysplastische Syndrome
- Akute lymphatische Leukämie (1. Remission bei hohem Rezidivrisiko)
- Myeloproliferative Neoplasien (vor allem primäre Myelofibrose)
- Chronische myeloische Leukämie (nur bei Versagen der medikamentösen Therapie mit Tyrosinkinasehemmern)
- Schwere aplastische Anämie
- Hämoglobinopathien (z. B. Thalassämien)
- Schwere Immundefekte

Ungesicherte Indikationen
- Multiples Myelom
- Hodgkin-Lymphom (Rezidiv nach autologer Transplantation)
- Non-Hodgkin-Lymphome (Rezidiv nach autologer Transplantation)
- In Diskussion: chronische lymphatische Leukämie (CLL)

9.2.7 Ergebnisse und Prognose

Die Erfolgsaussichten der allogenen Stammzelltransplantation hängen von vielen, im Einzelfall unterschiedlich zu gewichtenden Faktoren ab. Zu den wichtigsten prognostischen Faktoren gehören:
- Art der Grunderkrankung,
- Stadium der Grunderkrankung,
- Komorbiditäten und Allgemeinzustand.

Für Erkrankte mit akuten Leukämien beträgt die Wahrscheinlichkeit, 5 Jahre nach allogener Transplantation zu überleben, bei rechtzeitiger Durchführung 50–70 %, in fortgeschrittenen Krankheitsstadien 20–30 %. Etwa 5–15 % der Erkrankten sterben an Komplikationen der Transplantation, meist in den ersten 3–6 Monaten; 15–25 % bei fortgeschrittenem Krankheitsstadium, wo auch mit ca. 50–70 % Rückfallen der Leukämie zu rechnen ist. Nichtmaligne Grunderkrankungen wie die Thalassämie oder die schwere aplastische Anämie haben eine Heilungschance von > 80 %.

Für jüngere Erkrankte sind die Aussichten günstiger, da sie wesentlich seltener schwere Frühkomplikationen erleiden. Daraus ergibt sich auch die obere Altersgrenze von etwa 55 Jahren für die myeloablative Stammzelltransplantation. Für die reduziert intensive Transplantation liegt die obere Altersgrenze bei etwa 70–75 Jahren.

Neben reduziertem Allgemeinzustand und Komorbiditäten, die mit zunehmendem Alter häufiger werden, spielt bei Leukämien das Stadium der Krankheit zum Zeitpunkt der Transplantation eine wichtige prognostische Rolle: Eine Transplantation in der ersten Remission führt zu deutlich besseren Resultaten als eine Transplantation in fortgeschrittenen Stadien.

Die individuelle Entscheidung für oder gegen eine allogene Stammzelltransplantation kann sehr schwierig sein, vor allem bei langfristig nicht heilbaren Krankheiten, die aber eine relativ günstige Kurzzeitprognose haben: Durch die Transplantation wird die Kurzzeitprognose wegen des Komplikationsrisikos deutlich verschlechtert. Dies ist abzuwägen gegen die Chance der Heilung, d. h. der eindeutigen Verbesserung der Langzeitprognose.

9.3 Autologe Blutstammzelltransplantation

> **Definition**
>
> Bei der **autologen Blutstammzelltransplantation** ist die betroffene Person zugleich sowohl spendende als auch empfangende Person: Eigene (autologe) Stammzellen werden ihr entnommen und nach einer hochdosierten Chemotherapie – deren Ziel die vollständige Zerstörung aller Tumorzellen im Körper ist – rücktransfundiert. Die durch die hochdosierte Chemotherapie ebenfalls schwer geschädigten Stammzellen werden so ersetzt und die Blutbildung wieder in Gang gebracht.
>
> Da keine körperfremden Zellen übertragen werden, handelt es sich eigentlich nicht um eine Transplantation. Man bezeichnet die Methode deshalb häufig auch als **Rücktransfusion autologer Stammzellen**.

Unter den gleichen Voraussetzungen ist die Methode unter Umständen auch für Betroffene geeignet, bei denen eine allogene Transplantation indiziert wäre, für die aber keine HLA-kompatible Spenderperson gefunden werden kann.

Es besteht kein Risiko einer Graft-versus-Host-Reaktion, somit aber auch kein Graft-versus-Tumor-Effekt und damit ein höheres Rezidivrisiko. Zusätzlich birgt die Methode vor allem bei Tumoren mit Knochenmarkbefall theoretisch die Gefahr, dass mit den Stammzellen auch Tumorzellen rücktransfundiert werden. Dieses Risiko wird jedoch als gering eingeschätzt.

> Die autologe Stammzellretransfusion ermöglicht es, die knochenmarktoxischen Folgen einer hochdosierten Chemotherapie zu umgehen. Sie kommt deshalb für Tumoren infrage, bei denen mit hochdosierten Chemotherapien, evtl. kombiniert mit Bestrahlung, bessere Langzeitresultate erzielt werden als mit weniger knochenmarktoxischen Behandlungen. Voraussetzung ist allerdings, dass das Knochenmark nicht oder nicht massiv durch Tumorzellen infiltriert ist.

9.3.1 Technik

Die Blutstammzellentnahme verläuft wie bei der allogenen Transplantation. Bei der autologen Variante werden heute allerdings fast ausschließlich periphere Blutstammzellen eingesetzt, die Transplantation von autologem Knochenmark wird nur noch sehr selten vorgenommen.

Bei Verdacht auf Tumorbefall des Transplantats kann versucht werden, die Stammzellen vor der Rücktransfusion von evtl. vorhandenen Tumorzellen zu befreien (engl. purging: Reinigung). Dazu wird beispielsweise versucht, die Tumorzellen im entnommenen Blut durch Zytostatika oder durch spezifische Antikörper zu zerstören. Diese Verfahren werden jedoch heute kaum noch angewendet.

Die gewonnenen Stammzellen werden nach der Entnahme tiefgefroren. Wenige Tage nach der hochdosierten Chemotherapie werden sie wieder aufgetaut und der betroffenen Person über einen Zentralvenenkatheter rücktransfundiert.

9.3.2 Komplikationen und Probleme

Bei der autologen Stammzelltransplantation entfallen zwar die Probleme der Graft-versus-Host-Reaktion, trotzdem handelt es sich nicht um eine risikofreie Methode. Die therapiebedingte Sterblichkeit kann in Abhängigkeit von Alter und Allgemeinzustand der Patienten 1–4 % in den ersten Monaten betragen. Probleme entstehen in erster Linie durch schwere Infekte und Komplikationen der hochdosierten Chemotherapie an den Organen (z. B. Lunge mit Pneumonitis), die auftreten, bevor die Blutbildung wieder funktionsfähig ist. Das Hauptproblem stellen aber Rezidive der Grunderkrankung dar. Diese treten auf, wenn der Tumor durch die hochdosierte Chemotherapie nicht völlig zerstört wurde oder – wahrscheinlich viel seltener – wenn die retransfundierten Stammzellen mit Tumorzellen verunreinigt sind.

9.3.3 Indikationen für autologe Transplantationen

Auch hier verändern sich die Indikationen ständig. Die Aufstellung in der folgenden Übersicht ist deshalb nicht als definitiv zu betrachten.

> **Gesicherte Indikationen**
> - Hodgkin-Lymphom (2. Remission [CR2])
> - Non-Hodgkin-Lymphome (CR2, bestimmte Untergruppen)
> - Plasmazell Myelom im Rahmen der Erstlinientherapie, ggf. im Rezidiv
> - Keimzelltumoren (Rezidiv)
> - Leichtketten-Amyloidose (in Analogie zum Plasmazell Myelom)
> - Autoimmunerkrankungen wie Sklerodermie und multiple Sklerose

> **Ungesicherte Indikationen**
> - Akute lymphatische Leukämie (bestimmte Unter-gruppen)
> - Akute myeloische Leukämie (bestimmte Unter-gruppen)
> - Solide Tumoren wie Ewing-Sarkom, Neuro-blastome
> - Autoimmunerkrankungen wie Morbus Crohn

9.4   Besonderheiten der Pflege

Im Prinzip unterscheidet sich die Pflege von Erkrankten mit Stammzelltransplantationen nicht von der Pflege anderer erkrankter Personen mit intensiven Chemotherapien: Es geht um Interventionen bei Mukositis, Übelkeit und Erbrechen, Fatigue, Infekten infolge der Neutropenie, um Fragen der Ernährung, der psychosozialen Belastung etc., d. h. um Themen, die an anderen Stellen in diesem Buch ausführlich diskutiert werden.

Und doch gibt es einige Besonderheiten:

„Setting"   Die Erkrankten sind häufig in spezialisierten Transplantationsstationen hospitalisiert. Wegen der Infektgefährdung während der Dauer der Knochenmarkaplasie und der starken Immunsuppression werden sie bei allogenen Transplantationen in der Regel in Einzelzimmern mit speziell filtrierter, keimfreier Luft isoliert. Es gelten zudem spezielle Vorschriften für die Hygiene, z. B. für Kleidung oder Anzahl der Besuchenden. Diese Vorschriften belasten die Erkrankten heute aber kaum.

Dauer des Aufenthalts   Erkrankte mit *allogener* Transplantation liegen im Durchschnitt 3–4 Wochen auf der Station. Dies bedeutet für sie eine große Belastung, da sie während langer Zeit ihr Zimmer nicht verlassen dürfen. Bei *autologen* Transplantationen dauert der Krankenhausaufenthalt – falls keine schweren Komplikationen auftreten – meist kürzer, etwa 2–3 Wochen.

Psychische Belastung   Viele Faktoren führen zu einer außerordentlichen Belastung der Erkrankten: das Gefühl, „eingesperrt" und „ausgeliefert" (Kontrollverlust) zu sein, die aufgezwungene Passivität, die Ungewissheit über den Ausgang der Behandlung – dies alles neben der großen körperlichen Belastung durch Mukositis, Übelkeit, Fieber etc. Eine psychoonkologische Begleitung wird deshalb von vielen in Anspruch genommen.

Belastung der Pflegenden   Durch die relativ lange Verweildauer der Erkrankten entsteht oft eine intensive Beziehung zu ihnen und ihren Angehörigen. Dies führt zu besonderen Anforderungen: Die nötige professionelle Distanz ist oft schwer einzuhalten; in der Folge kann die persönliche Belastbarkeit der Pflegenden auf eine harte Probe gestellt werden. Auf vielen Transplantationsstationen ist deshalb eine regelmäßige fachpsychologische Betreuung durch Teamsupervisionen, Balint-Gruppen o. Ä. institutionalisiert.

Information, Beratung und Schulung   Dieser Bereich hat für die Erkrankten und ihre Angehörigen einen besonders großen Stellenwert. Die Themen sind vielfältig und verlangen von den Pflegenden eine hohe Fachkompetenz. Als Beispiele seien genannt:
- Orientierung über den Ablauf der Therapie,
- Orientierung über die Symptome einer Graft-versus-Host-Reaktion,
- Beratung über den Umgang mit Fatigue,
- Beratung zum Thema von zu erwartenden Fertilitätsstörungen,
- Schulung der Mundpflege während der Aplasie,
- Schulung des Verhaltens nach der Entlassung,
- psychologische Begleitung in einer belastenden Situation.

Literatur

Weiterführende Literatur

Gratwohl A, Passweg J, Kühne T, Tyndall A, Holzgreve W et al (2002) Hämatopoetische Stammzelltransplantation. Schweiz. Med Forum 2:597

Hertenstein B, Ganser A (2004) Knochenmarktransplantation: Indikationen. Chancen und Perspektiven. Internist 45:1261

The European blood and marrow transplantation textbook for nurses (praktischer Wegweiser für Pflege- und andere Fachkräfte). https://www.ebmt.org/ebmt-nurses-textbook

Internetadressen

Blutstammzellen Schweiz. www.blutspende.ch/ (Informationen über Stammzellspenden in der Schweiz)

Deutsche Leukämie- & Lymphom-Hilfe e. V. Ratgeber für Patienten nach allogener Knochenmark- und Stammzelltransplantation und andere. Informationsbroschüren: Deutsche Leukämie- und Lymphom-Hilfe (leukaemie-hilfe.de). Zugriffsdatum 11.9.23

Krebsinformationsdienst des Deutschen Krebsforschungszentrums: Transplantation von Blutstammzellen; Wissenswertes für Spender und Empfänger. /www.krebsinformationsdienst.de/behandlung/blutstammzelltransplantation.php

Rotes Kreuz Österreich. https://www.roteskreuz.at/ich-will-helfen/faqs-stammzellspende (Informationen über Stammzellspenden in Österreich)

Zentrales Knochenmarkspender-Spender-Register Deutschland (ZKRD). www.zkrd.de (Informationen über Stammzellspenden in Deutschland)

Ethische Aspekte in der onkologischen Versorgung

Jan Schildmann und Stephan Nadolny

Inhaltsverzeichnis

10.1 Einleitung

Pflegerisches Handeln richtet sich nicht nur nach Fachwissen, Erfahrungen, professionellen Beziehungen und Recht, sondern auch entlang moralischer Vorstellungen über „gute Versorgung" aus. Die Pflegeethik im Sinne einer wissenschaftlichen Reflexion auf moralisches Handeln in der Pflege hat sich im Kontext der Professionalisierung der Pflege herausgebildet und weist eigenständige sowie auch überlappende Aspekte mit anderen Bereichsethiken auf. Die Kenntnis theoretischer und methodischer Grundlagen der Ethik sowie gängiger ethischer Probleme und möglicher Lösungsstrategien ist ein Grundstein der Professionalisierung von Pflegefachpersonen.

Im Kontext der onkologischen Pflege ergibt sich hierbei eine Vielzahl von ethischen Themenstellungen. Exemplarisch hierfür stehen Fragen der ethisch angemessenen Mittel zur Unterstützung von autonomen Entscheidungen von Patienten und Patientinnen, Fragen der Versorgungsgerechtigkeit angesichts begrenzter personeller und materieller Ressourcen oder auch ethische Konflikte im Kontext von Entscheidungen am Lebensende. Ethische Fallberatungen, Fortbildungen und ethische Handlungsleitlinien, welche beispielsweise durch klinische Ethikkomitees bearbeitet werden, sind praktische Strategien zur Unterstützung ethischer Entscheidungen in der (onkologischen) Pflege.

Im Folgenden sollen zunächst theoretische Grundlagen der Ethik erläutert und im Anschluss ausgewählte ethische Themenfelder in der onkologischen Pflege dargestellt werden. Abschließend wird die Ethikfallberatung als ein Ansatz zur strukturierten Bearbeitung ethischer Herausforderungen in der Patientenversorgung dargestellt.

10.2 Ethische Grundbegriffe und Theorien[1]

Die Ethik befasst sich, allgemein gesprochen, mit Urteilen über moralisch „gutes" oder „richtiges" Verhalten. Eine wichtige sprachliche Unterscheidung ist dabei zunächst die von „Moral" und „Ethik".

> **Definition**
>
> **Moral** bezeichnet die Überzeugungen, Werte oder Regeln, die unser Handeln leiten. Wir wissen im Alltag zumeist, was „gut" oder „schlecht" bzw. „richtig" oder „falsch" ist. In manchen Situationen fehlt uns aber diese Sicherheit oder es gibt unterschiedliche Einschätzungen über das, was das moralisch Gebotene ist.
>
> **Ethik** bezeichnet die an dieser Stelle einsetzende Reflexion über Moral, das Nachdenken über das, was als moralisch richtig oder falsch gelten soll.

Im wissenschaftlichen Kontext werden ethische Reflexionen über Moral als Gegenstandsbereich der Philosophie verortet. „Pflegeethik" kann als eine „Bereichsethik" verstanden werden (Monteverde 2020). Beispiele für andere Bereichsethiken sind die „Medizinethik" oder auch die Technikethik. Fragestellungen der Pflegeethik betreffen u. a. die ethischen Grundlagen für (oder gegen) die Aufklärung von Patienten und Patientinnen, ethische Herausforderungen bei der Versorgung in der letzten Lebensphase oder auch den ethisch angemessenen Umgang mit begrenzter Zeit und finanziellen Ressourcen.

Für die ethische Analyse und Begründung wurden unterschiedliche Ethiken, die auch als Moraltheorien, bezeichnet werden, begründet. Die älteste Ethik ist die *Tugendethik* von Aristoteles (384–322 v. Chr.), die den Charakter der moralisch Handelnden betont. In der Tugendethik steht die Frage nach dem Verhalten einer tugendhaften Person im Zentrum der Überlegungen. Beispiele für Tugenden sind:

- Weisheit,
- Gerechtigkeit,
- Selbstbeherrschung.

Zwei weitere weit verbreitete unterschiedliche ethische Theorien sind die *deontologischen* und die *konsequentialistischen* Ethiken. Der vielleicht bekannteste Vertreter der erstgenannten Theorien ist Immanuel Kant (1724–1804). Das gemeinsame Merkmal deontologischer Ethiken sind Pflichten (von griech. to deon: die Pflicht) – z. B. die Pflicht, nicht zu töten. Die bekannteste Variante konsequentialistischer Moraltheorien ist der Utilitarismus. Dieser wurde prominent u. a. von John Stuart Mill (1806–1872) vertreten. Die moralische Bewertung von Handlungen entsprechend des Utilitarismus hängt von ihren Konsequenzen ab. Moralisch positiv zu beurteilende Handlungen sind entsprechend der in zahlreiche Varianten ausdifferenzierten utilitaristischen Theorien diejenigen, die das Glück bzw. Wohlbefinden von Menschen vermehren.

---

1 Dieser Abschnitt enthält Teile des folgenden Beitrags: Marckmann G, Schildmann J (2021) Grundlagen ethischer Entscheidungen in der Intensivmedizin. In: Salomon F. (Hrsg.) Praxisbuch Ethik in der Intensivmedizin, 4. Auflage, MWV, S. 1–15.

Ein auch im deutschsprachigen Raum in der Pflegeethik weit verbreiteter ethischer Ansatz ist die sog. *„Prinzipienethik"*. Anders als in der deontologischen oder utilitaristischen Ethik nehmen die beiden Bioethiker Tom Beauchamp und James Childress in ihrer erstmals 1979 veröffentlichten und seitdem mehrfach überarbeiteten Theorie nicht ein oberstes Prinzip als Ausgangspunkt für ethische Analysen, sondern formulieren vier „mittlere" Prinzipien, anhand derer moralische Herausforderungen im Gesundheitswesen analysiert und bewertet werden (Beauchamp und Childress 2019):

stimmung von Gerechtigkeit formuliert (z. B. Maximierung von gesundheitlichem Nutzen für die größtmögliche Anzahl von Menschen oder vorrangige Behandlung derer, denen es gesundheitlich am schlechtesten geht). Ergänzend zu diesen sog. materialen Kriterien für eine gerechte Gesundheitsversorgung sind bei der Verteilung knapper Mittel auch prozeduralethische Aspekte zu bedenken – wer soll über die Anwendung der Kriterien nach welcher Verfahrensweise entscheiden?

Prinzipien der Medizinethik

1. *Autonomie:* Dieses Prinzip bezieht sich auf die Präferenzen und Werthaltungen von Patienten und Patientinnen. Der Respekt vor der Autonomie drückt sich ethisch und rechtlich insbesondere darin aus, dass gesundheitsbezogene Maßnahmen nur mit einer informierten Einwilligung erfolgen dürfen („Informed Consent"). Im positiven Sinne kann die Autonomie durch eine verständliche, den Bedarfen von Patienten und Patientinnen angemessene Information und Gestaltung der Entscheidungsfindung gefördert werden.

2. *Wohltun (Benefizienz)* verpflichtet dazu, so zu handeln, dass pflegerische und medizinische Maßnahmen (oder der Verzicht darauf) den Patienten und Patientinnen bestmöglich nützen. Während das Wohl einer zu behandelnden Person einen hohen Stellenwert im Ethos der Gesundheitsberufe hat, dürfen Handlungen, die aus Perspektive des Behandlungsteams das Wohl fördern, nicht durchgeführt werden, wenn Patientinnen und Patienten diese Maßnahmen ablehnen.

3. Das Prinzip des *Nichtschadens (Non-Malefizienz)* verweist auf das Risiko negativer Konsequenzen, die durch das Handeln von Vertretern der Gesundheitsberufe auftreten können. Entsprechend des Grundsatzes des „primum nil nocere", also dem Vorrang nicht zu schaden, muss stets abgewogen werden, wie sich der mögliche Nutzen und Schaden medizinischer und pflegerischer Maßnahmen verhalten.

4. *Gerechtigkeit* zielt im Unterschied zu den ersten drei genannten ethischen Prinzipien nicht auf einzelne Patienten und Patientinnen, sondern auf die übergeordnete Frage einer gerechten Gesundheitsversorgung. In der ethischen Diskussion werden hier unterschiedliche Vorschläge zur Be-

Die vier vorstehenden ethischen Prinzipien müssen bei Anwendung, beispielsweise im Rahmen der Analyse eines ethischen Konflikts, konkretisiert und gegeneinander abgewogen werden. Während dieser „Spielraum" der Prinzipienethik nach Beauchamp und Childress bisweilen kritisiert wird, bieten die vier ethischen Prinzipien für die Praxis einen guten Orientierungsrahmen, um die mit einer Fallkonstellation verbundenen ethisch relevanten Aspekte umfassend und strukturiert zu bedenken.

Neben der Prinzipienethik haben in der Gesundheitsethik weitere Ansätze wie beispielsweise die Kasuistik oder die narrative Ethik Verbreitung gefunden. Ein insbesondere in der Pflegeethik vertretener Ansatz ist die sog. *„Care-Ethik"*. Dieser u. a. auf die US-Amerikanerin Carol Gilligan zurückzuführende Ansatz zur Moralbegründung betont die moralische Relevanz von Beziehungen und grenzt sich damit ab von individualistisch geprägten Ethiken, die dem (Beziehungs-)Kontext, in dem Entscheidungen getroffen werden, weniger Aufmerksamkeit widmen. Ein Teil der Care-Ethiken hebt eine an sog. „weiblichen" Werten orientierte Pflegeethik in Abgrenzung zu den als „männlich" konnotierten ethischen Ansätzen hervor, wobei sich sowohl das Konzept von „Care" als auch die verschiedenen Care-ethischen Ansätze in der Folge ausdifferenziert und zum Teil davon gelöst haben (Conradi und Vosman 2016).

> Tugendethik, deontologische Ethik, Utilitarismus und Care-Ethik sind Beispiele für Theorien zur ethischen Begründung von moralischem Handeln. Eine große Verbreitung in der Gesundheitsethik hat die sog. „Prinzipienethik" erfahren. Anhand der vier mittleren Prinzipien „Autonomie", „Wohltun", „Nichtschaden" und „Gerechtigkeit" können ethische Herausforderungen in der Gesundheitsversorgung strukturiert und umfassend analysiert werden.

10.3 Ethik in ausgewählten Anwendungsfeldern der onkologischen Pflege

Die ethischen Herausforderungen in der onkologischen Pflege sind vielfältig. Ethische Kodizes und Stellungnahmen bieten eine Orientierungshilfe für ethisches und professionelles Handeln in der Pflege. Ein zentraler pflegeethischer Kodex ist der 2021 aktualisierte Ethikkodex des International Council of Nurses (2021), welcher zentrale Werte und Rollenelemente definiert und als ethischer Handlungsrahmen für die Pflege dienen kann. Im Folgenden sollen ausgewählte, auch entsprechend praktischer Erfahrungen der Autoren in Pflege und Medizin relevante Anwendungsfelder für ethische Aspekte der Pflege in der Onkologie thematisiert werden.

10.3.1 Aufklärung und Wahrheit am Krankenbett

Das ethische Prinzip der Autonomie ist ethische und rechtliche Grundlage für die Verpflichtung, Patienten und Patientinnen über eine Krebserkrankung sowie diesbezügliche diagnostische und therapeutische Optionen zu informieren.

Bis Mitte des vergangenen Jahrhunderts wurde die Aufklärung von Patienten und Patientinnen im Fall von schwerwiegenden Diagnosen in der Praxis häufig abgelehnt. Als Grund hierfür wurde u. a. angeführt, dass das Wissen um die Krankheit und ihre Schwere den Betroffenen die notwendigen Ressourcen für eine Therapie rauben könnte. Weiterhin wurde argumentiert, dass in Fällen, in denen ohnehin keine Therapie möglich ist, es auch besser für die erkrankten Personen sei, die verbleibende Zeit noch unbeschwert zu genießen, anstatt über die schwierige Situation und ein möglicherweise bevorstehendes Ende zu grübeln. Den genannten Argumenten stehen die Ergebnisse empirischer Studien gegenüber, die belegen, dass die allermeisten Patienten und Patientinnen auch über schwerwiegende und lebensbedrohliche Krankheiten informiert werden möchten (Tuckett 2004).

Ethische Grundlage für die Forderung nach Aufklärung ist das Verständnis, dass der Mensch nur mithilfe entsprechender Informationen in der Lage ist, selbstbestimmt zu entscheiden. Gerade wenn die verbleibende Zeit knapp ist, stellen sich viele Menschen die Frage, welche Dinge ihnen noch besonders wichtig sind, und können ihr Handeln danach ausrichten. Aufklärung kann in diesem Sinne als die Umsetzung der Forderung nach Respekt vor der Autonomie der Patienten und Patientinnen und ihrem Recht auf Selbstbestimmung verstanden werden. Das Verschweigen der Diagnose oder die Aufklärung der Angehörigen ohne die Betroffenen entspricht nicht nur einer Unaufrichtigkeit gegenüber Patienten und Patientinnen, sondern führt in der Praxis auch nicht selten zum „Schweigen" zwischen den Beteiligten und einer suboptimalen Betreuung der erkrankten Person. Respekt vor der Autonomie und dem Selbstbestimmungsrecht der Patienten und Patientinnen bedeutet allerdings auch, dass diese das Recht haben, die Aufklärung abzulehnen.

> Es ist Teil der professionellen Aufgaben der Vertreter und Vertreterinnen der unterschiedlichen Gesundheitsberufe, herauszufinden, ob und in welchem Umfang Patienten und Patientinnen aufgeklärt werden möchten.

Während die medizinische Aufklärung eine ärztliche Aufgabe darstellt, ist sowohl die Kommunikation gesundheitsbezogener Informationen als auch die Aufklärung über pflegerische Interventionen für die onkologische Pflege von Bedeutung. Durch den häufigen Kontakt und die starke Orientierung an der Bewältigung und den Auswirkungen von Erkrankungen auf den Alltag der Betroffenen haben Pflegefachpersonen eine enge professionelle Beziehung zu den Patienten und Patientinnen. Sie haben damit häufig Zugang zu für die ärztliche Aufklärung relevanten Informationen, beispielsweise bezüglich der familiären oder häuslichen Situation. Diese Informationen sollten im Sinne der interdisziplinären Zusammenarbeit mit den ärztlichen Kollegen und Kolleginnen ausgetauscht werden, um eine an die Bedarfe von Patienten und Patientinnen angepasste Aufklärung zu ermöglichen.

Ethisch relevante Herausforderungen für die onkologische Pflege im Kontext der Aufklärung betreffen Fragen von Patienten und Patientinnen zu Ergebnissen der Diagnostik, von Angehörigen zum aktuellen Gesundheitszustand der erkrankten Person oder den Konflikt zwischen Angehörigen und Erkrankten bezüglich der „richtigen" weiteren Vorgehensweise.

▶ Beispiel

Die Patientin möchte keine weitere Behandlung und präferiert eine palliative Weiterversorgung trotz nur geringer prognostizierter Überlebenszeit, während die Angehörigen eine Therapiemaximierung bevorzugen. Der Versuch, auf die Pflegenden einzuwirken, die Patientin zu überzeugen, stellt die Pflegefachpersonen vor ein Problem. Beide Perspektiven können nachvollziehbar sein, allerdings ist unter ethischen Gesichtspunkten maßgeblich, dass die erkrankte Person entsprechend ihrer Präferenzen und Werthaltungen entscheidet. Ein weiteres ethisch relevantes Spannungsfeld kann bezüglich der Frage bestehen, wer der Klient oder die Klientin im Rahmen der Versorgung ist: die einzelnen Patienten oder Patientinnen, einzelne Angehörige oder die Familie als System? Die Fokussierung einzig auf die erkrankte Person reicht im Alltag häufig nicht aus bzw. kann zu ethisch relevanten Konflikten führen. ◄

Zu den professionellen Aufgaben der Pflege gehört es in diesen Situationen, einen Kommunikations- und Verständnisprozess für die jeweilige andere Perspektive einzuleiten und die Bewältigung der Situation auf Seiten der verschiedenen Beteiligten mit adäquaten Strategien zu fördern.

Ein professioneller Umgang der Pflege mit den vorstehenden und weiteren Situationen im Kontext der Aufklärung ist auch vor dem Hintergrund wichtig, dass Patienten und Patientinnen die Aufklärung häufig als einen Prozess erfahren, an dem verschiedene Berufsgruppen beteiligt sind. Ein Grund hierfür ist, dass in der klinischen Praxis nur selten alle relevanten Aspekte einer „schlechten Nachricht", wie beispielsweise der Fortschritt einer Tumorerkrankung, und die sich daraus ergebenden Konsequenzen im Arzt-Patient-Gespräch behandelt werden können. Gerade bei negativ konnotierten Informationen ist die Fähigkeit zur Aufnahme und Verarbeitung entsprechender Nachrichten eingeschränkt.

Ergänzend zur Unterstützung der ärztlichen Aufklärung ist davon auszugehen, dass Pflegefachpersonen im Zuge der zunehmenden Professionalisierung und Spezialisierung bereits jetzt und in der Zukunft zunehmend eigenständig Gespräche über medizinisch relevante Sachverhalte mit Patientinnen und Patienten führen, da sich viele Elemente der Gesundheits- und Krankenversorgung in einer Schnittmenge zwischen Pflege und Medizin befinden.

> Im Rahmen der Aufklärung und Beratung sind Pflegefachpersonen der Wahrheit verpflichtet. Ziel sollte immer eine informierte, gemeinsame Entscheidungsfindung mit den Patienten und Patientinnen und ihren Angehörigen sein. Um gerade bei schwierigen Situationen eine adäquate Bearbeitung und Bewältigung seitens der Patienten und Patientinnen zu fördern, ist die interdisziplinäre und interprofessionelle Arbeit mit guten Prozessen des Informationsaustausches essenziell.

Eine Aufgabe, die von der medizinischen Aufklärung abgegrenzt werden kann und die wichtig für die Ausübung von Patientenselbstbestimmung ist, ist die häufig von Pflegefachpersonen übernommene Patientenedukation. Es ist notwendig, im Rahmen der Patientenedukation auf die Zielperson zugeschnittene Informationen bereitzustellen, damit diese eine informierte Entscheidung treffen kann.

▶ **Beispiel**

Ein Beispiel für eine solche Beratung wäre die Versorgung bzw. das Leben mit einem Enterostoma nach einer Tumoroperation. Es bestehen eine Vielzahl von Themen, die sich vom Umgang mit Ekel über die Auswirkungen auf das

eigene Körpergefühl bis hin zur Irrigation erstrecken. Es ist hierbei an den Pflegefachpersonen, Möglichkeiten aufzuzeigen und im Sinne einer informierten, gemeinsamen Entscheidungsfindung zu einer „guten" Entscheidung für die Patienten und Patientinnen zu gelangen. ◀

Diese Entscheidungen können aus Perspektive der Gesundheitsfachberufe nicht optimal sein, oder sie wären persönlich sogar zu einer anderen Entscheidung gelangt, jedoch ist in der Regel die Aufgabe der Gesundheitsberufe nicht, Entscheidungen für Patienten und Patientinnen zu treffen, sondern eine Entscheidungsfindung zu fördern.

> **Definition**
>
> Die **gemeinsame (partizipative) Entscheidungsfindung** ist ein evidenzbasierter Interaktionsprozess, welcher einen Austausch von Informationen zwischen professionellen Akteuren und Akteurinnen und Patienten und Patientinnen und unter Umständen den Angehörigen beinhaltet, um zu einer informierten Entscheidung der Patienten und Patientinnen zu kommen.

10.3.2 Gesundheitliche Vorausplanung – Patientenverfügung und Advance Care Planning[2]

In der Onkologie können viele, aber nicht alle Patienten und Patientinnen Entscheidungen über eine Behandlung selbst treffen. Grund für eine fehlende Einwilligungsfähigkeit als Voraussetzung für einen gültigen „Informed Consent" können beispielsweise kognitive Defizite bei älteren Menschen sein. Weiterhin gibt es in der Onkologie immer wieder Krisensituationen, wie beispielsweise eine lebensbedrohliche Blutung oder ein Kreislaufversagen im Rahmen einer Sepsis, in denen Patienten und Patientinnen nicht selbst entscheiden können.

Eine Möglichkeit, Therapieentscheidungen für Situationen vorauszuplanen, in denen Betroffene nicht selbst entscheiden können, sind *Patientenverfügungen*. Der Stellenwert von Patientenverfügungen wurde in Deutschland von rechtlicher Seite sowohl im Rahmen höchstrichterlicher Rechtsprechung als auch gesetzlich mit dem „3. Gesetz zur Änderung des Betreuungs-

---

2 Dieser Abschnitt basiert auf: Schildmann J, Krones T (2019) Advance Care Planning. Individuelle Vorausplanung für die Behandlung. Ein Überblick aus klinisch-ethischer Perspektive. In: Zerth J, Schildmann J, Nass E (Hrsg.) „Versorgung gestalten – Interdisziplinäre Perspektiven für eine personenbezogene Gesundheitsversorgung". Kohlhammer, Stuttgart, S. 217–226.

rechts" gestärkt. Demnach ist eine Patientenverfügung, die von einer volljährigen Person schriftlich verfasst wurde, rechtlich verbindlich für Situationen, in denen diese Person nicht mehr selbstbestimmungsfähig ist und in denen die Inhalte der Patientenverfügung auf die entsprechende Situation angewendet werden können.

Neben formalen Fragestellungen, beispielsweise zur Notwendigkeit der Bestellung einer Betreuungsperson in Situationen, in denen eine Patientenverfügung vorliegt, wurden im Kontext der Anwendung solcher Verfügungen verschiedene Problemstellungen identifiziert. Ein konkretes Problem liegt darin begründet, dass sich Patientenverfügungen häufig nur sehr eingeschränkt auf die konkret vorliegende akute Entscheidungssituation anwenden lassen. Weiterhin kommt erschwerend hinzu, dass im hocharbeitsteiligen Gesundheitssystem häufig verschiedene Personen aus den unterschiedlichen Berufsgruppen beteiligt sind, die sich im Rahmen kurzer Kontakte mit Patienten und Patientinnen nur schwer ein angemessenes Bild von deren Präferenzen und Werthaltungen verschaffen können (Übersicht bei Marckmann u. in der Schmitten 2013). Die folgende Übersicht fasst einige Gründe für die begrenzte Anwendbarkeit von Patientenverfügungen in der Praxis zusammen.

> **Gründe für begrenzte Anwendbarkeit von Patientenverfügungen**
> - Fehlende inhaltliche Konsistenz (verschiedene Formulare können widersprüchliche Angaben enthalten)
> - Nicht basierend auf besten medizinischen Informationen (z. B. über Prognose bei Reanimation)
> - Nicht auf die aktuelle Situation zugeschnitten/aktualisiert
> - Nicht anwendbar in Notfallsituationen
> - Nicht übermittelt bei Krankenhauseinweisung oder Verlegung
> - Nicht erkennbar in den (elektronischen) Akten

Die bisherigen Erfahrungen, die bezüglich der Umsetzung von Patientenverfügungen gesammelt wurden, legen nahe, dass ein einzelnes schriftliches Dokument, von Patienten und Patientinnen ohne Unterstützung verfasst und nicht angepasst an den sich verändernden Gesundheitszustand, in vielen Fällen nicht ausreicht, um die komplexen Entscheidungsfindungsprozesse in der letzten Lebensphase zu beeinflussen. *„Advance Care Planning"* (ACP, deutsch: Behandlung im Voraus Planen) als prozessorientierte, komplexe Intervention ist der Versuch, die Präferenzen und Werthaltungen von Patienten und Patientinnen im Rahmen eines Gesprächsprozesses zu eruieren (▶ Kap. 41). Die hierfür erforderliche qualifizierte Gesprächsbegleitung erfolgt beispielsweise durch Vertretende der Pflege, Sozialarbeit und weiterer Berufsgruppen und kann nach deutschem Recht derzeit für Menschen, die in Pflegeeinrichtungen leben, nach § 132 g SGB V über die Krankenkassen finanziert werden.

§ 132 g SGB V (I)

Zugelassene Pflegeeinrichtungen im Sinne des § 43 des Elften Buches und Einrichtungen der Eingliederungshilfe für behinderte Menschen können den Versicherten in den Einrichtungen eine gesundheitliche Versorgungsplanung für die letzte Lebensphase anbieten. Versicherte sollen über die medizinisch-pflegerische Versorgung und Betreuung in der letzten Lebensphase beraten werden, und ihnen sollen Hilfen und Angebote der Sterbebegleitung aufgezeigt werden. Im Rahmen einer Fallbesprechung soll nach den individuellen Bedürfnissen des Versicherten insbesondere auf medizinische Abläufe in der letzten Lebensphase und während des Sterbeprozesses eingegangen, sollen mögliche Notfallsituationen besprochen und geeignete einzelne Maßnahmen der palliativ-medizinischen, palliativ-pflegerischen und psychosozialen Versorgung dargestellt werden. Die Fallbesprechung kann bei wesentlicher Änderung des Versorgungs- oder Pflegebedarfs auch mehrfach angeboten werden.

Weitere Informationen zu ACP im deutschsprachigen Raum finden sich auch bei der Deutschen interprofessionellen Vereinigung Behandlung im Voraus Planen (▶ https://div-bvp.de).

Ein Ziel von ACP ist die Erstellung von Patientenverfügungen, die im Bedarfsfall gut auf die gesundheitliche Situation anwendbar sind. Für den onkologischen Bereich typische Konstellationen für eine Vorausplanung sind Entscheidungen hinsichtlich des Vorgehens in Notfall- bzw. akuten Krisensituationen, wie beispielsweise bezüglich einer Wiederbelebung oder auch Verlegung auf die Intensivstation.

Die im ACP-Konzept vorgesehene Information und Einbeziehung von Angehörigen oder weiteren Vertrauten sowie der Hausärzte und Hausärztinnen soll die Entscheidungsfindung dahingehend unterstützen, dass ergänzend zu einem Schriftstück Auskunft von Dritten über den vorausverfügten bzw. mutmaßlichen Willen gegeben werden kann. Für die Umsetzung beispielsweise im Rahmen einer Notfallsituation auf einer onkologischen Station ist es wichtig, dass die Pflegefachpersonen über den Stand des ACP informiert sind und klar ist, was etwa im Falle der Ablehnung einer Reanimation geschehen soll. Vor diesem Hintergrund sollte ACP neben der individuellen qualifizierten Gesprächsbegleitung auch einen systemisch-organisatorischen Anteil umfassen, im Zuge dessen beispielsweise in einer onkologischen Abteilung geregelt wird, wo entsprechende Notfalldokumente gut zugänglich abgelegt werden und welche Konsequenzen etwa für das Handeln im Nachtdienst aus bestimmten Vorausverfügungen folgen.

> Die gängigen Formate von Patientenverfügungen sind in der Praxis häufig nur eingeschränkt verwendbar, da sie oft wenig konkret oder nicht auf die spezifische Situation anwendbar sind. Eine strukturierte Möglichkeit zur qualifizierten Erstellung schriftlicher Vorausverfügungen ist ACP. Die professionelle Umsetzung von ACP kann in der Praxis durch entsprechend qualifizierte Pflegefachpersonen und in Kooperation mit dem ärztlichen Personal unterstützt werden.

10.3.3 Entscheidungen am Lebensende

Ethische Herausforderungen im Kontext von Entscheidungen, die mit dem Lebensende von an Krebs erkrankten Patienten und Patientinnen verknüpft sind, sind Bestandteil des praktischen Alltags in der onkologischen Pflege. Für eine Verständigung über die ethisch relevanten Aspekte ist zunächst ein gemeinsames Verständnis der unterschiedlichen Handlungen eine wichtige Voraussetzung. Entsprechend sollen vier Handlungen unterschieden werden:

1. Symptomlinderung
2. Begrenzung (Verzicht auf oder Beendigung bereits eingeleiteter) medizinischer Maßnahmen
3. Tötung (auf Verlangen von Patienten und Patientinnen)
4. Assistierte Selbsttötung

Häufige Handlungen in der letzten Lebensphase betreffen zum einen die Symptomlinderung und zum anderen den möglichen Verzicht bzw. die Beendigung begonnener medizinischer Maßnahmen. Maßnahmen zur Symptomlinderung wie z. B. die Behandlung von Tumorschmerzen werden gelegentlich auch als *„indirekte Sterbehilfe“* bezeichnet. Für die ethische Diskussion ist hier das sog. Prinzip der Doppelwirkung nach Thomas von Aquin von Bedeutung, in dem es um die ethische Rechtfertigung von Handlungen mit gewünschten (z. B. Linderung von Schmerzen durch Morphin) und nicht beabsichtigten bzw. nicht gewünschten (z. B. Verringerung der Atemfrequenz durch Morphin) Konsequenzen geht. Ultima Ratio der Symptomlinderung ist die „gezielte Sedierung“. Die gezielte Sedierung umfasst die Verringerung des Bewusstseinszustands als geplantes Mittel zur Linderung von anderweitig nicht behandelbarem Leiden (Kremling et al. 2022).

Der Verzicht auf bereits eingeleitete medizinische Maßnahmen bzw. der Verzicht auf solche Maßnahmen wird auch als *„passive Sterbehilfe“* bezeichnet. Selbstbestimmungsfähige Patienten und Patientinnen dürfen rechtlich auch lebensrettende oder lebensverlängernde medizinische Maßnahmen wirksam ablehnen. Weiterhin muss bedacht werden, dass es aus klinischer Perspektive Situationen gibt, in denen der Verzicht auf tumorspezifische Therapien in Verbindung mit guter palliativer Versorgung nicht nur zu einer Verbesserung der Lebensqualität führen, sondern auch lebensbedrohliche Komplikationen vermeiden kann. Eine Übersicht der Terminologien zum Thema „Sterbehilfe“ findet sich in ◘ Tab. 10.1.

Die Tötung selbstbestimmungsfähiger Patienten und Patientinnen ist in Deutschland, Österreich und der Schweiz auch dann verboten, wenn diese den Wunsch ausdrücklich und ernstlich äußern.

◘ **Tab. 10.1**   Übersicht zur Terminologie „Sterbehilfe"

Terminologie im Buchbeitrag	Alternative Begriffe (Auswahl)	Erläuterung
Symptomlinderung	Indirekte Sterbehilfe	Linderung von Schmerzen oder anderen Formen von Leiden, zumeist mit Medikamenten. In einzelnen Fällen kann es zu einer Lebenszeitverkürzung kommen
Begrenzung medizinischer Maßnahmen	Passive Sterbehilfe	Verzicht oder Abbruch von medizinischen Maßnahmen mit der möglichen Folge einer Lebenszeitverkürzung
Tötung auf Verlangen	Aktive Sterbehilfe	Verabreichung einer Substanz mit dem Ziel der Tötung entsprechend dem Wunsch des Sterbewilligen
Assistierte Selbsttötung	Beihilfe zum Suizid	Bereitstellung einer Substanz mit tödlicher Wirkung. Die sterbewillige Person entscheidet über die Einnahme der Substanz und vollzieht die zum Tode führende Handlung

§ 216 StGB – Tötung auf Verlangen

(1) Ist jemand durch das ausdrückliche und ernstliche Verlangen des Getöteten zur Tötung bestimmt worden, so ist auf Freiheitsstrafe von 6 Monaten bis zu 5 Jahren zu erkennen.

(2) Der Versuch ist strafbar.

Die *Selbsttötung und Beihilfe zur Selbsttötung* ist im deutschsprachigen Raum derzeit Gegenstand intensiver Diskussionen. Häufig vorgebrachte ethische Argumente für die Ermöglichung der assistierten Selbsttötung beziehen sich zum einen auf das ethische Prinzip des Wohltuns, in dessen Sinne die Option bestehen sollte, unerträgliches und nicht mit den üblichen medizinischen Maßnahmen zu linderndes Leiden durch eine assistierte Selbsttötung zu beenden. Zum anderen wird angeführt, dass die Zulassung der assistierten Selbsttötung Ausdruck des Respekts vor dem Recht auf Selbstbestimmung darstellt. Mögliche Grenzen dieser Selbstbestimmung stellen ein wichtiges Argument gegen die assistierte Selbsttötung dar. Dabei wird in Frage gestellt, ob Selbstbestimmung so weit reichen kann, dass das Leben und damit auch die Grundlage für selbstbestimmte Entscheidungen gezielt beendet werden darf. Ein weiteres häufig gegen Regelungen der assistierten Selbsttötung angebrachtes Argument bezieht sich auf die mögliche Ausweitung und Normalisierung der Praxis, die unerwünschte Effekte wie beispielsweise sozialen Druck auf vulnerable Personengruppen zur Folge haben könnte (Übersicht bei Schildmann und Vollmann 2006).

Während in der Schweiz bereits eine lange Tradition der assistierten Selbsttötung durch sog. Sterbehilfevereine besteht, wurden in Deutschland und Österreich im Jahr 2020 durch Urteile des Bundesverfassungsgerichts bzw. des Verfassungsgerichtshofs Voraussetzungen für gesetzliche Regelungen geschaffen, nach denen die Beihilfe zum Suizid unter bestimmten Bedingungen möglich ist.

Unter ethischen Gesichtspunkten wichtige praktische Aspekte, die auch die Berufsgruppe der Pflege betreffen können, sind zum einen die Beurteilung der Selbstbestimmungsfähigkeit bzw. Freiverantwortlichkeit des Wunsches von Patienten und Patientinnen, die eine assistierte Selbsttötung wünschen. Zum anderen stellt sich die Frage, wer auf welche Weise an Krebs erkrankte Personen beraten soll, wenn diese sich nach Beihilfe zur Selbsttötung erkundigen. Dies gilt nicht zuletzt vor dem Hintergrund, dass viele an Krebs Erkrankte im Verlauf eines Gesprächs über palliative Handlungsoptionen vom Wunsch nach Selbsttötung Abstand nehmen.

Es wird für die Berufsgruppe der Pflege, für Institutionen, in denen Angehörige der onkologischen Pflege vertreten sind, sowie auch auf individueller Ebene eine

Aufgabe sein, sich im Rahmen einer gesetzlichen Regelung, die die Beihilfe zur Selbsttötung zulässt, zu dieser rechtlichen Option zu positionieren und einen ethisch reflektierten Umgang mit entsprechenden Anfragen von Krebskranken zu ermöglichen.

> In der Handlungspraxis am Lebensende können
> – die Symptomlinderung,
> – die Begrenzung (Verzicht auf oder Beendigung bereits eingeleiteter) medizinischer Maßnahmen,
> – die Tötung (auf Verlangen von Patienten und Patientinnen) sowie
> – die assistierte Selbsttötung
>
> anhand von deskriptiven und normativen Merkmalen unterschieden werden. Die Tötung auf Verlangen ist in Deutschland, Österreich und der Schweiz strafrechtlich verboten. Eine gesetzliche Regelung der assistierten Selbsttötung ist in Deutschland und Österreich derzeit Gegenstand der politischen Diskussion.

10.3.4 Gesundheitsversorgung bei knappen Ressourcen

Die Kosten der Gesundheitsversorgung und Strategien zur gerechten Verteilung begrenzter Mittel im Gesundheitswesen sind Gegenstand der aktuellen Diskussion in vielen Ländern Europas. Im Unterschied zum internationalen Forschungsstand (Übersicht bei Strech et al. 2008) liegen für Deutschland wenige Erkenntnisse und Daten zum Einfluss ökonomischer Erwägungen auf die klinische Praxis vor. Vereinzelt durchgeführte Untersuchungen belegen allerdings, dass auch Ärzte und Ärztinnen in Deutschland potenziell nützliche Maßnahmen aus Kostengründen begrenzen. Eine solche sog. „implizite Rationierung" seitens einzelner Ärzte und Ärztinnen ist insofern problematisch, als die Anwendung bzw. der Verzicht auf kostenintensive Maßnahmen nicht transparent anhand „expliziter" Kriterien wie beispielsweise der Orientierung an der Erfolgsaussicht oder dem Verhältnis von Kosten und Erfolgsaussicht geschieht.

Für den Bereich der Pflege bezieht sich die Diskussion über knappe Ressourcen insbesondere auf die zur Verfügung stehenden personellen und somit auch zeitlichen Ressourcen. In Deutschland besteht spätestens seit der Einführung der sog. Fallpauschalen (Diagnosis Related Groups, DRG) ein starker Anreiz zu einer möglichst effizienten Gestaltung der stationären Versorgung. Daraus resultierende Folgen wie beispielsweise eine Arbeitsverdichtung in der onkologischen Pflege führen auch zu ethisch relevanten Konflikten, erhöhtem (moralischem) Stress und letztlich zu Einschränkungen der Qualität der Versorgung. Die Effekte der Arbeitsverdichtung auf Patienten und Patientinnen sind dabei eher indirekt messbar: In den letzten Jahren wurden verschiedene Assoziationsstudien vorgelegt, die darauf hinweisen, dass die Verringerung der Anzahl von Pflegefachpersonen im Verhältnis zur Anzahl an Patienten und Patientinnen sich nicht nur negativ auf die Arbeitszufriedenheit der Pflegenden auswirkt, sondern auch negative Konsequenzen für die erkrankten Menschen hat, einschließlich einer Erhöhung der Mortalität (Übersicht bei Griffiths et al. 2016). Es ist eine wichtige gesellschaftliche Aufgabe, Fragen der Verteilungsgerechtigkeit bei begrenzten Ressourcen zu bearbeiten, um durch transparente Kriterien Vertrauen in die Gesundheitsversorgung zu fördern.

> Für die Gesundheitsversorgung stehen begrenzte personelle und materielle Ressourcen zur Verfügung. Einer impliziten Rationierung, wie sie beispielsweise im Zuge der Reduzierung von Pflegepersonal vorgenommen wird, sollte eine explizite, entsprechend ethisch begründete Priorisierung als Verfahren zum Umgang mit knappen Ressourcen entgegengesetzt werden.

10.3.5 Ethische Aspekte der Forschung und Interessenkonflikte

In der Onkologie wird eine Vielzahl von Forschungsvorhaben durchgeführt. Pflegefachpersonen nehmen hier unterschiedliche Rollen ein, die ihrerseits unterschiedliche ethische Fragestellungen nach sich ziehen können.

Hintergrundinformationen

Quantitative Forschung findet in Form von standardisierten Befragungen oder Experimenten statt. Der geltende Goldstandard zur Überprüfung der Wirksamkeit einer Intervention ist eine randomisiert kontrollierte Studie. Innerhalb dieses Studiendesigns werden die Studienteilnehmenden zwei Gruppen zufällig (randomisiert) zugeteilt: Der Interventions- und Kontrollgruppe. Die Menschen in der Interventionsgruppe erhalten die Intervention, deren Wirksamkeit untersucht werden soll, während die Personen in der Kontrollgruppe entweder die übliche Standardversorgung erhalten oder eine Vergleichsintervention. Im Bereich der Pflege könnte im Rahmen eines solchen Studiendesigns z. B. eine Beratungsintervention, die strukturierte Gespräche der Pflegefachpersonen mit Patientinnen und Patienten zur Verbesserung des Umgangs mit der Diagnose „Krebs" beinhaltet, gegen das alleinige Austeilen von Informationsbroschüren getestet werden.

Qualitative Forschung findet in Form von offenen Interviews, Beobachtungen, Gruppendiskussionen und Dokumentenanalysen statt. Ziel ist hier, tiefere Einblicke bzw. Verständnis für spezifische Sachverhalte, Situationen, Phänomene und Verhaltensweisen in bestimmten Kontexten zu gewinnen, z. B. das Erleben der Krebsdiagnosestellung durch die Patientinnen und Patienten wie auch deren Angehörige, die Beobachtung der Aufklärungspraxis von Ärzten und Ärztinnen oder die Evaluation der klinischen Versorgung durch Dokumentenanalyse, Interviews mit den Pflegefachpersonen sowie den Erkrankten.

Ein Beispiel für eine Rolle Pflegender in der klinischen Forschung ist die der verantwortlich forschenden Pflegefachperson, die die Aufklärung von potenziellen Studienteilnehmenden für eine qualitative Interviewstudie zur Lebensqualität von an Krebs Erkrankten entsprechend der geltenden ethischen (und rechtlichen) Standards umsetzen muss. Ein zweites Beispiel ist die Beteiligung im Sinne einer Studienassistenz an einer klinischen Studie. In diesem Kontext könnte die Aufgabe darin bestehen, geeignete Teilnehmerinnen und Teilnehmer für eine Studie zu identifizieren. Eine dritte Rolle wäre die der beforschten Person als Teilnehmende einer Studie. Im Folgenden sollen ausgewählte ethisch relevante Aspekte im Kontext der klinischen Forschung in der Onkologie skizziert werden.

Die bekannteste Grundlage zur Ethik der Forschung am und mit Menschen ist die zuletzt 2013 überarbeitete Deklaration von Helsinki (Weltärztebund 2013). Die ethische Angemessenheit klinischer Studien lässt sich anhand unterschiedlicher, international breit konsentierter Kriterien zusammenfassen (Emanuel et al. 2000). Eines dieser Kriterien ist die *wissenschaftliche Fundierung* der Studie. Eine klinische Studie mit Mängeln in Studiendesign bzw. Methodik ist ethisch nicht akzeptabel, da auf diese Weise keine validen Erkenntnisse gewonnen werden können. Analog zur klinischen Versorgung stellen *Information und Einwilligung* auch in der klinischen Forschung zentrale ethische und rechtliche Voraussetzungen dar.

Forscher und Forscherinnen müssen potenziellen Teilnehmenden adäquate Informationen schriftlich und mündlich zur Verfügung stellen, die über Ziel, Ablauf, mögliche Risiken und Vorteile sowie Datenschutzaspekte informieren. Basierend auf diesen Informationen und Nachfragen seitens der Teilnehmenden muss ihnen eine Bedenkzeit gewährt werden, um schriftlich zuzustimmen. Die Teilnehmenden haben im Forschungsprozess in der Regel jederzeit die Möglichkeit, von der Studie zurückzutreten. Dies nennt man „ongoing consent". Ziel ist es, den Teilnehmern und Teilnehmerinnen einen größtmöglichen Schutz mit vollständiger Autonomie vor dem Hintergrund der Richtlinien des Datenschutzes zu gewährleisten.

Schwierig und auch juristisch umstritten ist die Forschung mit Menschen, die nicht einwilligungsfähig sind (z. B. Kinder, Menschen mit fortgeschrittener Demenz etc.), da häufig nicht bekannt ist, ob die jeweilige Person an Forschung hätte teilnehmen wollen.

Es sind drei Formen von Forschung zu unterscheiden (s. Übersicht).

> **Formen der Forschung mit Menschen**
> 1. Forschung mit direktem Nutzen für die Teilnehmenden (eigennützige Forschung)
> 2. Forschung mit potenziellem Nutzen für ähnliche Menschen wie die Teilnehmenden (gruppennützige Forschung)
> 3. Forschung ohne potenziellen Nutzen für ähnliche Menschen wie die Teilnehmenden (fremdnützige Forschung)

Gesetzliche Betreuer und Betreuerinnen können, wenn sie für diesen Themenbereich bestellt wurden, stellvertretend für nicht einwilligungsfähige Menschen zustimmen. Der alleinige Status als Angehörige reicht somit nicht aus. Die stellvertretende Einwilligung ist bei eigennütziger Forschung derzeit juristisch noch möglich, allerdings ist spätestens bei gruppennütziger und fremdnütziger Forschung diese Einwilligung umstritten. Die herrschende Meinung ist hierzu, dass Betreuende in diesen Fällen keine informierte Zustimmung (Informed Consent) erteilen können.

Das angemessene *Verhältnis von Nutzen und Schaden* bzw. *die Minimierung von Risiken* sind als weitere wichtige Kriterien zu nennen. Ergänzend zu den vorstehenden inhaltlichen Kriterien ist die unabhängige *Begutachtung des Forschungsvorhabens durch eine Ethikkommission* oder vergleichbare Einrichtung ein wichtiges prozedurales Kriterium.

Vulnerabilität   Ein auch aus pflegeethischer Perspektive wichtiges und zugleich komplexes Konzept stellt die *Vulnerabilität* von Studienteilnehmenden im Kontext klinischer Forschung dar. Vulnerabilität kann sich im Kontext von Forschungsvorhaben auf unterschiedliche Dimensionen beziehen. So ist beispielsweise bei Studien zur Erprobung neuer Ansätze zur Pflege von Menschen mit fortgeschrittenen Demenzerkrankungen die fehlende Einwilligungsfähigkeit von Studienteilnehmenden ein Merkmal für Vulnerabilität.

Im Rahmen onkologischer Studien, bei denen z. B. Medikamente erstmals bei Menschen geprüft werden, besteht ein wesentliches Merkmal für Vulnerabilität darin, dass den potenziellen Studienteilnehmenden keine tumorspezifischen Alternativen angeboten werden können. Abgesehen von der Heterogenität der Merkmale, die im Kontext der Diskussion über Vulnerabilität in Anschlag gebracht werden, ist unter ethischen Gesichtspunkten zum einen kritisch zu prüfen, mit welcher Begründung die Zuschreibung „vulnerabel" vorgenommen wird. Zum anderen muss kritisch reflektiert werden, welche Konsequenzen aufgrund der Bezeichnung einer Gruppe von Studienteilnehmenden als „vulnerable Gruppe" ethisch begründet werden können.

Interessenkonflikte   Ein sowohl für die Forschung als auch für die Versorgung wichtiges Konzept sind sog. *„Interessenkonflikte"*. Interessenkonflikte können in der Forschung, Gesundheitsversorgung und Lehre entstehen.

> Als „Interessenkonflikte" werden Konflikte zwischen *primären Interessen* bzw. Pflichten (z. B. Förderung des Patientenwohls, Gewinnung wissenschaftlicher Erkenntnisse) sowie sekundären Interessen wie z. B. finanziellen Interessen bezeichnet, die die Urteilskraft verzerren können (Emanuel und Thompson 2008). *Sekundäre Interessen* können materiell, aber auch immateriell (etwa der Gewinn von beruflicher Anerkennung) sein.

Exemplarisch für einen Interessenkonflikt in der Forschung sind beispielsweise das (primäre) Interesse, valide wissenschaftliche Erkenntnisse zu gewinnen, und das (sekundäre) Interesse, in kurzer Zeit viele Studienergebnisse zu publizieren, um auf diese Weise beispielsweise ein Promotionsvorhaben abschließen zu können.

> ▶ **Beispiel**
>
> Für die pflegerische Versorgung in Deutschland wurde bisher die Gruppe der Wundmanager und Wundmanagerinnen in den Blick genommen (Panfil et al. 2014). Ein primäres Interesse wäre in diesem Fall die Verbesserung der Wundsituation und folglich eine Verbesserung des Gesundheitszustands der Person. Sekundäre Interessen könnten beispielsweise dadurch bestehen, dass bei Anwendung bestimmter Produkte finanzielle Zuschüsse z. B. für Reisen zu Kongressen von Seiten der Industrie gegeben werden. Diese Verbindungen zur Industrie können somit potenziell die pflegerische Versorgung beeinflussen. ◀

Während Interessenkonflikte besonders für die Berufsgruppe der Ärzte und Ärztinnen diskutiert werden, könnten folglich auch im pflegerischen Kontext solche Konflikte entstehen. Insbesondere im Zuge der häufig diskutierten Erweiterung der Kompetenzen von Pflegefachpersonen bezüglich Ver- und Anordnungen und somit auch größeren Attraktivität für die Industrie, sich mit diesen zur vernetzen, könnten sich derartige Konflikte zukünftig mehren (Übersicht in Nordhausen et al. 2015).

10.4 Ethische Unterstützungsangebote in der Onkologie

Die im vorstehenden Abschnitt aufgeführten Handlungsfelder machen deutlich, dass sich im Kontext der onkologischen Pflege eine Vielzahl von ethischen Herausforderungen ergeben. In den letzten Dekaden wurden unterschiedliche Unterstützungsangebote entwickelt, um die verschiedenen Gesundheitsberufe sowie Patienten und Patientinnen und Angehörige bei ethischen Unsicherheiten bzw. Konflikten zu beraten. Insbesondere *klinische Ethikkomitees* wurden in vielen Krankenhäusern und anderen Einrichtungen des Gesundheitswesens implementiert (Zentrale Ethikkommission bei der Bundesärztekammer 2019). Die multiprofessionell besetzten Ethikkomitees bieten neben der ethischen Fallberatung in der Regel auch Fortbildungen an und unterstützen bei der Entwicklung von Handlungsempfehlungen zu ethischen Aspekten der Praxis.

Für die onkologische Pflege relevante und wiederkehrende Themen im Rahmen der ethischen Unterstützungsangebote sind *Fallbesprechungen*, die sich häufig mit der Frage einer ethisch angemessenen Versorgung von fortgeschritten an Krebs erkrankten Menschen befassen.

Ethikberatung in der onkologischen Versorgung

Häufige und vielfach miteinander verbundene Themen im Rahmen von Ethikberatung in der onkologischen Versorgung sind:

- Unklarheit über die Einwilligungsfähigkeit des Patienten oder der Patientin
- Stellvertretende Entscheidungen
- Entscheidungen über Fortführung der kurativen Therapie oder palliative Versorgung
- Wahrheitsoffenbarung gegenüber dem Patienten oder der Patientin
- Begrenzung von lebensverlängernden Maßnahmen

Hierbei kann eine ethische Fragestellung oder aber ein Konflikt, beispielsweise zwischen Angehörigen des multiprofessionellen Teams oder der erkrankten Person und ihren Angehörigen, die Fallberatung initiieren. Ein Beispiel für die strukturierte Bearbeitung ethischer Konflikte ist die die *prinzipienorientierte Fallberatung*, die sich an den eingangs erwähnten mittleren Prinzipien von Beauchamp und Childress orientiert (Autonomie, Wohltun, Nichtschaden, Gerechtigkeit; s. Übersicht in ▶ Abschn. 10.2).

Prozess der Prinzipienorientierten Fallberatung nach Marckmann und Mayer (2009)

Der Ethikberatunggeht häufig eine Anfrage durch Personen des multiprofessionellen Teams, von Patienten oder Patientinnen oder von Angehörigen voraus. Eine Alternative dazu sind regelmäßige, z. B. monatliche Sitzungen der Fallberatung, bei denen Fälle behandelt werden.

1. **Analyse**
   Aufarbeitung des Falles
   - Wie ist die pflegerisch-medizinische Situation des Patienten oder der Patientin?
     - Was sind pflegerische und medizinische Diagnosen?
     - Wie ist der pflegerische und medizinische Behandlungsplan?
     - Wie ist die soziale Lebenssituation?
   - Welche (multidisziplinären) Behandlungsoptionen stehen zur Verfügung?
     - Was sind Risiken und Chancen der verschiedenen Optionen?

2. **Bewertung 1**
   Ethische Verpflichtungen gegenüber dem Patienten oder der Patientin
   Wohl des Patienten/Nichtschaden (Fürsorgeperspektive)
   - Welche der Behandlungsoptionen sind für das Wohlergehen des Patienten oder der Patienten aus welchen Gründen ideal?
   - Wie wirken sich Krankheit und Behandlung auf das Wohlbefinden aus?
   - Welche Lebensqualität ist mittel- oder unmittelbar zu erwarten?
   - Welche Fähigkeiten werden durch die Behandlung erlangt (z. B. Fähigkeit, selbstbestimmter zu leben, zu essen)
   Autonomie des Patienten
   - Welche der Behandlungsoptionen präferiert der Patient oder die Patientin aus welchen Gründen?

– Besteht Einwilligungsfähigkeit?
  – Ist diese zeitlich absehbar begrenzt?
  – Besteht die Möglichkeit des Aufschubs der Entscheidung bis zur Wiedererlangung der Einwilligungsfähigkeit?
  – Ist der mutmaßliche Wille des Patienten oder der Patientin bekannt?
  – Liegen Patientenverfügungen oder Ähnliches vor?
  – Besteht eine gesetzliche Betreuung?
– Welche Behandlungsoptionen wurden mitgeteilt?
– Werden die Behandlungsoptionen sowie die Chancen und Risiken, die damit verbunden sind, verstanden?
– Welche weiteren Werte (z. B. Religion) sind für den Patienten oder die Patientin relevant?

3. **Bewertung 2**
Ethische Verpflichtungen gegenüber Dritten (*Gerechtigkeit*): Familienmitglieder, andere Patienten oder Patientinnen, Gesellschaft
  – Welche der Behandlungsoptionen ist für Dritte ideal?
  – Welche Behandlungsoptionen präferieren Angehörige aus welchen Gründen?
  – Bestehen ausreichende Ressourcen zur Behandlung (in Triagesituationen)?

4. **Synthese**
  – Stimmen die verschiedenen Verpflichtungen überein oder ergeben sich Konflikte?
  – Im Konfliktfall: begründete Abwägung

5. **Kritische Reflexion des Falles**
  – Stärkster Einwand gegen die Optionen?
  – Vermeidung des Konflikts möglich?

Wichtige Voraussetzung für die professionelle und zielführende ethische Beratung in diesen Situationen ist zunächst eine kompetente Moderation. Als Orientierung für die Anforderungen an eine solche Moderation können die Kriterien für die K1-Zertifizierung der Akademie für Ethik in der Medizin gelten. Die in diesem Rahmen vermittelten Kompetenzen umfassen Grundkenntnisse zu medizinethischen Konzepten und Theorien, ausgewählten ethischen Handlungsfeldern im Gesundheitswesen sowie Fertigkeiten zur Moderation ethischer Fallbesprechungen. Eine zweite wichtige Voraussetzung bildet die Beteiligung unterschiedlicher Berufsgruppen an der Fallbesprechung. Dies ist nicht nur von Bedeutung für das Einbringen unterschiedlicher, auch beruflich geprägter moralischer Perspektiven, sondern auch für die zu Beginn der Fallbesprechung notwendige medizinisch-pflegerische Aufarbeitung der Situation. Gute ethische Entscheidungen können nur auf der Grundlage der moralisch relevanten pflegerischen und medizinischen Fakten getroffen werden.

Die ethische Fallberatung ermöglicht, ethische Herausforderungen in der Onkologie multiprofessionell, systematisch und kompetent zu bearbeiten. Nicht jede ethisch relevante Herausforderung in der onkologischen Pflege bedarf dieser Form der ethischen Analyse. Fortbildungen zu typischen ethischen Themen in der onkologischen Pflege, niedrigschwellige Angebote wie beispielsweise der telefonische Austausch mit Vertretenden der Klinischen Ethik in der Einrichtung – sofern vorhanden – sowie die Durchführung interner Fallbesprechungen, etwa im Rahmen der häufig bestehenden Fortbildungscurricula für die onkologische Pflege, bieten Alternativen.

> Ethische Unterstützungsangebote wie z. B. Ethikfallberatungen können die professionelle und strukturierte Analyse und Bearbeitung ethischer Fragestellungen und Konflikte in der Onkologie fördern. Die multiprofessionelle Aufstellung der Beteiligten im Rahmen von Ethikberatungen ist ein wichtiges Merkmal der Strukturqualität.

Literatur

Zitierte Quellen

Beauchamp TL, Childress JF (2019) Principles of biomedical ethics, 8. Aufl. Oxford University Press, New York/Oxford

Conradi E, Vosman F (Hrsg) (2016) Praxis der Achtsamkeit. Schlüsselbegriffe der Care-Ethik. Campus Verlag, Frankfurt am Main/New York

Emanuel EJ, Thompson DF (2008) The concept of conflicts of interest. In: Emanuel EJ, Grady C, Crouch RA, Lie RK, Miller FG, Wendler D (Hrsg) The Oxford textbook of clinical research ethics. Oxford University Press, New York, S 758–766

Emanuel EJ, Wendler D, Grady C (2000) What makes clinical research ethical? JAMA 283(20):2701–2711. https://doi.org/10.1001/jama.283.20.2701

Griffiths P et al (2016) Nurse staffing and patient outcomes: Strengths and limitations of the evidence to inform policy and practice. a review and discussion paper based on evidence reviewed for the National Institute for Health and Care Excellence Safe Staffing guideline development. Int J Nurs Stud 63:213–225. https://doi.org/10.1016/j.ijnurstu.2016.03.012

International Council of Nurses (2021) Der ICN-Ethikkodex für Pflegefachpersonen. Überarbeitet 2021. Übersetzt durch Deutscher Berufsverband für Pflegeberufe. https://www.dbfk.de/media/videos/rvno/ICN_Ethikkodex_2021.pdf. Zugegriffen am 01.02.2022

Kremling A et al (2022) Intentional sedation as a means to ease suffering: a systematically constructed terminology for sedation in palliative care. J Palliat Med 25(5):793–796. https://doi.org/10.1089/jpm.2021.0428

Marckmann G, in der Schmitten J (2013) Patientenverfügungen und Advance Care Planning: Internationale Erfahrungen. Z Med Ethik 59(3):213–228

Marckmann G, Mayer F (2009) Ethische Fallbesprechungen in der Onkologie. Grundlagen einer prinzipienorientierte Falldiskussion. Onkologe 15(10):980–988. https://doi.org/10.1007/s00761-009-1695-z

Marckmann G, Schildmann J (2021) Grundlagen ethischer Entscheidungen in der Intensivmedizin. In: Salomon F (Hrsg) Praxisbuch Ethik in der Intensivmedizin, 4. Aufl. MWV Medizinisch Wissenschaftliche Verlagsgesellschaft, Berlin, S 1–15

Monteverde S (2020) Grundlagen der Pflegeethik. In: Monteverde S (Hrsg) Handbuch Pflegeethik. Ethisch denken und handeln in den Praxisfeldern der Pflege, 2. Aufl. Kohlhammer, Stuttgart, S 21–45

Nordhausen T et al (2015) Pflege und Industriekontakte: Eine Literaturübersicht und eine Befragung zu Interessenkonflikten. Z Evid Fortbild Qual Gesundhwes 109:621–631. https://doi.org/10.1016/j.zefq.2015.06.004

Panfil E-M et al (2014) Interessenkonflikte mit der Industrie – eine Befragung von Pflegenden im Bereich der Wundversorgung in Deutschland, Österreich und der Schweiz. Pflege 27:191–199. https://doi.org/10.1024/1012-5302/a000360

Schildmann J, Krones T (2019) Advance Care Planning. Individuelle Vorausplanung für die Behandlung. Ein Überblick aus klinisch-ethischer Perspektive. In: Zerth J, Schildmann J, Nass E (Hrsg) „Versorgung gestalten – Interdisziplinäre Perspektiven für eine personenbezogene Gesundheitsversorgung". Kohlhammer, Stuttgart, S 217–226

Schildmann J, Vollmann J (2006) Ärztliche Assistenz zur Selbsttötung – ethische, rechtliche und klinische Aspekte. Dtsch Med Wochenschr 131(24):1405–1408. https://doi.org/10.1055/s-2006-946587

Tuckett AG (2004) Truth-telling in clinical practice and the arguments for and against: a review of the literature. Nurs Ethics 11(5):500–513. https://doi.org/10.1191/0969733004ne728oa

Weltärztebund (2013) WMA Deklaration von Helsinki – Ethische Grundsätze für die medizinische Forschung am Menschen. https://www.bundesaerztekammer.de/fileadmin/user_upload/downloads/pdf-Ordner/International/Deklaration_von_Helsinki_2013_20190905.pdf. Zugegriffen am 01.02.2022

Zentrale Ethikkommission bei der Bundesärztekammer (2019) Stellungnahme „Außerklinische Ethikberatung". https://www.zentrale-ethikkommission.de/stellungnahmen/ausserklinische-ethikberatung-2019/. Zugegriffen am 01.02.2022

Informationen im Internet

Akademie für Ethik in der Medizin. www.aem-online.de/ (Interdisziplinäre Fachgesellschaft; Informationen und Publikationen)

Bioethikkommission beim Bundeskanzleramt (Österreich). https://www.bundeskanzleramt.gv.at/themen/bioethikkommission.html (Sachverständigenrat; Stellungnahmen und Empfehlungen)

Bundespflegekammer. https://bundespflegekammer.de/ (Dachverband der Landespflegekammern; Informationen und Stellungnahmen)

Deutsche Gesellschaft für Hämatologie und Medizinische Onkologie. https://www.dgho.de (Fachgesellschaft; Stellungnahmen und Publikationen)

Deutsche Gesellschaft für Pflegewissenschaft. https://dg-pflegewissenschaft.de (Fachgesellschaft; Ethikkodex Pflegeforschung, Forschungsethikkomission und Stellungnahmen)

Deutsche interprofessionelle Vereinigung Behandlung im Voraus planen. https://div-bvp.de (Vereinigung; Informationen und Fortbildungen zur Implementierung)

Deutscher Berufsverband für Pflegeberufe. www.dbfk.de/ (Berufsverband; Informationen, Fortbildungen, Stellungnahmen und Publikationen)

Deutscher Ethikrat. www.ethikrat.org (Sachverständigenrat; Stellungnahmen, Empfehlungen)

Deutscher Pflegerat. https://deutscher-pflegerat.de/ (Dachverband deutscher Pflegeverbände;Stellungnahmen und Informationen)

International Council of Nurses. www.icn.ch/ (Internationaler Dachverband; Informationen, Stellungnahmen und Ethikkodex)

Landespflegekammer RLP. https://www.pflegekammer-rlp.de/ (Landespflegekammer; Informationen, Stellungnahmen und Berufsordnung)

Nationale Ethikkommission im Bereich der Humanmedizin NEK (Schweiz). https://www.nek-cne.admin.ch/de/nek-cne-startseite

Schweizerische Akademie der Medizinischen Wissenschaften. www.samw.ch (Wissenschaftsakademie; Stellungnahmen und Forschungsethikkommission)

Schweizerische Gesellschaft für Biomedizinische Ethik. https://www.bioethics.ch/sgbe/ (Interdisziplinäre Fachgesellschaft; Informationen und Publikationen)

Schweizerischer Berufsverband der Pflegefachfrauen und Pflegefachmänner SBK. https://www.sbk.ch/pflegethemen/ethik (Berufsverband; Informationen, Stellungnahmen und Publikationen)

Schweizerischer Verein für Pflegewissenschaft. https://www.vfp-apsi.ch/ (Fachgesellschaft; Informationen, Stellungnahmen und Publikationen)

Strech et al (2008) Are physicians willing to ration health care? Conflicting findings in a systematic review of survey research. Health Policy 90(2–3):113–124. https://doi.org/10.1016/j.healthpol.2008.10.013

Zentrale Ethikkommission bei der Bundesärztekammer. https://www.zentrale-ethikkommission.de (Ethikkommission; Stellungnahmen und Publikationen

Praktische Aspekte der medikamentösen Tumortherapie

Inhaltsverzeichnis

Verabreichung von parenteralen und oralen Tumortherapien

Anja Kröner und Christina Züger

Inhaltsverzeichnis

Autorin der vorherigen Fassung: A. Margulies

11.1 Einleitung

Die Verabreichung von Tumortherapien umfasst heute ein breites Spektrum an Möglichkeiten. Ein großer Teil der Medikamente wird parenteral über einen venösen Zugang verabreicht, einige wenige Medikamente werden subkutan gespritzt und es gibt immer mehr orale Tumortherapien. Bei allen Verabreichungsmodalitäten ist die Patientenedukation ein wichtiger Aspekt.

Die intravenöse Gabe erfordert Konzentration, Fachwissen und technisches Können. Besonders bei der Punktion von peripheren Venen können bei korrekter Punktion die Schmerzen für Krebsbetroffene deutlich vermindert und ihnen damit Angst vor weiteren Punktionen genommen werden. Zudem verringert die richtige Lage des Zugangs das Risiko für das Auftreten eines Paravasats. Die Prävention eines Paravasats ist die wichtigste Maßnahme, und das Wissen um das gewebstoxische Potenzial der Medikamente entscheidend.

Bei der subkutanen Gabe sind die richtige Wahl des Injektionsortes und technisches Können relevant, da so Schmerzen und Schwellungen im Bereich der Injektionsstelle minimiert werden können. Bei der oralen Verabreichung von Medikamenten spielen Pflegefachpersonen eine wichtige Rolle, um die Medikamenteneinnahme zu Hause korrekt und zuverlässig sicherzustellen.

Die intravenöse und subkutane Gabe von Tumortherapien können Pflegefachpersonen selbstständig durchführen. Ob und inwieweit dies in ihrem Kompetenzbereich liegt, ist in verschiedenen europäischen Ländern unterschiedlich geregelt.

11.2 Parenterale Tumortherapien

Nach dem ärztlichenGespräch über die geplante Therapie und die möglichen unerwünschten Wirkungen derselben gibt es verschiedene Aspekte zum konkreten Therapieablauf, die Krebsbetroffene und ihre Angehörigen kennen sollten. Eine gute Information durch Pflegefachpersonen ergänzend zum ärztlichen Gespräch gibt zusätzliche Sicherheit und schafft eine Basis des Vertrauens.

11.2.1 Patientenedukation bei parenteralen Tumortherapien

> **Über folgende Aspekte sollte mit den Krebsbetroffenen gesprochen werden**
> - Ablauf der Therapie: Reihenfolge der Medikamentengabe inklusive Prämedikation und ggf. Hydrierung sowie Dauer der Therapie
> - Zeitpunkt des Auftretens von unerwünschten Wirkungen (inkl. Beispiele):
>   - Unmittelbar (während und nach der Infusion): Infusionsreaktionen
>   - Leicht verzögert (Stunden bis Tage): Übelkeit/Erbrechen, Müdigkeit
>   - Verzögert (mehrere Tage): Blutbildveränderungen, orale Mukositis
>   - Später (2–3 Wochen nach Erstgabe): Haarausfall
> - Einnahme von Medikamenten zu Hause: Antiemese nach der Chemotherapie, Reservemedikamente gegen Diarrhö/Obstipation
> - Wichtige prophylaktische Maßnahmen: Mundspüllösung/Mundpflege zur Prävention von oraler Mukositis, Hautpflege bei Gefahr von Hautreaktionen oder Hand-Fuß-Syndrom
> - Allgemeine Informationen zur besseren Verträglichkeit der Therapie: einfache Ernährungsmaßnahmen, moderate Bewegung
> - Mögliche Unterstützungsangebote: Krebsliga, Pro Senectute, Rot-Kreuz-Fahrdienst (diese Angebote variieren in europäischen Ländern)
> - Telefonische Erreichbarkeit bei Problemen: tagsüber, abends/nachts, am Wochenende

Ein weiterer wichtiger Informationspunkt ist die Wahl des venösen Zugangs und der Ablauf der Venenpunktion.

11.2.2 Möglichkeiten des venösen Zugangs

Die richtige Wahl des venösen Zugangs vor Beginn einer Chemotherapie ist sehr wichtig. Dies bedingt, dass die Venenverhältnisse und die persönlichen Risikofaktoren der Krebsbetroffenen angeschaut werden und das gewebstoxische Potenzial der geplanten Therapie bekannt sind. Dieses proaktive Vorgehen findet in der Praxis noch wenig statt, was zur Verzögerung einer geplanten Therapie aufgrund schlechter Venenverhältnisse führen kann (Coyle et al. 2014).

Aus diesem Grund entwickelten Coyle et al. (2014) ein peripheres Arm-Assessment (◘ Abb. 11.1). Zusätzlich sind das gewebstoxische Potenzial der geplanten Therapie und das Tumorstadium bei der Erstdiagnose wichtige Kriterien für die Entscheidung. Liegt bereits eine metastasierte Tumorerkrankung vor, d. h., der Krebsbetroffene wird voraussichtlich mehrere Zyklen und Therapielinien bekommen, ist die Implantation eines Portsystems zu prüfen. Das Arm-Assessment sollte wenn möglich vor Beginn der Therapie durchgeführt werden und gemeinsam mit dem ärztlichen Dienst, Pflegefachpersonen und Krebsbetroffenen besprochen werden. Dabei ist wichtig, dass die Risiken der

Abb. 11.1 Peripheres Arm-Assessment nach Coyle et al. (2014)

Peripheres Arm-Assessment	
Der Patient hat schmale, brüchige Venen	Ja oder Nein
Berücksichtigen Sie Alter, Diabetes mellitus, langfristigen Steroid-Gebrauch	
Der Patient hat früher bereits viele Venenpunktionen gehabt	Ja oder Nein
Berücksichtigen Sie kürzliche Spitalaufenthalte, Ekchymosen (kleine Blutungen unter der Haut), häufige Laborproben oder intravenöse Medikamente, Vergangenheit mit intravenösem Drogenabusus	
Der Patient hat eine limitierte Auswahl an Venen	Ja oder Nein
Berücksichtigen Sie axilläre Lymphknotendissektion, Sentinel Lymphknotenbiopsie, Lymphödem, zerebrovaskuläre Ereignisse, Amputation, Dialysefistel	
Der Patient hat ein vermindertes Empfinden und/oder zirkuläre Beeinträchtigungen	Ja oder Nein
Berücksichtigen Sie Schlaganfall, vorgängige chirurgische Eingriffe, Infektionen oder Neuropathie	
Der Patient hat einen veränderten Mentalstatus/eine eingeschränkte Wahrnehmung	Ja oder Nein
Wenn eines dieser Items mit Ja beantwortet wird, sind weitere Interventionen und ein Follow-up angezeigt.	

Therapie und die möglichen Formen von Zugängen erklärt werden. Dabei gilt es, auf die Sorgen und Ängste der Patientinnen und Patienten einzugehen: Die Implantation des Ports bedeutet einen zusätzlichen chirurgischen Eingriff und die Narbe und möglicherweise auch der Port machen die Erkrankung für andere sichtbar.

Wird eine Frage des Assessments mit Ja beantwortet, sollte schon vor oder mit Beginn der Therapie über einen zentralen Zugang entschieden werden. Falls keine eindeutige Entscheidung möglich ist, oder die Krebsbetroffenen einen zentralen Zugang ablehnen, kann mit einer peripheren Verweilkanüle begonnen werden. Ein Follow-up der Venensituation und der Therapie ist dann angezeigt.

11.2.2.1 Periphere Verweilkanüle

Die periphere Verweilkanüle kann bei guten Venenverhältnissen und einer nicht gewebstoxischen Therapie gewählt werden. Häufig wird auch mit einem peripheren Zugang begonnen, wenn Krebsbetroffene eine andere Form des Zugangs ablehnen. Bei einer metastasierten Erkrankung sollte bedacht werden, dass ein Wechsel auf

eine andere Therapie erfolgen kann, die möglicherweise ein anderes gewebstoxisches Potenzial hat. Zudem kann sich der Zustand der Venen im Verlauf der Therapie verschlechtern. Das Legen einer Verweilkanüle auf der Operationsseite nach einer Mastektomie wird noch diskutiert (Pérez Fidalgo et al. 2012). Abgeraten wird jedoch von einer Therapiegabe an der Operationsseite nach einer axillären Lymphknotenentfernung. Hierbei sollte immer individuell zusammen mit dem behandelnden ärztlichen Dienst geschaut werden, ob lediglich der Sentinel-Lymphknoten entfernt wurde oder eine vollständige Axilla-Ausräumung stattgefunden hat.

11.2.2.2 Intravenöse Portsysteme

Der Port ist ein implantierbares Kathetersystem, welches eine sichere und einfache Verabreichung der Therapie ermöglicht. Das Anstechen sollte nur durch geschulte Pflegefachpersonen erfolgen. Auch ein Port bietet keine absolute Sicherheit vor einem Paravasat (▶ Abschn. 12.2.1). Das Gewebe in der supraklavikulären Region ist zudem deutlich schmerzunempfindlicher als am Arm, und so wird ein Paravasat erst spät entdeckt (Haslik et al. 2015).

11.2.2.3 Zentralvenöser Zugang (ZVK)

Ein zentralvenöser Zugang, häufig über die Vena jugularis interna oder die Vena subclavia, wird bei stationären Therapien bei der Behandlung von Leukämien oder im Rahmen einer Stammzelltransplantation genutzt. Er gilt als sehr sicherer Zugang. Für ambulante oder kurze stationäre Therapien wird er in der Regel nicht genutzt.

11.2.2.4 Peripher eingelegter zentraler Zugang (PICC-Line)

Eine Alternative zum Port bietet der peripher eingelegte zentrale Zugang („peripherally inserted central venous catheter": PICC-Line). Er wird über die Vena basilica über der Ellenbeuge eingebracht, bei schlechten Verhältnissen können auch die Vena cephalica oder die Vena brachialis genutzt werden. Im Gegensatz zum Port ist beim PICC-Line ständig eine Verbindung von Körperinnerem zur Außenwelt gegeben. Dies bedingt eine sehr gute Infektionsprophylaxe mit entsprechendem Verbandsmaterial. Bei Krebsbetroffenen, welche gerne baden und schwimmen gehen, oder Personen mit kleinen Kindern ist davon abzuraten. Der Katheter muss wöchentlich gespült und verbunden werden, was einen Klinikbesuch, eine Instruktion der Angehörigen oder auch das Einschalten eines häuslichen Pflegedienstes voraussetzt. Die Liegedauer des PICC-Line wird mit maximal 6 Monaten angegeben, bei guter Pflege kann er aber auch länger belassen werden (s. ▶ Abschn. 12.3 für detaillierte Informationen).

Es gilt, die Indikation für einen PICC-Line sorgfältig abzuwägen: Sind neoadjuvante oder adjuvante Therapiezyklen in kurativer Absicht geplant, beispielsweise beim Hoden- oder Mamma-Karzinom oder auch bei Lymphomen, kann der PICC-Line eine gute Alternative sein. Bei bereits metastasierten Tumorerkrankungen ist der Port vorzuziehen, da sonst häufige Wechsel des PICC-Line anstehen und das Infektionsrisiko generell höher ist. Zum Schutz vor Infektionen und Verstopfungen wird bei der Nutzung von PICC-Lines meist mit einem MicroClave™ (Konnektor) gearbeitet. Zudem ist das Risiko von Thrombosen mit einem PICC-Line erhöht (Cortelezzi et al. 2005).

> Die Butterflykanüle ist für die Gabe von intravenösen Tumortherapien ungeeignet. Die Stahlnadel birgt ein höheres Risiko, bei Bewegung eine Vene zu verletzen. So ist das Risiko für das Auftreten eines Paravasats deutlich größer, und selbst bei Substanzen ohne gewebsschädigendes Potenzial erhöht sich bei einer Venenverletzung die Wahrscheinlichkeit, dass es zu einem Austreten von Zytostatika kommt.

11.2.3 Durchführung der Punktion bei peripheren Venen

11.2.3.1 Information der Patientin/des Patienten

Bei der ersten venösen Punktion informieren Pflegefachpersonen ausführlich über den Ablauf und das Vorgehen und fragen die Krebsbetroffenen, ob in der Vergangenheit bei Venenpunktionen oder intravenösen Therapien Schwierigkeiten aufgetreten sind. Gerade chronisch kranke Menschen mit wiederholten Punktionen berichten von traumatisierenden Venenpunktionen. Patientinnen und Patienten sollten während der Punktion bequem sitzen, der entsprechende Arm wird auf einer möglichst breiten Armlehne gelagert und sollte mit einem Lagerungskissen unterstützt werden, um ein Abgleiten des Arms während der Infusion zu verhindern.

11.2.3.2 Kanülenkaliber

Der Durchmesser einer Kanüle wird in der Einheit G (engl.: gauge, abgekürzt mit G oder GA) angegeben. Sie steht für den Außendurchmesser des Katheters. Je höher der Gauge-Wert, desto kleiner ist das Kanülenkaliber und desto dünner ist der Katheter (◘ Tab. 11.1).

Katheter in Orange und Grau kommen in der onkologischen Therapie nicht zum Einsatz. In der Regel werden rosafarbene oder blaue Katheter genutzt, für sehr feine Venen kann auch der gelbe Katheter zum Einsatz kommen. Die meisten Katheter haben Flügel, welche das Führen der Kanüle und später auch das Fixieren vereinfachen.

In der Literatur wird das optimale Kanülenkaliber widersprüchlich diskutiert: Dickere Kanülen bieten die Möglichkeit, Zytostatika rascher zu infundieren, dadurch verkürzt sich die Kontaktzeit mit der Venenwand, und das Risiko einer chemischen Phlebitis wird möglicherweise verringert. Bei der Verwendung von dünneren Kanülen kommt es zu einer geringeren Hauttraumatisierung, und die dadurch bessere Blutströmung um die Kanüle führt möglicherweise zu einer höheren Verdünnung der Medikamente. Zudem ist das Risiko einer chemischen oder mechanischen Phlebitis reduziert.

Tab. 11.1 Farbkodierung von Venenkathetern

Kanülen-farbe	Gauge = Kanülenkaliber	Stichlänge (mm)	Außendurchm esser (mm)	Innendurchme sser (mm)	Durchflussrate (ohne Infusomat) (ml/min)
Orange	14	50	2,2	1,7	343
Grau	16	50	1,7	1,3	196
Grün	18	33	1,3	1,0	103
Rosa	20	33	1,1	0,8	61
Blau	22	25	0,9	0,6	36
Gelb	24	19	0,7	0,4	13

Praxistipp

Bei der Wahl der Kanüle soll das kleinstmögliche Kaliber gewählt werden. Folgende Faktoren müssen dabei berücksichtigt werden:
- Zweck der Therapie (Injektion, Infusion, Transfusion usw.)
- Größe und Eigenschaften der Venen (sehr gut, dünn, brüchig usw.)
- Fließeigenschaften der Infusion (je nach Marke können Unterschiede vorkommen)
- Infusionsgeschwindigkeit (je nach Medikament bzw. Volumen)

11.2.3.3 Wahl der Punktionsstelle

Die Punktionsstelle sollte mit Ruhe und Geduld gewählt werden. Die Zeit, die man für die sorgfältige Suche investiert, spart man nachher bei den Punktionen wieder ein. Krebsbetroffene sollen in die Venenwahl mit einbezogen werden, sie wissen oft am besten, welche Venen geeignet bzw. ungeeignet sind. Sind Therapien im Abstand von wenigen Tagen geplant, sollte nicht mehrmals hintereinander die gleiche Vene punktiert werden, sondern nach Möglichkeit Venen an beiden Armen im Wechsel. Generell gilt, dass Venen immer von distal nach proximal gesucht und punktiert werden, da es bei einer Punktion der gleichen Vene distal der vorher punktierten Lokalisation möglicherweise zu einem Austreten des Medikaments im Venenverlauf kommt.

11.2.3.3.1 Geeignete Venen

Venen am Vorderarm Als erste Wahl sollten bei intravenösen Tumortherapien immer die Venen am Vorderarm genutzt werden. Sie gelten bei der Gabe von Medikamenten als beste Wahl und bieten folgende Vorteile:
- Geringere Gefahr einer chemischen Phlebitis wegen höherer Blutströmung.

- Geringere Gefahr einer mechanischen Phlebitis, da die Venenwand weniger durch Bewegung gereizt wird im Gegensatz zu Kathetern am Ellenbogen oder Handgelenk.
- Die Beweglichkeit von Krebsbetroffenen bleibt erhalten, da kein Gelenk fixiert wird.
- Meist weniger Schmerzen bei der Punktion, da die Nervendichte geringer ist.
- Geringeres Risiko von schweren Schäden bei Paravasaten mit gewebsnekrotisierenden Substanzen, da keine Gelenke oder große Nerven in unmittelbarer Nähe liegen.

Praxistipp

In der Literatur wird von der Nutzung von folgenden Zugangsorten bei einer peripheren Verweilkanüle abgeraten (Pérez Fidalgo et al. 2012):
- über Gelenken,
- in der Ellenbeuge,
- am Handrücken und
- am inneren Handgelenk.

Diese Orte bergen ein höheres Risiko für das Auftreten eines Paravasats, bei gewebsnekrotisierenden Substanzen sind die Folgen verheerend.

> Haben die Patientinnen und Patienten am Vorderarm keine geeigneten Venen (mehr), müssen ohne den Wechsel auf einen zentralen Katheter auch andere Venen genutzt werden. Hierbei ist es sehr wichtig, das gewebstoxische Potenzial der zu verabreichenden Medikamente zu berücksichtigen.

Venen in der Ellenbeuge Die oft großen, elastischen Venen der Ellenbeuge sind bei der Verwendung eines kurzen Verweilkatheters eher problemlos und erlauben einen einfachen und meist sicheren, weniger schmerzhaften venösen Zugang. Die Verläufe der Venen zeigen individuell große Unterschiede und können sehr tief im Gewebe liegen.

> Während der Therapie sollte eine engmaschige Überwachung der Einstichstelle und des Venenverlaufs erfolgen, da ein Paravasat an dieser Stelle nicht immer leicht zu erkennen ist. Daher sollten gewebstoxische Substanzen nicht über Venen der Ellenbeuge verabreicht werden, zumal bei schweren Folgen immer auch das ganze Ellenbogengelenk geschädigt wird.

Bei Medikamenten, welche weder gewebsschädigend noch gewebsreizend sind, gibt es keinen Grund, die Venen der Ellenbeuge nicht zu nutzen.

Venen am Handrücken   Stehen keine Venen am Vorderarm zur Verfügung, kann auf Venen am Handrücken ausgewichen werden. Mit dieser Lokalisation sind jedoch Nachteile verbunden:
- Risiko von schweren Gewebsschädigungen bei Paravasaten wegen mangelndem Subkutisgewebe sowie einer hohen Dichte an Nerven und Sehnen.
- Punktion ist oft unangenehm und schmerzhaft.
- Eingeschränkte Bewegungsfreiheit während der Infusion.
- Die Venen sind meist dünner, daher können Infusionen mit hoher Geschwindigkeit oft nicht verabreicht werden.

Venen am Handgelenk   Aufgrund der großen Bewegungseinschränkung für Krebsbetroffene und der dichten Nervenversorgung des Handgelenks ist diese Punktionsstelle nach Möglichkeit zu vermeiden.

11.2.3.3.2   Spezielle Probleme

Rollvenen   Bei einigen Krebsbetroffenen, vor allem mit wenig subkutanem Fettgewebe, sind die Venen leicht verschiebbar (oft fälschlicherweise als „Rollvenen" bezeichnet). Sie rollen weg, wenn sie punktiert werden sollen. Häufig handelt es sich um Venen, die von früher verabreichten Mitteln verhärtete Wände haben. Es empfiehlt sich die gute Fixation der Vene durch Anspannen der Haut im Längsverlauf. Hilfreich ist auch, neben die Vene zu zielen.

Platzvenen   Als „Platzen" von Venen wird der Umstand bezeichnet, dass eine Vene punktiert wird und sich anschließend im Bereich der Nadelspitze plötzlich ein subkutanes Volumenplus aufbaut, das später als Hämatom erkenntlich ist. Dies geschieht häufiger bei Venen älterer und kranker Personen und hat verschiedene Gründe. Der wichtigste ist wahrscheinlich das Verletzen der Venenwand durch eine sekundäre Dislokation der Kanülenspitze. Daher gilt es, die Kanüle durch Auflegen der Hal-

tehand auf die Haut zu fixieren. Ist sie am Platz, darf sie weder vor- noch zurückgezogen werden.

11.2.3.3.3   Ungeeignete Venen
- Venen, welche bereits punktiert worden sind, sollen innerhalb der nächsten Stunden nicht weiter distal für eine Therapie genutzt werden. Es besteht das Risiko des Austretens von Medikamenten während der Infusion im Bereich der ersten Punktion. Dieses Risiko ist in klinischen Studien nicht belegt, gilt aber weiterhin als generelle Empfehlung.
- Verhärtete, entzündete Venen.
- Venen, die von einem Hämatom umgeben sind.
- Venen, die im Bereich von Ekchymosen liegen.
- Venen am betroffenen Arm nach axillärer Lymphknotenentfernung. Hierbei kann in Rücksprache mit dem ärztlichen Dienst geschaut werden, ob nur der Sentinel-Lymphknoten entfernt wurde. Dann ist eine Infusion ggf. möglich.
- Venen am Arm mit bestehendem Lymphödem. Der Venenfluss ist zwar gewährleistet, es besteht allerdings ein höheres Risiko für eine Zunahme des Ödems. Zudem ist das Infektionsrisiko bei bestehendem Lymphödem deutlich erhöht.
- An Venen der unteren Extremitäten entwickelt sich nach Injektionen leicht eine Phlebitis oder Thrombose. Bein- und Fußvenen sollten für die Gabe von Zytostatika nicht verwendet werden. Zudem kann die Punktion dort sehr schmerzhaft sein.

11.2.3.3.4   Suche und Punktion von schwierigen Venen

Die Punktion ist bei schwierigen Venenverhältnissen oft sehr zeitaufwendig. Sie sollte nie unter Zeitdruck durchgeführt werden.

Praxistipp

Hilfreiche Maßnahmen zur Venenpunktion:
- Palpation der Vene mit den Fingern unter leichtem Anziehen des Staubandes (noch ohne Handschuhe) ermöglicht die Unterscheidung zwischen einer dicken, elastischen und einer verhärteten, thrombosierten Vene.
- Flach einfallendes Licht erleichtert das Auffinden von Venen: Es betont die Konturen und macht auch weniger prominente Venen sichtbar.
- Das Anfeuchten der Hautoberfläche, beispielsweise mit dem Desinfektionsmittel, erhöht meist die Sichtbarkeit von flachen Venen.
- Das „Vorwärmen" des Vorderarms mit einem möglichst warmen, feuchten Tuch, einem Heizkissen

oder einem Armbad in warmem Wasser für etwa 2 min verstärkt die Venenfüllung.

- Schlecht gefüllte Venen können sanft mit den Fingern beklopft werden und dadurch besser gefüllt und spürbar werden.
- Bei Rollvenen empfiehlt sich die Punktion einer Venengabelung am Vorderarm. Die Punktion gelingt eher, wenn distal der Punktionsstelle die Haut gegen die Stichrichtung gespannt, die Vene am Ort gehalten und leicht von der Seite angestochen wird.
- Kontraproduktiv ist es, eine Faust zu machen und zu pumpen, um die Vene sichtbarer zu machen. Oft wird die Vene vom angespannten Muskel zusammengedrückt und ist nicht mehr einfach zu palpieren. Zudem führt das Pumpen mit angelegter Stauung zu erhöhten Kaliumwerten (Pseudohyperkaliämie) (Gnädinger et al. 2013a).
- Besondere Vorsicht ist bei Personen mit reduziertem Allgemeinzustand: Ihre Venen sind oft dünn und brüchig und können platzen, besonders wenn sie vorher zu stark gestaut oder beklopft wurden.

11.2.3.3.5 Misslingen der Punktion

Das Gelingen der Punktion beeinflusst entscheidend das Erleben der Therapie für Patientinnen und Patienten. Mehrfache oder misslungene Punktionen können Ängste für kommende Therapien auslösen.

Auch erfahrenen Pflegefachpersonen kann eine Venenpunktion misslingen. Die Punktion soll noch ein weiteres Mal weiter proximal oder am anderen Arm versucht werden.

> Misslingt auch der zweite Versuch, soll die Pflegefachperson von weiteren Versuchen absehen und weitere Punktionen einer anderen kompetenten Person überlassen. Bei mehrmalig misslungen Punktionen ist zu überlegen, wo die Probleme tatsächlich liegen: bei den Venenverhältnissen der Person oder an einer fehlerhaften Punktionstechnik.

11.2.3.3.6 Schmerzen bei der Punktion

Haben Patientinnen und Patienten bei vorhergehenden Punktionen Schmerzen erlebt, stellen sie sich auch bei jeder weiteren Punktion auf Schmerzen ein. Pflegefachpersonen können Schmerzen durch verschiedene Maßnahmen reduzieren:

- Patientinnen und Patienten beruhigen und sich Zeit nehmen für die Suche nach der bestmöglichen Vene.

- Eine lokal anästhesierende Creme, beispielsweise EMLA®-Creme oder ein EMLA®-Pflaster etwa 30–60 min vor der Punktion über der ausgesuchten Stelle oder dem Port-Katheter applizieren.
- Äthylchlorid-Spray („Kältespray") auf die Haut über der ausgesuchten Vene applizieren. Die dadurch bewirkte kurze Anästhesie (etwa 30 s) erlaubt einen fast schmerzfreien Einstich. **Wichtig: Vor und kurz nach der Applikation die Haut desinfizieren!**

11.2.4 Durchführung der Infusion/Injektion

Ist der venöse Zugang gelungen, kann die Therapie verabreicht werden. Hierbei ist es wichtig, dass die Medikamente vorgängig durch die Pflegefachpersonen nach dem 4-Augen-Prinzip kontrolliert werden und unmittelbar vor der Gabe eine erneute Kontrolle nach dem 4-Augen-Prinzip gemeinsam mit dem Patienten/der Patientin erfolgt.

Intravenöse Therapiegabe
- Schutzhandschuhe anziehen
  - Bei geschlossenen Systemen Nitrilhandschuhe (EN 455)
  - Bei klassischen Systemen Chemo-Nitrilhandschuhe (EN 16523-1)
- Intravasale Lage prüfen (vor jedem Medikament Aspirieren von Blut)
- Lage der Kanüle auch während der Therapie regelmäßig überprüfen
- Sichere Verbindungs- und Überleitungssysteme (Luer-Lock-Anschlüsse)
- Umsteckvorgänge vermeiden
- Zeit und Flussrate am Infusomat einstellen
- Anthrazykline und Vincaalkaloide ohne Infusomat laufen lassen (erhöhte Gefahr bei Paravasaten durch Druck des Infusomats)
- Medikamente allein laufen lassen (außer andere Verordnung)
- Infusionssystem mit kompatibler Trägerlösung spülen
- Unter Verwendung von Tupfern das Infusionssystem vom Zugang des Patienten trennen

Aus Sicherheitsgründen sollten medikamentöse Tumortherapien als Kurzinfusion und nicht als Bolus gerichtet und verabreicht werden. Es gibt wenige Ausnahmen, wo das nicht möglich ist, beispielsweise bei Fluorouracil vor dem Anhängen der Infusionspumpe.

Intravenöse Bolusgabe

- Chemo-Nitrilhandschuhe anziehen (EN 16523-1)
- Intravasale Lage prüfen (Aspirieren von Blut)
- Zellstofftupfer als Schutz an der Dekonnektionsstelle unterlegen
- Spritze mit Luer-Lock-System gut an integrierten Dreiweghahn des geschlossenen Infusionsbestecks anschrauben
- Dreiweghahn in Flussrichtung öffnen und Medikament verabreichen (Applikationszeit je nach Medikament)
- Bei venenreizenden Substanzen (z. B. Vinorelbine) soll parallel zur Injektion noch die Infusion mit Trägerlösung laufen
- Infusionssystem mit kompatibler Trägerlösung nachspülen

11.2.4.1 Reihenfolge der Gabe verschiedener Medikamente

Bei venösen Chemotherapien mit mehreren Zytostatika stellt sich die Frage, in welcher Reihenfolge die Zytostatika zu verabreichen sind. Die Reihenfolge der Gabe ist in den Zulassungsstudien nicht immer definiert, obwohl dies einen großen Einfluss auf Toxizität und/oder Wirksamkeit der Therapie haben kann. Nicht zu allen Therapieprotokollen wurden Evaluationen der Zytostatika-Reihenfolge publiziert. ◘ Tab. 11.2 enthält Empfehlungen für die Reihenfolge verschiedener Schemata, wobei die Datenlage nicht immer ganz klar ist. Generell gilt aber Folgendes:

Reihenfolge der Therapiegabe

- Antikörper vor den anderen Medikamenten, dies gilt auch für die Immuntherapien
- Vesicante Substanz nach Antikörpern oder als erste Substanz, da bei peripherer Gabe die Venen dann noch besser erhalten sind
- Anschließend die anderen Substanzen
- Bei Gabe von Bisphosphonaten diese als Letzte verabreichen

11.2.4.2 Akute Infusionsreaktionen

Bei einigen Medikamenten in der Tumortherapie kann es bereits während oder kurz nach der intravenösen Gabe zu teilweise schweren akuten Reaktionen kommen (◘ Tab. 11.3).

◘ **Tab. 11.2** Reihenfolge der Therapiegabe. (Mancini und Modlin 2011; Silva et al. 2018; Lehmann et al. 2019)

Erste Substanz	Zweite Substanz	Dritte Substanz
5-Fluorouracil	Cisplatin Carboplatin Methotrexat	
Bleomycin	Paclitaxel	
Brentuxomab Vedotin	Doxorubicin	Vincristin-Dacarbazin
Cisplatin	Irinotecan	
Cyclophosphamid	Paclitaxel	
Dacarbazine	Gemcitabine	
Docetaxel	Cyclophosphamid 5-Fluorouracil Oxaliplatin Topotecan Vinorelbine	
Doxorubicin	Cyclophophamid	
	Paclitaxel	
	5-Fluorouracil	Cyclophosphamid
Doxorubicin liposomal	Docetaxel Vinorelbine	
Epirubicin	Paclitaxel	
Etoposid	Mitomycin Vincristin	
Fludarabine	Cytarabine	
Gemcitabine	Cisplatin Doxorubicin Docetaxel Epirubicin 5-Fluorouracil Irinotecan Oxaliplatin	
Ifosfamid	Docetaxel Paclitaxel	
Ipilimumab	Nivolumab	
Irinotecan	Docetaxel	
	5-Fluorouracil	
	Oxliplatin	5-Fluorouracil
Irinotecan liposomal	5-Fluorouracil	
Methotrexat	Leucovorin	
Oxalipaltin	5-Fluorouracil	

◼ Tab. 11.2 (Fortsetzung)

Erste Substanz	Zweite Substanz	Dritte Substanz
Paclitaxel	Cisplatin 5-Fluorouracil Gemcitabine Irinotecan Oxaliplatin	
Pemetrexed	Docetaxel Gemcitabine Paclitaxel	
Pralatexate	Gemcitabine	
Topotecan	Carboplatin Cisplatin Etoposid	
Vinorelbine	Gemcitabine	

◼ Tab. 11.3 Medikamente mit Infusionsreaktionen

Medikament	Zeitpunkt des Auftretens
Taxane Docetaxel Paclitaxel	In der Regel bei der ersten Gabe, späteres Auftreten möglich
Platinderivate Carboplatin Cisplatin Oxaliplatin	Meist klassische allergische Reaktion, selten bereits bei der ersten Gabe. Zunehmendes Risiko nach etwa 5 Applikationen
L-Asparginase	
Liposomales Doxorubicin	
Temsirolimus	Sehr häufig Auftreten von Reaktionen
Monoklonale Antikörper Alemtuzumab Blinatumomab Cetuximab Daratumumab Elotuzumab Obinutuzumab Panitumumab Rituximab Trastuzumab	In der Regel bei der ersten Gabe, im weiteren Verlauf seltener und in der Regel deutlich milder. Bei Erstgabe von Antikörpern daher meist langsames Steigern der Infusionsgeschwindigkeit

Bei den „klassischen" Zytostatika ist es meist eine allergische Reaktion auf das Medikament oder das Lösungsmittel. Bei den akuten Überempfindlichkeitsreaktionen auf monoklonale Antikörper kann es sich um eine echte allergische, z. B. Immunglobulin(Ig)-E-mediierte oder eine nichtallergische (nicht spezifisch immunologische) Reaktion handeln. Den akuten Überempfindlichkeitsreaktionen liegen in den meisten Fällen nichtallergische Mechanismen zugrunde.

Nichtallergische akute Überempfindlichkeitsreaktionen können auf infusionsabhängigen Reaktionen und dem Zytokinfreisetzungssyndrom beruhen, welches als Maximalvariante der Infusionsreaktionen aufgefasst wird (Manigold 2013; Sachs und Merk 2018).

Bei den klassischen Zytostatika variiert der Zeitpunkt des Auftretens je nach Medikament: Bei einigen tritt die Reaktion bereits bei der Erstgabe auf, bei anderen nimmt das Risiko nach mehrmaliger Gabe deutlich zu. Bei den monoklonalen Antikörpern tritt diese Reaktion bei der ersten Verabreichung auf, bei weiterer Gaben sind die Symptome meist deutlich schwächer. Das Risiko einer akuten Infusionsreaktion ist erhöht bei Personen mit malignen Lymphomen und großem Tumorvolumen.

Bei Medikamenten, bei denen mit dem Auftreten einer akuten Infusionsreaktion zu rechnen ist, wird in der Regel im Rahmen der Prämedikation eine medikamentöse Prophylaxe durchgeführt.

Die Symptome einer akuten Infusionsreaktion können einzeln oder kombiniert mit einem unterschiedlichen Schweregrad auftreten. Die ersten Symptome werden in der Regel 5–120 min nach Beginn der Infusion beobachtet, selten auch noch später (bis 24 h nach Therapiebeginn).

Symptome von Infusionsreaktionen

Symptome der nicht IgE-bedingten Infusionsreaktionen:
- Fieber
- Rigor
- Flushing (Hautrötung)
- Hämodynamische Veränderungen (Tachykardie, Hypotonie)
- Dyspnoe
- Gastrointestinale Beschwerden
- Brust- und Rückenschmerzen
- Schüttelfost

Symptome von IgE-mediierten Überempfindlichkeitsreaktionen:
- Angioödeme
- Urtikaria
- Nasale Obstruktion und Schluckbeschwerden

(Sachs und Merk 2018)

Oft ist die Abgrenzung zwischen Infusionsreaktion und zytotoxischer Reaktion schwierig (Khan 2016).

Medizinische Interventionen Die Therapie infusionsabhängiger Reaktionen orientiert sich am Schweregrad. Bei milden, nichtallergischen akuten Reaktionen wird in der Regel die Infusion gestoppt, eine symptomatische

Therapie (Kortikosteroide, Antihistaminika, Paracetamol) verabreicht und die Infusion mit niedrigerer Infusionsgeschwindigkeit fortgesetzt. Bei Folgeinfusionen kann die Infusionsgeschwindigkeit angepasst und eine Prämedikation erwogen werden. Bei schweren Reaktionen muss die Infusion sofort gestoppt werden und es müssen entsprechende Notfallmaßnahmen eingeleitet werden. Bei Gabe von Medikamenten, bei denen eine Infusionsreaktion möglich ist, sollten entsprechende Therapeutika bereitstehen. Zudem sollten immer die Voraussetzungen für eine medikamentöse, elektrophysiologische und mechanische Reanimation gegeben sein.

> **Pflegerische Interventionen bei akuten Infusionsreaktionen**
> - Aufklärung der Patientinnen und Patienten – Information vor der Therapie:
>   - Möglichkeit des Auftretens und Symptome einer akuten Infusionsreaktion
>   - Wichtigkeit der unverzüglichen Meldung von Symptomen bereits bei den ersten Anzeichen
>   - Müdigkeit als mögliche unerwünschte Wirkung der Prämedikation mit Antihistaminika
> - Vor der Infusion:
>   - Kontrolle, ob medikamentöse Prophylaxe und Reservemedikation verordnet sind
>   - Kontrolle, ob Notfallmedikamente greifbar sind
>   - Verabreichung der verordneten Prophylaxe
> - Während der Infusion:
>   - Beobachten von Patientinnen und Patienten und Nachfragen bezüglich möglicher Symptome einer akuten Infusionsreaktion
> - Bei Auftreten einer Infusionsreaktion:
>   - Infusion sofort stoppen
>   - Patientinnen und Patienten beruhigen
>   - Medikamentöse Therapie nach Verordnung
>   - Regelmäßige Vitalzeichenkontrolle

11.2.4.3 Lokale Infusionsreaktionen

Während und nach korrekter peripherer intravenöser Applikation von Zytostatika können verschiedene lokale Reaktionen auftreten (► Abschn. 11.2.5, unter „Differenzialdiagnostische Abgrenzung eines Paravasats"). Diese können mit Rötung, Schwellung und Ver-

härtung sowie bräunlichen Verfärbungen der Venen einhergehen.

> **Pflegerische Interventionen bei lokalen Infusionsreaktionen**
> - Fördern der Durchblutung:
>   - Erwärmen des Arms vor Injektion/Infusion mit einem warmen Tuch oder Heizkissen
>   - Während der Infusion kann oberhalb der Punktionsstell ein warmes Tuch oder Heizkissen aufgelegt werden
> - Coldpack oder trockene kalte Wickel im Venenverlauf auflegen
> - Über einen Dreiwegehahn eine mit der Trägerlösung kompatible Infusion mitlaufen lassen, so kann die Konzentration des Medikaments in der Vene verdünnt werden
> - Venenpflege mit Heparin (z. B. HepaGel®)

11.2.4.4 Sukutane Gabe von Tumortherapien

Einige Medikamente in der Onkologie werden subkutan verabreicht. Dies geht in der Regel vor allem mit lokalen Hautreaktionen einher. Teilweise werden bei diesen Medikamenten größere Mengen in ml verabreicht (1–15 ml). Bei der Gabe sollte man die Einstichstelle jedes Mal wechseln, damit sich Haut und Gewebe möglichst gut erholen können.

Folgende Medikamente werden subkutan verabreicht:
- Azacitidine
- Bortezomib
- Daratumumab
- Methotrexat
- Rituximab
- Trastuzumab

Bei der subkutanen Gabe von monoklonalen Antikörpern kann es aufgrund der akuten Infusionsreaktionen sinnvoll sein, die erste Gabe intravenös zu verabreichen, um adäquat reagieren zu können und erst bei guter Verträglichkeit auf die subkutane Gabe zu wechseln. Diese Entscheidung liegt beim verordnenden Arzt/der verordnenden Ärztin.

11.2.5 Paravasate

Paravasate gelten als eine der problematischsten iatrogenen Komplikationen in der Hämatologie und Onkologie. Ein Paravasat liegt vor, wenn ein Zytostatikum aus einer Vene in das umliegende Gewebe ausgetreten ist oder versehentlich direkt in das Gewebe injiziert wurde (Pluschnig et al. 2015).

11.2.5.1 Inzidenz

Die Angaben in der Literatur zur Inzidenz von Paravasaten schwanken und es wird eine hohe Dunkelziffer vermutet. Froiland (2007) ermittelte folgende Inzidenzzahlen von Paravasaten durch Chemotherapie: 0,1–6 % durch periphere Zugänge und 0,3–4,7 % durch zentrale Zugänge.

Bei einer peripheren Verweilkanüle tritt die Substanz ins subkutane Fettgewebe des Arms aus. Das Paravasat ist auch bei kleinen Flüssigkeitsmengen meist gut sichtbar. Bei einem Paravasat am Port-à-Cath tritt die Flüssigkeit ins subkutane Fettgewebe der infraklavikulären Region aus. Auslöser sind hier meist eine dislozierte Nadel, eine venöse Thrombose oder Fibrin-Ablagerungen. Das Subkutangewebe in der infraklavikulären Region ist wesentlich schmerzunempfindlicher

als bei peripheren Zugängen, sodass oft größere Flüssigkeitsmengen austreten können, bevor das Vorliegen eines Paravasats bemerkt wird. Eine sehr seltene Form ist das Auftreten eines Paravasats in den Mediastinalraum. Dies kann vorkommen bei einer Perforation der Vena cava oder der Vena subclavia durch den Katheter. Die Symptome sind starke Thoraxschmerzen, Fieber, Dyspnoe, eine Leukozytose und später bilaterale Pleuraergüsse.

11.2.5.2 Einteilung des gewebstoxischen Potenzials

Die intravenös verabreichten Zytostatika haben ein unterschiedliches Potenzial, das Gewebe zu schädigen. Dabei wird in vier Gruppen unterteilt:
- **Vesicans (gewebsnekrotisierend):** Diese Substanzen können zu Gewebsnekrose und Ulzera führen. Dabei wird in DNA-bindende und nicht DNA-bindende Substanzen unterschieden, welche über den Zelltod hinaus an die Zell-DNA gebunden sind, was zu einem fortschreitenden, permanenten Gewebsschaden führen kann. Im Gegensatz dazu führen nicht DNA-bindende Substanzen zum Zelltod, sie werden jedoch metabolisiert, sodass der resultierende Schaden meist mild-moderat und lokalisiert ist und das geschädigte Gewebe sich über die Zeit erholen kann (◘ Tab. 11.4).
- **Irritans (gewebsreizend):** Diese Substanzen lösen Gewebsreizungen und Rötungen aus (◘ Tab. 11.5).
- **Non-Irritans (nicht gewebsschädigend):** Diese Substanzen führen zu keinerlei Schädigung (◘ Tab. 11.6).

Aufgrund mangelnder Erfahrung mit den gewebsschädigenden Eigenschaften von neuen Medikamenten in der onkologischen Therapie gibt es zusätzlich eine vierte Gruppe, deren gewebsschädigendes Potenzial noch nicht bekannt ist (◘ Tab. 11.7).

Bei uneinheitlicher Klassifizierung einer Substanz in der Literatur erfolgte in den ◘ Tab. 11.4 bis 11.7 eine Zuteilung zur höheren Gefahrenstufe.

11.2.5.3 Verlauf eines Anthrazyklin-Paravasats

Anthrazyklin-Paravasate haben das größte Potenzial für die Entwicklung einer Gewebsnekrose. Der Verlauf eines Paravasats soll deshalb am Beispiel der Anthrazykline dargestellt werden (Mader et al. 2006):

Tab. 11.4 Vesicans

Potenzial für Gewebsnekrotisierung (Vesicans)		Empfohlene Maßnahmen
Wirkstoffname	**DNA-Bindung**	
Amsacrin	DNA-bindend	Trockene Kälte, DMSO
Bendamustin	DNA-bindend	Trockene Kälte
Brentuximab vedotin		Trockene Kälte
Cabazitaxel	Nicht DNA-bindend	Trockene Kälte
Cisplatin >0,4mg/ml		Trockene Kälte, DMSO
Dactinomycin	DNA-bindend	Trockene Kälte, DMSO
Daunorubicin	DNA-bindend	Trockene Kälte, DMSO, Dexrazoxan
Docetaxel	Nicht DNA-bindend	Trockene Kälte
Doxorubicin	DNA-bindend	Trockene Kälte, DMSO, Dexrazoxan
Epirubicin	DNA-bindend	Trockene Kälte, DMSO, Dexrazoxan
Idarubicin	DNA-bindend	Trockene Kälte, DMSO, Dexrazoxan
Mechlorethamin	DNA-bindend	DMSO
Mitomycin	DNA-bindend	Trockene Kälte, DMSO
Mitoxantron	DNA-bindend	Trockene Kälte, DMSO
Nab-Paclitaxel	Nicht DNA-bindend	Trockene Kälte
Oxaliplatin	Nicht DNA-bindend	Trockene Wärme **Cave: keine kalten Umschläge!**
Paclitaxel	Nicht DNA-bindend	Trockene Kälte, Hyaluronidase s.c.
Streptozocin	DNA-bindend	Trockene Kälte
Trabectedin	DNA-bindend	Trockene Kälte
Vinblastin	Nicht DNA-bindend	Trockene Kälte, Hyaluronidase s.c.
Vincristin	Nicht DNA-bindend	Trockene Kälte, Hyaluronidase s.c.
Vindesin	Nicht DNA-bindend	Trockene Kälte, Hyaluronidase s.c.
Vinorelbine	Nicht DNA-bindend	Trockene Kälte, Hyaluronidase s.c.

□ Tab. 11.5 Irritans

Potenzial für Gewebsreizung (Irritans)	Empfohlene Maßnahmen
Wirkstoffname	
Bortezomib	Trockene Kälte
Busulfan	Trockene Kälte
Carboplatin	Trockene Kälte
Carmustin (BCNU)	Trockene Kälte
Cisplatin <0,4mg/ml	Trockene Kälte, evtl. DMSO
Dacarbazin	Trockene Kälte **Cave: kein Sonnenlicht!**
Doxorubicin liposomal	Trockene Kälte **Cave: kein DMSO!**
Doxorubicin PEG-liposomal	Trockene Kälte **Cave: kein DMSO!**
Etoposid, Etoposidphosphat	Keine
5-Flourouracil	Trockene Kälte
Irinotecan	Trockene Kälte
Ifosfamid	Trockene Kälte
Gemcitabine	Keine
Ixabepilone	Keine
Melphalan	Trockene Kälte
Nelarabin	Trockene Kälte
Topotecan	Trockene Kälte
Trastuzumab emtansine	Trockene Kälte
Treosulfan	Keine

Tab. 11.6 Non-Irritans

Nicht gewebsschädigend (Non-Irritans)	Empfohlene Maßnahmen
Wirkstoffname	
Alemtuzumab	Keine Interventionen
Arsentrioxid	Keine Interventionen
Asparginase	Keine Interventionen
Bevacizumab	Keine Interventionen
Bleomycin	Keine Interventionen
Cetuximab	Keine Interventionen
Cladribin	Keine Interventionen
Cylophosphamid	Keine Interventionen
Cytarabin	Keine Interventionen
Cytarabin liposomal	Keine Interventionen
Decitabine	Keine Interventionen
Eribulin	Keine Interventionen
Fludarabin	Keine Interventionen
Gemtuzumab Ozogamicin	Keine Interventionen
Ipilimumab	Keine Interventionen
Methotrexat	Keine Interventionen
Ofatumumab	Keine Interventionen
Panitumumab	Keine Interventionen
Pegasparginase	Keine Interventionen
Pemetrexed	Keine Interventionen
Pertuzumab	Keine Interventionen
Rituximab	Keine Interventionen
Temsirolimus	Keine Interventionen
Thiotepa	Keine Interventionen
Trastuzumab	Keine Interventionen

Tab. 11.7 Nicht bekannt

Gewebsschädigendes Potenzial nicht bekannt	Empfohlene Maßnahmen
Wirkstoffname	
Aflibercept Blinatumomab Carfilzomib Clofarabin Daratumumab Durvalumab Elotuzumab Floxoridin Irinotecan liposomal Nivolumab Obinutuzumab Pembrolizumab Pralatrexat Ramucirumab	Bei diesen neuen Medikamenten sind das gewebsschädigende Potenzial und das mögliche Vorgehen noch nicht in der Literatur oder einer Datenbank beschrieben, da noch kaum Paravasat-Fälle mit diesen Substanzen aufgetreten sind und die Erfahrung fehlt Für das Wohlbefinden des Patienten kann die lokale trockene Kühlung hilfreich sein (Expert opinion)

Pflegerische Interventionen bei Anthrazyklin-Paravasat

- **Sofort nach Paravasation:** brennende, stechende Schmerzen mit lokaler Schwellung und Rötung. Wenn schon jetzt eine Induration vorliegt, ist die Wahrscheinlichkeit einer Ulzeration später hoch.
- **Stunden später:** Es bildet sich ein Ödem mit zunehmenden Schmerzen und Rötung. Aus den ödematösen Stellen bildet sich später eine braune Induration.
- **Innerhalb von Tagen:** Es kommt zu einer Induration und zur Thrombosierung von Kapillaren mit Nekrobiose von Kollagen.
- **Innerhalb von Wochen:** Die Schmerzen können unterschiedlich stark sein. Im Wundgebiet können Sklerosierungen, Hautatrophien und Exulzerationen auftreten. Die Ulzera bilden sich schleichend und dringen bis in die tiefen Hautschichten vor, ohne Tendenz zur Spontanheilung.
- **Innerhalb von Wochen bis Monaten:** Meist kommt es erst nach 3–5 Monaten zum Stillstand der Ulzerationen. Die langsame Abheilung beginnt erst nach etwa 6 Monaten. Hauttransplantate werden oft abgestoßen und Superinfekte mit grampositiven Keimen sind häufig.
- **Dauerschäden:** Bei gelenknahen Paravasaten kann es zu Dauerschmerzen mit Kontrakturen und Bewegungseinschränkungen kommen. In seltenen Fällen kann eine Amputation der betroffenen Extremität nötig werden.

11.2.5.4 Risikofaktoren für das Auftreten eines Paravasats

Es werden drei Gruppen von Risikofaktoren beschrieben, welche das Auftreten eines Paravasats begünstigen (**Tab. 11.8).

In einer Erhebung aus Japan traten Paravasate am häufigsten nach Bewegung auf (Sakaida et al. 2014). Krebsbetroffene sollten sich während laufender Therapie mit einem Vesicans möglichst wenig bewegen und die Einstichstelle bzw. die Nadel nach Bewegung (z. B. Toilettengang) durch das Pflegefachpersonal überprüfen lassen.

Ein möglicher Risikofaktor für das Auftreten von Port-Paravasaten ist Übergewicht. In einer kleinen Gruppe mit 8 Port-Paravasaten hatten alle Patienten einen hohen BMI (Median 30, Range 26–35 kg/m^2 KOF) (Haslik et al. 2015). Dies könnte daran liegen, dass sich die Nadel in der Port-Kammer durch die dickere subkutane Fettschicht leichter verschiebt oder aus der Kammer löst.

11.2.5.5 Differenzialdiagnostische Abgrenzung eines Paravasats

Bevor die Diagnose eines Paravasats gestellt wird, müssen differenzialdiagnostische Alternativen überprüft werden (Leitlinienprogramm Onkologie 2016).

Zytostatikainduzierte Thrombophlebitiden Thrombophlebitiden im Rahmen der Zytostatikagabe können verursacht werden durch lokale Infektionen aufgrund unsteriler Arbeitsmethoden oder als Überempfindlichkeitsreaktion auf das Zytostatikum oder seinen Trägerstoff.

▫ Tab. 11.8   Risikofaktoren für ein Paravasat. (Mader et al. 2006; Pérez Fidalgo et al. 2012; De Wit et al. 2013)

Iatrogene/nadelassoziierte Faktoren	Medikamentenassoziierte Faktoren	Patientenassoziierte Faktoren
Wahl des Injektionsortes: Handrücken, Ellenbeuge	Nekrotisierendes Potenzial der Substanz DNA-bindende wahrscheinlicher als nicht DNA-bindende	Brüchige Venen bei älteren Patientinnen und Patienten
Technik der Venenpunktion	pH-Wert der Substanz (z. B. 5-FU mit alkalischen pH von 9)	Schlechte Venen
Ungenügende Patienteninformation über die Wichtigkeit, Schmerzen o. Ä. sofort zu melden	Menge und Konzentration des Paravasatvolumens	Reduzierter kardialer Rückfluss bei Personen mit Herzerkrankungen
Aussagen von Patientinnen oder Patienten ignorieren	Osmolarität	Polyneuropathie (keine adäquate Schmerzreaktion)
Multiple Punktionen distal einer bereits punktierten Vene		Verminderter lymphatischer Abfluss nach axillärer OP oder regional infiltrierenden Tumoren
Zeitdruck während der Verabreichung		Recall-Phänomen nach vorhergehender Therapie
Überarbeitetes Personal		Venenstau (z. B. bei mediastinalen Tumoren)
Infusion mit hohem Druck		Adipöse Patienten (erschwerter venöser Zugang, Nadel zu kurz beim Port)
Schlecht eingelegter Port (zu tief für die Nadel)		
Bolusinjektionen		

Chemische Phlebitis, als „entzündliche" Reaktion auf das Zytostatikum oder die Trägersubstanz, tritt entlang einer Vene auf. Die pharmakologisch induzierte chemische Phlebitis kann mit einer Mikrothrombose in der Region einhergehen. Die unmittelbare Reaktion der Patienten wird im Allgemeinen als „brennender Schmerz" an der Injektionsstelle und entlang der Vene beschrieben. Rötung, Schwellung und Verhärtung um die Vene werden als Spätsymptome bemerkt, manchmal sogar erst mehrere Tage später. Ein „fester Strang" und Hyperpigmentierung entlang der betroffenen Vene(n) bleiben häufig bestehen. Injektionsschmerzen treten bei den meisten Patienten sofort auf, während die Schwellung Stunden später auftritt und Thrombose und Verfärbung Tage später. Dies kann auftreten bei Amsacrin, Bendamustin, Busulfan, Carmustin, Dacarbazin, Docetaxel, Fotemustin, Melphalan, Paclitaxel und Teniposid (Mader et al. 2006; De Wit et al. 2013).

Lokale Hypersensitivitätsstörungen Hypersensitivitätsstörungen sind immunologisch vermittelt und keine lokale Toxizität. Die Symptome treten im proximalen Verlauf der Vene auf, sind innerhalb von Stunden reversibel und lassen sich durch ausreichendes Spülen der Vene mit einer kompatiblen Trägerlösung vermindern. Diese Reaktion tritt häufig bei Asparaginase, Bleomycin, Melphalan und Cisplatin auf (Mader et al. 2006).

Allergische Reaktionen Lokale allergische Reaktionen können immunvermittelt auftreten mit Urtikaria, Erythem, Vaskulitis und möglicherweise Angioödem. Später kann es auch zu einer Kontaktdermatitis kommen. Lokale allergische Reaktionen sind keine Kontraindikation für eine Chemotherapiegabe und können auch bei der Gabe von Anthrazyklinen auftreten.

Recall-Phänomene Recall-Phänomene bezeichnen das Wiederaufflammen von Symptomen der Hauttoxizität durch vorangegangene Chemo- oder Radiotherapie. Die Symptome verschlimmern sich an der Stelle des ursprünglichen Strahlenfeldes oder Paravasats nach einer erneuten, korrekt verabreichten Applikation des zytotoxischen Wirkstoffs. Sie können begleitet sein von Berührungsempfindlichkeit, Rötung, Schwellung, Entzündung und Blasenbildung bis hin zu Nekrosen und Verfärbungen der Haut. Recall-Phänomene nach Chemotherapie treten häufig nach Gabe von Anthrazyklinen, Gemcitabine und Taxanen auf (De Wit et al. 2013). Das Recall-Phänomen nach Radiotherapie tritt häufig bei Gabe von Anthrazyklinen, Taxanen, Etoposid, Gemcitabin, Methothrexat, Vinblastin und Bleomycin auf. Dieses Phänomen kann auch noch bis zu 15 Jahre nach Abschluss der Radiotherapie auftreten (Burris und Hurtig 2010).

Photosensibilitätsreaktionen Zytotoxische Wirkstoffe können die Empfindlichkeit gegenüber Sonnenlicht erhöhen. Klinisch manifestiert sich die Empfindlichkeit in Form von Erythemen, Ödemen und Blasenbildung, wie bei einem Sonnenbrand. Daher sollte eine Sonnenexposition vermieden werden. Photosensibilitätsreaktionen konnten nach der Gabe von Dacarbazin, seltener auch bei Bleomycin, Dactinomycin, 5-FU, Methotrexat und Vinblastin beobachtet werden (De Wit et al. 2013; Filipe Monteiro et al. 2016). Seltener kann es auch bei Anthrazyklinen zu einer erhöhten Photosensibilität kommen.

11.2.5.6 Folgen eines Paravasats

Die Folgen eines Paravasats sind je nach Substanz und Menge weitreichend. Zytostatika mit hohem gewebstoxischem Potenzial können zu umfangreichem Gewebsuntergang führen, in dessen Folge es zu Narbenbildung, Schädigung von Nerven, Muskeln, Sehnen, Gelenken sowie zu Funktionsverlust der Extremität kommen kann. Medizinisch kommt es zu einer Verzögerung von weiteren Chemotherapien, die Lebensqualität der Betroffenen sinkt und zuletzt sind auch Klagen mit folgenden Rechtsfällen möglich.

11.2.5.7 Prävention von Paravasaten

Die Prävention eines Paravasats ist die wichtigste Maßnahme im Umgang mit Zytostatika. Dabei spielt die richtige Wahl des venösen Zugangs vor Beginn einer Chemotherapie eine wichtige Rolle. Dies bedingt, dass zum einen die Venenverhältnisse und die persönlichen Risikofaktoren der Patienten berücksichtigt werden, zum anderen das gewebstoxische Potenzial der geplanten Therapie bekannt ist (s. auch ▶ Abschn. 13.2).

Die folgenden Punkte sollten im Hinblick auf die Prävention eines Paravasats immer eingehalten werden (Leitlinienprogramm Onkologie 2016).

11.2.5.8 Vorgehen bei Auftreten eines Paravasats

Sobald das Vorliegen eines Paravasats bemerkt wird, sollten umgehend entsprechende Maßnahmen eingeleitet werden.

- Aufklärung der betroffenen Person über das stattgefundene Paravasat und Aufforderung zur Selbstbeobachtung (Schmerz, Schwellung, Rötung)

(Leitlinienprogramm Onkologie 2016)

11.2.5.9 Inhalt eines Paravasatesets

Damit umgehend die entsprechenden Maßnahmen eingeleitet werden können, muss in onkologischen Therapieeinheiten ein Paravasateset vorhanden sein (Jordan et al. 2005; De Wit et al. 2013).

Inhalt eines Paravasatesets
- Einmalspritzen (1 ml, 2 ml, 5 ml, 10 ml)
- Braunülen
- Einmalkanülen (z. B. 21 G)
- (Sterile) Handschuhe, Chemo-Nitrilhandschuhe (EN 16523-1)
- Sterile Kompressen und Tupfer
- NaCl-0,9 %-Ampullen
- Aqua-dest.-Ampullen
- Glucose 5 % (bei Oxaliplatin-Paravasat: wenn Spülung indiziert, dann nicht mit NaCl 0,9 %)
- Kälte-/Wärmepackungen
- DMSO 99 %
- Hyaluronidase 1500 IE (Aufbewahrung im Kühlschrank bei 2–8 °C)
- Lidocain 1 %
- Wirkstoffliste mit Schädigungspotenzial
- Anleitung Vorgehen bei Paravasaten
- Dokumentationsbogen (Beispiel: ◘ Abb. 11.2)
- Hinweis auf Dexrazoxane-Verfügbarkeit (Ort, Telefonnummer)
(Leitlinienprogramm Onkologie 2016)

> Dexrazoxane ist ein teures Produkt, welches nach dem Ablaufen des Verfalldatums nicht mehr verwendet werden sollte. Daher wird es meist an verschiedenen zentralen Stellen gelagert, wo es bei Bedarf angefordert werden kann.

11.2.5.10 Dokumentation eines Paravasats

Nach der ersten Versorgung des Paravasats soll eine ausführliche Dokumentation erfolgen (◘ Abb. 11.2). Folgende Aspekte sollten erfasst werden:

Dokumentation eines Paravasats
- Patientenname und Nummer
- Datum und Zeit des Paravasats
- Art und Größe (Gauge) des Zugangs (peripher, zentral) sowie Fixierung
- Ort des Zugangs (rechts/links, Handrücken, Handgelenk, Unterarm, Ellenbeuge, andere)
- Häufigkeit der Venenpunktion (distal einer bereits punktierten Vene?)
- Blutrückfluss gewährleistet?
- Verabreichungsart: freilaufend, Infusomat, Bolus, Pumpe?
- Applizierte Zytostatika mit Trägerlösung: auslösende Substanz?
- Vermutetes Volumen des Paravasats
- Zeitpunkt der Entdeckung des Paravasats (während Applikation, unmittelbar nach Applikation, Stunden oder Tage nach der Applikation)
- Beschreibung des Paravasatstelle (Erythem, Ödem, Blasenbildung, Induration, Verfärbung, Funktionseinschränkung)
- Symptome aus Sicht der betroffenen Person (Brennen, Schmerzen)
- Durchgeführte Maßnahmen mit Datum und Zeit
- Einbezug der (plastischen) Chirurgie bei Vesicans erfolgt?
- Markieren der Paravasatstelle und Fotodokumentation mit Datum und Zeit
- Patientenedukation (Selbstbeobachtung: Haut, Temperatur, Schmerzen)
- Verlaufsdokumentation bis zum Abklingen der Symptome

11.2.5.11 Substanzspezifische Maßnahmen und Antidota

Die substanzspezifischen Maßnahmen richten sich immer nach der das Paravasat auslösenden Substanz. Wird das Paravasat während der Applikation erkannt, ist das auslösende Medikament eindeutig. Bei einer verspäteten Entdeckung mit einer Polychemotherapie ist die auslösende Substanz oft nicht klar. Maßnahmen können daher nicht substanzspezifisch durchgeführt werden, und es wird in den meisten Fällen ein konservatives Vorgehen mit regelmäßiger Beurteilung der Paravasat-Läsion empfohlen (Haslik et al. 2015). Von diesem Vorgehen muss bei Verdacht auf ein Anthrazyklin-Paravasat abgewichen werden, da eine effektive Behandlungsoption vorliegt.

Zytostatika-Paravasat-Dokumentation

Pat. Initialen: .... (Vorname/Nachname)   Geb. Datum: .... (TT/MM/JJJJ)

Verwendete Kanüle:

Venflon ☐   Durchmesser:.................G

Port-à-Cath ☐   Durchmesser:.................G

PICC-Line ☐

ZVK ☐

Sonstiges: ....

Fixierung der Kanüle: ....

Punktionsstelle:

Port-à-Cath ☐

PICC-Line ☐

Venflon ☐

ZVK ☐   Subclavia ☐

                                Jugularis ☐

Linker Arm ☐   Handrücken ☐

                                Handgelenk ☐

                                Unterarm ☐

Rechter Arm ☐   Ellenbeuge ☐

                                Sonstige: ....

War eine mehrmalige Punktion an der gleichen Extremität notwendig?	Ja ☐		Nein ☐	
Wo wurde (in Bezug auf die ursprüngliche Punktionsstelle) noch punktiert?	Proximal ☐	Distal ☐	Medial/Lateral ☐	
Hat PatientIn ein(e):				
- Obere Einflussstauung	Ja ☐		Nein ☐	
- Lymphödem (gleicher Arm)	Ja ☐		Nein ☐	
- Hämatom (gleicher Arm)	Ja ☐		Nein ☐	

Abb. 11.2 Dokumentation eines Zytostatika-Paravasats. (Modifiziert nach Mader et al. 2006 durch A. Kröner)

Reihenfolge der applizierten Zytostatika:

	Menge	Substanzname	Trägerlösung/Menge		
1.	mg			ml ☐	paravasal
2.	mg			ml ☐	paravasal
3.	mg			ml ☐	paravasal
4.	mg			ml ☐	paravasal
5.	mg			ml ☐	paravasal

Geschätztes Paravasatvolumen:

....ml

Applikationsart:

i.v.	☐
i.a.	☐
Bolus	☐
Infusion frei laufend	☐
Infusion mit Infusomat/Perfusor	☐
Zytostatikapumpe	☐

Paravasat erkannt:	Datum:	Uhrzeit:
Während der Applikation ☐		
Unmittelbar nach der Applikation ☐		
.... Stunden nach der Applikation ☐		
.... Tage nach der Applikation ☐		

Massnahmen:	ja	nein
Aspiration des Zytostatikums möglich		
Empfohlene allgemeine und substanzspezifische Maßnahmen durchgeführt (ankreuzen, welche durchgeführt)		
Hochlagern		
Ruhigstellung		
Trockene Kühlung		
Trockene Wärme		
Hyaluronidase		
DMSO		
Savene		
Lokales Anästhetikum		
Systemisches Schmerzbehandlung		
Chirurgische Maßnahme		

Zusätzliche Massnahmen: ....
....

Risikofaktoren, die die Wundheilung negativ beeinflussen können:

(ankreuzen, wenn vorhanden)

Lebensalter	> 60 Jahre	
Komorbiditäten	Diabetes mellitus	
	Hyperbillirubinämie	
	Anämie	
	Urämie	
	Kollagenosen	
	Mangel an Gerinnungsfaktoren	
Ernährungszustand	Eiweißmangel	
	Vitaminmangel	
	Mangel an Spurenelementen	
	Zu geringe Kalorienaufnahme	
	Adipositas	

◘ **Abb. 11.2**   (Fortsetzung)

Gestörtes Immunsystem oder Infektionskrankheiten	Tuberkulose	
	Syphilis	
	Virusinfektionen (HIV, Influenza, Hepatitis, etc.)	
	Immunsuppression	
Störungen im Hormonhaushalt	Morbus Cushing	
Psychosoziale Situation	Mangelnde Kooperation	
	Angst vor Schmerzen	
Psychische Erkrankungen	Demenz	
	Alkoholabusus	
	Drogenabusus	
Medikamente	Kortikoide	
	Zytostatika	
	Psychopharmaka	
	Antikoagulanzien	
Erkrankungen der Blutgefäße	Arterielle Verschlusskrankheit (pAVK)	
	Chronisch venöse Insuffizienz	
	Erkrankungen der Lymphgefäße	

Aufklärung/Instruktion des Patienten:	Datum:	
(plastischer) Chirurg kontaktiert:	☐ Ja, Datum:	☐ Nein
Nächster Kontrolltermin:		

Verlaufskontrolle des Paravasats:	Status nach Para-vasat	1. Kontr.	2. Kontr.	3. Kontr.	4. Kontr.	5. Kontr.	6. Kontr.
Datum							
Symptome nach Paravasat:							
Schmerzen (Brennen, Stechen)							
Ödem							
Erythem							
Blasenbildung							
Verfärbung							
Induration (Verhärtung)							
Funktionseinschränkung							
Ulzeration							
Nekrose							
Demarkierung (Abgrenzung)							
Verschorfung							
Infektion							
Vollständige Abheilung							
Paravasatausdehnung:							
Angabe der 2 längsten Durchmesser in cm							

Zeichenerklärung:
0 nicht vorhanden, + geringe Ausprägung, ++ mittlere Ausprägung, +++ starke Ausprägung
↑ Verschlechterung, = keine Veränderung, ↓ Besserung

◨ **Abb. 11.2** (Fortsetzung)

Mögliche topische und systemische Maßnahmen bei Vorliegen eines Paravasats sind nachfolgend zusammengefasst.

Trockene Kälte

Wirkmechanismus: Vasokonstriktion, welche zu einer Verringerung der zellulären Aufnahme des Zytostatikums führt sowie den Abtransport des Zytostatikums aus dem Gewebe vermindert.

Anwendung:
- Trockene Kühlung umgehend einleiten (Cold-Pack aus dem Kühlschrank, 2–8 °C)
- Initial mindestens 1 h kühlen (Cold-Pack mehrmals wechseln)
- Weiterführend mehrmals täglich über jeweils 15 min kühlen

(Fehm et al. 2008; Mader et al. 2006)

Trockene Wärme

Wirkmechanismus: Vasodilatation, welche zu einer erhöhten Blutzirkulation führt, die für eine bessere Verteilung und Absorption sorgt bei gleichzeitiger Erniedrigung der lokalen Zytostatikakonzentration.

Anwendung: 4-mal täglich über 20 min mit einem Cold-Hot-Pack für 1–2 Tage wärmen.(Fehm et al. 2008; Mader et al. 2006)

Dimethylsulfoxid (DMSO)

Wirkmechanismus: Vasodilatation; Erhöhung der Hautpermeabilität und rasche Gewebsdurchdringung sowie hohes Lösungsvermögen für Pharmaka; antiinflammatorische Wirkung; Radikalfänger.

Anwendung:
- 99 %ige DMSO-Lösung alle 8 h steril ohne Druck auftragen
- An der Luft trocknen lassen
- Anwendung über mindestens 7 Tage
- Trockene Kühlung immer erst nach dem Einwirken von DMSO applizieren (d. h. wenn die Haut trocken ist)
- Bei Brennen und Hautreizungen: Intervalle zwischen den Applikationen verlängern

Cave:
- Keinen Okklusivverband anbringen
- DMSO kann selbst zu lokaler Hautreizung führen (Brennen, Rötung, Juckreiz)
- Verursacht evtl. Schwefel-, Knoblauchgeruch in der Atemluft der betroffenen Person

(Mader et al. 2006)

Hyaluronidase

Wirkmechanismus: Enzymatischer Abbau der Bindegewebskomponente. Hyaluronsäure verstärkt die Absorption des Paravasates wahrscheinlich durch Steigerung der Gewebepermeabilität und Neutralisierung von Sauerstoffradikalen.

Anwendung: Betroffene Stelle in Abhängigkeit vom Ausmaß des Paravasats mit bis zu 1500 IE Hyaluronidase s.c. periläsional umspritzen (Angaben in der Literatur schwanken zwischen 100 bis 1500 IE).

Cave:
- Die Injektion ist sehr schmerzhaft für die betroffene Person. Es kann daher zuvor eine lokale Anästhesie mit z. B. 2–5 ml Mepivacaine 1 % erfolgen. Auch orale Analgetika wie Ibuprofen, Diclofenac oder Metamizol können hilfreich sein.
- Die Injektion mit Hyaluronidase wird durch den Arzt oder die Ärztin durchgeführt.

Dexrazoxan (Savene®)

Wirkmechanismus: Zytoprotektive Wirkung wird auf die Fähigkeit der Komplexbildung mit Eisen zurückgeführt.

Anwendung:
- Infusion am kontralateralen Arm
- Anwendung an 3 aufeinanderfolgenden Tagen in Form einer i.v.-Infusion
- *Dosierung:* Tag 1 + 2: 1000 mg Dexrazoxan/m^2 über 1–2 h, Tag: 3 500 mg Dexrazoxan/m^2 über 1–2 h
- Maximale Dosierung pro Einzelgabe: 2000 mg
- Applikation an den folgenden Tagen zur gleichen Uhrzeit (± 3 h)
- Kühlmittel mindestens 15 min vorher entfernen, um einen ausreichenden Blutfluss zu gewährleisten
- Empfohlene Therapie bei Anthrazyklin-Paravasaten von zentralen Zugängen

Cave:

- Die erste Infusion mit Dexrazoxan so bald als möglich einleiten, unbedingt innerhalb von 6 h nach dem Vorfall
- Kein Einsatz von DMSO 99 % während Dexrazoxan-Therapie!

(Jordan et al. 2005; Conde-Estévez und Mateu-de Antonio 2014)

Subcutaneous Wash-out Procedure (SWOP)

Wirkmechanismus:

Anwendung bei einem Port-Paravasat, Durchführung in Vollnarkose, dabei wird der Port entfernt und dann das Gebiet des Paravasats über mehrere Inzisionen mit 2000 ml NaCl 0,9 % gespült. Eine Drainage mit Redon wird belassen zum Auffangen der restlichen Flüssigkeit.

Anwendung:

- Paravasat am Port
- Auslösende Substanz ist ein Vesicans oder teilweise auch ein Irritans
- Durchführung bis 72 h nach Auftreten des Paravasats möglich

Cave:

- Technik wurde bisher nur an hochspezialisierten Zentren durchgeführt und kann nicht in die alltägliche klinische Praxis übertragen werden
- Einsatz der SWOP daher nur unter besonderen Umständen (z. B. Unverträglichkeit von Dexrazoxan) und an erfahrenen Zentren

(Leitlinienprogramm Onkologie 2016; Haslik et al. 2015; Steiert et al. 2010)

Nicht empfohlene Substanzen

- Kortikosteroide
- Natriumthiosulfat

11.3 Orale Tumortherapien

Die Behandlung von Krebserkrankungen ist vielfältig, meist wird jedoch eine Chemotherapie verabreicht. Bis weit in die 1990er-Jahre hinein wurde eine Chemotherapie sehr häufig intravenös verabreicht, doch immer mehr Medikamente in der Tumortherapie sind als Tabletten erhältlich. 2003 waren nur 5 % aller chemotherapeutischen Medikamente in oraler Version verfügbar, 20–25 % aller neu entwickelten Krebsmedikamente sind jedoch orale Substanzen (Bedell et al. 2002; Hede 2009). Die Verabreichung oraler Therapien hat im Gegensatz zur intravenösen Verabreichung viele Vorteile: Krebsbetroffene müssen sich weniger lange beim ärztlichen Dienst aufhalten, sie haben mehr Zeit für Arbeit und Familie und fühlen sich unabhängiger, da sie die Medikamente selbstständig einnehmen können. Zudem bleibt ihnen der intravenöse Zugang erspart. Die orale Antitumortherapie birgt jedoch auch neue Probleme: Der Wechsel von einer intravenösen Chemotherapie in einem sehr kontrollierten und beaufsichtigten Umfeld hin zu einer selbstverwalteten Therapie erfordert von den Professionellen ein Umdenken. Der ärztliche Dienst und Pflegefachpersonen sehen Patientinnen und Patienten meist seltener. Die orale Therapie verändert somit die Überwachung der Patientinnen und Patienten und das professionelle Assessment. Dafür kommt den Angehörigen und Hausärzten und Hausärztinnen neu eine noch wichtigere Rolle zu.

11.3.1 Adhärenz bei oralen Tumortherapien

Adhärenz bei oralen Therapien ist wichtig. Adhärenz ist definiert als das Ausmaß, in dem Personen Medikamente wie vom Arzt oder der Ärztin verschrieben einnehmen. Streng genommen bedeutet Adhärenz die Beschaffung des Medikaments, die rechtzeitige Verabreichung des richtigen Medikaments, die richtige Dosis und Art der Einnahme sowie die Einnahme des Medikaments so lange wie nötig (Atkins und Fallowfield 2006).

Adhärenz ist im Zusammenhang mit Krebserkrankungen ein relativ neues Thema, da orale Therapien erst seit den letzten 15 Jahren vermehrt in der Behandlung von Krebs eingesetzt werden. Zudem wurde allgemein angenommen, dass Non-Adhärenz bei Krebsbetroffenen keine Bedeutung hat, da diese hochmotiviert sind wegen des Ernstes ihrer Erkrankung und des Risikos, welches mit Non-Adhärenz verbunden ist. Die medizinische Literatur deutet jedoch darauf hin, dass Non-Adhärenz von oralen Tumortherapien ein Hindernis für den Erfolg der Therapie bei Personen mit Krebs ist (Ruddy et al. 2009; Weingart et al. 2008).

Adhärenz ist ein multidimensionales Phänomen, welches aus einem Zusammenspiel von 5 Dimensionen besteht: gesundheitssystembezogene Faktoren, soziale und ökonomische Faktoren, therapiebezogene Faktoren, patientenbezogene Faktoren und zustandsbezogene Faktoren (World Health Organisation [WHO] 2003). In ◨ Tab. 11.9 werden die 5 Dimensionen dargestellt mit möglichen Gründen für non-adhärentes Verhalten von Patientinnen und Patienten.

Tab. 11.9 Dimensionen von Adhärenz und Faktoren für Non-Adhärenz. (WHO 2003)

Gesundheitssystembezogene Faktoren	- Wenig Möglichkeiten für Patientenschulungen - Wenig Kontinuität in der Betreuung - Informationsmaterial auf zu hohem Niveau - Schlechte Beziehung und/oder Kommunikation zwischen erkrankten Personen und Gesundheitspersonal - Wenig Wissen über Medikamente, Adhärenz und effektive Interventionen
Soziale und ökonomische Faktoren	- Mangelnde Sprachkenntnisse, Analphabetismus - Niedrige Schulbildung - Wenig Gesundheitskenntnisse - Keine familiäre oder soziale Unterstützung - Medikamentenkosten
Therapiebezogene Faktoren	- Komplexes Medikamentenschema - Häufige Wechsel des Therapieschemas - Wenig unmittelbarer Benefit der Therapie - Dauer der Therapie - Aktuelle oder erwartete unangenehme Nebenwirkungen - Behandlung greift in den Lebensstil ein, braucht eine große Verhaltensänderung
Patientenbezogene Faktoren	- Physische Faktoren: visuelle, kognitive oder auditive Einschränkung, Schluckprobleme, beeinträchtigte Mobilität - Psychische Faktoren: Mangelndes Wissen über Krankheit, Grund für Medikamenteneinnahme wird nicht verstanden, psychosozialer Stress, Angst, Ärger, Alkohol- und Drogenmissbrauch
Zustandsbezogene Faktoren	- Chronischer Zustand - Fehlen von Symptomen - Depression, psychiatrische Erkrankungen, geistige Retardierung/Behinderung

Diese Vielzahl von möglichen Gründen für die nicht korrekte Einnahme einer oralen Therapie sollten Pflegefachpersonen kennen und im Rahmen der Schulung von Patientinnen und Patienten berücksichtigen. Die Folgen von Non-Adhärenz sind mit schwerwiegenden Konsequenzen verbunden:

- Verschlechterung der Krankheit oder Tod,
- steigende Gesundheitskosten,
- unnötige Testungen und Wechsel von Dosis oder Behandlungsschema,
- erhöhte Nutzung von Ressourcen des Gesundheitssystems,
- Toxizität des Medikaments ist möglicherweise erhöht,
- in klinischen Studien kommt es zu falschen Schlussfolgerungen und demzufolge zu falschen Dosisempfehlungen (Osterberg und Blaschke 2005; Ruddy et al. 2009).

11.3.2 Patientenedukation bei oralen Tumortherapien

Werden Patientinnen und Patienten von ärztlicher Seite auf eine orale Therapie eingestellt, ist es wichtig, dass diese Information auch an die Pflegefachpersonen gelangt und sie mit den Krebsbetroffenen ebenfalls ein Gespräch führen können. Der konkrete Ablauf bei oralen Tumortherapien muss allerdings individuell am Arbeitsort erstellt werden. Die Abrechnung und Rückvergütung einer reinen Pflegeberatung ohne medizinische Interventionen ist nicht immer möglich. Daher wird diese nicht immer ins Betreuungskonzept von Krebsbetroffenen unter oraler Tumortherapie aufgenommen.

Pflegeinterventionen spielen jedoch eine wichtige Rolle bei der Verbesserung von Adhärenz, und Pflegefachpersonen spielen die entscheidende Rolle bei diesen Bemühungen. Pflegefachpersonen können helfen, Patientinnen und Patienten mit hoher Adhärenz, aber auch solche, bei denen non-adhärentes Verhalten vorliegen könnte, zu identifizieren. Eine kontinuierliche Beziehung mit einer Pflegefachperson verbessert die Adhärenz signifikant, vor allem bei Patientinnen und Patienten mit wenig Unterstützung zu Hause. Die Krebsbetroffenen erhalten bei oralen Chemotherapien möglicherweise nicht das gleiche Ausmaß an Informationen und Überwachung wie bei einer intravenösen Therapie.

Bei oralen Tumortherapien treten die unerwünschten Wirkungen zu Hause auf. Daher müssen Krebsbetroffene und ihre Angehörigen umfassend zu möglichen unerwünschten Wirkungen sowie möglichen Maßnahmen geschult werden. Zudem sollten sie die entsprechende Reservemedikation zur Verfügung haben und wissen, wann und wie sie diese einnehmen dürfen.

Kav et al. (2009) haben für die Multinational Association of Supportive Care in Cancer [MASCC] ein Schulungsinstrument für Patientinnen und Patienten unter oraler Tumortherapie entwickelt, das MASCC Oral Agent Teaching Tool (MOATT). Dieses gliedert sich in 4 Abschnitte:

- I. Zentrale Beurteilungsfragen,
- II. Patientenedukation,
- III. Medikamentenspezifische Edukation und
- IV. Evaluation.

Dabei sollte individuell auf die Situation der Krebsbetroffenen, das Medikament, die Grunderkrankung und den Behandlungsplan eingegangen werden. Dazu gehören beispielsweise Alter, Sehprobleme (Blindheit, Farbenblindheit), Magensonde oder mentale Probleme wie Depression, Demenz oder kognitive Einschränkungen.

Wichtige Elemente des MOATT

I. Zentrale Beurteilungsfragen

- Was wurde über die Behandlungsstrategie mit oralen Medikamenten gesagt?
- Welche anderen Medikamente nehmen Sie ein?
- Sind Sie in der Lage, Tabletten zu schlucken? Wenn nicht, warum?
- Können Sie die Packungsbeilage lesen?
- Sind Sie in der Lage, Medikamentenverpackungen zu öffnen?
- Haben Sie Symptome, die das Schlucken von Tabletten erschweren, wie z. B. Übelkeit oder Erbrechen?
- Wer gibt Ihnen die Medikamente oder das Rezept ab?
- Haben Sie Schwierigkeiten mit der Vergütung durch Ihre Versicherung oder Probleme beim Bezahlen des Selbstbehaltes?

II. Patientenedukation

- Informieren Sie andere Ärzte und Zahnärzte, dass Sie Tabletten zur Behandlung Ihrer Krebserkrankung einnehmen.
- Versorgen Sie die Tabletten sicher vor Kindern und Haustieren.
- Verstauen Sie die Tabletten an einem Ort, wo sie nicht Hitze, Sonne oder Feuchtigkeit ausgesetzt sind. Einige Tabletten müssen im Kühlschrank gelagert werden.
- Lassen Sie die Tabletten in der Originalverpackung und mischen Sie diese nicht mit anderen Medikamenten.
- Waschen Sie die Hände vor und nach dem Umgang mit den Tabletten.
- Die Tabletten sollten nicht gemörsert, gekaut oder geteilt werden, außer es ist anders verordnet.
- Überlegen Sie sich ein System, wie Sie an die Tabletteneinnahme erinnert werden: z. B. durch Angehörige oder den Wecker auf dem Handy. Es gibt auch spezielle Apps zur Erinnerung.
- Stellen Sie sicher, dass Sie wissen, was Sie tun müssen, wenn Sie eine Dosis vergessen oder erbrochen haben.
- Wenn Sie versehentlich zu viele Tabletten genommen haben, melden Sie sich sofort bei Ihrem Behandlungsteam.

- Fragen Sie nach, was Sie mit den Tabletten machen sollen, die Sie nicht mehr brauchen.
- Führen Sie immer eine Medikamentenliste bei sich.
- Informieren Sie das Behandlungsteam, wenn Sie Probleme mit der Bezahlung der Tabletten haben.
- Planen Sie gut voraus für Reisen, Feiertage und Wochenenden.

III. Medikamentenspezifische Charakteristika

- Name des Medikaments (Handels- und Wirkstoffname)
- Wie sehen die Tabletten und Packungen aus?
  - Einnahme der Tabletten:
  - Dosis (eine oder mehrere Tabletten)
  - Zeit (einmal oder mehrmals täglich)
  - Nüchtern oder mit einer Mahlzeit, spezielle Flüssigkeit zur Einnahme
  - Dauer der Einnahme
- Aufbewahrung der Tabletten: Raumtemperatur (keine Hitze, keine Sonne, keine Feuchtigkeit) oder im Kühlschrank
- Was sind mögliche Nebenwirkungen und wie gehe ich damit um? Wann treten diese zeitlich auf?
- Gibt es Interaktionen mit anderen Medikamenten, Speisen oder pflanzlichen Präparaten (häufig beispielsweise Grapefruit oder Johanniskrautpräparate)?
- Kontaktadresse und Telefonnummer der Klinik/der Praxis bei Notfällen

IV. Evaluation

- Was ist der Name Ihres Medikaments?
- Wann nehmen Sie das Medikament ein?
- Ist es wichtig, ob Sie die Tabletten mit einer Mahlzeit oder nüchtern einnehmen?
- Wo werden Sie die Tabletten aufbewahren?
- Wann sollen Sie Ihren Arzt/Ihre Ärztin anrufen?
- Haben Sie weitere Fragen?
- Wann ist Ihr nächster Termin?

(Nach Kav et al. 2009)

Wichtige Informationen über die Einnahme sollten immer auch schriftlich mitgegeben werden.

◨ Tab. 11.10 Orale Therapiegabe

Im Spital, Alters- oder Pflegeheim	Zu Hause
- Medikamente nicht ausblistern! - Medikamente aus Glasflaschen mit der Pinzette oder Chemo-Nitrilhandschuhen (EN 16523-1) entnehmen - Orale Therapien unmittelbar vor der Gabe richten und nicht in den Tablettendispenser geben - Patientin/Patient die Medikamente selber ausblistern oder entnehmen lassen - Medikamente nicht mörsern oder teilen: → ist dies doch nötig, sorgfältig in der Apotheke abklären, ob dies möglich ist! - Müssen Tabletten doch gemörsert werden, soll dies unter einer Sicherheitswerkbank erfolgen - Einnahmemodalitäten (nüchtern/mit Mahlzeiten) beachten	- Medikamente unmittelbar vor der Einnahme ausblistern oder entnehmen - Orale Therapien nicht in den normalen Tablettendispenser geben, außer es ist mit dem Patienten/der Patientin explizit beim Richten der Medikamente durch den Pflegedienst so besprochen - Medikamente nicht mörsern oder teilen - Einnahmemodalitäten (nüchtern/mit Mahlzeiten) beachten - Nach der Einnahme gründlich die Hände waschen - Medikamente sicher versorgen

11.3.3 Orale Therapiegabe

Zur Verabreichung von oralen Tumortherapien (◨ Tab. 11.10) s. auch ▶ Abschn. 13.4.

Literatur

Zitierte Quellen

Atkins L, Fallowfield L (2006) Intentional and non-intentional non-adherence to medication amongst breast cancer patients. Eur J Cancer 42:2271–2276

Bedell CH, Hartigan KJ, Wilkinson KI, Halpern IM (2002) Oral chemotherapy: progress with challenges. Hematol Oncol News Issues 1(9):28–32

Burris HA, Hurtig J (2010) Radiation recall with anticancer agents. Oncologist 15(11):1227–1237

Conde-Estévez D, Mateu-de Antonio J (2014) Treatment of anthracycline extravasations using dexrazoxane. Clin Transl Oncol 16:11–17

Cortelezzi AN, Moia M, Falanga A, Pogliani EM, Agnelli G, Bonizzoni E et al (2005) CATHEM Study Group. Incidence of thrombotic complications in patients with haematological malignancies with central venous catheters: a prospective multicentre study. Br J Haematol 129:811–817

Coyle CE, Griffie J, Czaplewski LM (2014) Eliminating extravasation events: a multidisciplinary approach. Art Sci Infus Nurs 37(3):157–164

De Wit M, Ortner P, Lipp H-P, Sehouli J, Untch M, Ruhnke M et al (2013) Management of cytotoxic extravasation – ASORS expert opinion for diagnosis, prevention and treatment. Onkologie 36:127–135

Fehm T, Marme A, Lipp HP, Schumacher K (2008) Paravasation von Zytostatika. Gynakologe 41:607–612

Filipe Monteiro A, Rato M, Martins C (2016) Drug-induced photosensitivity: photoallergic and phototoxic reactions. Clin Dermatol 34:571–581

Froiland K (2007) Extravasation injuries: implications für WOC nursing. Wound Ostomy Continence Nurs 34:299–302

Gnädinger M, Widmer C, Schöbi B, Stoll H, Schnider T, Huber A (2013a) Die peripher venöse Punktion. Teil 1: Die diagnostische Venenpunktion. Swiss Med Forum 13(4):70–74

Haslik W, Hacker S, Felberbauer FX, Thallinger C, Bartsch R, Kornaut C et al (2015) Port-a-Cath extravasation of vesicant cytotoxies: surgical options for a rare complication of cancer chemotherapy. Eur J Surg Oncol 41:378–385

Hede K (2009) Increase in oral cancer drugs raises thorny issues for oncology practices. J Natl Cancer Inst 101(22):1534–1536

Jordan K, Grothe W, Schmoll HJ (2005) Paravasation von Zytostatika: Prävention und Therapie. Dtsch Med Wochenschr 130:33–37

Kav S, Schulmeister L, Nirenberg A, Barber L, Johnson J, Rittenberg C (2009) Development of the MASCC teaching tool for patients receiving oral agents for cancer. Support Care Cancer 18:583–590

Khan DA (2016) Hypersensitivity and immunologic reactions to biologics: opportunities for the allergist. Ann Allergy Asthma Immunol 117:115–120

Lehmann AD, Howard A, Mancini R (2019) Chemotherapy administration sequencing: an update on the current literature. J Hematol Oncol Pharmacy 9(4):175–181

Leitlinienprogramm Onkologie (2016) S3-Leitlinie Supportive Therapie. Kapitel 11: Paravasate, 326–347

Mader I, Fürst-Weger P, Mader RM, Nogler-Semenitz E, Wassertheurer S (2006) Paravasation von Zytostatika: Kompendium für Prävention und Therapie, 2. Aufl. Springer, Wien/New York

Mancini R, Modlin J (2011) Chemotherapy administration sequence: a review of the literature and creation of a sequencing chart. J Hematol Oncol Pharmacy 1(1):17–25

Manigold T (2013) Biologika – Genese und Charakteristika immunvermittelter Nebenwirkungen. Allergologie 36(10):452

Osterberg L, Blaschke T (2005) Adherence to medication. N Engl J Med 353:487–497

Pérez Fidalgo J, Garcìa Fabregat L, Cervantes A, Margulies A, Vidall C, Roila F (2012) Management of chemotherapy extravasation: ESMO – EONS clinical practice guidelines. Eur J Oncol Nurs 16:528–534

Pluschnig U, Haslik W, Bayer G, Soleiman A, Bartsch R, Lamm W et al (2015) Outcome of chemotherapy extravasation in a large patient series using a standardised management protocol. Support Care Cancer 23(6):1741–1748

Ruddy K, Mayer E, Partridge A (2009) Patient adherence and persistence with oral anticancer treatment. CA Cancer J Clin 59:56–66

Sachs B, Merk HF (2018) Akute Überempfindlichkeitsreaktionen auf monoklonale Antikörper zur zielgerichteten Therapie. Hautarzt 69:268–277

Sakaida E, Sekine I, Iwasawa S, Kurimoto R, Uehare T, Ooka Y et al (2014) Incidence, risk factors and treatment outcomes of extravasation of cytotoxic agents in an outpatient chemotherapy clinic. Jpn J Clin Oncol 44(2):168–171

Silva AA, Carlotto J, Rotta I (2018) Standardization of the infusion sequence of antineoplastic drugs used in the treatment of breast and colorectal cancer. Einstein 16(2):1–9

Steiert A, Hille U, Burke W, Gohritz A, Zilz S, Herold C et al (2010) Subcutaneous wash out procedure (SWOP) for the treatment of chemotherapeutic extravasations. J Plast Reconstr Aesthet Surg 64:240–247

Weingart SN, Brown E, Bach PB, Eng K, Johnson SA, Kuzel TM et al (2008) NCCN task force report: oral chemotherapy. J Natl Compr Canc Netw 6(Suppl 3):S4–S14

World Health Organisation [WHO] (2003) Adherence to long-term therapies: evidence for action. WHO, Geneva

Weiterführende Literatur

Bedell CH (2003) A changing paradigm for cancer treatment: the advent of new oral chemotherapy agents. Clin J Oncol Nurs 7(6 Suppl):5–9

Beers AM (2010) Safer vesicant administration: improving communication across provider lines. Clin J Oncol Nurs 14(2):234–236

Boulanger J, Ducharme A, Dufour A, Fortier S, Almanric K (2015) Management of the extravasation of anti-neoplastic agents. Support Care Cancer 23:1459–1471

Bozkurt KA, Uzel B, Akman C, Özgüroglu M, Mandel NM (2003) Intrathoracic extravasation of antineoplastic agents. Am J Clin Oncol 26(2):121–123

De Wit M (2009) Zytostatika-Paravasate – ein seltenes Ereignis? Der Onkologe 15:169–172

Ener RA, Meglathery SB, Styler M (2004) Extravasation of systemic hemato-oncological therapies. Ann Oncol 15(6):858–862

Gnädinger M, Widmer C, Schöbi B, Stoll H, Schnider T, Huber A (2013b) Die peripher venöse Punktion. Teil 2: Die therapeutische Venenpunktion. Swiss Med Forum 13(5):94–96

Hartigan K (2003) Patient education: the cornerstone of successful oral chemotherapy treatment. Clin J Oncol Nurs 7(6 Suppl):21–24

Jordan K, Feyer P, Höller U, Link H, Wörmann B, Jahn F (2017) Clinical practice guideline: supportive treatments for patients with cancer. Dtsch Arztebl Int 114:481–487

Jost M, Rüegger M, Liechti B, Gutzwiller A (2011) Sicherer Umgang mit Zytostatika. Schweizerische Unfallversicherungsanstalt [SUVA], 8., überarb. Aufl. SUVA, Abteilung Arbeitsmedizin, Luzern

Kimmel J, Fleming P, Cuellar S, Anderson J, Mactal Haaf C (2018) Pharmacological management of anticancer agent extravasation: a single institutional guideline. J Oncol Pharm Pract 24(2):129–138

Kopp B, Schierl R, Nowak D (2012) Evaluation of working practices and surface contamination with antineoplastic drugs in outpatient oncology health care settings. Int Arch Occup Environ Health 86:47–55

Kroner T, Margulies A, Taverna C, Studer C (2013) Medikamente in der Tumortherapie, 4. Aufl. Springer, Berlin/Heidelberg

Moore S (2010) Nonadherence in patients with breast cancer receiving oral therapies. Clin J Oncol Nurs 14(1):41–47

Nogler-Semenitz E, Mader I, Fürst-Weger P, Terkola R, Wassertheurer S, Giovanoli P et al (2004) Paravasation von Zytostatika. Wien Klin Wochenschr 116(9–10):289–295

Palmieri FM, Barton DL (2007) Challenges of oral medications in patients with advanced breast cancer. Semin Oncol Nurs 23(4, Suppl 2):S17–S22

Platzbecker U, Aul C, Ehninger G, Giagounidis A (2009) Reduction of 5-azacitidine induced skin reactions in MDS patients with evening primrose oil. Ann Hematol, published online

Quintanar Verduguez T, Jarava AB, Martinez-Barbeito MB, Mendez CP, Gomez LL, Santiago JA et al (2008) Mediastinal extravasation of doxorubicin. Clin Transl Oncol 10:128–130

Schulmeister L (2011) Extravasation management: clinical update. Semin Oncol Nurs 27(1):82–90

Thakur JS, Chauhan CG, Diwana VK, Chauhan DC, Thakur A (2008) Extravasational side effects of cytostatic drugs: a preventable catastrophe. Indian J Plast Surg 41(2):145–150

Vidall C, Roe H, Dougherty L, Harrold K (2013) Dexrazoxane: a management option for anthracycline extravasation. Br J Nurs 22(17):S6–S12

Internetadressen

www.krebsliga.ch
www.mascc.org
www.nccn.org
www.onkologiepflege.ch
www.onkopedia.com
www.oraletumortherapie.ch

Implantierbare Katheter-Systeme und Pumpen

Anita Margulies und Madeleine Ritter-Herschbach

Inhaltsverzeichnis

Autoren der vorherigen Fassung: H. P. Klotz, A. Margulies

12.1 Einleitung

Seit ihrer Einführung in den1980er-Jahren werden vollständig implantierbare zentralvenöse Zugänge bei Krebspatienten sehr häufig verwendet. Diese Systeme können bei langfristiger Chemotherapie und anderen Verfahren die Verabreichung erleichtern und den Patienten einige Unannehmlichkeiten ersparen. Obwohl erhebliche Unterschiede im Umgang mit diesen Ports bestehen, gibt es allgemein anerkannte Empfehlungen, die in der klinischen Praxis berücksichtigt werden sollten.

12.2 Implantierbare Port-Systeme

Vollständig implantierbare Port-Systeme bestehen aus einem Port und einem Silikon- oder Polyurethankatheter. Die äußere Hülle des Ports besteht aus Titan oder einem Kunststoff. Der Kern des Ports, die Punktionskammer, besitzt eine stabile Bodenplatte, die die Nadelspitze stoppt. Eine dicke Silikonmembran, die bis zu 2000 Punktionen schadlos übersteht, dichtet die Kammer in Form einer Abdeckung nach außen ab (◘ Abb. 12.1).

Für individuelle Bedürfnisse stehen Ports unterschiedlicher Größe zur Verfügung (◘ Abb. 12.2) sowie Doppel-Ports für spezielle Therapiemodalitäten. Entsprechend zertifizierte Port-Systeme eignen sich auch für die High-flow-Kontrastmittelgabe, z. B. bei Computertomografien (◘ Abb. 12.3). Die Füllmenge der Systeme beträgt ca. 0,5–1,0 ml. Alle Bestandteile des Systems sind aus erprobten, gut verträglichen Materialien gefertigt.

Voraussetzung, um eine große Zahl von Punktionen vornehmen zu können, ist die Verwendung einer speziellen Nadel *(Huber-Nadel)* mit senkrechtem Schliff. Diese

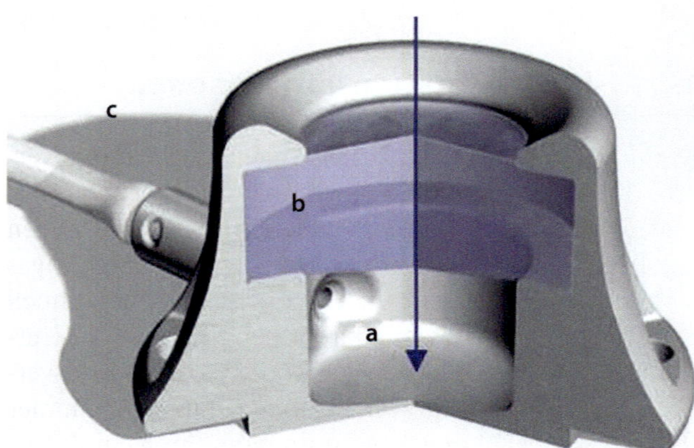

◘ **Abb. 12.1** Querschnitt durch ein vollständig implantierbares Port-System (*A* Portkammer, *B* Silikonseptum, *C* Katheter, *Pfeil:* Nadelverlauf in die Portkammer). (Abb. von Smith Medical AG, mit frdl. Genehmigung)

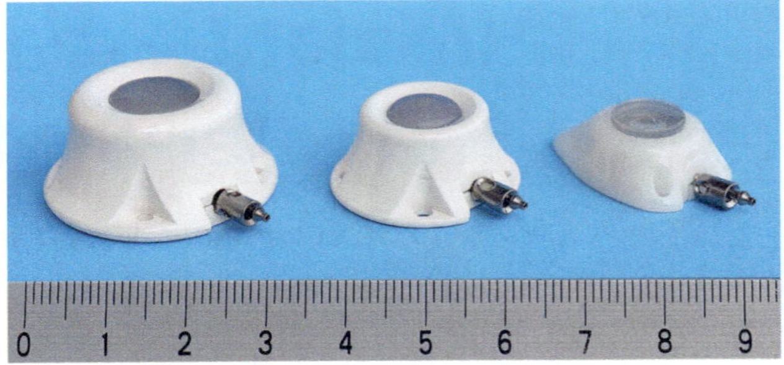

◘ **Abb. 12.2** Auswahl von venösen Ports unterschiedlicher Größe (Smith Medical AG), von links: Port-A-Cath II, Port-A-Cath II low profile, P.A.S. Port Elite. (Foto: H.P. Klotz, Viszeralchirurgie Bellaria, Zürich, Schweiz, mit frdl. Genehmigung)

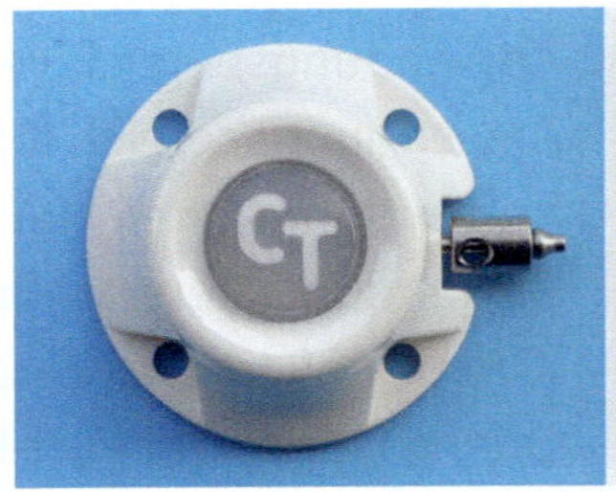
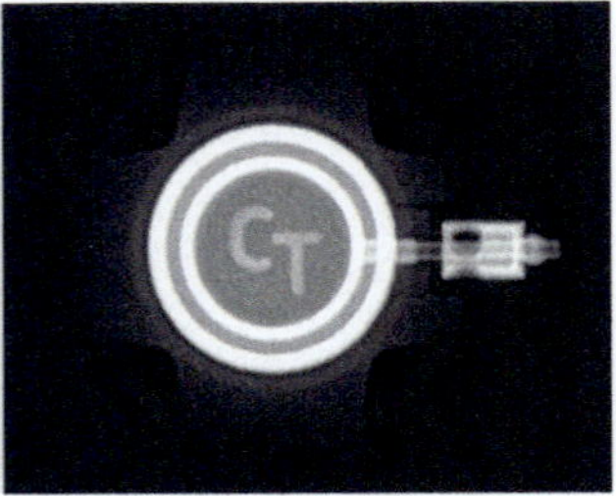

◘ **Abb. 12.3** Port-A-Cath II Power P.A.C. Low profile *(links)*. Röntgendarstellung mit sichtbarer „CT"-Markierung im Septum zur Identifikation *(rechts)*. (Foto: H.P. Klotz, Viszeralchirurgie Bellaria, Zürich, Schweiz; Röntgenaufnahme: S. Siebert, Institut für Radiologie, Klinik Im Park, Zürich, mit frdl. Genehmigung)

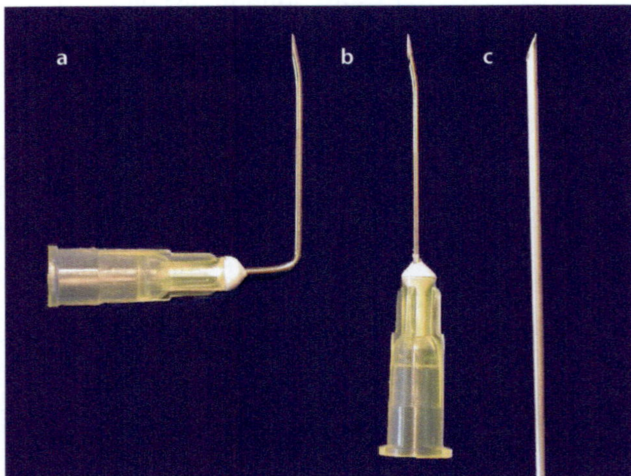

◘ **Abb. 12.4** Vergleich einer Huber-Nadel mit senkrechtem Schliff (**a** gebogen, **b** gerade) mit einer handelsüblichen Kanüle mit schrägem Schliff (**c**)

Spezialkanüle zerteilt die Silikonmembran bei der Punktion, ohne dabei einen Zylinder auszustanzen (◘ Abb. 12.4). Je nach Verwendungszweck werden einfache gerade Nadeln (für kurze Spülungen oder evtl. für Blutentnahmen) oder gebogene Nadeln (für alle länger dauernden Infusionen) verwendet. Spezielle Sicherheitsnadeln tragen zur Senkung des Infektionsrisikos bei und schützen vor Stichverletzungen. Die Nadelstärke reicht von 24 G (kleines Kanülenkaliber) bis 19 G (großes Kanülenkaliber). Entsprechend der Viskosität der zu applizierenden Flüssigkeit werden nach Bedarf großkalibrige Nadeln (20 G, 19 G) verwendet. Dasselbe Nadelkaliber wird für die High-flow-Kontrastmittelgabe verwendet. Es erlaubt einen erhöhten Infusionsdruck und eine höhere Flussrate. Die Kanülen sind in unterschiedlichen Längen von 19–38 mm erhältlich.

12.2.1 Anwendungsbereich venöser Zugang

12.2.1.1 Indikationen

Die Entscheidung zur Implantation eines Port-Systems muss für jeden onkologischen Patienten individuell auf der Basis der Indikationen und Kontraindikationen getroffen werden (◘ Tab. 12.1). Bedenken bezüglich der kosmetischen Beeinträchtigung gilt es ebenso zu berücksichtigen wie die Kosten für das System und die Implantation.

12.2.1.2 Information des Patienten

Vor der Implantation Nach der ärztlichen Aufklärung besteht die Aufgabe der Pflegenden darin, wichtige Gesprächsinhalte zu wiederholen:

- Aufbau und Funktionsprinzip des Systems,
- Indikation und Anwendungsmöglichkeiten,
- Lagevarianten der Portkammer,
- mögliche Komplikationen,
- Verhaltensregeln nach Implantation,
- Gebrauch und Pflege des Systems.

Es empfiehlt sich, eine entsprechende Patientenbroschüre mit Abbildungen und ein Demonstrationsset zu verwenden. Anhand von klaren Bildern und dem erläuternden Text versteht der Patient die Funktion des Port-Systems besser und kann sich vorstellen, wie eine Port-Punktion abläuft. Die Unsicherheit darüber, was eigentlich implantiert wird, wird so meist beseitigt.

Nach der Implantation Wird ein Patient zu Hause von seinen Angehörigen oder von einem Hausarzt betreut, sollte vor dem Verlassen der Klinik geklärt werden, ob die für die nachfolgende Pflege Zuständigen in der Handhabung von Port-Systemen geübt sind und den Unterhalt gewährleisten können.

Implantierte Port-Systeme können bei Sicherheitskontrollen an Flughäfen Alarm auslösen. Den Patienten sollte unmittelbar nach Implantation eine „Patienten-ID-Karte" ausgehändigt werden. Diese wird von den Firmen, die Port-Systeme vertreiben, zur Verfügung gestellt und enthält Angaben über das implantierte System, das Datum der Implantation und Angaben zu den Ansprechpersonen im implantierenden Zentrum.

Falls von der Herstellerfirma erhältlich, soll bei jeder Verrichtung am System (Injektionen, Blutentnahmen, Spülungen) ein entsprechender Eintrag in ein Logbüchlein vorgenommen werden.

12.2.1.3 Implantation

Der Eingriff wird je nach Situation im Rahmen eines ambulanten oder stationären Klinikaufenthalts durchgeführt. Die Implantation erfolgt im Operationssaal unter sterilen Bedingungen. Sie kann sowohl in Lokalanästhesie (mit oder ohne zusätzliche Sedierung) als auch in Allgemeinnarkose vorgenommen werden.

Als Zugang für den zentralvenösen Katheter kommen die V. subclavia, die V. jugularis interna oder externa infrage (◘ Abb. 12.5). Die Venen des Oberarms und des Vorderarms können ebenfalls für peripher implantierbare Systeme genutzt werden. Dabei kommt es gegenüber dem üblichen zentralvenösen Zugang häufiger zu thrombotischen Komplikationen. Der periphere Zugang wird deshalb nur in seltenen Fällen verwendet.

◘ Tab. 12.1 Indikationen und Kontraindikationen zur Implantation eines zentralvenösen Port-Systems

Indikationen	Kontraindikationen

- Schlecht zugängliche periphere Venen Vorgeschädigte periphere Venen
- Einsatz von stark gefäßschädigenden Zytostatika
- Notwendiger venöser Zugang für Injektionen/Infusionen über einen längeren Zeitraum:
  - Zytostatika/Virostatika/Antibiotika
  - Analgetika/Antiemetika
  - Transfusionen
  - Parenterale Ernährung
  - Ambulante Infusionsbehandlungen mit tragbaren Pumpen
	- Ablehnung durch den Patienten
	- Akute Infektion
	- Schwere Neutropenie
	- Schwere Gerinnungsstörung
	- Schwere Thrombopenie
	- Obere Einflussstauung

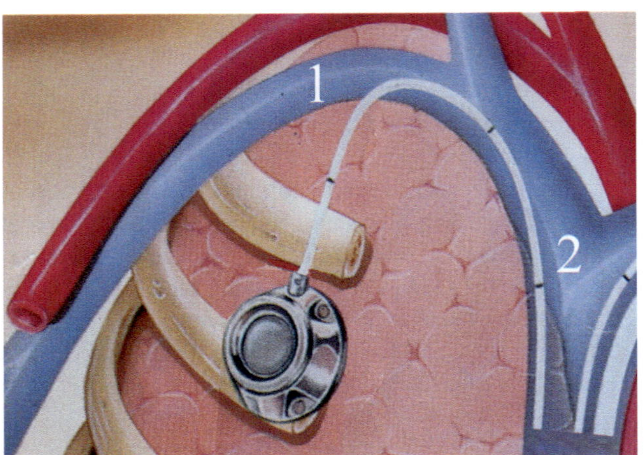

◘ Abb. 12.5 Beispiel eines Implantationssitus eines Port-Systems. Kathetereinlage über die V. subclavia *(1)* in die V. cava superior *(2)*. Infraklavikuläre Lage des Ports auf dem Rippenthorax. (Abb. von Smith Medical AG, mit frdl. Genehmigung)

Ablauf der Implantation eines zentralvenösen Port-Systems

- Offen (Venenfreilegung) oder perkutan (Seldinger-Technik)
- Katheterspitze in der V. cava superior (radiologische Kontrolle) (◘ Abb. 12.5)
- Subkutane Port-Tasche infraklavikulär; Fixation des Ports auf der Muskelfaszie
- Subkutane Verbindung von Port und Katheter
- Funktionsprüfung und Füllen des Systems mit verdünnter Heparinlösung
- Intrakutane resorbierbare Hautnaht
- Klebefolienverband (evtl. Klebestreifen, z. B. Steri-Strip)

12.2.1.4 Postoperative Nachsorge

Die Verwendung eines Folienverbandes erübrigt tägliche Verbandswechsel, der Verband kann bis zur erfolg-

---

ten Wundheilung nach 6–8 Tagen verbleiben. Diese Art Verbandfolie erlaubt eine sehr gute visuelle Kontrolle des Operationsgebiets auf Rötung, Schwellung oder schlechte Nahtverhältnisse. Nicht resorbierbare Hautnähte werden nach 10–12 Tagen entfernt.

Während der postoperativen Phase sind sämtliche Inzisionen und insbesondere die Port-Tasche regelmäßig auf Hautrötung, Überwärmung, Fluktuation und Sekretion zu prüfen. Eine Schwellung und Druckdolenz in den ersten postoperativen Tagen ist normal. Prinzipiell ist das System unmittelbar postoperativ einsatzbereit.

> ❯ Ist eine sofortige Benutzung des Port-Systems geplant, wird die Huber-Nadel noch unter sterilen Bedingungen im Operationssaal im Port platziert. Folien und andere Bestandteile des Verbandes dürfen dabei nicht mit der Nadel durchstochen werden. Das System wird mit Heparinlösung gefüllt und verschlossen oder es wird eine Infusion (z. B. NaCl 0,9 %) angehängt.

12.2.1.5 Gebrauch des Systems

Die folgenden Angaben gelten für venös und für arteriell implantierte Port-Systeme. Ausnahmen werden in den einzelnen Abschnitten ausdrücklich erwähnt.

Die folgenden Angaben beschreiben die generelle Technik. Interne Weisungen sind selbstverständlich maßgebend. Grundsätzlich sollen die üblichen Vorsichtsmaßnahmen zur Verhinderung einer Nadelstichverletzung mit infektiösem Material eingehalten werden. Eine streng aseptische Arbeitsweise ist von größter Wichtigkeit.

> ❯ In jedem Fall dürfen venös und arteriell implantierte Port-Systeme nur von geschulten diplomierten Pflegepersonen und Ärzten benutzt werden, die über die notwendigen spezifischen Fachkenntnisse verfügen (Pflegerische Interventionen).

Pflegerische Interventionen im Umgang mit venös und arteriell implantierbaren Systemen

Vorbereitung des Materials
- (Sterile) Handschuhe (Richtlinien der jeweiligen Institution)
- Desinfektionsmittel (Isopropyl Alkohol, Polyvidon-Jod-Lösung)
- Sterile Wattestäbchen oder Gazetupfer
- Huber-Nadel (verschiedene Modelle sind erhältlich)
- 3-Wege-Hahn mit Verlängerung
- Spritze mit 10 ml NaCl 0,9 %
- Spritze mit 20 ml NaCl 0,9 %
- Spritze mit 5 ml Heparinlösung 100 IE/ml/ respektive NaCl 0,9 % (Bertoglio et al. 2012; López-Briz et al. 2018; Egnatios et al. 2021)
- Tupfer, Hautpflaster oder Klebefolie

Vorbereitung zur Punktion
- Bei Bedarf kann ca. 1 h vor der Punktion ein Lokalanästhesiepflaster über die spätere Punktionsstelle geklebt oder eine anästhesierende Creme appliziert werden. Alternativ kann der Gebrauch von Äthylchlorid-Spray zur lokalen Kälteanästhesie diskutiert werden.

- Palpation des Reservoirs und der Membran vor der Desinfektion.
- Eventuell Abdecken der Umgebung mit sterilen Tüchern.
- Hautdesinfektion über dem Port.
- Reinigung der Hände und Überziehen von sterilen Handschuhen (Richtlinien der jeweiligen Institution).

Punktion und Injektion

- Anschluss eines 3-Wege-Hahns mit 10-cm-Verlängerung zwischen Huber-Nadel (gerade oder gebogen) und Spritze. Alternativ Verwendung einer Kanüle mit integrierter Verlängerung.
- Entlüften der Leitung und der Nadel mit NaCl 0,9 %.
- Fassen und Fixieren des Reservoirs mit 2–3 Fingern (◘ Abb. 12.6).
- Einstechen der Nadel senkrecht zur Silikonmembran (nicht zur Haut). Bei schrägem Einstich besteht das Risiko, die Nadel neben dem Port zu platzieren, oder die Nadelspitze kommt in die Silikonmembran zu liegen, was die Injektion unmöglich macht. 3-facher Widerstand beim Einstich (Haut, Silikonmembran, Bodenplatte) weist auf eine korrekte Nadelposition hin (◘ Abb. 12.7).
- Injektion von 10 ml NaCl 0,9 % zur Funktionsprüfung des Systems.
- *Vor* der Verabreichung der Medikamente *Blut aspirieren*; bei fehlender Blutaspiration Rücksprache mit dem behandelnden Arzt vor der Verabreichung.
- Injektion der Medikamente nach Spritzenwechsel am geschlossenen 3-Wege-Hahn.
- Spülen des Systems nach jedem Medikament mit NaCl 0,9 %.
- Nach der letzten Spülung mit NaCl 0,9 % Füllen des Systems mit 5 ml heparinisierter Kochsalzlösung (100 IE/ml).
- Gegen Ende der Injektion den 3-Wege-Hahn langsam schließen (positiver Druck).
- Fixierung des Reservoirs mit 2–3 Fingern und langsames *senkrechtes* Entfernen der Nadel.
- Steriler Verband – im Allgemeinen ein kleiner – ist ausreichend.

Die Spülung oder Blockung mit 5 ml heparinisierter Kochsalzlösung (100 IE/ml) zeigt keine Vorteile bei der Prophylaxe von Thrombenbildung im Kathetersystem gegenüber der Verwendung von physiologischer Kochsalzlösung (NaCl 0,9 %) ohne Zusatz. Sie wird daher nicht mehr als Routineprophylaxe empfohlen (Wu et al. 2021; Schiffer et al. 2013).

Infusion und Transfusion

- In der Regel sind Kanülen der Größe 20 G für Blutentnahmen und Infusionen ausreichend.
- Anschluss eines 3-Wege-Hahns mit 10-cm-Verlängerung zwischen Huber-Nadel (in der Regel gebogene Nadel) und Spritze. Alternativ Verwendung einer Kanüle mit integrierter Verlängerung.
- Entlüften der Leitung und der Nadel mit NaCl 0,9 %.
- Anstechen des Systems wie für eine Injektion.
- Injektion von 10 ml NaCl 0,9 % zur Funktionsprüfung des Systems.
- Anlegen eines Verbandes. Fixierung der Nadel mit Pflaster oder einer durchsichtigen Schutzklebefolie. Die einfache gebogene Huber-Nadel muss mit Kompressen unterlegt werden (◘ Abb. 12.8).
- Die Nadel kann bis 7 Tage im System belassen werden. In infusionsfreien Intervallen Füllen des Systems mit 5 ml heparinisierter Kochsalzlösung (100 IE/ml) respektive NaCl 0,9 %, 3-Wege-Hahn geschlossen.
- Dieser Nutzen wird zunehmend in Studien widerlegt. So zeigt ein kürzlich veröffentlichtes systematisches Review keinen Unterschied zwischen reiner und heparinisierter Kochsalzlösung (Fux und Hermann 2019). Einen Nutzen hingegen hat der Aufsatz von Ventilen mit positivem Druck (Garg et al. 2022).
- Duschen mit liegender Huber-Nadel ist erlaubt. Der Patient muss die Einstichstelle jedoch zuvor mit wasserdichter Folie abdecken oder die Verbandwechseltechnik erlernen.
- Nach der Verabreichung von Blutbestandteilen oder parenteraler Ernährung wird das System mit mindestens 20 ml NaCl 0,9 % gespült. Da diese Infusionen grundsätzlich langsamer einlaufen, muss das System ggf. dazwischen gespült werden.
- Nach der letzten Infusion Füllen des Systems mit 5 ml heparinisierter Kochsalzlösung (100 IE/ml) respektive NaCl 0,9 %.
- Gegen Ende der Injektion den 3-Wege-Hahn langsam schließen (positiver Druck).
- Fixierung des Reservoirs mit 2–3 Fingern und langsames *senkrechtes* Entfernen der Nadel.
- Steriler Verband.

Blutentnahme (nicht bei arteriellen Systemen)

- Anschluss eines 3-Wege-Hahns mit 10-cm-Verlängerung zwischen Huber-Nadel (gerade oder gebogen) und Spritze. Alternativ Verwendung einer Kanüle mit integrierter Verlängerung.
- Entlüften der Leitung und der Nadel mit NaCl 0,9 %.
- Anstechen des Systems wie für eine Injektion.

– Aspiration und Verwerfen der ersten 10 ml Blut aus dem Port. Wenn eine Aspiration unmöglich ist, hilft oft ein Umlagern des Patienten, um die Katheterspitze neu zu positionieren. Falls die Blutentnahme trotzdem nicht durchgeführt werden kann, soll zu einem späteren Zeitpunkt ein erneuter Versuch unternommen werden. In jedem Fall soll der betreuende Arzt informiert werden.

– Spritzenwechsel bei geschlossenem 3-Wege-Hahn.

– Entnahme des Blutes (auch Vacutainer-System möglich).

– Spülen mit 20 ml NaCl 0,9 %.

– Füllen des Systems mit 5 ml heparinisierter Kochsalzlösung (100 IE/ml) respektive NaCl 0,9 %.

– Gegen Ende der Injektion den 3-Wege-Hahn langsam schließen (positiver Druck).

– Fixierung des Reservoirs mit 2–3 Fingern und langsames senkrechtes Entfernen der Nadel.

– Steriler Verband.

Spülung

– Bei längerem Nichtgebrauch wird empfohlen, das System in Intervallen von 3 Monaten regelmäßig zu spülen (längere Intervalle sind noch nicht genügend erforscht).

– Gerade oder gebogene Huber-Nadel mit aufgesetzter Spritze; die Verwendung eines 3-Wege-Hahns ist nicht zwingend notwendig.

– Anstechen des Systems wie für eine Injektion.

– Injektion von 10 ml NaCl 0,9 % zur Funktionsprüfung des Systems.

– Füllen des Systems mit 5 ml heparinisierter Kochsalzlösung (100 IE/ml)/ respektive NaCl 0,9 % (s. unten).

– Gegen Ende der Injektion den 3-Wege-Hahn langsam schließen (positiver Druck).

– Fixierung des Reservoirs mit 2–3 Fingern und langsames senkrechtes Entfernen der Nadel.

– Steriler Verband.

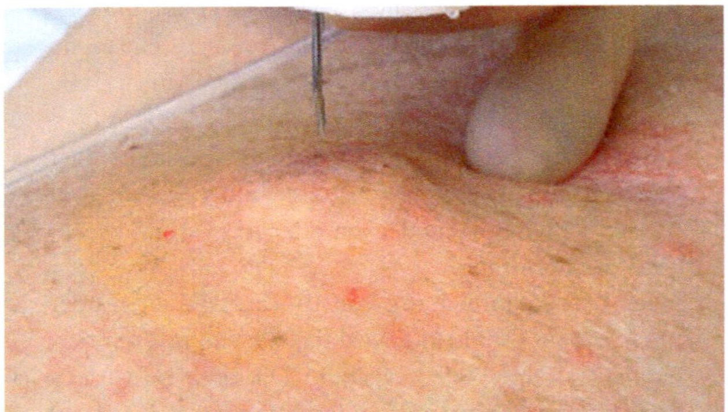

Abb. 12.6 Fassen und Fixieren des Ports mit 2–3 Fingern für das Einstechen der Huber-Nadel. (Abb. der Klinik für Onkologie, Universitätsspital Zürich, mit frdl. Genehmigung)

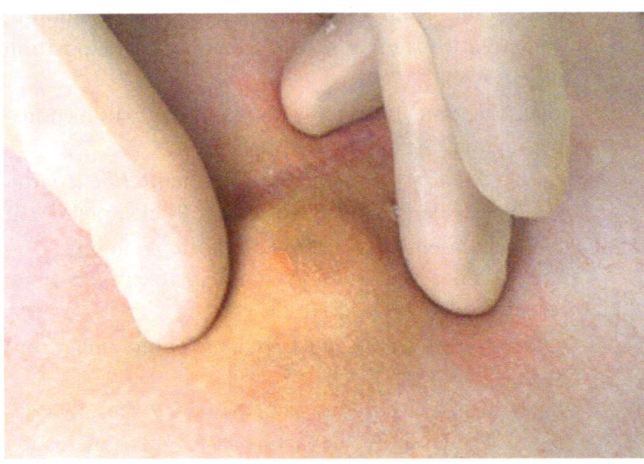

Abb. 12.7 Senkrechtes Einstechen der Huber-Nadel in den Port. (Abb. der Klinik für Onkologie, Universitätsspital Zürich, mit frdl. Genehmigung)

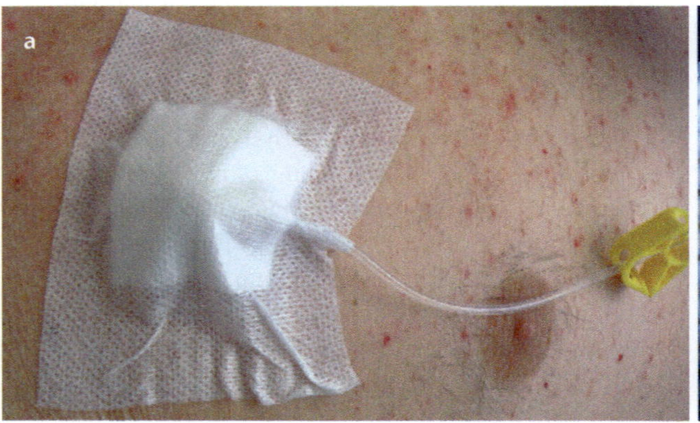

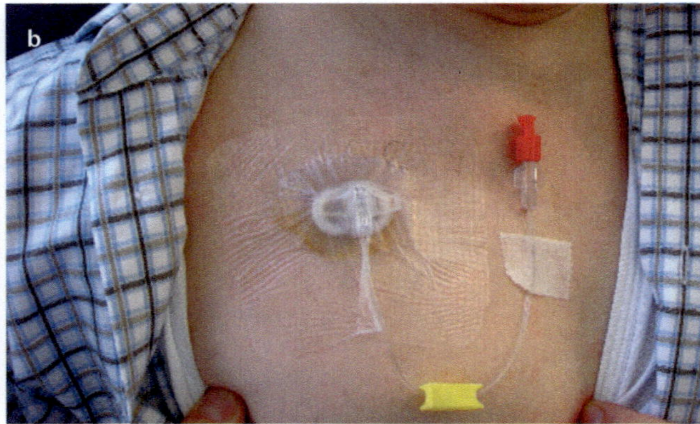

Abb. 12.8 (**a**) Einfacher Pflasterverband nach Anstechen des Ports. (**b**) Durchsichtiger Folienverband nach Anstechen des Ports. Cave: Einfassung des Verbindungsschlauchs verhindert den Abwärtszug und evtl. die Dislokation der Kanüle. (Abb. der Klinik für Onkologie, Universitätsspital Zürich, mit frdl. Genehmigung)

Das Anstechen des Ports kann bei liegenden oder sitzenden Patienten vorgenommen werden.

> Venöse Port-Systeme können während der Therapie und im behandlungsfreien Intervall sowohl mit verdünnter Heparinlösung als auch mit NaCl 0,9 % gefüllt werden (Bertoglio et al. 2012; López-Briz et al. 2018; Egnatios et al. 2021).

12.2.1.6 Spezielle Interventionen bei Problemen

Siehe ◘ Tab. 12.2.

◘ Tab. 12.2 Hinweise zu speziellen Interventionen bei venösem Zugang. (Jordan et al. 2008; Teichgräber et al. 2011; Zaghal et al. 2012)

Symptom	Problem	Ursache/Auftreten	Maßnahmen
Schwellung, Schmerzen am Port bei Infusion	Katheterdekonnektion am Port; Katheterruptur	Chirurgische Verletzung oder Fehlkonnektion; Spülung mit Druck bei okkludiertem System	Nadel entfernen; radiologische Kontrolle; evtl. System entfernen
	Dislokation der Nadel mit Paravasat	Unter Infusionstherapie	Nadel entfernen; Extravasationsprotokoll (Richtlinien der jeweiligen Institution)
Aspiration nicht möglich, Injektion möglich	Partielle Obstruktion an der Katheterspitze	Katheterspitze liegt der Venenwand an	Lagewechsel des Patienten, husten lassen, Armkreisen
	Fibrin- oder Blutkoagel an der Katheterspitze	Heparinisierte Kochsalzlösung (100 IE/l) mit leicht erhöhtem Druck injizieren und aspirieren; bei ausbleibendem Erfolg: Durch Arzt Injektion von Urokinase (5000 IE in 3–5 ml Kochsalzlösung), Aspiration nach 30 min; 3-mal wiederholen, anschließend Spülen mit heparinisierter Kochsalzlösung (100 IE/ml)	
Aspiration oder Injektion unmöglich	Nadel im Septum	Schräges Einstechen der Nadel	Nadel entfernen und neu platzieren
	Katheterokklusion durch Fibrin- oder Blutkoagel	Unterlassen der Spülungen	Heparinisierte Kochsalzlösung (100 IE/l) mit leicht erhöhtem Druck injizieren und aspirieren; bei ausbleibendem Erfolg: Durch Arzt Injektion von Urokinase (5000 IE in 3–5 ml Kochsalzlösung), Aspiration nach 30 min; 3-mal wiederholen, anschließend Spülen mit heparinisierter Kochsalzlösung (100 IE/ml) respektive NaCl 0,9 %
Aspiration oder Injektion unmöglich, Schwellung des Arms, vermehrte Venenzeichnung	Venenthrombose	Thromboseneigung; selten Dislokation des Katheters in eine periphere Vene	Vollheparinisierung; evtl. System entfernen
Schwellung, Rötung, Sekretion, Fieber	Infektion am Port	Frühpostoperativ bei infiziertem Hämatom	Blutkulturen aus dem System entnehmen; System entfernen; Antibiotikatherapie
Fieber, Schüttelfrost, Schockzustand	Kathetersepsis	Unsaubere Arbeitsweise; gehäuft bei Dauertherapie	Blutkulturen aus dem System entnehmen; Vancomycin-Block oder Antibiotikatherapie; evtl. System entfernen

12.2.2 Anwendungsbereich intraperitonealer Zugang

12.2.2.1 Indikationen

Die intraperitoneale Chemotherapie wird eingesetzt zur lokoregionären Behandlung eines intraperitonealen Wachstums von ausgewählten Tumoren (Ovarialkarzinom, isolierte peritoneale Metastasierung eines gastrointestinalen Tumors u. a.). Dabei wird die hohe lokale Wirkstoffkonzentration mit einem langsamen Übertritt des Wirkstoffs in den Systemkreislauf und einer anschließend raschen Ausscheidung über die Leber genutzt. Dementsprechend zeigt sich eine geringere systemische Toxizität gegenüber der intravenösen Applikation. In der Regel erfolgt die Behandlung kombiniert mit einer chirurgischen Reduktion der intraperitonealen Tumormassen.

Neuere Verfahren wie die hypertherme intraperitoneale Chemotherapie (HIPEC) sind in aktuelle klinische Studien einbezogen, die bestrebt sind, die Vorteile dieser Behandlungsmethode zu zeigen (Sun et al. 2022).

> Bedingungen für eine erfolgreiche Behandlung sind geringe Resttumormassen und eine weiträumige Verteilung der chemotherapeutischen Flüssigkeit in der Abdominalhöhle.

12.2.2.2 Implantation

Die Implantation des Systems erfolgt offen im Anschluss an einen chirurgischen Eingriff zur Tumorreduktion oder laparoskopisch mit gleichzeitiger Inspektion der Bauchhöhle und Platzieren des Katheters unter Sicht. Der Port wird über dem Rippenbogen rechts oder links platziert und mit dem subkutan tunnelierten Katheter konnektiert. Alternativ und hier nicht weiter beschrieben kann ein peritonealer Katheter eingelegt werden, der analog zum Peritonealdialysekatheter durch die Haut austritt (Tenckhoff-Katheter). Neben dem Vorteil eines größeren Flows und der Möglichkeit, größere Mengen Aszites abzulassen, überwiegen die Nachteile des Hautdurchtritts mit erhöhtem Infektionsrisiko und eingeschränkter Lebensqualität.

12.2.2.3 Gebrauch des Systems

Der Gebrauch des Systems ist in den ▶ Pflegerischen Interventionen dargestellt.

> Nach Abschluss der Infusion kann der Patient während 1–2 h abwechselnd für jeweils 15 min in die rechte und linke Seitenlage gebracht werden. Es wird angenommen, dass damit die gleichmäßige Verteilung des Chemotherapeutikums in der Bauchhöhle gefördert werden kann.

Die Zunahme des Bauchumfangs durch die vermehrte intraabdominale Flüssigkeit erfordert das Tragen von weitgeschnittener Kleidung.

Pflegerische Interventionen im Umgang mit intraperitoneal implantierbaren Systemen

Injektion
- In der Regel werden intraperitoneale Chemotherapien nicht als Injektion verabreicht.

Infusion
- Vor einer intraperitonealen Chemotherapie soll der Patient aufgefordert werden, die Harnblase zu entleeren. Er wird anschließend die intraperitoneale Volumenzunahme durch die Infusion besser tolerieren.
- Die Infusionslösung sollte Raumtemperatur aufweisen, um den Patientenkomfort zu erhöhen.
- Kanüle der Größe 19–20 G.
- Anschluss eines 3-Wege-Hahns mit 10-cm-Verlängerung zwischen Huber-Nadel (in der Regel gebogene Nadel) und Spritze. Alternativ Verwendung einer Kanüle mit integrierter Verlängerung.
- Entlüften der Leitung und der Nadel mit NaCl 0,9 %.
- Anstechen des Systems.
- Injektion von 20 ml NaCl 0,9 % zur Funktionsprüfung des Systems. Es empfiehlt sich, nach der Punktion des Ports und einwandfreier Funktionsprüfung nicht zu aspirieren. Mit dieser Maßnahme kann das Risiko einer Katheterobstruktion gesenkt werden.
- Anschließen des Infusionssystems zur intraperitonealen Chemotherapie.
- Anlegen eines Verbandes. Fixierung der Nadel mit Pflaster oder einer durchsichtigen Klebefolie. Die einfache gebogene Huber-Nadel muss mit Kompressen unterlegt werden.
- Nach Abschluss der Infusion Spülen des Systems mit 20 ml NaCl 0,9 %.
- Füllen des Systems mit 20 ml heparinisierter Kochsalzlösung (10–100 IE/ml).
- Gegen Ende der Injektion den 3-Wege-Hahn langsam schließen (positiver Druck).
- Fixierung des Reservoirs mit 2–3 Fingern und langsames senkrechtes Entfernen der Nadel.
- Steriler Verband.

Spülung
- In den Therapieintervallen sind keine Spülungen nötig.

Tab. 12.3 Hinweise zu speziellen Interventionen bei intraperitonealem Zugang

Symptom	Problem	Ursache/Auftreten	Maßnahmen
Infusion nur langsam möglich oder unmöglich	Katheter-obstruktion	Katheter-Kinking; Fibrin-obstruktion (längere Liegedauer und proteinreicher Aszites); Adhäsionen; Omentum majus; Tumorwachstum	Infusionsdruck erhöhen (Beutel höher hängen); Position des Patienten verändern; Nadellage überprüfen; Spülen mit 20 ml NaCl 0,9 %; Spülen mit 10 ml heparinisierter Kochsalzlösung (100 IE/ml); evtl. System entfernen; evtl. Therapie reevaluieren
Infusion möglich, Aspiration unmöglich	Partielle Katheter-okklusion (Ventil-mechanismus)	Fibrinobstruktion (längere Liegedauer und proteinreicher Aszites); Adhäsionen; Omentum majus; Tumorwachstum	Position des Patienten verändern; Spülen mit 20 ml NaCl 0,9 %; Spülen mit 10 ml heparinisierter Kochsalzlösung (100 IE/ml); evtl. radiologische Kontrolle; Behandlung auf jeden Fall weiterführen
Schwellung, Schmerzen in der Bauchdecke bei Injektion	Paravasat	Katheterdislokation; Katheterdiskonnektion; peritoneales Leck entlang des Katheters; Nadeldislokation	Stoppen der Infusion; Extravasationsprotokoll (Richtlinien der jeweiligen Institution); radiologische Kontrolle; Katheter neu platzieren, Neukonnektion
Peritonitische Zeichen; Fieber	Peritonitis	Unsaubere Arbeitsweise	Antibiotika; Entfernen des Systems

12.2.2.4 Spezielle Interventionen bei Problemen

Siehe Tab. 12.3.

12.2.3 Anwendungsbereich epiduraler Zugang

12.2.3.1 Indikationen

Epidurale Katheter werden für die Therapie chronischer Schmerzzustände bei fortgeschrittenen, meist metastasierenden und unheilbaren Malignomen verwendet. Diese Schmerzen lassen sich gelegentlich mit systemischen Opioiden und/oder in Kombination mit anderen Medikamenten (Antidepressiva) über längere Zeit nur ungenügend beherrschen. Durch die epidurale Applikation von Opioiden in Kombination mit Lokalanästhetika wird auch bei kleinen Dosen mit mäßigen systemischen Nebenwirkungen eine gute Schmerzlinderung erreicht.

Vorteile der epiduralen Therapie sind die erhaltene Mobilität des Patienten und die Möglichkeit zur ambulanten Behandlung. Nachteilig ist das Risiko der Infektion, das sich auch bei optimaler Pflege des Systems nicht ganz ausschließen lässt.

Alternativ können Katheter auch im Spinalraum platziert werden.

12.2.3.2 Implantation

Der Epiduralkatheter wird in Seitenlage in Lokalanästhesie eingelegt. Nach Auffinden des Epiduralraums mit einer Spezialnadel wird der Katheter vorgeschoben und die korrekte Lage durch Injektion eines Lokalanästhetikums und Röntgenkontrolle geprüft. Anschließend wird mit einer Hohlnadel die Subkutis von der Austrittsstelle um die rechte Flanke bis zum Rippenbogen tunneliert und der Katheter in mehreren Schritten durchgezogen. Der Port wird mit dem Katheter konnektiert, in einer subkutanen Tasche auf dem Rippenbogen platziert und auf der Faszie fixiert.

12.2.3.3 Gebrauch des Systems

Der Gebrauch des Systems ist in den ▶ Pflegerischen Interventionen dargestellt.

Pflegerische Interventionen im Umgang mit epidural implantierbaren Systemen

Injektion

- Technik entsprechend dem Vorgehen bei venösen Systemen. Keine Funktionsprüfung vor der Injektion.
- Nach Bolusinjektion wird das System mit 3–5 ml NaCl 0,9 % gefüllt, bevor die Nadel entfernt wird.

Infusion

- Technik entsprechend dem Vorgehen bei venösen Systemen. Keine Funktionsprüfung vor der Infusion.
- Nach der Infusion wird das System mit 3–5 ml NaCl 0,9 % gefüllt, bevor die Nadel entfernt wird.
- Verbandwechsel und Desinfektion (Richtlinien der jeweiligen Institution).

Spülung

- Eine Spülung ist nicht notwendig.

12.2.4 Anwendungsbereich intraventrikulärer Zugang (Ommaya-Reservoir)

12.2.4.1 Indikationen

Das Ommaya-Reservoir wurde ursprünglich zur Therapie der Pilzmeningitis entwickelt. Später fand es Verwendung in der Onkologie zur Therapie und Verhütung der meningealen Leukämie, vor allem bei Kindern. Die Indikation wurde im Laufe der Zeit auf inoperable, primäre und sekundäre Hirntumoren erweitert. Ein großer Vorteil gegenüber der systemischen Verabreichung der Zytostatika besteht in der Umgehung der Blut-Hirn-Schranke.

12.2.4.2 Implantation

Die Implantation erfolgt in Allgemeinnarkose durch eine halbrunde Inzision seitlich der Mittellinie hinter dem frontalen Haaransatz. Durch diese Schnittführung wird die Haut über dem Reservoir für einige Zeit denerviert, sodass die Injektionen völlig schmerzfrei möglich sind. Über ein Bohrloch wird ein Katheter durch den Frontallappen in das Vorderhorn des Seitenventrikels eingeführt. Nachdem die Lage durch eine Röntgenkontrastdarstellung überprüft wurde, wird der Katheter am Reservoir befestigt, das Reservoir am Schädel fixiert und die Wunde verschlossen (◘ Abb. 12.9).

12.2.4.3 Gebrauch des Systems

Anwendung und Pflege des Ommaya-Reservoirs werden nur vom ärztlichen Personal ausgeführt.

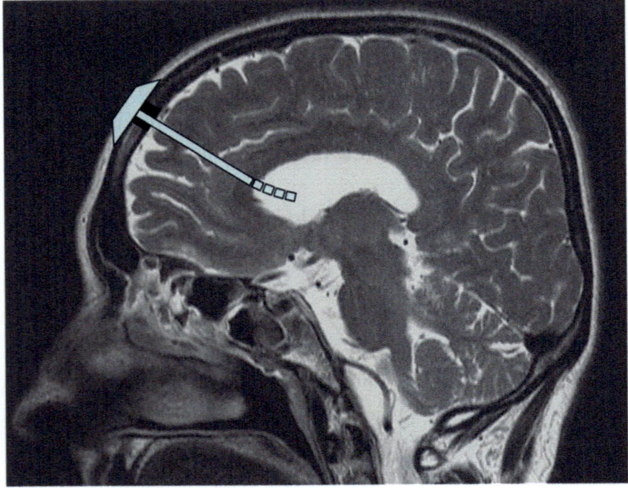

◘ **Abb. 12.9** Implantationssitus eines intraventrikulären Port-Systems (Ommaya-Reservoir). Lage der Katheterspitze im Seitenventrikel

12.2.5 Offene Fragen zur Port-Benutzung

In vielen Belangen mangelt es der klinischen Praxis bislang an ausreichender Evidenzbasierung. Zahlreiche Abläufe stützen sich nicht auf Evidenz, sondern auf Empfehlungen der Hersteller von Port-Systemen (Camp-Sorrell 2007; Fernández-de-Maya et al. 2013).

Gefordert werden prospektive randomisierte multizentrische Studien, um anhand von großen Fallzahlen die sichersten und effektivsten Strategien beim Einsatz und Unterhalt von Port-Systemen zu ermitteln. Basierend auf den aktuellen Literaturberichten können für die Anwendung vollständig implantierbarer Port-Systeme die in der Übersicht gelisteten Empfehlungen gegeben werden (Camp-Sorrell 2011).

> **Empfehlungen zur Anwendung vollständig implantierbarer Port-Systeme**
>
> – **Hautdesinfektion:** Die Haut über dem Port kann mit einer 70 %igen Alkohollösung, einer Jodtinktur oder 2 %igem Chlorhexadin wirksam desinfiziert werden. Alle Empfehlungen unterstützen den Einsatz einer dieser Substanzen, um durch den Katheter ausgelöste Infektionen zu verhindern (Lebeaux et al. 2014).
> – **Verbände:** Sowohl transparente Abdeckungen als auch Verbände aus Gaze können verwendet werden. Die neueren, transparenten Verbände (Schutzfolien) bestehen aus wasserdampfdurchlässigen Materialien. Damit kommt es durch den fehlenden Flüssigkeitsstau seltener zu Infektionen. Gazeverbände sollten aus diesem Grund nicht übermäßig dick und, soweit möglich, für Feuchtigkeit durchlässig angebracht werden.
> – **Spülungsintervall:** Die meisten Hersteller empfehlen, Port-Systeme alle 4 Wochen unter Einsatz von Heparin zu spülen. Literaturberichte belegen jedoch, dass Spülungen lediglich alle 3 Monate als ausreichend und sicher anerkannt werden können (Ignatov et al. 2010).
> – **Spüllösungen:** In der älteren Literatur wird der Einsatz von niedrig dosierten Heparinlösungen für das Füllen des Systems nach der Spülung empfohlen. Neue Studien zeigen, dass das System ohne erhöhte Infektions- oder Verschlussrate auch mit NaCl 0,9 % gefüllt werden kann (Bertoglio et al. 2012; Goossens et al. 2013). Unter Berücksichtigung des Risikos einer heparininduzierten Thrombozytopenie bleibt es deshalb der einzelnen Institution überlassen, welche Methode sie zur Füllung des Systems verwenden will.

– **Wechsel der Huber-Nadel:** Die Empfehlungen zur maximalen Liegedauer von Huber-Nadeln variieren in zahlreichen Publikationen von 72 h bis 7 Tagen. Längere Intervalle führen zu vermehrten Hautentzündungen, Verkrustung, Hautretraktion und erhöhen das Infektionsrisiko.
– **Thromboseprophylaxe:** Eine längerfristige Thromboseprophylaxe nach Einlage eines venösen Port-Systems hat keinen Einfluss auf die Inzidenz einer lokalen Venenthrombose und wird deshalb nicht empfohlen (Chaukiyal et al. 2008; Jordan et al. 2008).

12.3 Peripher eingeführte zentralvenöse Katheter (PICC)

Obwohl seit vielen Jahren bekannt, kommen neben den vollständig implantierbaren zentralvenösen Zugängen peripher eingeführte zentrale Venenkatheter zunehmend zum Einsatz, sog. PICC („peripherally inserted central catheter"). Dank des medizinischen und technologischen Fortschritts konnten viele der anfänglichen Probleme gelöst werden, auch wenn einige von ihnen (z. B. Thrombosen) nach wie vor vorhanden sind. PICC bieten insbesondere in der ambulanten Versorgung zum Teil Vorzüge in der mittelfristigen Anwendung eines zentralvenösen Zugangs (Mielke et al. 2020).

12.3.1 Anwendungsbereiche

Die Verwendung eines PICC ist angezeigt, wenn eine zentralvenöse Therapie über einen begrenzten Zeitraum (bis zu 12 Monate) geplant ist. Für wiederkehrende ambulante Therapien eignet er sich sehr gut. Der Katheter wird peripher über den Oberarm in die V. basilica, V. cephalica, V. brachialis oder V. mediana cubiti eingeführt, wobei die Katheterspitze in der V. cava inferior oder V. cava superior endet. Die Einlage erfolgt ultraschallgestützt in lokaler Punktion.

12.3.1.1 Indikationen
– Venenverhältnisse, die eine regelmäßige periphere Venenpunktion schwierig oder unmöglich machen;
– Punktionsangst (weniger Venenpunktionen notwendig);
– Therapien mit kleinen oder mittleren Intervallen, z. B. tägliche Antibiotikagaben, Transfusion von Blutprodukten mehrmals pro Woche, wöchentliche antitumorale Therapien;

▪ **Tab. 12.4** Vor- und Nachteile einer PICC-Anlage. (vgl. Heger et al. 2021)

Vorteile	Nachteile
- Ambulante Therapie möglich - Alternative zu anderen zentralvenösen Zugängen (Port, ZVK) - Keine zusätzlichen Punktionen notwendig (Blutentnahmen, Kontrastmittelgaben) - Anlage und Entfernung sind relativ einfach und unkompliziert im Vergleich zu anderen zentralvenösen Kathetern - Anlage bei tiefer Thrombozytenzahl möglich - Anlage im Sitzen möglich (z. B. bei Patienten mit Dyspnoe) - Berufliche Tätigkeiten und Freizeitaktivitäten sind wenig eingeschränkt - Kontrastmittelgabe für MRT/CT je nach Modell möglich (Katheterlumen) - Geringe Infektionsgefahr (Mielke et al. 2020)	- Herausragender Teil des PICC kann abhängig von der Lage als störend empfunden werden - Regelmäßige Pflege des PICC erforderlich: Spülen und Verbandswechsel in der Regel wöchentlich (Intervall kann in Ausnahmefällen und in ärztlicher Absprache auf 2 Wochen erhöht werden) - Ein geschultes Behandlungsteam ist eine Voraussetzung für die Nutzung und Umgang mit dem PICC - Baden und Schwimmen sind aufgrund des erhöhten Infektionsrisikos nicht zu empfehlen - Erhöhtes Thromboserisiko

– Langzeittherapien (1–12 Monate)/Pumpensysteme (z. B. Elastomerpumpen);
– Arzneimittel mit hoher lokaler Toxizität (z. B. Zytostatika, parenterale Ernährung) (Heger et al. 2021).

12.3.1.2 Vor- und Nachteile
Siehe ▪ Tab. 12.4.

12.3.2 Merkmale der PICC-Systeme

Der Gesamtdurchmesser eines PICC variiert zwischen 3–6 French (1–2 mm) mit einem entsprechenden Füllvolumen von 0,5–0,7 ml, je nach Hersteller. Die Länge des PICC wird bei der Anlage individuell den anatomischen Verhältnissen angepasst. Je nach verwendetem Material können Arzneimittel mit hohem Druck (300 psi) verabreicht werden (Kontrastmittel-CT/MRI). Diese Lumen sind grundsätzlich entsprechend gekennzeichnet. PICC-Katheter sind nicht angenäht (Heger et al. 2021; Fux und Hermann 2019).

12.3.2.1 Unterscheidung nach Lumenanzahl und Ventil

Am häufigsten werden PICC mit nur einem Lumen verwendet, diese bieten das geringste Risiko für Infektionen und Okklusionen. Zwei- oder dreilumige Systeme bieten den Vorteil der gleichzeitigen Applikation verschiedener Substanzen. Sie eignen sich für die Dauertherapie mit antitumoralen Therapien und die Applikation von nicht kompatiblen Arzneimitteln, Blutprodukten und parenteraler Ernährung.

Sofern ein Ventil eingebaut ist, sind diese im Innern des Katheters, entweder an der distalen Spitze oder am proximalen Ende eingebaut. Das Ventil bleibt geschlossen, solange keine Applikation von Lösungen oder Aspiration erfolgt. Die integrierten Ventile verringern den Blutrückfluss in den Katheter. Es wird gleichzeitig das Risiko einer Luftembolie vermindert (PICC geschlossen, kein Abklemmen nötig). Nachteilig ist, dass bei Verschmutzung (z. B. Blutresten) das Ventil nicht gewechselt werden kann. Erkennbar sind diese PICC durch die fehlenden Klemmen am Lumen. Aus Schutz vor Verschmutzung wird an jedem Lumen ein Konnektor oder eine Verschlusskappe angebracht (Heger et al. 2021).

12.3.3 Komplikationen

Mögliche Komplikationen sind ähnlich zu anderen zentralvenösen Kathetern und sind der ◨ Tab. 12.5 zu entnehmen (Heger et al. 2021). Die drei bedeutendsten schwerwiegenden Komplikationen sind Infektionen, Thrombosen und mechanische Insuffizienzen (Duwadi et al. 2018).

12.3.4 Pflege des PICC

Ein sorgsamer und gleichzeitig evidenzbasierter pflegerischer Umgang mit einem PICC kann das Entstehen von Komplikationen deutlich verringern (Pan et al. 2019). Der Gebrauch und Umgang mit dem System ist unter „Pflegerischen Empfehlungen zur Anwendung eines PICC-Systems" nachfolgend zusammengefasst und kann in Einzelfällen aufgrund der jeweiligen Herstellerangaben abweichen.

◨ **Tab. 12.5** Komplikationen und empfohlene Maßnahmen. (Heger et al. 2021)

Komplikation	Merkmale	Maßnahmen
Hautirritationen, insbesondere durch häufigen Wechsel	Rötungen, Juckreiz, offene Hautwunden	Beobachtung und Kontrolle bei jedem Verbandswechsel; Verwendung von hautfreundlichem Pflaster und Fixationskleber; Wechsel des Pflastermodells
Lokale Infektion	Rötung, Schwellung, Schmerzen und/oder Eiteransammlung an der Einstichstelle	Ärztliches Konsil; tägliche Inspektion der Kathetereinstichstelle; Sicherstellung eines trockenen Verbandes; ggf. Entfernung des PICC
Katheterassoziierte Bakteriämie/„central line-associated bloodstream infection" (CLABSI)	Fieber, Schüttelfrost	Abnahme einer Blutkultur; ggf. Entfernung des PICC; mikrobielle Untersuchung der Katheterspitze
Thrombose	Schwellung, Rötung von Hand, Arm oder Hals mit/ohne Schmerzen	Ärztliche Abklärung und Einleitung leitliniengerechter Thrombosebehandlung
Okklusion	Entwicklung von Fibrinscheiden und Thrombosierungen; kompletter oder teilweiser Verschluss des PICC – der PICC ist nicht oder erschwert spülbar, aber kein Blut aspirierbar	Ursachensuche (evtl. mechanische Okklusion: sichtbarer Knick oder Klemme geschlossen); Patientin/Patient auffordern zu husten, tief einzuatmen, den Arm zu bewegen, Wechsel der Körperposition; mehrmaliges stoßweises Spülen des PICC mit NaCl 0,9 %; Wechsel des Konnektors; ärztliche Konsultation und ggf. Verwendung von Actilyse zum Auflösen von Fibrinscheiden und Thromben; radiologische Kontrolle der Lage und Durchgängigkeit

Empfehlungen zur Anwendung eines PICC-Systems (Heger et al. 2021)

- **Spülen und temporärer Verschluss:** Der Spülvorgang erfolgt vor- und nach jedem Gebrauch, bei sichtbarem Blutrückfluss, mindestens 1-mal pro Woche und zwischen den Arzneimittelapplikationen. Es ist das Vorgehen nach der Flush-Methode zu wählen (alle 7–8 Tage): Desinfektion oder Wechsel des nadelfreien Konnektors, Aspiration und stoßweises Spülen mit 10 ml NaCl 0,9 %. Die alleinige Verwendung von 10 ml NaCl 0,9 % ist ausreichend (Pittiruti et al. 2016). Antimikrobielle Lösungen (z. B. TauroLock™) können zum Verschluss auch zum Einsatz kommen, dürfen allerdings nicht in die Blutbahn gelangen. Das Volumen der injizierten Lösung darf nicht größer als das Füllvolumen des PICC sein und muss vor der Wiederverwendung des Lumens aspiriert und verworfen werden. Bei PICC ohne integriertes Ventil bleibt die Klemme stets offen. Das PICC-Lumen wird mit einer sterilen Verschlusskappe oder einem Konnektor (z. B. NeutraClear®, MicroClave®) verschlossen.
- **Konnektoren und Verschluss:** Der Ansatz des Konnektors muss vor Gebrauch mit einem korrekt eingesetzten und geeigneten Desinfektionsmittel (z. B. Chlorhexidin 2 %, Softasept N) desinfiziert werden. Durch die Verwendung von passenden Konnektoren entsteht beim Dekonnektieren ein neutraler oder positiver Druck, wodurch in diesem Moment ein Rückfließen von Blut in den PICC verhindert werden soll. Dadurch wird die Gefahr von Okklusionen minimiert. Dreiwegehähne sind bei Nichtbenutzung des PICCs zu entfernen. Je nach Hersteller erfolgt der Wechsel des Konnektors täglich bis wöchentlich. Bei sichtbaren Blutrückständen erfolgt immer ein Wechsel. Anstelle von Konnektoren können auch sterile Verschlusskappen benutzt werden, müssen aber nach jedem Gebrauch gewechselt werden.
- **Verband und Fixation:** Der erste Verband nach Anlage erfolgt nach 24–48 h, ein Folienverband (mit oder ohne antibakterielle Wirkstoffe) ermöglicht die Beobachtung der Kathetereinstichstelle und verbleibt 5–7 Tage. Da PICC nicht angenäht sind, werden sie mit einem Fixationspflaster auf der Haut fixiert. Dieses kann bis zu 3 Wochen verbleiben und muss von einer geschulten Fachperson übernommen werden.
- **PICC-Bedeckung:** Zusätzlich zum Folienverband wird der PICC zusätzlich mit einer Gaze für die Lumina und einem Schlauchverband abgedeckt. Erhältlich sind auch PICC-Cover in verschiedenen Farben.

- **Entfernung:** Die Entfernung erfolgt über geschultes Pflegefachpersonal. Es ist zu klären, ob eine mikrobielle Kontrolle der Katheterspitze erfolgen muss. Zur Entfernung können Patientinnen und Patienten sitzen. Nach Lösen des Verbandes wird zunächst die Einstichstelle desinfiziert, anschließend wird der PICC während der Atem-Exspiration zügig und ohne Kraftanstrengung gezogen. Bei Widerstand muss der Vorgang unterbrochen und warme Kompressen aufgelegt werden. Nach der Entfernung wird ein steriler Tupfer aufgelegt und die Einstichstelle bis zu 10 min lang komprimiert, ggf. länger. Zuletzt wird ein straffer Verband angelegt, ggf. ein zirkulärer Druckverband für 2 h. Nach 24 h kann der Verband entfernt und durch ein Pflaster ersetzt werden.

12.3.4.1 Besonderheiten und Hinweise für Patienten

Patienten sollten nach der Anlage einen PICC-Pass und schriftliche Informationen zum Umgang erhalten. Sie sollten u. a. zu folgenden Themen beraten werden:

- Allgemeine Hygienevorschriften.
- Wöchentliche Pflege und Spülung (Verantwortlichkeiten, Zeitintervall).
- Sport ist gestattet (Verzicht auf Kontaktsport und großen Kraftaufwand).
- Duschen ist mit wasserdichten Verbänden erlaubt, auf Baden und Schwimmen sollte verzichtet werden.
- Erkennen von Komplikationen (nichtintakter Verband, Schädigung des PICC, Entzündungs- und Infektionszeichen wie Rötung, Schwellung, Schmerz, Fieber) (Heger et al. 2021).

12.4　Pumpen

Förderung und Erhalt der Selbstständigkeit der Patienten sind wesentliche Bestandteile einer erfolgreichen Behandlung. Dieses Therapieziel kann nicht zuletzt durch eine gut vorbereitete frühzeitige Entlassung aus dem Krankenhaus erreicht werden, soweit damit nicht eine Gefährdung von Patient oder Umgebung verbunden ist. Daher ist es nicht verwunderlich, dass in der Onkologie zunehmend eine Verlagerung der intravenösen Tumortherapien vom stationären in den ambulanten Bereich stattfindet. Vor diesem Hintergrund sind tragbare Pumpen seit mehreren Jahren fester Bestandteil der Dauertherapie bei Krebspatienten.

12.4.1 Einsatz von Pumpen in der Onkologie

In der onkologischen Behandlung werden die folgenden *Indikationen* zur Anwendung einer Pumpe definiert:

- kontinuierliche Verabreichung von Zytostatika oder Immunmodulatoren,
- intravenöse Verabreichung von Schmerzmitteln über ein Port-System (falls alle anderen Applikationswege nicht wirksam genutzt oder nicht einsetzbar sind),
- Schmerzmittelgabe über ein peridurales Port-System,
- intravenöse Verabreichung von Antibiotika kontinuierlich oder mehrmals täglich über eine bestimmte Zeit (intermittierend).

> Die Entscheidung, eine Pumpe zu verwenden, hängt zunächst vom Nutzungszweck ab, daneben jedoch auch von den finanziellen Möglichkeiten der medizinischen Institution und der Finanzierung durch die Krankenversicherung

Die Miete für bestimmte Pumpen, Einmalpumpen und Verbrauchsmaterialien werden von der Krankenversicherung in der Regel übernommen.

12.4.2 Merkmale und technische Eigenschaften der verschiedenen Pumpentypen

In der Onkologie verwendete Pumpen unterscheiden sich durch verschiedene Merkmale von anderen Pumpen, wie sie in der Anästhesie, von Diabetikern und in der Endokrinologie verwendet werden (◻ Tab. 12.6).

Bezüglich ihres Funktionsprinzips werden 4 Pumpentypen unterschieden:

- Ballonpumpe,
- Peristaltikpumpe,
- implantierbare Pumpen (programmierbare Ballonpumpe),
- Spritzenpumpe (in der Regel für stationäre Behandlungen; hier nicht weiter beschrieben).

12.4.2.1 Ballonpumpe

Dieser Pumpentyp wird zur kontinuierlichen Verabreichung von Zytostatika verwendet und ist für den Einmalgebrauch vorgesehen. Im Vergleich mit Peristaltikpumpen sind Ballonpumpen bedeutend billiger, bequemer zu tragen und einfacher bedienbar (◻ Abb. 12.10).

Die Ballonpumpe enthält einen elastischen Ballon in einer Kunststoffhülse als Medikamentenreservoir. An dessen Ausgang ist eine Kapillare mit einer genau defi-

◻ **Tab. 12.6** Anforderungen für Pumpensysteme für Chemotherapie

Eigenschaft	Anforderung
Präzision	Fördermenge ±5 % des gewünschten Infusionsvolumens
Bedienung	Einfache und rasche Bedienbarkeit für die Reservoirfüllung und Erstellung der Funktionsbereitschaft
Flexibilität	Breites Spektrum möglicher Fördermengen (2–1800 ml/Tag); Medikamentenreservoir Wählbar von 2–250 ml
Sicherheit	Kontrollmechanismen bei Peristaltik-/Spitzenpumpen für: - Batteriespannung - Reservoirfüllung - Pumpenmechanik Stabile Hüllen zur Vermeidung unabsichtlicher Manipulationen und zum Schutz des Geräts

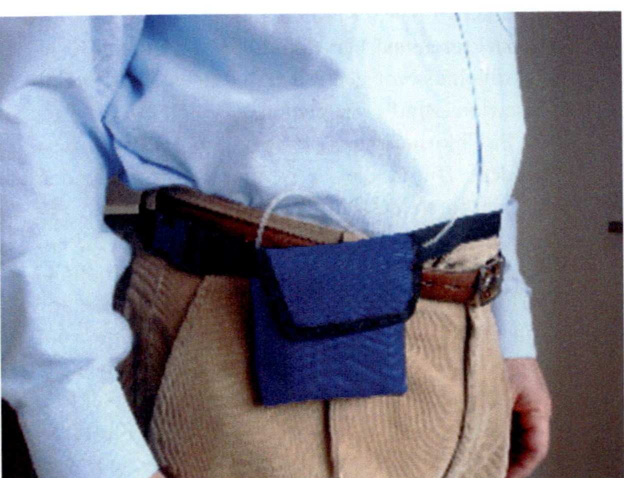

◻ **Abb. 12.10** Ballonpumpen lassen sich bequem in einem entsprechenden Beutel am Hosengürtel tragen. (Abb. von Oncomedical, mit frdl. Genehmigung)

nierten Durchflusskapazität eingebaut. Diese Durchflussrate kann nicht verändert werden. Der Förderdruck auf die Kapillare ist durch die Elastizität des Ballons gewährleistet, sodass keine Energiezufuhr von außen notwendig ist. Alarmsysteme und Kontrollen sind in dieser rein mechanischen Pumpe nicht möglich. Die Pumpe wird in verschiedenen Kapillargrößen (für verschiedene Flussraten) und verschiedenen Ballonreservoirgrößen (für verschiedene Flüssigkeitsmengen) angeboten (◻ Abb. 12.11).

Da die Durchflussmenge durch die jeweils gewählte Kapillargröße vorgegeben ist, muss die Medikamentenkonzentration an die Durchflussmenge pro Tag und die

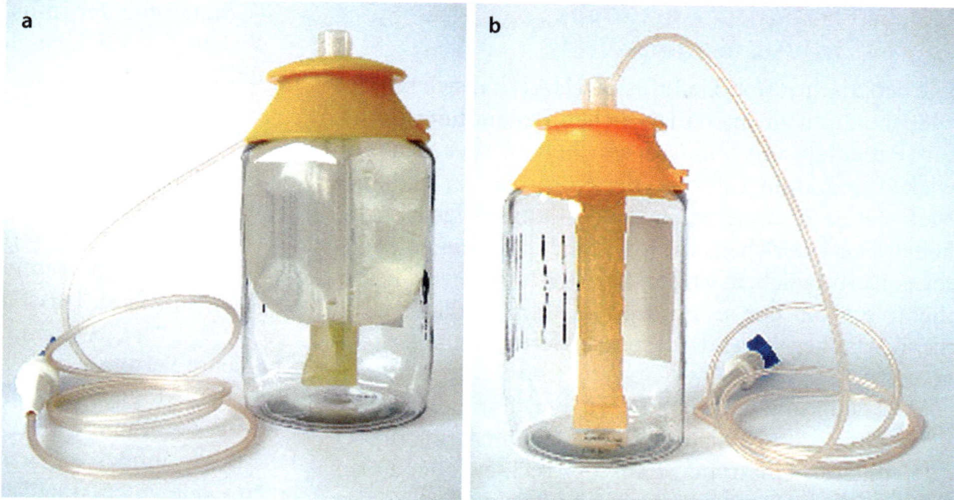

Abb. 12.11 (**a, b**) Beispiel Ballonpumpe. (**a**) In gefülltem Zustand, (**b**) nach vollständiger Entleerung. (Abb. von Baxter Schweiz AG, mit frdl. Genehmigung)

Ballonreservoirgröße angepasst werden. Die Medikamentenverordnung wird auf ml/h umgerechnet. Die Pumpenfunktion wird von der Schwerkraft nicht beeinflusst, daher kann die Infusion unabhängig von der Lage der Pumpe erfolgen. Dagegen variiert die Genauigkeit der Pumpe stark mit der Veränderung der Umgebungstemperatur und dem Gegendruck durch den Blutkreislauf. Die Ballonpumpe ist auf venöse Blutdruckverhältnisse geeicht.

12.4.2.2 Peristaltikpumpe (programmierbare Pumpe)

Die Peristaltikpumpe wird zur kontinuierlichen Verabreichung von Zytostatika verwendet, aber vor allem zur medikamentösen Schmerztherapie, da sie auch Bolusgaben ermöglicht.

Dieser Pumpentyp ist eine Miniaturisierung der gängigen Infusomaten. Er ist elektrisch über Batterien betrieben und besteht aus einem festen Teil mit Motor, Mikroprozessor, Tastenfeld und Anzeigefeld einerseits und dem Reservoirteil andererseits. Alle Pumpen dieses Typs sind mit verschiedenen audiovisuellen Alarmen und Kontrollen ausgerüstet (**□** Abb. 12.12).

Peristaltikpumpen können für eine kontinuierliche oder eine intermittierende Verabreichung von Medikamenten programmiert werden. Aufwendigere Modelle ermöglichen zusätzlich eine chronobiologische Verabreichung von Zytostatika, bei der die Verabreichungszeit, -menge und -dauer frei wählbar sind. Die maximale Flussmenge variiert bei Peristaltikpumpen von 0,1–75 ml/h. Durch die frei wählbare Infusionsgeschwindigkeit erübrigt sich das Umrechnen der Medikamentenverordnung auf ml/h.

> **>** Frei programmierbare Peristaltikpumpen erfordern die Eingabe des Medikamentenvolumens, der Dauer der Verabreichung und der gewünschten Therapiepausen.

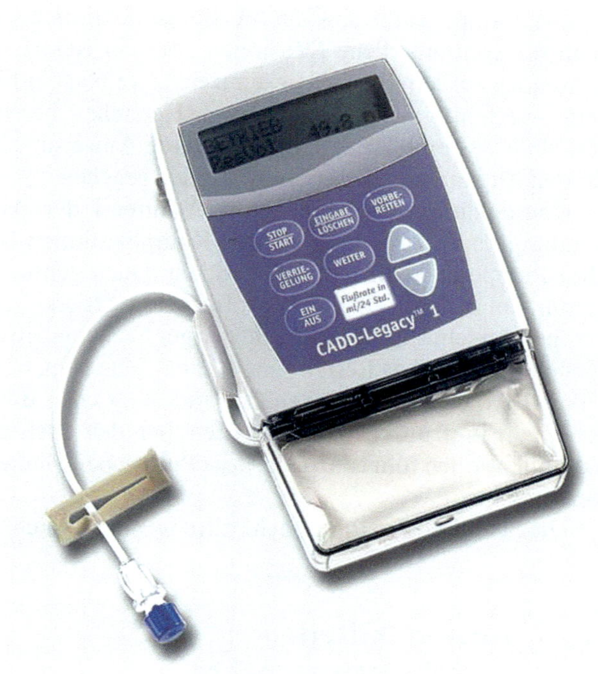

Abb. 12.12 Programmierbare Peristaltikpumpe (CADD-Legacy 1, Smith Medical). (Abb. von Smith Medical AG, mit frdl. Genehmigung)

12.4.2.3 Implantierbare Pumpen

Implantierbare Pumpen werden zur Behandlung chronischen Schmerzen nichtmaligner Ursache (epidurale Katheterlage) und selten zur lokoregionären Chemotherapie (Leber) eingesetzt und deshalb hier nur kurz erwähnt. Das Funktionsprinzip entspricht demjenigen einer Ballonpumpe. Gleichzeitig kann die Funktion der Pumpe von außen drahtlos programmiert werden. Das Gerät hat ungefähr die Größe eines Pacemakers und kann auf dem Rippenbogen vollständig subkutan implantiert werden.

12.4.2.4 Hepatische arterielle Infusionspumpe (HAI)

Die hepatische arterielle Infusion (HAI) hat sich seit den 1980er-Jahren zu einer zusätzlichen Behandlungsoption für Patienten mit inoperablen Lebermetastasen entwickelt und kann aufgrund der Kontrolle der malignen Metastasen zu höheren Raten des langfristigen krankheitsfreien Überlebens führen und die Option einer Resektion ermöglichen, was bei einer systemischen Chemotherapie allein nur selten der Fall wäre (Italiano 2018) Sie wird überwiegend in spezialisierten Kliniken eingesetzt.

Die subkutane Implantation der Pumpe kann, je nach Größe und Anatomie des Patienten, im oberen oder unteren Quadranten auf der rechten oder linken Seite erfolgen. Der Katheter wird über die Arteria gastroduodenalis zur Perfusion der Leberarterie eingeführt.

Die Pumpe kann sowohl für Bolusinjektionen als auch für kontinuierliche Infusionen über ein Reservoir verwendet werden. Speziell gekennzeichnete Nadeln für beide Verfahren sind in den vom Hersteller bereitgestellten Materialien enthalten. Genaue Anweisungen für den Zugang und die Spülung werden gegeben.

Komplikationen sind bekannt. Während der Anwendung kann das Pflegepersonal Komplikationen bei HAI-Pumpen erkennen und behandeln. Dazu gehören: Serom, umgekippte HAI-Pumpe, Infektion, Druck- und Temperaturschwankungen, schwieriger Zugang, trockene Pumpe, hohes Restvolumen, chemische Hepatitis, Ulkusrisiko und Überlegungen zur radiologischen Bildgebung. Ein frühzeitiges Eingreifen bei den meisten Komplikationen führt dazu, dass die Pumpe beibehalten werden kann.

Die Schulung des Pflegefachkräfte ist unerlässlich.

12.4.3 Auswahlkriterien und Nutzungsaspekte

12.4.3.1 Individuelle Auswahl der geeigneten Pumpe

Für die Auswahl und Anschaffung der geeigneten Pumpe sind u. a. folgende Überlegungen relevant:
- Welche Medikamente werden verabreicht?
- Welcher Verabreichungsmodus ist erforderlich:
  - kontinuierlich,
  - intermittierend,
  - chronobiologisch (angepasst an den sog. biologischen Rhythmus des Patienten)?
- Welche Eingriffsmöglichkeiten soll der Patient haben:
  - keine Einflussmöglichkeit bei Zytostatika,
  - Bolusapplikation (Schmerzmittel),
  - Steuerung der Infusionsgeschwindigkeit?
- Welche Flüssigkeitsvolumina werden pro Zeiteinheit üblicherweise benötigt:
  - sehr kleine Mengen,
  - „Mini-Infusomat" (hohe Durchflussmengen)?
- Im Einzelfall lohnt sich für eine (lebens-)lange Therapieaussicht (z. B. bei Thalassämie oder myelodysplastischem Syndrom für die tägliche subkutane Medikamentenverabreichung) die persönliche Anschaffung einer Peristaltikpumpe.

Die heute verwendeten Pumpenmodelle sind so sicher, dass die Möglichkeit einer unvorhergesehenen Entleerung der Pumpe praktisch ausgeschlossen ist. Bei Peristaltikpumpen ist es möglich, das Tastenfeld durch einen Code zu sperren. Je nach Modell lassen sich verschiedene Alarmfunktionen mit audiovisuellen Signalen und Anzeige auf einem LCD-Display programmieren.

Es existieren keine Studien oder Daten der Hersteller, die einen Vorteil einer Ballon- im Vergleich mit einer Peristaltikpumpe hinsichtlich der Therapieergebnisse zeigen. Die Dosierungsdifferenzen und das Therapieoutcome sind bislang nicht verglichen worden.

12.4.3.2 Anforderungen an den Hersteller

Damit ein Pumpensystem sicher angewendet werden kann, ist die gewissenhafte Unterstützung seitens des Herstellers wichtig. Dazu gehören:
- übersichtliche, in mehreren Sprachen abgefasste Bedienungsanleitungen,
- Schulungen und bei Geräteeinführung anfänglich direkte Instruktionen des Pflegepersonals durch Firmenvertreter,
- jederzeit Gewährleistung des Materialnachschubs.

12.4.3.3 Aufgaben des Pflegepersonals

Die Aufgaben, die durch eine Therapie mit tragbaren Pumpen entstehen, werden je nach medizinischer Institution und Land unterschiedlich verteilt. Aufgaben der Pflegenden sind:
- sichere Handhabung der Pumpe,
- sichere Zubereitung der Medikamente mit der entsprechenden Verdünnung,
- sorgfältige Einschätzung der Ressourcen des Patienten und dessen Angehörigen,
- Information und Instruktion des Patienten und dessen Angehörigen,
- Sicherstellung der fachlichen Betreuung bei ambulanten Patienten,
- Instruktion der vor Ort tätigen Pflegepersonen bei Bedarf,
- Sicherstellung von Materialnachschub, auch für den Notfall.

12.4.3.4 Anforderungen an den Patienten

Wichtigste Anforderung an den Patienten ist die Zuverlässigkeit, Probleme zu erkennen und zu melden. Allgemein richtet sich die Übertragung der Verantwortung an den Patienten nach dessen Bereitschaft und Fähigkeit zur Mitarbeit. Folgende Punkte spielen dabei eine wichtige Rolle:

- Vertrauen zu Arzt und Pflegenden,
- Kenntnisse über Therapieablauf und Medikamente,
- keine Angst vor den technischen Aspekten der Geräte,
- Hilfe durch die Angehörigen.

Bei einem ängstlichen oder unsicheren Patienten übernehmen Arzt und Pflegende alle Aufgaben an der Pumpe, d. h., der Patient kann sich bei Unklarheiten, wenn das Reservoir leer ist oder ein Alarm ertönt, jederzeit melden.

> Hilfe innerhalb kürzester Zeit, direkt oder durch telefonische Beratung, muss in jedem Fall rund um die Uhr für den Patienten gewährleistet sein!

12.4.4 Information des Patienten

Information und Anleitung des selbstständigen Patienten müssen folgende Punkte umfassen:

- Allgemeine Bedingungen:
  - Kontrolle der Einstichstelle, je nach Zytostatikum bis zu 3-mal/Tag.
  - Die Patienten sollten wissen, wie mit den Pumpen geduscht werden kann.
  - Alle notwendigen Materialien müssen zu Hause vorhanden sein (ambulante Patienten).
- Umgang mit Peristaltikpumpen:
  - Starten und Stoppen der Pumpe bei Störungen.
  - Überprüfen der korrekten Pumpenfunktion, Flussrate.
  - Korrekte Position der Klemme und des 3-Wege-Hahns.
  - Vorgehen bei Batteriewechsel und auf jeden Fall bei Reservoirwechsel.
  - Alarmfunktionen.
- Umgang mit Ballonpumpen:
  - Die Pumpe soll nicht der direkten Sonneneinstrahlung ausgesetzt sein.
  - Ballonpumpen sind geräuschlos und können überall und diskret getragen werden.

> In Fällen, in denen der Patient die bereits geleerte Pumpe verspätet abhängen kann, kann einer Verstopfung des Ports mit der Gabe von 1 ml Heparin 5000 IE/ml in das Reservoir mit hoher Sicherheit vorgebeugt werden.

12.4.5 Fazit

Die vorgestellten Pumpen sind eine nicht mehr wegzudenkende Ergänzung im modernen onkologischen Therapiekonzept. Sie erhöhen ohne Zweifel die Lebensqualität des Patienten durch die gewonnene Selbstständigkeit und das ambulante Verfahren.

Literatur

Zitierte Quellen

Bertoglio S et al (2012) Efficacy of normal saline versus heparinized saline solution for locking catheters of totally implantable long-term central vascular access devices in adult cancer patients. Cancer Nurs 35(4):35–42

Camp-Sorrell D (Hrsg) (2011) Access device guidelines: Recommendations for nursing practice and education, 3. Aufl. Oncology Nursing Society, Pittsburgh,

Chaukiyal P et al (2008) Thromboprophylaxis in cancer patients with central venous catheters. Thromb Haemost 99(1):38–43

Duwadi S, Zhao Q, Budal BS (2018) Peripherally inserted central catheters in critically ill patients – complications and its prevention: a review. Int J Nurs Sci 6(1):99–105

Egnatios D et al (2021) Implanted port patency comparing heparin and normal saline. Clin J Oncol Nurs 25(2):169–173

Fernández-de-Maya J et al (2013) Variability in management of implantable ports in oncology outpatients. Eur J Oncol Nurs 17(6):835–840

Fux S, Hermann L (2019) Workshop PICC und Port Katheter. Frühlingszyklus Department Medizin. https://www.luks.ch/sites/default/files/2019-03/21.03.2019_Port-Katheter%20und%20PICC%2C%20Silvia%20Fux%20%2B%20Livia%20Hermann.pdf [Zugriff: 20.09.2023]

Garg T et al (2022) Intraarterial therapies for the management of hepatocellular carcinoma. Cancers 14:3351

Goossens GA et al (2013) Comparing normal saline versus diluted heparin to lock non-valved totally implantable venous access devices in cancer patients: a randomised, non-inferiority, open trial. Ann Oncol 24(7):1892–1899

Heger M et al (2021) Fachinformation zum peripher eingelegten zentralvenösen Katheter (PICC). Onkologiepflege Schweiz. https://www.onkologiepflege.ch/fileadmin/user_upload/Content/PDF/2021/2021_Fachinformation_PICC_Onkologiepflege_Schweiz.pdf [Zugriff: 20.09.2023]

Ignatov A et al (2010) Interval between port catheter flushing can be extended to four months. Gynecol Obstet Invest 70(2):91–94

Jordan K et al (2008) Venous access ports: frequency and management of complications in oncology patients. Onkologie 31(7):404–410

Mielke D, Wittig A, Teichgräber U (2020) Peripherally inserted central venous catheter (PICC) in outpatient and inpatient oncological treatment. Support Care Cancer 28(10):4753–4760

Italiano D (2018) Hepatic arterial infusion pump: complications and nursing management regarding use in patients with colorectal cancer. Clin J Oncol Nurs 22(3):340–346

Lebeaux D et al (2014) Management of infections related to totally implantable venous-access ports: challenges and perspectives. Lancet Infect Dis 14(2):146–159

López-Briz E, Ruiz Garcia V, Cabello JB, Bort-Martí S, Carbonell Sanchis R, Burls A (2018) Heparin versus 0.9% sodium chloride locking for prevention of occlusion in central venous catheters in adults. Cochrane Database Syst Rev 7(7)

Narducci F et al (2011) Totally implantable venous access port systems and risk factors for complications: a one-year prospective study in a cancer centre. Eur J Surg Oncol 37(10):913–918

Pan M, Meng A, Yin R, Zhi X, Du S, Shi R, Zhu P, Cheng F, Sun M, Li C, Fang H (2019) Nursing interventions to reduce peripherally inserted central catheter occlusion for cancer patients: a systematic review of literature. Cancer Nurs 42(6):E49–E58

Pittiruti M et al (2016) Evidence-based criteria for the choice and the clinical use of the most appropriate lock solutions for central venous catheters (excluding dialysis catheters): a GAVeCeLT consensus. J Vasc Access 17(6):453–464

Schiffer CA, Mangu PB, Wade JC, Camp-Sorrell D, Cope DG, El-Rayes BF et al (2013) Central venous catheter care for the patient with cancer: American Society of Clinical Oncology Clinical Practice Guideline. J Clin Oncol 31(10):1357–1370

Sun BJ et al (2022) Review of regional therapies for gastric cancer with peritoneal metastases. Cancers (Basel) 14(3):570

Teichgräber UK et al (2011) Portsysteme als integraler Bestandteil von Chemotherapien. Deutsches Ärzteblatt 109(9):147–153

Wu X, Chen L, Liu G et al (2021) Heparin versus 0.9% saline solution to maintain patency of totally implanted venous access ports in cancer patients: a systematic review and meta-analysis. Int J Nurs Pract 27(2):e12913

Zaghal A et al (2012) Update on totally implantable venous access devices. Surg Oncol 21(3):207–215

Weiterführende Literatur

Camp-Sorrell D (2007) Clinical dilemmas: vascular access devices. Semin Oncol Nurs 23(3):232–239

Camp-Sorrell D (2010) State of the science of oncology vascular access devices. Semin Oncol Nurs 26(2):80–87

Chernecky C (2010) The care and maintenance of vascular access devices. Semin Oncol Nurs 26(2):79

Sharp R, Carr P, Childs J et al (2021) Catheter to vein ratio and risk of peripherally inserted central catheter (PICC)-associated thrombosis according to diagnostic group: a retrospective cohort study. BMJ Open 11:e045895

Taxbro K et al (2019) Clinical impact of peripherally inserted central catheters vs implanted port catheters in patients with cancer: an open-label, randomised, two-centre trial. Br J Anaesth 122(6):734–741

Xuying Li et al (2015) Multifactor analysis of malposition of peripherally inserted central catheters in patients with cancer. Clin J Oncol Nurs 19(4):E70–E73

Internetadressen

http://tumorsprechstunde.ch/2012/11/21/port-a-cath-was-sie-wissen-sollten/

http://www.krebsinformationsdienst.de/behandlung/chemotherapie-portsysteme.php

http://www.pflegewiki.de/wiki/Port-System

12

Sicherer Umgang mit Zytostatika

Matthias Naegele und André Heinemann

Inhaltsverzeichnis

Autoren der vorherigen Fassung: I. Bachmann-Mettler, K. Beretta

Zytostatika sind seit mehr als einem halben Jahrhundert ein zentraler Baustein in der medikamentösen Behandlung von Krebserkrankungen. Durch die – überwiegend demografisch – bedingte Zunahme an Krebserkrankungen steigt die Anzahl der Zytostatikatherapien stetig. Auch außerhalb der Onkologie werden sie vermehrt eingesetzt. Zytostatika werden unterteilt in „klassische Zytostatika" und „neuere Zytostatika", unter die auch die monoklonalen Antikörper und Kinasehemmer fallen. Der Einfachheit halber wird im Folgenden alles unter dem Begriff Zytostatika subsumiert.

Zytostatika werden auch als CMR-Medikamente bezeichnet. Diese aus dem Arbeitsschutz stammende Bezeichnung ist eine Abkürzung für folgende Eigenschaften:

- *C für kanzerogene Wirkung*: krebserzeugende Wirkung;
- *M für (keimzell-)mutagene Wirkung:* permanente und vererbliche Veränderungen des genetischen Materials der Zellen;
- *R für reproduktionstoxische Wirkung:* Auslösen von Fehlbildungen des Fötus oder Embryos bei Exposition während der Schwangerschaft.

Das Risiko der CMR-Wirkung ist für *Patienten und Patientinnen*, die mit Zytostatika in therapeutischen Dosierungen behandelt werden, bekannt. Dieses Risiko muss im Einzelfall gegen den möglichen Nutzen einer Behandlung abgewogen werden. Für Pflegende und alle anderen Mitarbeitenden, die am Prozess von der Zytostatikazubereitung über die Applikation bis hin zur Entsorgung beteiligt sind, gilt es, das mit einer ungeschützten Exposition verbundene Risiko durch die Anwendung von Sicherheitsmaßnahmen so weit wie möglich zu reduzieren.

Definition

Eine **Kontamination** mit Zytostatika ist möglich durch:
- direkten Hautkontakt, z. B. durch Tropfen, Spritzer, die auch in die Augen gelangen können, oder direkten Kontakt mit Ausscheidungen der Patienten nach Zytostatikatherapie;
- Inhalation von Aerosolen (Mikropartikel, die beim Aufziehen des Medikamentes aus der Ampulle entweichen können) mit anschließender Aufnahme über Nasen- oder Mundschleimhaut;
- Aufnahme über den Magen-Darm-Trakt: Essen und Trinken ist daher in Bereichen, in denen mit Zytostatika gearbeitet wird, verboten;
- Aufnahme durch Stichverletzungen.

Entsprechende Empfehlungen zu Schutzmaßnahmen und gesetzliche Bestimmungen sind deshalb einzuhalten. Werden die in Empfehlungen und Gesetzen definierten Schutzmaßnahmen eingehalten, besteht kaum eine Gefahr. Um diese Schutzmaßnahmen zu implementieren und wirksam umzusetzen, sind nicht nur die Arbeitgeber gefordert. Es bedarf auch der Adhärenz aller involvierten Personen in der Anwendung der Schutzmaßnahmen. In diesem Kapitel werden mögliche Risiken und die entsprechenden Schutzmaßnahmen vorgestellt.

13.1 Gefährdungsbeurteilung und Information der Mitarbeitenden

Dass Pflegefachpersonen bei ihrer Arbeit mit Zytostatika mit diesen in Kontakt kommen können, zeigt eine Befragung von 400 Pflegenden aus onkologischen Bereichen. Dort gaben 30 % der Befragten an, schon einmal körperliche Symptome gespürt zu haben, die sie auf den Umgang mit Zytostatika zurückführten (Naegele 2021). Über die Hälfte dieser Fälle wurde durch nicht korrektes Einhalten der Sicherheitsmaßnahmen verursacht. Bei einer Untersuchung von 40 onkologischen Praxen und hämatologischen Tageskliniken in Süddeutschland (WIPON-Studie) wurden verschiedene Oberflächen im Arbeits- und Patientenbereich abgestrichen und auf Zytostatikaspuren untersucht (Kopp 2012; Kopp et al. 2013). Circa 60 % der entnommenen Wischproben waren positiv. Auch hier konnte gezeigt werden, dass bei konsequenter Anwendung der Sicherheitsmaßnahmen die Kontamination und damit das Risiko für die Pflegenden abnahm. Eine europäische Studie (MASHA Project) konnte auf 20 % der untersuchten Oberflächen Zytostatika nachweisen (Korczowska et al. 2020). Mit konsequenter Einhaltung des dort empfohlenen Flächenreinigungsprotokolls konnten auch hier die Kontaminationen reduziert werden.

Um das Risiko für die Pflegenden genau zu definieren und die richtigen Schutzmaßnahmen festzulegen, bedarf es einer Gefährdungsbeurteilung. Sie ist die Grundlage für die Sicherheit am Arbeitsplatz und muss vor Aufnahme einer neuen Tätigkeit am jeweiligen Arbeitsplatz vorgenommen werden und in regelmäßigen Abständen wiederholt werden.

In bestimmten Situationen (z. B. unbeabsichtigte Freisetzung größerer Mengen an Zytostatika infolge eines unfallartigen Ereignisses) kann es zweckmäßig sein, die in der Gefährdungsbeurteilung festgelegten Maßnahmen (z. B. sofortige Reinigung solcher Flächen) anhand von Wischproben auf ihre Wirksamkeit zu überprüfen. Hierbei werden definierte Bereiche in der Arbeitsumgebung mit getränkten Tüchern abgewischt (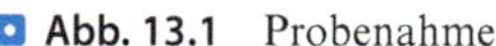 Abb. 13.1).

Gleichwohl kann das Wischprobenverfahren aber auch genutzt werden, um die im Rahmen der Gefährdungsbeurteilung bereits ermittelten Informationen zu ergänzen. Die Auswahl der Flächen sollte sich hierbei an der konkret vorliegenden Arbeitssituation orientieren. Sinnvolle Flächen können die Arbeitsfläche, auf der die Zytostatikabeutel zur Infusion vorbereitet werden,

der Fußboden vor der Arbeitsfläche, der Therapiestuhl, das Infusionsgerät oder die Patiententoilette sein. Interessant sind auch Flächen, auf denen nicht unbedingt mit einer Kontamination gerechnet wird, wie z. B. der Griff des Medikamentenkühlschranks oder der Telefonhörer.

Im Labor werden die Wischproben anschließend auf die zuvor festgelegten Zytostatika untersucht (z. B. Platinderivate, 5-FU oder Cyclophosphamid). Um zu aussagekräftigen Ergebnissen zu kommen, bedarf das Wischprobenverfahren einer sorgfältigen Planung. Welche Flächen könnten kontaminiert sein und mit welchen Zytostatika? Doch genauso wichtig wie die Planung ist die fachliche Bewertung der Resultate. Bei den heutigen technischen Möglichkeiten sind selbst kleinste Mengen an Zytostatika nachweisbar; diese liegen z. B. bei den Platin-Verbindungen im pg/cm^2-Bereich. Eine positive Wischprobe zeigt jedoch nicht immer ein Gesundheitsrisiko für die Pflegenden an. Grenzwerte wie bei anderen gesundheitsgefährdenden Substanzen gibt es nicht.

Während das Wischprobenverfahren Informationen über die Belastung der Arbeitsumgebung mit Zytostatika („äußere Belastung") liefert, kann das sog. Biomonitoring Hinweise auf eine „innere Belastung" der Beschäftigten (z. B. nach einer unbeabsichtigten, großflächigen dermalen Aufnahme) geben. Beim Biomonitoring wird meistens der Urin auf Zytostatika bzw. deren Abbauprodukte (Metabolite) hin untersucht. Können diese im Urin nachgewiesen werden, so deutet dies im Pflegebereich in der Regel auf Schwachstellen bei der Vorbereitung oder Applikation von Zytostatika hin. Bei nicht bekannten Schwellenwerten für die krebs-

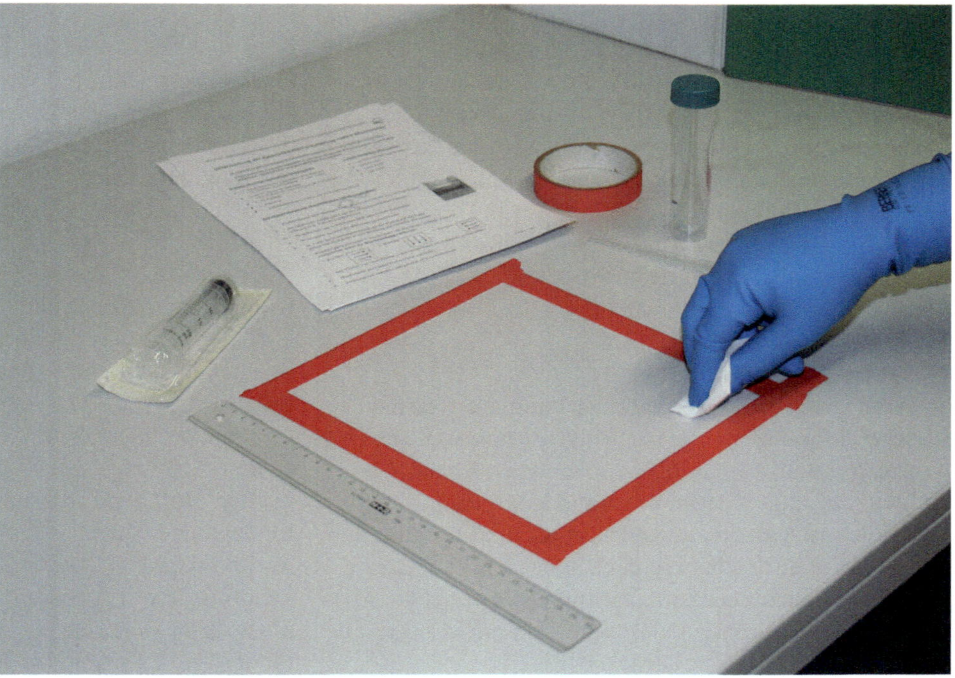

■ **Abb. 13.1** Probenahme

erzeugenden, keimzellmutagenen und reproduktionstoxischen Wirkungen von Zytostatika ist es allerdings bis heute nicht möglich, verbindliche Grenzwerte für Zytostatika im Urin oder anderen biologischen Materialien (z. B. Blut) zu definieren; die Kenntnisse zum Zusammenhang zwischen der Zytostatika-Belastung im Urin oder Blut und der Entstehung einer Krebserkrankung sind hierfür nicht ausreichend.

> Als Resultat der Gefährdungsbeurteilung muss eine schriftliche Betriebsanweisung erstellt werden, in der die Mitarbeiter informiert werden über
> - die vorhandenen Gefahrstoffe am Arbeitsplatz (Bezeichnung, Kennzeichnung, Art der Gefährdung der Gesundheit und der Sicherheit),
> - angemessene Vorsichtsmaßregeln und Maßnahmen zum eigenen Schutz und zum Schutz der anderen Beschäftigten am Arbeitsplatz, z. B. geeignete Schutzausrüstung,
> - Informationen über Verhaltensregeln bei Unfällen.

> Die Betriebsanweisung stellt eine wichtige Basis für die jährliche Unterweisung der Beschäftigten dar.

Schwangere Frauen und stillende Mütter dürfen nur beschäftigt werden, wenn Mutter und Kind nicht gefährdet sind bzw. Risiken durch Schutzmaßnahmen ausgeschaltet sind. Da eine Exposition trotz Schutzmaßnahmen nicht komplett ausgeschlossen werden kann, dürfen schwangere Frauen und stillende Mütter nicht mit der Zubereitung, der Applikation und der Entsorgung von Zytostatika beauftragt werden. Mitarbeiterinnen im gebärfähigen Alter sind bei Antritt einer Stelle, die den Umgang mit Zytostatika einschließt, über eine damit verbundene Gefährdung im Falle einer Schwangerschaft zu informieren.

Ähnliches gilt für Jugendliche. Sie dürfen ebenfalls nicht mit Arbeiten beschäftigt werden, bei denen sie schädlichen Einwirkungen von Gefahrstoffen ausgesetzt sind. Eine Ausnahme ist lediglich erlaubt, wenn die Tätigkeit im Rahmen der Ausbildung zum Erreichen des Ausbildungsziels erforderlich ist. Der Schutz der Jugendlichen muss dabei gewährleistet sein.

Information der Mitarbeitenden

Alle Personen, die in irgendeiner Form mit zytostatischen Substanzen umgehen (Mitarbeitende vom ärztlichen Dienst, Pflegefachpersonen), sind über folgende Aspekte zu informieren und zu schulen:
- sichere Arbeitsweise im Umgang mit Zytostatika,
- korrekte Handhabung der Schutzausrüstungen,
- Maßnahmen bei Kontamination oder Verschütten der Zytostatika,

- Maßnahmen zur Entsorgung von kontaminiertem Material und Resten von Zytostatikalösungen,
- Arbeitsweise an Sicherheitswerkbänken, falls Pflegende Zytostatika selbst zubereiten.

Das Reinigungspersonal muss über die mit der Reinigungstätigkeit von potenziell kontaminierten Flächen verbundenen Risiken und die richtige Verfahrensweise informiert werden.

13.2 Schutzmaßnahmen im Umgang mit Zytostatika

Neben technischen und organisatorischen Maßnahmen sind auch personenbezogene Schutzmaßnahmen durch die Verwendung persönlicher Schutzausrüstungen notwendig. Der Arbeitgeber hat diese zur Verfügung zu stellen. Sowohl Zubereitung als auch Applikation von Zytostatika müssen von entsprechend für diese Tätigkeit ausgebildetem Personal erfolgen.

> Die folgenden Abschnitte bieten Einrichtungen, in denen mit Zytostatika umgegangen wird, eine Hilfestellung bei der Erarbeitung eigener betrieblicher Leitlinien. Trotzdem müssen auch immer die rechtlichen Vorschriften (z. B. Gefahrstoffverordnung) und Empfehlungen arbeitsmedizinischer Organisationen (z. B. BGW oder Suva) berücksichtigt werden.

13.2.1 Zubereitung

Der Begriff „Zubereitung" bezeichnet alle Bearbeitungsvorgänge eines Arzneimittels von der Entnahme aus der Handelsverpackung bis zum Erreichen einer applikationsfertigen Darreichungsform, z. B. Auflösen der Trockensubstanz, Aufziehen in Spritzen und Dosieren bzw. Hinzugeben in eine Infusionslösung (Berufsgenossenschaft für Gesundheitsdienst und Wohlfahrtspflege [BGW] 2019).

Auf die Zubereitung von Zytostatika wird in diesem Kapitel nur bedingt eingegangen. Die Herstellung von Zytostatika sollte zentral in einer Zytostatika zubereitenden Apotheke und nicht auf der Station erfolgen. Solche Apotheken verfügen über entsprechend ausgebildetes pharmazeutisches Fachpersonal, das im sicheren Umgang mit Zytostatika geübt ist. Zudem werden dort Anforderungen wie die Zubereitung in Reinräumen unter technisch geeigneten Sicherheitswerkbänken erfüllt. Die zwingend notwendige Schutzkleidung ist dort vorhanden. Die Zahl der dort Tätigen muss dabei so gering wie möglich gehalten werden. Detailliertere Informationen über die Anforderungen an

Bereiche, die Zytostatika herrichten, sind in der Broschüre „Zytostatika im Gesundheitsdienst" der BGW ausführlich beschrieben (2019).

13.2.2 Transport

Der Transport von Zytostatika sollte in bruchsicheren, flüssigkeitsdichten und verschließbaren Transportbehältnissen erfolgen. Im Falle eines Transportunfalls wird so das Auslaufen der Zytostatika in die Umgebung verhindert. Zusätzlich sollte jeder Infusionsbeutel in Folie eingeschweißt werden. Dies bietet einerseits einen weiteren Schutz, falls ein Beutel undicht sein sollte. Andererseits kann nicht ausgeschlossen werden, dass bei der Zubereitung die Außenseite des Infusionsbeutels kontaminiert wurde. Er muss daher so behandelt werden, als ob er kontaminiert sei. Die Transportbehältnisse sollten z. B. mit dem Hinweis „Vorsicht Zytostatika" gekennzeichnet werden. Das Verhalten nach einer unbeabsichtigten Freisetzung von Zytostatika muss den Personen, die den Transport durchführen, bekannt sein. Es wird empfohlen, auf oder in den Behältern eine Verhaltensanweisung bzw. eine Telefonnummer anzubringen, wohin man sich im Ereignisfall wenden kann. Nach Entgegennahme der Arzneimittel am Applikationsort (z. B. der Station) müssen die Zytostatikabeutel an einem gesonderten, hierfür definierten Platz, getrennt von anderen Medikamenten gelagert werden. Es empfiehlt sich hier, in einem Schrank z. B. die untersten Schubladen zu verwenden und diese mit saugfähigen Unterlagen auszulegen. Für den Fall des unvorhergesehenen Auslaufens eines Beutels entsteht so der geringste Schaden. Selbstverständlich müssen bei der Herausnahme der Infusionsbeutel Handschuhe getragen werden. Wenn keine sichtbaren Leckagen zu erkennen sind, sind medizinische Einmalhandschuhe hierzu ausreichend.

13.2.3 Verabreichung

Unter dem Begriff „Verabreichen" werden alle Tätigkeiten verstanden, bei denen das zubereitete Arzneimittel am Patienten angewendet wird, z. B. das Anbringen des Infusionssystems, das Konnektieren des Infusionssystems an den venösen Zugang des Patienten oder die Abnahme und die Entsorgung in eine Sammeltonne (Berufsgenossenschaft für Gesundheitsdienst und Wohlfahrtspflege (BGW) 2019).

Der Arbeitsplatz, an dem Zytostatika für die Applikation gebrauchsfertig gemacht werden, muss eine Reihe von Kriterien erfüllen. Er sollte in einer ruhigen Umgebung liegen, fernab vom hektischen Stationsalltag. Pflegende sollten hier die notwendige Ruhe zum konzentrierten Richten der Zytostatika finden. Dies ist nicht nur für die eigene Arbeitssicherheit notwendig, sondern auch für die Durchführung der ersten Einzelkontrolle (Pfeiffer et al. 2018). Hier muss überprüft werden, ob die Angaben in der Verordnung mit den Angaben auf dem Infusionsbeutel übereinstimmen. Auch die Plausibilität muss hier hinterfragt werden, z. B.:

- Macht es Sinn, dass dieser Patient eine Chemotherapie bekommt?
- Macht diese Therapie Sinn bei dieser Erkrankung, z. B. Trastuzumab bei Leukämie?

Der Arbeitsplatz soll ferner in einem geschlossenen, abgetrennten und gekennzeichneten Raum mit glatten Arbeits- und Oberflächen, nicht in unmittelbarer Nähe von Heizung oder Klimaanlage positioniert sein. In diesem Bereich darf nicht gegessen oder getrunken werden.

> **Praxistipp**
>
> Gemäß den Vorgaben der European Society of Oncology Pharmacy (ESOP) sollten die Arbeitsflächen täglich nach Beendigung der Vorbereitung zur Gabe mit 70 %igem Alkohol (Isopropanol oder Ethanol) auf einem feuchten Tuch gereinigt werden. Einmal wöchentlich sollte eine zweistufige Reinigung erfolgen, zunächst mit einem feuchten Tuch und einer alkalischen Lösung (0,05 mol/L NaOH) und danach mit 70 %igem Alkohol (Korczowska et al. 2020).

Für das Verabreichen von Zytostatika ist zum Eigenschutz vor Kontamination persönliche Schutzausrüstung notwendig. Welche Kleidungsstücke hierbei benutzt werden, hängt von der spezifischen Situation ab. In allen Fällen müssen Handschuhe verwendet werden, die der DIN EN 16523-1 (Bestimmung des Widerstands von Materialien gegen die Permeation von Chemikalien) bzw. der früheren DIN EN 374-3 entsprechen. Diese werden auf Durchlässigkeit von Chemikalien getestet und garantieren für einen bestimmten Zeitraum, dass sie keine Zytostatika durch den Handschuh durchkommen lassen. Die Handschuhe sollten trotzdem nach dem Richten der Zytostatika bzw. zu jedem Arbeitsschritt gewechselt werden; auch um Zytostatikaverschleppungen zu vermeiden. Auf der Arbeitsfläche muss eine saugfähige, wasserundurchlässige Einwegunterlage bereitgelegt werden, für den Fall eines unbeabsichtigten Auslaufens der Zytostatika. Diskutiert wird auch der Einsatz von flüssigkeitsdichten Schutzkitteln oder zumindest flüssigkeitsdichten Armstulpen und Schutzbrillen mit Seitenschutz. Insbesondere flüssigkeitsdichte Schutzkittel sind sehr ressourcenintensiv und erschweren das Arbeiten. Allerdings können sie die Beschäftigten bei unvorhergesehenen Ereignissen, in der Regel Unfällen, bei denen es zum Verspritzen größerer Zytostatikamengen kommen kann, zusätzlich schützen.

> **Praxistipp**
>
> Einen guten Kompromiss stellen Armstulpen dar. Sie bedecken die unbekleideten Arme der Pflegenden, die beim Aufhängen und Abnehmen der Infusionsbeutel meist nahe an diese herankommen.

Sind die Vorbereitungen zur Applikation getroffen, kann der Zytostatikabeutel aus der Schutzfolie entnommen werden. Das Infusionssystem zum Anstechen sollte mit der Trägerlösung (in der Regel NaCl 0,9 %) vorbefüllt sein. Das verhindert ein Auslaufen von Zytostatika beim Konnektieren des Infusionssystems am Patienten. Mit dem vorbefüllten Infusionssystem kann nun der Infusionsbeutel auf der saugfähigen Unterlage angestochen werden. Dabei ist darauf zu achten, dass einerseits der Beutel mit dem Anstechdorn des Infusionssystems nicht durchstochen wird und andererseits beim Anstechen nicht Tropfen aus dem Beutel herausspritzen. Prinzipiell wird das Anstechen im Liegen empfohlen. Bei vollgefüllten Beuteln kann es aber sinnvoller sein, den Beutel so zu halten, dass beim Anstechen in eine Luftblase gestochen wird. Der Anstechport wird dabei gut fixiert. Das Belüftungsventil des Infusionssystems muss geschlossen sein. Für die Mitarbeitersicherheit ist es die bessere Variante, dass das Anstechen der Zytostatikabeutel bereits bei der Zubereitung unter der Sicherheitswerkbank in der Zytostatika-Apotheke stattfindet und diese bereits angestochen mit liegendem Infusionssystem geliefert werden. Dies führte in der WIPON-Studie zu einer geringeren Kontamination auf den Stationen (Kopp 2012; Kopp et al. 2013).

Für die Applikation von Zytostatika ist die Verwendung von spezifischen Zytostatikainfusionssystemen empfehlenswert. Sie reduzieren noch einmal deutlich das Kontaminationsrisiko für die Mitarbeitenden und garantieren zudem die Applikation der gesamten Zytostatikamenge, da das System nach der Applikation mit der integrierten Spüllösung durchgespült werden kann.

Der gebrauchsfertige Zytostatikabeutel kann nun auf einem Tablett und auf der saugfähigen Unterlage zum Patienten gebracht werden. Hierzu ist ein neues Paar Handschuhe zu verwenden. Für die Konnektion an den Infusionsbaum oder den Zugang des Patienten empfiehlt sich, eine Kompresse unterzulegen. Zudem sollten vor dem Start der Therapie alle Konnektionen nochmals überprüft werden. An dieser Stelle findet nun auch eine zweite Einzelkontrolle unter Einbeziehung des Patienten statt.

Nachdem die zytostatikahaltige Infusionslösung eingelaufen ist, sollte das Infusionssystem durchgespült werden. Da ein Umstecken von einem Zytostatikabeutel auf eine Kochsalzinfusion nicht ohne Kontamination erfolgen kann, ist das Durchspülen faktisch nur mit einem spezifischen Zytostatikasystem (verzweigtes System) möglich. Nach der Diskonnektion wird das Zytostatikasystem verschlossen und komplett in spezielle Abwurfbehälter entsorgt. Diese müssen flüssigkeitsdicht und gut verschließbar sein.

13.2.4 Entsorgung

Zytostatikareste sowie mit Zytostatika verunreinigte Materialien können sowohl bei der Zubereitung als auch bei der Verabreichung entstehen. Um das Personal und Dritte nicht unnötig durch zytostatikahaltigen Abfall zu gefährden, muss das Material bereits am Entstehungsort (Zubereitungsbereich in der Apotheke, Vorbereitungsraum, Behandlungszimmer) unter Verwendung von Schutzhandschuhen und evtl. weiterer Schutzausrüstung in Abfallbehältnissen gesondert gesammelt und für den innerbetrieblichen Transport bereitgestellt werden.

Bei der Applikation fallen üblicherweise an:
- Leergut (Spritzen, Infusionsbehältnisse),
- Zytostatikareste von Injektionen, die nicht vollständig verbraucht wurden,
- Infusionsreste in Zuleitungen, Infusionssystemen und nicht leergelaufenen Beuteln/Flaschen,
- Tupfer, Arbeitsunterlagen, Handschuhe.

13.2.5 Exkremente und Wäsche

Zytostatika und ihre Metaboliten können in den Ausscheidungen der Patienten nachgewiesen werden. Beim Umgang mit Urin, Stuhl und Erbrochenem oder verunreinigter Wäsche besteht *theoretisch* die Möglichkeit, dass die Pflegenden und anderes Personal kontaminiert werden. Darüber, wie stark dieses Risiko überhaupt bewertet werden soll, bestehen kontroverse Meinungen. Üblicherweise werden Urin, Erbrochenes und Stuhl nach den normalen Richtlinien der Krankenhaushygiene entsorgt, die generell einen Kontakt mit Exkrementen ausschließen sollten. Besondere, darüber hinausgehende Maßnahmen sind nicht angezeigt. Das Gleiche gilt für die Entsorgung verschmutzter Bettwäsche.

13.3 Vorgehen bei unbeabsichtigter Freisetzung von Zytostatika

Verunreinigungen nach unbeabsichtigter Freisetzung von Zytostatika können Personen oder Materialien bzw. Oberflächen betreffen. Sie sind umgehend unter Einsatz personenbezogener Schutzmaßnahmen zu beseitigen. Die zur Dekontamination notwendigen Materialien und Schutzausrüstungen (Spill-Kit; ▶ Abschn. 13.3.1) sind in allen Institutionen, in denen Zytostatika zubereitet oder verabreicht werden, bereit zu halten.

> ❯ Das Verhalten nach unbeabsichtigter Freisetzung von Zytostatika und der Standort des Spill-Kits muss allen Mitarbeitern und Mitarbeiterinnen, die Umgang mit Zytostatika haben, bekannt sein.

13.3.1 Spill-Kit

Das zur Dekontamination erforderliche Material sollte in einem sog. Spill-Kit zur Verfügung stehen (engl. to spill: verschütten; engl. kit: Ausrüstung). In jeder Institution, in der Zytostatika zubereitet oder verabreicht werden, ist ein Spill-Kit mit den notwendigen Materialien (Übersicht) für die Reinigung nach unbeabsichtigter Freisetzung von Zytostatika bereitzustellen. Es empfiehlt sich zudem, die Anwendung des Spill-Kits regelmäßig zu üben. Sowohl das korrekte Anlegen der persönlichen Schutzausrüstung als auch die Reihenfolge des Wiederausziehens kann in einer Unfallsituation sehr herausfordernd sein. Die für die jeweilige Situation erforderliche persönliche Schutzausrüstung muss immer als Erstes angelegt werden. Erst danach folgen die weiteren Schritte.

> ❯ Die Aufbewahrungsorte der Spill-Kits müssen allen Beschäftigten, die mit Zytostatika umgehen, bekannt sein.

Empfohlene Bestandteile eines Spill-Kits
- 2 Paar geeignete Schutzhandschuhe (ungepuderte Latexhandschuhe mit Wandstärke von mindestens 0,2 mm oder Nitrilhandschuhe)
- Atemschutzmaske der Schutzstufe FFP3
- Schutzbrille
- Flüssigkeitsdichter Overall
- Flüssigkeitsdichte Überschuhe
- Saugfähige Einmaltücher und Zellstoff in ausreichender Menge
- Instrument zum Aufnehmen von Glassplittern
- Handbesen und Handschaufel
- Seifenlösung und Alkohol zur Reinigung
- Absorptionsgranulat für Flüssigkeiten
- Warnschilder/Markierstift zum Absperren/Anzeichnen
- Geeigneter durchstichsicherer und flüssigkeitsdichter Abfallbehälter für spitze oder scharfe Gegenstände
- Flüssigkeitsdichte Behältnisse zum Aufnehmen der zytostatikakontaminierten Materialien und der verwendeten Schutzausrüstungen

13.3.2 Kontamination von Personen

Die Situationen, die sich nach Zytostatikaverschüttungen ergeben, können im Alltag sehr unterschiedlich sein. Vor allem Verschüttungen, bei denen Personen mitbetroffen sind, erfordern ein sorgfältiges Vorgehen, um einerseits die Personen möglichst schnell von anhaftenden Zytostatika zu befreien und andererseits größere Verschleppungen von Zytostatika zu vermeiden. Die Rettung von Personen hat dabei immer Vorrang, da bei akuter Kontamination durch ein Zytostatikum die Möglichkeit einer Reizung von Haut, Schleimhäuten und Bindehaut oder einer dermalen Aufnahme besteht. Es werden deshalb folgende Maßnahmen empfohlen:
- Kontaminierte *Handschuhe* oder *Kleidung* sofort entfernen.
- Kontamination ungeschützter *Hautpartien*: Die kontaminierte Haut wird sofort gründlich mit Wasser und Seife gewaschen und – falls die Hautreizung massiv ist – möglichst lange unter fließendem Wasser gespült.

Kontamination des *Auges*: Das Auge sofort mit Wasser oder isotonischer Kochsalzlösung mindestens 5–10 min lang spülen (dabei das Augenlid offenhalten). Eine augenärztliche Untersuchung und Dokumentation des Unfalls ist notwendig, da einige Zytostatika Ulzerationen der Kornea bewirken können.

13.3.3 Kontamination von Arbeitsplatz und Material

Der verschüttete Bereich muss markiert werden, damit die kontaminierte Fläche klar erkennbar ist. Vor allem bei farblosen, klaren Flüssigkeiten kann es schwierig sein, das gesamte Verschüttungsgebiet zu definieren, da Spritzer nicht immer gut zu erkennen sind. Mit saugfähigen Tüchern kann nun die Flüssigkeit aufgenommen werden. Um die Tücher nicht mit den

Handschuhen anfassen zu müssen, kann die Zange verwendet werden. Die Wischrichtung ist von außen nach innen. Die Tücher können mithilfe der Kehrschaufel entsorgt werden. Verschüttete Pulver können mit einem feuchten Tuch aufgenommen werden, Glasscherben mit der Zange. Beides sollte bei der Verabreichung von Zytostatika aber eigentlich nicht passieren können, da nur Flüssigkeiten in Beuteln zum Einsatz kommen sollten. Das verwendete Material sollte zusammen mit den verschütteten *zytostatikahaltigen Lösungen* sofort in entsprechenden flüssigkeitsdichten Behältern entsorgt werden.

13.4 Schutzmaßnahmen beim Umgang mit oralen Zytostatika

Bei der oralen Zytostatikaverabreichung ist darauf zu achten, dass Tabletten nicht mit der Haut des Personals oder von Personen, die dem Patienten zu Hause bei der Einnahme der Medikamente helfen, in Kontakt kommen. Dies gilt für unbeschichtete Tabletten in besonderem Maße.

Folgende Dinge sind daher zu beachten (Goodin et al. 2011):

- Orale Zytostatika getrennt von anderen oralen Medikamenten an einem hierfür festgelegten Ort lagern. Es ist dafür Sorge zu tragen, dass die spezifischen Erfordernisse der einzelnen Medikamente bei der Lagerung berücksichtigt werden und dass eine unbeabsichtigte Kontamination oder Verteilung der Substanzen ausgeschlossen werden kann.
- Richten der oralen Zytostatika erst unmittelbar vor der Verabreichung. Sie sollten wegen der möglichen Gefahr einer unbeabsichtigten Verteilung nicht längere Zeit auf einem Medikamententablett stehen.
- Zum Richten oraler Zytostatika müssen Handschuhe getragen werden. Umgebungsuntersuchungen haben gezeigt, dass Primärverpackungen (Blister) von Zytostatikatabletten herstellungsbedingt innen und auch außen kontaminiert sein können (Hedmer et al. 2005).
- Tabletten möglichst in der Primärverpackung (Blister) belassen und in einen separaten Medikamentenbecher geben. Der Becher ist nach der Einnahme in den Restmüll zu entsorgen.
- Zytostatikatabletten nicht in den gewöhnlichen Tablettendispenser geben, sondern in ein Einmalgefäß, welches nach der Applikation in den Restmüll weggeworfen wird.
- Selbstständige Patienten sollen die Tabletten unmittelbar vor der Einnahme selbst aus der Primärverpackung entnehmen und sich nach der Einnahme die Hände waschen.

Kein Teilen, Mörsern oder Auflösen von Zytostatikatabletten. Dies darf ausschließlich an der Zytostatika-Sicherheitswerkbank vorgenommen werden.

13.5 Schutzmaßnahmen im Umgang mit monoklonalen Antikörpern

Bei den monoklonalenAntikörpern handelt es sich um Glykoproteine mit zum Teil reproduktionstoxischen Eigenschaften. Da es sich um sehr große Moleküle handelt – die Molekülmasse liegt bei etwa 150 kDa (= 150.000 g/mol) – können sie die gesunde Haut nicht passieren. Bei Tätigkeiten mit monoklonalen Antikörpern sind deshalb die üblichen Hygienemaßnahmen (z. B. medizinische Einmalhandschuhe) zur Vermeidung einer dermalen Aufnahme ausreichend. Als Proteine werden sie außerdem leicht im Verdauungstrakt abgebaut, sodass eine gesundheitliche Gefährdung bei unbeabsichtigter oraler Aufnahme kleiner Mengen (wenn z. B. Hygienevorgaben nicht eingehalten werden) ausgeschlossen ist. Allerdings ist es grundsätzlich möglich, dass monoklonale Antikörper über die Atemwege von Beschäftigten inkorporiert werden. Die zu treffenden Schutzmaßnahmen müssen daher primär der Vermeidung einer inhalativen Aufnahme dienen. Insbesondere gilt es, die Freisetzung von wirkstoffhaltigen Stäuben und Aerosolen zu verhindern. Da in der Pflege monoklonale Antikörper meist in flüssiger Form gehandhabt werden, sollte darauf geachtet werden, dass durch ruhiges, besonnenes Handeln die Freisetzung von Aerosolen vermieden wird. Ist dies nicht möglich, müssen ggf. weitere Maßnahmen (z. B. lokale Luftabsaugung) in Betracht gezogen werden.

13.6 Rechtliche Grundlagen

Das Arbeitsschutzrecht regelt den Schutz der Arbeitnehmerinnen und Arbeitnehmer. An die Tätigkeit mit CMR-Arzneimittel werden spezielle Anforderungen gestellt. Diese finden sich in europäischen und landesspezifischen Vorschriften und Empfehlungen:

Europa Innerhalb der Europäischen Union gilt das europäische Recht. Die Mitgliedsstaaten dürfen darüber hinaus eigene Gesetze erlassen. Diese dürfen die Anforderungen der EU aber nicht unterschreiten. Relevante europäische Rechtsgrundlagen sind:

- Richtlinie 2004/37/EG zum Schutz von Arbeitnehmern vor der Gefährdung durch Karzinogene oder Mutagene
- EG-Verordnung Nr. 1272/2008 des Europäischen Parlaments und des Rates über die Einstufung,

Kennzeichnung und Verpackung von Stoffen und Gemischen (CLP), zur Änderung und Aufhebung der Richtlinien 67/548/EWG und 1999/45/EG und zur Änderung der Verordnung (EG) Nr. 1907/2006
- Verordnung (EU) 2016/425 des Europäischen Parlaments und des Rates über persönliche Schutzausrüstungen und zur Aufhebung der Richtlinie 89/686/EWG des Rates
- Richtlinie 92/85/EWG des Rates vom 19. Oktober 1992 über die Durchführung von Maßnahmen zur Verbesserung der Sicherheit und des Gesundheitsschutzes von schwangeren Arbeitnehmerinnen, Wöchnerinnen und stillenden Arbeitnehmerinnen am Arbeitsplatz (zehnte Einzelrichtlinie im Sinne des Artikels 16 Absatz 1 der Richtlinie 89/391/EWG)

Deutschland   In Deutschland sind vor allem relevant:
- Verordnung zum Schutz vor Gefahrstoffen (Gefahrstoffverordnung – GefStoffV)
- Technische Regeln für Gefahrstoffe (hier die 400er- und 500er Reihe mit der TRGS 525 Gefahrstoffe in Einrichtungen der medizinischen Versorgung)
- BGW-Themen „Zytostatika im Gesundheitsdienst", BGW Hamburg, Ausgabe 2008 Stand 02/2019
- Gesetz zum Schutz von Müttern bei der Arbeit, in der Ausbildung und im Studium (Mutterschutzgesetz – MuSchG)

- Gesetz zum Schutz der arbeitenden Jugend (Jugendarbeitsschutzgesetz – JArbSchG)

Schweiz
- Chemikaliengesetz (ChemG)
- Suva-Empfehlungen „Sicherer Umgang mit Arzneimittel im Gesundheitswesen", Juli 2018
- Bundesgesetz über die Arbeit in Industrie, Gewerbe und Handel

Österreich
- Bundesministerium für Gesundheit (BMG) „Standards für das Gebrauchsfertigmachen, die Applikation und die Entsorgung von Zytostatika", Erlass 2011
- Allgemeine Arbeitnehmerschutzverordnung (AAV)
- Arbeitnehmerinnenschutzgesetz (ASCHG)
- Chemikaliengesetz (ChemG)

13.7 Zusammenfassung Umgang mit Zytostatika

Siehe ◩ Tab. 13.1.

◩ Tab. 13.1   Zusammenfassung der Empfehlungen zum Umgang mit Zystostika. (Mod. nach Kopp 2012)

Bereich	Empfehlung
Allgemein	- Hektik vermeiden - Umgang mit Zytostatika ausschließlich durch unterwiesene Mitarbeitende - Spill-Kit für den Fall einer unbeabsichtigten Freisetzung bereit halten
Zubereitung	- In spezialisierten Apotheken - In Kunststoffbeuteln oder -flaschen; keine Glasflaschen - Sollte bereits mit einem konnektierten, mit Trägerlösung befüllten Infusionsbesteck oder einem Koppelsystem bestückt aus der Apotheke angeliefert werden - Einzeln in Folie eingeschweißt
Lagerung	- Räumlich getrennt von anderen Medikamenten oder Produkten - An definierten Plätzen, die nur für diesen Zweck verwendet werden
Verabreichung	- Zu- und Abläufe sollten keine Undichtigkeit aufweisen – sichere Verbindungs- und Überleitungssysteme (Luer-Lock oder CSTD) verwenden - Das Umstecken am Infusionssystem ist grundsätzlich zu vermeiden! Infusionssysteme verwenden, die die gesamte Applikation in einem geschlossenen System ermöglichen - Die Infusion leerlaufen lassen und anschließend mit Trägerlösung nachspülen - Unter Verwendung von Tupfern das Infusionssystem vom Zugang des Patienten diskonnektieren - Verabreichung der Zytostatika über eine saugfähige und wasserundurchlässige Unterlage
Entsorgung	- Sammelbehältnisse für Zytostatikaabfälle in unmittelbarer Nähe zum Vorbereitungs- bzw. Applikationsort - Die leeren Infusionsbehältnisse und das Infusionssystem möglichst nicht voneinander trennen – komplett entsorgen - Spritzen und Kanülen nach Injektion nicht trennen – komplett entsorgen, kein Recapping

(Fortsetzung)

◻ Tab. 13.1   (Fortsetzung)

Bereich	Empfehlung
Reinigung	- Separate Reinigungsausrüstung für Bereiche, in denen ein Umgang mit Zytostatika stattfindet - Information Reinigungspersonal - Einmalartikel verwenden - Frisch- und Schmutzwasser trennen
Persönliche Schutzausrüstung	- Immer Handschuhe tragen - Nach Kontamination sofort Handschuhe wechseln - Vorne geschlossene Schutzkittel oder bereichseigene Kleidung tragen - Ggf. Schutzbrille mit Seitenschutz beim Vorbereiten von Zytostatikalösungen, -tabletten etc. und beim Handhaben von kontaminierten Materialien verwenden

Literatur

Zitierte Quellen

Berufsgenossenschaft für Gesundheitsdienst und Wohlfahrtspflege (BGW) (Stand 02/2019) Zytostatika im Gesundheitsdienst – Informationen zur sicheren Handhabung. https://www.bgw-online.de/bgw-online-de/service/medien-arbeitshilfen/medien-center/zytostatika-im-gesundheitsdienst-18266. Zugegriffen am 02.10.2023

Goodin S, Griffith N, Chen B et al (2011) Safe handling of oral chemotherapeutic agents in clinical practice: recommendations from an international pharmacy panel. JOP 7:7–12. https://doi.org/10.1200/JOP.2010.000068

Hedmer M, Georgiadi A, Rämme Bremberg E et al (2005) Surface contamination of cyclophosphamide packaging and surface contamination with antineoplastic drugs in a hospital pharmacy in Sweden. Ann Occup Hyg. https://doi.org/10.1093/annhyg/mei042

Kopp B (2012) Untersuchung der Arbeitsweise, Sicherheitsstandards und Umgebungskontaminationen bei der Verabreichung von Zytostatika in onkologischen Praxen und Tageskliniken. https://edoc.ub.uni-muenchen.de/15239/1/Kopp_Bettina.pdf. Zugegriffen am 16.04.2022

Kopp B, Schierl R, Nowak D (2013) Evaluation of working practices and surface contamination with antineoplastic drugs in outpatient oncology health care settings. Int Arch Occup Environ Health 86:47–55

Korczowska E, Crul M, Tuerk J, Meier K (2020) Environmental contamination with cytotoxic drugs in 15 hospitals from 11 European countries – results of the MASHA project. Eur J Oncol Pharm 3:e24. https://doi.org/10.1097/OP9.0000000000000024

Naegele M (2021) CN27 Occupational safety of oncology nurses handling systemic anti-cancer therapies in Germany. Ann Oncol 32:S1266. https://doi.org/10.1016/j.annonc.2021.08.654

Pfeiffer Y, Zimmermann C, Schwappach D (2018) (Doppel-)Kontrolle von Hochrisiko-Medikation: eine Empfehlung für Schweizer Spitäler. https://www.patientensicherheit.ch/fileadmin/user_upload/2_Forschung_und_Entwicklung/DOKO/Doppelkontrolle_Empfehlung_DE.pdf. Zugegriffen am 16.04.2022

Internetadressen

Broschüre AUVA: „Sicher arbeiten mit Zytostatika". http://www.medizinberufe.at/images/Zytostatika.pdf

Broschüre BGW: Zytostatika im Gesundheitsdienst. Informationen zur sicheren Handhabung. https://www.bgw-online-de/service/medien-arbeitshilfen/medien-center/zytostatika-im-gesundheitsdienst-18266

Broschüre BGW: Gefahrstoffrechtliche Kennzeichnung von Arzneistoffen in der Tumortherapie. https://www.bgw-online-de/service/medien-arbeitshilfen/medien-center/gefahrstoffrechtliche-kennzeichnung-von-arzneistoffen-in-der-18278

Broschüre BGW: Arzneistoffe mit Verdacht auf sensibilisierende und CMR-Eigenschaften. https://www.bgw-online-de/service/medien-arbeitshilfen/medien-center/agg-gefahrstoffe/arzneistoffe-mit-verdacht-auf-sensibilisierende-und-18280

Broschüre SUVA: Sicherer Umgang mit Arzneimitteln im Gesundheitswesen. https://www.suva.ch/de-CH/material/Dokumentationen/sicherer-umgang-mit-arzneimitteln-im-gesundheitswesen-286918d-5429-5429

Bundesministerium für Gesundheit Österreich (BMG) „Standards für das Gebrauchsfertigmachen, die Applikation und die Entsorgung von Zytostatika". https://www.sozialministerium.at/dam/jcr:8450b022-9cd6-412c-a778-cb381c77dadd/Standards_f%C3%BCr_das_Gebrauchsfertigmachen,_die_Applikation_und_die_Entsorgung_von_Zytostatika.pdf

Technische Regeln für Gefahrstoffe (TRGS 525). https://www.baua.de/DE/Angebote/Rechtstexte-und-Technische-Regeln/Regelwerk/TRGS/pdf/TRGS-525.pdf?__blob=publicationFile&v=2

Häufige klinische und pflegerische Probleme

Inhaltsverzeichnis

Pflegerische Unterstützung und Begleitung bei Krebserkrankungen

Marika Bana und Patrick Jahn

Inhaltsverzeichnis

14.1 Einleitung

Die Inzidenz und Prävalenz zu Krebserkrankungen nimmt weltweit kontinuierlich zu und die Behandlungsoptionen verbessern sich. Krebs kann heute zu einer chronischen Erkrankung führen (Wild et al. 2020). Das führt zu längerer Überlebenszeit mit unterschiedlichen Phasen einer Krebserkrankung (▶ Kap. 5) und zu einem teilweise langfristigen Leben mit Krebs. Weiter kommen ambulante Therapien häufig zum Einsatz und die Möglichkeiten von oralen Krebstherapien haben sich in den letzten Dekaden vermehrt. Die genannten Faktoren führen dazu, dass Krebsbetroffene, wie bei anderen chronischen Erkrankungen, mehr Verantwortung für die Einnahme von Onkologika und begleitenden Therapien übernehmen (müssen) (s. auch ▶ Kap. 15) und auch vermehrt ins Symptommanagement eingebunden werden. Das Selbstmanagement von Symptomen kann mit vielfältigen Herausforderungen einhergehen.

Krebsbetroffene erleben während Chemotherapien durchschnittlich zwischen 8 und 12 Symptome, welche gleichzeitig auftreten und sich stark auf den Alltag der Menschen auswirken können (Wagland et al. 2016), aber auch eine Reduktion der Krebstherapie zur Folge haben können und damit auch Einfluss auf das Ergebnis nehmen (Zanuso et al. 2020). Es ist somit für die Betroffenen zentral, dass sie Symptome erkennen und deren Intensität zuordnen können.

Die Bedürfnisse der an Krebs erkrankten Menschen verändern sich im Verlaufe ihrer Erkrankung. Kurz nach der Diagnosestellung und während der ersten Therapiephase kann der Schock und die Verunsicherung im Vordergrund stehen. Bei angepasster Begleitung und systematischer Edukation durch Pflegefachpersonen können die Krebsbetroffenen den Umgang mit der Situation und den Symptomen sukzessive erlernen und dabei Sicherheit erlangen (McCorkle et al. 2011). Onkologiepflegende benötigen Grundlagenkenntnisse zur Patientenedukation und zur Förderung des Selbstmanagements, um Krebsbetroffene professionell begleiten zu können.

14.2 Patienten-/Patientinnenedukation

Krebsbetroffene haben in allen Krankheitsphasen ein Recht auf Edukation zum Gesundheits- und Krankheitsmanagement, um autonom und adäquat mit den Folgen ihrer Krankheit umgehen zu können. Pflegefachpersonen übernehmen dabei koordinierende und be-

Tab. 14.1 Etappen der Patientenedukation. (Übersetzt und adaptiert durch M. Bana, aus Bastable 2014, S. 14)

Prozessetappe	Fokus und Inhalt
1. Assessment	Analyse von Bedarf, Lernstil, Motivation
2. Planung	Edukationsplan erstellen mit konkreten Zielen, Wahl der Methoden und der Materialien
3. Umsetzung der Edukation	Durchführung der Edukation mit den gewählten Methoden und Materialien
4. Evaluation	Überprüfung der gesetzten Ziele und des Edukationsplans, eventuell erneute Analyse (zurück auf 1. Assessment) und Anpassungen vornehmen

gleitende Rollen, um die Betroffenen aktiv miteinzubeziehen. Krebsbetroffene sollen zu aktiven Partnern und Partnerinnen befähigt werden (Bastable SB & Alt MF in Bastable 2014). Edukationsinterventionen fokussieren immer auf die lernenden Personen, womit Pflegefachpersonen eher eine vermittelnde Rolle einnehmen und nicht die eines Lehrers oder einer Lehrerin.

Der Prozess einer Patienten-/Patientinnenedukation lässt sich mit dem Pflegeprozess vergleichen: Assessment, Planung, Umsetzung von Interventionen und Evaluation (◘ Tab. 14.1).

14.3 Pflegerische Aufgaben bei der Erfassung von Symptomen

Das Auftreten von Symptomen während und nach einer Therapie ist assoziiert mit der Krebsdiagnose, Stadium und der durchgeführten Therapie. Für die Prävalenz von Symptomen bei spezifischen Krebserkrankungen verweisen wir auf die entsprechenden Kapitel in diesem Buch. Zur Erfassung von Symptomen sollten patientenrapportierte Ergebnisse (Patient-Reported Outcome Measures, PROMs) verwendet werden. Validierte Assessment-Instrumente erlauben die Darstellung des Verlaufs der Symptome wie auch die Evaluierung der Wirksamkeit der angewendeten Interventionen zur Linderung der Symptome. Da Krebsbetroffene häufig mehrere, gleichzeitig auftretende Symptome oder Probleme erleben, sind Screening- und Assessment-Instrumente, die eine Gruppe von möglichen Symptomen erfassen, sinnvoll.

> **Definition**
>
> Als **Symptom** wird eine subjektive Erfahrung definiert, welche sich auf biopsychosoziale Funktionen, Empfindungen und die Kognition einer Person beziehen. **Messbare und beobachtbare Veränderungen,** welche Hinweise für eine Krankheit sind und durch die Person oder durch Fachpersonen erfasst werden, ergänzen die Diagnose von Symptomen. Für die Erfassung sind sowohl subjektive Symptome wie auch gemessene/erfasste Veränderungen (engl. signs) relevant.

Wir stellen eine begrenzte Auswahl an Screening- und Assessment-Instrumenten vor, welche ins Deutsche übersetzt und validiert wurden. Screening-Instrumente erlauben eine schnelle Übersicht, welche Symptome oder Probleme vorhanden sind, erlauben aber keine umfassende Einschätzung des Symptoms. Dazu sollten Assessment-Instrumente hinzugezogen werden, welche das Symptom umfassend in allen Dimensionen erfasst

14.3.1 Screening von Symptomen

Belastungsthermometer (Distress Thermometer) Das Belastungsthermometer ist ein Screening-Instrument, welches eine gute Übersicht zu Problemen und die dadurch bedingte generelle Belastung im Alltag der Betroffenen erlaubt. Das Belastungsthermometer besteht aus zwei Teilen:

- der Erfassung der empfundenen Belastung der Person während der vergangenen Woche mit einem Thermometer von 0 bis 10 (0 = keine Belastung bis 10 = extreme Belastung) und
- einer Batterie von Fragen zu möglichen Problemen, die physische, emotionelle, soziale, praktische Alltagsaktivitäten und spirituelle Aspekte umfassen.

Eine deutsche Version des Belastungsthermometers wurde validiert und ein Schwellenwert von 5 und größer für die Integration von ergänzenden Fachpersonen zur Unterstützung definiert (Mehnert et al. 2006). Das National Comprehensive Cancer Network NCCN aktualisiert jährlich ihre Guideline zur Anwendung des Instruments, welches zum kostenfreien Download zur Verfügung steht (Distress Thermometer, NCCN 2022).

14.3.2 Standardisierte Symptom-Assessments

Edmonton Symptom Assessment System (ESAS) Das ESAS ist ein validiertes und für das palliative Setting entwickeltes Assessment-Instrument zur einfachen Erfassung der Intensität von 10 Symptomen in den letzten 24 h mit einer numerischen Skala von 0 bis 10 (0 = kein Symptom, 10 = schlimmstes Symptom). Das ESAS wurde ins Deutsche übersetzt und validiert (Stiel et al. 2010). Das ESAS wird auch im onkologischen Kontext häufig zur Symptomeinschätzung und auch als Screening-Instrument angewendet.

MD Anderson Symptom Inventory (MDASI) Das MDASI ist ein Assessment-Instrument zur Erfassung der Intensität von insgesamt 13 Symptomen und ergänzt die Symptomeinschätzung mit deren Auswirkungen auf Alltagsaktivitäten. Dieses Instrument kann für viele Krebserkrankungen und Therapieoptionen angewendet werden, ist für Krebsbetroffene einfach verständlich und in viele Sprachen übersetzt worden. Eine validierte deutschsprachige Version des MDASI steht zur Verfügung (Schmidt et al. 2015). Der MDASI wurde ergänzend für spezifische Krebserkrankungen (u. a. zu CML, Hirn- oder ORL-Tumoren) und für spezifische Symptome (Fatigue, Graft-versus-host Disease, Krebs mit Herzinsuffizienz-Modul) angepasst und unterstützt somit auch ein spezialisiertes Symptom-Assessment.

14.3.3 Symptom-Cluster

Krebsbetroffene müssen oft mit mehreren gleichzeitig auftretenden Symptomen zurechtkommen. Symptomgruppen oder „Symptom-Cluster" werden in der Literatur mit mindestens zwei gleichzeitig auftretenden Symptomen, welche sich gegenseitig beeinflussen und in einem bestimmten Zeitrahmen gleichzeitig auftreten, definiert (Barsevick et al. 2006; Miaskowski 2016). Teilweise können Symptome durch das Management eines anderen Symptoms befördert werden, wie das Beispiel von Schmerzen und Fatigue als Cluster veranschaulichen kann. Wenn starke Schmerzen neu mit Opioiden behandelt werden, kann sich diese Schmerztherapie auch auf die Müdigkeit auswirken und zu einer Obstipation führen, welche in der Folge behandelt werden muss.

Folgende Symptom-Cluster werden bei Krebserkrankungen beobachtet (Miaskowski 2016):

- Cluster mit gastrointestinalen Symptomen: Übelkeit, Erbrechen, Durchfall, Mundtrockenheit, Appetitverlust
- Cluster mit respiratorischen Symptomen: Husten, Atemnot, Orthopnoe
- Schlaf-Fatigue-Cluster: Schlafstörungen, Fatigue, Schläfrigkeit
- Schmerz-Cluster: Schmerzen, Taubheitsgefühl, Kribbeln
- Cluster mit psychologischen Symptomen: Depression, Angst, Furcht

Krebsbetroffene erleben Symptom-Cluster sehr individuell und deshalb kann die oben aufgeführte Liste als Leitplanke dienen, nicht aber als definitive Symptom-Cluster-Liste. Beispielsweise berichteten 43 Teilnehmende einer Querschnittsstudie 72 unterschiedliche Symptom-Cluster, wovon nur 9 Symptom-Cluster von mehreren Teilnehmenden genannt wurden (Kwekkeboom et al. 2022). Es ist somit wichtig, Symptomgruppen umfassend zu erheben und gemeinsam mit den Betroffenen ein individualisiertes Management der Symptomgruppe auszuarbeiten und anzuwenden. Das Assessment von Symptom-Clustern bedingt ein Instrument, welches die Erfassung von mehreren Symptomen erlaubt sowie deren Belastungen im Alltag erfasst (beispielsweise der MDASI). Weiter sollte mit den Betroffenen besprochen werden, wie sich aus ihrer Sicht die Symptome beeinflussen, welches das dominierende Symptom ist und somit im Hauptfokus vom Symptommanagement stehen soll.

14.4 Symptommanagement

Pflegefachpersonen in der Onkologie sehen Patientinnen und Patienten im Vergleich zu anderen Berufsgruppen häufiger und länger. Somit sind sie in einer Schlüsselposition, um Symptome zu erfassen und das Symptommanagement zu unterstützen.

Das Symptommanagement ist ein Wechselspiel zwischen den Dimensionen *Erfahrungen mit Symptomen*, *Strategien zum Symptommanagement* und dem *Symptomstatus*. Personenbezogene Faktoren, das Umfeld der Person, und individuelle Umstände in Bezug auf Gesundheit und Kranksein (engl. illness) beeinflussen die drei zentralen Dimensionen (Abb. 14.1).

Die Berücksichtigung von Umfeld und von Gesundheits-/Kranksein-Faktoren können Ressourcen erschließen wie beispielsweise Familienmitglieder oder Personen aus dem sozialen Umfeld, welche die betroffene Person beim Symptommanagement unterstützen können. Es können aber auch eher hindernde Faktoren ersichtlich werden, wie beispielsweise Symptome einer anderen chronischen Erkrankung wie Schmerzen oder körperliche Beeinträchtigungen, die das Symptommanagement beeinflussen können. Das kann zu sehr komplexen Symptom-Cluster-Situationen führen (▶ Abschn. 14.3.3). Die Anwendung von validierten Assessment-Instrumenten, ergänzt durch eine umfassende biopsychosoziale Anamnese der Gesamtsituation, kann eine umfassende Evaluation der Situation zum Symptommanagement erleichtern. Die Adhärenz zum Symptommanagement wird von den angewendeten Strategien und den Symptom-Outcomes beeinflusst (Dodd et al. 2001). Erlebt eine Person, dass sich die Symptome/das Symptom trotz angewendeter Symptommanagementstrategien nicht verbessert, wird sie demotiviert und frustriert sein. Ein umfassendes Assessment unter Einbezug des Umfelds und der Gesamtsituation der betroffenen Person ist deshalb wichtig, um das soziale und familiäre Umfeld der betroffenen Person schon während des Assessments gezielt zur Unterstützung einbeziehen zu können (Abb. 14.1).

14.4.1 Patientenbezogene Barrieren und Symptommanagement

Menschen mit Tumorerkrankungen erleben drei Barrieren beim Symptommanagement:

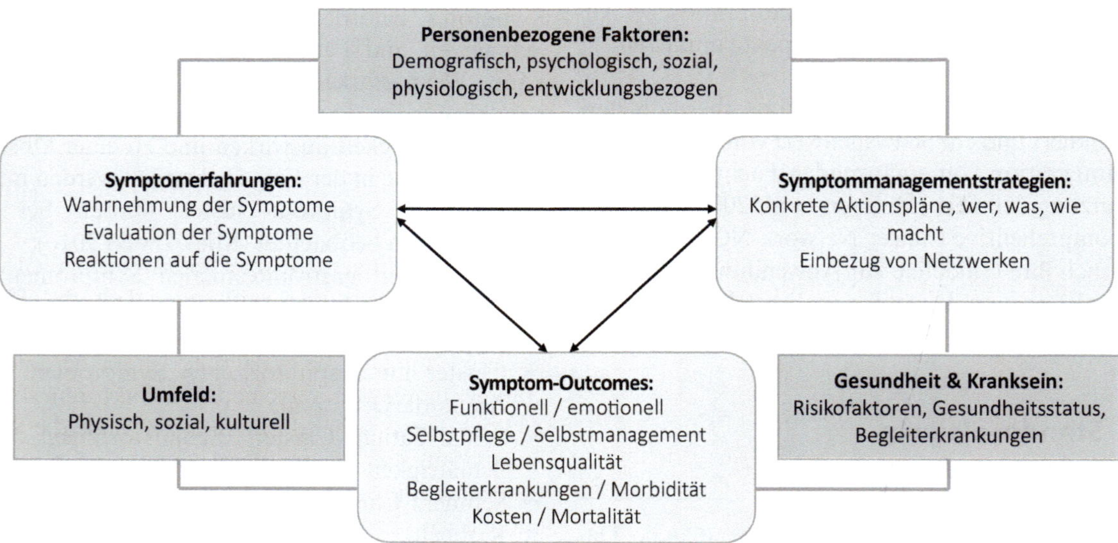

Abb. 14.1 Symptommanagement basierend auf dem konzeptuellen Modell nach Dodd et al. 2001. (Vereinfachte Darstellung und Übersetzung: M. Bana)

- negative Erwartungen über das Management der Symptome;
- wahrgenommene negative Einstellungen von Ärzten und Pflegefachpersonen und
- Schwierigkeiten, sich bezüglich der Symptome mitzuteilen (Kommunikation).

Eine Untersuchung an einer Gruppe älterer Brustkrebspatientinnen zeigt diesbezüglich, dass Schwierigkeiten in der Kommunikation von Symptomen mit Ärzten und Pflegenden die häufigste Barriere war (Yeom und Heidrich 2009). Deshalb sollten die Patienten während der Behandlung ermuntert werden, über ihre Symptome zu berichten.

Das Alter spielt dabei eine besondere Rolle, so sind ältere Tumorbetroffene (> 60 Jahre) besonders vulnerabel, da sie häufig zusätzlich zu den Nebenwirkungen der Krebserkrankung oder Therapie auch noch altersbedingte Komorbiditäten aufweisen können. Ältere Patienten oder Patientinnen interpretieren ihre Symptome eher als unabwendbare oder natürliche Folge des Alters und nicht unbedingt als eine Nebenwirkung der Erkrankung (Heidrich et al. 2006), insbesondere wenn die Symptome mit Verzögerung auftreten. In dieser Gruppe war ein größerer Funktionsverlust in den ersten 2 Jahren nach Diagnose auch mit einer höheren Mortalität assoziiert (Sehl et al. 2013).

14.5 Symptombezogenes Selbstmanagement

Selbstmanagement ist ein Sammelbegriff unterschiedlicher Theorieansätze zur Erklärung, wie Menschen befähigt werden können, möglichst aktiv zur eigenen Problembewältigung beizutragen. Selbstmanagement umfasst Fähigkeiten, Fertigkeiten und Techniken, die Zielfindung, Planung, und effektives Handeln betreffen. Dazu gehören Selbstbeobachtung, Selbstkontrolle, Flexibilität, Ausdauer und Frustrationstoleranz. Weiter sind Selbstmanagementkompetenzen abhängig von realistischen Zielsetzungen, welche konsequent verfolgt werden, auch unter schwierigen und herausfordernden Umständen (Kanfer et al. 2012).

Selbstmanagement ist eng verbunden mit Ansätzen der sozialen Lerntheorie, wie Selbstwirksamkeit, Selbstkontrolle oder Selbstregulation. Basierend auf der Selbstregulationstheorie verarbeiten Menschen persönliche Erfahrungen und Informationen aus ihrem Umfeld und leiten daraus ihr Verhalten ab. Selbstmanagement ist demnach die Bewältigung von physischen Wahrnehmungen wie Symptomen oder emotionalen Reaktionen, welche als Grundlage für Handlungsstrategien dienen und den Handlungen Be-

deutungen zumessen. Die in die Behandlung eingebundenen Berufsgruppen können durch Beratung die Interpretation der Erfahrung beeinflussen, nicht aber die Schlussfolgerungen, die das Verhalten des Patienten beeinflussen.

> **Definition**
>
> Das **symptombezogene Selbstmanagement** ist ein dynamischer, selbstgesteuerter Prozess, der zu einem Verhalten führt, das geeignet ist, die Wahrnehmung, die Vermeidung, die Befreiung oder den Rückgang von Symptomen zu ermöglichen. Dies kann hinsichtlich des Zeitpunktes des Auftretens, Häufigkeit, Dauer, Intensität, Belastung und Zusammenwirken mit anderen Symptomen geschehen (Hoffman 2013).

14.6 Förderung des Selbstmanagements

Wirksames Selbstmanagement bedingt eine kontinuierliche Überwachung des eigenen Befindens, adäquate kognitive und emotionelle Reaktionen sowie bei Bedarf Anpassungen des Verhaltens, um eine zufriedenstellende Lebensqualität zu erhalten.

> **Definition**
>
> **Selbstmanagement** ist die Fähigkeit einer Person, die Symptome, die Behandlung, physische und psychosoziale Konsequenzen sowie nötige Lebensstilanpassungen zu „managen", die durch die chronische Erkrankung verursacht sind (Barlow et al. 2002).

Unterschiedliche Ansätze können zur Unterstützung von Selbstmanagement im stationären und im ambulanten Setting angewendet werden: individuelle Edukationen für die Betroffenen und Familienangehörige, Gruppenedukationen fokussiert auf eine konkrete Erkrankung oder auf spezifische Symptome, Edukationen unter Anwendung von digitalen Tools wie Videos, Podcasts oder Applikationen auf Smartphones und die Abgabe von schriftlichen Materialien. Idealerweise werden schriftliche Materialien durch persönliche Unterstützung und Beratung ergänzt. Vier Pfeiler bilden die Basis für die Unterstützung zum Selbstmanagement: verständliche Informationen, die wahrgenommene Selbstwirksamkeit der Person, deren Verhaltensanpassungen und technische Fertigkeiten (De Silva 2011). Unterschiedliche Ressourcen können genutzt werden, um Informationen zu vermitteln: schriftliche Flyer oder Broschüren, elektronische Formen von Informationen, Online-Kurse. Schriftliche Informationen können auch als Anleitungen für technische Fertigkeiten, wie beispielsweise eine subkutane Injektion, gestaltet werden. Insbesondere die Förderung von der Selbstwirksamkeit und die Unterstützung zu einer Verhaltensanpassung bedarf aber eines persönlichen Gesprächs und eines direkten Dialogs mit den Betroffenen, um erfolgreich sein zu können (▶ Abschn. 14.6.2). Diese Begegnungen müssen nicht zwingend vor Ort stattfinden. Es können auch strukturierte Telefon-Coachings oder kombinierte Angebote mit persönlichen Gesprächen vor Ort, welche mit telefonischem Follow-up ergänzt werden, angewendet werden. Bei chronischen Krankheiten werden Gruppenedukationen, welche von Peers geleitet werden, erfolgreich angewendet. Bei der Peer-Unterstützung werden betroffene Laien geschult, um Gruppenedukationen zu leiten und als Moderatoren für andere Betroffene fungieren zu können. Personen mit ähnlichen Erfahrungen werden als vertrauenswürdig wahrgenommen, was insbesondere die Selbstwirksamkeit stärken kann. Ein sehr bekanntes Laien-Unterstützungsprogram ist das Stanford „Chronic Disease Self-Management (CDSMP) Program", welches auch für Krebsbetroffene adaptiert wurde (Risendal et al. 2015).

Die Unterstützung des Selbstmanagements bedingt immer eine gleichberechtigte und kollaborative Zusammenarbeit mit den Betroffenen. Das bedingt eine Verhaltensveränderung der Fachpersonen, indem diese ihre Edukation auf die Förderung der notwendigen Fähigkeiten und Fertigkeiten zum Selbstmanagement ausrichten, was sich vom herkömmlichen Ansatz zur Patientenedukation unterscheidet (◘ Tab 14.2).

14.6.1   Selbstmanagement-Modell

Im Kontext des Symptommanagements ist die Wahrnehmung der Selbstwirksamkeit insbesondere abhängig von der Fähigkeit der Vermeidung oder Verringerung der Symptome hinsichtlich des Zeitpunktes des Auftretens, der Intensität und Qualität sowie das gleichzeitige Auftreten mit weiteren Symptomen. Erfolgreiches Symptommanagement kann den funktionalen Status und auch die gesundheitsbezogene Lebensqualität insgesamt verbessern (Osoba 2007; Jahn et al. 2014). Diese zentrale Rolle der wahrgenommenen Selbstwirksamkeit einer Person in Bezug auf das Selbstmanagement von Symptomen wird auch in ◘ Abb. 14.2 ersichtlich.

Förderung der Selbstwirksamkeit (nach Bandura 1997)
- Unmittelbare Erfahrung der eigenen Fähigkeit (Erfolgserlebnisse)
- Stellvertretende Erfahrung (Beobachtungen von Peers)
- Soziale, verbale Überzeugung (Unterstützung durch Fachpersonen oder Peers)
- Interpretation der Beeinflussbarkeit des physischen oder psychischen Zustandes

Die Anforderungen an gelingendes Selbstmanagement von Symptomen sind multidimensional und verlangen von den Krebsbetroffenen eine aktive Mitarbeit und die Bereitschaft, Symptommanagement selber zu übernehmen. Ziele vom symptombezogenen Selbstmanagement sind die Reduktion von Symptomauswirkungen auf den Alltag und die Vermeidung von Symptom-Clustern. Die verschiedenen beeinflussenden Faktoren zum symptombezogenen Selbstmanagement sind in ◘ Abb. 14.2 vereinfacht dargestellt und werden in den nachfolgenden Abschnitten erläutert.

◘ **Tab. 14.2**   Gegenüberstellung traditionelle Patientenedukation – Selbstmanagement-Unterstützung. (Adaptiert nach Bodenheimer et al. 2002)

	Patientenedukation	Selbstmanagement-Unterstützung
Inhalt	Informationen und technische Kenntnisse zu der chronischen Erkrankung	Kenntnisse, wie Probleme gelöst werden können
Probleminterpretation	Probleme basieren auf inadäquater Kontrolle der Krankheit	Betroffene identifizieren Probleme, welche durch die Krankheit bedingt sein können oder nicht
Beziehung Edukation und Krankheit	Edukation fokussiert auf die Krankheit und vermittelt spezifische Informationen und Kenntnisse zur Krankheit	Edukation fördert und lehrt Fähigkeiten zur Problemlösung von allgemeinen Konsequenzen der chronischen Erkrankung
Erwartete Auswirkung	Krankheitsspezifisches Wissen ermöglicht Verhaltensveränderungen und diese führen zu besseren klinischen Ergebnissen	Ein gestärktes Vertrauen in seine eigenen Fähigkeiten im Umgang mit der Krankheit (Selbstwirksamkeit) führt zu besseren klinischen Ergebnissen
Fokus	Das Einhalten der vermittelten Verhaltensveränderungen verbessert klinische Ergebnisse	Verbesserte Selbstwirksamkeit führt zu besseren klinischen Ergebnissen
Fördernde Personen	Gesundheitsfachpersonen	Fachpersonen, Laien, andere Patientinnen oder Patienten, oft in Gruppen

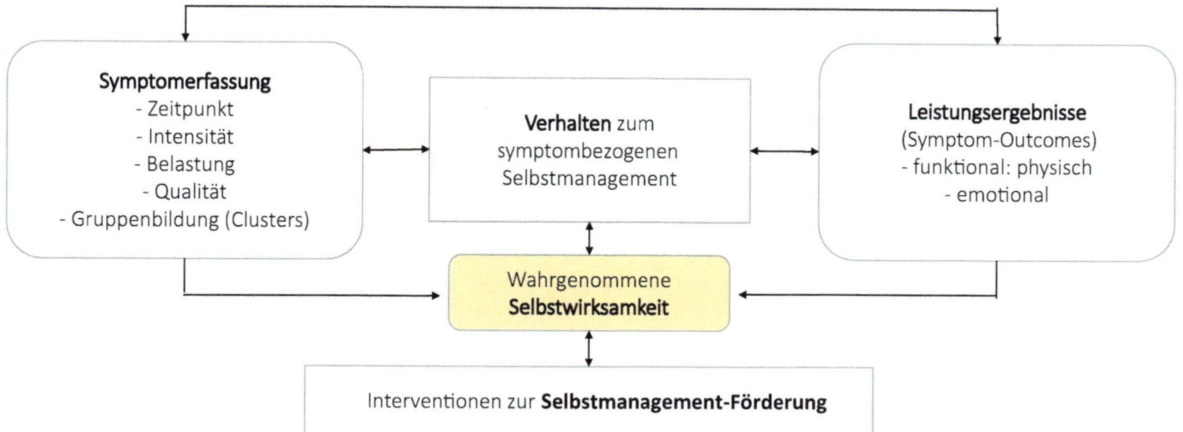

Abb. 14.2 Modell zum Selbstmanagement-Verhalten. Vereinfachte Darstellung basierend auf Modell von Hoffman 2013

14.6.1.1 Interventionen zur Unterstützung des Selbstmanagements

Interventionen mit dem Ziel, das Selbstmanagement von Krebsbetroffenen zu unterstützen, sollten strukturiert und standardisiert durchgeführt werden. Idealerweise werden die Interventionen durch Pflegefachpersonen durchgeführt, welche eine Coaching-Rolle einnehmen und sich zur Unterstützung von Selbstmanagement weitergebildet haben. Eine Intervention zur Unterstützung des Selbstmanagements sollte einen starken Fokus auf die Förderung der individuellen Selbstwirksamkeit der betroffenen Personen legen.

14.6.1.2 Wahrgenommene Selbstwirksamkeit

Pflegefachpersonen können die Selbstwirksamkeit positiv beeinflussen, indem sie insbesondere auf realistische Zielsetzungen für die Krebsbetroffenen achten. Misserfolge bei der Zielerreichung bewirken das Gegenteil von positiven Erfahrungen (Erfolgserlebnisse) und vermindern die Selbstwirksamkeit. Weitere Möglichkeiten zur Förderung der Selbstwirksamkeit von Betroffenen sind der Einbezug von anderen Krebsbetroffenen (stellvertretende Erfahrungen), eine motivierende Gesprächsführung durch die Pflegefachperson sowie die Gewährleistung, dass die betroffene Person die wahrgenommenen Symptome einschätzen und interpretieren lernt (s. auch Übersicht „Förderung der Selbstwirksamkeit" weiter oben).

14.6.1.3 Verhalten zum symptombezogenen Selbstmanagement

Das Verhalten zum Selbstmanagement wird von der Wahrnehmung der Symptome und deren kognitiver Bewertung bestimmt. Durch den Prozess der Bewertung entscheidet ein Patient, ob er sich in der Lage fühlt, mit einem Symptom umzugehen. Zunächst wird dabei beurteilt, ob aus der Situation Schaden entstehen kann, und wenn auf welche Weise. Anschließend wird eingeschätzt, welche Handlungen getroffen werden, um die Situation in Bezug auf die wahrgenommenen Symptome zu kontrollieren.

Das Selbstmanagement der Symptome erfolgt durch selbstgesteuertes Handeln, dabei ist die wahrgenommene Selbstwirksamkeit ein Schlüsselfaktor. Die Handlung muss für das wirksame Selbstmanagement aber von Wissen begleitet sein. Der Patient muss über die richtige Anwendung, die Wirkung und auch mögliche kritische Situationen durch Beratung, Schulung und Anleitung vorbereitet werden.

14.6.1.4 Symptomerfassung

Symptome sind subjektiv wahrgenommene Anzeichen des Gesundheitszustandes. Sie können körperliche oder psychische Manifestationen haben, die aus der Erkrankung oder Therapie resultieren. Dabei können die Symptome als physisch (z. B. Fatigue, Schmerz, Kachexie oder Kurzatmigkeit), kognitiv (z. B. Gedächtnis- und Konzentrationsstörungen) oder affektiv (z. B. Angst oder Depression) klassifiziert werden. Symptome können primär oder sekundär mit der Erkrankung verbunden sein. So kann beispielsweise ein Tumorschmerz eine Stimmungsveränderung bei der Person bewirken und das Aktivitätsniveau beeinflussen. Für die Erfassung der Symptome sind PROMs zu bevorzugen, da diese den Gesundheitszustand aus Sicht der betroffenen Person wiedergeben (▶ Abschn. 14.3). Die Ergebnisse werden als Symptomintensität oder als deren Veränderung im Vergleich zur letzten Messung gemeinsam mit der betroffenen Person analysiert und die weitere Behandlung festgelegt.

14.6.1.5 Leistungsergebnisse: Symptom-Outcomes

Symptom-Selbstmanagement zielt auf die Reduktion der Auswirkungen der Symptomerfahrung im täglichen Leben der Krebsbetroffenen. Die Funktionsebene erfasst gesundheitsbezogeneLebensqualität („Health-related Quality of Life", HRQoL) bei Tumorbetroffenen sowie deren physische, kognitive, soziale, emotionale oder rollenbezogene Aspekte. Die Auswirkungen oder der Eingriff der Symptome in die Funktionalität werden auch als „Symptom-Burden" bezeichnet. Symptome, die durch ihre Intensität eine funktionale Beeinträchtigung hervorrufen, werden als besonders belastend empfunden (Cleeland 2007).

14.6.2 Kernelemente der Selbstmanagement-Förderung

Die Förderung des Selbstmanagements bei Krebserkrankungen unterscheidet sich von anderen chronischen Erkrankungen, da die Therapien von Krebserkrankungen heterogen sind und sich deshalb die Anforderungen ans konkrete Selbstmanagement der betroffenen Personen deutlich ändern können. In der Folge können Programme zur Unterstützung von Selbstmanagement bei Krebs sehr unterschiedliche Interventionskomponenten und Ansätze zur Anwendung haben. Howell et al. (2017) definierten 8 Kernelemente zur Selbstmanagement-Edukation (s. Übersicht in ◘ Tab. 14.3). Diese Kernelemente werden in unterschiedlichen Kombinationen in Interventionen integriert. In den meisten entwickelten standardisierten Interventionen zur Unterstützung von Selbstmanagement sind nicht alle Kernelemente berücksichtigt. Als gemeinsamer Nenner gilt, dass die Unterstützung zum Selbstmanagement mehrere Komponenten (Kernelemente) beinhalten sollte, die Förderung der Selbstwirksamkeit ein sehr zentrales Element ist und die Fachpersonen zur Unterstützung des Selbstmanagements geschult werden müssen.

14.6.3 Unterstützung zum Selbstmanagement am Beispiel des Symptom-Navi-Programms

Informationen zur Krebserkrankung, zu den verabreichten Therapien, zu häufigen Nebenwirkungen, und zum Umgang mit den Folgen der Erkrankung und Therapien benötigen alle Menschen, denen eine Krebsdiagnose eröffnet wird. Pflegefachpersonen sollten somit bei allen Krebsbetroffenen den Informations- und Unterstützungsbedarf erfassen und darauf abgestimmt gezielt Interventionen anbieten. Bei Patientinnen und Patienten mit Unterstützungsbedarf zum Selbstmanagement von Symptomen sind strukturierte und individuell angepasste Interventionen notwendig. Insgesamt sind für etwa 20 % aller Krebsbetroffenen allgemeine Informationen und Unterstützung ausreichend, und weitere 30 % benötigen zusätzliche Unterstützung zum Selbstmanagement von Symptomen (Fitch 2008).

◘ **Tab. 14.3** Kernelemente von Interventionen zur Selbstmanagement-Edukation. (Basierend auf Howell et al. 2017, adaptiert durch M. Bana)

Kernelemente Selbstmanagement-Edukation	Handlungen der Fachpersonen
Abgestimmt auf die individuelle Erkrankung, Behandlungsauswirkungen und Risiken	Umfassende Kenntnis der Diagnose und Therapien, Vorbereitung von Gesprächen, Informationsgabe
Förderung der Selbstüberwachung der Krankheitsentwicklung, um das Verhalten anpassen zu können	Coaching zur Selbstüberwachung und Interpretation von Symptomen und anderen Folgen der Erkrankung, Nebenwirkungen von Therapien
Förderung der Selbstwirksamkeit, um die Konsequenzen der Erkrankung und deren Behandlung managen zu können	Coaching durch Assessment der Selbstwirksamkeit und Prüfung der angewandten Selbstmanagement-Interventionen
Die Betroffenen unterstützen, eine effektive Kommunikation mit Fachpersonen und Behandlungsteams zu entwickeln	Positives Feedback, Hilfestellung zur Entwicklung von verständlichen Kommunikationsstrategien, Gespräche vorbereiten
Die Betroffenen unterstützen, Problemlösungsstrategien zu entwickeln und Entscheidungen zu treffen	Regelmäßiges Assessment der angewandten Selbstmanagement-Interventionen und deren Wirksamkeit, Alternativen und ergänzende Interventionen vorschlagen
Mithilfe von Zielen und Aktionsplänen Wissen und Gesundheitsverhalten fördern	Unterstützen, SMART-Ziele zu formulieren und realistische Aktionen, Tätigkeiten zu planen
Unterstützung zum Aufbau einer partnerschaftlichen Zusammenarbeit mit Fachpersonen im Gesundheitssystem	Aktives Zuhören, Analyse des Unterstützungsnetzwerkes, Vermitteln von Anlaufstellen und weiteren Unterstützungsangeboten
Fachpersonen sind zum Selbstmanagement-Coaching geschult	Weiterbildungsangebote, Intervisionen oder Supervisionen im Team, kollegiales Feedback durch Kolleginnen und Kollegen

Das Symptom Navi Programm wurde 2011 als Basisintervention für Krebsbetroffene während ambulanten systemischen Therapien entwickelt und seither mehrmals evaluiert und weiterentwickelt (Kropf-Staub et al. 2017). Das Programm baut auf drei Komponenten auf:

- symptomspezifische Flyer mit evidenzbasierten Empfehlungen zum Selbstmanagement,
- halbstrukturierte Edukationsgespräche mit den Flyern zur Unterstützung des Selbstmanagements und
- ein standardisiertes Schulungskonzept.

14.6.3.1　Symptomspezifische Flyer

Zur Unterstützung des Selbstmanagements insbesondere auch zu Hause, wenn Krebsbetroffene ihre Fragen und Unsicherheiten nicht direkt mit Fachpersonen besprechen können, wurden symptomspezifische Flyer entwickelt. Diese Flyer informieren die Betroffenen allgemein zum Symptom und geben Tipps, wo ergänzende Unterstützung gefunden werden kann. Das Kernelement sind die Beschreibung der Symptomintensität auf 3 Intensitätsstufen mit entsprechenden evidenzbasierten Empfehlungen, was die Betroffenen selber zum Management der Symptome machen können. Die Flyer können ausgedruckt an die Betroffenen abgegeben oder direkt über die Webseite mit einem Login (► www.symptomnavi.ch/de/fuer-betroffene) genutzt werden.

Smileys zur subjektiven Einschätzung unterstützen die Krebsbetroffenen bei einer spontanen Einschätzung, wie sie sich fühlen und wie ausgeprägt sie die Symptomintensität empfinden. Diese subjektive Einschätzung kann mit der narrativen Beschreibung zur Symptomintensität verglichen werden. Und für das Selbstmanagement sind für jede Intensitätsstufe entsprechende evidenzbasierte Empfehlungen in leicht verständlicher Sprache formuliert (◘ Abb. 14.3).

Schriftliche Informationen alleine sind nicht ausreichend zur Umsetzung von Selbstmanagement-Strategien im Alltag. Deshalb sind unterstützende Gespräche zum Selbstmanagement durch Fachpersonen unabdingbar.

14.6.3.2　Halbstrukturierte Edukationsgespräche

Geschulte Pflegefachpersonen führen Edukationsgespräche mit den Flyern durch. Es ist empfehlenswert, Edukationsgespräche vorzubereiten und konkret zu planen. Dazu sind geeignete Räumlichkeiten zur Wahrung der Intimsphäre und auch für eine ruhige Atmosphäre,

Angst

Sie fühlen sich …	Oder Sie stellen fest …	Was Sie selbst für sich tun können …
	• Leichte Ängstlichkeit	• Versuchen Sie, schwierige Momente nicht allein durchzustehen. Die Bewältigung fällt Ihnen leichter, wenn Sie solche Momente mit vertrauten Menschen teilen können. • Scheuen Sie sich nicht, Fragen an das Behandlungsteam zu stellen. Bereiten Sie sich auf den nächsten Kontakt vor und notieren Sie sich alle Fragen, die Sie stellen möchten. • Besprechen Sie anstehende Entscheidungen auch mit Ihren Nächsten. • Sorgen Sie für regelmäßige Bewegung. Körperliche Aktivität kann die innere Ausgeglichenheit stärken.
	• Innere Unruhe, Herzklopfen • Schwindel, Schwitzen, Zittern • Sie können Alltagsaufgaben nur noch eingeschränkt wahrnehmen • Sie haben Schlafprobleme • Sie haben das Gefühl, die Kontrolle über Ihre Situation zu verlieren • Sie haben das Gefühl, dass Sie «nicht mehr Sie selbst sind»	• Klären Sie mit dem Behandlungsteam offene Fragen zu Therapie und Krankheit. • Versuchen Sie, sich bei wiederkehrenden negativen Gedanken abzulenken mit etwas, das Ihnen Freude bereitet. • Entspannungsübungen mittels Yoga oder Muskelrelaxation können beruhigen. Ebenfalls entspannend wirken Massagen (evtl. ärztlich verordnet), Musik hören. • Zögern Sie nicht, mit Ärzten, Pflegefachkräften, Psychoonkologen oder in Selbsthilfegruppen über Ihre Angst zu sprechen. • Informieren Sie sich im Voraus darüber, an wen Sie sich in Notfallsituationen wenden können.
	Plötzlich auftretende körperliche Anzeichen wie: • Brustschmerzen • erschwerte Atmung • ohne Anstrengung Schwindel Oder: • Sie wissen weder aus noch ein • Sie haben Panikgefühle	• Nehmen Sie mit dem Behandlungsteam Kontakt auf.

◘ **Abb. 14.3**　Symptom-Navi-Flyer zum Umgang mit Angst. Evidenzbasierte Empfehlungen zum Umgang mit Angst

Tab. 14.4 Ablauf von halbstrukturierten Edukationsgesprächen unter Einbezug der fünf A. (Basierend auf Lawn und Schoo 2010, S. 209)

Assess	Erheben: nach dem Verhalten im Umgang mit den Symptomen fragen
Advise	Beraten: klare Botschaften zur Förderung von Verhaltensanpassungen geben
Agree	Zustimmen: Ziele basierend auf die Bereitschaft zu Verhaltensanpassungen setzen
Assist	Beistehen: um Wissen, Fertigkeiten, Selbstvertrauen (Selbstwirksamkeit) und Unterstützung zu erlangen
Arrange	Vereinbaren: weitere Termine zur Unterstützung und Überweisungen an andere Fachpersonen planen und organisieren

wo Lernen möglich ist, unabdingbar. Je nach Situation und Unterstützungsbedarf können 2–3 Edukationsgespräche genügen. Bei komplexen Situationen oder bei Symptom-Clustern (▶ Abschn. 14.3.3) wird der Bedarf für die Begleitung und das Coaching zum Selbstmanagement länger fortgeführt werden müssen.

Der Ablauf für halbstrukturierte Edukationsgespräche orientiert sich an den fünf A (Lawn und Schoo 2010). Die fünf A stehen für Assess, Advise, Agree, Assist und Arrange und geben einen flexiblen Rahmen für den Gesprächsablauf, welcher den Pflegefachpersonen erlaubt, auf die individuelle Situation der betroffenen Menschen einzugehen (◘ Tab. 14.4).

Pflegefachpersonen werden die fünf A nicht linear in einem Gespräch durchlaufen können, sondern müssen sich den Bedürfnissen und dem Bedarf der Krebsbetroffenen anpassen. Ziel ist eine gezielte und individualisierte Unterstützung zum Selbstmanagement, soweit sich die Person bereit erklärt, das Symptommanagement selbst zu übernehmen. Es ist empfehlenswert, validierte Assessment-Instrumente (▶ Abschn. 14.3.2) für die Symptomerfassung und deren Verlauf in den Edukationsgesprächen zu verwenden.

14.6.3.3 Standardisiertes Schulungskonzept

Die Unterstützung zum Selbstmanagement ist eine komplexe Intervention, welche von den Pflegefachpersonen fordert, eine Coaching-Rolle einzunehmen. Um die Coaching-Rolle im häufig hektischen Alltag umsetzen zu können, ist es erforderlich, dafür geschult zu werden. Zur Einführung des Symptom-Navi-Programms nehmen die Pflegefachpersonen an einer Einführungsschulung teil und wenden anschließend das Gelernte im Praxisalltag an, um Erfahrungen zu sammeln. In einer Follow-up-Schulung werden die Erfahrungen diskutiert, Fragen beantwortet und gemeinsam besprochen, wie die Anwendung im konkreten Umfeld angepasst werden kann, um bleibend in die täglichen Abläufe integriert zu werden.

14.6.3.4 Anwendung des Symptom-Navi-Programms in der Praxis

Die Einführung des Symptom-Navi-Programms im deutschsprachigen ambulanten Kontext der Schweiz wurde mit einer Pilotstudie evaluiert (Bana et al. 2021). Betroffene Patientinnen und Patienten wendeten die Flyer sicher an. Pflegefachpersonen führten halbstrukturierte Edukationsgespräche insbesondere bei Therapiebeginn durch, um auf erwartete Therapienebenwirkungen aufmerksam zu machen und Hinweise zum Umgang mit erwarteten Symptomen aufzeigen zu können. Die Inhalte der Schulungen zur Anwendung des Programms wurden in einem sehr großen Umfang (im Durchschnitt 92 %) in der Praxis umgesetzt.

Seit der Pilotstudie wurde das Symptom-Navi-Programm weiterentwickelt und insbesondere die Schulung zur Coaching-Rolle ausgebaut. Die oben beschriebenen fünf A wurden für den Ablauf der Edukationsgespräche neu integriert, um die Machbarkeit in der Praxis zu erleichtern. Die Weiterverbreitung des Programms wird bis Ende 2023 durch die Stiftung Gesundheitsförderung Schweiz unterstützt. Das ermöglicht nun, das Programm auch in Organisationen zur häuslichen Pflege und in kantonalen oder regionalen Krebsligen einzuführen, was den Zugang für Krebsbetroffene zu den Flyern erweitert.

Literatur

Zitierte Quellen

Bana M, Ribi K, Peters S, Kropf-Staub S, Näf E, Zürcher-Florin S, Stoffel B et al (2021) Pilot testing of a nurse-led basic symptom self-management support for patients receiving first-line systemic outpatient anticancer treatment. A cluster-randomized study (Symptom Navi Pilot Study). Cancer Nurs 44(6):E687–E702. https://doi.org/10.1097/NCC.0000000000000995

Bandura A (1997) Self-efficacy: the exercise of control. New York Freeman. ISBN: 978-0-7167-2850-4

Barlow J, Wright C, Sheasby J, Turner A, Hainsworth J (2002) Self-management approaches for people with chronic conditions: a review. Patient Educ Couns 48:177–187

Barsevick AM, Whitmer K, Nail LM, Beck SL, Dudley WN (2006) Symptom cluster research: conceptual, design, measurement, and analysis issues. J Pain Symptom Manage 31(1):85–95. https://doi.org/10.1016/j.jpainsymman.2005.05.015

Bastable SB (Hrsg) (2014) Nurse as educator, principles of teaching and learning for nursing practice, 4. Aufl. Jones & Bartlett Learning, Burlington MA. ISBN: 978-1-4496-9750-1

Bodenheimer T, Lorig K, Holman H, Grumbach K (2002) Patient self-management of chronic disease in primary care. JAMA 288(19):2469–2475. https://doi.org/10.1001/jama.288.19.2469

Cleeland CS (2007) Symptom burden: multiple symptoms and their impact as patient-reported outcomes. J Natl Cancer Inst Monogr (37):16–21

De Silva D (2011) Evidence: helping people help themselves. Health Foundation, London. ISBN: 978-1-906461-26-3

Dodd MJ, Janson S, Facione N, Faucett J, Froelicher ES, Humphreys J, Lee K, Miaskowski C, Puntillo K, Rankin S, Taylor D (2001) Advancing the science of symptom management. J Adv Nurs 33(5):668–676

Fitch M (2008) Supportive care framework. Can Oncol Nurs J 18(1). https://doi.org/10.5737/1181912x181614

Heidrich SM, Egan JJ, Hengudomsub P, Randolph SM (2006) Symptoms, symptom beliefs, and quality of life of older breast cancer survivors: a comparative study. Oncol Nurs Forum 33(2):315–322

Hoffman AJ (2013) Enhancing self-efficacy for optimized patient outcomes through the theory of symptom self-management. Cancer Nurs 36(1):E16–E26

Howell D, Harth T, Brown J, Bennett C, Boyko S (2017) Self-management education interventions for patients with cancer: a systematic review. Support Care Cancer 25:1323–1355. https://doi.org/10.1007/s00520-016-3500-z

Jahn P, Kuss O, Schmidt H, Bauer A, Kitzmantel M, Jordan K, Krasemann S, Landenberger M (2014) Improvement of pain-related self-management for cancer patients through a modular transitional nursing intervention: a cluster-randomized multicenter trial. Pain 155(4):746–754

Kanfer FH, Reinecker H, Schmelzer D (2012) Selbstmanagement-Therapie: ein Lehrbuch für die klinische Praxis. Springer, Heidelberg

Kropf-Staub S, Sailer Schramm M, Zürcher S, Näf E, Eicher M (2017) Symptom Navi Programm – Entwicklung 2011–2015. Onkologische Pflege 7(1). ISSN 2198-8650

Kwekkeboom KL, Wieben A, Braithwaite L, Hopfensperger K, Kim KS, Montgomery K, Reske M, Stevens J (2022) Characteristics of cancer symptom clusters reported through a patient-centered symptom cluster assessment. West J Nurs Res 44(7):662–674. https://doi.org/10.1177/01939459211012426

Lawn S, Schoo A (2010) Supporting self-management of chronic health conditions: common approaches. Patient Educ Couns 80:205–211. https://doi.org/10.1016/j.pec.2099.10.006

McCorkle R, Ercolano E, Lazenby M, Schulman-Green D, Schilling LS, Lorig K, Wagner EH (2011) Self-management: enabling and empowering patients living with cancer as a chronic illness. CA Cancer J Clin 61(1):50–62. https://doi.org/10.3322/caac.20093

Mehnert A, Müller D, Lehmann C, Koch U (2006) Die deutsche Version des NCCN Distress-Thermometers, Empirische Prüfung eines Screening-Instruments zur Erfassung psychosozialer Belastung bei Krebspatienten. Zeitschrift für Psychiatrie, Psychologie und Psychotherapie 54(3):213–223. https://doi.org/1 0.1024/1661-4747.54.3.213

Miaskowski C (2016) Future directions in symptom cluster research. Semin Oncol Nurs 32(4):405–415. https://doi.org/10.1016/j.soncn.2016.08.006

NCCN Distress Management, Guideline Version 2.2022. National Comprehensive Cancer Network®. www.nccn.org. Zugegriffen am 14.03.2022

Osoba D (2007) Translating the science of patient-reported outcomes assessment into clinical practice. J Natl Cancer Inst Monogr (37):5–11.

Risendal BC, Dwyer A, Seidel RW, Lorig K, Coombs L, Ory MG (2015) Meeting the challenge of cancer survivorship in public health: results from the evaluation of the chronic disease self-management program for cancer survivors. Front Public Health 2(214). https://doi.org/10.3389/fpubh.2014.00214

Schmidt H, Cleeland CS, Bauer A, Landenberger M, Jahn P (2015) Symptom burden of cancer patients: validation of the German M.D. Anderson Symptom Inventory: a cross-sectional multicenter study. J Pain Symptom Manage 49(1):117–125. https://doi.org/10.1016/j.jpainsymman.2014.04.007

Sehl M, Lu X, Silliman R, Ganz PA (2013) Decline in physical functioning in first 2 years after breast cancer diagnosis predicts 10-year survival in older women. J Cancer Surviv 7(1):20–31

Stiel S, Matthes ME, Bertram L, Ostgathe C, Elsner F, Radbruch L (2010) Validierung der neuen Fassung des Minimalen Dokumentationssystems (MIDOS2) für Patienten in der Palliativmedizin, Deutsche Version der Edmonton Symptom Assessment Scale (ESAS). Schmerz 24:596–604. https://doi.org/10.1007/s00482-010-0972-5

Wagland R, Richardson A, Ewings S, Armes J, Lennan E, Hankins M, Griffiths P (2016) Prevalence of cancer chemotherapy-related problems, their relation to health-related quality of life and associated supportive care: a cross-sectional survey. Support Care Cancer 24(12):4901–4911. https://doi.org/10.1007/s00520-016-3346-4

Wild CP, Weiderpass E, Stewart BW (Hrsg) (2020) World cancer report: cancer research for cancer prevention. International Agency for Research on Cancer, Lyon. Available from: http://publications.iarc.fr/586. Licence: CC BY-NC-ND 3.0 IGO

Yeom HE, Heidrich SM (2009) Effect of perceived barriers to symptom management on quality of life in older breast cancer survivors. Cancer Nurs 32(4):309–316

Zanuso V, Fregoni V, Gervaso L (2020) Side effects of adjuvant chemotherapy and their impact on outcome in elderly breast cancer patients: a cohort study. Future Sci OA 6(9):FSO617. https://doi.org/10.2144/fsoa-2020-0076. PMID: 33235809; PMCID: PMC7668125

Weiterführende Literatur

Yarbro CH, Wujcik D, Holmes Gobel B (2014) Cancer symptom management, 4. Aufl. Jones & Bartlett Learning, Burlington MA. ISBN: 978-1-284-02740-2

Internetadressen

Deutschland. https://www.leitlinienprogramm-onkologie.de/home: Zugriff am 20.09.2023

MD Anderson Symptom Inventory: Zugriff am 20.09.2023

www.ahop.at: Zugriff am 20.09.2023

www.onkologiepflege.ch: Zugriff am 20.09.2023

www.symptomnavi.ch: Zugriff am 20.09.2023

www.krebsliga.ch: Zugriff am 20.09.2023

MD Anderson Symptom Inventory. https://www.mdanderson.org/research/departments-labs-institutes/departmentsdivisions/symptom-research/symptom-assessment-tools/md-anderson-symptom-inventory.html

Österreich. https://www.ahop.at/

Schweiz: Fachverband Onkologiepflege Schweiz. www.onkologiepflege.ch; Schweizerischer Verein zur Förderung des Selbstmanagements (VFSM)/Symptom Navi Programm. https://www.symptomnavi.ch; Schweizerische Krebsliga. https://www.krebsliga.ch

Schmerz

Anja Koller und Petra Hoederath

Inhaltsverzeichnis

Autoren der vorherigen Fassung: T. Kroner, A. Margulies

15.1 Einleitung

Der Begriff „Krebserkrankung" ist für die meisten Menschen mit der Vorstellung von Schmerzen verbunden. Tatsächlich treten bei 50–80 % aller Krebserkrankten im Verlauf tumorbedingte Schmerzen auf. Das Vorkommen von Schmerzen hängt beispielsweise von der Art des Tumors und vom Stadium der Erkrankung ab. Schmerzen können heute bei korrekter Abklärung und Behandlung in den meisten Fällen angemessen kontrolliert werden. Leider werden von Ärztinnen, Ärzten und Pflegenden aber nicht immer alle therapeutischen Möglichkeiten ausgeschöpft. Ungenügend behandelte Schmerzen bedeuten eine große und unnötige Belastung für die Betroffenen und ihre Angehörigen.

Pflegende sind wesentlich an der Erfassung und Behandlung der Schmerzen beteiligt und können einen großen Beitrag zum Erfolg der Schmerzbehandlung und damit zur Verbesserung der Lebensqualität der Betroffenen leisten. Pflegende in der Routineversorgung sollten in der Lage sein, vielen Menschen mit krebsbedingten Schmerzen eine Grundversorgung anzubieten, die in den meisten Fällen schon zu einer zufriedenstellenden Schmerzsituation führen kann. Sie sollen aber auch erkennen, wenn der Einsatz von Spezialistinnen oder Spezialisten notwendig sein könnte. Das Ziel dieses Kapitels ist es, Grundlagen und weiterführende Literatur dazu zu vermitteln.

15.2 Definitionen und Abgrenzungen

Schmerz Die Internationale Schmerzgesellschaft IASP (International Association for the Study of Pain) definiert Schmerz als „ein unangenehmes Sinnes- und Gefühlserlebnis, das mit akuter oder potenzieller Gewebsschädigung verbunden ist" (Yoko 2020). Diese Definition wird durch folgende 6 Schlüsselaussagen ergänzt:

» 1. Schmerz ist immer eine persönliche Erfahrung, die in unterschiedlichem Maße von biologischen, psychologischen und sozialen Faktoren beeinflusst wird.

2. Schmerz und Nozizeption (also die Wahrnehmung eines Schmerzreizes) sind unterschiedliche Phänomene. Schmerz lässt sich nicht allein aus der Aktivität der sensorischen Neuronen ableiten.

3. Durch ihre Lebenserfahrungen lernen die Menschen das Konzept des Schmerzes.

4. Es sollte respektiert werden, wenn eine Person eine Empfindung als Schmerz bezeichnet.

5. Obwohl Schmerzen in der Regel eine adaptive Funktion haben, können sie sich nachteilig auf die Funktion und das soziale und psychologische Wohlbefinden auswirken.

6. Die verbale Beschreibung ist nur eine von mehreren Verhaltensweisen, um Schmerzen auszudrücken; die Unfähigkeit zu kommunizieren schließt nicht aus, dass ein Mensch ... Schmerzen empfindet." (Yoko 2020)

> Diese Definition weist darauf hin, dass Schmerz ein subjektives Phänomen ist, auch wenn ihm in der Regel eine Gewebeschädigung, d. h. eine objektivierbare körperliche Ursache zugrunde liegt.

Patientinnen oder Patienten geben manchmal Schmerzen an, ohne dass eine Gewebeschädigung gefunden werden kann. Falls eine Empfindung von einer betroffenen Person als Schmerz bezeichnet wird, sollte sie jedoch als Schmerz akzeptiert werden. Normalerweise wird bei Tumorpatientinnen und -patienten jedoch eine Gewebeschädigung als Schmerzursache gefunden.

Chronische Schmerzkrankheit Für chronische, nicht tumorbedingte Schmerzen wurde der Begriff der chronischen Schmerzkrankheit eingeführt. Hierbei handelt es sich um eine eigenständige Erkrankung. Beispiele dafür sind etwa chronische Rückenschmerzen oder chronische Migräne.

> Die chronische Schmerzkrankheit unterscheidet sich von chronischen Schmerzen bei Tumorerkrankungen. Bei ihr spielen auch psychosoziale Faktoren eine zentrale Rolle.

Entsprechend unterscheiden sich die Behandlungskonzepte:

> **Wichtig**
> – Die Menschen mit chronischen Schmerzen werden auf Basis des biopsychosozialen Schmerzmodells multimodal behandelt. Opiate werden nach den S3-Leitlinien LONTS (Langzeitanwendung von Opiaten bei Nicht-Tumorschmerzen) angewendet (AWMF Leitlinienprogramm 2020).
> – Bei tumorbedingten Schmerzen steht neben der ursächlichen Behandlung die medikamentöse Behandlung mit Schmerzmitteln im Vordergrund und auch die multimodale Schmerztherapie sollte Anwendung finden.

Die Behandlungsresultate bei der chronischen Schmerz-krankheit sind schlechter als die bei tumorbedingten Schmerzen. Da auch tumorbedingte Schmerzen unter bestimmten Bedingungen (z. B. verzögerte Behandlung, psychische Disposition der Betroffenen) chronifizieren können, ist eine effiziente Behandlung umso wichtiger.

Multidimensionales Leiden Aus der englischen Palliativ-medizin, die in der Entwicklung der onkologischen Schmerzbehandlung eine Pionierrolle spielte, stammt der Begriff des multidimensionalen Leidens. Dabei wird betont, dass schwerkranke Menschen neben körper-lichen Symptomen wie Schmerz oder Atemnot auch an sozialen, seelischen oder geistlich-religiösen Problemen leiden können. Dieses multidimensionale Leiden wird im Englischen auch als „total pain" (umfassender Schmerz) bezeichnet.

> Für eine wirksame Behandlung ist es wichtig, die unterschiedlichen Dimensionen des Schmerzes zu be-achten: Die Behandlung von Schmerzen beruht in der Onkologie im Wesentlichen auf Medikamenten; die Behandlung des Leidens aber auf dem Gespräch und der Begleitung.

Schmerzmanagement und Schmerzselbstmanagement Zur Einordnung der pflegerischen Maßnahmen ist die Unter-scheidung zwischen den Begriffen Schmerzmanagement und Schmerzselbstmanagement wichtig. *Schmerz-management* ist vereinfacht gesagt, alles, was Fach-personen wissen und anwenden, um Schmerztherapie fachlich korrekt zu verschreiben und bei Bedarf durch-zuführen. *Schmerzselbstmanagement* ist auf der anderen Seite das, was die Betroffenen und ihre Angehörigen selbst beitragen müssen, um ihre Schmerzen erfolgreich in den Griff zu bekommen (Durosier Mertilus et al. 2021). Die fachlichen Grundlagen zum Schmerz-management sind in ▶ Abschn. 15.1 bis 15.10 be-schrieben. Die Unterstützung des Schmerzselbst-managements erfolgt mithilfe der Patientenedukation (▶ Abschn. 15.11) (Durosier Mertilus et al. 2021).

15.3 Pathophysiologie des Schmerzes

Zwischen der Einwirkung eines schmerzauslösenden Reizes und der subjektiven, bewussten Wahrnehmung des Schmerzes laufen im Nervensystem verschiedene Prozesse ab. Diese lassen sich grob wie folgt unterteilen:

- Aktivierung der Schmerzrezeptoren,
- Weiterleitung des Schmerzreizes im peripheren und zentralen Nervensystem,
- Schmerzwahrnehmung,
- Modulation (Verstärkung bzw. Abschwächung) der Schmerzübertragung.

15.3.1 Aktivierung der Schmerzrezeptoren

Schmerzen werden durch die Reizung spezieller peri-pherer Schmerzrezeptoren, der Nozizeptoren, ausgelöst. Diese spezialisierten Endigungen sensibler Nerven-fasern finden sich in fast allen Organen. Sie reagieren auf chemische, mechanische und Wärmereize: Über-schreitet die Intensität eines solchen Reizes eine gewisse Schwelle, so wird im Nozizeptor ein elektrisches Signal ausgelöst, das entlang der Nervenfaser in das Rücken-mark geleitet wird.

Bei Entzündungen werden die Nozizeptoren durch im Gewebe freigesetzte „Entzündungsfaktoren", Pro-staglandine oder Bradykinin, erregt. Die schmerz-stillende Wirkung der Antiphlogistika beruht vor allem auf der Hemmung dieser Entzündungsstoffe, d. h. der Prostaglandine.

15.3.2 Schmerzleitung und Schmerzwahrnehmung

Die Schmerzleitung erfolgt über zwei verschiedene Nervenfasern ins Rückenmark: Myelinhaltige sog. A-Fasern leiten den Schmerz schnell, die nicht myelin-haltigen C-Fasern langsam in das Hinterhorn des Rückenmarks. Offenbar übermitteln die beiden Faser-typen unterschiedliche Schmerzarten. Im Hinterhorn werden die peripheren Schmerzfasern in einer ersten Umschaltstation mit den aufsteigenden Schmerzbahnen des Rückenmarks verbunden. Über diese Bahnen (vor allem den Tractus spinothalamicus) erreicht der Schmerzreiz das Gehirn. Durch das komplexe Zu-sammenspiel verschiedener Hirnstrukturen entsteht schließlich die bewusste Schmerzwahrnehmung, mit der der Schmerz lokalisiert und ihm ein Charakter (bren-nend oder stechend) und eine bestimmte Intensität zu-geordnet wird. Verbindungen mit dem Thalamus und dem Frontalhirn sollen für die affektive Färbung der Schmerzempfindung verantwortlich sein.

In den vegetativen Zentren des Hirnstamms beein-flussen Schmerzsignale die Steuerung von Atmung und Kreislauf: Atmung und Herzfrequenz werden be-schleunigt, der Blutdruck steigt.

15.3.3 Schmerzmodulation, Endorphine und Opiatrezeptoren

Die Schmerzwahrnehmung ist auch von psycho-logischen Faktoren abhängig: Sind wir übermüdet oder verärgert, nehmen wir Schmerzen stärker wahr als in ausgeruhtem und ausgeglichenem Zustand. Dies ist ein Hinweis auf die Existenz von Mechanismen, die die

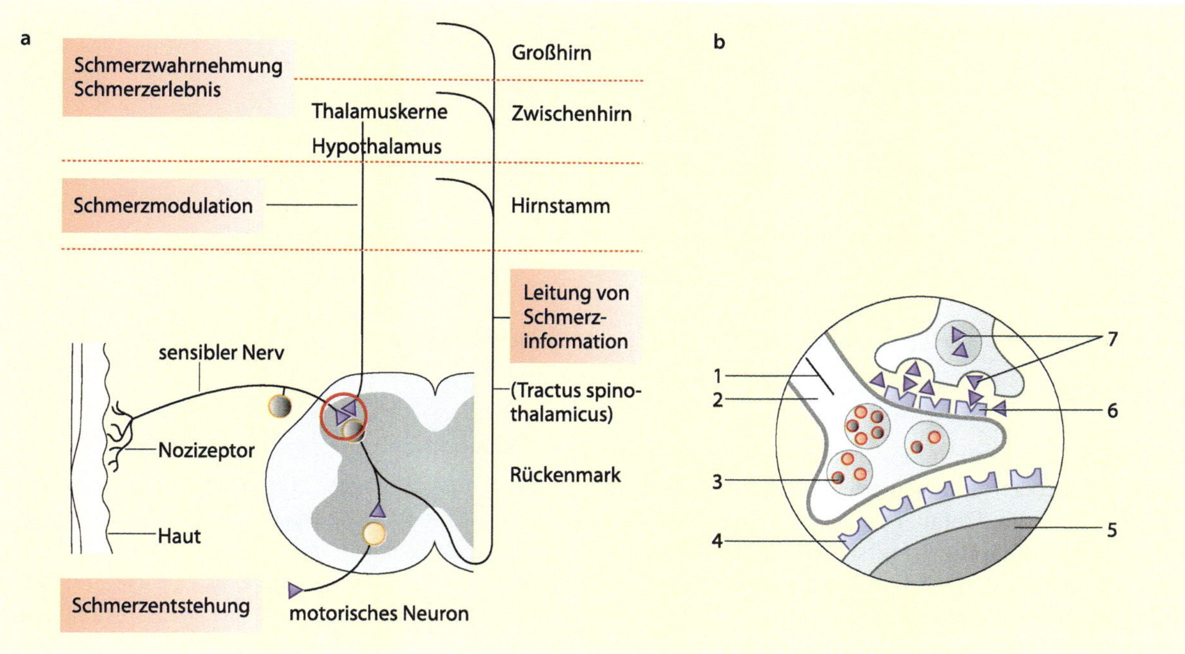

◘ Abb. 15.1   a, b Entstehung, Leitung, Modulation und Wahrnehmung von Schmerzreizen. **a** Übersicht über die beteiligten anatomischen Strukturen. Die mit dem *blauen Kreis* markierten Synapsen im Hinterhorn des Rückenmarks sind in **b** vergrößert dargestellt. **b** Modulation der Schmerzvermittlung an Synapsen im Hinterhorn des Rückenmarks: Absteigende, modulierende Nervenbahnen setzen Endorphine frei. Diese werden an Opiatrezeptoren gebunden und hemmen die Übertragung von Schmerzreizen auf aufsteigende Bahnen des Tractus spinothalamicus. *1* Schmerzreiz, *2* sensibler Nerv, *3* Neurotransmitter, *4* Rezeptor für Neurotransmitter, *5* Ganglion der aufsteigenden Schmerzbahn (Tractus spinothalamicus), *6* Opiatrezeptor, *7* Endorphine, z. B. Enkephalin

Schmerzempfindung beeinflussen bzw. verändern, d. h. modulieren. Am besten untersucht ist eine schmerzhemmende Nervenbahn, die aus dem Hirnstamm ins Rückenmark absteigt und dort im Hinterhorn die Übertragung von Schmerzreizen hemmt (◘ Abb. 15.1). Als Neurotransmitter (Überträgerstoffe) für diese hemmenden Impulse wurden Endorphine nachgewiesen. Dabei handelt es sich um endogene (körpereigene) Stoffe mit morphinähnlicher Wirkung. Zu den wichtigsten Endorphinen gehören:

- Enkephaline,
- β-Endorphin.

> **Definition**
>
> **Endorphine** binden an spezifische Rezeptoren, die – weil auch Morphium und andere Opioide daran binden – Opiatrezeptoren genannt werden. Opiatrezeptoren sind im Körper weit verbreitet, vor allem im Nervensystem an den Schaltstellen der für die Schmerzleitung und Schmerzwahrnehmung verantwortlichen Bahnen. Daneben finden sie sich aber auch in anderen Organen, z. B. im Darm, wo sie an der Regulation von Motilität und Drüsenfunktion beteiligt sind

◻ Tab. 15.1   Opiatrezeptoren

Rezeptor[a]	Endorphin und Wirkung
μ (My)	β-Endorphin Relativ stabile Bindung: lang anhaltende Modulation der Schmerzwahrnehmung und Stimmung
δ (Delta)	Enkephaline Instabile, kurz dauernde Bindung: kurz dauernde Modulation der Schmerzempfindung
κ (Kappa)	Unbekannt

[a]Es sind zahlreiche Untergruppen bekannt, z. B.: μ_1 und μ_2, δ_1 und δ_2, κ_1, κ_2 und κ_3

Aufgrund ihrer Bindungseigenschaften werden mehrere Opiatrezeptoren unterschieden (◻ Tab. 15.1). Ihre Funktionen sind im Detail noch wenig bekannt, ihre Vielfalt erklärt jedoch die Unterschiede in den Wirkungen bzw. unerwünschten Wirkungen der in der Schmerztherapie eingesetzten Opioide.

Neben den Opiatrezeptoren spielen in der Übermittlung von Schmerzsignalen auch NMDA-Rezeptoren (N-Methyl-D-Aspartat) eine Rolle. Sie sind für die Therapie von Bedeutung: Methadon und Ketamin – zwei für die Behandlung von opioidresistenten Schmerzen wichtige Medikamente – wirken teilweise durch ihre Bindung an diese NMDA-Rezeptoren.

15.4   Schmerztypen und Schmerzursachen

Die Einteilung von Schmerzen hat eine praktische Bedeutung für die Wahl der Therapie und die Prognose. Schmerzen können nach ihrer Dauer in akute und chronische Schmerzen oder nach der Art ihrer Auslösung in nozizeptive und neuropathische Schmerzen unterschieden werden.

15.4.1   Schmerztypen

15.4.1.1   Akuter und chronischer Schmerz

Menschen mit Krebs können sowohl an akuten wie auch an chronischen Schmerzen leiden (◻ Tab. 15.2). Tumorschmerzen sind also häufig eine Mischform.

15.4.1.2   Durchbruchschmerz

Ein weiteres Thema bei krebsbedingten Schmerzen sind die sog. „Durchbruchschmerzen". Für diesen Begriff gibt es allerdings keine allgemein anerkannte Definition, obwohl er in der Praxis häufig verwendet wird. Im Folgenden wird die Definition der Deutschen Gesellschaft für Schmerzmedizin aus der DGS-Praxisleitlinie „Tumorbedingte Durchbruchschmerzen" (2013) übernommen (DGS 2022).

> **Definition**
>
> Als **tumorbedingte Durchbruchschmerzen** (engl. breakthrough cancer pain) werden vorübergehende Schmerzexazerbationen (Schmerzspitzen) bezeichnet. Sie treten trotz kontrollierter Dauerschmerzen spontan oder im Zusammenhang mit einem bestimmten vorhersehbaren oder nicht vorhersehbaren Auslöser auf.

❯ Somit gelten nicht als Durchbruchschmerzen:
  - Schmerzen, die zu Beginn einer Opioidtherapie im Rahmen der Dosiseinstellung auftreten;
  - Schmerzen, die unter einer Behandlung mit einem Schmerzmittel am Ende seiner Wirkdauer auftreten (z. B. 5 h nach Einnahme eines kurz wirksamen Opioids). Diese Art von Schmerzen wird als „end-of-dose-failure" bezeichnet und bedeutet, dass das Medikament im individuellen Fall eine kürzere Wirkdauer hat als erwartet.

Häufig wird der Schmerzdurchbruch durch eine tägliche Aktivität ausgelöst. Die englische Fachliteratur bezeichnet dies als „incidental pain" (engl. incident: Zwischenfall), man könnte auch von „ausgelöstem Schmerz" sprechen. Dieser kann sehr intensiv sein und das auslösende Ereignis längere Zeit überdauern. Bei diesem ausgelösten Durchbruchschmerz sind im Hinblick auf die Behandlung zwei Situationen zu unterscheiden:
  - Der Schmerz wird durch eine vorhersehbare Belastung ausgelöst. Beispiele sind etwa belastungs- oder bewegungsabhängige Schmerzen bei Skelettmetastasen oder Schluckschmerzen bei Speiseröhrenkrebs.
  - Der Schmerz wird durch eine nicht vorhersehbare Belastung ausgelöst, etwa durch Husten oder Niesen.

❯ Durchbruchschmerzen sind häufig: Sie treten bei mehr als 20 % der Menschen mit Krebs auf, durch-

□ Tab. 15.2 Akute und chronische krebsbedingte Schmerzen

	Akute Schmerzen	Chronische Schmerzen
Beginn	Plötzlich	Langsam, schleichend
Dauer	Absehbar begrenzt	Lang andauernd (> 3 Monate)
Ziel und Prinzipien der medikamentösen Behandlung	Rascher Wirkungsbeginn notwendig, deshalb oft parenterale (intravenöse) Verabreichung. Langzeitwirkung nicht notwendig, deshalb oft Verabreichung „nach Bedarf"	Retardierte Präparate zur Basistherapie und regelmäßige Verabreichung in fixierten Zeitabständen (nicht „nach Bedarf"). Kurzwirksame Opioide nur zur Dosisfindung einsetzen Rascher Wirkungsbeginn zur Dauertherapie in der Regel nicht notwendig, deshalb meist keine parenterale Verabreichung
Einfluss auf die Psyche (unbehandelt)	Wird in der Regel gut verarbeitet	Verändert Persönlichkeitsstruktur, wirkt zermürbend, kann zu einer „reaktiver Depression" und Angststörung führen

schnittlich 2- bis 6-mal täglich. Die Schmerzen bauen sich meist innerhalb weniger Minuten auf und dauern in der Regel weniger als 30 min. Ihre Intensität wird als stark bis unerträglich beschrieben. Aufgrund der Häufigkeit und Intensität sind die Betroffenen oft sehr beeinträchtigt. Der Versuch, Durchbruchschmerzen zu vermeiden, kann weitere Probleme mit sich ziehen (z. B. Schonhaltung, flache Atmung). Es gibt auch Schmerzdurchbrüche, die im Tagesverlauf trotz gut kontrollierter Schmerzen ohne erkennbaren Auslöser passieren. Die „Vorhersehbarkeit" oder nicht vorhandene Vorhersehbarkeit hat eine Auswirkung auf das Therapiekonzept von Durchbruchschmerzen.

15.4.1.3 Nozizeptiver und neuropathischer Schmerz

Schmerzen entstehen in den meisten Fällen durch Reizung der Schmerzrezeptoren, der Nozizeptoren. In diesem Fall wird von einem nozizeptiven oder Nozizeptorschmerz gesprochen. Entsteht der Schmerz durch eine direkte Verletzung eines Nervs oder einer Struktur des zentralen Nervensystems, wird von neuropathischem Schmerz gesprochen.

Nozizeptorschmerzen Nach dem Ort der Reizung werden hier nochmals somatische Schmerzen und viszerale Schmerzen unterschieden:

Somatischer Schmerz Der somatische Schmerz entsteht durch Aktivierung der Nozizeptoren in Haut, Knochen, Muskeln und Gelenken. Er ist meist gut lokalisiert. Knochenmetastasen sind ein Beispiel für diesen Schmerztyp.

❯ Somatische nozizeptive Schmerzen sprechen meist gut auf Analgetika an.

Viszeraler Schmerz Der viszerale Schmerz entsteht durch Aktivierung von Schmerzrezeptoren in thorakalen oder abdominalen Organen aufgrund von Infiltration, Kompression oder Dehnung. Der Schmerz ist meist schlecht lokalisierbar und oft begleitet von vegetativen Symptomen wie Nausea, Erbrechen oder Schwitzen. In einigen Fällen wird der viszerale Schmerz nicht an seinem Entstehungsort, sondern an einem anderen Körperteil empfunden (z. B. Schulterschmerzen bei Zwerchfellreizung).

❯ Viszerale nozizeptive Schmerzen sprechen meist gut auf Analgetika an.

Neuropathischer Schmerz Der neuropathischeSchmerz entsteht durch eine direkte Schädigung des peripheren und/oder Zentralnervensystems, z. B. durch Kompression oder Infiltration eines peripheren Nervs, eines Plexus oder des Rückenmarks durch den Tumor. Der neuropathische Schmerz wird meist als brennend, elektrisierend oder stechend beschrieben. Es handelt sich meist um einen konstanten Grundschmerz, auf den kurze und intensive Schmerzattacken in Form von elektrischen Schlägen oder „Dolchstößen" aufsatteln können. Oft besteht eine Sensibilitätsstörung im Ausbreitungsgebiet des entsprechenden Nervs. Zu dieser Schmerzform gehören auch die Post-Zoster-Neuralgien, die Trigeminusneuralgie und der Phantomschmerz. Bei anhaltenden Schmerzen kann sich eine sog. Allodynie ausbilden.

> **Definition**
>
> **Allodynie** ist eine Schmerzempfindung, die durch Reize ausgelöst wird, welche üblicherweise keinen Schmerz verursachen. So kann beispielsweise bereits das Aufliegen der Bettdecke auf der Haut als schmerzhaft empfunden werden.

Die Behandlung ist schwierig, neben Opioiden werden meist auch adjuvante Medikamente und lokal wirkende Substanzen eingesetzt (s. auch ▶ Abschn. 15.9 und ▶ Abschn. 15.10).

> Neuropathische Schmerzen sind durch Analgetika schwieriger beeinflussbar.

15.4.2 Schmerzursachen bei Menschen mit Krebs

Wie bereits erwähnt, leiden nicht alle Tumorpatientinnen und -patienten unter Schmerzen. Etwa 60–80 % erleben aber im Verlauf ihrer Krankheit Schmerzepisoden. Die prozentuale Aufteilung der Schmerzursachen zeigt ◘ Abb. 15.2. Diese Ursachen müssen unterschieden werden, da die Behandlung je nach Ursache variieren kann.

Tumorbedingte Schmerzen Sie werden direkt durch den Tumor verursacht. Am häufigsten entstehen Schmerzen durch Knochenmetastasen, Nervenkompression oder Infiltration eines Hohlorgans. Beispiele dazu finden sich in ◘ Tab. 15.3, 15.4, 15.5. Knochenschmerzen, die den Hauptteil der tumorbedingten Schmerzen ausmachen, werden durch direkte Zerstörung des Knochens mit Reizung des Periosts, gelegentlich auch – bei drohender Fraktur – durch Instabilität hervorgerufen.

Therapiebedingte Schmerzen Sie treten als Folge medizinischer Interventionen auf, z. B. nach Operationen oder durch Schleimhautentzündungen nach Radiooder Chemotherapie (◘ Tab. 15.6).

◘ **Tab. 15.3** Schmerzen infolge Tumorinfiltration der Knochen (Beispiele)

Lokalisation	Symptome/Probleme
Hals- und obere Brustwirbelkörper	Schmerzen im Nacken, oft mit Ausstrahlung in die Schultern
Lendenwirbel	Kreuzschmerzen
Schenkelhals	Belastungsabhängige Hüftschmerzen; Gefahr der pathologischen Fraktur: prophylaktische operative Osteosynthese zu diskutieren

◘ **Tab. 15.4** Neuropathische Schmerzen (Beispiele)

Ursache	Symptome/Probleme
Periphere Nerveninfiltration	Persistierendes Brennen, Hypästhesie, Dysästhesie, Schmerz beginnt häufig vor Sensibilitätsstörung
Plexus-brachialis-Infiltration	Ausstrahlender Schmerz in Arm und Schulter, Parästhesien in den Fingern
Plexus-sacralis-Infiltration	Schmerzen im Becken; Schmerzen im Damm
Epidurale spinale Kompression	Intensive Schmerzen (Gefahr der Paraplegie!)

◘ **Tab. 15.5** Viszerale Schmerzen (Beispiele)

Lokalisation	Symptome/Probleme
Pleura	Schmerzen vor allem bei geringer Ergussmenge; Schmerz atemabhängig – intensiver bei tiefem Atmen
Darm	Krämpfe
Leber	Schmerzen durch Kapseldehnung, gelegentlich Schmerzen in der rechten Schulter

Tumorassoziierte Schmerzen Unter tumorassoziierten Schmerzen werden Schmerzen als Folge von nicht bösartigen Begleiterkrankungen, die bei Tumorpatientinnen und -patienten gehäuft auftreten, verstanden. Beispiele sind die Post-Zoster-Neuralgien und Schmerzen bei Venenthrombosen.

Tumorunabhängige Schmerzen Man darf nicht vergessen, dass auch etwa 5–10 % der Menschen mit Krebs an Schmerzen leiden können, deren Ursache von der Tumorerkrankung unabhängig ist und die oft vorbestanden haben. Beispiele sind Migräne oder Schmerzen bei degenerativen Wirbelsäulenerkrankungen.

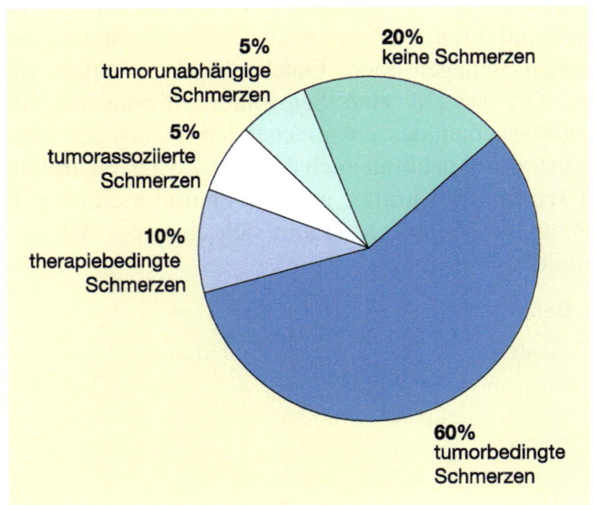

◘ **Abb. 15.2** Häufigkeit von Schmerzen und verschiedenen Ursachen von krebsbedingten Schmerzen

Tab. 15.6 Therapiebedingte Schmerzen (Beispiele)

Auslösende Therapie	Art und Ursache der Schmerzen	Beginn der Schmerzen	Dauer der Schmerzen (unbehandelt)
Operative Eingriffe	– Akuter postoperativer Schmerz – Chronischer postoperativer Schmerz: – Postmastektomiesyndrom – Postthorakotomiesyndrom – Phantomschmerz nach Amputation	Unmittelbar nach dem Eingriff Wochen bis Monate nach dem Eingriff	Stunden bis Tage Monate bis Jahre
Chemotherapie	– Mucositis – Myalgie/Arthralgie – Hautnekrosen nach Extravasat von Zytostatika	Während oder kurz nach Abschluss der Chemotherapie	Tage bis Wochen
	– Periphere Neuropathie (Vincaalkaloide, Platinderivate) – Aseptische Knochennekrosen (Kortison)	Während der Chemotherapie oder Wochen/Monate nach Abschluss	Wochen bis Jahre
Radiotherapie	– Mucositis	Während oder kurz nach Abschluss der Radiotherapie	Wochen bis Monate
	– Knochennekrose	Wochen/Monate nach Abschluss	Wochen bis Jahre

15.5 Beurteilung der Schmerzen

Wie bei allen Symptomen ist auch bei Schmerzen eine sorgfältige Beurteilung Voraussetzung für eine erfolgreiche Therapie. Die Beurteilung erlaubt Aussagen über die Ursachen und die Prognose der Schmerzen sowie die Behandlungsmöglichkeiten. Es ist zu bedenken, dass Schmerzen auch durch andere Ursachen als den Tumor ausgelöst werden können und dass die Schmerzwahrnehmung durch psychosoziale Faktoren beeinflusst wird.

> Bei jedem Schmerzzustand muss auch an die Möglichkeit einer nicht tumorbedingten Ursache gedacht werden.

Dabei wird zwischen der (Erst-)Beurteilung und der Schmerzüberwachung (Monitoring) unterschieden. Die Beurteilung stützt sich auf:
– die ausführliche Erfassung der Schmerzen nach Schmerztyp, Lokalisation, Intensität etc.,
– die Erfassung der aktuellen und früheren Schmerzbehandlungen, inkl. Analgetika,
– die Erfassung der psychosozialen und spirituellen Komponenten,
– eine sorgfältige körperliche Untersuchung (nicht nur der schmerzhaften Stelle).

Die Beurteilung erfolgt:
– zu Beginn der Schmerzbehandlung;
– wiederholt während der Behandlung: häufiger zu Beginn, bis sich der gewünschte Erfolg eingestellt und stabilisiert hat, dann in größeren Abständen;
– bei jedem neuen Schmerzereignis.

> Als neues Schmerzereignis ist zu werten, wenn die Schmerzen an ungewohnter Stelle oder in ungewohnter Intensität auftreten.

Das Monitoring der Schmerzen erfolgt:
– zur Verlaufsbeobachtung und zur Therapieevaluation,
– in häufigeren Abständen als die ausführliche Beurteilung der Schmerzen.

Erfassung und Beurteilung sind ärztliche Aufgaben. Pflegende übernehmen Teile der Überwachung, inkl. Schmerzmessung und Dokumentation im Verlauf der Behandlung. Besonders zu beachten sind die Auswirkungen der Schmerzen auf die Aktivitäten des täglichen Lebens (■ Abb. 15.3). Wichtig ist (auch hier) ein konstanter gegenseitiger Informationsaustausch zwischen Patientin oder Patient, Pflegenden, Ärztinnen und Ärzten.

Numerische Skala (NRS) 0 – 10. Die Frage kann mündlich oder mit visueller Hilfe gestellt werden:

«Wie hoch sind Ihre Schmerzen, wenn 0 gar kein Schmerz und 10 der höchste vorstellbare Schmerz bedeutet?»

Verbale Rangskala (VRS). Die Frage kann mündlich oder mit visueller Hilfe gestellt werden

keine Schmerzen   leichte Schmerzen   mittlere Schmerzen

starke Schmerzen   stärkste vorstellbare Schmerzen

Visuelle Kombination aus NRS und VRS (verwendet in der (Y$1WL3DQ Studie):

Visuelle Analogskala (VAS) 0 – 10. Wie hoch sind Ihre Schmerzen auf der hier gezeigten Skala?

Einschränkungen durch Schmerzen im Alltag: Bitte kreisen Sie die Zahl ein, die angibt, wie stark Ihre Schmerzen Sie in der letzten Woche beeinträchtigt haben

A Allgemeine Aktivität

B Stimmung

C Gehvermögen

◼ **Abb. 15.3** Beispiele verschiedener Skalen für die Erfassung der Schmerzintensität. Für erwachsene Personen können vor allem die VAS, die NRS und die Verbale Rangskala verwendet werden

D **Normale Arbeit (sowohl außerhalb und Haushalt), Belastbarkeit**

0 1 2 3 4 5 6 7 8 9 10

Keine
Beeinträchtigung

stärkste
Beeinträchtigung

E **Beziehung zu anderen Menschen**

0 1 2 3 4 5 6 7 8 9 10

Keine
Beeinträchtigung

stärkste
Beeinträchtigung

F **Schlaf**

0 1 2 3 4 5 6 7 8 9 10

Keine
Beeinträchtigung

stärkste
Beeinträchtigung

G **Lebensfreude**

0 1 2 3 4 5 6 7 8 9 10

Keine
Beeinträchtigung

stärkste
Beeinträchtigung

Abb. 15.3 (Fortsetzung)

> Beurteilung und Monitoring der Schmerzen ist ein kontinuierlicher Prozess, keine einmalige Handlung.

15.5.1 Erfassung, Beurteilung und Überwachung der Schmerzen

Für die Erfassung und Dokumentation von Schmerzen stehen zahlreiche Instrumente zur Verfügung (Deutsches Netzwerk für Qualitätsentwicklung in der Pflege 2020). Eine korrekte Erfassung ist Voraussetzung für die Beurteilung und damit für eine effektive Schmerzbehandlung. Studien zeigen, dass Personen mit Schmerzen sich nicht immer bei den Fachpersonen melden. Daher ist es notwendig, eine gute Balance zwischen dem aktiven Nachfragen und der unnötigen Betonung von möglichen Schmerzen zu finden (Deutsches Netzwerk für Qualitätsentwicklung in der Pflege 2020).

Die Häufigkeit der Schmerzerfassung richtet sich normalerweise nach der klinischen Situation und den Bedürfnissen der Betroffenen. In instabilen Situationen, z. B. bei stationären Aufnahmen sowie bei starken, noch nicht kontrollierten Schmerzen, muss die Messung mehrmals täglich, evtl. stündlich, durchgeführt werden. In stabilen ambulanten Situationen mit gut eingestellter Schmerzmedikation genügt die Messung in größeren Abständen, wöchentlich oder monatlich anlässlich der Arztkonsultationen. Einige Betroffene schätzen es allerdings, auch in diesen stabilen ambulanten Situationen regelmäßig selbstständig die Schmerzintensität zu erfassen und zu dokumentieren. Andere empfinden diese Routine als bürokratische Schikane. Das Führen eines Schmerztagebuchs kann sinnvoll sein, sollte jedoch nur empfohlen werden, wenn die Ergebnisse aktiv zur Therapieverbesserung eingesetzt werden.

15.5.1.1 Lokalisation

Das Erfassen von Lokalisation und Ausbreitung der Schmerzen ist wichtig für die Beurteilung. Ein Körperschema ist nützlich, um die Schmerzpunkte einzuzeichnen:

- Betroffene können Schmerzpunkte einzeichnen, die sie nicht genannt haben.
- Sprachliche Schwierigkeiten werden überbrückt.
- Fachpersonen können die Schmerzausdehnung besser verstehen.

15.5.1.2 Schmerzstärke (Intensität)

Die Erfassung der Schmerzintensität kann offen erfolgen („Als wie stark würden Sie Ihre Schmerzen bezeichnen?") oder mithilfe speziell entwickelter Erfassungsmethoden.

Diese erlauben es, die Schmerzintensität in festgelegter Form zu erfassen, sodass die Kommunikation über Schmerzen erleichtert wird. Auch wird die Dokumentation der Erfassung der Schmerzintensität dadurch erleichtert. ◘ Abb. 15.3 zeigt einige häufig eingesetzte Schmerzskalen.

Es ist vielleicht für manche Menschen zuerst schwierig, Schmerzen in einer Zahl auszudrücken. In diesem Fall kann die Formulierung in Worten (keine, leichte, mittelstarke, starke und die stärksten vorstellbaren Schmerzen) und die anschließende Übersetzung der Worte in Zahlen anhand ◘ Abb. 15.3 hilfreich sein. Das Messresultat muss dokumentiert werden, daher bieten sich Messinstrumente an, die sich für die kurze und standardisierte Dokumentation eignen.

> Es empfiehlt sich, die Worte zur Schmerzerhebung standardisiert und in einer festen Reihenfolge zu verwenden.
> — Zunächst die numerische Rangskala von 0 bis 10, bei der 0 keine Schmerzen und 10 die stärksten vorstellbaren Schmerzen bedeuten.
> — Falls dies nicht möglich ist, die verbale Rangskala: keine, leichte, mittelstarke, starke und die stärksten vorstellbaren Schmerzen.
> — Von der Verwendung von der sog. Smiley-Skala wird außerhalb der Pädiatrie eher abgeraten, da diese für Erwachsene nicht validiert ist und nicht ausgeschlossen werden kann, dass beispielsweise Stimmung gemessen wird.

Da Schmerz eine subjektive Empfindung ist, wird seine Intensität durch die Betroffenen selbst beurteilt.

15.5.1.3 Charakter

Die Charakterisierung der Schmerzen kann in Abhängigkeit vom Wortschatz oder Gewohnheiten sehr individuell sein: Pulsierend, krampfartig, brennend, stechend usw. Die Beschreibungen können wertvolle Informationen enthalten und Hinweise auf die Schmerzursachen geben, z. B. ob es sich eher um einen viszeralen oder einen neuropathischen Schmerz handelt (▶ Abschn. 15.4.1). Jedoch ist beim Monitoring im Gegensatz zur Beurteilung durch die Ärztin oder den Arzt die ausführliche Beschreibung des Schmerzcharakters nur sinnvoll, wenn daraus Maßnahmen abgeleitet werden sollen.

15.5.1.4 Auslösende oder verschlimmernde Faktoren

Verschiedene Faktoren können das Auftreten oder die Intensität der Schmerzen beeinflussen. Dazu gehören beispielsweise:
- Körperlage,
- körperliche Aktivitäten (inkl. Kauen, Schlucken oder Husten),
- verschiedene Speisen (z. B. blähendes Gemüse),
- Stuhlgang (resp. Obstipation),
- evtl. auch verschiedene Wetterlagen.

Auch weitere Symptome, wie Übelkeit oder psychosoziale Probleme, verstärken die Schmerzempfindung. Konkrete auslösende oder verschlimmernde Faktoren sind bei der Schmerzanamnese wichtige Informationen. Sie sind Hinweise darauf, dass es sich um eine „incidental pain" (▶ Abschn. 15.4.1) handelt. Manchmal können diese Faktoren zwar nicht beseitigt werden. Oft können auslösende oder schmerzverstärkende Faktoren aber mit pflegerischen Maßnahmen günstig beeinflusst werden.

15.5.1.5 Aktuelle und frühere Schmerzbehandlungen

Folgende Fragen sind im Hinblick auf die Behandlungsplanung zu beantworten:
- Welche Schmerzmittel werden momentan in welcher Dosierung, zu welchen Zeiten und wie eingenommen?
- Wie gut wirken sie?
- Welche unerwünschten Wirkungen zeigen sich?
- Welche früheren Erfahrungen mit Schmerzmitteln gibt es?
- Gibt es evtl. einen Schmerzmittelmissbrauch (Drogenabusus) in der Anamnese?

Viele Betroffene bringen Erfahrungen mit früheren Schmerztherapien mit. Manchmal ist es schwierig, die genauen Schmerzmedikamente zu erfahren. Jedoch kann man die Betroffenen auch bitten, ihre früheren Medikamente zum Besuch mitzubringen. Vor allem negative Erfahrungen mit Schmerzmitteln können die Schmerztherapie erschweren. Bei Personen, die bei früherer Einnahme von starken Analgetika erbrochen haben, wird beispielsweise häufig eine Abneigung gegenüber Schmerzmitteln beobachtet.

15.5.1.6 Psychosoziale Faktoren

Psychosoziale Faktoren spielen für die Schmerzwahrnehmung und -verarbeitung eine zentrale Rolle und müssen deshalb sorgfältig erfasst werden. Es ist beispielsweise wichtig zu erfahren, wie viel die betroffene Person über ihre Krebserkrankung weiß (und wissen will): Personen, die über ihre Krankheit nicht oder ungenügend informiert sind, sind oft gezwungen, Fragen in Bezug auf ihre Krankheit über das Thema „Schmerz" zu kommunizieren. Auch ungelöste familiäre Probleme oder depressive Verstimmungen können sich als schmerzverstärkende Faktoren äußern. Auf folgende Faktoren ist speziell zu achten:

- Informationsstand in Bezug auf die Tumorerkrankung,
- finanzielle Probleme,
- familiäres und berufliches Umfeld,
- Hinweise auf aktuellen oder früheren Abusus von Alkohol, Medikamenten oder Drogen,
- ggf. frühere psychiatrische Erkrankungen.
- Außerdem können Ängste oder Missverständnisse (sog. patientenbezogene Barrieren) vorliegen (▶ Abschn. 15.8.8), z. B.:
  - Angst vor Sucht, beispielsweise hat jemand aus dem sozialen Umfeld eine Medikamentenabhängigkeit miterlebt.
  - Die Überzeugung, dass starke Analgetika schädlicher sind als die Schmerzen.
  - In der westlichen Kultur hält man sich mit Klagen eher zurück, vor allem, wenn die Ärztin oder der Arzt sich bei knappen zeitlichen Ressourcen lieber um die Behandlung der Grunderkrankung kümmern soll.
  - Um die Progression der Krankheit nicht wahrnehmen zu müssen, verneinen Betroffene eine Zunahme der Schmerzen.
  - Als Folge einer religiösen Erziehung mag die Patientin oder der Patient auch der Überzeugung sein: „Das ist meine Strafe, und ich muss das aushalten."

15.5.1.7 Auswirkungen der Schmerzen auf die Aktivitäten des täglichen Lebens

Einer der wichtigsten Parameter für die pflegerische Schmerzüberwachung ist, wie sehr sich die Schmerzen auf die Aktivitäten des täglichen Lebens und die Lebensqualität auswirken (◻ Abb. 15.3). Die optimal eingesetzte Schmerztherapie setzt hier an und unterstützt die Betroffenen bei den Aktivitäten, die die Selbstständigkeit und ein selbstbestimmtes positives Lebensgefühl fördern. Das Ziel der pflegerischen Betreuung und Beratung ist der optimale Einsatz der verschriebenen Analgetika im Alltag sowie die Kommunikation des Therapieverlaufs im Behandlungsteam.

Monitoring Im Gegensatz zur ausführlichen Schmerzerfassung gehören zur begleitenden Schmerzüberwachung (Monitoring) die Erhebung der Schmerzstärke, die Auswirkungen der Schmerzen auf Alltag und Lebensqualität, die Erfassung der Wirksamkeit der verschriebenen Analgetika sowie die Erhebung, ob neue Schmerzen aufgetreten sind (Schmerzen von ungewohnter Intensität oder an ungewohnter Stelle).

15.5.1.8 Schmerzerfassung bei kognitiver Beeinträchtigung

Bei Menschen mit kognitiven Störungen, z. B. Demenz, Bewusstseinsstörungen oder gelegentlich auch bei Sterbenden, können Schmerzen nicht mit den üblichen Mitteln erfasst werden. Die Beurteilung beruht dann auf der Beobachtung und Dokumentation von Verhaltensauffälligkeiten. Dazu stehen Schmerzskalen wie ECPA oder Doloplus zur Verfügung. Ihr sinnvoller Einsatz setzt allerdings Erfahrung voraus (AWMF Leitlinienprogramm 2016; Deutsches Netzwerk für Qualitätsentwicklung in der Pflege 2020). Es ist nicht korrekt, die Schmerzerfassung lediglich auf der Erhebung der Vitalparameter zu basieren. Stattdessen werden ebenfalls Parameter wie Unmutsäußerungen, Schonhaltung, Mimik, Schlaf, Psychomotorik oder Abweichungen vom üblichen Verhalten herangezogen.

15.5.2 Dokumentation

Ebenso wie Blutdruck, Körpertemperatur oder -gewicht muss auch der Schmerzverlauf nicht nur regelmäßig erfasst, sondern auch schriftlich festgehalten werden. Die Schmerzintensität ist dafür der üblichste Parameter. Für die Pflege sind aber auch Faktoren wie Auswirkungen der Schmerzen auf den Alltag der Betroffenen relevant. Die Dokumentation sollte im Idealfall den Verlauf der Schmerztherapie sowie deren regelmäßige Evaluation sichtbar machen. Die Dokumentation der Schmerzintensität und ggf. Auswirkungen der Schmerzen soll so lange weitergeführt werden, bis das geplante Ziel der Schmerzbehandlung erreicht ist. Es empfiehlt sich, mit den Betroffenen gemeinsam festzulegen, welches Erhebungsinstrument das geeignetste ist und dieses im Verlauf immer anzuwenden.

Für die ambulante Therapie kann in der Einstellungsphase bis zur Erreichung eines stabilen Zustands ein sog. Schmerztagebuch geeignet sein. Darin können Schmerzintensität, Basis- und Reserve-Schmerzmedikamente sowie unerwünschte Wirkungen tabellarisch festgehalten werden. Diese Dokumentation ist vor allem bei Personen hilfreich, bei denen sich die Einstellung der Schmerztherapie als schwierig erweist. Für die Mehrzahl der Betroffenen, bei denen unter einer korrekt durchgeführten Therapie die Schmerzen gut kontrolliert werden können, ist das routinemäßige Führen eines solchen Schmerztagebuchs nicht erforderlich.

> Die Indikation für ein Schmerztagebuch sollte sorgfältig erwogen werden, um zum einen den Aufwand gegen den Nutzen abzugleichen und zum andern die Fokussierung auf den Schmerz im Alltag so gering wie möglich zu halten.

15.5.3 Stadieneinteilung und prädiktive Faktoren

Stadieneinteilungen resp. Klassifikationen sind sinnvoll, wenn sich daraus Hinweise auf die Therapie oder die Prognose ableiten lassen. In diesem Sinn ist die in Edmonton (Kanada) entwickelte Stadieneinteilung für Krebsschmerzen hilfreich (ECS-CP: Edmonton Classification System for Cancer Pain) (Nekolaichuk et al. 2013). Sie ist bislang nicht in der Praxis etabliert und dient vorläufig vor allem wissenschaftlichen Zwecken. Sie ermöglichte es, in großen internationalen Studien prädiktive Faktoren zu identifizieren, d. h. Faktoren, die eine Voraussage über die Wirksamkeit einer Schmerztherapie erlauben (Nekolaichuk et al. 2013). Ungünstige prädiktive Faktoren für die Wirksamkeit einer Schmerztherapie:

- Alter unter 65 Jahre,
- neuropathischer Schmerz,
- Incidental Pain,
- psychische Probleme.

Sind ein oder mehrere dieser Faktoren vorhanden, so braucht es durchschnittlich
- mehr Tage, bis eine stabile Schmerzkontrolle erreicht ist,
- mehr schmerztherapeutische Modalitäten,
- eine höhere tägliche Opioiddosis.

15.6 Prinzipien der Schmerzbehandlung

15.6.1 Grundlagen

Die Therapie krebsbedingter Schmerzen ist ein „fortlaufender, dynamischer und koordinierter Prozess", der „dem Erkennen, Einschätzen und der Verlaufsbeobachtung des Schmerzes sowie dem zielorientierten und situationsspezifischen Einsatz von pharmakologischen, pflegerischen, medizinischen und anderen heilberuflichen Methoden und deren Wirkungsüberprüfung" dient (Deutsches Netzwerk für Qualitätsentwicklung in der Pflege 2020).

Empfehlungen für die praktische Umsetzung im Rahmen der Bewältigung krebsbedingter Schmerzen finden sich in evidenzbasierten Leitlinien. Vor allem die medikamentöse Therapie mit nichtopioiden und opioiden Schmerzmitteln nimmt in diesen Leitlinien einen besonderen Stellenwert ein. Das vor etwa 35 Jahren entwickelte Stufenschema der Weltgesundheitsorganisation (World Health Organization 1986) bildet zwar die Grundlage, jedoch wurden die Methoden erheblich weiterentwickelt (► Abschn. 15.8.4) (Ventafridda et al. 1985). Die modernen Leitlinien werden von ausgewiesenen Expertengremien der Fachgesellschaften erstellt, regelmäßg aktualisiert und an moderne Gegebenheiten und Erkenntnisse angepasst (s. Internetadressen im Abschn. „Literatur"). Die Evidenz weist klar daraufhin, dass mäßige oder starke Schmerzen mit dem Einsatz der evidenzbasierten Leitlinien in etwa 95 % der Fälle binnen 14 Tagen deutlich auf ein leichtes Schmerzniveau gelindert werden können.

15.6.2 Ablauf und Ziele

Am Anfang jeder Behandlung steht eine Beurteilung. Die Beurteilung beruht auf der ausführlichen Erfassung der Schmerzen. Sie führt zur Diagnose der Schmerzursachen und erlaubt es, die Behandlungsziele zu definieren sowie einen Behandlungsplan aufzustellen.

15.6.2.1 Diagnose der Schmerzursache

Wie in ► Abschn. 15.4 beschrieben, ist nicht jeder Schmerz durch den Tumor verursacht. Hüftschmerzen beispielsweise können viele, sehr unterschiedlich zu behandelnde Ursachen haben (◘ Tab. 15.7). Vor jeder Schmerzbehandlung steht daher eine Diagnose der Schmerzursache. Allerdings bedürfen akute Schmerzen einer schnellstmöglichen Linderung, um Folgeerscheinungen und unnötige Belastungen zu verhindern. Wenn die Ursache gefunden wird, kann dann häufig mit einer auf die Schmerzursache gezielten Behandlung der Schmerz definitiv beseitigt werden. Analgetika zur Lin-

◘ **Tab. 15.7** Mögliche Ursachen von Hüftschmerzen bei einem Menschen mit Krebs

Ursachen	Beispiele
Tumorbedingt	– Osteolytische Metastase im Schenkelhals
Therapiebedingt	– Aseptische Nekrose nach hochdosierter Kortikosteroidtherapie – „Pseudorheumatismus" nach Kortikosteroidtherapie – Spritzenabszess
Tumorassoziert	– Beckenvenenthrombose
Tumorunabhängig	– Koxarthose

derung werden hier überbrückend eingesetzt und dann wieder abgesetzt oder ausgeschlichen.

15.6.2.2 Entscheidung für einen Behandlungsplan

Bei tumorbedingten Schmerzen ist zunächst zu entscheiden, ob eine auf den Tumor gerichtete, spezifische Schmerztherapie den gewünschten Erfolg bringen kann. Als Alternative kommt die Therapie von Komplikationen infrage, z. B. die operative Fixation einer schmerzhaften, instabilen Skelettmetastase begleitet von der symptomatischen Schmerzbehandlung mit Analgetika.

15.6.2.3 Individuelle Bestimmung des Behandlungsziels

Nicht alle Schmerzen sprechen gleich gut auf eine Therapie an. Die für die Schmerzprognose entscheidenden Faktoren sind weitgehend bekannt (▶ Abschn. 15.5.3). Schmerzfreiheit ist bei der symptomatischen Behandlung chronischer tumorbedingter Schmerzen nicht immer zu erreichen. Jedoch kann fast immer eine solche Linderung erreicht werden, dass die Lebensqualität wieder zufriedenstellend ist. Bei der Festlegung eines realistischen Therapieziels steht nicht immer die reine Schmerzstärke im Vordergrund, sondern eher solche Aktivitäten im Alltag, die für die betroffene Person wichtig sind.

> Ein realistisches Behandlungsziel wird gemeinsam mit der betroffenen Person für die Schmerztherapie festgelegt. Erreichbare Ziele schaffen Erfolgserlebnisse, die die Selbstwirksamkeitserwartung erhöhen: „Ich kann das schaffen". Früh erlebte Misserfolge bei der Schmerztherapie senken die Erfolgschancen der Schmerztherapie in der Folge erheblich.

▶ Beispiel

Beispiele für Ziele bei symptomatischer Schmerztherapie
- Erholsamer Nachtschlaf: „Ich möchte in der Nacht mindestens 5 h erholsam schlafen können, ohne dass ich von den Schmerzen geweckt werde."
- Deutliche Schmerzlinderung bei Tag, sodass körperliche Aktivität möglich ist: „Ich möchte gerne jeden zweiten Tag für 30 min spazieren gehen können, um mich wieder ein bisschen wie ein normaler Mensch zu fühlen."
- Deutliche Schmerzlinderung bei Tag ohne körperliche Aktivität: „Ich möchte die Schmerzen pro Tag für mindestens 2 h einfach einmal vergessen können." ◄

Was ein realistisches Therapieziel ist, richtet sich nach den oben erwähnten Risikofaktoren und der ausgehenden Schmerzintensität. Die therapeutischen Maßnahmen richten sich sowohl auf diese Ziele als auch auf die allgemeine Schmerzlinderung aus.

15.6.2.4 Wiederholte Neubeurteilung

Die Schmerzbehandlung ist kontinuierlich und wiederholt zu beurteilen. Solange die Patientin oder der Patient das Therapieziel nicht erreicht hat, erfolgt die Beurteilung bei jeder Dosiserhöhung und ebenso bei jedem neu auftretenden Schmerz.

> Besonders wichtig ist eine Neubeurteilung bei Schmerzen, die auf die Behandlung nicht im erwarteten Maß ansprechen.

15.6.3 Möglichkeiten der Schmerzbehandlung

15.6.3.1 Schmerzbehandlung durch eine spezifische Tumortherapie

Bei tumorbedingten Schmerzen ist prinzipiell die Behandlung der Grunderkrankung – d. h. des Tumors – die sinnvollste und wirksamste Methode der Schmerzbekämpfung. Ob eine spezifische Tumortherapie infrage kommt, hängt von verschiedenen Faktoren ab. Ist das Ziel der Tumorbehandlung in erster Linie die Schmerzbehandlung, so ist die Wahl zwischen Chirurgie und Radiotherapie (als lokal wirksame Therapien) einerseits und Chemo- bzw. Hormontherapie (als Systemtherapie) andererseits zu treffen. Die Punkte, die bei dieser Entscheidung zu berücksichtigen sind, wurden in ▶ Kap. 5 diskutiert.

Indikationen für Schmerzbehandlungen durch spezifische Tumortherapie (Beispiele):
- Chirurgie: schmerzhafter Darmverschluss bei Kolonkarzinom
- Radiotherapie: Schmerz bei isolierter Skelettmetastase
- Chemo- oder Hormontherapie: Schmerzen bei multiplen Skelettmetastasen

15.6.3.2 Schmerzbehandlung durch die Therapie von Komplikationen

Auch die Therapie von schmerzhaften Komplikationen ermöglicht eine effektive Schmerzbehandlung.

Beispiele dafür sind:
- operative oder interventionelle Methoden:
  - Osteosynthese zur Stabilisierung von schmerzhaften Skelettmetastasen,
  - Einlegen eines Blasenkatheters bei schmerzhaftem Harnverhalt;
- medikamentöse Möglichkeiten:
  - Hemmung der Knochenresorption bei osteolytischen Skelettmetastasen durch Bisphosphonate (z. B. Clodronat, Pamidronat, Zoledronat),
  - virostatische Behandlung schmerzhafter viraler Infekte, z. B. von Herpes-simplex-Stomatitis.

15.6.3.3 Schmerzbehandlung durch Nervenblockaden und neurochirurgische Methoden

Hartnäckige, vor allem neuropathische und viszerale Schmerzen, können durch vorübergehende oder dauernde Blockierung bzw. Modulation der betreffenden Nerven behandelt werden. Die Indikation zu diesen Eingriffen muss heute – dank besserer Möglichkeiten der medikamentösen und auch der rückenmarknahen Schmerztherapie (▶ Abschn. 15.8.3) – nur noch selten gestellt werden.

Probleme dieser Methoden sind:

- Die Wirkung ist lokal begrenzt.
- Die Wirkung ist meist – auch bei definitiver Ausschaltung eines Nervs – zeitlich begrenzt, sie hält in der Regel nur einige Monate an.
- Gelegentlich treten schwere unerwünschte und im Einzelfall unvorhersehbare Komplikationen (Lähmungen, zusätzliche Schmerzzustände) auf.

Blockaden können reversibel (vorübergehend) oder irreversibel (definitiv) ausgeführt werden. Reversible Blockaden werden mit Lokalanästhetika durchgeführt, sie eignen sich vor allem als Test für die Wirksamkeit der Methode vor einer definitiven Blockade. Für die definitive Neurolyse kommen z. B. Infiltrationen mit Alkohol oder Phenol infrage, daneben chirurgische Methoden wie die scharfe Durchtrennung, kryochirurgische Zerstörung oder Diathermie.

Folgende Blockaden werden heute noch durchgeführt:

- Blockade des N. splanchnicus (z. B. thorakoskopisch),
- Blockaden des Plexus coeliacus.

Indikationen für diese Blockaden sind hauptsächlich hartnäckige Schmerzen im Oberbauch, verursacht durch inoperable Pankreas- oder Kolonkarzinome. Die epidurale Elektrostimulation des Rückenmarks durch neurochirurgisch implantierte Elektroden kommt bei ausgewählten neuropathischen Tumorschmerzen, z. B. bei Armplexusläsionen, gelegentlich und häufiger bei chronischen Schmerzen, zum Einsatz. Sie ist nicht zu verwechseln mit der TENS (transkutane elektrische Nervenstimulation), deren Wirkung bei krebsbedingten Schmerzen in der Regel kaum über die eines Placebos hinausgeht.

15.6.3.4 Symptomatische medikamentöse Schmerzbehandlung

Die symptomatische Behandlung von Schmerzen erfolgt anhand gültiger Leitlinien, die durch medizinische oder pflegerische Fachgesellschaften ständig aktualisiert werden. Diese basieren noch immer auf dem 1986 veröffentlichten WHO-Stufenschema, sind aber seitdem deutlich weiterentwickelt, ergänzt und spezifiziert worden.

Leitlinien

Beispiele für die gängigsten medizinischen Leitlinien

- „DGS Praxisleitlinie Tumorschmerz" der Deutschen Gesellschaft für Schmerzmedizin (DGS 2022)
- „DGS Praxisleitlinie Tumorbedingte Durchbruchschmerzen" der Deutschen Gesellschaft für Schmerzmedizin (DGS 2021b)
- National Comprehensive Cancer Network (NCCN): „Adult Cancer Pain" Clinical Practice Guideline (NCCN 2021c)
- Management of Cancer Pain in Adult Patients: ESMO Clinical Practice Guidelines (Fallon et al. 2018)
- „S3-Leitlinie Supportive Therapie bei onkologischen Patientinnen und Patienten" periphere Polyneuropathie; Schmerztherapie bei ossären Metastasen, ▶ Abschn. 7.4.2.2 orale Mucositis u. v. m. (Onkologie Leitlinienprogramm 2019)

Beispiele für die gängigsten pflegerischen Leitlinien

- Nationaler Expertenstandard Schmerzmanagement in der Pflege (Deutsches Netzwerk für Qualitätsentwicklung in der Pflege 2020)
- European Oncology Nursing Society Breakthrough Cancer Pain guidelines (Wengström et al. 2014)
- „Cancer Pain Management" der Oncology Nursing Society (ONS 2021a)

Beispiel für eine Leitlinie für Patientinnen und Patienten

- ESMO Patientenleitlinie Tumorschmerz (Deutsch) (Fallon et al. 2019)

Die symptomatische Schmerztherapie erfolgt mit sog. Analgetika (von griech. an: ohne und griech. algos: Schmerz). Analgetika beeinflussen die Schmerzwahrnehmung, haben jedoch kaum Einfluss auf die Schmerzursache. Ihr Einsatz soll – wo immer möglich – mit einer spezifischen Tumortherapie bzw. der Behandlung der schmerzauslösenden Komplikation kombiniert werden.

❯ Die Therapie der Schmerzursache steht immer im Vordergrund. Überbrückend ist zügig eine Linderung der Schmerzen durch symptomatische Therapie anzustreben.

Als Analgetika stehen Opioide und Nicht-Opioide zur Verfügung. Medikamente aus beiden Gruppen können einzeln oder kombiniert verabreicht werden. Unter bestimmten Umständen werden zusätzlich Koanalgetika eingesetzt (▶ Abschn. 15.9).

Nicht-Opioide Dazu gehören z. B. Paracetamol und nichtsteroidale Antiphlogistika. Sie werden in ▶ Abschn. 15.7 eingehender besprochen.

Opioide Sie sind die wichtigsten Medikamente in der Behandlung von Tumorschmerzen. In ▶ Abschn. 15.8 finden sich dazu detaillierte Ausführungen.

> Die Opioidtherapie bei Menschen mit nicht tumorbedingten Schmerzen, vor allem bei „chronischer Schmerzkrankheit", unterscheidet sich in vielen Punkten von der Therapie krebsbedingter Schmerzen und wird hier nicht besprochen.

15.6.4 Prinzipien der medikamentösen Schmerzbehandlung

Unabhängig von der Wahl des Medikaments gelten für die medikamentöse Behandlung chronischer Tumorschmerzen folgende Regeln:

> Das WHO-Stufenschema beinhaltet nicht nur die Einteilung der Analgetika, sondern auch die drei Schlüsselkriterien: „by the clock", „by the mouth", „by the ladder", und wurde erweitert um „don't stop".
1. Die Einnahme von Schmerzmedikamenten sollte regelmäßig zu festgelegten Uhrzeiten erfolgen, damit ein sog. Spiegel erreicht werden kann. Die Abstände richten sich nach den pharmakologischen Eigenschaften des gewählten Medikaments (Wirkdauer, Stoffwechsel, Ausscheidung): Die Verabreichung „nur nach Bedarf" ist bei chronischen Schmerzen falsch und führt in der Regel zu einer schlechteren Schmerzkontrolle und vermehrt unerwünschten Wirkungen (▫ Abb. 15.4).
2. Orale Darreichungsformen sind wann immer möglich zu bevorzugen. Die orale Therapie ist in den meisten Fällen genauso wirksam, sicherer, günstiger und einfacher für die Betroffenen zu Hause durchzuführen und anzupassen als alle anderen Darreichungsformen. Es gilt dabei u. a. Indikationen, Kontraindikationen, Autonomie der Betroffenen sowie praktische Aspekte bei der Durchführung zu beachten.
3. Die Dosierung erfolgt individuell. Es gibt bei Opioiden keine Standarddosierung. Die für den einzelnen Menschen individuell richtige Dosierung ist abhängig von der Intensität der Schmerzen und von der von ihm gewünschten Schmerzkontrolle. Auch Alter, Körpergewicht und Begleiterkrankungen sind bei der Dosierung zu berücksichtigen (für ältere Menschen und für Menschen mit eingeschränkter Nierenfunktion sind beispielsweise meist geringere Dosierungen ausreichend). Die Startdosierung sollte je nach Situation und Erfahrung eher niedrig gewählt werden, um sie zügig bis zum formulierten Ziel aufzutitrieren. Diesen Prozess nennt man Dosisfindung
   - **Basis und Bedarf**: Neben der Verabreichung einer Analgetika-„Basis", die zu festen Zeiten eingenommen wird, wird für die sog. Schmerzdurchbrüche eine Schmerzmittelreserve im „Bedarf" festgelegt.
   - **Unerwünschte Arzneimittelwirkungen**: Zu erwartende unerwünschte Wirkungen der Schmerzmitteltherapie müssen vor Behandlungsbeginn mit den Betroffenen besprochen werden. Die bei Opioiden immer auftretende Obstipation muss prophylaktisch behandelt werden (▶ Abschn. 15.8.5).
   - Die Betroffenen, ihre Angehörigen und Pflegende müssen durch Ärztin oder Arzt über den Behandlungsplan orientiert werden.
   - **Je einfacher desto besser**: Die Schmerztherapie soll möglichst einfach gestaltet werden. Kombinationen von mehr als zwei Analgetika, mit mehreren Applikationsformen und Einnahmezeitpunkten erschweren die Umsetzung der Schmerztherapie im Alltag durch die Betroffenen und führen zu vermehrten unerwünschten Wirkungen und Komplikationen (▶ Abschn. 15.11.2).
   - **Grundwissen zu Schmerztherapie**: Um die Grundregeln einhalten zu können, sind beim Einsatz von Analgetika neben der Art und Dosis der Medikamente noch weitere Parameter zu beachten, beispielsweise die Tagesmaximaldosis sowie Wirkeintritt und Wirkdauer bei der gewählten Darreichungsform.
4. Die Erweiterung „don't stop" bezieht sich auf 3 Aspekte: Schmerztherapie mit Opioiden sollte (1) nicht ohne Grund aufgehört werden, (2) nicht abrupt abgebrochen werden, und (3) die Dosierung der Opiate kann individuell auch sehr hohe Dosen erreichen („hat nach oben eigentlich keine Grenzen"), sondern die Titration sollte sich nach den Schmerzen richten.

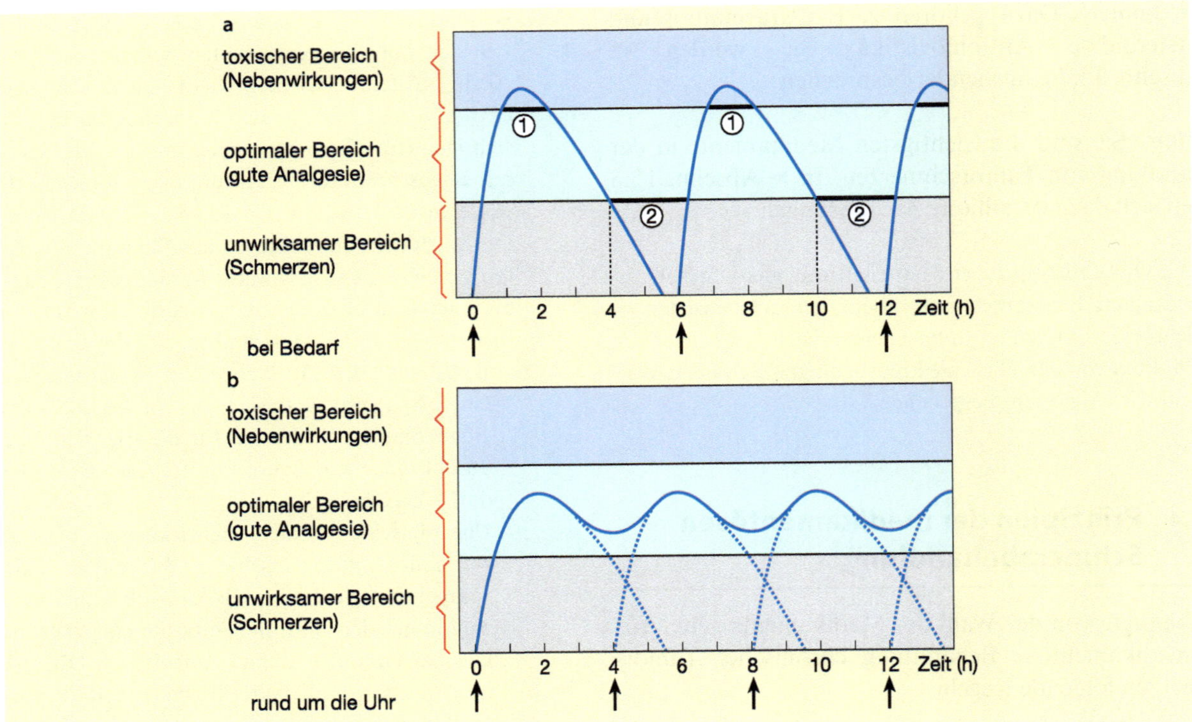

Abb. 15.4 **a** Schematische Darstellung der Plasmakonzentration eines Analgetikums bei der Einnahme nach „Bedarf". Wiederholung bei einer Plasmahalbwertszeit von 4 h: Die hohe Einzeldosis führt zu unerwünschten Wirkungen, trotzdem verspürt die betroffene Person wegen des zu großen zeitlichen Intervalls zwischen den Einzeldosen Schmerzen. *1* Zeitspanne mit toxischer Konzentration (unerwünschte Wirkungen); *2* Zeitspanne mit ungenügender Konzentration (Schmerzen); Einzeldosen des Analgetikums. **b** Plasmakonzentration des Analgetikums bei Behandlung zu festen Zeiten („rund um die Uhr"). Regelmäßige, 4-stündliche Gabe eines Analgetikums mit einer Plasmahalbwertszeit von 4 h: Bei einer im Vergleich zu Abb. a deutlich geringeren Einzeldosis verspürt die betroffene Person keine Schmerzen, der toxische Bereich wird nie erreicht. ↑ Einzeldosen des Analgetikums

> Für die Verabreichung von Analgetika ist es wichtig, Wirkeintritt und Wirkdauer der jeweiligen Verabreichungsform zu kennen, um die Abstände der Einnahme genau berechnen zu können. Die Verabreichung soll die 24 h eines Tages komplett abdecken. Dafür muss die Tagesgesamtdosis in Abhängigkeit von der Wirkdauer in Einzeldosen möglichst gleichmäßig über den Tag verteilt werden.

> Wichtig ist aber auch zu beachten, dass bei starken Schmerzen retardierte Tabletten häufig nicht 12 h ihren Spiegel halten und dass der Spiegel schon nach 8 h abfällt. Dies erkennt man daran, dass beispielsweise am späten Nachmittag die Schmerzen wieder zunehmen. Bis zur Abenddosis sinkt der Medikamentenspiegel dann weiter und braucht dann auch wieder eine Zeit nach der Abendeinnahme, bis er wieder steigt. In diesem Fall können die Opiode dann in einem 8-stündlichen Abstand (z. B. 6:00, 14:00, 22:00 Uhr oder 7:00, 15:00, 23:00 Uhr) eingenommen werden.

> ▶ **Beispiel**
Frau Gmeiner benötigt 40 mg Morphin pro Tag, um ihre Schmerzen gut in den Griff zu bekommen. Sie nimmt während der Einstellungsphase unretardierte Morphin-Tabletten, die etwa 6 h lang wirken. Gemäß der Wirkdauer sollte sie also 1 Tablette zu 10 mg jeweils um 7:00, 13:00, 19:00 und 1:00 Uhr einnehmen. Da sie jedoch nachts für die Tabletteneinnahme nicht extra aufwachen möchte, kann sie nun entweder mit ihrem Arzt absprechen, um 7:00 und um 13:00 Uhr 10 mg Morphin und um 19:00 Uhr 20 mg Morphin einzunehmen, oder 4-mal 10 mg Morphin über die wache Zeit gleichmäßig verteilt einnehmen (z. B. 7:00, 12:30; 18:00 und 23:00 Uhr). Wenn sie nach der Dosisfindung auf retardiertes Morphin umgestellt wird, ändern sich die Einnahmezeitpunkte entsprechend der Wirkdauer. Vergleiche ▶ Abschn. 15.8.4.4 ◀

15.7 Nicht-Opioide

In der Behandlung von Tumorschmerzen werden hauptsächlich zwei Gruppen von nichtopioidhaltigen Analgetika eingesetzt:

- nichtsaure Analgetika, z. B.: Paracetamol, Novaminsulfon (z. B. Novalgin);
- nichtsteroidale, saure Antiphlogistika, z. B.: Ibuprofen (z. B. Brufen), Diclofenac (z. B. Voltaren).

15.7.1 Paracetamol und Novaminsulfon

Diese Medikamente wirken hauptsächlich:

- schmerzsenkend (analgetisch),
- fiebersenkend (antipyretisch).

Ihr Wirkort liegt sowohl peripher als auch zentral. Im Gegensatz zu den nichtsteroidalenAntiphlogistika hemmt vor allem Novaminsulfon die Prostaglandinsynthese in den peripheren Geweben kaum und wirkt deshalb auch kaum entzündungshemmend. Der genaue Wirkmechanismus ist noch nicht geklärt. Novaminsulfon besitzt zusätzlich krampflösende Eigenschaften. Paracetamol und Novaminsulfon werden wegen ihrer praktisch fehlenden unerwünschten Wirkungen bei schwachen Tumorschmerzen gerne eingesetzt. Ihre Anwendung ist wesentlich sicherer als die der nichtsteroidalen Antiphlogistika. Die Tagesmaximaldosierung von Paracetamol liegt bei 4 g pro Tag, bei Personen unter 40 kg oder über 65-Jährigen eher bei 3 g pro Tag (Tab. 15.8).

15.7.2 Nichtsteroidale Antiphlogistika/ Antirheumatika

Die Bezeichnung „nichtsteroidale Antirheumatika" für diese Medikamentengruppe erklärt sich aus ihrer Geschichte: Sie wurden ursprünglich für die Rheumatologie entwickelt, wo sie anstelle von Kortison und anderen Steroidhormonen erfolgreich als Antirheumatika eingesetzt wurden. Sie wirken:

- schmerzhemmend (analgetisch),
- fiebersenkend (antipyretisch),
- entzündungshemmend (antiinflammatorisch).

Abgekürzt werden die Medikamente dieser Gruppe als NSAR (nichtsteroidale Antirheumatika) oder – häufiger – als NSAID bezeichnet (engl. für „non-steroidal antiinflammatory drugs"). In der Onkologie ist besonders die analgetische und antiphlogistische Wirkung der NSAID (Tab. 15.9) wichtig. Sie werden vor allem bei schmerzhaften Skelettmetastasen eingesetzt, bei denen eine entzündliche Komponente an der Schmerzauslösung beteiligt ist.

> Es empfiehlt sich, bei der Erstverordnung eines NSAID darauf aufmerksam zu machen, dass man sich durch den Hinweis „gegen rheumatische Schmerzen" in der Packungsbeilage nicht verwirren lassen soll.

15.7.2.1 Wirkungsmechanismus

NSAID hemmen die Synthese von Prostaglandinen, die bei Entzündungen im beteiligten Gewebe gebildet werden: Prostaglandine sind für die typischen Entzündungs-

---

 Tab. 15.8 Paracetamol und Novalgin[a]

Wirkstoff	Name des Präparats in Deutschland, Schweiz, Österreich (Beispiele)	Richtlinie für Einzeldosis [mg]	Intervall [h]	Tagesmaximaldosis [mg][b]	UAWs[c]
Paracetamol	D: Ben-u-ron, Paracetamol CH: Panadol, Dafalgan, Tylenol A: Ben-u-ron, Mexalen	500–1000	4–6	4000	Lebernekrosen (nur bei Überdosierung > 12 g/Tag)
Novaminsulfon/ Metamizol	D: Analgin, Novalgin, Novaminsulfon CH: Minalgin, Novalgin A: Novalgin	500–1000	4–6	4000	Agranulozytose (sehr selten: < 1 Fall/1 Mio. Wochen Novalgin-Einnahme) Evtl. Leberschädigungen bedenken

[a]Die WHO teilt diese Medikamente in die Klasse I der Analgetika ein
[b]Bei Leber oder Niereninsuffizienz, unter 40 kg und über 65 Jahren kann diese abweichen
[c]Unerwünschte Arzneimittelwirkungen

◘ Tab. 15.9   Nichtsteroidale Antiphlogistika (Auswahl)[a]

Wirkstoff	Name des Präparats in Deutschland, Schweiz und Österreich (Beispiele)	Richtlinie für Einzeldosis [mg]	Intervall [h]	Tagesmaximaldosis [mg] [b]
Diclofenac	D/CH/A: Voltaren	25–50 75 (Retard)	8 12	150
Ibuprofen	D/CH/A: Brufen	200–800	6–8	2400[c]
Mefenaminsäure	CH: Ponstan A: Parkemed	500	6–8	2000

[a]Die WHO teilt diese Medikamente in die Klasse I der Analgetika ein
[b]Bei Leber- oder Niereninsuffizienz, unter 40 kg und über 65 Jahren kann diese abweichen
[c]Tagesmax. bei kardiovaskulären Risiken 1200 mg

◘ Tab. 15.10   Unerwünschte Wirkungen der nichtsteroidalen Antiphlogistika

Wirkungsort	Unerwünschte Arzneimittelwirkung
Schleimhäute des Magen-Darm-Trakts	- Magenulzera (Blutungen/Perforation) - Gastritis - Übelkeit/Erbrechen - Oberbauchschmerzen - Kolitis (Diarrhö)
Blutgerinnung	- Hemmung der Thrombozytenfunktion (Blutungsgefahr)
ZNS	- Kopfschmerz, Tinnitus, Schwindel, Übelkeit
Niere	- Akutes/chronisches Nierenversagen
Allergische Reaktionen	- Vasomotorische Rhinitis - Urtikaria - Bronchialasthma - Anaphylaktischer Schock
Herz-Kreislauf	- Thrombembolische vaskuläre Ereignisse - Myokardinfarkt - Schlaganfall - Blutdruckentgleisungen
Interaktionen mit anderen Medikamenten	
Antikoagulanzien	- Verstärkung der Antikoagulation!
Lithium	- Erhöhte Lithiumkonzentration im Serum
Methotrexat	- Erhöhte Serumkonzentration - Risiko erhöhter Toxizität!
Acetylsalicylsäure (z. B. Ascardio, zur kardioprotektiven Wirkung)	- Muss zwei Stunden vor der Ibuprofen- und Novalgin-Gabe eingenommen werden, sonst keine kardioprotektive Wirkung

symptome, wie vermehrte Durchblutung (Rötung), Schwellung und auch Schmerz, verantwortlich, da sie an peripheren Schmerzrezeptoren als Schmerzreiz wirken. Prostaglandine haben daneben weitere wichtige physiologische Funktionen: Sie sind z. B. für die ausreichende Durchblutung der Schleimhäute des Magen-Darm-Trakts, für die Nierenfunktion und für die Funktion der Thrombozyten wichtig. Durch die klassischen NSAID wird auch die Bildung von physiologischen Prostaglandinen verhindert. Das erklärt das breite Nebenwirkungsspektrum der klassischen NSAID (◘ Tab. 15.10).

> Konventionelle NSAID in hohen Dosen sind zur Behandlung von tumorbedingten Schmerzen nicht zu empfehlen: Besser niedrig dosierte NSAID mit einem Opioid kombinieren oder ganz auf Opioide wechseln.

15.8 Opioide

15.8.1 Definitionen

Definition

Opium: Der eingetrocknete Milchsaft des Schlafmohns (Papaver somniferum). Opium enthält zahlreiche natürliche chemische Verbindungen, darunter Morphium, Codein und Papaverin. Opium wird noch immer gelegentlich als Medikament (Tinctura opii) eingesetzt, vor allem bei hartnackiger Diarrhö.

Opiat: Natürlicher Bestandteil des Opiums (z. B. Morphin oder Codein) sowie aus diesen abgewandelte, sog. halbsynthetische Opiate (z. B. Diamorphin = Heroin).

Opioide: Überbegriff für alle Substanzen, die an Opiatrezeptoren (▶ Abschn. 15.3.3) binden. Unter der Bezeichnung Opioide werden natürliche, halbsynthetische und auch vollsynthetische (z. B. Methadon, Fentanyl) Wirkstoffe zusammengefasst. Auch die körpereigenen Endorphine binden an die Opiatrezeptoren und hemmen die Schmerzweiterleitung.

Im alltäglichen Sprachgebrauch werden die Begriffe Opioide und Opiate allerdings häufig gleichbedeutend verwendet und – nicht ganz korrekt – auch vollsynthetische Opioide als Opiate bezeichnet.

15.8.2 Einteilung der Opioide

Opioide wirken durch die Bindung an spezifische Rezeptoren (Opiatrezeptoren), die vor allem im Gehirn und im Rückenmark zu finden sind. Zum Verständnis der unterschiedlichen Dosierungen und der Einteilung der Opioide ist eine kurze Darstellung ihrer Bindung an die Rezeptoren sinnvoll:

Affinität   Voraussetzung für die Auslösung eines Effekts ist die Bindung des Opioids an den Rezeptor. Unter Affinität versteht man die Neigung einer Substanz, an seinen Rezeptor zu binden. Je höher die Affinität, desto geringere Mengen sind nötig, um einen bestimmten Anteil der Rezeptoren zu besetzen. Hat ein Opioid eine höhere Affinität als ein anderes, so kann mit ihm in kleineren Dosen die gleiche Wirkung erreicht werden.

Intrinsische Aktivität   Die Stärke eines Opioids hängt von der Affinität und von der intrinsischen Affinität ab. Als intrinsische Aktivität (oder Wirksamkeit, engl. efficacy) wird die Fähigkeit eines Medikaments bezeichnet, am Rezeptor eine Wirkung auszulösen:
- **Reine Agonisten** sind Opioide, die bei der Bindung an den Rezeptor die volle Wirkung auslösen. Beispiele sind Morphin, Codein, Pethidin (◘ Tab. 15.11).

Tab. 15.11 Opioide: Einteilung nach Wirkung am Rezeptor

Opioid gruppe	Stoffname	Präparatenamen in Deutschland, Schweiz und Österreich	Wirkungsdauer bei p.o.-Gabe [h]	Bemerkungen
Reine Agonisten	Morphin	D: Capros, M-Long, Morphin, MSI, MSR, MST, Oramorph, Painbreak, Sevredol CH: Kapanol, M retard, Morphin, MST Continus, Sevre-Long, Sevredol A: Compensan retard, Morapid, Mundidol, Oramorph, Vendal	4–6 (Retardformen: 8–24)	Das wichtigste Opioid zur Behandlung von Tumorschmerzen Gilt als Standard, da wirksam, günstig und gut verfügbar
	Hydromorphon	D/CH: Hydromorphon, Jurnista, Palladon A: Hydal D/CH/A: Jurnista	4 (Retardformen: 12–24)	Beim Abbau entstehen weniger aktive Stoffwechselprodukte als bei Morphin, deshalb für Menschen mit Niereninsuffizienz geeigneter
	Codein	D: Codeinum, CodiOPT, Codicompren CH: Codein	4–6 (Retardformen: 12)	Wird im Körper zu Morphin umgewandelt. Etwa 10 % der Bevölkerung besitzen das für diese Umwandlung notwendige Enzym nicht, bei diesen wirkt Codein nicht analgetisch
	Oxycodon	D: Oxycodon, Oxygesic, Targin CH: Oxycodon, Oxycontin, Oxynorm, Targin A: Oxycodon, OxyContin, Oxygerolan, OxyNorm, Targin	4–6 (Retardformen: 12)	Targin enthält ein Naloxon-Derivat zur Prophylaxe der Obstipation; deshalb Maximaldosis von 160 mg Oxycodon/ 80 mg Naloxon täglich (▶ Abschn. 15.8.5)
	Dihydrocodein	D: DHC, Tiamon CH: Codicontin(3/22 nicht mehr im Handel), Co-Dafalgan A: Codidol, Dehace	4–6　Retardformen: 12	
	Fentanyl	D: Durogesic, Fentadolon, Fentanyl, Matrifen CH: Durogesic, Fentanyl A: Durogesic, Ernsdolor, Fentanyl, Fentaplast, Fentoron, Lafene, Matrifen	48–72 (Pflaster)	*Transdermale Systeme (Pflaster):* lange Wirkungsdauer, allerdings oft weniger als die von den Herstellern angegebenen 72 h
		D/CH/A: Actiq		*Lutschtablette mit Applikator:* rascher Wirkungseintritt (nach ca. 15–20 min), kurze Wirkungsdauer; nur zur Behandlung von Durchbruchschmerzen; teuer
		D: Abstral A: Vellofent		*Sublingualtablette:* rascher Wirkungseintritt (nach ca. 15–20 min), kurze Wirkungsdauer; nur zur Behandlung von Durchbruchschmerzen; teuer
		D/A: Breakyl		*Bukkalfilm:* rascher Wirkungseintritt (nach ca. 15–20 min), kurze Wirkungsdauer; nur zur Behandlung von Durchbruchschmerzen; teuer
		D/CH/A: Effentora		*Bukkaltablette:* rascher Wirkungseintritt (nach ca. 10–20 min), kurze Wirkungsdauer; nur zur Behandlung von Durchbruchschmerzen; teuer
		D/A Instanyl		*Nasenspray:* rascher Wirkungseintritt (nach ca. 10–20 min), kurze Wirkungsdauer; nur zur Behandlung von Durchbruchschmerzen; teuer
		D/A PecFent		*Nasenspray:* rascher Wirkungseintritt (nach ca. 10–15 min), kurze Wirkungsdauer; nur zur Behandlung von Durchbruchschmerzen; teuer

□ Tab. 15.11 (Fortsetzung)

Opioid gruppe	Stoffname	Präparatenamen in Deutschland, Schweiz und Österreich	Wirkungsdauer bei p.o.-Gabe [h]	Bemerkungen
	Pethidin	D: Dolcontral (nur Supp.) CH: PethidinA: Alodan, Pethidin	2–3 (!)	Kurze Wirkungsdauer. Beim Abbau entstehen aktive Metaboliten mit langer Halbwertszeit und unerwünschten Wirkungen, daher für die Behandlung chronischer Schmerzen ungeeignet, hohes Abhängigkeitspotenzial
	Methadon	D: L-Polamidon CH: Ketalgin, Methadon A: Methadon, Methasen	6–12	Lange Halbwertszeit. Scheint besonders hilfreich für die Behandlung neuropathischer Schmerzen. Geeignet bei Niereninsuffizienz
	Tramadol	D: Tramadol, Tramagit, Tramal, Tramundin, Travex CH: Trabar, Tradonal, Tramactil, Tramadol, Tramal, Tramundin A: Adamon, Lanalget, Noax, Tradolen, Tramabene, Tramadol, Tramal u.a.m.	4–6 (Retardformen: 12)	Tramadol bindet nicht nur an Opiatrezeptoren, sondern ist zudem ein Serotoninwiederaufnahmehemmer und sollte deswegen nicht gleichzeitig mit Antidepressiva vom Typ SSRI eingenommen werden; dies verunmöglicht wegen zahlreicher unerwünschter Wirkungen eine Dosissteigerung bei starken Schmerzen
	Tapentadol	D/CH/A: Palexia, Tapentadolhydrochlorid	4–6 (Retardformen: 12)	Tapentadol beeinflusst den Stoffwechsel von Noradrenalin, einem Neurotransmitter. Es sollte nicht gleichzeitig mit Antidepressiva vom Typ der Noradrenalinwiederaufnahmehemmer und vorsichtig mit Serotoninwiederaufnahmehemmern eingesetzt werden
	Tilidin	D: Tilidin plus, Valoran N CH: nicht mehr im Handel A: nicht im Handel	4–6 (Retardformen: 8–12)	Die in Deutschland erhältlichen Produkte enthalten auch den Opiod-Antagonisten Naloxon, dies soll Missbrauch durch Abhängige verhindern
	Buprenorphin	D: BUP, Buprenorphin, Norspan, Temgesic, Transtec CH: Buprenorphin, Temgesic, TranstecA: Astec, Norspan, Temgesic, Transtec	4–8 (Pflaster: 72–96)	Plateau-Effekt für Atemdepression; sublinguale Form für die Behandlung von Durchbruchschmerzen geeignet
Partieller Antagonist	Naloxon	D/CH/A: Naloxon		Zur Behandlung der Opioidüberdosierung, vor allem in der Notfallmedizin
Reiner Antagonist				

❯ Bei einem reinen Agonisten wird mit zunehmender Dosierung eine zunehmende Wirkung erreicht.

— **Partielle Agonisten**: Der Hauptvertreter der partiellen Agonisten ist Buprenorphin (z. B. Transtec, Temgesic, Subutex). Buprenorphin zeigt einerseits eine hohe Affinität zum Rezeptor, entfaltet andererseits aber geringe intrinsische Aktivität. Tatsächlich führte die Substanz in einigen tierexperimentellen Untersuchungen zu Sättigungseffekten der Wirksamkeit unter 100 % (Ceiling-Effekt). Allerdings ist dieses Phänomen erst in sehr hohen Dosierungen, weit außerhalb des analgetischen Bereichs, zu beobachten. Im therapeutisch relevanten Dosierungsbereich (0,2–7 mg) verhält sich das Opioid als reiner Agonist, d. h., Dosissteigerungen bewirken stets eine Steigerung der Analgesie. Der Ceiling-Effekt im außertherapeutischen Bereich kann sogar von Vorteil sein, denn er betrifft nicht nur die analgetische Wirksamkeit, sondern auch die Nebenwirkungen. Im Falle einer akuten Überdosierung nimmt daher z. B. die durch Buprenorphin induzierte Atemdepression nur bis zu einem bestimmten Wert zu und verstärkt sich danach auch bei weiterer Dosissteigerung nicht. In therapeutisch relevanter Dosierung besitzt Buprenorphin nur ein schwaches Potenzial für die Atemdepression. Untersuchungen konnten auch Zweifel an der Antagonisierbarkeit von Buprenorphin durch Opioid-Antagonisten ausräumen. Mit hohen Dosen Naloxon sind Buprenorphin-Effekte aufhebbar

— **Reine Antagonisten** lösen am Rezeptor keine Wirkung aus. Wegen ihrer großen Affinität verdrängen sie jedoch dort gebundene Agonisten. Sie können deshalb zur Behandlung von Überdosierungen bzw. Vergiftungen eingesetzt werden. Ein typischer reiner Antagonist ist Naloxon (z. B. Narcan).

◻ Tab. 15.11 zeigt häufig eingesetzte Opioide, eingeteilt nach ihrer Wirkung am Rezeptor.

15.8.3 Verabreichungsformen von Opioiden

15.8.3.1 Orale Verabreichung

Die orale Verabreichung ist die übliche Form der Opioidgabe bei chronischen Schmerzen. Sie ist einfach durchzuführen, wirksam und kostengünstig. Einzig bei Problemen wie Schluckstörungen und Magen-Darm-Problemen (gehäuftes Erbrechen, Resorptionsstörungen etc.) sind andere Verabreichungswege vorzuziehen. Injektionen (s.c., i. m., i.v.) wirken lediglich schneller, sind aber nicht wirksamer als die perorale Medikation (▶ Abschn. 15.8.8).

Für die orale Anwendung stehen kurz wirksame Formen (z. B. Tropfen, Suspension, Tabletten) und Retardformen (z. B. Tabletten, Kapseln, Suspension) zur Verfügung. Die nichtretardierten Formen haben eine Wirkdauer zwischen ca. 4 h (Tropfen) und 6–8 h (Tabletten). Die Wirkdauer kann aber individuell unterschiedlich sein.

❯ Treten Schmerzen regelmäßig kurz vor Einnahme der nächsten Dosis auf, sollte ein sog. „end-of-dose-failure" überprüft werden. In diesem Fall kann man die Abstände zwischen den Einnahmen so verkürzen, dass die Wirkung konstant bleibt.

❯ Eine 2 %-ige Lösung von Morphin-HCl enthält pro Tropfen etwa 1 mg Morphin. Diese Lösung ist zur Einstellung einer Opioidtherapie und für die Behandlung von Durchbruchschmerzen geeignet, da die individuell notwendige Dosis genau ermittelt werden kann.

Morphinlösungen haben einen bitteren Geschmack, sie werden deshalb gerne beispielsweise mit Orangensaft verdünnt.

Morphin steht auch als orale Retardform zur Verfügung. Die Wirkdauer beträgt 8–12 h, d. h., es muss nur 2- bis 3-mal täglich eingenommen werden. Es existieren ebenfalls Retardformen mit einer Wirkdauer von 24 h.

❯ Retardformen sind ungeeignet bei instabilen Schmerzzuständen: Der verzögerte Wirkungseintritt und die lange Wirkdauer erschweren die Dosisfindung.

Retardformen sind wegen des verzögerten Wirkungseintritts auch als Bedarfsmedikation bei Schmerzdurchbrüchen ungeeignet. Als Bedarfsmedikation sind besser orale Präparate mit rascher Wirkung vorzusehen. Retardtabletten dürfen in der Regel nicht zerteilt oder gemörsert werden. Bei Schluckstörungen oder für Sondenkost kann aus Retardgranulat eine Suspension hergestellt werden.

15.8.3.2 Transmukosale Verabreichung

Die Verabreichung durch die Schleimhaut (Mukosa) des Mundes oder der Nase hat den Vorteil des sehr raschen Wirkungseintritts, ähnlich wie bei einer intravenösen Injektion. Diese Verabreichungsform wird deshalb bei Durchbruchschmerzen angewendet (▶ Abschn. 15.8.4). Hier gibt es keine Retardformen, die Wirkdauer ist daher eher kurz und eher nicht für die Basistherapie geeignet.

15.8.3.3 Transdermale Verabreichung

Die Opioide Fentanyl (ein synthetischer reiner Opiatagonist) und Buprenorphin (ein ebenfalls synthetischer partieller Opiatantagonist) können mit sog. transdermalen Systemen als Hautpflaster appliziert werden. Das Fentanyl-Pflaster (D/CH/A: z. B. Durogesic TTS) und das Buprenorphin-Pflaster (D/CH/A: z. B. Transtec) geben ihren Wirkstoff während etwa 72–96 h konstant ab. Bei starken Schmerzen kann der Wirkstoffspiegel früher abfallen (48–72 h). Das Pflaster muss deshalb nur alle 3–4 Tage ersetzt werden und gilt somit als retardierte Darreichungsform. Die Anwendung wird von vielen Betroffenen geschätzt, ist jedoch mit einigen Problemen verbunden:

- Konstante Plasmakonzentrationen des Wirkstoffs bestehen erst 24–48 h nach dem Aufkleben eines Pflasters; d. h., für diese Dauer sind überlappend andere Opioide in der Regel peroral zu verschreiben.
- Nach ersatzloser Entfernung des Pflasters sinkt die Plasmakonzentration erst innerhalb von mehreren Stunden ab: Bei Verabreichung anderer Opioide ist in dieser Zeit mit schlecht steuerbarer Toxizität zu rechnen.
- Die Resorption durch die Haut ist temperaturabhängig. Fieber, körperliche Anstrengung oder Heizdecken führen zu vermehrter Resorption und damit höheren Plasmaspiegeln bzw. vermehrt unerwünschten Wirkungen.
- Umgekehrt ist bei schlechter peripherer Durchblutung die Resorption vermindert. Die Schmerzen können dann zunehmen, z. B. in der Sterbephase.
- Bei sehr fetter oder sehr stark behaarter Haut und vor allem bei kachektischen Personen mit fehlendem subkutanem Fett kann die Resorption unregelmäßig sein.
- Das schwächste Fentanyl-Pflaster (12 µg Fentanyl/h) entspricht einer oralen Tagesdosis von etwa 45 mg Morphin (nach Angaben des Herstellers). Viele Menschen brauchen geringere Morphindosen, sind also – falls diese Angaben korrekt sind – mit dem schwächsten Fentanyl-Pflaster bereits überdosiert.
- Die Pflaster sind komplexe Systeme zur geregelten Abgabe des Wirkstoffs. Sie dürfen nur zerschnitten oder geteilt werden, falls dies vom Hersteller vorgesehen ist (Matrix Pflaster). Beschädigte Pflaster sollen nicht verwendet werden.

❯ Zur Einstellung mit Schmerzmitteln eignen sich transdermale Systeme aufgrund ihrer Eigenschaften nicht.

15.8.3.4 Rektale Verabreichung

Vor allem bei Übelkeit oder Erbrechen sowie bei Schluckstörungen sind Suppositorien eine gute und sichere Alternative zur oralen Verabreichung. Die Dosierung ist gleich wie bei den oralen Formen. Es sind Suppositorien mit nichtretardierter und mit Retardwirkung erhältlich.

Die rektale Verabreichung ist nicht angezeigt bei
- Durchfall,
- Entzündungen/Verletzungen im Bereich von After und Enddarm,
- Neutropenie und Thrombopenie,
- Abneigung gegenüber der rektalen Applikation.

Falls die Dosierung es erfordert, können 2 Suppositorien direkt nacheinander eingeführt werden. Die rektale Verabreichung von Retardtabletten ist wegen der unsicheren Resorption nicht zu empfehlen.

15.8.3.5 Subkutane Injektionen

Zwar ist die Verabreichung relativ einfach und könnte von der Patientin, dem Patienten oder von den Angehörigen evtl. selbst durchgeführt werden. Es gibt dafür allerdings in der Behandlung chronischer Schmerzen wenige Indikationen, am ehesten für die Behandlung von Schmerzspitzen, wenn die perorale Verabreichung nicht möglich ist. Für die Dauertherapie ist die subkutane Infusion vorzuziehen. Bei schwer kranken Personen ist die Resorption unzuverlässig.

❯ Bei gut eingestellter peroraler Dauertherapie sind subkutane Injektionen als Reservemedikation in der Regel nicht sinnvoll.

15.8.3.6 Intramuskuläre Injektionen

In der Regel wirken i. m.-Injektionen, die Resorption ist jedoch ebenso unsicher wie bei subkutaner Gabe. Bei Fehlen eines venösen Zugangs kann bei akuten Schmerzen eine i. m.-Injektion indiziert sein.

❯ Bei chronischen Tumorschmerzen gibt es wenige Indikationen für die schmerzhafte i. m.-Analgetikainjektion.

15.8.3.7 Intravenöse Injektion

Die i.v.-Injektion führt zu einem sehr schnellen Wirkungseintritt und ist deshalb für akute, extreme Schmerzen geeignet. Die Wirkdauer ist deutlich kürzer als bei anderen Applikationsformen. Die i.v.-Injektion bleibt speziellen Situationen vorbehalten. Bei chronischen Schmerzen ist sie nur sinnvoll als Reservemedikation von Menschen, die mit einer i.v.-Dauerinfusion von Analgetika behandelt werden. Jedoch muss bei dieser Art der Anwendung immer das erhöhte Suchtpotenzial bedacht werden, das auch bei kurzzeitiger Anwendung besteht.

15.8.3.8 Dauerinfusionen

Die Indikation für die Anwendung von parenteralen Dauerinfusionen (subkutan oder intravenös) ist gegeben, wenn
- die perorale Medikamenteneinnahme nicht möglich ist (bei Dysphagie, Erbrechen, gastrointestinalen Problemen wie Obstruktion oder Resorptionsstörungen und bei Bewusstlosen, die vorher während langer Zeit Opioide peroral erhielten);
- Suppositorien oder transdermale Systeme nicht indiziert sind.

Mit Infusionspumpen ist heute eine genau dosierte Dauerinfusion von Schmerzmitteln möglich. Dank der Verfügbarkeit von kleinen, tragbaren Infusionspumpen können Opioide auch im ambulanten oder häuslichen Setting als Dauerinfusionen gegeben werden.

Die Dauerinfusion kann subkutan oder intravenös angewandt werden. Seltener kommt auch ein intrathekaler oder epiduraler Zugang infrage (s. unten). Für die Langzeitschmerzbehandlung ist die subkutane Infusion wesentlich einfacher, komplikationsärmer und gleich wirksam wie die intravenöse Dauerinfusion. Eine intravenöse Infusion ist sinnvoll bei Menschen, bei denen bereits ein dauernder intravenöser Zugang beispielsweise über ein implantiertes Port-System angelegt ist. Bei Personen mit Thrombo- oder Neutropenie ist die Indikation zur subkutanen Dauerinfusion zurückhaltend zu stellen.

> **Vorteile und mögliche Probleme der subkutanen Infusion**
>
> **Vorteile**
> - Konstanter Medikamentenspiegel
> - Dosisänderungen leicht möglich
> - Reservemedikation kann ebenfalls subkutan gegeben werden
>
> **Mögliche Probleme**
> - Lokale Reizungen an der Infusionsstelle; diese können vermindert werden, wenn die Infusionsstelle ausreichend oft gewechselt wird (alle 3–7 Tage)
> - Erfolgt zusätzlich zur Analgesie eine Flüssigkeitssubstitution, übersteigt das verabreichte Flüssigkeitsvolumen evtl. die Resorptionskapazität des Gewebes; dies verursacht einen inkonstanten Medikamentenspiegel

15.8.3.9 Rückenmarknahe (epidurale/ intrathekale) Applikationen

In gewissen Fällen, häufig im palliativen Bereich, stellt die rückenmarknahe Schmerzmittelapplikation eine wertvolle Alternative dar. In der Regel wird dabei Morphin oder Fentanyl, gelegentlich kombiniert mit einem Lokalanästhetikum, epidural oder intrathekal über einen permanenten Katheter appliziert (■ Abb. 15.5). Vor der definitiven Einlage des Katheters sollte das Ansprechen auf die rückenmarknahe Analgesie gesichert sein. Der Katheter ist oft mit einem subkutanen Port verbunden. Die Einlage erfolgt durch einen Anästhesisten oder einen Neurochirurgen. Hierbei wird ein Portsystem, welches an einen intrathekalen Katheter angeschlossen ist, am Rippenbogen subkutan fixiert. Der Port wird dann mit einer Gripper-Nadel angestochen und so kann kontinuierlich oder per Bolusgaben ein Opiat intrathekal gegeben werden. Bei längerer Lebenserwartung, in Absprache mit dem behandelnden Onkologen, kann alternativ eine subkutane Medikamentenpumpe implantiert und an den intrathekalen Katheter angeschlossen werden. Die Pumpe muss dann regelmäßig wieder befüllt werden. Wichtige Indikationen sind neuropathische Schmerzen im Beckenbereich und den Beinen, beispielsweise bei Plexusinfiltrationen durch Tumoren im kleinen Becken. Die Hauptindikation sind eskalierende Schmerzsituationen im palliativen Bereich, die auf andere Maßnahmen nicht ansprechen.

Folgende Probleme können bei lang dauernder Therapie auftreten:

- Verschiebung des Katheters,
- Leckbildung im Katheter,
- Fibrinbildung und Fibrosierung um die Katheterspitze (nur bei epiduraler Anwendung),
- Infekte.

15.8.3.10 Patientenkontrollierte Schmerztherapie (PCA)

Grundsätzlich sollte jedeSchmerztherapie bei chronischen Schmerzen von der Patientin oder dem Patienten selbst kontrolliert werden. Gut informierte und instruierte Personen können entscheiden, ob die Medikamentenwirkung ausreichend ist und auch, ob und wann sie Reservemedikamente benötigen. Die PCA (engl. patient-controlled analgesia) wurde für die postoperative Opioidapplikation mittels spezieller Pumpen entwickelt. Diese Pumpen erlauben den Betroffenen, sich – neben einer fixen, vorgegebenen intravenösen Dauerapplikation – wiederholt nach Bedarf zusätzlich einen Analgetikabolus zu applizieren. Auch die perorale Analgetikatherapie, bei der die Betroffenen selbst verantwortlich und informiert Dosisanpassungen durchführen, kann als PCA bezeichnet werden.

15.8.4 Praktische Durchführung der Opioidtherapie

15.8.4.1 Bemerkungen zum WHO-Stufenplan

Die WHO hat 1986 ein Schema zur stufenweisen Behandlung von chronischen Tumorschmerzen empfohlen. Danach sollen Schmerzen zuerst mit Nicht-Opioiden (Stufe I) behandelt werden. Bei ungenügender Schmerzkontrolle sollen als Nächstes „schwache" Opioide (Stufe II), schließlich „starke" Opioide (Stufe III) eingesetzt werden. Dieses Schema zeigt die Notwendigkeit einer planmäßigen und systematischen Behandlung und hat Menschen mit krebsbedingten Schmerzen weltweit den Zugang zur Opioidtherapie erleichtert.

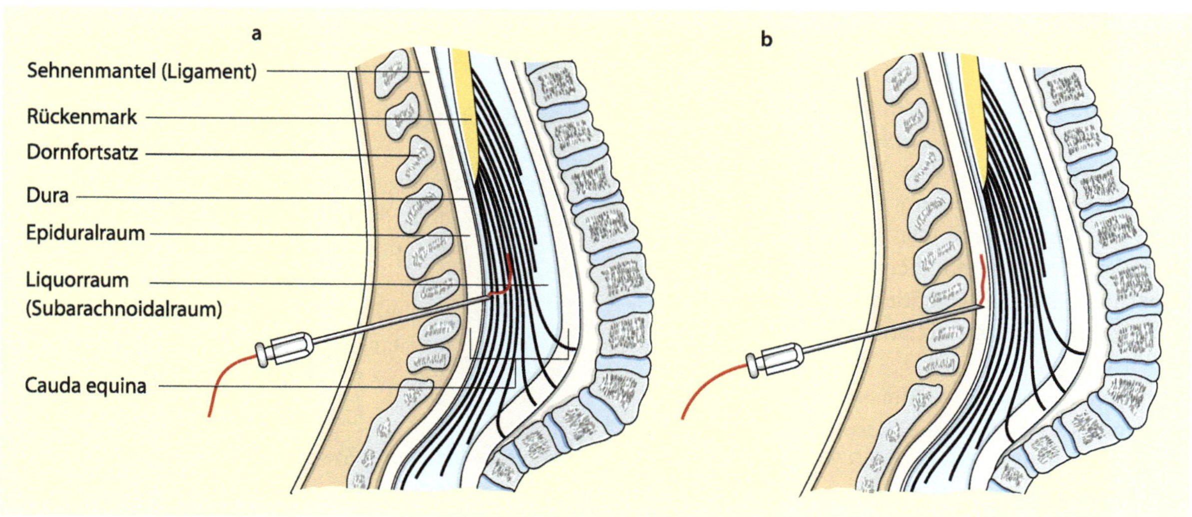

■ **Abb. 15.5** **a, b** Rückenmarknahe Applikation von Opioiden intrathekal (im Liquorraum) oder epidural (außerhalb des Liquorraums) (*rot*, Katheter). **a** Intrathekal (spinal), **b** epidural (peridural, extradural)

Aus heutiger Sicht ist die unkritische und schematische Anwendung dieses Stufenplans aus den im Folgenden genannten Gründen nicht zu empfehlen:

- Bei mittelstarken oder starken Schmerzen sollte bereits von Beginn an ein Opioid eingesetzt werden. Nicht-Opioide sind in diesen Situationen ungenügend wirksam und haben in hohen Dosierungen wesentlich mehr unerwünschte Wirkungen als Opioide (▶ Abschn. 15.7.2).
- Auch die WHO hat 1996 in einem Zusatz festgehalten, dass die medikamentöse Therapie mit dem im Einzelfall notwendigen Analgetikum einzuleiten sei, d. h., dass einzelne Stufen des Stufenplans übersprungen werden können.
- Die Unterscheidung in „schwache" und „starke" Opioide ist willkürlich. „Schwache" Opioide in hoher Dosierung haben gleiche Wirkungen und unerwünschte Wirkungen wie „starke" Opioide in niedriger Dosierung (▶ Abschn. 15.8.2).
- „Schwache" Opioide haben bei mäßigen Tumorschmerzen keinerlei Vorteile gegenüber niedrig dosiertem Morphin. Stattdessen sind sogar unter niedrig dosiertem Morphin die Schmerzen – bei vergleichbaren unerwünschten Wirkungen – besser und rascher kontrolliert (Bandieri et al. 2016).
- Auf den Gebrauch „schwacher" Opioide kann deshalb ohne Nachteile verzichtet werden. Es ist allerdings unter Umständen für die Beteiligten psychologisch von Bedeutung, ob Morphin oder beispielsweise Tramadol (z. B. Tramal) verschrieben wird. Auch für Fachpersonen scheint die Verabreichung einiger „schwacher" Opioide einfacher, da sie nicht den bürokratischen Vorschriften des Betäubungsmittel-gesetzes unterliegen.

15.8.4.2   Wahl eines Opioids

Über den Einsatz von Opioiden bei chronischen Tumorschmerzen liegen nur wenige qualitativ hochwertige Studien vor. Es fehlen vor allem größere randomisierte Untersuchungen, die die Wirkung und unerwünschten Wirkungen verschiedener Opioide in der Langzeitanwendung vergleichen. Die Wahl eines bestimmten Opioids ist deshalb zu einem großen Teil von der Erfahrung der verschreibenden Ärztin oder des verschreibenden Arztes abhängig. Es ist wichtig, dass der Arzt/Ärztin und die Pflegenden Erfahrung mit einem Opioid gewinnen, das sie als Standard einsetzen.

❯ Alle oben erwähnten Leitlinien empfehlen orales Morphin als 1. Wahl für die Behandlung von starken krebsbedingten Schmerzen ((ONS 2021c; Fallon et al. 2019; Onkologie Leitlinienprogramm 2019) etc.).

15.8.4.3   Therapiebeginn

Wir bevorzugen die Einstellung mit Morphin-Tropfen (2 %): Es kann damit präzise und relativ rasch die individuell notwendige Dosis gefunden (titriert) werden. Die Tropfen müssen (entsprechend der Wirkdauer von Morphin-Tropfen) regelmäßig alle 4 h eingenommen werden. Bewährt haben sich folgende Einnahmezeiten und Richtlinien:

- 06:00, 10:00, 14:00, 18:00, 22:00, (02:00) Uhr. Häufig kann um 22:00 Uhr die doppelte Dosis verabreicht und dafür auf die Nachtdosis um 02:00 Uhr verzichtet werden.
- In der Einstellungsphase kann aber auch eine stündliche Gabe von 1–2 Tropfen gut funktionieren.
- Die Anfangsdosis richtet sich nach der Schmerzintensität und dem Alter, nach Körpergewicht, Allgemeinzustand sowie Nieren- und Leberfunktion. Bei mittelstarken Schmerzen von opioid-naiven Personen, also Personen, die noch nicht mit einem Opioid behandelt wurden, liegt die Startdosis bei 3–10 mg als Einzeldosis.
- Als Reserve sollen bei ungenügendem Erfolg nach etwa einer Stunde zusätzlich 10–15 % der Tagesdosis genommen werden. Die regulären Einnahmezeiten verschieben sich durch die Einnahme der Reservedosis nicht.

❯ Falls die Schmerzen durch die Einnahme der Reservedosis nicht kontrolliert werden, kann sie alle 30–60 min so lange wiederholt werden, bis die Schmerzen nachlassen.
- Täglich oder alle paar Tage wird aufgrund der gebrauchten Reservedosen die neue Grunddosis festgelegt.

Praxistipp

Beispiel: Herr Kobler nimmt 4-stündlich fix 8 mg Morphin ein. Er brauchte in den vergangenen 24 h zusätzlich 3-mal eine Reservedosis (2-mal 5 mg, 1-mal 2 mg). Seine Tagesdosis betrug somit 6-mal 8 mg (Grunddosis) und 12 mg (Reserve), total 60 mg.

Die 4-stündliche Grunddosis für den nächsten Tag beträgt 10 mg (60 mg: 6).

❯ Die Einstellung sollte immer mit einem unretardierten Präparat erfolgen.

15.8.4.4 Umstellung auf Retardform

Innerhalb von 7–14 Tagen kann bei den meisten Personen ein stabiler Zustand erreicht werden, indem mit konstanter Tagesdosis von Morphin-Tropfen eine gute Schmerzkontrolle erreicht wird und die Reservedosis nicht oder nur gelegentlich benötigt wird. Jetzt kann – falls von der betroffenen Person gewünscht – auf eine Retardform gewechselt werden: Die Tagesdosis Morphin-Tropfen entspricht 1:1 der Tagesdosis des oralen Morphin-Retardpräparats.

> **Praxistipp**
>
> Herr Kobler braucht nun seit einigen Tagen eine Tagesdosis von 60 Tropfen (= 60 mg) 2 %-ige Morphin-Lösung, um die Schmerzen gut unter Kontrolle zu haben. Er erhält somit 60 mg Morphin retard täglich. Bei Anwendung eines Präparats mit einer Wirkdauer von 12 h entspricht diese Dosis also einer Einnahme von 2-mal 30 mg täglich. Die Reservemedikation wird auf 10 mg unretardiertes Morphin festgelegt, das er bis zu 6-mal täglich einnehmen kann.

❯ Auch bei guter Schmerzkontrolle unter Retardpräparaten muss für Schmerzdurchbrüche eine Reservedosis vorgesehen werden.

❯ Ein häufiger Fehler ist die zu niedrige Dosierung der Reservedosis. Die Reservedosis muss an die Tagesdosis angepasst werden und soll ca. 10–15 % der Tagesdosis betragen. Sie darf nicht als Retardform verordnet werden. Wenn regelmäßig mehr als ein Drittel der Bedarfsdosis genommen wird, sollte zügig überlegt werden, dass die Basismedikation um diese Dosis erhöht wird. (Merke: Dann auch an die Anpassung der Bedarfsmedikation denken!)

Die Opioiddosis muss im Verlauf der Erkrankung oft angepasst werden. Bei Zunahme der Schmerzen wegen Progredienz des Tumors oder Toleranzentwicklung (▶ Abschn. 15.8.8) wird die Dosis erhöht, oft in Schritten von 10–30 % der alten Dosierung. Muss die Opioiddosis auffallend stark gesteigert werden, ist eine Neubeurteilung vorzunehmen.

Bei guter Schmerzkontrolle kann häufig die Opioiddosis auch reduziert werden (▶ Abschn. 15.8.8). Es ist zu beachten, dass in diesen Fällen auch die Reservedosis reduziert wird.

❯ Eine Maximaldosis gibt es bei Opioiden (reinen Agonisten vom Morphintyp) nicht.

Die zur guten Schmerzkontrolle nötige Dosis ist individuell sehr unterschiedlich, sie liegt in der Regel zwischen 30 und 240 mg Morphin täglich. Tagesdosen bis 5000 mg sind aber in Ausnahmefällen nötig und werden toleriert.

15.8.4.5 Durchbruchschmerzen

Durchbruchschmerzen (▶ Abschn. 15.4.1) sind meist charakterisiert durch einen akuten Beginn (Schmerzmaximum sehr kurz nach Auslösung) und kurze Dauer (meist unter 30 min). Bei der Behandlung stellt sich die Frage, ob die Durchbruchschmerzen „prophylaktisch" durch eine Erhöhung der Dauerschmerzmedikation behandelt werden könnten. Alle Schmerzdurchbrüche zu vermeiden, erfordert allerdings meist sehr hohe Dosen der Dauermedikation – mit entsprechenden unerwünschten Folgen. Durchbruchschmerzen „nach Bedarf" zu behandeln, ist jedoch auch nicht ideal, da auch bei Opioiden mit schnellem Wirkungseintritt die analgetische Wirkung erst nach einer gewissen Zeit eintritt. Zwischen diesen beiden Möglichkeiten wird man in der Regel – unter Berücksichtigung der Wünsche der betroffenen Person – einen Zwischenweg suchen müssen.

Für die Behandlung werden vor allem zwei Gruppen von Opioiden eingesetzt:

- Nicht retardierte kurzwirksame orale Opioide: Zu diesen Medikamenten, den sog. SAOs (engl. short-acting opioids), gehören z. B. Morphin-Tropfen, Morphin-Tabletten und Oxycodon-Tabletten. Ihre Wirkung tritt nach etwa 20 min ein und hält etwa 3–6 h an.
- Opioide mit raschem Wirkungseintritt: Bei den Opioiden mit raschem Wirkungseintritt, den sog. ROOs (engl. rapid onset opioids) handelt es sich um Medikamente, die transmukosal (durch eine Schleimhaut) verabreicht werden, entweder durch die Mundschleimhaut (z. B. als Sublingual-Tabletten) oder durch die Nasenschleimhaut als Nasensprays. Der Wirkstoff gelangt durch die Schleimhaut direkt ins Blut, dadurch tritt die Wirkung bereits nach etwa 10–15 min ein. Alle zurzeit empfohlenen Präparate enthalten als Wirkstoff Fentanyl (◻ Tab. 15.11), einen reinen Agonisten. Sie können mit allen für die Basis-Schmerztherapie eingesetzten Opioiden vom Typ der reinen Agonisten kombiniert werden. Die Anwendung ist von Präparat zu Präparat unterschiedlich, die Angaben der Packungsbeilage sind genau zu befolgen. Wegen der raschen Anflutung des Wirkstoffs im Gehirn können diese Darreichungsformen ein kurzes „Glücksgefühl" auslösen (▶ Abschn. 15.8.4 und 15.8.8). Sie besitzen deshalb ein höheres Suchtpotenzial als die retardierten Präparate und sollten bei Personen mit Suchtanamnese nicht eingesetzt werden.

> Opioide mit besonders raschem Wirkungseintritt (ROOs) dienen nur zur Behandlung von Durchbruchschmerzen. Sie dürfen nicht zur Einstellung oder Basisbehandlung eingesetzt werden.

> Lediglich bei sehr hohen Schmerzen oder im palliativen Endstadium spielen diese Überlegungen eher eine untergeordnete Rolle. Hier gilt es, die Schmerzen möglichst schnell in den Griff zu bekommen, was unter Umständen besser mit schnell anflutenden Schmerzmitteln erreicht werden kann.

Zur Behandlung der Durchbruchschmerzen kann folgendes Vorgehen gewählt werden:
- Allgemein: Wo immer möglich, auslösenden Faktor behandeln oder vermeiden (▶ Abschn. 15.11.3).
- Durchbruchschmerzen von kurzer Dauer (unter 10 min): Da auch die Wirkung von ROOs erst nach etwa 10 min eintritt, können diese kurz dauernden Schmerzdurchbrüche nur durch eine Anpassung (Erhöhung) der Basismedikation behandelt werden.
- Durchbruchschmerzen von > 15 min Dauer:
  - Falls voraussehbar bei bekanntem auslösendem Faktor: Reservemedikation (SAO) rechtzeitig (30 min) vor Belastung einnehmen. Bereits eingetretene Durchbruchschmerzen sollten nicht mit SAOs behandelt werden. Sie wirken in diesen Fällen zu spät und – bei einer Wirkdauer von 3–6 h – zu lange.
  - Falls nicht voraussehbar: ROO (transmukosale Opioide); wie bei jeder Schmerzbehandlung ist auch hier individuell die optimale Dosierung zu finden.

Bei hospitalisierten Personen mit bestehendem venösem Zugang können Durchbruchschmerzen auch durch i.v. Injektion eines Opioids behandelt werden. Subkutane Injektionen sind bei dieser Indikation wegen des verzögerten Wirkungseintritts nicht sinnvoll.

15.8.4.6 Wechsel zwischen verschiedenen Opioidpräparaten („Rotation")

Der Wechsel zwischen verschiedenen Opioidpräparaten wird in der angloamerikanischen Literatur als „Rotation" bezeichnet.

> Der Ausdruck Rotation ist irreführend: Es handelt sich nicht um einen Wechsel in einem bestimmten Turnus, wie es bei einer „Rotation" anzunehmen wäre, sondern um einen Wechsel in bestimmten Situationen.

Ein solcher Wechsel kann in folgenden Situationen nötig sein:
- bei der Verwendung eines schwachen Opioids (WHO-Stufe II) ist der Wechsel auf ein stärkeres Opioid (WHO-Stufe III) sinnvoll, vor allem wenn die Gabe hoher Dosen unpraktisch oder nicht genügend wirksam ist,
- bei Opioidtoxizität (▶ Abschn. 15.8.6),
- bei Unverträglichkeit eines bestimmten Präparats.

Für den Wechsel muss man zunächst rechnen: In einem ersten Schritt wird die Tagesdosis des aktuellen Opioids (inklusive der verwendeten Reservedosen) zusammengerechnet. Mithilfe einer Umrechnungstabelle (sog. Äquivalenztabelle) wird dann die Tagesdosis des neuen Opioids berechnet (◻ Tab. 15.12) und aus Sicherheits-

◻ **Tab. 15.12** Umrechnungstabelle für die äquivalente Dosierung verschiedener Opioide (Äquivalenztabelle)

Substanz/Applikationsweg[a]	Einzeldosis[b]		Tagesdosis[b]			
Referenz: Morphin i.v. (mg)	2	5	10	20	40	160
Morphin p.o. (mg)	6	15	30	60	120	480
Fentanyl i.v. (mg)	0,02	0,05				
Fentanyl TTS transdermal (µg/h)			12	25	50	200
Tramal p.o. (mg)			150	300		
Tapentadol (Palexia®) p.o. (mg)			75	150	300	
Oxycodon/Targin®/Oxynorm® p.o. (mg)	3	7	15	30	60	240
Hydromorphon (Palladon®) p.o. (mg)			4	8	16	64
Hydromorphon (Palladon®) i.v. (mg)	0,3	0,6	1,3	2,7	5,3	21
Buprenorphin (TTS td. (µg/h)			17,5	35	70	

[a]Präparatenamen ◻ Tab. 15.11
[b]In der Literatur finden sich unterschiedliche Angaben. Eine vorsichtige individuelle Anpassung ist immer nötig

gründen um 20–30 % reduziert (die Äquivalenzdosen sind nicht nur vom Medikament, sondern auch von der Dauer der Anwendung und körperlichen Konstitution abhängig und deshalb variabel). Aus dieser Tagesdosis wird die Einzeldosis berechnet, ebenso eine Reservedosis des neuen Opioids (ca. 10–15 % der Tagesdosis). Nach jedem Präparatewechsel muss während einiger Tage in Bezug auf Unter- oder Überdosierung kontrolliert werden.

> **Praxistipp**
>
> Beispiel: Frau Daubners Schmerzen sind mit täglich 400 mg Tramadol (2-mal 2 Kapseln retardiertes Tramal à 100 mg) knapp kontrolliert. Nun wäre eine Dosissteigerung nötig. Frau Daubner soll auf perorales Morphium umgestellt werden. Entsprechend der Äquivalenztabelle entsprechen 50 mg Tramadol 10 mg Morphin, 400 mg Tramadol also 80 mg Morphin. Sicherheitshalber wird diese Dosis um 20–30 %, also um 20 mg reduziert, es resultiert eine Tagesdosis von 60 mg Morphin. Verordnet werden 2-mal 30 mg/Tag eines oralen retardierten Morphinretardpräparats und als Reserve 5–10 Tropfen 2 %-ige Morphinlösung.

15.8.4.7 Wechsel zwischen verschiedenen Anwendungsformen

Wechsel *von oraler auf intravenöse oder subkutane Opioidverabreichung*: Die Dosierung muss reduziert und neu berechnet werden. Es gelten folgende Richtwerte:

- Bei Wechsel auf intravenöse Verabreichung genügt ein Drittel der oralen Dosierung.
- Bei Wechsel auf subkutane Verabreichung genügt die Hälfte der oralen Dosierung.

> **Praxistipp**
>
> Beispiel: Herr Schneider mit einer Tagesdosis von 80 mg Morphin peroral muss wegen zunehmender Schluckstörungen auf eine subkutane Infusion umgestellt werden. Seine neue Tagesdosis beträgt 40 mg Morphin subkutan.

Wechsel *von oraler auf rektale Verabreichung* und umgekehrt: Die ursprüngliche Dosis wird beibehalten.

Wechsel *von einem transdermalen System (Pflaster) zu oraler oder parenteraler Verabreichung* und umgekehrt:

- Die Angaben der Hersteller zur Dosierung sind mit Vorsicht zu interpretieren: Beim Wechsel von Pflastern zu parenteraler Verabreichung mit Dosierung nach Vorschrift der Hersteller wurden Überdosierungen beobachtet.
- Bei Wechsel von einem Pflaster auf ein orales oder parenterales Präparat ist zu bedenken, dass die Wirkung nach Entfernung des Pflasters noch für viele Stunden anhalten kann. Die ersten Dosen des neuen Opioids sind deshalb entsprechend zu reduzieren.
- Bei Wechsel von einem oralen oder parenteralen Präparat auf ein Pflaster dauert es 8–12 h nach erstmaliger Applikation des Pflasters, bis der Wirkspiegel erreicht ist. Die bisherige Gabe ist daher nur langsam zu reduzieren.

15.8.4.8 Kombinationen mehrerer Opioide

> Ist die Einstellung mit einem schwachen Opioid nicht ausreichend, soll nicht zusätzlich ein starkes Opioid verordnet, sondern das schwache abgesetzt und durch ein starkes ersetzt werden.

Die Beurteilung der Wirkung und vor allem der unerwünschten Wirkungen ist bei Kombinationen mehrerer Opioide erschwert oder unmöglich.

> Kombinationen verschiedener Opioide sind eher nicht sinnvoll und sind, wenn überhaupt, nur durch Schmerzspezialistinnen oder -spezialisten anzuordnen.

Das Opioid für die Bedarfsmedikation sollte in der Regel identisch sein mit dem Opioid der Basismedikation, vor allem um unnötige unerwünschte Wirkungen zu vermeiden. Eine Ausnahme ist möglich bei der Behandlung mit Fentanyl-Pflastern. Hier kann als Bedarfsmedikation ein anderer reiner Agonist, z. B. Morphin, eingesetzt werden.

Anders als die Kombination mehrerer Opioide können Kombinationen von Opioiden mit Nicht-Opioiden, z. B. Codein und Paracetamol, sinnvoll und nützlich sein. Dies gilt vor allem für die Behandlung schwacher Schmerzen. Entsprechende Kombinationspräparate sind im Handel erhältlich (z. B. in Deutschland Paracetamol Comp., in der Schweiz Co-Dafalgan und Treuphadol plus und Zaldiar/Tramadol und Paracetamol).

15.8.5 Unerwünschte Wirkungen von Opioiden und ihre Behandlung

Opiatrezeptoren (▶ Abschn. 15.3.3) kommen im Zentralnervensystem nicht nur in Regionen vor, die der Schmerzmodulation dienen. Sie finden sich auch außerhalb des ZNS, beispielsweise in den Schleimhäuten des Magen-Darm-Trakts, wo sie die Sekretion und Motilität beeinflussen. Entsprechend kann die Verabreichung von Opioiden neben der erwünschten Analgesie zahlreiche unerwünschte Wirkungen nach sich ziehen (s. Übersicht). Der Begriff „unerwünscht" ist allerdings relativ: Bei unruhigen Patientinnen oder Patienten kann beispielsweise eine Sedation durchaus erwünscht sein, ebenso die Dämpfung des Atemzentrums bei schwerer Atemnot (▶ Kap. 17).

> **Unerwünschte Wirkungen von Opioiden**
> **Zentral**
> — Übelkeit/Erbrechen/Inappetenz
> — Sedation
> — Atemdepression
> — Verwirrung/Halluzinationen
> — Dysphorie/depressive Verstimmung
> — Myoklonien (Muskelzuckungen)
> — Hyperalgesie/Allodynie
>
> **Peripher**
> — Obstipation
> — Mundtrockenheit
> — Harnverhaltung (Dysfunktion des Blasensphinkters)
> — Magenentleerungsstörung (Dysfunktion der Pylorusmuskulatur)
> — Juckreiz (Pruritus)
> — Hautrötung (Flush)
> — Hypotonie

❯ Anders als Analgetika vom Typ der Nicht-Opioide führen Opioide auch bei Langzeitanwendung in der Regel nicht zu Organschäden.

Opioide verursachen keine Leber-, Nieren- oder Knochenmarktoxizität. Sie zählen somit zu den sichersten in der Onkologie eingesetzten Analgetika. Unerwünschte Wirkungen der Opioide sind jedoch teilweise nicht zu vermeiden und können für die Betroffenen sehr belastend sein. Sie können und müssen behandelt werden, zum Teil bereits prophylaktisch.

15.8.5.1 Übelkeit und Erbrechen

Nicht für alle Personen unter Opioidbehandlung sind Übelkeit und Erbrechen ein Problem. Bei einigen wenigen kann dadurch allerdings eine Opioidbehandlung unmöglich werden. Bei den meisten treten Übelkeit und evtl. Erbrechen nur vorübergehend zu Beginn der Opioidtherapie auf.

❯ Bei Beginn der Behandlung sollte ein Antiemetikum verordnet werden. Zudem sollten die Personen auf die Möglichkeit dieser unerwünschten Wirkung vorbereitet werden, damit sie ein Auftreten nicht als völligen Misserfolg der Schmerztherapie deuten.

Das Antiemetikum kann während der ersten 3–5 Tage prophylaktisch mit dem Opioid verabreicht werden, es reicht aber auch, wenn es nach guter Aufklärung bei Bedarf genommen wird. Nausea und Erbrechen halten in der Regel nicht länger als 1–2 Wochen an. Die Antiemetika können dann reduziert und abgesetzt werden.

Als Antiemetikum kommt z. B. infrage:
— Metoclopramid:
  – prophylaktisch: 3-mal 10 mg/Tag p.o. (dies ist gleichzeitig die Tagesmaximaldosis),
  – bei ungenügender Wirkung kann Metoclopramid z. B. mit Ondansetron (5-HT3-Antagonist aus der Klasse der Setrone) 2-mal 4 mg/Tag (z. B. Zofran) oder Amara-Tropfen (z. B. von Weleda) kombiniert werden.
— Bei ungenügender Wirkung von Metoclopramid kann off label auch Haloperidol (z. B. Haldol) sehr niedrig dosiert eingesetzt werden.

15.8.5.2 Obstipation

Fast alle Patientinnen oder Patienten, die Opioide wegen chronischer Schmerzen erhalten, zeigen wegen der verminderten Darmtätigkeit eine Obstipation. Diese kann sehr belastend sein und wiederum Schmerz auslösen. Zu diesem Thema s. auch ▶ Abschn. 21.3.

❯ Solange Opioide eingenommen werden, bleibt die Obstipation bestehen. Es ist wichtig, die Obstipation zu verhüten und nicht erst dann zu behandeln, wenn die Patientin oder der Patient darunter leidet. Deshalb müssen Laxanzien prophylaktisch, frühzeitig (mit Beginn der Opioidbehandlung) und während der gesamten Dauer der Opioidbehandlung eingesetzt werden.

15.8.5.2.1 Medikamentöse Behandlung

Laxanzien Laxanzien müssen ärztlich verordnet werden. Bewährt haben sich bei der durch Opioide verursachten Obstipation vor allem osmotisch wirkende Abführmittel (z. B. Macrogol oder Laktulose), evtl. kombiniert mit einem den Darm stimulierenden Laxans (z. B. einem Senna-Präparat).

> Ballaststoffhaltige Laxanzien sind eher ungeeignet: Häufig ist es so, dass Betroffene wegen Übelkeit oder Inappetenz die für die Wirkung der Ballaststoffe nötigen Flüssigkeitsmengen nicht zu sich nehmen können.

Naloxon Naloxon ist ein spezifischer Antagonist der μ-Opiatrezeptoren. Er blockiert die Wirkung von Opioiden an diesen Rezeptoren (■ Abb. 15.1) und wird in der Notfallmedizin bei Opioid-Intoxikationen als i.v. Injektion eingesetzt (■ Tab. 15.11).

Methylnaltrexonbromid Mit Methylnaltrexonbromid (CH/A/D: Relistor), einem Naloxon-Abkömmling, steht ein spezifisches Medikament zur Behandlung der opioidinduzierten Obstipation zur Verfügung. Es wird als s.c. Injektion verabreicht. Anders als Naloxon überwindet Methylnaltrexonbromid weniger leicht die Blut-Hirn-Schranke. Es blockiert daher die μ-Opiatrezeptoren im Darm, aber nicht im Gehirn. Durch die Blockade

dieser peripheren Rezeptoren lindert Relistor die durch Opioide verursachte Verstopfung, ohne die schmerzstillende Wirkung zu beeinträchtigen. Es ist nur indiziert bei Unwirksamkeit der üblichen Laxanzien.

Naloxon wird auch prophylaktisch eingesetzt: Das perorale Schmerzmittel Targin enthält das Opioid Oxycodon kombiniert mit Naloxon. Im Gegensatz zu Oxycodon wird der Antagonist Naloxon bei oraler Gabe kaum resorbiert, bindet aber an die Opiatrezeptoren im Darm und verhindert so die Entwicklung einer Obstipation, allerdings benötigt etwa die Hälfte der Betroffenen auch unter Targin Laxanzien. Da bei höheren Dosen auch der Antagonist Naloxon resorbiert wird, gilt für Targin eine Dosisbegrenzung (■ Tab. 15.11).

15.8.5.2.2 Pflegerische Interventionen

Pflegende können dazu beitragen, die opioidinduzierte Obstipation zu mildern, indem sie folgende Punkte bei der Patientenedukation beachten:

Pflegerische Interventionen bei Obstipation

- Obstipation ist eine erwartete und während der ganzen Dauer der Opioidtherapie anhaltende unerwünschte Wirkung.
- Obstipation kann und muss behandelt werden.
- Frühere Stuhlgewohnheiten eruieren (z. B. viele Menschen sind an einen täglichen Stuhlgang gewöhnt); der Begriff „Obstipation" wird von unterschiedlichen Personen sehr individuell interpretiert.
- Laxanzien nach Verordnung verabreichen oder zur Verabreichung anleiten – prophylaktisch, regelmäßig und vom 1. Tag der Opioidtherapie an.
- Nach der Wirksamkeit früher eingenommener Laxanzien fragen.

- Auf eine ausreichende Trinkmenge achten.
- Ballaststoffreiche Nahrung ist nur sinnvoll, wenn genügend Trinkmenge und Bewegung eingehalten werden können (s. oben).
- Nach Abklärung der Kontraindikationen (z. B. Gerinnungsstörung) Digitaluntersuchung durchführen und den trockenen, eingedickten Stuhl entfernen, bevor andere Maßnahmen ergriffen werden.
- Nach Abklärung der Kontraindikationen Einlauf (▶ Kap. 21).

15.8.5.3 Sedation

Schläfrigkeit und Trägheit werden zu Beginn der Schmerztherapie mit Opioiden beobachtet. Normalerweise vermindert sich die Sedation nach einigen Tagen bzw. klingt ganz ab. Sie ist dosisabhängig, d. h., bei einer Steigerung der Dosis tritt die Sedation vorübergehend wieder ver-

mehrt auf. Nicht zu vergessen ist allerdings, dass Betroffene auch bei nicht oder ungenügend behandelten Schmerzen wegen Schlafmangels sehr müde sein können. Eine ausreichende Schmerztherapie führt dann wegen des vorbestehenden Schlafmangels zu vermehrtem Schlaf – dies ist nicht mit Sedation zu verwechseln.

Pflegerische Interventionen bei Sedation
Pflegende können dazu beitragen, einige dieser Probleme zu reduzieren:

- Erklären, dass die Sedation bei korrekter Dosierung und einer längeren konstant dosierten Medikamenteneinnahme abnehmen wird.
- Evtl. ein tolerierbares Sedationsniveau mit der betroffenen Person besprechen. Einige Personen nehmen lieber etwas mehr Schmerzen in Kauf, um wach zu bleiben: Belastet beispielsweise die verminderte Konzentrationsfähigkeit Aktivitäten im Alltag? Ist die Entscheidungsfähigkeit stark beeinträchtigt?
- Erklären, dass das häufige Schlafbedürfnis am Anfang eine normale Folge von schmerzverursachter Schlaflosigkeit sein kann.
- Unterstützung bei der Integration des vermehrten Schlafbedürfnisses im Tagesablauf (▸ Kap. 18).

Unter einer optimal eingestellten Opioidtherapie macht sich die Sedation bei einem guten Allgemeinzustand in der Regel wenig oder gar nicht bemerkbar. Arbeitsfähigkeit und Fahrtüchtigkeit sind mit der behandelnden Ärztin oder dem behandelnden Arzt zu besprechen. Falls die Sedation unter konstanter Dosis der Opioide erhalten bleibt, muss die Dosierung nochmals überprüft werden und andere Ursachen, z. B. eine Hyperkalzämie oder eine Resorptionsstörung, müssen ausgeschlossen werden.

> Bei Problemen mit Sedierung trotz bestehender konstanter Dosierung sollte die Therapieadhärenz nochmals genau besprochen werden. Hat sich die betroffene Person an die regelmäßige Einnahme der Basismedikation gehalten? Hat sie die Einnahmeform verstanden?

> Eine Opioidbehandlung allein bedingt weder generell eine Arbeitsunfähigkeit noch verhindert sie (nach Abklingen der anfänglichen Sedation und bei stabiler Dosierung) das Führen von Fahrzeugen.

15.8.5.4 Atemdepression

> Atemdepression und Atemstillstand sind zwar eine von Fachpersonen gefürchtete Komplikation der Opioidtherapie. Bei korrekter Durchführung der Schmerzbehandlung ist die Gefahr eines Atemstillstands jedoch zu vernachlässigen.

Opioide wirken hemmend auf Hustenreflex und Atemzentrum. Dieser Effekt wird therapeutisch bei starkem Husten und bei schwerer Atemnot genutzt (▸ Kap. 17).

Schmerzen wirken stimulierend auf das Atemzentrum. Solange eine Person Schmerzen angibt, ist nicht mit einer Atemdepression zu rechnen, ebenso wenig bei langsamer peroraler Titrierung (Dosisfindung). Ein Risiko besteht dagegen in folgenden, in der Behandlung von Tumorschmerzen allerdings unüblichen Situationen:

- intravenöse Gabe von Opioiden (vor allem bei Menschen, die noch nie mit Opioiden behandelt wurden),
- bei Beginn einer peroralen Opioidtherapie mit von Anfang an hoher Dosierung, vor allem von retardierten Präparaten (anstelle einer korrekten Titrierung mit unretardierten Formen (▸ Abschn. 15.8.4),
- bei zusätzlicher intrathekaler Applikation von Lokalanästhetika oder Opioiden unter vorbestehender Opioidbehandlung.

15.8.5.5 Juckreiz (Pruritus)

Vor allem zu Beginn der Opioidtherapie wird gelegentlich ein hartnäckiger Pruritus beobachtet. Falls er unter Antihistaminika anhält, hilft häufig der Wechsel auf ein anderes Opioid (s. Rotation, ▸ Abschn. 15.8.4).

15.8.5.6 Harnverhalt

Harnverhalt kann gelegentlich zu Beginn oder im Verlauf einer Opioidtherapie vorübergehend auftreten.

> Bei neu auftretenden Unterbauchschmerzen ist an einen Harnverhalt zu denken, und es sind entsprechende Maßnahmen zu ergreifen. Keinesfalls sollte bei neuen Schmerzen einfach die Opioiddosis erhöht werden, ohne die Ursache genau erkannt zu haben (▸ Abschn. 15.5).

15.8.6 Opioidtoxizität

15.8.6.1 Symptome

Anders als die oben beschriebenen unerwünschten Wirkungen der Opioidtherapie, die auch bei niedrigen Dosierungen auftreten können, sind die folgenden Symptome in der Regel Zeichen einer Opioidtoxizität. Ursache ist meist eine Akkumulation von Stoffwechselprodukten der Opioide. Diese tritt häufig bei Niereninsuffizienz oder nach Verabreichung von Opioiden in hoher Dosierung auf.

Verwirrung und Halluzinationen Diese beiden Symptome sind in der Regel Zeichen einer Überdosierung bzw. Opioidtoxizität.

Muskelzuckungen (Myoklonien) Unwillkürliche Muskelzuckungen, vor allem im Gesicht oder an den Extremitäten, sind ein typisches Zeichen der Opioidtoxizität.

> Myoklonien werden immer wieder als epileptische Symptome fehlgedeutet und entsprechend fehlbehandelt.

Hyperalgesie und Allodynie   Unter Hyperalgesie versteht man eine erhöhte Empfindlichkeit auf Schmerzreize. Als Allodynie wird ein Schmerz bezeichnet, der durch einen üblicherweise nicht schmerzauslösenden Reiz erzeugt wird, z. B. durch die Berührung eines Kleidungsstücks. Abzugrenzen ist die Allodynie bei chronischen Schmerzen, wie z. B. bei der Polyneuropathie.

> Hyperalgesie wird oft als ungenügendes Ansprechen auf die Opioidtherapie fehlinterpretiert und mit einer Dosissteigerung fehlbehandelt. Hyperalgesie und Allodynie sind typische Zeichen der Opioidtoxizität.

Zeichen der Opioidtoxizität
- Unwillkürliche Muskelzuckungen (Myoklonien)
- Halluzinationen und Verwirrung
- Allodynie und Hyperalgesie
- Therapieresistentes Erbrechen

15.8.6.2   Interventionen

- Reduktion der Opioiddosierung, evtl. nur Auslassen von 1–3 Dosen.
- Überprüfung der Nierenfunktion.
- Evtl. Wechsel auf ein anderes Opioid (sog. „Opioidrotation"): Aufgrund der unterschiedlichen Stoffwechselwege der einzelnen Opioide entstehen nach einem Wechsel evtl. weniger toxische Abbauprodukte. Der Wechsel auf ein anderes Präparat erfolgt nach den in ▶ Abschn. 15.8.4 beschriebenen Regeln (Berechnung der äquivalenten Dosis; ◘ Tab. 15.12).
- Kontrolle und evtl. Korrektur der Flüssigkeitszufuhr: Auslösend für eine Opioidtoxizität ist oft eine Verschlechterung der Nierenfunktion, z. B. als Folge einer ungenügenden Flüssigkeitsaufnahme.
- Behandlung der Symptome, z. B. Gabe von Haloperidol bei Halluzinationen.

15.8.7   Der „opioidresistente" Schmerz

Generell gibt es Responder und Nonresponder. Als Nonresponder gelten Personen, bei denen trotz Dosissteigerung die Schmerzen nicht ausreichend unterdrückt werden oder bei denen es zuvor zu unerträglichen Nebenwirkungen kommt. In diesen Fällen spricht man auch von „opioidresistenten" Schmerzen. Hier kann eine Opiatrotation erwogen werden.

Mögliche Ursachen für opioidresistente Schmerzen

Probleme durch den Tumor:
- Komplikationen des Tumors (z. B. neuaufgetretene Fraktur)
- Neuropathische Schmerzen (z. B. bei Infiltration eines Nervenplexus)

Komplikationen der Opioidtherapie:
- Harnverhalt oder massive Obstipation als Folge der Opioidtherapie
- Allodynie/Hyperalgesie als Folge einer Opioidtoxizität

Psychosoziale Ursachen:
- In seltenen Fällen werden Ängste und Befürchtungen, die im Zusammenhang mit dem Krebsleiden stehen, als „Schmerz" kommuniziert (▶ Abschn. 15.5.1). Diese Art von seelischem Schmerz spricht selten gut auf die Therapie mit Opioiden an.
- Gelegentlich nehmen Betroffene die vorgeschriebenen Medikamente nicht oder nur unregelmäßig ein. Grund dafür können sog. patientenbezogene Barrieren sein.
  – Mangelndes Wissen zur korrekten Einnahme, z. B. der Unterschied zwischen Basis und Bedarfsmedikation
  – Ängste und Missverständnisse vor starken Schmerzmitteln. Am häufigsten ist hier die Angst vor „Sucht" zu nennen, aber auch die Angst vor einem möglichen Wirkungsverlust oder vor unerwünschten Wirkungen (▶ Abschn. 15.8.8)
  – Depression oder Stress
  – Praktische Barrieren, wie beispielsweise die inkorrekte Einnahmeform oder falsche Einnahmezeitpunkte

Fehler bei der Schmerztherapie durch Fachpersonen:
- Zu niedrige Dosierung der Opioide (Angst vor „Atemdepression")
- Zu lange Intervalle zwischen den Einzeldosen
- Sinnlose Kombinationen (z. B. Morphin und Buprenorphin oder Codein und Tramadol)
- Zu hohe Dosen von dafür ungeeigneten Opioiden (z. B. Tramadol)
- Mehrfacher Wechsel der Analgetika vor Ausschöpfen der optimalen Dosis
- Nichtausschöpfen der verordneten Reservemedikation oder zu niedrig verordnete Reservemedikation (10–15 % der Tagesdosis)
- Ungeeignete Anwendungsformen, z. B. perorale Verabreichung von Retardpräparaten bei Resorptionsstörungen oder Subileus

- Nichterkennen einer opioidinduzierten Allodynie/Hyperalgesie
- Fehlende Patientenedukation (z. B. Instruktion zu den korrekten Einnahmezeiten, „nicht zu den Mahlzeiten, sondern regelmäßig über 24 h verteilt")

> Die mit Abstand häufigste Ursache für sog. Opioidresistenz sind Fehler beim Schmerzmanagement oder beim Schmerzselbstmanagement.

Bei „Opioidresistenz" oder unerwartetem Mehrbedarf von Opioiden ist in jedem Fall eine sorgfältige Neubeurteilung durchzuführen. Dabei sind besonders die aufgeführten organischen Ursachen und psychosozialen Probleme zu berücksichtigen und die durchgeführte Therapie zu überprüfen.

15.8.8 Mythen und Ängste im Zusammenhang mit Opioiden

Einem optimalen Einsatz der Opioide in der Behandlung chronischer Tumorschmerzen stehen nicht nur die genannten Probleme, Komplikationen, psychosozialen Ursachen oder Fehler durch Fachpersonen im Wege (▶ Abschn. 15.8.7). Häufig verhindern Ängste und Befürchtungen der Betroffenen oder ihrer Angehörigen eine wirkungsvolle Schmerztherapie. Diese sog. patientenbezogenen Barrieren können kognitiver, affektiver, sensorischer oder praktischer Art sein (Jacobsen et al. 2009; Koller et al. 2012). Im folgenden Abschnitt werden Beispiele für solche patientenbezogenen Barrieren gegenüber Opioiden beschrieben. In ▶ Abschn. 15.11 werden einige Maßnahmen beschrieben, die zur Unterstützung des Schmerzselbstmanagements hilfreich sein können.

> Patientenbezogene Barrieren können einer erfolgreichen Schmerztherapie im Wege stehen.

Definition

Patientenbezogene Barrieren sind die Dinge, die Betroffene und deren Angehörige daran hindern, ihre Schmerztherapie so durchzuführen, wie es mit den Fachpersonen abgemacht ist.

Sucht: Chronischer, zwanghafter Gebrauch einer Substanz, der zu einer physischen, psychischen oder sozialen Beeinträchtigung der Konsumenten führt und trotzdem fortgesetzt wird.

Toleranz: Die körperliche Adaptation (Gewöhnung) an eine Substanz auf physiologischer Ebene, die eine abnehmende Wirksamkeit bei wiederholter Anwendung herbeiführt.

Physische Abhängigkeit: Zeigt sich durch Entzugserscheinungen bei abruptem Absetzen der Behandlung.

Substanzmissbrauch: Jede regelwidrige Verwendung einer Substanz, verbunden mit einer Schädigung der konsumierenden Person oder anderer Beteiligter in physischer, psychischer, ökonomischer, juristischer oder sozialer Hinsicht.

15.8.8.1 Kognitive patientenbezogene Barrieren

Zahlreiche Fragen und Missverständnisse zu Opioiden tauchen immer wieder auf. An dieser Stelle sollen nur einige der häufigsten falschen Auffassungen von Kranken, Pflegenden und Fachpersonen besprochen werden.

„Opioide machen süchtig" In dieser verallgemeinernden Form stimmt die Aussage nicht. Wenn Opioide zur Bekämpfung von krebsbedingten Schmerzen eingesetzt werden, entsteht keine psychische Abhängigkeit von Opioiden, wie sie bei Drogensüchtigen beobachtet wird. Onkologische Patientinnen und Patienten nehmen das Medikament, um die Schmerzen zu lindern und den Alltag bewältigen zu können, aber nicht, um ein Glücksgefühl zu erleben. Zudem tritt die Wirkung der in der Schmerzbehandlung eingesetzten Präparate langsam ein, d. h., es erfolgt keine rasche Anflutung des Opioids im Gehirn. Somit fehlt das „Einfahren" des Opioideffekts, das bei der Suchtentstehung eine wichtige Rolle spielt. Eine Ausnahme stellen die zur Behandlung von Durchbruchschmerzen gelegentlich eingesetzten schnell anflutenden Präparate mit raschem Wirkungseintritt dar: Hier besteht ein gewisses Suchtpotenzial (▶ Abschn. 15.8.4). In allen anderen Fällen kann die Einnahme von Opioiden bei Tumorschmerzen beendet werden, wenn kein Grund mehr zur Einnahme besteht, d. h. wenn die ursächliche Behandlung der Tumorschmerzen so erfolgreich war, dass die Schmerzen nicht mehr vorhanden sind (z. B. erfolgreiche Bestrahlung von schmerzhaften Metastasen in der Wirbelsäule).

Es gibt allerdings auch bei Menschen mit krebsbedingten Schmerzen eine körperliche Abhängigkeit von Opioiden. Beim abrupten Absetzen der Behandlung werden Entzugserscheinungen auftreten. Auch sterbenden oder bewusstlosen Personen muss man die Opioide weiter verabreichen, um Entzugssymptome wie Durchfall, Unruhe usw. zu vermeiden. Die Entzugserscheinungen sind aber nur theoretisch ein Problem; sie schränken eine wirksame Anwendung dieser Medikamente nicht ein. Wenn infolge einer wirksamen Tumorbehandlung der Schmerz nachlässt, geschieht das nicht von einem Tag auf den anderen; entsprechend kann die Opioiddosis langsam reduziert werden, bis das Schmerzmittel nach einigen Wochen schließlich ganz abgesetzt werden kann. Entzugssymptome treten bei dieser langsamen Dosisreduktion nicht auf. Ein Indikator dafür kann sein, dass wenn der Schmerz zurückgeht, die Nebenwirkungen der Opiate stärker werden (z. B. Müdigkeit, Schwindel).

Vor allem bei guter Schmerzkontrolle äußern Betroffene manchmal den Wunsch, zu überprüfen, ob die Analgetikatherapie bei ihnen eigentlich noch notwendig ist. Dann kann man einen sog. Auslass- oder Reduktionsversuch unternehmen. Wichtig ist jedoch, dass dieser kontrolliert und unter ärztlicher Aufsicht durchgeführt wird. Beispielsweise kann die erste Tagesdosis (meist morgens) halbiert werden. Der Beginn am Tag ist wichtig, damit bei Schmerzen schnell mit der entsprechenden Bedarfsmedikation reagiert werden kann. Wenn die Schmerzen weiterhin gut unter Kontrolle scheinen, ist dies ein Hinweis darauf, dass der Auslassversuch fortgesetzt werden kann. Dann würde in einem nächsten Schritt am nächsten Tag beispielsweise die Mittags- (bei 3-maliger Gabe) oder die Abenddosis (bei 2-maliger Gabe) halbiert werden. Diese „rückwärtsführende" Titration der Analgetika eignet sich, wenn z. B. mit gutem Grund davon ausgegangen werden kann, dass eine ursächliche Behandlung der Tumorschmerzen erfolgreich war.

> Nicht selten führen Betroffene unter eigener Regie „Reduktionsversuche" durch. Wenn diese nicht gut verlaufen, dann führt dies häufig zu Rückschlägen bei der Schmerztherapie, die Ängste und Missverständnisse verstärken können. Bei der Therapiebegleitung ist daher zu überlegen, ob das Thema durch die Fachperson direkt angesprochen werden sollte.

„Je weniger Schmerzmittel ich brauche, umso besser" Das Sparen von Schmerzmedikamenten ist vielleicht einer der häufigsten Einnahmefehler. Dabei ist beispielsweise die Vorstellung, dass Medikamente Chemie sind und dem Körper schaden, weit verbreitet. Es gibt noch weitere Gründe, warum die verschriebenen Analgetika manchmal in geringerer Dosis genommen werden oder Einnahmezeitpunkte so weit wie möglich herausgezögert werden. Ein wichtiges Ziel der Edukation ist es daher, den optimalen Einsatz von Analgetika im individuellen Fall zu besprechen und zu üben.

„Opioide verlieren mit der Zeit ihre Wirkung" Diese Aussage ist Ausdruck einer weitverbreiteten, aber unbegründeten Angst vor einem Wirkungsverlust der Opioide. Viele glauben, dass man die starken opioidhaltigen Schmerzmittel nicht „zu früh" einsetzen sollte, weil diese im späteren Verlauf ihre Wirkung verlieren und dann, „wenn man es wirklich braucht", nicht mehr wirken. Diese Haltung führt dazu, dass Betroffene mit dem Medikament „sparen", d. h. weniger als die verordnete Dosis einnehmen.

Die gleiche Haltung kann Fachpersonen dazu veranlassen, wirksame Schmerzmittel oft erst sehr spät in Betracht zu ziehen, zu niedrig zu dosieren, oder nach eigenem Ermessen weniger Schmerzmittel als verordnet zu verabreichen. Es kann im Verlauf einer Schmerztherapie wegen der Toleranzentwicklung eine gewisse Dosiserhöhung erforderlich sein, um die analgetische Wirkung aufrechtzuerhalten; und dies ist problemlos möglich, da Opioide (reine Agonisten) keine eigentliche Maximaldosis haben. In der Regel wird aber eine Erhöhung der Dosis eher durch eine Progredienz der Tumorerkrankung und nicht durch die Toleranzentwicklung erforderlich. Opioide verlieren ihre Wirksamkeit auch bei lang dauerndem Einsatz nicht.

„Opioide verordnen bedeutet: Endstadium" Dieses Vorurteil ist sehr oft zu Beginn einer Opioidbehandlung anzutreffen. Viele der Beteiligten fürchten bei der Verordnung von Opioiden, dass die Krankheit ein sog. Endstadium erreicht hat und die Fachpersonen die Patientin oder den Patienten aufgegeben hat. Dies ist keineswegs so: Tumorschmerzen sollen mit den nötigen Schmerzmitteln behandelt werden, unabhängig davon, wie gut oder wie schlecht die Prognose ist. Der Einsatz von Opioiden schließt die Einleitung oder Weiterführung einer gleichzeitigen spezifischen Tumortherapie nicht aus. Gelegentlich erlaubt sogar erst eine wirksame Symptomkontrolle die Durchführung der Behandlung, z. B. wenn jemand wegen der Schmerzen sonst nicht ruhig unter dem Bestrahlungsapparat liegen könnte.

„Schmerz gehört zu einer Krebserkrankung dazu, da kann man nichts machen" Die Überzeugung, dass Schmerzen zu einer Krebserkrankung einfach dazugehören, kann dazu führen, dass Betroffene sich erst sehr spät bei den Fachpersonen melden oder ihre Schmerzen in den Routinebehandlungen nicht von sich aus erwähnen. Die Überzeugung, dass krebsbedingte Schmerzen an sich nicht therapierbar sind und daher ertragen werden müssen, rühren häufig leider von schlechten Erfahrungen mit ungenügend wirksamen Therapieversuchen. Daher ist es wichtig, so lange mit der betroffenen Person in Kontakt zu bleiben, bis die krebsbedingten Schmerzen ausreichend unter Kontrolle sind.

„Opioide schwächen den Körper" Diese Aussage resultiert vielleicht aus den Bildern der Medien oder aus eigenen Beobachtungen von ausgemergelten, kranken Drogenabhängigen. Patientenbezogen ist diese Befürchtung nicht gerechtfertigt, denn der schlechte Gesundheitszustand von vielen Drogenabhängigen hat mit den Opiaten nur indirekt zu tun und beruht vor allem auf der Verwahrlosung, die mit den Rahmenbedingungen ihrer Lebensweise zusammenhängt.

Bei Menschen mit krebsbedingten Schmerzen erlaubt die Schmerzbehandlung häufig wieder den Schlaf und ermöglicht so nach vielen wegen Schmerzen durchwachter Nächte Erholung und Kräftigung. Schwäche bei mit Opioiden behandelten Menschen mit Krebs ist nicht durch die Opioide, sondern durch den Tumor bedingt.

„Spritzen wirken besser als Tabletten" Diese Aussage wird von vielen Betroffenen, aber auch Fachpersonen geglaubt. Die Empfehlung zur oralen Einnahme der Opioide stößt oft auf Widerstand. Für einige Menschen besteht eine Art von „Hierarchie" in der Wirksamkeit verschiedener medikamentöser Darreichungsformen: Tropfen sind schwach, Tabletten sind etwas wirksamer, aber immer noch schwächer als Spritzen. Die wirksamste Applikationsform scheint vielen eine parenterale Verabreichung zu sein. Diese Vorstellung führt dazu, dass sich manche Personen nicht ernst genommen fühlen, wenn ihnen gegen starke Schmerzen ein Opioid in Tablettenform empfohlen wird.

In diesen Fällen muss im Gespräch über Folgendes informiert werden:

- Analgetika wirken bei peroraler Aufnahme als Tabletten oder Tropfen genauso gut wie bei Verabreichung als Injektion oder als Infusion. Bei der Injektion tritt die Wirkung zwar etwas früher ein als bei der peroralen Einnahme. Der rasche Wirkungseintritt spielt aber bei der prophylaktischen Einnahme bei chronischen Tumorschmerzen keine Rolle. Anders ist dies bei akuten Schmerzen, z. B. bei einem Unfall; hier muss rasche Schmerzfreiheit durch eine i.v. Injektion erreicht werden. Dabei ist aber das erhöhte Suchtpotenzial durch die rasche Anflutung zu bedenken.
- Die perorale Schmerzmittelzufuhr, z. B. retardierte Morphin-Kapseln, ist wirksam, einfach zu handhaben und kostengünstig. Sie reduziert das Suchtpotenzial und macht die Betroffenen unabhängig von Fachpersonen. Im Übrigen können Injektionen bei längerer Therapiedauer auch als sehr schmerzhaft empfunden werden, z. B. bei kachektischen Patienten. Dank der langsameren Aufnahme führt die perorale Schmerzmittelzufuhr zu konstanteren Konzentrationen im Organismus, was für die andauernde Schmerztherapie benötigt wird.

15.8.8.2 Affektive patientenbezogene Barrieren

Stress, depressive Verstimmung und kognitive Beeinträchtigungen, die manchmal bei Krebsbehandlungen auftreten, können Menschen mit Krebs beim Schmerzselbstmanagement beeinträchtigen. Das Erkennen dieser Beeinträchtigungen ist der erste und wichtigste Schritt.

15.8.8.3 Sensorische patientenbezogene Barrieren

Die Überzeugung, dass die Schmerzen weniger schlimm sind als die Nebenwirkungen der Opioide, beruht meistens auf Erfahrungen, die die Betroffenen selbst gemacht oder bei jemandem miterlebt haben. Beispielsweise kann Verstopfung so stark werden, dass die betroffene Person das verursachende Opiat auf eigene Faust absetzt. Die Behandlung der häufigen unerwünschten Wirkungen sollte daher immer sofort mit bedacht werden (▶ Abschn. 15.8.5). Neben der Obstipation betrifft dies möglicherweise Schwindel und Übelkeit, da hier die frühzeitige Erklärung und Behandlung hilft, schlechte Erfahrungen mit den Opioiden zu vermeiden.

15.8.8.4 Praktische patientenbezogene Barrieren

Nicht selten werden Medikamente falsch eingenommen. Der häufigste Einnahmefehler betrifft die Abstände, die das (retardierte) Schmerzmittel möglichst gleichmäßig über die 24 h des Tages verteilen. Die Einnahme zu den Mahlzeiten wird von vielen Menschen bevorzugt, ist aber nur umzusetzen, wenn die Zeiten der Mahlzeiten mit den Einnahmezeitpunkten übereinstimmen. Hier bieten retardierte Medikamente, die 2-mal pro Tag eingenommen werden müssen, einen deutlichen Vorteil, denn sie könnten beispielsweise morgens um 7 Uhr zum Frühstück und abends um 19 Uhr zum Abendessen eingenommen werden. Weitere Beispiele von praktischen Barrieren können das Ausblistern der Medikamente betreffen oder das häufige Vergessen der korrekten Einnahmezeitpunkte im Alltag.

15.9 Adjuvante Medikamente (Koanalgetika)

Die medikamentöse Analgesie im Rahmen des WHO-Stufenplans kann und sollte bei Bedarf in jeder Therapiestufe durch Kotherapeutika und adjuvante Maßnahmen ergänzt werden. Koanalgetika sind keine eigentlichen Schmerzmittel. Sie können jedoch in speziellen Situationen – zusätzlich zu Analgetika eingesetzt – deren analgetischen Effekt verstärken. Die Erwägung für die Indikation der Koanalgetika gehört heutzutage zur Standard-Schmerztherapie, vor allem bei neuropathischen Schmerzen (▶ Abschn. 15.4.1).

— Koanalgetika sollen nur bei eindeutigen Indikationen verordnet werden und ersetzen die klassischen Analgetika (Nicht-Opioide und Opioide) in der Regel nicht.

— Das Verhältnis zwischen Nutzen (Schmerzlinderung) und unerwünschten Wirkungen ist bei den Konalgetika im Allgemeinen schlechter als bei Opioiden. Empfehlenswert ist es, mit niedriger Dosierung, z. B. mit 25 mg Pregabalin oder 100 mg Gabapentin zu beginnen und dann in kleinen Dosen weiter aufzutitrieren. So kann man in den meisten Fällen Nebenwirkungen vermeiden.

— Angstlösende (anxiolytische) Medikamente (vom Typ der Benzodiazepine) und Neuroleptika haben keine analgetische Wirkung. Sie sollten deshalb nicht für die adjuvante Schmerztherapie eingesetzt werden. Mögliche Indikationen für diese Medikamente bei krebsbedingten Schmerzen sind angstbedingte Schlafstörungen (→ Anxiolytika) und Übelkeit oder Verwirrung (→ Neuroleptika).

— Antiemetika und Laxanzien erleichtern häufig den Umgang mit schwerwiegenden und alltagsbeeinträchtigenden Nebenwirkungen von Analgetika und Co-Medikation.

15.9.1 Kortikosteroide

Kortikosteroide (Kortison, Prednison, Dexamethason: Fortecortin) reduzieren Ödeme und wirken entzündungshemmend. Auf diesen Mechanismen beruht ihre analgetische Wirkung. Sie werden vor allem bei Schmerzen wegen Hirntumoren (primären Hirntumoren und Metastasen) und bei tumorbedingter Rückenmarkkompression eingesetzt. Ihre Wirkung tritt innerhalb von Stunden bis wenigen Tagen ein; sie sind deshalb als überbrückende Maßnahme geeignet, bis eine gleichzeitig eingeleitete Chemo- oder Radiotherapie zu wirken beginnt.

Bei längerer Anwendung ist mit den üblichen unerwünschten Wirkungen der Kortikosteroide zu rechnen (Cushing-Syndrom), die Behandlung soll deshalb möglichst kurz und mit der geringsten wirksamen Dosis durchgeführt werden. Bei Leberinsuffizienz muss eine Dosisanpassung erwogen werden.

15.9.2 Antidepressiva

Antidepressiva, vor allem die sog. trizyklischen Antidepressiva, besitzen eine analgetische Wirkung, die auf der Hemmung von Neurotransmittern (Noradrenalin, Serotonin) beruht. Sie können vor allem bei Neuropathien mit kontinuierlichen, z. B. brennenden Dysästhesien eingesetzt werden. Zudem haben sie eine schlafanstossende und schmerzdistanzierende Wirkung.

> Die Indikation muss abgewogen werden, denn auch Antidepressiva können belastende unerwünschte Wirkungen haben, z. B. Verstopfung, Mundtrockenheit. Jedoch können manchmal schon äußerst geringe Dosierungen Erfolge zeigen.

Am meisten Erfahrung in der Behandlung von neuropathischen Schmerzen besteht mit Amitryptilin (D/CH/A: Saroten/Laroxal). Häufige unerwünschte Wirkungen sind Mundtrockenheit, Obstipation, Tachykardien, Harnverhaltung, Sedation und Verwirrung.

15.9.3 Antikonvulsiva

Antikonvulsiva, die üblicherweise zur Behandlung von Epilepsien eingesetzt werden, sind bei Neuropathien oft sehr hilfreich und gelten dort als Therapie der ersten Wahl. Die meiste Erfahrung bestehen mit Gabapentin (z. B. D/CH/A: Neurontin) und Pregabalin (z. B. D/CH/A: Lyrica). Unerwünschte Wirkungen sind in erster Linie Schwindel und Müdigkeit. Gerade bei gemischt nozizeptiv-neuropathischen Schmerzen ist eine Kombination mit Opioiden zu empfehlen. Beginnen sollte man in niedriger Dosierung, um dann langsam bis zur optimalen Dosis zu steigern. Hilfreich ist der Nebeneffekt der Anxiolyse und die Verbesserung des Nachtschlafs.

15.9.4 Ketamin

Ketamin (z. B. Ketalar) wird in erster Linie in der Anästhesie eingesetzt, häufig zur Narkoseeinleitung und für Notfallanästhesien. In wesentlich niedrigeren Dosierungen, als sie für die Narkose benötigt werden, ist Ketamin ein hochwirksames Schmerzmittel. Die analgetische Wirkung erfolgt durch die Bindung an den NMDA-Rezeptor (▶ Abschn. 15.3.3). Ketamin kann als subkutane Injektion bei neuropathischen Schmerzen eingesetzt werden, in der Regel kombiniert mit einem

Opioid. Unerwünschte Wirkungen in Form von Halluzinationen, Angstzuständen und Verstimmungen sind häufig. Die Anwendung ist in der Regel Anästhesisten vorbehalten.

15.9.5 Bisphosphonate und Denosumab

Bisphosphonate (z. B. Pamidronat [D/CH/A: z. B. Aredia], Clodronat [D/CH: z B. Ostac, A: z. B. Bonefos], Zoledronat [D/CH/A: z. B. Zometa]) und der Antikörper Denosumab (D/CH/A: z. B. Prolia, Xgeva) hemmen die Resorption von Knochensubstanz in der Umgebung von Skelettmetastasen. Sie wirken dadurch bei Skelettmetastasen schmerzlindernd, gleichzeitig reduzieren sie das Risiko pathologischer Frakturen. Die analgetische Wirkung tritt meist erst im Verlauf einiger Wochen ein. Die Resorption bei oraler Einnahme ist meistens schlecht, das Medikament wird deshalb in der Regel parenteral verabreicht. Als unerwünschte Wirkungen werden Fieber, Kopf- und Muskelschmerzen sowie Übelkeit beobachtet. Schwerwiegend, aber glücklicherweise sehr selten, ist die Entwicklung von Knochennekrosen im Kieferbereich.

15.9.6 Cannabis

Cannabinoide haben als pharmazeutisch hergestellte Cannabinoid-Medikamente einen schmerzlindernden Effekt. Die beiden am besten beforschten Substanzen sind das Delta-9-Tetrahydrocannabinol (THC) und Cannabidiol (CBD). Eine mögliche Indikation ist die Behandlung von krebsbedingten Schmerzen, die trotz starker Opioide noch bestehen. Cannabinoide sind aber im Allgemeinen in ihrer analgetischen Wirksamkeit den starken Opioiden unterlegen. Jedoch können weitere Wirkungen, wie Appetitsteigerung, Stimmungsaufhellung oder Krampflösung erwünschte „Nebeneffekte" bei der Behandlung krebsbedingter Schmerzen sein. Mögliche Darreichungsformen sind die Inhalation, die orale Einnahme in Form von Ölen sowie die lokale Anwendung in Form von Einreibungen. Weiterführende Informationen findet man auf der Homepage der Schweizer Gesellschaft für Cannabis in der Medizin (Schweiz: ▶ www.sgcm-sscm.ch) oder weiteren deutschsprachigen Seiten (Österreich: ▶ https://www.cannabismedizin.at/; Deutschland: ▶ https://cannabis-med.org/).

15.10 Lokal wirkende Medikamente

Die Behandlung von neuropathischen Schmerzen (▶ Abschn. 15.4.1) mit Schmerzmitteln ist oft komplex. Neben Opioiden werden auch Antidepressiva, Antikonvulsiva und Ketamin (s. oben) eingesetzt. Häufig lohnt sich auch ein Versuch mit lokal wirkenden Substanzen.

15.10.1 Lidocain

Das Lokalanästhetikum Lidocain wird häufig bei Neuralgien nach Herpes Zoster eingesetzt. Es wird für diese Indikation als Pflaster angewandt (D: Versatis, CH: Neurodol Tissugel). Als unerwünschte Wirkungen können lokale Hautreizungen auftreten. Mit systemischen unerwünschten Wirkungen ist nicht zu rechnen.

15.10.2 Capsaicin

Capsaicin ist der Wirkstoff der Chilischoten, er verleiht ihnen die Schärfe. Bei der lokalen Anwendung treten vor allem zu Beginn starke Hautreaktionen mit Rötung und Brennen auf. Nach längerfristiger Anwendung erschöpfen sich jedoch die lokalen Nervenfasern und die neuropathischen Schmerzen gehen zurück. Capsaicin ist erhältlich als Creme (D: Capsagamma Dolor Crème, CH Capsaicin 0,025–0,075 % Salbe) und als Pflaster (D/CH: Qutenza).

15.11 Pflegerische Interventionen

15.11.1 Allgemeine Gesichtspunkte

Schmerzen können ebenso schädlich für Körper und Psyche sein wie die Tumorerkrankung selbst. Daher kommt die große Bedeutung einer optimalen Schmerzbehandlung. Ziel des pflegerischen Beitrags ist es, die optimale Umsetzung einer ärztlich verschriebenen Therapie im Alltag der Betroffenen zu unterstützen (Jahn et al. 2014; Koller et al. 2018; Raphaelis et al. 2020).

Einige praktische Punkte zum pflegerischen Schmerzmanagement:

- Pflegende können Betroffene und Angehörige unterstützen, aktiv an der Planung schmerzlindernder Maßnahmen teilzunehmen. Durch Einbeziehung der

Angehörigen können evtl. psychologische Probleme wie Depression oder Angst besser erfasst werden.
- Basis für die erfolgreiche Therapie ist eine individuelle und differenzierte Erfassung sowie eine gemeinsame Beurteilung der Schmerzen und deren Auswirkungen auf den Alltag, die Psyche und das soziale Leben der betroffenen Person (▶ Abschn. 15.5). Gestützt auf diese Beurteilung wird der Pflegeplan ausgearbeitet.
- Die subjektive Wahrnehmung der Schmerzen durch die Betroffen steht dabei im Vordergrund. Jede Schmerzäußerung wird wahr- und ernstgenommen und führt zu vertieftem und professionellem Assessment (▶ Abschn. 15.5).
- Liegen akute Schmerzen vor, werden zunächst die nötigen Schmerzmedikamente verabreicht und das Gespräch erst aufgenommen, wenn die Schmerzen nachgelassen haben.
- Insgesamt nicht warten, bis die Patientin oder der Patient selbst um Schmerzmittel bittet (▶ Abschn. 15.5.1).
- Die Medikamente werden zur angegebenen Zeit und in der verordneten Dosis verabreicht bzw. eingenommen. Wenn notwendig, den Grund dafür nochmals besprechen.
- Reservemedikamente dürfen nicht zu sparsam eingesetzt werden, sondern müssen nach Bedarf verabreicht werden. Die verordnete Reservemedikation muss im Bedarfsfall ausgeschöpft werden. Wie häufig die Reservemedikation gegeben werden kann, ist in der Regel abhängig von der erwarteten Zeit bis zum Wirkeintritt (i.v. etwa 5 min, oral etwa 30 min). Wird die Reserve voraussichtlich ausgeschöpft, muss rechtzeitig die Erhöhung der Basismedikation erwogen und ärztlich abgeklärt werden.
- Erwünschte und unerwünschte Wirkungen des Medikaments werden genau erfasst und dokumentiert, vor allem zu Beginn der Schmerztherapie. Stationär geschieht dies meist durch die Pflegenden. Mit entsprechender Schulung können ambulante und stationäre Patientinnen und Patienten – oder ihre Angehörigen – ein Symptomtagebuch führen. Diese Dokumentation ist jedoch nur sinnvoll, wenn sie im ärztlichen Gespräch als Grundlage für die Beurteilung des Therapieerfolgs und ggf. für Dosisanpassungen verwendet wird oder wenn durch das Tagebuch grundlegende Einnahmeprobleme aufgedeckt und geklärt werden könnten.
- Falls das verordnete Analgetikum nicht wie erwartet (zu wenig/zu stark) wirkt, muss die Ärztin oder der Arzt benachrichtigt werden.
- Kontaktadressen bzw. Telefonnummer müssen notiert werden, auch für das Wochenende.

- Die Erfassung und Besprechung sog. patientenbezogener Barrieren kann ebenfalls von Pflegenden übernommen werden. Besonders effizient ist es aber, wenn alle beteiligten Berufsgruppen die Inhalte konsistent vertreten. Das interprofessionelle Zusammenspiel bei der Schmerzbehandlung ist daher gut abzusprechen und zu klären.
- Die Pflegenden eruieren, wie die Patientin oder der Patient mit der Einnahme oder Applikation der Schmerzmittel, auch der Reservemedikamente, zurechtkommen.
- Sollten Abweichungen vom Therapieplan festgestellt werden, müssen diese mit der behandelnden Ärztin oder dem behandelnden Arzt besprochen werden.
- Realistische und im interprofessionellen Team sowie mit den Betroffenen kommunizierte Ziele der Schmerztherapie sind die Basis für frühzeitige Erfolgserlebnisse und die erfolgreiche Fortsetzung der Schmerztherapie (▶ Abschn. 15.6.2). Als Zielkriterium eignen sich besonders die Dinge, die Betroffene im Alltag noch oder wieder tun möchten. Die reine Schmerzintensität wird heute nicht mehr als alleiniges Zielkriterium empfohlen. Völlige Schmerzfreiheit ist sowieso häufig nicht erreichbar. Bei Schmerzen aufgrund von Skelettmetastasen bleiben z. B. Mobilität und Arbeitsfähigkeit gelegentlich eingeschränkt. Ziel könnte es dann sein, bestimmte Aktivitäten mit deutlicher Schmerzlinderung wenigstens in einem minimalen Ausmaß wieder durchführen zu können.

> Je mehr die Informationen und Gesprächsinhalte der verschiedenen Berufsgruppen mit den Betroffenen übereinstimmen, desto größer ist der Effekt. Eine gute interprofessionelle Abstimmung ist daher ein großer Erfolgsfaktor.

15.11.2 Unterstützung des Schmerzselbstmanagements: Information, Schulung, Beratung, Begleitung (Patientenedukation)

Die Rolle der Patientenedukation wird in allen gängigen Leitlinien als Konsens der Expertinnen und Experten hervorgehoben (ONS 2022; Deutsches Netzwerk für Qualitätsentwicklung in der Pflege 2020). Patientenedukation beinhaltet im Rahmen der Therapie krebsbedingter Schmerzen:
- **Information** von medizinisch korrektem Wissen zu den Schmerzen und der individuellen Therapie auf laienverständlichem Niveau,
- **Schulung** von praktischen Fähigkeiten,

- **Beratung**: die individuelle Konkretisierung der Umsetzung der ärztlich verschriebenen Therapie und evtl. Rücksprache mit der behandelnden Ärztin oder dem behandelnden Arzt,
- **Begleitung** der Umsetzung der Therapie und Aufzeigen möglicher Handlungsoptionen bei Problemen oder Fragen.

Pflegende können eine tragende Rolle im Prozess der interprofessionellen Patientenedukation übernehmen. Für ihren Beitrag zu einer erfolgreichen Schmerzbehandlung müssen die Pflegenden über vertiefte Grundkenntnisse verfügen. Dazu gehören beispielsweise die möglichen Verabreichungsarten der verwendeten Analgetika sowie deren Dosierungen, Wirkeintritt, Wirkdauer und häufigen unerwünschten Wirkungen. Wissen zu den häufigsten patientenbezogenen Barrieren ist ebenfalls notwendig.

15.11.2.1 Therapiebeginn

Vor Beginn der Schmerzbehandlung vergewissert sich die Pflegefachperson,
- ob die Patientin oder der Patient über die Schmerzbehandlung informiert wurde und wie sie oder er diese Information verstanden hat;
- ob ein Zeitpunkt für die Beurteilung des Therapieerfolgs festgelegt wurde;
- dass die Verordnung alle notwendigen Angaben enthält, z. B. ein angemessenes Schmerzmittel mit korrekter und genügender Reserve, bei Erstgabe von Opioiden: Antiemetika mindestens für den 1. Tag und Laxans als Dauertherapie;
- dass sie mit der Ärztin oder dem Arzt frühzeitig Rücksprache hält, falls sie Bedenken bei der Verordnung hat.

15.11.2.2 Information

Betroffene benötigen medizinisch korrekte Informationen zu den individuell verschriebenen Medikamenten, um die Schmerztherapie optimal einsetzen zu können. Beispielsweise ist der Unterschied zwischen Basis- und Bedarfsmedikation für Laien häufig nicht so verständlich, wie Fachpersonen meinen. Ebenfalls ist die Information, dass Schmerzmittel am besten wirken können, wenn ein gewisser Spiegel im Blut erreicht ist und gehalten wird, nicht allen Betroffenen bekannt.

Allgemein sind folgende Punkte zu beachten:
- Unwissenheit über die Ursache von Schmerzen kann die Angst verstärken; dies wiederum erhöht die Intensität der Schmerzen. Erhalten die Betroffenen und auch ihre Angehörigen fundierte und zu-

geschnittene Informationen über ihre Schmerzen und deren Therapie, vermindert dies meist die Ängste und erhöht die Chance für eine erfolgreiche Durchführung.
- Pflegende sind zwar vielleicht nicht in erster Linie zuständig für die Aufklärung, jedoch sind sie für die Betroffenen kompetente Ansprechperosnen, um die Informationen aus den ärztlichen Gesprächen fortzusetzen, zu konkretisieren und zu vertiefen.
- Gute Informationsbroschüren für Betroffene und Angehörige sind erhältlich, können das persönliche Gespräche jedoch nicht ersetzen.
- Schematische Darstellungen und ein schriftlicher Medikamentenplan sind hilfreich, damit Einnahmezeitpunkte und Dosierungen gut eingehalten werden können.

15.11.2.3 Schulung

Im Gespräch werden praktische Fertigkeiten, die für eine erfolgreiche Durchführung notwendig sind, gemeinsam mit den betroffenen Personen erarbeitet und im Medikamentenplan festgehalten. Dabei können z. B.
- die Integration der Einnahmezeitpunkte (bei 3-maliger Gabe von Tabletten beispielsweise 8:00, 15:30 und 23:00 Uhr) mit Erinnerungsfunktion des Handys besprochen werden,
- der Einsatz von Medikamentendosetten für die Vorbereitung der Tages- oder Wochendosierung geübt werden,
- das Ausblistern oder die Anwendung von Sublingualtabletten geübt werden.

15.11.2.4 Beratung

Die Beratung ist ein Dialog auf Augenhöhe zwischen der Pflegefachperson und der betroffenen Person sowie ihren Angehörigen. Ziel der Beratung ist es, herauszufinden und gemeinsam zu klären, wie in der individuellen Situation die ärztlich verschriebene Schmerztherapie am besten in den Alltag integriert werden könnte.
- Vor allem gilt es herauszuarbeiten, welche Ängste, Missverständnisse oder Probleme dabei aus beiden Perspektiven auftreten könnten.
- Die realistische und alltagnahe Zielsetzung steht dabei im Mittelpunkt (z. B. „Ich möchte mithilfe der Schmerztherapie erreichen, dass ich einmal am Tag für 10 min wieder mit dem Hund spazieren gehen kann.")

  → Die realistische Zielsetzung wird im Medikamentenplan notiert und kann in der Folge überprüft werden.

15.11.2.5 Begleitung

Da die Dosisfindung höchst individuell ist und krebsbedingte Schmerzen ein dynamisches Phänomen sind, ist eine regelmäßige Begleitung der Schmerztherapie durch Fachpersonen notwendig. Dabei ist die ärztliche Kontrolle mit der regelmäßigen Überprüfung und eventuellen Anpassung der Schmerztherapie von großer Bedeutung. Jedoch spielen auch Pflegefachpersonen bei der Begleitung der Therapie krebsbedingter Schmerzen eine Rolle, weil die Umsetzung der Schmerztherapie im Alltag unentdeckte Probleme mit sich bringen kann. Die strukturierte Erhebung der patientenbezogenen Barrieren steht dabei im Mittelpunkt.

> Bei sog. „opioidresistenten" Schmerzen frühzeitig an mögliche patientenbezogene Barrieren denken und die korrekte Einnahme der verschriebenen Therapie detailliert überprüfen (Einnahmezeitpunkte, Darreichungsform, Dosierung etc.).

Praxistipp

Übersicht über einen möglichen Gesprächsverlauf
Das Gespräch beginnt auf Basis der ärztlichen Verschreibung beispielsweise mit dem Medikamentenplan. Folgende Fragen werden dabei thematisiert:
- Wie messe und kommuniziere ich Schmerzen? (▶ Abschn. 15.5.1)
- Was sind sog. „neue" Schmerzen? (▶ Abschn. 15.5.1) Diese sind immer ein Grund, möglichst bald ärztlichen Rat zu suchen.
- Wie sieht mein Alltag aus und wofür möchte ich meine Schmerztherapie gezielt einsetzen?
    → Dokumentation des Ziels im Medikamentenplan.
- Was ist der Unterschied zwischen der Basis- und der Bedarfsmedikation in meiner Verschreibung? (▶ Abschn. 15.6 ff.)
- Welche Einnahmeabstände sind bei der Wirkdauer der bei mir verschriebenen Analgetika optimal?
- Warum ist es wichtig, dass ich die Schmerzmittel der Basismedikation zu festen Zeitpunkten im gleichen Abstand zueinander einnehme? Was ist unter dem sog. „Wirkspiegel" zu verstehen und wie wird er erreicht?
- Wann stehe ich morgens auf, wann gehe ich zu Bett? Zu welchen Uhrzeiten nehme ich die Analgetika der Basismedikation genau ein?
    → Die Uhrzeiten werden im Medikamentenplan dokumentiert.
- Wann ist bei der Bedarfsmedikation mit dem Eintritt der Wirkung zu rechnen?

- Wie viel der verschriebenen Bedarfsmedikation darf ich innerhalb von 24 h einnehmen?
- Was könnten unerwünschte Wirkungen sein und wie soll ich im Fall der Fälle damit umgehen? (▶ Abschn. 15.6 ff.)
- Was muss ich alles können, um die Medikamente so wie besprochen einzunehmen?
- Wie schaffe ich es, dass ich die Einnahme am Nachmittag oder am Abend nicht vergesse?
- Habe ich Bedenken, gegenüber der Einnahme meiner Schmerzmedikamente?

Anmerkung: Für die Erhebung einiger patientenbezogener Barrieren kann auch gezielt ein Fragebogen eingesetzt werden (z. B. der Barriers Questionnaire II in deutschsprachiger Kurz- oder Langversion) (Koller und Jahn 2018).

> Die Ergebnisse der Patientenedukation werden in einem schriftlichen Medikamentenplan mit genauen Angaben zu Uhrzeiten und Einnahmeform der Basismedikation, Einzel- und Tagesmaximaldosis der Bedarfsmedikation und möglichen unerwünschten Wirkungen notiert.

15.11.3 Verminderung schmerzerzeugender Reize

Die Verminderung von schmerzerzeugenden Reizen kann hilfreich sein, wenn deren Vermeidung keine anderen Nachteile mit sich bringen.

15.11.3.1 Bewegungsschmerz

Bewegungsabhängige Schmerzen werden von vielen Menschen als besonders belastend empfunden, da sie die alltägliche Aktivität stark einschränken können. Zudem können sie Folgeprobleme, wie Schonhaltung, flache Atmung, und weitere Probleme wie Verspannungen und Atemprobleme nach sich ziehen. Heutzutage ist mit vielen Studien bewiesen, dass Bewegung das Wohlbefinden fördert und ein wichtiger Baustein der Krebstherapie ist. Die Bewegungsempfehlungen für die allgemeine Bevölkerung (s. Internetadressen im Literaturverzeichnis) können dabei angestrebt werden sind, aber wahrscheinlich im Fall von bewegungsabhängigen Schmerzen doch nur eingeschränkt möglich. Trotzdem gilt, dass etwas Bewegung besser ist als keine Bewegung. Auch wenn der Bewegungsumfang deutlich eingeschränkt sein kann, sollten die individuellen Möglichkeiten ausgeschöpft werden. Die Schmerztherapie kann dafür bewusst eingesetzt werden. Pflegende können folgende Maßnahmen anbieten:

Praxistipp

- Nach Möglichkeit Erstellung eines Bewegungskonzepts (wenn möglich, in Zusammenarbeit mit Physiotherapeutinnen oder -therapeuten), um die Balance zwischen erträglichen Schmerzen und möglicher Bewegung auszuschöpfen. Dabei sind mögliche Folgeschädigungen wie Pneumonien mit Kontraindikationen wie Frakturgefährdung abzuwägen.
- Zielsetzung und Beratung, inwieweit Bewegung im individuellen Fall gut und sicher durchgeführt werden kann.
- Vielleicht ein Gespräch darüber, was in der jetzigen Situation, im Gegensatz zu evtl. früheren sportlichen Fähigkeiten vielleicht möglich ist.
- Sorgfältiger und gezielter Einsatz der Bedarfsmedikation, um Schmerzen auf ein erträgliches Maß zu lindern.
- Das Bewegungskonzept kann Unterstützung bei Aktivitäten, wie Waschen, Essen, Lagerungswechsel, beim Betten, beim Aufstehen von Stühlen, Betten etc. beinhalten, jedoch auch geplante Bewegungsabläufe aktiv einbauen. Keinesfalls sollte den betroffenen Personen alles einfach abgenommen werden.
- Bei der Kleidung auf einfaches Anziehen und Bewegungseinschränkungen achten, z. B. keine Reißverschlüsse und Knöpfe an ungeeigneter Stelle.
- Überlegungen zur Vereinfachung der Arbeitsumgebung (Haushalt mit entsprechenden Geräten, bewusstere Körperhaltung, Umstellen von Büromöbeln usw.).
- Sitzfläche erhöhen, z. B. von Stühlen oder dem WC.

> Unter Berücksichtigung von Kontraindikationen ist es wichtig, Bewegung nach Möglichkeit in den Tagesablauf einzuplanen. Dafür kann die Bedarfsmedikation aktiv eingesetzt werden.

15.11.3.2 Schmerzen bei diagnostischen und therapeutischen Eingriffen

In der Onkologie lösen folgende Prozeduren häufig akute Schmerzen aus:
- Venenpunktionen und Punktionen von implantierten Kathetersystemen,
- Verbandwechsel,
- Knochenmarkpunktion,
- Lumbal-, Aszites- und Pleurapunktionen.

Diese Schmerzen sind wohl meist kurz und vorübergehend, für viele stellen sie aber eine Belastung dar. Eine schlecht durchgeführte Punktion bleibt oft lange in Erinnerung. Viele Betroffene haben deshalb Angst vor einer Wiederholung des therapeutisch notwendigen Eingriffs. Auch bei vielleicht auf den ersten Anschein nur kurzen Schmerzreizen sollte je nach Wunsch der betroffenen Person eine akute und wirksame Schmerzbehandlung angeboten werden. Die Summe vieler kleiner schmerzhafter Reize ist besonders bei Personen mit chronischen Schmerzen schwierig, denn die Summe an schlechten Erfahrungen führt häufig zu Vermeiden und Stress.

> Personen, die bereits unter Schmerzen leiden, reagieren besonders empfindlich auf schmerzhafte Eingriffe.

Solche Eingriffe können in der Regel durch den Einsatz von Lokalanästhetika, systemischer schnell wirkender Schmerzmittelgabe und Erfahrung bei der Durchführung der Prozedur gelindert oder vermieden werden. Zusätzlich können Methoden der Ablenkung oder der gezielten Atmung eingesetzt werden. Eine angepasste Information über den Ablauf des geplanten Eingriffs vermindert Ängste und Verkrampfungen. Manche Personen möchten bereits vor dem Eingriff umfassend informiert werden, andere erst während des Eingriffs und wieder andere überhaupt nicht. Die Pflegenden sollten diesen Wünschen entsprechen. Aussagen wie „Jetzt wird es weh tun" oder „Jetzt sticht's" ohne vorherige Erklärung sollten vermieden werden.

Mögliche Interventionen zur Vermeidung von Schmerzen bei Eingriffen zeigt ▪ Tab. 15.13.

15.11.3.3 Schmerzen beim Verbandwechsel

Schmerzen beim Verbandswechsel können sehr unangenehm sein. Zu möglichen Maßnahmen und detaillierten Informationen s. ▶ Abschn. 23.4.4.

15.11.3.4 Schmerzen bei Läsionen im Mundbereich

Orale Mucositis kann zu sehr schmerzhaften Läsionen führen. Für detaillierte pflegerische Maßnahmen s. ▶ Kap. 25.

15.11.3.5 Schmerzen bei Verdauungsproblemen

Erbrechen, Obstipation oder Diarrhö können Schmerzen auslösen. Für detaillierte Informationen s. ▶ Kap. 20 und 21.

▣ Tab. 15.13 Mögliche pflegerische Interventionen zur Vermeidung von Schmerzen bei Eingriffen

Art der Maßnahme	Geeignet für	Anmerkungen
Injektion eines Lokalanästhetikums	- Knochenmarkpunktionen - Lumbalpunktionen - Biopsien	- In der Regel wird Lidocain 1–2 % lokal appliziert - Lokalanästhetika können unmittelbar nach der Injektion brennen - Genügend Zeit für den Wirkungseintritt einplanen, die Wirkung ist erst nach einigen Minuten optimal (jeder kennt das vom Zahnarzt)
Anästhesierende Cremes	Punktionen von Venen oder implantierten Kathetersystemen	- z. B. EMLA-Creme oder EMLA Patch[a] - EMLA (engl. *e*utectic *m*ixture of *l*ocal *a*nesthetics) ist eine Kombination von Lidocain 2,5 % und Prilocain 2,5 % - Die Wirkungsdauer liegt zwischen 2 und 3 h - Hier wird nur die obere Haut anästhesiert
Kältespray	Für kurze, als schmerzhaft empfundene Eingriffe, z. B. - Venenpunktionen - Port-Punktionen - Lumbalpunktionen - wenn EMLA-Creme aus Zeitgründen nicht appliziert werden kann	- Das Spray (Aethylchlorid) wird nach Desinfektion direkt auf die vorgesehene Stichstelle appliziert. Eine *2. Hautdesinfektion* muss danach durchgeführt werden - Führt durch Unterkühlung (<10°C) innerhalb von 10–15 s zu einer lokalen Unempfindlichkeit der Haut - Zu lange Anwendung des Sprays kann lokale Erfrierungen (Frostbeulen) verursachen

[a]EMLA wird angewandt:
- mit einem Okklusivverband oder Pflaster 60–90 min vor der Punktion;
- nur auf intakter Haut;
- nie auf Schleimhäuten oder auf offenen Hautstellen

Das Pflaster hat ein mit EMLA imprägniertes rundes Polster. Es passt z. B. genau über ein implantiertes Portsystem. Es ist ebenfalls hilfreich bei einer s.c. Injektion, z. B. von Goserelin (z. B. Zoladex)

15.11.4 Nichtmedikamentöse Methoden der Schmerzbehandlung

In der Pflegeliteratur ist viel über nichtmedikamentöse Methoden zur Schmerzlinderung zu lesen. Diese Methoden sind meist patientenfreundlich und mit wenigen Risiken verbunden. Ihr Potenzial wird aber gelegentlich überbewertet.

 Bei Tumorschmerzen können diese Maßnahmen eine korrekte medikamentöse Therapie nicht ersetzen.

Sie können aber unter Umständen die Pharmakotherapie ergänzen. Pflegende können nichtmedikamentöse Methoden, ob stationär oder zu Hause, selbst durchführen oder Betroffene und Angehörige dazu anleiten.

15.11.4.1 Physikalische Methoden

Physikalische Methoden, wie Wärme- oder Kälteanwendungen (▣ Tab. 15.14) können eine Schmerzlinderung bewirken. Die Zusammenarbeit mit einem Physiotherapeuten kann hilfreich sein. Bei starken

Schmerzen kann durch physikalische Maßnahmen keine Schmerzfreiheit erwartet werden, aber sie bieten eine Möglichkeit, die Schmerzintensität zu lindern oder zu verändern (stechender Schmerz wird stumpf usw.). Die Methoden sind meist mit einer Berührung verbunden, was bei der Wirkung wohl eine Rolle spielt.

Vor- und Nachteile der physikalischen Methoden

Vorteile
- Kaum mit Risiken verbunden
- Meist einfach auszuführen
- Verlangt wenig Patientenaktivität; günstig für Personen in schlechtem Allgemeinzustand oder in schlechter emotionaler Verfassung
- Verwandte und Freunde können in die Pflege (im Krankenhaus und in der häuslichen Pflege) integriert werden

Nachteile
- Wirkung ist nicht vorhersehbar
- Erleichterung ist meist von kurzer Dauer und meist auf die Körperoberfläche beschränkt

Tab. 15.14 Physikalische Methoden bei chronischen Schmerzen

Physikalische Methode		Mögliche Indikationen	Anmerkungen
Wärmeanwendung	Möglich als - feuchte warme Kompressen und Wickel - trockene Wärme, z. B. Heizkissen, Gelbeutel (Hot-Cold-Pack), - konventionelle Bäder, Sitz- oder Sprudelbäder mit oder ohne Badezusatz	Muskelver spannung	- Wirkung nicht sehr dauerhaft, denn das Gewebe verliert die Wärme nach der Entfernung der Wärmequelle rasch - Auf bestrahlte Körperregionen Durchführung nur nach Rücksprache mit dem Radiotherapeuten
Kälteanwendung	Möglich als - trockene Kältepackungen (Gelbeutel oder selbstgemacht mit Eis) - feuchte kalte Wickel (mit oder ohne Eis) - direkte Applikation von Eis (ohne Schutzhülle)	Postherpetische Neuralgien	- Applikationsdauer ca. 5–10 min, je nach Verträglichkeit - Direkte Applikation: mit einer leichten, streichelnden Bewegung über der empfindlichen oder schmerzhaften Stelle, nur während 1–2 min
Massage	Methode abhängig von der Erfahrung der Pflegenden	Muskelverspannungen	- Massage an der Peripherie des schmerzenden Areals wird manchmal angenehmer empfunden als direkt am Ort des Schmerzes - Die Berührung vermittelt einen zwischenmenschlichen Kontakt und wirkt beruhigend, besonders wenn die Massage während einer Schmerzpause durchgeführt wird - Massagepräparate (Öle etc.) dürfen nicht auf offene Hautstellen oder auf Schleimhäute appliziert werden - Einbeziehen der Physiotherapie oft hilfreich

15.11.4.2 Komplementärmedizinische Methoden

Techniken wie Hypnose, Biofeedback, Akupunktur, Akupressur, Fußreflexzonenmassage, TENS („transcutaneous electrical nerve stimulation"), Entspannungstherapien, Meditation usw. sind weitere Methoden, die zur Schmerzlinderung empfohlen werden (Kap. 40). Nicht alle diese Methoden sind bei allen chronischen krebsbedingten Schmerzen anwendbar. Sie können bei Tumorschmerzen eine medikamentöse Schmerztherapie nicht ersetzen, aber unter Umständen ergänzen. Werden die Pflegenden mit Fragen zu diesen Methoden konfrontiert, sollten sie genügend informiert sein, um qualifizierte Antworten geben zu können.

Die wenigsten Menschen können sich ohne vorherige Übung entspannen bzw. meditieren usw. Nur entsprechend ausgebildete Fachpersonen sollten diese Methoden anwenden oder instruieren. Auf Wunsch können die Betroffenen dazu ermuntert werden, sich mit entsprechenden Fachpersonen in Verbindung zu setzen.

Die Kosten werden teilweise von den Krankenversicherungen übernommen. Bei leichten Schmerzen kann Ablenkung durch Musik, Atemübungen oder z. B. durch spannende Berichte im Fernsehen hilfreich sein. Hilfreich sind auch kostenlose Internetlinks zum Herunterladen z. B. für Progressive Muskelrelaxation (PMR) nach Jakobson.

> Komplementärmedizinische Maßnahmen können Schmerztherapie sinnvoll ergänzen, benötigen aber Erfahrung und Fachwissen. Keinesfalls dürfen sie die ärztliche Schmerztherapie ersetzen.

15.11.4.3 Psychosoziale Unterstützung

Die Schmerzempfindung wird durch psychische Faktoren beeinflusst – im positiven wie im negativen Sinn (▶ Abschn. 15.5.1). Es ist deshalb besonders bei Menschen mit Schmerzen wichtig, psychosoziale Aspekte zu beachten und ruhig die Hilfe von Fachpersonen (Sozialarbeiter, Seelsorger, Psychoonkologen) beizuziehen.

15.12 Schmerztherapie in speziellen Situationen

15.12.1 Ältere Menschen mit krebsbedingten Schmerzen

Es sollte selbstverständlich sein, dass auch bei älteren Menschen eine optimale Schmerztherapie durchgeführt wird. Dies ist in der Praxis leider nicht immer der Fall. Verschiedene Vorurteile sind dafür verantwortlich:

- „Ältere Menschen verspüren Schmerzen weniger stark als jüngere."
- „Ältere Menschen sollten wegen Nebenwirkungen nicht mit Opioiden behandelt werden."
- „Die Aussagen von älteren Menschen über ihre Schmerzen sind wegen der Altersdemenz nicht zu verwerten."

Diese Vorurteile dürfen so nicht stehen bleiben. Jedoch gibt es wichtige Faktoren, die man bei der Schmerztherapie im Alter beachten muss. Sie werden in der folgenden Übersicht zusammengefasst.

Besonderheiten der Opioidtherapie von älteren Personen

Schmerzerfassung und Beurteilung

- Ältere Menschen leiden neben den Tumorschmerzen oft zusätzlich unter anderen, degenerativ bedingten Schmerzen, vor allem unter Schmerzen des Bewegungsapparates.
- Die Aufnahme der Schmerzanamnese ist bei schlechtem Gehör, verminderter Sehkraft oder eingeschränkten kognitiven Funktionen erschwert und evtl. zeitraubend. Der Gebrauch von visuellen Skalen für die Erfassung der Schmerzintensität ist gelegentlich unmöglich. Bei schweren kognitiven Störungen ist die Schmerzerfassung nach ECPA oder mit der Doloplus-Skala oft hilfreich. Ihr sinnvoller Einsatz setzt allerdings Erfahrung voraus (▶ Abschn. 15.5.1) (AWMF Leitlinienprogramm 2016).

Medikamentöse Behandlung

- Ältere Personen nehmen wegen Begleitkrankheiten (Herzinsuffizienz, Diabetes etc.) häufig Medikamente ein. Diese können zu Interaktionen mit den Analgetika führen, z. B. zu einer verstärkten Sedation oder verstärkten Übelkeit.
- Die Nierenfunktion ist bei älteren Personen fast immer eingeschränkt, oft auch die Leberfunktion.

Dies führt zu einer verminderten Ausscheidung der Abbauprodukte der Opioide, d. h. zu einer erhöhten Wirksamkeit und Toxizität.

- Opioide sind bei älteren Personen in der Regel niedriger zu dosieren. Das gilt besonders beim Einsatz von Opioidpflastern, diese werden häufig überdosiert.
- Die Überdosierung äußert sich bei älteren Personen oft als Somnolenz oder Verwirrung.
- Bei alten Personen gilt jedoch ebenso wie bei jüngeren, dass die Dosis individuell entsprechend der Schmerzlinderung einzustellen ist: Auch für ältere Personen gibt es keine „Standarddosis".
- Wegen der reduzierten Nierendurchblutung besteht ein deutlich erhöhtes Risiko von Nierenschäden durch nichtsteroidale Antiphlogistika. Neben dem erhöhten Risiko einer Nierenschädigung sind auch gastrointestinale Schädigungen (Ulkus) kardiovaskuläre Risiken mit Auftreten von Herzinfarkt, Schlaganfall, entgleisenden Blutdruckwerten eine Kontraindikation. *Auf NSAR sollte daher wenn möglich verzichtet werden.*
- Ältere Personen erleben aufgrund von Behinderungen unter Umständen praktische patientenbezogene Barrieren. Dies ist beispielsweise bei der Verordnung von rektal applizierten Medikamenten oder bei Medikamenten, die mit kräftigen Fingern aus dem Blister herausgedrückt werden müssen, zu beachten.

Psychosoziale Faktoren

- Ältere Personen fürchten oft, ihrer Umgebung zur Last zu fallen. Sie äußern Beschwerden, auch Schmerzen, deshalb gelegentlich nicht oder nur zurückhaltend.
- Angehörige können eine wichtige Rolle spielen und sollten am besten, wenn alle Beteiligten damit einverstanden sind, in die Schmerzbehandlung älterer Personen einbezogen werden (s. Internetlink der Deutschen Schmerzgesellschaft).

> In der S3-Leitlinie zum Schmerzassessment bei älteren Menschen in der vollstationären Altenhilfe gelten als „ältere Menschen" alle Personen, die älter als 65 Jahre sind (AWMF Leitlinienprogramm 2016). Diese Definition ist analog zur Definition der WHO. Jedoch werden in anderen Leitlinien teilweise andere Definitionen verwendet (Singh und Bajorek 2014).

15.12.2 Drogenabhängige

Jeder Mensch hat das Recht auf eine ausreichende Schmerztherapie. Das gilt auch für Personen mit Substanzabusus in der Vorgeschichte. Bei der Therapie krebsbedingter Schmerzen bei Personen, die eine positive Suchtanamnese haben, müssen einige Dinge beachtet werden. Es sollen die Medikamente eingesetzt werden, die aufgrund der Schmerzen notwendig erscheinen, also auch Opioide. Die Wahl des richtigen Opioids ist allerdings entscheidend.

> Der Einsatz von Opioiden zur Schmerzbehandlung darf wegen einer Suchtanamnese nicht abgelehnt werden.

Es gelten die üblichen allgemeinen Richtlinien für eine korrekte Opioidtherapie, insbesondere muss auch bei diesen Personen die nötige Dosis individuell ermittelt werden. Daneben sind die in der Übersicht genannten Punkte zu beachten:

Einige Besonderheiten der Opioidtherapie bei Drogenabhängigkeit

- Eine exakte Anamnese in Bezug auf aktuell konsumierte Drogen ist wichtig. Sie hilft, die nötige Dosierung zu ermitteln und Entzugssymptome zu verhüten.
- Die intravenöse Anwendung von Opioiden ist, wenn immer möglich, zu vermeiden. Das gleiche gilt für die Anwendung von schnell wirksamem Fentanyl als „Lutsch-", Sublingual-, Bukkaltablette oder Nasenspray.
- Die Opioiddosierung soll in der Regel rasch bis zur optimalen Wirkung gesteigert werden.
- Die Opioidbehandlung muss mit einem reinen Agonisten durchgeführt werden (◘ Tab. 15.11, da bei der Anwendung von partiellen oder gemischten Agonisten Entzugssymptome auftreten könnten.
- Die Kompetenz für die Verordnung der Opioide muss klar geregelt sein und sollte bei einer einzigen Person liegen.
  - Dabei sind unbedingt Urlaubszeiten und Abwesenheiten der fallführenden Fachperson abzudecken (Vertretungsregelung).
  - Bei der Behandlung in anderen Zentren, z. B. während der Bestrahlung, verbleibt die Schmerztherapie in der Hand der fallführenden Fachperson.
  - Niederschwellige Erreichbarkeit der fallführenden Fachperson ist zu gewährleisten.
- Die Dosis und Applikationsweise der Reservemedikation bei Schmerzdurchbrüchen muss klar festgehalten sein. Besonders schnelles Anfluten des verwendeten Opioids sollte nach Möglichkeit vermieden werden. Es kann erwogen werden, retardierte Opioide in Reserve einzusetzen.
- Die Behandlung soll in Zusammenarbeit mit einer in der Drogenarbeit erfahrenen Fachperson (z. B. Psychiaterin oder Psychiater) geschehen.
- Aktuell nicht mehr abhängige Personen, evtl. auch ihre Angehörigen, sollten auf das Risiko eines Rückfalls angesprochen werden.

15.12.3 Klientinnen und Klienten in der häuslichen Pflege

Gerade in der häuslichen Pflege kommt der Schmerzbehandlung eine zusätzliche Bedeutung zu. Dabei ruht ein großer Teil der Verantwortung für Pflege und Behandlung auf den Schultern der Angehörigen. Die professionelle Unterstützung erfolgt durch die hausärztliche Versorgung und im Bedarf durch einen häuslichen Pflegedienst (allgemeine Aspekte der Pflege zu Hause ► Kap. 37). Beim Schmerzmanagement, d. h. bei den Kompetenzen der Fachpersonen, können Probleme bei der Verschreibung aber auch bei der pflegerischen Umsetzung der Therapie auftauchen. Auch ist die interprofessionelle Kommunikation durch die räumliche Entfernung und andere Faktoren erschwert. Das Erarbeiten von spezifischen praktischen Handlungsleitfäden auf Basis der gängigen Leitlinien zur Tumorbehandlung ist besonders für die häuslichen Pflegedienste aus diesem Grunde lohnenswert.

Zudem spielt in der häuslichen Versorgung das Schmerzselbstmanagement eine bedeutsame Rolle:
- Vor allem in der häuslichen Versorgung sollten die patientenbezogenen Barrieren angesprochen werden. Es kommt relativ häufig vor, dass Betroffene und ihre Angehörigen die Schmerzmittel anders einnehmen als verordnet. Sie nehmen die Schmerzmedikamente z. B. in zu niedriger Dosierung oder zu selten ein, aus Angst vor Abhängigkeit, wegen Missverständnissen bezüglich der Dosierung oder aus Skepsis gegenüber der Schmerzbehandlung (► Abschn. 15.8.8).
- Angehörige sind manchmal mit technischen Problemen überfordert, z. B. bei komplizierten Dosierungsvorschriften, Dauerinfusionen, Sonden, Pumpen usw. und brauchen gute Anleitung und Begleitung.
- Nichtpharmakologische Methoden, z. B. Wickel, Kompressen oder Massagen, werden zu Hause häufiger angewendet. Sie sollten die Schmerztherapie jedoch nicht ersetzen, sondern können sie sinnvoll ergänzen.
- Viele Fragen in Zusammenhang mit Schmerzen werden gegenüber Ärztinnen, Ärzten und Pflegenden nicht geäußert: Wird sich der Schmerz verschlimmern? Wie lange kann ich mit Schmerzen zu Hause betreut werden? Wer übernimmt die Kosten?

> **Häusliche Pflege von Menschen mit krebsbedingten Schmerzen**
> - Zu Beginn der Betreuung gute Rücksprache mit der behandelnden Ärztin oder dem behandelnden Arzt, um eine bestmögliche Kontinuität der Schmerzbehandlung zu erreichen. Wenn möglich Besuch durch die häusliche Pflege oder den Brückenpflegedienst noch im Krankenhaus vor der Entlassung und Klärung der für die häuslichen Pflege notwendigen Medikamente oder Materialien.
> - Wenn möglich, enger Einbezug der Angehörigen
> - Überprüfung der Prinzipien der Therapie (▶ Abschn. 15.6.4)
> - Fortsetzung, bzw. Durchführung der Patientenedukation zur Unterstützung des Schmerzselbstmanagements (▶ Abschn. 15.11.2).
>   - Abgabe eines schriftlichen Therapieplans mit Verabreichungszeiten und Dosierung der Medikamente.
>   - Genügend Zeit einplanen für das Anleiten und die Fragen der Angehörigen, die die Umsetzung der Schmerzbehandlung vielleicht übernehmen.
>   - Patientenbezogene Barrieren bei Bedarf ansprechen
>   - Eine Kontaktliste (24 h) für Notsituationen erstellen.

15.12.4 Schmerzbehandlung bei Sterbenden

Ungenügende Schmerz- und Symptomkontrolle bei Sterbenden äußert sich – falls verbale Äußerungen nicht mehr möglich sind – durch Unruhe und Stöhnen. Dies stellt für anwesende Angehörige eine große Belastung dar, die die spätere Erinnerung an das Sterben prägen kann. Eine bereits eingeleitete Schmerztherapie ist bei Sterbenden unbedingt weiterzuführen. Der Liverpool Care Pathway (LCP) schafft ideale Rahmenbedingungen und Strukturen, um ein individuelles Sterben unter würdigen Umständen zu ermöglichen.

15.12.4.1 Anpassung der Applikationsart

Oft können Sterbende keine oralen Medikamente mehr einnehmen.

> Transdermale Systeme (Pflaster) sind bei Sterbenden wegen der verminderten Hautdurchblutung oft ungenügend wirksam.

Als Alternative kommen Suppositorien oder die parenterale Applikation (in der Regel als Dauerinfusion, s.c. oder i.v.) infrage. Für Dosisanpassungen bei Änderung der Applikationsweise s. ▶ Abschn. 15.8.4.

15.12.4.2 Anpassung der Dosis

Eine Änderung ist bei zuvor konstanter und gut eingestellter Dosierung oft nicht notwendig. Da bei Sterbenden die Trinkmenge und damit die Diurese meist abnimmt, reduziert sich auch die Ausscheidung der Opioide, dadurch kann die Toxizität zunehmen. Eine Überdosierung kann sich als Verwirrungszustand manifestieren – sie muss auch in der palliativen Situation erkannt und entsprechend behandelt werden.

Eine Dosiserhöhung wegen Zunahme der Schmerzen ist selten nötig. Oft wird jedoch bei Sterbenden wegen terminaler Atemnot die Opioiddosis erhöht. Dazu ist eine Dosissteigerung von etwa 50 % oder mehr nötig. Die Opioiddosis kann und soll in diesen Fällen so lange erhöht werden, bis sich die Atemfrequenz normalisiert und die Dyspnoe abnimmt. Es ist im Einzelfall möglich, dass durch diese terminale Dosiserhöhung eines Opioids das Eintreten des Todes beschleunigt wird. Es handelt sich dann aber nicht um eine strafbare und ethisch fragwürdige aktive Sterbehilfe, die dadurch definiert ist, dass ihr Ziel das Herbeiführen des Todes ist.

> Bei der Gabe von Opioiden bei Sterbenden, die unter schwerer Atemnot oder Schmerzen leiden, ist das Ziel die Erleichterung von Dyspnoe oder Schmerzen.

Deshalb handelt es sich hier – falls in seltenen Fällen der Eintritt des Todes durch die Schmerztherapie beschleunigt wird – um eine sowohl juristisch zulässige wie ethisch vertretbare sog. indirekte https://www.bundesgesundheitsministerium.de/fileadmin/Dateien/3_Downloads/Gesetze_und_Verordnungen/Stellungnahmen_WP19/Suizidassistenz/Prof._Arthur_Kreuzer_bf.pdf Sterbehilfe. https://www.sg.ch/gesundheit-soziales/soziales/alter/betagten–undpflegeheime/qualitaet/_jcr_content/Par/sgch_downloadlist_332844688/DownloadListPar/sgch_download.ocFile/Umgang%20mit%20Sterbehilfeorganisationen%20in%20station%C3%A4ren%20Betagten-%20und%20Pflegeheimen%20Stand%20Mai%202023.pdf. siehe Internetlink Kanton St.Gallen, Department des Innern, Amt für Soziales: Umgang mit Sterbehilfeorganisationen in stationären Betagten- und Pflegeheimen, Punkt 3.

Literatur

Zitierte Literatur

ONS (2021a) Cancer Pain Management. https://www.ons.org/make-difference/ons-center-advocacy-and-health-policy/position-statements/cancer-pain-management. Zugegriffen am 06.10.2021

ONS (2021b) DGS-Praxisleitlinie Tumorbedingter Durchbruchsschmerz vs. 2.0. https://dgs-praxisleitlinien.de/leitlinien/

ONS (2021c) NCCN Clinical Practice GuidelinesTM: Adult cancer pain, version 2.2021. http://www.nccn.org/professionals/physician_gls/pdf/pain.pdf

ONS (2022) DGS-Praxisleitlinie Tumorschmerz. https://dgs-praxisleitlinien.de/wp-content/uploads/2022/12/PLL_Tumorschmerz_V3.pdf

AWMF Leitlinienprogramm (2016) Schmerzassessment bei älteren Menschen in der vollstationären Altenhilfe. https://www.awmf.org/leitlinien/detail/ll/145-001.html

AWMF Leitlinienprogramm (2020) Langzeitanwendung von Opioiden bei chronischen nicht-tumorbedingten Schmerzen (LONTS). https://www.awmf.org/leitlinien/detail/ll/145-003.html

Bandieri E, Romero M, Ripamonti CI, Artioli F, Sichetti D, Fanizza C, Santini D, Cavanna L, Melotti B, Conte PF, Roila F, Cascinu S, Bruera E, Tognoni G, Luppi M (2016) Randomized trial of low-dose morphine versus weak opioids in moderate cancer pain. J Clin Oncol 34(5):436–442. https://doi.org/10.1200/JCO.2015.61.0733

Deutsches Netzwerk für Qualitätsentwicklung in der Pflege (2020) Expertenstandard Schmerzmanagement in der Pflege. Aktualisierung 2020, 2. Aufl. Schriftenreihe des Deutschen Netzwerks für Qualitätsentwicklung in der Pflege. Hochschule Osnabrück Fakultät für Wirtschafts- und Sozialwissenschaften, Osnabrück

Durosier Mertilus DS, Lengacher CA, Rodriguez CS (2021) A review and conceptual analysis of cancer pain self-management. Pain Manag Nurs. https://doi.org/10.1016/j.pmn.2021.04.005

Fallon M, Giusti R, Aielli F, Hoskin P, Rolke R, Sharma M, Ripamonti CI (2018) Management of cancer pain in adult patients: ESMO Clinical Practice Guidelines. Ann Oncol 29:iv166–iv191. https://doi.org/10.1093/annonc/mdy152

Fallon M, Ripamonti C., Bramley C, Jezdic S, Doulliard J-Y, Margulies A, Koller A, Lorenzo F de, Apostolis K, MacKay P, Kamenev K (2019) Patientenleitlinie Tumorschmerzen. ESMO Patientenleitlinienprogramm. https://www.esmo.org/for-patients/patient-guides/cancer-pain-management

Jacobsen R, Moldrup C, Christrup L, Sjogren P (2009) Patient-related barriers to cancer pain management: a systematic exploratory review. Scan J Caring Sci 23(1):190–208. https://doi.org/10.1111/j.1471-6712.2008.00601.x

Jahn P, Kuss O, Schmidt H, Bauer A, Kitzmantel M, Jordan K, Krasemann S, Landenberger M (2014) Improvement of pain-related self-management for cancer patients through a modular transitional nursing intervention: a cluster-randomized multicenter trial. Pain 155(4):746–754. https://doi.org/10.1016/j.pain.2014.01.006

Koller A, Miaskowski C, Geest S de, Opitz O, Spichiger E (2012) Testing of an intervention to support pain self-management in oncology patients: a mixed methods pilot study [Testung einer Intervention zur Unterstützung des Schmerzselbstmanagements bei onkologischen Patienten: Eine Mixed-Methods Pilotstudie]. Pflege 25(4):305–306. https://doi.org/10.1024/1012-5302/a000218

Koller A, Jahn P (2018) Developing a short form of the German Barriers Questionnaire II: a validation study in four steps. J Pain Symptom Manage 55(2):458–467. https://doi.org/10.1016/j.jpainsymman.2017.09.019

Koller A, Gaertner J, Geest S de, Hasemann M, Becker G (2018) Testing the implementation of a pain self-management support intervention for oncology patients in clinical practice: a randomized controlled pilot study (ANtiPain). Cancer Nurs 41(5):367–378. https://doi.org/10.1097/NCC.0000000000000502

Nekolaichuk CL, Fainsinger RL, Aass N, Hjermstad MJ, Knudsen AK, Klepstad P, Currow DC, Kaasa S (2013) The Edmonton Classification System for Cancer Pain: comparison of pain classification features and pain intensity across diverse palliative care settings in eight countries. J Palliat Med 16(5):516–523. https://doi.org/10.1089/jpm.2012.0390

Onkologie Leitlinienprogramm (2019) Leitlinienreport S3-Leitlinie Supportive Therapie

Raphaelis S, Frommlet F, Mayer H, Koller A (2020) Implementation of a nurse-led self-management support intervention for patients with cancer-related pain: a cluster randomized phase-IV study with a stepped wedge design (EvANtiPain). BMC Cancer 20(1):559. https://doi.org/10.1186/s12885-020-06729-0

Singh S, Bajorek B (2014) Defining 'elderly' in clinical practice guidelines for pharmacotherapy. Pharm Pract (Granada) 12(4):489. https://doi.org/10.4321/s1886-36552014000400007

Ventafridda V, Saita L, Ripamonti C, Conno F de (1985) WHO guidelines for the use of analgesics in cancer pain. Int J Tissue React 7(1):93–96

Wengström Y, Geerling J, Rustøen T (2014) European oncology nursing society breakthrough cancer pain guidelines. Eur J Oncol Nurs 18(2):127–131. https://doi.org/10.1016/j.ejon.2013.11.009

Yoko M (2020) IASP announces revised definition of pain. International Association for the Study of Pain

Weiterführende Literatur

Praktische Schmerzmedizin: Interdisziplinäre Diagnostik – Multimodale Therapie (Springer Reference Medizin) 4. Auflage, 19. Juli 2019 von Ralf Baron (Herausgeber), Wolfgang Koppert (Herausgeber), Michael Strumpf (Herausgeber)

Broschüren

Deutsche Krebshilfe e. V.: Informationsbroschüre für Patienten und Angehörige: Schmerzen bei Krebs – Informationen, Hilfen, Perspektiven. https://www.krebshilfe.de/infomaterial/Blaue_Ratgeber/Schmerzen-bei-Krebs_BlaueRatgeber_DeutscheKrebshilfe.pdf

Deutsches Krebsforschungszentrum: Patientenratgeber Schmerzen bei Krebs. https://www.krebsinformationsdienst.de/service/iblatt/iblatt-krebsschmerzenbehandeln.pdf

Krebsliga Schweiz: Broschüre Schmerzen bei Krebs und ihre Behandlung. https://shop.krebsliga.ch/files/kls/webshop/PDFs/deutsch/schmerzen-bei-krebs-und-ihre-behandlung-011107012111_01.pdf

Internetadressen

Brief Pain Inventory. https://docplayer.org/79446666-Brief-pain-inventory-schmerzfragebogen.html

Bundesministerium für Gesundheit (BMG), Deutschland. https://www.bundesgesundheitsministerium.de/service/begriffe-von-a--z/b/bewegungsempfehlungen.html

Deutsche Krebshilfe. https://www.krebshilfe.de/informieren/ueber-krebs/krebsschmerzen/

Deutsche Schmerzliga. https://schmerzliga.de/

Deutsche Schmerzgesellschaft. https://www.schmerzgesellschaft.de/hilfseiten/besd-videos

Krebsinformationsdienst. https://www.krebsinformationsdienst.de/leben/schmerzen/schmerzen-index.php

Onkologiepflege.ch. https://www.onkologiepflege.ch/fachwissen/fachliteratur/infobroschueren/was-ist-onkologiepflege/

Österreichische Krebshilfe. https://www.krebshilfe.net/

Österreichisches Bundesamt für Gesundheit

https://www.gesundheit.gv.at/leben/bewegung/gesund-durch-sport/inhalt

Schweizer Bundesamt für Gesundheit. https://www.bag.admin.ch/bag/de/home/gesund-leben/gesundheitsfoerderung-und-praevention/bewegungsfoerderung/bewegungsempfehlungen.html

Deutsche Bundeszentrale für gesundheitliche Aufklärung. https://shop.bzga.de/sonderheft-03-nationale-empfehlungen-fuer-bewegung-und-bewegungsfoerd-60640103/ [8]

Neurotoxizität

Berit Jordan und Anita Margulies

Inhaltsverzeichnis

© Der/die Autor(en), exklusiv lizenziert an Springer-Verlag GmbH, DE, ein Teil von Springer Nature 2024
P. Jahn et al. (Hrsg.), *Onkologische Krankenpflege*, https://doi.org/10.1007/978-3-662-67417-8_16

16.1 Einführung

Bei der Behandlung maligner Erkrankungen können unerwünschte Wirkungen wie die Neurotoxizität die Lebensqualität des Patienten kurz- und langfristig wesentlich beeinträchtigen. Neurotoxizitäten können sowohl reversibel als auch irreversibel sein. Die Pflegenden können durch gute Beobachtung der Patienten und deren Beratung dazu beitragen, dass neurologische Symptome frühzeitig erkannt, medizinische Maßnahmen daher rechtzeitig eingeleitet und somit Neurotoxizitäten vermindert werden. Kommt es dennoch zu irreversiblen neurologischen Schäden, können gezielte pflegerische Interventionen und Zusammenarbeit mit anderen Disziplinen, z. B. der Physiotherapie und Ergotherapie, den Patienten die Aufrechterhaltung von möglichst vielen Aktivitäten des täglichen Lebens ermöglichen

16.2 Definition

> **Definition**
>
> Grundsätzlich wird unter **Neurotoxizität** jede Beeinträchtigung des peripheren oder zentralen Nervensystems durch tumorspezifische Therapien verstanden.

Nach dem zeitlichen Auftreten neurotoxischer Störungen werden akute und chronische Neurotoxizität unterschieden, die häufig erst nach mehrfacher Applikation tumorwirksamer Medikamente und bei Erreichen einer bestimmten kumulativen Gesamtdosis auftreten (Jordan et al. 2020; Loprinzi et al. 2020). Ein zweites wichtiges Unterscheidungsmerkmal betrifft die Lokalisation der neurologischen Schädigung: Diese betrifft entweder das periphere Nervensystem mit dem Prototyp der klassischen peripheren Polyneuropathie oder die wurzelnahe Schädigung der sensiblen Ganglien oder das zentrale Nervensystem mit Nebenwirkungen am Gehirn und Rückenmark.

16.3 Ursachen neurologischer Symptome

Häufig ist es schwierig, die Ursache neurologischer Symptome bei Tumorpatienten eindeutig zuzuordnen. Die Tumorerkrankung selbst sowie Begleiterkrankungen können neurologische Symptome hervorrufen, die von den Nebenwirkungen der eingesetzten Tumortherapien abgegrenzt werden müssen. Mögliche Ursachen neurologischer Symptome bei Tumorpatienten zeigt die Übersicht.

Häufige Ursachen neurologischer Symptome bei Tumorpatienten

Tumorbedingt:
- Metastasierung ins zentrale Nervensystem, z. B. bei kleinzelligem Bronchialkarzinom und beim Mammakarzinom
- Direkte Tumorinvasion in Hirnhäute oder das Rückenmark, z. B. beim Multiplen Myelom und bei Lymphomen
- Nerven(wurzel)einklemmung durch den Primärtumor, z. B. bei Lymphomen oder Bronchialkarzinom in Rückenmarknähe
- Aussaat von Tumorzellen in den Liquorraum (Meningeosis), z. B. bei Leukämien oder beim Mammakarzinom
- Metabolische Störungen/Elektrolytentgleisungen, z. B. Veränderungen im Kalzium-, Magnesium- oder Kaliumhaushalt durch Tumorzerfall
- Paraneoplastische Syndrome, vor allem beim Bronchialkarzinom, z. B. Muskelschwäche durch Übertragungsstörungen zwischen Nerv und Muskel (Myasthenia gravis)
- Tumorembolie/Infarkt durch Abspülung von Tumorzellgerinnsel ins Gehirn oder in die Lunge, z. B. beim Nierenzellkarzinom

Therapiebedingt:
- Schädigungen durch Chemo- oder Radiotherapie inklusive Immuntherapien und CAR-T-Zell-Therapien
- Unerwünschte Wirkungen resp. Inkompatibilitäten von Begleitmedikation wie Schmerz- oder Schlafmittel

Infektionen:
- Virusinfektion des Nervensystems, z. B. Herpesviren, Zytomegalievirus

Vorerkrankungen, die das Nervensystem schädigen, z. B.:
- Diabetes mellitus
- Alkoholabusus

16.4 Symptome der Neurotoxizität

Bestimmte tumorwirksame Substanzen und Radiotherapien können neurologische Symptome verursachen, die entweder vorwiegend das periphere oder das zentrale Nervensystem oder beide Komponenten betreffen. Substanzspezifisch ist sogar eine Zuordnung möglich, ob Zytostatika am Nerven primär das sensible

⊡ Tab. 16.1 Beispiele häufiger neurotoxischer Effekte von Tumortherapien

Ort der Schädigung	Klinisches Bild (Syndrom)	Häufige Symptome	Verursachende Therapien (Auswahl)
Großhirn	Akute Enzephalopathie	Müdigkeit/Somnolenz bis Sopor und Koma, qualitative Bewusstseinsstörungen (Wahrnehmung, Orientierung, Bewusstheit), z. B. Halluzinationen, Delir Kopfschmerzen, epileptische Anfälle	- *Chemotherapie:* Cisplatin Cytarabin (HD und i.th.), 5-Fluourouracil (i.v. und orale Derivate), Ifosfamid, Interferone, Methotrexat (HD und i.th.), Procarbazin, Vincristin u. a. Blinatumumab CAR-T-Zellen: Etoposid, Nelarabin, Thiotepa - Radiotherapie
	Chronische Enzephalopathie/ kognitive Dysfunktion	Müdigkeit, kognitive Störungen insbesondere von Gedächtnis und Konzentration, Antriebsstörung	
Kleinhirn	Zerebelläre Dysfunktion	Eingeschränkte Feinmotorik, Bewegungsstörung, Gangunsicherheit, Okulomotorik mit Blickstabilisierung (Schwindel)	- *Chemotherapie:* Cytarabin, 5-Fluorouracil, u. a. Trastuzumab, Blinatumumab - Radiotherapie
Rückenmark und Rückenmarkhäute	Myelopathien/Arachnoiditiden	Lähmungen, Schmerzen im Rücken und am Hals (besonders bei Beugung)	- *Chemotherapie:* Cytarabin (i.th.), Methotrexat (HD und i.th.) Thiotepa (i.th.) - Radiotherapie
Hirnnerven	Hirnnervenläsionen	Augenmuskellähmung (Doppelbilder), Gesichtsschmerzen, Fazialisparese, Hörstörungen	- *Chemotherapie:* Cisplatin, Oxaliplatin, Taxane, Vincaalkaloide u. a. - Radiotherapie
Periphere Nerven	Periphere Polyneuropathie	Abgeschwächte Sehnenreflexe, handschuh- bzw. sockenförmige Gefühlsstörungen und motorische Schwäche eher symmetrisch	- *Chemotherapie:* Bortezomib, Cisplatin, Cytarabin, Docetaxel, Lenalidomid, Oxaliplatin, Paclitaxel, Thalidomid, Vinblastin, Vincristin, Vindesin u. a.
	Sensible Ganglionopathie der Spinalganglien (Neuronopathie, syn. DRG-Läsion)	Eher fleckförmiger asymmetrischer Sensibilitätsverlust, Ataxie	- *Chemotherapie:* Carboplatin, Oxaliplatin, Cisplatin, Vincaalkoaloide, Taxane
	Plexusstörungen	Sensomotorische Ausfälle durch Plexusläsion (Paresen, Gefühlsstörung, Atrophie an entsprechender Extremität)	- Radiotherapie
Autonome Nerven	Autonome Neuropathie	Obstipation, Harnverhalt, orthostatische Hypotonie, Erektions- und Ejakulationsstörungen	- *Chemotherapie:* Vincaalkaloide, Taxane, Thalidomid, Bortezomib

i.v. intravenös, *i.th.* intrathekal, *HD* Hochdosis, *DRG* „dorsal root ganglion"

Ganglion, das Axon oder die Myelinscheide oder die Nervenendigungen in der Haut schädigen. Häufig liegt auch eine Kombination mehrerer Schädigungsorte vor (Burgess et al. 2021). Leider existiert bislang keine sichere Methode, die die Wahrscheinlichkeit des Auftretens neurologischer Symptome voraussagen und auch deren Intensität abbilden kann.

Daher hat es oberste Priorität, Patienten, bei denen ein solches Risiko besteht, engmaschig zu überwachen und den Patienten für frühe und mögliche Symptome zu sensibilisieren. ⊡ Tab. 16.1 gibt eine detaillierte Übersicht über Symptome und Ursachen von Neurotoxizität.

Sowohl in klinischen Studien als auch in der Praxis werden immunvermittelte neurotoxische Effekte bei einigen neuen Signaltransmissionshemmern und den Immuncheckpoint-Inhibitoren (ICI) beobachtet, der Anteil der betroffenen Patienten ist relativ gering.

16.4.1 Periphere Neuropathien

Die direkte Schädigung kann isoliert die Hirnnerven, häufiger aber die langen Fasersysteme peripherer Nerven an den Armen und Beinen betreffen. Diese sog.

(periphere) Polyneuropathie führt durch Beeinträchtigung der *sensiblen Nerven* zu einer verminderten Wahrnehmung von Berührungs- und Schmerzreizen *(Hypästhesie, Hypalgesie)*, insbesondere an den Fingerspitzen und der Fußsohle. Die Patienten berichten häufig von strumpf- oder handschuhförmigen Gefühlsstörungen bis zur Taubheit. Sie können dadurch so sehr eingeschränkt sein, dass Tätigkeiten wie Schreiben, Nähen oder das Auf- und Zuknöpfen von Kleidungsstücken beeinträchtigt oder unmöglich werden. Dies kann auch den Temperatursinn betreffen (Thermhypästhesie) oder die Lage im Raum (Propriozeption), die häufig zu einer Gangunsicherheit mit Sturzneigung führt. Sogenannte Plus-Symptome sind Parästhesien (nicht schmerzhafte anhaltende Missempfindungen wie Kribbeln/Ameisenlaufen, Stromgefühl) bzw. Dysästhesien (z. B. schmerzhaftes Brennen), die Hyperalgesie (als übersteigerte Wahrnehmung eines normalen Schmerzreizes wie Pin-Prick oder Temperaturstimulation) oder auch die Allodynie (schmerzhafte oder inadäquate Wahrnehmung eines üblicherweise nicht schmerzhaften Reizes wie leichte Berührung). Gleichzeitig gibt es häufig auch brennende, stechende oder elektrisierende Spontanschmerzen (Neuralgie).

Die Schädigung der sensiblen Ganglien im Rückenmark führen eher zu asymmetrischen sensiblen Ausfällen im Sinne einer Neuronopathie.

Die Schädigung von *motorischen Nervenbahnen* führt in schwerwiegenden Fällen zur Schwäche der betroffenen Extremitäten bis hin zur Unfähigkeit, selbstständig zu gehen und potenziert ungemein die Sturzgefahr bei vorbestehender sensibler Schädigung wie auch die Feinmotorik. Ein frühes Symptom motorischer Nervenschädigung sind zunehmende Muskelkrämpfe.

> Periphere Neuropathien können sich nach Absetzen des verursachenden Medikaments in der Regel über Wochen und Monate langsam zurückbilden. Oft sind sie aber nicht vollständig reversibel – sie stellen dann für die Patienten eine bleibende und u. U. schwere Beeinträchtigung dar.

16.4.2 Zentrale Neurotoxizität

Die häufigste Form der Schädigung des zentralen Nervensystems ist die *Enzephalopathie* – sie tritt deutlich seltener auf als die periphere Neuropathie.

16.4.2.1 Akute Enzephalopathie

Sie tritt typischerweise wenige Stunden bis Tage nach einer Chemotherapie (◻ Tab. 16.1), besonders häufig nach einer Hochdosis-Chemotherapie, auf. Ihre Symptome sind sog. qualitative Bewusstseinsstörungen, die die Wahrnehmung von Reizen, Orientierung, Affekt und Bewusstsein umfassen (typische Symptome sind Verwirrtheit und Delir, aber auch psychomotorische Unruhe und Halluzinationen), sowie quantitative Bewusstseinsstörungen, die die Wachheit per se beschreiben und von leichter Somnolenz bis zum Koma reichen. Sie kann von epileptischen Anfällen begleitet sein. In der Regel klingen die Symptome innerhalb von Tagen bis Wochen vollständig ab (Jordan et al. 2020; Roth et al. 2021).

Differenzialdiagnostisch ist mitunter die Erkennung eines posterioren reversiblen enzephalopathischen Syndroms *(PRES)* wichtig. Bei dieser grundsätzlich seltenen Erkrankung führen endotheliale Schädigungen des Epithels zu einem vasogenen Ödem primär der weißen Substanz des parietookzipitalen Hirns. Dies führt typischerweise ebenso zu Bewusstseinsstörung, Sehstörung, Kopfschmerzen und epileptischen Anfällen. Zum PRES prädisponieren u. a. Immunsuppressiva (z. B. Ciclosporin), aber auch Hochdosis-Chemotherapien, Hypertonie und Nierenerkrankungen.

16.4.2.2 Chronische Enzephalopathie

Die Entwicklung einer chronischen Enzephalopathie beginnt Monate bis Jahre nach einer Chemo- oder Radiotherapie und schreitet dann über Monate langsam fort. In ihrer mildesten Verlaufsform ist sie lediglich bei dezidierten neuropsychologischen Untersuchungen nachweisbar und kann dabei Bereiche wie Aufmerksamkeit, Auffassung und Konzentration, aber auch Planung und Gedächtnis umfassen. Syndromal kann die Ausprägung nur leicht und kaum alltagsrelevant sein, in schwersten Fällen kann sie zu einem demenziellen Bild führen. Der Verlauf ist oft langsam progredient.

16.4.2.3 Kognitive Dysfunktion

Patienten klagen gelegentlich unter einer Tumortherapie und auch noch Monate bis Jahre nach ihrem Abschluss über einen Zustand, der als „kognitive Dysfunktion" oder als „kognitive Defizite" bezeichnet wird. In den USA wird dieses „Krankheitsbild" etwas unglücklich auch als „chemo brain" bezeichnet – obwohl es nicht nur nach Chemotherapien, sondern auch nach Hormon- und Radiotherapien auftreten kann. Zudem tritt es gelegentlich auch bei Krebspatienten auf, die gar keine solche Therapie erhalten haben, sodass wahrscheinlich viele – auch noch unbekannte – Mechanismen zu solchen Symptomen führen. Die Patienten beschreiben Einschränkungen der kognitiven Hirnleistung wie Antriebsminderung, Konzentrationsstörungen, Gedächtnisstörungen oder eingeschränkte intellektuelle Leistungsfähigkeit. In neuropsychologischen Tests lassen sich die entsprechenden Defizite teilweise objektivieren.

Die Angaben über die Häufigkeit dieser Symptome variieren stark: Je nach Studie leiden 15–70 % aller Patienten nach einer Chemotherapie unter „kognitiver Dysfunktion". Bei vielen dieser Patienten finden sich allerdings bereits nach Eröffnung der Krebsdiagnose – also schon *vor* Beginn der Therapie – entsprechende Symptome. Die Natur und die Ursache dieser „kognitiven Dysfunktion" sind noch weitgehend unklar. Es ist anzunehmen, dass dabei sowohl psychosoziale Faktoren im Zusammenhang mit der Diagnose (z. B. Angst und Depression, Fatigue; Vardy et al. 2014) als auch physiologische Faktoren im Zusammenhang mit der Erkrankung selbst und der Therapie (im Sinne einer chronischen Enzephalopathie) eine Rolle spielen (Christie et al. 2012). Bei allen neuropsychologischen Beurteilungen ist es wichtig, die Überlappung mit beeinflussenden Aspekten wie Schlafqualität und Stimmung zu erfassen.

16.4.3 Therapiespezifische Neurotoxizität

Zahlreiche in der Chemotherapie eingesetzte Substanzen sowie die Strahlentherapie zeigen neurotoxische Wirkungen. Die wichtigsten sind im Folgenden aufgeführt.

Der Zeitpunkt des Auftretens und der Schweregrad der Neurotoxizität sind abhängig von folgenden Faktoren:

- Höhe der Einzeldosis und der Gesamtdosis des Medikaments,
- evtl. gleichzeitig verabreichte andere neurotoxische Zytostatika,
- evtl. gleichzeitig oder früher durchgeführte Radiotherapie sowie die Vulnerabilität und funktionelle Relevanz des Bestrahlungsfeldes.

Kofaktoren wie zur Neuropathie prädisponierende Begleiterkrankungen (z. B. Diabetes, Alkoholmissbrauch, Vitaminmangelerkrankungen) und vorbestehende erbliche Neuropathien, aber auch arterielle Hypertonie und Fettstoffwechselstörungen als Ursache einer zerebralen Mikroangiopathie können individuelle Neurotoxizität begünstigen und potenzieren.

16.4.3.1 Spezifische Medikamente

Vincaalkaloide Prinzipiell besitzen alle Vincaalkaloide ein neurotoxisches Potenzial. Es ist für Vincristin deutlich stärker ausgeprägt als für Vinblastin und Vindesin. Die neueren Derivate Vinorelbine und Vinflunine besitzen geringere neurotoxische Potenziale als die „klassischen" älteren Vincaalkaloide.

Neurotoxizität ist die dosislimitierende Nebenwirkung von *Vincristin*. Sie kann sich als primär sensible,

aber auch nicht selten motorische oder autonome Polyneuropathie, z. B. durch schwere Obstipation oder hypotone Vasoregulationsstörungen manifestieren.

> Mindestens ein Drittel der mit Vincristin behandelten Patienten entwickelt Symptome der Polyneuropathie.

Die Rückbildung dieser Symptome dauert in der Regel Wochen bis Monate, oft sind sie teilweise irreversibel.

Cisplatin Die Neurotoxizität gehört zu den typischen unerwünschten Wirkungen dieser Substanz. Dabei handelt es sich in erster Linie um eine periphere und primär sensible Polyneuropathie, in weniger als 10 % der Patienten liegt eine autonome oder motorische Neuropathie vor.

Cisplatin führt auch zu einer dosisabhängigen Schädigung des Innenohrs (*Ototoxizität*). Typische Symptome sind störende dauerhafte Ohrgeräusche (Tinnitus) verschiedenen Klangcharakters (Klingeln, Brummen, Summen, Klopfen, Pfeifen), die den Patienten subjektiv stark belasten können, und ein Hörverlust im Hochtonbereich (Frequenz ≥ 4000 Hz). Eine gleichzeitige Therapie mit weiteren ototoxischen Medikamenten, wie z. B. Aminoglykosidantibiotika, sollte möglichst vermieden werden.

> Bei einer Gesamtdosis von 300–500 mg/m² KOF Cisplatin zeigen mehr als 50 % der Patienten periphere neurotoxische Symptome.

Nach Beendigung der Cisplatin-Therapie können die neuropathischen Beschwerden über Monate anhalten oder sogar zunehmen. Die Zunahme der Symptome nach Absetzen der Therapie wird als „Coasting-Phänomen" bezeichnet, nach der englischen Bezeichnung für das Auslaufen von Maschinen nach Abstellen des Motors („to coast": auslaufen). Es ist insbesondere für Vincristin und Platinderivate typisch. Wie alle durch Medikamente bedingten peripheren Polyneuropathien sind auch die durch Cisplatin verursachten in der Regel nicht vollständig reversibel.

Oxaliplatin Die Neurotoxizität ist eine der wesentlichen unerwünschte Wirkungen von Oxaliplatin. Es sind zwei Formen der Neurotoxizität zu unterscheiden:

a. kurz nach Infusion bei ca. 90 % der Patienten in milder Ausprägung auftretende *kälteabhängige Missempfindungen* (Dysästhesien und Parästhesien) als Zeichen der Hyperexzitabilität (gesteigerten Entladung der Reizübertragung), die nicht nur an den Akren, sondern auch im Hals und Gesicht auftritt;

b. mit höherer kumulativer Dosis auftretende typische *sensorisch betonte Polyneuropathie*.

Kältedysästhesien (a) äußern sich in Schmerzen an den Fingern, etwa bei Waschen in kaltem Wasser, beim Herausnehmen von Speisen aus dem Kühlschrank oder an den Akren (z. B. Nasenspitze, Ohrläppchen) bei kalter Außentemperatur. Das Schlucken von kalten Speisen und Getränken sowie das Einatmen kalter Luft verursacht Schmerzen im Schlund. Diese unerwünschte Wirkung tritt kurzfristig nach der Infusion auf und betrifft mehr als die Hälfte der Patienten. Sie bildet sich in der Regel innerhalb weniger Tage zurück.

Die *periphere Polyneuropathie* (b) hingegen ist nur begrenzt rückbildungsfähig. Sie tritt ab kumulativen Dosen von 400–600 mg/m^2 KOF häufiger auf (entsprechend ca. 4–6 Therapiezyklen. Ob durch eine Infusion von 1,25 g Magnesiumsulfat und 1,375 g Kalziumglukonat vor Oxaliplatin-Applikation die Rate an Oxaliplatin-induzierten Neuropathien gesenkt werden kann, bleibt umstritten; Kinga Salat 2020). In aktuellen Empfehlungen wird sie meist nicht mehr empfohlen (Jordan et al. 2020; Loprinzi et al. 2020). Trotz Kenntnis der pathophysiologischen Mechanismen der Oxaliplatin-assoziierten Neurotoxizität existieren noch keine präventiven medikamentösen Maßnahmen (Kinga Salat 2020). Auch unter Oxaliplatin wird das Coasting-Phänomen beobachtet.

Cytarabin Diese Substanz kann bei hochdosierter intravenöser Anwendung (> 1 g/m^2 KOF in mehrfachen Dosen) und bei intrathekaler Gabe in mehr als 10 % eine akute Enzephalopathie, u. a. einhergehend mit epileptischen Anfällen und Kopfschmerz, verursachen. Häufig ist dabei, insbesondere in Kombination mit Methotrexat, eine Beeinträchtigung der Kleinhirnfunktion, woraus von vestibulären Bahnen ausgehender Schwindel und Einschränkungen der Blick- und Feinmotorik sowie des Gangbildes resultieren. Diese unerwünschte Wirkung tritt meist akut innerhalb weniger Tage nach Behandlungsbeginn auf und bilden sich typischerweise innerhalb weniger Tage nach Beendigung der Therapie zurück. Selten entwickelt sich eine chronische Enzephalopathie.

Die intrathekale Gabe von Cytarabin kann eine vergleichbare und häufig in Kombination mit Methotrexat potenzierte Neurotoxizität hervorrufen. Diese umfasst zusätzlich schwere Myelopathien (Häufigkeit des Auftretens > 10 %) und aseptische Meningitiden (Häufigkeit des Auftretens > 5 %). Der Abbau von Cytarabin aus der spinalen Flüssigkeit verläuft protrahierter als im Blut, sodass neurotoxische Symptome auch verzögert auftreten können. Das Risiko einer ZNS-Toxizität ist zudem deutlich erhöht bei gleichzeitiger oder sequenzieller Radiotherapie.

Ifosfamid Ifosfamid kann zu einer akuten Enzephalopathie führen, da der aktive Metabolit die Blut-Hirn-Schranke überwinden kann und dort zur Neurotoxizität führt. Fast immer beginnen die Symptome innerhalb von 1–2 Tagen nach hochdosierter Ifosfamidtherapie. Sie betreffen etwa 10 % der mit Hochdosis-Ifosfamid (> 5 g/m^2 KOF) behandelten Patienten.

Taxane Sowohl für Paclitaxel und Cabazitaxel als auch – seltener – für Docetaxel kann eine periphere Polyneuropathie die dosislimitierende unerwünschte Wirkung darstellen. Wenn auch in seltenen Fällen zentrale Nebenwirkungen beschrieben sind, so betrifft das führende klinische Bild meist die peripheren sensiblen und autonomen Nerven (vegetatives Nervensystem). Dabei sind schmerzhafte sensible Symptome typisch, es kann aber auch zu motorischen Einschränkungen kommen. Klassisch ist der bei ca. 70 % der insbesondere mit Paclitaxel behandelten Patienten auftretende muskuloskelettale Schmerzkomplex, der auch Gelenkschmerzen beinhalten kann. Eine klare Schwellendosis bis zum Auftreten von Neurotoxizität ist nicht identifizierbar. Die wöchentliche Gabe von Paclitaxel ist mit einem größeren Risiko verbunden als die 3-wöchentliche höher dosierte Gabe. Die Inzidenz der Neuropathie ist unter nab-Paclitaxel deutlich geringer.

Thalidomid und Lenalidomid Eine sensible periphere Polyneuropathie tritt unter Thalidomid dosisabhängig bei 20–50 % der Patienten auf, ist aber bei modernen Therapieregimen nur in ca. 10 % der Behandelten als schwerwiegend einzustufen. Typisch sind schmerzhafte sensible Ausfälle, die auch das Gesicht betreffen können, in einem Drittel der Fälle motorische Defizite oder häufiger auch autonome Symptome (Obstipation, Impotenz) und Tremores. Lenalidomid, ein moderneres Thalidomid-Derivat, scheint seltener eine sensible Polyneuropathie zu verursachen.

Bortezomib Eine periphere Polyneuropathie wird bei 10–25 % der Patienten beobachtet. Dabei kann jedoch die Häufigkeit des Auftretens durch subkutane wöchentliche Gabe deutlich reduziert werden, da bis zu 10-mal geringere Plasmawirkspiegel erreicht werden. Typische Symptome der durch Bortezomib induzierten Neuropathie sind sensible schmerzhafte Ausfälle mit Brennen der Extremitäten, die sich durch Kälte verstärken, aber auch schwere autonome Beteiligungen wie Hypotonie, gastrointestinale Symptome (Diarrhö, verzögerte Magenentleerung). Erfahrungen zu Möglichkeiten der Prophylaxe liegen bislang nicht vor.

> Bei allen oben genannten Medikamenten sind die Symptome der peripheren Neuropathie häufig nur teilweise reversibel.

Brentuximab-Vedotin   Brentuximab-Vedotin verursacht häufig Neuropathien, bei 10 % der Patienten mit funktionell relevanten sensorischen Ausfällen, die zu Parästhesien und insbesondere einem Verlust von Lagesinn und Vibration (cave: Ataxie) sowie Parästhesien führen. In einem Drittel der Fälle können auch motorische Neuropathien begleitend auftreten, die selten schwerwiegend persistieren. Nach ca. 3 Monaten haben sich etwa 50 % der Patienten deutlich gebessert, ca. 75 % sind nach 2 Jahren beschwerdefrei. Die akute Neurotoxizität ist dennoch ein häufiges Abbruchkriterium der Behandlung.

CAR-T-Zellen   CAR steht als Abkürzung für „chimärer Antigenrezeptor", der an die Oberfläche von T-Zellen des Patienten integriert wird. Er dockt an eine bestimmte Zielstruktur auf den Tumorzellen an, um die Tumorzellen zum Absterben zu bringen. Dabei wird die T-Zelle stimuliert. Die häufigste unerwünschte Wirkung von CAR-T-Zell-Therapien ist eine Art Überreaktion des Immunsystems. Die neurologischen Korrelate dazu reichen von Kopfschmerzen, Tremor, Enzephalopathien und Aphasie bis hin zu vital bedrohlichen zerebralen Ödemen, Ischämien und Blutungen. In bis zu einem Drittel der Patienten kommt es zu neurologischen Nebenwirkungen durch ein überschießendes Immunsystem, das Zytokinfreisetzungssyndrom (CRS) und Immuneffektorzell-assoziiertes Neurotoxizitätssyndrom, kurz ICANS genannt (Morris et al. 2022).

Blinatomumab   Blinatomumab ist ein Antikörper in der Leukämiebehandlung, der T-Zellen an Tumorzellen koppelt. Häufige neurologische unerwünschte Wirkungen umfassen Kopfschmerz und Tremor, Enzephalopathie mit Aphasie sowie epileptische Anfälle und zerebelläre Symptome, die in bis zu 20 % der Patienten beschrieben werden. Typisch ist das Auftreten der akuten immunvermittelten Nebeneffekte in den ersten Behandlungstagen (Mocquot et al. 2022)

Checkpoint-Inhibitoren   Immuncheckpoint-Inhibitoren (z. B. Ipilimimab, Nivolumab, Pembrolizumab) haben als Antikörper im letzten Jahrzehnt in die Behandlung zahlreicher solider Tumoren Einzug gehalten. Durch eine Blockade inhibierender Mechanismen auf T-Zellen führen sie zur Apoptose von Tumorzellen, gleichzeitig entkoppeln sie dadurch ein breites Spektrum autoimmun-entzündlicher Erkrankungen. Diese betreffen einerseits das zentrale Nervensystem, ca. 1 % der Behandelten entwickeln eine Hypophysitis (Fatigue, generalisierte Schwäche), noch seltener sind aseptische Meningitis und Enzephalitis sowie Myelitis. Etwas häufiger und insbesondere bei Kombinationstherapien treten andererseits neuromuskuläre unerwünschte Wirkungen meist in den ersten 3 Monaten der Behandlung auf, die über einen typischen Myasthenie-Myositis-Komplex (Tetraparese, Doppelbilder, Atemnot, zum Teil mit lebensbedrohlicher Myokarditis) auch flüchtige milde, aber auch schwere Polyradikuloneuropathien hervorrufen können, die selten auch ähnlich einem Guillain-Barré-Syndrom verlaufen (Jordan et al. 2021).

16.4.4   Radiotherapiebedingte Neurotoxizität

Das Nervengewebe gilt zwar generell als nur gering strahlenempfindlich, neurotoxische Schäden treten aber dosisabhängig sowohl am zentralen Nervensystem (nach Bestrahlung des Gehirns oder des Rückenmarks) als auch am peripheren Nervensystem, hier besonders an den Plexus, auf. ◻ Tab. 16.1 gibt eine Übersicht.

Der Schweregrad der Neurotoxizität nach Radiotherapie ist abhängig von folgenden Faktoren:

- tägliche Dosis der Strahlentherapie (Fraktionierung),
- Gesamtstrahlendosis,
- evtl. gleichzeitig oder vorhergehend (!) verabreichte neurotoxische Zytostatika.

Besonders nach Mehrfachbestrahlungen mit Feldüberschneidungen im Bereich der Wirbelsäule oder von Hals und Schulter können noch nach Monaten und Jahren Schäden am Rückenmark (Myelitis bis Querschnittsymptomatik) oder Armplexus (neuropathische Schmerzen, Gefühlsstörungen, motorische Ausfälle) auftreten.

> Die verzögert auftretenden zentralen und peripheren Neurotoxizitäten durch Radiotherapie sind in der Regel irreversibel.

16.5   Prävention und Therapie neurotoxischer unerwünschter Wirkungen

16.5.1   Medizinische Maßnahmen

16.5.1.1   Prävention

Mit Blick auf die Folgen der Neurotoxizität und die maßgebliche alltagsrelevante Beeinträchtigung für die Patienten ist eine Prophylaxe dieser therapieinduzierten Nebenwirkung umso wünschenswerter.

Der Einsatz verschiedener Substanzen, wie neurotroper Hormone (Nerve growth factor), Thiolderivate wie Amifostin und Aminosäure-Vitamin-Gemische oder Glutaminsäure bei Vincaalkaloid-induzierter Polyneuropathie, Carnitin bei Taxanen, wurden in Fallserien oder systematisch untersucht. Wenngleich hier partiell präventive Effekte bestanden, gibt es aufgrund widersprüchlicher Daten keine Empfehlung zu deren Einsatz in der Prävention der chemotherapieinduzierten Polyneuropathie. Dies gilt auch für die in den letzten Jahren wiederholt untersuchte und in einer Metaanalyse abgebildete Prophylaxe mit Magnesiumsulfat und Kalziumglukonat bei Oxaliplatin-Therapie (Jordan, Jahn et al. 2016; Loprinzi et al. 2020) wie auch für die Akupunkturbehandlung.

Bislang bildet der *Wechsel* auf ein weniger oder gar nicht neurotoxisches Präparat oder die *Reduktion der Zytostatikadosierung* bei ersten Anzeichen einer neurotoxischen Wirkung den einzig effektiven präventiven Ansatz. Vor allem bei Therapien mit kurativer Absicht sind dann schwierige Fragen mit dem Patienten zu diskutieren: Soll mit dem therapeutisch aussichtsreichsten Medikament in optimaler Dosis weiterbehandelt und eine Zunahme der Neurotoxizität in Kauf genommen werden? Abzuwägen ist hierbei natürlich insbesondere, ob in Kenntnis des typischen substanzspezifischen Verlaufs der Neurotoxizität bei guter symptomatischer Therapie ein Kompromiss gefunden werden kann oder ob doch eine Dosisreduktion versus ein alternativer Medikamenteneinsatz (mit etwaig geringerem Therapieeffekt) in Frage kommt.

Kryotherapie soll durch Applikation von Kälte zeitgleich zur Chemotherapie eine periphere Vasokonstriktion hervorrufen und somit die Perfusion der Akren mit potenziell neurotoxischen Substanzen minimieren. Eingesetzt werden hierbei „frozen gloves" (FG) und „frozen socks" (FS), die zuvor aufwendig vorbereitet und zum Erhalt der niederen Temperatur im Verlauf der Behandlung wiederholt ausgetauscht werden müssen. Zudem gibt es den Ansatz der mechanischen Kompression, der bedingt durch ein mechanisches Hindernis (meist chirurgische Handschuhe, die die eigentliche Handgröße leicht unterschreiten) ebenso die akrale Perfusion herabsetzen soll.

Studien zu beiden Verfahren entweder solitär oder kombiniert mehrten sich in den letzten Jahren, wobei beide Methoden insbesondere in der Taxanbehandlung bei Mammakarzinom-Patienten intensiv untersucht wurden. Gleichzeitig muss eingeräumt werden, dass keines der Verfahren, weder Kryotherapie noch Kompressionstherapie, standardisiert wurden. Bei Behandlung mit Taxanen kann zur Reduktion der Häufigkeit und Intensität einer schmerzhaften Neuropathie Kryo- und/oder Kompressionstherapie zum Einsatz kommen, *die Evidenz ist insgesamt jedoch noch unzureichend.* Außerdem tolerieren die Patienten oft weder die Kälte noch die Kompression (Rosenbaek et al. 2020).

> Eine standardisierte wirksame Prävention gegen neurotoxische Symptome existiert bislang nicht.

16.5.1.2 Therapie

Die Behandlung neurotoxischer Symptome erfolgt ausschließlich symptomatisch, da weder für zentrale noch periphere Mechanismen kausale prophylaktische Maßnahmen bestehen. Wenngleich insbesondere für die Behandlung der (seltenen) akuten Ifosfamid-Enzephalopathie die Gabe von Methylenblau (zum Teil kombiniert mit Thiamin) sowohl präventiv als auch therapeutisch in Fallserien aussichtsreich erschien, existiert aufgrund anderer widersprüchlicher Ergebnisse dazu keine leitlinienbasierte Evidenz zu dessen Anwendung (Jordan et al. 2020).

Eine Therapie der häufigen *toxischen Polyneuropathie* insbesondere nach Vincaalkaloiden, Cisplatin oder Taxanen ist leider bis heute nicht möglich. Die Behandlung neuropathischer Beschwerden orientiert sich am Beschwerdebild. Handelt es sich um Ausfallserscheinungen der Sensibilität (Taubheit, erschwerte Lagewahrnehmung im Raum) oder auch motorische Einschränkungen (Schwäche) oder eine Kombination beider Komplexe (Feinmotorikstörung, Gangstörung mit Fallneigung) ist eine engmaschige und rasch begonnene Physiotherapie in individueller Ergänzung mit Ergotherapie sinnvoll und nötig (Kleckner et al. 2018). Inwiefern diese nach initialer professioneller Anleitung auf einen selbstständigen Modus (unter Einschluss von Gleichgewichtsübungen) transferiert werden kann, muss individuell entschieden werden. Elektrotherapie und Bäder sowie Akupunktur können im multimodalen Konzept in Einzelfällen hilfreich sein und den langwierigen Prozess der Symptomlinderung unterstützen.

Sogenannte „Plus-Symptome" der Neuropathie, vordergründig schmerzhaft einschießende Neuralgien oder spontane Parästhesien sowie auf inadäquate Reize (Berührung, Temperaturreiz) hervorgerufene Missempfindungen, bieten einen Ansatzpunkt der symptomatischen Behandlung. Hierbei zeigte Duloxetin als Vertreter der Serotonin-Noradrenalin-Wiederaufnahmehemmer in Studien (Smith et al. 2013) einen positiven Effekt. Gleichzeitig können auch weitere in der Therapie neuropathischer Beschwerden eingesetzte Wirkstoffe, sog. Membranstabilisatoren, mit aussichtsreichem Effekt eingesetzt werden. Hierbei handelt es sich insbesondere um Antikonvulsiva und trizyklische Antidepressiva, beispielhaft seien Pregabalin, Gabapentin und Amitriptylin genannt. Selektive Serotonin-Wiederaufnahmehemmer können insbesondere bei begleitender ängstlicher Problematik oder Verstimmung nützlich sein, in besonders schwerwiegenden Einzelfällen können auch schmerztherapeutisch Opioide eingesetzt werden (Jordan et al. 2020).

> Eine standardisierte wirksame Therapie für neurotoxische Symptome gibt es bislang nicht. Unerträgliche Symptome können eine Dosisreduktion der gegen den Tumor gerichteten Substanzen erfordern.

16.6 Pflege bei Neurotoxizität

Patienten, die langfristig an feinmotorischen Störungen, Gefühllosigkeit der Extremitäten, Hörverlust und/oder Schmerzen leiden, sind in ihren Aktivitäten und Fähigkeiten eingeschränkt. Auch können psychische Stresssituationen entstehen wie Angst vor unkontrollierten Schmerzen oder Existenzproblemen, z. B. durch Arbeitsunfähigkeit.

Gute Kenntnisse der geplanten Behandlung und evtl. auftretender neurotoxischer Wirkungen ermöglichen es den Pflegenden, die Patienten entsprechend zu informieren, erste Anzeichen von Neurotoxizität *möglichst frühzeitig zu* erkennen und behandelnde Ärzte zu verständigen. Ein Fortschreiten der Neurotoxizität kann oft durch eine rechtzeitige Reduktion der Medikamentendosis, eine Therapiepause oder einen Wechsel des Präparats verhindert oder zumindest eingedämmt werden. Wie oben erwähnt, muss der Patient deshalb in diese Entscheidungen eingebunden werden.

Ziel der dargestellten Pflegeinterventionen ist es auch, dem Patienten trotz körperlicher Einschränkungen die Aufrechterhaltung *möglichst vieler täglicher Aktivitäten* zu ermöglichen.

Der Patient entwickelt oft eigene Strategien und „Tricks", wie er seine Einschränkungen zum Teil kompensieren kann. In schwierigeren Situationen können aber auch Angehörige, Freunde und häuslich Pflegende für spezifische Hilfeleistungen eingebunden werden.

Je nach Art und Grad der Neurotoxizität sind pflegerische Interventionen vor allem bei folgenden Aspekten wichtig:

- Parästhesien/Dysästhesien: u. a. Kribbeln, Drücken, „Ameisenlaufen", brennendes oder pelziges Gefühl, Schmerzen, Kälteempfindlichkeit der Extremitäten; all diese Phänomene sind als Bestandteil des „neuropathischen Schmerzsyndroms" zu sehen;
- Hypästhesie/Anästhesie (partieller bzw. vollständiger Sensibilitätsverlust) der Extremitäten (in erster Linie an Füßen und Händen), der eine Ungeschicklichkeit (sensorische Ataxie) hervorruft evtl. mit Einschränkung motorischer Funktionen;
- Paresen (Schwäche bis Lähmungen) der Extremitäten, vor allem an Füßen und Händen;
- Hörverlust und Tinnitus;
- Enzephalopathien.

Sehverlust als Folge von Neurotoxizität ist sehr selten. Details über *Müdigkeit* sind in ▶ Kap. 18, über *Darmatonie* in ▶ Kap. 21 zu finden. Falls Einschränkungen in der Sexualfunktionen als Folge von Neurotoxizität auftreten, müssen diese diskret besprochen werden (▶ Kap. 28).

Aufgrund der Symptome ist es gelegentlich schwer, eine neurotoxische Schädigung zu lokalisieren: z. B. Schwierigkeiten beim Halten einer Tasse beispielsweise können begründet sein

- durch Gefühllosigkeit (Schädigung von sensiblen Nervenfasern),
- durch Schwäche (Schädigung motorischer Fasern),
- durch eine Kombination beider Einschränkungen.

Auch bei Gangstörungen besteht ursächlich meist ein Mischbild peripherer sensibler und motorischer Defizite neben zerebellären Auffälligkeiten.

> Übereinstimmende Informationen aller an der Versorgung beteiligten Berufsgruppen hinsichtlich der Beschwerdedauer und des Risikos bleibender Langzeitfolgen sind für den Patienten besonders wichtig.

16.6.1 Erfassen der Symptome

Die Erfassung der Symptome vor und während der Tumortherapie kann die weitere Behandlung und Pflegespezifika maßgeblich beeinflussen. Wichtig ist, dass im Behandlungsteam Einigkeit über den/die angewandten Scores zur Erfassung der Neurotoxizität besteht und alle den Modus der Erfassung hinreichend beherrschen.

Vor der Symptomerfassung ist es wichtig, folgende Aspekte abzuwägen:

- Bestehen Komorbiditäten, z. B. Diabetes mellitus oder periphere Gefäßkrankheiten, die auch neurologische Symptome auslösen können? Das Wissen um vorbestehende Neuropathien kann die Wahl der Interventionen beeinflussen.
- Sind die neurotoxischen Wirkungen der jeweiligen Therapie reversibel oder eher nicht?
- Sind sie akut oder chronisch?
- Ist eine Zunahme der Neuropathie bei Weiterführen der Behandlung zu erwarten?
- Ist eine Zunahme der Neuropathie nach Therapieende zu erwarten („Coasting-Phänomen", ▶ Abschn. 16.4.3)?

Pflegende können Patienten ermutigen, ihre Symptome zu beschreiben, da dies einigen Patienten schwerfällt. Zu unterscheiden, ob die Symptome schmerzhaft oder im Alltag hinderlich sind, kann durchaus schwierig sein. Patienten können auch Informationen zurückhalten, um eine Verzögerung oder den Stopp der Therapie zu vermeiden.

Beispiel eines Erfassungsinstruments

> Insgesamt sind die Scores zur Erfassung von Neuropathien noch nicht hinreichend spezifisch entwickelt, um die Symptome als Korrelat dieser unerwünschten Wirkungen beim individuellen Patienten zu erfassen. Problematisch ist häufig die Beeinflussung subjektiver Scores durch begleitende Niedergestimmtheit oder Angst.

Es ist allerdings ein Fragebogen verfügbar, der eine orientierende Erfassung neurotoxischer Symptome (bei Patienten ohne zusätzlich bestehende kognitive Dysfunktion) erlaubt (◘ Abb. 16.1). Die Patienten haben somit die Möglichkeit, die Entwicklung der Symptome im Verlauf wiederholt einzuschätzen. Dies gibt dem Behandlungsteam Hinweise, wie stark der Patient dadurch beeinträchtigt ist und welche pflegerischen Ansätze und Interventionen in Frage kommen.

Der Patient kann diesen Fragebogen selbst mit seiner Bezugsperson oder in Zusammenarbeit mit den Pflegenden ausfüllen. Pflegende können anschließend anhand dieses Fragebogens besprechen, was den Patienten am meisten belastet.

Andere Erfassungsinstrumente wie FACT-Taxane oder CIPNS-32 (Ovarialkarzinom) können ebenfalls hilfreich sein. Der Lebensqualitätsfragebogen mit dem Schwerpunkt „Chemotherapie-induzierte Polyneuropathie" der EORTC (European Organisation for Research and Treatment of Cancer – Quality of life questionnaire: Chemotherapy-Induced Peripheral Neuropathy = EORTC QLQ-CIPN20) ist bei der EORTC erhältlich (Paice 2009; Albany et al. 2021). Zur Erfassung des neuropathischen Schmerzes, der einen aussichtsreichen medikamentösen Therapieansatz bietet, hat sich insbesondere der Pain Detect oder das Brief Pain Inventory (BPI) bewährt (Maihöfner et al. 2021).

16.6.2 Pflegerische Interventionen

Empfehlungen für Pflegeinterventionen beziehen sich in der Regel auf die Beratung und Schulung hinsichtlich der potenziellen Risiken und Verletzungsgefahr im Alltag und der Lebensqualität. Literaturquellen und Fachinformationen enthalten Vorschläge zu Interventionen bei Neuropathien. Auch bei diesen handelt es sich lediglich um teilweise konsensbasierte Empfehlungen und bisher nicht um anerkannte Standards, da deren Wirksamkeit bislang meist nicht durch multidisziplinäre Studien belegt ist.

Dennoch geben diese Interventionen Pflegenden die Möglichkeit, ihre Patienten zu unterstützen, und sie erlauben es den Patienten, *selbstständig und ohne Inkauf-*

Fragebogen für Patienten Wie stufen Sie die in den vergangenen 7 Tagen aufgetretenen Symptome ein? Bitte verwenden Sie die Bewertungsskala und kreisen Sie die entsprechende Nummer ein.	gar nicht	wenig	mäßig	stark	sehr stark
Ich hatte ein Taubheitsgefühl bzw. Kribbeln in meinen Händen/Fingern	0	1	2	3	4
Ich hatte ein Taubheitsgefühl bzw. Kribbeln in meinen Füßen	0	1	2	3	4
Ich hatte andere unangenehme Gefühle in meinen Händen	0	1	2	3	4
Ich hatte andere unangenehme Gefühle in meinen Füßen	0	1	2	3	4
Ich hatte Schwierigkeiten, Kleidungsstücke zuzuknöpfen	0	1	2	3	4
Ich hatte Schwierigkeiten, kleinere Objekte zu halten, zu erkennen	0	1	2	3	4
Ich hatte allgemein keine körperliche Kraft mehr	0	1	2	3	4
Ich hatte Schwierigkeiten, zu laufen	0	1	2	3	4
Ich hatte Hörprobleme	0	1	2	3	4
Ich hatte Geräusche in den Ohren (Klingen/Summen/Dröhnen)	0	1	2	3	4

◘ **Abb. 16.1** Fragebogen für Patienten zur Erfassung der therapieassoziierten Neurotoxizität. FACT/GOG-NTX-12. (Adaptiert von Functional Assessment of Chronic Illness Therapy/Gynecologic Oncology Group Neurotoxicity questionnaire; ▶ www.facit.org)

nahme zusätzlicher Risiken etwas gegen diese sonst schwer behandelbaren Symptome zu unternehmen.

> Bislang existieren keine Standards zur Prävention und Behandlung von Neurotoxizität und damit assoziierter Symptome.

16.6.2.1 Parästhesie und Dysästhesie

Parästhesien (z. B. Kribbeln) treten spontan auf, Dysästhesien beschreibt eine unangenehme bis schmerzhafte Wahrnehmung u. a. durch Stimulation, wie Berührungen oder Massage (▶ Pflegerische Interventionen).

Pflegerische Interventionen bei Parästhesie und Dysästhesie

Gemeinsam mit dem Patienten Art und Intensität der Parästhesien besprechen, ferner, wie ihnen begegnet werden kann. Schriftlich dokumentiert, können die erfassten Aspekte auch als Verlaufsparameter dienen.

- Wie äußern sich grundsätzlich Änderungen des Gefühls (Kribbeln, Brennen, Drücken, Schmerzen, Überempfindlichkeit gegenüber Berührung oder durch Temperatur, aber auch ein Verlust des Gefühls)?
- Wie erleben Sie diese Einschränkung?
- Welche Auswirkungen haben die Parästhesien auf Ihre täglichen Aktivitäten?
- Wodurch werden die Symptome ausgelöst oder verstärkt?

Pflegerische Interventionen:

- Je nach Symptom versuchsweise gemäßigte Kälte- oder Wärmeapplikation anbieten. Dabei extreme Temperaturen vermeiden.
- Empfehlung, bereits bei kühlen Temperaturen (nicht erst bei großer Kälte) warme Handschuhe, Socken bzw. warme Schuhe zu tragen.
- Bei spontanem Hitzegefühl oder Stören der Bettdecke die betroffenen Extremitäten ohne Bettdecke lagern.
- Gezielte Physio- und Ergotherapie integrieren als Hilfe zur Bewältigung der täglichen Arbeit und Aktivitäten, z. B. bei Schwierigkeiten, Objekte zu greifen und halten (Feinmotorik).

Diese physikalischen Maßnahmen stellen zwar die normalen Empfindungen nicht wieder her, die Patienten spüren jedoch oft eine angenehme, wenn auch nur kurze Veränderung ihrer Sensibilitätsstörung.

Spezielle Information bei kälteassoziierten Dysästhesien nach Oxaliplatin Siehe ▶ Pflegerische Interventionen. Besonders wichtig: Die akuten Symptome können unmittelbar nach der Infusion auftreten, etwa nach Einnahme von *kalten Speisen* oder *Getränken* und/oder dem *Einatmen von kalter Luft* (im Winter oder bei extrem kühl eingestellten Klimaanlagen). Der Beginn und die Dauer dieser Symptome sind sehr individuell; sie können unmittelbar nach der Infusion auftreten und dauern Stunden, einige Tage oder auch Monate. Die Dysästhesien in den Extremitäten können während der Therapie zunehmen.

Es ist besonders wichtig, die möglichen Symptome *vor* Therapiebeginn mit den Patienten zu besprechen.

Pflegerische Interventionen bei kälteassoziierten Dysästhesien

Information vor bzw. bei Therapiebeginn

- Den Patienten versichern, dass trotz der störenden Empfindungen im Mund und Rachen normal geatmet werden kann. Die Patienten beschreiben zwar ein Gefühl von Atemnot (Kehlkopf-Spasmen), merken aber, dass sie durchatmen können. Diese sehr eigenartige Empfindung verschwindet spontan ohne eine spezielle Behandlung.
- Der Patient kann versuchen, ein paar Minuten in einer warmen Umgebung ruhig zu sitzen und entspannt zu atmen, evtl. etwas Warmes zu trinken, einen Schal um Mund und Nase zu wickeln.

Zur Verhütung von kälteassoziierten Symptomen

- Berührung kalter Gegenstände, z. B. Inhalte von Kühlschrank/Gefrierfach, metallener Geländer, Lenkrad bei ungeheizten Autos, Metallstangen in Bus, Zug usw., grundsätzlich nur mit Handschuhen
- Kalte Nahrungsmittel vermeiden; empfohlen werden warme Speisen, mindestens von Zimmertemperatur.
- Überexposition in der Kälte bei Aktivitäten im Freien vermeiden, z. B. längere Spaziergänge im Schnee.
- Feste Schuhe mit warmen Socken tragen.
- Auf Fliesen ohne Bodenheizung und anderen kühlen Bodenbelägen Socken bzw. Schuhe tragen.
- Hände oder Füße nicht mit zu kühlem/kaltem Wasser waschen; Kneipp-Kur nicht empfohlen.
- Ohren und Nasenspitze vor Kälte schützen.

16.6.2.2 Hypästhesie/Anästhesie

Zur Erfassung dieser Symptome sollen konkrete Fragen gestellt werden, z. B.: Woran hindern Sie die störenden Empfindungen (beim Ankleiden, bei der Benutzung des Bestecks oder des Computers)?

Die Fähigkeiten im täglichen Leben (ADL-Score) erfassen und die in den ▶ Pflegerischen Interventionen genannten Punkte mit dem Patienten besprechen bzw. ihm diese anbieten.

Pflegerische Interventionen bei Hypästhesie/Anästhesie

Unterstützung bei den täglichen Aktivitäten

- Hilfe beim An- und Auskleiden, z. B. Knopfverschlüsse öffnen und schließen, Schuhe zubinden. Einfache und sichere Lösungen vorschlagen, z. B. Klett- oder Reißverschluss mit zusätzlicher Schlaufe, festes Schuhwerk mit einem guten Halt, das auch das obere Sprunggelenk einschließen kann.
- Körperhygiene erleichtern, z. B. durch elektrische Zahnbürste, Verlängerungsstück für Haarkämme, Rasierapparate, Lippenstifthalter etc.
- Für problemloses Essen und Trinken schwer zu handhabende Geschirrteile vorübergehend ersetzen, z. B. Tassen mit gut greifbaren Henkeln und leichtes Geschirr verwenden; evtl. Trinkhalme benutzen.
- Haushaltsarbeit erleichtern: Vorschläge für einfacheres Hantieren beim Abwaschen, Nähen, Kochen etc. geben. Ergotherapie integrieren und Einsatz spezieller Geräte oder Hilfsmittel vorschlagen.

- Bei Schreibschwierigkeiten: Einführung spezieller Hilfsmittel oder Geräte unter Einbeziehung von Physio- oder Ergotherapie.

Informationen zur Sicherheit

- Orientierung über die Gefahr von Verletzungen und Infektionen, da Schmerz, Kälte und Wärme nicht wahrgenommen werden.
- Schnittwunden beim Nägelschneiden, bei Haushalts- und Berufsaktivitäten vermeiden.
- Vorsicht vor Verbrennungen, z. B. beim Umgang mit Heizkissen, heißen Pfannen u. Ä.
- Auf lokale Infektionen achten, z. B. Nagelumläufe, entzündete Hühneraugen.
- Zu starke und zu lange Kälteexposition vermeiden wegen Erfrierungsgefahr.
- Vermeidung von Druckstellen durch mangelnden Lagewechsel (> 2 h in derselben Position) oder auch am Schuhwerk.

16.6.2.3 Interventionen bei neuropathischen Schmerzen

Verabreichung von Schmerzmitteln nach Verordnung.

Da neuropathische Schmerzen auf Opioide nicht immer optimal ansprechen, ist die Zugabe von Psychopharmaka und/oder Antiepileptika zu erwägen (▶ Kap. 15).

Pflegerische Interventionen bei sensorischer Ataxie

- Stabilen Augen-Hand-Kontakt üben, z. B. trainieren, ein Objekt während der Greifbewegung zu fixieren.
- Die Wohnung oder das Krankenzimmer auf Gefahren hin inspizieren und prüfen, ggf. mit dem Patienten und seinen Angehörigen Sicherheitsaspekte besprechen:
  - Hilfsmaterialien in der Küche – Kochtopflappen, Gummihandschuhe?
  - Ausreichend Licht?
  - Sichere Bodenverhältnisse?
  - Ist das Badezimmer sicher und rutschfest? Sind Handgriffe nötig?
  - Gibt es Objekte, über die man stolpern könnte? Sind Teppiche rutschfest?
  - Sind viele Treppen vorhanden?
  - Stehen die Möbel fest oder auf Rädern?
- Auf feste Schuhe mit rutschfesten Sohlen achten: Schuhe mit hohem Fußgelenkteil geben mehr Halt und Sicherheit.
- Auto- und Fahrradfahren: Bei schweren Einschränkungen soll ein Arzt zur Beurteilung der Fahrtauglichkeit hinzugezogen werden.
- Ambulante soziale Unterstützung organisieren als Hilfestellung bei der weiteren Ausübung des Berufs, wenn dieser Fingerfertigkeit erfordert.

16.6.2.4 Interventionen bei motorischer Ataxie und bei Schwäche der Extremitäten (Gehstörungen)

Zur Erfassung dieser Symptome sollen konkrete Fragen gestellt werden, z. B. „Welche Einschränkungen stellen Sie bei täglichen Aktivitäten (wie Spaziergänge, Einkaufen, Handarbeit, sportlichen Aktivitäten) fest?". Allgemeine Maßnahmen sind in den ▶ Pflegerischen Interventionen dargestellt.

Pflegerische Interventionen bei Ataxie

- Lichtverhältnisse – gutes Licht in den Räumen, im Treppenhaus usw.
- Sicherheit bei Mobilisation gewährleisten: Gebrauch von Gehstöcken, Eulenburg Gehwagen mit Armstützen; Begleitung durch die Pflegenden; Einbeziehung eines Physiotherapeuten zwecks Anpassung und Instruktion der korrekten Benutzung von Hilfsmitteln.
- Hilfsgeräte für das Anziehen von Kleidern (Schuhlöffel, Socken, Reisverschluss)
- Physiotherapie, Massage und Stretching einsetzen, Erhaltung des Muskeltonus durch Gebrauch von Fußbrettern und Armstützen.
- Auf feste Schuhe mit rutschfesten Sohlen achten: Schuhe mit hohem Fußgelenkteil geben mehr Halt und Sicherheit.

16.6.2.5 Hörverlust

Bei der Anamnese soll abgeklärt werden, ob bereits eine Hörschädigung oder ein Hörverlust besteht (z. B. bei älteren Patienten oder vorausgegangener hoher Lärmbelastung). Das ist besonders wichtig vor dem Einsatz von Platinpräparaten. Häufig bemerkt der Patient die Einschränkung des Hörvermögens zuerst beim Telefonieren oder wenn mehrere Personen gleichzeitig sprechen (Störgeräusche).

Bei Patienten, für die ein gutes Gehör existenziell wichtig ist (z. B. bei Berufsmusikern, Lokführern, Bus-, Straßenbahnfahrern), muss der Arzt zusammen mit dem Patienten entscheiden, ob die Verabreichung von Cisplatin vertretbar ist.

Allgemeine Maßnahmen sind in den ▶ Pflegerischen Interventionen dargestellt.

Pflegerische Interventionen bei drohendem Hörverlust

- Den Patienten über mögliche Veränderungen der Hochtonwahrnehmung informieren.
- Den Patienten dazu auffordern, frühzeitig mitzuteilen, wenn Tinnitus oder andere Hörveränderungen auftreten. Diese Information ist wichtig, damit die Platintherapie vor dem Auftreten irreversibler Gehörstörungen reduziert oder abgesetzt werden kann.
- Bei Patienten mit schwerem Hörverlust auf Blickkontakt während des Gesprächs achten und langsam sprechen.
- Evtl. nichtverbale Methoden der Kommunikation nutzen: Schreibblock, Mobiltelefone oder Computer.

16.6.2.6 Tinnitus

Patienten berichten von Sausen, Rauschen, Pfeifen, Summen, Dröhnen oder auch Klingeln in den Ohren. Die Patienten hören diese Geräusche, ihr Umfeld aber nicht. Das Symptom ist zwar „harmlos", die Patienten besitzen jedoch einen zum Teil erheblichen Leidensdruck und hinterfragen wiederholt, ob der Tinnitus lebenslang bestehen bleiben wird.

Bei Risikopatienten unbedingt nachfragen,
- ob dieses Symptom vorhanden ist,
- wie sie Tinnitus erleben,
- was sie bis jetzt dagegen unternommen haben.

Verschiedene Behandlungen des Tinnitus werden beschrieben, allerdings konnte bei keiner Therapie bisher eine Wirksamkeit nachgewiesen werden. Deshalb ist der Markt für alternative Behandlungen groß und vermutlich auch lukrativ. Es sind dazu unzählige Vorschläge im Internet zu finden.

Generell soll verhindert werden, dass sich das gesamte Denken und Fühlen des Patienten auf den Tinnitus ausrichtet. Es ist wichtig, dass der Betroffene lernt, mit dem Ohrgeräusch umzugehen. Es kann sein, dass nach längerer Zeit eine Gewöhnung an das Geräusch eintritt und der Patient es weniger störend empfindet.

> Absolute Stille führt leicht zur Konzentration auf den Tinnitus und verstärkt diesen damit subjektiv.

Patienten mit Tinnitus reagieren empfindlicher auf Geräusche in ihrem täglichen Umfeld, z. B. auf lautes Radio, Fernseher oder Telefonklingeln. Was sonst normal ist, ist zu laut für Patienten mit Tinnitus. Mögliche Vorschläge sind in den Pflegerischen Interventionen dargestellt.

Pflegerische Interventionen bei Tinnitus
Beratung durch Pflegende
- Vermeiden von lauter oder lärmintensiver Umgebung/Veranstaltungen, z. B. Konzerte, Sportveranstaltungen, Gedränge in Einkaufszentren und Bahnhöfen.
- Vermeiden lärmender Maschinen, z. B. Rasenmäher, Föhn.
- Benutzen von Ohrenschutz (Ohrenstöpsel, Kopfhörer, Ohrenschützer), um das Lärmniveau zu senken.
- Akustische Ablenkung (z. B. leise, rhythmische Musik), um sich nicht auf den Tinnitus zu konzentrieren.
- Zum Einschlafen leise beruhigende Musik hören.
- Andere leise Töne im Hintergrund erzeugen, z. B. Wasser oder einen Ventilator laufen lassen.
- Entspannungstechniken einüben, Biofeedback, Muskelentspannung, sanfte Kopfmassage.

Viele Patienten berichten, der Tinnitus nehme in Stresssituationen zu. Ein- und Durchschlafen werden gestört. Chronischer Schlafmangel und damit abnehmende Lebensqualität können Ängste und Depressionen auslösen.

Praxistipp

Zusammen mit dem Arzt und nach eingehender Besprechung mit dem Patienten:
- Beratung durch einen Psychologen oder Psychotherapeuten,
- Antidepressiva, Schlafmittel nach Verordnung.

Selbsthilfegruppen können den Patienten unterstützen.

16.6.2.7 Chronische Enzephalopathien

Kognitive Dysfunktion: Es handelt sich hier um ein Problemfeld in der Onkologie, das von zunehmendem Interesse für Patienten, Ärzte und Pflegende ist. Leider existieren bislang keine standardisierten Behandlungen für Patienten, die unter solchen Funktionsstörungen leiden.

Patienten berichten über folgende *Symptome:*
- Konzentrationsstörungen,
- Gedächtnisstörungen,
- eingeschränkte intellektuelle Leistungsfähigkeit,
- Antriebsminderung,
- Müdigkeit.

Aussagen wie: „Ich kann mich nicht mehr auf meinen Kopf verlassen", „Ich hatte einen Schlüssel in meiner Hand, wusste aber nicht, was ich damit machen sollte", „Ich stehe in einem Raum und weiß nicht mehr, warum ich dort bin" sind mögliche Hinweise auf dieses Problem.

In den ▶ Pflegerischen Interventionen sind allgemeine Hinweise vorgestellt.

Pflegerische Interventionen bei kognitiver Dysfunktion
Pflegende sollen die kognitiven Einschränkungen ihrer Patienten nicht „kleinreden". Ihre Anerkennung hilft, das Leiden daran zu vermindern und bewusster damit umzugehen.

Patienten können bei Gelegenheit gefragt werden, was sie konkret belastet oder stört. Es muss allerdings beachtet werden, dass bei diesen Symptomen typischerweise zu viele Fragen und das Nachhaken auch überfordern können.
- Pflegende müssen den Patienten mehr Zeit geben, Gedanken und Wörter zu finden und zu formulieren. Wiederholungen und/oder Verständniskontrolle der Information sind sinnvoll.
- Einbeziehung von Sozialarbeitern bei notwendigem Wechsel des Arbeitsplatzes.
- Hilfen für die täglichen Aktivitäten aufzeigen, z. B. immer Einkaufszettel schreiben und mitnehmen, regelmäßige Telefonkontakte und Abmachungen mit Angehörigen und Freunden empfehlen, um die zeitliche und örtliche Orientierung zu unterstützen, (tagesaktuelle) Aufgabenliste („To-do-Liste") schreiben.
- Die Angehörigen frühzeitig mit einbeziehen, gegenseitiges Verständnis fördern.
- Gefahrenmomente durch Fehlhandlungen (Feuer, Strom) für sich und andere erkennen.
- Helfen, neue kognitive Strategien zu entwickeln („Eselsbrücken").
- Gedächtnistraining wie Kreuzworträtsel oder Sudoko vorschlagen.
- Regelmäßige, aber nicht überfordernde körperliche Bewegungen wie entspanntes Gehen oder Yoga anregen.
- Aufmerksam unterstützendes Zuhören und das Wissen darum, dass diese Probleme auftreten können, sind wichtige Maßnahmen.
- Fühlt sich der Patient überfordert und ist er damit einverstanden, kann eine Überweisung durch den behandelnden Arzt für eine erweiterte Diagnostik (Neuropsychologie, Neurologie/Psychiatrie) veranlasst werden oder ggf. psychosoziale Abklärung/Unterstützung angezeigt sein.

Literatur

Zitierte Quellen

Albany C et al (2021) Cisplatin-associated neuropathy characteristics compared with those associated with other neurotoxic chemotherapy agents (Alliance A151724). Support Care Cancer 29(11):7129–7130. https://doi.org/10.1007/s00520-021-06523-z

Burgess J, Ferdousi M, Gosal D, Boon C, Matsumoto K, Marshall A, Mak T, Marshall A, Frank B, Malik RA, Alam U (2021) Chemotherapy-induced peripheral neuropathy: epidemiology, pathomechanisms and treatment. Oncol Ther 9(2):385–450

Christie LA et al (2012) Impaired cognitive function and hippocampal neurogenesis following cancer chemotherapie. Clin Cancer Res 18:1954–1965

Jordan B, Margulies A et al (2020) Systemic anticancer therapy-induced peripheral and central neurotoxicity: ESMO-EONS-EANO Clinical Practice Guidelines for diagnosis, prevention, treatment and follow-up. Ann Oncol 31:1306–1319

Jordan B, Benesova K, Hassel JC, Wick W, Jordan K (2021) How we identify and treat neuromuscular toxicity induced by immune checkpoint inhibitors. ESMO Open 6(6):100317

Jordan B, Jahn F, Beckmann J, Unverzagt S, Müller-Tidow C and Jordan K (2016) „Calcium and Magnesium Infusions for the Prevention of Oxaliplatin-Induced Peripheral Neurotoxicity: A Systematic Review." Oncology 90(6):299–306

Kleckner IR, Kamen C, Gewandter JS et al (2018) Effects of exercise during chemotherapy on chemotherapy-induced peripheral neuropathy: a multicenter, randomized controlled trial. Support Care Cancer 26(4):1019–1028

Loprinzi CL, Lacchetti C et al (2020) Prevention and management of chemotherapy-induced peripheral neuropathy in survivors of adult cancers: ASCO guideline update. JCO 38:3325–3345. Retr. 2022 May

Maihöfner C, Diel I, Tesch H et al (2021) Chemotherapy-induced peripheral neuropathy (CIPN): current therapies and topical treatment option with high-concentration capsaicin. Support Care Cancer 29(8):4223–4238

Mocquot P, Mossazadeh Y, Lapierre L et al (2022) The pharmacology of blinatumomab: state of the art on pharmacodynamics, pharmacokinetics, adverse drug reactions and evaluation in clinical trials. J Clin Pharm Ther 47(9):1337–1351

Morris EC, Neelapu SS et al (2022) Cytokine release syndrome and associated neurotoxicity in cancer immunotherapy. Nat Rev Immunol 22(2):85–96

Paice J (2009) Clinical challenges: chemotherapy-induced peripheral neuropathy. Semin Oncol Nurs 25(2, Suppl 1):S8–S19

Rosenbaek F, Holm HS, Hjelmborg JVB et al (2020) Effect of cryotherapy on dose of adjuvant paclitaxel in early-stage breast cancer. Support Care Cancer 28(8):3763–3769

Roth P, Winklhofer S, Müller AMS et al (2021) Neurological complications of cancer immunotherapy. Cancer Treat Rev 97:102189

Salat K (2020) Chemotherapy-induced peripheral neuropathy – part 2: focus on the prevention of oxaliplatin-induced neurotoxicity. Pharmacol Rep 72(3):508–527

Smith EM et al (2013) Effect of duloxetine on pain, function, and quality of life among patients with chemotherapy-induced painful peripheral neuropathy: a randomized clinical trial. JAMA 309(13):1359–1367. https://doi.org/10.1001/jama.2013.2813

Vardy J et al (2014) Cognitive function and fatigue after diagnosis of colorectal cancer. Ann Oncol 25:2404–2412

Weiterführende Literatur

Baer B (2021) CAR T-cell therapy: updates in nursing management – chimeric antigen receptor t-cell therapy, cytokine release syndrome, neurotoxicity. CJON 25(3):255–258

Bolz S et al (2021) Detect it so you can treat it: a case series and proposed checklist to detect neurotoxicity in checkpoint therapy. eNeurologicalSci 22:100324

Cavaletti G (2013) The chemotherapy-induced peripheral neuropathy outcome measures standardization study: from consensus to the first validity and reliability findings. Ann Oncol 24:454–462. https://doi.org/10.1093/annonc/mds329

Cheng HL et al (2020) Psychometric testing of the Functional Assessment of Cancer Therapy/Gynecologic Oncology Group—Neurotoxicity (FACT/GOG-Ntx) subscale in a longitudinal study of cancer patients treated with chemotherapy. Health Qual Life Outcomes 18:246

Frisina RD et al (2016) Comprehensive audiometric analysis of hearing impairment and tinnitus after cisplatin-based chemotherapy in survivors of adult-onset cancer. J Clin Oncol 34(23):2712–2720

Grapp M, Argstatter H et al (2014) Music therapy for chronic tinnitus: variability of tinnitus pitch in the course of therapy. J Am Acad Audiol 25(4):335–342. https://doi.org/10.3766/jaaa.25.4.5

Huehnchen P et al (2020) Cognitive impairment after cytotoxic chemotherapy. Neuro-Oncol Pract 7(1):11–21

Kanzawa-Lee GA et al (2019) Mechanisms, predictors, and challenges in assessing and managing painful chemotherapy-induced peripheral neuropathy. Semin Oncol Nurs 35(3):253–260

Knoerl R et al (2020) Proactive rehabilitation for chemotherapy-induced peripheral neuropathy. Semin Oncol Nurs 36(1):150983

Kurcio KR (2016) Chemotherapy-induced peripheral neuropathy, scales, questionnaires, instruments, psychometric properties. CJON 20(2):144–151

Laforgia M et al (2021) Peripheral neuropathy under oncologic therapies: a literature review on pathogenetic mechanisms. Int J Mol Sci 22(4):1980

Przybylyski A, Esper P (2016) Early recognition and management of posterior reversible encephalopathy syndrome: a newly recognized complication in patients receiving tyrosine kinase inhibitors biotherapy, targeted therapies, leukemia, lymphoma, hematology, management issues, neurotoxicity, oral therapies. CJON 20(3):305–308

S3-Leitlinie Supportive Therapie bei onkologischen PatientInnen. Langversion 1.3 – _Februar 2020 AWMF-Registernummer: 032/054OL

Sałat K (2020) Chemotherapy-induced peripheral neuropathy: part 1—current state of knowledge and perspectives for pharmacotherapy. Pharmacol Rep 72:486–507

Smith EM et al (2008) The total neuropathy score: a tool for measuring chemotherapy-induced peripheral neuropathy. Oncol Nurs Forum 35(1):96–102

Staff NP et al (2019) Platinum-induced peripheral neurotoxicity: from pathogenesis to treatment. J Peripher Nerv Syst 24(Suppl 2):S26–S39. https://doi.org/10.1111/jns.12335

Vasquez S (2014) Chemotherapy induced peripheral neuropathy: the modified total neuropathy score in clinical practice. Ir J Med Sci 183(1):53–55

Internetadresse

Function Assessment of Chronic Illness Therapy. www.facit.org (Fragebogen zur Erfassung von Neurotoxizität, Fragebogen zur Erfassung der kognitiven Funktion)

Patientenbroschüre

www.tzb.de – Broschüre „Chemobrain". Merk -und Konzentrationsstörungen bei Tumorpatienten

Atemnot

Yvonne Eisenmann und Steffen Simon

Inhaltsverzeichnis

Autoren der vorherigen Fassung: L. Jost, A. Margulies

17.1 Einführung

Ähnlich wie bei Schmerzen handelt es sich bei Atemnot (Dyspnoe) um ein subjektives Empfinden, dessen Ausmaß nur der Patient selbst beurteilen kann. Für Patienten und Angehörige ist Atemnot eines der am stärksten mit Angst besetzten Symptome und wird oft als lebensbedrohlich empfunden.

Betroffenen fällt es mitunter schwer, die Atemnot zu beschreiben, sie nutzen Umschreibungen wie „bekomme nicht genug Luft", „bin kurzatmig", „ersticke", „brauche mehr Luft". Leider bleibt die Wahrnehmung dieser Symptome durch Angehörige und Pflegende oft auf die terminale Krankheitsphase beschränkt, obwohl sich schon früher sinnvolle Maßnahmen treffen lassen. Im Verlauf einer Krebserkrankung leiden viele Betroffene unter Atemnot, am Lebensende bis zu drei Viertel der Patienten und Patientinnen (Moens et al. 2014). Trotz der Fortschritte in der Krebsbehandlung und Studien zur symptomatischen Behandlung bleibt Atemnot ein schwer zu linderndes Symptom, unter dem die Betroffenen, deren Angehörige, aber auch Pflegefachpersonen zu leiden haben.

Bei der Behandlung der Atemnot nehmen pflegerische und nichtpharmakologische Interventionen eine wichtige Stellung ein. Die Aufgabe der Pflegefachpersonen besteht im Erkennen und Erfassen der Atemnot, dem Umsetzen der erforderlichen Therapien sowie der Begleitung und Beruhigung der von Atemnot betroffenen Menschen und ihrer Angehörigen.

17.2 Definition und Symptome

Atemnot wird in der Fachsprache Dyspnoe (griech. dys: schlecht, pnoia: Atmung) genannt. Nach der Beschreibung der American Thoracic Society erscheint Atemnot als „eine subjektive Erfahrung einer unangenehmen Atmung, die in ihrer Ausprägung schwanken kann. Die Erfahrung wird von einem komplexen Zusammenspiel physischer, psychischer, sozialer und umweltbedingter Faktoren beeinflusst und kann sekundäre physiologische und verhaltensbezogene Reaktionen auslösen" (Parschall et al. 2012). Das Bild der Atemnot kann also stark variieren. Ihr Ausmaß ist nicht streng von objektivierbaren Messwerten, z. B. Blutgasanalyse, Lungenfunktion, muskulärer Atemarbeit oder körperlicher Leistungsfähigkeit, abhängig. Diskrepanzen zwischen objektiv schwerer Beeinträchtigung der Atmung und einer geringen subjektiven Störung – und insbesondere auch umgekehrt – sind häufig und entsprechen nicht einer bewussten Verharmlosung (Dissimulation) oder einer Simulation. Die Ursachen dieser Diskrepanzen sind nicht erklärt. Atemnot äußert sich in

leichteren Fällen als Kurzatmigkeit bei größeren alltäglichen Anstrengungen, z. B. beim Treppensteigen, im Falle schwerster Atemnot jedoch schon in Ruhe. Eventuell besteht eine Orthopnoe, d. h., die Person leidet im Liegen mehr an Dyspnoe als im Sitzen. Besteht die Atemnot trotz optimaler Therapie der Grunderkrankung oder der vermuteten Ursache weiter, spricht man von refraktärer oder chronischer Atemnot.

Neben einer kontinuierlichen Atemnot kann diese episodisch in Form von Atemnotattacken auftreten. Eine internationale Definition beschreibt Atemnotattacken als: eine Form von Atemnot und durch eine starke Zunahme der Atemnotintensität oder des unangenehmen Gefühls durch Atemnot gekennzeichnet, die nach Empfinden des Patienten außerhalb normaler Schwankungen von Atemnot liegen. Atemnotattacken sind zeitlich begrenzt (Sekunden bis Stunden), treten intermittierend und unabhängig vom Vorliegen kontinuierlicher Atemnot auf. Atemnotattacken können vorhersehbar oder unvorhersehbar sein, abhängig davon, ob Auslöser benannt werden können. Es gibt eine Vielzahl von bekannten Auslösern, die sich gegenseitig beeinflussen können (z. B. körperliche Belastung, Emotionen, Begleiterkrankungen oder Umgebungsfaktoren). Eine Atemnotattacke kann von einem oder mehreren Auslösern verursacht werden (Simon et al. 2014). Die Dauer variiert, durchschnittlich dauern Atemnotnotattacken bei fortgeschrittener Krebserkrankung 5 min, oft sind sie von Angst und Panik begleitet (Weingärtner et al. 2015). Die plötzlich auftretende Atemnot überschreitet oft die Handlungsmöglichkeiten des Patienten und der Angehörigen zur Linderung der Atemnot (Mularski et al. 2013).

> Atemnot beim Sprechen oder bereits in Ruhe ist ebenfalls oft mit Angstgefühlen verbunden, die die Dyspnoe weiter verschlimmern und zur Hyperventilation führen können. Schwere Atemnot ist ein medizinischer Notfall, da der Kreislauf z. B. bei einer Hustenattacke instabil werden kann oder die Patienten bereits Zeichen eines Schockzustands aufweisen können.

Gelegentlich führen Stenosen zu Stridor (bei jedem Atemzug hörbare Pfeifgeräusche). Dieses Pfeifen beim Einatmen weist auf ein Hindernis der oberen Luftwege hin, beim Ausatmen dagegen auf ein Hindernis im Bereich der Bronchien oder kleineren Luftwege.

Eine länger dauernde Störung der Atemfunktion kann zu einem unbewussten Vermeidungsverhalten führen, das die wahrgenommenen Beschwerden verringert. Daneben sind vor allem bei rasch aufgetretenen Atemstörungen emotionale Faktoren wie Angstgefühle und Schmerzen sehr wichtig und verstärken das Empfinden der Dyspnoe.

17

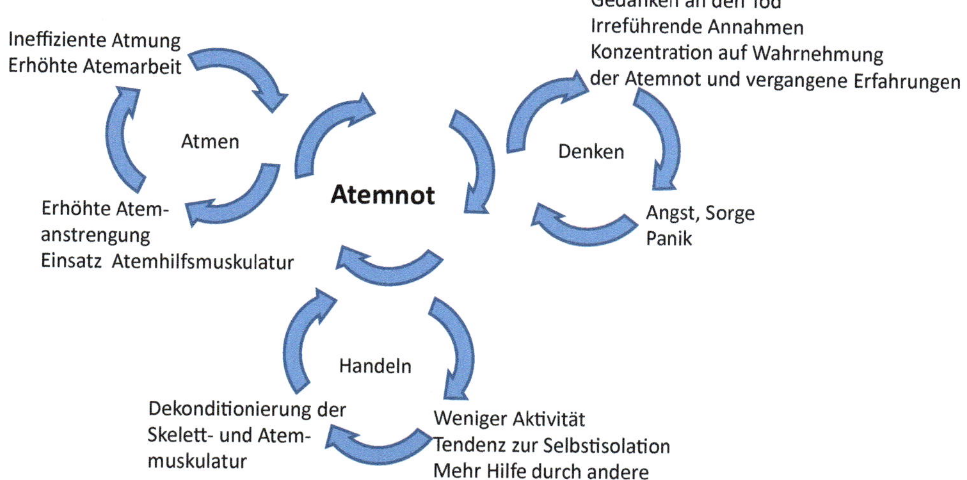

Abb. 17.1 Modell „Atmen – Denken – Handeln". (Nach Spathis et al. 2017, übersetzt und adaptiert von Y. Eisenmann)

Die komplexen Zusammenhänge der Entstehung und Aufrechterhaltung von Atemnot werden im mehrdimensionalen BTF-Modell (Breathing [Atmen], Thinking [Denken] und Functioning [Handeln]) (Spathis et al. 2017) dargestellt (**Abb. 17.1**). Dieses Modell verschiedener Teufelskreise bietet den Patientinnen und Patienten sowie Angehörigen zugleich Erklärung der Zusammenhänge und Ansatzpunkte zur Intervention. Im Bereich Atmung liegen häufig dysfunktionale Atemmuster vor. Das Gefühl, „mehr Luft" zu benötigen, führt oft zu einer ineffizienten Atmung im oberen Bereich der Lunge unter Einsatz der Atemhilfsmuskulatur. Die Atmung wird noch anstrengender und die Atemnot verstärkt. Der Bereich des Denkens und Fühlens vermittelt, dass Atemnot häufig mit Angst verbunden ist. Angst verstärkt die wahrgenommene Atemnot, was zu weiterer Angst bis hin zur Panik mit erhöhter Atemfrequenz führt. Die Muskeln verspannen sich und bedingen eine erschwerte Atemarbeit. Eine normale Reaktion auf Atemnot ist es, Aktivität zu vermeiden, Patienten ziehen sich zurück und sind zunehmend auf Unterstützung anderer angewiesen. Diese Inaktivität führt jedoch zu reduzierter Sauerstoffaufnahme der Muskeln und Muskelabbau. Dies wiederum führt zu verstärkter Atemnot.

Symptome der Atemnot

- Atemfrequenz > 20–40 Züge/min
- Tiefere Atemzüge (sofern die Atemtiefe nicht z. B. durch Schmerzen beeinträchtigt ist)
- Blässe und Zyanose
- In- und/oder exspiratorischer Stridor
- Instabiler Kreislauf mit Tachykardie, evtl. Tachyarrhythmie, Hypotonie, Schwitzen

Zur Einschätzung des Schweregrads und möglicher Zusammenhänge stehen verschiedene Messparameter zur Verfügung. Die Erfassung der vom Patienten empfundenen Atemnot dient der Planung geeigneter medizinischer und pflegerischer Interventionen (s. Übersicht).

Messparameter zur Erfassung der Atemnot

- Messparameter zur **objektiven** Erfassung der Atemnot
  - Messung der Blutgase (Hypoxie, Hyperkapnie, Säuregrad)
  - Messung der Lungenfunktion (Lungenvolumen, Obstruktion, Restriktion)
- Messparameter zur **subjektiven** Erfassung der Atemnot
  - Fragebogen inklusive visuelle Analogskalen (VAS) zur detaillierteren Erfassung der Dyspnoe
  - Einfache Klassifizierung der Atemnot gemäß der New York Heart Association (NYHA Grad I–IV, **Tab. 17.1**)
  - Erfassung des sensorischen Erlebens: Intensität/Schweregrad der Atemnot und Atemnotattacken durch eine numerische Ratingskala (NRS) von 0–10
  - Erfassung der emotionalen Belastung als das unangenehme Gefühl durch die Atemnot, durch eine numerische Ratingskala (NRS) von 0–10 oder Mehrfachfragen, z. B. Angst und Depression durch Hospital Anxiety and Depression Scale (HADS)
  - Beeinträchtigung im Alltag durch die Atemnot, z. B. durch Chronic Respiratory Disease Questionnaire (CRQ) (Guyatt et al. 1987)
  - Bei Atemnotattacken zusätzlich die Dauer und Häufigkeit der Attacken, ggf. Trigger der Atemnotattacken

◻ Tab. 17.1 Klassifizierung der Atemnot nach New York Heart Association(NYHA)	
Grad	**Kennzeichen**
I	Atemnot nur bei großer Anstrengung
II	Atemnot bereits bei alltäglicher Anstrengung
III	Atemnot bei geringster Belastung, z. B. beim Sprechen oder An- und Auskleiden
IV	Atemnot in Ruhe

17.3   Ursachen

Atemnot kann beim Tumorpatienten auf ganz unterschiedliche Weise entstehen. Häufig ist eine Kombination verschiedener Mechanismen Ursache einer schwereren Atemnot (s. unten).

17.3.1   *Direkt* durch den Tumor bedingte Atemnot

- Einengung der Luftwegedurch einen Primärtumor oder durch Metastasen
- Atelektase durch tumorbedingte Kompression von Bronchien
- Zahlreiche Lungenmetastasen (◻ Abb. 17.2) oder Lymphangiose der Lunge (z. B. bei Mammakarzinom)
- Pleuraerguss infolge Pleurabefall (◻ Abb. 17.3; z. B. bei Bronchial- oder Mammakarzinom oder Mesotheliom)
- Massiver Aszites mit Zwerchfellhochstand bei Peritonealkarzinose (z. B. bei Magenkarzinom, Ovarialkarzinom)

17.3.2   *Indirekt* durch den Tumor bedingte Atemnot

- Anämie infolge Tumor, Tumorblutung
- Einschränkung der Atemtiefe durch Schmerzen, Brustwandinstabilität bei multiplen Rippenfrakturen
- Schädigung des Phrenikusnervs oder Myelonkompression mit hoher Tetraplegie

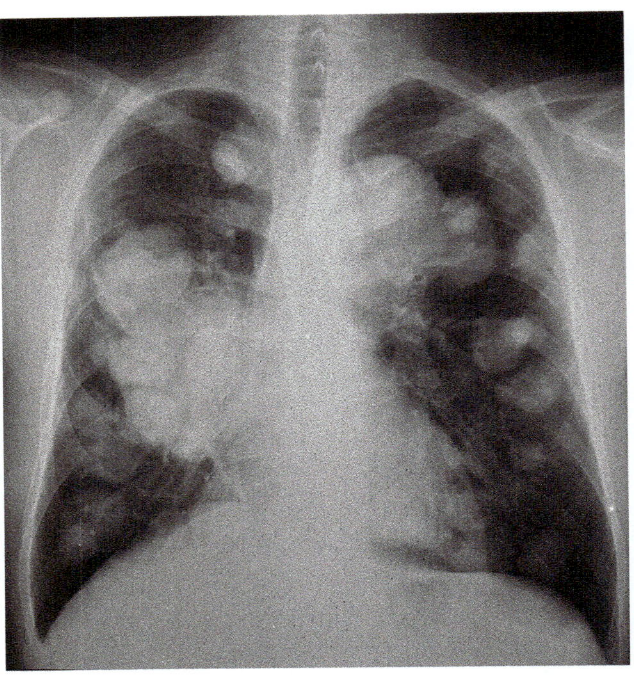

◻ Abb. 17.2   Lungenbild eines Patienten mit multiplen Metastasen

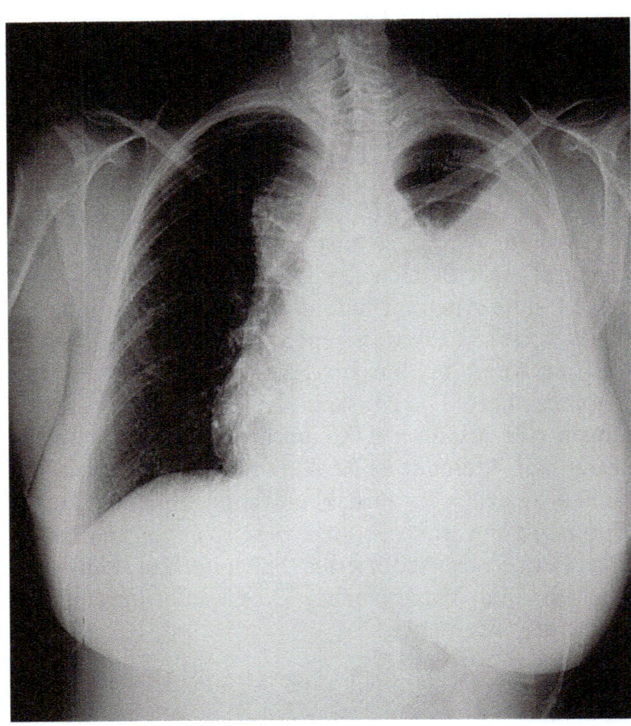

◻ Abb. 17.3   Lungenbild einer Patientin mit fortgeschrittenem Mammakarzinom

- Einschränkung des Schlagvolumens des Herzens durch Perikarderguss
- Kompression großer Gefäße, evtl. mit oberer oder unterer Einflussstauung
- Pneumonie infolge tumorbedingter Neutropenie, Aspiration oder poststenotisch bei Bronchuskompression
- Sepsis oder metabolische Azidose
- Lungenembolie infolge Bettlägerigkeit und tumorbedingt vermehrter Gerinnung des Blutes
- Erschöpfung der Atemmuskulatur bei schwerer Kachexie

17.3.3 Durch die *Tumortherapie* bedingte Atemnot

- Anämie infolge Chemo- und/oder Radiotherapie
- Pneumonie infolge therapiebedingter Leuko- bzw. Neutropenie
- Zytostatikabedingte Lungenschädigung ohne Infekt (Pneumonitis), z. B. nach Gabe von Bleomycin, Busulfan, Carmustin, Cytosinarabinosid, Methotrexat, Mitomycin
- Chemotherapiebedingte Herzinsuffizienz (z. B. nach Doxorubicin- oder Epirubicin-Gabe)
- Strahlenbedingte Pneumonitis oder Perikarditis

17.3.4 Andere Ursachen

- Chronisch obstruktive Lungenerkrankung (COPD), z. B. nach Nikotinabusus
- Restriktive Lungenerkrankungen (z. B. Lungenfibrose bei Kollagenose)
- Kardiale Probleme wie Herzrhythmusstörungen, Herzinfarkt und Herzinsuffizienz mit Lungenstauung, Perikarderguss
- Lungenödem oder Pleuraerguss
- Asthma, gelegentlich auch ausgelöst durch Zytostatika wie Platinol
- Beeinträchtigung der Zwerchfellbeweglichkeit durch massives Übergewicht oder nicht tumorbedingten Aszites.

17.4 Diagnostik

Die Diagnostik soll bei schwerer Atemnot rasch erfolgen. Ziel ist es, eine behandelbare Ursache rasch zu identifizieren oder auszuschließen. Folgende spezielle Untersuchungen kommen zur Bestimmung der Ursache in Betracht:
- Messung der Blutgase (perkutane Oxymetrie, arterielle Blutentnahme),

- evtl. Thorax-Röntgenbild oder meist direkt Computertomografie des Thorax,
- evtl. HNO-Untersuchung/Bronchoskopie bei Stridor,
- evtl. Lungenszintigrafie.

17.5 Medizinische Interventionen

17.5.1 Kausale Therapie

Je nach Krankheitsphase kann eine erst- oder nochmalige kausale Therapie, d. h. eine direkt gegen das Tumorleiden gerichtete Therapie mit dem Ziel der Verbesserung der Atemnot, erfolgen:
- evtl. notfallmäßige Radiotherapie des Mediastinums oder
- Chemotherapie zur Reduktion von Tumormassen in den Lungen oder im Mediastinum.

> Auch bei unheilbaren Tumoren kann eine palliative Chemo- oder Radiotherapie erwogen werden, wenn dadurch eine Reduktion des Tumors und somit eine Besserung der Dyspnoe erwartet werden kann.

Bei vielen soliden Tumoren mit Kompression der Trachea, der Bronchien oder der großen Gefäße ist eine Radiotherapie rascher und zuverlässiger wirksam als eine Chemotherapie. Bei chemosensitiven Tumoren, z. B. einem kleinzelligen Bronchialkarzinom oder Lymphomen, kann aber eine akute Kompressionssymptomatik auch mit einer Chemotherapie behandelt werden. Bei multiplen Lungenmetastasen oder einer Lymphangiose der Lunge ist eine Radiotherapie selten sinnvoll und eine Chemotherapie vorzuziehen.

17.5.2 Symptomatische Therapie

Kann durch die Behandlung der (vermuteten) Ursache keine Linderung der Atemnot erreicht werden, ist eine symptomatische Therapie angezeigt. Dazu sind meist gleichzeitig medikamentöse und nichtmedikamentöse Interventionen angebracht. Ebenso wichtig sind Allgemeinmaßnahmen, z. B. Beruhigung und Begleitung bei akuter Atemnot. Diese werden bei den pflegerischen Interventionen diskutiert (▶ Abschn. 17.6).

17.5.2.1 Medikamentöse Therapie
17.5.2.1.1 Opioide
Die Wirksamkeit oraler und parenteraler Opioide bei der Behandlung der Dyspnoe ist durch randomisierte Studien gut belegt (Barnes et al. 2016). Sie können bei akuter und bei chronischer Dyspnoe eingesetzt werden.

Ihr genauer Wirkmechanismus ist noch unklar, es wird von einer dämpfenden Wirkung auf das Atemzentrum ausgegangen, was zu einer erwünschten! Verlangsamung der bei Dyspnoe meist erhöhten Atemfrequenz führt. Die Atmung wird dadurch objektiv effizienter und subjektiv leichter.

> Niedrig dosierte perorale und parentale Opioide sind das wichtigste und wirksamste Mittel zur symptomatischen Behandlung der chronischen Atemnot.

- Morphin gilt – wie bei der Schmerztherapie – auch bei der Behandlung der Dyspnoe als Standard-Opioid.
- Bei bereits bestehender Schmerztherapie mit Opioiden muss die Dosis ggf. erhöht werden.
- Bei chronischer Atemnot wird Morphin üblicherweise peroral verabreicht – als Tropfen oder als Retard-Form. Retardierte Opioide scheinen die Atemnot besser lindern zu können (Ekström et al. 2015).
- Bei akuter schwerer Atemnot kann Morphin s.c. als Injektion oder i.v. evtl. als Dauerinfusion appliziert werden.

Die Dosierung zur Linderung von Atemnot liegt meist deutlich niedriger als bei der Schmerzbehandlung. In der Regel genügen Tagesdosen von 10–20 mg (Ekström et al. 2015).
- Bei Patienten, die wegen Schmerzen bereits mit Opioiden behandelt werden, kann bei Neuauftreten von Dyspnoe die Opioiddosis versuchsweise erhöht werden.
- Wie bei der Schmerzbehandlung sind die zu erwartenden unerwünschten Wirkungen der Opioide prophylaktisch zu behandeln: Übelkeit (nur in den ersten Tagen) mit Antiemetika, Obstipation (während der ganzen Dauer der Opioidbehandlung) mit Laxanzien und ggf. zusätzlich mit einer angepassten Ernährung.

Bei plötzlich auftretenden Atemnotattacken ist die Einsatzmöglichkeit von Opioiden und anderen Medikamenten eingeschränkter. Die durchschnittliche Dauer einer Atemnotattacke bei Krebserkrankungen liegt bei ca. 5 min und damit unter der Zeitspanne bis zum Wirkeintritt oral oder subkutan verabreichter Medikamente (Weingärtner et al. 2015).

Die Gabe von Benzodiazepin- oder Opiatantagonisten ist bei Patienten im Terminalstadium nicht mehr angezeigt und führt zu einer unnötigen Belastung durch erneut wahrgenommene Atemnot und Angst. Eine mögliche Verkürzung des Lebens durch eine an-gemessene Opioidgabe an einen leidenden Sterbenden ist in Kauf zu nehmen. Das Verweigern einer ausreichenden Opioidgabe ist ein unverzeihlicher Fehler. Wegen ungenügender Evidenz werden nebulizierte Opioide nicht empfohlen (Barnes et al. 2016).

17.5.2.1.2 Sauerstoff

Die Gabe von Sauerstoff ist immer eine individuelle Abwägung. Bei dyspnoischen Patienten mit schwerer Hypoxämie (stark erniedrigter Sauerstoffsättigung im Blut) kann die Gabe von Sauerstoff indiziert sein. Bei normaler oder nur leicht erniedrigter Sauerstoffsättigung bringt die Gabe von Sauerstoff aber keinen Nutzen (Ekström et al. 2016). In Anbetracht des Aufwands und der unerwünschten Wirkungen (Austrocknung und mögliche Verletzung der Schleimhäute, Einschränkung der Mobilität) ist die Indikation zur Sauerstoffbehandlung zurückhaltend zu stellen. Im Zweifelsfall kann ein Behandlungsversuch eingeleitet (und bei fehlender subjektiver Besserung wieder abgebrochen!) werden.

17.5.2.1.3 Benzodiazepine

Benzodiazepine (z. B. Lorazepam oder Oxazepam) werden häufig bei Atemnot eingesetzt. Im Gegensatz zur angstlösenden Wirkung konnte eine Verringerung der Atemnot allerdings nicht nachgewiesen werden (Simon et al. 2016). Wegen der unerwünschten Wirkungen (Schläfrigkeit, Schwindel mit erhöhter Sturzgefahr) und des hohen Risikos der Entwicklung einer Abhängigkeit ist der routinemäßige Einsatz bei Atemnot nicht zu empfehlen. Zur Behandlung der bei Atemnot häufigen Panikattacken sind nichtmedikamentöse Interventionen, z. B. Entspannungsverfahren, zu bevorzugen (s. unten). Wirken Opioide und nichtmedikamentöse Verfahren nur ungenügend, kann die Benzodiazepingabe eine nachgeordnete Option sein und vor allem im fortgeschrittenen Krankheitsstadium und der Sterbephase entlastend wirken.

17.5.2.1.4 Diuretika

Der Einsatz von Diuretika ist nur sinnvoll, wenn die Atemnot durch Lungenstauung (bei Herzversagen) verursacht ist.

17.5.2.1.5 Antidepressiva

Krebserkrankungen und Atemnot stellen eine starke psychische Belastung dar und können von Depressionen begleitet werden, die wiederum das Empfinden von Angst und Atemnot verstärken können. Die begleitende Behandlung einer depressiven Symptomatik mit Antidepressiva kann angezeigt sein. Diskutiert wird die Wirkung von Antidepressiva auf für die Wahrnehmung von

Atemnot wichtige Hirnareale. Ein Wirknachweis von Antidepressiva zur Linderung von Atemnot steht aus (Lovell et al. 2018), bisher werden sie nicht zur Behandlung von Atemnot empfohlen.

17.5.2.1.6   Steroide

Bei fortgeschrittener Erkrankung und strenger Indikation, wie einer Lymphangiosis carcinomatosa oder einer tumorbedingten Atemwegsobstruktion, kann die Gabe von Steroiden, wie Dexamethason zur Symptomlinderung beitragen (Hui et al. 2016; Leitlinienprogramm Onkologie 2020). Hierzu liegen meist Erfahrungswerte vor, ein Nachweis zur Evidenz steht aus (Haywood et al. 2019). Sollten Steroide eingesetzt werden, muss je nach Höhe der Dosierung ein schrittweises Ausschleichen der Medikation stattfinden.

17.5.2.2   Nichtmedikamentöse Therapien

Für die symptomatische Therapie von Atemnot stehen den Patienten eine Reihe von nichtmedikamentösen Möglichkeiten zur Verfügung. Einige können rasch angewendet werden, andere benötigen eine längere Zeit der Einübung. Vor allem die nichtmedikamentösen Interventionen fördern die Eigeninitiative der Patienten im Umgang mit der Atemnot und fördern die Selbstkontrolle.

17.5.2.2.1   Ventilatoren/kühler Luftzug

Manche Patienten empfinden eine Erleichterung der Atemnot durch einen kühlen Luftstrom im Mund-Nasen-Wangenbereich. Der genaue Wirkmechanismus ist unklar, angenommen wird, dass zentrale Mechanismen die Wahrnehmung der Atemnot dämpfen. Der Luftstrom kann durch geöffnete Fenster oder Türen, einen Fächer oder mit einem Ventilator erreicht werden. Es können Stand- oder Tischventilatoren eingesetzt werden. Auch kleine, in der Hand gehaltene Ventilatoren sind hilfreich (Galbraith et al. 2010). Diese sind günstig, leicht verfügbar und auch für mobile Patienten flexibel einsetzbar.

17.5.2.2.2   Physio- und Atemtherapie

Es empfiehlt sich, bei Atemnot frühzeitig die Physiotherapie hinzuzuziehen: Das Aufzeigen von günstigen Körperpositionen, die das Atmen erleichtern, und das Einüben von geeigneten Atemtechniken verbessern die Kontrolle des Patienten über seine Dyspnoe. Zur Unterstützung der Mobilität können Gehhilfen wie ein Rollator oder ein Gehstock eingesetzt werden.

Entspannungsübungen und Ablenkung sind für die Betroffenen und die Angehörigen bei den oft nächtlichen mit Angst verbundenen Attacken von Atemnot sehr hilfreich. Pflegefachpersonen können mit der Anleitung zu Entspannungsübungen unterstützend einwirken.

> Alle Patienten mit Atemnot sollten die Möglichkeit erhalten, frühzeitig Entspannungsübungen zu erlernen.

17.5.2.3   Interventionen in speziellen Situationen

Weitere Interventionen sind abhängig von der Ursache der Atemnot. Als Beispiele seien genannt:

— Punktion von Pleura- oder Perikarderguss, evtl. gefolgt von einer Pleurodese oder Instillation von z. B. Bleomycin in das Perikard, Punktion von massivem Aszites,
— evtl. Bronchoskopie mit Laserabtragung stenosierender, in den Bronchus vorgewachsener Tumormassen,
— Einlage eines Stents (Plastik- oder meist Drahtgitterrohr) zum Offenhalten einer komprimierten Trachea oder komprimierter Bronchien.

17.5.2.3.1   Pleurodese

Ist bei rezidivierenden Pleuraergüssen wiederholt eine Punktion oder Drainage nötig, kann evtl. eine Pleurodese indiziert sein. Dabei wird im Pleuraraum durch das Einbringen einer reizenden Substanz eine Entzündung ausgelöst. Diese führt zu einer Verklebung der beiden Pleurablätter (Lungen- und Brustfell). Dadurch kann sich – falls der Eingriff erfolgreich verlaufen ist – im Pleuraspalt kein Erguss mehr bilden.

Technik Nach Punktion des Pleuraraums wird der Erguss möglichst vollständig abgesaugt. Danach wird durch Injektion von meist Talk oder seltener Bleomycin die Entzündung der Pleura ausgelöst. Diese führt zu starken Schmerzen, die praktisch immer mit Opioiden behandelt werden müssen. Nichtsteroidale Antiphlogistika hemmen die notwendige Entzündung im Pleuraraum und sind deswegen als Schmerzmittel in dieser Situation kontraindiziert.

17.5.2.3.2   Stenteinlage

Bei Kompression der Trachea oder eines großen Bronchus durch einen Tumor (◖ Abb. 17.4) kann die Einlage eines Stents große Erleichterung bringen. Die Stenose wird dabei unter bronchoskopischer Kontrolle mit einem Ballonkatheter zuerst erweitert oder eingebrochene Tumormassen mittels Laser entfernt. Anschließend wird das komprimierte Drahtgitter bis unterhalb der Einengung eingeführt und bei korrekter Lage entfaltet (◖ Abb. 17.5). Dadurch wird eine erneute Einengung verhindert (◖ Abb. 17.6). Der Stent kann in der Regel ohne Komplikationen lange Zeit belassen werden. Stents können sich aber gelegentlich verschieben oder durch Sekret teilweise verlegt werden, was eine erneute Verschlechterung der Atemnot verursacht.

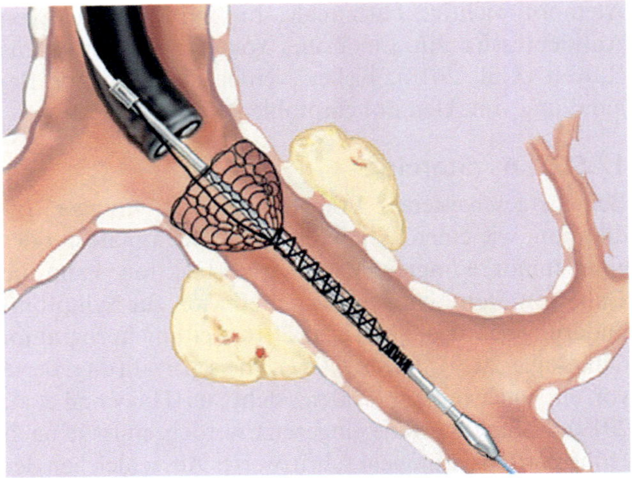

Abb. 17.5   Eingelegter Metallstent (Ultrafix Tracheobronchial Stent System). (Abbildung von Boston Scientific, mit frdl. Genehmigung)

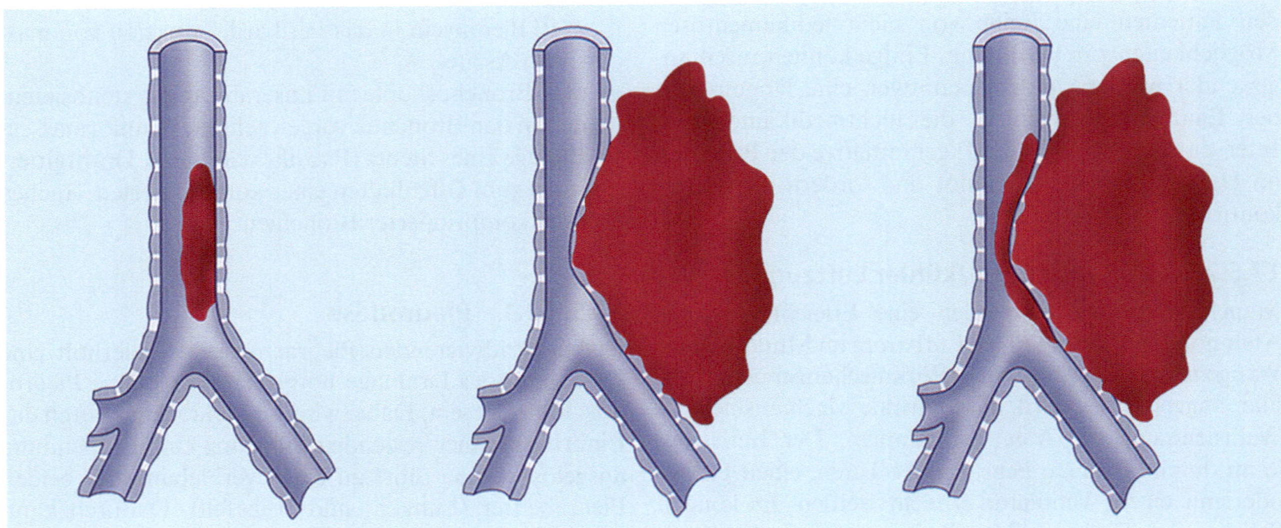

Abb. 17.4   Verschiedene Formen zentraler Atemwegsstenosen. (Nach Häußinger 2008)

17

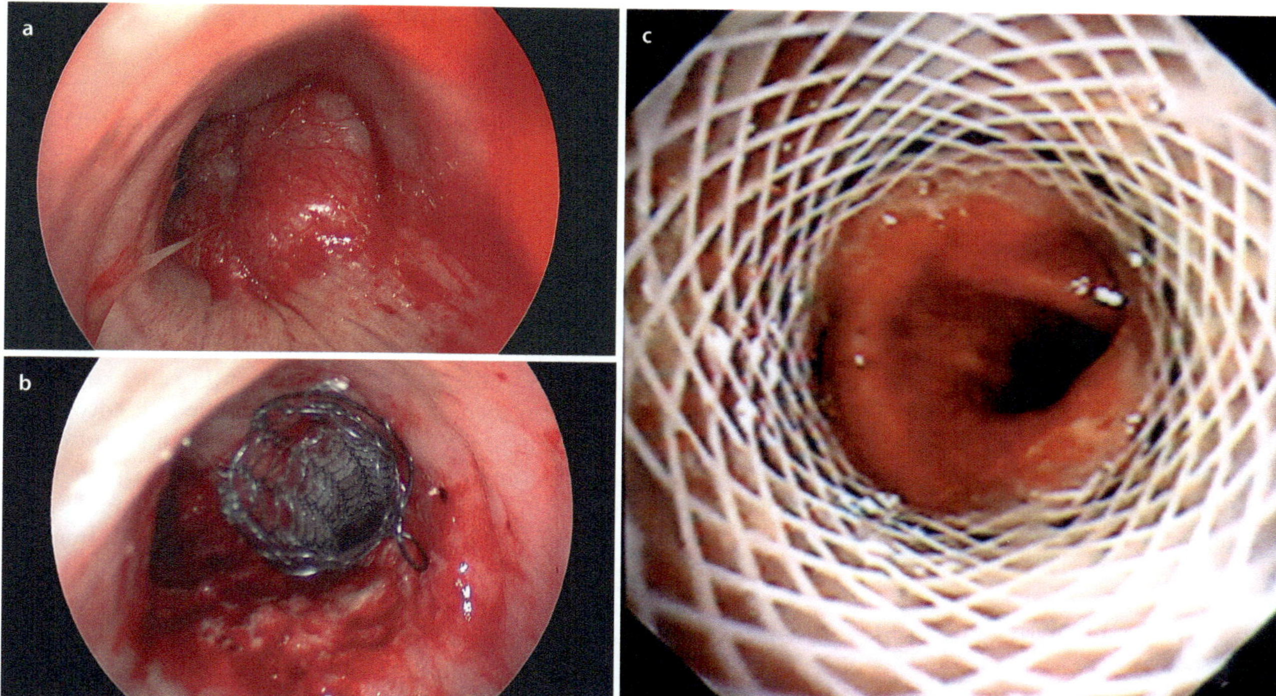

Abb. 17.6 (**a–c**) Trachealstenose vor Einlage des Stents. (**a**) Tumor im rechten Hauptbronchus, (**b**) Zustand nach Laserabtragung und Einlage eines Ultraflex-Stents, (**c**) eingelegter Polyflex-Stent.

(Fotos: Dr. A. Breitenbücher, Kantonsspital Bruderholz, mit frdl. Genehmigung)

17.6　Pflegerische Interventionen

17.6.1　Erfassung und Beurteilung der Atemnot

PatientenäußernAtemnot häufig nicht spontan, auf aktive Nachfrage geben sie eine solche jedoch an. Zudem können das Vorhandensein und die Schwere von Atemnot nicht aufgrund von objektiven Messwerten wie Sauerstoffsättigung oder Atmungsfrequenz beurteilt werden. Quälende Atemnot kann trotz einer normalen Atemfrequenz bestehen. Eine rechtzeitige, systematische und fortlaufende Erfassung ist deshalb nötig und hilft, das Management der Atemnot zu verbessern und eine angemessene Pflege zu gewährleisten.

> Die beste Methode für die Erfassung der Atemnot ist die Selbsteinschätzung durch den Patienten mit Hilfe einer visuellen Analogskala (VAS).

Eine VAS – wie sie ähnlich auch zur Erfassung der Schmerzintensität in Gebrauch ist – kann vom Patienten rasch und einfach ausgefüllt werden. Die Atemnot kann dabei „gerade jetzt" oder als Durchschnitt der letzten 12 oder 24 h bewertet werden. Die Skala umfasst 11 Punkte zwischen 0 (keine Atemnot) und 10 (schlimmste vorstellbare Atemnot). Die VAS ist validiert und gibt bei wiederholter Messung verlässliche Angaben über Veränderungen: Bereits eine Veränderung um einen Punkt entspricht einer klinisch bedeutsamen Änderung der Atemnot eines Patienten (Ekström et al. 2015).

Neben der VAS wurden verschiedene andere Erfassungsinstrumente entwickelt, z. B. die Modified Borg Scale, die LCSS (Lung Cancer Symptom Scale; Übersicht bei Bausewein et al. 2007) oder die FACIT-Dyspnea Scale. Ihre Aussagen bleiben aber trotz exakter Zahlenangaben ungenau und können je nach eingesetztem Fragebogen stark variieren. Ein Goldstandard existiert nicht (Gaguski et al. 2010).

Der Einsatz von Messinstrumenten zur Erfassung von Dyspnoe erlaubt also eine bessere Einstufung der Beschwerden des Patienten, z. B. Intensität und Einschränkungen, sowie des Verhaltens bei den Aktivitäten des täglichen Lebens, Einfluss auf QOL, Arbeitsstatus, allgemeine Funktionalität.

> **Praxistipp**
>
> An den Patienten gerichtete Fragen können wichtig Hinweise vermitteln, z. B.:
> - Während welchen Aktivitäten erleben Sie Kurzatmigkeit?
> - Welche äußeren Einflüsse beeinflussen Ihre Atemnot?
> - Wie ist die Atemnot im Vergleich zur letzten Konsultation?
> - Wie lange brauchen Sie, um nach einer Aktivität wieder zu Atem zu kommen?
> - Wie wirkt es sich auf Sie und/oder Ihre Familie aus?

> Bei wiederholten Messungen sollte immer das gleiche Instrument verwendet werden. Nur so können Veränderungen im Verlauf und das Ansprechen auf die Behandlung beurteilt werden.

Neben der Symptomerfassung lohnt auch der Blick auf die Ressourcen im Umgang mit Atemnot. Fragen können z. B. sein: Was tun Sie, wenn Sie Atemnot erleben? Was hilft Ihnen, mit der Atemnot umzugehen?

Pflegerische Interventionen bei leichter Atemnot
Betroffenen und den Angehörigen kann gezeigt werden, dass sich mit einfachen Interventionen Atembeschwerden rasch verbessern lassen.
- Frühes Einbeziehen der Physiotherapie, um eine bessere Atemtechnik zu erlernen. Alle Versorgenden und die Angehörigen sollten im Fall von Atemnot auf ihren eigenen Atemrhythmus achten, um eine normale Atmung beizubehalten. In Gegenwart atemnötiger Patienten verändert sich leicht die eigene Atmung.
- Einfache Massagen wie z. B. Fußmassagen anbieten, die die Aufmerksamkeit vom Oberkörper und der Atemnot wegleiten.
- Atemstimulierende Einreibung (ASE), wenn sie zuvor in Situationen ohne Atemnot angewendet wurde.
- Mit dem Patienten und Angehörigen in Phasen ohne Atemnot besprechen, welche Interventionen bisher

17.6.2 Pflege bei leichter Atemnot (NYHA I–II)

Patienten bemerken ihre Atemnot oft lange bevor sie darüber berichten. Obwohl sie in ihrer normalen oder sportlichen Aktivität bereits eingeschränkt sind, führen Verdrängungsmechanismen und eine unbewusste Anpassung der Aktivitäten durch Vermeidungsverhalten evtl. gar zum Gefühl, wieder besser atmen zu können. Eine Nachfrage bezüglich veränderter Leistungsfähigkeit kann hier frühzeitig Störungen aufdecken, wenn auch daraus meist kein konkreter Handlungsbedarf resultiert. Die Patienten entwickeln nicht selten eigene, u. U. wenig wirksame Strategien, um Anstrengungen zu vermindern. Diese sollten daher mit ihnen und den Angehörigen besprochen und evaluiert werden. Die Sicht der Betroffenen und ihrer Angehörigen bezüglich der erwünschten nichtpharmakologischen Interventionen ist wichtig. Die daraus gewonnenen Erkenntnisse sind entscheidend für die Entwicklung und Anpassung der nichtpharmakologischen Interventionen (Ellis et al. 2012).

hilfreich waren und welche Situationen typischerweise zu Atemnot führen.
- Rechtzeitige Organisation der Übernahme körperlich belastender Tätigkeiten, ohne den Patienten zu früh zu immobilisieren.
- Überprüfung des normalen Tagesablaufs und evtl. Anpassung einzelner Aktivitäten und Prioritäten setzen.
- Genügend Zeit einplanen, um tägliche Aktivitäten in Ruhe auszuführen; das Gefühl gehetzt zu sein, soll vermieden werden.
- Treppensteigen reduzieren oder vermeiden. Langsameres Gehen mit regelmäßigen Pausen und Aufteilen in kleinere Wegstrecken.
- Einkäufe mit Einkaufswagen oder anderen entlastenden Traghilfen.

17

Patienten und Patientinnen meiden auch bei leichterer Atemnot Bewegung, weil diese oft zu verstärkter Atemnot führt. Das Vermeiden oder wenig körperliche Aktivität führt zu Dekonditionierung mit unzureichender Nutzung von Sauerstoff mit in der Folge stärkerer Atemnot. Mäßige Atemnot bei körperlichem Training ist normal und führt langfristig zu einer Verbesserung der Atemnot. Es ist wichtig, dass Angehörige den Betroffenen nicht zu früh zu viele Aufgaben abnehmen und so die Dekonditionierung und den Verlust von Eigenständigkeit beschleunigen. Den Betroffenen und Angehörigen können die möglichen Teufelskreise der Atemnot mit dem Denken-Fühlen-Handeln-Modell erläutert werden (Spathis et al. 2017, ◘ Abb. 17.1). Oft kann Gymnastik, speziell Atemgymnastik dazu beitragen, dass Betroffene ihre Funktionsfähigkeit länger erhalten können. Die Entscheidung darüber sollte gemeinsam mit dem behandelnden Arzt getroffen werden und die Gymnastik nur unter Anleitung durch geschultes Personal erfolgen. Atemgymnastik muss früh und nicht erst bei schwerster Atemnot begonnen werden (Cairns 2012).

17.6.3 Pflege bei schwerer Atemnot (NYHA III)

Patienten und Patientinnen mit schwererAtemnot sind in ihren alltäglichen Aktivitäten deutlich eingeschränkt. Neben medizinischen Interventionen, z. B. Verschreibung von Opioiden, können weitere Interventionen – zusätzlich zu den bereits bei NYHA I–II getroffenen – eine Entlastung bewirken.

Pflegerische Interventionen bei schwerer Atemnot

- Unrealistische Anforderungen seitens der Betroffenen oder Angehörigen korrigieren.
- Ängste der Betroffenen oder Angehörigen ansprechen.
- Evaluation der Bewältigung durch die Betroffenen/die Angehörigen.
- Evaluation, ob der Patient/die Patientin zu Hause bleiben kann oder stationär behandelt werden muss.
- Die Betroffenen unterstützen, ihre Belastungsgrenzen zu erkennen und diese mit den Angehörigen zu verbalisieren.
- Einsatz eines Rollstuhls, um Exkursionen zu ermöglichen. Oder Einsatz weiterer Gehhilfen.
- Häufig benötigte Gegenstände in Reichweite, insbesondere in dieselbe Wohnetage stellen:
  - Küche: Geräte und Utensilien zentralisieren und Sitzgelegenheiten praktisch(er) anordnen.
  - Badezimmer mit Sitzgelegenheit beim Waschbecken, in der Badewanne/Dusche organisieren.
- Üppige Mahlzeiten vermeiden (→ Druck auf das Zwerchfell).
- Kleidungsstücke inkl. Schuhe wählen, die beim Ankleiden kein tiefes Bücken oder belastende Bewegungen erfordern. Einengende Kleidung vermeiden.
- Einbeziehung von Physiotherapie und durch Atemgymnastik (► Abschn. 17.5.2.2):
  - bessere Körperpositionen ausfindig machen, z. B. eine sitzende Lagerung des Patienten/der Patientin,
  - Schulung von Zwerchfellatmung (diese Methode hilft, den Zwerchfellmuskel anstelle von anderen Muskeln zu benutzen (Lungendehnung mit weniger Druck wird ermöglicht).
- Entspannungstechniken bzw. -übungen anwenden, z. B. kontrolliertes Atmen, um Ängste zu vermindern.
- Mantra oder Gedicht für die Atemnot. Einigen Betroffenen hilft es, ein Gedicht oder Mantra in Gedanken oder auch hörbar auszusprechen.
- (Tragbares) Sauerstoffgerät, falls der Betroffene dies als hilfreich empfindet, nach ärztlicher Verordnung organisieren. Sauerstoffzufuhr über eine Nasensonde oder Maske je nach Patientenpräferenz.
- Benutzung eines kleinen Ventilators, falls verträglich und symptomatische Erleichterung erreicht wird (Nava et al. 2013; Kako et al. 2018).

17.6.4 Pflege bei schwerster Atemnot (NYHA IV)

Patienten und Patientinnen mit schwerster Atemnot benötigen, sofern sie nicht im Terminalstadium sind, vielfach medizinische Behandlung und praktisch immer die Verabreichung von Opioiden zur Dämpfung der Atemnot. Die Verabreichung von Sauerstoff ist im Einzelfall zu prüfen (▶ Abschn. 17.5.2.1). Die mögliche sedierende Wirkung der Morphinbehandlung ist in dieser Situation eine erwünschte Wirkung. Die Atemnot macht sehr müde, lässt die Betroffenen aber trotzdem nicht schlafen. Durch die Verabreichung von z. B. Morphin oder Benzodiazepinen können sie zur Ruhe kommen.

> Bei sterbenden Patienten und Patientinnen, deren Atemnot anders nicht behandelt werden kann, ist Zurückhaltung bei der Verabreichung des ärztlich verordneten Opioids – evtl. kombiniert mit einem Benzodiazepin – aus Angst vor einer tödlichen Atemdepression in der Regel nicht zu rechtfertigen. Im Zweifelsfall sollen die Pflegenden den Arzt kontaktieren und diesen bitten, die Morphinabgabe (parenteral oder p.o.) selbst zu übernehmen.

Für Angehörige kann die Situation sehr ängstigend sein. Es ist wichtig, sofern vom Patienten oder von der Patientin gewünscht, sie in die Entscheidungsfindung einzubeziehen und mögliche Ängste zu Nebenwirkungen der Morphingabe zu besprechen.

In terminalen Situationen erfolgt oft eine Dauerinfusion mit Opioiden, da ggf. die Symptomkontrolle besser gesteuert werden kann als mit subkutaner, intramuskulärer oder intravenöser Bolusinjektion. Die Wirkung der Dosis kann durch die biologische Halbwertszeit ggf. nicht genau bewertet werden. Weniger invasiv wirkt für Angehörige die regelmäßige subkutane Gabe von Opioiden und kann im ambulanten Setting eventuell leichter gewährleistet werden.

Pflegerische Interventionen bei schwerster Atemnot
- Den Patienten/die Patientin begleiten und nicht allein lassen und auf eine eigene ruhige Atmung achten.
- Lagerung für maximales Lungenvolumen und Komfort:
  - liegend mit ca. 45° Sitzwinkel,
  - am Bettrand sitzend mit unterstützten Beinen und abgestützten Armen (z. B. auf Beistelltisch),
  - in bequemem Sessel schlafen lassen mit seitlich abgestützten Armen.
- Einbeziehen von Physiotherapie zur Optimierung der Körperhaltung im Bett oder im Lehnstuhl.
- Keine längeren Gespräche erwarten oder verlangen; unnötige Gesprächswiederholungen vermeiden.
- Grenzen der Bewegungsmöglichkeiten erkennen.
- Den Betroffenen und den Angehörigen erklären, warum Opioide günstig auf die Atemnot wirken und Sorgen vor Nebenwirkungen besprechen.
- Wenn angenehm für den Patienten, für einen Luftzug sorgen, z. B. durch offene Fenster oder Handventilatoren.
- Sauerstoffgabe nach Verordnung und Indikation; bei Klaustrophobiegefühl durch Sauerstoffmasken auf Sauerstoffbrillen wechseln.
- Im ambulanten Bereich Instruktionen der Angehörigen, z. B. bezüglich des korrekten Einsatzes von Sauerstoff oder der atemerleichternden Lagerung.
- Evtl. Einbeziehung von Hilfsorganisationen wie Krebsligen, häusliche Pflege, ambulante Hospizdienste zur Unterstützung und Entlastung der Angehörigen.

17.6.5   Spezielle Aspekte

Betroffene leiden oft bereits bei leichter Atemnot an quälenden Angstvorstellungen bezüglich eines drohenden Erstickens. Dies kann die Wahrnehmung der Atemnot weiter verstärken.

Fast die Hälfte der Personen mit neu diagnostiziertem nichtkleinzelligem Bronchialkarzinom berichtet über Atemnot, und Betroffene mit Atemnot zeigen mehr als doppelt so häufig Symptome einer Panikstörung als Patienten ohne Dyspnoe (Shin et al. 2014).

Pflegerische Interventionen in speziellen Situationen
Verringerung der Schleimbildung und Behandlung von Mundtrockenheit

- Für ausreichende Luftbefeuchtung sorgen.
- Vorsichtiges Absaugen der Mundhöhle (evtl. Angehörige instruieren). Als weniger technische Maßnahme kann mit Hilfsmitteln wie dicken Watteträgern oder Tupfern Sekret aus der Mundhöhle entfernt werden. Dies ist für die Betroffenen und Angehörige mit weniger Angst verbunden und kann den Angehörigen die Möglichkeit geben, sich einzubringen. Bei der Rasselatmung in der Sterbephase ist das Absaugen des Sekretes nicht angezeigt. Das Absaugen wäre zu belastend für den Patienten/die Patientin, und das Sekret würde in kurzer Zeit nachgebildet werden. Durch Lageveränderung kann das Sekret anders verteilt werden und das Rasselgeräusch vermindert werden. Eine etwas erhöhte Position des Oberkörpers oder eine geänderte Seitlagerung bei liegenden Personen kann das Geräusch vorübergehend mindern. Die meisten Betroffenen empfinden das Geräusch selbst nicht als unangenehm. Die Angehörigen sollten über das Phänomen möglichst im Voraus informiert werden.
- Ist die Sterbephase abzusehen, kann die Verminderung der Flüssigkeitszufuhr eine übermäßige Schleimbildung oder Rasselatmung verhindern oder mildern.
- Auf ausreichend häufige Mundpflege achten. Zur Mundpflege können auch Hausmittel wie Butter und Honig eingesetzt werden. Falls der Patient es als angenehm empfindet, kann bei besonders trockener Mundschleimhaut künstlicher Speichel eingesetzt werden.
- Während in früheren Krankheitsphasen auf eine ausreichende Trinkmenge und nicht zu trockene Nahrung geachtet wird, sollte in der Terminalphase die Flüssigkeitszufuhr nicht erhöht werden, um einer Rasselatmung vorzubeugen.
- Angstzustände.
- Medizinische Interventionen wie die Verabreichung von Anxiolytika an Betroffene ggf. mit dem Arzt besprechen.
- Ruhige Umgebung und ruhigen Tagesablauf ermöglichen.
- In Situationen großer Angst beim Patienten/bei der Patientin bleiben oder für Begleitung durch andere Personen wie Angehörige oder Ehrenamtliche sorgen.
- Unterstützung von Betroffenen und ihren Angehörigen durch Hinzuziehen von professioneller psychologischer Unterstützung.
- Gemeinsam mit den Betroffenen und den Angehörigen einen Notfallplan erstellen für den Fall von Atemnot, Atemnotattacken und starker Angst zu Hause. Dieser Notfallplan kann eine Notfalltelefonliste, Maßnahmen zum Umgang mit der Atemnot wie Notfallmedikamente, Atemtechniken, Entspannungstechniken beinhalten.

Literatur

Zitierte Quellen

Barnes H, McDonald J, Smallwood N, Manser R (2016) Opioids for the palliation of refractory breathlessness in adults with advanced disease and terminal illness. Cochrane Database Syst Rev 3(3):CD011008. https://doi.org/10.1002/14651858.CD011008.pub2

Bausewein C et al (2007) Measurement of breathlessness in advanced disease: a systematic review. Respir Med 101(3):399–410

Cairns L (2012) Managing breathlessness in patients with lung cancer. Nurs Stand 27(13):44–49

Ekström M, Ahmadi Z, Bornefalk-Hermansson A, Abernethy A, Currow D (2016) Oxygen for breathlessness in patients with chronic obstructive pulmonary disease who do not qualify for home oxygen therapy. Cochrane Database Syst Rev 11(11):CD006429. https://doi.org/10.1002/14651858.CD006429.pub3

Ekström MP, Abernethy AP, Currow DC (2015) The management of chronic breathlessness in patients with advanced and terminal illness. Br Med J 349:g7617

Ellis J et al (2012) Considerations in developing and delivering a nonpharmacological intervention for symptom management in lung cancer: the views of patients and informal caregivers. J Pain Symptom Manage 44(6):831–842

Gaguski ME et al (2010) Assessing dyspnea in patients with non-small cell lung cancer in the acute care setting. Clin J Oncol Nurs 14:509–513

Galbraith S, Fagan P, Perkins P, Lynch A, Booth S (2010) Does the use of a handheld fan improve chronic dyspnea? A randomized, controlled, crossover trial. J Pain Symptom Manage 39:831

Guyatt GH, Berman LB, Townsend M, Pugsley SO, Chambers LW (1987) A measure of quality of life for clinical trials in chronic lung disease. Thorax 42(10):773–778. https://doi.org/10.1136/thx.42.10.773

Häußinger, K. (2008) Palliative Therapiemaßnahme beim kleinzelligen Lungenkarzinom. Onkologe 14, 811–815. https://doi.org/10.1007/s00761-008-1425-y

Haywood A, Duc J, Good P, Khan S, Rickett K, Vayne-Bossert P, Hardy JR (2019) Systemic corticosteroids for the management of cancer-related breathlessness (dyspnoea) in adults. Cochrane Database Syst Rev 2(2):CD012704. https://doi.org/10.1002/14651858.CD012704.pub2

Hui D, Kilgore K, Frisbee-Hume S, Park M, Tsao A, Delgado Guay M, Lu C, William W Jr, Pisters K, Eapen G, Fossella F, Amin S, Bruera E (2016) Dexamethasone for dyspnea in cancer patients: a pilot double-blind, randomized, controlled trial. J Pain Symptom Manage 52(1):8–16.e1. https://doi.org/10.1016/j.jpainsymman.2015.10.023

Kako J , Morita T, Yamaguchi T, Kobayashi M, Sekimoto A, Kinoshita H, Ogawa A, Zenda S, Uchitomi Y, Inoguchi H, Matsushima E (2018) Fan Therapy Is Effective in Relieving Dyspnea in Patients With Terminally Ill Cancer: A Parallel-Arm, Randomized Controlled Trial. Journal of Pain and Symptom Management,Volume 56 (4)

Leitlinienprogramm Onkologie (Deutsche Krebsgesellschaft, Deutsche Krebshilfe, AWMF) (2020) Palliativmedizin für Patienten mit einer nicht-heilbaren Krebserkrankung, Langversion 2.2, 2020, AWMF-Registernummer: 128/001OL, https://www.leitlinienprogramm-onkologie.de/leitlinien/palliativmedizin/ (abgerufen am 31.1.2022)

Lovell N, Bajwah S, Maddocks M, Wilcock A, Higginson IJ (2018) Use of mirtazapine in patients with chronic breathlessness: a case series. Palliat Med 32(9):1518–1521. https://doi.org/10.1177/0269216318787450

Moens K, Higginson IJ, Harding R, EURO IMPACT (2014) Are there differences in the prevalence of palliative care-related problems in people living with advanced cancer and eight non-cancer conditions? A systematic review. J Pain Symptom Manage 48(4):660–677. https://doi.org/10.1016/j.jpainsymman.2013.11.009

Mularski RA, Reinke LF, Carrieri-Kohlman V, Fischer MD, Campbell ML, Rocker G, Schneidman A, Jacobs SS, Arnold R, Benditt JO, Booth S, Byock I, Chan GK, Curtis JR, Donesky D, Hansen-Flaschen J, Heffner J, Klein R, Limberg TM, Manning HL et al (2013) An official American Thoracic Society workshop report: assessment and palliative management of dyspnea crisis. Ann Am Thorac Soc 10(5):S98–S106. https://doi.org/10.1513/AnnalsATS.201306-169ST

Parschall MB et al (2012) An official American Thoracic Society statement: update on the mechanisms, assessment, and management of dyspnea. Am J Respir Crit Care Med 185(4):435–452

Shin JA et al (2014) Dyspnea and panic among patients with newly diagnosed non–small-cell lung cancer. J Pain Symptom Manage 48(3):465–470

Simon ST, Weingärtner V, Higginson IJ, Voltz R, Bausewein C (2014) Definition, categorization, and terminology of episodic breathlessness: consensus by an international Delphi survey. J Pain Symptom Manage 47(5):828–838. https://doi.org/10.1016/j.jpainsymman.2013.06.013

Simon ST, Higginson IJ, Booth S, Harding R, Weingärtner V, Bausewein C (2016) Benzodiazepines for the relief of breathlessness in advanced malignant and non-malignant diseases in adults. Cochrane Database Syst Rev 10(10):CD007354. https://doi.org/10.1002/14651858.CD007354.pub3

Spathis A, Booth S, Moffat C, Hurst R, Ryan R, Chin C, Burkin J (2017) The Breathing, Thinking, Functioning clinical model: a proposal to facilitate evidence-based breathlessness management in chronic respiratory disease. NPJ Prim Care Respir Med 27(1):27. https://doi.org/10.1038/s41533-017-0024-z

Weingärtner V, Scheve C, Gerdes V, Schwarz-Eywill M, Prenzel R, Otremba B, Mühlenbrock J, Bausewein C, Higginson IJ, Voltz R, Herich L, Simon ST, PAALiativ (2015) Characteristics of episodic breathlessness as reported by patients with advanced chronic obstructive pulmonary disease and lung cancer: results of a descriptive cohort study. Palliat Med 29(5):420–428. https://doi.org/10.1177/0269216314563428

Weiterführende Literatur

Bausewein C, Simon S (2013) Atemnot und Husten bei Palliativpatienten. Dtsch Arztebl Int 110:563

Booth S, Burkin J, Moffat C, Spathis A (2014) Managing breathlessness in clinical practice. Springer London. 978-1-4471-4754-1 (ISBN)

DiSalvo W et al (2008) PEP evidence-based interventions for cancer-related dysnpea. Clin J Oncol Nurs 12(2):341–352

Doppler K, Deutsch J (2008) Dyspnoe – ein multifaktoriell bedingtes multidimensionales Symptom. Wien Med Wochenschr 158(23):680–686

Dunger C et al (2014) Breathlessness and crises in the context of advanced illness: a comparison between COPD and lung cancer patients. Palliat Support Care 13:1–9

Kloke M, Cherny N (2015) Treatment of dyspnoea in advanced cancer patients: ESMO clinical practice guidelines. Ann Oncol 26(suppl 5):v169–v173

Nava S et al (2013) Palliative use of non-invasive ventilation in end-of life patient with solid tumors: a randomised feasibility trial. Lancet Oncol 14:219–227

Rogier C et al (2013) Comparison of modified Borg scale and visual analog scale dyspnea scores in predicting re-intervention after drainage of malignant pleural effusion. Support Care Cancer 21:3109–3116

Uronis H et al (2011) Symptomatic oxygen for non-hypoxaemic chronic obstructive pulmonary disease. Cochrane Database Syst Rev 6:CD006429

Zhao I, Yates P (2008) Non-pharmacological interventions for breathlessness management in patients with lung cancer: a systematic review. Palliat Med 22:693–701

Internetadressen

European Oncology Nursing Society. www.cancernurse.eu /Education/Euro-PEP /Dyspnea. Zugriffsdatum am 31.01.2022

FACIT Functional Assessment of Chronic Illness Therapy. www.facit.org/FACITOrg/Questionnaires/Dyspnea

The Cochrane Collaboration. www.cochrane.org (Bausewein C, Booth S, Gysels M, Higginson IJ (2009) Non-pharmacological interventions for breathlessness in advanced stages of malignant and non-malignant disease. Review)

Fatigue bei Patienten mit Krebserkrankung

Harald Titzer

Inhaltsverzeichnis

Autoren der vorherigen Fassung: D. Blum, I. Bachmann-Mettler, F. Strasser

© Der/die Autor(en), exklusiv lizenziert an Springer-Verlag GmbH, DE, ein Teil von Springer Nature 2024
P. Jahn et al. (Hrsg.), *Onkologische Krankenpflege*, https://doi.org/10.1007/978-3-662-67417-8_18

18.1 Einleitung

Fatigue ist eines der häufigsten Symptome einer Krebserkrankung und tritt bei bis zu 80 % der Patienten unter antitumoraler Therapie auf. Fatigue kann in allen Phasen der Krankheit auftreten; von Beginn der Krankheit als Frühsymptom, während der Therapie und auch in den Jahren nach Abschluss der Behandlung oder in der letzten Lebensphase (NCCN 2023).

> **Definition**
>
> Unter **krebsassoziierter Fatigue** (deutsch: Müdigkeit/ Mattigkeit) wird ein subjektives, unüberwindliches, anhaltendes und ganzkörperliches Gefühl einer emotionalen, kognitiven und physischen Erschöpfung oder Müdigkeit verstanden. Es ist gekennzeichnet ist durch verminderte Fähigkeit für körperliche und geistige Betätigung. Es besteht ein Missverhältnis zwischen der (unmittelbar) vorausgegangenen Belastung und dem Erschöpfungsgefühl, welches sich durch Schlaf nicht beeinflussen lässt (National Comprehensive Cancer Network [NCCN] 2023).

Während der Tumortherapie kann Fatigue phasenweise beispielsweise in Abhängigkeit von Therapiezyklen auftreten und klingt wenige Monate nach Abschluss der Therapie ab.

Auch bei Patienten mit einer Krebserkrankung in Remission kann Fatigue die Lebensqualität erheblich beeinträchtigen. Betroffene berichten selbst Monate bis Jahre nach Abschluss der Therapie über anhaltende Fatigue in Form von emotionaler, kognitiver sowie körperlicher Einschränkung und einen dadurch beeinträchtigten Lebensalltag (Jones et al. 2016).

Diese Fatigue kann zu deutlicher Verminderung der Leistungsfähigkeit mit langfristiger Einschränkung der Belastbarkeit bis zur Erwerbsunfähigkeit führen (Jones et al. 2016). Die Patienten benötigen eine gezielte Rehabilitation, um nachhaltige Selbstmanagementstrategien zu entwickeln. Bei jungen Erwachsenen zeigen sich im Unterschied zu älteren Menschen Schwierigkeiten in der persönlichen, emotionalen, sozialen und beruflichen Entwicklung (Nowe et al. 2017). Mit fortschreitender, immer weniger durch Therapien beeinflussbarer Krankheit nimmt bei der großen Mehrzahl von Patienten auch die Fatigue zu. Erschöpfung und Müdigkeit sind in dieser Krankheitsphase bedeutend, nehmen aber für Betroffene einen anderen Stellenwert in der Alltagsbewältigung ein.

18.2 Ursachen von Fatigue

Die Entstehung und die Ursachen von Fatigue sind komplex und multidimensional. Die pathophysiologischen Mechanismen sind nur teilweise bekannt. Es werden verschiedene Ansätze diskutiert, wie tumorbedingte entzündliche oder neurohormonelle Veränderungen, aber auch eine genetische Disposition (NCCN 2023; Bower 2014; Fabi et al. 2020).

Entzündliche Ursachen Ein wichtiger Faktor in der Pathogenese der Fatigue sind Zytokine, z. B. Interleukine. Sie werden im Rahmen einer entzündlichen Reaktion gegen die Tumorzellen ausgeschüttet (▶ Kap. 1). Auch bei einer schweren Grippe werden vermehrt Zytokine produziert und führen ebenfalls zu Müdigkeit, ähnlich den körperlichen Symptomen bei Fatigue (Saligan et al. 2015).

Neurohormonelle Ursachen Veränderungen in der Konzentration von Neurohormonen, z. B. Serotonin, können die Signalübermittlung im Nervensystem beeinträchtigen. Sie werden – wie auch eine gestörte Regulation von Hypophysenhormonen – ebenfalls als Ursache von Fatigue diskutiert.

18.3 Verstärkende Einflussfaktoren

Weit bekannter, und für die Erfassung und Therapie von Fatigue wichtiger als die ursächlichen Faktoren, sind Einflussfaktoren von Symptomen begleitender somatischer und psychischer Erkrankungen wie auch verhaltens- oder umweltbedingte Faktoren. Belastende Einflussfaktoren stehen in Wechselwirkung zueinander und bewirken einen Teufelskreis, der u. a. zu abnehmender Leistungsfähigkeit, Hilflosigkeit und depressiver Verstimmung führen kann (Bower 2014).

Verstärkende Einflussfaktoren (NCCN 2023):

- Schmerz
- Unerwünschte Wirkungen der Medikamente
- Anämie
- Emotionaler Distress, Depression, Angst, psychosoziale Belastung
- Schlafstörungen: Insomnie, Hypersomnie, obstruktive Schlafapnoe, Restless-legs-Syndrom
- Ernährungsstörungen: Malnutrition, Anorexie, Kachexie, Elektrolytentgleisungen
- Verminderte körperliche Leistungsfähigkeit: reduzierte Fitness, Bewegungsmangel

— Begleiterkrankungen: Infektionen, Suchtkrankheiten, kardiorespiratorische Erkrankungen, endokrine, gastrologische, renale, hepatische, neurologische Störungen

18.3.1 Flüssigkeits- und Elektrolythaushalt

Entgleisungen des Flüssigkeits- und Elektrolythaushalts können die Fatigue verstärken, z. B. Hypomagnesiämie, auftretend bei Therapie mit Antikörpern oder bei nutritiven Einschränkungen, wie auch Dehydratation, Hyperkalzämie oder Hypophosphatämie. Auch Cisplatin kann durch tubuläre Verluste zu symptomatischer Hypomagnesiämie führen.

18.3.2 Anämie

Durch die Krebstherapie kann die Blutbildung beeinträchtigt werden (▶ Kap. 26). Auch die Grundkrankheit selbst kann eine Anämie verursachen. Als Folge werden die Organe nicht mehr optimal mit Sauerstoff versorgt. Die körperliche und geistige Leistungsfähigkeit kann abnehmen und Fatigue wird verstärkt.

18.3.3 Schmerz

Unbehandelte Schmerzen (▶ Kap. 15) beeinträchtigen die körperliche Aktivität und führen zu psychischen und sozialen Belastungen. Daraus resultiert häufig eine stärker empfundene Fatigue. Insbesondere bei Schmerz wird ein Teufelskreis beschrieben, der zu „Total Pain" führt und Fatigue miteinschließt.

18.3.4 Verminderte körperliche Aktivität

Erschöpfung und mangelnde Energie führen zu Einschränkungen der körperlichen Leistungsfähigkeit. Abnorme Spiegel bestimmter Muskelenzyme können ebenfalls in einem beschleunigten Energieverbrauch resultieren. Ebenso wird bei Immobilität sowie bei Therapie mit Kortikosteroiden Muskelmasse abgebaut. Bei einer fortgeschrittenen Erkrankung führt die Tumorkachexie ebenfalls zu einem Muskelabbau und somit zu vermehrter Inaktivität. Typisch sind Veränderungen in der Zufuhr und Verwertung der energieliefernden Nährstoffe (Eiweiß, Fett, Kohlenhydrate, Vitamine und Mineralstoffe), verstärkt bei zusätzlicher sekundärer Einschränkung der Nahrungsaufnahme (auftretend bei Atemnot, Schmerzen, Depression, falscher Ernährung etc.). Verschiedene neuere Krebstherapien (z. B. Tyrosinkinaseinhibitoren) verursachen sehr häufig (vor allem muskuläre) Fatigue, deren Mechanismus noch wenig geklärt ist.

18.3.5 Schlafstörungen

Schlaflosigkeit und Schlafstörungen als Folge von physischen, psychischen oder sozialen Ursachen verstärken Fatigue. Reversible körperliche Beschwerden wie Schmerz, Atemnot oder Juckreiz, Medikamentennebenwirkungen wie Angetriebensein (Kortikosteroide) oder auch psychische Belastung (Angst, Verzweiflung, Wut) werden oft nicht erkannt. Diskutiert wird allerdings auch eine Störung des Schlaf-Wach-Rhythmus im Rahmen der für die Fatigue ursächlichen entzündlichen und neurohormonellen Veränderungen.

> Typisch für die krebsbedingte Fatigue ist, dass sie auch durch Schlaf oder Erholungszeit nicht gebessert wird.

18.3.6 Soziale Faktoren

Belastungen im Umfeld der Patienten sowie individuelle Gewohnheiten spielen bei der Entwicklung von Fatigue eine wichtige Rolle. Unter dem Druck vermehrten Erleben- und Erledigenwollens werden die biologischen Signale des Körpers, die „innere Uhr", unterdrückt und z. B. mit koffeinhaltigen Getränken überspielt. Der Körper reagiert darauf umso stärker mit Erschöpfung. Ein fataler Kreislauf von Übermüdung und Schlafstörungen beginnt.

18.3.7 Psychische Belastungen

Psychische Belastungenwie Angst oder depressive Symptome verstärken die Fatigue (Weber und O'Brien 2017). Für Betroffene ist das Zurechtkommen mit dem Verlauf der Krankheit und mit den Auswirkungen der Therapie eine Belastung: Sie wissen nicht, wie die Krankheit verläuft, ob Heilung möglich ist oder ob sie zum Tod führt. Andererseits kann eine Depression mit Symptomen von Fatigue einhergehen, ebenso kann Fatigue zu einer Depression führen. Es gibt bei etwa 20 % der Patienten eine Überschneidung zwischen Fatigue und Depression (Rüffer 2008). Wichtig sind differenzialdiagnostische Untersuchungen zur Abgrenzung der Depression (Weber und O'Brien 2017).

18.4 Therapiebedingte Fatigue

Die unterschiedlichenKrebstherapien verursachen oder beeinflussen Fatigue. Kombinationen von verschiedenen Therapien können dabei verstärkend wirken. Die Ursache ist nicht bekannt.

18.4.1 Radiotherapie

Bei einer Bestrahlung tritt Fatigue sehr häufig und abhängig von der Größe und Lokalisation des Bestrahlungsvolumens sowie der Therapiedauer auf.

> Bei den meisten Patienten nimmt während der Bestrahlung die Fatigue fortlaufend zu und klingt ungefähr 3 Monate nach Abschluss der Behandlung wieder ab.

18.4.2 Medikamentöse Krebstherapien

Auch die Chemotherapie und weitere systemische Tumortherapien können durch vielfältige, bislang wenig bekannte Wirkungen auf den Stoffwechsel und die muskuläre Funktion Fatigue hervorrufen. Taxane und Anthrazykline scheinen direkte Effekte auf die Skelettmuskulatur zu haben. Fatigue kann durch Nebenwirkungen und zusätzlich durch deren Behandlung, z. B. durch Antiemetika, verstärkt werden. Übelkeit und Erbrechen, Appetitlosigkeit, Reizungen der Mundschleimhäute oder Durchfall können zu einer ungenügenden Nahrungsaufnahme führen und die Energieversorgung des Körpers beeinträchtigen und so Fatigue verstärken. Die Wirkung der Zytostatika auf das Knochenmark kann zu einer Anämie führen.

> Fatigue tritt in der Regel 3–4 Tage nach Beginn der systemischen Therapie auf und vermindert sich häufig wieder bis zum nächsten Zyklus. Die Intensität kann im Laufe aufeinanderfolgender Therapiezyklen zunehmen und sich in den Intervallen immer weniger bessern.

> Die Dauer von Fatigue nach medikamentösen Tumortherapien ist sehr unterschiedlich: von einigen Wochen bis Monate oder Jahre.

18.5 Symptome und Merkmale

Fatigue erfasst den ganzen Menschen und beeinträchtigt ihn körperlich, emotional und kognitiv. Fatigue wird subjektiv erlebt und beeinflusst wichtige Aspekte des täglichen Lebens und die Lebensqualität der Patienten. Die verschiedenen Phänomene können in drei nachfolgend beschrieben Dimensionen eingeteilt werden. Je nach Situation (Krankheitsphase, Medikation) kann eine Dimension überwiegen.

18.5.1 Körperliche, emotionale und kognitive Symptome

Symptome und Dimensionen von Fatigue

Körperlich
- Reduzierte Leistungsfähigkeit
- Antriebslosigkeit
- Schwäche, Kraftlosigkeit, Atemnot
- Müdigkeit mit erhöhtem Schlafbedürfnis
- Schlafstörungen

Emotional
- Seelische Erschöpfung – ohne Energie
- Lustlosigkeit, keine Motivation
- Traurigkeit, Reizbarkeit
- Angst, nicht wieder gesund zu werden
- Interesselosigkeit
- Entfremdung von Freunden und Familie

Kognitiv
- Konzentrationsstörungen
- Gedächtnislücken
- Schwierigkeiten beim Denken

18.5.2 Merkmale

Die Beschwerden stehen in keinem Verhältnis zu vorhergehenden Leistungen. Nach Ruhephasen tritt keine oder nur geringe Besserung des Befindens ein. Je stärker die Beschwerden während der Therapie sind, desto größer ist die Wahrscheinlichkeit, dass sie danach weiter bestehen (Bower 2014).

18.6 Auswirkungen von Fatigue auf den Alltag des Patienten

Personen mit Fatigue müssen lernen, mit den geringeren Energiereserven wirksamer umzugehen. Unter diesem Aspekt verschieben sich Sinn und Wert der alltäglichen Handlungen.

Bewegungsmangel Fehlende körperliche Bewegung ist einerseits eine Ursache von Fatigue, andererseits eine der Folgen. Fehlende Bewegung ist insbesondere ein Problem, das viele Patienten bei stationärer Behandlung haben. Zu Hause ist es für die Patienten oft eine Erleichterung, sich Bewegung nach ihren Bedürfnissen verschaffen zu können.

Arbeitsplatz/Rollenveränderung In unserem Kulturkreis definieren sich viele Menschen über ihre berufliche Tätigkeit. Fatigue kann die Arbeitsfähigkeit einschränken und im Extremfall zu Erwerbsunfähigkeit führen. Viele Betroffene erleben diese Veränderung als große Identitätskrise, die z. B. auch zum Verlust des Selbstwertgefühls und zu Rollenveränderungen in der Familie führen kann. Häufig folgen finanzielle Sorgen. Die Betroffenen müssen sich mit Behörden zurechtfinden, z. B. Rente beantragen oder Sozialhilfe in Anspruch nehmen.

Familie Durch starke Müdigkeit können sich innerhalb der Familie die Beziehungen verändern. Zudem kann Fatigue des Patienten indirekt auch bei Angehörigen Erschöpfung bewirken, z. B. wenn sie über längere Zeit intensive Pflegeaufgaben übernehmen und selbst keine Unterstützung in Anspruch nehmen. Oder wenn Patienten wegen der Fatigue ihre Rolle, z. B. als Elternteil oder im Haushalt, nicht mehr wie gewohnt wahrnehmen können und Aufgaben wie Einkaufen, Kochen, Waschen, Kinderbetreuung usw. von Angehörigen übernommen werden müssen.

Sexualität Vielleicht fühlt sich der Patient bzw. die Patientin zu müde und zu kraftlos, um sexuell aktiv zu sein. Oft genügt eine einfache offene Frage zum Thema Sexualität, und die Patienten erzählen, was sie beschäftigt, ob ihre Partnerschaft darunter leidet, ob Hilfe nötig ist und ob sie sie in Anspruch nehmen möchten.

Soziale Isolation Lang andauernde, zunehmende Fatigue kann zu sozialer Isolation der Patienten und auch ihrer Familien führen. Viele Kontakte, die im Alltag, in der Freizeit oder auch im Beruf ganz selbstverständlich stattfinden, fallen weg. Das soziale Netz verkleinert sich, und oftmals fehlt die Kraft, Kontakte aufrechtzuerhalten oder neue zu knüpfen.

18.7 Erfassung

Fatigue wird bisher zu wenig systematisch erfasst. Wichtig ist die konsequente Erfassung bei allen Patienten (Screening) bei der ersten Konsultation und allen nachfolgenden Konsultationen während und nach der Therapie (NCCN 2023). Fatigue ist ein subjektives Empfinden und kann nur durch den Patienten selbst eingeschätzt werden. Selbst- und Fremdeinschätzung können sehr unterschiedlich ausfallen. Zum einen berichten Patienten nicht darüber, weil sie Fatigue als normal und zugehörig zur Krankheit einschätzen oder Angst haben, die Therapie wirke nicht. Zum anderen messen Fachpersonen Fatigue nicht den gleichen Stellenwert bei wie die Patienten, weil sie die Auswirkungen der Fatigue auf die Lebensqualität des Patienten nicht ermessen können.

18.7.1 Erfassungsinstrumente

In der Literatur werden verschiedene Instrumente beschrieben, mit denen Fatigue erfasst werden kann. Zur Verfügung stehen Fragebogen, Interviews oder die Messung mit visueller Analogskala. Mit der Erfassung soll zunächst die Fatigue grundsätzlich diagnostiziert werden. In ◘ Tab. 18.1 erfolgt eine zusammenfassende Darstellung der möglichen Screenings mittels einer Skala (NCCN 2023). Dabei sollen die verschiedenen Einflussfaktoren

◘ **Tab. 18.1** Übersicht zu empfohlenen Fatigue-Initialscreenings nach Altersklassen (NCCN 2023)

5–6 Jahre	7–12 Jahre	>12 Jahre
Nach Müdigkeit fragen: nicht müde/müde	Erfassung auf einer Skala von 1–5: 1 = nicht müde 2–3 = moderate Müdigkeit 4–5 = starke Müdigkeit	Erfassung auf einer Skala von 0–10: 0 = keine Müdigkeit 1–3 = milde Müdigkeit 4–6 = moderate Müdigkeit 7–9 = starke Müdigkeit 10 = die am stärksten vorstellbare Müdigkeit
müde = eine weitere Abklärung muss erfolgen	≥ 2 (moderat) muss eine weitere Abklärung erfolgen	≥ 4 (moderat) muss eine weitere Abklärung erfolgen

von Fatigue geklärt und die individuellen Auswirkungen und Risikofaktoren eingeschätzt werden. Es geht darum, die objektiven und subjektiven Einflussfaktoren zu erkennen und zu bewerten. Die genaue Charakterisierung gibt wichtige Hinweise für Behandlungsansätze.

> Der Patient ist der Experte seiner Fatigue. Seine Einschätzung und sein Empfinden sind maßgeblich. Er soll sein Erleben der Fatigue schildern können.

Im Klinikalltag bewährt sich die einfache Erfassung der 3 Hauptdimensionen der Fatigue: körperlich, emotional oder kognitiv. Wichtig ist dabei, dem Patienten durch offene Fragen die Gelegenheit zu geben, seine subjektive Situation zu schildern.

Die Einschätzung der körperlichen Leistungsfähigkeit und Aktivität des Patienten soll unabhängig davon durchgeführt werden. Dies kann durch Bestimmung des Karnofsky-Index/ECOG-Status, aber auch durch Checklisten zu Aktivitäten, etwa Aktivitäten des täglichen Lebens (ADL) und unabhängige Aktivitäten (IADL). Schließlich gehört zur Abklärung von Fatigue eine Einschätzung der verschiedenen Einflussfaktoren (▶ Abschn. 18.3) inkl. Labordiagnostik.

Praxistipp

Pflegende können durch das direkte Ansprechen von Fatigue oft eine wichtige Rolle spielen und so die individuelle Bedeutung von „Müdigkeit" und deren Auswirkungen auf den Patienten sichtbarer für das ganze Behandlungsteam machen. Mögliche offene Fragen, falls der Patient seine Erfahrungen mit „Müdigkeit" nicht auf Nachfrage „spontan" erzählt:

- Sind Sie momentan müde?
- Wie intensiv/stark ist zurzeit Ihre Müdigkeit? (Angabe mit einer Skala von 0–10 oder Kategorisierung; s. oben)
- Wann beginnt die Müdigkeit und wie lange dauert sie an? (Kurzdauernd? Vorübergehend? Oft? Dauernd?)
- Wie unterscheidet sich die jetzige Müdigkeit in Bezug auf Ausmaß und Art von der Müdigkeit vor Beginn Ihrer Erkrankung?
- Wie äußert sich Ihre Müdigkeit körperlich? (Ausdauer, Energie, Kraftlosigkeit, Schwäche, müde Beine/Arme/ganzer Körper)
- Beeinflusst die Müdigkeit Ihre Konzentrationsfähigkeit? (Aufnahmefähigkeit, Gedächtnis, Fähigkeit, klar zu denken, Schläfrigkeit)
- Wirkt die Müdigkeit stimmungsverändernd? (Reizbar? Ungeduldig? Deprimiert? Langeweile? Motivationslosigkeit?)

- Wie beurteilen Sie selbst Ihre Müdigkeit? (Normal? Abnormal? Ungewöhnlich? Andere Eigenschaften?)
- In welcher Weise wirkt sich die Müdigkeit auf Ihre tägliche Routine und Ihre täglichen Aktivitäten aus?

Zur Visualisierung und zum Erkennen der Zusammenhänge zwischen den Erfahrungen kann ein Tagebuch mit detaillierten Aufzeichnungen hilfreich sein.

18.8 Interventionen

Aus der Erfassung und Beurteilung der Fatigue leitet sich ab, welche Interventionen für die Patienten sinnvoll und akzeptabel sind und welche eher nicht. Für die Behandlung von Fatigue gilt das gleiche Prinzip wie für andere Symptome:

- Behandlung der ursächlichen und verstärkenden Faktoren,
- symptomatische medikamentöse Therapie,
- pflegerische und interprofessionelle Information und Beratung, die zur Verhaltensänderung führt.

18.8.1 Behandlung ursächlicher und verstärkender Faktoren

Im Gegensatz zu Schmerzen gibt es bei Fatigue wenige rein symptomatische und direkt lindernde Maßnahmen. Die Behandlung verstärkender Faktoren wie Entzündung, Ernährungs- und Flüssigkeitsmangel, Hyperkalzämie, Anämie, Medikamente (vor allem Schmerz- und Schlafmittel), Schlafstörungen, soziale Belastungen, Depression können – wie oben beschrieben – zu einer Linderung der Fatigue-Symptome führen. Da ein niedriger Hb-Wert ein wichtiger Einflussfaktor für Fatigue ist, kann bei Hb-Werten von bereits <10 g/dl eine Bluttransfusion gerechtfertigt sein mit dem Ziel, die Fatigue zu bessern. Bei Patienten mit fortgeschrittener, unheilbarer Krebserkrankung kann eine Tumortherapie in palliativer Absicht die körperliche Müdigkeit verbessern. Verschiedene Studien dokumentieren diesen sog. echten „Clinical Benefit". Es kann aber auch je nach Substanz und Ansprechen zu einer Zunahme der Fatigue kommen. Zu den medizinischen Interventionen gegen Schlafstörungen gehört zuerst die Behandlung des Grundleidens bzw. der Symptome (Schmerz, Atemnot usw.). Eine häufige Ursache von Schlaflosigkeit bei Patienten mit einer Krebserkrankung sind Schmerzen.

> Selbstverständlich trägt eine optimale Schmerztherapie viel zu einem besseren Schlaf bei.

18.8.2 Symptomatische medikamentöse Behandlung

Die Möglichkeiten, den Schlaf mit Medikamenten zu verbessern, sind vielfältig. Oft werden Benzodiazepine, deren Abkömmlinge und sedierende Neuroleptika eingesetzt. Wichtig ist es, Patienten mit leichter Verwirrung im Sinne eines hypoaktiven Deliriums zu erkennen. Diese Patienten profitieren nicht von Benzodiazepinen, sondern brauchen Neuroleptika (z. B. Quetiapin). Oft führen Schlafmittel zu einem sog. Hangover – sie verbessern zwar den Schlaf, aber nicht den Schlaf-Wach-Rhythmus und machen insbesondere in der ersten Tageshälfte müde. Es sollten Medikamente mit relativ wenig müdigkeitsverursachenden Nebenwirkungen (z. B. sehr kurz wirksame Benzodiazepine, wenig sedierende Neuroleptika) eingesetzt werden (NCCN 2023).

Psychostimulanzien Für die Linderung von insbesondere kognitiver Fatigue bei Therapie mit Opioiden haben sich Psychostimulanzien, z. B. Methylphenydat/Ritalin, schon fast etabliert. Typische unerwünschte Wirkungen sind Angst, Herzrasen und Nervosität. Von Vorteil ist, dass die Wirkung im Erfolgsfall unmittelbar nach der Einnahme eintritt, d. h., es kann ein Therapieversuch unternommen werden. Falls keine Wirkung verspürt wird, kann das Medikament rasch wieder abgesetzt werden. Gut geschulte Patienten können die Dosierung selbstständig („nach Bedarf") anpassen. Patienten können unter dieser Therapie oft sogar besser schlafen (NCCN 2023).

18.8.3 Symptomatische nichtmedikamentöse Behandlung

18.8.3.1 Sport und Bewegung

Körperliche Aktivität kann das Ausmaß von Fatigue während und nach den Therapiezyklen reduzieren. Viele Patientinnen und Patienten können sich jedoch nicht dazu überwinden, körperlich aktiv zu werden, wenn sie bereits müde sind, sich krank fühlen oder auch nicht gewohnt sind, sich körperlich zu betätigen (▶ Kap. 43). Oftmals besteht auch die Meinung, dass Sport Energie verbraucht, von welcher ohnedies zu wenig da ist. Pflegende haben die Aufgabe, Patientinnen und Patienten auf die positive Wirksamkeit regelmäßiger Bewegung hinzuweisen, sie auf Rehabilitationsprogramme wie auch andere lokale Bewegungsprogramme aufmerksam zu machen und sie zu motivieren, daran teilzunehmen. Als motivierend wird auch eine physiotherapeutische

Abklärung und Anleitung erlebt, damit ein individuelles und abgestimmtes Programm erstellt werden kann (NCCN 2023).

> Die körperliche Aktivität muss generell dem individuellen Leistungsniveau angepasst werden. Eine physiotherapeutische oder sportmedizinische Beratung durch fachkundige Personen ist zu empfehlen. Das Ausmaß der Aktivität orientiert sich an der generellen Empfehlung zu 150 min/Woche Ausdauersport und 2 Tagen pro Woche Krafttraining (NCCN 2023; Fabi et al. 2020).

Kontraindikationen für körperliche Aktivität (Howell et al. 2015)
- Absolute Kontraindikationen:
  - Akute Erkrankung
  - Schübe oder Dekompensation bei chronischer Krankheit
  - Fieber über 38 Grad
  - Schmerzen
- Relative Kontraindikationen:
  - Anämie < 8 g/dl
  - Thrombopenie und Gerinnungsstörungen
  - Knochenmetastasen
  - Mediastinale/kardiale Bestrahlung
  - Grippeähnliche Beschwerden bei Immuntherapien
  - Sport am Verabreichungstag von Zytostatika

18.8.3.2 Komplementäre Maßnahmen

Eine positive Wirkung zeigen Maßnahmen aus dem komplementären Bereich, die wissenschaftlich untersucht wurden. Hier zeigt sich ein positiver Effekt von Übungen und Trainings aus dem Bereich der achtsamkeitsbasierten Interventionen. Hierzu zählen Yoga, Meditation, Muskelrelaxation und stressreduzierende Maßnahmen. Konkret ist hier das kombinierte Programm der MBSR (Mindfulness-based stress reduction) beispielhaft zu nennen. Darüber hinaus zeigt Akupunktur einen positiven Effekt zur Reduktion der Fatigue (NCCN 2023; Fabi et al. 2020)

18.8.3.3 Psychosoziale Interventionen

Ein enger Zusammenhang besteht zwischen dem Ausmaß der Fatigue und der emotionalen Belastung von betroffenen Personen. Die kognitive Verhaltenstherapie oder „cognitive behavioral therapy" (CBT) wirkt gezielt auf den Umgang mit Emotionen, Verhalten und kognitiven Prozessen, die als belastend erlebt werden können. Diese Form der Psychotherapie mit ihren unterschiedlichen Anteilen weist auf eine Reduktion von Fatigue hin. Generelle Psychoedukation ist stark empfohlen (NCCN 2023; Fabi et al. 2020).

18.8.3.4 Ernährung

Eine ausgewogene, eiweißreiche Ernährung ist anzustreben und eine Mangelernährungssituation zu vermeiden. Pflegende können durch Befragung, Erfassung oder Beobachtung falsche Ernährungsgewohnheiten bzw. Mangelernährung frühzeitig erkennen und an eine ernährungstherapeutische Beratung weiterleiten.

18.9 Pflegerische und multiprofessionelle Interventionen

Die Unterstützung durch pflegerische Beratung und Schulung zum Erlernen und Anwenden von Strategien, die das Leben mit Fatigue erleichtern, ist ein zentraler Ansatz der Behandlung und Pflege der betroffenen Personen und deren Angehörigen. Die Auseinandersetzung mit der Anpassung der Lebensgewohnheiten und Aktivitäten an die Fatigue ist oft ein belastender Prozess, weil Vertrautes aufgegeben und Neues ausprobiert werden muss. Häufig fehlt die dazu benötigte Kraft. Manchen hilft es, mit anderen Personen über Erfahrungen zu sprechen, weshalb auch Gruppeninterventionen hilfreich sein können. Es entsteht eine Verbundenheit und gegenseitige Unterstützung, um neue Strategien zu entwickeln und neue Perspektiven zu eröffnen.

18.9.1 Information und Beratung

Eine frühzeitige sorgfältige multiprofessionelle Diskussion und Besprechung von Fatigue mit Patientinnen und Patienten unter Einbezug von Angehörigen ist wichtig für den Erfolg der Beratungsintervention. Ursachen und Formen sowie verstärkende Faktoren der Fatigue sollen Inhalt der Informationsgespräche sein. Das Auftreten von Müdigkeit und Erschöpfung soll ebenso früh, ein Teil der Informationsgespräche sein wie eine mögliche fehlerhafte Interpretation als „normal". Gezieltes Informationsmaterial kann dabei hilfreich sein. Fatigue wird sehr individuell erlebt und die Strategien zum Umgang und zur Bewältigung können ebenso individuell sein. Das regelmäßige Ansprechen der Müdigkeit und das Zuhören im Gespräch kann dabei helfen, Angst zu reduzieren. Das Erkennen und Fördern von Motivation der betroffenen Personen zählt zur Kernintervention bei der Unterstützung einer Verhaltensveränderung (NCCN 2023; Hacker et al. 2021).

Pflegende sollten in der Beratung folgende Schwerpunkte zu setzen:

- Die Beratung soll ressourcenorientiert sein, d. h., sie soll an das individuelle Alltagserleben der Patientinnen und Patienten und ihrer Familien anknüpfen und vorhandene Ressourcen identifizieren und einbeziehen.
- Durch Informationen soll fehlendes Wissen vermittelt und fehlerhafte Vorstellungen sollen dadurch korrigiert werden.
- Zusammenarbeit mit weiteren Fachpersonen wie Psychoonkologie, Ernährungsberatung, Seelsorge, Sozialarbeit, Physiotherapie und Ergotherapie kann zu weiterer gezielter Unterstützung beitragen.

Methodisch bietet hier der vielfältige Bereich der edukativen Maßnahmen in der Pflege ein breites Spektrum an Handlungsmöglichkeiten, die eine individuelle Beratung und Information möglich machen (Hacker et al. 2021).

18.9.2 Generelle Strategien im Umgang mit Fatigue

Bei mäßiger und starker – d. h. $\geq 4/10$ – Fatigue erfordert der Umgang mit der zur Verfügung stehenden Energie sorgfältige Entscheidungen. Im beratenden Gespräch kann mit Patienten und Angehörigen herausgefunden werden, welches für sie essenzielle Aktivitäten sind und welche sie an andere Personen delegieren können, um ihre Energie sinnvoll einzusetzen. Patienten berichten auch, dass Ablenkung durch beispielsweise Spielen, Musikhören, Lesen oder soziale Kontakte Fatigue reduzieren hilft.

Den Tag in Ruhe- und Aktivitätsphasen einteilen Die vorhandene Energie soll wirkungsvoll eingesetzt und eine vermehrte Abhängigkeit von Hilfe vermieden werden.

Folgende konkrete Anregungen können für Patienten und Angehörige unterstützend wirken:
- Gleichgewicht zwischen Aktivität und Ruhe anstreben: Planung von sowohl Ruhe- als auch Aktivitätsphasen.
- In den Aktivitätsphasen:
  - Vorüberlegungen, was der Patient selbst tun kann und welche Hilfen ihm zur Verfügung stehen,
  - regelmäßige Spaziergänge.

Wenn Patienten über längere Zeit stationär behandelt werden und zudem bettlägerig sind, können die körperliche Inaktivität und auch die Langeweile Fatigue verstärken. Auch hier gilt, den Tag in Ruhe- und Aktivitätszeiten zu strukturieren. Der Einbezug der Physiotherapie sollte im Tagesablauf eingeplant werden.

Schritt für Schritt planen Zur Bewältigung der alltäglichen Anforderungen sollten die Patienten möglichst:
- Aufgaben in kleinen Etappen erledigen,
- das Pensum eines ganzen Tages in einzelne Schritte aufteilen,
- vor und nach einer Anstrengung Ruhepausen einlegen.

Der Patient soll darauf achten, wann er im Verlauf des Tages am meisten Energie hat und wann er sich sehr müde fühlt, und diese mit einem Energietagebuch erfassen. Die Aktivitäten können dann entsprechend geplant werden. Die Patienten finden mit der Zeit den ihnen entsprechenden Rhythmus im Tagesablauf.

Prioritäten setzen Um die Patienten anzuleiten, mit ihren Energien hauszuhalten, ist es wichtig, eine Liste der Tätigkeiten, die erledigt werden müssen, zu erstellen. Diese hilft, den Überblick über anstehende Aufgaben zu erhalten, und erleichtert das Setzen von Prioritäten.

Ziele dabei sind:
- die vorhandene Energie zunächst für die wichtigen Dinge reservieren, auf Unwichtiges verzichten,
- Patienten dabei unterstützen, bewusst das auszuwählen, was sie realisieren möchten.

Die Maßnahmen helfen auch, Schuldgefühlen, Stress und Angst vorzubeugen oder diese Gefühle abzubauen.

Vereinfachung von Tätigkeiten Kreativität und Phantasie helfen bei der Entdeckung neuer Möglichkeiten, energieintensive Tätigkeiten durch kräftesparende zu ersetzen. Beispiele dafür sind:
- Anpassen der Arbeitszeit (Teilzeitarbeit oder häufigere Ruhepausen),
- Anpassen des Arbeitsplatzes (z. B. an einer langsameren Maschine arbeiten),
- Haushaltsarbeiten vereinfachen (wenn möglich im Sitzen erledigen).

Einen regelmäßigen Schlaf-Wach-Rhythmus fördern Pflegende können den Patienten beraten, optimale Bedingungen für einen besseren Schlaf zu schaffen:

Anregungen für besseren Schlaf
- Langes Schlafen während des Tages vermeiden, weil es den Nachtschlaf beeinträchtigen kann. Ein kurzes Schläfchen tagsüber kann guttun.
- Andere Möglichkeiten ausprobieren, sich während des Tages auszuruhen, statt zu schlafen, z. B. sitzen, sich ohne zu schlafen hinlegen, Musik hören.
- Regelmäßig zu festgesetzten Zeiten abends zu Bett gehen und morgens aufstehen.
- Eine leichte Spätmahlzeit einnehmen.
- Einen Abendspaziergang machen.
- Das Schlafzimmer als Raum mit wenig Zerstreuungsmöglichkeiten einrichten, Temperatur und Lichtverhältnisse den Bedürfnissen anpassen.
- Zum Einschlafen entspannende Musik hören oder eine Entspannungsübung machen. Wenn der Schlaf nicht kommt, nach 20 min wieder aufstehen und sich beschäftigen.
- Vor dem Schlafengehen sollen vermieden werden: anstrengendes körperliches Training, koffeinhaltige Getränke, alkoholische Getränke als Einschlafhilfe (→ können den Schlafrhythmus stören).

18.9.3 Einbeziehung der Angehörigen

Da Fatigue sich auch auf die Angehörigen auswirkt, ist es wichtig, sie einzubeziehen. Manchmal sind Angehörige selbst müde, wollen dies aber nicht zeigen, um die Patienten zu schützen. Bleiben solche Gedanken und Vermutungen unausgesprochen, führt dies leicht zu Missverständnissen und zu Konflikten. Die Pflegenden können den Patienten und die Angehörigen ermutigen, miteinander über folgende Fragen zu sprechen:

- Wie viel gegenseitige Hilfe ist für den Patienten und für die Angehörigen gut?
- Welche Art von Hilfe könnte in Anspruch genommen werden?
- Was möchte und kann jeder selbst tun?
- Welche Tätigkeiten können vereinfacht oder delegiert werden?
- Wie erleben die einzelnen Familienmitglieder die Situation des Patienten?

Literatur

Berger A, Mitchell S, Jacobsen P, William F (2015) Screening, evaluation, and management of cancer-related fatigue: ready for implementation to practice? CA Cancer J Clin 65(3):190–211

Bower J (2014) Cancer-related fatigue: mechanisms, risk factors and treatments. Nat Rev Clin Oncol 11(10):597–609

Bower J, Bak K, Berger A, Breitbar W, Escalante C, Ganz P, Schnipper H, Lacchetti C, Ligibel J, Lyman G, Ogaily M, Pirl W, Jacobsen P (2014) Screening, assessment, and management of fatigue in adult survivors of cancer: an American Society of Clinical Oncology clinical practice guideline adaption. J Clin Oncol 32(17):1840–1850

Carlson L, Zelinski E, Toivonen K, Flynn M, Qureshi M, Piedalue K, Grant R (2017) Mind-body therapies in cancer: what is latest evidence? J Curr Oncol Rep 19(67):2–11

Fabi A, Bhargava R, Fatigoni S, Guglielmo M, Roila F, Weis J, Jordan K, Ripamonit C (2020) Cancer related fatigue: ESMO Clinical Practice Guidelines for diagnosis and treatment. Ann Oncol 31(6):713–723

Hacker M, Slobodenka S, Titzer H (2021) Edukation in der Pflege, 2. Auflage. Aufl. Fakultas, Wien

Howell D, Keshavarz H, Broadfield L, Hack T, Hamel M, Harth T, Jones J, McLeod D, Olson K, Phan S, Sawka A, Swinton N, Ali M (2015) A Pan Canadian practice guideline for screening, assessment, and management of cancer-related fatigue in adults. https://www.capo.ca

Jones J, Olson K, Catton P, Catton C, Fleshner N, Krzyzanowska M, McCready D, Wong R, Jiang H, Howell D (2016) Cancer-related fatigue and associated disability in post-treatment cancer survivors. J Cancer Surviv 10(1):51–61

Mitchell S, Hoffman A, Clark J, DeGennaro R, Poirier P, Robinson C, Weisbrod B (2014) Putting evidence into practice: an update of evidence-based interventions for cancer-related fatigue during and following. CJON 18(6):38–58

Mustian K, Alfano C, Heckler C, Kleckner A, Kleckner I, Leach C, Mohr D, Palesh O, Peppone L, Piper B, Scarpato J, Smith T, Sprod L, Miller S (2017) Comparison of pharmaceutical, psychological, and exercise treatments for cancer-related fatigue: a meta-analysis. J Am Med Assoc Oncol 3(7):961–968

National Comprehensive Cancer Network (NCCN) Guidelines for supportive care: cancer related fatigue, Version 1.2023. http://www.nccn.org/professionals/physician_gls/pdf/fatigue.pdf

Nowe E, Stöbel-Richter Y, Sender A, Leuteritz K, Friedrich M, Geue K (2017) Cancer-related fatigue in adolescents and young adults: a systematic review of literature. Crit Rev Oncol Hematol 118:63–69

Reif K, de Vries U, Petermann F, Görres S (2012) A patient education program is effective in reducing cancer-related fatigue: a multicenter randomised two-group waiting-list controlled intervention trial. Eur J Oncol Nurs 17:204–213

Rüffer U (2008) Fatigue – Zwischen Ignoranz und Fixierung, best practice onkologie, 3:44–53. https://doi.org/10.1007/s11654-007-0031-6

Saligan L, Olson K, Filler K, Larkin D, Cramp F, Sriram Y, Escalante C, Giglio A, Kober K, Kamath J, Palesh O, Mustian K (2015) The biology of cancer-related fatigue: a review of the literature. Support Care Cancer 23(8):2461–2478

Shizheng D, Lingli H, Jianshu D, Guihua X, Shengji J, Heng Z, Haiyan Y (2015) Patient education programs for cancer-related fatigue: a systematic review. J Patient Educ Couns 98:1308–1319

Weber D, O'Brien K (2017) Cancer and cancer-related fatigue and the interrelationships with depression, stress, and inflammation. J Evid-Based Complementary Altern Med 22(3):502–512

Weiterführende Literatur

Bower J, Bak K, Berger A, Breitbar W, Escalante C, Ganz P, Schnipper H, Lacchetti C, Ligibel J, Lyman G, Ogaily M, Pirl W, Jacobsen P (2014) Screening, assessment, and management of fatigue in adult survivors of cancer: an American Society of Clinical Oncology clinical practice guideline adaption. J Clin Oncol 32(17):1840–1850.

Howell D, Keshavarz H, Broadfield L, Hack T, Hamel M, Harth T, Jones J, McLeod D, Olson K, Phan S, Sawka A, Swinton N, Ali M (2015) A Pan Canadian practice guideline for screening, assessment, and management of cancer-related fatigue in adults. https://www.capo.ca

National Comprehensive Cancer Network (NCCN) Guidelines for supportive care: cancer-related fatigue, Version 1.2023. http://www.nccn.org/professionals/physician_gls/pdf/fatigue.pdf

Internetadressen

Deutsche Krebshilfe e. V. (2021). https://www.krebshilfe.de (Blauer Ratgeber „Fatigue. Chronische Müdigkeit bei Krebs")

Deutsche Krebshilfe e. V. (2021). https://www.krebshilfe.de (Blauer Ratgeber „Bewegung und Sport bei Krebs. Ein Ratgeber für Betroffene, Angehörige und Interessierte")

Krebsliga Schweiz (2021) „Körperliche Aktivität bei Krebs". https://www.krebsliga.ch

Onkoaktiv (2021) „Sport, Bewegung und Krebs". https://netzwerk-onkoaktiv.de/

Österreichische Krebshilfe (2019) „Bleiben Sie in Bewegung". https://www.krebshilfe.net

Österreichische Krebshilfe (2021) „Bewegung bei Krebs". https://www.krebshilfe.net

Ernährung

Reinhard Imoberdorf, Peter E. Ballmer und Maya Rühlin

Inhaltsverzeichnis

© Der/die Autor(en), exklusiv lizenziert an Springer-Verlag GmbH, DE, ein Teil von Springer Nature 2024
P. Jahn et al. (Hrsg.), *Onkologische Krankenpflege*, https://doi.org/10.1007/978-3-662-67417-8_19

19.1 Einleitung

Die Unterstützung beim Essen und Trinken sowie die Sorge für eine gute Ernährung von kranken und hilfebedürftigen Menschen ist eine der ältesten Aufgaben der Pflege (Schreier and Bartholomeyczik 2008). Im Laufe der Zeit sind ernährungsbezogene Berufe (z. B. Diätassistentin,[1] Diätköchin, Ernährungsmedizinerin) entstanden und haben zu einem Wandel der Aufgaben und Verantwortungsbereiche in der Pflege geführt. Dennoch ist die Verantwortung für die Ernährung und die Befähigung der kranken Personen zum möglichst eigenständigen Essen und Trinken ein Kernelement pflegerischen Handelns geblieben.

Bereits vor der Tumordiagnose haben viele Krebsbetroffene Gewicht als Folge einer Unter- oder Mangelernährung verloren. Häufig verschlechtert sich der Ernährungszustand während der Erkrankung weiter. Als Folge der Tumorerkrankung sowie therapiebedingt führen Appetitlosigkeit, Geschmacksveränderungen, Übelkeit und Erbrechen zusätzlich zu Mangel- und Unterernährung. Die Mangelernährung hat einen erheblichen Einfluss auf die Prognose. Krebsbetroffene mit Gewichtsverlust sprechen weniger gut auf die Behandlungen an, leiden unter mehr und schwereren Nebenwirkungen und haben eine schlechtere Lebensqualität. Deshalb ist die Unterstützung der stark beeinträchtigten Patienten bei der Nahrungsaufnahme eine wichtige und erstrangige Pflegetätigkeit.

19.2 Ernährung und Krebs

Ernährung ist ein wichtiger Risikofaktor für die Entstehung von Krebs: Allerdings wurden bis heute, abgesehen von Übergewicht, Rauchen und hohem Alkoholkonsum, nur wenige Einzelfaktoren in der Ernährung mit Sicherheit identifiziert, die das Risiko für bestimmte Krebserkrankungen erhöhen. Diese Faktoren werden in ▶ Abschn. 3.3 diskutiert. Umgekehrt kann ein hoher Obst- und Gemüseverzehr als Schutzfaktor das Risiko der Erkrankung an einigen häufigen Tumoren senken (▶ Abschn. 3.3).

❯ Im Gegensatz zur gesicherten Rolle der Ernährung für das Erkrankungsrisiko gibt es keine Evidenz, dass – abgesehen von ausreichend hoher Nährstoffzufuhr bei bestehender oder drohender Mangeler-

---

1   Berufsbezeichnung und Ausbildung sind im deutschen Sprachraum unterschiedlich geregelt. Es gelten folgende Bezeichnungen: Deutschland: Diätassistent/in; Schweiz: dipl. Ernährungsberater/in HF, Ernährungsberater/in BSc; Österreich: Diätologin/Diätologe. Im Folgenden wird ausschließlich die Bezeichnung „anerkannte Ernährungsfachkraft" verwendet.

nährung – spezielle Ernährungsformen oder Diäten eine einmal entstandene Krebserkrankung günstig beeinflussen könnten.

Dennoch ist die Ernährung für Krebsbetroffene wie auch für ihre Angehörigen von großer Bedeutung. Die Ernährung wird für viele zu einem wichtigen Thema. Appetit- und Gewichtsverlust verändern die körperliche Identität. „Der Tumor frisst mich auf" oder „Mein Mann isst nicht mehr, obwohl ich ihm seine Lieblingsmenüs koche" sind für Krebsbetroffene und Angehörige sehr belastende Situationen.

Häufig wird von Betroffenen eine spezielle Diät gegen den Krebs versucht. Durch eine spezielle Ernährungsweise soll entweder der Organismus gestärkt oder der Tumor geschädigt und zerstört werden.

❯ Einige Autoren propagieren, mit ihren Krebsdiäten die bösartige Erkrankung heilen zu können. Solche Anpreisungen entbehren jeglicher wissenschaftlicher Grundlage.

Bei vielen Ernährungsformen bei Krebs handelt es sich um vegetarische Kostformen, die risikoarm sind. Daneben werden aber auch Krebsdiäten propagiert, bei denen mit schädlichen oder gar lebensbedrohlichen Nebenwirkungen gerechnet werden muss (z. B. Krebskur total nach Breuss, Diät nach Gerson). Es ist wichtig, die Krebsbetroffenen und ihre Angehörigen darüber aufzuklären (Baier et al. 2021 und ▶ Abschn. 10.3.1).

Unterernährte Personen mit Krebs sollten zu einer abwechslungsreichen, ausgewogenen, bedarfsgerechten Ernährung angeregt werden, wobei die Prinzipien einer „gesunden Ernährung" vorübergehend durchaus zugunsten einer Optimierung der Kalorien- und Eiweißzufuhr in den Hintergrund treten. Die Prinzipien der gesunden und präventiv wirksamen Ernährung beinhalten einen hohen Gemüse- und Obstkonsum sowie die Bevorzugung von Vollkornprodukten. Diese Ernährungsweise führt zu einem hohen Sättigungsgrad bei einer geringen Zufuhr an Energie und/oder Eiweiß.

❯ Da die „gesunde Ernährung" insbesondere nach der Krebsdiagnose von Betroffenen als Maß und Indikator für „Gesundung" interpretiert werden kann, ist es wichtig, sie aufzuklären, dass bei einer drohenden oder bestehenden Mangel- und Unterernährung eine bedarfsgerechte Energie- und Eiweißzufuhr vorrangig ist. Diese trägt dazu bei, den durch die Krebskachexie bedingten Gewichtsverlust nicht zusätzlich zu erhöhen, die physische Funktionalität besser zu bewahren und die Lebensqualität zu verbessern.

Die Optimierung des Ernährungszustands kann zum Erhalt oder zu einer Verbesserung der Lebensqualität sowie zu einem besseren Ansprechen der Therapie beitragen. Während der Chemo- oder Strahlentherapie bestehen häufig Inappetenz und/oder Nausea, die oft schwer zu beeinflussen sind. Patientinnen und Patienten in dieser Situation zum Essen zu zwingen, ist weder machbar noch sinnvoll. Unterstützende Ernährungsmaßnahmen sollen, wie in ▶ Abschn. 19.6, 19.7 und 19.8 beschrieben, versucht werden. Besonders wichtig ist es, die Ernährung der Patienten zwischen den Therapiezyklen zu optimieren.

19.3 Physiologie

19.3.1 Energieverbrauch

Der Ruheenergieverbrauch ist abhängig von der Masse der stoffwechselaktiven Zellen, also vor allem von der Magermasse (= fettfreie Masse), vom Alter und Geschlecht.

19.3.2 Ruheenergieverbrauch und Energiebedarf

Der Ruheenergieverbrauch ist variabel und auch vom Tumortyp abhängig. Bei etwa 25 % der Patientinnen und Patienten mit aktiver Tumorerkrankung liegt der gemessene Ruhenergieverbrauch um > 10 % über oder unter dem Erwartungswert. Eine Voraussage über Richtung und Ausmaß ist nicht möglich. Aus praktischen Gründen ist deshalb die Annahme eines normalen Energieverbrauchs akzeptabel. Daraus ergibt sich für den Energiebedarf die in ▣ Tab. 19.1 gezeigte Faustregel.

▣ **Tab. 19.1** Faustregel zur Errechnung des Energiebedarfs

Patient	Energiebedarf pro Tag
Mobil	30–35 kcal/kg KG
Bettlägerig	25–30 kcal/kg KG
Unterernährt	35–45 kcal/kg KG

19.3.3 Makronährstoffe

19.3.3.1 Protein (Eiweiß)

Proteine werden hauptsächlich als Baustoffe benötigt, d. h. für den Auf- und Umbau von Zellen, Enzymen und Plasmaproteinen. Krebsbetroffene mit einer Mangelernährung haben verminderte Proteinreserven.
— *Richtwert* für die Proteinzufuhr: 1,0–1,5 g/kg KG/Tag.

19.3.3.2 Lipide (Fette)

Nahrungsfette dienen vor allem als Energieträger/Speicherenergie und sind als energiedichteste Nährstoffe besonders wertvoll für Krebsbetroffene.
— *Richtwert* für die Fettzufuhr: 30–50 % des gesamten Energiebedarfs/Tag.

19.3.3.3 Kohlenhydrate

Kohlenhydrate sind wichtige Energielieferanten für die Zellen. Das Gehirn deckt seinen Energiebedarf fast ausschließlich durch Glukose, während die Skelettmuskulatur bei Kohlenhydratmangel auf Fettsäurenverbrennung ausweicht.
— *Richtwert* für die Kohlenhydratzufuhr: 30–50 % des gesamten Energiebedarfs/Tag.

19.3.3.4 Nahrungsfasern

Nahrungsfasern sind komplexe Kohlenhydrate mit sehr unterschiedlicher Struktur und Wirkung, die von den körpereigenen Enzymen des Magen-Darm-Trakts nicht abgebaut werden. Sie wurden früher auch als Ballaststoffe bezeichnet.

Nicht hydrolysierbare Kohlenhydrate, die erst im Kolon durch Bakterien verdaut werden: z. B. Zellulose (vor allem in Vollkorngetreide). Wirkungen: verlangsamte Transitzeit, Sättigung, Stuhlregulation. Bei einer Krebserkrankung mit Inappetenz und Völlegefühl soll eher eine nahrungsfaserarme Ernährung angestrebt werden. Bei Obstipation soll die Stuhlregulation durch Medikamente optimiert werden.
— *Richtwert* für die Nahrungsfaserzufuhr im Rahmen der Primärprävention: 20–30 g/Tag

19.3.4 Mikronährstoffe

Unter Mikronährstoffen versteht man Vitamine, Mineralstoffe und Spurenelemente (▣ Tab. 19.2). Häufig wird onkologischen Patienten eine vermehrte Zu-

🔲 Tab. 19.2 Mikronährstoffe: Vitamine, Mineralstoffe und Spurenelemente

Vitamine		Aufnahme	Ausscheidung
Fettlöslich	Vitamine A, D, E, K	Mit fetthaltiger Nahrung	Langsame Ausscheidung: Gefahr der Hypervitaminose!
Wasserlöslich	B-Vitamine: B_1, B_2, B_6, B_{12}, Biotin, Niacin, Pantothensäure; Folsäure; Vitamin C	Mit Nahrung	Schnelle Ausscheidung: keine Gefahr der Hypervitaminose
Wichtigste Mineralstoffe	Elektrolyte Kalzium Phosphat Magnesium		
Wichtigste Spurenelemente	Selen, Iod, Eisen, Fluor, Zink, Kupfer, Mangan		

fuhr von Mikronährstoffen, insbesondere von Antioxidanzien, empfohlen. Bis zu 70 % der Krebsbetroffenen nehmen einzelne oder mehrere Mikronährstoffe (z. B. Vitamin C, E, Folsäure) als Nahrungsergänzung zu sich.

❯ Vor hohen Dosen von Mikronährstoffen muss gewarnt werden (Biesalski 2019). Die Zufuhr von hohen Dosen Vitamin E bei Gesunden führte zu einer signifikanten Zunahme der Gesamtsterblichkeit (Bjelakovic et al. 2007).

Bei Vorliegen einer Mangelernährung ist der Einsatz eines üblichen Multimikronährstoffpräparats als Ergänzung zu einer umfassenden Ernährungstherapie sinnvoll. Diese Präparate sollen bis 100 % der täglichen Zufuhrempfehlungen für jeden Mikronährstoff enthalten. Der nachgewiesene Mangel von einzelnen Mikronährstoffen (z. B. Vitamin D, Eisen, Folsäure, Vitamin B_{12}) soll gezielt und in adäquaten Dosen vom ärztlichen Dienst verordnet und supplementiert werden.

19.3.5 Flüssigkeit

Eine adäquate Flüssigkeitszufuhr ist für eine normale Körperfunktion entscheidend. Der Wasseranteil am Körpergewicht ist bei Männern höher als bei Frauen (ca. 60 vs. 50 %) und nimmt mit dem Alter ab auf ca. 50 % bei Männern und 40 % bei Frauen. Die Regulation des Wasserhaushalts geschieht durch Veränderung von Urinvolumen und -konzentration und wird kontrolliert durch das Durstempfinden und die ADH-Sekretion (ADH = antidiuretisches Hormon).

– Wasserbedarf: 30–40 ml/kg Normalkörpergewicht/ Tag.

Der Anstieg der Körpertemperatur um 0,1 °C führt zu einem zusätzlichen Wasserverlust von 100 ml/Tag.

19.4 Krankheits- und therapiebedingte Ernährungsstörungen

19.4.1 Definitionen

> **Definition**
>
> **Mangelernährung** bezeichnet einen Ernährungszustand, bei dem ein Mangel oder ein Ungleichgewicht von Energie, Proteinen oder anderen Nährstoffen messbare schädliche Auswirkungen auf Gewebe- und Körperfunktionen hat und zu einer höheren Komplikationsrate führen kann (Imoberdorf et al. 2011).
>
> **Unterernährung** bedeutet verminderte Energie-/Proteinaufnahme bzw. vermehrter Verbrauch im Sinn eines Katabolismus oder einer Absorptionsstörung; sie wird häufig als Protein-Energie-Malnutrition bezeichnet. Sie ist charakterisiert durch ungewollten Gewichtsverlust und Veränderungen der Körperzusammensetzung, d. h. Veränderungen der Relation von Fett- zu Magermasse.
>
> > 10 % ungewollter Verlust des Körpergewichts innerhalb eines Zeitraums von 6 Monaten oder > 5 % innerhalb eines Monats definieren eine schwere Unterernährung.
>
> **Anorexie:** Verlust des Appetits bzw. des Verlangens nach Nahrung.
>
> **Kachexie:** Dieser Begriff wird häufig für die Beschreibung des Erscheinungsbildes einer Person mit massivem Gewichtsverlust (engl. wasting: Auszehrung) verwendet. Heute wird Kachexie spezifischer gebraucht für die Beschreibung des Wastings bei schwer konsumierenden Krankheiten wie Krebs, chronischer obstruktiver Pneumopathie und fortgeschrittenem Organversagen.
>
> Kachexie wird definiert als ungewollter Gewichtsverlust von > 5 % des Körpergewichts innerhalb der letzten 6 Monate, begleitet von einem Katabolismus, der durch eine erhöhte Nährstoffzufuhr kaum zu beeinflussen ist.
>
> **Tumor-Anorexie-Kachexie-Syndrom:** Dieser Begriff umschreibt eine paraneoplastische Erscheinung mit Kachexie und komplexen Veränderungen des Kohlenhydrat-, Fett-, Protein- und Energiestoffwechsels (► Abschn. 19.4.4).

19.4.2 Ursachen der Mangelernährung

Etwa 30–70 % der Krebsbetroffenen leiden unter ungewolltem Gewichtsverlust. Betroffen sind vor allem Personen mit Magen- und Pankreaskarzinom, während beispielsweise Mammakarzinome und Leukämien anfänglich seltener zu Gewichtsverlust führen. Verschiedene Ursachen der Mangelernährung sind in der ◘ Tab. 19.3 aufgeführt.

19.4.3 Folgen der Mangelernährung

Gewichtsverlust ist ein *eigenständiger Prognosefaktor* für das Überleben bei Non-Hodgkin-Lymphom, Bronchial-, Mamma-, Kolon- und Prostatakarzinom. Die

◘ **Tab. 19.3** Mögliche Ursachen der Mangelernährung

Tumorleiden	Nahrungsmittelaversion
	Schmerzen
	Geruchs-/Geschmackstörungen
	Systemische Entzündungsreaktion (Anorexie-Kachexie-Syndrom)
	Angst/Depression
Strahlen-/Chemotherapie	Schleimhautschädigung (Mucositis)
	Mundtrockenheit (Xerostomie)
	Geschmacksstörung (Dysgeusie)
	Nausea, Erbrechen
	Stenosen
	Ileus
	Obstipation, Motilitätsstörungen
	Diarrhö
Postoperativ	Sodbrennen
	Früh-, Spätdumping
	Diarrhö
	Störung der Magenentleerung und andere Motilitätsstörungen
	Kurzdarmsyndrom
	Maldigestion/-absorption

19

durch den Gewichtsverlust bedingte Schwäche kann zudem eine schwerere Belastung darstellen als die häufigen chronischen Schmerzen. Die Folgen der Mangelernährung zeigt die Übersicht.

> Etwa 25 % aller Tumorpatientinnen und -patienten sterben an den Folgen der Mangelernährung.

Folgen der Mangelernährung
- Zunahme von
  - Morbidität, z. B. postoperative Infekte
  - Mortalität
  - Nebenwirkungen der Tumortherapie
  - Krankenhausaufenthalten
  - Depressionen, zerebraler Dysfunktion
  - Müdigkeit
  - Kosten
  - Pflegeaufwand und Pflegebedürftigkeit
- Abnahme von
  - Ansprechen auf die Tumortherapie
  - Leistungsfähigkeit, Kraft
  - Lebensqualität

19.4.4 Primäres Tumor-Anorexie-Kachexie-Syndrom

Das *primäre* Tumor-Anorexie-Kachexie-Syndrom ist eine paraneoplastische Erscheinung (▶ Abschn. 1.7.2) mit komplexen Veränderungen des Kohlenhydrat-, Fett-, Protein- und Energiestoffwechsels. Das Syndrom wird begleitet von folgenden Symptomen:
- Appetitmangel (Anorexie),
- frühes Sättigungsgefühl,
- Schwäche (Asthenie),
- Blutarmut (Anämie),
- gestörte Immunfunktion,
- Muskel- und Fettabbau,
- verminderte Lebensqualität durch Abnahme der physischen Kapazität.

Die *sekundäre* Tumoranorexie und -kachexie ist vom primären Tumor-Anorexie-Kachexie-Syndrom zu unterscheiden. Sie ist direkte Folge von verminderter Nahrungsaufnahme, z. B. bei oraler Mucositis oder Ösophagitis, bei gastrointestinaler Obstruktion oder bei chronischem, schwerem Durchfall. Die sekundäre Tumorkachexie ist in der Regel reversibel, wenn die Ursache (z. B. eine schwere orale Mucositis) behoben wird. Im Gegensatz dazu ist das primäre Tumor-Anorexie-Kachexie-Syndrom Folge einer meist irreversiblen paraneoplastischen Stoffwechselstörung.

Im Folgenden wird auf das *primäre* Tumor-Anorexie-Kachexie-Syndrom näher eingegangen.

19.4.4.1 Pathophysiologie

Der Appetitmangel (Anorexie) und die dadurch reduzierte Nahrungsaufnahme allein erklären den Gewichtsverlust nicht. Durch den Tumor werden Zytokine (▶ Abschn. 1.6.1) aktiviert (z. B. Tumornekrosefaktor α, Interleukin-1 und -6); dies führt zu einer chronischen systemischen Entzündungsreaktion und verursacht komplexe metabolische und neurohormonelle Veränderungen: Die aufbauenden (anabolen) Faktoren wie Insulin und Schilddrüsenhormone sind reduziert, die abbauenden (katabolen) wie Cortisol oder Glukagon hingegen erhöht. Dadurch kommt es zu einem Ungleichgewicht zwischen Nahrungsaufnahme und Energieverbrauch mit einer negativen Energiebilanz. Im Rahmen der Entzündungsreaktion führen proteolytische (Eiweiß abbauende) und lipolytische (Fett abbauende) Faktoren zu einem Schwund des Muskel- und Fettgewebes. Dies stellt eine Art „Autokannibalismus" dar.

19.4.4.2 Behandlungsmöglichkeiten

Die Datenlage zur Behandlung des Tumor-Anorexie-Kachexie-Syndroms ist komplex und widersprüchlich (Review: Naito 2019). Wie bei anderen paraneoplastischen Syndromen besteht auch hier die einzige wirksame Therapie in der erfolgreichen Behandlung des Tumors. Nur wenn es gelingt, durch Operation, Radio- oder Chemotherapie den Tumor zu verringern oder vollständig zu entfernen, kann das Anorexie-Kachexie-Syndrom beherrscht und eine Gewichtszunahme erreicht werden. Mögliche Maßnahmen zur symptomatischen Linderung werden in ▶ Abschn. 19.11 diskutiert.

19.5 Diagnose des Ernährungszustands

Unter- und Fehlernährung bei Tumorpatientinnen und -patienten sind ein häufiges Problem, das im klinischen Alltag zu wenig Beachtung findet. Es ist deshalb wichtig, dass Personen mit manifester Unterernährung oder mit einem Risiko dafür früh erkannt werden, damit rechtzeitig ernährungstherapeutische Interventionen eingeleitet werden können. Ein guter Ernährungszustand ist eine wichtige Voraussetzung für die erfolgreiche Durchführung von Chemo- und Radiotherapien. Patientinnen und Patienten mit einem schlechten Ernährungszustand haben eine deutlich höhere Komplikations- und Sterberate.

> Eine systematische Erfassung des Ernährungszustands ist deshalb von herausragender Bedeutung. Dies geschieht in zwei Stufen: Ernährungs-Screening gefolgt von einem detaillierten Ernährungs-Assessment.

> Das Screening sollte bei jedem Krebsbetroffenen bei Krankenhauseintritt durchgeführt werden (bei ambulanten Therapien oder in der häuslichen Pflege anlässlich des ersten Kontakts).

19.5.1 Aufgaben der Pflegenden

Pflegefachpersonen haben die folgenden wichtigen Aufgaben bei der Erfassung des Ernährungszustands:
- Durchführen des Ernährungs-Screenings,
- Erfassen der Ressourcen und Grenzen der betroffenen Personen und ihrer Angehörigen,
- Einbeziehen von anerkannten Ernährungsfachpersonen und Ernährungsmediziner.

19.5.2 Ernährungs-Screening

Das Screening des Ernährungszustands identifiziert Personen mit Unterernährung oder mit einem hohen Risiko dafür. Das Ziel des Screenings ist es, zu bestimmen, ob ein detailliertes Ernährungs-Assessment notwendig ist. Das Screening benötigt wenige Minuten Zeit und kann von Pflegefachpersonen, vom ärztlichen Dienst oder von anerkannten Ernährungsfachpersonen durchgeführt werden.

Ein einfaches und bewährtes Instrument zur Erfassung der Unterernährung ist das Screening-System nach Kondrup (Nutrition Risk Score-2002; NRS-2002; ◘ Tab. 19.4), das auch von der ESPEN (The European Society for Clinical Nutrition and Metabolism) empfohlen wird (Kondrup et al. 2003). Das Ziel ist die Identifikation unterernährter Personen oder von Personen mit einem hohen Risiko, eine Unterernährung zu entwickeln. Der Score berücksichtigt Angaben zu Nahrungsaufnahme und Gewichtsverlauf und zusätzlich eine Einstufung des Schweregrades der Erkrankung, um den erhöhten Eiweißbedarf bei Stressmetabolismus zu berücksichtigen.

Der erste Teil des eigentlichen Screenings (Verschlechterung des Ernährungszustands) enthält Parameter, welche die manifeste Unterernährung erfassen. Mit dem zweiten Teil (Schwere der Erkrankung) wird anhand vorgegebener Beispiele der Krankheitsschweregrad beurteilt. Die genannten Beispiele sollten alle Patientenkategorien abdecken. Eine Person mit einer bestimmten Diagnose (z. B. Leberzirrhose) gehört aber nicht immer zu der gleichen Kategorie. Sie kann, falls die Zirrhose kompensiert ist, einen Score von 1 erhalten.

◘ **Tab. 19.4** Screening des Ernährungszustandes und des Stressmetabolismus mit dem Screening-System NRS-2002

Grad, Kennzeichen		Punkte
1. Verschlechterung des Ernährungszustands		
Keine Verschlechterung		0
Grad 1 (leichte Verschlechterung)	Ungewollter Gewichtsverlust > 5 % in 3 Monaten *oder* hat während der letzten Woche etwas weniger gegessen (50–75 %)	1
Grad 2 (mäßige Verschlechterung)	Ungewollter Gewichtsverlust > 5 % in 2 Monaten *oder* BMI 18,5–20,5 + reduzierter AZ *oder* hat während der letzten Woche weniger als die Hälfte gegessen (25–50 %)	2
Grad 3 (schwere Verschlechterung)	Ungewollter Gewichtsverlust > 5 % in 1 Monat *oder* BMI < 18,5 + reduzierter AZ *oder* hat während der letzten Woche praktisch nicht gegessen (0–25 %)	3
2. Schwere der Erkrankung (Stressmetabolismus)[a]		
Kein Stressmetabolismus		0
Grad 1 (leichter Stressmetabolismus)	Beispiele: - Hüftfraktur - chronische Hämodialyse	1
Grad 2 (mäßiger Stressmetabolismus)	Beispiele: - große Bauchoperationen - zerebrovaskuläre Insulte - schwere Pneumonie	2

▣ Tab. 19.4   (Fortsetzung)

Grad, Kennzeichen		Punkte
Grad 3 (schwerer Stressmetabolismus)	Beispiele: - Schädel-Hirn-Trauma - Knochenmarktransplantation - schwere Verbrennung - Intensivstationspatient (APACHE > 10)	3
3. Alterspunkt (Patient ≥ 70 Jahre)		1
Gesamt (maximal 7 Punkte)[b]		

[a]Da die Einteilung der Schwere der Erkrankung erfahrungsgemäß Schwierigkeiten bietet, kann Folgendes als Hilfestellung dienen
Grad 1: Person hat einen leicht reduzierten Krankheitszustand und ist darunter noch selbstständig mobil
Grad 2: Person ist vollständig pflegebedürftig und bettlägerig
Grad 3: Person ist auf der Intensivstation
[b]Bei ≥ 3 Punkten muss ein Ernährungs-Assessment durchgeführt werden (s. unten)

Liegt sie wegen einer schweren Infektion und dekompensierter Leberzirrhose auf der Intensivpflegestation, erhält sie einen Score von 3.

Ein Alter von ≥70 Jahren gibt einen Zusatzpunkt. Die maximale Punktzahl ist 7. Bei ≥3 Punkten gelten ein ausführliches Ernährungs-Assessment durch eine anerkannte Ernährungsfachperson respektive eine Ernährungstherapie als indiziert.

▶ Beispiel

Ein 78-jähriger Patient mit einem bekannten metastasierenden Bronchialkarzinom wird wegen einer Pneumonie notfallmäßig hospitalisiert. Sieben Tage zuvor hatte er eine Chemotherapie. Während der letzten Woche konnte er zu Hause ungewollt etwas weniger als üblich essen (50–75 % der gewohnten Menge). Bei Krankenhausaufnahme fühlt er sich sehr schwach, kann kaum auf den Beinen stehen und hat 38,7 °C Fieber.

Berechnung des NRS-2002-Scores:

- Verschlechterung des Ernährungszustandes: konnte in der letzten Woche ungewollt weniger essen = Grad 1 (1 Punkt).
- Schwere der Erkrankung: Bronchialkarzinom, hohes Fieber, kann kaum auf den Beinen stehen, ist also bettlägerig = Grad 2 (2 Punkte)
- Alter > 70 Jahre: (1 Punkt).
- Insgesamt also 4 Punkte.

Beurteilung: Eine ernährungstherapeutische Begleitung ist indiziert. Ernährungsunterstützung durch die Pflege, Zuziehen einer anerkannten Ernährungsfachperson für ein detailliertes Ernährungs-Assessment. ◀

19.5.3   Ernährungs-Assessment

❯ Bei allen Personen, die im Ernährungs-Screening als unterernährt oder als Risikopersonen für eine Unterernährung identifiziert werden, sollte eine umfassende Beurteilung des Ernährungszustands erfolgen.

Dieses sog. Ernährungs-Assessment wird durch eine anerkannte Ernährungsfachperson durchgeführt (s. Übersicht).

Ernährungs-Assessment
- Ernährungsanamnese (Mahlzeitenzufuhr/-struktur/-gewohnheiten und deren Veränderungen, Intoleranzen, Vorlieben/Abneigungen)
- Anthropometrische Daten (Gewicht inkl. Normalgewicht, ungewollter Gewichtsverlust/Zeiteinheit, Größe)
- Messungen und Einschätzungen (z. B. Ruheenergieumsatz, Körperzusammensetzung, Handkraft, Wadenumfang, Energie-/Nährstoffbedarf)
- Labordaten, medizinische Tests/Untersuchungen (z. B. Magen-Darm-Spiegelung, Abdomen-Ultraschall u. a. m)
- Ernährungsbezogene physiologische Funktion und Befunde (z. B. Schluckfunktion, Kaufähigkeit, gastrointestinale Funktion)
- Anamnese (inkl. ernährungsbezogene Motivatoren respektive Inhibitoren sowie individuelle Ressourcen) und psychosoziale Situation

Aufgrund dieser Daten kann eingeschätzt werden, ob respektive welche Ernährungsprobleme bestehen sowie mit welchen Ernährungsinterventionen diese angegangen werden können.

Daraus resultieren die konkreten ernährungstherapeutischen Maßnahmen und ein individueller Ernährungsplan, welche kontinuierlich überprüft und nach Rücksprache mit der Patientin oder dem Patienten und dem Behandlungsteam angepasst werden.

19.6 Ernährungstherapie

Für eine ausführliche Beschreibung der Ernährungstherapie bei Krebsbetroffenen verweisen wir auf die Guidelines der Europäischen Ernährungsgesellschaft ESPEN und auf die Übersichtsarbeit von Arends (Arends 2012; Muscaritoli et al. 2021).

19.6.1 Ziele der Ernährungstherapie

- Verbesserung des Ernährungszustands,
- Verbesserung der Lebensqualität,
- Erhöhung der Therapieeffektivität und Reduktion von Nebenwirkungen,
- Verbesserung der Prognose.

19.6.2 Stufen der Ernährungstherapie: Übersicht

Bei den vielschichtigen Ursachen, die die Inappetenz bei Krebsbetroffenen erklären, ist es ein Ziel, die Energie- und Nährstoffdichte zu erhöhen bei möglichst geringer Erhöhung des Nahrungsvolumens.

- In einer ersten Stufe wird die übliche Ernährung optimiert, energie-/eiweißdichte Zwischenmahlzeiten und/oder Getränke eingeplant und Anreicherungsmaßnahmen genutzt.
- In einer weiteren Stufe kann Trinknahrung die Ernährung ergänzen und zu einer bedarfsdeckenden Ernährung beitragen. Bei dem heute großen Angebot an Trinknahrung ist eine gezielte Auswahl mit höchstmöglichem Nutzen sowie eine sinnvolle Einplanung in die bestehenden Mahlzeitenstrukturen sowie ein individuell angepasster Verabreichungsmodus (mit genügend Abstand zu den Hauptmahlzeiten oder MedPass-Modus [Baumann et al. 2013] mit Kleinstmengen zu den Mahlzeiten) wichtig.
- Sind die Ressourcen der „konservativen" oralen Ernährungsunterstützung ausgeschöpft oder eine orale Ernährung und Flüssigkeitszufuhr nicht möglich, soll eine künstliche Ernährung diskutiert werden. Diese kann enteral über Ernährungssonden oder parenteral über zentrale oder periphere Venenkatheter erfolgen.
- Bei inadäquater oder nicht durchführbarer enteraler Sondenernährung (z. B. chronischer Ileus wegen Peritonealkarzinomatose) kann schließlich in Einzelfällen eine parenterale Ernährung in Betracht gezogen werden.

> Auch bei den künstlichen Ernährungsformen ist es wichtig, die Ernährung individuell anzupassen (z. B. in Form von nächtlicher Verabreichung).

Abb. 19.1 zeigt schematisch die verschiedenen Stufen der Ernährungstherapie. Diese werden in ▶ Abschn. 19.7 und 19.8 näher beschrieben.

> Alle Stufen der Ernährungsintervention können bzw. sollen parallel genutzt werden.

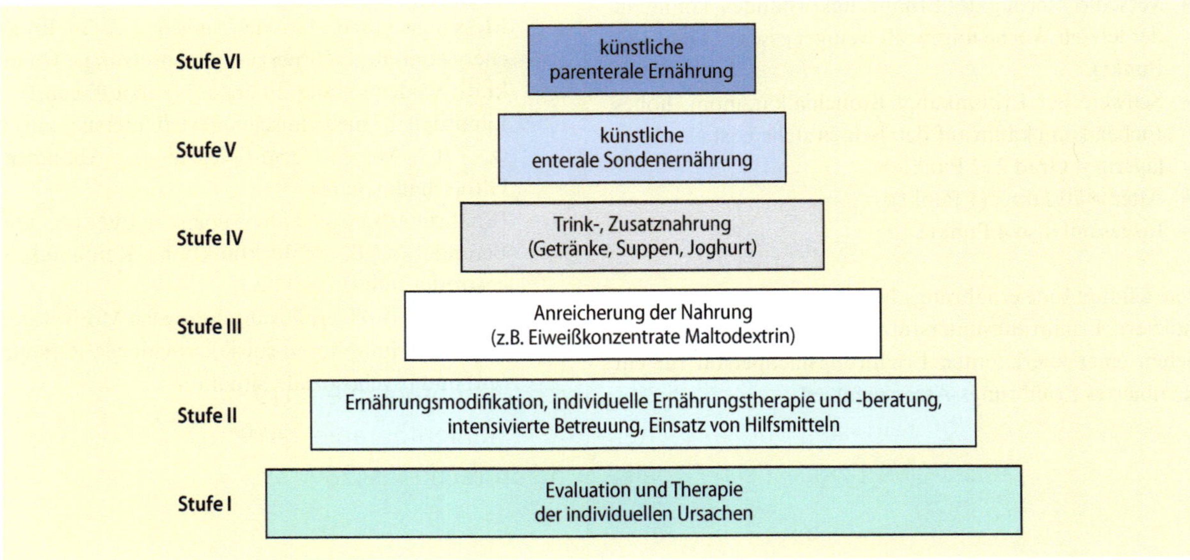

◧ **Abb. 19.1** Stufen der Ernährungstherapie. (Mod. nach Löser 2013)

Grundsätze der Ernährungstherapie

- Wenn immer möglich peroral ernähren.
- Die orale Ernährung weiterhin unterstützen, auch wenn eine adäquate Ernährung ausschließlich über künstliche Ernährung gewährleistet werden kann (Stimulation von Sensorik und Geruchswahrnehmung, Aufrechterhaltung Kau-/Schluckfunktion, Autonomie, verbesserte Lebensqualität).
- „Wenn der Darm funktioniert, dann brauche ihn": Der Darm ist kein „träges Rohr", sondern ein komplexes Organsystem, das metabolisch, immunologisch und hormonell aktiv ist.
- Meistens ist eine enterale (Sonden-)Ernährung möglich.
- Nicht: enteral *oder* parenteral *oder* oral. Kombinationen sind sinn- und wertvoll.
- Kurzfristige enterale Sondenernährung → nasoenterale Sonden.
- Längerfristige enterale Sondenernährung → perkutane Gastrostomiesonde (PEG; ▸ Abschn. 19.9.
- Spezialfall auf chirurgischen Stationen → Feinnadelkatheterjejunostomie (FKJ).

19.6.3 Team

Für eine wirksame Ernährungsunterstützung braucht es ein interdisziplinäres Team. Die *Pflegefachpersonen* und *der ärztliche Dienst* müssen für die Thematik sensibilisiert sein und die Unterernährung bei onkologischen Patientinnen und Patienten als ernstzunehmende eigenständige Diagnose erkennen und adäquat therapieren.

Die *Pflegefachpersonen* sind wichtige Partner im Team und für die direkte Ernährungsunterstützung verantwortlich (▸ Pflegerische Interventionen).

Pflegerische Interventionen zur Unterstützung der Ernährungstherapie

- Motivationsarbeit
- Anbieten von Zusatztrinknahrung
- Unterstützung bei der Bestellung, Vorbereitung und Verabreichung der Mahlzeiten
- Führen von Trink- und Essprotokollen
- Erfassung und Dokumentation der zugeführten Nahrung (◼ Abb. 19.2)
- Durchführung, Kontrolle und Dokumentation der angeordneten Maßnahmen.
- Einbeziehung der Bezugspersonen aus Familie und/oder Freundeskreis.

Kostform				
Portionengröße				
Frühstück				
Mittagessen				
Abendessen				
☐ Magensonde				
☐ PEG-Sonde				

◼ **Abb. 19.2** Erfassung der Nahrungszufuhr mit dem Tellerdiagramm: Bei jeder Hauptmahlzeit wird die gegessene Menge viertelgenau mit blauer Farbe im Tellerdiagramm eingetragen. Wichtig ist, dass dazu standardisierte Anwendungsrichtlinien erstellt und genutzt werden. Die Abbildung dokumentiert die Nahrungszufuhr eines Patienten während 4 Tagen

Die *Küchenverantwortlichen* tragen maßgeblich zur Erreichung des Ziels mit einer schmackhaften Präsentation und Zubereitung sowie mit Anreicherungsmöglichkeiten und einem vielfältigen Angebot bei. Dazu sind fortlaufende Schulungen und die Erarbeitung von Standards notwendig.

Die *anerkannte Ernährungsfachperson* führt das detaillierte Ernährungs-Assessment sowie kontinuierliche Reassessments durch, erstellt die individuellen Ernährungspläne und gewährleistet ein adäquates Ernährungsmanagement, reevaluiert die Nahrungszufuhr, Maßnahmen sowie Ziele und initiiert die nötigen Anpassungen. Sie trägt auch bei zu Schulungen für die Pflegefachpersonen, den ärztlichen Dienst, das Küchenpersonal sowie für Krebsbetroffene und Angehörige.

Schließlich ist für die ambulante Ernährungsunterstützung die Zusammenarbeit mit der *krankenhausexternen Pflege*, dem *Hausarzt oder der Hausärztin*, *freiberuflichen anerkannten Ernährungsfachpersonen* und weiteren Institutionen unerlässlich.

19.6.4 Aufgaben der Pflegenden bei der Beratung von Krebsbetroffenen und Angehörigen

Die Aufklärung und Beratung der Krebsbetroffenen und der Angehörigen ist eine sehr wichtige Aufgabe, damit extreme Verhaltensweisen und Vorstellungen sowie abstruse Diäten verhindert und der Situation angepasstes und unterstützendes Verhalten gefördert werden können. Frustrationen und Ängste die Ernährung betreffend sollen thematisiert und Unterstützung angeboten werden. Hier ist eine einheitliche Meinung zwischen den Pflegefachpersonen, dem ärztlichen Dienst und anerkannten Ernährungsfachpersonen notwendig.

Erfassen der aktuellen Probleme Unverträglichkeiten und Appetitlosigkeit sind häufig. Schmerzen, die nicht optimal gelindert wurden, belasten die Betroffenen zusätzlich und verschlimmern die Appetitlosigkeit.

Erarbeitung eines Speiseplans Aversionen und Präferenzen von Speisen erfragen und entsprechend mit den Patientinnen und Patienten die Mahlzeiten planen und bestellen. Sofern Krankenhausküchen freie Komponentenwahl anbieten, kann durch eine individuelle Anpassung des Speiseplans viel erreicht werden.

Präsentation der Mahlzeiten Zu große Portionen oder unappetitliches Aussehen lösen Aversionen, Nausea oder Erbrechen aus. Die Pflegefachpersonen können hier unterstützend wirken und besonders darauf achten, ob die Konsistenz der Nahrung (püriert, eingedickt, fest, flüssig, „Fingerfood"), die Portionengröße und die Auswahl (kalte oder warme Mahlzeiten, Mahlzeiten mit wenig Geruchsemissionen etc.) angepasst sind.

Essensumgebung Essen in einem Gemeinschaftsraum, der schön eingerichtet ist, fördert die Nahrungsaufnahme. Im Mehrbettzimmer in den Krankenhäusern darauf achten, dass die Zimmer gut gelüftet sind, Hygieneartikel und z. B. Urinflaschen in den Ablagen verstaut sind.

Überwachung der Ernährung Dies ist eine sehr wichtige Aufgabe der Pflegefachpersonen. Systematisches Protokollieren der oral aufgenommenen Nahrung ergibt wichtige Hinweise für die Beurteilung der Nahrungszufuhr sowie des Gewichtsverlaufs bei Krebsbetroffenen. Mit einem einfachen „Tellerdiagramm", das in die Patientendokumentation integriert ist, kann ohne viel Aufwand die eingenommene Mahlzeitenmenge festgehalten und farblich visualisiert werden (Rüfenacht et al. 2006; Bjornsdottir et al. 2013) (◘ Abb. 19.2). Das Tellerdiagramm macht im Verlauf des Spitalaufenthaltes auftretende Probleme in der Nahrungszufuhr auf einen Blick offensichtlich.

Schulung der Patienten und ihrer Angehörigen Sinn und Unsinn von „Krebsdiäten", „gesunde" vs. „ungesunde" Ernährung sowie Nutzen und Gefahren von Vitaminen, Mineralstoffen und Spurenelementen sind wichtige Themen.

Umgang mit Konfliktsituationen (z. B. „Terror der Waage") Ein Patient will oder kann nicht mehr essen, aber die Angehörigen drängen: „Er muss doch zunehmen, jetzt habe ich ihm extra seine Lieblingsmahlzeit gekocht." Die Pflegefachpersonen haben hier eine wichtige Aufgabe: Erkennen, dass neben körperlichen Ursachen der Appetitlosigkeit auch emotionale, psychologische oder soziale Faktoren eine Rolle spielen können; zudem der kranken Person Patienten und den Angehörigen erklären, dass bei fortgeschrittenem Krebsleiden eine Gewichtszunahme nicht möglich und somit nicht das Ziel ist (► Abschn. 19.11.1). Die palliative Ernährungstherapie strebt eine Verbesserung des subjektiven Befindens an.

19.7 Nahrungsanreicherungen

Die Ernährung optimierende Maßnahmen müssen individuell an Indikation, Ziel, Bedürfnisse und Möglichkeiten angepasst sein (◘ Abb. 19.1). Die hauptsächlichen Quellen der Nährstoffe sind in ◘ Tab. 19.5 aufgelistet.

> Als erste Maßnahme wird die übliche Ernährung optimiert (exemplarisch in ◘ Tab. 19.6 aufgelistet).

Die Energieanreicherung der Speisen erfolgt mit hochwertigen Ölen (Olivenöl, Rapsöl) sowie mit Butter und/oder Rahm. Unter zusätzlichem Einbeziehen von Spezialprodukten auf Kohlenhydratbasis (Maltodextrine) kann die Zufuhr deutlich optimiert werden. Die Ergänzung und Anreicherung der Nahrung mit Eiweiß erfolgt mittels natürlicher Produkte (Ei, Käse, Quark)

◘ **Tab. 19.5** Nährstoffe und ihre hauptsächlichen Quellen

Nährstoff	Quelle
Wasser	Getränke (inkl. Kaffee), Bouillon, Suppen
Kohlenhydrate (Zuckerarten)	Früchte, Milch/Jogurt, Getreide, Hülsenfrüchte, Kartoffeln, Süßigkeiten, gezuckerte Limonaden, Zucker
Nahrungsfasern	Unraffiniertes Getreide, Hülsenfrüchte, Kartoffeln, Gemüse, Früchte, Nüsse
Proteine (Nahrungseiweiß)	Fleisch, Fisch, Eier, Milch und Milchprodukte, Hülsenfrüchte und daraus hergestellte Produkte
Fette	Butter, Öle, Samen, Nüsse, Kerne, viele Süßigkeiten, Gebäck und Snacks, Wurstwaren
Vitamine	In allen Nahrungsmitteln
Mineralstoffe	In allen Nahrungsmitteln
Sekundäre Pflanzenstoffe	Gemüse, Früchte, Getreide, Hülsenfrüchte, Kartoffeln

Tab. 19.6 Optimierung der üblichen Ernährung

Maßnahme	Problematik	Lösungsansätze
Anpassung der Portionsgröße der Mahlzeiten	- Inappetenz (Krebskachexie) - Große Portionen verstärken Inappetenz und Nausea	- Anpassung der gesamten Mahlzeit oder Einzelkomponenten auf adäquate Portionsgrößen: (1/4–1/2–1/1 Portion) für Mahlzeitenkomponenten bzw. ganze Mahlzeit wählen
Individuelle Zusammenstellung der Nahrungskomponenten	- Übliche Menüauswahl ist begrenzt und wird den durch die Therapie oder Erkrankung bedingten Ernährungsproblemen nicht gerecht - Häufige Aversionen auf z. B. Fleisch, ausgeprägte Mahlzeitengerüche	- Nutzung eines erweiterten Menü-/Komponentenangebots angepasst an individuelle Bedürfnisse - Einbeziehen von fleischlosen Eiweißbeilagen wie Ei, Fisch, Käse - Geruchsarme bzw. kalte Mahlzeitenauswahl
Einbeziehen von energie- und nährstoffdichten Zwischenmahlzeiten sowie „nahrhaften Getränken"	- Verminderte Zufuhr von Energie und Eiweiß durch Inappetenz und kleine Portionen pro Mahlzeit - Übliche Zwischenmahlzeiten wie z. B. Obst sind häufig energie- und eiweißarm, aber voluminös - Getränke im üblichen Angebot wie Mineralwasser sind energiearm/-los	- Einbeziehen von 2–5 kleinen Zwischenmahlzeiten pro Tag - Einbeziehen von energie- und/oder eiweißhaltigen Zwischenmahlzeiten wie Schokolade, Nüssen, Mandeln, Canapés, Rahmquark, Joghurt, Cracker und Käse, Crème, kleines Käse-, Ei-, Thunfisch- oder Fleischsandwich, Süßgebäck etc. - Einbeziehen von energie- und/oder eiweißhaltigen Getränken wie lösliche Schokolade, Ovomaltine, Nescafé Frappé, Fruchtsäfte, Süßgetränke sowie nach Bedarf Cremesuppen. - Wichtig: Einnahme der Getränke zwischen den Mahlzeiten empfehlen wegen Inappetenz

oder Spezialprodukten (Eiweißpulver respektive mit Eiweiß angereicherte Produkte).

Die Toleranz der Energie- und/oder Eiweißanreicherung ist generell gut, kann aber aufgrund von individuellen Aversionen und Gegebenheiten reduziert sein oder fehlen.

> Kann eine bedarfs- und dem Gesamttherapieziel entsprechende Zufuhr mit den genannten Maßnahmen nicht erreicht werden, soll die zusätzliche Verabreichung von Trink- und/oder Sondennahrung erwogen werden.

19.8 Trinknahrung

Trinknahrung wird industriell hergestellt, maßgeschneidert und ist in der Regel vollbilanziert. Vollbilanziert bedeutet die Gewährleistung von Kohlenhydraten, Eiweiß und Fett als Hauptnährstoffe in einem optimalen Verhältnis. Es gibt jedoch auch Produkte, bei denen bewusst die Fettkomponente fehlt. Diese sind im Geschmack und in der Konsistenz „sirupähnlich", anders als die „milchig" empfundenen vollbilanzierten Produkte. Sie eignen sich insbesondere dann, wenn die vollbilanzierten Produkte konsistenz- oder sensorikbedingt nicht toleriert werden.

Als Basiszutaten enthalten die verschiedenen Produkte Wasser, Milch-, Sojaeiweiß, Pflanzenöle, Maisstärke, Vitamine, Mineralstoffe und Spurenelemente. Es sind isokalorische (1 kcal/ml) und hochkalorische (1,5–3,2 kcal/ml) Trinknahrungen sowie Trinknahrungen mit unterschiedlichster Proteindichte (3,3–28 g pro Einheit) auf dem Markt, mit und ohne Fasern sowie mit verschiedenen Geschmacksrichtungen wie süß, neutral, oder salzig. Die Vielfalt an Geschmacksrichtungen und Produkten ermöglicht eine individuelle Auswahl und Anpassung an die Bedürfnisse von Patientinnen und Patienten. Die süßen Geschmacksrichtungen überwiegen im Angebot, was bei einer Aversion gegen Süßes, bei Geschmacksstörungen/-veränderungen oder bei einer längerfristigen Anwendung problematisch werden kann. In dieser Situation sind die neutralen Varianten besonders hilfreich.

> Es gibt keine allgemeine Regel, wie und wann die Zusatztrinknahrung serviert werden soll. Zu beachten ist aber, dass sie zwischen und in der Regel nicht mit den Mahlzeiten verabreicht wird. Der MedPass-Verabreichungsmodus mit kleinen Mengen à ca. 50 ml zu den Mahlzeiten (mit der Medikamentenverabreichung) kann sich hingegen bewähren und soll geprüft werden (Baumann et al. 2013). Individuelle Anpassung durch Berücksichtigung der Bedürfnisse von Patientinnen und Patienten sowie Kreativität der Pflegefachpersonen und Angehörigen sind hier oberstes Gebot.

19.9 Enterale Sondenernährung

19.9.1 Indikationen und Kontraindikationen

Wenn die Möglichkeiten der „konservativen" oralen Ernährungsunterstützung ausgeschöpft oder die orale Ernährung und Flüssigkeitszufuhr nicht möglich sind, gewährleistet die teilweise oder ausschließliche enterale Sondenernährung die adäquate Zufuhr von Nährstoffen. Die Entscheidung zur Einlage einer Sonde wird im Gespräch zwischen Krebsbetroffenem, Arzt oder Ärztin, Pflegefachperson und anerkannten Ernährungsfachperson getroffen. In speziellen Situationen werden die Angehörigen mit einbezogen.

Bei einer kompletten Obstruktion des Magen-Darm-Trakts (Ileus) verbietet sich die enterale Ernährung. Bei einer Schädelbasisfraktur darf keine nasale Sonde gelegt werden. Vorsicht ist geboten bei oberer Gastrointestinalblutung, Ösophagusvarizen und schweren Entzündungen des Ösophagus, Magens und des HNO-Bereichs.

19.9.2 Auswahl der Sonde

Die herkömmlichen PVC-Magensonden werden nur zur Ableitung verwendet (maximal 2 Tage, da sie sonst zu Drucknekrosen führen können). Die Ernährung erfolgt ausschließlich über Freka- oder andere Spezialsonden. Diese Sonden bestehen aus biegsamem Polyurethan

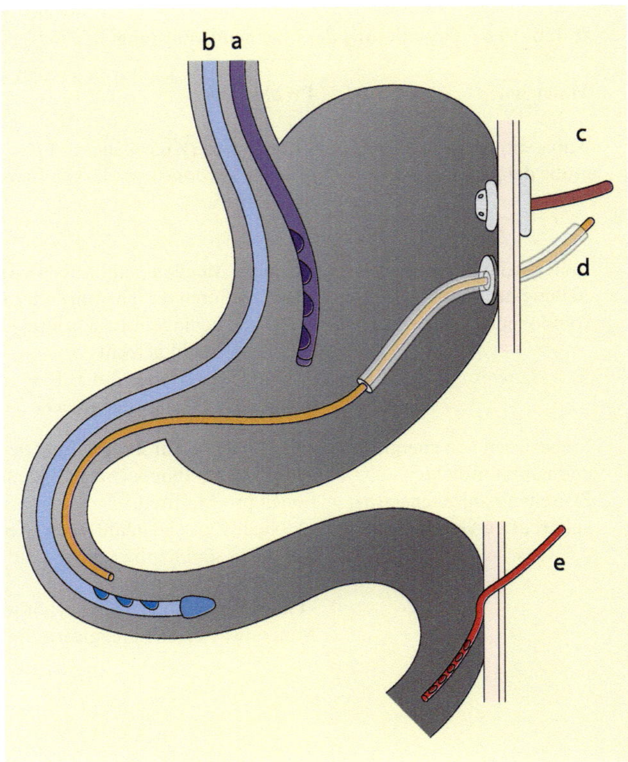

Abb. 19.3 (**a-e**) Sonden zur enteralen Ernährung. Transnasale Sonden: (**a**) nasogastral, (**b**) nasoduodenal. Transkutane Sonden: (**c**) perkutane endoskopisch ausgeführte Gastrostomie (PEG), (**d**) PEG mit Sondenlage im Dünndarm, (**e**) Feinnadelkatheterjejunostomie (FKJ). (Müller 2007)

oder Silikonkautschuk, sind viel dünner als die herkömmlichen Magensonden und entsprechend verträglicher. In der Regel werden die Ernährungssonden in den Magen gelegt. Bei hoher Aspirationsgefahr (Personen, die früher schon aspiriert haben) oder bei Magenretention empfiehlt sich eine duodenale oder jejunale Lage der Sondenspitze. Bei Lage im Duodenum und im Jejunum muss die Ernährung allerdings immer kontinuierlich erfolgen. ☐ Abb. 19.3 zeigt schematisch verschiedene Sondenlagen.

19.9.3 Nasoenterale Sonden

Standard: Freka-Sonden, Charrière (Ch) 8, 10 oder 12. Das Sondenlumen sollte wegen der besseren Verträglichkeit und, damit verbunden, höherem Komfort für den Patienten einen möglichst kleinen Durchmesser aufweisen. Eine Sonde mit Ch 8 ist für alle gängigen Sondennährlösungen durchgängig.

Jejunalsonden Die Treluminasonde ist eine gewebefreundliche dreilumige Polyurethansonde zur gastralen Dekompression und jejunalen Ernährung und eignet sich besonders für Patienten auf der Intensivstation respektive bei Patienten mit einer Magenentleerungsstörung. Die Einlage erfolgt durch den Gastroenterologen.

19.9.4 Gastroenterostomiesonden (PEG)

Eine perkutane endoskopische Gastrostomie (PEG) ist angezeigt bei Patientinnen und Patienten, die > 3–4 Wochen eine Sondenernährung benötigen, bei Tumoren im HNO-(ORL-)Bereich und bei Schluckstörungen infolge Radiotherapie oder bei ausgewählten Tumorstenosen

des Ösophagus. Die Einlage erfolgt durch den Gastroenterologen (◘ Abb. 19.4 und 19.5).

19.9.4.1 Buried-bumper-Syndrom

Das Buried-bumper-Syndrom („vergrabene" bzw. „eingewachsene innere Halteplatte") ist eine schwerwiegende Komplikation bei mittel- und längerfristig liegender PEG. Sie äußert sich mit folgenden Symptomen:
- Schmerzen im Bereich der PEG,
- Infektion bis zum Abszess an der PEG-Einstichstelle,
- erschwerte Sondennahrungszufuhr,
- ggf. Übelkeit und Erbrechen.

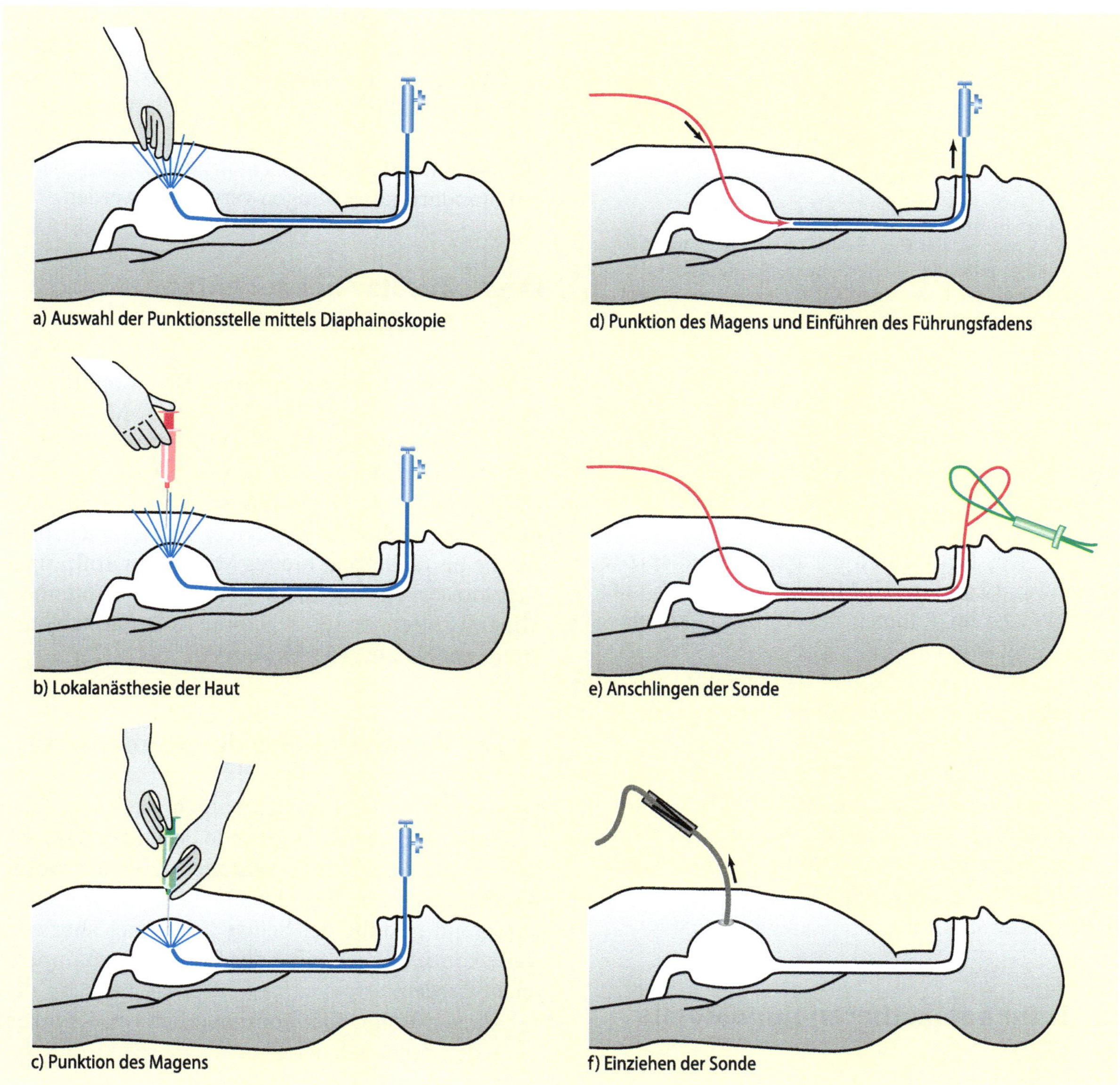

◘ **Abb. 19.4** (**a-f**) Einlage der PEG mit der Durchzugsmethode. (**a**) Der Magen wird während der Gastroskopie mit Luft gefüllt und die Lichtquelle gegen die Bauchwand gerichtet. (**b**) Lokalanästhesie der Bauchhaut. (**c**) An der hellsten Stelle der Bauchhaut wird von außen eine Kanüle in den Magen eingeführt. (**d**) Ein Führungsfaden wird durch die Kanüle geführt und mit dem Gastroskop aus dem Mund gezogen. (**e**) Die PEG-Sonde wird an den Führungsfaden geknüpft. (**f**) Die PEG-Sonde wird am Führungsfaden durch die Bauchwand gezogen. (Kretz und Schäffer 2008)

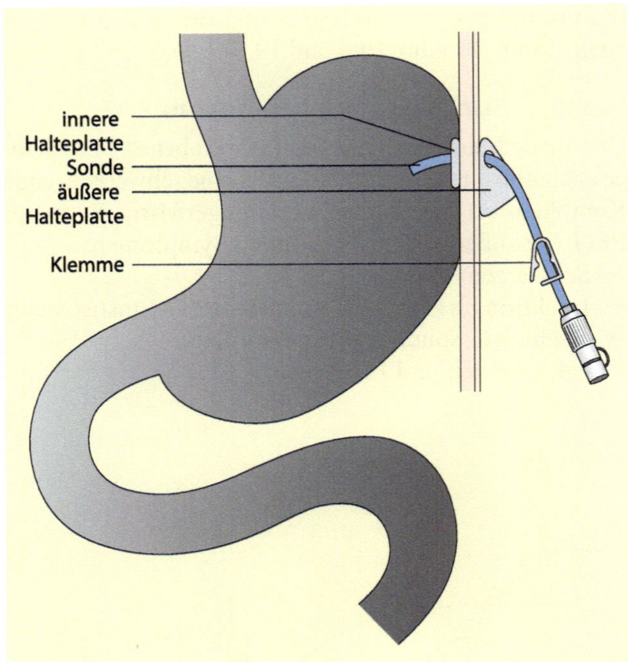

Abb. 19.5 Fixierung der PEG-Sonde an der Bauchwand. Innere Halteplatte und Sonde sind fest verbunden, die äußere Halteplatte kann je nach Dicke der Bauchwand zur Fixierung verschoben werden. (Gadner et al. 2008)

> Unmittelbare Kontaktaufnahme mit dem ärztlichen Dienst bzw. mit dem zuständigen Gastroenterologen/ der zuständigen Gastroenterologin und Überprüfung der PEG gefolgt von einer adäquaten Therapie (endoskopische Mobilisierung bis hin zur Entfernung).

Prophylaxe   Das Einwachsen der inneren Halteplatte in die Magenwand kann durch Mobilisierung der Sonde 2- bis 3-mal/Woche im Rahmen des Verbandwechsels verhindert werden:

- Äußere Halteplatte lösen, Halteplatte, Sondenschlauch, Eintrittsstelle und umgebende Haut reinigen.
- Schlauch 2–3 cm in den Magen vorschieben, vorsichtig um 360° drehen. Anschließend die Sonde bis zum spürbaren, leichten Widerstand zurückziehen.
- Äußere Halteplatte wieder über der Eintrittsstelle befestigen, sodass der Schlauch nicht zu straff und nicht zu lose sitzt.

19.9.5   Feinnadelkatheterjejunostomie (FKJ)

Sie ist angezeigt bei großen Abdominaleingriffen (respektive fehlender Möglichkeit einer PEG-Anlage), die über eine längere Zeit Sondenernährung benötigen. Einlage durch den Chirurgen am Ende des operativen Eingriffs.

19.9.6   Auswahl der Sondennahrung

Durch die enterale Sondenernährung kann sowohl die vollständige (ohne zusätzliche intravenöse Zufuhr) wie auch eine teilweise Ernährung in Kombination mit peroraler oder intravenöser Applikation (peripher oder zentral) erfolgen.

Bei der enteralen Ernährung mithilfe einer Sonde werden grundsätzlich zwei Formen von Nährlösungen eingesetzt:

- hochmolekulare, d. h. *nährstoffdefinierte Nährlösungen* bei intakter gastrointestinaler Resorption und weitgehend normalem Stoffwechsel (Mischung natürlicher Nährstoffe),
- niedermolekulare, d. h. *chemisch definierte Nährlösungen* bei gestörter Resorption des Magen-Darm-Traktes und pathologisch verändertem Stoffwechsel („vorverdaute" Nahrung oder Oligopeptide).

Für die enterale Sondenernährung können grundsätzlich Standardnährlösungen verwendet werden.

19.9.7   Zusätze bei der enteralen Ernährungstherapie

Vitamine und Spurenelemente: Bei Applikation von 1,5–2 l Sondennahrung pro Tag ist der Mikronährstoffbedarf normalerweise gedeckt. Falls das errechnete Kalorienziel jedoch nicht erreicht wird, bei erhöhtem Bedarf oder bei Verlusten (z. B. schwere Diarrhö) sollte – je nach eingeschätztem Bedarf mehrmals pro Woche bis täglich ein breites Mikronährstoffpräparat (1 Tagesdosierung von allen essenziellen Vitaminen und Mineralstoffen (z. B. 1 Supradyn-Brausetablette auflösen) per Sonde gegeben werden.

19.9.8   Verabreichung der Sondenkost

Die Applikationsform richtet sich nach der Lage der Sondenspitze und der zugrunde liegenden Erkrankung. Die Sondenkost kann portionenweise als Bolus (im Krankenhaus in der Regel nicht indiziert), intermittierend mithilfe der Schwerkraft oder aber vorzugsweise kontinuierlich mit einer Ernährungspumpe verabreicht werden:

- *Magen:* Bolus oder kontinuierlich (im Krankenhaus in der Regel indiziert),
- *Duodenum/Jejunum:* immer kontinuierlich.

> Langsamer Aufbau zum Vorbeugen von Komplikationen. Der errechnete Energiebedarf soll in ca. 3–4 Tagen erreicht werden! Man beachte die Gefahr des Refeeding-Syndroms!

Bei erhöhtem Risiko für ein Refeeding-Syndrom soll der Kostaufbau über 5–7 Tage unter Labor-Monitoring erfolgen (Do et al. 2017; Aubry et al. 2019; Zauner et al. 2020). Weitere Angaben zum Refeeding-Syndrom finden sich in ◙ Tab. 19.13.

19.9.8.1 Intermittierende Applikation in Portionen

Siehe ◙ Tab. 19.7.

> Maximal 300 ml pro Portion! Pro Portion mindestens 30 min!

19.9.8.2 Kontinuierliche Applikation (im Krankenhaus in der Regel indiziert)

Mit der kontinuierlichen Applikation können Komplikationen wie Durchfälle, Aspiration und metabolische Entgleisungen vermieden werden. Diese Art der Ernährung erfolgt über Ernährungspumpen, was pflegerisch einfach und praktisch ist. Bei jejunaler Ernährung muss die Sondenkost immer mit einer Pumpe kontinuierlich appliziert werden. Bei enteralem Kostaufbau kann die Sondennahrung über 24 h oder über 20 h appliziert werden (◙ Tab. 19.8).

◙ **Tab. 19.7** Intermittierende Applikation von Sondenkost in Portionen

Tag	Menge	Verabreichung
1	500 ml	4 Portionen à 125 ml; alle 3–4 h
2	1000 ml	5 Portionen à 200 ml; alle 2–3 h
3	1500 ml	6 Portionen à 250 ml; alle 2 h
4	Berechnete Zielmenge	verteilt auf 5–6 Portionen/Tag

◙ **Tab. 19.8** Beispiel für den Aufbau mit einer isokalorischen Sondennährlösung

Tag	Menge	Verabreichung
1	500 ml	25 ml/h über 20 h oder 21 ml/h über 24 h
2	1000 ml	50 ml/h über 20 h oder 42 ml/h über 24 h
3	1500 ml	75 ml/h über 20 h oder 63 ml/h über 24 h
4	Menge für den berechneten Tagesenergiebedarf	über 20/24 h

Für die Zielmenge ist zu beachten, ob eine iso- oder hochkalorische Sondennahrung gewählt wurde. Bei einer hochkalorischen (1,5–2 kcal/ml) Nährlösung sollten die Steigerungsschritte angepasst werden (250 ml pro Steigerungsschritt).

Den Gesamtflüssigkeitsbedarf individuell verordnen (in der Regel 30–40 ml/kg normales Körpergewicht; Sondennahrung als Flüssigkeit rechnen). Die ausreichende Flüssigkeitszufuhr kann gut über zusätzliche Gaben von Wasser (100–150 ml pro Gabe) über die Sonde gewährleistet werden.

> Bei Unverträglichkeit eine Aufbaustufe zurück! Individuelle Anpassungen (z. B. nur nächtliche Sondierung) im Verlauf vornehmen!

Für die individuelle Beurteilung und für den Aufbau sollte eine anerkannte Ernährungsfachperson beigezogen werden.

19.9.9 Spülen der Sonde

Regelmäßiges Spülen (in der Regel mindestens alle 3–4 h) ist die beste Prophylaxe gegen Verstopfung der Sonde. Als Spülflüssigkeit wird normales Leitungswasser (bei immunsupprimierten Patienten Wasser abkochen) oder stilles Mineralwasser verwendet. Nach jeder Aspiration Spülen mit mindestens 50 ml Wasser (mit großer 50-ml-Spritze). Wenn Medikamente durch die Sonde gegeben werden (was so wenig wie möglich erfolgen sollte), vorher und nachher mit mindestens 50 ml Wasser spülen. Medikamente in flüssiger Form, als Granulat oder zermörsert mit Wasser suspendiert verabreichen.

> Keinen Tee oder Fruchtsäfte! Um eine Verstopfung der Sonde durch säurebedingtes Ausflocken des Eiweißes aus der Nährlösung zu vermeiden, sollte ausschließlich Wasser verwendet werden!

19.9.10 Medikamentenverabreichung über Sonden

> Medikamente sollten – wenn immer möglich – nicht über die Sonde verabreicht werden. Wenn es trotzdem notwendig ist, müssen folgende Regeln beachtet werden:
> - Medikamente dürfen nur nach ärztlicher Verordnung und nach Abklärung der geeigneten Verabreichungsart gegeben werden. Es besteht die Gefahr, dass die Ernährungssonde verstopft, Medikamente unwirksam werden oder die Schleimhaut reizen.

- Medikamente dürfen nicht mit der Nahrung, sondern müssen als Bolus mit vorherigem und anschließendem Spülen der Sonde verabreicht werden. Nicht mehrere Medikamente mischen. Zwischen den einzelnen Applikationen – wie auch den Nahrungsgaben – muss mit je 50 ml Wasser gespült werden. Wasserqualität: gekühltes Boiler-, abgekochtes oder Mineralwasser (mit wenig oder ohne Kohlensäure) verwenden.
- Bei Medikamentengabe durch die Sonde sollten möglichst flüssige Darreichungsformen gewählt werden. Dazu ist es oft nötig, eine relativ kleine Medikamentenmenge zu verdünnen, um sie überhaupt applizieren zu können. Dadurch wird die Konzentration so gering, dass in der Regel keine Wechselwirkungen mehr auftreten. Cave: Die Resorption erfolgt bei Lösungen schneller als bei Tabletten oder Dragées.
- Die Lage der Sonde muss mit dem Wirk- bzw. Resorptionsort des Medikamentes (Arzneistoffes) abgestimmt werden (z. B. Wirkort des Medikamentes ist im Magen, die Sonde endet jedoch im Duodenum).
- Bei gastraler Sondenlage kann die durch gelöste oder suspendierte Medikamente erhöhte Osmolarität durch die Magensäure ausgeglichen werden (maximal 1000 mOsm/l). Liegt die Sonde allerdings duodenal oder jejunal, sollten möglichst isotonische Lösungen (Suspensionen) verabreicht werden, um Krämpfe und Diarrhö zu vermeiden (maximale Osmolarität = 300–500 mOsm/l). Lösungen, Sirupe oder Suspensionen sollten daher als Regel immer 1:5 bis 1:10 verdünnt werden.
- Tabletten sollten nur bei Fehlen einer alternativen Darreichungsform verabreicht werden. In diesem Fall müssen sie zu einem feinen Pulver zermörsert und dann in Wasser suspendiert werden. Das Ausweichen auf eine rektale (Suppositorium; Resorption nicht immer zuverlässig) oder transdermale Applikation („Pflaster") sollte als Alternative immer ins Auge gefasst werden. Oft sind auch parenterale Formen als Lösung durch die Sonde applizierbar (z. B. KCl-Ampullen) – diese sind jedoch in der Regel teuer.
- Details für die Verabreichung einzelner Arzneiformen finden sich in ◘ Tab. 19.9.

◘ Tab. 19.9   Verabreichung einzelner Arzneiformen über Sonden

Arzneiform	Zu beachten
Sirupe/Lösungen	- Osmolarität (Text) und Konsistenz müssen beachtet werden: Grundsätzliches Verdünnen von Sirupen ist zu empfehlen: ca. 1:5 bis 1:10 mit 20–50 ml Wasser verdünnen, dann applizieren
Brausetabletten	- In 50–100 ml Wasser auflösen, übermäßige Schaumbildung vermeiden - Auch hier evtl. weiter verdünnen, wenn die Osmolarität zu hoch ist
Filmtabletten, Dragees	- Die meisten einfachen Tabletten wie z. B. Furosemid, Propanolol, Prednison, Ranitidin können ohne negative Folgen fein zermörsert und in ca. 20–50 ml Wasser aufgeschwemmt werden - Tipp: Die direkte Auflösung in der Spritze mit etwas Wasser ist wegen des Wirkstoffverlustes von Vorteil
Retardformen	- Retardtabletten oder der Inhalt von Retardkapseln dürfen in der Regel nicht zermörsert werden, da dadurch das Retardprinzip verloren geht (z. B. Nifedipin CR, Diclofenac retard)
Magensaftresistente Formen	- Magensaftresistente Formen dürfen in der Regel nur bei einer duodenalen und jejunalen Applikation zermörsert oder geöffnet werden (Kapsel), da sonst der/die Wirkstoff(e) im Magen instabil ist/sind (pH-Wert!) oder die Magenschleimhaut gereizt wird (z. B. Bisacodyl, Natriumvalproat Enteric) - Hingegen dürfen magensaftresistentes oder retardiertes Granulat (z. B. MST Continus Suspension), Pellets einer Kapsel (z. B. Pancreatin) oder in einer Tablette (z. B. Antra MUPS, Beloc ZOK) als solche durch die Sonde gegeben, jedoch nicht zermörsert werden (Achtung: Größe des Lumens!)
Hartgelatinekapseln	- Nicht magensaftresistente Kapseln (z. B. Saccharomyces boulardii) können geöffnet und der Inhalt in ca. 20 ml Wasser aufgeschwemmt werden - Zermörsern von Retard-Granulaten oder Pellets von Kapseln (z. B. Inflamac 75SR, Asasantin Retard, Sirdalud Retard) ist zu vermeiden - Kapseln, die Granulat enthalten, sollten nur mit Sonden von größerem Lumen verabreicht werden
Weichgelatinekapseln	- Weichgelatinekapseln (z. B. Calcitriol) können in lauwarmem Wasser aufgelöst oder mit einer Nadel aufgestochen werden - Es besteht so jedoch die Gefahr einer Unterdosierung

19

▪ Tab. 19.9 (Fortsetzung)

Arzneiform	Zu beachten
Einfluss der Nahrung	- Es gibt Arzneistoffe, deren Resorption durch die Nahrung behindert (z. B. Phenytoin) bzw. gefördert (z. B. Spironolacton) wird - Deshalb sollte die enterale Lösung 30 min vor oder 1–2 h nach der Gabe des Medikamentes verabreicht werden
Antiphlogistika	- Nichtsteroidale Antiphlogistika wie Naproxen, Diclofenac etc. können lokale Irritationen bewirken
Zytostatika, Virustatika, Immunsuppressiva	- Wenn Zerteilung möglich ist, dann nur mit Mundschutz und Handschuhen arbeiten - Zytostatika, Virustatika (u. a. HIV-Präparate), Immunsuppressiva u. a. können karzinogen, mutagen, toxisch oder reizend wirken
Lichtsensible Arzneistoffe	- Lichtsensible Substanzen wie Nifedipin oder Flufenazin sind problematisch, schnell arbeiten, Lösung so wenig wie möglich dem Licht aussetzen

19.9.11 Überwachung der Sondenernährung

19.9.11.1 Aspirationsprophylaxe

- Hochlagern des Oberkörpers:
    - Bei portionsweiser Gabe: mindestens 15–30°, bis 4 h nach letzter Gabe abends
    - Bei kontinuierlicher Gabe: während 24 h
    - Bei erhöhter Aspirationsgefahr: 30–40°
- Seitenlagerung:
    - Bei Patientinnen und Patienten mit Bewusstseinstrübung
    - Bei Erbrechen Seiten-/Kopftieflagerung
- Kontrolle der Sondenlage:
    - Bei portionsweiser Verabreichung: Vor jeder Gabe 10 ml Luft instillieren, im Epigastrium muss mit dem Stethoskop ein blubberndes Geräusch zu hören sein. Luft wieder aspirieren!
    - Bei kontinuierlicher Verabreichung: Beim Umhängen der Sondenkost Luft instillieren (s. oben)

19.9.11.2 Gewichtskontrolle

- Überwachung des Gewichtsverlaufs 2-mal/Woche bzw. nach individueller Verordnung.

- Bei Tumorpatientinnen und -patienten häufig auftretende Flüssigkeitsverschiebungen (Ödeme, Aszites, während Chemotherapiezyklus etc.) beachten und in die Einschätzung des effektiven Gewichtsverlaufs einbeziehen.
- Messungen sollen auf der gleichen Waage unter möglichst gleichen Bedingungen (immer mit oder ohne Kleider/Schuhe) erfolgen.

19.9.12 Unverträglichkeit der gastralen Sondenernährung

Bei einer Unverträglichkeit (Intoleranz) der gastralen Sondenernährung handelt es sich oft um eine vorübergehende Magenmotilitätsstörung. Falls die Intoleranz über mehrere Tage anhält, muss die Ursache geklärt (Obstruktion, Retentionsmagen, falsche Sondenlage etc.) und eine jejunale Lage der Sonde geprüft werden (▶ Pflegerische Interventionen).

Symptome der Unverträglichkeit:

- Nausea, Erbrechen,
- Blähung des Abdomens,
- schmerzhafte Bauchkrämpfe,
- hohe Aspiratmengen,
- Diarrhö.

Pflegerische Interventionen bei Unverträglichkeit der gastralen Sondenernährung

Bei intermittierender Verabreichung der Sondennahrung in Portionen

- Aspiration vor jeder Gabe (bei Freka-Sonde meistens nicht möglich, da ein Vakuum entsteht). Wenn eine Aspiration nicht möglich ist und Anzeichen einer ungenügenden Magenmotilität bestehen, Magensonde mit Ableitung versehen und diese nach unten ableiten.
- Falls deutliche Sondenkostreste vorhanden sind (nicht bei klarem Magensaft):
  - Gesamtvolumen reduzieren.
  - Gesamtvolumen auf mehrere Portionen aufteilen.
  - Umstellung auf kontinuierliche Verabreichung.
  - Eine Gabe auslassen.

- Gründe für die Motilitätsstörung (Opioide, Obstruktion, postoperativ etc.) sowie Therapiemöglichkeiten (Änderung der Schmerzmedikation, Einsatz von Prokinetika) abklären und prüfen.

Bei kontinuierlicher Verabreichung der Sondennahrung

- Wenn Aspiration möglich, anfangs 6-stündlich, später täglich aspirieren.
- Falls > 300 ml Sondenkost retiniert:
  - Flussrate der Ernährungspumpe um die Hälfte reduzieren.
  - Bei ausbleibendem Erfolg: Ernährung stoppen, 4 h später kontrollieren und evtl. mit noch langsamerer Laufrate weiterfahren.
  - Evtl. Prokinetika verwenden: Metoclopramid, evtl. 100 mg Erythromycin 2- bis 3-mal/Tag als Kurzinfusion über 20 min.

19.9.13 Komplikationen der enteralen Ernährungstherapie

◙ Tab. 19.10, 19.11, 19.12 und 19.13 geben einen Überblick über mögliche Komplikationen durch die enterale Ernährung bzw. durch Sonden.

◙ **Tab. 19.10** Mechanische Komplikationen der enteralen Ernährungstherapie

Problem	Mögliche Ursache	Lösungsmöglichkeiten
Lokale Irritation durch die Nasensonde	- Schleimhautreizung - Ösophagitis und Blutung - Ulzeration	- Oberkörper hochlagern (30–40°) - Dünnere Sonde - Evtl. PEG einlegen - Evtl. Säuresekretionshemmung (Protonenpumpenhemmer oder H_2-Rezeptorantagonist)
Dislokation	- Husten und andere pulmonale Symptome - Schwierigkeit bei Infusion der Sondennahrung - Neu auftretende Intoleranz	- Radiologische Kontrolle der Sondenspitze - Bei Unklarheit Sonde entfernen
Verstopfung der Sonde		Prophylaxe: - Konsequentes, regelmäßiges Spülen der Sonde - Nicht gleichzeitige Verabreichung von Antazida mit Austauschharzen wie z. B. Resonium - Keine Verabreichung von Schwarztee, Früchtetee, Fruchtsaft Interventionen bei eingetretener Verstopfung: - Einmaliger Versuch, mit Cola oder Supradyn (in Wasser aufgelöst) zu spülen; kleine Spritze verwenden, um möglichst viel Druck aufzubauen (Cave: Führungsdraht!) - Sonde auswechseln

Tab. 19.11 Gastrointestinale Komplikationen der enteralen Ernährungstherapie

Problem	Mögliche Ursachen	Lösungsmöglichkeiten
Diarrhö	Schleimhautatrophie nach langer Nahrungskarenz	- Kontinuierliche Verabreichung der Nahrung über 24 h mit Pumpe
	Medikamente: Antibiotika, Antazida, H_2-Blocker, Laxanzien, Sorbitol	- Evtl. Zugabe von Faserprodukten (lösliche Fasern)
	Clostridium-difficile-Toxin	- Clostridien behandeln
	Zu viel Sondenkost pro Portion	- Maximal 300 ml Portionsvolumen
	Temperatur: zu kalt	- Zimmertemperatur
	Zu schnelle Zufuhr	- Langsamer laufen lassen
	Zu tiefe Sondenlage	- Lagekontrolle
	Laktoseintoleranz	- Überprüfen des Laktosegehaltes des Produktes (Nährlösungen sind in der Regel laktosefrei/-arm) bzw. bei peroraler Ernährung Laktose ausschließen
Obstipation		- Enterale Wasserzufuhr erhöhen - Milde Laxanzien, evtl. Laktulose, Einlauf - Evtl. Wechsel auf ein faserhaltiges Produkt - Opioide wenn möglich ersetzen oder stoppen
Nausea, Erbrechen		- Ausschluss von Überblähung, Ileus, Obstipation, Sondendislokation - Evtl. Metoclopramid oder Erythromycin

Tab. 19.12 Infektiöse Komplikationen der enteralen Ernährungstherapie

Problem	Lösungsmöglichkeiten
Tracheobronchiale Aspiration	- Regelmäßiges Aspirieren zum frühen Erkennen der Magenretention - Oberkörper hochlagern (mindestens 30–40°)
Sinusitis bei Nasensonde	- Ipsilaterale Sonde entfernen - Antibiotika
Bakterielle Kontamination der Sondennahrung	- No-touch-Technik - Geschlossene Systeme - Nahrung erst unmittelbar vor Gebrauch vorbereiten

⬛ Tab. 19.13 Metabolische Komplikationen der enteralen Ernährungstherapie

Problem		Lösungsmöglichkeiten
Dehydratation	- Mit/ohne Hypernatriämie	- Kontrolle der Glukosurie; wenn negativ: Kontrolle des spezifischen Gewichts im Urin - Langsame Korrektur mit Wasser
Refeeding-Syndrom	- Rascher Abfall von Kalium, Magnesium und vor allem Phosphat im Serum (Verschiebung nach intrazellulär) - Glukoseintoleranz - Thiaminverarmung - Arrhythmien (als Folge der Elektrolytverschiebungen)	Früherfassung von Risikopatienten vor Beginn der Ernährungstherapie: - Chronische Mangel-/Unterernährung - Alkoholismus - Anorexia nervosa - Patienten, die mehrere Tage nicht mehr gegessen haben (betrifft viele Krebsbetroffene!) Prophylaxe: - Langsamer enteraler Nahrungsaufbau - Korrektur von Hyperglykämie und Elektrolytentgleisungen vor der Ernährungstherapie - Initial kleine Glukose-/Kohlenhydratmengen - Genügend Vitamine verabreichen: Vitamin-B-Supplementierung hochdosiert (Becocym forte, Benerva) sowie 1 Multivitamin-Mineralstoffpräparat vor Beginn der Ernährungstherapie sowie täglich für mind. 7 Tage Monitoring: - Bis zum vollen Nahrungsaufbau 2- bis 3-mal/Woche Kontrolle von Natrium, Kalium, Phosphat, Magnesium, Glukose im Serum
Spurenelementmangel	z. B. Zinkmangel mit Symptomen wie - Geschmacksstörungen - Stomatitis - Dermatitis	- Daran denken! - Bestimmung des Serumzinks mit dem Albumin (Zn ist stark proteingebunden)

19.10 Parenterale Ernährung

Bei ungenügender Bedarfsdeckung durch die enterale Sondenernährung oder wenn diese kontraindiziert ist (z. B. bei einem Ileus), kommt die parenterale Ernährung infrage.

Definition

Parenterale Ernährung: Unter total parenteraler Ernährung (TPE) versteht man die intravenöse Zufuhr aller Makro- (Protein, Glukose und Fett) und Mikronährstoffe (Elektrolyte, Vitamine und Spurenelemente), die zur Erhaltung des Organismus für unbestimmte Zeit notwendig sind.

Partielle parenterale Ernährung bedeutet, dass nicht der gesamte Nährstoffbedarf parenteral verabreicht wird.

Die TPE erfolgt in der Regel wegen der hohen Osmolarität der Nährlösungen über einen zentralen Venenkatheter.

> Für eine heimparenterale Ernährung ist ein implantiertes Portsystem respektive ein getunnelter zentraler Katheter (z. B. Broviac-/Hickman-Katheter) notwendig.

19.10.1 Indikationen und Kontraindikationen

Indikationen   TPE soll Patientinnen und Patienten vorbehalten sein, bei denen eine perorale/enterale Ernährung nicht möglich ist und bei denen aufgrund der Tumorerkrankung und Prognose eine Ernährung als indiziert betrachtet wird. Eine künstliche Ernährung wird bei Personen empfohlen, die voraussichtlich postoperativ > 7–10 Tage „Hungerphase" vor sich haben. Bei schwer kranken Personen auf der Intensivstation soll TPE gegeben werden, wenn mit der enteralen Ernährung innerhalb von 3–4 Tagen < 60 % des errechneten Energiebedarfs gedeckt werden kann.

Kontraindikationen

- Absolute Kontraindikationen:
    - Ethische Aspekte (z. B. terminaler Zustand, Ablehnung durch die Patientin oder den Patienten)
    - Keine Möglichkeit eines geeigneten venösen Zugangs
- Relative Kontraindikationen:
    - Möglichkeit der enteralen Ernährung
    - Hepatopathie im Rahmen der TPE
    - Stoffwechsel-, Wasser- und Elektrolytstörungen (z. B. bei Diabetes, Hyperlipidämie, Leber- und Niereninsuffizienz, Hyperhydratation, Herzinsuffizienz, Hyperkaliämie).

19.10.2   Nährlösungen

Mit TPE werden etwa 40 verschiedene Nahrungsinhaltstoffe verabreicht. Aus Gründen der Sicherheit werden deshalb Gesamtnährlösungen („all-in-one"; AIO) bevorzugt. Diese werden gewöhnlich industriell hergestellt und können als Standardlösungen für die meisten Patientinnen und Patienten verwendet werden. Eine getrennte Infusion von Kohlenhydrat-, Aminosäurelösungen und Fettemulsionen (Bausteinprinzip) erfordert eine komplizierte und kostenintensive Infusionstechnik (Parallelinfusionen). Die Applikation von AIO-Präparaten in Form von Mehrkammerbeuteln hingegen ist einfacher, kostengünstiger und reduziert erheblich das Infektionsrisiko.

Der errechnete Energiebedarf wird in der Regel über 3–4 Tage aufgebaut. Die praktische Handhabung erfolgt gemäß internen Richtlinien. Die Energiemenge ist abhängig von Stressstoffwechsel, Größe und Gewicht des Patienten.

19.10.3   Überwachung

Der Blutzucker soll erstmals 2 h nach Beginn mit TPE gemessen werden, dann alle 6 h, bis er stabil ist, anschließend 1-mal/Tag. Elektrolyte (Na, K, P, Ca, Mg, Cl, Bicarbonat), Harnstoff, Kreatinin, ALT (Alanin-Aminotransferase; frühere Bezeichnung: GPT), alkalische Phosphatase, Triglyzeride, Hämoglobin, Leukozyten, Thrombozyten und INR sollen vor Beginn und dann mindestens wöchentlich im Blut kontrolliert werden. Steigen die Triglyzeride unter TPE über 6,5 mmol/l, muss wegen der Gefahr metabolischer Komplikationen, speziell einer Pankreatitis, die Menge der Nährlösung reduziert oder eine andere Nährlösung mit einem geringeren Lipid- und Kohlenhydratanteil geprüft werden.

19.10.4   Komplikationen

Die wichtigsten potenziellen mechanischen, infektiösen, metabolischen und organbezogenen Komplikationen sind in ◘ Tab. 19.14 zusammengefasst.

❯ Die Gefahr von Komplikationen nimmt deutlich zu, wenn die notwendige Kalorienzufuhr überschritten wird. Es gilt deshalb der Grundsatz: Vermeide „Overfeeding".

◘ **Tab. 19.14**   Die wichtigsten Komplikationen der TPE

Problem (Ursache)		Folgen
Mechanische Katheterprobleme		- Pneumothorax - Hämatothorax - Chylothorax - Thrombose der V. subclavia
Infektionen	durch Katheter	- Kathetersepsis - Abszess an der Einstichstelle
	durch kontaminierte Nährlösungen	- Sepsis
Metabolische Störungen	Glukose	- Hyperglykämie - CO_2-Überproduktion
	Aminosäuren	- Toxische Hepatopathie
	Fette	- Fieber - Atemnot, Zyanose - Verlängerte Gerinnungszeiten - Hypertriglyzeridämie
	Elektrolyte	Elektrolytstörungen

(Fortsetzung)

◻ Tab. 19.14 (Fortsetzung)

Problem (Ursache)	Folgen
Refeeding-Syndrom	◻ Tab. 19.13
Mangel an essenziellen Fettsäuren (Fettsäuremangelsyndrom)	- Ekzematöse Dermatitis - Anämie - Thrombopenie - Leberdysfunktion - Haarausfall
Knochenstoffwechsel	- Osteomalazie - Osteopenie
Leber	- Transaminasenerhöhung - Steatose und Steatohepatitis - Cholestase - Fibrose - Zirrhose
Gallenwege	- Akalkuläre Cholezystitis - Cholelithiasis

19.11 Ernährung in speziellen Situationen

19.11.1 Tumor-Anorexie-Kachexie-Syndrom

Pathophysiologie und Symptome dieses durch Inappetenz und massiven Gewichtsverlust charakterisierten Syndroms wurden bereits beschrieben (▶ Abschn. 19.4.4). Im Folgenden werden mögliche pflegerische, ernährungstherapeutische und medikamentöse Interventionen beim primären Tumor-Anorexie-Kachexie-Syndrom aufgeführt. Dabei müssen auch die Angehörigen einbezogen und mit den Therapiezielen vertraut gemacht werden.

> Ein fortgeschrittenes Tumor-Anorexie-Kachexie-Syndrom kann durch eine Ernährungstherapie nicht mehr wesentlich beeinflusst werden.

Die Rolle der Pflegefachpersonen besteht vor allem darin, dem Krebsbetroffenen zu helfen, sich so gut wie möglich an die krankheitsbedingte Situation anzupassen.

> Ziel ist nicht eine Gewichtszunahme, sondern die Verbesserung des subjektiven Befindens der Krebsbetroffenen.

Das Tumor-Anorexie-Kachexie-Syndrom besteht häufig schon bei Diagnosestellung, also in einem frühen Stadium. Die Pflegefachpersonen können hier einen großen Beitrag leisten, indem sie die Krebspatientinnen und -patienten von Anfang an aufmerksam beobachten, die Nahrungsaufnahme kontrollieren und frühzeitig Interventionen einleiten.

Bei fortgeschrittenem Tumor-Anorexie-Kachexie-Syndrom erleben Krebsbetroffene und Angehörige zunehmende Hilflosigkeit. Pflegefachpersonen müssen die komplexen Zusammenhänge verstehen und versuchen, diese den Krebsbetroffenen und Angehörigen verständlich zu machen. Zeitgerechte, ehrliche Informationen, fokussiert auf die Wünsche, Ziele und das Befinden der Person, stehen nun im Vordergrund. „Dasein" anstelle von Aktivismus. Aufklärende Gespräche darüber, dass bei einem fortgeschrittenen Tumor-Anorexie-Kachexie-Syndrom auch mit vermehrter Kalorienzufuhr keine Gewichtszunahme erzielt werden kann, schützen vor Frustration sowohl bei Krebsbetroffenen und Angehörigen wie letztlich auch bei den Pflegenden (▶ Pflegerische Interventionen).

> **Pflegerische und ernährungstherapeutische Interventionen beim primären Tumor-Anorexie-Kachexie-Syndrom**
> - Formulieren von realistischen Zielen mit dem Patienten und seinen Angehörigen.
> - Durch unterstützende Ernährungsmaßnahmen (▶ Abschn. 19.7 und 19.9) versuchen, eine zusätzliche Verschlechterung des Ernährungszustands zu verhindern.
> - Konzentration auf die Beeinflussung der Appetitlosigkeit (▶ Abschn. 19.11.2).
> - Erfassung und Behandlung von sekundären, gut beeinflussbaren Faktoren:
>   - Ungenügend gelinderte Symptome wie Verstopfung, Schmerzen und Übelkeit,
>   - Ersetzen oder Anpassen von Medikamenten, die Übelkeit verursachen oder die Darmtätigkeit beeinträchtigen, wie z. B. Antibiotika, Opioide.

> Die Angehörigen gehen häufig von unrealistischen Vorstellungen aus und wollen in der Regel „zu viel des Guten". Krebsbetroffene sind dadurch oft einem großen Druck ausgesetzt. Pflegefachpersonen können durch Aufmerksamkeit, Verständnis, ruhiges Verhalten und sachliche Information die schwierige Situation zu verbessern suchen.

19.11.1.1 Medikamentöse Interventionen

Die im Folgenden aufgeführten medikamentösen Interventionen sollten wegen ihrer Nebenwirkungen nur sehr gezielt und zurückhaltend eingesetzt werden.

Kortikosteroide Prednison 25–50 mg, Dexamethason 4–8 mg p.o. 1- bis 2-mal am Morgen und Mittag verbessern den Appetit und das Wohlbefinden und reduzieren Nausea und Asthenie. Der Effekt erschöpft sich in der Regel nach 3–4 Wochen. Nebenwirkungen, z. B. Entgleisung des Zuckerstoffwechsels, orale Candidiasis, Schlaflosigkeit, psychiatrische Symptome und Schwäche der Oberschenkelmuskulatur (kortisonbedingte Myopathie), beachten. Generell sind Kortikosteroide katabol und führen nicht zu einer Zunahme der Magermasse (z. B. Muskulatur).

Prokinetika Metoclopramid 10–20 mg p.o. 3- bis 4-mal/Tag oder Domperidon 10–20 mg p.o. 3-mal/Tag reduzieren das frühzeitige Sättigungsgefühl, Nausea und Anorexie. Nebenwirkungen: Bewegungsdrang (Akathisie), Schiefhals (Torticollis), Bewegungsstörungen (Dyskinesien).

Omega-3-Fettsäuren (sog. Fischöle) Die Verabreichung von Eikosapentaensäure (EPA), einer Komponente von Fischöl, führte über eine Hemmung von proteolytischen (Eiweiß abbauenden) Faktoren zu einer Gewichtsstabilisierung bei Personen mit Pankreaskarzinom, die vorher pro Monat durchschnittlich 2 kg Körpergewicht verloren hatten. Allerdings sind dazu bis zu 6 g EPA täglich notwendig. Nicht in allen Studien konnte eine Wirkung nachgewiesen werden, und oft kann diese hohe Menge nicht zugeführt oder toleriert werden.

Vielversprechende neue Medikamente, wie z. B. Anamorelin, wurden in klinischen Studien untersucht. Obwohl damit die Muskelmasse erhöht werden konnte, führte dies nicht zu einer Steigerung der Kraft und des Wohlbefindens (Naito 2019), sodass deren Anwendung nicht routinemäßig empfohlen werden kann.

19.11.2 Appetitverlust

Viele Ursachen können bei Krebsbetroffenen zu Appetitverlust führen. Neben psychischen Faktoren wie Angst, Depression und Ratlosigkeit verursachen auch Chemo- und Radiotherapie Inappetenz. Eine wichtige Rolle spielt der Appetitverlust im Rahmen des Tumor-Anorexie-Kachexie-Syndroms (▶ Abschn. 19.4.4). Unabhängig von der Ursache können die in den ▶ Pflegerischen Interventionen genannten Maßnahmen hilfreich sein.

> **Pflegerische und ernährungstherapeutische Interventionen bei Appetitverlust**
> - Kleine Portionen anbieten.
> - Häufig kleine Zwischenmahlzeiten/Snacks anbieten.
> - Kleinen Vorrat an Naschereien anlegen, z. B. Käsewürfel, cremige Dips, Schokolade.
> - Trinken zwischen den Mahlzeiten.
> - Speisen appetitlich anrichten.
> - Tisch schön decken.
> - Starke Essensgerüche vermeiden, Zimmer gut durchlüften.
> - Aperitifs (Sherry, Wein, Wermut) können den Appetit anregen.
> - Volumenreiche und energiearme Nahrungsmittel wie Gemüse, Salat, Obst etc. nur in kleinsten Portionen anbieten.

19.11.3 Geschmacksveränderungen

Sowohl die Krankheit wie auch die Behandlung können Geruchs- und Geschmacksempfinden negativ beeinflussen. Nicht nur Zytostatika, sondern auch andere, sehr unterschiedliche Arzneimittelgruppen können das

Geschmacksvermögen beeinflussen, z. B. Antibiotika (vor allem Makrolide und Gyrasehemmer), Antimykotika, ACE-Hemmer, Psychopharmaka und Parkinson-Mittel (► Pflegerische Interventionen).

> **Pflegerische und ernährungstherapeutische Interventionen bei Geschmacksveränderungen**
> - Bitter wird oft stärker, Süß und Sauer oft schwächer empfunden. Deshalb gewürzarm kochen und selbst würzen lassen.
> - Nahrungsmittel ohne starken Eigengeschmack können besser verträglich sein, z. B. Kartoffeln, Teigwaren, Reis.
> - Kalte Mahlzeiten mit geringer Geruchsemission werden zum Teil bevorzugt.

19.11.4 Mucositis

Im Verlauf einer Chemo- oder Strahlentherapie entwickelt sich oft eine Mucositis. Die Betroffenen leiden, je nach Lokalisation der Schleimhautentzündung, unter Schmerzen beim Schlucken, Bauchkrämpfen und Durchfall. Die Mucositis kann limitierend für eine orale Ernährbarkeit sein und eine vorübergehende künstliche Ernährung notwendig machen (► Kap. 25).

> **Pflegerische und ernährungstherapeutische Interventionen bei oraler/ösophagealer Mucositis**
> - Konsistenz der Mahlzeiten anpassen: Kleingeschnittenes, Weichgekochtes, Püriertes oder Flüssigkost testen.
> - Mild gewürzte, säurearme Speisen bevorzugen.
> - Säurehaltige Nahrungsmittel meiden, z. B. Zitrusfrüchte, Tomaten, Essig.
> - Nicht zu kalt und nicht zu heiß servieren.
> - Verfeinern mit Rahm oder Milch.
> - Stark klebende oder körnige Nahrungsmittel/Speisen meiden.
> - Evtl. milde Saucen zusätzlich zu der Mahlzeit anbieten (bei Mundtrockenheit).

19.11.5 Übelkeit, Erbrechen, Aversionen

Übelkeit und Erbrechen sowie Aversionen werden im Rahmen von Chemo- und Radiotherapien beobachtet. Diesen Nebenwirkungen ist heutzutage meist wirksam beizukommen (► Kap. 20).

> **Pflegerische und ernährungstherapeutische Interventionen bei Übelkeit, Erbrechen, Aversionen**
> - Kalte, erfrischende Speisen und Getränke (z. B. Cola-Getränke) bevorzugen.
> - Zwieback, trockene Biskuits, Knäckebrot werden zum Teil besser toleriert.
> - Meiden von starken Essgerüchen durch Dämpfen und Garen.
> - Schnelles Essen und Trinken vermeiden.
> - Viele kleine Mahlzeiten.
> - Bei Fleischaversion (häufig bei Tumorbetroffenen) auf Einbeziehung von hochwertigen Eiweißquellen wie Milchprodukten, Eierspeisen etc. achten.
> - Ruhiges Durchatmen bei offenem Fenster vor dem Essen wirkt wohltuend.

19.11.6 Diarrhö und Obstipation

19.11.6.1 Diarrhö

Diarrhö tritt bei Tumorbetroffenen häufig und aufgrund verschiedener Ursachen auf (► Abschn. 21.2). Schwere Diarrhöen können zu erheblichen Störungen im Wasser-, Elektrolyt- und Säure-Basen-Haushalt führen. Spezifische Empfehlungen zu Ernährung und Flüssigkeitszufuhr sind von der Grunderkrankung, Ursache und Ausprägung der Diarrhö abhängig. Bei starken Durchfällen empfiehlt sich der Versuch einer milchzuckerarmen (laktosearmen) Kostanpassung sowie eine Verteilung auf mehrere kleine Mahlzeiten.

Bei therapiebedingter, über Tage anhaltender Diarrhö muss eine medizinische Abklärung erfolgen. Die Diarrhö kann in diesen Fällen nicht über die Ernährung therapiert werden (Cave: „Stopfkost" oder „Probiotika-Einsatz unter Chemotherapie").

19.11.6.2 Obstipation

Obstipation bei Tumorpatienten hat viele unterschiedliche Ursachen (▶ Abschn. 21.3). Die längerfristige Behandlung umfasst eine ausreichende Flüssigkeitszufuhr, eine ballaststoffreiche Ernährung (Cave: Passagestörung ausschließen) und körperliche Aktivität. Im Falle von therapie- respektive opioidbedingter Obstipation soll und kann diese nicht über die Ernährung therapiert werden.

> **Pflegerische und ernährungstherapeutische Interventionen bei Diarrhö und Obstipation**
>
> **Diarrhö**
> - Priorität hat die Verhinderung von Dehydratation und Elektrolytentgleisung durch:
>   - ausreichende Flüssigkeitszufuhr,
>   - isotonische Getränke,
>   - milde Bouillon,
>   - Karotten- und Hafersuppe u. a. m.
>
> **Obstipation**
> - Verschiedene Naturprodukte können eine leicht abführende Wirkung haben: frischer Apfel-, Trauben-, Pflaumensaft.
> - Evtl. morgens nüchtern ein Glas warmes Wasser oder Kaffee trinken.
> - Bei opioidbedingter Obstipation frühzeitig Stuhlregulation mit geeigneten Laxanzien.

19.11.7 Präoperative Ernährungstherapie

Vor geplanten operativen Eingriffen soll der Ernährungszustand frühzeitig, d. h. bereits ambulant erfasst und Risikopatienten der anerkannten Ernährungsfachperson für die präoperative Verbesserung des Ernährungszustands zugewiesen werden. Bei mangelernährten Personen soll vor großen Abdominaleingriffen eine perorale Ernährung über 5–7 Tage zur Besserung des Ernährungszustands erfolgen, möglichst bereits vor der Krankenhausaufnahme. Dazu kann der Einsatz einer Trinknahrung (3-mal 250 ml) mit immunstimulierenden Substraten (Arginin, Omega-3-Fettsäuren, Ribonukleotide) geprüft werden. Diese zusätzliche Immunonutrition kann postoperative, vor allem infektiöse Komplikationen vermindern (Weimann 2021).

19.11.8 Enterale Ernährungstherapie bei Chemo- und Radiotherapie

Die Indikation zur enteralen Ernährung unterscheidet sich nicht von der generellen Indikation für eine Ernährungstherapie bei malignen Erkrankungen (▶ Abschn. 19.6.1).

> Eine routinemäßige enterale Ernährung während der Chemotherapie hat keinen nachweislich günstigen Effekt auf das Ansprechen des Tumors auf die Chemotherapie oder auf Nebenwirkungen und ist somit nicht sinnvoll.

Besonders Personen mit Tumoren im Bereich des Kopfs, des Halses und des oberen Gastrointestinaltrakts profitieren von einer regelmäßigen intensiven Ernährungsberatung/-therapie und dem Einsatz von Zusatztrinknahrung. Bei Personen mit obstruierenden Kopf-Halsoder Ösophagustumoren oder bei zu erwartender schwerer strahleninduzierter oraler bzw. ösophagealer Mukositis besteht die frühzeitige Indikation zur enteralen Sondenernährung mit Standardnährlösungen, bevorzugt über eine perkutane endoskopische Gastrostomie (PEG). Bei Bestrahlungen im Abdomen ist eine routinemäßige enterale Ernährung nicht indiziert.

19.11.9 Probleme nach Magen-/ Ösophagus- und Darmresektionen

Ernährungsprobleme nach Gastrektomie sind häufig und abhängig vom Ausmaß der Resektion, d. h., sie treten bei einer Totalresektion häufiger auf und sind vor allem durch das kleinere Volumen des Rest- oder „Ersatzmagens" bedingt. Eine ähnliche Problematik zeigt sich häufig nach Ösophagektomie mit Magenschlauchbildung. Folgende Symptome können auftreten:

- epigastrisches Völlegefühl,
- Bauchkrämpfe,
- Übelkeit, Regurgitation, Erbrechen,
- Neigung zu Diarrhö,
- Tachykardie,
- Hypotonie,
- Schweißausbrüche,
- Schwäche und Kollaps.

Viele dieser Patientinnen und Patienten sind bereits aufgrund ihrer Grunderkrankung mangel-/unterernährt. Dieses Risiko steigt nach der Gastrektomie respektive Ösophagektomie zusätzlich. Einer weiteren Gewichtsabnahme und Verschlechterung des Ernährungszustands soll mit intensiver ernährungstherapeutischer Unterstützung vorgebeugt werden. Wichtig ist dabei, dass keine unnötigen Einschränkungen gemacht und empfohlen werden. Die Patientinnen, Patienten und Angehörigen sollen zu einer energiedichten, ausgewogenen, schmackhaften Ernährung motiviert und dabei unterstützt werden.

Die ▶ Pflegerischen Interventionen können gastrointestinale Intoleranzsymptome vermindern oder verhindern.

Pflegerische und ernährungstherapeutische Interventionen bei Magen- und Darmresektionen

- Kleine, häufige Mahlzeiten (6–10 pro Tag) unter Einbeziehen von vielen energie- und proteinreichen Zwischenmahlzeiten/Snacks.
- Gründlich kauen und langsam essen.
- Getränke und Suppen:
  - nie zu den Mahlzeiten,
  - nicht zu kalt und nicht zu heiß,
  - in kleinen Schlucken zu sich nehmen, nicht zu viel auf einmal,
  - Getränke ohne Kohlensäure bevorzugen.
- Evtl. nach dem Essen hinlegen.
- Beim Schlafen Kopfteil/Oberkörper leicht erhöht halten.
- Evtl. energie- und proteinreiche Trinknahrung einbeziehen.
- Evtl. Multivitamin-/Mineralstoffpräparat einbeziehen.

19.11.9.1 Kurzdarmsyndrom

> **Definition**
>
> **Kurzdarmsyndrom** Der Begriff Kurzdarmsyndrom bezeichnet ein Darmversagen nach ausgedehnter Resektion mit der Unfähigkeit, wegen einer eingeschränkten resorptiven Kapazität des Darms (Obstruktion, Dysmotilität, chirurgische Resektion, kongenitale Erkrankung, krankheitsassoziierte verminderte Absorption) die Protein-, Energie-, Flüssigkeits- und Mikronährstoffbilanz mit einer konventionellen Diät aufrechtzuerhalten (Lamprecht et al. 2014).

In der Hypersekretionsphase sind in der Regel eine parenterale Ernährung und intravenöse Flüssigkeitszufuhr nötig. Frühzeitig sollte ergänzend dazu mit einer enteralen Ernährung begonnen werden, um die intestinale Adaptation zu fördern, den Flüssigkeitsverlust zu reduzieren und die Nährstoffresorption zu verbessern.

Die langfristige Ernährungstherapie hängt von der Anatomie des Restdarms ab, d. h. von der Länge des verbliebenen Dünndarms, und ob Dickdarm und Ileum noch vorhanden sind oder nicht. Bei verbliebenem Dickdarm kommt es zu einer erhöhten Aufnahme von freiem Oxalat, was mittelfristig zu Oxalatnierensteinen bis hin zum dialysebedürftigen Nierenversagen führen kann. Diese Komplikation kann durch eine hohe Kalziumzufuhr über die Ernährung, insbesondere aber durch eine zusätzliche Kalziumsupplementation (1–3 g/Tag) verhindert oder vermindert werden. Außerdem soll eine hohe Oxalatzufuhr über die Ernährung gemieden werden, d. h. Kakao, Schokolade, Kaffee, Schwarztee, Rhabarber und Spinat sollen mengenmäßig moderat zugeführt werden.

Das Kurzdarmsyndrom ist komplex und das Risiko für eine Mangel- und Unterernährung hoch. Deshalb müssen diese Patienten frühzeitig und langfristig interdisziplinär von einem erfahrenen Ernährungsteam betreut werden.

19.11.10 Enterale und parenterale Ernährung zu Hause

19.11.10.1 Ausgangssituation

Die Patientin/der Patient ist aufgrund ihrer/seiner Erkrankung bzw. Therapie entlassungsfähig. Sie/er ist jedoch nicht in der Lage, sich oral vollständig zu ernähren. Die kranke Person und/oder ihre Angehörigen und/oder die krankenhausexterne Pflege übernehmen die Verantwortung für die notwendige enterale oder parenterale Ernährung zu Hause. Diese Form der Ernährung ist anspruchsvoll und erfordert eine vorangehende umfassende Schulung der Krebsbetroffenen und ihrer Angehörigen sowie die Einbeziehung der krankenhausexternen Dienste.

19.11.10.2 Voraussetzungen

Die kranke Person ist kreislauf- und stoffwechselstabil. Sie toleriert die täglich verabreichten Nährlösungen gut. Die Energieversorgung und der Flüssigkeitsbedarf sind ihrem Bedarf angepasst. Die kranke Person und ihre Angehörigen oder die zuständige krankenhausexterne Pflege sind geschult durch Fachpersonen des Ernährungsteams und/oder der Pflege und fühlen sich sicher in der Verabreichung der Nährlösung sowie den damit verbundenen pflegerischen Handhabungen.

19.11.10.3 Organisation und Schulung bei Entlassung

Die Pflegefachpersonen übernehmen die Verantwortung für die Koordination der Entlassungsvorbereitungen aus dem Krankenhaus und sorgen dafür, dass die zuständigen Fachpersonen eingeschaltet werden. Wichtig ist, dass die Aufgaben klinikintern von einem Ernährungsteam (Pflegende, anerkannte Ernährungsfachperson, ärztlicher Dienst, pharmazeutische Fachpersonen) durch Standards definiert sind.

Die Schulung von Krebsbetroffenen und Angehörigen zur enteralen oder parenteralen Ernährung zu Hause umfasst die in den pflegerischen Interventionen genannten Punkte. Bei enteraler Ernährung

über eine Sonde sind in der Regel mindestens 3–5 ausführliche Besprechungen mit kontinuierlichem Üben, bei parenteraler Ernährung > 5 Schulungstage mit Zubereitung der Nährlösung (inkl. Zusätzen), An- und Abschluss der Infusion unter hygienisch strengen Standards (aseptische Arbeitstechnik) notwendig.

Pflegerische und ernährungstherapeutische Interventionen bei enteraler und parenteraler Ernährung
Schulung für die Entlassung
- Krebsbetroffene, Angehörige und die krankenhausexterne Pflege kennen Sinn und Ziel der künstlichen Ernährung.
- Die Selbstständigkeit des Krebsbetroffenen wird gefördert und erhalten.
- Die Angehörigen können den Krebsbetroffenen unterstützen und begleiten.
- Krebsbetroffene, Angehörige und die krankenhausexterne Pflege kennen die Vorbereitung und Verabreichung der künstlichen Ernährung sowie die Pflege der Sonde und der Sondenaustrittsstelle bzw. die Venenkatheterpflege. Bei parenteraler Ernährung sind sie in aseptischer Arbeitstechnik geschult.
- Krebsbetroffene und Angehörige kennen die Pflegeschwerpunkte und wenden sie selbstständig an: Mundpflege, Zahnhygiene, Erhaltung der physio-

logischen Funktion des Kauapparates, trockener Mund, Nasenpflege bei Nasensonde, Körperpflege, Duschen, Baden.
- Krebsbetroffene und Angehörige kennen prophylaktische Maßnahmen zur Vorbeugung von Komplikationen: Verstopfung der Ernährungssonde/des Katheters, Materialdefekte, Erbrechen, Bauchschmerzen, Völlegefühl, Übelkeit, Erbrechen, Durchfall, Verstopfung, Wundinfekt, Fieber, Lagerung, Aspirationsgefahr, falls Sondenernährung im Liegen.
- Krebsbetroffene und Angehörige wissen, an wen sie sich bei Fragen und Problemen wenden können.
- Mitbeteiligte Dienste (krankenhausexterne Pflege, Diätassistentin, Sozialdienst, betreuender ärztlicher Dienst, Home-Care-Service) sind informiert und, wenn nötig, Termine organisiert.
- Finanzielle Regelung (Kostenübernahme) ist besprochen und eingereicht/akzeptiert.
- Die notwendige ambulante Nachbetreuung ist gewährleistet.

19.11.11 Ernährungstherapie und Flüssigkeitszufuhr am Lebensende

19.11.11.1 Ernährungstherapie

Die Ernährung von terminal kranken Personen wirft vielfältige ethische Fragen auf (Weimann 2014). Zentral ist dabei die Frage, ob Ernährung immer als Stillung eines Grundbedürfnisses oder als therapeutische Intervention zu bewerten ist. In der Institution der Autoren dieses Kapitels wurde im Ethikforum ein Grundsatzpapier erarbeitet, das eine differenzierte Position vertritt (Baumann-Hölzle et al. 2006). Die gewohnte Ernährungsweise, d. h. die Ernährungsgewohnheiten und das Trinkverhalten eines Menschen, gelten als ein Grundrecht, und jede Form von Ernährungsergänzung oder -substitution ist als therapeutische Intervention zu werten. Als therapeutische Maßnahme hat die Ernährung die Kriterien der Indikation und der Einwilligung für das Beginnen und das Beenden in gleicher Art und Weise wie jede andere Therapie zu erfüllen.

Wenn die oder der Krebsbetroffene es wünscht und die Sterbephase nicht eingesetzt hat, können eine enterale Ernährung bzw. weitere ernährungstherapeutische Maßnahmen zur Verminderung des Gewichtsverlusts eingesetzt werden. Wenn die/der Krebsbetroffene ihren/seinen Willen nicht mehr äußern kann und keine Verfügung vorliegt, können am Lebensende nach einem ethischen Entscheidungsfindungsprozess die künstliche Ernährung und die Hydrierung sistiert werden (► Abschn. 10.3.3). Dies kann aber in anderen Ländern mit anderem kulturellem Hintergrund durchaus anders beurteilt werden.

19.11.11.2 Flüssigkeitszufuhr

Dehydratation ist ein häufiges Ereignis bei Tumorleiden; die meisten Personen am Lebensende sind dehydriert. Die Folgen resp. Symptome der Dehydratation können belastend sein:
- Müdigkeit, Schläfrigkeit (Somnolenz),
- Kognitive Störungen, Verwirrung, Delir, Angst,

- Hypotonie mit Schwindel,
- prärenale Niereninsuffizienz, Oligurie,
- Erhöhung von Medikamentenblutkonzentrationen (z. B. Opioiden),
- Fieber,
- Krampfanfälle.

> **Definition**
>
> **Dehydratation** ist das Resultat einer verminderten Flüssigkeitszufuhr und/oder eines erhöhten Flüssigkeitsverlusts. Die häufigsten Ursachen sind in der Übersicht dargestellt.

Häufige Ursachen von Dehydratation

Verminderte Zufuhr

- Schmerzen beim Schlucken (Odynophagie)
- Orale Mucositis
- Anorexie
- Übelkeit und Erbrechen
- Frühes Sättigungsgefühl bei gastrointestinaler Motilitätsstörung (z. B. „Magenparese")
- Kognitive Veränderungen
- Depression
- Vermindertes Durstgefühl

Erhöhte Verluste

- Harnverluste
- Hyperkalzämie, Hyperglykämie
- Fieber
- Schnelles Atmen (Tachypnoe)
- Erbrechen
- Diarrhö
- Drittraumprobleme (Aszites, Pleuraerguss)
- Hitze, extremes Schwitzen
- Diuretika

Das Ziel einer *Rehydrierung* soll die Verbesserung von Symptomen sein, die sicher oder wahrscheinlich durch die Dehydratation ausgelöst oder entscheidend mitverursacht sind (z. B. Verwirrung). Die angestrebte Verbesserung der Lebens- oder Sterbequalität ist das Resultat des Abwägens von Vor- und Nachteilen. Verwirrung ist das häufigste Symptom, das durch eine Rehydrierung oft erstaunlich schnell und in erheblichem Ausmaß behandelt werden kann.

In der terminalen Situation wird allerdings der Nutzen oder Schaden einer parenteralen Hydratation bzw. eines bewussten Verzichts darauf kontrovers beurteilt (Neuenschwander 2006; Bruera et al. 2013). Wie die Ernährung kann auch die parenterale Flüssigkeitszufuhr

nach einem entsprechenden Entscheidungsfindungsprozess sistiert werden. Die Erfahrung zeigt, dass diese sog. *terminale Dehydrierung* ein sanftes Sterben erleichtern kann.

Literatur

Zitierte Quellen

Arends J (2012) Ernährung von Tumorpatienten. Aktuel Ernahrungsmed 37:91–106

Aubry E, Aeberhard C, Leuenberger M, Stirnimann J, Friedli N, Schütz P, Stanga Z (2019) Refeeding-Syndrom: Ein konsensusbasierter Algorithmus für stationäre Patienten. Aktuel Ernahrungsmed 44:33–42

Baier L, Hübner J, Kerschbaum E, Erickson N (2021) Krebsdiäten: patientenzentrierte Kommunikationsstrategien. Onkologe 27:148–153

Baumann A, Dolder A, Stanga Z, Joray M, Kurmann S (2013) Einhaltung von Therapieempfehlungen – Eine prospektive Studie mit zwei Verabreichungsmodi für Trinknahrung. Aktuel Ernahrungsmed 38 – PP01. https://doi.org/10.1055/s-0033-1343674

Baumann-Hölzle R, Imoberdorf R, Koblet K et al (2006) Ernährungsautonomie – ethisches Grundsatzpapier zur Ernährung der Patientinnen und Patienten im Akutspital. Schweiz Aerztez 87:1412–1415

Bjelakovic G, Nikolova D, Gluud L, Simonetti R, Gluud C (2007) Mortality in randomized trials of antioxidant supplements for primary and secondary prevention. JAMA 297:842–857

Bjornsdottir R, Oskarsdottir E, Thordardottir F et al (2013) Validation of a plate diagram sheet for estimation of energy and protein intake in hospitalized patients. Clin Nutr 32:746–751

Bruera E et al (2013) Parenteral hydration in patients with advanced cancer: a multicenter, double-blind, placebo-controlled randomized trial. J Clin Oncol 31:111

Do L, Ballmer PE, Rühlin M (2017) Die Komplexität des Refeeding-Syndroms illustriert an einer Patientin mit Chemotherapieinduzierter Diarrhoe. Schweiz Med Forum 17:523–528

Gadner H, Gaedicke G, Niemeyer C, Ritter J (2008) Pädiatrische Hämatologie und Onkologie. Springer, Berlin/Heidelberg/New York, S 83

Imoberdorf R, Rühlin M, Beerli A, Ballmer PE (2011) Mangelernährung – Unterernährung. Schweiz Med Forum 11:782–786

Kondrup J, Allison SP, Elia M, Vellas B, Plauth M (2003) ESPEN guidelines for nutrition screening 2002. Clin Nutr 22:415–421

Kretz FJ, Schäffer J (2008) Anästhesie, Intensivmedizin, Notfallmedizin, Schmerztherapie, 5. Aufl. Springer, Berlin/Heidelberg/New York, S 283

Lamprecht G et al (2014) S3-Guideline. Klinische Ernährung in der Gastroenterologie (Teil 3) – Chronisches Darmversagen. Aktuel Ernahrungsmed 39:e57–e71

Löser C (2013) Ernährung am Lebensende – medizinische, ethische und juristische Grundsätze der palliativmedizinischen Ernährung. Aktuel Ernahrungsmed 38:46–66

Müller MJ (2007) Ernährungsmedizinische Praxis, 2. Aufl. Springer, Berlin/Heidelberg/New York, S 324

Muscaritoli M et al (2021) ESPEN practical guideline: clinical nutrition in cancer. Clin Nutr 40:2898–2913

Naito T (2019) Emerging treatment options for cancer-associated cachexia: a literature review. Ther. Clin Risk Manag 15:1253–1266

Rüfenacht U, Rühlin M, Imoberdorf R, Ballmer PE (2006) Das Tellerdiagramm, ein sinnvolles Erfassungsinstrument für ungenügende Nahrungszufuhr bei Patienten im Krankenhaus. Aktuel Ernähr Med 31:66–72

Schreier MM, Bartholomeyczik S (2008) Die Rolle der Pflege bei der Ernährung im Krankenhaus. Aktuel Ernahrungsmed 33:70–74

Weimann A (2014) Ethische Fragen der künstlichen Ernährung. Therapeutische Umschau 71:177–183

Weimann A (2021) ESPEN practical guideline: clinical nutrition in surgery. Clin Nutr 40:4745–4761

Zauner C, Schneeweiss M, Schmid M, Wewalka M (2020) Das Refeeding-Syndrom. Journal für Gastroenterologische und Hepatologische Erkranungen 18:30–38

Weiterführende Literatur

Biesalski HK (2019) Vitamine, Spurenelemente und Minerale. Georg Thieme (2. Aufl. Kapitel 12 Onkologie: 264–276)

Erickson N, Schaller N, Berling-Ernst A, Bertz H (2016) Ernährungspraxis Onkologie. Schattauer Verlag. ISBN 978-3-7945-3074-8

Neuenschwander H (2006) Palliativmedizin. Ein Handbuch für Ärztinnen und Ärzte, 2. Aufl. Krebsliga Schweiz, Bern

Internetadressen

Deutsche Gesellschaft für Ernährungsmedizin. https://www.dgem.de/leitlinien (Leitlinien der deutschen Gesellschaft für Ernährungsmedizin). Zugriffsdatum September 2023

Krebsinformationsdienst, DKFZ. https://www.krebsinformationsdienst.de/, (Zugriffsdatum September 2023)

Krebsliga Schweiz: Fragen der Ernährung bei Krebs. https://ernaehrung.krebsliga.ch/ernaehrung-bei-krebs/. Zugriffsdatum September 2023

Broschüren für Patienten und Angehörige

Deutsche Krebshilfe: Ernährung bei Krebs. https://www.krebshilfe.de/infomaterial/Blaue_Ratgeber/Ernaehrung-bei-Krebs_BlaueRatgeber_DeutscheKrebshilfe.pdf

Übelkeit und Erbrechen

Franziska Jahn und Karin Jordan

Inhaltsverzeichnis

Autoren der vorherigen Fassung: C. Hlawatsch und K. Oechsle

© Der/die Autor(en), exklusiv lizenziert an Springer-Verlag GmbH, DE, ein Teil von Springer Nature 2024
P. Jahn et al. (Hrsg.), *Onkologische Krankenpflege*, https://doi.org/10.1007/978-3-662-67417-8_20

20.1   Einführung

Übelkeit und Erbrechen sind von onkologischen Patienten häufig beklagte Symptome während einer Chemotherapie. Insbesondere wenn sie wiederholt auftreten, können sie zu einer starken Beeinträchtigung des Gesamtbefindens und der Lebensqualität führen. Der mögliche Flüssigkeits- und Elektrolytverlust kann den körperlichen Zustand des Patients stark beeinträchtigen – und manchmal sogar einen Abbruch der Behandlung zur Folge haben. Neben einer Chemo- oder Radiotherapie kann auch die Tumorerkrankung selbst Übelkeit und Erbrechen verursachen. Addieren sich krankheits- und therapiebedingte Symptome, kann dies für den Patients besonders belastend sein. In den letzten Jahrzehnten wurden zwar große Fortschritte bei der Prophylaxe von therapieinduzierter Übelkeit und Erbrechen erzielt, dennoch leiden immer noch etwa 30–50 % der Patienten unter Chemotherapie an diesen Symptomen.

Pflegende übernehmen vor, während und nach onkologischen Therapien eine wichtige Rolle bei der Prophylaxe und der Symptomkontrolle von Übelkeit und Erbrechen. Fundierte Kenntnisse zur Entstehung und Behandlung sowie zu Auswirkungen von Übelkeit und Erbrechen sorgen für zielgerichtete pflegerische Interventionen und können an Patienten und Angehörige weitergegeben werden.

20.2   Begriffsdefinition

> Übelkeit und Erbrechen treten unter Chemotherapie häufig gemeinsam auf. Heute leiden unter optimaler antiemetischer Prophylaxe die meisten Patienten nur unter mehr oder weniger starker Übelkeit, ohne erbrechen zu müssen. Umgekehrt kann es nach Chemotherapie auch zu plötzlichem Erbrechen ohne Übelkeit kommen.

Akute Übelkeit und Erbrechen   Übelkeit (lat. Nausea) / Erbrechen (lat. Vomitus, griech. Emesis), die innerhalb von 24 h nach Gabe der Chemotherapie beginnen. Das akute Erbrechen tritt meist bereits 1–2 h nach Applikation der Chemotherapie auf und erreicht die maximale Intensität nach 4–8 h (z. B. Cisplatin nach 2–4 h, Carboplatin nach 6–10 h).

Verzögerte Übelkeit und Erbrechen   Übelkeit/Erbrechen, die später als 24 h nach Gabe der Chemotherapie auftreten und/oder länger als 24 h andauern. Beides kann bis zu 5 Tage nach Applikation der Chemotherapie bestehen bleiben. Sie sind vor allem bei den hochemetogenen Zytostatika, z. B. bei Platinderivaten und hochdosiertem Cyclophosphamid oder bei Anthrazyklinen bekannt.

Antizipatorische (lat.: vorwegnehmend) Übelkeit und Erbrechen   Übelkeit/Erbrechen beginnend bereits vor, während oder in Erwartung einer Chemotherapie infolge einer klassischen Konditionierung durch vorausgegangene Übelkeit und Erbrechen oder unangenehme Erfahrungen während der Chemotherapie. Im Gegensatz zur akuten und verzögerten Form tritt sie unabhängig vom verwendeten Zytostatikum bzw. von patientenbezogenen Faktoren auf und ist meist refraktär gegenüber antiemetischer Medikation (Gralla et al. 1999).

Refraktäre Übelkeit und Erbrechen   Übelkeit/Erbrechen unter bzw. nach Chemotherapie trotz optimaler leitliniengerechter antiemetischer Prophylaxe.

20.3   Pathophysiologie von Übelkeit und Erbrechen

Übelkeit und Erbrechen sind physiologische Schutzmechanismen, die es den Menschen ermöglichen, giftige Flüssigkeiten oder Nahrung nicht aufzunehmen bzw., wenn versehentlich doch verschluckt, aus dem Magen und Dünndarm rasch wieder zu entfernen.

Erbrechen wird ausgelöst durch Reize aus dem Rachen, dem Magen und Duodenum (weitergeleitet durch den N. vagus und N. sympathicus), durch die Stimulation des Labyrinths und/oder der Chemorezeptoren-Triggerzone (◘ Abb. 20.1 und 20.2). Auch Reize, die im Großhirn verarbeitet werden (Gerüche, Anblicke, Emotionen), können Erbrechen auslösen.

Chemorezeptoren-Triggerzone   Die Chemorezeptoren-Triggerzone besteht aus spezialisierten Zellen, die im Boden des 4. Ventrikels im Stammhirn lokalisiert sind. Sie stehen in engem Kontakt mit dem Liquor cerebrospinalis und der Blutzirkulation; die Kapillaren dieser Region sind gefenstert (bedingt durchlässig). Die Zellen können daher chemische Substanzen im Liquor cerebrospinalis wie auch im Blut direkt registrieren, sie liegen also außerhalb der Blut-Hirn-Schranke. Die Chemorezeptoren-Triggerzone enthält zahlreiche Rezeptoren und wird durch chemische Einflüsse aus Blut und Liquor gereizt. Medikamente wie Morphin, Digitalis etc., auch Zytostatika oder deren Stoffwechselprodukte, aktivieren die Chemorezeptoren-Triggerzone und lösen Impulse aus, die wiederum das Brechzentrum aktivieren können.

Brechzentrum   Die Integration der emetogenen Reize und die Organisation der entsprechenden Antwort wird durch eine spezielle Region des Gehirns aus-

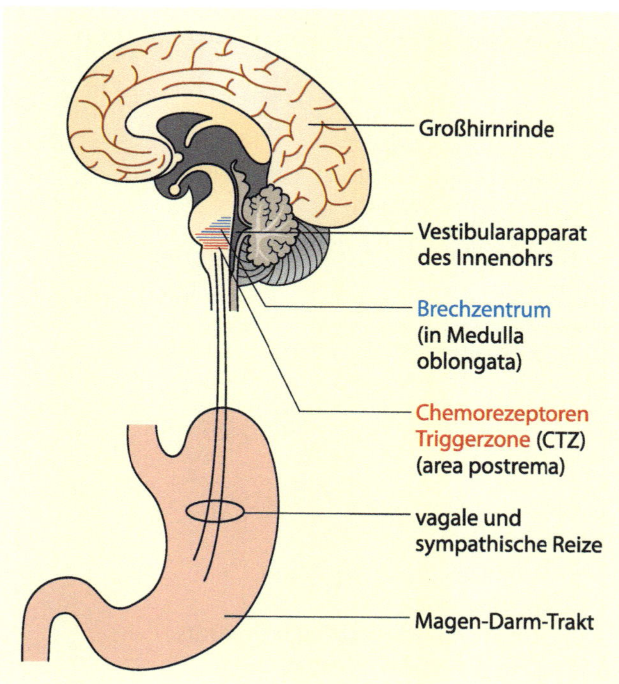

Abb. 20.1 Übelkeit und Erbrechen: auslösende Reize (CTZ: Chemorezeptoren-Triggerzone). Hierbei handelt es sich um einen anatomisch nicht abgegrenzten Bereich

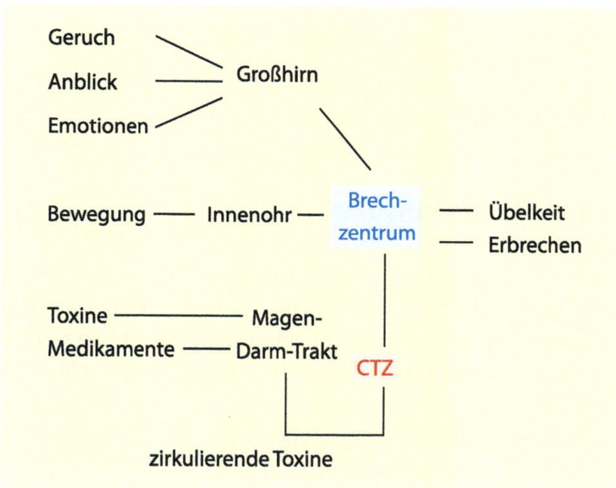

Abb. 20.2 Anatomische und pathophysiologische Grundlagen des Erbrechens

geführt – das Brechzentrum. Dabei handelt es sich eher um eine funktionelle Einheit und weniger um eine genau definierte anatomische Struktur. Das Brechzentrum liegt im Stammhirn. Neuere Untersuchungen zeigen, dass ein Teil des Großhirns (Gyrus frontalis) für die Wahrnehmung der Übelkeit von Bedeutung ist.

Neurotransmitter und ihre Rezeptoren Neurotransmitter sind chemische Substanzen, die im Nervensystem die Übertragung von Reizen und Signalen vermitteln. Die Rezeptoren für verschiedene Neurotransmitter, die den Brechakt beeinflussen, sind bekannt.

Im Bereich der Chemorezeptoren-Triggerzone spielen Rezeptoren für *Dopamin, Serotonin, Neurokinin-1, Histamin, Opiate und cholinerge Substanzen* eine Rolle. Zytostatika beeinflussen wahrscheinlich verschiedene Rezeptoren. Die Funktionen der einzelnen Rezeptoren bei der Auslösung des zytostatikainduzierten Erbrechens sind bislang nicht vollständig geklärt. Die meisten heute eingesetzten Antiemetika wirken als Antagonisten direkt auf Neurotransmitterrezeptoren (Dopaminrezeptorantagonisten, Serotoninrezeptorantagonisten, Neurokinin-1-Rezeptorantagonisten).

> Die emetogene Wirkung von Neurotransmittern kann durch die Blockade ihrer Rezeptoren aufgehoben werden. Diese Rezeptorblockierung ist ein wirksames Prinzip zur Behandlung von therapiebedingtem Erbrechen.

20.4 Beurteilung des Schweregrades von Übelkeit/Erbrechen

Zur Beurteilung des Ausmaßes von Übelkeit und Erbrechen sind verschiedene Klassifikationen gebräuchlich. Etabliert ist die Klassifikation des US-amerikanischen NCI (National Cancer Institute, „Common Terminology Criteria Adverse Events" CTCAE Version 5.0, **Tab. 20.1**).

Beurteilung der Wirkung antiemetischer Substanzen:

◻ Tab. 20.1 Schweregrade von Übelkeit und Erbrechen nach Common Terminology Criteria for Adverse Events (CTCAE) 5.0

	1	2	3	4	5
Übelkeit	Appetitverlust ohne Änderungen der Essgewohnheiten	Nahrungsaufnahme reduziert ohne Gewichtsverlust, Dehydrierung oder Mangelernährung	ungenügende Kalorien- oder Flüssigkeitsaufnahme; Indikation zu enteraler oder parenteraler Ernährung, i.v. Flüssigkeitszufuhr oder Hospitalisation	-	-
Erbrechen	1–2 Episoden innerhalb von 24 h (getrennt durch freie Intervalle von 5 min)	3–5 Episoden innerhalb von 24 h (getrennt durch freie Intervalle von 5 min)	≥ 6 Episoden innerhalb von 24 h (getrennt durch freie Intervalle von 5 min); parenterale Ernährung und i.v. Flüssigkeitszufuhr indiziert; Hospitalisation angezeigt	lebensbedrohlich; dringende Interventionen angezeigt	Tod

— *Komplette Kontrolle* durch eine antiemetische Substanz bedeutet, dass zu keinem Zeitpunkt weder Übelkeit noch Erbrechen beobachtet wurde.
— *Überwiegende Kontrolle* (engl. major control) heißt, dass lediglich 1–2 Episoden von Erbrechen und/oder Übelkeit in 24 h festgestellt wurden.

20.5 Ursachen, Risikofaktoren und Komplikationen von Übelkeit und Erbrechen

20.5.1 Ursachen

Bei Patienten mit Krebserkrankungen können neben der Chemotherapie weitere Ursachen für Übelkeit und Erbrechen vorliegen, sodass unklare Übelkeit und/oder Erbrechen bei Tumorpatienten nicht vorschnell als Nebenwirkung der Chemotherapie angesehen werden dürfen.

> Unklares Erbrechen bei Tumorpatienten darf nicht verharmlosend als Nebenwirkung der Zytostatika angesehen werden.

Weitere Therapien, die Übelkeit und/oder Erbrechen auslösen können und die bei Krebspatienten eingesetzt werden, sind vor allem Opiate und andere Schmerzmittel, Narkotika, Antibiotika sowie Hormon- und Strahlentherapie.

Auch die Tumorerkrankung selbst kann die Ursache von Übelkeit und/oder Erbrechen sein. Hierbei sind folgende Diagnosen zu berücksichtigen:
— Magen-Darm-Trakt:
  – Stenosen im Ösophagus oder Magenausgang
  – Ileus
  – Lebermetastasen
  – Ikterus mit Stauung der Gallenwege

— Zentralnervensystem:
  – Hirnödem
  – Tumorbefall der Hirnhaut
  – Hirnmetastasen
  – Störungen des Vestibularapparats
— Atemwege: starker Husten
— Metabolische Komplikationen des Tumorleidens:
  – Urämie
  – Elektrolytstörungen
  – Hyperkalzämie
  – Nebennireninsuffizienz
— Psychische Faktoren:
  – Aufregung
  – Angst
  – Erschöpfung

20.5.2 Risikofaktoren

Neben erkrankungs- und therapiebedingten Ursachen können patientenspezifische Faktoren das Risiko für das Auftreten von chemotherapieinduzierter Übelkeit und/oder Erbrechen beeinflussen (Jordan et al. 2015).

Faktoren für ein erhöhtes Risiko:
— weibliches Geschlecht,
— jüngeres Alter,
— schlechter Allgemeinzustand,
— ängstliche Persönlichkeitsstruktur,
— vorbestehendes Schwangerschaftserbrechen,
— See- bzw. Reisekrankheit,
— Übelkeit/Erbrechen bei einer vorausgegangenen Chemotherapie.

Faktoren für ein erniedrigtes Risiko:
— männliches Geschlecht,
— höheres Alter.

20.5.3   Komplikationen

Wiederholtes Erbrechen oder länger dauernde Übelkeit können zu zahlreichen Komplikationen und erheblichen Beeinträchtigung des Allgemeinzustandes führen (s. Übersicht). Bleibt die Ursache unerkannt, bedeutet dies eine erhebliche Gefährdung des Patienten.

Mögliche Komplikationen von anhaltender Übelkeit oder wiederholtem Erbrechen
- Dehydratation/Exsikkose
- Elektrolytstörungen durch Verlust von Magensäure
- Gewichtsverlust
- Pathologische Rippenfrakturen
- Aspirationspneumonie
- Einrisse in der Schleimhaut von Ösophagus und Magen mit Blutung (Mallory-Weiss-Blutung)
- Konditionierung auf weitere antizipatorische Übelkeit und/oder Erbrechen
- Verweigerung einer möglicherweise wirksamen Chemotherapie

20.6   Therapieinduzierte Übelkeit und Erbrechen

20.6.1   Übelkeit und Erbrechen durch Chemotherapie

Der wichtigste Risikofaktor für das Auftreten chemotherapieinduzierter Übelkeit und/oder Erbrechen ist das emetogene Potenzial der einzelnen eingesetzten Substanzen. Bereits Ende der 1990er-Jahre erstellten Hesketh et al. eine Einteilung der Zytostatika nach ihrem emetogenen Potenzial in 5 bzw. heute in 4 Risikogruppen (intravenöse Zytostatika) und 2 Risikogruppen (orale Zytostatika), die regelmäßig von verschiedenen Fachgesellschaften aktualisiert wird (Roila et al. 2016; Basch et al. 2011; Hesketh et al. 2020).

Tab. 20.2 Einteilung in Risikogruppen anhand des emetogenen Potenzials

Emetogenes Potenzial:	Zahl der Patienten mit Erbrechen ohne Prophylaxe
Minimal emetogen	< 10 %
Gering emetogen	10–30 %
Moderat emetogen	30–90 %
Hoch emetogen	> 90 %

Diese Einteilung in Risikogruppen basiert auf der Häufigkeit von Erbrechen, das durch die jeweilige Substanz ohne antiemetische Prophylaxe ausgelöst wird (nach MASCC-Guidelines 2016; Tab. 20.2).

Das emetogene Potenzial einzelner Substanzen kann auch dosisabhängig unterschiedlich sein. Beispielsweise gilt Cyclophosphamid bis zu 1500 mg/m^2 als moderat emetogen, während es bei mehr als 1500 mg/m^2 als hoch emetogen eingestuft wird (Roila et al. 2016; Basch et al. 2011).

Die aktuelle Einteilung für oral und intravenös zu applizierende Zytostatika zeigt Tab. 20.3 (Basch et al. 2011; Hesketh et al. (2020).

20.6.2   Übelkeit und Erbrechen durch Strahlentherapie

Etwa 50–80 % der Patienten erleiden unter einer Strahlentherapie Übelkeit und/oder Erbrechen. Als Ursache von strahlentherapieinduzierter Übelkeit und/oder Erbrechen gelten der durch die Strahlen ausgelöste Zellschaden und die darauffolgende Freisetzung von Toxinen. Ferner spielt die Reizung der Magen-Darm-Schleimhaut und die nachfolgende Entzündung im Radiotherapiefeld eine Rolle. Bei Bestrahlung des Bauchraums wird die Freisetzung von Serotonin aus den enterochromaffinen Zellen vermutet, was letztendlich das Brechzentrum und die Chemorezeptoren-Triggerzone beeinflusst.

◘ Tab. 20.3 Emetogenes Potenzial von intravenös und oral applizierbaren Chemotherapeutika. (Basch et al. 2011; Hesketh et al. 2020; Jahn et al. 2022)

Emetogenes Potential*	Parenterale Tumortherapeutika	
Hoch (> 90 %)	Anthrazyklin/Cyclophosphamid (Mammakarzinom) Carmustin (BCNU) Cisplatin Cyclophosphamid i.v. >1.500 mg/m^2	Dacarbazin Mechlorethamin Melphalan, intravenös (Hochdosistherapie) Streptozotocin
Moderat (> 30-90 %)	Alemtuzumab Arsentrioxid Azacitidin Bendamustin Carboplatin AUC > 4, Risikofaktoren Carboplatin AUC < 4 Clofarabin Cyclophosphamid i.v. < 1.500 mg/m^2 Cytosin Arabinosid >1.000 mg/m^2 Daunorubicin Daunorubicin liposomal / Cytarabin (Vyxeos) Doxorubicin Epirubicin	Fam-trastuzumab deruxtecan-nxki Idarubicin Ifosfamid Interferon alpha, > 10 Mio. IU/m^2 Irinotecan Irinotecan, liposomal Oxaliplatin Romidepsin Temozolomid Thiotepa Trabectedin Treosulfan
Gering (10-30 %)	Aflibercept Asparaginsäure Asparaginsäure, pegyliert Axicabtagen-Ciloleucel Belinostat Blinatumomab Bortezomib Brentuximab Vedotin Cabazitaxel Carfilzomib Catumaxomab Cetuximab Copanlisib Cytosin Arabinosid < 1.000 mg/m^2 Cytosin Arabinosid, liposomal Decitabin Docetaxel Doxorubicin, liposomal pegyliert Elotuzumab Enfortumab vedotin-ejfv Eribulin Etoposid Fluorouracil	Inotuzumab Ozogamicin Interferon alpha, > 1,5 < 10 Mio IU/m^2 Ixabepilon Methotrexat, intravenös Mitomycin Mitoxantron Moxetumomab pasudotox Necitumumab Nelarabin Nivolumab / Ipilimumab Paclitaxel Paclitaxel, albumingebunden Panitumumab Pemetrexed Pentostatin Pertuzumab Radium-223 Tagraxofusp-erzs Temsirolimus Tisagenlecleucel Topotecan

● **Tab. 20.3** (Fortsetzung)

	Gemcitabin Gemtuzumab Ozogamicin Ibritumumab Tiuxetan Yttrium-90	Trastuzumab Emtansin Vinflunin
Minimal (< 10 %)	Atezolizumab Avelumab Belantamab-Mafodotin Bevacizumab Bleomycin Buserelin Busulfan (Hochdosistherapie) Cemiplimab 2-Chlorodeoxyadenosin Cladribin Daratumumab Durvalumab Emapalumab Fludarabin Fulvestrant Goserelin Interferon alpha, <1,5 Mio IU/m^2 Ipilimumab	Leuprorelin Luspatercept Nivolumab Obinutuzumab Ofatumumab Olaratumab Pembrolizumab Pixantron Polatuzumab Vedotin Pralatrexat Ramucirumab Rituximab Siltuximab Trastuzumab Triptorelin Vinblastin Vincristin Vinorelbin, intravenös
Emetogenes Potential	**Orale Tumortherapeutika**	
Hoch/Moderat (≥ 30 %)	Abemaciclib Avapritinib Binimetinib Bosutinib Cabozantinib Ceritinib Crizotinib Cyclophosphamid oral Enasidenib Fedratinib Hexamethylmelamin	Imatinib Lomustin Midostaurin Niraparib Procarbazin Ribociclib Rucaparib Selinexor Temozolomid Trifluridin/Tipiracil Vinorelbin, oral
Gering/Minimal (< 30 %)	Abarelix Abirateron Acalabrutinib Afatinib Alectinib Alltransretinolsäure Alpesilib Anagrelid Anastrozol Apalutamid Axitinib Bexarotene Bicalutamid	Ixazomib Lapatinib Larotrectinib Lenalidomid Lenvatinib Letrozol Lorlatinib Melphalan, oral Mercaptopurin Methotrexat, oral Neratinib Nilotinib Nindetanib

(Fortsetzung)

◻ Tab. 20.3 (Fortsetzung)

	Brigatinib	Olaparib
	Busulfan, oral	Osimertinib
	Capecitabin	Palbociclib
	Chlorambucil	Panobinostat
	Cobimetinib	Pazopanib
	Dabrafenib	Pexidartinib
	Dacomitinib	Pomalidomid
	Darolutamid	Ponatinib
	Dasatinib	Regorafenib
	Degarelix	Ruxolitinib
	Duvelisib	Sonidegib
	Encorafenib	Sorafenib
	Entrectinib	Sunitinib
	Enzalutamid	Talazoparib
	Erdafitinib	Tamoxifen
	Erlotinib	Tegafur / Uracil
	Estramustin	Thalidomid
	Etoposid	Thioguanin / 6-Thioguanin
	Everolimus	Tivozanib
	Exemestan	Topotecan, oral
	Fludarabin, oral	Trametinib
	Flutamid	Treosulfan
	Gefitinib	Vandetanib
	Gilteritinib	Vemurafenib
	Glasdegib	Venetoclax
	Hydroxyurea	Vismodegib
	Ibrutinib	Vorinostat
	Idelasilib	Zanubrutinib
	Ivosidenib	

*Das emetogene Potential beschreibt das Risiko zu Erbrechen ohne prophylaktische Massnahmen

■ **Tab. 20.4** Emetogenes Potenzial der Strahlentherapie

Emetogenes Potenzial[a]	Bestrahlte Körperregion
Hoch	Ganzkörperbestrahlung
Moderat	Oberes Abdomen, Brustwirbelsäule/Lendenwirbelsäule, Neuroachse
Gering	Becken, Hirnschädel, Kopf/Hals, Thorax
Minimal	Extremitäten, Brust

[a] Das emetogene Potenzial beschreibt das Risiko für Erbrechen ohne prophylaktische Maßnahmen

Übelkeit kann vor allem dann länger anhalten, wenn Bestrahlungen fraktioniert über 30 und mehr Behandlungstage durchgeführt werden. Aber auch vorausgegangene Chemotherapien oder chirurgische Eingriffe am Gastrointestinaltrakt können sich verstärkend auswirken. Weitere entscheidende Faktoren für das emetogene Potenzial einer Strahlentherapie sind die anatomische Lage der Strahlenfelder und individuelle Risikofaktoren. Diese Risikofaktoren sind teilweise die gleichen wie unter Chemotherapie:

- weibliches Geschlecht,
- Alter < 55 Jahre,
- vorangegangene Übelkeit und/oder Erbrechen,
- Angst.

Anhand des Strahlenfeldes und des individuellen Risikoprofils kann – vergleichbar mit Chemotherapeutika – eine Risikoklassifikation vorgenommen werden (Ruhlmann et al. 2017; Jordan et al. 2017; Hesketh et al. 2020; ■ Tab. 20.4).

20.6.3 Antizipatorische Übelkeit und Erbrechen

Antizipatorische Übelkeit und Erbrechen entstehen infolge einer klassischen Konditionierung durch vorausgegangene Übelkeit und Erbrechen während der Chemotherapie.

Übelkeit und Erbrechen treten dann reflexartig auf – ausgelöst durch Situationen oder andere Faktoren, die mit der vorangegangenen Chemotherapie, unter der Übelkeit und/oder Erbrechen auftraten, verbunden werden, wie das Betreten des Krankenhauses oder des Sprechzimmers oder der Anblick der betreuenden Pflegekraft oder des Arztes.

Je stärker akute und/oder verzögerte Übelkeit und Erbrechen während und nach einer vorangegangenen Therapie sind, umso höher ist das Risiko für anti-

zipatorische Übelkeit und/oder Erbrechen bei der nächsten Chemotherapie. Nach dem 4. Chemotherapiezyklus leiden ungefähr 20–30 % der Patienten an antizipatorischer Übelkeit.

Risikofaktoren für das Auftreten von antizipatorischer Übelkeit und Erbrechen sind:

- schwere Übelkeit und/oder Erbrechen unter der vorangegangenen Chemotherapie,
- Alter jünger als 50 Jahre,
- vorbestehende Ängste vor Übelkeit und Erbrechen.

Vor dem Auftreten von antizipatorischer Übelkeit und Erbrechen können schützen:

- geregeltes Umfeld,
- soziale Unterstützung,
- stabile psychische Verhältnisse der Patienten.

Da antizipatorische Übelkeit und Erbrechen meist refraktär gegenüber antiemetischer Medikation ist, ist eine konsequente antiemetische Prophylaxe vom ersten Chemotherapiezyklus an die wichtigste Maßnahme, um antizipatorische Übelkeit und Erbrechen gar nicht erst aufkommen zu lassen.

❯ Besteht antizipatorische Übelkeit erst einmal, kann sie kaum beeinflusst werden.

20.7 Medikamentöse Maßnahmen

Grundsätzlich ist eine konsequente antiemetische Prophylaxe von Beginn des ersten Chemotherapiezyklus oder dem ersten Tag einer Strahlentherapie an oberstes Gebot, um das Auftreten eines therapeutisch kaum mehr zu beinflussenden antizipatorischen Erbrechens zu verhindern.

Grundsätzlich können Antiemetika – je nach Verfügbarkeit – sowohl intravenös als auch oral appliziert werden.

❯ Bei der oralen Applikation muss die Resorptionszeit berücksichtigt werden, sodass die Gabe bereits 30–60 min vor Chemotherapiebeginn empfohlen wird, während die intravenöse Gabe unmittelbar davor erfolgen kann.

Die antiemetische Prophylaxe muss je nach emetogenem Potenzial der Chemotherapie 2–5 Tage nach Chemotherapie fortgeführt werden, um eine verzögerte Form von Übelkeit und/oder Erbrechen zu verhindern.

Wichtige Voraussetzung für eine wirksame antiemetische Behandlung ist die umfassende Information des Patienten über die Chemotherapie, die zu erwartenden unerwünschten Wirkungen und die geplanten antiemetischen Maßnahmen. Diese Informationen werden in erster Linie durch den Arzt vermittelt.

Die Pflegenden vertiefen und ergänzen diese Informationen. Das Einbeziehen des Patienten in die geplanten Maßnahmen fördert die Bereitschaft und die Fähigkeit, diese zu tolerieren.

> Es muss das Ziel sein, einen maximalen Schutz vor Übelkeit und Erbrechen bereits beim ersten Chemotherapiezyklus zu erreichen, um antizipatorische Übelkeit und Erbrechen zu verhindern und die Lebensqualität unter Chemotherapie möglichst zu erhalten.

Auch bei adäquater antiemetischer Prophylaxe muss immer die Verordnung bzw. Abgabe von Reserve-Antiemetika erfolgen, damit bei Auftreten der Symptome rasche Linderung möglich ist (▶ Abschn. 20.7.1 und 20.8).

20.7.1 Antiemetisch wirksame Medikamente

Substanzen aus verschiedenen Gruppen können auf sehr unterschiedliche Weise antiemetisch wirken. Neben den in ▶ Abschn. 20.3 genannten Antagonisten an Neurotransmitterrezeptoren (Serotonin- und Neurokinin-1-Rezeptorantagonisten) stehen Kortikosteroide, Dopamin-Rezeptorantagonisten, Benzodiazepine, Neuroleptika, Antihistaminika und zunehmend auch Antidepressiva zur Prophylaxe und Therapie von Übelkeit/und oder Erbrechen zur Verfügung.

Andererseits können auch Antiemetika ihrerseits zu unangenehmen Nebenwirkungen führen (◻ Tab. 20.5). Um nicht die Linderung eines Symptoms durch neue Symptome zu erkaufen, ist die Kenntnis potenzieller

◻ **Tab. 20.5** Unerwünschte Wirkungen von Antiemetika

Substanzgruppe	Substanz (Beispiele)	Unerwünschte Wirkungen:		
		Extrapyramidal-motorisch	Sedierung	Sonstige
5-HT$_3$-Rezeptor-antagonisten	Ondansetron	–	(+)	Obstipation, Kopfschmerzen,
	Granisetron	–	(+)	Obstipation, Kopfschmerzen
	Palonosetron	–	(+)	Obstipation, Kopfschmerzen
NK$_1$-Antagonisten	Aprepitant	–	–	Kopfschmerzen, Schluckauf, Obstipation,
	Fosaprepitant	–	–	Kopfschmerzen, Schluckauf, Obstipation, Müdigkeit
Kortikosteroide	Dexamethason	–	–	Schlaflosigkeit, Hyperglykämie
	Methylprednisolon	–	–	Schlaflosigkeit, Hyperglykämie
Dopaminrezepto-rantagonisten	Metoclopramid	+	+	Vermehrte Magen-Darm-Aktivität, Kreislaufstörungen, Hypotension, Tachykardie, Dyskinesien
	Haloperidol	++	+	
Atypische Neuroleptika	Olanzapin	–	(+)	Müdigkeit, Appetitanregung
Benzodiazepine	Lorazepam	(+)	++	Müdigkeit
	Alprazolam	(+)	+++	Hyperprolaktinämie
Antihistaminika	Dimenhydrinat	+	+++	Sehstörung, erhöhter Augeninnendruck
Neuroleptika	Haloperidol	+++	++	Herzrhythmusstörungen
	Levomepromazin	+++	++	Herzrhythmusstörungen
	Laizaprid	+	++	Magen-Darm-Beschwerden, Durchfall
Cannabinoide	Dronabinol 2,5 % (Rezeptur)		++	Schwindel, Mundtrockenheit, Kopfschmerzen, Euphorie/Dysphorie
	Nabilon		++	Schwindel, Mundtrockenheit, Kopfschmerzen, Euphorie/Dysphorie

Häufigkeit der Symptome: +++ häufig ++ gelegentlich + selten

Nebenwirkungen und möglicher Gegenmaßnahmen erforderlich, um die Lebensqualität der Patienten möglichst wenig einzuschränken.

20.7.1.1 Serotoninrezeptorantagonisten (5-Hydroxytryptamin-3[=5-HT$_3$]-Rezeptorantagonisten)

Derzeit stehen verschiedene 5-HT$_3$-Rezeptorantagonisten zur Verfügung, die sich in ihrer Halbwertszeit unterscheiden: Ondansetron 3–5 h, Granisetron 9–11 h, und Palonosetron 35 h. 5-HT$_3$-Rezeptorantagonisten weisen – verglichen mit Dopaminrezeptorantagonisten – eine höhere Effektivität und eine bessere Verträglichkeit mit deutlich weniger Nebenwirkungen auf.

Ihr größter Nachteil ist aber, dass sie hinsichtlich der verzögert auftretenden Übelkeit nur sehr gering wirksam sind. Aufgrund der fehlenden Wirkung wird der Einsatz von 5-HT$_3$-Rezeptorantagonisten nur am Tag der Chemotherapieapplikation zur Prophylaxe der akuten Übelkeit in Kombination mit Kortikosteroiden – und nicht in den folgenden Tagen nach der Chemotherapie – empfohlen. Die einzige Ausnahme ist Palonosetron mit einer Halbwertszeit von mehr als 30 h, das somit auch in der verzögerten Phase Wirkung hat (Saito et al. 2009).

20.7.1.1.1 Unerwünschte Wirkungen

Die häufigsten Nebenwirkungen von 5-HT$_3$-Antagonisten sind Kopfschmerzen, Obstipation, Bauchkrämpfe, Müdigkeit und ein Anstieg der Leberwerte. Bei Auftreten von belastenden Nebenwirkungen können durch Wechsel von einem zu einem anderen 5-HT$_3$-Antagonisten unerwünschte Nebenwirkungen individuell reduziert werden.

Die klinisch relevanteste Nebenwirkung ist die Obstipation. Diese kann mehrere Tage anhalten und wird vom Patienten als sehr belastend empfunden. Insbesondere bei gleichzeitiger Gabe von Chemotherapien, die ebenfalls zu Verstopfung führen, wie Vincaalkaloide oder Etoposid, sollte frühzeitig an die Gabe von Laxanzien gedacht werden, um anhaltende Obstipationen bis hin zur Subileus-Symptomatik unbedingt zu vermeiden. Bei ausgeprägter Obstipation sollte zudem ein Wechsel von einem 5-HT$_3$-Rezeptorantagonisten auf einen anderen erwogen werden, da die individuelle Ausprägung dieser Nebenwirkung substanzabhängig unterschiedlich ist.

20.7.1.2 Neurokinin-1(NK$_1$)-Rezeptorantagonisten

Am Neurokinin-1(NK$_1$)-Rezeptor löst das Neuropeptid *Substanz P* als Botenstoff im zentralen Nervensystem Übelkeit und Erbrechen aus. Der orale selektive NK$_1$-Rezeptorantagonist Aprepitant weist keine Affinität für Serotonin-, Dopamin- und Kortikosteroidrezeptoren auf und ist sowohl zur Prophylaxe von akuter als auch von verzögerter Übelkeit bei guter Verträglichkeit geeignet. Aprepitant z. B. wird bei eintägiger Chemotherapie mit einmalig 125 mg am Therapietag und je 80 mg an den beiden Folgetagen oral verabreicht.

Das intravenös applizierbare Fosaprepitant ist ein Pro-Drug, das durch einen metabolischen Prozess im Körper zu Aprepitant umgewandelt wird. Dabei wird 150 mg Fosaprepitant an Tag 1 vor Chemotherapiebeginn über 20–30 min intravenös appliziert und mit Dexamethason plus einem 5-HT$_3$-Antagonisten kombiniert. Ein weiterer NK$_1$-Rezeptorantagonist ist Netupitant in Kombination mit Palonosetron (NEPA), welches auch sehr wirksam ist.

20.7.1.2.1 Unerwünschte Wirkungen

Die häufigsten Nebenwirkungen von NK$_1$-Rezeptorantogonisten sind Neutropenie, Schluckauf, Müdigkeit, Transaminasenerhöhungen, Obstipation, Kopfschmerzen und Appetitlosigkeit.

20.7.1.3 Kortikosteroide

Nebennierenrindenhormone (Kortikosteroide) – in erster Linie Dexamethason und Prednisolon – sind bereits seit Jahrzehnten ein wichtiger Bestandteil der antiemetischen Prophylaxe bei Chemotherapie. Ihr Wirkmechanismus ist jedoch bislang nicht vollständig bekannt. Diskutiert werden vor allem Einflüsse auf die Prostaglandin- und Tryptophansynthese. Kortikosteroide sind sowohl bezüglich akuter als auch verzögerter Übelkeit und Erbrechen wirksam.

Für Dexamethason sind verschiedene Applikationsschemata bekannt.

Als Antiemetika werden Kortikosteroide nur intermittierend und während kurzer Zeit eingesetzt, sodass die Gefahr eines Cushing-Syndroms und einer nachhaltigen Einschränkung des Immunsystems sehr gering ist.

20.7.1.3.1 Unerwünschte Wirkungen

Als wesentliche Nebenwirkungen sind zu beachten: Blutzuckeranstieg, Magen-Darm-Ulzerationen, Schlaflosigkeit, Hypokaliämien, psychotische Dekompensationen.

20.7.1.4 Olanzapin

Olanzapin ist vor allem als Rescue-Medikament bekannt und wird eingesetzt, wenn andere Therapeutika keine ausreichende Linderung der Symptome herbeigeführt haben. In seiner Wirksamkeit ist es Metoclopramid deutlich überlegen und gilt daher als Rescue-Medikament der ersten Wahl. Mittlerweile wird es jedoch auch zur Primärprophylaxe bei hoch emetogenen

Chemotherapien empfohlen. Olanzapin ist für die chemotherapieinduzierte Übelkeit und Erbrechen nicht zugelassen und wird im Off-Label Use verwendet.

20.7.1.4.1 Unerwünschte Wirkungen

Da Olanzapin ein atypisches Neuroleptikum ist, werden extrapyramidale Nebenwirkungen selten beobachtet, häufig tritt jedoch ein sedierender Effekt ein. Vor allem in Kombination mit anderen Medikamenten muss beachtet werden, dass Olanzapin zu einer Verlängerung der QTc-Zeit führen kann.

20.7.1.5 Benzodiazepine

Die antiemetische Effektivität von Benzodiazepinen ist vergleichsweise gering und beruht vor allem auf einer Blockade der Dopaminrezeptoren. Zusätzlich werden aber der anxiolytische Effekt, die sedierende Wirkung und die Erzeugung einer retrograden Amnesie zur Reduktion des antizipatorischen Erbrechens in der antiemetischen Therapie genutzt. Durch den Effekt einer retrograden Amnesie fehlt dem Patienten die Erinnerung an die auf die Medikamenteneinnahme folgenden Stunden. Diese „Gedächtnislücke" ist bei der antiemetischen Therapie erwünscht. Prophylaktisch werden Benzodiazepine vor allem bei Hochrisikopatienten oder bereits bestehender antizipatorischer Übelkeit und/oder Erbrechen eingesetzt. Lorazepam ist mit seiner mittellangen Halbwertszeit von 12–15 h das in der Antiemese am häufigsten eingesetzte Benzodiazepin.

20.7.1.5.1 Unerwünschte Wirkungen

Unerwünschte Wirkungen von Benzodiazepinen können Benommenheit, Schwindel und Verwirrungszustände sein. Selten treten sog. paradoxe Reaktionen mit Erregungszuständen, Angst und Halluzinationen auf. Die Sedierung ist wahrscheinlich indirekt verantwortlich für den antiemetischen Effekt der Benzodiazepine. Bei ambulanten Therapien ist aber die teils lange Halbwertszeit zu bedenken: Eine leichte Schläfrigkeit als Folge der Einnahme der Benzodiazepine ist in vielen Fällen über Tage zu beobachten. Sie wird von den Patienten fälschlicherweise oft auf die Zytostatika zurückgeführt.

> Der Patient und die Angehörigen sollten auf das Auftreten von Müdigkeit hingewiesen und z. B. vor der aktiven Teilnahme am Straßenverkehr gewarnt werden.

20.7.1.6 Dopaminrezeptorenblocker

Dopaminrezeptorantagonisten (z. B. Metoclopramid) sind ebenfalls sowohl bezüglich der akuten als auch der verzögerten Übelkeit nach Chemotherapie effektiv. Obwohl sie in höherer Dosierung zusätzlich auch am Serotoninrezeptor antagonistisch wirken, sind sie den spezifischen 5-HT$_3$-Antagonisten in der antiemetischen Prophylaxe deutlich unterlegen und haben in den letzten Jahren im prophylaktischen Einsatz an Bedeutung verloren.

Vor allem in der Prophylaxe des verzögerten Erbrechens wird Metoclopramid in Kombination mit Dexamethason häufig noch eingesetzt. Als Vorteil der Dopaminrezeptorantagonisten kann bei Patienten mit tumorbedingter Gastroenteroparese (Magenlähmung) die motilitätsfördernde Wirkung genutzt werden. Die wichtigsten Nebenwirkungen, d. h. extrapyramidalmotorische Störungen, nehmen bei Dopaminrezeptorantagonisten dosisabhängig zu und sind häufig der dosislimitierende Faktor.

20.7.1.6.1 Unerwünschte Wirkungen

Dopamine sind wichtige Übertragersubstanzen im extrapyramidalen System, das als Teil des Zentralnervensystems im Zwischen- und Mittelhirn lokalisiert ist. Es reguliert die unwillkürliche Motorik bzw. den Muskeltonus und koordiniert bei willkürlichen Bewegungen die Mitbewegungen anderer Körperteile. Dopaminrezeptorantagonisten können daher im extrapyramidalen System unerwünschte Wirkungen zeigen, die sich akut oder subakut manifestieren können.

Zu den *akuten* extrapyramidalen Nebenwirkungen gehören Krämpfe der Augenmuskulatur („Blickkrämpfe"), der Zunge, der Schlund- und Halsmuskulatur. Sie werden heute kaum noch beobachtet, da Dopaminrezeptorantagonisten nur noch selten in hohen Dosen verabreicht werden.

Symptome *subakuter* extrapyramidaler Nebenwirkungen sind:

- Nervosität,
- Akathisie (innere Unruhe mit Bewegungsdrang, „Zappeligkeit"),
- Schlaflosigkeit.

Diese extrapyramidalen Symptome können in den folgenden Tagen zu psychischen Veränderungen mit Angst und Unruhe führen, die von Patienten und Pflegenden oft nicht mit den Antiemetika, sondern direkt mit der Chemotherapie in Verbindung gebracht werden.

Diese Nebenwirkungen der Dopaminrezeptorantagonisten sollten als solche erkannt werden, da sie subjektiv sehr unangenehm, aber mit Biperiden schnell und einfach zu behandeln sind. Pflegende sollten deshalb Patienten unter Dopaminrezeptorantagonisten gezielt nach Symptomen der motorischen Unruhe befragen.

20.7.1.7 Weitere Substanzen

Aufgrund ihrer vergleichsweise geringen Effektivität haben Antihistaminika und Neuroleptika in den letzten Jahren ihren Stellenwert in der Prophylaxe von chemotherapieinduziertem Erbrechen nahezu vollständig verloren. Einzig Haloperidol wird wegen seines antagonisierenden Effekts am Dopaminrezeptor weiterhin regelhaft eingesetzt.

20.7.2 Empfehlungen zur antiemetischen Prophylaxe

Um die unerwünschten Wirkungen einer antiemetischen Prophylaxe so gering wie möglich zu halten und gleichzeitig ihren antiemetischen Effekt maximal steigern zu können, werden heute vor allem bei moderat und hoch emetogenen Chemotherapien Antiemetika mit unterschiedlichen Wirkungsmechanismen kombiniert (s. Übersicht).

Basierend auf der Einteilung in Risikogruppen anhand des emetogenen Potenzials der Chemotherapeutika nach Hesketh haben verschiedene Fachgesellschaften Empfehlungen zur Prophylaxe von chemotherapieinduzierter Übelkeit und/oder Erbrechen verfasst (Roila et al. 2016; Hesketh et al. 2020; Jordan et al. 2017).

Bei Kombinationstherapien richtet sich das Risiko für zytostatikainduziertes Erbrechen stets nach der am stärksten emetogen wirkenden Substanz des Regimes. Eine Besonderheit stellt die Kombination aus Doxorubicin und Cyclophosphamid (AC-Schema) dar, das zur Therapie des Mammakarzinoms eingesetzt wird: Obwohl es sich um zwei moderat emetogene Substanzen handelt, wird die AC-Kombinationstherapie heute als hoch emetogen angesehen.

Beispiele zur antiemetischen Prophylaxe

- **Minimal emetogene Chemotherapie**: Keine routinemäßige Prophylaxe erforderlich.
- **Gering emetogene Chemotherapie:**
  Tag 1: Dexamethason 4–8 mg p.o. oder i.v. (*oder* Dopaminrezeptorantagonist *oder* 5-HT$_3$-Antagonist je als Monosubstanz)
  Folgetage: Keine routinemäßige Prophylaxe
- **Moderat emetogene Chemotherapie:**
  Tag 1: 5-HT$_3$-Rezeptorantagonist plus Dexamethason 8 mg p.o.
  Folgetage: ggf. Dexamethason 8 mg p.o. oder i.v. an Tag 2 und 3 oder i.v. *oder* 5-HT$_3$-Rezeptorantagonist
- **Hoch emetogene Chemotherapie:**

Tag 1: NK$_1$-Rezeptorantagonist (z. B. Fosaprepitant 150 mg i.v.) plus 5-HT$_3$-Rezeptorantagonist plus Dexamethason 8 mg p.o. oder i.v.
  Folgetage: Dexamethason 8 mg p.o. oder i.v. an Tag 2–4
  oder:
  Tag 1: NK$_1$-Rezeptorantagonist (z. B. Aprepitant 125 mg p.o.) plus 5-HT$_3$-Rezeptorantagonist + Dexamethason 8 mg p.o. oder i.v.
  Folgetage: NK$_1$-Rezeptorantagonist (z. B. Aprepitant 80 mg p.o.) an Tag 2 und 3 plus Dexamethason 8 mg p.o. oder i.v. an Tag 2–4

Mehrtägige Chemotherapieregime Bei mehrtägiger hochemetogener und/oder Cisplatin-basierter Chemotherapie gilt die Kombination aus Dexamethason und 5-HT$_3$-Rezeptorantagonisten weiterhin als Standard (Hesketh et al. 2020). NK$_1$-Rezeptorantagonisten sollen den aktuellen Leitlinien zufolge ergänzend gegeben werden.

20.7.3 Therapie von refraktärer Übelkeit und Erbrechen

Wenn Übelkeit und/oder Erbrechen trotz optimaler, leitliniengerechter antiemetischer Prophylaxe auftreten, sind folgende Aspekte zu überprüfen:

- Wurde das emetogene Potenzial der Zytostatika richtig eingeschätzt?
- Erfolgte die Dosierung der Antiemetika optimal (Einzeldosen, Intervalle)?
- Gibt es andere Ursachen für die Übelkeit bzw. das Erbrechen des Patienten (Hirndruck, Ileus, andere Medikamente, Einschränkung von Nieren- oder Leberfunktion etc.)?
- Hat der Patient die Medikamente und die Reservemedikamente nach Verordnung eingenommen bzw. einnehmen können?
- Wie wirkten die zusätzlich therapeutisch eingesetzten Reservemedikamente?

Insbesondere gilt es aber, die aufgetretene Übelkeit und/oder Erbrechen rasch und konsequent zu behandeln, um das Auftreten von antizipatorischer Übelkeit und/oder Erbrechen zu verhindern. Therapeutisch eingesetzt werden häufig Olanzapin oder heutzutage eher seltener Dopaminantagonisten, z. B. Metoclopramid, sofern sie nicht bereits in maximaler Dosis prophylaktisch eingesetzt wurden. Weitere Optionen sind Antihistaminika,

z. B. Dimenhydrinat, Neuroleptika, z. B. Haloperidol, oder Benzodiazepine, z. B. Lorazepam.

Bei Auftreten von chemotherapieinduzierter Übelkeit und/oder Erbrechen trotz strikt leitliniengerechter Chemotherapie wird in der Regel ab dem nächsten Zyklus eine antiemetische Prophylaxe entsprechend der nächsthöheren Risikogruppe empfohlen. Tritt also bei einem Patienten unter moderat emetogener Chemotherapie trotz leitliniengerechter antiemetischer Prophylaxe Übelkeit und/oder Erbrechen auf, sollte beim nächsten Zyklus eine antiemetische Prophylaxe entsprechend den Empfehlungen für hoch emetogene Chemotherapien erfolgen.

20.7.4 Therapie von antizipatorischer Übelkeit und Erbrechen

Bei manifester antizipatorischer Übelkeit und/oder Erbrechen zeigen klassische Antiemetika keine ausreichende Wirkung. Daher stellen sie, wenn einmal aufgetreten, eine große Herausforderung für den Patienten selbst, aber auch das Behandlungsteam dar. Zunächst sollten in erster Linie psychologische Interventionen eingesetzt werden, die durch Benzodiazepine, z. B. Lorazepam, ergänzt werden.

Neben Verhaltensregeln und Entspannungstechniken hat sich die Gabe eines Schlafmittels (Neuroleptikum) in Kombination mit einem peroralen Antiemetikum bereits 1–2 Tage vor der zu erwartenden Chemotherapie bewährt.

> ❯ Die wichtigste Maßnahme gegen antizipatorische Übelkeit und/oder Erbrechen ist die Prophylaxe durch eine konsequente und leitliniengerechte optimale Antiemese vom ersten Tag der Chemotherapie an.

20.7.5 Prophylaxe und Therapie von strahlentherapiebedingter Übelkeit und Erbrechen

Auch bei strahlentherapieinduzierter Übelkeit und/oder Erbrechen richtet sich die antiemetische Prophylaxe nach dem individuell eingestuften Risiko (Roila et al. 2016; Ruhlmann et al. 2017) (◻ Tab. 20.4). Neben der Prophylaxe kann auch eine Reservemedikation empfohlen werden, die auch hier frühzeitig bei Auftreten von Übelkeit und/oder Erbrechen eingesetzt werden soll.

Auch eine strahlentherapieinduzierte Übelkeit und Erbrechen kann in antizipatorischer Übelkeit und Erbrechen resultieren und muss daher ebenso konsequent verhindert bzw. therapiert werden wie bei einer Chemotherapie.

Prophylaxe und Therapie von strahlentherapiebedingter Übelkeit und Erbrechen

— **Minimal emetogene Strahlentherapie:**
Keine routinemäßige Prophylaxe erforderlich; ggf. Therapie mit Dopaminrezeptorantagonist (z. B. Metoclopramid) oder 5-HT$_3$-Rezeptorantagonist

— **Gering emetogene Strahlentherapie:**
5-HT$_3$-Rezeptorantagonist prophylaktisch oder ggf. frühzeitig therapeutisch; bei prophylaktischer 5-HT$_3$-Rezeptorantagonist-Gabe: ggf. Therapie mit Dopaminrezeptorantagonist (z. B. Metoclopramid)

— **Moderat emetogene Strahlentherapie:**
5-HT$_3$-Rezeptorantagonist prophylaktisch, ggf. plus Dexamethason über 5 Tage

— **Hoch emetogene Strahlentherapie:**
5-HT$_3$-Rezeptorantagonist prophylaktisch plus Dexamethason über 5 Tage

— **Gleichzeitige Chemo- und Strahlentherapie**
Bei Patienten mit gleichzeitiger Chemo- und Strahlentherapie sollte die Antiemetika-Prophylaxe nach den Richtlinien für die verwendete Chemotherapie erfolgen.

Ist das emetische Risiko der Strahlentherapie jedoch höher als das der Chemotherapie, sollte das Risikoniveau der Strahlentherapie gewählt werden, um die bestmögliche antiemetische Behandlung zu bestimmen (Roila et al. 2016).

20.8 Pflegerische Interventionen

Pflegende erleben nicht selten Patienten mit therapiebedingter Übelkeit und Erbrechen. Diese Beschwerden sind für die Patienten und ihr Umfeld physisch und psychisch belastend, vor allem auch während einer ambulanten Behandlung.

Mit gezielter Information und Beratung können Pflegende ihren Patienten Zusammenhänge und Auswirkungen von Übelkeit und Erbrechen aufzeigen, damit sie diese verstehen und entsprechend Einfluss darauf nehmen können.

Wenn Pflegende ihr Wissen um das emetogene Potenzial der Therapie und die Auswirkungen von Übelkeit und Erbrechen gezielt an Patienten vermitteln, wird ein gelungenes Symptommanagement möglich sein. Kenntnisse über Anwendungsformen, Einsatzbereiche, Wirkungsweise und unerwünschte Wirkungen der Antiemetika sowie der ergänzenden Maßnahmen sind Voraussetzungen für eine erfolgreiche Therapie.

> Da sehr viele Therapien inzwischen ambulant durchgeführt werden oder nur einen kurzen Krankenhausaufenthalt nötig machen, nimmt die Patientenedukation (einschließlich der Angehörigen) einen immer größeren Stellenwert ein.

20.8.1 Vor der Therapie

Vor Beginn der Therapie sollten sich die Pflegenden sowohl über die vorgesehene Therapie als auch über die speziellen Bedürfnisse und Erfahrungen des Patienten und seiner Angehörigen informieren; nur so kann eine individuelle Pflegeplanung erstellt und Patient und Angehörige zur Selbsthilfe angeleitet werden.

Eine gute Dokumentation ist unerlässlich und hilft anderen Pflegenden und Ärzten, das Management des Symptoms zu optimieren.

Aufgrund der kurzen Kontakte und der Tatsache, dass vor allem Übelkeit immer nur subjektiv beurteilbar ist, kommt es häufig zu einer sehr unterschiedlichen Einschätzung der Symptomlast. Während Betroffene und Angehörige stark durch Übelkeit und Erbrechen belastet sind, werden diese Symptome durch Ärzte und Pflegende immer wieder unterschätzt (Grunberg et al. 2004; Majem et al. 2011).

20.8.1.1 Wichtige Informationen für Pflegende

Therapiebedingte Risikofaktoren:
- Welche Therapie ist geplant?
- Wie hoch ist das emetogene Potenzial der eingesetzten Therapie?
- Ist verzögerte Übelkeit /Erbrechen zu erwarten?
- Entspricht die verordnete antiemetische Therapie dem emetogenen Potenzial der Chemo- bzw. Strahlentherapie (Medikament, Applikationsform, Zeitschema, Reservemedikation)?
- Ort und der Größe des Radiotherapiefeldes?
- Wurden individuelle Risikofaktoren der Patienten berücksichtigt (inkl. antizipatorische)?

20.8.1.2 Erfassung

Vor der ersten Therapie müssen im Anamnesegespräch das Wissen und die individuellen Erfahrungen und Befürchtungen des Patienten in Bezug auf Übelkeit und Erbrechen erfragt werden.

> Ein zu langes Verweilen oder zu viele Fragen zum Thema „Übelkeit und Erbrechen" kann den Patienten verunsichern und erweckt den Eindruck, dass diese Symptome auftreten müssen.

Folgende gezielte Fragen können bereits im Anamnesegespräch Vorurteile und falsche Vorstellungen abbauen.
- Denkt der Patient schon vor Therapiebeginn, dass es zu Übelkeit und Erbrechen kommen muss?
- Kann der Patient die Begriffe Übelkeit, Erbrechen (akut, verzögert) und Würgen (trockenes Erbrechen) benennen?
- Kennt der Patient bereits die emetogene Wirkung der bevorstehenden Therapie und die entsprechenden Maßnahmen dagegen?
- Welche Erfahrungen hat der Patient in Bezug auf Übelkeit oder Erbrechen: frühere Therapien; Reisekrankheit; bei Frauen: Schwangerschaften?
- Inwieweit wird der Patient durch Angehörige, Freunde, Bekannte und Medien beeinflusst?
- Nimmt der Patient andere Medikamente, die ebenfalls zu Übelkeit/Erbrechen führen können (z. B. Opioide)?
- Was hat zusätzlich bei früheren Episoden von Übelkeit/Erbrechen geholfen (z. B. Ablenkung, beruhigendes Gespräch, allein sein, Musik hören, Verdunkelung des Zimmers usw.)?
- Sind persönliche Verhaltensmuster bekannt, die die Einstellung zu Übelkeit und Erbrechen beeinflussen könnten, z. B. klagloses, stummes Erleiden oder subjektive Überreaktionen?

20.8.1.3 Interventionen bei ambulanter Therapie

Bei ambulanten Therapien ist es die Aufgabe der Pflegenden, gut abzuklären, welche Unterstützung der Patient zu Hause erhält, und beim nächsten Kontakt detailliert nachzufragen und zu klären, ob die Unterstützung seinen Bedürfnissen entsprochen hat. Sollte dies nicht der Fall sein, muss Unterstützung organisiert werden (ggf. durch Sozialdienstmitarbeiter etc.).
- Wie ist das soziale Umfeld des Patienten? Wird er von Angehörigen und Freunden unterstützt, z. B. beim Kochen? Ist der Patient alleinstehend? Ist Betreuung/Begleitung gewährleistet? Evtl. zusätzliche Hilfe (Haushaltshilfe) organisieren.
- Besteht Arbeitsunfähigkeit aufgrund von Übelkeit/Erbrechen?
- Genaue schriftliche Instruktionen bezüglich des Antiemetikaplans für zu Hause mitgeben.
- Reserveantiemetika in genügender Menge vom Arzt rezeptieren lassen (Öffnungszeiten der Apotheken beachten) oder evtl. mitgeben.
- Telefonnummern mitgeben, damit der Patient jederzeit mit Fachpersonen Kontakt aufnehmen kann (auch nachts und an Wochenenden).

- Patient und Angehörige darauf hinweisen, sich jederzeit telefonisch zu melden, falls Übelkeit und Erbrechen mit Antiemetika nicht reduziert werden können.
- Bei Patienten, die bereits bei vorausgegangenen Chemotherapien unter Übelkeit und Erbrechen gelitten haben, telefonisch nach dem Befinden fragen, ggf. nötige Maßnahmen (Antiemetika/Hospitalisation) mit Arzt besprechen.

> Die Patienten müssen darauf hingewiesen werden, unbedingt Kontakt mit dem Arzt/Pflegenden aufzunehmen, sei es bei Unklarheiten hinsichtlich der Antiemetikaeinnahme oder bei nicht beeinflussbarer Übelkeit/Emesis.

20.8.2 Patientenedukation

Grundsätzlich, aber besonders bei Therapien mit hoch bis mäßig emetogenem Potenzial gilt: Je besser der Patient und seine Angehörigen über Übelkeit und Erbrechen, die möglichen Auswirkungen und vor allem Strategien dagegen informiert sind, desto besser können die Betroffenen Selbsthilfestrategien entwickeln und Vorurteile und falsche Vorstellungen abbauen. Wenn Pflegende ihr Wissen über Übelkeit und Erbrechen gezielt weitergeben, kann eine gute Patientenedukation dazu beitragen, die Belastungen der Patienten und Angehörigen gering zu halten und eine gute Lebensqualität zu ermöglichen.

20.8.2.1 Patienteninformation vor Therapiebeginn

> Es ist wichtig, Übelkeit und Erbrechen ernst zu nehmen! Übelkeit und Erbrechen sind keine Nebenwirkungen der Therapie, die es per se zu erdulden gilt. Schon im Vorfeld der Therapie wird alles dafür getan, um Übelkeit und Erbrechen zu verhindern.

Übelkeit und Erbrechen können
- Ihre Lebensqualität und die Fähigkeit, tägliche Aktivitäten zu genießen, reduzieren.
- Einfluss auf Ihre Perspektiven haben.
- Schwierigkeiten verursachen bei der Arbeit oder beim Versuch, sich zu konzentrieren.
- belastend für Ihre Angehörigen und Freunde sein: Sie fühlen sich hilflos, wenn Übelkeit und Erbrechen auftreten.
- unterschiedlich stark wahrgenommen werden und auch getrennt voneinander vorkommen. Für viele Patienten ist Übelkeit wesentlich belastender als Erbrechen.

- ein oder zwei Tage nach der Behandlung auftreten und durchaus im Zusammenhang mit der Chemotherapie stehen.

Dazu:
- Aufzeigen der geplanten vorbeugenden Maßnahmen und Hinweis auf die Wichtigkeit der regelmäßigen Medikamenteneinnahme, auch wenn aktuell Übelkeit und Erbrechen nicht bestehen. Personen, die Übelkeit oder Erbrechen nicht innerhalb der ersten 24 h erleben, mögen glauben, dass sie die Antiemetika nicht brauchen. Jedoch ist eine Symptomkontrolle deutlich schwieriger, wenn Antiemetika erst bei bereits bestehender Übelkeit und Erbrechen eingenommen werden.
- Fördern der Eigenaktivität (Selbstmanagement); dadurch wird das Gefühl des Ausgeliefertseins vermindert (z. B. Hinweise, das abgegebene Reserveantiemetikum einzunehmen).
- Aushändigen von schriftlichen Informationen zu Übelkeit und Erbrechen, aber auch zur Einnahme der Antiemetika, sodass Patient und Angehörige alle Informationen nachlesen können.
- Besprechen möglicher unerwünschter Wirkungen der Antiemetika (Sedierung, Obstipation, Diarrhö, Kopfschmerzen etc.).
- Nachfragen, ob die Informationen verständlich waren und auf Fragen eingehen.

20.8.3 Prophylaxe von Übelkeit und Erbrechen

Patienten sollten prophylaktisch eine Antiemese erhalten, nicht erst bei Auftreten von Erbrechen und Übelkeit. Nur so kann das Wohlbefinden des Patienten unterstützt, seine Lebensqualität erhalten und unnötiges Leiden vermieden werden. Wenn eine Kontrolle von Übelkeit und Erbrechen gewährleistet ist, können zusätzliche Krankenhausaufenthalte oder ambulante Termine vermieden werden.

20.8.3.1 Vor Therapiebeginn
- Sicherstellen einer adäquaten ärztlichen Verordnung für die Antiemetika.
- Passend zur erwarteten emetogenen Wirkung der Therapie und individuell abgestimmt auf die Bedürfnisse und Vorerfahrungen des Patienten.
- Bei ambulanter Therapie: Sind Rezepte für die Reserve-Antimetika ausgestellt? Ist eine Versorgung mit Medikamenten sichergestellt (Öffnungszeiten der Apotheke)? Ansonsten ggf. Mitgabe der Medikamente!

20.8.3.2 Verabreichung der Antiemetika

Je nach Anordnung und richtlinienkonformen Standards erfolgt die Gabe des Antiemetikums. Wichtig ist ein ausreichender Abstand vor Start der Therapie, damit der Wirkeintritt rechtzeitig erfolgen kann. Diese Prämedikation kann oral oder i.v. verabreicht werden (▶ Abschn. 20.7).

Bei i.v.-Gabe eines Kortikosteroids ist auf langsame Verabreichung zu achten, da z. B. Dexamethason i.v. perianal sehr unangenehmen kurzeitigen Juckreiz verursachen kann. Solche unangenehmen Erfahrungen können bei fortlaufenden Therapiezyklen negative Auswirkungen haben, wenn Patienten etwa meinen, auch diese gehörten zu den unerwünschten Wirkungen, die zu „erdulden" seien.

20.8.4 Pflegerische Interventionen bei Übelkeit und Erbrechen

Treten im Verlauf der Therapie Übelkeit und/oder Erbrechen auf, sind individuelle Gewohnheiten und Bedürfnisse des Patienten zu berücksichtigen; hilfreich können aber folgende Hinweise sein:

- Rasche und fachgerechte Verabreichung der verordneten Medikation/Reservemedikation – bei bereits vorhandener Übelkeit und Erbrechen keine orale Gabe der Medikamente, dies wird die Übelkeit meist nur verstärken!
- Bei refraktärer Übelkeit/Erbrechen: Wechsel der antiemetischen Therapie sowie neues Schema begründen und erklären.
- Evtl. Verabreichung eines Beruhigungs- oder Schlafmittels am Vorabend der geplanten Therapie, dies hat sich besonders bei antizipatorischer Übelkeit und Erbrechen bewährt.
- Quellen von als unangenehm empfundenen Gerüchen suchen und nach Möglichkeit entfernen (Parfum, Blumen, Essen usw.).
- Zimmertemperatur regulieren: Meist wird eine eher kühle Temperatur als angenehm empfunden.
- Bei einem metallisch/sauren Geschmack (z. B. während der Verabreichung von Cyclophosphamid, Bleomycin) evtl. Pastillen mit starkem Geschmack (Pfefferminz, Cassis) anbieten.
- Nach dem Erbrechen Mundspülungen/-pflege anbieten; Zahnprothesen reinigen und/oder entfernen.
- Schmerzen und/oder Luftnot lindern. Beides kann bei Würgen Erbrechen auslösen oder intensivieren, z. B. bei Rippenmetastasen.

- In Reichweite, aber nicht in Sichtweite genügend Gefäße für Erbrochenes bereitstellen, Gefäße rasch entsorgen/entleeren. Häufig kommen Patienten mit kleinen Gefäßen wie Nierenschalen etc. nicht zurecht, ggf. größere Gefäße anbieten (Schüsseln, „Sicksack" …).
- Intimsphäre wahren!

20.8.4.1 Ernährungshinweise für Patienten

Ernährungsprobleme sind häufig verbunden mit Traurigkeit, Unmut, Frustration und Meinungsverschiedenheiten zwischen dem Patienten und den Angehörigen. Vorschläge zur Optimierung der Ernährung werden immer wieder publiziert oder vermittelt. Deren Nutzen oder Schaden muss mit den Patienten besprochen werden.

Patienten verzichten manchmal vor lauter Angst vor dem Erbrechen auf das Essen vor einer Therapie. Es ist jedoch ratsam, vor einer Chemotherapie eine leichte Mahlzeit zu essen, da Erbrechen ohne Mageninhalt die Schleimhaut des Ösophagus zusätzlich reizen kann. Außerdem fühlt man sich vor lauter Hunger schwach und zittrig (▶ Kap. 19).

Falls Übelkeit und Erbrechen bestehen:
- Während der Therapie sind 5–6 kleine Mahlzeiten meist besser verträglich als z. B. große Mahlzeiten unmittelbar vor der Therapie.
- Wunschkost ermöglichen, gerne durch von den Angehörigen gekochte/mitgebrachte Speisen.

Bei folgenden Nahrungsmitteln sind *individuelle Vorlieben* zu berücksichtigen:
- Kartoffeln, Knäckebrot, Teigwaren und Toast werden oft gut vertragen.
- Kalte Speisen werden oft besser toleriert. Warme Speisen können durch den Geruch Übelkeit auslösen, ebenso das Essen von Mitpatienten.
- Süße, sehr fette, stark gesalzene oder gebratene Speisen werden in der Regel schlechter vertragen.
- Gekühlte Getränke anbieten.
- Kulturelle und individuelle Gepflogenheiten müssen berücksichtigt werden!

20.8.4.2 Flüssigkeitszufuhr

Eine Trinkmenge von ca. 2 l/Tag wird empfohlen, dies ist jedoch vor allem bei anhaltender Übelkeit und Erbrechen für viele Patienten kaum möglich. Dadurch kann es zu weiteren, zum Teil schwerwiegenden Komplikationen kommen (▶ Abschn. 20.5.3). Deshalb ist bei häufigem und starkem Erbrechen ggf. eine Dokumentation der Mengen erforderlich.

> Auf jeden Fall müssen Patient und Angehörige darauf hingewiesen werden, sich bei starkem Erbrechen umgehend an die behandelnden Ärzte und Pflegekräfte zu wenden, damit weitere Komplikationen (▶ Abschn. 20.5.3) vermieden werden und ggf. eine parenterale Flüssigkeitszufuhr initiiert werden kann.

20.8.5 Erfassung und Dokumentation

Wirksamkeit und Nebenwirkungen der Antiemetika müssen laufend erfasst werden. So hat bei mehrtägigen Therapien täglich eine Beurteilung zu erfolgen. Zu beachten ist außerdem, dass *bei hoch emetogenen Therapien* verzögerte Übelkeit und Erbrechen einsetzen können, d. h., eine Evaluation ist bis zu 5 Tage nach der Therapie nötig.

Auftreten und Frequenz von Übelkeit, Erbrechen und Würgen müssen erfasst, dokumentiert und evaluiert werden (◘ Tab. 20.1).

Bei Erbrechen scheint es sinnvoll, neben dem Volumen die Häufigkeit in Brechepisoden zu zählen, da Patienten bei kurz aufeinander folgenden, wiederholten Brechattacken wegen fehlenden Mageninhalts nur noch würgen.

Wird die Erfassung und Dokumentation während stationärer Aufenthalte meist von Pflegenden übernommen, ist es bei ambulanten Therapien besonders wichtig, den Patienten und seine Angehörigen zum Selbstmanagement zu befähigen. Dabei können standardisierte Erfassungsinstrumente hilfreich sein.

Pflegerische Interventionen
Folgende Fragen können gestellt oder mittels eines Erfassungsinstruments dokumentiert werden:
- Kam es zu Erbrechen und Übelkeit unter der Therapie? Wenn ja, wie häufig?
- Wie belastend waren Übelkeit und Erbrechen für Sie (Einschätzung z. B. mithilfe der visuellen Analogskala)?
- Sind Sie mit der Symptomkontrolle zufrieden?
- Kam es zu Nebenwirkungen aufgrund der Antiemetikaeinnahme (z. B. Verstopfung)?
- Konnten Sie ausreichend essen und trinken während dieser Zeit?
- Haben Sie die Antiemetika wie verordnet eingenommen?
- Falls Übelkeit und Erbrechen auftraten, was hat sonst noch geholfen?

20.8.5.1 Erfassungsinstrumente

Da Übelkeit nur subjektiv erfassbar ist, können Hilfsmittel wie die Analogskalen (VAS) hinzugezogen werden.

Die MASCC (Multinational Association for Supportive Care in Cancer) hat eine vom Patienten auszufüllende Evaluationskarte entwickelt. Nach kurzer Schulung kann der Patient so eine gute Selbsteinschätzung von Übelkeit und Erbrechen abgeben. Die Karte kann vom Patienten auch mithilfe der Angehörigen sowohl im stationären als auch im ambulanten Bereich geführt werden und dann beim nächsten Termin gemeinsam mit dem Pflegefachpersonal und/oder den Ärzten besprochen werden.

20.8.6 Komplementäre Interventionen

Neben medikamentösen und pflegerischen Interventionen können komplementäre Interventionen helfen, Übelkeit und Erbrechen zu lindern. Mit diesen Maßnahmen – in Kombination mit einer medikamentösen Intervention – können vor allem antizipatorische Übelkeit und Erbrechen (▶ Abschn. 20.6.3) gelindert werden. Es wird versucht, das Wohlbefinden zu fördern, Ängste abzubauen und dadurch das Entstehen von antizipatorischer Übelkeit und Erbrechen zu vermeiden. Diese Maßnahmen sind jedoch nur sinnvoll, wenn vom Patienten erwünscht. Zu beachten ist, dass diese Interventionen meist über einen längeren Zeitraum und unter professioneller Anleitung erlernt werden müssen.

Begleitende Interventionen   Hinzuziehen eines Psychologen/Psychoonkologen!

Verhaltenstherapeutische Maßnahmen
- progressive Muskelrelaxation,
- gelenkte Imagination,
- autogenes Training,
- *(Selbst-)Hypnose* kann Studien zufolge antizipatorisches Erbrechen verhindern oder verringern,
- systematische Desensiblisierung,
- Musik- und Kunsttherapie.

Sonstige Maßnahmen
- Massagen können Erbrechen lindern. Auf Kontraindikationen ist zu achten!
- Akupressur.
- Ingwer kann frisch zubereitet oder in Pulverform (max. 1 g/Tag) zur Linderung der Symptome angeboten werden
- Kräuterpräparate, z. B. Johanniskraut, können die Wirkung der Tumortherapie beeinflussen sowie zu-

sätzliche unerwünschte Wirkungen hervorrufen und sind deswegen nicht empfohlen.

❯ Neue Studien sind erforderlich, um die Wirksamkeit dieser Interventionen *in Kombination mit Antiemetika* besser zu definieren.

Literatur

Basch E et al (2011) Antiemetics: American Society of Clinical Oncology clinical practice guideline update. J Clin Oncol 29:4189–4198

Gralla RJ et al (1999) Recommendations for the use of antiemetics: evidence-based, clinical practice guidelines. J Clin Oncol 17:2971–2994

Grunberg SM et al (2004) Incidence of chemotherapy- induced nausea and emesis after modern antiemetics: perception versus reality. Cancer 100:2261–2268

Hesketh PJ et al (2020) Antiemetics: ASCO guideline update. J Clin Oncol 38(24):2782–2797

Jahn F, Wörmann B, Brandt J, Freidank A, Feyer P, Jordan K (2022) The prevention and treatment of nausea and vomiting during tumor therapy. Dtsch Arztebl Int. 119(21):382–392

Jordan K et al (2015) Recent developments in the prevention of chemotherapy-induced nausea and vomiting (CINV): a comprehensive review. Ann Oncol 26(6):1081–1090

Jordan K et al (2017) Supportive treatments for patients with cancer. Dtsch Arztebl Int 114(27–28):481–487

Majem M et al (2011) Perception of healthcare providers versus patient reported incidence of chemotherapy-induced nausea and vomiting after the addition of NK-1 receptor antagonists. Supportive Care Cancer 19:1983–1990

Roila F et al (2016) 2016 MASCC and ESMO guideline update for the prevention of chemotherapy and radiotherapy -induced nausea and vomiting and of nausea and vomiting in advanced cancer patients. Ann Oncol 27(Supp 5):v119–v133

Ruhlmann CH, Jahn F, Jordan K, Dennis K, Maranzano E, Molassiotis A, Roila F, Feyer P (2017) 2016 updated MASCC/ESMO consensus recommendations: prevention of radiotherapy-induced nausea and vomiting. Support Care Cancer 25:309–316

Saito M, Aogi K, Sekine I et al (2009) Palonosetron plus dexamethasone versus granisetron plus dexamethasone for prevention of nausea and vomiting during chemotherapy: a double-blind, double-dummy, randomised, comparative phase III trial. Lancet Oncol 10:115–124

Weiterführende Literatur

Grunberg SM et al (2011) Evaluation of new antiemetic agents and definition of antineoplastic agent emetogenicity-state of the art. Support Care Cancer 19(Suppl 1): S43–S47

Herrstedt J et al (2011) Acute emesis: moderately emetogenic chemotherapy. Support Care Cancer 19:S15–S23

Kris MG et al (2011) Consensus recommendations for the prevention of vomiting and nausea following high-emetic-risk chemotherapy. Support Care Cancer 19(Suppl 1):S25–S32

Molassiotis A, Aapro M et al (2014) Evaluation of risk factors predicting chemotherapy-related nausea and vomiting: results from a European prospective observational study. J Pain Symptom Manage 47(5):839–848

Oliver I et al (2011) Guidelines for the control of nausea and vomiting with chemotherapy of low or minimal emetic potential. Support Care Cancer 19(Suppl):S33–S36

Roila F et al (2011) Delayed emesis: moderately emetogenic chemotherapy (single-day chemotherapy regimens only). Support Care Cancer 19(Suppl 1):S57–S62

Internetadressen

European Medical Oncology Society: (www.esmo.org Antiemetic Guidelines)

Multinational Association for Supportive Care in Cancer: www.mascc.org (Antiemetic Guidelines 2013)

National Comprehensive Cancer Network (www.nccn.org Antiemesis Guidelines)

Oncology Nursing Society. www.ons.org (Evidence based practice-PEP (Putting Evidence into Practice) – nausea/vomiting)

Diarrhö und Obstipation

Anke Jähnke und Florian Otto

Inhaltsverzeichnis

Autoren der vorherigen Fassung: A. Stange, J. Winkler

21.1 Darmfunktion und Einschätzung der Stuhlausscheidung

Der menschliche Darm ist ein mit Schleimhaut ausgekleideter Muskelschlauch zwischen Magen und Anus mit der Hauptfunktion, Nahrung zu verdauen sowie Nährstoffe und Wasser zu resorbieren. Nichtverdaute Reste werden mit dem Stuhlgang ausgeschieden. Die verschiedenen Darmabschnitte haben je eigene Funktionen. Starke Belastungen und Stress können sich auf die Darmfunktion auswirken und zu Bauchschmerzen, Diarrhö oder Obstipation führen. Im Darm werden auch Hormone und Vitamine produziert. Er hat ein komplexes Netzwerk von Nervenzellen und ist besiedelt von zahlreichen Mikroorganismen wie Bakterien, Viren und Pilzen. Die Darmflora ist als Teil des Mikrobioms ein eigener Mikrokosmos, dessen Rolle für das Immunsystem, die Gesundheit und das Wohlbefinden des Menschen aktuell intensiv erforscht wird.

Die tägliche Stuhlmenge beträgt etwa 100–200 g. Stuhlgang besteht üblicherweise zu rund drei Vierteln aus Wasser und einem Viertel aus festen Bestandteilen wie Nahrungsresten, Darmepithel und Bakterien. Die Defäkationsfrequenz ist individuell verschieden, als „normal" gilt ein Spektrum zwischen 3-mal am Tag bis 3-mal pro Woche. Körperliche Aktivität, Ernährungsgewohnheiten, vegetativer Tonus und Stimmungslage sind wichtige Einflussfaktoren. In der modernen Welt ist die Stuhlausscheidung vorrangig Privatsache. Über Stuhlgang und dessen Häufigkeit, Volumen, Konsistenz, Aussehen, Farbe oder Geruch zu sprechen, ist unüblich und fällt vielen Menschen schwer. In den vergangenen Jahrzehnten wurden Flachspüler-Toiletten weitgehend von Tiefspüler-Toiletten abgelöst, bei denen der Stuhlgang nicht sichtbar aufliegt, sondern sofort im Wasser verschwindet. Dies erschwert eine genaue Begutachtung, insbesondere im häuslichen Setting durch die Betroffenen selbst.

Im Praxisalltag beurteilen Menschen mit Krebs und Gesundheitsfachpersonen die Stuhlkonsistenz manchmal unterschiedlich. Zum Abgleich der Einschätzungen kann die Bristol-Stuhlformen-Skala herangezogen werden, die sieben Stuhlformen unterscheidet. Die Bristol Stool Scale dient zur verbalen Einschätzung (vgl. Lewis und Heaton 1997) und wird mit der Bristol Stool Chart visualisiert (vgl. Lwowski et al. 2017), wie ◘ Tab. 21.1 zeigt.

Die Stuhlkonsistenz lässt Rückschlüsse auf die Dauer der Darmpassage zu. Typ 3 und 4 beschreiben eine Stuhlkonsistenz mit optimalem Wassergehalt. Stuhlgang der Typen 1 und 2 hat einen niedrigen Wassergehalt, Stuhlgang der Typen 5, 6 und 7 einen zunehmend hohen Wassergehalt. So können Obstipation bzw. Diarrhö visualisiert und ein Gespräch über Stuhlgang erleichtert werden.

◘ Tab. 21.1 Bristol-Stuhlformen-Skala (Bristol Stool Form Scale und Bristol Stool Chart)

Typ 1	Einzelne feste Kügelchen, wie Nüsse (schwer auszuscheiden)		Obstipation
Typ 2	Wurstförmig, aber klumpig		
Typ 3	Wie eine Wurst, aber mit Rissen auf der Oberfläche		„normal"
Typ 4	Wie eine Wurst oder Schlange, glatt und weich		
Typ 5	Weiche Kleckse mit klar abgetrennten Rändern (leicht auszuscheiden)		Diarrhö
Typ 6	Flockige Stückchen mit unregelmäßigen Rändern, breiiger Stuhl		
Typ 7	Wässrig, keine festen Bestandteile, komplett flüssig		

Basierend auf Lewis und Heaton 1997 sowie Lwowski et al. 2017, S. 227. Abbildung mit frdl. Genehmigung von Ch. Gingert, Springer-Verlag.

21.2 Diarrhö

Diarrhö ist eine häufige und ernste Nebenwirkung der Tumortherapie, die für Betroffene sehr belastend sein kann. Denn schwere Diarrhöen gehen oft einher mit einem Verlust der willkürlichen Kontrolle des Stuhldrangs und damit der Kontinenz. Stuhlinkontinenz hat soziale Folgen, auch weil Betroffene aus Scham häufig ihren Aktionsradius stark einschränken. Zudem ist Stuhlinkontinenz ein Tabuthema, das von Betroffenen selten proaktiv angesprochen wird.

> **Definition**
>
> Unter **Diarrhö** wird das häufige Absetzen ungeformter Stuhlgänge mit gewisser Dringlichkeit verstanden. Objektiv ist Diarrhö durch 3 oder mehr ungeformte Stühle innerhalb von 24 h definiert. Die Selbsteinschätzung von Patientinnen und Patienten kann hiervon abweichen. Deshalb sollten Gesundheitsfachpersonen dies mit den Betroffenen in einem geeigneten Assessment klären.

Diarrhö kann in jeder Phase im Verlauf einer Krebserkrankung auftreten und selbst nach Abschluss der Behandlung bestehen bleiben. Sie wird nach der Dauer unterschieden in eine akute Form, die kurzzeitig besteht, gegenüber der chronischen Diarrhö, die länger als 3 Wochen andauert. Ein weiteres Unterscheidungsmerkmal sind die zugrunde liegenden pathophysiologischen Mechanismen, wie z. B. osmotische, sekretorische, exsudative oder hypermotile Funktionsstörungen.

21.2.1 Ursachen und Risikofaktoren

Die Ursachen von Diarrhö sind vielfältig. Die genauen Gründe sind bei Menschen mit Krebs nicht immer eindeutig bestimmbar, sondern Diarrhö ist oft das Ergebnis eines komplexen, multifaktoriellen Geschehens. Es werden tumorspezifische und tumorunspezifische Ursachen unterschieden. Einen Überblick dazu zeigt ◘ Abb. 21.1.

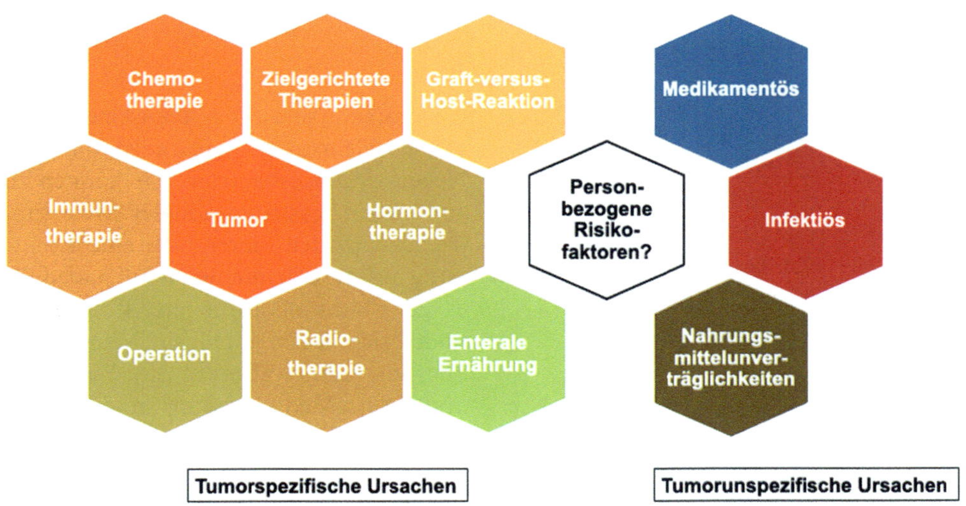

◘ **Abb. 21.1** Spektrum von Ursachen für Diarrhö bei Menschen mit Krebs

Tumorspezifische Ursachen

Die tumorspezifischen Ursachen stehen in direktem Zusammenhang mit der Krebserkrankung und der Tumortherapie. Diarrhö kann entstehen:

- **tumorbedingt,** z. B. durch Darmkrebs, Lymphome, neuroendokrine Tumoren oder Pankreastumoren. Verschiedene Tumoren führen zu einer gesteigerten intestinalen Sekretion. Ein Passagehindernis durch einen Tumor oder durch harten Stuhl kann zu einer sog. paradoxen Diarrhö („Überlaufdiarrhö") führen.
- **operationsbedingt,** z. B. wenn das Fehlen von Darmabschnitten zu einem Kurzdarmsyndrom mit Malabsorption führt oder bei einer Pankreasresektion, wenn nicht mehr ausreichend Verdauungsenzyme gebildet werden und vor allem die Fettverdauung beeinträchtigt ist.
- **radiotherapieinduziert,** z. B. wenn bei abdominaler oder pelviner Bestrahlung die Darmschleimhaut in den mitbestrahlten Darmabschnitten geschädigt wird und durch die Entzündungsreaktion eine Strahlenenteritis entsteht. Schwere Verlaufsformen sind durch die Fortschritte in der Radiotherapie (Verbesserungen der Bestrahlungsplanung, fraktionierte stereotaktische Strahlentherapie) heutzutage selten.
- **chemotherapieinduziert** durch Zytostatika unterschiedlicher Substanzgruppen wie z. B. 5-Fluorouracil, Irinotecan, Capecitabin, Taxane oder Doxorubicin. Diarrhö tritt deutlich verstärkt bei Kombinationstherapien auf, z. B. Capecitabin mit Irinotecan (CapeIRI) oder bei gleichzeitiger Gabe von Zytostatika und Tyrosinkinaseinhibitoren.

Besonderheiten bei Diarrhö durch Irinotecan

Die Therapie mit Irinotecan kann zwei verschiedene Formen von Diarrhö verursachen:

- Die **akut einsetzende Diarrhö** beginnt häufig unmittelbar während oder kurz nach der Verabreichung von Irinotecan oder bis zu 24 h danach. Sie entsteht im Rahmen eines akuten cholinergen Syndroms mit weiteren Symptomen wie Flush, exzessivem Schwitzen, gesteigertem Speichel- und Tränenfluss, Sehstörungen mit Miosis und Bauchkrämpfen. Leichte Formen treten häufig auf. Schwere Verläufe wurden bei 9–20 % der behandelten Personen unter einer Monotherapie beobachtet. Als Behandlung wird laut Fachinformationen in der Regel die subkutane Verabreichung von Atropinsulfat empfohlen.

- Die **verzögert einsetzende Diarrhö** tritt frühestens 24 h nach der Verabreichung von Irinotecan auf. Sie gilt als dosislimitierende Toxizität. Bei Irinotecan-Monotherapie liegt die mittlere Zeit bis zum ersten wässrigen Stuhl bei Tag 5 nach der Infusion. Wenn die Diarrhö nicht richtig behandelt wird, kann sie lebensbedrohlich werden, insbesondere bei gleichzeitiger Neutropenie. Deshalb müssen Personen, die mit Irinotecan behandelt werden, *vor Therapiebeginn* sorgfältig informiert und instruiert werden, was beim Auftreten von Diarrhö zu tun ist, d. h.
  - zeitnahe Information des Behandlungsteams,
  - Trinken großer Mengen elektrolythaltiger Flüssigkeit,
  - sofortiger Beginn der geeigneten antidiarrhöischen Therapie, in der Regel mit Loperamid in hoher Dosierung.

Schriftliches Informationsmaterial z. B. als Merkblatt kann für die Betroffenen und ihre Angehörigen zusätzlich hilfreich sein, um zu Hause beim Auftreten von Diarrhö nochmals nachlesen zu können, was genau zu tun ist.

Chemotherapie wirkt systemisch und somit auch auf die Darmschleimhaut. Zytostatika haben ein spezifisches Nebenwirkungsspektrum. Sie können zu diffusen Entzündungen, gastrointestinaler Mukositis und Atrophie der Darmzotten führen oder eine direkte toxische Wirkung auf die Darmschleimhaut haben. Dadurch kommt es zu Funktionsstörungen. Weiterführende Hinweise finden sich in den jeweiligen Arzneimittelinformationen oder bei Kroner et al. (2020). Einen Überblick zu den häufigsten Medikamenten in der Tumortherapie, die schwerwiegende und lebensbedrohliche Diarrhö verursachen, zeigt ◘ Tab. 21.2.

Therapiespezifische Ursachen für Diarrhö sind beispielsweise:

- **hormontherapieinduziert** durch z. B. Androgensynthese-Inhibitoren oder Antiöstrogene,
- bei **zielgerichteten Therapien** z. B. mit Tyrosinkinase-Inhibitoren (TKIs) oder monoklonalen Antikörpern,
- **immuntherapieinduziert** z. B. durch Immun-Checkpoint-Inhibitoren,
- durch enterale **Ernährung mit Trink- und Sondennahrung („Astronautenkost")**, wenn die Verdauung und Resorption von Nährstoffen gestört ist oder nicht schnell genug erfolgen kann. Durch die osmotische Wirkung der Nahrung wird vermehrt Wasser im Darm gebunden. Dies führt zu einer beschleunigten Passage;

◼ Tab. 21.2 Häufige Medikamente in der Tumortherapie, die schwerwiegende und lebensbedrohliche Diarrhö verursachen (S3-Leitlinie Supportive Therapie 2020, S. 132)

Substanzklasse	Therapieregime/Medikament	Inzidenz Diarrhö Grad 3–4 (in %)
Zytostatika	Irinotecan	6 %
	Irinotecan mit Fluorouracil oder Folinsäure[a]	15 %
	Docetaxel	5 %
	Docetaxel mit Capecitabin	14 %
	Bolus Fluorouracil mit Folinsäure[a]	16 %
	Infusionales Fluorouracil	5 %
	FOLFOXIRI: Oxaliplatin, Irinotecan, Fluorouracil und Folinsäure[a]	20 %
	FOLFIRI: Folinsäure[a], Fluorouracil und Irinotecan	11–14 %
	mIFL: Irinotecan mit Bolus Fluorouracil	19 %
	CapeIRI: Capecitabin und Irinotecan	47 %
	FLOX: Folinsäure[a], Oxaliplatin und Bolus Fluorouracil	10 %
Zielgerichtete Substanzen	(Nur Beispiele mit **Inzidenz der Diarrhö Grad 3–4 ab ≥ 10 %** dargestellt)	
	Afatinib	14 %
	Axitinib	11 %
	Cabozantinib	12 %
	Cetuximab (mit FOLFIRI)	16 %
	Cetuximab (mit FLOX)	17 %
	Idelalisib	14 %
	Vandetanib	10 %
	Ziv-aflibercept	19 %

[a] Folinsäure (Leucovorin)

- als Immunreaktion im Rahmen einer **Graft-versus-Host-Reaktion** nach allogener Stammzelltransplantation.

Zudem gibt es *tumorunspezifische Ursachen* für das Auftreten von Diarrhö:

- **infektiös** bedingt durch eine Vielzahl von Erregern wie z. B. *Clostridioides* (früher: *Clostridium*) *difficile*, Norovirus, Rotavirus, Zytomegalievirus, SARS-CoV2, Salmonellen, Shigellen, Yersinien oder Parasiten;
- **medikamentös** verursacht durch z. B. Antibiotika, nichtsteroidale Antirheumatika, Antiemetika (insbesondere Metoclopramid) oder Magnesium;
- durch **Nahrungsmittelunverträglichkeiten** wie Laktose- oder Fruktoseintoleranz.

Zu den oben bereits genannten substanzspezifischen Risikofaktoren einer antitumoralen Therapie sind *allgemeine Risikofaktoren* bekannt, die die Entstehung von Diarrhö bei einer Person begünstigen bzw. eine bereits bestehende Diarrhö verstärken können, wie:

- höheres Lebensalter,
- schlechter körperlicher Allgemeinzustand,
- gleichzeitige Bestrahlung von Bauch und Becken,
- schlechter Ernährungszustand/Mangelernährung,
- *vorbestehende* Störungen der Darmfunktion: Reizdarm, Laktoseunverträglichkeit, chronisch entzündliche Darmerkrankungen wie Colitis ulcerosa oder Morbus Crohn,
- *vorangegangene* Operation am Darm mit Darmdysfunktion,
- Stoma.

◘ Tab. 21.3   Schweregrad der tumortherapieinduzierten Diarrhö (nach CTCAE Version 5.0)

	Grad 1: mild	Grad 2: moderat	Grad 3: schwerwiegend	Grad 4: lebensbedrohlich	Grad 5
Kein Stoma	< 4 Stühle/Tag über Baseline (Ausgangswert vor Beginn der Therapie)	4–6 Stühle/Tag über Baseline, Einschränkung instrumenteller Alltagsaktivitäten (z. B. kochen, einkaufen gehen, Haushaltsführung)	≥ 7 Stühle/Tag über Baseline, Hospitalisation indiziert, Einschränkung in den täglichen Selbstversorgungsaktivitäten (ausscheiden, sich waschen und kleiden, Medikamente einnehmen)	Lebensbedrohliche Konsequenzen, umgehende Intervention indiziert	Tod
Stoma	Leichte Zunahme der Stuhlausscheidung über Baseline, etwas wässrig	Moderate Zunahme der Stuhlausscheidung über Baseline	Starke Zunahme der Stuhlausscheidung über Baseline		

Für die Qualität von Information, Instruktion und Beratung von krebskranken Menschen zum Thema Diarrhö sind das vertiefte Wissen der beratenden Fachperson über mögliche Ursachen, die jeweils geplante oder bereits erfolgte Tumortherapie und die individuellen Risikofaktoren grundlegend sowie kommunikative Kompetenzen erforderlich.

21.2.2 Klinisches Erscheinungsbild und Assessment

Diarrhö ist gekennzeichnet durch den teilweise massiven Verlust von Wasser, von Elektrolyten (vor allem Natrium und Kalium) und von Eiweiß bei gleichzeitig unzureichender Nährstoffaufnahme. Daher können als Komplikationen Dehydratation, Hypovolämie, Elektrolytentgleisungen sowie Nährstoffmangel (vor allem Protein und Vitamine) auftreten. Die häufige Beanspruchung, Inkontinenz und Stuhlflüssigkeit können die empfindliche Schleimhaut im Analbereich reizen, sie kann sich schmerzhaft entzünden und so zur möglichen Eintrittspforte für Keime werden. Dadurch erhöht sich die Gefahr einer Sepsis, insbesondere bei gleichzeitiger Neutropenie. Für die Betroffenen kann Diarrhö rasch zu einem ausgeprägten Krankheitsgefühl führen mit starkem Durst, Müdigkeit, Abgeschlagenheit und Erschöpfung, Schwäche, Schwindel und Schmerzen.

Die Einteilung der tumortherapieinduzierten Diarrhö erfolgt vielerorts nach den Schweregraden, wie sie in den Common Terminology Criteria for Adverse Events (CTCAE) des US-amerikanischen National Cancer Institutes festgelegt sind (◘ Tab. 21.3).

Vor Beginn der Tumortherapie sind im Rahmen der Anamnese die Stuhlgewohnheiten und -häufigkeit des krebskranken Menschen zu erfragen als notwendigen Ausgangswert (= Baseline) für die korrekte CTCAE-Klassifikation beim Auftreten von Diarrhö. Die CTCAE-Klassifikation der Diarrhö erlaubt den Vergleich von Schweregraden, und zwar sowohl im Therapieverlauf *einer* krebskranken Person als auch *zwischen verschiedenen* Betroffenen. Einige wichtige Parameter werden damit jedoch nicht erfasst, die für die weiteren Therapieentscheidungen und die Pflege maßgeblich sind.

Für die Einschätzung des Gesundheitszustands der Betroffenen sind Patient-Reported Outcome Measures (PROMs) grundlegend. Sie zeigen die Perspektive von Patientinnen und Patienten, d. h. ihre individuelle Sichtweise und subjektive Bewertung, wie ausgeprägt die Diarrhö ist und welche Auswirkungen sie auf ihr Leben und ihre Lebensqualität hat. Mit dem NCCN Distress Thermometer kann zudem gemessen werden, wie groß die Belastung der Betroffenen durch die Diarrhö ist. Wiederholte PRO-Messungen zeigen, wie sich eine Einschränkung im Lauf der Zeit oder aufgrund einer Intervention verändert hat, beispielsweise im Hinblick auf Kontinenzprobleme. Das National Cancer Institute hat dafür eine Patientenversion der CTCAE-Kriterien entwickelt (PRO-CTCAE). Sie schließt auch Diarrhö ein und wurde in deutscher Sprache validiert (Hagelstein et al. 2016). Lui et al. (2017) entwickelten einen umfassenden Fragebogen für die Betroffenen von tumortherapieinduzierter Diarrhö (The Systemic Treatment-Induced Diarrhea Assessment Tool STIDAT), er liegt jedoch bislang nicht auf Deutsch vor. Wichtig zu berücksichtigen ist, dass Betroffene die Bedeutung eines Symptoms je nach Einstellung und Erfahrung individuell unterschiedlich bewerten: was für die eine Person eine extreme Belastung ist, kann für eine andere Person nebensächlich oder sogar ein gutes Zeichen sein, z. B. dass die Therapie wirkt.

Erfassung der objektiven und subjektiven Symptome

Für die adäquate supportive Pflege und Behandlung bei Diarrhö sowie zur Beurteilung und Erfassung von Komplikationen ist es wertvoll, gezielt die objektiven *und* subjektiven Symptome zusammen mit den Betroffenen zu ergründen. Folgende Parameter geben wichtige Hinweise für die weitere Vorgehensweise:

- Dauer der Beschwerden
- Defäkationsfrequenz und -zeit (auch nachts?)
- Stuhlvolumen
- Stuhlkonsistenz, ggf. unter Zuhilfenahme der Bristol Stool Chart
- Stuhlbeimengungen: Schleim, Schleim-Blut-Gemisch, Blutauflagerungen, unverdaute Bestandteile
- Stuhlfarbe und Farbveränderungen, diese können evtl. auch auf Lebensmittel oder Medikamente zurückzuführen sein: schwarz bei Blut aus dem oberen Verdauungstrakt (Teerstuhl) oder nach Einnahme von Eisenpräparaten, rot bei Blutungen im unteren Verdauungstrakt oder nach Genuss von Roter Bete, weißlich bis lehmfarben bei fehlendem Gallenfarbstoff (acholisch), grünlich bei schwerer Enteritis oder nach Genuss von Spinat
- Stuhlgeruch: übel, faulig durch Fäulnisdyspepsie oder scharf durch Gärungsdyspepsie, typisch fauliger Geruch bei einer Infektion mit *Clostridioides difficile*
- Flatulenz und Stuhlinkontinenz
- Tenesmen, Bauchschmerzen, Bauchkrämpfe: Lokalisation, Stärke, Dauer, Zeitpunkt des Auftretens (vor, während oder nach der Defäkation?)
- Anorexia, Nausea und Emesis: ist Trinken und Essen noch in ausreichender Menge möglich?
- Vitalzeichen: Blutdruck, Puls, Körpertemperatur, Atemfrequenz, Sauerstoffsättigung
- Zeichen der Dehydratation und des Volumenmangels: verminderter Hautturgor, trockene Schleimhäute, Hypotonie, orthostatische Dysregulation, Tachykardie, Oligurie, konzentrierter Urin, starker Durst
- Hautzustand im Analbereich: auf Entzündungszeichen, Verletzungen und Schmerzen achten
- Medikamenteneinnahme wie z. B. Antibiotika, Abführmittel oder Schmerzmittel
- Gewichtsverlauf

Die körperliche Untersuchung des Abdomens prüft Druckschmerzhaftigkeit, Resistenzen, peritonitische Reizung, Abwehrspannung und Darmgeräusche. Ein Passagehindernis als Ursache einer „Überlaufdiarrhö" kann durch eine rektale Untersuchung festgestellt werden.

Die Differenzialdiagnostik bei schweren Verläufen, z. B. bei Fieber, Blutbeimengungen im Stuhl oder bei Neutropenie, umfasst die Untersuchung von Stuhlkulturen auf pathogene Keime. Bei Fieber ist die Abnahme von Blutkulturen angezeigt. Labordiagnostische Blutuntersuchungen werden durchgeführt, wie z. B. Blutbild, Elektrolyte, Albumin, Gesamteiweiß, CRP, Leberfunktionsparameter sowie ggf. weitere. Zur bildgebenden Diagnostik werden Ultraschall und Computertomografie eingesetzt, um bei entsprechender Symptomatik weitere Komplikationen (u. a. Perforation, Ileus, Enterokolitis) zu erfassen. Bei persistierenden zunehmenden Beschwerden werden endoskopische Untersuchungen des Darms ggf. mit Biopsie durchgeführt. Dabei ist der mögliche Nutzen gegen die Gefahr einer Perforation abzuwägen.

Die Diagnostik von Diarrhö zielt ab auf mögliche Ursachen und das frühzeitige Erkennen von Komplikationen. Je nachdem wird die Behandlungsstrategie gewählt (◘ Abb. 21.2).

21.2.3 Supportive Pflege und Behandlung von Diarrhö

Prinzipiell sind die Ziele der supportiven Pflege und Behandlung von Diarrhö:

1. Ersatz von Flüssigkeit, Elektrolyten, Nährstoffen und Vitaminen
2. adäquate medikamentöse Therapie
3. Entlastung des Darmtrakts durch angepasste Ernährung bzw. Nahrungskarenz
4. Verhütung und Früherkennung von Komplikationen sowie Erhalt bestmöglicher Lebensqualität

Supportive Pflege und Behandlung ist Teamarbeit. Bei Diarrhö arbeiten idealerweise Fachpersonen aus Pflege, Medizin, Diät- und Ernährungsberatung, Psychoonkologie und ggf. weitere Fachpersonen aufeinander abgestimmt und eng mit den Betroffenen zusammen. Patienten und Patientinnen sprechen neu auftretende Probleme, die ihnen evtl. peinlich sind, wie Inkontinenz oder Analbeschwerden, oft zuerst bei Pflegefachpersonen an. Die Pflege hat so eine wichtige Schnittstellenfunktion und Koordinationsaufgaben. Sie bündelt die erhaltenen Informationen und erhebt zusätzliche Angaben, dokumentiert, bewertet die Dringlichkeit und informiert den ärztlichen Dienst bzw. leitet

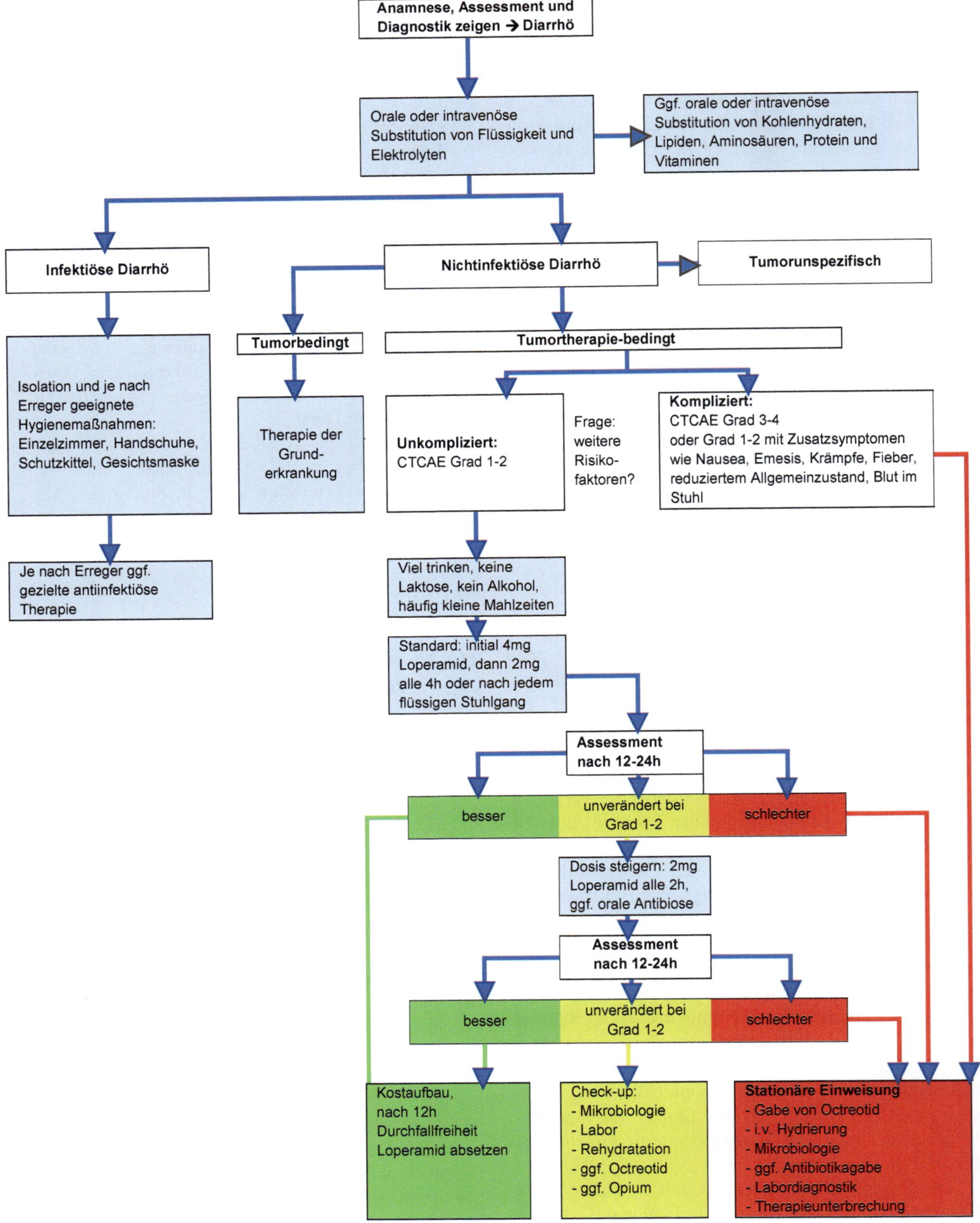

Abb. 21.2 Algorithmus zu Assessment und Maßnahmen bei Diarrhö, eigene Darstellung basierend auf Bossi et al. (2018); Schmidt-Hieber et al. (2018) und S3-Leitlinie Supportive Therapie (2020)

bereits die notwendigen Maßnahmen ein. Eine Übersicht zum Assessment und dem weiteren Vorgehen bei Diarrhö zeigt ◘ Abb. 21.2.

21.2.3.1 Ersatz von Flüssigkeit, Elektrolyten, Nährstoffen und Vitaminen

Um den Verlust an Flüssigkeit durch die Diarrhö auszugleichen, sollen die Betroffenen mindestens 2 l Flüssigkeit pro Tag zu sich nehmen. Dies kann in Form von Wasser, Tee, Getränken ohne künstlichen Süßstoff, Brühe, Bouillon oder Suppe sein. Orale Rehydratationslösungen wie z. B. die WHO-Trinklösung („Oral Rehydration Salts") substituieren Elektrolyte und Glukose, manche auch Vitamine und Mineralstoffe. Vorsicht: Dies ist bei Malabsorption kontraindiziert. Zu den Diätmaßnahmen, um den Salz- und Mineralstoffverlust auszugleichen, s. unten ► Abschn. 21.2.3.3.

Wenn eine ausreichende orale oder enterale Flüssigkeitszufuhr nicht mehr möglich ist, muss dies intravenös erfolgen. Bei schwerer Diarrhö ist zudem die intravenöse Substitution von Kohlenhydraten, Lipiden, Aminosäuren, Protein und Vitaminen erforderlich.

21.2.3.2 Adäquate medikamentöse Therapie

Loperamid ist ein Peristaltikhemmer aus der Wirkstoffklasse der Opioide und bei therapieinduzierter Diarrhö das Mittel der Wahl. Eine infektiöse Ursache der Diarrhö sollte vor der Gabe ausgeschlossen sein. Die folgende Übersicht zeigt die Besonderheiten bei Diarrhö durch Clostridioides-difficile-Infektion (CDI).

Besonderheiten bei Diarrhö durch *Clostridioides-difficile*-Infektion (CDI)

Bei antibiotischer Therapie besteht ein erhöhtes Risiko für eine CDI. Vorsichtsmaßnahmen zum Schutz vor Weiterverbreitung sind bei begründetem Verdacht auch schon vor dem mikrobiologischen Befund sinnvoll.

Im Zentrum stehen:

- **Das frühzeitige Erkennen der Infektion**: Leitsymptome sind abrupt einsetzender wässriger Durchfall mit charakteristisch fauligem Geruch, Schmerzen im Unterbauch, Leukozytose und Hypalbuminämie. Krankheitsbilder sind Ileus, pseudomembranöse Kolitis, toxisches Megakolon, Darmperforation, Sepsis
- **Die rasche Einleitung der mikrobiologischen Diagnostik**: Nachweis Toxin A und B aus möglichst frischem Stuhl (bei Raumtemperatur max. 2 h Transportzeit)
- **Die sachgerechte Therapie**: Medikamente der ersten Wahl sind Metronidazol (4-mal 250 mg oder 3-mal 500 mg oral/i.v.) oder Vancomycin (4-mal 125 mg oral)

- **Die zügige Umsetzung von Hygienemaßnahmen** durch geschultes Personal: Information, Instruktion und Beratung von Betroffenen und Angehörigen, geeignete räumliche Unterbringung mit eigener Nasszelle, Anwendung von Barrieremaßnahmen (Schutzkittel und Einweghandschuhe), Waschen der Hände und Händedesinfektion, Desinfektion und Reinigung von Flächen, sachgerechte Aufbereitung von Medizinprodukten und Gegenständen des täglichen Bedarfs, Kontaktvermeidung beim Transport, usw.

Die Erkrankten sind in ihrem Befinden häufig schwer beeinträchtigt, haben hohes, Fieber, leiden unter Bauchkrämpfen und Flüssigkeitsmangel. Rezidive sind häufig.

Liegt keine infektiöse Ursache der Diarrhö vor, kann Loperamid verabreicht werden. Es wird oral eingenommen als Kapseln, Tabletten, Sirup oder Schmelztabletten.

Die folgenden Empfehlungen stützen sich vorrangig auf Bossi et al. (2018) und die S3-Leitlinie Supportive Therapie (2020, S. 129 ff.):

Bei **chemotherapieinduzierter Diarrhö** (CTCAE Grad 1 und 2) wird als medikamentöse Standardtherapie Loperamid 4 mg initial, dann 2 mg alle 4 h oder nach jedem flüssigen Stuhlgang verabreicht. Die Tagesdosis liegt in der Regel bei 16 mg, in Ausnahmefällen z. B. bei schwerwiegender Diarrhö durch hochdosiertes Irinotecan auch höher (Smith et al. 2020). Patientinnen und Patienten sind darüber zu informieren, dass die empfohlene Dosierung die Maximaldosis gemäß Fachinformation überschreitet. Trotzdem ist das *Einhalten des Verabreichungsschemas zu Kontrolle der Diarrhö* grundlegend. Bei CTCAE Grad 3 und 4 (◘ Tab. 21.3) ist eine stationäre Einweisung erforderlich. Loperamid wird dann in Kombination mit dem subkutan zu verabreichenden Somatostatin-Analogon Octreotid oder nur Octreotid subkutan verabreicht (Off-Label Use).

Bei **radiotherapieinduzierter Diarrhö** wird zunächst Loperamid verabreicht, dann zusätzlich Opiumtinktur, bei persistierender Diarrhö Octreotid. Es gibt keine Standardempfehlungen für die chronische Diarrhö durch Radiotherapie.

Bei leichter **immuntherapieinduzierter Diarrhö** (CTCAE Grad 1) wird Loperamid oder Racecadotril verabreicht, bei Verschlechterung (CTCAE Grad 2) lokal wirksame (Budenosid) oder systemische Kortikosteroide. Bei schwerer immuntherapieinduzierter Diarrhö (ab CTCAE Grad 3) kommen Prednison-Derivate oder Infliximab oder Vedolizumab zum Einsatz.

Weil es keine Interventionsstudien gibt, wurde in der S3-Leitlinie als Expertenkonsens festgehalten, dass bei Loperamid-refraktärer Diarrhö zusätzlich zum Ausgleich des Wasser- und Elektrolytverlustes eines der folgenden Medikamente eingesetzt werden sollte: Octreotid, Codein, Budenosid, Racecadotril, orale Aminoglykoside oder Opiumtinktur.

> Laut S3-Leitlinie ist keine wirksame Prophylaxe der Diarrhö bekannt, die durch eine medikamentöse Tumortherapie verursacht wird. Ausdrücklich abgeraten wird von der prophylaktischen Gabe von Budenosid, Heilerde, Ciclosporin, Glutamin, Neomycin oder Octreotid. Es kann eine Prophylaxe mit Synbiotika/Probiotika bei immunkompetenten Personen erwogen werden, z. B. bei Therapie mit 5-FU (Empfehlungsgrad 0). Immunsupprimierte Personen sind davon aber explizit ausgenommen.

21.2.3.3 Entlastung des Darmtraktes durch angepasste Ernährung bzw. Nahrungskarenz

Diätmaßnahmen sind ein bewährtes Mittel bei leichter Diarrhö, um den Magen-Darm-Trakt zu entlasten. Für die Betroffenen kann eine individuelle Diätberatung durch Ernährungsfachpersonen hilfreich sein. Das Essen sollte nicht zu kalt sein, sondern Raumtemperatur haben. Mehrere kleine Portionen sind besser verträglich. Geeignete Nahrungsmittel sollten proteinreich, fettarm und ballaststoffarm sein. Empfehlenswert sind z. B. Weißbrot, Toast, Zwieback, Cracker, Salzstangen, geschälter Reis, ballaststoffarme Cerealien wie Cornflakes, Bananen, geriebene Äpfel (ohne Schale), gekochte Kartoffeln (ohne Schale), mageres Fleisch, magerer Fisch, ggf. Joghurt, leicht verdauliches gekochtes Gemüse (z. B. Karotten und Mais). Bei der Information und Beratung der Betroffenen sind die Angehörigen nicht zu vergessen, die im häuslichen Bereich häufig die Zubereitung der Nahrungsmittel übernehmen.

Bekannte Hausmittel bei Diarrhö wie Cola und Salzstangen sind wenig empfehlenswert. Denn Cola enthält zu viel Zucker, bindet Wasser und kann so den Durchfall noch verstärken. Es enthält zu wenig Elektrolyte, insbesondere Kalium. Das enthaltene Koffein verstärkt zudem in Kombination mit dem Zucker den Verlust von Kalium. Salzstangen sind nicht bedenklich, doch sie enthalten vorrangig Natrium und zu wenig Kalium. Ihr Salzgehalt ist zu niedrig für den adäquaten Ersatz des Elektrolytverlustes.

Nicht zu empfehlen sind Milch und Milchprodukte, Laktose, ballaststoffreiche Kost, blähende Lebensmittel, fettreiches Essen, starke Gewürze sowie alkoholische, säure- und koffeinhaltige Getränke (Wein, Bier, Spirituosen, Orangensaft, Kohlensäure Kaffee, usw.).

Die umfassende Befragung, eine aufmerksame Krankenbeobachtung mit Kontrolle der Vitalzeichen und die Dokumentation der täglich aufgenommenen Nahrungs- und Flüssigkeitsmenge sind wichtig als Entscheidungsgrundlage, wann eine intravenöse Substitution erforderlich ist. Bei Verschlechterung der Diarrhö und Komplikationen wird eine parenterale Flüssigkeits- und Nährstoffzufuhr lebensnotwendig. Bei Perforationsgefahr ist Nahrungskarenz indiziert.

21.2.3.4 Verhütung und Früherkennung von Komplikationen sowie Erhalt bestmöglicher Lebensqualität

Diarrhö ist ein ernstes Symptom mit großem Einfluss auf die Lebensqualität der Betroffenen und potenziell lebensbedrohlichen Komplikationen. Das frühzeitige Erkennen von Komplikationen im Verlauf ist das A und O (▶ Abschn. 21.2.2), damit entsprechende Maßnahmen zeitnah eingeleitet werden können. Darüber hinaus ist darauf zu achten, welche gezielte Unterstützung die Betroffenen bedarfsorientiert durch das multiprofessionelle Team benötigen.

Unterstützung der Betroffenen bei Diarrhö
- Verständliche Aufklärung, Information, Instruktion und Beratung im Vorfeld und im Verlauf
- Unterstützung bei der Nahrungs- und Flüssigkeitsaufnahme, bei Herausforderungen mit der Medikamenten-Adhärenz und bei der Mobilisation
- Konsequenter Einsatz der verordneten Antidiarrhoika
- Intimsphäre achten und schützen, bei Inkontinenz auch fraglos für geeignete Schutzeinlagen sorgen
- Vermeiden von Wundwerden und Verletzungen durch behutsame Analhygiene mit weichem Toilettenpapier und Wasser, vorsichtig trocknen, Schutz der perianalen Haut mit fetthaltiger Wundcreme
- Behandlung von Wunden in der Analregion, Schmerzbehandlung mit lokalanästhesierenden Salben bzw. systemisch
- Evtl. Stuhldrainage-System bei großen Mengen flüssiger Stühle (sofern nicht kontraindiziert)
- Wickel und Auflagen (sofern nicht kontraindiziert)
- Entspannungstechniken und Stressreduktion

21.3 Obstipation

In Europa haben Schätzungen zufolge ungefähr 15 % der Allgemeinbevölkerung Obstipation, Frauen deutlich häufiger als Männer. Sie nimmt mit steigendem Alter zu, besonders bei Personen ab dem 65. Lebensjahr. Als Auslöser werden vor allem funktionelle Störungen, Medikamente und Ballaststoffmangel diskutiert. Bei Menschen mit Krebs kommen weitere Ursachen hinzu (vgl. Davies et al. 2020). Weit mehr als die Hälfte der Erkrankten berichtet über Veränderungen der Stuhlfrequenz. Obstipation hat Auswirkungen auf das Wohlbefinden und die Lebensqualität.

Eine Definition der Obstipation, die lediglich die Häufigkeit des Stuhlgangs berücksichtigt, greift zu kurz. Die umfassende Definition der Obstipation nach den Rom-VI-Kriterien berücksichtigt nicht nur die *Stuhlfrequenz* als objektives Zeichen, sondern mit dem *Stuhlverhalten* auch subjektive Symptome. Demnach liegt eine Obstipation vor, wenn in den letzten 3 Monaten mindestens zwei der folgenden Bedingungen erfüllt waren:

Definition

Obstipation:

- Starkes Pressen bei > 25 % der Defäkationen
- Klumpiger oder harter Stuhl (Bristol-Stuhlformen-Skala Typ 1 und Typ 2) bei > 25 % der Defäkationen
- Gefühl der inkompletten Entleerung bei > 25 % der Defäkationen
- Gefühl der anorektalen Obstruktion bzw. Blockierung in > 25 % der Defäkationen
- Manuelle Manöver zur Erleichterung der Defäkation (z. B. digitale Ausräumung, Unterstützen des Beckenbodens) bei > 25 % der Defäkationen
- Weniger als 3 spontane Stuhlgänge pro Woche

Bei der akuten Obstipation kann die betroffene Person plötzlich den Darm nicht mehr entleeren. Dies wird häufig durch stenosierende Prozesse z. B. aufgrund eines kolorektalen Karzinoms oder durch Defäkationsschmerzen durch Läsionen in der Analregion mit Sphinkterspasmen verursacht. Bei der chronischen Obstipation besteht eine verzögerte, irreguläre und erschwerte Stuhlentleerung seit längerer Zeit, teilweise seit Jahren. Die Spezialform opioidinduzierte Obstipation ist definiert durch das Auftreten in zeitlichem Zusammenhang mit einer Opioidbehandlung wie z. B. bei Beginn, Dosiserhöhung, Wirkstoffwechsel oder sonstigen Behandlungsänderungen.

21.3.1 Ursachen und Risikofaktoren

Verschiedene Ursachen können zu teilweise hartnäckiger Obstipation bei Menschen mit Krebs führen und für die Betroffenen sehr unangenehm und einschränkend sein. Tumorspezifische Ursachen einer Obstipation (wie der Tumor selbst oder die Tumorbehandlung, Schmerz- und Begleitmedikamente) und eher tumorunspezifische Ursachen (wie Flüssigkeitsmangel, Ernährungsumstellung, Schwäche, Immobilisation und psychische Belastungen) hängen häufig eng zusammen und können sich wechselseitig verstärken. Die folgenden Ausführungen stützen sich vorrangig auf Davies et al. (2020) und die erweiterte S3-Leitlinie Palliativmedizin (2020, S. 111 ff.).

Wesentliche Ursachen für das Auftreten von Obstipation bei Tumorkranken sind:

- **tumorbedingt** durch eine mechanische Störung mit Verlegung der Darmlichtung. Dies tritt am häufigsten im Rahmen eines kolorektalen Karzinoms auf, aber auch bei Kompression durch Tumoren außerhalb des Darms, z. B. bei Lymphomen oder Metastasen. Wie bereits in ▶ Abschn. 21.2.1 erwähnt, kann ein Passagehindernis zu paradoxer Diarrhö („Überlaufdiarrhö") führen. Die Betroffenen klagen dabei vor allem über unregelmäßigen Stuhlgang mit Verstopfung und Durchfall im Wechsel;
- **operationsbedingt,** wenn z. B. nach Tumor- oder Metastasenresektion mechanische Störungen durch Narbenbildung (Strikturen, Briden) entstehen;
- **radiotherapieinduziert,** wenn sich nach abdominaler oder pelviner Bestrahlung in den mitbestrahlten Darmabschnitten Strikturen oder Briden bilden und die Passage mechanisch beeinträchtigen;
- **chemotherapieinduziert** ist Obstipation allgemein eher selten, doch die Therapie mit Vincaalkaloiden (z. B. Vincristin, Vinblastin, Vinorelbin) kann zu Darmatonie und Subileus bis zum kompletten paralytischen Ileus führen („Zytostatika-Ileus"). Hier ist die prophylaktische Gabe von Laxanzien sowie ein aufmerksames Monitoring angeraten. Auch eine Thalidomid-Therapie kann abhängig von der Dosis eine Obstipation verursachen;
- **neuromuskulär** durch Rückenmarkläsionen, Nervenläsionen im Bereich des Beckenbodens, Hirnläsionen oder Störungen der peripheren Nerven im Rahmen einer Neuropathie, die auch im Zusammenhang mit neurotoxischen Zytostatika (Vincaalkaloide, Taxane) entstehen kann;
- **Stoffwechselstörungen** wie z. B. Hyperkalzämie, Hypokaliämie, Schilddrüsenunterfunktion oder Hypophyseninsuffizienz;

- **Schmerz- und Begleitmedikamente,** vor allem Opioide inkl. synthetische Opioide wie Loperamid, aber auch Antiemetika, insbesondere $5HT_3$-Antagonisten und Neurokininrezeptorantagonisten, Antidepressiva und Spasmolytika;
- **Schmerzen,** z. B. tumorbedingt im Bauchraum, postoperativ oder bei Erkrankungen im Analbereich wie Fissuren, Stenosen oder Hämorrhoiden;
- **Flüssigkeits- und Bewegungsmangel** durch geringere orale Flüssigkeitsaufnahme und Dehydration sowie fehlende Mobilität und körperliche Aktivität;
- **Ernährungsumstellung;**
- **psychische Belastungen und Erkrankungen,** z. B. Angst, Stress, Anspannung, Depression;
- **Veränderung von Gewohnheiten** und **fehlende Privatsphäre,** z. B. bei einer Hospitalisation.

In der Literatur wird ein Zusammenhang angenommen zwischen Obstipation und faserarmer Kost, verringerter Flüssigkeitsaufnahme, mangelnder Bewegung und Unterdrückung des Defäkationsreizes sowie abrupter Änderungen der Lebensumstände. Der Nachweis einer direkten Kausalität im Sinne einer Ursache-Wirkungs-Beziehung steht allerdings bislang noch aus (Aktualisierte S2k-Leitlinie Chronische Obstipation 2022, S. 19).

21.3.2 Klinisches Erscheinungsbild und Assessment

Auch die Einteilung der Obstipation kann nach den Schweregraden der Common Terminology Criteria for Adverse Events (CTCAE) des National Cancer Institutes erfolgen (◘ Tab. 21.4).

Je nach klinischer Situation sind neben der körperlichen Untersuchung weitere Abklärungen notwendig:

- perianale Inspektion,
- rektale Untersuchung,
- Bestimmung von okkultem Blut im Stuhl,
- Serum-Elektrolyte, Schilddrüsenfunktion,
- bildgebende Diagnostik des Abdomens: Röntgen (Abdomen-Übersicht), Ultraschall, Computertomografie,
- Endoskopie: Rektoskopie, Sigmoidoskopie.

Komplikationen, insbesondere ein mechanischer oder funktioneller Ileus oder eine lebensbedrohliche Darmperforation müssen möglichst frühzeitig erkannt werden, um erforderliche Maßnahmen einzuleiten und ggf. die OP-Indikation abzuklären. Dabei ist das Gesamtbefinden der Betroffenen zu berücksichtigen, z. B. Kreislaufsituation, Zeichen einer Sepsis, gleichzeitiges Vorliegen einer Neutropenie oder Blutungsgefahr.

◘ **Tab. 21.4** Schweregrad der tumortherapieinduzierten Obstipation (nach CTCAE Version 5.0)

Grad 1: mild	Grad 2: moderat	Grad 3: schwerwiegend	Grad 4: lebensbedrohlich	Grad 5
Gelegentliche oder intermittierende Symptome, gelegentlicher Gebrauch von stuhlweichmachenden Medikamenten, Laxanzien, diätetischen Veränderungen oder Einläufen	Anhaltende Symptome mit regelmäßigem Gebrauch von Laxanzien oder Einläufen, Einschränkung instrumenteller Alltagsaktivitäten	Obstipation mit manueller Entleerung angezeigt, Einschränkung in den täglichen Selbstversorgungsaktivitäten	Lebensbedrohliche Konsequenzen, umgehende Intervention indiziert	Tod

21.3.3 Supportive Pflege und Behandlung von Obstipation

Grundlegend sind die sorgfältige Erhebung und Beurteilung der individuellen Situation sowie die Strategien, Präferenzen und zurückliegenden Erfahrungen der Betroffenen. Im Mittelpunkt stehen die Ursachenabklärung, Früherkennung und Vorbeugung einer Obstipation, insbesondere bei bekannten Risiken (Vincaalkaloide, Opioidtherapie). Vor der Behandlung der Obstipation ist die Ursache abzuklären. Wenn möglich, können Beschwerden auch gelindert werden durch Absetzen oder Umstellung der verursachenden Medikamente bzw. durch begleitende Obstipationsprophylaxe.

21.3.3.1 Medikamentöse Maßnahmen

Zur medikamentösen Therapie stehen verschiedene konventionelle Laxanzien zur Verfügung. Da ihre Wirkung oftmals verzögert eintritt, kann ein frühzeitiger Einsatz sinnvoll sein.

- **Osmotisch wirksame Abführmittel:** Macrogol (= PEG, Polyethylenglycol 3350 bzw. 4000), Zucker (Lactulose) und Zuckeralkohole (Sorbitol, Mannitol) halten Wasser im Darm zurück und machen den Stuhl weicher. Sie erleichtern so die Ausscheidung.
- **Stimulierende und motilitätsfördernde Substanzen:** Substanzen wie Natriumpicosulfat, Bisacodyl oder Anthrachinone aus Pflanzen (z. B. Senna) regen die Darmbewegung an und sorgen für schnelleren Transport. Dadurch wird weniger Flüssigkeit resorbiert und der Stuhl kann leichter ausgeschieden werden.
- Zur Behandlung einer Obstipation sollten Menschen mit nicht heilbaren Krebserkrankungen mit osmotisch wirksamen und/oder stimulierenden Laxanzien behandelt werden. Hierzu zählen Macrogol, Bisacodyl und Natriumpicosulfat. Lactulose zeigte bei chronischer Obstipation (keine Krebserkrankung) eine schlechtere Wirksamkeit und mehr Nebenwirkungen wie z. B. störende Gasbildung (S2k-LL Chronische Obstipation 2022). Osmotisch wirksame Salze (wie Bittersalz, Magnesiumsulfat oder Magnesiumhydroxid) sind zwar wirksam, sollten jedoch wegen potenziell unerwünschter Arzneimittelwirkungen eher nicht zur Behandlung der chronischen Obstipation eingesetzt werden.
- Bei Stuhlentleerungsstörungen des Enddarms sollten **rektale Entleerungshilfen** eingesetzt werden. Als Maßnahmen können Einläufe, Klysmen, Klistiere und Suppositorien zur Anwendung kommen. Vorsichtige Applikation ist geboten.
- **Gleitmittel:** Prinzipiell gibt es Gleitmittel, die auf Glycerin- und Paraffinbasis eingesetzt werden. Allerdings wird von der Anwendung von Paraffinöl abgeraten, und für die Wirksamkeit von Glycerinzäpfchen bei Patienten in der Palliativsituation gibt es keine Daten.
- **Füllmittel:** Es handelt sich hierbei meist um pflanzliche Substanzen (z. B. Flohsamenschalen = Psyllium), die nicht über die Darmwand resorbiert und verdaut werden, aber mit Wasser aufquellen. Dadurch wird die Darmwand gedehnt und die Darmbewegung reflektorisch angeregt. Wichtige Voraussetzung ist die Aufnahme der Füllmittel mit ausreichend Flüssigkeit, was aber für viele Tumorkranke problematisch ist. Daher sind Füllmittel nicht immer geeignet.
- **Serotoninerge Prokinetika** (z. B. Prucaloprid) sind Substanzen, die die Darmbewegung anregen. Sie sollen gegeben werden, wenn die bisherige Therapie nicht effektiv oder schlecht verträglich war.
- **Sekretagoga** (z. B. Linaclotid, Plecanatid) fördern die Sekretion in das intestinale Lumen und weichen so den Stuhlgang auf. Sie können bei Versagen der bisherigen Therapie eingesetzt werden.
- **Peripher wirksame Opioidrezeptorantagonisten PAMORA** (z. B. Naloxon oder Methylnaltrexon) sind speziell zur Behandlung der opioidinduzierten Obstipation. Sie binden an die Nervenzellen im Darm und blockieren die Opiate, ohne deren schmerzlindernde Wirkung zu beeinträchtigen.

Insgesamt liegen nur wenige Studien zur medikamentösen Behandlung der Obstipation vor. Die vorliegenden Empfehlungen der erweiterten S3-Leitlinie Palliativmedizin (2020) gelten für Menschen mit nicht heilbaren Krebserkrankungen. Sie empfehlen ein Stufenschema zur Therapie der Obstipation (S. 114 f.). Eine deutschsprachige Leitlinie zur Behandlung der Obstipation bei Menschen mit heilbaren Krebserkrankungen gibt es bislang nicht.

21.3.3.2 Ernährung und körperliche Aktivität

Allgemeine Ernährungstipps zur Vorbeugung von Obstipation sind:

- Viel trinken, wenn möglich mindestens 2 l pro Tag.
- Morgens auf nüchternen Magen ein Glas Wasser mit Milchzucker trinken.
- Reichlich Ballaststoffe essen wie Vollkornbrot und Hülsenfrüchte, frisches Gemüse.
- Milchsauer vergorene Lebensmittel genießen wie z. B. Joghurt, Sauerkraut oder Sauerkrautsaft.
- Stopfende Speisen vermeiden, wie Kakao, bittere Schokolade, pürierter Apfel, pürierte Banane oder schwarzen Tee, der lange gezogen hat.

Durch körperliche Aktivität wird der Darm stimuliert. Prinzipiell ist die größtmögliche Mobilität der Patientinnen und Patienten anzustreben. Darüber hinaus können Sporttherapie und gezieltes Beckenbodentraining die Darmfunktion anregen.

Bei Schwerkranken und in palliativen Situationen sind viele Empfehlungen nur begrenzt durchführbar. Hier steht die ausreichende Flüssigkeitszufuhr ggf. parenteral, Motivation zur körperlichen Aktivität, Physiotherapie sowie passive Mobilisation im Vordergrund.

21.3.3.3   Erleichterung der Defäkation

Die Defäkation wird erleichtert durch:
- Schmerzkontrolle bei Hämorrhoiden und Fissuren,
- Berücksichtigung von Gewohnheiten und Routinen der Kranken,
- Hilfen zur Entspannung,
- naturheilkundliche und integrative Angebote wie Wickel und Auflagen (z. B. mit Fenchelöl oder Kümmelöl), ggf. Kolonmassage,
- veränderte Körperhaltung mit leicht nach vorne gebeugtem Oberkörper und angewinkelten Beinen, unterstützt z. B. mit einem Fußhocker vor Toilette oder Nachtstuhl,
- Privatsphäre achten und Zeit für die Ausscheidung lassen,
- Analpflege mit weichem Toilettenpapier, feuchte und anschließend trockene Reinigung der Analregion und Hautpflege.

Ziel der supportiven Pflege und Behandlung bei Obstipation ist es, den Betroffenen eine möglichst schmerzfreie, mühelose, vollständige und würdevolle Defäkation zu ermöglichen. Dafür ist entscheidend, die Ursachen der Obstipation und passende Maßnahmen zu kennen, Medikamente wie angeordnet zu verabreichen, die Betroffenen und ggf. ihre Angehörigen entsprechend zu informieren und beraten, Hilfen zur Entspannung anzubieten und bei Stuhldrang und -gang ein Gefühl von Privatsphäre zu ermöglichen.

Literatur

Aktualisierte S2k-Leitlinie chronische Obstipation der Deutschen Gesellschaft für Gastroenterologie, Verdauungs- und Stoffwechselkrankheiten (DGVS) und der Deutschen Gesellschaft für Neurogastroenterologie & Motilität (DGNM), April 2022. AWMF-Registriernummer: 021-019 (Zugriff geprüft am 27.09.2023). https://www.awmf.org/uploads/tx_szleitlinien/021-019l_S2k_Chronische_Obstipation_2022-04_01.pdf

Bossi P, Antonuzzo A, Cherny NI et al (2018) Diarrhoea in adult cancer patients: ESMO Clinical Practice Guidelines. Ann. Oncol. 29(Suppl. 4):iv109–iv125. https://doi.org/10.1093/annonc/mdy145

Davies A, Leach C, Caponero R, Dickman A, Fuchs D, Paice J, Emmanuel A (2020) MASCC recommendations on the management of constipation in patients with advanced cancer. Support Care Cancer: Official J Multi Assoc Support Care Cancer 28(1):23–33. https://doi.org/10.1007/s00520-019-05016-4

Erweiterte S3-Leitlinie Palliativmedizin für Patienten mit einer nicht-heilbaren Krebserkrankung (2020) Langversion 2.2, September 2020. AWMF-Registernummer: 128/001OL. (Kapitel 13 Obstipation, S. 271–284, Zugriff geprüft am 27.09.2023). https://www.leitlinienprogramm-onkologie.de/fileadmin/user_upload/Downloads/Leitlinien/Palliativmedizin/Version_2/LL_Palliativmedizin_Langversion_2.2.pdf

Hagelstein V, Ortland I, Wilmer A et al (2016) Validation of the German patient-reported outcomes version of the common terminology criteria for adverse events (PRO-CTCAE). Ann Oncol 27:2294–2299

Lewis SJ, Heaton KW (1997) Stool form scale as a useful guide to intestinal transit time. Scand J Gastroenterol 32(9):920–924

Lui M, Gallo-Hershberg D, DeAngelis C (2017) Development and validation of a patient-reported questionnaire assessing systemic therapy induced diarrhea in oncology patients. Health Qual Life Outcomes 15:249. https://doi.org/10.1186/s12955-017-0794-6

Lwowski S, Jensen KO, Hetzer FH, Gingert C (2017) Obstipation. Teil 1: Pathogenese und Diagnostik. Coloproctology 39:221–234. https://doi.org/10.1007/s00053-017-0160-5

National Cancer Institute. Common Terminology Criteria for Adverse Events (CTCAE) Version 5.0 (Zugriff geprüft am 27.09.2023). https://ctep.cancer.gov/protocoldevelopment/electronic_applications/ctc.htm

S3-Leitlinie Supportive Therapie (2020). Leitlinienprogramm Onkologie (Deutsche Krebsgesellschaft, Deutsche Krebshilfe, AWMF): Supportive Therapie bei onkologischen PatientInnen. Langversion 1.3, Februar 2020. AWMF-Registernummer: 032-054OL. (Kapitel 6 Tumortherapie induzierte Diarrhö, S. 129–150, Zugriff geprüft am 27.09.2023). https://www.leitlinienprogramm-onkologie.de/fileadmin/user_upload/Downloads/Leitlinien/Supportivtherapie/LL_Supportiv_Langversion_1.3.pdf

Schmidt-Hieber M, Bierwirth J, Buchheidt D et al (2018) Diagnosis and management of gastrointestinal complications in adult cancer patients: 2017 updated evidence-based guidelines of the Infectious Diseases Working Party (AGIHO) of the German Society of Hematology and Oncology (DGHO. Ann Hematol 97:31–49. https://doi.org/10.1007/s00277-017-3183-7

Smith P, Lavery A, Turkington RC (2020) An overview of gastrointestinal side effects of systemic anti-cancer therapy and their management. Best Practise Res Clin Gastroenterol 48–49(2020):101691. https://doi.org/10.1016/j.bpg.2020.101691

Weiterführende Literatur

Berger DP, Mertelsmann R (2017) Das Rote Buch. Hämatologie und Internistische Onkologie. 6., überarb. u. erw. Aufl.. Ecomed

DGS Deutsche Gesellschaft für Schmerzmedizin (2019) Praxisleitlinien Schmerzmedizin. Opioidinduzierte Obstipation Version 2.0 (Verantwortlicher Leitlinienautor M Überall, Zugriff geprüft am 27.09.2023). https://dgs-praxisleitlinien.de/opioidinduzierte-obstipation/

Krebsverband Baden-Württemberg e. V. (Hrsg) (2020) Naturheilkunde und integrative Verfahren in der Onkologie zur Linderung von Nebenwirkungen sowie Verbesserung der Lebensqualität und des Wohlbefindens (Zugriff geprüft am 27.09.2023). https://www.krebsverband-bw.de/mehr-wissen-besser-leben/broschueren

Kroner T et al (Hrsg) (2020) Medikamente in der Tumortherapie. Handbuch für die Pflegepraxis. Springer, Berlin/Heidelberg

Larkin PJ, Cherny NI, La Carpia D, Guglielmo M, Ostgathe C, Scotté F, Ripamonti CI (2018) Diagnosis, assessment and management of constipation in advanced cancer: ESMO Clinical Practice Guidelines. Annals Oncol: Official J Eur Soc Med Oncol/ESMO 29:iv111–iv125. https://doi.org/10.1093/annonc/mdy148

Internetadressen

Deutsche Gesellschaft für Hämatologie und Onkologie (DGHO) (Zugriff geprüft am 27.09.2023): https://www.onkopedia.com/de/onkopedia/guidelines/gastrointestinale-komplikationen-schwerpunkt-diarrhoe-und-colitis-bei-patienten-mit-haematologischen-und-onkologischen-erkrankungen/@@guideline/html/index.html

Deutsche Kontinenz Gesellschaft e.V. (Zugriff geprüft am 27.09.2023): http://www.kontinenz-gesellschaft.de/

Krebsinformationsdienst (Zugriff geprüft am 27.09.2023): –Durchfall bei Krebs – Beschwerden, Behandlungsmöglichkeiten, Alltagsbewältigung. https://www.krebsinformationsdienst.de/leben/belastende-symptome/durchfall-bei-krebs.php. – Verstopfung bei Krebs: Vorbeugung und Behandlung von Obstipation. https://www.krebsinformationsdienst.de/leben/belastende-symptome/verstopfung-bei-krebs.php

National Cancer Institute, USA (Zugriff geprüft am 27.09.2023). https://www.cancer.gov/about-cancer/treatment/side-effects/constipation/gi-complications-hp-pdq

Pflegediagnose Durchfall (Diarrhö), (Zugriff geprüft am 27.09.2023). https://www.onkopedia.com/de/onkopedia-p/guidelines/durchfall-diarrhoe/@@guideline/html/index.html

Pflegediagnose Obstipation (Verstopfung), (Zugriff geprüft am 27.09.2023). https://www.onkopedia.com/de/onkopedia-p/guidelines/obstipation-verstopfung/@@guideline/html/index.html

Schweizerischer Verein zur Förderung des Selbstmanagements (VFSM) stellt Informationsmaterial für Betroffenen online zur Verfügung (Zugriff geprüft am 27.09.2023).- Durchfall (Diarrhö). https://symptomnavi.ch/de/fuer-betroffene/flyer/durchfall-diarrhoe.- Verstopfung. https://symptomnavi.ch/de/fuer-betroffene/flyer/verstopfung

Haarausfall und Haarveränderungen

Monika Biedermann und Barbara Zeyen

Inhaltsverzeichnis

Autoren der vorherigen Fassung: K. Fellinger, T. Kroner

© Der/die Autor(en), exklusiv lizenziert an Springer-Verlag GmbH, DE, ein Teil von Springer Nature 2024
P. Jahn et al. (Hrsg.), *Onkologische Krankenpflege*, https://doi.org/10.1007/978-3-662-67417-8_22

22.1 Einleitung

Aus Sicht der Betroffenen ist der Haarverlust neben der Übelkeit eine der bekanntesten und am meisten gefürchteten Nebenwirkungen der Krebstherapien. Dies wirkt sich oft negativ auf das Körperbild, die Sexualität, das Selbstbild und damit auf die Lebensqualität aus. Haarverlust ist das sichtbare Zeichen einer Krebserkrankung. Betroffene Männer und Frauen sehen sich als gezeichnet und sind den Reaktionen ihrer Umgebung ausgesetzt.

Haarverlust und Haarveränderungen können in unterschiedlichen Formen und Intensitäten auftreten. Es kann unterschieden werden zwischen Haarveränderungen, teilweisem Haarverlust und totalem Haarverlust. Meist sind diese Haarveränderungen vorübergehend und reversibel. Aber es kann auch zu persistierenden Veränderungen kommen. Bei systemischen Therapien kann der Haarausfall die gesamte Körperbehaarung betreffen. Bei der Radiotherapie kommt es im bestrahlten Gebiet je nach Gesamtdosis zu reversiblen oder persistierenden Schäden der Haarwurzel.

22.2 Grundlagen

Haare werden in den Haarfollikeln gebildet. Sie bestehen aus verhornten Epithelzellen, die absterben und dann laufend nach außen geschoben werden. Haare haben einen Durchmesser von etwa 0,1 mm. Neben Kopfhaaren besitzen wir Augenbrauen, Wimpern, Achselhaare, Barthaare, die Haare der Nasenöffnung und des äußeren Gehörgangs sowie die Schamhaare und die übrige Körperbehaarung.

Menschen haben insgesamt etwa 5 Mio. Haarfollikel, wobei nicht in jedem Haarfollikel ein Haar wächst, sodass die Anzahl der Haare eines Menschen deutlich unter der Anzahl der Haarfollikel liegt. Abhängig von der Haarfarbe besteht die Frisur aus etwa 75.000 und 150.000 Haaren. Hormonell bedingt besitzen Frauen etwas mehr Haare als Männer. Normalerweise verlieren Erwachsene Personen täglich ca. 30–100 Haare. Dabei bleibt das vorhandene Haarvolumen erhalten. Durch genetische oder hormonelle Einflüsse ist ein vermehrter Haarausfall allerdings schon im jungen Erwachsenenalter möglich.

Die Kopfhaare wachsen durchschnittlich etwa einen Zentimeter pro Monat und somit etwas schneller als Haare in anderen Körperregionen. Während des Sommers wachsen die Haare schneller als im Winter. Ein Haar besteht im Wesentlichen aus dem sichtbaren Teil, dem Haarschaft, und dem in der Haut gelegenen Teil, der Haarwurzel. Die Lebensdauer unterscheidet sich, je nach Vorkommen am Körper, erheblich. Kopfhaare werden etwa 2 bis 6 Jahre alt, Wimpernhaare und die Haare der Augenbrauen hingegen nur 4 bis 6 Monate. In dieser Zeit wächst jedes Haar kontinuierlich (Anagenphase). Dann stoppt das Wachstum und die Übergangsphase (Katagenphase) beginnt. Nach 1–2 Wochen beginnt dann die Ruhephase (Telogenphase), an deren Ende das Haar ausfällt (◘ Tab. 22.1 und ◘ Abb. 22.1).

Die Dauer der drei Phasen unterscheidet sich für Kopfhaare und Augenbrauen deutlich (◘ Tab. 22.1 und 22.2). Dies erklärt die Unterschiede in der Länge dieser Haare und ihrer Reaktion auf Chemo- oder Radiotherapie.

◘ **Tab. 22.1**   Haarwachstum der Kopfbehaarung

Haarzyklus	Zyklusdauer	Wachstum	
Wachstumsphase (Anagenphase)	2–6 Jahre	Ca. 1 cm pro Monat	In der Wachstumsphase befinden sich zeitgleich ca. 85–90 % der Kopfhaare
Übergangsphase (Katagenphase)	1–2 Wochen	Kein Wachstum	In der Übergangsphase befinden sich nur ca. 1–3 % der Kopfhaare
Ruhephase (Telogenphase)	1–3 Monate	Ausfall am Ende der Ruhephase	In der Ruhephase befinden sich 7–14 % der Haare

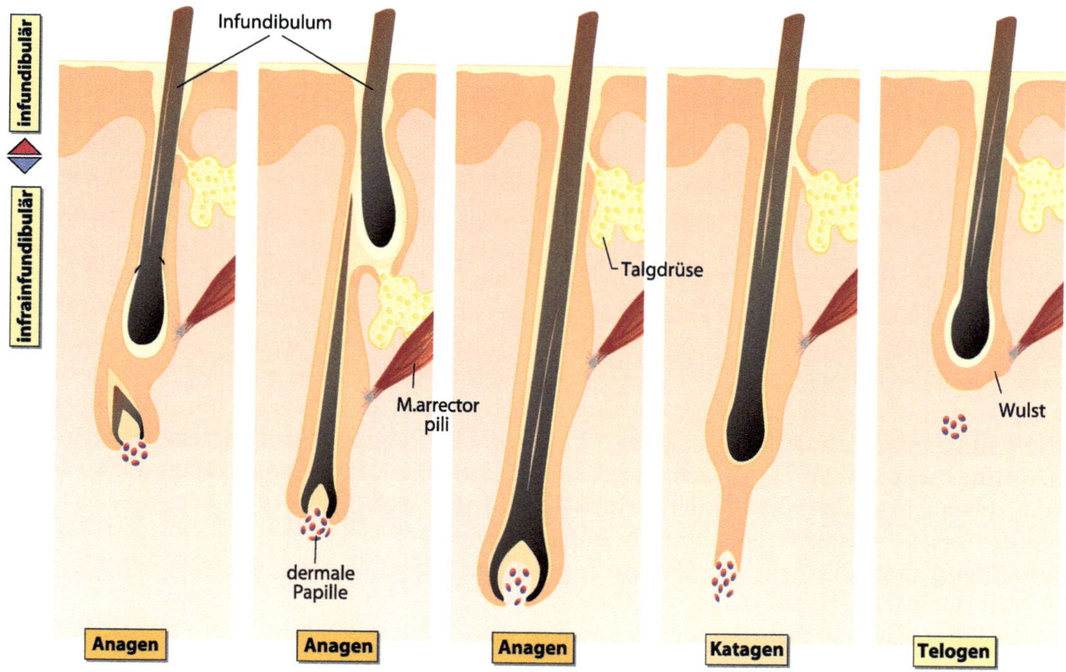

Abb. 22.1 Phasen des normalen Haarwachstums. (Aus Fritsch 2009, zit. in Raab 2012, mit frdl. Genehmigung)

Tab. 22.2 Wachstumsphasen von Augenbrauen

Haarzyklus	Zyklusdauer Augenbrauen
Wachstumsphase (Anagenphase)	4–7 Monate
Übergangsphase (Katagenphase)	3–4 Wochen
Ruhephase (Telogenphase)	9 Monate

Tab. 22.3 Gradeinteilung Alopezie. (CTCAE Version 5.0)

Grad 1	Grad 2
Bedeutet Haarausfall von < 50 % des für die betreffende Person üblichen Wertes, der nicht aus der Ferne, sondern nur bei näherer Betrachtung erkennbar ist. Zur Deckung des Haarausfalls kann eine andere Frisur erforderlich sein, aber es ist keine Perücke oder ein Haarteil notwendig	Bedeutet Haarausfall von ≥ 50 %, der für andere leicht erkennbar ist. Eine Perücke oder ein Haarteil ist erforderlich, um den Ausfall zu kaschieren

22.3 Therapiebedingter Haarausfall

Therapiebedingter Haarausfall lässt sich anhand des Haarzyklus erklären. Wird ein Haarfollikel in der Wachstumsphase durch chemische Substanzen oder durch Strahlen geschädigt, kommt es zu einer verfrühten Ruhephase, in der das Haar ausfällt. In Zusammenhang mit dem Haarausfall beschreiben Betroffene eine Überempfindlichkeit im Bereich der Kopfhaut oder sogar Schmerzen. Häufig wird für dieses Phänomen der Ausdruck „Haarkatarrh" benutzt.

> **Definition**
>
> In den Common Terminology Criteria for Adverse Events (CTCAE) 2017 wird eine **Alopezie** wie folgt definiert: Eine Störung, die durch eine Abnahme der Haardichte im Vergleich zur normalen Haardichte bei einer bestimmten Person in einem bestimmten Alter und an einer bestimmten Körperstelle gekennzeichnet ist (**Tab. 22.3**).

Je nach Therapie kann es zu folgenden Varianten einer Alopezie kommen:

- Ausdünnung des gesamten Kopfhaares,
- partiellem, lückenhaftem Haarausfall,
- vollständigem Haarausfall.

Nebst der Beurteilung der Fachpersonen ist die individuelle Einschätzung der Betroffenen ausschlaggebend, um zu beurteilen, ob der Haarausfall störend ist.

22.3.1 Haarausfall durch Chemotherapie

Bei der Hälfte aller Chemotherapien wird ein gut sichtbarer Haarverlust von mehr als 50 % der Haare beschrieben (Lacouture et al. 2021). Es ist heutzutage gut dokumentiert, welche Substanzen sicher zu einem sichtbaren Haarausfall führen und bei welchen Produkten ein Haarausfall unwahrscheinlich ist. Neben der Substanz ist die Dosierung ein entscheidender Faktor. Mit einer höheren Dosis steigt in der Regel auch die epilierende Wirkung des entsprechenden Zytostatikums. Außerdem beeinflusst die Applikationsart den Haarausfall. So führen Monotherapien in kleiner Dosierung und wöchentlich verabreicht oft zu weniger ausgeprägtem Haarausfall. Hingegen bewirken intravenöse Kombinationstherapien meistens und Hochdosistherapien immer einen totalen Haarausfall. Oral verabreichte Zytostatika führen weniger häufig zu Haarausfall als intravenös verabreichte Therapien. Das Risiko erhöht sich bei wiederholten Zytostatikatherapien, wie es in palliativen Situationen erforderlich sein kann.

Eine CIA tritt meist 10–28 Tage nach der Verabreichung der ersten Chemotherapiedosis ein, sehr selten bereits in den ersten Tagen nach Therapiebeginn. Der Haarausfall wird innerhalb von 1–2 Wochen gut sichtbar. Oft bleiben einzelne Haare stehen, die für die Betroffenen eher lästig sind und meist kurz geschnitten werden. Wimpern und Augenbrauen fallen in der Regel erst nach 1–3 Monaten langsam aus. Bei Hochdosistherapien wie beispielsweise bei der hämatopoetischen Stammzelltransplantation setzt der Haarausfall ebenfalls nach 2–3 Wochen ein und führt immer zu einem kompletten Haarausfall am ganzen Körper. Je nachdem welche Substanzen verabreicht wurden, besteht hier das Risiko einer irreversiblen Alopezie.

Erneutes Haarwachstum setzt im Allgemeinen etwa 1–3 Monate nach Therapieende ein (◘ Abb. 22.2). In Einzelfällen wird ein erneutes Wachstum schon während der Therapie beobachtet. Nach weiteren 3 Monaten ist das Haar wieder so weit nachgewachsen, dass ein

erster Haarschnitt notwendig wird, um wieder eine ansprechende Kurzhaarfrisur zu erhalten. Wimpern, Augenbrauen und übrige Körperbehaarung wachsen ebenfalls in diesem Zeitraum nach.

Das neu gewachsene Haar unterscheidet sich oft in der Beschaffenheit vom ursprünglichen Haarwuchs. Ungefähr 65 % der Betroffenen beschreiben eine Veränderung in Farbe und Textur des neu gewachsenen Haars (Lacouture et al. 2021). So wächst das Haar bei der einen Person stark und drahtig oder gelockt nach, während es bei einer anderen Person sehr fein und seidig wächst. Nach etwa einem Jahr hat sich die Beschaffenheit in der Regel wieder normalisiert. Allerdings beschreiben einige Betroffene eine langfristig reduzierte Haardichte. Oft wächst das Haar auch mit mehr weißen Anteilen nach.

> Zu den wichtigsten Substanzen, die häufig eine CIA verursachen, gehören Doxorubicin (> 40 mg/m^2), Epirubicin (> 30 mg/m^2), Idarubicin, Cytarabin, Daunorubicin, Paclitaxel, Docetaxel, Cyclophosphamide (venös ab einer Dosis von > 300 mg/m^2), Ifosfamide, Topotecan, Irinotecan, Vindesin, Vinorelbin.

22.3.2 Haarausfall und Haarveränderungen durch zielgerichtete Therapien und Anti-Wirkstoff-Konjugat

Neben Chemotherapien können auch andere Tumortherapeutika eine diffuse Alopezie und andere Haarveränderungen auslösen. Bei den gezielten Therapien liegt die Prävalenz für eine Alopezie bei 15 % (Belum et al. 2015).

> Zu den wichtigsten zielgerichteten Substanzen, die häufig eine partielle Alopezie verursachen, gehören: Sorafenib, Vemurafenib, Regorafenib, Dabrafenib, Cabozantinib und Nilotinib.

BRAF-Inhibitoren wie vor allem Vemurafenib, Dabrafenib, aber auch Sorafenib, Trametinib und die Kombinationstherapie mit Vemurafenib/Cobimetinib können in 13–23 % der Fälle zu einer Alopezie führen (Lacouture und Sibaud 2018).

Antikörper-Wirkstoff-Konjugate können je nach verwendetem Wirkstoff, der meist ein Chemotherapeutikum ist, zu Alopezie führen. Eine CIA wird beispielsweise bei Brentuximab-Vedotin, Transtuzmab-Deruxtecan oder Sacituzumab govitecan-hziy beobachtet.

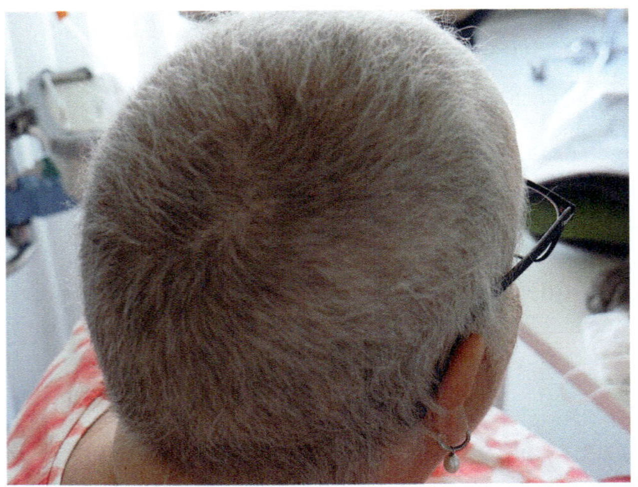

◘ **Abb. 22.2** Haarwachstum 2 Monate nach Ende der Chemotherapie

Haarveränderungen unter EGFR-Hemmer-Therapie

Unter der Behandlung mit Epidermal-growth-factor-receptor(EGFR)-Hemmer kann es zu unterschiedlichen Haarveränderungen kommen:

- Alopezie mit einem Haarausfall bis 50 %
- Trockene oder spröde Haare
- Verändertes Wachstum von Brauen und Wimpern (Trichomegalie). Diese werden länger, dicker und kräuseln sich, was zu Bindehaut- und Lidreizungen führen kann
- Bei Frauen vermehrtes Haarwachstum im Gesicht mit einem männlichen Verteilungsmuster (Hirsutismus)
- Generelle Zunahme der Behaarung (Hipertrichose) (Freites-Martinez et al. 2019)

Vor allem unter Cetuximab und Panitumumab kann die ausgeprägte Bildung von Akne Ursache für eine Alopezie sein, da durch die Akne auch die Haarfollikel beschädigt werden.

Bei Immun-Checkpoint-Inhibitoren liegt das Risiko für eine Alopezie bei 1–2 %. Es gibt Hinweise, dass das programmierte Zelltodprotein 1 (PD-L1) auf die Zellen der Haarfollikel einwirkt und es dadurch zu einer Alopecia areata (Fleckenkahlheit) oder Alopecia universalis (Zarbo et al. 2017) kommen kann.

22.3.3 Haarausfall durch endokrine Therapien

Obwohl die endokrin-therapieinduzierteAlopezie weniger Aufmerksamkeit erhält, ist sie wahrscheinlich häufiger als bisher beschrieben. Zu beobachten ist vor allem der Haarausfall im Scheitelbereich und im frontalen und bitemporalen Haaransatz, was einer androgenetischen Alopezie entspricht. Dies ist sowohl bei Tamoxifen als auch bei den Aromatasehemmern zu beobachten. In einer auf einem Krankenhausregister basierenden Studie mit 851 weiblichen Überlebenden von Brustkrebs berichteten 22 % derjenigen, die Aromatasehemmer erhielten, über Haarausfall, und 32 % berichteten über dünner werdendes Haar (Gallicchio et al. 2013). Am deutlichsten entwickelt sich die Alopezie 6–18 Monate nach Therapiebeginn. Bis zu 8 % der Betroffenen setzten den Aromatasehemmer aufgrund einer Alopezie ab (Lacouture et al. 2021).

22.3.4 Haarausfall durch Bestrahlung

Auch bei der Bestrahlung ist das Risiko für eine akute oder chronische Alopezie vorhanden, da die Haarfollikel eine hohe Strahlenempfindlichkeit aufweisen. Allerdings ist der Schaden immer auf das Strahlenfeld beschränkt. Befindet sich ein Strahlenfeld im Bereich der Kopfhaut oder in anderen behaarten Körperregionen, so ist die Strahlendosis und das Bestrahlungsvolumen entscheidend für den Grad des Haarausfalls und Reversibilität. 75 % bis 100 % der Betroffenen, die eine kraniale Strahlentherapie erhalten, beobachten einen spürbaren Haarausfall auf der Kopfhaut. Schon eine Strahlendosis von mehr als 2 Gray (Gy) kann einen vermehrten Haarausfall hervorrufen. 6 Monate nach einer kranialen Strahlentherapie wird bei etwa 60 % eine persistierende strahleninduzierte Alopezie (unvollständig nachgewachsene Haare) beobachtet (Phillips et al. 2020).

Bei der Behandlung von Hirntumoren hat sich die Technologie der Intensitätsmodulierenden Radiotherapie (IMRT) und der IMRT-Techniken mit rotierendem Portal wie Vomumetric Modulated Arc Therapy (VMAT) etabliert. Damit lassen sich sehr gezielte Dosisverteilungen erzeugen, damit Organe und Strukturen wie der Hippocampus oder der dorsale Vaguskomplex geschont werden können. Auch die Kopfhaut lässt sich mit den heutigen Techniken zum Teil schonen, damit es zumindest zu keiner chronischen Alopezie führt. Folglich sollten bei der Behandlungsplanung die Dosen auf der Kopfhaut so niedrig wie möglich gehalten werden.

Scoccianti et al. (2020) konnte feststellen, dass 50 % der Betroffenen, die im Bereich der Kopfhaut eine Strahlendosis von 33 Gy erhielten, am Ende der Strahlentherapie eine akute Alopezie entwickelt hatten. Hierbei kann es bis 6 Monate dauern, bis die Haarfollikel sich erholt haben und das Haar wieder beginnt zu wachsen. Ab einer Dosis von 40 Gy im Bereich der Kopfhaut besteht die Gefahr einer chronischen Alopezie. Dosisabhängig kann auch in dieser Situation ein erneutes Haarwachstum möglich sein, es kann aber bis zu 18 Monate dauern, bis sich die Haarfollikel erholen.

22.3.5 Patientenbezogene Faktoren

Der Schweregrad des Haarausfalls ist auch von individuellen Faktoren abhängig. Beispielsweise ist das Risiko für einen Haarausfall größer bei Personen, welche genetisch bedingt schüttere Haare haben. Ebenso können ein schlechter Ernährungszustand, höheres Alter und schwere Begleiterkrankungen einen verstärkten Haarausfall begünstigen. Auch Psoriasis, seborrhoische Dermatitis und atopische Dermatitis sowie Autoimmunkrankheiten oder Alopezie in der Familie können einen beeinflussenden Faktor darstellen (Rossi et al. 2017).

Praxistipp

Außerdem kann der Mangel an Hämoglobin, Ferritin, Schilddrüsenhormonen (TSH und freies T4), Vitamin D und Zink mit Haarausfall in Verbindung gebracht werden (Rossi et al. 2017; Lacouture et al. 2021). Ausreichend hohe Werte sollten angestrebt und in Laboruntersuchungen kontrolliert werden.

Zu beachten ist, dass auch andere Medikamente zu vermehrtem Haarausfall führen können, so z. B. Heparin, orale Antikoagulanzien, Lithium oder hormonale Kontrazeptiva.

❯ Nicht immer ist der Grad des Haarausfalls vorhersehbar. Zahlreiche, teils unbekannte Faktoren bewirken, dass die gleiche Therapie individuell zu unterschiedlich stark ausgeprägtem Haarausfall führen kann.

22.4 Psychische Belastung durch Haarausfall

Für viele Betroffene ist die Nachricht bzw. Information über einen zu erwartenden Haarausfall ein Schock. Schon die Vorstellung eines kahlen Kopfes, einer Glatze, kann sehr belastend sein.

Betroffene sorgen sich um ihr zukünftiges Aussehen und darum, wie sie selber und ihre Umgebung auf das veränderte Aussehen reagieren werden. Hinzu kommt die Angst vor dem Moment, wenn die Haare beginnen auszufallen. Retrospektiv beschreiben viele Betroffene die Zeit bis zum tatsächlichen Ausfall als sehr schwierig. Sollte sich zeigen, dass eine betroffene Person aus Angst vor dem Haarausfall eine dringend empfohlene Therapie abzulehnen gedenkt, muss ein zusätzliches Gespräch mit einer Fachperson aus dem Bereich Psychoonkologie organisiert werden.

❯ Die Betroffenen müssen nebst der Beratung die Möglichkeit erhalten, über ihre Ängste, Sorgen und Erfahrungen zu sprechen. Nur so kann weitgehend verhindert werden, dass sie aus Angst vor dem drohenden Haarausfall auf wichtige Therapien verzichten.

Sind die Haare teilweise oder ganz ausgefallen, wird das Kranksein des jeweiligen Menschen sichtbar. Dies kann die Interaktion mit anderen Menschen negativ beeinflussen. Etwa die Hälfte der Betroffenen fürchtet, was andere denken. Gerade bei Frauen ist die Frisur Schmuck und ein wichtiger Teil der Identität. Haare werden gemeinhin mit Weiblichkeit und Fruchtbarkeit assoziiert. Fehlen sie, kann es zu einer wesentlichen Beeinträchtigung des Selbstbildes kommen. Bei Frauen mit Brustkrebs konnte gezeigt werden, dass ein verändertes Körperbild ein kritischer psychosozialer Faktor ist. Wirksame Informationen, die emotionale Unterstützung und unterstützende Kommunikation hat sich als Quelle der Beruhigung erwiesen (Pierrisnard et al. 2018).

Aber auch betroffene Männer können in einem hohen Maß unter dem veränderten Aussehen leiden. Das öffentlich sichtbare Zeichen der Krebserkrankung und darauf angesprochen zu werden, beschreiben manche als sehr belastend.

22.5 Pflegerische Interventionen

Es ist die Aufgabe der Pflege, die Betroffenen ergänzend zum ärztlichen Dienst zum Thema Haarausfall zu informieren und zu beraten. Die Beratung erfolgt frühzeitig, damit Betroffene genügend Zeit haben, sich zu überlegen, was ihnen wichtig ist, was sie brauchen, und um entsprechende Termine mit Fachpersonen zu organisieren. Wichtig ist, dass sich Betroffene psychisch mit den kommenden Veränderungen des Körperbilds auseinandersetzen können. All das braucht Zeit. Ideal ist ein erstes Beratungsgespräch im Anschluss an das ärztliche Informationsgespräch, in welchem die Therapieempfehlung konkret ausgesprochen wurde. Die beratende Pflegefachperson muss von der genauen Therapie und der Verabreichungsart Kenntnis haben.

22.5.1 Information und Beratung vor Therapiebeginn

Für das Gespräch soll ein ruhiger Raum zur Verfügung stehen. Die beratende Pflegefachperson muss sich mit der Thematik auskennen. Eine Perücke, textile Kopfbedeckungen und Broschüren helfen, das Gespräch lebendiger zu gestalten.

Praxistipp

Hilfreiches Ansichts- und Informationsmaterial:
- Perücke (zur Ansicht)
- Textile Kopfbedeckungen
- Broschüre zum Haarverlust
- Informationen zur Kostenübernahme und falls notwendig Arztverordnung für die Kostenübernahme
- Adressen von Perückenfachgeschäften
- Adressen von Fachgeschäften und Internetanbietern für textile Kopfbedeckungen

22.5.1.1 Gesprächsbeginn

Im ersten Schritt sollten die Betroffenen im Rahmen eines Assessments über ihre Gefühle, Gedanken, Sorgen oder Ängste in Zusammenhang mit dem drohenden Haarausfall sprechen können. Ziel ist es, die Sichtweise der einzelnen Betroffenen zu kennen. Dies kann mit einer der folgenden Einstiegsfragen erfolgen:
- „Wie geht es Ihnen, nachdem Sie gehört haben, dass Ihre Haare ausfallen werden?"
- „Was geht Ihnen durch den Kopf, wenn Sie an das Thema Haarausfall denken?"
- „Welche Gedanken oder Gefühle haben Sie, wenn Sie an den bevorstehenden Haarverlust denken?"

Was für die eine Betroffene eine totale Katastrophe ist und sie vielleicht sogar daran denken lässt, deswegen auf die Therapie zu verzichten, ist für eine andere Person eine Nebensache, deren Erwähnung kaum Bedeutung hat. Die eine Betroffene sagt: „Wissen Sie, ich habe ganz andere Sorgen als den Haarausfall. Ich trage sowieso oft Schirmmützen, davon habe ich einige zu Hause, ich denke, dass ich einfach diese dann immer trage."

Eine andere Betroffene weint während des ganzen Gesprächs und kann sich überhaupt nicht mit dem Gedanken abfinden, ihre blonden halblangen Haare zu verlieren. Sie ist kaum in der Lage, ihre Gefühle in Worte zu fassen, und kann Informationen nicht aufnehmen. In diesem Fall ist ein Beratungsgespräch nicht möglich. Die Pflegefachperson konzentriert sich darauf, Raum für die Emotionen zu geben und diese nicht zu werten.

❯ Erst wenn die Sichtweise und Bedürfnisse der einzelnen Betroffenen bekannt sind, ist ein erfolgreiches und zielgerichtetes Beratungsgespräch möglich.

22.5.1.2 Hauptteil des Gespräches

Folgende Informationen können in der großen Emotionalität des Themas Halt geben und Sicherheit vermitteln:

Informationsvermittlung vor Therapiebeginn

Zu den folgenden Fragen sind Informationen notwendig:
- Ab wann ist mit dem Haarausfall zu rechnen?
- Ist etwas spürbar, wenn die Haare ausfallen? (Überempfindlichkeit, Schmerzen, „Haarkatarrh")
- In welchen Bereichen fallen die Haare aus? (Kopfhaar, Gesichtshaare, Körperbehaarung, Wimpern, Brauen)
- Fallen alle Haare aus oder nur Haare in einem bestimmten Bereich des Körpers?
- Muss mit einem kompletten Haarausfall oder mit einer Auslichtung gerechnet werden?
- Wie sollen die Haare bis zum Haarausfall gepflegt werden?
- Wie soll die Kopfhaut nach dem Haarausfall gepflegt werden?
- Kann etwas gegen den Haarausfall gemacht werden?
- Wachsen die Haare wieder?
- Wann beginnen die Haare wieder zu wachsen?
- Wie sollen die Haare danach gepflegt werden?

Im beratenden Teil des Gespräches zeigt die Pflegefachperson den Betroffenen, wie Perücken und textile Kopfbedeckungen aussehen können. Fragen zum Lebens- und Arbeitsalltag und zum Kleiderstil können helfen, damit die Betroffenen für sich entscheiden können, was sie brauchen und was ihnen am ehesten entspricht. Dabei steht das Wohlbefinden an oberster Stelle. Ob die Betroffenen ihren Kopf bedecken, wenn die Haare ausfallen, ist eine persönliche Entscheidung. Für viele Menschen sind Haare mit persönlicher Identität und Gesundheit verbunden, sodass sie sich dafür entscheiden, dieses Aussehen durch das Tragen einer Perücke zu erhalten. Andere entscheiden sich für Mützen und Schals. Wieder andere entscheiden sich dafür, ihren Kopf überhaupt nicht zu bedecken. Ziel ist, dass die Betroffenen sich Gedanken machen, wie sie sich den Weg in der Zeit der Alopezie vorstellen können. Danach werden die entsprechenden schriftlichen Informationen, Adressen usw. abgegeben.

> **Checkliste für die Beratung**
> - Haarpflege während der Therapie
> - Kosmetische Möglichkeiten bei Alopezie
> - Kosmetische Möglichkeiten bei Ausfall von Wimpern, Brauen und Bart
> - Schutz und Pflege der kahlen Kopfhaut, inklusive Maßnahmen zum Sonnenschutz
> - Haarwachstum nach Therapieende respektive Risiko einer irreversiblen Alopezie nach Hochdosistherapie
> - Möglichkeiten der Alopezieprophylaxe durch Hypothermie der Kopfhaut, falls dies der ärztlichen Empfehlung entspricht

22.5.1.3 Gesprächsabschluss

Die Pflegefachperson wiederholt die wichtigen Punkte, die sich im Gespräch ergeben haben. Sie bietet den Betroffenen auch ein zweites Beratungsgespräch an.

22.5.2 Unterstützung nach der ersten Therapie

Sinnvoll ist ein zweites Beratungsgespräch nach 1–2 Wochen (Beginn Haarausfall), um die pflegerische Intervention zu evaluieren und die Beratung fortzuführen.

Ziel ist es, dass keine zusätzlichen mechanischen oder chemischen Reizungen die Haarfollikel belasten. Zudem sollen ausgefallene Haare entfernt werden, damit die verbleibenden Haare nicht verfilzen. Folgende Empfehlungen finden sich in den meisten Broschüren und Internetplattformen:
- Weiche Haarbürsten verwenden.
- Haare alle 2–3 Tage mit mildem pH-neutralem Shampoo waschen.
- Nasses Haar mit dem Handtuch trocken tupfen, nicht rubbeln.
- Verzicht auf chemische Substanzen, wie sie zum Färben oder bei Dauerwellen verwendet werden.
- Große Hitze, wie sie beim Föhnen entsteht, vermeiden.
- Haar nur sehr locker zusammenbinden oder locker flechten.

Wenn der Haarausfall beginnt, empfiehlt es sich, eine weiche Mütze zu tragen, damit die losen Haare aufgefangen werden. Auch wenn ein Großteil der Haare ausgefallen ist, sollte das restliche Haar mit einer weichen Bürste gekämmt und mit mildem Shampoo gewaschen werden. Viele Betroffene finden diese wenigen Haare aber eher störend, dann ist zu empfehlen, dass sie

dieses ganz kurz abschneiden lassen. Ob es nachteilig ist, wenn die Haare rasiert werden, ist unklar. Allerdings sollten beim Rasieren keine Verletzungen entstehen.

> Betroffene sollten sich sehr gut vor der Sonneneinstrahlung und vor Kälte schützen.

22.5.3 Unterstützung nach Therapieende

Bei manchen Betroffenen ist das neu wachsende Haar sehr fein, bei anderen borstig und stark. Bei manchen wächst es regelmäßig, bei andern ist der Hinterkopf schon gut bedeckt, während im Scheitelbereich noch spärlich Haare zu sehen sind. Auch in dieser Zeit muss auf einen guten Sonnen- und Kälteschutz geachtet werden. Die sanfte Haarpflege sollte auch in der Zeit des Wachstums beibehalten werden. In vielen Fällen wächst das Haar gelockt nach, meist dauert es ein Jahr, bis die Haare wieder wie früher wachsen. Oft verändert sich die Pigmentierung in dieser Zeit und die Haare wachsen mit mehr Anteilen an weißen Haaren. Erfahrungen von Betroffenen zeigen, dass bei gesundem Haar und Haarboden Haartönungen und Haarfarbe keinen negativen Einfluss auf das weitere Wachstum haben.

> **Praxistipp**
>
> Studien zeigen, dass die Behandlung mit topischem Minoxidil das Haarwachstum fördert, sowohl nach Ende der Chemo- und Radiotherapie als auch während der endokrinen Therapie. So wurde bei 37 von 46 Betroffenen (80 %) eine mäßige oder deutliche Verbesserung der Alopezie beobachtet (Freites-Martinez et al. 2018; Phillips et al. 2020).

22.6 Fachinformationen zur Prophylaxe der Alopezie

> **Kopfhautkühlung/Hypothermie**
> Durch die Vasokonstriktion und reduzierte biochemische Aktivität sind die Haarfollikel weniger anfällig für Schädigung. Zur KühlungKopfhautkühlung der Kopfhaut stehen zwei verschiedene Systeme zur Verfügung.

Es wurde schon viel zu diesem Thema geforscht. Medikamentöse Verfahren und nahrungsergänzende Produkte waren bislang erfolglos, um Alopezie vorzu-

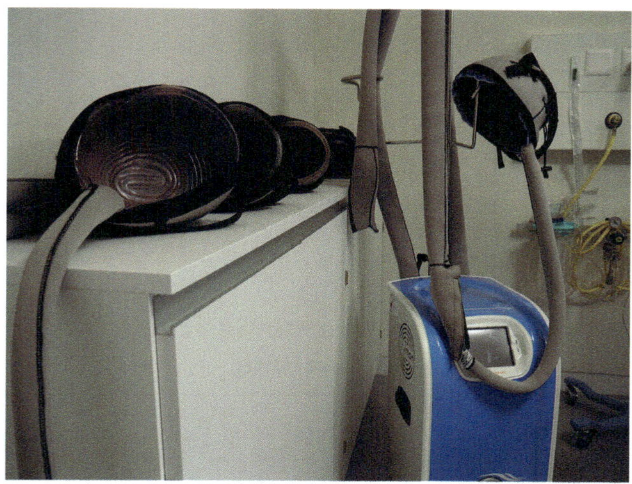

beugen. Einzig bei der Kühlung der Kopfhaut konnten bei Chemotherapie solider Tumoren Erfolge nachgewiesen werden.

Bei den heute gebräuchlichen modernen Systemen sind die Kühlhauben an ein Kühlgerät angeschlossen (◘ Abb. 22.3). Eine Kühlflüssigkeit wird in einem elektrisch betriebenen Kühlapparat gekühlt und durch einen Schlauch kontinuierlich in eine Silikonkühlhaube geführt. Dort zirkuliert sie durch ein Kanalsystem und fließt dann wieder zurück in den Kühlapparat. Diese Systeme sind in der Anschaffung teuer. Sie haben den Vorteil, dass die Haube während der Applikation nicht ausgewechselt werden muss und somit wesentlich längere Kühlzeiten ohne zusätzliche zeitliche Belastung des Personals möglich sind. Wichtig ist, dass die Haube die richtige Größe hat und eng an der Kopfhaut anliegt.

Forschungsresultate sind vor allem bei der Behandlung von Brustkrebs beschrieben. In 7 von 8 randomisierten Studien konnte die Wirksamkeit der Kopfhautkühlung zur Alopezie-Prophylaxe nachgewiesen werden (Nangia et al. 2017). Die größte Wirksamkeit konnte für Taxan-basierte Therapien nachgewiesen werden. Geringer war die Wirksamkeit, wenn Taxan mit Anthrazyklinen oder Cyclophosphamid kombiniert wurde (Lacouture et al. 2021). Für viele Zytostatika und Zytostatikakombinationen liegen noch keine Belege für die Wirksamkeit der Kopfhautkühlung vor. Auch für die Nachkühlzeit, welche ein wichtiger Faktor für die Wirksamkeit der Hypothermie ist, fehlen für die meisten Therapieschemen verlässliche Angaben. Nur für Therapien mit Paclitaxel (wöchentliche Verabreichung) und Docetaxel als Mono- oder Kombinationstherapien wurde in Studien nachgewiesen, dass eine Nachkühlzeit von 20 min ausreichend sei (Lacouture et al. 2021; Lugtenberg et al. 2022).

> Zu den Kontraindikationen der Kopfhautkühlung gehören hämatologische Malignome, Kälteempfindlichkeit, Kälteagglutinin-Krankheit, Kryoglobulinämie, Kryofibrinogenämie, posttraumatische Kältedystrophie und Ganzhirnbestrahlung nach Chemotherapie (Lacouture et al. 2021).

Als zweite Möglichkeit können Gelkühlhauben verwendet werden. Gelkühlhauben werden in Tiefkühlgeräten mindestens 12 h bei mindestens minus 20–30 °C gelagert und müssen alle 20–30 min ausgewechselt werden. Das heißt, es braucht pro Anwendung und Therapielänge 4–6 Gelhauben pro Person. Sollten mehrere Betroffene gleichzeitig von dieser Möglichkeit Gebrauch machen, braucht es eine große Anzahl dieser Gelhauben und die entspreche Menge Tiefkühlgeräte.

22.7 Fachinformationen zu Perücken, Textilien und anderen Hilfsmitteln

Perücken werden oft bei einer vollständigen Alopezie verwendet. Angeboten werden Echthaar- und Kunsthaarperücken. Echthaarperücken sind teuer und brauchen meist eine intensivere Pflege. Sie bleiben bei korrekter Pflege bis 12 Monate schön und können geföhnt, geglättet und auch gefärbt werden. Allerdings gehört die Pflege von Echthaarperücken in die Hände einer Fachperson. Kunsthaarperücken werden in sehr unterschiedlicher Qualität angeboten. Bei qualitativ guten Produkten ist der Unterschied zu Echthaaren kaum zu sehen. Es gibt neue Fasern, die sogar umgeformt werden dürfen. Deren Pflege ist einfach und kann selbstständig ausgeführt werden. Allerdings vertragen diese Perücken keine Hitze. Kurzhaarperücken bleiben ebenfalls bis 12 Monate schön. Langhaarperücken aus Kunsthaar können schon nach 2 Monaten unansehnlich werden, weil sie durch die ständige Reibung auf den Kleidern verfilzen.

Praxistipp

Einzelne Fachgeschäfte verarbeiten die Haare der Betroffenen zu einem Haarteil, das unter Mützen und Tüchern getragen werden kann. Zudem gibt es auch Haarbänder aus Kunsthaar, die denselben Zweck erfüllen. Weil die Haare unter der Kopfbedeckung sichtbar sind, entsteht der Eindruck einer intakten Frisur. Bei partiellem Haarausfall können Haarteile hilfreich sein. Diese können an den verbleibenden Haaren fixiert werden und decken so die haarlose Stelle ab.

Perücken mit einem Haftsystem, die mehrere Wochen fest mit der Kopfhaut verbunden sind, sind für Krebsbetroffene ungeeignet. Solche Systeme werden nur empfohlen, wenn die Haarwurzeln nicht mehr aktiv sind und kein Haarwuchs mehr erwartet wird, wie beispielsweise bei Autoimmunerkrankungen. Zudem dauert die Anfertigung solcher Spezialperücken sehr lange.

Falls Betroffene neben oder anstelle einer Perücke textile Kopfbedeckungen wünschen, gibt es heute eine große Anzahl an Fachgeschäften und Internetanbietern mit einer sehr großen Vielfalt an Materialien und Stilrichtungen (□ Abb. 22.4). Saisonal finden sich auch viele Kopfbedeckungen in Modegeschäften. Tipps zum Binden von Tüchern sind als Broschüren und im Internet zugänglich.

> **Praxistipp**
>
> Tipps zum Binden von Kopftüchern sind im Internet erhältlich:
> - ▶ Brustkrebs: Gut betucht – Kreativer Umgang mit dem Kopftuch. (frauenarzt-dozmedl.at)
> - ▶ gut-betucht_brustkrebs_fokus-mensch.pdf (https://lgfb.ch/wp-content/uploads/2019/06/gut-betucht_brustkrebs_fokus-mensch.pdf)

Kommt es zu einer Ausdünnung der Kopfhaare, kann mit sog. Streuhaar eine optische Verdichtung erzielt werden. Streuhaare bestehen aus kleinsten, natürlich gewonnenen Mikrofasern, die statisch aufgeladen sind und sich so mit den Haaren verbinden können. Allerdings muss diese Maßnahme allmorgendlich wiederholt werden. Auch ein Wechseln zu einer Kurzhaarfrisur ist hilfreich, da kurzes Haar in der Regel voller aussieht als langes Haar.

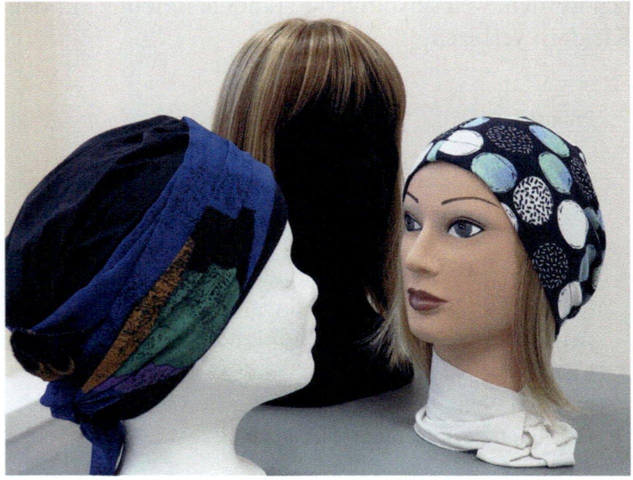

□ **Abb. 22.4**   Auswahl an Kopfbedeckungen

Finanzierung

In Deutschland und in Österreich wird eine Perücke von der Krankenkasse bezahlt.

In der Schweiz übernimmt die Invalidenversicherung in der Regel die Kosten bis CHF 1500 pro Kalenderjahr. Bei Betroffenen im Rentenalter übernimmt die AHV in der Regel 75 % des Nettopreises einer Perücke, maximal CHF 1000 pro Jahr. Ein entsprechendes ärztliches Zeugnis muss vorliegen. Falls keine Perücke gekauft wird, werden in der Schweiz auch Textilien bezahlt.

22.8   Fachinformation zur Gesichts- und Körperbehaarung

Leider fallen bei hochdosierten oder lang andauernden Therapien oft auch Wimpern und Brauen aus oder dünnen aus. Da die Wimpern eine Schutzfunktion für die Augen haben, sollten die Augen mit einer Sonnenbrille vor intensivem Licht und Staub geschützt werden.

Das Fehlen der Brauen verändert das Gesicht sehr stark. Betroffene möchten deshalb die fehlenden Augenbrauen kaschieren. Anbieter von Kosmetikprodukten haben spezielle Stifte oder Puder im Angebot, um die fehlenden Brauen nachzuzeichnen. Auch fehlende Wimpern lassen sich mit Schminken der Augenregion und Lider gut „verstecken".

> **Praxistipp**
>
> „Look good – Feel better" ist eine ehrenamtliche Organisation, die in vielen Länder gratis Workshops für Betroffene anbietet. Darin lernen die Betroffenen sich dezent zu schminken und auch Wimpern und Brauen nachzuzeichnen. Es werden Workshops für Frauen, Männer und auch Jugendliche angeboten.

Neben der kosmetischen Korrektur gibt es auch Brauen und Wimpern aus Echt- oder Kunsthaar zu kaufen. Diese können mit einem speziellen Leim aufgeklebt werden (□ Abb. 22.5).

In einer kontrollierten Studie mit 130 Brustkrebspatientinnen, die eine zytotoxische Chemotherapie erhielten, wurde die Wirkung von Bimatoprost-Lösung 0,03 % auf den chemotherapiebedingten Ausfall der Wimpern untersucht. Dabei zeigte sich, dass die Behandlung mit Bimatoprost zu einer Zunahme der Länge und Dicke der Wimpern im Vergleich zur Kontrollgruppe führte (Smith et al. 2012).

Die Gesichtsbehaarung kann ein Teil der Identität oder aus kulturellen oder religiösen Gründen wichtig sein. Deshalb kann der Verlust des Schnurrbartes oder des Bartes schwer zu verkraften sein. Einige Online-Anbieter, aber auch Kosmetikshops und Geschäfte für Theaterbedarf verkaufen entsprechende Produkte. Da

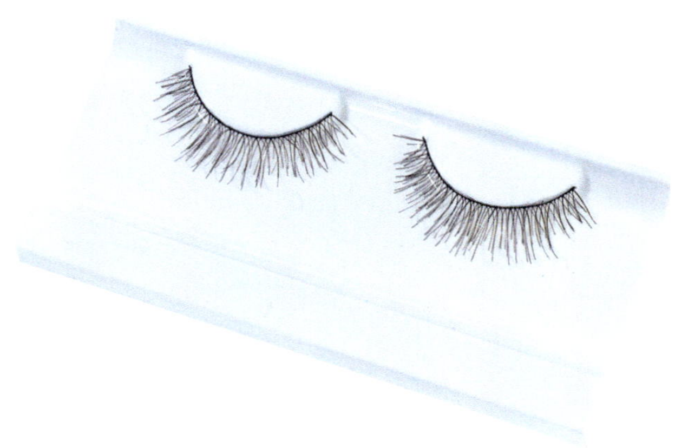

■ **Abb. 22.5** Wimpern aus Echt- oder Kunsthaar. (Kopfrausch GmbH, mit frdl. Genehmigung)

auch die Nasenbehaarung ausfallen kann, kann dies zu verstärktem Nasenlaufen führen. Zu lange Wimpern lassen sich schneiden. Zum Ausfall der übrigen Körperbehaarung sind keine besonderen Maßnahmen zu erwähnen.

Literatur

Belum VR, Marulanda K, Ensslin C, Gorcey L, Parikh T, Wu S, Busam KJ, Gerber PA, Lacouture ME (2015) Alopecia in patients treated with molecularly targeted anticancer therapies. Ann Oncol 26(12):2496–2502. https://doi.org/10.1093/annonc/mdv390

Common Terminology Criteria for Adverse Events (CTCAE) Version 5.0. Published: November 27, 2017 U.S. Department of Health and Human Services, National Cancer Institute. https://ctep.cancer.gov/protocoldevelopment/electronic_applications/docs/CTCAE_v5_Quick_Reference_5x7.pdf. Zugegriffen am 17.04.2022

Freites-Martinez A, Shapiro J, Chan D, Fornier M, Modi S, Gajria D, Dusza S, Goldfarb S, Lacouture ME (2018) Endocrine therapy-induced alopecia in patients with breast cancer. JAMA Dermatol 154(6):670. https://doi.org/10.1001/jamadermatol.2018.0454

Freites-Martinez A, Shapiro J, Goldfarb S, Nangia J, Jimenez JJ, Paus R, Lacouture ME (2019) Hair disorders in patients with cancer. J Am Acad Dermatol 80(5):1179–1196. https://doi.org/10.1016/j.jaad.2018.03.055

Gallicchio L, Calhoun C, Helzlsouer KJ (2013) Aromatase inhibitor therapy and hair loss among breast cancer survivors. Breast Cancer Res Treat 142(2):435–443. https://doi.org/10.1007/s10549-013-2744-2

Lacouture ME, Sibaud V (2018) Toxic side effects of targeted therapies and immunotherapies affecting the skin, oral mucosa, hair, and nails. Am J Clin Dermatol 19(S1):31–39. https://doi.org/10.1007/s40257-018-0384-3

Lacouture ME, Sibaud V, Gerber PA, van den Hurk C, Fernández-Peñas P, Santini D, Jahn F, Jordan K (2021) Prevention and management of dermatological toxicities related to anticancer agents: ESMO clinical practice guidelines. Ann Oncol 32(2):157–170. https://doi.org/10.1016/j.annonc.2020.11.005

Lugtenberg RT, van den Hurk CJG, Smorenburg CH, Mosch L, Houtsma D, den Hollander-van Deursen MAG, Kaptein AA, Gelderblom H, Koep JR (2022) Comparable effectiveness of 45- and 20-min post-infusion scalp cooling time in preventing paclitaxel-induced alopecia – a randomized controlled trial. Supportive Care Cancer. https://doi.org/10.1007/s00520-022-07090-7

Nangia J, Wang T, Osborne C, Niravath P, Otte K, Papish S, Holmes F et al (2017) Effect of a scalp cooling device on alopecia in women undergoing chemotherapy for breast cancer: the SCALP randomized clinical trial. JAMA 317(6):596. https://doi.org/10.1001/jama.2016.20939

Phillips GS, Freret ME, Novetsky Friedman D, Trelles S, Kukoyi O, Freites-Martinez A, Unger RH et al (2020) Assessment and treatment outcomes of persistent radiation-induced alopecia in patients with cancer. JAMA Dermatol 156(9):963. https://doi.org/10.1001/jamadermatol.2020.2127

Pierrisnard C, Baciuchka M, Mancini J, Rathelot P, Vanelle P, Montana M (2018) Body image and psychological distress in women with breast cancer: a French online survey on patients' perceptions and expectations. Breast Cancer 25(3):303–308. https://doi.org/10.1007/s12282-017-0828-2

Raab W (2012) Haarerkrankungen in der dermatologischen Praxis. Springer, Berlin/Heidelberg, S 17–22

Rossi A, Fortuna MC, Caro G, Pranteda G, Garelli V, Pompili U, Carlesimo M (2017) Chemotherapy-induced alopecia management: clinical experience and practical advice. J Cosmet Dermatol 16(4):537–541. https://doi.org/10.1111/jocd.12308

Scoccianti S, Simontacchi G, Greto D, Perna M, Terziani F, Talamonti C, Teriaca MA et al (2020) Dosimetric predictors of acute and chronic alopecia in primary brain cancer patients treated with volumetric modulated arc therapy. Front Oncol 10:467. https://doi.org/10.3389/fonc.2020.00467

Smith S, Fagien S, Whitcup SM, Ledon F, Somogyi C, Weng E, Beddingfield FC (2012) Eyelash growth in subjects treated with bimatoprost: a multicenter, randomized, double-masked, vehicle-controlled, parallel-group study. J Am Acad Dermatol 66(5):801–806. https://doi.org/10.1016/j.jaad.2011.06.005

Zarbo A, Belum VR, Sibaud V, Oudard S, Postow MA, Hsieh JJ, Motzer RJ, Busam KJ, Lacouture ME (2017) Immune-related alopecia (areata and universalis) in cancer patients receiving immune checkpoint inhibitors. Br J Dermatol 176(6):1649–1652. https://doi.org/10.1111/bjd.15237

Internetadressen

Kurse „Look good – feel better": Dachorganisation. https://lookgoodfeelbetter.org/; Schweiz. https://www.lgfb.ch/; Deutschland. https://www.dkms-life.de/ (diese Kurse gibt es in Österreich nicht)

Selbstmanagement. www.symptomnavi.ch

Selbstmanagement Haarverlust. https://symptomnavi.ch/de/fuer-betroffene/flyer/haarverlust

Umgang mit Kopftüchern. frauenarzt-dozmedl.at; roche-fokus-mensch.ch

Haut- und Nagelveränderungen

Anita Margulies

Inhaltsverzeichnis

© Der/die Autor(en), exklusiv lizenziert an Springer-Verlag GmbH, DE, ein Teil von Springer Nature 2024
P. Jahn et al. (Hrsg.), *Onkologische Krankenpflege*, https://doi.org/10.1007/978-3-662-67417-8_23

23.1 Einleitung

Haut- und Nagelveränderungen, die während der Krankheit oder unter der Therapie auftreten, können Patienten und Angehörige sowohl physisch als auch psychisch und sozial sehr belasten, denn der Krebs wird sichtbar. Diese Veränderungen, gleich welcher Ursache, führen regelmäßig zu teils schweren, auch kosmetischen Beeinträchtigungen. Unter Umständen muss eine Therapieunterbrechung in Betracht gezogen werden.

Viele dieser Haut- und Nagelveränderungen sind je nach Therapie voraussehbar. Evidenzbasierte Richtlinien zur Prophylaxe und Behandlung wurden jedoch bislang nicht festgelegt. Deshalb basieren viele der Empfehlungen auf Expertenkonsens und Peer-reviewed-Publikationen. Klinische Studien zu diesem Zweck, obwohl nicht zahlreich, werden derzeit durchgeführt.

Da immer neue tumorwirksame Medikamente auf den Markt kommen, muss das Behandlungsteam darauf achten, die unerwünschten Wirkungen dieser Medikamente auf Haut und Nägel frühzeitig zu erkennen. Pflegende können durch Erfassung und Beurteilung dieser Veränderungen und durch geeignete Interventionen das Ausmaß der unerwünschten Wirkungen und damit die Belastungen für die Betroffenen deutlich vermindern.

23.2 Aufgaben und Anatomie der Haut

Die Haut ist das größte und am deutlichsten sichtbare Organ des Körpers. Sie bedeckt eine Fläche von ca. 1,8 m^2.

Die Haut dient:

- als Sinnesorgan zur Wahrnehmung von Schmerz, Berührung und Temperatur;
- als Schutz gegen Infektionserreger: Sie ist eine mechanische Barriere und Teil der Immunabwehr (Langerhans-Zellen in der Epidermis);
- zur Regulation der Körpertemperatur durch Vasokonstriktion und Verdunstung;
- als Speicher für Fett und Wasser;
- als Resorptionsfläche für dermal applizierte Medikamente.

Die Haut hat auch Auswirkungen auf das Selbstwertgefühl und die Beziehung zu den Mitmenschen. Nägel sind nicht nur von kosmetischem Wert. Sie schützen Finger und Zehen, unterstützen den Tastsinn und die Fingerfertigkeit.

Die Haut (lat. cutis, griech. derma) besteht aus der Epidermis (mit den Hautanhangsgebilden Haaren, Nägeln und Schweißdrüsen) sowie bindegewebigen Anteilen (der Lederhaut und der Subkutis).

- Die *Epidermis* (Oberhaut) ist ein verhornendes Plattenepithel.
- Die oberste Schicht – die Hornhaut – ist an mechanisch beanspruchten Stellen wie der Fußsohle und der Handinnenfläche am dicksten.
- Die unterste Schicht der Epidermis ist die Basalschicht. Hier ist die Zellteilungsrate hoch, und aus dieser Schicht regeneriert sich Haut ständig. Zellteilung und -wachstum werden durch den epithelialen Wachstumsfaktor EGF („epithelial growth factor") reguliert. Die Zellen der Basalschicht weisen zahlreiche Rezeptoren für diesen Wachstumsfaktor auf („epithelial growth factor receptor"; EGFR (▸ Abschn. 1.2.2)). Die Epidermis enthält keine Blutgefäße.
- Das bindegewebige *Corium* (deutsch: Lederhaut) liegt unter der Epidermis. Es ist gut durchblutet und enthält u. a. Nervenendigungen (Tastkörperchen). Die epithelialen Hautanhangsgebilde wie Haare und Schweißdrüsen reichen in das Corium hinein.
- Die ebenfalls bindegewebige *Subkutis* (Unterhaut) verbindet die Haut mit den darunterliegenden Organen wie Muskeln oder Knochen und ist reich an Blutgefäßen und enthält Fettzellen (◨ Abb. 23.1).

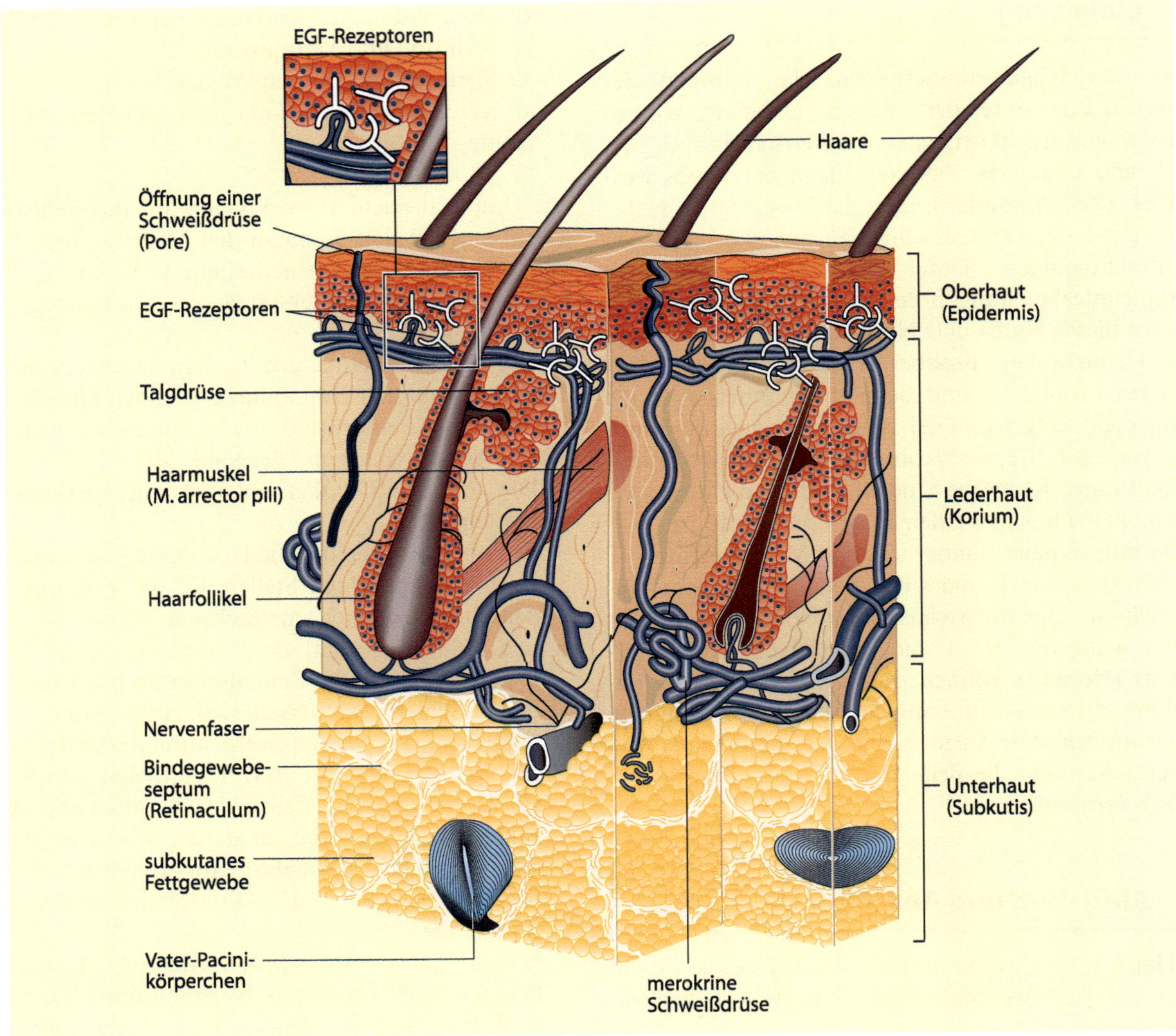

▢ Abb. 23.1   Anatomie der Haut. (Spornitz 2007)

23.3   Ursachen von Haut- und Nagelveränderungen

Veränderungen können direkt durch den Tumor, durch die Therapie oder durch Infekte verursacht werden (s. Übersicht).

Tumorbedingte Veränderungen

- Primäre Tumoren der Haut: Melanom, Basalzellkarzinom (Basaliom), Spindelzellkarzinom (Spinaliom), kutanes T-Zell-Lymphom (Mycosis fungoides, Sezary-Syndrom), Kaposi-Sarkom
- Lokale Hautinfiltration durch andere Tumoren, z. B. Mammakarzinom, Karzinome des HNO-Bereichs, Bronchialkarzinom, Leukämien und Lymphome
- Hautmetastasen, z. B. Bronchial-, Kolonkarzinom
- Paraneoplastische Syndrome der Haut
- Pruritus

Therapiebedingte Veränderungen

Nach Chirurgie, Radiotherapie, medikamentösen Tumortherapien (inkl. zielgerichtete und Immunotherapie), allogener Knochenmark- oder Stammzelltransplantation, z. B.:

- Hautveränderungen (z. B. Ausschlag, Erythem)
- Nagelveränderungen
- Lymphödem
- Hyperpigmentierung
- Hyperkeratose

Hautveränderungen, die z. B. durch Herpes simplex, Herpes Zoster, Pilze und andere Hautinfektionen verursacht werden, werden in diesem Kapitel nicht besprochen.

23.4 Maligne Hautinfiltrate

Maligne Hautinfiltrationen, direkt durch den Tumor oder dessen Metastasen verursacht, können zu chronischen exulzerierenden malignen Wunden führen. Geschätzt wird, dass mehr als 5 % der Patienten mit einer Krebserkrankung eine maligne Hautinfiltration entwickeln (Starace et al. 2022), genaue Zahlen liegen nicht vor. Die häufigsten Lokalisationen sind Brust (49 %), Hals (21 %), Rumpf (18 %), Extremitäten und Genitalien (17 %) sowie der Kopf (13 %) (O'Neill et al. 2022).

Durch das Erscheinungsbild oder den Geruch wird der Patient häufig stigmatisiert. Zudem holen Patienten oft erst spät Hilfe ein, wenn die Wunde schon fortgeschritten ist. Trotz aller Fortschritte bei der Tumorbehandlung und verbessertem Material zur Wundversorgung bleiben diese Wunden medizinisch und pflegerisch eine Herausforderung und für den Patienten und sein Umfeld eine Belastung.

23.4.1 Pathophysiologie

Hautinfiltrate sind anfangs oft asymptomatische Knoten. Bei weiterem Wachstum kommt es zur ungenügenden Gefäßversorgung des Infiltrats. Störungen der Mikrozirkulation führen zu Durchblutungsstörungen auch in der Umgebung des Tumorgewebes und in der Folge zu Gewebsnekrosen. Durch Einwachsen des Tumors in Gefäße oder durch entzündliche Reaktionen werden u. U. Hautgefäße infiltriert und zerstört. Hautinfiltrate können deshalb zu Ulzerationen sowie zu akuten oder chronischen Blutungen führen. Ihr Exsudat kann klar hellgelb bis eitrig-blutig sein.

Im Bereich von ulzerierten Hautinfiltraten finden sich regelmäßig lokale Infektionen. Gelegentlich sind sie Ausgangspunkt von systemischen Infekten. Bei Ulzerationen des nekrotischen Gewebes können aerobe und anaerobe Keime (z. B. Bacteroides) wachsen, die durch Gewebeabbau, schlechte Vaskularisation und Exsudat einen sehr unangenehmen Geruch verursachen.

23.4.2 Erfassung und Beurteilung

Die Erfassung maligner Wunden umfasst physische Aspekte sowie die psychosozialen Auswirkungen auf den Patienten.

Physische Aspekte Grundsätzlich sind folgende Punkte zu dokumentieren:

- Lokalisation
- Wunde: Größe, Tiefe, Höhe, Ränder, Umgebung, Farbe (evtl. mit Foto)
- Beschaffenheit des umliegenden Gewebes
- Fisteln
- Exsudate: Menge, Konsistenz
- Blutung
- Geruch
- Schmerzen

Eine Fotodokumentation, mit Einverständnis des Patienten, unterstützt die schriftliche Dokumentation.

Psychosoziale/soziale Aspekte

- Einschränkungen der Mobilität
- Einschränkungen bei der Kleidungsauswahl
- Abhängigkeit von anderen
- Schwierigkeiten bei persönlicher Hygiene
- Schlafstörungen
- Soziale Isolation (Geruch, Optik)
- Finanzielle Aspekte (Verbandmaterial, Konsultationen)

Diese Auswirkungen sollen angesprochen werden.

Zurzeit existieren keine einheitlichen Erfassungs- bzw. Beurteilungsinstrumente für maligne Hautinfiltrate. Beispiele aber sind:

- Toronto Symptom Assessment System for Wounds
- Wundversorgung in der Deutsche Gesellschaft für Palliativmedizin WP (Schwermann 2011)
- Schulz Malignant Fungating Wound Assessment Tool
- Malignant Wound Assessment Tool – Clinical (MWAT-C) und Research (MWAT-R)
- TELER-System
- Hopkins Wound Assessment Tool u. v. m.

Die digitale Dokumentation wurde kürzlich beschrieben (Rohweder 2015).

Ein Erfassungsinstrument sollte die Möglichkeiten am Arbeitsort berücksichtigen, den Skills und Kompetenzen des Behandlungsteams angepasst werden und für alle an der Pflege Beteiligten verfügbar sein. Die Resultate der Erfassung und Beurteilung sollen helfen, einen Wundpflegeplan zu erstellen, damit die Pflege so lange wie möglich vom Patienten selbstständig durchgeführt werden kann.

23.4.3 Auswirkungen auf den Patienten und die Angehörigen

Fortgeschrittene Hautinfiltrate haben erhebliche psychische Auswirkungen auf den Patienten und seine Angehörigen: Die Körperbildveränderungen durch das ulzerierende Tumorgewebe, die Nekrose und die damit häufig verbundenen Superinfektionen sowie der Fäulnisgeruch erinnern dauernd an die fortschreitende Tumorerkrankung.

Der Patient fürchtet sich vor einem unkontrollierbaren Zustand. Vor allem der Geruch und der Anblick der Tumormassen führen zur Furcht vor ablehnenden Reaktionen der Umgebung. Die Patienten haben das Gefühl, der ganze Körper verfaule. Verlegenheits-, Scham- und Schuldgefühle entstehen. Die psychische Belastung beeinflusst die täglichen Aktivitäten, privat und im Berufsleben. Als Folge zieht sich der Patient immer mehr in die Isolation zurück.

Pflegende können Patienten und Angehörige direkt fragen, was diese Situation für sie bedeutet. Die Symptome des Hautinfiltrats führen auch bei den Angehörigen – bei Erwachsenen wie bei Kindern – oft zu einem Gefühl der Hilflosigkeit und zu einem Rückzug von den Patienten. Das normale Familienverhalten wird gestört. Auf diese Weise entsteht eine „doppelte Isolation" – sowohl des Patienten als auch der Angehörigen.

23.4.4 Medizinische Interventionen

Bei malignen Hautinfiltraten ist eine zumindest teilweise Rückbildung das primäre Ziel der medizinischen Intervention. Dies kann – auch bei Tumoren in fortgeschrittenem Stadium – erreicht werden durch:

- systemische medikamentöse Tumortherapie,
- lokale Bestrahlung,
- chirurgische Entfernung,
- eine Kombination dieser Therapiemöglichkeiten.

Mit einer wirksamen Tumorbehandlung kann auch bei großen Hautinfiltraten eine Rückbildung erreicht werden. Ist dies – bei einem therapieresistenten Tumor – nicht möglich, wird zumindest eine Linderung der Symptome und Beschwerden angestrebt.

> Ohne eine wirksame Tumortherapie ist auch bei optimaler Pflege die Heilung oder Verkleinerung eines malignen Hautinfiltrats nicht zu erwarten.

23.4.4.1 Systemische antibiotische Therapie bei Infektionen

Bei einer Infektion des Hautinfiltrats wird eine systemische antibiotische Therapie zur Behandlung der durch den Infekt verursachten Symptome, z. B. die Geruchsbildung, in neuen Publikationen diskutiert.

Obwohl maligne Wunden mit ausgedehnter Tumornekrose und bakterieller Besiedlung einhergehen, gibt es keine vorliegenden Untersuchungen, die einen Zusammenhang zwischen diesen und Bakteriämie oder Septikämie gezeigt haben (O'Neill et al. 2022).

Systemische Antibiotika sind immer noch umstritten (O'Neill et al. 2022; Furka et al. 2022) und sollten im Allgemeinen vermieden werden. Sie könnten, wenn sie von Anzeichen und objektiven Anzeichen einer systemischen Infektion begleitet werden, in Betracht gezogen werden.

Der Nutzen einer prophylaktischen Antibiotikatherapie zur Verhinderung einer systemischen Infektion wurde im Rahmen einer bakteriellen Besiedlung nie nachgewiesen.

23.4.4.2 Topische antibiotische Therapie bei Infektionen

Trotz des Off-Label-Einsatzes ist Metronidazol das am weitesten verbreitete topische antibakterielle Mittel zur Behandlung von Gerüchen. Es hat sich bei der Geruchsreduzierung als wirksam erwiesen, da es anaerobe Bakterien in bis zu 95 % der Fälle reduziert.

Die Anwendung von 0,75–0,8 % Metronidazol-Creme, 2-mal täglich, sollte erwogen werden. Dies hat jedoch möglicherweise keine signifikante Wirkung auf die Produktion von Wundexsudat und die tumorassoziierten Schmerzen.

Falls eine Schmerzbehandlung angezeigt ist, erfolgt diese gemäß den in ▶ Kap. 15 beschriebenen Standards.

23.4.5 Wundpflege und Verband

Mit den heute verfügbaren Verbandstoffen und anderen Präparaten zur Wundversorgung können offene maligne Hautinfiltrationen sehr effizient und sauber gepflegt werden. Sie erlauben einen relativ atraumatischen Verbandwechsel und schenken dem Patienten einiges mehr an Lebensqualität, u. a. auch wegen ihrer geruchsmindernden Eigenschaften. Es werden sehr viele verschiedene Formen und Kombinationen von Wundversorgungsmaterialien, je nach Art und Beschaffenheit des Hautinfiltrats, angeboten. Die Wahl der Produkte richtet sich neben medizinisch-pflegerischen Gesichtspunkten auch nach Kosten und Lieferbarkeit. Es muss abgeklärt werden, ob die Krankenversicherung die Kosten übernimmt.

Kriterien bei der Wahl des Verbandes sind:
- Zeitpunkt und Häufigkeit des Wechsels,
- Größe der Wunde,
- Menge an Exsudat,
- Schmerzen (auch durch den Verbandwechsel),
- Blutung,
- Geruchsverminderung,
- Infektionskontrolle.

Der Verband soll so einfach und effizient wie möglich sein, um dem Patienten und der Familie den Verbandwechsel zu erleichtern. Je besser er der Körperform angepasst ist, desto eher bleibt die Beweglichkeit erhalten

◘ Tab. 23.1　Auswahl an Verbandmaterialien für chronische maligne Hautveränderungen

Verbandmaterial	Eigenschaften
Hydrogele – mit Silber – ohne Silber	– Für Wunden *ohne Exsudat* – Hält das Wundgebiet feucht – Silber wirkt bakteriostatisch
Hydrofaser (z. B. Carboxymethyzellulose) – mit Silber – ohne Silber	– Für Wunden *mit Exsudat* – Stark absorbierend – Bildet ein Gel und soll das Auslaufen des Exsudats verhindern – Mit Silber: Bakterien werden innerhalb der Gelmasse eingekapselt
Alginat (Kalzium/Kalzium-Natrium)	– Hämostatisch – Stark absorbierend – Einfach zu entfernen – Nichtokklusiv
Schaumstoffe mit oder ohne Silber	– Stark absorbierend, mit Silber geruchsmildernd – Semiokklusiv – Nicht haftend
Vlieskompresse mit Superabsorber, z. B. Sorbion sachet S	– Stark absorbierend – Schutz vor Mazeration
Hautschutz, z. B. Cavilon Barrier Film	– Schützt die Wundränder und die umliegenden, intakten Hautpartien, z. B. vor zusätzlichem Reiz des Verbandklebestoffs
Verbandstoff – mit Aktivkohle – mit Aktivkohle und Silber	– Geruchsmildernd – Zum Teil bakteriostatisch – Zum Teil absorbierend

und umso eher wird er auch kosmetisch akzeptiert. Ausreichende Saugfähigkeit und Luftdurchlässigkeit müssen gewährleistet sein. Die umliegende gesunde Haut sollte trocken bleiben und darf durch das wiederholte Abreißen der Klebebänder nicht geschädigt werden. Die verschiedenen Arten von Verbandmaterialien, die für maligne Tumoren besonders geeignet sind, zeigt ◘ Tab. 23.1.

Es ist äußerst wichtig, die eingesetzten Materialien zur Wundpflege ständig neu der Situation anzupassen. Daher ist es hilfreich, wenn sich am Arbeitsplatz eine Liste befindet, in der für unterschiedliche Anforderungen die zu verwendenden Produkte und ihre Eigenschaften zusammengestellt sind.

❯ Eine Wundpflegeexpertin sollte unbedingt in die Beurteilung und die Erstellung des Pflegeplans einbezogen werden.

Wird der Patient zu Hause gepflegt, muss eine genaue Anleitung für den Patienten bzw. die Angehörigen oder die zuständigen Pflegenden ausgearbeitet werden. In diese Anleitung gehören Informationen über:
- Verbandmaterial und Prozedur,
- Häufigkeit des Verbandwechsels,
- Eigenschaften der Wunde und Schwierigkeiten im Heilungsverlauf,
- Kosten und Bezugsquelle der Materialien,
- Kontaktadressen der Wundpflegeexperten.

Ein gemeinsames Einüben der Wundpflege und des Verbandwechsels unterstützt den Patienten und die Angehörigen darin, die Techniken und Materialen optimal einzusetzen. Ein *Verbandwechselplan* gewährleistet die Kontinuität der Wundversorgung im Krankenhaus oder zu Hause.

23.4.6　Pflegerische Interventionen bei der Wundversorgung

Die pflegerischen Maßnahmen sind präventiver Natur, etwa bei noch nicht ulzerierten Hautinfiltrationen, oder aber lindernd bei Blutung, Geruchsbildung, Exsudaten, Schmerzen, Verletzungen und Superinfektionen. Die regelmäßig durchgeführte Erfassung mit Beschreibung und Bilddokumentation erlaubt eine exakte Verlaufskontrolle und hilft bei den pflegerischen Entscheidungen darüber, welche Interventionen Priorität haben sollten (Starace et al. 2022; Furka et al. 2022).

Alle pflegerischen Maßnahmen und deren Bedeutung sollten dem Patienten und den Angehörigen genau erklärt werden, auch wenn dies mit Zeitaufwand verbunden ist.

23.4.6.1　Nichtulzerierende Läsionen

Ein Beispiel für eine nichtulzerierende Läsion bei einem Tumorpatienten zeigt ◘ Abb. 23.2.

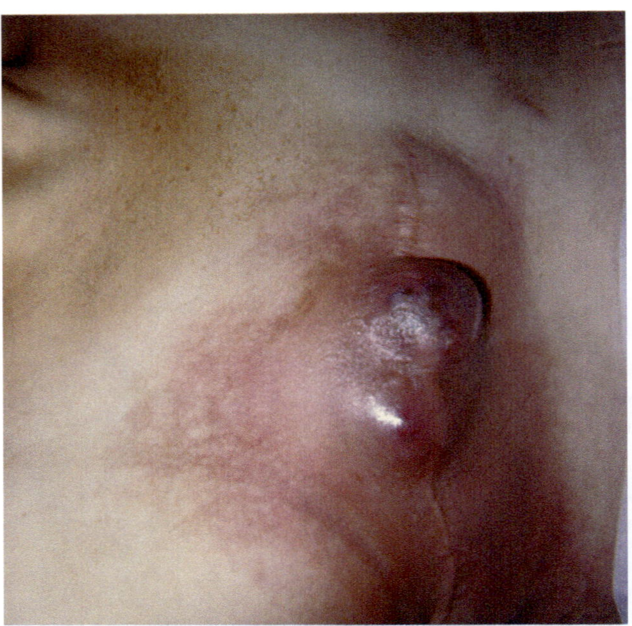

Abb. 23.2   Nichtulzerierende Läsion. (Abb. der Klinik für Onkologie, Universitätsspital Zürich, mit frdl. Genehmigung)

Pflegerische Interventionen bei nichtulzerierenden Läsionen

Allgemein

- Sorgfältige Hautpflege; kein Reiben.
- Waschen mit lauwarmem Wasser und milder Seife; Trocknen durch Abtupfen.

Verminderung der Verletzungsgefahr

- Vermeidung von Druck und Reibung.
- Kleidung soll nicht reizen (raue Stoffe, irritierende Waschmittel) und nicht einengen (z. B. Kragen, Miederwaren, Gürtel).
- Verbandstoff oder weiche Baumwolle/Leinenauflagen als Schutz vor mechanischer Verletzung verwenden.
- Spezielle Schutzpolster bei besonders verletzungsgefährdeten Körperstellen (z. B. Körperfalten) anbringen.

23.4.6.2 Ulzerierende oder nässende Läsionen

Eine ulzerierende, nässende Läsion ist in Abb. 23.3 dargestellt.

Es gelten die gleichen Richtlinien wie bei den nichtulzerierenden Läsionen. Zusätzlich: Reinigung und Spülung.

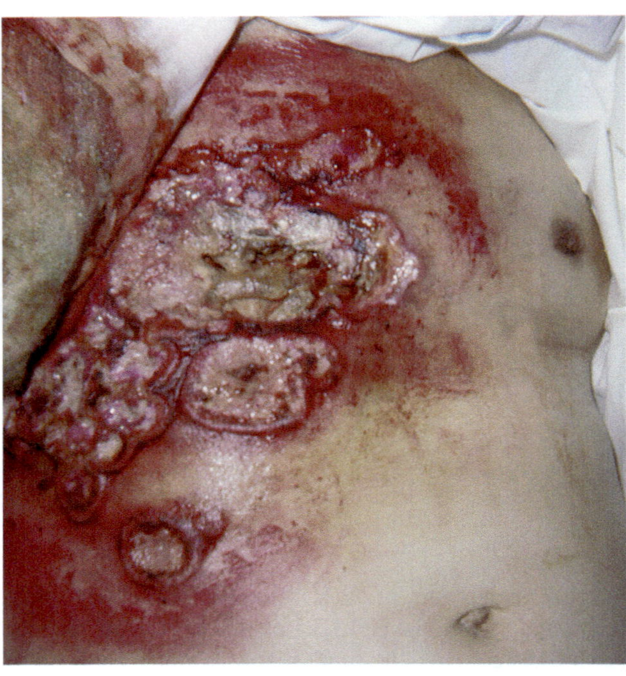

Abb. 23.3   Ulzerierende, nässende Läsion. (Abb. der Klinik für Onkologie, Universitätsspital Zürich, mit frdl. Genehmigung)

Pflegerische Interventionen bei ulzerierenden oder nässenden Läsionen

Reinigen und Spülen

- Läsion mit lauwarmem Wasser oder mit NaCl 0,9 % reinigen, bis das Gewebe sauber ist.
- Eine größere Spritze mit z. B. einer Knopfkanüle erlaubt eine gezielte Flüssigkeitszufuhr; zu starken Druck wegen Blutung/Schmerzen vermeiden.
- Den Patienten ermuntern, mit lauwarmem Wasser zu duschen.
- Umschläge mit nassem, saugfähigem Haushaltspapier, durchtränkt mit Wasser, NaCl 0,9 % oder Ringer-Spüllösung, 30 min auflegen, dabei alle 5 min die Auflage vorsichtig wechseln.
- Alternativ Spülung mit Dakin-Lösung 0,4–0,5 % oder mit Ringer-Spüllösung; danach trocken abtupfen. Dakin-Lösung (Natrii hypochlorosi solutio chirurgicalis sextemplex) ist als Konzentrat erhältlich und muss täglich in der gewünschten Konzentration frisch hergestellt werden.
- Die Anwendung proteolytischer Enzyme zur Reinigung ist möglich, solange keine Blutungen vorhanden sind.
- Reinigung mit H_2O_2 ist nicht mehr empfohlen.

Vermeiden

- Salben und Puder sollten *unbedingt* vermieden werden: Wenn sich diese mit den Exsudaten vermischen, entsteht ein sehr unangenehmer Brei, der sich nur schwer abspülen lässt und zudem Bakterien- oder Pilzinfektionen begünstigt.
- Antiseptische Mittel, z. B. Chlorhexidin, oder jodhaltige Präparate sind für einen häufigen Gebrauch im Allgemeinen zu brennend bzw. gewebereizend und hemmen zum Teil die Granulation.

Verband

- Läsion mit einem trockenen, sterilen, *nichtklebenden* Verband abdecken.

- Der Verband soll nach Bedarf, je nach Geruch oder wenn er sich vollgesogen hat, mindestens jedoch *2- bis 3-mal täglich* gewechselt werden.
- Ausgetrocknete Verbände müssen mit Wasser oder NaCl 0,9 % befeuchtet werden. Dies ist weniger schmerzhaft beim Entfernen.
- Abschließend einen luftdurchlässigen Verband applizieren; bei großer Exsudatmenge kann beschichtetes Material (z. B. Moltex) obenauf gelegt werden.
- Achtung: Mazeration bei kontinuierlich okklusiven Verbänden vermeiden!
- Bei Applikation von absorbierenden Hydrofaserverbandstoffen oder Kalzium- bzw. Kalzium-Natrium-Alginat-Kompressen kann der Verband wegen seiner großen Absorptionsfähigkeit u. U. 2–3 Tage belassen werden. Achtung: Geruchsbildung bei längeren Applikationen.
- Absorbierender Polyuretanschaumstoff ist sehr saugfähig, jedoch nicht geruchsneutralisierend.
- Bei einzelnen abgrenzbaren, stark nässenden Läsionen kann die Anwendung eines kleinen Stomabeutels erwogen werden. Gegen die Geruchsbildung enthalten die Stomabeutel meist einen Aktivkohlefilter.
- Es ist speziell auf den Schutz der gesunden Haut rund um die Läsionen zu achten, z. B. mit Cavilon-Creme.
- Speziell für schwierige Hautareale wie *Axilla, Inguina, Perineum, Hals* steife, dicke Verbände vermeiden.
- Körperfalten mit absorbierenden Verbandstoffen ausfüllen, um den Exsudatfluss einzuschränken.
- Den Verband an kritischen Randpunkten einschneiden und der Körperform anpassen.
- Druck vermeiden, da er zusätzliche Schmerzen, Gewebereizung und Verrutschen des Verbandes bewirken kann.
- Zur Fixierung von großen oder problematischen Verbänden Kleidungsstücke benutzen, z. B. Sport-BH, Rollkragenpullover, leichte Miederhosen, Stützstrümpfe mit oder ohne Bein.

23.4.6.3 Große ulzerierende, flächige oder tiefe Läsionen

Speziell bei nicht mehr therapierbaren Tumoren mit großen nekrotischen Läsionen (◘ Abb. 23.4) kommt der Pflege besondere Bedeutung zu.

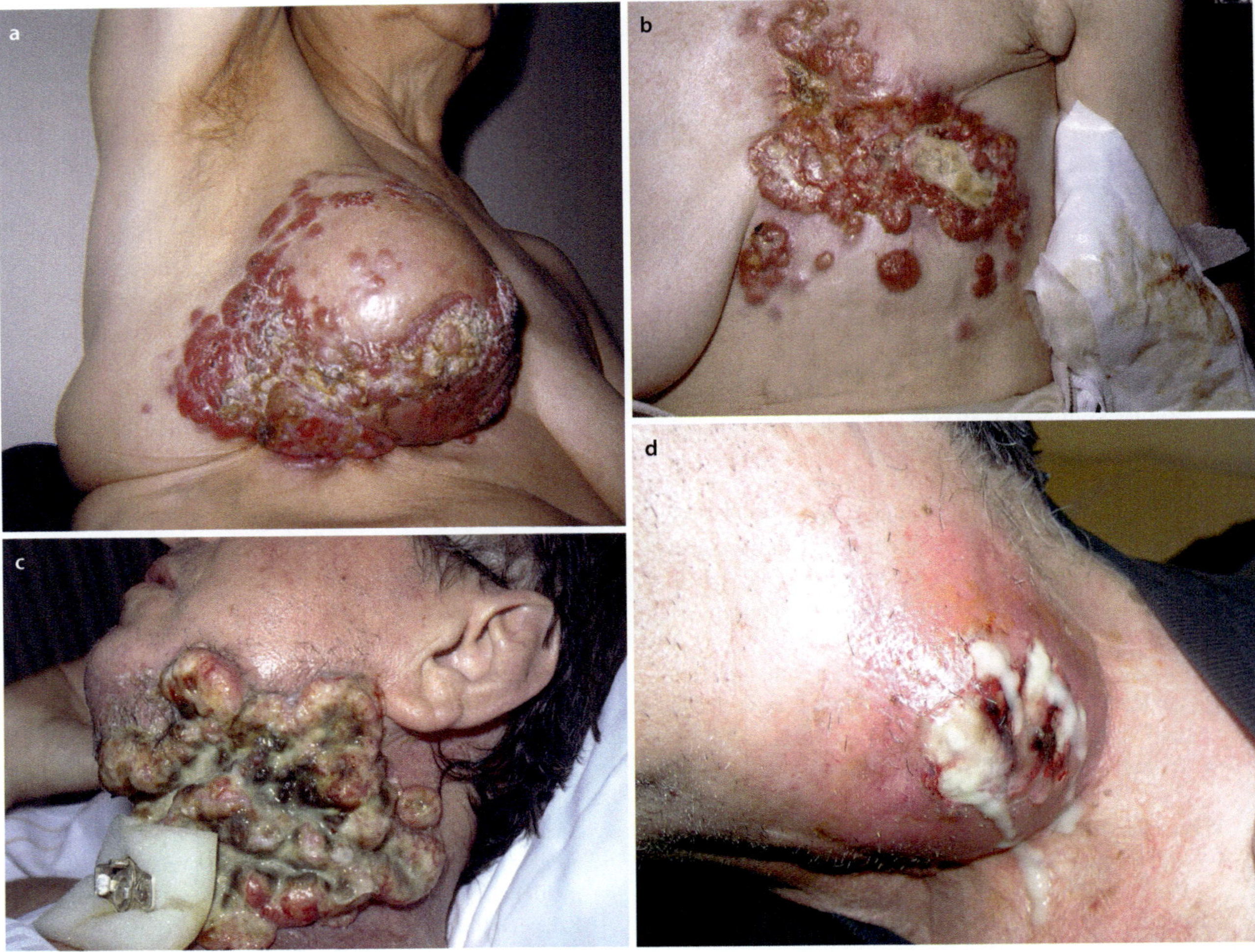

⊡ Abb. 23.4 (**a–d**) Exulzerierende Läsionen an Brust und Hals. (Abb. der Klinik für Onkologie, Universitätsspital Zürich, mit frdl. Genehmigung)

Pflegerische Interventionen bei großen ulzerierenden, flächigen oder tiefen Läsionen

Zusätzliche Interventionen
- Maßnahmen zur Blutstillung (s. unten) und systemische Schmerztherapie (▶ Kap. 15) nach Bedarf.
- Für die gründliche Reinigung eignen sich Mundduschen (niedriger Druck). Mit einer Infusionsflasche und Infusionsschlauch sowie Spritzen mit Knopfkanülen kann der Flüssigkeitsstrahl sehr gut gesteuert werden.
- Bei tiefen, stark nässenden Ulzerationen die Wunde mit einer Kalzium- oder Kalzium-Natrium-Alginat-Tamponade auskleiden oder auffüllen.
- Großflächige nässende Läsionen können ganz oder auch nur partiell mit einer speziellen Hydrofaser- oder Schaumstoffkompresse abgedeckt werden, darüber eine sterile, nicht haftende Gaze legen.
- Großflächige nichtnässende Läsionen mit einem speziellen, evtl. imprägnierten nichthaftenden Verband versorgen.
- Salben und Puder vermeiden!
- Auf den oberen Verbandteil, der ebenfalls gut absorbierend sein soll, Verband mit integrierter Aktivkohle legen oder desodorierende Tropfen auf den Abdeckverband applizieren.

Verband fixieren
- Nur hautfreundliche Heftpflaster benutzen.
- Vermeiden einer wiederholten Befestigung von Verbandmaterial mit Heftpflaster:
- Stomaadhäsiv oder z. B. Varihesive anwenden: Applikation rund um die Läsion auf die intakte Haut; das Heftpflaster auf das Adhäsiv kleben und nicht direkt auf die Haut.
- Zur Fixierung des Verbandes Bänder, elastische Binden, Tubegaze, Netzverband, Sport-BH u. a. Hilfsmittel einsetzen.

23

23.4.6.4 Entfernung von Krusten oder nekrotischem Gewebe

❯ Debridement ist nur bei Granulaten des gesunden Gewebes indiziert, da sonst starke Blutungen auftreten können und die Granulationszeit verlängert wird! Chirurgisches Débridement ist selten nötig.

Pflegerische Interventionen zur Entfernung von Krusten oder nekrotischem Gewebe

- Kontinuierlich nasse Kompressen mit Dakin-Lösung, NaCl 0,9 %, oder Ringer-Spüllösung; wiederholte Applikation, bis das Gewebe sauber ist; mit Wasser oder NaCl 0,9 % gründlich spülen. Trocknen nur durch Abtupfen.
- Große Wattetupfer oder Gazekompressen mit NaCl 0,9 % auf die Läsion legen. Wenn sie leicht angetrocknet sind, sorgfältig entfernen. *Nicht antrocknen lassen* – die Wunde wird sonst aufgerissen!
- Die Anwendung von autolytischen oder enzymatischen Methoden muss mit dem Arzt besprochen werden.

23.4.6.5 Schmerzen bei Wundpflege und Verbandwechsel

Pflegerische Interventionen bei Schmerzen bei Wundpflege und Verbandwechsel

- Schmerzmittel unbedingt ca. 30 min im Voraus verabreichen! (▶ Kap. 15).
- Alle Handgriffe erklären.
- Konzentrierte und möglichst zügige Versorgung mit Unterstützung einer zweiten Person.

- Zur Befestigung möglichst hautfreundliche Heftpflaster oder einen Ersatz dafür, z. B. Tube-, Netzgaze, verwenden.
- Die umliegenden Hautstellen vor übermäßiger Reizung durch Heftpflaster schützen, evtl. durch Applikation von Stomaadhäsiv oder speziellem Pflaster, weitere Möglichkeit: Hautschutzpräparate, z. B. Cavilon-Creme, einsetzen.

23.4.6.6 Blutende Läsionen

Blutungen können von dem „bröckligen" Tumorgewebe verursacht werden und/oder durch Antikoagulation oder durch Manipulation während des Verbandwechsels entstehen.

Pflegerische Interventionen bei blutenden Läsionen

- Verbandwechsel bei Blutungen nur so oft wie nötig, vor allem zur Geruchsminderung und bei starkem Nässen durchführen.
- Kein Débridement, verschorfte Krusten belassen.
- Sorgfältiges Spülen mit Wasser oder NaCl 0,9 % mithilfe einer Spritze und Knopfkanüle, eines Infusionsschlauchs oder einer Munddusche.
- Mit einem direkt aufliegenden, nichthaftenden Verband soll durch leichten Druck die Blutung gestillt werden. Gelingt die Blutstillung damit nicht, muss ein Druckverband angelegt werden.
- Bei kleinen blutenden Läsionen Hämostatika auf Gelatinebasis oder auf Thrombinbasis nach Verordnung auftragen.
- Bei tiefen Hautinfiltraten, z. B. in der Umgebung der A. carotis, sind lebensbedrohliche Blutungen möglich (▶ Kap. 32).

23.4.6.7 Geruchsminderung

Pflegerische Interventionen zur Geruchsminderung

Allgemeine Maßnahmen

- Um das Auftreten unangenehmer Gerüche zu verhindern oder so weit wie möglich zu verringern, statt sie lediglich zu überdecken, zunächst klären, wo und wie stark der Geruch bereits bemerkbar ist:
  - beim Verband?
  - durch die Kleider oder die Bettdecke?
  - im Zimmer bzw. Haus?
- Als wichtigste allgemeine Maßnahme bis zu 3-mal täglich die Reinigungsprozedur wiederholen (s. oben; „Reinigen und Spülen").
- Wunde nach der Reinigung eingehend beurteilen.
- Metronidazol o. Ä. nach Verordnung einmal täglich auf die gesamte Wundfläche bis zum Rand auftragen.
- Bei *oberflächlichen Läsionen* nach der Reinigung – Integration eines Aktivkohlefilters (mit oder ohne Silber in den sauberen, weichen, gut absorbierenden, nicht-klebenden Verband).
- Fetthaltige, imprägnierte Gazen vermeiden.

Zusätzliche Interventionen

Zur Raumdesodorierung:

- Häufig das Zimmer lüften.
- Das Bett des Patienten in die Nähe des Fensters rücken.
- Mithilfe eines Ventilators kann frische Luft in den Raum gebracht werden.
- Gebrauchte Verbandmaterialien in einem gut verschlossenen Plastiksack sofort entsorgen.
- Aktivkohle auf einem Tablett in das Zimmer stellen. Eventuell Wattetupfer mit einem desodorierenden Mittel tränken, ein Tablett oder eine Schale mit Zedernholzspan oder Eukalyptusblättern im Zimmer aufstellen. *Dabei auf Geruchsvorlieben des Patienten Rücksicht nehmen.*

Bei Anwendung weiterer in der Literatur manchmal erwähnter Produkte, z. B. Rasierschaum, Katzenstreu, Duftprodukte, ist Vorsicht geboten.

> Einige süß riechende Desodoranzien oder Duftöle verstärken den üblen, süßlichen Geruch des nekrotischen Gewebes!

23.4.6.8 Superinfektion

Praktisch alle nekrotisierenden Hautinfiltrate sind infiziert. Keimfreiheit gibt es nicht. So weit wie möglich ist Folgendes zu beachten:

Pflegerische Interventionen bei Superinfektion

- Konsequente Wundversorgung.
- Kreuzinfektion verhindern durch vorsichtige Spültechnik.
- Applikation und/oder Verabreichung der verordneten topischen und evtl. systemischen Antibiotika nach Verordnung.
- Vorsicht mit antiseptischen Spüllösungen wegen möglicher Störung der Wundheilung.

23.5 Hautveränderungen als Folge einer Radiotherapie

Bei einer perkutanen Radiotherapie sind Hautveränderungen häufig. Schwere Hautschäden durch Strahlentherapie sind aber durch neue und hautschonendere Bestrahlungsmethoden stark zurückgegangen. Dennoch sind pflegerische Maßnahmen notwendig, um Hautschäden möglichst vorzubeugen bzw. die – wenn auch seltener – auftretenden Reaktionen, ob akut oder verzögert, zu behandeln.

> Informationen über die möglichen Begleiterscheinungen der Strahlentherapie und über deren Behandlungsmöglichkeiten sollen vermittelt werden, denn nach wie vor haben viele Personen falsche Vorstellungen von dieser Therapieform, die oft noch mit „Verbrennungen" in Verbindung gebracht wird.

Mit gezielten Interventionen können die zum Teil unvermeidlichen Hauttoxizitäten gelindert und die Patienten so unterstützt werden, dass ein Therapieabbruch vermieden wird.

23.5.1 Ursachen

Auch wenn die Haut nicht das Zielorgan der Bestrahlung ist, muss sie dennoch durchstrahlt werden, um tiefer liegende Strukturen zu erreichen. Ebenso ist die Haut beim Wiederaustritt der ionisierenden Strahlen aus dem Körper betroffen.

Die Gewebeveränderungen werden beeinflusst durch:

- Höhe der totalen Strahlendosis,
- Höhe der Einzeldosen,
- Zeitabstand zwischen den einzelnen Bestrahlungen,
- Strahleneigenschaften und -energie,
- Lokalisation der bestrahlten Region,
- multimodale Therapie (z. B. Strahlentherapie plus Chemotherapie, inkl. monoklonale Antikörper),
- Radiotherapie, kombiniert mit z. B. Cetuximab, erhöht das Risiko für eine Hautveränderung Grad 3–4 (Lacouture 2014; Sherman et al. 2022).

Die hohe Strahlensensibilität der Haut beruht auf der Teilungsaktivität der Hautzellen. Sehr empfindlich sind auch die betroffenen Gefäße, weniger die Muskulatur und Nervenzellen. Einige Körperregionen reagieren aufgrund ihrer Gewebestruktur oder ihrer anatomischen Lokalisation besonders sensibel auf die Einflüsse einer Strahlentherapie. Bereiche hoher Strahlenempfindlichkeit sind z. B.:

- Hautfalten infolge der Feuchtigkeit und der Reibung (Axilla, Leiste, unter den Brüsten, Gesäßspalte, Perineum, Gesicht),
- Schleimhaut, vor allem bei Kopf-Hals-Tumoren und im Beckenbereich (▶ Kap. 25),
- Stellen mit dünner, weicher Haut (Axilla, Leiste, Perineum),
- entzündete oder infizierte Hautstellen,
- durch Unfall oder chirurgischen Eingriff traumatisierte Areale,
- Regionen mit verminderter vaskulärer Versorgung.

Weitere beeinflussende Faktoren sind Alter, Ernährungszustand, Gewicht, Rauchen, kontinuierliche Sonnenexposition, genetische Suszeptibilität.

23.5.2 Verlauf

Die *akuten* Hautreaktionen treten meist in einem Zeitraum von 1–6 Wochen nach Therapiebeginn auf. Sie nehmen in Abhängigkeit von der applizierten Dosis einen progressiven Verlauf, der in 4 Stadien eingeteilt wird (◘ Tab. 23.2).

Auch nach kompletter Abheilung der akuten Hautschäden und wieder „normal" aussehender Haut be-

◘ **Tab. 23.2**   Verlauf der akuten Hautreaktion auf die Bestrahlung (In Abhängigkeit der Lokalisation)

Stadium 1	Gesamtdosis ca. 6–20 Gy – Erythem (entzündliche Rötung des Bestrahlungsfeldes, bedingt wahrscheinlich durch Kapillarerweiterung), ähnlich wie ein Sonnenbrand 1. Grades – Evtl. leichtes Ödem im Bestrahlungsfeld – Minimaler Schaden; die Therapie wird weitergeführt
Stadium 2	Gesamtdosis ca. 20–30 Gy – Häufig Juckreiz oder leichtes Brennen – Beginnender Haarausfall im Behandlungsfeld – Therapie wird gewöhnlich weitergeführt
Stadium 3	Gesamtdosis ca. 30–40 Gy – Blasenbildung (entsprechend einem Sonnenbrand 2. Grades) – Lokale Schmerzen – Erlittener Hautschaden teilweise reversibel – Bleibender Haarausfall im bestrahlten Gebiet – Therapie wird evtl. unterbrochen, bis sich der Hautzustand gebessert hat
Stadium 4	Gesamtdosis ca. > 40 Gy – Suppression der Talg- und/oder Schweißdrüsenfunktion – Definitiver Verlust der Haare im bestrahlten Hautareal – Nekrosen, irreversible Schädigung

steht immer das Risiko irreversibler, später auftretender Hautveränderungen. Die Stärke der akuten Reaktion entspricht nicht unbedingt den späteren Veränderungen! Nach Ablauf von ca. 3 Monaten oder mehr treten u. U. Spätveränderungen auf. Diese sind meist irreversibel.

> **Spätveränderung der Haut nach Bestrahlung**
> - Hyperpigmentierung/Depigmentierung
> - Subkutane Fibrosierung
> - Verminderte oder aufgehobene Sekretionsleistung der Talg-, Schweiß- und Speicheldrüsen
> - Atrophien
> - Hyperkeratosen
> - Fissuren
> - Teleangiektasien
> - Irreversibler Haarverlust

Wird nach einer Radiotherapie eine Chemotherapie verabreicht, so können frühere durch Radiotherapie bedingte Hautschäden an den bestrahlten Hautpartien wieder aufflammen. Man spricht von Aufflammphänomen (engl. recall; weitere Details ▶ Abschn. 23.6.11).

23.5.3   Erfassung und Beurteilung

Erfassung vor Therapiebeginn   Anhand der RTOG-Skala (Radiation Therapy Oncology Group, ROTG) sollte eine Erfassung und Dokumentation der Haut des zu behandelnden Bereichs erfolgen, die Hinweise auf vorbestehende Hauterkrankungen erkennen lässt.

Erfassung während der Strahlentherapie   Die Toxizitätsskalen der RTOG/EORTC (Radiation Therapy Oncology Group/European Organisation for Research and Treatment of Cancer) erlauben eine einheitliche Erfassung und Beurteilung der Hautreaktionen bei Radiotherapie. Die akute Toxizitätsskala wird von Tag 1 (Therapiebeginn; ◘ Tab. 23.3) bis Tag 90 benutzt, danach die Skala für spätere Toxizitäten (◘ Tab. 23.4).

Andere Instrumente sind z. B. STAT (Skin Toxicity Assessment Tool) und RISRAS (Radiation-Induced Skin Reactions Assessment Scale), am weitesten verbreitet ist jedoch die Einteilung der RTOG. Gleich welches Erfassungsinstrument verwendet wird, es ist sehr wichtig, die Reaktionen des Patienten zu berücksichtigen.

23.5.4   Medizinische Interventionen

Mit den heutigen Methoden der Bestrahlung, z. B. IMRT (▸ Kap. 7), lassen sich Hautschäden minimieren. Die allgemeine Tendenz ist, die geplante Dosis

◘ **Tab. 23.3**   EORTC/RTOG-Skalen für akute Hauttoxizität. (Nach Radiation Therapy Oncology Group; ▸ www.RTOG.org)

Grad	Kennzeichen/Hautveränderungen
0	– Normale Haut – Kein Erythem
1	– Geringes Erythem – Trockene Desquamation – Reduzierte Schweißsekretion
2	– Mäßiges Erythem – Feuchte Desquamation – Mäßiges Ödem
3	– Ausgeprägtes Erythem – Zusammenfließende, feuchte Desquamation (ohne Hautfalten) – Wegdrückbares Ödem
4	– Ulzeration – Blutung – Nekrose
5	– Tod

◘ **Tab. 23.4**   EORTC/RTOG-Skalen für Spätveränderungen der Haut. (Nach Radiation Therapy Oncology Group; ▸ www.RTOG.org)

Grad	Kennzeichen/Hautveränderungen
0	– Keine
1	– Geringe Atrophie – Pigmentationsänderungen – Wenig Haarverlust
2	– Fleckenartige Atrophie – Mäßige Teleangiektasien – Komplette Alopezie
3	– Starke Atrophie – Sehr markante Teleangiektasien
4	– Ulzeration
5	– Tod

zu applizieren und dabei eventuelle kleinere Hautschäden, die während der Behandlung auftreten könnten, in Kauf zu nehmen. Bei kurativer Absicht wird die Strahlentherapie nur bei sehr schwerwiegenden Hautreaktionen unterbrochen. Bei palliativer Zielsetzung (bei Schmerzen, Einflussstauungen usw.) liegen die Strahlendosen niedriger und die Hautschäden sind im Allgemeinen geringer ausgeprägt. Eine Dosisreduktion ist der Behandlungsunterbrechung vorzuziehen, aber sie bringt andere Probleme mit sich, z. B. längere Bestrahlungszeit und damit längere Hautexposition.

Abgesehen von Dosisreduktion oder Unterbrechung der Bestrahlung gibt es keine Möglichkeit, die strahlenbedingte Hauttoxizität zu beeinflussen, insbesondere stehen dafür keine systemisch wirkenden Medikamente zur Verfügung.

23.5.5   Pflegerische Interventionen

Die pflegerischen Interventionen bei Hautveränderungen unter einer Strahlentherapie richten sich nach Lokalisation, Art und Zeitpunkt des Schadens sowie danach, wie frühzeitig die Reaktion erkannt wurde.

In vielen Publikationen wird darauf hingewiesen, dass es insgesamt an klaren Empfehlungen auf Grundlage hochwertiger Evidenz für Radiodermatitis-Interventionen mangelt. Manche Produkte werden ohne klare Indikationen als wirksam gepriesen, und je nach Institution kann die Hautpflege beträchtlich variieren. Bezüglich der zu verwendenden Hautpflegeprodukte gibt es derzeit keine Standards (McQuestion 2011; Sherman et al. 2022). Das Behandlungsteam muss dies in der Patienteninformation berücksichtigen.

Internationaler und nationaler Expertenkonsens empfehlen Folgendes:

23.5.5.1 Information der Patienten und Angehörigen

Eine gute prophylaktische Hautpflege kann das Ausmaß der Hautveränderungen maßgeblich beeinflussen. Erstinformation und Schulung des Patienten haben als prophylaktische Maßnahmen zu gelten. Patienten und Angehörige sollten neben einer mündlichen Anleitung für die Selbstpflege auch schriftliche Instruktionen erhalten. Weil viele Bestrahlungstherapien ambulant durchgeführt werden, sind diese schriftlichen Informationen wichtig.

23.5.5.2 Prophylaxe

> Grundregel ist, dass die Haut so lange wie möglich trocken, geschmeidig und geschlossen bleiben soll, um Infektion, Schmerz und ein verändertes Körperbild zu vermeiden oder zu mindern. Die Hautpflege mit parfümierter Feuchtigkeitscreme/Lotion wird in der Regel nach der Bestrahlung durchgeführt.

Vermeiden von zusätzlichen Reizungen und Schädigungen Patienten und Familie sollten über die zu erwartenden Hautprobleme im Bestrahlungsfeld informiert werden sowie über die Notwendigkeit, *mechanische, chemische* und *thermische* Hautreizungen zu vermeiden.

Pflegerische Interventionen: Reizfaktoren auf der bestrahlten Hautfläche

Mechanische Reize:
- Eng anliegende Kleidungsstücke (z. B. BH, Mieder, Gürtel, Krawatten usw.)
- Einengender Schmuck (z. B. Halsketten)
- Druckstellen von Brillen oder Hörgeräten (diese ggf. polstern)
- Raue, juckende Kleider, z. B. Wolle, gerippter Stoff, Kunstfasern (Baumwolle bevorzugen)
- Nassrasur
- Heftpflaster
- Kratzen, starke Massage, Schrubben, Bürsten

Chemische Reize:
- Reizende Hautpflegeprodukte wie starke Seifen, stark parfümierte Waschlotionen und Shampoos, Parfums, Desinfektionsmittel, Lotionen mit hohem Alkoholgehalt, Phenol, Menthol
- Deodorants dürfen bei *intakter* Haut verwendet werden (Watson et al. 2012; Sherman et al. 2022)
- Make-up mit Silikonkomponente
- Selbstbräunende Produkte
- Schwimmen in chloriertem oder Salzwasser, wenn die Haut nicht mehr intakt ist

Thermische Reize:
- Direkte Sonnenbestrahlung
- Kein Solarium, keine Sauna
- Heiße Vollbäder
- Feuchte Hautfalten (trocken halten)
- Temperaturextreme (z. B. Heizkissen, Bettflaschen, heißer Fön, Eispackungen, kalte Außentemperaturen)

Bei Bestrahlung des kleinen Beckens müssen spezielle Informationen über die Reinigung des Urogenitalbereichs vermittelt werden.

Duschen ist im Allgemeinen möglich. Falls das Bestrahlungsfeld auf der Haut markiert ist, hat sich die Applikation einer durchsichtigen, luftdurchlässigen, aber wasserdichten Folie auf der Markierung bewährt. Die Folie kann während der Bestrahlung belassen werden.

Patienten sollen gebeten werden, ihre Pflegeprodukte mitzubringen oder die Namen dieser Produkte aufzuschreiben. So können die Patienten vor der Anwendung stark hautreizender Produkte gewarnt werden.

23.5.5.3 Interventionen während der Radiotherapie

Die Haut sollte regelmäßig auf folgende Veränderungen untersucht werden:
- Hautfarbe,
- Hauttrockenheit,
- Temperatur,
- Schmerzempfindlichkeit,
- Juckreiz,
- Belag/Infektion.

Sowohl die Ein- als auch die Austrittsstelle der Strahlung muss inspiziert werden. Erforderlich ist eine regelmäßige Hautkontrolle nach jeder Sitzung, denn je nach Größe des Strahlungsfeldes können verschiedene Hautreaktionen gleichzeitig auftreten. Die Dokumentation der Befunde auf einem Beurteilungsblatt (evtl. mit Beurteilungsskala) ist wünschenswert, um ein kontinuierliches Bild vom Verlauf und Schweregrad der Veränderung zu erhalten.

Durch Bestrahlung verursachte *akute* Hautläsionen sind meist reversibel. Die pflegerischen Interventionen folgen den aktuell gültigen Prinzipien der Behandlung chronischer Wunden:
- Reinigen,
- Debridement,
- Blutungskontrolle,

- Geruchskontrolle,
- Vermeidung von zusätzlichen Reizen,
- Schmerzkontrolle (▶ Kap. 15).

Vor der Bestrahlung sollten Restbestände der Hautpflegeprodukte sanft entfernt werden. Je nach klinikinterner Regelung kann bei offenen Läsionen die Bestrahlung durch eine Vlieskompresse hindurch durchgeführt werden.

In einigen Radioonkologieabteilungen wird die Wundheilung mithilfe spezieller Verbände unterstützt.

Während der normalen Reepithelisierung, d. h., falls keine Infektion festzustellen ist, können eine feucht gehaltene Hautoberfläche und ein spezielles Verbandmaterial den Heilungsprozess unterstützen. Viele Kliniken haben ihre eigenen Strategien und Produkte für die Behandlung von Hautreaktionen bei Strahlentherapie. Die Art des Verbandes kann aber in 5 Gruppen eingeteilt werden: Film und Membran, Schaumstoff, Gel, silberhaltig, Bio, andere Verbände (Zasadzinski 2022).

Der Einsatz von Okklusivverbänden kann zu Mazeration führen und wird nicht empfohlen.

Pflegerische Interventionen während der Radiotherapie

Hautreaktionen mit Erythem oder trockener Desquamation (Grad 1; ◘ Abb. 23.5)
- Häufige Luftexposition.
- Tragen von schützender Kleidung und Hüten, Applikation von Sonnenschutzmittel Faktor 15–50.

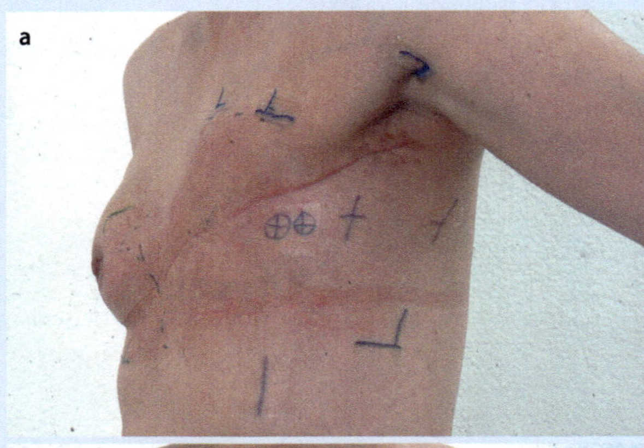

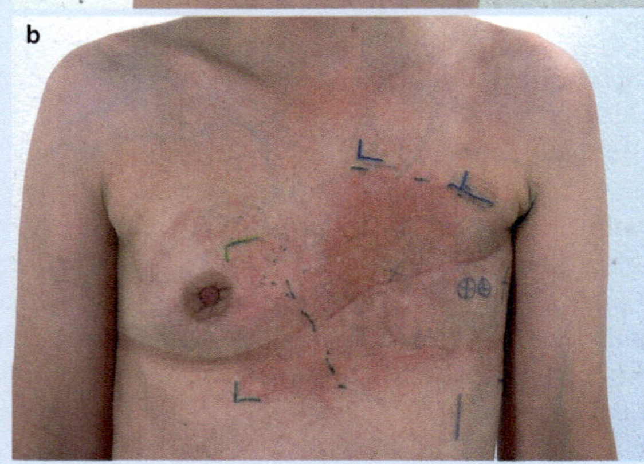

◘ **Abb. 23.5 (a, b)** Hautreaktion Grad 1. (Abb. von Prof. Dr. med. U. Lütolf, Radio-Onkologie, Universitätsspital Zürich, mit frdl. Genehmigung)

- Betroffene Stellen mit lauwarmem Wasser und evtl. alkalifreier Seife waschen; trockentupfen oder kühl föhnen.
- Kühle bis lauwarme feuchte Kompressen mit Leitungswasser (2- bis 3-mal täglich), trockene Kühlung (z. B. *umhülltes* Cold-Pack oder trockenen Stofflappen aus dem Gefrierfach) max. 3–5 min auf die warme, gerötete Stelle legen.
- Bei starkem Erythem kann die Applikation einer 1 %-igen Kortikosteroidcreme ärztlich verordnet werden.
- Bei trockener Desquamation spezielle unparfümierte Feuchtigkeitscreme/Lotion in den Behandlungsintervallen auf die betroffenen Hautpartien aufbringen.
- Besonders Hautfalten trocken halten, Reibungen vermeiden.
- Alkoholkompressen, -tupfer und Intimtücher vermeiden.
- Vermeidung von Heftpflastern am Ort der Bestrahlung.

Hautreaktionen mit nässender Desquamation (Grad 2–3; ◘ Abb. 23.6 und 23.7)
Wie Grad 1 und zusätzlich:
- Beschreibung und Dokumentation des Ausmaßes der Läsion. Bei größeren Läsionen kann eine Fotodokumentation hilfreich sein.
- Bei zunehmender Überwärmung, Spannung, Silbersulfadiazin-Creme auftragen (1- bis 2-mal/täglich)
- Bei einzelnen offenen Läsionen: Silbersulfadiazin-Creme nach Verordnung.
- Hautareal sauber halten und von Verkrustungen befreien, um die Reepithelisierung zu fördern und Infektionen zu vermeiden:
- Hautstelle 1- bis 2-mal/Tag mit Wasser, NaCl 0,9 % reinigen; kühl trockenfönen oder sehr vorsichtig abtupfen.

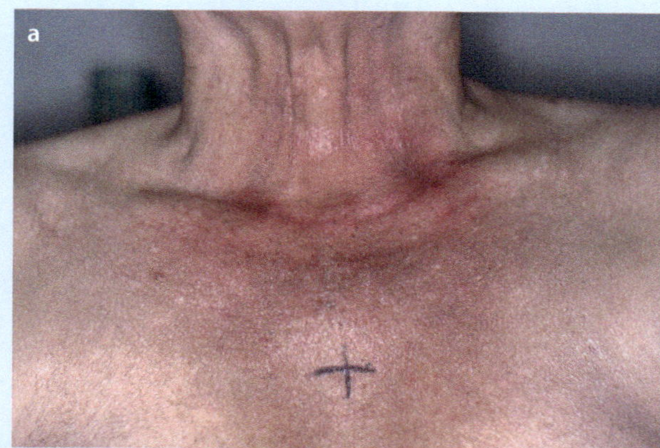

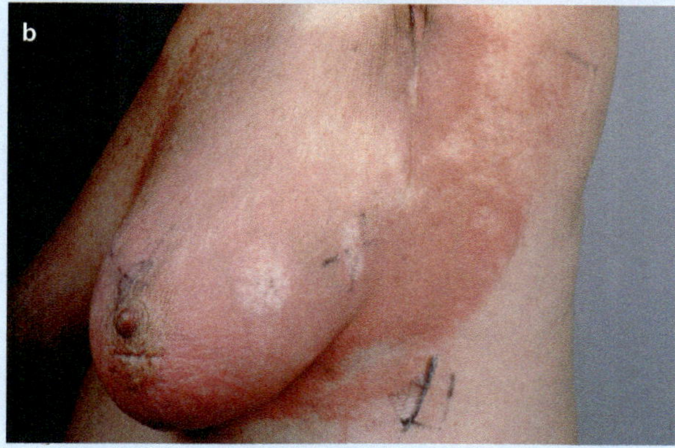

▪ Abb. 23.6 (a, b) Hautreaktion Grad 2. (Abb. von Prof. Dr. med. U. Lütolf, Radio-Onkologie, Universitätsspital Zürich, mit frdl. Genehmigung)

- Eine zu stark mechanische Reinigung (Reiben, Schrubben) ist nicht empfohlen.
- Bei Reaktionen Grad 2–3 sollten alle Verbände aseptisch angebracht werden.

Beim Verbandwechsel
- Den Verband vor Entfernung anfeuchten.
- Steriles, nichtklebendes Verbandmaterial anwenden, besonders zum Abdecken von Reibungsstellen.
- Auf Zeichen einer Infektion achten.
- Bei Infektion: Auftragen von Silbersulfadiazin-Creme, meist 1-mal/Tag, beim nächsten Verbandwechsel Restsalbe entfernen.

- Körperfalten (z. B. Axilla, Inguinalregion) mit besonderer Sorgfalt pflegen und trocken halten.
- Puder vermeiden! Puder kann zusätzliche Hautreizungen verursachen sowie das Wachstum von Bakterien und Pilzen fördern, und es bildet sich ein unangenehmer breiartiger Belag. Falls vom Arzt verordnet, zwischen den Applikationen von Puder deshalb unbedingt gut spülen.

Zur Förderung der Reepithelisierung ein **feuchtes Wundmilieu fördern:**
- Einlegen von saugfähigen, nichtklebenden Kompressen.
- Evtl. Gebrauch von hydrokolloiden Gels und Verbänden (s. unten).
- Evtl. Auftragen von Silbersulfadiazin-Creme.

Große, nässende oder schwer zu behandelnde Läsionen
- Chirurgisches Débridement in Betracht ziehen.
- Evtl. häufigerer Verbandwechsel; nichtklebendes semipermeables Verbandmaterial verwenden (z. B. Mepithel).

Anogenitale Läsionen
- Kurze lauwarme Sitzbäder (bis 5 min); kühl föhnen.
- Evtl. schützende Salbe (z. B. Bepanthen-Creme) auftragen, um Brennen beim Wasserlassen zu vermindern.
- Bei anhaltendem Durchfall: Reinigung durch lokales kühles bis lauwarmes Duschen, so oft wie nötig.
- Starken Wasserstrahl (z. B. bei Closomat) direkt auf das Strahlenfeld vermeiden.
- Exposition an der Luft so häufig wie möglich.
- Vermeidung einer zusätzlichen Verletzung der Läsion durch Kleidungsstücke oder Leintücher.
- Zu starke Wärme vermeiden, z. B. zu heiße Sitzbäder, heißes Föhnen.
- Verabreichung systemischer Schmerzmittel nach Verordnung.
- Geruchsreduzierende Maßnahmen durch aktivkohlenhaltigen Verband durchführen.

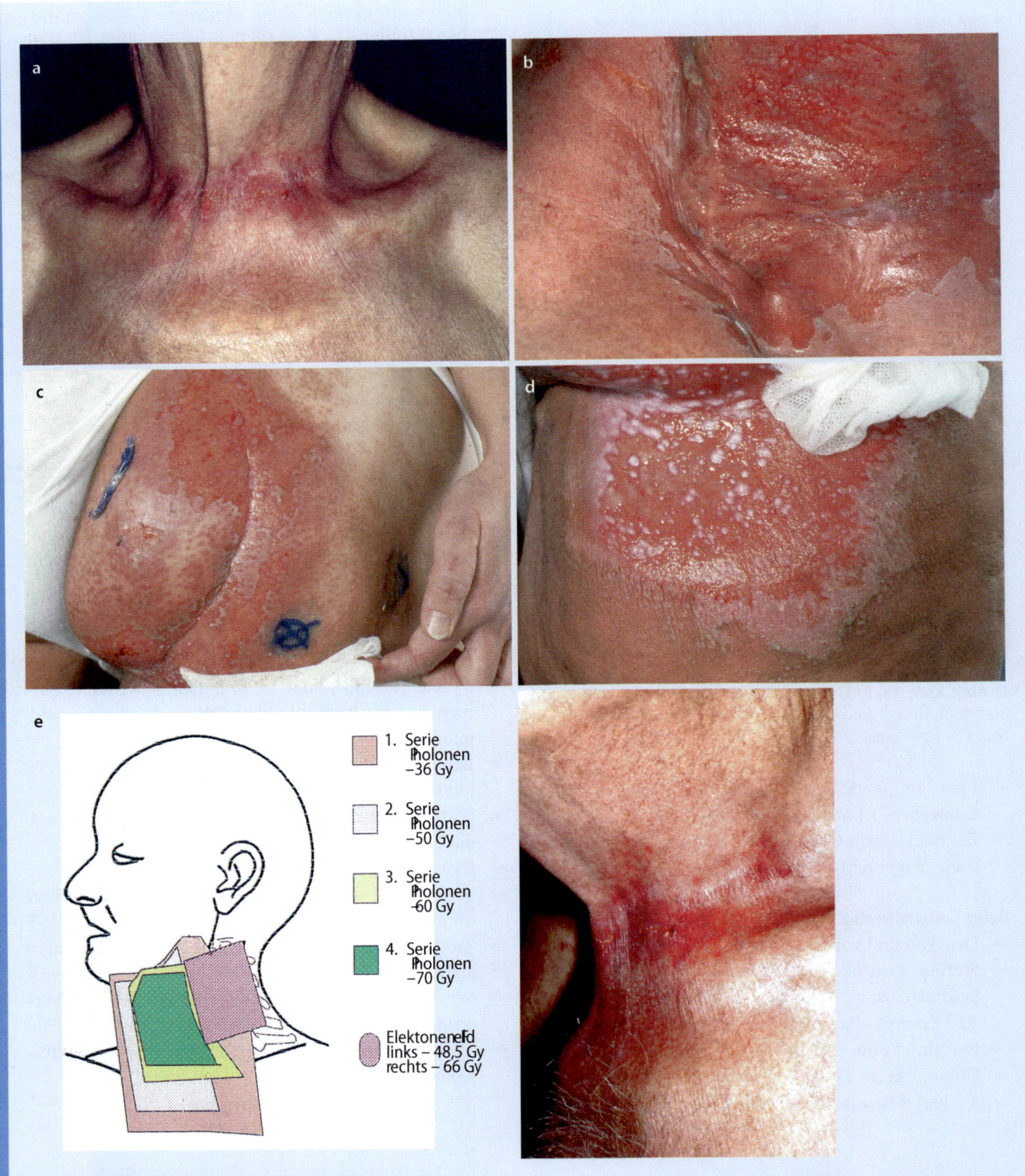

Abb. 23.7 (**a–e**) Hautreaktion Grad 3: Blasenbildung und nässende Desquamation. (Abb. von Prof. Dr. med. U. Lütolf, Radio-Onkologie, Universitätsspital Zürich, mit frdl. Genehmigung)

Juckreiz Zu unterschiedlichen Zeitpunkten der Bestrahlung kann lokal Juckreiz auftreten. Gegen Juckreiz, verursacht durch trockene Desquamation, aber auch bei verminderter Schweiß- und Talgdrüsenfunktionen sind die folgenden Interventionen hilfreich.

> **Pflegerische Interventionen bei Juckreiz**
> - Kühle, *trockene* Kompressen auflegen (z. B. Cold-Pack).
> - Mit lauwarmem Wasser waschen (bis zu 3-mal/Tag); trocken abtupfen oder kühl föhnen.
> - Auftragen von Feuchtigkeitscreme/Lotion.
> - Evtl. Auftragen von 1 % Kortikosteroidsalbe.

23.5.5.4 Nachsorge

Nach Abschluss der Bestrahlung und wenn keine offenen Läsionen vorhanden sind, wird die trockene, noch gereizte oder gerötete Haut mit Feuchtigkeitscreme/Lotion nach Anweisung bis zur Beruhigung und Wiederherstellung der Geschmeidigkeit gepflegt. Die Patienten sollten darüber informiert werden, dass die Hautreaktionen 10–14 Tage nach der letzten Behandlung noch weiter anhalten können. Je nach Zustand der Haut bei Therapieabschluss ist eine mehr oder weniger häufige Nachsorge notwendig. Bei stark nässenden Läsionen ist die Kontrolle bis zur Abheilung nötig.

Rasieren der bestrahlten Areale ist erst einige Wochen nach Behandlungsende wieder erlaubt. Direkte Sonnenbestrahlung ist bis zur Abheilung zu vermeiden, nötigenfalls durch Sonnenschutzmittel mit hohem Lichtschutzfaktor zu reduzieren.

23.6 Haut- und Nagelveränderungen unter medikamentöser Behandlung

Antitumorale Therapien können – als unerwünschte Wirkung – vielfältige Hautveränderungen hervorrufen. Diese können an der ganzen Haut auftreten, sich aber auch auf einzelne Hautpartien (z. B. Gesicht) oder einzelne Hautanhangsorgane (z. B. Nägel) beschränken. Hautreaktionen an gut sichtbaren Körperstellen, vor allem im Gesicht, verändern das Körperbild. Schätzungen zeigen, dass 18–72 % der Patienten mit Chemotherapie, 75–90 % mit gezielter Therapie und 30 % mit Immuntherapie Hauttoxizitäten aufweisen. Sie führen bei den Patienten zu großer Verunsicherung und evtl. zu sozialem Rückzug und Isolation (▶ Kap. 27).

Eine vorbestehende Hauterkrankung kann sich durch eine bestimmte medikamentöse Tumortherapie verschlimmern (z. B. Akne) oder auch bessern (z. B. Psoriasis). Bei einem Patienten können gleichzeitig oder nacheinander verschiedene Hautreaktionen auftreten.

Auch bei den Hautreaktionen nach medikamentöser Tumortherapie ist es wichtig, alle Veränderungen einschließlich Schweregrad und Verlauf sorgfältig zu dokumentieren. Die pflegerischen Interventionen richten sich nach Art und Ausdehnung der Hautveränderungen unter besonderer Berücksichtigung der Reaktionen des Patienten.

Wie durch alle Medikamente können auch durch Zytostatika und andere in der Onkologie eingesetzte Medikamente *Hypersensitivitäts-* und *allergische Reaktionen* ausgelöst werden, z. B. in Form von Urtikaria, Pruritus, ekzemähnlichen Ausschlägen bis zu Anaphylaxie. Das Erkennen ist wichtig, da das für die Allergie verantwortliche Medikament in der Regel abgesetzt werden muss. Häufig sind in den Zytostatika enthaltene Hilfsstoffe (z. B. Cremophor in Paclitaxel) für die allergischen Reaktionen verantwortlich. Systemische Hypersensitivitätsreaktionen werden in ▶ Abschn. 11.2.4.2 besprochen.

Die im Folgenden aufgeführten Medikamente sind jeweils in alphabetischer Reihenfolge zusammengestellt. Die genannten Medikamente *können*, müssen aber nicht Reaktionen auslösen.

> ❯ Um bei der Information des Patienten unnötige Verunsicherung zu vermeiden, sollte im Vorgespräch betont werden, dass kein Medikament, auch wenn als möglicher Verursacher bekannt, immer und zwangsläufig zu Hautveränderungen führt.

23.6.1 Exantheme

Viele tumorwirksame Medikamente können ein in der Regel mildes, unspezifisches Arzneimittelexanthem auslösen. Das Exanthem (engl. rash) gleicht dem bei Masern (Morbilli) und wird deshalb oft als *morbilliform* bezeichnet. Diese Ausschläge erscheinen ca. 7–10 Tage nach Therapiebeginn und bei einer erneuten Therapie mit dem gleichen Medikament in kürzeren Intervallen. *Das Exanthem ist nicht zu verwechseln mit dem Ausschlag verursacht durch zielgerichtete Therapien* (▶ Abschn. 23.6.2).

Auslösende Medikamente sind u. a. (alphabetische Reihenfolge):

- Anthrazykline (z. B. Doxorubicin, Doxorubicin liposomal, Idarubicin, Epirubicin, Daunorubicin)	- Hydroxyurea
- Bortezomib	- Irinotecan
- Chlorambucil	- Lenolidomid
- Cladribin	- Melphalan
- Cytarabin	- Methotrexat
- Dacarbazin	- Mitoxantron
- Etoposide	- Pemetrexed
- Gemcitabin	- Procarbazin
	- Temozolomid
	- Topotecan

Wie bei allen unerwünschten Therapiewirkungen müssen auch beim Auftreten eines Exanthems das Therapieziel (kurativ, palliativ) und die Schwere des Exanthems in Betracht gezogen werden. Eine genaue Anamnese muss durchgeführt werden, um andere mögliche Ursachen auszuschließen. Erst dann kann entschieden werden, ob dafür das auslösende Medikament abgesetzt werden soll.

23.6.2 Hautausschlag speziell bei zielgerichteten Therapien

Bei zielgerichteten Therapien, die heute bei vielen Tumorerkrankungen fester Bestandteil der Behandlung sind, können zahlreiche dermatologische Toxizitäten auftreten, die bei klassischen Zytostatika nicht beobachtet werden. Stärkerer Hautausschlag ist eher bei Gabe bestimmter monoklonaler Antikörper als bei Tyrosinkinasehemmern zu beobachten. Jedoch können z. B. EGFR-hemmende orale Kinasehemmer oder Multikinasehemmer ebenfalls eine solche Reaktion auslösen.

Mit rechtzeitiger Identifikation und Behandlung der Veränderungen können diese insgesamt meist gut verträglichen Therapien oft ohne Dosisreduktion fortgesetzt werden.

23.6.3 Papulopustulärer (akneiformer) Hautausschlag

Der epitheliale Wachstumsfaktor EGF („epithelial growth factor") spielt eine zentrale Rolle bei der ständigen Erneuerung aller epithelialen Gewebe und somit auch der Haut (► Kap. 1). Entsprechend reich sind die sich teilenden Hautzellen an Rezeptoren (EGFR) für diesen Wachstumsfaktor (◘ Abb. 23.1).

Viele von epithelialen Geweben ausgehende bösartige Tumoren sind ebenfalls reich an diesen Rezeptoren und für ihr Wachstum auf die entsprechenden Signale angewiesen. Substanzen, die diesen Rezeptor oder die von ihm abhängigen Signalwege blockieren, haben sich als wirksame Medikamente zur Behandlung verschiedener Tumoren erwiesen. Zu diesen Medikamenten gehören u. a.:

- die monoklonalen Antikörper Cetuximab, Panitumumab, Necitumumab und Pertuzumab;
- die Kinasehemmer Afatinib, Dacomitinib, Erlotinib, Gefitinib, Lapatinib, Osimertinib, Vandetanib.
- Auch Inhibitoren der mitogen-aktivierten Proteinkinase-Inhibitoren (MEKis), wie Trametinib, Binimetinib und Cobimetinib, werden ebenfalls mit der Entwicklung einer papulopustulösen Eruption verbunden. Sie tritt bei 74–85 % (alle Grade) und 5–10 % (Grad 3/4) der Patienten auf.

Es handelt sich um eine akute, zum Teil eitrige Entzündung der Haut, ausgehend von den Haarfollikeln – ähnlich einer Akne. Sie wird deshalb als akneförmiges Exanthem oder als akneiforme Follikulitis bezeichnet (engl. acneiform rash). Im Unterschied zur eigentlichen Acne vulgaris bilden sich aber keine Komedonen („Mitesser").

- Das Exanthem tritt unter EGFR-Hemmern bei 50–90 % der Patienten auf.
- Das Exanthem zeigt eine typische Körperverteilung: Wie bei Akne ist der Ausschlag in der Regel auf die seborrhoischen Zonen (Gesicht, vordere und hintere Schweißrinne am Thorax) begrenzt, es kann jedoch auch – vor allem bei den Kinasehemmern – am ganzen Körper auftreten.
- Das Exanthem erscheint ca. 1–3 Wochen nach Therapiebeginn. Der Höhepunkt wird etwa in der 5. Woche erreicht. Auch bei Weiterführung der Therapie klingt die akute Follikulitis dann in der Regel ab.

Es ist daher verständlich, dass unter der Behandlung mit diesen Substanzen zum Teil schwere unerwünschte Wirkungen an der Haut sowie an den Nägeln und Haaren beobachtet werden können. Das Auftreten dieser Veränderungen zeigt in der Regel einen typischen zeitlichen Verlauf (◘ Abb. 23.8).

- In einer *1. Phase* tritt ein akneiförmiger Hautausschlag auf, entsprechend einer akuten Entzündung der Haut.
- In einer *2. Phase*, ab etwa 4–6 Wochen nach Therapiebeginn, geht die akute Entzündung zurück, die Haut trocknet lokal aus, es können sich Krusten und Schuppen bilden. Die Haut wird dünner und empfindlicher, es können sich Teleangiektasien („Gefäßreiser", „Besenreiser") ausbilden. Teilweise kommt es zu schmerzhaften Fissuren.
- In einer *3. Phase* treten zusätzlich gelegentlich Paronychien auf (Entzündungen des Nagelfalzes).

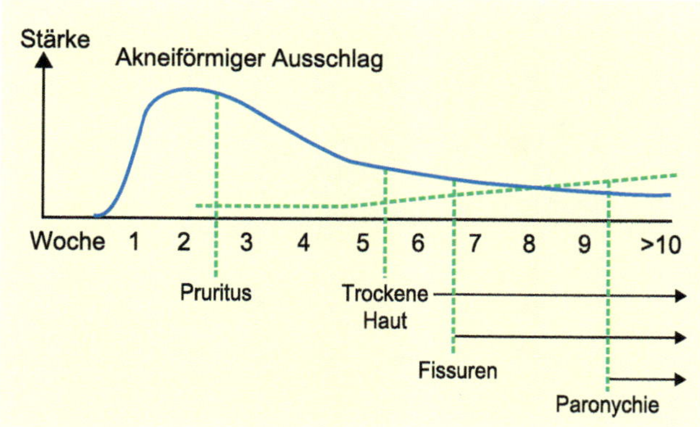

Abb. 23.8 Zeitlicher Verlauf derHaut-Nagel-Veränderungen. Obwohl die Kurve für die Hautveränderungen glatt gezeichnet ist, erleben die Patienten während der Therapie Phasen, die frei sind von z. B. Hautausschlag sowie Schübe mit verschiedenen Hautreaktionen. (Nach Merck GmbH)

Die Abfolge der Ereignisse ermöglicht es, die Informationen entsprechend zu dosieren. Man hat Zeit, z. B. Nagelveränderungen später im Therapieablauf zu besprechen. Zu viel und ungerichtete Information zu Beginn der Therapie kann dadurch vermieden werden.

In früheren Studien konnte ein Zusammenhang zwischen der Hautreaktion und dem Ansprechen des Tumors auf den EGFR-Hemmer gezeigt werden: Je stärker die Hautreaktion, desto besser war im Allgemeinen das Therapieansprechen. Bei Patienten, die keinen ausgeprägten Hautausschlag zeigen, kann eine solche Aussage Unsicherheit hervorrufen – *Vorsicht ist geboten.*

23.6.3.1 Erfassung

Vor Therapiebeginn sollte eine Haut- und Nagel-Erfassungdurchgeführt werden, um bereits bestehende Veränderungen zu dokumentieren. Folgende Punkte sollten während der Behandlung erfasst werden:

- Stärke des Exanthems,
- Ausbreitung,
- Pruritus, Xerosis, Fissuren,
- Nagelveränderungen,
- Zeichen von Hyperkeratosis resp. Hand-Fuß-Syndrom,
- Auswirkungen auf den Patienten und die Angehörigen (ATL),
- Beschwerden, z. B. Schmerz.

Folgende Erfassungsinstrumente können eingesetzt werden:

- Skindex 16: validiertes Instrument zu Auswirkungen von Hautveränderungen unter 3 Aspekten: Symptome, emotionale und funktionale Aspekte,
- FACT EGFR 18: Functional Assessment of Cancer Therapy-EGFR 18 (► www.facit.org).

Eine Fotodokumentation kann ebenfalls hilfreich sein.

23.6.3.2 Beurteilung

Die Entscheidung für eine Behandlung stützt sich auf eine korrekte Beurteilung. Eine Einteilung der Hautausschläge findet sich in NCI-CTCAE Version 5.0 (■ Tab. 23.5). Ein zweite, MESTT (MASCC EGFR Inhibitor Skin Toxicity Tool), besteht in einem Beurteilungssystem, das für eine standardisierte Erfassung und Beurteilung geeignet ist (s. MASCC-online) (■ Abb. 23.9, 23.10 und 23.11).

■ Tab. 23.5 Akneiformer Ausschlag (papulopustlös) – Beurteilung nach Common Terminology Criteria for Adverse Events (CTCAE 2017) Version 5.0

Grad	„Rash" (Ausschlag) akneiform
1	Papeln und/oder Pusteln auf < 10 % der Körperoberfläche (KOF) – mit oder ohne Pruritus oder geringen Schmerzen
2	Papeln und/oder Pusteln auf 10–30 % der KOF – mit oder ohne Pruritus oder geringen Schmerzen – mit psychosozialen Auswirkungen – mit Einschränkung der ATL
3	Papeln und/oder Pusteln auf > 30 % der KOF – mit oder ohne Pruritus oder geringen Schmerzen – mit lokaler Superinfektion; orale Antibiotika indiziert – mit Einschränkung der ATL
4	Papeln und/oder Pusteln auf beliebigem Anteil der KOF – mit oder ohne Pruritus oder geringen Schmerzen – mit ausgedehnter Superinfektion; i.v. Antibiotika indiziert – lebensbedrohliche Konsequenzen
5	Tod

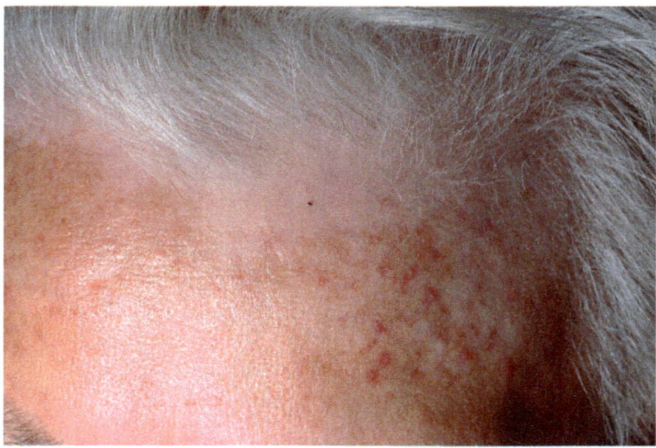

■ Abb. 23.9 Hautreaktion auf EGFR-Hemmer Grad 1. (Abb. von Prof. Dr. med. R. Dummer, Dermatologische Klinik, Universitätsspital Zürich, mit frdl. Genehmigung)

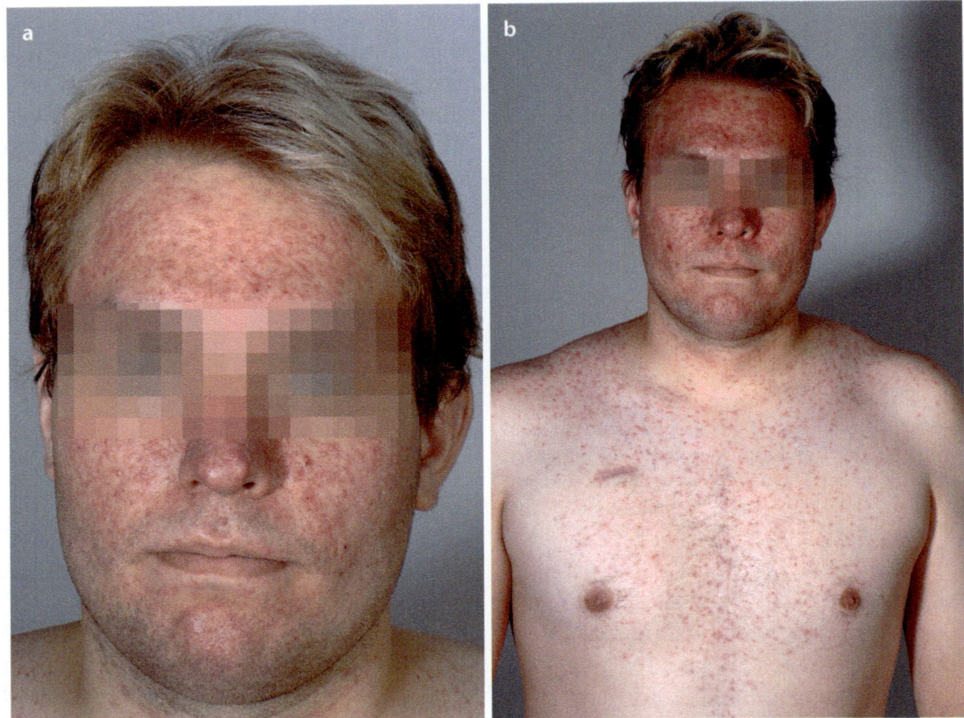

Abb. 23.10 (**a, b**) Hautreaktion auf EGFR-Hemmer Grad 2 an Gesicht und Brust. (Abb. von Prof. Dr. med. R. Dummer, Dermatologische Klinik, Universitätsspital Zürich, mit frdl. Genehmigung)

23.6.3.3   Medizinische Interventionen

> Bei EGFR-Hemmern sowie anderen zielgerichteten Therapien besteht noch kein Standard für die optimale medizinische Behandlung der damit verbundenen unerwünschten Wirkungen. Die folgenden Empfehlungen beruhen vorwiegend auf Expertenkonsens.

Als Antibiotika werden präventiv und therapeutisch vorwiegend z. B. Minocyclin, Doxycyclin eingesetzt: Sie haben unabhängig von ihrer antibakteriellen auch eine entzündungshemmende Wirkung. In der STEPP-Studie (Skin Toxicity Evaluation Protocol with Panitumumab) (Lacouture et al. 2010) wurde gezeigt, dass *die Medikamente zur Prophylaxe dienen, da sie den Hautausschlag zwar nicht zu verhindern, aber zu vermindern vermögen.*

Die vorbeugende Anwendung von Vitamin-K1-Creme kann nicht allgemein empfohlen werden, da in einer randomisierten Studie Vitamin-K1-Creme keine Verringerung des Hautausschlags vom Grad 2 nachweisen konnte (Lacouture und Sibaud 2020).

Die Therapieempfehlungen zum akneformen Ausschlag werden in ◘ Tab. 23.6 dargestellt. Grundsätzlich wird eine Konsultation mit einem Onkodermatologen empfohlen.

23.6.3.4   Pflegerische Interventionen

Pflegende sind oft in die Behandlung von akneformem Ausschlag involviert, informieren und beraten Patienten und Angehörige. Dies ist wichtig, da frühzeitige Inter-

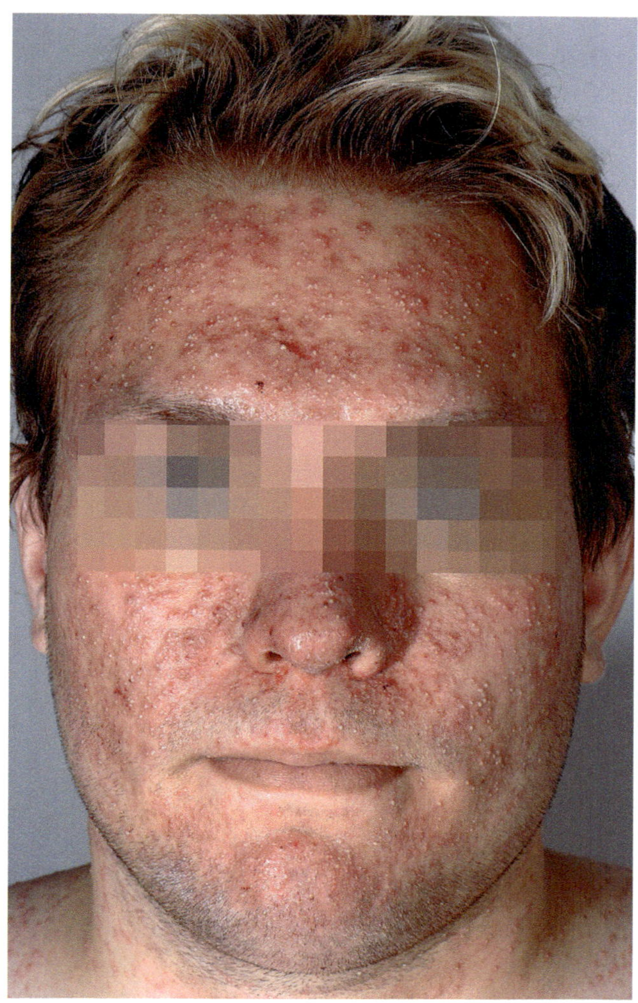

Abb. 23.11 Hautreaktion auf EGFR-Hemmer Grad 2/3. (Abb. von Prof. Dr. med. R. Dummer, Dermatologische Klinik, Universitätsspital Zürich, mit frdl. Genehmigung)

ventionen dazu beitragen, die Beschwerden eines akneiformen Ausschlags zu reduzieren. Der Zustand der Haut sollte vor Therapie beginn erfasst werden.

Es kann dadurch auch vermieden werden, dass Patienten eine erfolgversprechende Behandlung wegen dieser unerwünschten Wirkung von sich aus abbrechen. Ein Therapieabbruch sollte in jedem Fall nur nach Rücksprache mit dem behandelnden Arzt erfolgen.

Wie für die medizinischen Interventionen gilt auch für die pflegerischen Interventionen bei Hautveränderungen unter EGFR-Hemmern:

> Es besteht noch kein Konsens über die optimalen pflegerischen Interventionen. Die folgenden Empfehlungen beruhen vorwiegend auf aktuellen Expertenmeinungen.

■ **Information des Patienten**

Die Behandlung mit EGFR-Hemmern erfolgt in der Regel ambulant. Der Patient und die Angehörigen müssen mit den unerwünschten Wirkungen zurechtkommen. Es sind gute Informationsschriften für Patienten erhältlich.

Patienten müssen zu Beginn der Behandlung – sowohl bei intravenös als auch bei oral verabreichten Medikamenten – über die genannten Punkte informiert werden (Pflegerische Interventionen).

> Schwere akneiforme Veränderungen im Gesicht bedeuten eine große Belastung für Patienten und Angehörige und dürfen nicht unterschätzt oder bagatellisiert werden.

Tab. 23.6 Therapieempfehlung akneiformer Ausschlag nach Lacouture und Sibauld 2020

Ausschlag Grad 1 und 2 Papeln und/oder Pusteln, die 10–30 % der Körperoberfläche (KOF) bedecken Symptome Juckreiz oder Empfindlichkeit; psychosoziale Auswirkungen; Einschränkung der ATLs	• Fortsetzung der Behandlung mit der aktuellen Dosis • Überwachung auf Schweregrad • Einleitung oder Fortsetzung eines oralen Antibiotikums • Topisches Steroid in niedriger/moderater Dosierung • Neubewertung nach 2 Wochen (entweder durch medizinisches Fachpersonal oder Selbstauskunft des Patienten); wenn sich die Reaktionen verschlimmern oder nicht verbessern, Behandlung unterbrechen
Ausschlag Grad ≥3 (oder unerträglicher Grad 2)	• Kulturen anlegen bei Verdacht auf Infektion • Fortführung oder Einleitung von oralen Antibiotika • Topische niedrige/moderate Steroide • Systemische Kortikosteroide • Nach 2 Wochen erneut evaluieren; keine Besserung oder Verschlechterung der Symptome: evtl. eine weitere Unterbrechung oder Absetzen der Behandlung nach Protokoll

Pflegerische Interventionen bei akneiformem Ausschlag

Information, Beratung

- Eine akneiforme Reaktion wird mit großer Wahrscheinlichkeit auftreten.
- Es handelt sich dabei weder um eine allergische Reaktion noch um eine typische Akne.
- Sie kann sich in unterschiedlicher Stärke manifestieren.
- Sie kann sich während der Therapie wieder zurückbilden.
- Es ist wichtig, das Behandlungsteam zu informieren, sobald eine Hautveränderung bemerkt wird oder sie sich verschlimmert; wirksame Behandlungen sind verfügbar.
- Die oralen EGFR-Hemmer und andere Hemmer nur nach Rücksprache mit dem Arzt absetzen!
- Das Befolgen der Empfehlungen zur Hautpflege reduziert die Schwere der Symptome.
- Keine Produkte zur Hautpflege kaufen oder benutzen ohne Rücksprache mit dem Behandlungsteam.
- Kosmetisch störende Veränderungen im Gesicht können durch spezielles Make-up abgedeckt werden.

Empfehlungen zur Hautpflege

- Gute Körperhygiene.
- Kopfwäsche mit sehr milden Shampoos.
- Bade- oder Duschöl benutzen; pH-neutrale Seife/Duschgels usw. benutzen, lauwarmes Wasser verwenden.
- Wegen des Infektionsrisikos nur saubere und weiche Handtücher verwenden.
  - Bei pustulösem Hautausschlag keine Nassrasur. Trockenrasur (mit elektrischem Rasierapparat) nach Abklingen der pustulösen Phase möglich.
- Mit einem nicht parfümierten, feuchtigkeitsspendenden Produkt wie Creme oder Lotion mit 4–10 % Urea ca. 2-mal pro Tag eincremen.
- Als Make-up silikonfreie, dermatologisch getestete Deckcreme verwenden.
- Milde, pH-neutrale Make-up-Entferner verwenden.
- Eincremen der Hände und Füße mit feuchtigkeitsspendenden Produkten mit 4–10 % Urea beugt Hautaustrocknung und Fissuren vor.
- Baumwollene Wäsche reduziert Schwitzen oder übermäßigen Wärmestau.
- Sonnenschutzcreme mit hohem Faktor auftragen (z. B. Faktor 30–50).
- Hautrötungen können mit hochwertigem, hypoallergenem, nichtokklusivem Make-up überdeckt werden.

Zu vermeiden

- Manipulation der Hautveränderungen (erhöht die Infektionsgefahr): Pusteln nicht ausdrücken!
- Alkoholhaltige Lösungen oder Gels.
- Starkes Reiben mit dem Handtuch meiden (besser: Abtupfen der Haut).
- Rückfettende Pflegeprodukte (z. B. Nachtcremes, Salben, petrolatumhaltige Produkte), besonders an Gesicht und Brust, da ihr Okklusionseffekt die Abheilung der Hautveränderungen negativ beeinflussen kann.
- Waschen der betroffenen Körperteile mit heißem Wasser, Nutzen von Sauna und Dampfbädern.
- Heißes Föhnen der Haare.
- Enge Kleider: Kleidung darf nicht auf entzündeten Hautstellen reiben.
- Rasieren der Körperbehaarung (Gefahr der Mikroverletzung der Haut).
- Starke direkte Sonnenexposition – Sonnenschutz mit hohem Faktor 30–50 verwenden (◻ Abb. 23.12).
- Aknemedikamente auf der Basis von Retinoiden oder Benzoylperoxid sollten nicht benutzt werden.

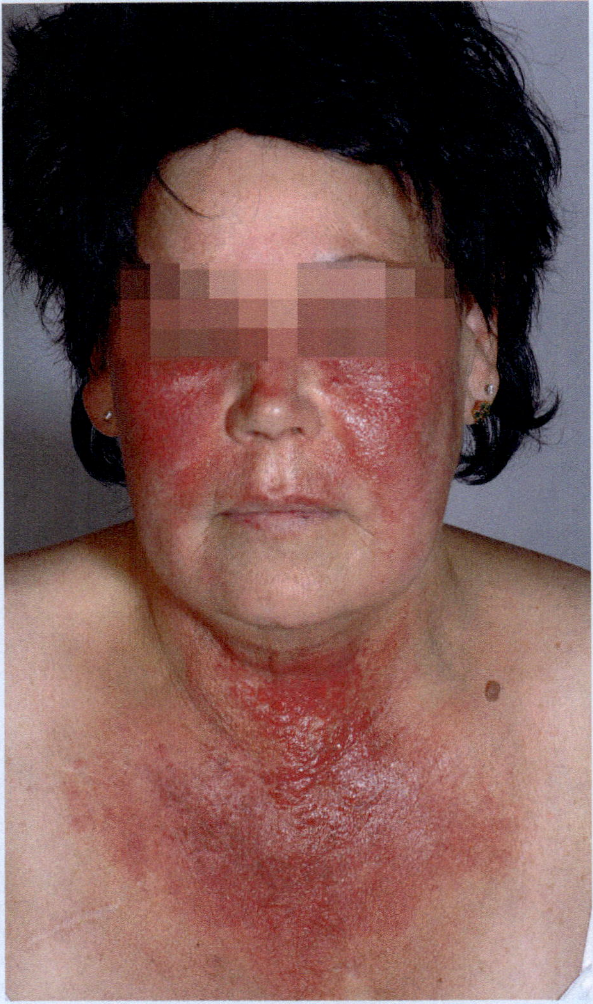

◻ **Abb. 23.12** Hautreaktion auf EGFR-Hemmer nach Sonnenexposition. (Abb. von Prof. Dr. med. R. Dummer, Dermatologische Klinik und Klinik für Onkologie, Universitätsspital Zürich, mit frdl. Genehmigung)

Zur Verhinderung von Narben und Hyperpigmentierung
- Verkrustete Läsionen nicht entfernen.
- NaCl 0,9 %-Kompressen auflegen.
- Mit milder Seife waschen.
- Mit Feuchtigkeitsemulsionen eincremen.

23.6.4　Hautausschlag bei Therapie mit Kinase- und Multikinasehemmern

Neben den besprochenen Medikamenten, die gezielt den EGFR-Signalweg blockieren, kommen auch Substanzen zum Einsatz, die verschiedene intrazelluläre Signalwege hemmen, die sog. Kinase- bzw. Multikinasehemmer. Diese Gruppe der oralen Tumortherapie entwickelt sich rasant. Immer mehr solcher Hemmer für ein breiteres Tumorspektrum werden auf den Markt gebracht.

Beispiele der Kinase/Multikinase-Therapiegruppen sind:
- EGFR-Inhibitoren (z. B. Gefitinib, Lapatinib)
- c-kit und Breakpoint-Cluster-Region-Abelson-Protoonkogen-Inhibitoren (z. B. Imatinib, Dasatinib)
- Angiogenesehemmer (z. B. Pazopanib, Sunitinib, Sorafenib, Regorafenib)
- Fibroblasten-Wachstumsfaktor-Rezeptor(FGFR)-Inhibitoren (z. B. Pemigatinib)
- BRAF-Inhibitoren (z. B.Vemurafenib, Dabrafenib)
- MEK-Inhibitoren (z. B. Trametinib, Cobimetinib)
- mTOR-Inhibitoren (z. B. Everolimus, Temsirolimus)
- PI3K-Inhibitoren (z. B. Idelaisib)
- Hedgehog-Inhibitoren (z. B. Vismodegib, Sonidegib)
- JAK-Inhibitoren (z. B. Ruxolitinib)
- PARP-Inhibitoren (z. B. Olaparib, Rucaparib, Niraparib)

Jede Gruppe hat ihr eigenes Spektrum an Hautveränderungen.

Auch diese Medikamente verursachen Hautreaktionen, die sich aber von denen der EGFR-Hemmer etwas unterscheiden. Sie sind in der Regel milder und zeigen etwas andere Lokalisationen und Erscheinungsbilder – eher wie seborrhöische Dermatitis, makulopapulöser Ausschlag oder auch Plattenepithelkarzinome.

Diese Art Ausschlag neigt dazu, im Laufe der Therapie frühzeitig zu erscheinen und nach etwa 6–8 Wochen zu verschwinden. Bis heute gibt es keine klinischen Studien, welche die Behandlungsstrategien beurteilen. Expertenmeinungen berichten über die Anwendung von topischen rückfettenden, feuchtigkeitsspendenden Pflegecremes und topischen Steroiden für eine symptomatische Linderung (Eaby et al. 2014).

23.6.5　Hautausschlag bei Immunotherapie

Kutane IR-Erkrankungen oder dirAE (“dermatologic immune-related adverse events„) – sog. immuntherapiebedingte unerwünschte Wirkungen – sind die häufigsten Nebenwirkungen der Immuncheckpoint-Inhibitoren oder der sog. ICI-Therapie (> 50 % für alle Grade). Sie sind jedoch selten schwerwiegend und beeinträchtigen in der Regel nicht die Fortsetzung der Behandlung. Das klinische Erscheinungsbild ist sehr unterschiedlich, wobei unspezifische makulopapulöse Hautausschläge am häufigsten auftreten (◘ Tab. 23.7; Haanen et al. 2022).

Diagnose und frühzeitige Behandlung von dirAEs sind entscheidend für die Aufrechterhaltung einer akzeptablen Lebensqualität für Patienten und ihre Familien.

Empfehlungen bezüglich kutaner unerwünschter Wirkungen bei eine Immunotherapie:
- Die gesamte Haut und die Schleimhäute des Patienten sollten vor Beginn der ICI-Therapie untersucht werden.
- Die Anamnese von Hauterkrankungen wie Psoriasis oder dirAEs mit Hautmanifestation sollte abgefragt werden (Haanen et al. 2022).

Die Behandlung der Einzelreaktionen erfolgt in Abhängigkeit der Symptomausprägung (CTCAE-Grad).

23.6.6　Xerosis und Fissuren

Nach Abklingen des akuten akneiformen Ausschlags entwickelt sich bei 10–15 % der mit EGFR-Hemmern behandelten Patienten eine ausgeprägte, entzündliche Hauttrockenheit (Xerodermie, Xerosis) verbunden mit Pruritus. Als Folge der Xerosis bilden sich ca. 10–12 Wochen nach Beginn der Behandlung Fissuren (Risse, Rhagaden) mit schlechter spontaner Heilungstendenz (◘ Abb. 23.13). Häufig befinden sie sich an den Fingerkuppen, manchmal an den Fersen. Sie sind sehr schmerzhaft und stören die Alltagsaktivitäten (Fingerfertigkeit, Gehen).

Medikamente wie Inhibitoren von EGFR, mTOR, Ras/RAF/MEK/ERK, CTLA-4 und auch Multikinasehemmer verursachen eine abnormale Differenzierung der Keratinozyten. Diese führt zu Veränderungen und Schwächung der epidermalen Barriere.

Obwohl keine randomisierten Studien vorliegen, sind konsensbasierte Richtlinien verfügbar.

◘ Tab. 23.7   Dermatologische immunbedingte unerwünschte Ereignisse. (Nach Haanen et al. 2022; Apalla et al. 2021)

Ekzematöser Ausschlag oder „eczematous rash" (ER) ist ein unspezifischer makulopapulöser Ausschlag mit oder ohne Pruritus	• Das Auftreten von ER liegt in der Regel zwischen 3 und 6 Wochen nach Beginn der Behandlung • Häufiger bei Anti-CTLA- 4 als PD-1/PD-L1 • Betrifft in der Regel < 30 % der Körperoberfläche (KOF) • In < 5 % der Fälle schwerwiegend (CTCAE 2017 Grad > 3)
Lichen-ruber-planus-(Knötchenflechte-)ähnlicher Ausschlag	• Betrifft etwa 10 % der dirAEs und tritt seltener auf als ER • Tritt häufiger bei der Verwendung von Anti-PD-1/PD-L1 auf als bei Anti-CTLA-4 • Auftreten verzögert sich mehrere Wochen bis Monate nach der ersten Dosis der ICI-Behandlung
Psoriasis-ähnlicher Ausschlag	• Häufiger Verschlimmerung einer bereits bestehenden Psoriasis • Neu auftretende Psoriasis ist seltener • Tritt in der Regel innerhalb von 5–12 Wochen nach Beginn der Behandlung auf
Vitiligo-ähnlicher Ausschlag	• Entwickelt sich meist bei Patienten mit Melanomen, die mit Anti-PD-1/Anti-PD-L1 behandelt werden • Ein spätes Auftreten kennzeichnend, in der Regel mehrere Monate nach Beginn der Behandlung • Die Kombination von Anti-PD-1/PD-L1 und Ipilimumab wurde mit einem früheren Auftreten und einer stärkeren Streuung in Verbindung gebracht • Betroffen ist in der Regel das lichtexponierte Hautgesicht, die Extremitäten, die Kopfhaut und die Gesichtsbehaarung

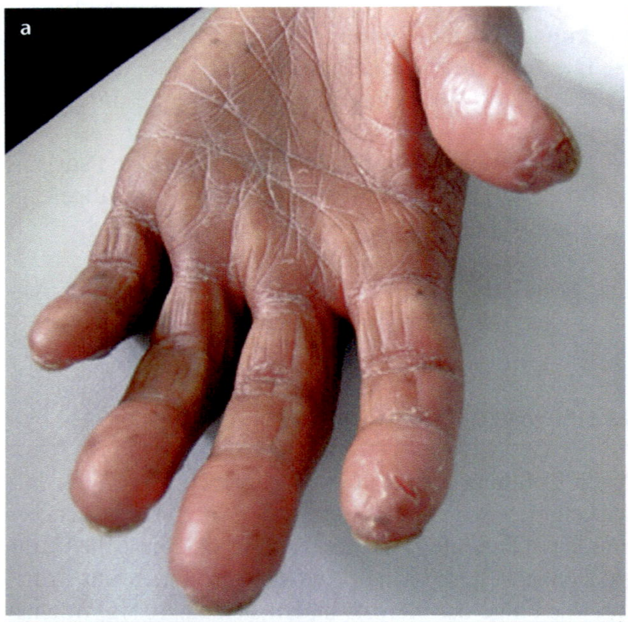

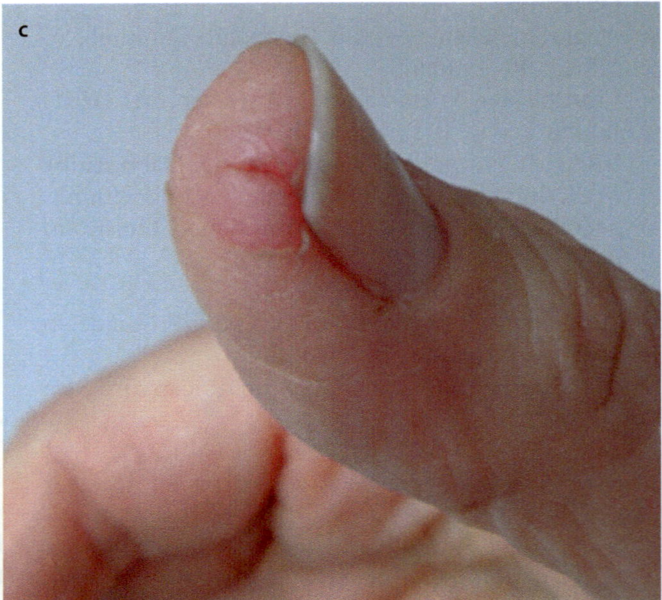

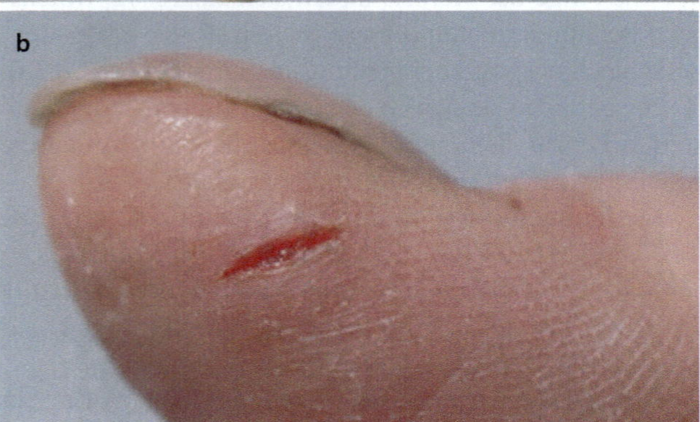

◘ Abb. 23.13   (a–c) Fissuren, verursacht durch EGFR-Hemmer. (Abb. von Prof. Dr. med. R. Dummer, Dermatologische Klinik und Klinik für Onkologie, Universitätsspital Zürich, mit frdl. Genehmigung)

Bei sehr starker Xerosis kann die Applikation von topischen, kortikosteriodhaltigen Cremes in Betracht gezogen werden.

Mit der Hauttrockenheit können sich – an den Stellen der Hauptmanifestation der akuten Phase – *Teleangiektasien* („Gefäßreiser") ausbilden. Sie stellen höchstens ein kosmetisches Problem dar.

23.6.7 Hand-Fuß-Syndrom

Dieses Syndrom wird auch palmoplantare Erythrodysästhesie oder nekrolytisches akrales Erythem genannt und HFS oder PPE abgekürzt. Es äußert sich an den Innenflächen beider Hände und an beiden Fußsohlen.

Als erste Symptome berichten die Patienten oft über:
- eine unklare Gefühlsstörung und leichte Spannung,
- ein Kribbeln an den Händen bzw. Füßen.

Im weiteren Verlauf kommt es zu
- einer ausgeprägten Rötung und Übererwärmung,
- zunehmender Spannung und ödematöser Schwellung,
- Schmerzen an belasteten Stellen,
- Blasenbildung,
- Fissuren und Schälen der Haut bis zu Ulzeration und Nekrose.

Erste Symptome treten nach 2–4 Wochen auf, können aber auch noch nach einigen Monaten erscheinen.

Die Pathophysiologie des Hand-Fuß-Syndroms ist nicht bekannt. Das HFS ist eine charakteristische unerwünschte Wirkung bestimmter klassischer Zytostatika, aber auch bestimmter zielgerichteter Therapien (◘ Abb. 23.14). Bei Letzteren tritt es abhängig von Dosierung und Therapieschema in unterschiedlichen Häufigkeiten und Schweregraden auf.

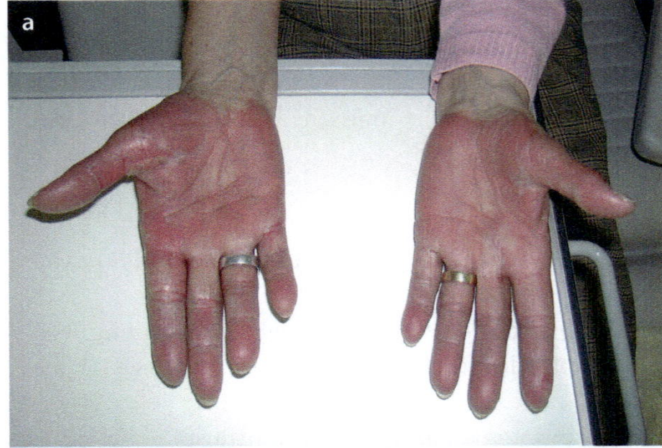

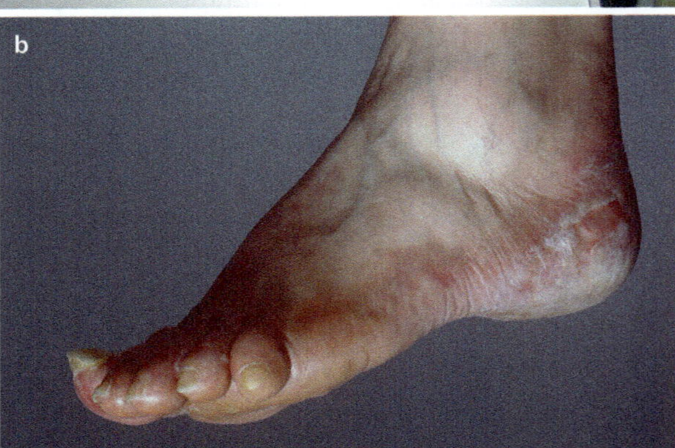

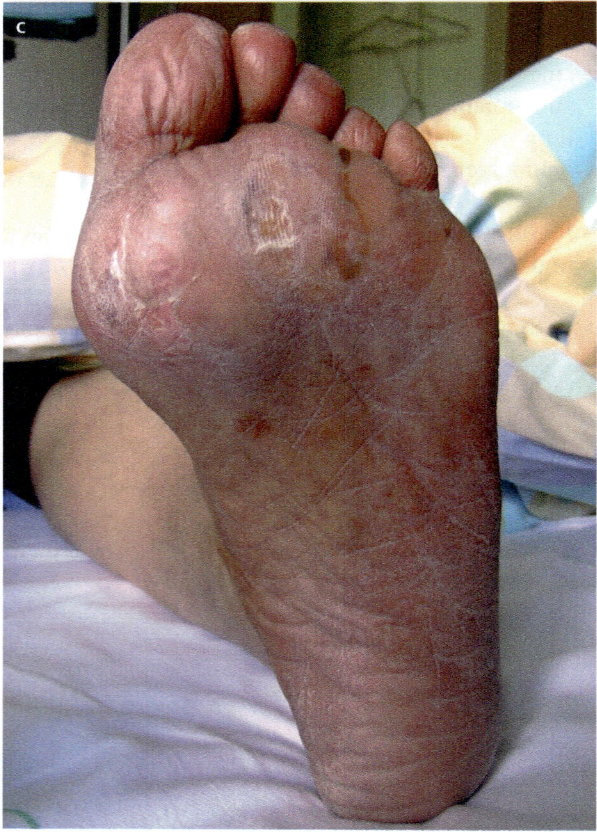

Abb. 23.14 (**a–c**) Hand-Fuß-Syndrom unter Capecitabin und Lapatinib. (Abb. der Klinik für Onkologie und Prof. Dr. med. R. Dummer, Dermatologische Klinik und Klinik für Onkologie, Universitätsspital Zürich, mit frdl. Genehmigung)

Klassische Zytostatika, die häufig ein Hand-Fuß-Syndrom auslösen

- Capecitabin
- Cytosin-Arabinosid
- Doxorubicin
- Doxorubicin liposomal
- 5-Fluorouracil (hauptsächlich hoch dosiert bei Dauerinfusionen)
- Ixabepilon
- Mitoxantron
- Taxane (z. B. Docetaxel)

Zielgerichtete (Targeted) Therapien u. a.

- Axitinib
- Pazopanib
- Vemurafenib
- Dabrafenib

Bei der Behandlung mit einigen Multikinasehemmern wird eine ähnliche unerwünschte Wirkung beobachtet, die sog. (▶ Abschn. 23.6.8).

23.6.7.1 Beurteilung

Der Schweregrad eines HFS kann nach CTCAE (Common Terminology Criteria for Adverse Events) 5.0 erfasst werden (◘ Tab. 23.8).

Tab. 23.8 Schweregradeinteilung des Hand-Fuß-Syndroms („palmar-plantar erythrodysesthesia"). Nach Common Terminology Criteria for Adverse Events (CTCAE 2017) Version 5.0

Grad	Kennzeichen
1	– Geringe Hautveränderungen (z. B. Erythem, Ödem, Hyperkeratose) – Keine Schmerzen
2	– Deutliche Hautveränderungen (z. B. zunehmendes Erythem, Blasenbildung, Schälen, Ödem, Blutung, Fissuren, Hyperkeratose) – Schmerzen – Mäßig eingeschränkte ATL
3	– Starke Hautveränderungen (z. B. Blasenbildung, Schälen, Ödem, Blutung, Fissuren, Hyperkeratose) – Schmerzen – Stark eingeschränkte ATL
4	–
5	–

23.6.7.2 Medizinische Interventionen

Dosisreduktion und/oder Therapiepause sind bislang die einzigen kausal wirkenden medizinischen Interventionen. Symptomatisch sind oft Schmerzmittel indiziert. Nach Therapiestopp lassen die Symptome innerhalb von 2–4 Wochen nach. In der Literatur finden sich darüber hinaus verschiedene therapeutische Empfehlungen zur Prophylaxe oder Therapie des HFS.

23.6.7.3 Pflegerische Interventionen

> Die Interventionen beruhen auf dem Konsens von Experten (Dermatologen, Onkologen, Pflegenden), dem nur wenige randomisierte Studien zugrunde liegen.

Pflegerische Interventionen bei Hand-Fuß-Syndrom

Vor Therapiebeginn

- Vor Therapiebeginn sollte eine Untersuchung der Haut, besonders an Stellen, wo sich eine Hyperkeratose bilden kann, durchgeführt werden.

Patientenschulung und -information zu Beginn einer Behandlung, die zu einem HFS führen kann

- Das HFS ist nicht lebensbedrohlich, kann aber die Lebensqualität beeinträchtigen.
- Präventive Interventionen sind möglich.
- Patienten sollen schon leichte Symptome unverzüglich melden: Eine frühzeitige Behandlung kann Linderung bringen.

Präventive Interventionen (während des ersten Monats)

- Gute Hautpflege an Handflächen und Fußsohlen; eine bestehende Hornhaut vor der Therapie mit Keratolytika (z. B. Salben mit Salicylsäure 5–10 % oder Urea 10–40 %) behandeln und evtl. von einer Fachperson entfernen lassen.
- Einengende Schuhe sowie Fingerringe und Armbänder vermeiden: Schuhe mit weichen, stoßdämpfenden Einlagen auskleiden.
- Vermeiden von wiederholtem Druck oder Reibung auf Handflächen oder Fußsohlen: kein Jogging, keine langen Fußmärsche.
- Tätigkeiten mit Werkzeugen, die wiederholten, starken Druck auf Handflächen oder Finger ausüben, mit dämpfenden Handschuhen – beim Tippen möglichst wenig Druck auf die Tastatur ausüben.
- Mit lauwarmem oder kühlem Wasser und milder, pH-neutraler Seife oder Waschlotion baden oder duschen.

- Vermeiden von längerer Exposition zu heißem Wasser an Händen und Füßen (z. B. Wäschewaschen oder Geschirrspülen):
  - Keine Gummihandschuhe tragen beim Waschen in heißem Wasser: Gummi hält die Hitze im Inneren des Handschuhs zurück!
  - Hitzeexposition, z. B. Saunabesuch, in der Sonne sitzen, vermeiden.
  - Scharfe Putz- oder Reinigungsmittel nur mit Handschuhen benutzen.
  - Körperpflegemittel ohne Alkohol verwenden.

Therapeutische Intervention bei manifestem Hand-Fuß-Syndrom (zusätzlich zu den genannten präventiven Interventionen)

- Schwierigkeiten beim Gehen und Handfertigkeit dem Behandlungsteam melden.
- Hände und Füße kühlen: kühle oder kalte Kompressen (trocken) wiederholt über 15–20 min auflegen. Eis nicht direkt mit der Haut in Kontakt bringen!
- Nasse Hände und Füße zum Trocknen nicht mit einem Handtuch abreiben, sondern nur sanft abtupfen!
- Schuhe mit weichen, stoßdämpfenden Sohlen auskleiden.
- Bei Hyperkeratose: Intensivieren der Rückfettung. Sanftes Auftragen (nicht einreiben) einer ureahaltigen Feuchtigkeitscreme (Urea 4–10 %) z. B. durch Tragen von Baumwollhandschuhen und -socken nach dem Auftragen; schützt vor zusätzlicher Reizung der offenen Stellen und vor dem Verschmieren der aufgetragenen Cremes.
- Analgesie nach Verordnung (▶ Kap. 15).

23.6.8 Hand-Fuß-Hautreaktion

Unter einigen Multikinasehemmern (z. B. Lapatinib, Sunitinib, Sorafinib und Regorafenib u. v. m.) tritt bei 10–60 % der Patienten eine sog. Hand-Fuß-Hautreaktion auf (engl. hand foot skin reaction; HFSR), meist bereits während der ersten 2–4 Wochen der Behandlung. Sie ist nach Absetzen des Medikaments vollständig reversibel.

An Stellen mit Druckbelastung (Fingerspitzen, Fersen, Fußballen) sowie über den Hand- und Fußgelenken bilden sich schmerzhafte Erytheme (Rötungen), evtl. mit zentralen Blasen. Nach einigen Wochen verdickt sich die Haut (Hyperkeratose) an diesen Stellen und es bilden sich ebenfalls schmerzhafte Schwielen aus, die die Beweglichkeit stark einschränken können.

Ähnlich wie das typische Hand-Fuß-Syndrom (HF), das unter klassischen Zytostatika wie Fluorouracil, Capecitabin u. a. auftreten kann (▶ Abschn. 23.6.7), ist die HFSR an Händen und Füßen lokalisiert. Typisch für die HFSR sind aber die Ausbildung an druckbelasteten Stellen statt flächigem Befall und die ausgeprägte Hyperkeratose.

> **Pflegerische Interventionen bei Hand-Fuß-Hautreaktion**
>
> Die pflegerischen Interventionen entsprechen denen beim HFS (▶ Abschn. 23.6.7). Besondere Aufmerksamkeit ist aber der Prophylaxe und Pflege der Hyperkeratose zu schenken.
>
> **Prophylaxe**
> - Vor Therapiebeginn: Bei vorbestehender Hyperkeratose (Hornhaut/Hühneraugen) Entfernung durch professionelle Pediküre.
> - Keratolytische (hornhautlösende) Salben (salicylat- oder harnstoffhaltig) anwenden.

23.6.9 Hyperpigmentierung

Eine lokalisierte oder generalisierte Dunkelfärbung ist eine häufige unerwünschte Wirkung von Zytostatika sowie durch verschiedene zielgerichtete Therapien.

Sie kann an Haut, Schleimhäuten und Nägeln sowohl lokalisiert wie generalisiert auftreten. Sie betrifft unterschiedliche Körperpartien, z. B. Hand- und Fußflächen, die Haut über peripheren Venen (nach Injektionen/Infusionen des Zytostatikums), die Mundschleimhaut oder die Zunge. Die Haut von dunkelhäutigen Personen wird noch dunkler, besonders auffällig ist dies entlang der Handlinien.

Von außen einwirkende Faktoren, z. B. Druck, die Entfernung von Pflastern oder Sonnenlicht können eine Hyperpigmentierung lokal auslösen oder verstärken. Eine spezielle Form von Hyperpigmentierung tritt „linienförmig" über dem Verlauf von peripheren Venen auf, in die das verursachende Zytostatikum injiziert oder infundiert wurde. Es handelt sich dabei nicht um eine Phlebitisfolge.

Eine Hyperpigmentierung kann bereits ca. 2–3 Wochen nach Beginn der Chemotherapie auftreten, aber auch erst 10–12 Wochen nach Abschluss der Behandlung. Sie ist nach Absetzen der Therapie in der Regel reversibel (◘ Tab. 23.9; ◘ Abb. 23.15, 23.16 und 23.17). Weitere Medikamente, z. B. Melphalan, Thiothpa, Hydroxurea, Actinomycin, können ebenfalls Hyperpigmentierung verursachen.

Die Ursachen sind nicht bekannt. Bei zielgerichteten Therapien z. B. c-kit-Inhibitoren, BCR-ABL-Inhibitoren und Multikinase-Angiogenese-Inhibitoren besteht der Verdacht auf eine Störung der Melaninbildung. Neben Zytostatika und zielgerichteten Therapien können auch andere Medikamente eine Hyperpigmentierung verursachen (Tetrazykline, Antimalariamittel u. a.).

Es werden weder medizinische Prophylaxe noch Behandlung durchgeführt.

◘ Tab. 23.9 Hyperpigmentierung/Hypopigmentierung aufgrund von Zytostatikatherapie und zielgerichtete Therapien (Auswahl)

Häufig auslösende Medikamente	Typische Manifestationen
Klassische Zytostatika	
Bleomycin	– Manifestation besonders bei gleichzeitiger Traumatisierung der Haut, z. B. durch Druck oder Kratzen (◘ Abb. 23.16) – Rückbildung nach Absetzen der Therapie sehr langsam, gelegentlich erst nach Jahren
Busulfan	– Morbus-Addison-ähnliche generalisierte Dunkelfärbung (nach längerer Therapiedauer) – Hyperpigmentierung häufig verbunden mit anderen schweren Toxizitäten
Cyclophosphamid, Ifosfamid	– Linienförmige Veränderungen der Nägel – Dunkle Hautflecken (◘ Abb. 23.15)
Daunomycin	– Nagelverfärbung
Doxorubicin	– Nagelverfärbung – Dunkelfärbung der Schleimhaut in der Mundhöhle (Gingiva, Zunge, besonders bei dunkelhäutigen Personen) – Linienförmige Hautverfärbung über den Venen (keine Phlebitisfolge!)
5-Fluorouracil (i.v. und topisch), Capecitabin	– Linienförmige Verfärbung der Haut über den Venen (keine Phlebitisfolge!) – Verfärbung der Nägel und Mundschleimhaut – Lokalisierte Dunkelfärbung über den Fingergelenken und an sonnenexponierten Hautstellen
Zielgerichtete Therapien	
EGFR-Hemmer: Cetuximab, Panitumumab, Erlotinib, Gefitinib usw.	– Hyperpigmentierung verbunden mit Sonnenexposition – Hyperpigmentierung nach Abklingen des akneiformen Ausschlags möglich

23

▪ **Tab. 23.9** (Fortsetzung)

Häufig auslösende Medikamente	Typische Manifestationen
Multikinasehemmer: Vandetinib, Imatinib, Pazopanib, Sunitinib	Hyperpigmentierung, Hypopigmentation, Gelbfärbung
Immunotherapie: Ipilimumab	*Hypo*pigmentation resp. Vitiligo

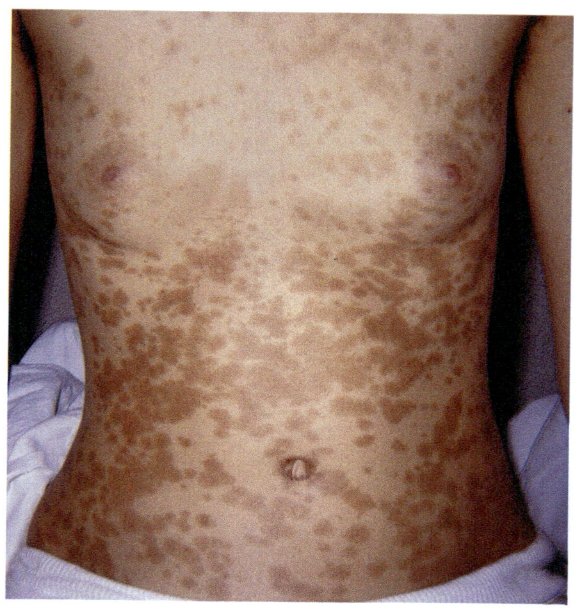

▪ **Abb. 23.15** Hyperpigmentation nach Cyclophosphamid. (Abb. der Klinik für Onkologie, Universitätsspital Zürich, mit frdl. Genehmigung)

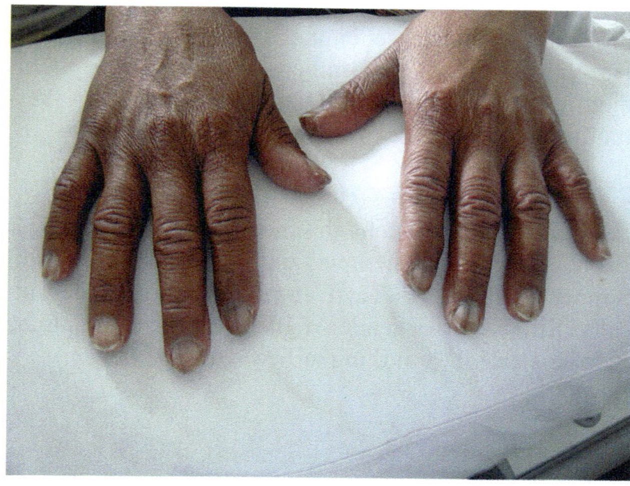

▪ **Abb. 23.17** Hyperpigmentation (Haut und Nägel) nach Lapatinib-Capecitabine-Therapie. (Abb. der Klinik für Onkologie, Universitätsspital Zürich, mit frdl. Genehmigung)

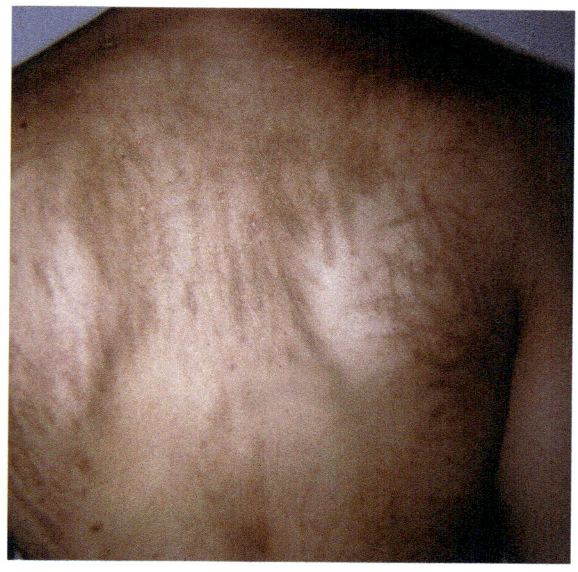

▪ **Abb. 23.16** Kratzspuren während Bleomycin-Therapie. (Abb. der Klinik für Onkologie, Universitätsspital Zürich, mit frdl. Genehmigung)

Pflegerische Interventionen bei Hyperpigmentierung

- Den Patienten informieren, dass diese unerwünschte Wirkung bei den verabreichten Medikamenten auftreten kann und nach Abschluss der Therapie in der Regel verschwindet, wenn auch zum Teil erst nach einigen Monaten.
- Während der Behandlung direkte Sonnenbestrahlung vermeiden, Sonnencreme mit hohem Schutzfaktor verwenden. Solariumbesuch ist ebenfalls zu vermeiden.
- Speziell bei Behandlung mit Bleomycin: Bei Therapiebeginn dem Patienten empfehlen, Kratzen, dauernde Druck- oder Reibestellen (z. B. beim Rucksacktragen, Gebrauch von Werkzeugen) u. Ä. zu vermeiden.
- Falls kosmetische Maßnahmen notwendig werden, Unterstützung des Patienten durch fachgerechte Hilfe.

23.6.10 Photosensibilisierung

Verschiedene Zytostatika und Targeted-Therapien führen zu einer erhöhten Empfindlichkeit der Haut gegenüber UV-Strahlen (Sonnenstrahlung). Diese Sensibilisierung kann verschiedene Reaktionen auslösen (◨ Tab. 23.10). Für neue tumorwirksame Medikamente, z. B. eine Kombination aus einem BRAF-Hemmer (Vemurafenib) und einem MEK-Hemmer (Cobimetinib), wird eine Inzidenz bis 48 % beschrieben, wobei ca. 5 % einen Grad 3 aufweisen.

Zudem können BRAF-Hemmer (z. B. Vermurafenib) oder Multikinasehemmer (z. B. Sorafenib) neue Hautläsionen (warzenähnlich oder Plattenepithelkarzinome) verursachen. Dies scheint nicht in Verbindung mit Sonnenexposition aufzutreten.

23.6.10.1 Medizinische Interventionen

Die Behandlung besteht in einer Unterbrechung oder Beendigung der Therapie und Verschreibung von Sonnenschutzmitteln, evtl. topischer Kortikosteroidsalbe. In schwerwiegenden Fällen ist eine systemische Kortikosteroidbehandlung in Erwägung zu ziehen.

23.6.10.2 Pflegerische Interventionen

Pflegerische Interventionen bei Photosensibilisierung

- Schriftliche und mündliche Anweisung des Patienten, direkte Sonnenbestrahlung zu vermeiden.
- Bei einen sonnenbrandähnlichen Erythem das Behandlungsteam informieren.
- Darüber hinausgehende Maßnahmen zum Sonnenschutz:
  - Auf körperbedeckende Kleidung achten; Sonnenhut empfehlen.
  - Anwendung effektiver Lichtschutzmittel (Faktor 15–50), auch bei leichter Bewölkung; ausreichend häufige Applikation.
  - Bei BRAF-Hemmern können Photosensitivitätsreaktionen auch hinter Fenstern auftreten; nicht ohne Schutz in direktem Sonnenlicht sitzen, z. B. beim Autofahren.
  - Bei milden Reaktionen Feuchtigkeitslotionen oder -cremes auftragen.

◨ **Tab. 23.10** Photosensibilisierung durch klassische Zytostatika und zielgerichtete Therapien (Auswahl)

Reaktion	Manifestationen	Häufigste auslösende Medikamente
Phototoxische Reaktion	Entspricht einem Sonnenbrand, mit Rötung und Schmerzen an sonnenexponierten Stellen Beginn innerhalb von Minuten bis Stunden nach Sonnenexposition Evtl. Blasenbildung Anschließend meist Hyperpigmentierung	Actinomycin D Cetuximab Dacarbazin Pemetrexed Sunitinib Vandetinib Vinblastin
Photoallergische Reaktion	Allergische Reaktion, frühestens 24 h nach Sonnenexposition Papulovesikulärer Ausschlag, Juckreiz, Schuppenbildung Zu Beginn begrenzt auf sonnenexponierte Hautstellen, später oft weitere Ausbreitung	Flutamid Tegafur
Photoreaktivierung	Medikament löst (ohne Sonnenexposition) Sonnenbrandsymptome aus an gleichen Stellen wie bei früher – vor Monaten oder Jahren – erlebtem Sonnenbrand	Methotrexat
Photoverstärkung	Starkes Erythem ca. 2–5 Tage nach UV-Lichtexposition an exponierten Stellen	Hochdosiertes Methotrexat
Photoonycholyse	Sehr seltenes Ereignis Ablösung des Nagels vom Nagelbett	Mercaptopurin
Bildung von Keratoacanthomas/Squamouszell-Karzinoma	Warzenähnliche Hauterscheinungen	Vemurafenib Sorafenib

23.6.11 Aufflammphänomen („Recall")

Wird nach einer Radiotherapie eine systemische Tumortherapie verabreicht, so kann im Bereich der bisherigen Bestrahlung eine „Aufflammreaktion" ausgelöst werden. Die Pathogenese dieser Reaktion ist unklar. Ein Aufflammphänomen kann auch erst viele Jahre nach einer Radiotherapie auftreten. Die Intensität der Reaktion hängt von zahlreichen Faktoren ab, u. a. von der Zeitspanne zwischen Radio- und der Chemotherapie sowie von der Dosis und der Art der Medikamente. Auch die Schleimhaut kann befallen werden. Manifestation und Verlauf des Aufflammphänomens entsprechen denen einer primären Strahlenreaktion. Nach der Abheilung kann die Haut eine Hyperpigmentierung aufweisen.

Zahlreiche tumorwirksame Medikamente (◘ Tab. 23.11) werden mit Aufflammphänomenen assoziiert. Auch andere Medikamente, z. B. Antibiotika und Johanniskraut, sind als Auslöser genannt worden.

23.6.11.1 Medizinische Interventionen

Die klinische Bedeutung des Aufflammphänomens ist zweifach. Erstens muss die richtige Diagnose gestellt werden, damit die Behandlung – in der Regel eine unterstützende Behandlung, häufig mit topischen oder systemischen Kortikosteroiden – auf diese Ätiologie zugeschnitten werden kann. Zweitens muss der therapeutische Nutzen der Fortsetzung der systemischen Therapie im Hinblick auf das Risiko einer Verschlimmerung der Reaktion bewertet werden. Angesichts der fortlaufenden Entwicklung neuer systemischer Tumortherapien ist ein aktualisiertes Verständnis des Aufflammphänomens wichtig (Bhangoo et al. 2022).

23.6.11.2 Pflegerische Interventionen

Sie entsprechen den Maßnahmen bei einer Hautreaktion nach Radiotherapie (▶ Abschn. 23.5.5).

◘ **Tab. 23.11** Aufflammphänomen („Recall") – auslösende Medikamente (Auswahl)

Actinomycin D	Erlotinib	Melphlan
Bleomycin	5-Fluorouracil (und Capecitabin)	Methotrexat
Cytosinarabinosid (hoch dosiert)	Gemcitabin	Paclitaxel
Daunorubicin	Idarubicin	Pemetrexed
Doxorubicin	Hydroxyurea	Sorafenib
Docetaxel	Interferon	Vinorelbin

23.6.12 Hyperkeratose und Schälen der Haut

Als Hyperkeratose wird die Verdickung der obersten Hornhautschicht (Epidermis) bezeichnet. Sie tritt besonders an Händen, Füßen oder Ellbogen auf, jedoch zum Teil auch im Gesicht oder an Stellen von Verletzungen bzw. an Druckstellen. Sie kann zu einer Störung der feinmotorischen Funktionen der Hände führen, wenn sie mit einem starken Ödem verbunden ist. Typisches Symptom ist das Schälen der Haut (◘ Abb. 23.18).

Häufigste auslösende Medikamente

- All-trans-Retinsäure: Schälen (vor allem Hände/Füße).
- Bleomycin: Hyperkeratose an Händen, Füßen, Ellbogen.

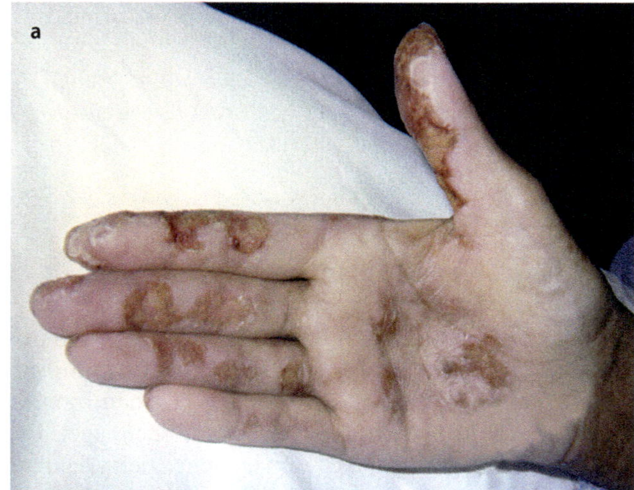
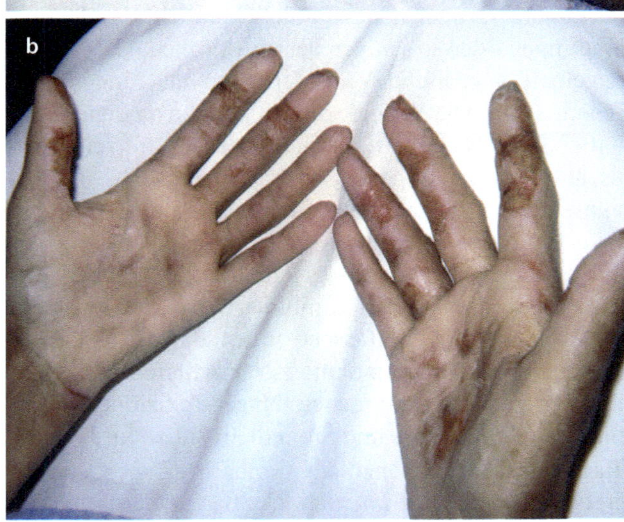

◘ **Abb. 23.18** **(a, b)** Schälen an der Handfläche nach Cytosin-Arabinosid. (Abb. der Klinik für Onkologie, Universitätsspital Zürich, mit frdl. Genehmigung)

— Hydroxyurea: Schälen bei langzeitiger Einnahme (vor allem Hände/Füße).
— Dabrafenib: Hyperkeratose an Händen, Füßen.

Pflegerische Interventionen bei Hyperkeratose und Schälen der Haut

- Den Patienten darüber informieren,
    - dass er das Auftreten von Hautveränderungen mitteilt,
    - dass die Veränderungen reversibel sind.
- Topische Medikamente nach Verordnung auftragen.
- Auftragen einer fettreichen, hydrierenden Lotion (z. B. Excipial Lipolotio).
  Speziell bei feinmotorischen Störungen:
- Hilfe leisten bei täglichen Verrichtungen (z. B. Kleider zuknöpfen, Schnürsenkel binden usw.).
- Dem Patienten evtl. dünne Baumwollhandschuhe empfehlen.
- Dem Patienten raten, sich evtl. vom Arzt krankschreiben zu lassen oder den Sozialdienst einzubeziehen, falls die Berufsausübung nicht möglich ist.

23.7 Nagelveränderungen

Allgemein betrachtet wachsen Fingernägel ca. 3 mm per Monat und Zehennägel ca. 1 mm per Monat. Komplett neues Wachstum braucht 4–6 Monate für einen Fingernagel und ca. 12–18 Monate für einen Zehennagel. Einige klassische Zytostatika sowie neue zielgerichtete Therapien verursachen – wahrscheinlich durch Entzündungen oder Störungen der mitotischen Aktivität im Nagelbett – typische Veränderungen an Finger- und Zehennägeln. Die Veränderungen können an den Nagelplatten, dem Nagelbett oder im Nagelfalz auftreten. Typische Erscheinungen sind Brüchigkeit, Hyperpigmentierung, Leukonychia (weiße Querstreifen), Beau-Linien, Onycholyse und Paronychie (◘ Tab. 23.12). Da einige Patienten möglicherweise beide Behandlungsarten kombiniert erhalten, muss das Behandlungsteam umfassend über die Unterschiede zwischen Chemotherapie und zielgerichteten Therapien und den damit verbundenen Nagel-Toxizitäten informiert sein (Lacouture und Sibaud 2018; Lacouture et al. 2021).

Diese Veränderungen entwickeln sich meist ein paar Wochen bis Monate nach Therapiebeginn. Nagelveränderungen sind nicht lebensbedrohlich, können aber schmerzhaft sein, das Körperbild verändern und die Therapie verzögern. Nagelveränderungen können meist nicht ganz vermieden werden.

◘ **Tab. 23.12** Nagelveränderungen – häufigste auslösende klassische Zytostatika und zielgerichtete Therapien (Auswahl)

Beispiele auslösender Medikamente	Typische Manifestationen
Klassische Zytostatika	
Bleomycin	– Erhöhte Brüchigkeit – Verlangsamtes Wachstum – Pigmentierung (linienförmig)
Capecitabine	– Paronychie – Erhöhte Brüchigkeit – Flächige oder linienförmige Pigmentierung
Cyclophosphamid	– Pigmentierung (linienförmig)
Docetaxel	– Onycholyse (häufig!) – Subunguale Blutungen – Dunkle Pigmentierung – Paronychie
Doxorubicin	– Onycholyse bei hochdosierter Verabreichung in kurzen Intervallen – Dunkle Pigmentierung
Epithilone	Onycholoyse
Etoposide	Paronychie
Fluorouracil	– Erhöhte Brüchigkeit – Flächige oder linienförmige Pigmentierung
Paclitaxel	– Erhöhte Brüchigkeit – Onycholoyse – Paronychie
Zielgerichtete Therapien	
Afatinib	Paronychie
Cetuximab	Paronychie
Erlotinib	Paronychie
Everolimus	Paronychie, Brüchigkeit
Gefitinib	Paronychie
Ibrutinib	Brüchigkeit
Lapatinib	Paronychie
Panitumumab	Paronychie
Selumetinib	Paronychie
Sunitinib, Sorafenib	Splinter-Blutungen

Prophylaktische Maßnahmen sollten erwogen werden, wenn aufgrund der Behandlung ernstere Nagelveränderungen befürchtet werden müssen, beispielsweise beim Einsatz von Taxanen. Zur Prophylaxe von Nagelveränderungen liegen allerdings zurzeit keine ausreichenden Daten aus hochwertiger Evidenz wie randomisiert-kontrollierten Studien (RCT) vor. Die folgenden

Empfehlungen wurden im Expertengremium im Konsens auf der Basis von Einzelfallberichten und Erfahrungswissen formuliert.

> **Pflegerische Interventionen bei Nagelveränderun gen**
> Allgemeine Informationen für die Patienten:
> - Nagelveränderungen so früh wie möglich berichten.
> - Nagelveränderungen sind reversibel und die Nägel wachsen nach Abschluss der Therapie wieder.

23.7.1 Brüchigkeit

Tumorwirksame Medikamente, klassische Chemotherapie (z. B. Docetaxel, Capecitabin) wie auch zielgerichtete Therapien, z. B. EGFR-Hemmer und Kinasehemmer (z. B. Erlotinib, Ibrutinib), verursachen durch eine Störung des Wachstums in der Nagelmatrix (Nagelwurzel) brüchige Finger- und Zehennägel.

Obwohl meist ein kosmetisches Problem, kann Brüchigkeit der Nägel – gleich ob Finger – oder Fußnägel – die Alltagaktivitäten behindern.

- Mit einer rückfettenden, ureahaltigen Creme regelmäßig einreiben.
- Nach einem lauwarmen Handbad die Nägel kurz und gerade schneiden; vorsichtig feilen.
- Nagelhaut nicht stark zurückschieben oder -schneiden.
- Evtl. schützenden Nagellack auftragen. Nagellack mit Lösungsmittel wie Toluol, Formaldehyd usw. vermeiden.
- Keine Kunstnägel aufkleben.
- Bei gespaltenen Nägeln dünne Baumwollhandschuhe tragen.
- Einengende Schuhe vermeiden.

23.7.2 Paronychie

Diese Form der Nagelveränderung (chronische Entzündung des Nagelfalzes, „Umlauf") tritt unter Behandlung mit klassischer Chemotherapie sowie bei Anwendung von Signalübermittlungshemmern auf. Es handelt sich um eine typische unerwünschte Wirkung von EGFR-Hemmern und Tyrosinkinasehemmern, wird aber auch beobachtet bei Anwendung von irreversiblen Blockern der ErbB-Familie sowie MEK- und mTOR-Hemmern. Paronychie ist an sich steril, hat aber das Potenzial, superinfiziert zu werden. Wichtig wäre, einen Abstrich zu machen, um die richtige Behandlung einleiten zu können. Eine entzündete und schmerzhafte Paronychie kann zu erheblichen Einschränkungen der Alltagsaktivitäten führen.

Eine Paronychie tritt bei 10–15 % der Patienten ca. 6–8 Wochen nach Beginn der Behandlung mit einem EGFR-Hemmer auf. Sie beginnt mit einer schmerzhaften Rötung des Nagelfalzes, im Verlauf kann es zur Bildung von Granulomen kommen. Bei Superinfektion, oft mit *Staphylococcus aureus*, bildet sich Eiter. Betroffen sind einzelne Finger- oder Zehennägel, besonders häufig der Großzehennagel. Die Paronychie ist nach Absetzen des EGFR-Hemmers immer reversibel (◘ Tab. 23.13).

23.7.2.1 Medizinische Interventionen

- Evtl. lokale Steroidbehandlung (z. B. 1 % Kortikosteroidsalbe).
- Enge Überwachung auf frühe Anzeichen eines pyogenen Granuloms.
- Bei Superinfektion (Bakterien, Candida): antibiotische Behandlung gemäß Antibiogramm, evtl. lokal antibakterielle/antimykotische Salben, Silbernitrat-Applikation
- Evtl. scharfes Abtragen von Granulationsgewebe.
- Fixation mit dehnbaren Bändern.
- Evtl. Nagelextraktion (Lacouture et al. 2021, S3-Leitlinie 2020).

◘ **Tab. 23.13** Paronychie – Beurteilung nach Common Terminology Criteria for Adverse Events (CTCAE 2017) Version 5.0

Grad	Paronychie
1	– Nagelfalzödem oder Erythem – Nagelhäutchen nicht mehr intakt
2	– Nagelfalzödem oder Erythem mit Schmerzen – Mit Sekretion oder Onycholyse – Lokale oder systemische Intervention (z. B. Antibiotika) indiziert – Einschränkung der ATL
3	– Chirurgische Interventionen oder i.v. Antibiotika indiziert – Erhebliche Einschränkungen der ADL
4	–
5	–

23.7.2.2 Pflegerische Interventionen

> **Pflegerische Interventionen bei Paronychie**
>
> **Prophylaxe**
> - Vor Therapiebeginn den Zustand des Nagelbetts an Händen und Füßen erfassen.
> - Korrektur der Nagelverkrümmung mit Überweisung an einen Podologen (falls erforderlich).
> - Einengende Schuhe vermeiden: Weite Schuhe, evtl. Sandalen tragen.
> - Nagelpflege:
>   - Nägel gerade schneiden, nicht zu kurz, keine abgerundeten Ecken.
>   - Tägliche Anwendung rückfettender Creme auf die Nagelhaut und das periunguale Gewebe
>   - Nagelhäutchen nicht abreißen oder zu fest zurückschieben.
>
> **Bei Paronychie**
> - Evtl. topisches Auftragen von antiseptischem Mittel (z. B. Jod-povidon 2 %).
> - Bei sehr schmerzhaften, druckempfindlichen Stellen: evtl. Verband mit Schaumstoffpolster, nicht klebende Verbände sowie dünne Baumwollhandschuhe.
> - Auftragen von Steroid- oder antibiotischen/antimykotischen Salben nach ärztlicher Verordnung.
> - Schmerztherapie nach WHO (▶ Kap. 15) (Lacouture et al. 2021, S3-Leitlinie 2020).

23.7.3 Onycholyse

Als Onycholyse wird die vollständige oder partielle Ablösung des Nagels vom Nagelbett bezeichnet. Auch sie führt zu erheblichen Einschränkungen der Alltagsaktivitäten. Onycholysen treten besonders häufig nach Behandlung mit Docetaxel (resp. Paclitaxel) auf, bei wöchentlicher Applikation häufiger als bei 3-wöchentlicher Verabreichung. In einer Studie zeigten nach 6 Monaten wöchentlicher Docetaxel-Behandlung 60 % der Patienten Nagelveränderungen (Paronychien und Onycholyse; ◻ Abb. 23.19). Weitere Medikamente können eine Onycholyse auslösen: Capcitabin, Etoposid oder Doxorubicin. Unter einigen Kombinationstherapien treten besonders starke Nagelveränderungen auf, z. B. bei Lapatinib und Capecitabin. Obwohl nicht lebensbedrohlich, kann eine Onycholyse die Alltagsaktivitäten erschweren (Lacouture et al. 2021).

23.7.3.1 Prophylaktische Maßnahmen

- Tägliche Anwendung von rückfettender Creme (auf den periungualen Falten, der Matrix und der Nagelplatte).
- Vermeiden, die Nagelhaut zu beschädigen.
- Die Nägel nicht kauen.
- Vermeiden, die Nägel längere Zeit in Wasser einzuweichen.
- Kontakt mit Lösungsmittel/Chemikalien vermeiden.
- Schützende Nagellacke (zur Begrenzung des Wasserverlustes aus der Nagelplatte) auftragen.
- Die Anwendung von künstlichen Nägeln vermeiden.
- Baumwollhandschuhe tragen.

23.7.3.2 Prophylaxe durch lokale Unterkühlung (Kältehandschuhe)

Prinzip und Technik der Unterkühlung Analog zur Prophylaxe des Haarverlusts durch Verwendung einer Kühlhaube (▶ Kap. 22) kann versucht werden, die Onycholyse durch lokale Anwendung von Kälte (Hypothermie) zu verhüten.

Durch die lokale Unterkühlung wird die arterielle Blutversorgung der Finger und damit des Nagelbetts reduziert. Geschieht dies in der Zeitspanne der höchsten Blutkonzentration des Zytostatikums, wird das Nagelbett weniger geschädigt, weil weniger toxische Substanzen dorthin gelangen (Morrison et al. 2022).

Zur Unterkühlung der Finger bestehen zwei Möglichkeiten:

- Eintauchen der Hände in *eiskaltes Wasser* während der Dauer der Zytostatikainfusion. Diese Methode ist schlecht dokumentiert und kann sehr schmerzhaft sein.
- *Kältehandschuhe:* Es handelt sich dabei um im Handel erhältliche spezielle Fausthandschuhe (z. B. Elasto-Gel-Handschuhe). Ihre Hülle enthält Glycerin, das auch in tiefgekühltem Zustand flexibel bleibt. Die Handschuhe werden im Tiefkühlfach eines Kühlschranks (Temperatur −18 bis −30 °C) gelagert. Bei Docetaxel sind Studien mit unterschiedlichen Applikationszeiten durchgeführt worden. Die Wirksamkeit differiert sehr stark (Kadakia et al. 2014).

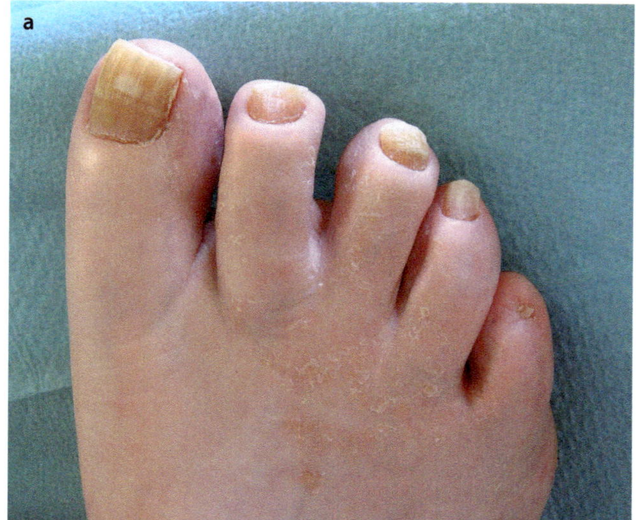

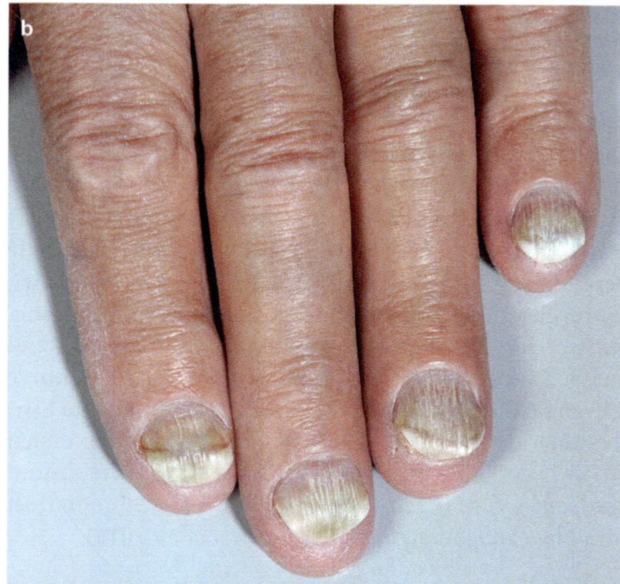

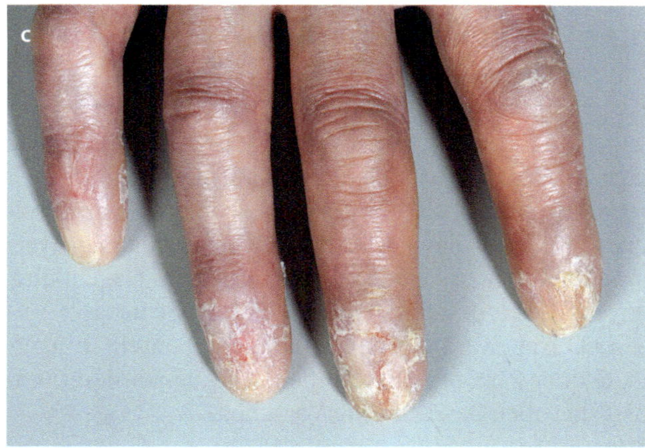

Abb. 23.19 **(a-c)** Nagelveränderungen nach monatelanger Behandlung mit Docetaxel. (Abb. von Prof. Dr. med. R. Dummer, Dermatologische Klinik und Klinik für Onkologie, Universitätsspital Zürich, mit frdl. Genehmigung)

> **Praxistipp**
>
> Die Handschuhe (−25 °C bis −30 °C) 15 min vor der Chemotherapie, während der gesamten Infusion und 15 min nach Therapieende tragen. Bei einer 1-stündigen Infusion beträgt die Tragedauer also 90 min (Achtung: Die Handschuhe erwärmen sich innerhalb von ca. 45 min und müssen deshalb bei einer 1-stündigen Infusion 1-mal gewechselt werden).

Probleme der praktischen Anwendung

- Die Kühlung kann Schmerzen in den Händen auslösen. Frostbeulen sind berichtet worden.
- Die lange Tragezeit der Handschuhe (oben) bedeutet einen zeitlichen Mehraufwand für die Patienten, aber auch für die Pflegenden.
- Es ist im Einzelfall nicht voraussehbar, ob eine Nagelschädigung tatsächlich verhütet werden kann.
- Organisatorische Aspekte: Kosten der Anschaffung von genügend Handschuhen und entsprechend großem, temperaturgeeichtem Tiefkühlfach.

Offene Fragen

Leider gibt es nur wenige gesicherte Daten und gegensätzliche Resultate der wenigen Studien zur Hypothermie mittels Kältehandschuhen (Morrison et al. 2022).

Bevor die Methode generell empfohlen werden kann, sind wichtige Fragen zu klären:

- Welches sind die Patienten mit erhöhtem Risiko zur Entwicklung von schweren Nagelveränderungen?
- Ist nach Untergruppen zu unterscheiden?
- Welche Patienten profitieren und von welcher Methode der Hypothermie? Männer und Frauen gleichermaßen?
- Sind die Methoden an Händen und Füßen gleich wirksam?
- Zu welchem Zeitpunkt soll die Hypothermie eingeleitet werden: Bei Therapiebeginn oder erst bei Anzeichen einer Nagelveränderung?
- Bei welchen Medikamenten und in welchen Dosierungen ist regelmäßig eine Wirkung der Hypothermie zu erwarten?
- Welches ist die optimale Kühltemperatur?
- Wie lange vor bzw. nach der Applikation des Zytostatikums muss gekühlt werden?
- Welches Verfahren ist wirksamer – Handschuhe oder Eiswasserbad?

Anwendung im Einzelfall Die Anwendung der Handschuhe kommt nach dem aktuellen Wissensstand vor allem bei Behandlungen mit Docetaxel in 3-wöchentlicher Applikation in Frage. Eine Hypothermie kann besonders mit Patienten diskutiert werden, die privat oder beruflich sehr auf ihre Fingerfertigkeit angewiesen sind (z. B. Goldschmiede, Klavierspieler) und die durch eine Onycholyse oder Paronychie entsprechend behindert wären. *Die Ent-*

scheidung für oder gegen den Einsatz der Hypothermie muss in jedem Fall individuell getroffen werden (Robert et al. 2015).

> Von großer Bedeutung ist eine offene und umfassende Information und Beratung vor Anwendung der Hypothermie. Dazu gehören: der Hinweis auf die Unsicherheit der Wirkung, der Hinweis auf den Zeitaufwand und auf mögliche lokale Schmerzen.

Pflegerische Interventionen bei eingetretener Onycholyse

Patienteninformation

- Bei Onycholyse wachsen die Nägel wieder nach.
- Die Patienten müssen in ihrem Selbstmanagement unterstützt werden.
- Hilfe bei täglichen Verrichtungen zu Hause.
- Schmerzen durch Fixierung des Nagels reduzieren, z. B. durch Hautpflaster um Nagel und Fingerkuppe.
- Die Anwendung von künstlichen Nägeln vermeiden.
- Schmerztherapie nach WHO (▶ Kap. 15).
- Bei Schwierigkeiten im Beruf: Beratung durch Sozialdienst vorschlagen oder organisieren.
- Falls erwünscht, kosmetische Hilfe organisieren.

Es ist sehr wichtig, die Wiederbefestigung der Nägel so schnell wie möglich zu fördern, um ein permanente Onycholyse zu vermeiden (Lacouture et al. 2021).

23.7.4 Pigmentstörungen

Pigmentierte Bänder oder Linien, eine diffuse Hyperpigmentierung, Depigmentierung (■ Abb. 23.20) oder querverlaufende Rillen der Nägel (Beau-Linie) können unter Behandlung mit bestimmten Zytostatika auftreten. Bei Hyperpigmentierung sind Cyclophosphamid, Doxorubicin und Hydroxurea, Busulfan, Capecitabin die verursachenden Medikamente (■ Abb. 23.21). Bei den meisten dieser Veränderungen handelt es sich um kosmetische Probleme. Diese dürfen allerdings nicht bagatellisiert werden: Sie entsprechen Störungen des Körperbildes, oft mit entsprechenden Folgen (▶ Kap. 27).

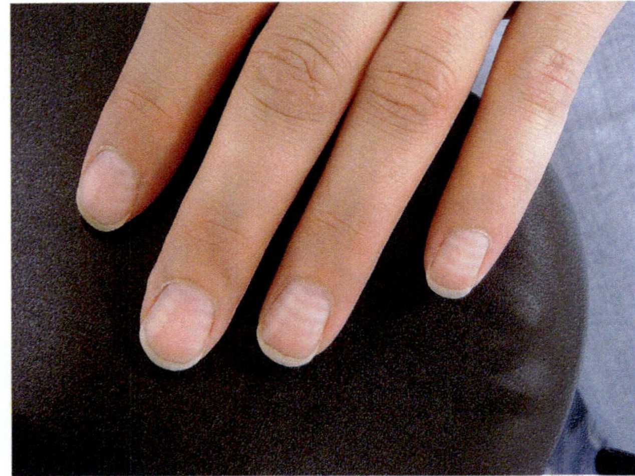

■ **Abb. 23.20** Nagelveränderungen nach Abschluss einer Behandlung mit BEACOPP. Jeder Zyklus hinterlässt eine weiße Linie. (Abb. der Klinik für Onkologie, Universitätsspital Zürich, mit frdl. Genehmigung)

23.7.5 Splitter-Blutungen

Typisch für die Behandlung mit Multikinasehemmern und VEGF-Hemmern, z. B. Sorafenib, sind spezifische Veränderungen an Nägeln: kleine Blutungen unter den Fingernägeln (seltener auch unter den Zehennägeln), sog. *Splinter-Blutungen* (von engl. splinter: Splitter). Sie sind meist schmerzlos und manifestieren sich als kurze schwarze, dunkelbraune oder dunkelrote senkrechte Striche unter den Nägeln. Sie erscheinen während der ersten Wochen der Therapie und wandern mit dem Wachstum des Nagels zum freien Nagelrand und können dann dort vom Nagel abgekratzt werden (Robert et al. 2015).

23.7.6 Immuntherapie und Nagelveränderungen

Nagel-irAEs treten in der Regel erst mehrere Monate nach Beginn der ICI-Behandlung auf und können auch nach Absetzen des ICI bestehen bleiben. Wenn auch selten, gehören zu den häufigsten ICI-bedingten Nagelveränderungen u. a. eine Ausdünnung der Nagelplatte, Onycholyse, lunuläre Erytheme, Längsrisse usw.

Die Nagelveränderungen können mehrere Fingernägel oder Zehennägel betreffen. Die Behandlung umfasst das oben beschriebene Vorgehen.

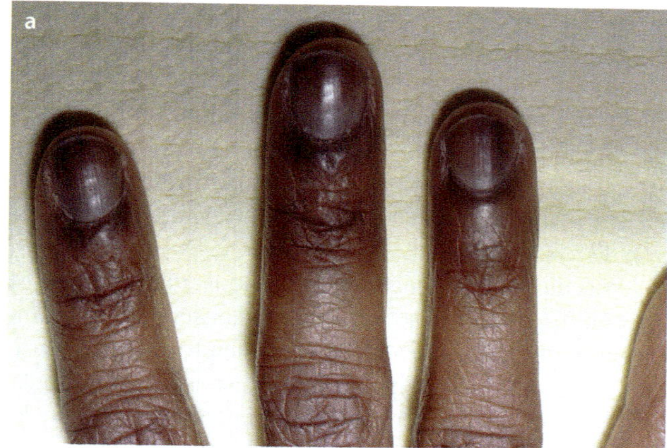

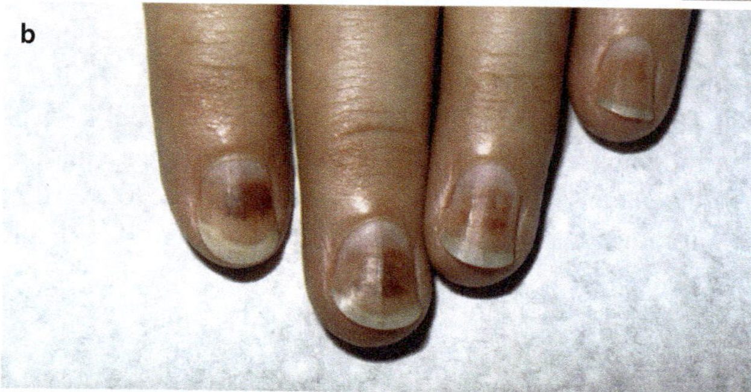

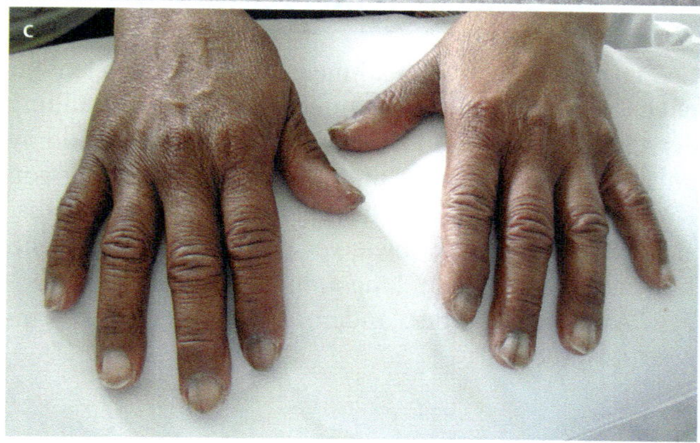

Abb. 23.21 (a-c) Linienförmige und flächige Nagelveränderungen während 5-Fluorouracil-Therapie. (Abb. der Klinik für Onkologie, Universitätsspital Zürich, mit frdl. Genehmigung)

23.8 Pruritus

Das Wort Pruritus (Juckreiz) stammt von lat. prurire (= jucken). Der Juckreiz führt zur Kratzreaktion, die den Juckreiz oftmals noch verstärkt – ein Teufelskreis entsteht. Das starke Kratzen kann darüber hinaus zu Hautverletzungen führen.

Die Hautempfindung „Pruritus" ist schwierig zu lokalisieren und präsentiert sich gewöhnlich als Missempfindung in einem Hautbezirk.

> Wie bei Schmerzen basieren Erfassung und Beurteilung dieser Empfindung auf der subjektiven Wahrnehmung des Betroffenen.

Meist ist der Juckreiz reversibel. Dies ist wichtig, da der Patient durch diese Information beruhigt werden kann. Es wird geschätzt, dass 15–20 % der Tumorpatienten während ihrer Krankheit Juckreiz erleben. Der Gebrauch von zielgerichteten Medikamenten ist mit einem deutlich erhöhten Risiko für Pruritus bei Krebspatienten verbunden (Lacouture et al. 2021).

23.8.1 Ursachen

Unterschiedliche Mechanismen werden vermutet, meist sind die pathophysiologischen Ursachen nicht bekannt. Es wird angenommen, dass Juckreiz durch die gleichen Neurotransmitter wie Schmerz geleitet wird. Mögliche verursachende Medikamente von Pruritus sind in ◘ Tab. 23.14 gelistet.

Unter EGFR-Therapie tritt Pruritus häufig nach 4–5 Behandlungswochen auf. Er kann jedoch auch früher auftreten. Je länger die Anti-EGFR-Therapie appliziert wird, desto wahrscheinlicher ist das Auftreten eines Pruritus und entwickelt sich sehr selten zu Grad 3 (AWMF 2020).

◘ **Tab. 23.14** Pruritus – verursachende Medikamente (Auswahl)

Klassische Zytostatika	Zielgerichtete Therapien
Cladribine	EGFR-Hemmer, z. B. Cetuximab, Lapatinib, Pertuzumab, Gefitinib
Doxorubicin/Doxorubicin liposomal	VEGF-Hemmer, z. B. Aflibercept
Gemcitabin	Multikinasehemmer, z. B. Sorafenib, Regorafenib, Pazopanib, Imatinib u. v. m.
Irinotecan	BRAF-Hemmer, z. B. Vemurafenib
Mitomycin	mTOR-Hemmer, z. B. Everolimus
Temozolomid	Immunotherapien: CTLA4, PD-1 z. B. Ipilimumab, Nivolumab, Pembrolizumab
Thiotepa	

Ursachen von Pruritus

- Paraneoplastisch, z. B. bei:
  - malignen Lymphomen (Morbus Hodgkin und Non-Hodgkin-Lymphomen)
  - multiplem Myelom (Plasmozytom)
  - Leukämien, z. B. Polycythaemia vera
  - Adeno- und Plattenepithelkarzinom unterschiedlichen Ursprungs, z. B. Gastrointestinaltrakt, Lunge
- Als Therapiefolge (auch in Verbindung mit Xerosis):
  - Radiotherapie (Strahlendermatitis mit trockener Desquamation)
  - Chemotherapie (klassische Zytostatika, Signalweghemmer, Immuntherapie)
  - Opioidtherapie (häufig!)
  - Graft-versus-Host-Disease (GvHD)
- Andere Ursachen:
  - Ikterus (Verschluss der Gallenwege)
  - Herpes Zoster
  - HIV-Infektion
  - Polypharmazie
  - Niereninsuffizienz
  - Diabetes mellitus
  - Allergische Dermatitis (auch medikamenten-induziert)
  - Hautatrophie im hohen Alter

Der Juckreiz wird durch innere oder äußere Faktoren ausgelöst oder verstärkt:

- Dilatation der Kapillaren (Wärmewirkung), z. B. bei Fieber, im warmen Bad oder im Bett,
- Gewebehypoxie,
- chemische Reizstoffe,
- Dehydratation,
- psychologische Ursachen, z. B. Angst.

Obwohl die Inzidenz relativ niedrig ist, sollte Pruritus nicht unterschätzt werden. Schwerer Pruritus kann zu psychischer Belastung führen. Chronischer Pruritus kann von Verhaltens- und Anpassungsstörungen und einem Rückzug aus dem sozialen Leben und der Arbeit begleitet sein (Lacouture et al. 2021).

Immuntherapie Pruritus kann mit den verschiedenen Hautausschlägen einhergehen oder als isoliertes Symptom ohne Hautveränderungen auftreten. Eine aktuelle systematische Übersichtarbeit zeigt, dass 20,2 % der mit Nivolumab und 13,2 % der mit Pembrolizumab behandelten Patienten über Pruritus berichten. Schwerer Juckreiz (Grad 3) ist vergleichsweise selten und wird nur bei 0,5 % bzw. 2,3 % beobachtet. Im Gegensatz zu Anti-PD-1/Anti-PD-L1 ist die Pruritusrate bei Anti-CTLA4-Medikamenten höher und erreicht eine Inzidenz von 47 % (Apalla et al. 2021).

Was die Behandlung anbelangt, so ist die regelmäßige Anwendung von topischen Feuchtigkeitscremes in Kombination mit mittel- bis hochwirksamen topischen Steroiden (falls erforderlich) in der Regel ausreichend, um Juckreiz des Grades 1 angemessen zu kontrollieren. Bei Juckreiz des Grades 2 kann ein Antihistaminikum der 3. Generation und/oder ein GABA-Agonist wie Pregabalin oder Gabapentin erforderlich sein. Bei Grad 1 und 2 kann die Therapie in der Regel fortgesetzt werden. Bei Patienten mit Juckreiz des Grades 3 kann ein vorübergehendes Absetzen der ICIs erforderlich sein, bis eine Besserung auf mindestens Grad 2 eintritt (Apalla et al. 2021; Haanen et al. 2022).

23.8.2 Medizinische Interventionen

Die medizinischen Maßnahmen bei Pruritus zielen zunächst auf eine genaue Anamnese und die Behandlung der Grundkrankheit. Die symptomatische Behandlung umfasst die systemische und topische Anwendung von Kortikosteroiden, Antihistaminika, Antipruritika, z. B. Menthol 0,5 %, sowie verschiedenen Cremes und Lotionen. Bei starkem, lang anhaltendem Juckreiz können Anxiolytika oder andere Psychopharmaka eingesetzt werden.

23.8.3 Pflegerische Interventionen

Falls der Patient zu Hause gepflegt wird, müssen auch seine Angehörigen unterstützt werden. Die Hilflosigkeit und die Anspannung dieser Personen in der Umgebung eines Patienten mit anhaltendem Pruritus darf nicht unterschätzt werden.

Erfassung Für die Pflegeplanung sind die Erfassung und die schriftliche Dokumentation folgender Punkte wichtig:
- Lokalisation des Juckreizes
- Verstärkende Faktoren, die gelindert oder vermieden werden können

- Häufigkeit, Dauer und Intensität des Juckreizes
- Beurteilung der Haut:
  - Beschaffenheit, Temperatur, Farbe
  - (Art der) Kratzspuren
  - Hautschäden (offene Wunden, Pusteln, Schorf, alte hyperpigmentierte Kratzspuren)
  - Verdickung und Hervorhebung der Hautlinien

Der Patient kann den Juckreiz mittels VAS (visuelle Analogskala) quantifizieren, Pflegende können das Kratzen beobachten und erfassen.

> Das Hauptziel aller pflegerischen Maßnahmen ist, das Kratzen zu verhindern oder zu vermindern und damit eine weitere Schädigung der Haut zu vermeiden.

Pflegerische Interventionen bei Pruritus

Gewährleistung optimaler Hydrierung bei trockener Haut

- Adäquate, reichliche Flüssigkeitszufuhr, ca. 2 l/Tag.
- Gute Raumfeuchtigkeit (ca. 30–40 %).
- Feuchtigkeits-/rückfettende Cremes bzw. Lotionen auftragen (evtl. mit Urea). Fettsalben, z. B. Lanolin, vermeiden wegen fehlender Feuchtigkeitswirkung.
- Kein übermäßig heißes, häufiges und/oder zu langes Baden ($\leq$ 30 min); evtl. Ölbäder.
- Alkoholhaltige Lotionen bzw. Lösungen vermeiden.

Vasodilatation

- Reduktion der Überwärmung durch moderate Raumtemperatur und Vermeidung von zu heißem Baden, Duschen bzw. Sauna, Dampfbad.
- Reduktion körperlicher Anstrengung.
- Für leichte Baumwollkleidung bzw. Wäsche sorgen, Baumwollbettwäsche benutzen.
- Alkoholische Getränke reduzieren oder vermeiden.

Schutz der Hautintegrität

- Fingernägel kurz schneiden und für saubere Hände sorgen ($\rightarrow$ Infektionsgefahr).
- Bei Bedarf dünne Baumwollhandschuhe während der Nacht tragen.
- Raue, juckende (z. B. wollene) Kleiderstoffe vermeiden.
- Alkalifreie Seife bzw. Waschlotion benutzen, gut abspülen.
- Haut durch Abtupfen trocknen, nicht reiben.
- Statt Kratzen: bei noch intakter Haut leichte Massage (starkes Drücken und Massieren kann den Juckreiz verstärken), Druck mit der Handfläche, Druck mit einer oder mehreren Fingerspitzen.

- Bei größeren Verbänden möglichst kein Heftpflaster benutzen.
- Nichtmedikamentöse Möglichkeiten, den Juckreiz zu stillen: ca. 15 min Kälteapplikation (Eisbeutel, nasser Lappen o. Ä. auflegen) oder über die Haut streichen.
- Auftragen von anästhesierenden Gels oder Creme, z. B. Lidocain 2 % oder EMLA-Creme.
- Wasserlösliche, unparfümierte Cremes, evtl. auf Mentholbasis, verwenden (nur auf intakten Hautstellen!).
- Lindernde Bäder mit pH-neutralen, unparfümierten, nichtalkoholhaltigen Zusätzen, z. B. Badeöle, Kleie, Hafermehl etc.
- Scharfe Waschmittel für Kleider und Bettwäsche meiden.
- Kleidungsstücke aus rauem Stoff oder Polyester vermeiden.
- Zusätzliche Reibung durch eng anliegende Kleidungsstücke vermeiden.

Nervosität, Schlaflosigkeit und Angst

- Einem schweren, unkontrollierbaren Juckreiz können (ganz oder teilweise) psychologische Ursachen zugrunde liegen.
- Umgekehrt bedeutet aber jeder länger dauernde, schwere Juckreiz eine erhebliche psychologische Belastung des Patienten (und seiner Angehörigen). Diese Patienten dürfen nicht „psychologisiert" werden!
- Besprechung mit dem Behandlungsteam und dem Patienten, ggf. Psychopharmaka oder Neuroleptika nach Verordnung.

Literatur

Apalla Z et al (2021) Dermatologic immune-related adverse events: the toxicity spectrum and recommendations for management. Int J Women's Dermatol 7(5Part A):625–635

Bhangoo RS et al (2022) Radiation recall dermatitis: a review of the literature. Semin Oncol 49(2):152–159

Common Terminology Criteria for Adverse Events (CTCAE) Version 5.0 Published: November 27, 2017. U.S. Department of Health and Human Services National Institutes of Health. National Cancer Institute

Eaby B et al (2014) Side effects of targeted therapies: rash. Semin Onocl Nurs 30(3):147–154

Furka A et al (2022) Treatment algorithm for cancerous wounds: a systematic review. Cancers 14:1203

Haanen J et al (2022) Management of toxicities from immunotherapy: ESMO Clinical Practice Guideline for diagnosis, treatment and follow-up. Ann Oncol 33(12):1217–1238

Kadakia KC et al (2014) Supportive cryotherapy: a review from head to toe. J Pain Symp Manage 47:1100–1115

Lacouture M (Hrsg) (2014) Dermatologic prinicples and practice in oncology; conditions of the skin, hair and nails in cancer patients. Wiley/Blackwell, New Jersey

Lacouture M, Sibaud V (2018) Toxic side effects of targeted therapies and immunotherapies affecting the skin, oral mucosa, hair, and nails. Am J Clin Dermatol. 19(Suppl 1):31–39

Lacouture ME et al (2010) Skin toxicity evaluation protocol with panitumumab (STEPP), a phase II, open-label, randomized trial evaluating the impact of a pre-emptive skin treatment regimen on skin toxicities and quality of life in patients with metastatic colorectal cancer. J Clin Oncol 28(8):1351–1357

Lacouture ME et al (2021) Prevention and management of dermatological toxicities related to anticancer agents: ESMO Clinical Practice Guidelines. Ann Oncol 32(2):157–170

McQuestion M (2011) Evidence-based skin care management in radiation therapy: clinical update. Semin Oncol Nurs 27:e1–e17

Morrison A et al (2022) (2022) A randomised controlled trial of interventions for taxane induced nail toxicity in women with early-breast cancer. Sci Rep 12:11575

O'Neill et al (2022) Review malignant fungating wounds of the head and neck: management and antibiotic stewardship. TO Open. 6(1):1–6

Robert C et al (2015) Nail toxicities induced by systemic anticancer treatments. Lancet Oncol 16:e181–e189

Rohweder D (2015) Digitale Wunddokumentation in klinischen Einrichtungen. Sicher, praktisch, digital. Pflegezeitschrift 6:331–335

Sherman DW et al (2022) Promoting comfort: a clinician guide and evidence-based skin care plan in the prevention and management of radiation dermatitis for patients with breast cancer. Healthcare 10:1496

Spornitz UM (2007) Anatomie und Physiologie, 5. Aufl. Springer, Berlin/Heidelber/New York

Starace M et al (2022) Management of malignant cutaneous wounds in oncologic patients. Support Care Cancer 30:7615–7623

Watson CL et al (2012) RCT Anitperspirant use during EBRT. Int J Rad Oncol 83:1

Zasadzinski K (2022) Modern dressings in prevention and therapy of acute and chronic radiation dermatitis – a literature review. Pharmaceutics 14:1204

Weiterführende Literatur

Armer J et al (2020) ONS Guidelines for cancer treatment – related lymphedema. Oncol Nurs Forum 47(5):518–538

Anadkat MJ, Lacouture M et al (2023) Expert guidance on prophylaxis and treatment of dermatologic adverse events with Tumor Treating Fields (TTFields) therapy in the thoracic region. Front. Oncol. 12:975473. https://doi.org/10.3389/fonc.2022.975473

AWMF (2020) S3-Leitlinie Supportive Therapie bei onkologischen PatientInnen Langversion 1.3 – Februar 2020

Bryce J et al (2014) Non-rash dermatologic adverse events related to targeted therapies in oncology nursing 30(3):155–168

Choi J et al (2020)MULTINATIONAL ASSOCIATION OF SUPPORTIVE CARE IN CANCER (MASCC) 2020 CLINICAL PRACTICE RECOMMENDATIONS FOR THE MANAGEMENT OF SEVERE DERMATOLOGICAL TOXICITIES FROM CHECKPOINT INHIBITORS. Support Care Cancer. Dec; 28(12): 6119–6128. https://doi.org/10.1007/s00520-020-05706-4

Dagher SH et al (2021) Cutaneous toxicities from targeted therapies used in oncology: literature review of clinical presentation and management. Int J Women's Dermatol 7:615–624

Davies C et al (2020) Interventions for breast cancer-related lymphedema: clinical practice guideline from the Academy of Oncologic Physical Therapy of APTA. Phys Ther 100(7):1163–1179

Potthoff et al (2011) Interdisciplinary management of EGFR-inhibitor induced skin reactions: a German expert opinion. Ann Oncol 22:524–535

Savage P (2019) Validation of the Malignant Wound Assessment Tool-Research (MWAT-R) using cognitive interviewing. Can Oncol Nurs J 29(2):97–102

Tischler B et al (2018). A survey of patient and physician acceptance of skin toxicities from anti-epidermal growth factor receptor therapies. Support Care Cancer 26:1169–1179. https://doi.org/10.1007/s00520-017-3938-7

Tschlakidou A et al (2019) Intervention for symptom management in patients with malignant fungating wounds – a systematic review. JBUON 24:1301–1308

Internetadressen

International Society of Lymphology: http://www.u.arizona.edu/~witte/ISL.html

MASCC EGFR Inhibitor Skin Toxicity Tool © (MESTT). www.mascc.org

National Lymphedema Network (Information über Prävention und Management des primären und sekundären Lymphödems. www.lymphnet.org

Radiation Therapy Oncology Group (RTOG/EORTC-Klassifikationskriterien für frühe und späte Strahlenfolgen; auf Englisch). www.ROTG.org

The Society and College of Radiographers (2020) Radiation Dermatitis Guidelines for Radiotherapy Healthcare Professionals. www.sor.org

www.dgpalliativmedizin.de/leitlinie

Lymphödem

Anita Margulies und Patrick Jahn

Inhaltsverzeichnis

© Der/die Autor(en), exklusiv lizenziert an Springer-Verlag GmbH, DE, ein Teil von Springer Nature 2024
P. Jahn et al. (Hrsg.), *Onkologische Krankenpflege*, https://doi.org/10.1007/978-3-662-67417-8_24

24.1 Einleitung

Das sekundäre Lymphödem tritt bei Tumorpatienten in Folge der Krankheit oder unter Therapie auf und kann verschiedenste Probleme, u. a. der Haut, verursachen. Für die betroffenen Patienten stehen die mit ihrem Lymphödem verbundenen Schwierigkeiten oft während ihres ganzen weiteren Lebens im Vordergrund. Eine kontinuierliche Unterstützung ist daher von großer Bedeutung für die Patientinnen und Patienten und ihre Angehörigen. Durch multiprofessionelle Zusammenarbeit können die negativen Auswirkungen eines sekundären Lymphödems reduziert werden.

Trotz allem sind die Kenntnisse über wirksame Behandlungsmöglichkeiten beschränkt. Entsprechend finden sich in der Literatur teilweise widersprüchliche Empfehlungen. Anderseits finden wichtige neue Erkenntnisse und Empfehlungen leider zu wenig Beachtung. Das Behandlungsteam muss bestehende Empfehlungen kritisch hinterfragen und sein Wissen ständig aktualisieren.

24.1.1 Ursachen

> **Definition**
>
> Das **Lymphödem** ist eine chronisch entzündliche Erkrankung des Interstitiums als Folge einer primären (anlagebedingten) oder sekundären (erworbenen) Schädigung des Lymphdrainagesystems, also der initialen Lymphgefäße (Lymphkapillaren, Lymphsinus), Präkollektoren, Lymphkollektoren, Lymphstämme und/oder Lymphknoten (Lymphology 2020).

Im Folgenden werden ausschließlich Situationen betrachtet, in denen ein Risiko für die Ausbildung eines sekundären Lymphödems vorliegt:

- nach axillärer Lymphknotenentfernung mit Resektion auch der Level-III-Knoten bei Mammakarzinom (▶ Kap. 30),
- nach einer Lymphknotenentfernung mit Nachbestrahlung,
- nach ausgedehnten gynäkologischen oder urologischen Eingriffen im kleinen Becken,
- bei ausgedehnten Tumoren des Lymphsystems oder bei lymphogener Metastasierung mit Abflussbehinderung infolge Kompression oder Zerstörung der Lymphbahnen durch den Tumor, z. B. Melanom,
- nach Bestrahlung des Lymphabflusssystems bei Kopf-Hals-Tumoren.

Die Sentinel-Lymphknoten-Entfernung (▶ Kap. 30) in der Achselhöhle oder in der Leiste zur Stadieneinteilung bei malignen Erkrankungen wie Brustkrebs und Mela-

nomen hat die Häufigkeit von peripheren Lymphödemen erheblich verringert. Eine erhöhte Anzahl von entnommenen Sentinel-Knoten kann diesen Schutzeffekt verringern. Adipositas und ein schlechter Ernährungszustand dürften das Risiko erhöhen (Chaput et al. 2020; Lymphology 2020).

In Anbetracht der Häufigkeit mancher dieser Tumoren und der zunehmenden Anzahl von Langzeitüberlebenden hat das Lymphödem große Bedeutung für Pflege und Medizin – auch wenn dank besserer Operations- und Bestrahlungstechniken das Risiko für die einzelnen Patienten abgenommen hat.

Das Lymphödem ist das Resultat eines gestörten Lymphabflusses, wodurch sich die Lymphe, eine eiweißreiche Flüssigkeit, im Gewebe ansammelt. Die Haut verliert ihre Elastizität, das Unterhautgewebe wird zunehmend fibrotisch. Die schlechte Mikrozirkulation im gestauten Gewebe erhöht das Risiko für rezidivierende Erysipele. Diese wiederum führen zu weiterer Zerstörung von Lymphbahnen und verstärken das Lymphödem.

Am häufigsten entsteht ein Lymphödem an den Extremitäten, es kommt aber auch am Hals, am Kopf bzw. im Gesicht und an den Genitalien vor. Es zeigt sich in einer sicht- und tastbaren Schwellung des Gewebes, die sich bei Lagewechsel kaum ändert und nicht wegdrückbar ist. Ein Lymphödem kann bereits kurz nach der Operation oder auch erst viele Jahre später auftreten. In der Regel entwickelt sich ein Lymphödem langsam. Kardiopulmonale Erkrankungen verursachen kein Lymphödem.

24.1.2 Inzidenz

In der Literatur finden sich sehr unterschiedliche Angaben zur Häufigkeit von Lymphödemen. Sie variiert je nach Krebsart und Behandlungsmodalitäten stark, wobei die Schätzungen zwischen 5 % und 83 % liegen (Chaput et al. 2020). Diese großen Differenzen sind durch die unterschiedlichen Kriterien zu erklären, die für die Definition bzw. die Diagnose des Lymphödems verwendet werden. Zudem sind die Untersuchungszeiträume der bisherigen Studien meist kurz, sodass Patienten, die erst 10–20 Jahre nach einer Operation ein Lymphödem entwickeln, oft nicht einbezogen werden. Publikationen beziehen sich zudem sehr häufig nur auf Mammakarzinome. Hierfür wird eine Inzidenz von 20–30 % nach axilliärer Dissektion angegeben (Kahan 2022).

24.1.3 Erfassung und Beurteilung

24.1.3.1 Erfassung

Es gibt kein Erfassungsinstrument für Lymphödeme, das sich für alle Patienten eignet. Die in der Übersicht genannten Punkte sind zu beachten und andere Ursachen für die Schwellung auszuschließen. Eine vollständige Erfassung wird in der Regel von einem zertifizierten Lymphödemexperten durchgeführt (Chaput et al. 2020). Es wurden prospektive Erfassungsmodelle für die Früherkennung entwickelt, die eine frühere und wirksamere Behandlung und Verringerung des Fortschreitens ermöglichen (Lymphology 2020).

Häufige Anzeichen eines Lymphödems
- Veränderte Körperproportionen
- Zunahme des Umfangs der betroffenen Extremität
- Ermüdbarkeit der betroffenen Extremität
- Verminderte Beweglichkeit
- Fingerringe werden zu eng
- Kleider oder Schuhe passen nicht mehr
- Erytheme
- Schuppung und Schälen der Haut
- Schlecht heilende kleine Verletzungen, z. B. Insektenstiche, Kratzer
- Infektionen (Erysipele!)

Palpation
- Temperaturveränderungen
- Ödem

Messung ödematöser Körperteile (Beispiele)
- Messung des Umfangs der betroffenen Extremität an definierten Stellen, z. B.
  - Oberarm/Unterarm: z. B. 10 cm oberhalb/unterhalb der Ellenbeuge
  - Unterschenkel auf Höhe des größten Wadenumfangs
- Messung des Volumens einer Extremität durch Bestimmung der Wasserverdrängung (Angabe in Litern)
- Immer zum Vergleich die gesunde Seite mitmessen

Funktionsstatus
- Messung des Bewegungsumfangs

Die Fachdiskussion bestätigt, dass es keine zuverlässige Messmethoden für Lymphödeme an Kopf/Hals, Brust, Rumpf oder Genitalien gibt. Zudem bemerken die Patienten Anzeichen eines Lymphödems oft selber und melden sich spontan beim Behandlungsteam. In der Praxis hilft häufig eine Fotodokumentation.

Verschiedene Methoden für diese Messungen sind in Gebrauch. Die Anwendung von Verfahren (z. B. MRT) wird derzeit untersucht, es bedarf jedoch weiterer Studien, um als Standard zu gelten (Levenhagen et al. 2017; Russo et al. 2021). Wahrscheinlich sind Kontinuität und Genauigkeit bzw. Häufigkeit der Durchführung genauso wichtig wie die Messmethode selbst. Konsistente Erfassungsinstrumente müssen erst noch entwickelt werden, um ein Lymphödem quantitativ und qualitativ zu beurteilen und so die bestmöglichen, den individuellen Bedürfnissen des Patienten angepassten Empfehlungen geben zu können. Da es an zuverlässigen Messmethoden mangelt, hilft häufig eine Fotodokumentation.

> Auch die psychosozialen Auswirkungen eines Lymphödems sind zu erfassen!

24.1.3.2 Beurteilung und Stadieneinteilung

Ein Lymphödem kann nach CTCAE Version 5.0 standardisiert beurteilt werden. Die International Society of Lymphology (ISoL)hat ebenfalls eine 4-stufige Stadieneinteilung benutzt, um die Lymphödeme besser zu klassifizieren (Lymphology 2020). Diese hilft beim Entscheid darüber, welche Therapie besser oder weniger geeignet ist (■ Tab. 24.1).

■ Tab. 24.1 Lymphödem – Beurteilung nach der CTCAE-Version 5.0

Grad	Lymphödemklassifikation nach CTCAE	Stadium	Lymphödemklassifikation nach ISoL
1	Angedeutete Verdickung oder geringfügige Farbveränderung	0	Klinisch normale Extremität, aber mit abnormalem Lymphtransport (d. h. durch Lymphszintigrafie dargestellt)
2	Deutliche Farbveränderungen Lederartige Hautbeschaffenheit Bildung von Papillen Leichte Einschränkungen der ATL	1	Frühes Ödem, das sich bei Hochlagerung der Gliedmaßen bessert
3	Ausgeprägte Symptome Schwere Einschränkung bei der Ausführung von ATL	2	Ödem, das sich durch Hochlagerung nicht zurückbildet.
4	–	3	Fibroadipöse Ablagerungen und Hautveränderungen
5	–		

24.1.4 Information und Schulung des Patienten

Patienten sollten nach der Operation bzw. nach der Bestrahlung individuelle Instruktionen darüber erhalten, welche Maßnahmen für sie wichtig *und richtig* sind. Es ist von großer Bedeutung, welche Informationen Pflegende, Ärzte und Physiotherapeuten den Patienten mitgeben und mit welchem Nachdruck sie dies tun. Das „Prinzip Selbsthilfe" ist für den Patienten sinnvoll und hat sich als sehr hilfreich erwiesen. Es müssen insbesondere jene Patienten genau instruiert werden, die ein hohes Risiko haben, ein Lymphödem zu entwickeln.

24.1.5 Kontroverse und irreführende Informationen zum Lymphödem

Wegen fehlender Studien werden den Patienten derzeit oft widersprüchliche Informationen zu Prophylaxe und Behandlung eines Lymphödems gegeben.

❯ Empfehlungen zur Prophylaxe des Lymphödems müssen sich auf das als wirksam Erwiesene beschränken! Verschiedene Merkblätter gehen viel zu weit, indem sie Patienten Dinge verbieten, die nicht oder nur ausnahmsweise Ödeme verursachen oder verstärken, z. B. Sport, Sauna, Kaffee, Tee etc. Solche Einschränkungen und Verbote verhindern geradezu den Weg zurück in den Alltag. Die Internationale Gesellschaft für Lymphologie weist in ihrem Konsenspapier deutlich darauf hin, es besteht ein deutlicher Mangel an wissenschaftlichen Studien; viele Publikationen sind anekdotisch (Lymphology 2020).

▶ **Beispiel**

Unmittelbar nach einer Mastektomie oder nach einer brusterhaltenden Operation werden Patientinnen oft informiert: „Auf dieser Seite dürfen Sie niemals …"

Das Wort „niemals" in einer klinischen Umgebung zu verwenden, kann zu Konflikten führen, falls dafür keine eindeutigen wissenschaftlichen Belege existieren. Warnungen und das Provozieren von Furcht sind deplatziert. Patienten und das Behandlungsteam müssen ihre individuelle Situation verstehen lernen und dazu befähigt werden, Entscheidungen zu treffen über gängige Vorkehrungen wie Venenpunktionen und Blutdruckmessung an der operierten Seite (Kahan 2022; Lymphology 2020).

Patienten fangen an, die vielen Tabus und Vermeidungsstrategien zu hinterfragen und anzufechten. Wie kann eine z. B. berufstätige Mutter mit drei kleinen Kindern mit solch einschränkenden Empfehlungen zurechtkommen? ◀

Broschüren für Patienten enthalten häufig allgemein gehaltene Informationen über das Risiko, ein Lymphöden zu entwickeln, ungeachtet der Art des chirurgischen Eingriffs. Dies weckt Befürchtungen und vermittelt den Patienten, die sich nicht einer radikalen Lymphknotenentfernung und Strahlentherapie unterziehen mussten, falsche Informationen.

Verschiedene Faktoren liegen dem unbefriedigenden Wissensstand zugrunde:

– Es fehlt eine allgemein anerkannte, quantitative Definition des Lymphödems.
– Es fehlen Langzeitstudien: Viele Untersuchungen zu Prophylaxe oder Therapie des Lymphödems haben Nachbeobachtungszeiten von lediglich 1–2 Jahren. Dies ist in Anbetracht des oft Jahrzehnte dauernden Verlaufs zu kurz.

Es fehlen Studien zu Häufigkeit und Schweregrad des Lymphödems nach verschiedenen Eingriffen. Die meisten Studien betreffen Frauen mit Brustkrebs. Zur Häufigkeit des Lymphödems an den unteren Extremitäten nach Eingriffen im Beckenbereich und Kopf-Hals-Tumoren liegen nur spärliche Daten vor.

24.1.6 Medizinische Interventionen

Obwohl bei den meisten Patienten die Diagnose eines Lymphödems auf die Ursache zurückgeführt werden kann, müssen bei einigen Patienten andere Komorbiditäten in Betracht gezogen werden. Nur selten ist es möglich, durch chirurgische, radiotherapeutische oder medikamentöse Verkleinerung von Tumormassen eine Verbesserung des Lymphabflusses und dadurch auch eines Lymphödems zu erreichen. Chirurgische Interventionen mit Anlage einer lymphovenösen Anastomose werden untersucht, sind aber noch nicht als Standardtherapie anerkannt.

In der Regel kann ein *bestehendes* Lymphödems nur symptomatisch behandelt werden, da die zugrunde liegenden Ursachen meist nicht therapierbar sind. Häufig ist eine Kombination verschiedener Maßnahmen indiziert. Diuretika werden bei sekundärem Lymphödem nicht eingesetzt.

Unabhängig von äußeren Verletzungen ist die Haut beim Lymphödem ein sehr gutes Wachstumsmedium für Infektionserreger. Ausgehend von der lymphödematös veränderten Haut kommt es deshalb häufig zu *Erysipelen*, oft auch zu multiplen Episoden.

24

Symptome des Erysipels sind eine lokalisierte Rötung, heftige Schmerzen, hohes Fieber, oft begleitet von Schüttelfrost, Übelkeit und Erbrechen. Die Erreger sind häufig Staphylo- oder Streptokokken. Bei Erysipel muss die antibiotische Therapie rasch eingeleitet werden, um weitere Schädigungen der Lymphgefäße und zunehmende Fibrosen zu verhindern.

Patienten, die wiederholte Episoden von Erysipelen (Cellulitis) erlebten, sollten zu Hause Antibiotika nach Verordnung in Reserve haben. Bei ersten Anzeichen einer Infektion und nach telefonischer Besprechung mit dem Arzt kann so ohne weiteren Zeitverlust die antibiotische Behandlung eingeleitet werden. Die British Society of Lymphology hat 2020 ein Konsensdokument mit Empfehlungen zur Behandlung aller Stadien der Erysipel publiziert (Lymphology 2020).

24.1.7 Physikalische Maßnahmen

Bis heute wird die dekongestive Lymphdrainage als der „Goldstandard" der Lymphödembehandlung angesehen (Chaput et al. 2020). Bereits bei ersten Anzeichen eines Lymphödems soll eine fachlich korrekte physikalische Entstauungstherapie durchgeführt werden (Lymphdrainage, s. unten). Anschließend ist ein maßgefertigter Kompressionsstrumpf zu verordnen, um das Resultat der Lymphdrainage zu konservieren.

Falls eine physikalische Entstauung nicht möglich ist, sollte man das Ödem mit fachgerecht angelegter Dauerkompressionsbandage reduzieren und dann bestrumpfen. Als Minimalmaßnahme kommt die alleinige Bestrumpfung in Frage.

24.1.7.1 Kompressionsbandagen und Kompressionsstrümpfe

Die Kompression hilft nicht nur bei der Reduktion der Flüssigkeit, sie vermindert auch den Austritt von Lymphe ins Gewebe und bietet eine Unterstützung der muskulären Funktionen, was zu einer verbesserten Aufnahme der Flüssigkeit in die Kapillaren führt. Die Form der Extremitäten wird normalisiert, und die Proliferation von Bindegewebe wird verhindert. Wichtig ist, dass die Patienten beide Methoden beherrschen, um sie zur richtigen Zeit anwenden zu können. Es wird zwischen Kompressionsbandage und Kompressionsstrümpfen unterschieden:

- *Kompressionsbandagen* sind spezielle gepolsterte Bandagen für Lymphödeme. Sie werden z. B. bei Lymphdrainage eingesetzt und können Tag und Nacht anbehalten werden.
- *Kompressionstrümpfe* werden fachgerecht den Extremitäten angepasst. Der Patient trägt sie während des Tages, vor allem wenn das Lymphödem unter Kontrolle und der Patient nicht mehr von fremder Hilfe abhängig ist. In der Regel sind die Strümpfe zu eng, um in der Nacht getragen zu werden.

24.1.7.2 Manuelle Lymphdrainage

Die Durchführung durch einen speziell qualifizierten Lymphtherapeuten ist Voraussetzung für eine fachgerechte Drainage und umfasst oft ein zweistufiges Behandlungsprogramm. Die Lymphdrainage ist eine manuelle Technik, mit der die Lymphflüssigkeit von der Region mit der größten Konzentration zu einer nicht belasteten Körpergegend bewegt wird (Lurie et al. 2022).

Ziele der Lymphdrainage sind:
- Verminderung des Ödems,
- Erhöhung des Lymphflusses von den Stauarealen,
- Verminderung der subdermalen Fibrose,
- Verbesserung des Hautzustands,
- Erhöhung der Funktionsfähigkeit der betroffenen Körperteile,
- dem Patienten zu ermöglichen, ein Self-Care-Programm durchzuführen.

Die Patienten müssen mit einer länger dauernden Therapie, über Monate, u. U. auch für den Rest ihres Lebens rechnen. Die Kostenübernahme durch die Krankenversicherungen ist nicht einheitlich geregelt. Sie muss mit den Patienten besprochen bzw. abgeklärt werden.

24.1.7.3 Komplexe Entstauungstherapie

Bei sekundären Lymphödem für Patientinnen mit Brustkrebs wird die Anwendung einer komplexen Entstauungstherapie empfohlen (AWMF 2021). Diese besteht aus Maßnahmen der Hautpflege (▶ Kap. 23), manueller Lymphdrainage, Bewegungstherapie (▶ Kap. 43) und Kompressionsbehandlung. Diese wird in der Regel durch die Physiotherapie ausgeführt.

24.1.8 Pflegerische Interventionen

Das Ziel der Interventionen ist, andere funktionierende Teile des Lymphsystems so zu stimulieren, dass diese zusätzliche Leistungen übernehmen und so weiteren Problemen vorbeugen oder Komplikationen verhindern. Im Sinne eines Selbstmanagements sollen Patienten darin unterstützt werden, trotz der Krankheit ein weitgehend normales, unabhängiges Leben zu führen.

24.1.8.1 Selbstmanagement

> Ein schweres Lymphödem verändert das Körperbild erheblich. Dies kann dazu führen, dass sich das Fühlen und Denken der Patienten ganz auf die ödematöse Extremität zentriert. Die Patienten müssen dabei unterstützt werden, ihre Behinderung zu akzeptieren, ohne sich von ihr beherrschen zu lassen.

Allgemeine Bemerkungen zu pflegerischen Interventionen

— Falls sich ein Lymphödem entwickelt, sollen die Patienten nicht das Gefühl bekommen, dass sie diese Komplikation durch falsches Verhalten verschuldet hätten.

— Spezielle Diäten haben keinen Einfluss auf die Entwicklung des Lymphödems.

— Um das normale Aussehen und die Funktion der Extremitäten so lange wie möglich zu erhalten, müssen kurzfristige und langfristige Ziele gesetzt werden.

Alle im Folgenden aufgeführten Interventionen sind für die oberen wie die unteren Extremitäten anwendbar. Punkte, die speziell das Beinödem betreffen, werden besonders gekennzeichnet.

Die Patienten müssen den Zweck der vorgeschlagenen Maßnahmen verstehen.

— Gewichtszunahme vermeiden bzw. Gewicht reduzieren.

— Regelmäßige körperliche Übungen – Aerobic und allmählich gesteigerte Gymnastik mit Gewichten.

— Alkoholkonsum und Rauchen vermindern bzw. vermeiden.

Speziell für das Beinödem gilt:

— Langes Stehen vermeiden; Arbeit als Verkaufspersonal ist besonders ungünstig.

— Langes Sitzen vermeiden, z. B. bei Reisen, Sitzungen.

— Günstig sind: Spaziergänge, Tanzen, evtl. Schwimmen.

24.1.8.2 Informationen in der präoperativen Phase

Vor jedem operativen Eingriff, der zur einem Lymphödem führen kann, z. B. ausgedehnten Operationen im kleinen Becken, müssen die Patienten über die Möglichkeit eines Lymphödems und die entsprechenden postoperativen Maßnahmen informiert werden.

24.1.8.3 Informationen in der postoperativen Phase

Informationen unmittelbar postoperativ

Bis zur Wundheilung den Patienten zu besonderer Vorsicht anhalten:

— Keinen übermäßigen Zug auf die Wunde ausüben.

— Flexion/Abduktion der operierten Seite > 45° vermeiden.

— Vorsicht beim Hochziehen am hängenden Bettbügel.

— Progressive Gymnastik mit Gewichten unter genauer Instruktion des Physiotherapeuten durchführen.

Informationen vor der Entlassung

— Betonen der Wichtigkeit der Gymnastikübungen im Rahmen der Bewegungstherapie, die in der Klinik erlernt wurden.

— Betonen der Wichtigkeit einer regelmäßigen Nachsorge.

— Nach der Wundheilungsphase ist eine sorgfältige Hautpflege mit pH-neutralen Seifen und Feuchtigkeitscremes sehr wichtig.

— Vermitteln von Kontaktadressen im Falle von unerwarteten Ereignissen.

Im weiteren postoperativen Verlauf *keine übermäßige Ruhigstellung* fordern. Die Patienten sollten so bald wie möglich ihre normalen täglichen Aktivitäten ausüben können. Stark belastende sportliche Aktivitäten nur nach Rücksprache mit dem Arzt oder dem Physiotherapeuten.

Nach der postoperativen Phase erfolgt die Nachsorge für die meisten Patienten ambulant. Das Ziel ist die Fähigkeit, den Alltag normal bewältigen zu können. Interventionen erfolgen daher eher in Form fortgesetzter Information und Schulung zum Selbstmanagement und nicht unbedingt als „aktive" Pflege.

24.1.8.4 Informationen zur Langzeitprophylaxe bei Risikopatienten

> Es kann für den Patienten mit erheblichen Einbußen an Lebensqualität verbunden sein, wenn er Empfehlungen zur Prävention eines Lymphödems über Monate und Jahre befolgen muss. Deshalb ist hier eine sorgfältige Einschätzung des Risikos erforderlich. Instruktionen und Informationen sollten den Betroffenen normale ATL erlauben und keine unnötigen Ängste verursachen.

Die folgenden Informationen gelten für Patienten mit einem Risikofaktor (▶ Abschn. 24.1.1):

Blutentnahme, Blutdruckmessung, Injektionen   Üblicherweise wird nach Eingriffen, die mit dem Risiko eines Lymphödems verbunden sind, von Venenpunktionen und Blutdruckmessung am entsprechenden Arm abgeraten. Nicht alle Experten sind mit dieser Einschränkung einverstanden (American Cancer Society 2023).

> In einer Studie zwischen 2009 und 2014 wurden über 3000 Patientinnen mit einem Mammakarzinom prospektiv für längere Zeit auf Lymphödem gescreent. Zweck der Studie war, prospektiv die Einflüsse von Blutentnahmen, Blutdruckmessungen, Injektionen, Flugreisen und Cellulitis am ipsilateralen Arm auf die Entwicklung eines Ödems zu erheben. Die Resultate weisen darauf hin, dass Cellulitis das Risiko von Lymphödem erhöht. Blutentnahmen, Injektionen, Blutdruckmessungen und Flugreisen hingegen konnten nicht mit einer Zunahme des Armvolumens in Verbindung gebracht werden (Ferguson et al. 2015).

Diese Publikation kann dazu beitragen, die Risiken, die Prävention und das Management von Lymphödem neu zu überdenken und die Information der Patienten entsprechend zu gestalten (American Cancer Society 2023; Krebsliga Schweiz 2023).

Hautverletzungen
- Quetschungen, Schnitt- und Schürfwunden sowie Verbrennungen sollen vermieden werden.
- Sorgfältige Hand- und Fußnagelpflege durchführen; Nägelkauen vermeiden und Vorsicht bei Nagelhautentfernung; evtl. Fachkräfte einbeziehen, z. B. zur Fußpflege.

> Auf Anzeichen von Hautveränderungen oder -entzündungen (Erysipel) achten und dem Behandlungsteam sofort berichten.

24.1.8.5   Information und Schulung bei manifestem Lymphödem

Viele Patienten mit Lymphödem schonen das betroffene Glied unnötig, sei es aus Furcht oder angeleitet von allgemein zugänglichen Informationsquellen. Solche Ratschläge, obgleich in der guten Absicht erteilt, Schaden zu vermeiden, führen oft zu unnötigen Einschränkungen von noch möglichen körperlichen Aktivitäten und beeinträchtigen das psychische Wohlbefinden (■ Abb. 24.1).

Lagerung   Eine Hochlagerung der betroffenen Extremität mithilfe von Kissen, Decken, Schaumstoff usw., z. B.

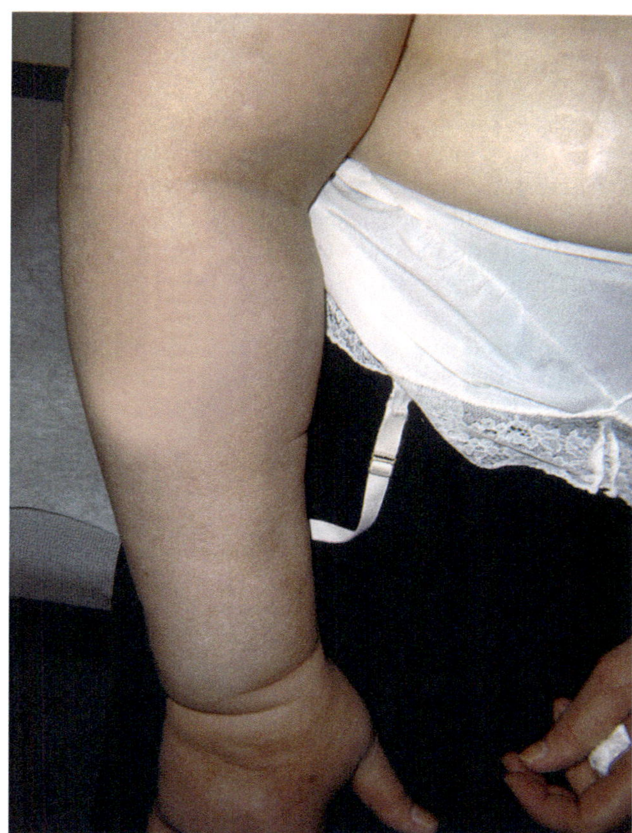

■ **Abb. 24.1**   Frühstadium eines Lymphödems. (Abb. der Klinik für Onkologie, Universitätsspital Zürich, mit frdl. Genehmigung)

beim Fernsehen, auf längeren Reisen oder im Liegen, ist sinnvoll (z. B. Unterarm ca. 45° höher als Oberarm).

> Hochlagerung des Arms über längere Zeit kann zur Einschränkung der Schulterbeweglichkeit führen. Bei fibrosiertem Gewebe bringt eine Höherlagerung keinen Nutzen.

Körperhaltung und Gelenkbeweglichkeit   Das einseitige Gewicht der ödematösen Extremität führt häufig zu einer schiefen Körperhaltung mit entsprechend asymmetrischer Skelettbelastung. Oft sind Rückenschmerzen die Folge. Die ödembedingte Schonung und Ruhigstellung eines Arms führt zur oft schmerzhaften Einschränkung der Beweglichkeit im Schultergelenk.

> Bei Körperfehlhaltungen und Einschränkungen der Gelenkbeweglichkeit sind frühzeitige physiotherapeutische Interventionen angezeigt.

Flugreisen   Es gibt kaum Evidenz dafür, dass ein Lymphödem durch Flugreisen verursacht oder verschlimmert wird. Basierend auf individuellen klinischen Risikofaktoren sollten Patienten mit dem Behandlungsteam Rücksprache nehmen, um abzuklären, ob prophylaktische

Maßnahmen nötig sind, ob z. B. ein Kompressionsstrumpf zu tragen sei (▶ Lymphnet.org 2022).

Körperliche Belastung und Heben von Gewichten Das Heben von schweren Gegenständen unter Einsatz des Arms auf der operierten Seite des Körpers wird bis jetzt in der Regel sowohl prophylaktisch als auch bei einem manifesten Lymphödem untersagt. Meist werden nur kleine Belastungen zugelassen.

> Neue Erkenntnisse zeigen nun, dass sorgfältig kontrollierte körperliche Belastung und das Heben von Gewichten bei Lymphödem nicht nur unschädlich, sondern sogar hilfreich ist.

Lymphödeme haben in den letzten 10 Jahren zunehmend an Aufmerksamkeit gewonnen, insbesondere bei Frauen mit einseitigem Lymphödem aufgrund von Brustkrebs. Es wurde eine Reihe von Bewegungsprogrammen entwickelt, und obwohl die Evidenzbasis nicht in der Lage ist, einen Rückgang des Lymphödems durch Bewegung nachzuweisen, wird durchgängig bestätigt, dass die Teilnahme an körperlicher Aktivität einschließlich Bewegung sicher ist und wahrscheinlich die mit dem Lymphödem verbundenen Symptome sowie die Funktion, Fitness und Lebensqualität verbessert (Lymphology 2020).

Trotzdem gelten gewisse Einschränkungen und Vorsichtsmaßnahmen:
- Einseitige Hausarbeit über längere Zeit (z. B. stundenlanges Fensterputzen) vermeiden.
- Anstrengende Sportarten nur nach Rücksprache mit dem Arzt oder dem Physiotherapeuten.
- Vermeidung übermäßiger Beanspruchung des betroffenen Körperteils (z. B. kein Tragen von schweren Lasten ohne vorherigen Aufbau bzw. Training).

Sport- und Bewegungstherapie Körperliche Betätigung wird auch bei Patienten mit einem Risiko empfohlen; der Gesundheit ist es vor allem dann förderlich und sicher, wenn die damit verbundenen Belastungen langsam gesteigert werden. Die Übungen sollten unter Anleitung qualifizierter Sport- oder Physiotherapeutinnen erfolgen.
- Kompressionsstrümpfe weiterhin tragen, aber eine Neuanpassung erwägen, falls sie zu eng oder unbequem sind.
- Das ödematöse Körperteil nicht bis zur Übermüdung bewegen; Übungen sind ggf. anzupassen, um Verletzungen zu vermeiden.
- Wassergymnastik kommt infrage, solange die Haut intakt ist, die Patienten sind jedoch oft verlegen wegen ihres Aussehens und scheuen es, das Ödem offen zu zeigen.

Schwere Gegenstände aufheben:
- nur nach vorgehendem Aufbautraining,
- wenn Kompressionsstrümpfe getragen werden und
- Instruktionen mit progressivem Gewichtheben durchgeführt worden wird.

Schutz vor Verletzungen bei Arbeit und Körperpflege
- Schutzvorkehrungen bei Haus- und Gartenarbeiten (z. B. Handschuhe tragen).
- Sorgfältige Hand- und Nagelpflege.
- Benutzung elektrischer Rasierapparate statt Klingen, um kleine Schnittwunden zu vermeiden (Gesicht, Achselhöhle, Beine).
- Haarentferner nur bei intakter Haut.
- Alle kleineren Verletzungen umgehend reinigen und desinfizieren.

Hautpflege und Hautschutz Die Haut über dem ödematösen Gewebe ist empfindlich, gespannt und in erhöhtem Maße infektanfällig.
- Milde Seife (evtl. pH-neutral) zum Waschen verwenden.
- Regelmäßig eincremen mit Feuchtigkeitscreme/Lotion, um die Geschmeidigkeit der Haut zu erhalten.
- Temperaturextreme vermeiden: keine Eisbeutel/Kompressen und keine Heizkissen benutzen.
- Sonnenbrand vermeiden.
- Lange Hitzeexposition (> 15 min) vermeiden (heiße Bäder, Sauna, Sprudelbäder).
- Extreme Kälteexposition vermeiden (Haut kann spröde werden).

> Falls eine Sonnencreme mit hohem Schutzfaktor (Faktor 30–50) benutzt wird, können sich die Patienten bei Sonnenexposition normal verhalten. Das Tragen besonderer Kleidung mit (langärmelig, lange Hosen) ist nicht nötig.

Kleider
- Bei Armödem:
  - Blusen, Mäntel, Pullover usw. müssen meist maßgeschneidert werden.
  - Einengenden Schmuck (z. B. Fingerringe, Armreifen) vermeiden.
  - Eng sitzende Kleidung (BH, Kragen, Gürtel usw.) vermeiden.
- Bei Beinödem:
  - Umstellung auf lange, weite Hosen, Röcke.
  - Unterschiedliche Schuhgrößen tragen, evtl. Spezialanfertigung. Verzicht auf „schöne" Schuhe.
  - Spezielle Anfertigung von Badekleidung ist möglich, wird aber von Patienten schlecht akzeptiert.
  - Keine einschneidende Unterwäsche tragen.

Die Beratung für notwendige Änderungen der Kleidung muss ein Bestandteil der Information sein; Adressen sollten vermittelt werden können.

> Für Patienten ist es oft schwierig, die körperlichen Veränderungen zu akzeptieren und ins tägliche Leben, auch in das Berufsleben, zu integrieren.

Ein Körperteil mit einem merklichen Lymphödem ist weder für die Patienten noch für seine Angehörigen „schön", es kann nicht „versteckt" werden, und die Funktion des betroffenen Körperteils kann stark beeinträchtigt sein. Besonders bei fortgeschrittenem Lymphödem (◘ Abb. 24.2) leiden die Patienten unter den drastischen Veränderungen ihres Körperbildes. Physische und psychische Probleme sind untrennbar miteinander verbunden. Bei unüberwindbaren Problemen ist eine psychologische Betreuung zu empfehlen (► Kap. 27).

Verhalten bei Anzeichen eines Erysipels Patienten müssen über die Symptome eines Erysipels (► Abschn. 23.4.6) orientiert sein. Sofort den Arzt benachrichtigen bei:
— hohem Fieber, Schüttelfrost,
— Übelkeit/Erbrechen,
— schmerzhafter Hautrötung an der betroffenen Extremität.

24.1.8.6 Offene Läsionen

Pflegerische Interventionen bei offenen Läsionen
— Offene Hautstellen gründlich säubern (Infektionsprophylaxe).
— Bei andauerndem Flüssigkeitsausfluss einen nichtklebenden stark absorbierenden Verband applizieren; evtl. Benutzung von z. B. Hydrokolloidkompressen.
— Für genitale und perineale Wunden spezielle Unterwäsche verwenden, die Platz für Binden und/oder Verbandstoffe bietet.
— Zur Fixierung der Verbände hautfreundliche Heftpflaster verwenden oder je nach Hautbeschaffenheit ganz meiden, Netzverband benutzen.
— Auf Anzeichen eines Erysipels (oben) achten.

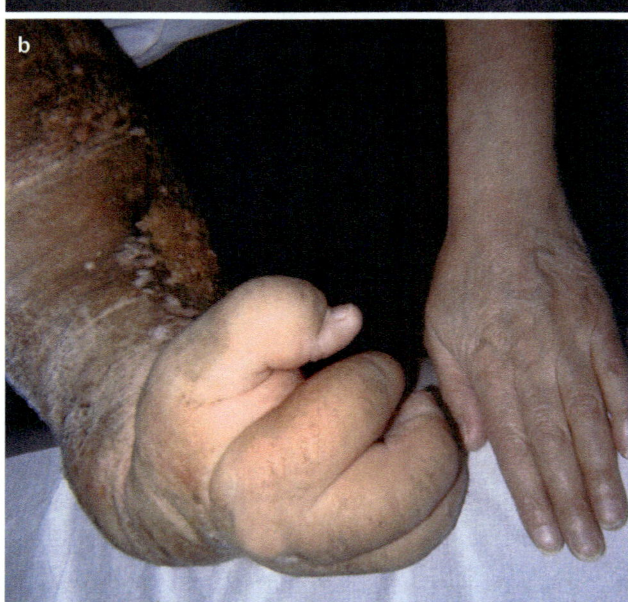

◘ **Abb. 24.2** Fortgeschrittenes Lymphödem mit Erysipel. (Abb. der Klinik für Onkologie, Universitätsspital Zürich, mit frdl. Genehmigung)

Literatur

AWMF 2021 S3 Leitlinie Mamakarzinom, https://www.awmf.org/uploads/tx_szleitlinien/032-045OL1_S3_Mammakarzinom_2021-07.pdf. Zugegriffen am 05.10.2022

Chaput G et al (2020) Cancer-related lymphedema: clinical pearls for providers. Curr Oncol 27(6):336–340

Ferguson CM et al (2015) Impact of ipsilateral blood draws, injections, blood pressure measurements, and air travel on the risk of lymphedema for patients treated for breast cancer. J Clin Oncol 34:691–698

Kahan Z (2022) Breast cancer survivorship programme: follow-up, rehabilitation, psychosocial oncology care. 1st Central-Eastern European Professional Consensus Statement on Breast Cancer. Pathol Oncol Res 28:1610391

Khatcheressian JL et al (2006) American Society of Clinical Oncology 2006 update of the breast cancer follow-up and management guidelines in the adjuvant setting. J Clin Oncol 24(31):5091–5097

Lacomba MT et al (2010) Effectiveness of early physiotherapy to prevent lymphoedema after surgery for breast cancer: randomised, single blinded, clinical trial. Br Med J 340b:5396

Lee TS et al (2009) Factors that affect intention to avoid strenuous arm activity after breast cancer surgery. Oncol Nurs Forum 36(4):454–462

Levenhagen K et al (2017) Diagnosis of upper quadrant lymphedema secondary to cancer: clinical practice guideline from the

Oncology Section of the American Physical Therapy Association. Phys Ther 97(7):729–745

Lurie F et al (2022) The American Venous Forum, American Vein and Lymphatic Society and the Society for Vascular Medicine expert opinion consensus on lymphedema diagnosis and treatment. Phlebology 37(4):252–266

Lymphology (2020) The diagnosis and treatment of peripheral lymphedema: 2020 consensus document of the International Society of Lymphology. Lymphology 53:3–19

Russo S et al (2021) Standardization of lower extremity quantitative lymphedema measurements and associated patient-reported outcomes in gynecologic cancers. Gynecol Oncol 160(2):625–632

Schmitz KH et al (2009) Weight lifting in women with breast-cancer-related lymphedema. New Engl J Med 361(7):664–673

Spornitz UM (2007) Anatomie und Physiologie, 5. Aufl. Springer, Berlin/Heidelberg/New York

Weiterführende Literatur

British Lymphology Society, Lymphoedema Support Network (2015) Consensus document on the management of cellulitis in lymphoedema. Revised cellulitis guidelines

Fu MR et al (2014) Putting evidence into practice: cancer-related lymphedema: evolving evidence for treatment and management from 2009–2014. Clin J Oncol Nurs 18(6 Supp):68–79

Lawenda B et al (2009) Lymphema: a primer on the identification and management of a chronic condition in oncologic treatment. CA Cancer J Clin 59:8–24

Internetadressen

International Society of Lymphology. http://www.u.arizona.edu/~witte/ISL.html. Zugriff: Jan 2023

National Lymphedema Network (Information über Prävention und Management des primären und sekundären Lymphödems) (2022). www.lymphnet.org

Patienteninformation

American Cancer Society (2023) For people at risk of lymphedema. www.cancer.org

Krebsinformationsdienst: Lymphödeme bei und nach Krebs. https://www.krebsinformationsdienst.de/leben/lymphoedem/lymphoedem-index.php; ausführliche Informationen zu Auftreten und Behandlung des Lymphödems

Krebsliga Schweiz (2023). www.krebsliga.ch (Broschüre Lymphödem). Zugriff: Jan 2023

Schleimhautveränderungen

Anita Margulies und Patrick Jahn

Inhaltsverzeichnis

© Der/die Autor(en), exklusiv lizenziert an Springer-Verlag GmbH, DE, ein Teil von Springer Nature 2024
P. Jahn et al. (Hrsg.), *Onkologische Krankenpflege*, https://doi.org/10.1007/978-3-662-67417-8_25

25.1 Einleitung

Entzündliche Schleimhautveränderungen können je nach Ursachen alle Schleimhäute des Körpers betreffen, in erster Linie aber den gesamten Gastrointestinaltrakt vom Mund bis zum After, die Blase, die äußeren Genitalorgane sowie die Bindehaut des Auges. Diese Schleimhautveränderungen werden häufig unterschätzt, dabei können sie äußerst schmerzhaft sein und zu Superinfektionen, Ernährungsproblemen und oft unnötigen Hospitalisierungen führen. Die Lebensqualität kann stark beeinträchtigt sein.

Mit der Erfassung von Patienten mit besonderem Risiko, deren Information, Anleitung und mit korrekten Interventionen können Pflegende die Morbidität mindern.

Die orale Mukositis ist die häufigste Schleimhautveränderung bei Tumortherapien und in der Literatur auch am besten dokumentiert. Pflegende haben hier den größten Einfluss, mit gezielten Interventionen Beschwerden und Komplikationen zu verringern. Deshalb liegt der Schwerpunkt dieses Kapitels auf der oralen Mukositis.

25.2 Definitionen und Begriffsklärungen

Eine Schädigung der Schleimhaut (lat.: mucosa) wird Mukositis genannt Iengl. mucositis). Je nach Lokalisation wird sie bezeichnet als:

- Stomatitis (Entzündung der Mundschleimhaut),
- Ösophagitis (Entzündung der Speiseröhre),
- Enteritis (Entzündung der Darmschleimhaut),
- Zystitis (Blasenentzündung),
- Konjunktivitis (Entzündung der Bindehaut) usw.

25.3 Anatomische und physiologische Grundlagen

Die Schleimhaut kleidet den gesamten Gastrointestinal-, den Respirations- und den Urogenitaltrakt aus und überzieht als Bindehaut (Konjunktiva) die Hornhaut und die Innenseite der Lider. Sie schützt vor mechanischen Verletzungen und Infektionen und dient Ausscheidungs- und Aufnahmeprozessen, z. B. der Aufnahme von Nährstoffen und Wasser im Dünn- und Dickdarm, sowie dem Transport von Nährstoffen. Die Zellen der Schleimhäute sind sehr teilungsaktiv. Dies bedeutet eine kurze Lebensdauer der einzelnen Zellen, d. h. ca. 5–14 Tage, und eine entsprechend hohe Zellteilungsrate. Ein großer Teil der Zellen befindet sich somit immer in der Zellteilungsphase. Während der Mitose sind die Zellen besonders anfällig für schädigende äußere Reize.

Wie alle Gewebe reagieren auch Schleimhäute auf Reizungen mit einer Entzündung. Typische Zeichen einer Entzündung sind die lokale Hyperämie, Ödeme und Schmerzen, evtl. auch Erosionen und Ulzerationen. Dies führt zu einer lokalen Verminderung der Abwehr und zu Funktionsstörungen.

Die Mukositis verläuft in 5 Phasen (◘ Abb. 25.1 und Übersicht). Dieser Ablauf ist ein sehr komplexer, biologischer Vorgang. Weitere Forschung zum besseren Verständnis der Pathophysiologie wird aktuell verfolgt.

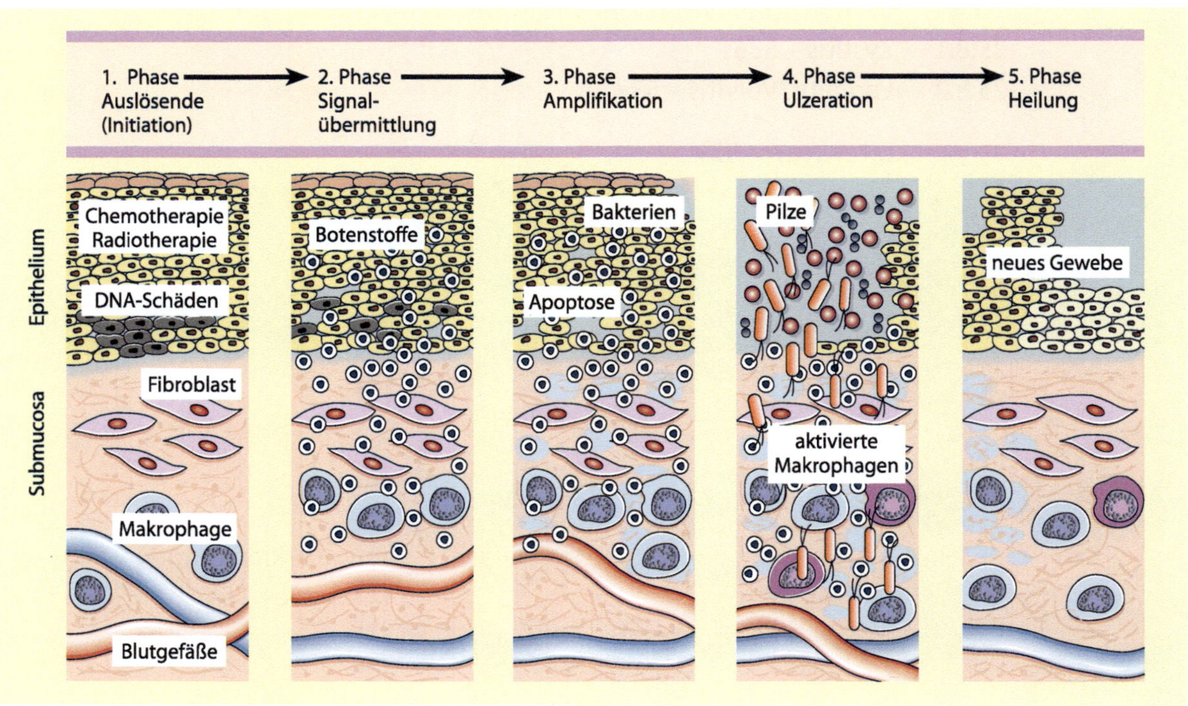

◘ **Abb. 25.1** Die 5 Phasen der Mukositis. (Sonis et al. 2004)

> **Die 5 Phasen der Mucositis (Sonis et al. 2004; ☐ Abb. 25.1)**
>
> — *Phase I* der Entzündung (Initiierung): Zellen werden durch Radio- oder Chemotherapie geschädigt. Die Schleimhaut ist noch intakt.
> — *Phase II* (Signalübertragung): Die Zellschädigung aktiviert Enzyme und löst die Apoptose (Zelltod) geschädigter Zellen aus. Botenstoffe (Zytokine) führen zur Einwanderung von Entzündungsabwehrzellen (Leukozyten und Makrophagen) in die Schleimhaut und zur Erweiterung der Blutgefäße.
> — *Phase III* (Amplifikation): Das Schleimhautepithel ist zerstört, die Schädigung greift auch auf die Submucosa über. Die Schleimhaut ist gerötet und beginnt zu schmerzen.
> — *Phase IV* (Ulzeration): Es kommt zur Ulzeration und Infektion (Bakterien und Pilze). Die eingewanderten Entzündungszellen produzieren Stoffe zur Abwehr von Bakterien, dadurch wird die Schleimhaut weiter geschädigt. Die Ulzerationen sind schmerzhaft.
> — *Phase V* (Heilung): Die Infektion wurde überwunden. Entzündungs- und andere Zellen haben Wachstumsfaktoren produziert. Diese stimulieren die Zellteilung im Epithel. Das Epithel erneuert sich, die Ulzerationen heilen ab.

25.4   Risikofaktoren und Ursachen

Die Identifizierung von Risikofaktoren und Ursachen ist für die Behandlung der Mucositis wichtig. Einige können prophylaktisch oder therapeutisch beeinflusst werden, z. B. der Zahnstatus des Patienten.

Eine Schleimhautveränderung bei Tumorpatienten kann ausgelöst werden durch:
— einen Tumor (z. B. Kopf-Hals-Tumoren mit direkter Zerstörung der Schleimhaut, aber auch Leukämien und Lymphome mit Schleimhautinfiltration),
— chemische Schädigungen durch tumorwirksame Medikamente (inkl. Immuntherapien),
— physikalische Schädigungen, z. B. Radiotherapie,
— schlechte Immunabwehr durch Leukozytenmangel infolge Chemotherapie: gesteigerte Infektanfälligkeit der Schleimhaut durch den ungehinderten Eintritt von Bakterien, Viren und Pilzen,
— reduzierter Allgemein- und Ernährungszustand,
— Graft-versus-host-Reaktion nach allogener Knochenmarktransplantation,
— Xerostomie (= Mundtrockenheit).

Das Ausmaß der Mucositis wird durch weitere Risikofaktoren beeinflusst:
— Qualität von Zahnstatus, Mundhygiene und Intimhygiene,
— bestehende chronische Entzündungen, z. B. Paradontitis, Bronchitis, Divertikulitis, Gastritis oder Magen-Darm-Ulzera,
— Mangelernährung,
— mechanische Schädigungen, z. B. Zähneputzen mit zu harter Zahnbürste, schlecht passende Zahnprothese usw.,
— thermische Schädigung, z. B. durch zu heiße Nahrungsmittel,
— Noxen wie Nikotin und Alkohol.

25.4.1   Chemotherapie

Zytostatika schädigen hauptsächlich Zellen, die sich in Teilung befinden. Da die Zellteilungsrate der Schleimhaut hoch ist, ist auch die unerwünschte Wirkung auf das Schleimhautepithel ausgesprochen groß. Der Mechanismus der Schädigung wird in ☐ Abb. 25.1 gezeigt. Die folgenden Faktoren beeinflussen das Ausmaß:

Art des Medikaments Nicht alle tumorwirksamen Medikamente verursachen eine Mucositis, und die Lokalisation der Schleimhautschädigung kann variieren. Potenziell schleimhautschädigende Medikamente sind in ☐ Tab. 25.1 aufgeführt. Neben konventionellen Zytostatika wirken auch einige Tyrosinkinasehemmer schleimhautschädigend. Monoklonale Antikörper scheinen dagegen das Risiko für eine Mucositis nicht wesentlich zu erhöhen. Bei bestimmten neuen Medikamenten, vor allem Multikinasehemmern oder mTOR-Hemmern, wird ebenfalls der Begriff „Stomatitis" gebraucht, obwohl diese wohl von einer systemischen Tumortherapie verursacht worden war.

Dosis, Therapieschema und Verabreichungsart Die Reaktion der Patienten auf dieselbe Dosis eines Medikaments ist individuell sehr unterschiedlich. Bei bestimmten hoch dosierten Chemotherapien (▶ Kap. 8) muss jedoch meist mit dem Auftreten einer Mucositis gerechnet werden. Kumulative Therapiezyklen können das Risiko einer Mucositis erhöhen und größere Schleimhautprobleme verursachen. Falls ein Patient während oder nach dem ersten Zyklus einer Therapie eine Mucositis entwickelt hat, ist das Risiko groß, dass auch bei folgenden Zyklen eine Mucositis auftritt.

Diagnostisch und bezogen auf den Therapieablauf ist der Zeitpunkt des Auftretens von oraler Mucositis bei Standard-Tumortherapien gut voraussehbar. Bei be-

▫ Tab. 25.1   Schleimhauttoxizität von Zytostatika (Auswahl); alphabetische Reihenfolge

Zytostatikum	Orale Mucositis	Zystitis	Enteritis	Gastritis	Konjunktivitis
5-Fluorouracil	XXX		XX	X	X
Actinomycin D	XX				
Amsacrin	XX				
Bleomycin	X				
Busulfan	XXX				
Capecitabin	XXX		XXX		
Cetuximab	X		XX		XX
Cisplatin	XX		X		
Cyclophosphamid		XXX			
Cytosin-Arabinosid	X		X		XX
Dacarbacin	X				
Daunorubicin	XX				
Docetaxel	X				
Doxorubicin	XX(X)				
Erlotinib			XX		
Etoposid	XX	X			
Everolimus	XX				
Gefitinib			XX		
Hydroxyurea	X				
Ifosphamid		XXX			
Irinotecan			XXX		
Lapatinib			XX		
Melphalan	XXX				
Methotrexat	XX(X)		XX	X	X
Mitomycin	X				
Mitoxantron	X				
Panitumumab	X		XX		XX
Podophyllotoxin	XX		X		
Raltitrexed	XX		XX		
Sorafenib			XX		
Sunitinib	XX		XX		
Temsirolimus	XX				
Topotecan	X				
Vinblastin	XX				

Lokale Schleimhauttoxizität: *X* gering, *XX* mittelstark, *XXX* sehr stark. Cave: Dosis- und kombinationsabhängig

stimmten neueren gezielten (Targeted) Therapien kann das Erscheinungsbild aber auch erst Wochen/Monate nach Therapiebeginn auftreten (Sonis et al. 2010; Peterson et al. 2015).

Kombinierte Radio- und Chemotherapien führen häufiger zu Mucositis, je nach Ort der Bestrahlung.

Medikamentenmetabolismus Werden Zytostatika verzögert abgebaut oder ausgeschieden, z. B. bei Leber- bzw. Nierenschädigung, so führt dies neben anderen Komplikationen oft zu schweren Schädigungen der Schleimhaut.

Verschiedene pathobiologische Mechanismen werden mit den beobachteten Mundschleimhaut-Toxizitäten in Verbindung gebracht.

25.4.2 Radiotherapie

Wie die Chemotherapie schädigt auch die Radiotherapie gesunde Zellen. Obwohl mit den neuen Techniken das Ausmaß der Schäden geringer ist als früher, muss trotzdem, um die nötige Therapiedosis an den Tumor zu bringen, muss gesundes Gewebe mitbelastet werden. Befinden sich Schleimhäute im bestrahlten Feld, reagieren fast alle Patienten mit einer Mucositis. Werden Speicheldrüsen mitbestrahlt, so kann die Schädigung dieser Drüsen zu verminderter Speichelproduktion führen, d. h. zu einer Xerostomie (Mundtrockenheit; ▶ Abschn. 25.5.3).

Die Reaktion der Schleimhaut und der Verlauf hängen von unterschiedlichen Faktoren ab (▶ Kap. 7):
- Einzeldosis und zeitliche Abfolge (Fraktionierung),
- Gesamtdosis,
- Volumen des therapierten Gewebes,
- Ort der Bestrahlung,
- kombinierte Radiochemotherapie.

Bei den Therapiefolgen ist zwischen der vorübergehenden akuten Reaktion und der bleibenden Spätreaktion des Gewebes zu unterscheiden. Nach Abschluss der Radiotherapie bilden sich die Mund- und Rachenbeschwerden in der Regel innerhalb von wenigen Wochen zurück.
- Geschmacksveränderungen können lange andauern und die Nahrungsaufnahme über Monate beeinträchtigen.
- Die Mundtrockenheit und die Anfälligkeit für Karies können in erheblichem Maß bestehen bleiben.
- Deshalb muss auch nach Abschluss der Behandlung auf weiteres Befeuchten des Mundes und sorgfältige Mundhygiene und Zahnpflege geachtet werden.
- Fachärztliche Nachkontrolle bis zum Abklingen der Symptome.

◻ Tab. 25.2 Bestrahlungsregion und mögliche akute Schleimhautreaktionen und Spätfolgen

	Frühreaktion	Spätreaktion
Mund und Rachen	Orale Mucositis	– Mundtrockenheit (Xerostomie) – Zahnverlust infolge Paradontose – Kariesanfälligkeit – Osteomyelitis (selten) – Atrophie der Nasenschleimhaut (Trockenheit)
Ösophagus	Ösophagitis	Stenose
Darm	– Enteritis – Kolitis	– Darmstenosierung (Ileusgefahr) – Malabsorptionssyndrom
Vagina	Vaginitis	– Atrophie der Schleimhaut (Trockenheit) – Stenosierung oder vollständige Obliteration (Verschluss)
Blase	Zystitis	Schrumpfblase

Spätreaktionen können auch lange Zeit nach der Bestrahlung auftreten und irreversibel sein (◻ Tab. 25.2).

25.4.3 Kombinierte Tumortherapie

Insbesondere Kopf-Hals-Tumoren sowie das Rektumkarzinom werden häufig gleichzeitig chemo- und radiotherapiert. Diese Kombination führt oft zu einer stärker ausgeprägten lokalen Mucositis. Bei Patienten mit fortgeschrittenen Kopf-Hals-Tumoren ist die Mucositis der wesentliche limitierende Faktor der Therapie.

Auch Patienten, die vor einer Radiotherapie bereits chemotherapiert wurden oder umgekehrt, sind besonders gefährdet, eine Mucositis zu entwickeln, da die Toxizität von Chemo- und Radiotherapie mit einiger Verzögerung kumulieren kann („Recall" oder „Aufflammphänomen"; ▶ Kap. 26).

25.5 Schleimhautveränderungen in Mundhöhle und Rachen

Eine *orale Mucositis* ist bei Tumorpatienten das häufigste Schleimhautproblem. Sie beeinträchtigt die Lebensqualität des Patienten durch Schmerzen, Infektion, Ulzeration, reduzierten Ernährungszustand, Schluckbeschwerden und Geschmacksveränderungen.

25

Sie behindert die Kommunikation und verändert den Gesichtsausdruck. Dosisreduktionen, Therapieverzögerung und Hospitalisationen sind mögliche Konsequenzen.

25.5.1 Orale Mukositis

> **Definition**
>
> **Orale Mucositis** ist eine Schädigung der Mucosa im Mund- und Rachenbereich, die durch eine systemische Tumortherapie oder Strahlentherapie hervorgerufen wird. Sie ist gekennzeichnet durch eine Atrophie des Plattenepithels, Schädigung von Gefäßen und Ulzeration. Es besteht eine Interaktion zu Veränderungen im Speichelfluss und der oralen Keimbesiedlung. Besonders in der ulzerativen Phase hat die orale Mucositis häufig eine Vielzahl klinischer Konsequenzen, dazu gehören: Schmerzen, eingeschränkte orale Nahrungs- und Flüssigkeitsaufnahme, erhöhtes Infektionsrisiko und in der Folge eine deutliche Einschränkung der Lebensqualität der Patienten (AWMF 2020).

> Derzeit gibt es keine Therapie, die eine orale Mucositis vollständig verhindern kann. Ziel der Interventionen ist es, den Schweregrad und die Dauer dieser unerwünschten Wirkung zu reduzieren.

Im Zusammenhang mit gezielten Therapien und Immuntherapien werden auch von Schädigungen der Mundschleimhaut berichtet. Obwohl diese Arten von Mucositis der Medical-Subject-Headings-Definition von oraler Mucositis entsprechen, werden sie in den in den aktuellen klinischen Praxisleitlinien nicht berücksichtigt (AWMF 2020; Elad et al. 2020).

Bis 1980 wurde der Begriff „Stomatitis" generell für Schleimhautveränderungen des Mundes gebraucht. Seit 1980 wird immer häufiger der spezifischere Begriff *„orale Mucositis"* für entsprechende Veränderungen infolge von Tumortherapien verwendet.

Der Begriff *Stomatitis* (von griech. stoma: Mund, Öffnung) wird immer noch bei Mundschleimhautentzündungen *mit einem anderen pathogenetischen Hintergrund* benutzt, z. B. bei Pilzinfektionen (z. B. Soorstomatitis) oder bei Entzündungen, die durch einen schlechten Zahnstatus (Peridontose) verursacht werden. Leider sind die Begrifflichkeiten uneinheitlich und einige neuere Publikationen und Arzneimittelinformationen nutzen immer noch die Bezeichnung „Stomatitis".

25.5.1.1 Inzidenz

Die Häufigkeit einer oralen Mucositis ist abhängig von der eingesetzten Therapie (■ Tab. 25.3) (Elad et al. 2021). Ein besonderes Risiko besteht bei:

— Chemotherapien mit folgenden Substanzen, *besonders bei hohen Einzeldosen*, Kombinationen (z. B. FOLFIRI) und bei Verabreichung über mehrere Tage:
  – 5-Fluorouracil als *Bolusinjektion*,
  – Capecitabin,
  – Doxorubicin (und andere Anthrazykline),
  – Methotrexat,
  – Bleomycin,
  – Kinase- und Multikinasehemmer,
  – mTOR-Hemmer,
  – Immuntherapien;
— hoch dosierter Chemotherapie mit Ifosphamid oder Cyclophosphamid kombiniert mit Busulfan oder Melphalan (angewandt vor Stammzelltransplantationen);
— lokaler Radiotherapie im Kopf-Hals-Bereich, kombiniert mit gleichzeitiger oder sequenzieller Chemotherapie.

> Neben der Tumortherapie haben auch folgende patientenbezogene Risikofaktoren einen Einfluss auf die Entwicklung einer oralen Mucositis (Elad et al. 2021):
> — schlechte Mundhygiene, einschließlich Karies,
> — schlechter Ernährungszustand,
> — Neutropenie,

■ **Tab. 25.3** Häufigkeit der oralen Mucositis (Therapiebedingt)

Art der Tumortherapie	Anteil Patienten mit oraler Mucositis
Zytostatika in Standarddosierung	≈ 10–40 %
Targeted-Therapien:	
– Kleinmoleküle (Tyrosinkinasehemmer, z. B. Regorafenib, Sunitinib, Sorafenib)	≈ 30–40 %
– EGFR-Hemmer (z. B. Erlotinib, Cetuximab)	≈ 10–20 %
– mTOR-Hemmer	≈ 72 % alle Grade; 9 % Grad 3
Hochdosistherapie inkl. Stammzelltransplantationen	75–100 %
Radiotherapie im Kopf-Hals-Bereich	85–100 %

- Nikotin- und Alkoholmissbrauch,
- beeinträchtigte Speichelproduktion,
- genetische Faktoren.

25.5.1.2 Symptome

Eine orale Mucositis kann überall an der Mund- und Rachenschleimhaut auftreten. Sie beginnt bei Chemotherapien üblicherweise zwischen dem 5. und 10. Tag nach Behandlungsbeginn. Bei lokaler Radiotherapie kann die orale Mucositis bereits wenige Tage nach Therapiebeginn auftreten.

Im Allgemeinen ist die orale Mucositis verursacht durch gezielte Therapien weniger stark ausgeprägt als bei Standard-Chemotherapien. Speziell bei mTOR-Inhibitoren wird jedoch über vermehrte aphtenähnliche Ulzerationen berichtet. Bei Behandlung mit mTOR-Inhibitoren können Entzündungen auch nach Wochen oder Monaten auftreten. Bei BRAF-Inhibitoren werden vermehrt hyperkeratotische Aufhellungen der Mucosa beobachtet. Beide Medikamente verursachen ein brennendes Gefühl, bevor Schleimhautveränderungen sichtbar werden.

Häufig wird die orale Mucositis durch eine bakterielle oder pilzbedingte Superinfektion kompliziert; dies führt zu einer Verstärkung der Symptome.

25.5.1.3 Behandlungsstrategien

Um eine Verbesserung der Mundpflege zu erreichen resp. die Symptome der Mucositis zu vermindern, sind vier Grundprinzipien zu beachten:
- Zustand der Mundhöhle erfassen.
- Möglichst früh präventive Maßnahmen einleiten.
- Korrekte Behandlung bei bestehender Mucositis durchführen.
- Individuellen Pflegeplan erstellen.

25.5.1.4 Klassifikation

Für die Beurteilung einer Mucositis muss der *Schweregrad* angegeben werden. Dazu stehen verschiedene Instrumente zur Verfügung. Häufig eingesetzt werden die Einteilungen der WHO (World Health Organization) (WHO 1979; Sonis et al. 2010), der CTCAE-Version 5.0 (Common Terminology Criteria for Adverse Events) und für die radiotherapiebedingte orale Mucositis (CTC AE 5.0 o. J.) die der RTOG (Radiation Therapy Oncology Group) (Rostock und Saller 2007) (◘ Tab. 25.4).

25.5.1.5 Assessment

Um eine orale Mucositis möglichst frühzeitig zu erkennen, ist es unerlässlich, *bei Patienten mit Risikofaktoren* eine konsequente Beurteilung der Mundhöhle

◘ **Tab. 25.4** Klassifikation der Schweregrade der oralen Mucositis. (AWMF 2020)

WHO-Grad 0	WHO-Grad 1	WHO-Grad 2	WHO-Grad 3	WHO-Grad 4
Normal	Wunden und Erytheme	Erytheme, Ulzerationen, feste Nahrung möglich	Ulzerationen, flüssige Ernährung	Blutende Ulzerationen, Nahrungsaufnahme über den Mund nicht möglich
CTC-Grad 0	CTC-Grad 1	CTC-Grad 2	CTC-Grad 3	CTC-Grad 4
Keine Anzeichen	Aufnahme fester Nahrung möglich	Schmerzen Aufnahme fester/breiiger Nahrung möglich	Starke Schmerzen Nur noch flüssige Nahrung möglich	Massive Schmerzen Ernährung ausschließlich über enterale Sonde oder parenteral Lebensbedrohliche NW
RTOG-Grad 0	RTOG-Grad 1	RTOG-Grad 2	RTOG-Grad 3	RTOG-Grad 4
Keine Anzeichen	Erytheme Wundsein – milde Schmerzen	Kleinfleckige Mucositis/ Erosionen Sekretion/Beläge Schmerzen, Analgesie nötig	Großflächige Erosionen Großflächige Fibrinbeläge Schmerzen, ggf. Opioide nötig	Zusätzlich Ulzera mit Blutung oder Nekrosen

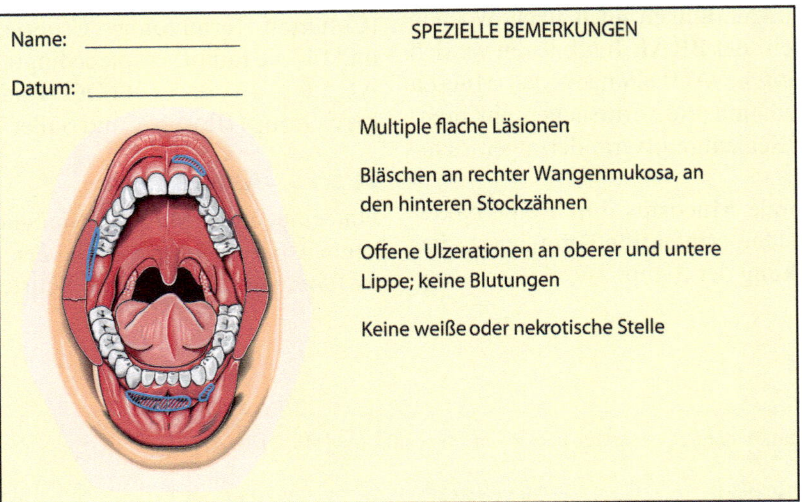

Abb. 25.2   Beispiel eines Dokumentationsblatts mit Mundschema

bereits *vor* Therapiebeginn sowie während und nach der Therapie durchzuführen (Eilers und Million 2011).

Wichtig ist, den Zustand des Mundes und des Rachens entlang der Prädilektionsstellen (d. h. Stellen bevorzugten Auftretens) mit Spatel *und Taschenlampe* zu kontrollieren (■ Abb. 25.2). Damit können vorbestehende Probleme erfasst und entsprechend früh behandelt werden (Elad et al. 2021).

Die Untersuchung kann durch den Arzt oder die geschulte Pflegende erfolgen. Die Befunde werden auf einem standardisierten Dokumentationsblatt eingetragen. Zu untersuchen sind:

- Innenseiten der Ober- und Unterlippe,
- beide Wangeninnenseiten,
- Mundboden,
- weicher Gaumen,
- laterale und ventrale Zunge,
- Konsistenz des Speichels,
- Zähne.

Weitere Punkte, die zu berücksichtigen sind:

- Hat der Patient Schmerzen?
- Trägt der Patient eine Teil- oder Vollprothese?
- Hat der Patient innerhalb der letzten 24 h feste oder flüssige Nahrung zu sich genommen?

Ambulante Patienten können angeleitet werden, die Mundinspektion selbst vorzunehmen (Quinn et al. 2008).

> Die korrekte Beurteilung der Mundhöhle vor, während und zum Teil nach der Therapie ist ein wichtiger Teil der Behandlung.

Ein Erfassungsinstrument ist der „Oral Assessment Guide" (OAG) des University of Nebraska Medical Center. Es ist einfach zu handhaben, kombiniert objektive, subjektive und funktionale Aspekte der Mucositis und eignet sich gut für den praktischen Gebrauch in Klinik oder Praxis vor allem für eine standardisierte Verlaufsdokumentation (◘ Tab. 25.5).

Neuere Entwicklungen ermöglichen auch eine Selbsteinschätzung der Patienten, beispielsweise für Erwachsene der Oral Mucositis Daily Questionnaire – OMDQ (Stiff et al. 2006). Das Instrument erfasst in vier Fragen den Einfluss der oralen Mucositis auf die Aktivitäten des täglichen Lebens. In der klinischen Studie, in dem der OMDQ eingesetzt wurde, konnten durch Selbsteinschätzung der Patienten orale Mucositis und funktionale Einschränkung 1–3 Tage früher festgestellt werden, im Vergleich zur Fremdeinschätzung der Ärzte oder Pflegenden (Stiff et al. 2006) (◘ Abb. 25.3).

Keines der Assessmentinstrumente ist umfassend in der Erfassung der oralen Mucositis. Das verwendete Instrument sollte aber objektive sowie subjektive Aspekte abdecken. Wichtig ist, dass der Einsatz innerhalb der Klinik standardisiert wird; alle sollten das gleiche Instrument verwenden. Folgende Punkte sind zu berücksichtigen:

- Ist das Instrument dem Patientenkollektiv angepasst (stationär/ambulant, Chemotherapie/Radiotherapie)?
- Wird das Instrument konsequent von allen Mitgliedern des Behandlungsteams benutzt?
- Reicht die Zeit für die Erfassung aus und werden die Abläufe in der Klinik angepasst? (Bei Patienten, für die eine Kopf-Hals-Bestrahlung vorgesehen ist, ist z. B. eine intensivere Mundinspektion nötig als für Patienten mit einer Behandlung von Fludarabin allein.)
- Berücksichtigt das Instrument die wesentlichen und bedeutsamen physischen und funktionellen Aspekte (z. B. Schlucken, Essen, Reden)?
- Kann es auch vom Patienten für eine selbstständige Kontrolle einfach benutzt werden?

◘ **Tab. 25.5** Oral Assessment Guide. (Nach Eilers et al. 1988)

Name des Patienten

Datum Punktezahl	**1(Punkt)**	**Auswertung**	**2 Punkte**	**Auswertung**	**3 Punkte**	**Auswertung**
Stimme	Normal		Tief oder rau		Schwierigkeiten beim Sprechen/Sprechen schmerzhaft	
Schlucken	Schluckt normal		Schlucken etwas schmerzhaft		Kann nicht schlucken	
Lippen	Glatt rosa und feucht		Trocken und rissig		Ulzeriert oder blutend Bläschen vorhanden	
Zunge	Rosa, feucht mit Papillen		Belegt oder fehlende Papillen, scheint schimmrig mit oder ohne Rötung		Blasen vorhanden oder rissig, trocken	
Speichel	Wässrig		Verdickt oder zäh		Fehlt	
Schleimhäute	Rosa und feucht		Gerötet oder belegt ohne Ulzerationen		Ulzerationen mit oder ohne Blutungen	
Zahnfleisch	Rosa und straff		Ödematös mit oder ohne Rötung		Spontane Blutungen oder solche unter Druck, z. B. beim Beißen	
Zähne/Zahnprothesen	Sauber, Zahnschmelz intakt, keine Ablagerungen		Zahnstein oder Ablagerungen lokal (falls vorhanden, zwischen den Zähnen) Beschädigter Zahnschmelz		Zahnstein oder Ablagerungen ganz allgemein in der Zone zwischen Zahn und Zahnfleisch Prothesentragen nicht möglich	
Punkte						

Bewertung
Alle Punkte zusammenzählen
Bis zu 8 Punkten keine Mucositis
9–16 Punkte mäßige Mucositis
17–24 Punkte schwere Mucositis

25

Fragebogen zur täglichen Erfassung der Mukositis (OMDQ)

Helfen Sie uns bei der Beurteilung Ihrer Mundschleimhaut zur Vorbeugung von schmerzhaften Entzündungen, die als Nebenwirkungen der Behandlung auftreten können. Bitte beantworten Sie folgende Fragen.

1. Wie würden Sie Ihre ALLGEMEINE BEFINDLICHKEIT in den LETZTEN 24 STUNDEN einschätzen?

(kreisen Sie eine Zahl ein)

0	1	2	3	4	5	6	7	8	9	10

schlimmstmöglich

halb zwischen schlimmstmöglich und ausgezeichneter Befindlichkeit

ausgezeichnete Befindlichkeit

2. Wie stark waren Ihre MUND- UND RACHENSCHMERZEN in den LETZTEN 24 STUNDEN? (kreisen Sie eine Zahl ein)

keine Schmerzen _ _ _ _ _ _ _ _ _ _ _ _ _ _ _ 0

ein wenig Schmerzen _ _ _ _ _ _ _ _ _ _ _ _ 1

mäßige Schmerzen _ _ _ _ _ _ _ _ _ _ _ _ _ 2

starke Schmerzen _ _ _ _ _ _ _ _ _ _ _ _ _ 3

extreme Schmerzen _ _ _ _ _ _ _ _ _ _ _ _ 4

> Wenn Sie 0 eingekreist haben, gehen Sie bitte zu Frage 4

3. Wie stark schränkte Sie der Mund- und Rachenschmerz in den letzten 24 Stunden bei den folgenden Tätigkeiten ein? (kreisen Sie eine Zahl ein)

	keine Einschränkung	leichte Einschränkung	mäßige Einschränkung	starke Einschränkung	nicht möglich
a. Schlucken _ _ _ _ _ _ _ _ _ _ _ _	0	1	2	3	4
b. Trinken _ _ _ _ _ _ _ _ _ _ _ _	0	1	2	3	4
c. Essen _ _ _ _ _ _ _ _ _ _ _ _	0	1	2	3	4
d. Sprechen _ _ _ _ _ _ _ _ _ _ _	0	1	2	3	4
e. Schlafen _ _ _ _ _ _ _ _ _ _ _	0	1	2	3	4

4. Wie stark hatten Sie In den LETZTEN 24 STUNDEN DURCHFALL? (kreisen Sie eine Zahl ein)

kein Durchfall _ _ _ _ _ _ _ _ _ _ _ _ _ _ 0

ein wenig Durchfall _ _ _ _ _ _ _ _ _ _ _ _ 1

mäßiger Durchfall _ _ _ _ _ _ _ _ _ _ _ _ 2

starker Durchfall _ _ _ _ _ _ _ _ _ _ _ _ 3

extremer Durchfall _ _ _ _ _ _ _ _ _ _ _ _ 4

Darstellung gem. The Oral Mucositis Daily Questionnaire (OMDQ) Stiff et al 2006. | Dt. Übersetzung Dr. Patrick Jahn (Universitätsklinikum Halle (Saale)

Datum													
Punkte Frage 1													
Frage 2													
Frage 3a													
Frage 3b													
Frage 3c													
Frage 3d													
Frage 3e													
Frage 4													
Summe													

Abb. 25.3 Fragebogen zur täglichen Erfassung der Mukositis. (Oral Mucositis Daily Questionnaire – OMDQ; Stiff et al. 2006; deutsche Übersetzung: P. Jahn)

> Mit einer korrekten Anleitung kann der Patient die Beurteilung der Mucosa selbstständig durchführen. Dazu benötigt er auch Informationen über das Risiko, den Zeitpunkt und die Form des Auftretens einer oralen Mucositis. Patienten sollen bereits erste Anzeichen, z. B. ein Brennen oder andere Missempfindungen beim Essen, als Zeichen einer oralen Mucositis erkennen und dem Arzt oder der Pflegenden mitteilen.

25.5.1.6 Anleitung der Patienten und Angehörigen

Die Förderung des Selbstmanagements gibt Patienten bei ambulanter und stationärer Behandlung die Möglichkeit, selbstverantwortlich zur Reduktion dieser belastenden Folge einer Tumortherapie beizutragen.

Diese Mitwirkung ist von zentraler Bedeutung für eine erfolgreiche Mundpflege. Weil viele Tumortherapien ambulant durchgeführt werden und bei einigen stationären Therapien die Mucositis erst nach der Entlassung aus dem Krankenhaus auftritt, müssen die Patienten den Umgang mit diesen Symptomen kennen (s. Übersicht).

Für Patienten mit Risikofaktoren sind folgende Grundinformationen wichtig

- Bedeutung einer gesunden Mundhöhle
- Information betreffend die Möglichkeit oraler Komplikationen
- Anleitung zur Inspektion von Mundhöhle, Zunge etc.
- Anleitung zur korrekten Mundhygiene inklusive Zungenreinigung (Häufigkeit, Material, z. B. Zahnbürste, Zahnseide, Putztechnik, Intervalle)
- Information bezüglich Rauchstopp
- Selbstpflegemaßnahmen bei bestehender oraler Mucositis

Auf einem einfachen Dokumentationsblatt, das den Bedürfnissen der Patientengruppen angepasst werden kann, kann der Patient frühzeitig subjektive und objektive Veränderungen festhalten (◘ Abb. 25.2).

Aufgabe der Pflegenden ist es, den Patienten zu instruieren und ihn zu motivieren, die Erfassung, die prophylaktische Mundhygiene und die Mundpflege bei bestehender oraler Mucositis durchzuführen.

25.5.1.7 Prophylaktische Interventionen

Das Auftreten einer therapiebedingten oralen Mucositis ist nur sehr begrenzt durch prophylaktische Maßnahmen zu beeinflussen. Das Ausmaß der Beschwerden

hängt jedoch auch vom Grundzustand der Mundschleimhaut ab.

Vor Beginn einer Chemo- und Radiotherapie im HNO-Bereich sollte der Zahnstatus erhoben werden. Folgende Aspekte sind dabei wichtig:

- Versorgung kariöser, erhaltungswürdiger Zähne,
- Glättung scharfer Kanten an Zähnen/Zahnersatz,
- ggf. Entfernung geschädigter, schlecht gepflegter Zähne,
- Sanierung von Schleimhautdefekten,
- Behandlung von Druckstellen bei Prothesen,
- Fluoridierungsprophylaxe.

Während der granulozytopenischen Phase einer Hochdosistherapie ist die Infektionsgefahr hoch. Extraktionen und andere Eingriffe im Zahnbereich sind in dieser Phase problematisch und müssen daher frühzeitig individuell diskutiert werden.

> Ziel aller prophylaktischen Interventionen ist die Erhaltung einer sauberen, intakten Mundschleimhaut. Wird der Mund möglichst gut sauber, feucht und infektfrei gehalten, kann dies den Schweregrad und die Komplikationen einer nachfolgend auftretenden oralen Mucositis mindern.

Praxistipp

Für die Basismundpflege sind folgende Punkte zu berücksichtigen:

- Adäquate Intervalle der Mundpflege (2- bis 3-mal täglich Zähne putzen)
- Geeignete Ausrüstung (weiche Zahnbürste, nicht reizende, z. B. nicht bleichende oder aufhellende, fluoridhaltige Zahnpasta)
- Spülen und Gurgeln mit Wasser oder 0,9 % NaCl bei Bedarf
- Regelmäßige Lippenpflege
- Zahnprothesenreinigung – falls zutreffend
- Zunge von hinten nach vorn mit weicher Zahnbürste reinigen
- Lippenpflege mit feuchtigkeitshaltenden Eigenschaften

Die Mundpflege ist bei Entzündungen oft unangenehm und mit Schmerzen verbunden. Wichtig ist, den Patienten immer wieder neu zu motivieren. Argumente zur Durchführung der Mundpflege können sein:

- Reduktion der Gefahr einer Superinfektion,
- bessere Geschmacksempfindung beim Essen,
- insgesamt qualitativ und quantitativ bessere Nahrungsaufnahme,

- bessere Wirkung der lokalen Schmerzmittel,
- korrekte Einnahme oraler Medikamente, z. B. Schmerzmittel.

Eine schriftliche, verständliche, leicht lesbare Anleitung kann Patienten helfen, die Mundpflege zu Hause selbstständig durchzuführen.

Prophylaktische Mundspülungen, z. B. mit Chlorhexidin oder Natriumbicarbonat, haben sich in größeren Studien als unwirksam erwiesen. Auch durch andere nicht fundierte Interventionen, z. B. alkoholhaltige Mundspülungen, kann die Mundschleimhaut geschädigt werden. Die Basismundpflege mit Leitungswasserspülung wird meist gut toleriert und kann die Adhärenz zu Mundpflege unterstützen (AWMF 2020).

Neben den Maßnahmen der allgemeinen Mundpflege, die die Basis einer erfolgreichen Prophylaxe der oralen Mucositis bilden, sind die folgenden weiteren Maßnahmen zur Prophylaxe empfohlen (AWMF 2020 & Elad et al. 2020; Correa et al. 2020).

25.5.1.7.1 Nichtmedikamentöse Prophylaxe

Kryotherapie Die Kryotherapie stellt eine wirksame Prophylaxe bei *Bolusgaben* von Fluorouracil (5-FU) als Monotherapie und bei *Bolusgaben* von Fluorouracil-Leucovorin, sowie bei Patienten mit autologer HSZT mit Hochdosis-Melphalan (mit oder ohne Ganzkörperbestrahlung) dar (AWMF 2020; Correa et al. 2020). Dazu lutschen Patienten 5–10 min vor, während und nach der Zytostatikaverabreichung insgesamt etwa eine halbe Stunde lang zerkleinerte Eiswürfel („crushed ice") oder Wassereis. Durch die kältebedingte Minderdurchblutung der Schleimhaut gelangen weniger Zytostatika in die Zellen der Mundschleimhaut. Die Methode ist in kleineren Studien als nützlich beschrieben worden. Kryotherapie wird nicht empfohlen bei Patienten, die 5-FU in Form einer kontinuierlichen Infusion erhalten.

Kontraindiziert ist sie bei einer Kombination 5-FU/Oxaliplatin wegen der neurotoxischen Wirkungen (▶ Kap. 16).

Low Level Laser Therapy Bei Patienten unter einer hochdosierten Chemotherapie oder unter Ganzkörperbestrahlung (TBI) vor homologer Stammzellentransplantation (HSCT) wird eine intraorale Anwendung einer niedrigenergetischen Lasertherapie oder „Low Level Laser Therapy" (LLT) empfohlen. Auch empfohlen ist der Einsatz bei Patienten mit Kopf-Hals-Tumoren mit einer Radiotherapie oder kombinierter Radio-Chemo-Therapie (Elad et al. 2020). Die Wirkung der niedrigenergetischen Lasertherapie beruht auf der Stimulation des Zellstoffwechsels im Bereich der Mundschleimhaut. Vor der Anwendung dieser Methode ist eine Schulung erforderlich; die Anschaffung der Geräte ist kostspielig.

25.5.1.7.2 Medikamentöse Prophylaxe

Benzydamin Bei Patienten mit Kopf-Hals-Tumoren und Radiotherapie (bis zu 50 Gy) mit oder ohne gleichzeitige Chemotherapie wird eine Mundspülung mit Benzydamin (0,15 %) empfohlen (Elad et al. 2020).

Komplementärmedizinische Substanzen Honig kann zur Prävention eingesetzt werden bei Patienten mit Kopf-Hals-Tumoren mit einer Radiotherapie oder kombinierter Radio-Chemo-Therapie (Elad et al. 2021). Die Art des Honigs ist dabei nicht weiter spezifiziert.

Ebenfalls kann in dieser Patientengruppe die orale Gabe von Glutamin zur Prophylaxe erwogen werden. Allerdings wird diese Empfehlung mit einem Kommentar zur Vorsicht versehen, da in Studien bei der parenteralen Glutamingabe bei HSCT-Patienten eine höhere Sterblichkeitsrate beobachtet wurde (Elad et al. 2020).

25.5.1.8 Interventionen bei bestehender oraler Mucositis

Bei einer oralen Mucositis, ungeachtet des Grades und der Therapie, sollte die Basismundpflege so gut wie möglich beibehalten werden.

> **Ziele von Interventionen bei Mucositis**
> - Vermeidung eines Superinfekts
> - Effiziente Schmerzlinderung
> - Rasche Abheilung der oralen Mucositis
> - Erhalten eines guten Ernährungszustands

Je nach Grad der oralen Mucositis muss eine Dosisreduktion oder evtl. eine *Unterbrechung der Chemo- oder Radiotherapie* in Erwägung gezogen werden. Tumortherapien mit kurativer Absicht werden jedoch, auch bei stärksten Nebenwirkungen (❑ Abb. 25.4), nach Möglichkeit ohne Kompromisse durchgeführt, um die Chance auf Heilung nicht zu mindern (▶ Kap. 8).

Mundpflegeinterventionen sollten gut überdacht und Mundpflegemittel sorgfältig ausgewählt werden. Viele Produkte sind verlockend, die Evidenz ist jedoch für einen standardmäßigen Einsatz nicht ausreichend.

25.5.1.9 Mundpflege bei oraler Mucositis

> ❯ Die gründliche Basismundpflege ist die wichtigste pflegerische Intervention bei bestehender oraler Mucositis.

Das Wissen und die Fähigkeit, eine solche Mundpflege nach Programm durchzuführen, können im Team mit konsequenter Weiterbildung erworben werden. Diese

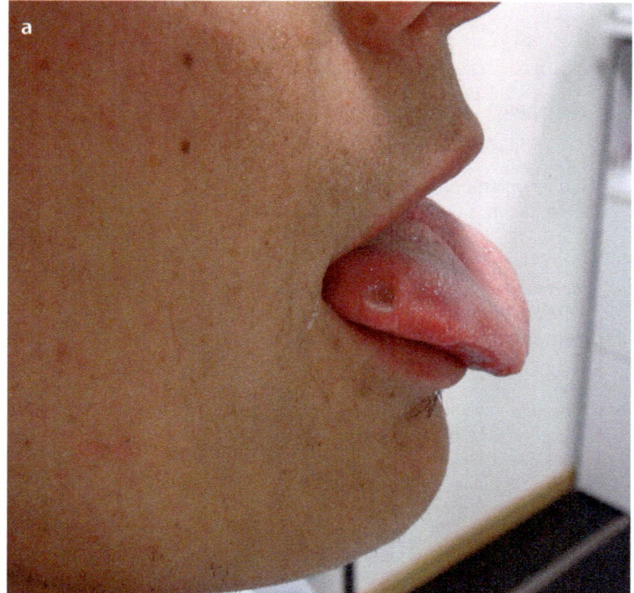

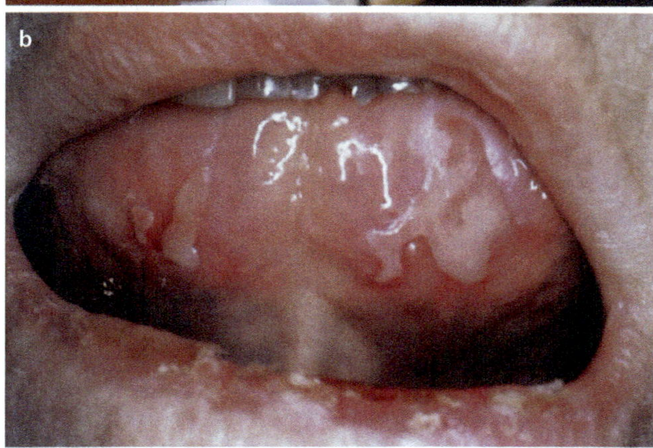

Abb. 25.4 **a, b** Orale Mucositis nach Chemotherapie. (Abb. der Klinik für Onkologie, Universitätsspital Zürich, mit frdl. Genehmigung)

Kompetenz bringt für den Patienten positive Ergebnisse, physisch und psychologisch. Bei den Kontrollen des Mundzustands und bei der Mundpflege handelt es sich um zudringliche, möglicherweise auch um schmerzhafte Prozeduren. Der Patient muss daher rechtzeitig darüber informiert werden, was die Pflege beabsichtigt und wie vorgegangen wird.

Die Häufigkeit der Interventionen soll der individuellen Situation des Patienten angepasst werden. Mit Beteiligung des Patienten und der Angehörigen einen Plan zusammenzustellen, erleichtert die Durchführung der Mundpflege. Ein schriftlicher Plan sollte zu Hause ebenso wie im Krankenhaus vorliegen. Dieser Plan enthält Informationen zu Reinigung, Spülung, lokaler Schmerzbehandlung sowie eine Rubrik für spezielle Bemerkungen (Abb. 25.5).

Pflegerische Interventionen zur Mundpflege

Information, Beratung, Anleitung des Patienten:
- Information des Patienten, dass die Symptome vorübergehend sind.
- Prothesenträgern ist zu empfehlen, die Prothese nur zum Essen und in der Öffentlichkeit zu tragen.

Reinigung:
- Normale Zahnreinigung mit weicher Zahnbürste, Reinigung der Zahnzwischenräume mit Zahnseide oder speziellen Zahnstäbchen, z. B. Elmex (2- bis 4-mal täglich). Cave: Bei Thrombozytenwerten < 10.000/μl oder bei Blutungen Zahnseide, -stäbchen vorsichtig verwenden! Ohne Blutungen dürfen sie verwendet werden.
- Zahnprothesen ebenso regelmäßig entfernen und reinigen, Zahnfleisch dabei auf Läsionen und Druckstellen kontrollieren.

25.5.1.9.1 Materialien
Die Materialien zeigt Tab. 25.6.

25.5.1.9.2 Spül- und Reinigungsmittel
Weil genügend aussagekräftige Studien fehlen, erfolgt die Auswahl von Mundspülmitteln bei einer oralen Mucositis oft willkürlich. Dies ist nicht sinnvoll. Internationale Studiengruppen haben in ihren Richtlinien Produkte bezeichnet, die sich als wirksam, nicht reizend und kostengünstig erwiesen haben. Wünschenswert wären randomisierte klinische Studien, die die Wirksamkeit verschiedener Produkte vergleichen (Elad et al. 2015; Keefe et al. 2007).

Empfehlenswerte Mittel zur Spülung und Reinigung sind in Tab. 25.7 aufgeführt.

Alle Spülmittel können bei Raumtemperatur oder gekühlt angewandt werden, je nachdem wie sie der Patient vorzieht. Natriumbicarbonat ist auch als „Natron" bekannt. Es handelt sich *nicht* um Backpulver!

Chlorhexidin, Sucralfat oder gesättigte Calciumphosphat-Mundspüllösung werden in den nationalen und internationalen Leitlinien nicht empfohlen (AWMF 2020; Elad et al. 2020; Saunders et al. 2020).

Mundspülungen mit Präparaten auf unterschiedlicher pflanzlicher Basis sind immer wieder Gegenstand von Diskussionen. Randomisierte Studien zur Wirksamkeit solcher Spüllösungen fehlen, und in Erfahrungsberichten wird meist nur eine sehr kleine Patientenzahl erfasst (Lalla et al. 2014; Yarom et al. 2013; Gottschalk und Dassen 2003).

25

◘ Abb. 25.5 Beispiel eines schriftlichen Plans zur Mundpflege. (Abb. der Onkologiepflege Schweiz, Standard orale Mucositis, mit frdl. Genehmigung)

Name: ....   Datum: ....

Tageszeit	Reinigen	Spülen	Gegen Schmerzen
Morgens	Normale Mundhygiene nach dem Essen	Gründliche Spülung mit Wassser oder Salzwasser	
Mittags	Normale Mundhygiene nach dem Essen	Gründliche Spülung mit Wasser oder Salzwasser	
Abends	Normale Mundhygiene nach dem Essen	Gründliche Spülung mit Wasser oder Salzwasser	
Vor dem Schlafengehen	Normale Mundhygiene	Gründliche Spülung mit Wasser oder Salzwasser	

Spezielle Bemerkungen

- Salzwasser wird wie folgt zubereitet: ½ – 1 Teelöffel Salz pro 1 l Wasser
- Bitte kaufen Sie keine kommerziell hergestellten Mundspülmittel oder sonstige Mundpflegepräparate, ohne Rücksprache zu halten.
- Sie dürfen so oft spülen, wie Sie es als angenehm empfinden. Sie dürfen Zahnseide verwenden, falls das Zahnfleisch nicht blutet.
- Falls die Entzündung zunimmt, rufen Sie bitte ohne zu zögern ____________________ an.

◘ Tab. 25.6 Materialien für Mundpflege bei einer oralen Mucositis

Materialen		Zeitpunkt	Anmerkungen
Zahnbürsten	Weiche Zahnbürsten	Nach jeder Mahlzeit	– Evidenz dafür, dass Zahnbürsten aus Schaumstoff gleichwertig zu normalen Zahnbüsten sind, liegt nicht vor; zur allgemeinen Vorbeugung oder zur Kontrolle von Zahnsteinbildung werden sie nicht empfohlen – Anzuwenden, wenn keine orale Mucositis ersichtlich, der Mund jedoch gereizt ist – \Nur einzusetzen, wenn weiche Zahnbürsten nicht vertragen werden, z. B. wenn Läsionen am regulären Zähneputzen hindern – auf die Zeit der Läsionen begrenzt
	Schaumstoffbürsten	Nach jeder Mahlzeit	
	Wattestäbchen	Nach jeder Mahlzeit	
	Elektrische und Ultraschallzahnbürsten *(sind zulässig, wenn der Patient sie einzusetzen weiß)*	Wie die Bürsten technisch angewendet werden, sollte vor Therapiebeginn überprüft werden *(Überprüfung durch Dentalhygieniker oder entsprechend ausgebildetes Pflegepersonal)*	
Zahnpasta	– Milde fluorhaltige Zahnpasten anwenden, u. U. etwa solche für Kinder – Keine Zahnpasten für weißere Zähne, besonders bei freistehendem Zahnhals		– Vorlieben des Patienten sind mit in Betracht zu ziehen – Fluorhaltige Zahnpasten werden empfohlen
Zahnseide	– Patienten sind zu instruieren, wie sie Zahnseide einsetzen können, ohne sich zu verletzen		– Nur anzuwenden, wenn keine Zahnfleischblutungen festzustellen sind und keine Aplasie vorhanden ist (< 500/µl Granulozyten)

Tab. 25.7 Spül- und Reinigungsmittel

Produkt/Präparat	Zubereitung	Anwendung	Unerwünschte Wirkungen	Beurteilung
Wasser	So häufig, wie der Patient es wünscht	So viel der Patient wünscht	Keine	– Entfernt und wäscht lose Ablagerungen aus – Nicht reizend, günstig, leicht erhältlich
Natriumchlorid	1/2–1 Teelöffel Salz/1 l Wasser	1–2 Esslöffel, mind. 2- bis 4-mal täglich oder so oft, wie der Patient es wünscht bzw. verträgt	Geschmack ist nicht immer erträglich, kann Übelkeit, Würgen, Brechreiz verursachen	– Entfernt und wäscht lose Ablagerungen aus – Nicht reizend, günstig, leicht erhältlich
Natriumbicarbonat	1/2–1 Teelöffel Natriumbicarbonat/1 l Wasser	1–2 Esslöffel, mindestens 2- bis 4-mal täglich oder so oft, wie der Patient es wünscht bzw. verträgt	Geschmack ist nicht immer erträglich, kann Übelkeit, Würgen, Brechreiz verursachen	– Entfernt und wäscht lose Ablagerungen aus – Ändert kurze Zeit den pH-Wert – Kann verdicktes Sekret lösen
Salz/Natriumbicarbonat	1/2–1 Teelöffel Salz, 1/2–1 Teelöffel Natriumbicarbonat in 1 l Wasser	1–2 Esslöffel, mindestens 2- bis 4-mal täglich oder so oft, wie der Patient es wünscht bzw. verträgt	Geschmack ist nicht immer erträglich, kann Übelkeit, Würgen, Brechreiz verursachen	– Entfernt und wäscht lose Ablagerungen aus – Ändert kurze Zeit den pH-Wert – Kann verdicktes Sekret lösen – Das optimale Verhältnis von Salz/Natriumbicarbonat ist bisher nicht in kontrollierten Studien nachgewiesen worden

25.5.1.9.3 Desinfizierende Präparate

Mundspülmittel mit desinfizierender Wirkung sollen, wenn überhaupt, *nur gezielt* und nach Rücksprache mit dem Arzt eingesetzt werden.

> Mundspülungen mit Chlorhexidin oder chlorhexidinhaltigen Präparaten werden nicht empfohlen. Diese Mittel bringen klinischen Studienergebnissen zufolge keinen Vorteil im Vergleich zu allen anderen Spülmitteln (oben).

25.5.1.9.4 Befeuchtung der Mundschleimhaut

- So oft wie möglich und so oft wie nötig: trinken, spülen und/oder Gabe von genügend Flüssigkeit, z. B. Wasser, um die Austrocknung der Schleimhaut zu vermeiden.
- Keine Zitronenglycerinstäbchen und kein alkoholhaltiges Mundwasser anwenden, da diese die Schleimhaut austrocknen.
- Zahnreinigende Kaugummis zur Anregung der Speichelproduktion und zur Reinigung der Zähne empfehlen.

25.5.1.10 Schmerztherapie

Zur *Schmerzlinderung* kommen bei kleinen lokalen Läsionen in erster Linie *lokal angewendete* lidocainhaltige Medikamente in Betracht (**Tab. 25.8**). Falls diese Maßnahme nicht ausreicht, sollen zusätzlich *systemisch* wirksame Schmerzmittel, einschließlich Opioide, verordnet werden. Vor allem bei Ösophagusbefall reichen örtlich wirksame Medikamente nicht aus, da sie nicht in genügender Konzentration an den Schmerzort gelangen. Bei höherer Dosierung besteht die Gefahr, dass als Folge der anästhesierenden Wirkung der Medikamente der Schluckreflex gestört wird. Bei einer systemischen Schmerztherapie gelten die in ▶ Kap. 15 beschriebenen Prinzipien: Bei Schmerzen aufgrund einer oralen Mucositis soll nicht an Schmerzmitteln gespart werden. Bei Patienten, die nicht schlucken können, wird Morphin parenteral (i. v. oder als Pflaster) eingesetzt.

Praxistipp

Ziel ist Schmerzlinderung, wenn möglich Schmerzfreiheit: Lokalanästhetika, z. B. Lidocain-Gel 2 %, nach Bedarf und nach Absprache mit dem Arzt auftragen, ca. 10 min vor dem Essen sowie zwischendurch.

Evtl. ein systemisch wirkendes Schmerzmittel jeweils 30 min vor dem Essen verabreichen oder regelmäßig nach festem Zeitplan, falls nötig auch Opioide.

25

● **Tab. 25.8**   Schmerzbehandlung – topische Maßnahmen

Produkt/Präparat	Dosis	Anwendungsmethode	Nebenwirkung	Beurteilung
Topische Anästhetika (Lidocain-Gel 2 %)		So oft wie nötig mit einem durchtränkten Wattestäbchen über die Läsion oder die entzündete Stelle auftragen	Bei Spülungen des ganzen Mundes können Probleme mit dem Schluckreflex auftreten	Besonders hilfreich vor einer Mahlzeit – Wirksamkeit ist zeitlich begrenzt – Systemische Aufnahme ist nicht klar definiert – Nicht prophylaktisch einsetzen
Mittel zum Abdecken und Gels	Je nach Produkt	Je nach Produkt	Schutzfilm kleidet die ganze Mundhöhle aus, statt nur auf wenige, einzelne Läsionen zu wirken Geschmack wird nicht immer toleriert	– Von international anerkannten Experten sind diese Produkte noch nicht als Standard empfohlen. Spezifische, kontrollierte Studien sind nicht genügend aussagend – Onkologiespezifische Probleme, z. B. Superinfektionen, wurden ungenügend erforscht oder verglichen

> Die lokale Applikation des Schmerzmittels ersetzt die regelmäßige Reinigung/Spülung nicht.

Orale Gels bedecken als Schutzfilm die gesamte Mundschleimhaut und werden nicht standardmäßig empfohlen. Die Auswirkungen auf onkologiespezifische Probleme, z. B. Aplasie, Superinfektionen, wurden bisher nicht genügend erforscht,

- Über Auswirkungen auf die Mundflora liegen keine Daten vor.
- Der Schutzfilm kleidet die ganze Mundhöhle aus, statt nur auf wenige, einzelne Läsionen zu wirken.
- Der Geschmack wird nicht immer toleriert.
- Patienten dürfen bis zu 1 h nach Anwendung weder essen noch trinken.

Salben (z. B. Mundisal) werden nicht empfohlen.

25.5.1.11 Anpassung der Ernährung

Ausgeprägte Geschmacksveränderungen oder Schmerzen können die Nahrungsaufnahme deutlich negativ beeinflussen.

Anpassung der Ernährung
- Erhaltung oder Förderung einer genügenden Nahrungszufuhr zur Optimierung des Allgemeinzustands
- Der Patient soll nur das essen, was ihm schmeckt und keine Schmerzen verursacht, um ihm die Lust am Essen nicht ganz zu nehmen

- Vitamin- und Nährstoffbedarf beachten; Ergänzungen mit Joghurt, Quark, Hüttenkäse, Eiscreme oder auch warmen oder kalten Cremesuppen
- Nahrungsmittel evtl. pürieren
- Evtl. Benutzung eines Trinkhalms empfehlen, um schmerzende Stellen „umgehen" zu können
- Um das Essen/Trinken bei schmerzhaften Läsionen zu erleichtern, topische Schmerzmittel ca. 10 min vor dem Essen lokal auftragen
- Kann sich der Patient wegen der Mucositis nicht ausreichend ernähren, ist die Indikation zur Sondenernährung oder zur parenteralen Ernährung durch den Arzt zu prüfen. Dies gilt besonders für Patienten mit kurativen Therapien im Kopf-Hals-Bereich, die oft über Wochen mit einer PEG-Sonde ernährt werden müssen. Eine Alternative bilden u. U. hyperkalorische Präparate per os (▶ Kap. 19).

25.5.2   Infektiöse Stomatitis

Weil diese Art Mucositis infektiösen Ursprungs ist und nicht direkte Folge der Tumortherapie, wird der Begriff „Stomatitis" verwendet. Infektionen der Mundschleimhaut sind meist zurückzuführen auf mangelnde Infektabwehr, entweder infolge verminderter Granulozytenzahl nach Radio- oder Chemotherapie oder bei Immunsuppression durch Kortikosteroide oder andere immunsupprimierende Medikamente. Mangelhafte Mundhygiene ist ein weiterer begünstigender Faktor.

Eine Infektion entwickelt sich oft auf dem Boden einer oralen Mucositis (*Superinfektion*). Der Patient oder die Angehörigen müssen geschult werden, die Zeichen einer Infektion zu erkennen und zu melden.

Prophylaktische Behandlungen mit Antibiotika sind nicht Standardpraxis; vorbehalten bleiben hausinterne Regeln.

25.5.2.1 Erreger

Die häufigste Infektion der Mundschleimhaut wird durch Pilze, meist Candida albicans, hervorgerufen (Candidiasis). Sie wird auch *Soorstomatitis* genannt (◘ Abb. 25.6).

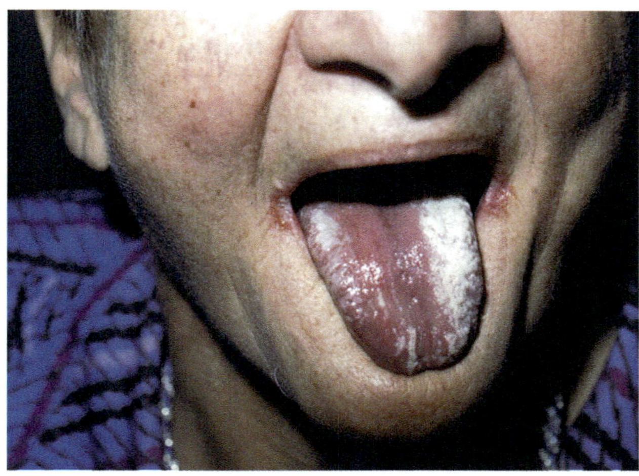

◘ Abb. 25.6 Soorstomatitis. (Abb. der Klinik für Onkologie, Universitätsspital Zürich, mit frdl. Genehmigung)

Virale Infektionen sind am häufigsten bedingt durch Herpes-simplex-Virus. Bakterielle Infektionen sind eher selten und werden meist durch gramnegative Erreger hervorgerufen, hauptsächlich durch *Pseudomonas*. Ein grampositiver Erreger ist *Staphylococcus aureus*.

25.5.2.2 Symptome und Diagnostik

Die häufigsten Infektionen sind in ◘ Tab. 25.9 aufgeführt.

Für die Diagnostik gelten grundsätzlich die gleichen Maßnahmen wie bei der oralen Mucositis (▸ Abschn. 25.5.1). Bei Patienten mit Leukämie und bei Stammzelltransplantationen sind häufige diagnostische Kontrollen notwendig:

- regelmäßige Abstriche der Mundhöhle auf Bakterien und Viren,
- regelmäßige Temperaturmessung (bis zu 3-mal täglich),
- evtl. Entnahme von Blutkulturen bei Fieberanstieg.

25.5.2.3 Medizinische Interventionen
25.5.2.3.1 Candidiasis (Soorstomatitis)

Die Therapie der Candidiasis besteht in der systemischen oder lokalen Applikation von Antimykotika. Eine systemische Therapie mit z. B. Fluconazol (Diflucan) kann gewählt werden, falls die Einnahme oraler Antimykotika sehr schmerzhaft oder unangenehm ist.

Im Allgemeinen wirken diese Antimykotika sehr schnell, sodass die Symptome innerhalb von ein paar Tagen abklingen (Elad et al. 2015).

◘ Tab. 25.9 Symptome bei Infektion der Mundschleimhaut

Infekterreger	Erscheinungsbild	Subjektive Symptome
Candida albicans	Weiche, weiße oder gelbliche Flecken, meist ausgedehnt über die ganze Zunge und/oder an der Mucosa der Mundhöhle (nicht verschiebbar wie fibrinöse Ausschwitzung nach Radiotherapie!)	Meist keine Schmerzen. Geschmacksempfindung nimmt ab, Gefühl von „Watte auf der Zunge", Appetitverlust
Herpes simplex	Symmetrische Erosionen an den Mundwinkeln, tiefe Risse, oft bedeckt von weißgrauer Haut; vereinzelt oder gehäuft auftretende Bläschen, die nach ca. 12 h aufbrechen, ihr Exsudat verkrustet; oft Ulzerierung und Nekrotisierung; Vorkommen: Lippen, Übergang zur Mundschleimhaut, Zunge, Zahnfleisch und oberer Gaumen	Pruritus, Brennen, teilweise sehr starke Schmerzen
Gramnegative Keime (*Pseudomonas aeruginosa*)	Cremig-feuchte Ulzera an Mundschleimhaut und/oder Zahnfleisch, weiche Ränder; evtl. erhöhte Läsionen, umschlossen von einem roten Ring, Zentrum gelblich-weiß, trocken; bei Progression nekrotisches Zentrum; starker übler Geruch	Unterschiedlich schmerzhaft
Grampositive Keime (*Staphylococcus aureus*)	Bräunlich-gelbe, trockene runde Erhöhungen, evtl. ulzerierend	Pruritus, Brennen, sehr starke Schmerzen

25.5.2.3.2   Herpes-simplex-Infektion

Bei Herpes simplex an Lippen oder Mundschleimhaut wird in erster Linie symptomatisch behandelt. Um eine Ausdehnung oder einen Rückfall zu verhindern, kann zusätzlich systemisch ein Virustatikum verordnet werden. Die lokale Anwendung von Aciclovir ist von begrenztem Nutzen, weil das Virustatikum nur im Frühstadium wirksam ist, also bevor Bläschen sichtbar sind. Zudem ist die Anwendung bei offenen Bläschen äußerst schmerzhaft.

Pflegerische Interventionen bei Candidiasis

- Regelmäßiges Erfassen, Beurteilen und Dokumentieren.
- Information des Patienten, dass die Symptome sehr schnell abklingen können.
- Systemische Antimykotika nach ärztlicher Verordnung.
- Mundpflege und Mundspülungen 4- bis 6-mal täglich.
- Lokale Antimykotika erst nach vorhergehender Reinigung der Mundhöhle verabreichen. Anschließend möglichst 20 min Nahrungs- und Flüssigkeitskarenz, um eine optimale Wirkung der Medikamente zu erreichen.
- Lutschtabletten erlauben eine längere Verweildauer als ein Flüssigpräparat. Amphotericin-Lutschtabletten werden meist als unangenehm empfunden. Der Patient soll deshalb informiert werden, wann die Tablette herausgenommen werden darf.
- Antimykotikasuspensionen evtl. zusammen mit konzentriertem Fruchtsaft als Eiskugeln (an Stäbchen) verabreichen, um den Geschmack erträglicher zu machen.
- Zahnprothesen sorgfältig reinigen.
- Geschmacksverstärkung: Verabreichung von stark gewürzten (nicht scharfen!) Nahrungsmitteln und Getränken mit starkem Eigengeschmack (z. B. Rauchfleisch, saure Gurken, Kraftbrühe, koffeinhaltige Getränke), sofern dadurch keine Schmerzen auftreten.
- Zur Vermeidung des Verklebens im Mund nach Verzehr von Milchprodukten immer Reinigung der Mundhöhle mit Wasser, da Milchreste leicht mit dem Pilzbelag verkleben und das „Wattegefühl" des Patienten verstärken.

25.5.3   Xerostomie (Hyposalivation, Mundtrockenheit)

25.5.3.1   Ursachen

Xerostomie ist die Folge von verminderter Speichelproduktion. Sie tritt hauptsächlich auf:

- Nach lokaler Radiotherapie im HNO-Bereich bei Mitbestrahlung von Speicheldrüsen; abhängig von der Dosis und der Anzahl betroffener Speicheldrüsen ist sie vorübergehend oder bleibend, eine Erholung der Speicheldrüsenfunktion kann bis zu einer Dosis von 36 Gy innerhalb von 3–6 Monaten erwartet werden.
- Nach chirurgischen Eingriffen im HNO-Bereich; das Ausmaß hängt ebenfalls ab von der Ausdehnung des Eingriffes und der Anzahl entfernter Speicheldrüsen. Nicht jeder Patient mit einer Bestrahlung ist betroffen und neuere Bestrahlungstechniken, auch im HNO-Bereich, erlauben heute bei vielen Betroffenen eine schonendere Behandlung.
- Nach hochdosierter Therapie bei einer Stammzelltransplantation.
- Bei zielgerichteten Therapien: z. B. EGFR-Hemmer, VEGF-Hemmer, mTOR-Hemmer, pan-HER-Inhibitoren, bestimmte Multikinaseinhibitoren, Immuntherapie (Vigarios et al. 2017, Lacouture und Sibaud 2018).

Auch die folgenden Medikamente können vorübergehend eine – meist mildere Form – von Mundtrockenheit bewirken:

- Irinotecan,
- Opioide,
- Antidepressiva,
- Neuroleptika,
- Antiemetika,
- Antihistaminika,
- Spasmolytika,
- Diuretika.

> Patienten mit Xerosomie sind wegen der trockenen Schleimhaut anfälliger für Schädigungen jeder Art. Ebenso sind Karies und Parodontose häufiger zu beobachten. Deshalb muss ein Patient mit länger bestehender Xerostomie aufgefordert werden, regelmäßig den Zahnarzt aufzusuchen.

◧ Tab. 25.10 Schweregrade und Symptome der Xerostomie (Mundtrockenheit). (Nach CTCAE – Common Terminology Criteria for Adverse Events Version 5.0)

Schwere-grad	Symptomatik
1	Symptomatisch (zäher Speichel); keine signifikante Änderung der Nahrungsaufnahme; Speichelfluss > 0,2 ml/min
2	Mäßige Schmerzen; Nahrungsaufnahme beeinträchtigt, Indikation für modifizierte Diät (Pürees, weiche feuchte Speisen) Speichelfluss 0,1–0,2 ml/min
3	Nahrungsaufnahme ist schwerstens beeinträchtigt, parenterale Ernährung (PEG o. Ä.) Speichelfluss > 0,1 ml/min
4	–
5	–

25.5.3.2 Symptome

Die Mundtrockenheit wird meist vom Patienten als Erstes beklagt. Sie äußert sich aber auch durch schwerfälligeres Sprechen, die Zunge klebt leicht am Gaumen. Auch der Geschmackssinn ist beeinträchtigt, da die Nahrung nicht mehr genügend mit Speichel vermischt wird: Es werden weniger Geschmacksstoffe gelöst, und somit wird die Berührungsfläche mit den Geschmackspapillen auf der Zunge geringer. Der Geschmacksverlust führt meist auch zu einem Appetitverlust und ist oft langfristig das Hauptproblem. Xerostomie kann akut oder als Späterscheinung auftreten.

Für die Beurteilung des *Schweregrads* einer Xerostomie steht die CTCAE Version 5.0 (Common Terminology Criteria Adverse Events) zur Verfügung (◧ Tab. 25.10).

25.5.3.3 Medizinische Interventionen

Um bleibende Schäden an den Speicheldrüsen nach kurativer Radiotherapie im HNO-Bereich zu verhindern, wird eine prophylaktische Therapie mit Amifostin beschrieben, diese wird aber nicht als Standard angesehen und ist nicht überall erhältlich. Therapeutisch kann – wenn die Speicheldrüsen nicht ganz zerstört wurden – ein Versuch mit Pilocarpin hydrochlorid p.o. erfolgen (Salagen-Tabletten). Es erhöht die Speichelproduktion, kann aber verschiedene Nebenwirkungen, z. B. Kopfschmerzen, verursachen. *Cave:* bei Asthmapatienten! Nebenwirkungen sind erhöhtes Schwitzen, evtl. vermehrter Tränenfluss durch übersteigerte parasympathische Stimulation.

Pflegerische Interventionen bei Mundtrockenheit
Information, Beratung
— Vor Therapiebeginn Information und Instruktion der Patienten über korrekte Mundhygiene und supportive Maßnahmen wie Flüssigkeitsaufnahme, zahnärztliche Kontrollen, Luftfeuchtigkeit und Lippenpflege zur Vermeidung trockener Haut und Rhagaden.
— Bei ausgeprägter Symptomatik mit Einschränkung der Ernährung soll Patienten und Angehörigen Kontakt mit der Ernährungsberatung vermittelt werden.

Vermeidung von Karies und Parodontose
— Dem Patienten konsequente intensive Mundpflege empfehlen und ihn dazu anleiten.
— Regelmäßige Fluorgabe (vom Zahnarzt verschrieben).
— Regelmäßige Kontrolle der Zähne durch den Zahnarzt.
— Zuckerzufuhr vermindern bzw. sollte nach dem Verzehr eine Mundpflege durchgeführt werden.

Befeuchtung der Mundschleimhaut
— Häufige Gabe von Wasser, Tee, Bouillon etc., evtl. löffelweise, Eis zum Lutschen.
— Regelmäßig künstlichen Speichel verwenden, falls vom Patienten toleriert.
— Dem Patienten eine kleine Plastikflasche mit Wasser für unterwegs empfehlen, evtl. Pipette zur Befeuchtung benutzen oder Spray mit Wasser.
— Befeuchtung der Luft (möglichst Ultraschallverdampfer), außer bei neutropenischen Patienten (< 500 Granulozyten/µl) wegen der Gefahr eines Pseudomonas-Infekts.
— Zuckerfreie Bonbons oder Kaugummi empfehlen, falls eine Restspeichelproduktion vorhanden ist.

Forcierung der Speichelproduktion bei noch teilweise funktionierenden Speicheldrüsen
— Zahnschonende Kaugummis empfehlen, z. B. Zahnreinigungskaugummis (wirkt fluorierend und ist zahnschonend) oder andere im Handel erhältliche Produkte, die nicht zu scharf sind.
— Verabreichung von Pilocarpin (Salagen-Tabletten) nach ärztlicher Verordnung mit genauer Instruktion für die korrekte Einnahme.
— Prophylaxe zusätzlicher Irritationen und Verletzungen der Mundschleimhaut (entsprechend der Pflege bei oraler Mucositis; ▶ Abschn. 25.5.1).
Verbesserung der Dünnflüssigkeit des Speichels
— Flüssigkeitsaufnahme nach Möglichkeit steigern.
— Entfernung von zähem Speichel mit Natriumbicarbonatspülung.

25

25.6 Schleimhautveränderungen des Gastrointestinaltrakts

Auch an allen anderen Schleimhäuten des Magen-Darm-Traktes können durch tumorwirksame Medikamente oder durch Radiotherapie Entzündungen entstehen (Ösophagitis, Gastritis, Enteritis, Proktitis etc.). Die Inzidenz aller mit tumorwirksamen Medikamenten behandelten Krebspatienten liegt zwischen 40 und 100 % je nach Medikament und Therapieschemata. Der Magen-Darm-Trakt ist besonders anfällig für Medikamente, die das Zellwachstum und/oder die Zellteilung hemmen, da die Darmepithelzellen schnell proliferieren und eine komplexe immunologische Interaktion mit der Darmmikrobenflora haben (Dahlgren et al. 2021).

Wird der Ösophagus in eine Radiotherapie miteinbezogen, so ist als Akutreaktion einige Tage nach Therapiebeginn mit einer Ösophagitis zu rechnen. Eine Kombination aus Carboplatin und Paclitaxel plus Radiotherapie verursacht eine besonders schwerwiegende Ösophagitis. Hier ist unter Umständen eine konsequente Schmerztherapie indiziert.

25.6.1 Erosive Gastritis

Bei der erosiven Gastritis handelt es sich um ein gut abgrenzbares Krankheitsbild, das klinisch durch Oberbauchbeschwerden und Blutungen charakterisiert ist. Endoskopisch finden sich multiple oberflächliche Defekte in einer sonst normalen oder entzündeten Schleimhaut.

Ursachen bei Tumorpatienten sind:
- Magenkarzinom
- Medikamente:
  - nichtsteroidale Antiphlogistika (häufig!), z. B. Diclofenac, Indometacin
  - Salizylate (häufig)
  - Kortikosteroide
  - Zytostatika (z. B. 5-Fluorouracil)
- Alkohol
- „Stress", vor allem im Zusammenhang mit Blutverlust:
  - postoperativ
  - nach Blutungen
  - bei schwerem Nieren-, Leber- oder Kreislaufversagen

Die *Symptome* der erosiven Gastritis können in sehr unterschiedlichem Ausmaß auftreten. Im Vordergrund stehen neben oft unspezifischen Oberbauchbeschwerden die Zeichen der Blutung:
- Hämatemesis,
- Melaena,
- okkulte Blutverluste im Stuhl.

Oft zeigt der Patient auch mit einer ausgeprägten erosiven Gastritis keines dieser Symptome, sondern es können Oberbauchbeschwerden wie Druck- und Völlegefühl oder Magenkrämpfe bestehen.

Die *Diagnose* kann nur durch Gastroskopie mit Sicherheit gestellt werden.

25.6.1.1 Medizinische Interventionen

Säurebindende oder säureproduktionshemmende Medikamente werden verschrieben. Prostaglandinähnliche Substanzen schützen die Schleimhaut, vor allem vor durch Antiphlogistika ausgelöste Erosionen; ihr Einsatz zur Prophylaxe ist sinnvoll. Vom Arzt muss überprüft werden, ob nichtsteroidale Antiphlogistika und Salizylate ersetzt werden können. Kortikoide sollen nach Möglichkeit ersetzt oder in der Dosis reduziert werden. In der Antiemetikatherapie muss überlegt werden, ob auf Kortikoide verzichtet werden sollte.

25.6.2 Enteritis /Kolitis

Eine Enteritis (Dünndarmentzündung) bzw. Kolitis (Dickdarmentzündung) tritt bei Tumorpatienten häufig auf und äußert sich in zum Teil heftigen Durchfällen, wobei die Zellen der Dünndarmschleimhaut meist empfindlicher reagieren als die Zellen der Dickdarmschleimhaut.

Ursachen dafür sind:
- Tumor (Kolonkarzinom).
- Radiotherapie: Unter Bestrahlung des Darms oder anderer Organe im Abdomen oder Becken, insbesondere von Uterus und Ovar, aber auch bei Bestrahlung der Lendenwirbelsäule oder des Beckenskeletts, können 1–2 Wochen nach Therapiebeginn Tenesmen und Durchfälle auftreten. Diese Akutreaktion bildet sich nach der Therapie zurück. Nach hohen Dosen am Darmepithel jedoch können Durchfälle andauern.
- Chemotherapie: 5-Fluorouracil bzw. Capecitabin, Tegafur, Irinotecan können Diarrhö auslösen; ganz besonders Irinotecan kann sehr starke Diarrhö – über einige Tage andauernd – verursachen. Kombinationen mit z. B. Oxaliplatin zeigen ebenfalls eine höhere Inzidenz (▶ Kap. 21).
- Bestimmte Tyrosinkinasehemmer können ebenfalls Diarrhö verursachen. Dies gilt besonders für Erlotinib, Gefitinib, Lapatinib, Sorafenib und Sunitinib.
- Immuntherapie, z. B. Pembrolizumab, kann eine Kolitis mit oder ohne Durchfall hervorrufen (▶ Abschn. 8.3).

Obwohl es nur wenige Standards für die Behandlung der gastrointestinalen Mucositis gibt, bieten die jüngsten Erkenntnisse über die molekulare und funktionelle Pathologie viele neue potenzielle Targets und Behandlungsmöglichkeiten (Dahlgren et al. 2021).

Die Prophylaxe und Therapie der Diarrhö sowie pflegerische Interventionen werden in ▶ Kap. 21 behandelt.

Wichtig ist, dass die Patienten zu Beginn der Therapie darüber informiert werden, welche Selbstmanagementmaßnahmen möglich und sicher sind und an wen sie sich wenden können, falls diese unerwünschte Wirkung eintritt.

25.7 Schleimhautveränderungen der Bindehaut

Augentoxizitäten sind relativ selten, sie können je nach Medikament, schwerwiegend, behindernd und irreversibel sein. Es ist wichtig festzustellen, ob die Beschwerden auf den Tumor selbst, ein paraneoplastisches Phänomen oder eine unerwünschte Wirkung der Tumorbehandlung zurückzuführen sind. (Liu et al. 2023)

Einige Medikamente, z. B. hoch dosiertes Cytosin-Arabinosid, aber auch hoch dosiertes Methotrexat, BRAF-Hemmer, EGFR-Hemmer, Anthracycline, können zu einer toxischen Bindehautentzündung (Konjunktivitis) führen.

Symptome sind:
- Brennen und Jucken der Augen,
- vermehrter Tränenfluss,
- Rötung der Bindehaut,
- körniges, sandiges oder fremdartiges Gefühl,
- Lichtempfindlichkeit,
- Schmerzen.

❯ Bei Therapien mit hoch dosiertem Cytosin-Arabinosid und neuen Antikörper-Wirkstoff-Konjugaten, z. B. Belantamab-Mafodotin, muss eine Prophylaxe erfolgen. Die für den Patienten sehr lästige Konjunktivitis kann so in vielen Fällen vermieden oder gelindert werden.

Trockene Augen: Die Befeuchtung mit künstlichen Tränen kann die Symptome lindern. Künstliche Tränen sind meist ohne Rezept erhältlich.

Die Symptome einer Konjunktivitis treten bereits ca. 6–12 h nach der ersten Verabreichung von hoch dosiertem Cytosin-Arabinosid auf.
- Prophylaxe: tagsüber steroidhaltige Augentropfen alle 6–8 h.
- Bei Trockenheit oder Entzündungen:
  - steroidhaltige Augentropfen alle 4 h,
  - für die Nacht steroidhaltige Salbe, bei Schmerzen steroidhaltige Tropfen bei Bedarf.
  - Kühle Kompressen könnten eine subjektive Linderung bewirken.
  - Das Tragen von Kontaktlinsen ist bei Symptomen nicht empfohlen.

Bei Belantamab-Mafodotin wird eine augenärztliche Untersuchung zu Beginn der Behandlung und vor jeder Verabreichung empfohlen,

Eine Bindehautentzündung kann auch durch infektiöse und allergische Ursachen verursacht werden. Eine frühzeitige Überweisung an einen Augenarzt kann bei der Diagnose und Behandlung der Augensymptome sinnvoll sein.

25.8 Schleimhautveränderungen im Urogenitaltrakt

25.8.1 Zystitis

25.8.1.1 Ursachen

Beim Tumorpatienten kann die Zystitis entweder direkt oder indirekt ausgelöst werden. *Direkte Ursachen* sind:
- Blasenkarzinom oder andere Tumoren, die in die Blase einwachsen (z. B. Rektumkarzinom).
- Zytostatika:
  - Ifosfamid,
  - Cyclophosphamid (vor allem wenn hoch dosiert) (▶ Kap. 8),
  - Blaseninstillation mit BCG gefolgt von einer örtlichen Entzündung.
- Radiotherapie:
  - wenn die Blase ganz oder teilweise in die Bestrahlung miteingeschlossen wird (z. B. Prostatakarzinom, Zervixkarzinom),
  - in Abhängigkeit von der Strahlendosis, der Gesamtdosis sowie dem Verabreichungsschema und der Fraktionierung.
  - *Akute strahleninduzierte Zystitis:* In einem Großteil der Fälle verschwinden diese Reaktionen in der Regel spontan innerhalb von 4–6 Wochen nach Abschluss der Strahlentherapie.
  - Die *späte Strahlenzystitis* wird im Zusammenhang mit einer Beckenbestrahlung definiert und tritt mindestens 3 Monate, möglicherweise sogar mehrere Jahre nach Beendigung der Strahlentherapie auf. Im Durchschnitt tritt die späte Strahlenblasenentzündung innerhalb der folgenden 2–3 Jahre auf (Helissey et al. 2021).

Indirekte Ursache ist die Immunsuppression durch eine Chemotherapie. Die Infektanfälligkeit durch Kontamination mit Bakterien ist besonders groß bei mangelhafter oder falscher Intimpflege oder bei Kathetereinlagen und anderen Manipulationen.

25.8.1.2 Symptome, Diagnostik und Früherkennung

Die Symptome der Zystitis sind relativ deutlich:
- häufiger Harndrang und Lösen von kleinen Mengen, verbunden mit Brennen und Jucken,
- Spasmen,
- Mikro- oder Makrohämaturie,
- Urinverhalt.

25.8.1.3 Medizinische Interventionen

Zur *Prophylaxe* der Zystitis bei Ifosfamid und hochdosiertem Cyclophosphamid muss unbedingt die erforderliche Dosis des Antidots Uromitexan verabreicht werden. Dies erfolgt nach einem ganz genauen Zeitplan. Es darf keinesfalls Verzögerungen geben!

Cyclophosphamid und Ifosfamid werden vorwiegend durch die Niere ausgeschieden. Es ist zu vermeiden, dass diese Substanzen in hoher Konzentration in die Niere gelangen oder mit der Blasenschleimhaut in Kontakt bleiben und dadurch zu Nieren- und Blasenschäden führen. Besonders bei hohen Dosen werden die Konzentration der Zytostatika in den Nierentubuli und ihre Konzentration und Verweildauer in der Blase reduziert. Bei dieser gesteigerten Flüssigkeitszufuhr wird der Kreislauf erheblich belastet, worauf vor allem bei Patienten mit Herzinsuffizienz zu achten ist.

Zur *Schmerzlinderung* bei Zystitis können Analgetika oder Spasmolytika verordnet werden. Bei nachgewiesener Infektion werden Antibiotika verabreicht.

Symptome nach Blaseninstillation mit BCG sollten aber innerhalb von 48 h abklingen. Die Behandlung der Strahlenzystitis, insbesondere im Spätstadium, beruht weitgehend auf symptomatischen Behandlungen. Anticholinergika können zur Linderung von Harndrang und erhöhter Tagesfrequenz verschrieben werden. Blasenspülungen werden durchgeführt, um eine Verdünnung der Hämaturie zu erreichen und die Gerinnsel zu entfernen. Wenn eine akute aktive Blutung fortbesteht und auf Spülungen nicht anspricht, sollte eine Elektrokoagulation erwogen werden (Helissey et al. 2021).

> **Pflegerische Interventionen bei Zystitis**
> **Wirksame Prophylaxe**
> - Bei Therapie mit Ifosphamid und hoch dosiertem Cyclophosphamid absolut genaue zeitliche Verabreichung des Antidots Uromitexan. Schon eine vergessene oder verspätete Dosis kann Komplikationen hervorrufen!
>
> Auch bei radiotherapieinduzierter Zystitis ist die **Gewährleistung einer ausreichenden Flüssigkeitszufuhr** zur Vermeidung der Konzentration von Reizstoffen oder Blutgerinnsel in der Blase wichtig:
> - Patienten zum Trinken motivieren.
> - Evtl. intravenöse Flüssigkeitszufuhr.
> - Patienten ermuntern, regelmäßig Wasser zu lassen und den Urin nicht zurückzuhalten (vor allem nachts).

Schmerzlinderung
- Schmerzmedikamente und/oder Spasmolytika nach Verordnung verabreichen.
- Evtl. Wärmeanwendung bei Spasmen (Heizkissen).

Infektbekämpfung und Vermeidung einer Superinfektion
- Anleitung des Patienten zur hygienischen Intimpflege.
- Slipeinlagen und regelmäßiges Wechseln der Unterwäsche empfehlen.
- Kathetereinlagen, nur wenn unbedingt nötig und nach Rücksprache mit dem Arzt.

25.8.2 Vaginitis/Vulvitis

Die Vaginitis bzw. Vulvitis kann als Folge einer akuten entzündlichen Reaktion (therapiebedingt) oder als Folge einer zusätzlichen Superinfektion auftreten.

25.8.2.1 Ursachen

Akute entzündliche Reaktionen der Schleimhaut der Vagina und der Vulva sind zu beobachten:
- bei perkutaner oder intrakavitärer Bestrahlung der Vagina/Vulva (in Abhängigkeit von der Dosis),
- nach bestimmten hoch dosierten Chemotherapien, z. B. mit Methotrexat oder Fluorouracil,
- nach Langzeittherapie mit Aromatasehemmern kann eine atrophische Vaginitis auftreten.

Infektionen der Vaginalschleimhaut können bei Tumorpatientinnen immer vorkommen, hervorgerufen bei schlechtem Allgemeinzustand durch Immunsuppression oder Granulozytopenie. Oftmals handelt es sich dabei um vorbestehende virale Infektionen (Herpes) oder Pilzinfektionen, die wieder neu aufflammen.

25.8.2.2 Symptome und Diagnostik

Eine Vulvitis wird infolge der Ödembildung (Labienschwellung) meist schnell von der Patientin bemerkt. Die typischen Symptome einer Vaginitis wie Ausfluss, Juckreiz, Brennen und Schmerzen sollen unverzüglich näher abgeklärt werden.

25.8.2.3 Medizinische Interventionen

25.8.2.3.1 Akute Entzündungsreaktion nach Radiotherapie

Im Vordergrund steht eine adäquate Schmerztherapie durch lokale Applikation von Lidocain bzw. Xylocain viscosum 2 %, evtl. ergänzt durch systemisch wirksame Schmerzmittel. Zur Linderung der Entzündungsreaktion können Kamillosan-Spülungen und -Sitzbäder angewandt werden. Sulfonamid- und östrogenhaltige Cremes oder Ovula (Wiederaufbau der natürlichen Schleimhaut) kommen ebenso zum Einsatz.

25.8.2.3.2 Spätfolgen nach Vaginitis bei intrauterinen/intravaginalen Einlagen (Afterloading)

Die Spätfolgen sind ausführlich in ▶ Kap. 7 beschrieben.

Pflegerische Interventionen bei Vulvitis/Vaginitis

Information und Beratung zur Prophylaxe
- Anleitung zur sorgfältigen Intimpflege mit ph-neutralen Mitteln oder Kamillosan, mindestens 2-mal täglich: Wegwerftücher verwenden. Keine Intimsprays verwenden! Möglichst keine Tampons verwenden.
- Die Patientin soll entweder Baumwollslips tragen oder Slipeinlagen benutzen, Wäsche aus synthetischen Geweben ist im Allgemeinen nicht atmungsaktiv.
- Keine einschneidende Kleidung wie enge Jeans oder zu kleine Slips tragen.

Interventionen bei einer Entzündung
- Grundregel: In feuchtem Milieu keine fetthaltigen, sondern nur wasserlösliche Mittel verwenden.
- Duschen, jedoch keine Sitzbäder (Verschleppung der Bakterien); genaue Instruktion der Patientin.
- Nach jedem Toilettengang Reinigung mit Feuchttüchern; bei der Reinigung nur tupfen, nicht wischen, um Anus und Harnleiter nicht zu kontaminieren.
- Vor allem bei Vulvitis vorsichtiger Gebrauch von Toilettenpapier nach dem Wasserlassen, nur spülen/duschen und kalt trocken föhnen (wird als angenehm empfunden).
- Bei vermehrtem Ausfluss sollten Perineum, Klitoris, Harnröhrenausgang und Anus möglichst trocken bleiben. Saugfähige Slipeinlagen verwenden; Slipeinlagen nach jedem Toilettengang wechseln.
- Lokale Applikation von Lidocain nach Verordnung.
- Wenn nötig, konsequente systemische Schmerzprophylaxe.

Literatur

AWMF 2020 S3-Leitlinie Supportive Therapie bei onkologischen PatientInnen. Leitlinienprogramm Onkologie: Supportive Therapie (leitlinienprogramm-onkologie.de). Zugegriffen am 05.10.2022

Correa MEP et al (2020) Systematic review of oral cryotherapy for the management of oral mucositis in cancer patients and clinical practice guidelines. Support Care Cancer 28:2449–2456

25

CTC AE 5.0 (o.J.). http://www.evs.nci.nih.gov

Dahlgren D et al (2021) Chemotherapeutics-induced intestinal mucositis: pathophysiology and potential treatment strategies. Frontiers Pharmacol 12:681417

Eilers J, Berger AM, Petersen MC (1988) Development, testing, and application of the oral assessment guide. Oncol Nurs Forum 15(3):325–330. PMID: 3287344.

Eilers J, Million R (2011) Prevention and management of oral mucositis in patients with cancer. Semin Onocol Nurs 27(4):1–16

Elad S, Cheng KKF, Lalla RV, Yarom N, Hong C, Logan RM, Bowen J, Gibson R, Saunders DP, Zadik Y, Ariyawardana A, Correa ME, Ranna V, Bossi P, Mucositis Guidelines Leadership Group of the Multinational Association of Supportive Care in Cancer and International Society of Oral Oncology (MASCC/ISOO) (2020) MASCC/ISOO clinical practice guidelines for the management of mucositis secondary to cancer therapy. Cancer 126(19):4423–4431. https://doi.org/10.1002/cncr.33100

Elad S et al (2021) The broadening scope of oral mucositis and oral ulcerative mucosal toxicities of anticancer therapies. Cancer J Clinicians 72:57–77

Elad S, Raber-Durlacher JE, Brennan MT, Saunders DP, Mank AP, Zadik Y, Quinn B, Epstein JB, Blijlevens NM, Waltimo T, Passweg JR, Correa ME, Dahllöf G, Garming-Legert KU, Logan RM, Potting CM, Shapira MY, Soga Y, Stringer J, Stokman MA, Vokurka S, Wallhult E, Yarom N, Jensen SB (2015) Basic oral care for hematology-oncology patients and hematopoietic stem cell transplantation recipients: a position paper from the joint task force of the Multinational Association of Supportive Care in Cancer/International Society of Oral Oncology (MASCC/ISOO) and the European Society for Blood and Marrow Transplantation (EBMT). Support Care Cancer 23(1):223–236. https://doi.org/10.1007/s00520-014-2378-x. Epub 2014 Sep 5. PMID: 25189149; PMCID: PMC4328129

Elting et al (2013) Risk of oral and gastrointestinal mucosal injury among patients receiving selected targeted agents: a meta-analysis. Support Care Cancer 21:3243–3254

Gottschalk T, Dassen T (2003) Untersuchung einiger häufig gebrauchter Mittel, Instrumente und Methoden zur Mundpflege hinsichtlich einer evidenzbasierten Anwendung. Pflege 16:91–102

Helissey C et al (2021) Chronic inflammation and radiation-induced cystitis: molecular background and therapeutic perspectives. Cell 10:21

Keefe DM et al (2007) Updated clinical practice guidelines for the prevention and treatment of mucositis. Cancer 100(6):820–831

Lacouture M, Sibaud V (2018) Toxic side effects of targeted therapies and immunotherapies affecting the skin, oral mucosa, hair, and nails. Am J Clin Dermatol 19(Suppl 1):S31–S39

Lalla RV et al (2014) Evidence-based clinical practice guidance for the management of mucositis secondary to cancer therapy. MASCC ISOO Review

Liu CY et al (2023) Ocular side effects of systemically administered chemotherapy. https://www.uptodate.com/contents/ocular-side-effects-of-systemically-administered-chemotherapy#H795105869 – last updated: Jan 05, 2023. Zugriff am 28.02.2024

McGuire et al (2013) Systematic review of basic oral care for the management of oral mucositis in cancer patients. Support Care Cancer 21:31565–33177

Onkologiepflege Schweiz (2015) Orale Mucositis bei Patienten mit einer Tumortherapie. Empfehlungen für die Praxis.

Peterson DE et al (2015) Management of oral and gastrointestinal mucosal injury: ESMO Clinical Practice Guidelines for diagnosis, treatment, and follow-up. Ann Oncol 26(suppl 5):v139–v151

Quinn B et al (2008) Guidelines for the assessment of oral mucositis in adult chemotherapy, radiotherapy and haematopoietic stem cell transplant patients. Eur J Cancer 44:61–72

Riley P et al (2015) Interventions for preventing oral mucositis in patients with cancer receiving treatment: oral cryotherapy (Review) 2 The Cochrane. Library 12

Rostock M, Saller R (2007) Schleimhautschäden unter antitumoraler Behandlung: Präventive und therapeutische Möglichkeiten mit pflanzlichen Zubereitungen. Schweiz Zschr GanzheitsMedizin 19(4):212–217

Saunders DP, Rouleau T, Cheng K, Yarom N, Kandwal A, Joy J, Kayhan KB, van de Wetering M, Brito-Dellan N, Kataoka T, Chiang K, Ranna V, Vaddi A, Epstein J, Lalla RV, Bossi P, Elad S (2020) Systematic review of antimicrobials, mucosal coating agents, anesthetics, and analgesics for 2 the management of oral mucositis in cancer patients and clinical practice guidelines. Support Care Cancer 28:2473–2484

Sonis ST, Elting LS, Keefe D, Peterson DE, Schubert M, Hauer-Jensen M, Bekele BN, Raber-Durlacher J, Donnelly JP, Rubenstein EB (2004) „Perspectives on cancer therapy-induced mucosal injury: pathogenesis, measurement, epidemiology, and consequences for patients." Cancer 100(9 Suppl): 995–2025

Sonis ST et al (2010) Preliminary characterization of oral lesions associated with inhibitors of mammalian target of rapamycin in cancer patients. Cancer 116:210–215

Stiff PJ, Erder H, Bensinger WI, Emmanouilides C, Gentile T, Isitt J, Lu ZJ, Spielberger R (2006) Reliability and validity of a patient self-administered daily questionnaire to assess impact of oral mucositis (OM) on pain and daily functioning in patients undergoing autologous hematopoietic stem cell transplantation (HSCT). Bone Marrow Transplant 37(4):393–401

WHO (1979) WHO handbook of reporting results for cancer treatment. World Health Organization, Geneva, Switzerland

Yarom N et al (2013) Systematic review of natural agents for the management of oral mucositis in cancer patients. Support Care Cancer 21:3209–3221

Vigarios et al (2017) Oral mucosal changes induced by anticancer targeted therapies and immune checkpoint inhibitors. Support Care Cancer 25(5):1713

Weiterführende Literatur

Battle M et al (2014) Usefulness and safety of oral cryotherapy in the prevention of oral mucositis after conditioning regimens with high-dose melphalan for autologous stem cell transplantation for lymphoma and myeloma. Eur J Haematol 93(6):487–491

Mögele M et al (2015) Lebensqualität in Bezug auf Sexualität nach vaginaler Applikation von ultra-niedrig dosiertem Estriol (Gynoflor®) bei Brustkrebspatientinnen mit atropher Vaginitis unter Aromatasehemmer. Senologie – Zeitschrift für Mammadiagnostik und -therapie 12 – A102

Watters AL, Epstein JB, Agulnik M (2011) Oral complications of targeted cancer therapies: a narrative literature review. Oral Oncology 47:441

Internetadressen

Multinational Association of Supportive Care in Cancer. www.mascc.org (Mucositis Guidelines)

National Cancer Institute. www.cancer.gov (Komplikationen im Mundbereich nach Chemotherapie und Bestrahlung der Kopf-Hals-Region)

NCI- CTCAE. www.evs.nci.nih.gov

www.thecochranelibrary.com

Knochenmarksuppression: Granulozytopenie, Thrombozytopenie, Anämie

Gayathri Nair, Eric Aerts und Hartmut Link

Inhaltsverzeichnis

26.1 Einleitung

Bei Krebserkrankungen oder als Folge antitumoraler Therapien kann die Produktion von Blutzellen im Knochenmark vermindert und deren Funktionen beeinträchtigt sein. Diese Störungen werden unter dem Begriff „Knochenmarksuppression" zusammengefasst (Suppression = Unterdrückung, Hemmung). Je nach Situation können einzelne oder auch alle Zellreihen betroffen sein mit der Folge von Leukozytopenie, Granulozytopenie (Neutropenie), Thrombozytopenie und Anämie. In den meisten Fällen ist eine Knochenmarksuppression die Folge der antitumoralen Therapie und oft eine die zeitgerechte Fortführung der Therapie limitierende Nebenwirkung.

Wie in vielen anderen Disziplinen folgen die Entwicklungen in der Hämatologie in rascher Folge aufeinander. All diese Entwicklungen führen dazu, dass sich die Arbeit des Pflegefachpersonals inhaltlich deutlich verändert hat, mit steigenden Anforderungen an theoretischem Wissen und Einsicht und an die Fähigkeit, sie in der täglichen Arbeit anzuwenden.

Pflegende finden in diesem Kapitel viele nützliche Informationen und vertiefen das Wissen über Prävention, Erkennung und Behandlung hämatologischer Toxizitäten. Mit diesem Wissen kann das Pflegepersonal den Therapieerfolg bei Krebspatienten positiv beeinflussen.

26.2 Physiologie der Blutbildung

Reife Blutzellen haben eine begrenzte, von Zellreihe zu Zellreihe unterschiedliche Lebensdauer und müssen daher zur Aufrechterhaltung physiologischer Prozesse ständig nachproduziert werden (◘ Tab. 26.1). Die Blutbildung (Hämatopoese) erfolgt im Knochenmark, dessen Zellen eine hohe Zellteilungsrate aufweisen und in verschiedenen Skelettregionen angesiedelt sind. Makroskopisch fällt die Bildung der rot gefärbten Erythrozyten auf, sodass auch der Begriff „rotes Mark" verwendet wird.

Die Zellen des peripheren Blutes entstehen aus gemeinsamen Vorläuferzellen, den Stammzellen des Blutes (▶ Abschn. 9.1.1). Diese Zellpopulation besitzt pluripotente Eigenschaften, d. h., sie kann sich sowohl selbst erneuern als auch unter Einwirkung verschiedener Wachstumsfaktoren über mehrere Entwicklungsstufen in verschiedene Zelllinien (Erythro-, Myelo- bzw. Granulopoese, Thrombo- und Lymphopoese) ausreifen (◘ Abb. 26.1).

◘ Tab. 26.1 Leukozytenfunktionen

Zelltyp		Funktion
Granulozyten	Neutrophile Granulozyten	– Lokomotion (Wanderung an den Entzündungsort) – Phagozytose und intrazelluläre Abtötung von Infektionserregern (Bakterien)
	Basophile Granulozyten	– Freisetzung von Entzündungsmediatoren (Histamin, Leukotriene) und Heparin
	Eosinophile Granulozyten	– Phagozytose und intrazelluläre Abtötung von bestimmten Infektionserregern (z. B. Parasiten) – Freisetzung von Mediatoren der allergischen Reaktion
Monozyten	Zirkulierende Monozyten	– Phagozytose von Bakterien und Pilzen – Abtötung von Tumorzellen – Produktion von Lymphokinen – Antigenpräsentation
	Gewebsmonozyten (Makrophagen und Histiozyten)	– Phagozytose und intrazelluläre Abtötung von Infektionserregern – Antigenpräsentation
Lymphozyten	B-Lymphozyten	– Antikörperproduktion (als ausgereifte Plasmazellen)
	T-Lymphozyten	– Zytotoxische Aktivität gegenüber Viren, Fremdgewebe und Tumorzellen und – Modulatorfunktion (Helfer- und Suppressorzellaktivität)

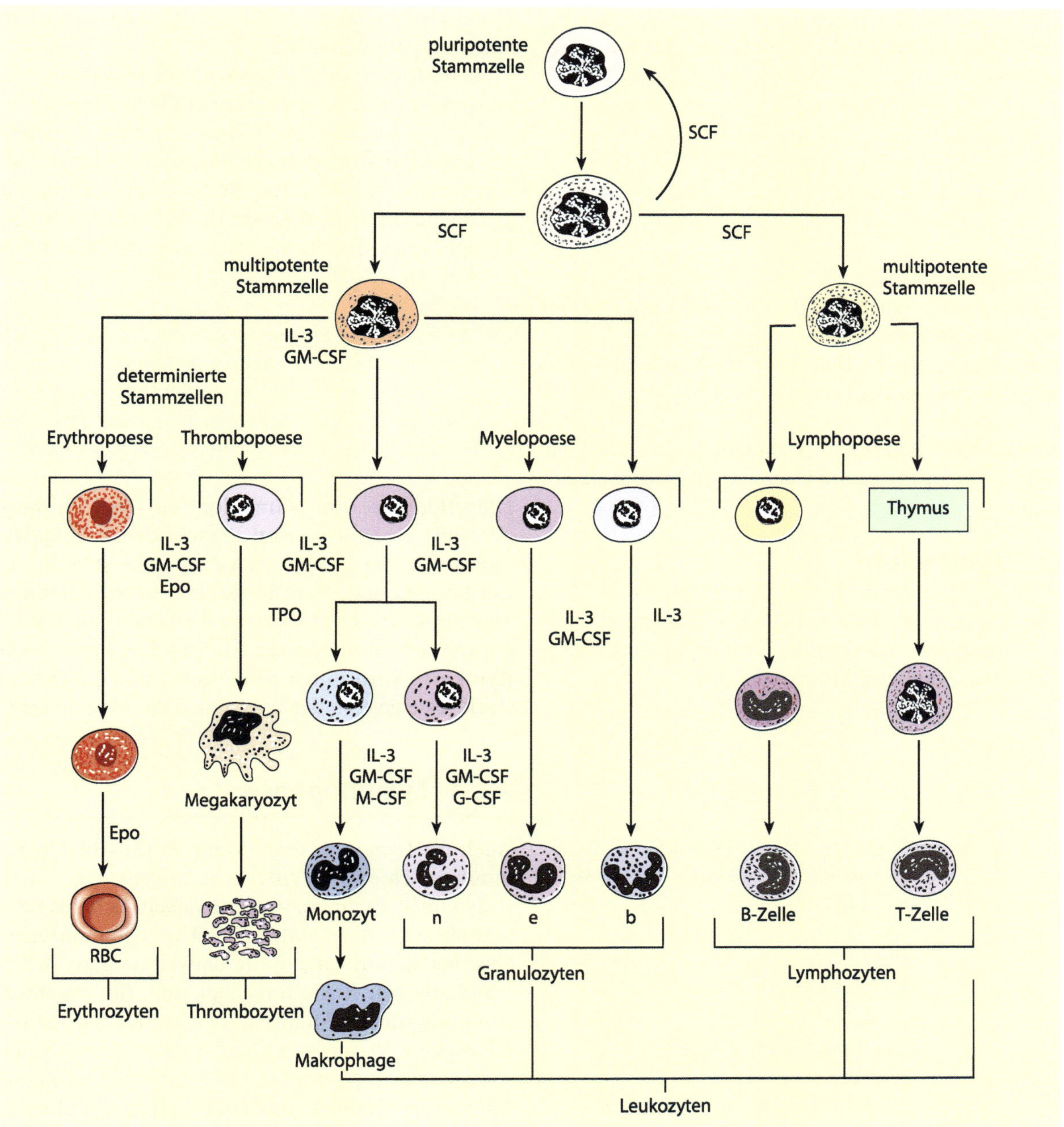

Abb. 26.1 Blutbildung und ihre Beeinflussung durch Wachstumsfaktoren (vereinfacht). *SCF* Stammzellfaktor, *IL-3* Interleukin-3, *GM-CSF* Granulozyten-Makrophagen-Kolonie-stimulierender Faktor, *G-CSF* Granulozyten-Kolonie-stimulierender Faktor, *Epo* Erythropoetin, *TPO* Thrombopoetin, *M-CSF* Makrophagen-Kolonie-stimulierender Faktor, *RBC* „red blood cell"/Erythrozyt, *B-Zelle* B-Lymphozyt, *T-Zelle* T-Lymphozyt, *n* neutrophiler Granulozyt, *e* eosinophiler Granulozyt, *b* basophiler Granulozyt

Manche Wachstumsfaktoren der Blutbildung stimulieren die Vermehrung und Ausreifung von Stammzellen sowie von Zellen der einzelnen Zellreihen. Einige dieser Wachstumsfaktoren wie der Granulocyte-colony stimulating factor (G-CSF) und Erythropoetin (EPO) stehen für den therapeutischen Einsatz zur Verfügung. Diese Botenstoffe gehören zur Gruppe der Zytokine (▶ Abschn. 1.6.1).

26.2.1 Erythropoese

Die Bildung der Erythrozyten (Erythropoese; ■ Abb. 26.1) wird hauptsächlich über die Sauerstoffkonzentration im Blut gesteuert: Sie beeinflusst die Produktion des Wachstumsfaktors Erythropoetin in der Niere. Erythropoetin regt die Erythropoese im Knochenmark an. Zur Ausreifung von Erythroblasten in rote Blutkörperchen sind neben Vitamin B_{12} verschiedene andere Stoffe, u. a. Eisen und Folsäure, notwendig.

> Erythrozyten überleben in der Regel 100–120 Tage, sodass pro Tag ungefähr 1 % der gesamten Erythrozytenmasse umgesetzt, also sowohl abgebaut als auch neu produziert wird.

Die wichtigsten Aufgaben der Erythrozyten sind:
- Transport von Sauerstoff (O_2) von der Lunge zu den Organen und Geweben
- Abtransport von Kohlendioxid (CO_2) aus den peripheren Geweben zur Lunge.

Als Vehikel für den Gastransport dient *Hämoglobin*, das 98 % des Proteingehalts von Erythrozyten ausmacht.

26.2.2 Myelopoese

Mit Myelopoese bezeichnet man die Bildung myeloischer Leukozyten: neutrophile, eosinophile und basophile Granulozyten und Monozyten.

> **Definitionen**
>
> **Leukozyten**: Überbegriff für alle weißen Blutkörperchen (griech. leukos: weiß).
>
> **Granulozyten**: Eine Leukozytenuntergruppe. Sie sind mikroskopisch charakterisiert durch kleine Granula (Körnchen) im Zellplasma. Die Granula können im Labor angefärbt werden – je nach Farbe der Granula unterscheidet man:
> - neutrophile Granulozyten (bräunlich angefärbte Granula), „Neutrophile",
> - basophile Granulozyten (blau angefärbte Granula), „Basophile",
> - eosinophile Granulozyten (rot angefärbte Granula), „Eosinophile".
>
> Die neutrophilen Granuloyten werden abgekürzt auch als *Neutrophile* bezeichnet. Sie bilden die Mehrzahl der Leukozyten. Sie werden wiederum unterteilt in die ausgereiften Formen, erkennbar an gelappten (segmentierten) Kernen („Segmentkernige") und die weniger ausgereiften Formen mit einem stab- oder bandförmigen Kern („Stabkernige").
>
> **Monozyten:** Vorläufer der u. a. in den Geweben lokalisierten Makrophagen (Fresszellen) sowie bestimmter Immunzellen.

Granulozyten haben mit 12 h eine relativ kurze Lebensdauer im peripheren Blut.

Die *Monozyten* sind die Vorläuferzellen von Makrophagen und sog. dendritischen (antigenpräsentierenden) Zellen. Sie wandern nach ihrer Ausreifung ins Gewebe aus und leben dort mehrere Wochen bis Monate. Monozyten zerstören körperfremde Strukturen durch Phagozytose und aktivieren als dendritische Zellen bestimmte Lymphozyten durch Präsentation von Tumorantigenen (▶ Abschn. 1.6.1).

> Die wichtigste Aufgabe von Granulozyten und Monozyten liegt in der Abwehr bakterieller Infektionen, wobei neutrophilen Granulozyten die größte Bedeutung bei der intrazellulären Aufnahme von Infektionserregern und deren Abtötung zukommt.

Die Bildung von Granulozyten und Monozyten (◘ Abb. 26.1) wird von verschiedenen Regulationsmolekülen, sog. Zytokinen, gesteuert (▶ Abschn. 1.6.1). Ein Beispiel sind Wachstumsfaktoren wie koloniestimulierende Faktoren (CSF), die die Neubildung und Ausreifung von Granulozyten anregen. Die Produktion von Zytokinen wird durch Infektionen und Entzündungen stark gesteigert, in der Folge auch die Myelopoese.

26.2.3 Lymphopoese

Auch die Lymphozytenproduktion (◘ Abb. 26.1) wird durch verschiedene *Zytokine* beeinflusst. Die ersten Vorstufen reifer Lymphozyten entwickeln sich aus morphologisch noch nicht unterscheidbaren Stammzellen, die aber bereits auf eine Weiterentwicklung zu Zellen der lymphatischen Reihe festgelegt sind. Sie stammen von den mutipotenten? Stammzellen des Knochenmarks ab. Die weitere Vermehrung und Ausreifung erfolgt in verschiedenen lymphatischen Geweben, wie Lymphknoten, Milz und Thymus. Lymphozyten sind, wie Monozyten, Zellen des Immunsystems mit wichtigen Aufgaben in der körpereigenen Abwehr (▶ Abschn. 1.6.1).

Die wichtigsten Funktionen von Lymphozyten, Granulozyten und Monozyten – zusammengefasst unter dem Begriff *Leukozyten* (weiße Blutkörperchen) – sind in ◘ Tab. 26.1 aufgeführt.

26.2.4 Thrombopoese (Megakaryopoese?)

Thrombozyten, auch als Blutplättchen bezeichnet, entstehen im Knochenmark aus Megakaryozyten. Die Bildung von Megakaryozyten und die Freisetzung von

Thrombozyten werden durch Thrombopoetin und andere Serumfaktoren (IL-11 u. a.) reguliert (◘ Abb. 26.1).

Thrombozyten überleben nach Freisetzung ins periphere Blut 8–12 Tage. Ein Drittel der zirkulierenden Thrombozyten wird in der Milz gespeichert, ein Teil davon kann bei akutem Bedarf rasch zur Verfügung gestellt werden. Der Abbau von Blutplättchen erfolgt im retikuloendothelialen System (RES), d. h. in Milz, Leber und den Zellen des RES im Knochenmark. Nach Milzentfernung kann postoperativ ein passager überschießender Thrombozytenanstieg auftreten. Dieser führt in der Regel nicht zu thromboembolischen Komplikationen und normalisiert sich gewöhnlich innerhalb weniger Wochen. Ursache für den Anstieg ist der plötzliche Wegfall von Thrombozytenspeicherung und -abbau in der Milz.

> Die wichtigsten Aufgaben der Thrombozyten umfassen die Aufrechterhaltung der Integrität der Gefäßwände und die Einleitung der Blutgerinnung.

26.3 Ursachen der Knochenmarksuppression bei Tumorpatienten

Im Rahmen maligner Erkrankungen ist die Knochenmarkfunktion häufig eingeschränkt und dadurch das periphere Blutbild verändert. Eine Übersicht über Normalwerte für die verschiedenen Blutzellen im peripheren Blut gibt ◘ Tab. 26.2. Für eine Veränderung dieser Werte sind bei Tumorerkrankungen verschiedene Mechanismen verantwortlich.

26.3.1 Maligne, nicht vom Knochenmark ausgehende Erkrankungen

Eine Reihe maligner, nicht vom Knochenmark ausgehender Erkrankungen kann die Blutbildung des Knochenmarks verdrängen und/oder unterdrücken. So infiltrieren gelegentlich Karzinome, wie z. B. Mamma-, Prostata- oder Lungenkarzinome, aber auch maligne Lymphome größere Knochenmarkareale und verdrängen dadurch das blutbildende Gewebe.

Neben diesen rein mechanischen Ursachen sind bisher nur teilweise identifizierte die Blutbildung hemmende Faktoren von größerer Bedeutung. So ist bei vielen fortgeschrittenen Tumoren – trotz fehlender

◘ **Tab. 26.2** Normalwerte für Zellen des peripheren Blutes bei Erwachsenen

	Normalwert (95 %-Bereich)[a]	
	„absolut" (Konzentration)	„relativ" (prozentual)
Erythrozyten		
Männer	$4{,}5{-}5{,}5 \times 10^6/\mu l$	
Frauen	$3{,}8{-}4{,}8 \times 10^6/\mu l$	
Hämoglobin (Hb):		
Männer	13,0–17,0 g/dl	
Frauen	12,0–15,0 g/dl	
Hämatokrit (HKT):		
Männer	40–50 %	
Frauen	36–46 %	
Leukozyten (Lz)	4000–10.000/µl	
Thrombozyten	150.000–400.000/µl	
Retikulozyten	50.000–100.000/µl	
Differenzialblutbild:		
Granulozyten		
Neutrophile insgesamt	2000–7000/µl	40–80 % der Leukozyten
Segmentkernige		54–62 %
Stabkernige		3–5 %
Eosinophile	20–500/µl	1–3 %
Basophile	20–100/µl	0–1 %
Monozyten	200–1000/µl	2–10 %
Lymphozyten	1000–3000/µl	20–40 %

[a]Bereich, innerhalb dessen 95 % der Werte gesunder Personen liegen

Knochenmarkinfiltration – die Hämatopoese mehr oder weniger stark unterdrückt. Die Erythropoese kann z. B. durch Zytokine (Botenstoffe) des Immunsystems unterdrückt werden, die als Reaktion des Immunsystems auf die bösartige Erkrankung ausgeschüttet werden (▶ Abschn. 1.6.1). Durch erfolgreiche Behandlung der zugrunde liegenden malignen Erkrankung normalisiert sich die Knochenmarkfunktion oft.

26.3.2 Primäre Erkrankungen des blutbildenden Gewebes

Maligne Erkrankungen des blutbildenden Gewebes (Leukämien, myelodysplastisches Syndrom und multiples Myelom) können die normale Hämatopoese durch bisher nur ungenügend bekannte Hemmmechanismen unterdrücken, aber auch direkt mechanisch verdrängen und somit eine Knochenmarkinsuffizienz hervorrufen. Bei myeloproliferativen Neoplasien (MPN, z. B. Polycythaemia vera, idiopathischer Myelofibrose und essenzieller Thrombozythämie) kann es zu einem bindegewebigen Umbau der Knochenmarkräume (Fibrose) kommen, sodass der Blutbildung der Raum entzogen wird.

26.3.3 Chemo- und/oder Strahlentherapie

Zytostatika und Strahlentherapie können zu vorübergehenden, aber auch zu chronischen Schäden der Blutbildung führen:

- Die Auswirkungen zytostatischer Therapien auf die *Hämatopoese* sind in der Regel dosisbegrenzend.
- Die im Rahmen zytostatischer Therapien zu beobachtende Abnahme der weißen Blutkörperchen (Leukopenie; ► Abschn. 26.4) trägt zu erhöhter Infektionsanfälligkeit bei.

Die verschiedenen Zytostatika haben ein stark unterschiedliches myelotoxisches (knochenmarkschädigendes) Potenzial, wobei die Toxizität insgesamt vor allem die Leukozyten betrifft. Der *Tiefpunkt der Leukozytenwerte (Nadir)* wird in der Regel zwischen Tag 8 und Tag 20 erreicht. Fast alle Zytostatika verursachen kurz andauernde Leukopenien.

- *Ausgeprägt ist die Leukopenie* etwa bei Nitrosoharnstoffen (z. B. Carmustin, Lomustin). Weitere typische Medikamente sind (ohne Vollständigkeit): Docetaxel, Doxorubicin, Melphalan, Topotecan und Fludarabin. Wie bereits erwähnt finde ich etwas heikel die Medikamente aufzuzählen, da nicht vollständig.
- *Später einsetzend und von längerer Dauer* ist sie insbesondere bei Nitrosoharnstoffen und Mitomycin C.
- Nur *geringe Leukopenie* verursachen dagegen Bleomycin, liposomales Doxorubicin, Carbo- und Oxaliplatin, Capecitabin oder Vincristin.
- Zu *starken Thrombopenien* führt besonders die Therapie mit Carboplatin.
- Ein *deutlicher Abfall der Erythrozyten* mit der Folge von Anämie kommt etwa bei Behandlung mit Cisplatin, Cyclophosphamid, Docetaxel oder Fludarabin vor.

- *Zytostatikakombinationen*, die zu stärkeren Leukopenien führen, sind in ◘ Tab. 26.4 aufgelistet.
- Bei *Hochdosistherapie* mit nachfolgender Stammzelltransplantation kommt es etwa 5 Tage nach Chemotherapie zu einer mehrere Tage (3–7) während Neutropenie (< 100/μl) und meist länger andauernder Thrombopenie und Anämie (Beispiele für in Hochdosiskonzepten eingesetzte Zytostatika in ► Kap. 9).
- *Monoklonale Antikörper* wie Rituximab, die an bestimmte Membranantigene (CD20) von B-Lymphozyten binden, können zu einer Verminderung der B-Lymphozyten führen, während andere monoklonale Antikörper wie Cetuximab, Bevacizumab, Panitumumab keinen wesentlichen Einfluss auf die Blutbildung haben.
- Bei den *Tyrosinkinasehemmern* wie Imatinib, Nilotinib Gefitinib oder Erlotinib können mildere Zytopenien beobachtet werden.
- *Immunmodulatorische Substanzen* wie Thalidomid, Lenalidomid oder Pomalidomid sind unterschiedlich stark myelosuppressiv (knochenmarkunterdrückend), sodass im Behandlungsverlauf entsprechende Kontrollen nötig sind.

Wenn bei einer *Radiotherapie* das Bestrahlungsfeld Körperregionen einschließt, in denen Blutbildung erfolgt, kommt es dort zu einer weitgehenden Verminderung des blutbildenden Gewebes und bei entsprechender Dosis zu einer kompletten Aplasie. Das Knochenmarkstroma reagiert nicht selten mit einer verstärkten Bindegewebsneubildung, die bis zu einer weitgehenden Fibrosierung des Markraums führen kann (◘ Tab. 26.3).

◘ **Tab. 26.3** Prozentualer Anteil des gesamten blutbildenden Knochenmarks, der je nach Lage und Umfang des Bestrahlungsfeldes betroffen ist

Ort der Bestrahlung	Betroffenes Knochenmark [%]
Ganzkörperbestrahlung	100
Gesamtlymphknotenbestrahlung	60–70
Mantelfeld	20–50
Paraaortale Region	20–25
Becken	15–35
Lunge und Mediastinum	20–25
Abdomen	20–25
ZNS	15–25
Kraniospinal	60–75
Brustwand und Lymphwege	15–20

26.4 Leukopenie

Leukopenien sind in der Regel Folgen der Chemo- und Strahlentherapie oder durch die Tumorerkrankung selbst bedingt. Oft kommen mehrere Ursachen zusammen. In seltenen Fällen können auch andere Mechanismen, z. B. allergische oder toxische Reaktionen auf bestimmte Medikamente, zu Leukopenien führen. Es können alle Leukozyten oder nur bestimmte Unterformen mehr oder weniger stark verringert sein. In diesem Zusammenhang ist das Verständnis der folgenden Begriffe wichtig:

Definitionen

Leukopenie: Verminderung der weißen Blutkörperchen (Leukozyten) insgesamt, zu denen Granulozyten, Lymphozyten und Monozyten zählen, auf weniger als 4000/µl.

Lymphopenie: Verminderung der Lymphozyten auf < 1000/µl absolut.

Neutropenie: Weil die Neutrophilen den weitaus größten Anteil der Granulozyten ausmachen, ist bei einer Verminderung der Granulozyten immer auch die Anzahl der Neutrophilen verringert. Man spricht bei Verminderung von Granulozyten deshalb meist von Neutropenie. Dieser Begriff wird im Weiteren anstelle von Granulozytopenie verwendet.

Agranulozytose: Völliges Fehlen von Granulozyten im peripheren Blut.

Aplasie: Absinken der neutrophilen Granulozyten < 500/ul. Dies kann z. B. als Folge intensiver Chemotherapien auftreten. Mit dem Unterschreiten dieser Werte nimmt das Infektrisiko zu.

❯ Eine Neutropenie oder Lymphopenie wird nicht durch die relative Anzahl dieser Zellen (prozentualer Anteil an den Gesamtleukozyten), sondern durch ihre absolute Anzahl pro µl Blut bestimmt.

▶ Beispiel

Ein Mensch hat folgende Blutwerte:
- 2000 Leukozyten/µl, davon
- 30 % neutrophile Granulozyten,
- 70 % Lymphozyten.

Die *relative* Lymphozytose von 70 % ist auffallend, aber bedeutungslos: Die Lymphozytenkonzentration im Blut (70 % von 2000 Leukozyten/µl = 1400/µl) liegt im Normbereich. Klinisch wichtig ist dagegen die Neutropenie: Die betroffene Person hat nur 600 Neutrophile/µl (30 % von 2000 Leukozyten/µl) und damit eine *Neutropenie*.

Die standardisierte Klassifikation der Toxizitäten von Chemotherapien (CTCAE: Common Terminology Criteria for Adverse Events, ▶ Abschn. 5.6) gilt auch für die Einteilung der Neutropenie:
- Grad1: < 1500 Neutrophile/µl,
- Grad 2: < 1000–1500 Neutrophile/µl,
- Grad 3: < 500–1000 Neutrophile/µl,
- Grad 4 < 500 Neutrophile/µl. ◀

26.4.1 Symptome und Komplikationen

Das größte Neutropenie-Risiko besteht in Infektionen, die durch die Abwehrschwächung begünstigt werden.

26.4.1.1 Infektionen

Fieber in Neutropenie muss immer als erstes Infektionszeichen gewertet werden. Oft gelingt es aber nicht, eine Infektionsquelle oder einen Erreger zu finden. Dennoch kann sich eine solche Situation ohne sofortige antibiotische Therapie zu einer lebensbedrohlichen Komplikation (z. B. Sepsis) entwickeln.

Definitionen

Fieber bei Neutropenie: Fieber einmalig ohne erkennbare Ursache von Muss man nicht angeben wo dies gemessen wird?
- ≥ 38,3 °C oder
- ≥ 38,0 °C für mindestens 1 h anhaltend oder 2-mal innerhalb von 12 h auftretend.

Klinisch gesicherte Infektion: Als klinisch gesicherte Infektion gilt Fieber in Verbindung mit einem diagnostisch eindeutigen, lokalisierten Befund, z. B. einer Pneumonie oder einer Haut-Bindegewebe-Infektion, auch wenn ein Erreger nicht nachgewiesen werden kann. Allerdings ist zu beachten, dass bei Patienten, die mit hohen Kortikosteroiddosen oder nichtsteroidalen Entzündungshemmern behandelt werden, auch schwere Infektionen afebril verlaufen können.

Bei Neutropenie stehen Infektionen mit Bakterien und Pilzen im Vordergrund, da die Funktion der Neutrophilen vor allem in der unspezifischen Abwehr dieser Erreger liegt.

❯ Das Infektionsrisiko steigt merklich bei Neutrophilenwerten < 1000/µl an und nimmt bei einer weiteren Reduktion auf < 500/µl noch einmal sprunghaft zu.

Für die Auswirkungen einer Neutropenie wie auch für die erforderlichen medizinischen und pflegerischen

Interventionen ist aber nicht nur die absolute Zellzahl, sondern auch die Dauer der Neutropenie, die Grunderkrankung und der Allgemeinzustand der erkrankten Person von Bedeutung.

> Eine kurz andauernde Neutropenie verläuft auch bei starker Ausprägung in der Regel asymptomatisch und ist zunächst kein Grund zur Beunruhigung oder zur Einleitung einschränkender Maßnahmen.

Bei anhaltender ausgeprägter Neutropenie kommt es häufig zu Infektionen, wobei in 50–80 % der Fälle der Gastrointestinaltrakt und die Haut die Infektionsquellen darstellen. Ein Teil der Erreger gehört zur physiologischen Darmflora und ist nur fakultativ pathogen, nämlich bei geschwächter Abwehrlage; ein weiterer Teil stammt von einer unphysiologischen Besiedelung von Haut und Schleimhäuten. In zweiter Linie handelt es sich um sog. Kreuzinfektionen, die vor allem durch die Hände des Personals von einer erkrankten Person auf die andere übertragen werden.

Wichtigste Quellen solcher Infektionen sind somit:
- erkrankte Person (endogene Keimflora) (häufigste Ursache),
- Personal (ärztliches Personal, Pflegende sowie andere Berufsgruppen),
- Angehörige.

Infektionen werden durch die Zerstörung der natürlichen Haut- und Schleimhautbarrieren, zum Teil durch invasive Prozeduren und zum Teil durch therapiebedingte Schädigungen von Haut und Schleimhäuten, begünstigt (◘ Abb. 26.2).

Neben der aktuellen Leukozytenzahl und der Dauer der Neutropenie spielen weitere Faktoren eine wichtige Rolle für das Infektionsrisiko, z. B.:
- Allgemeinzustand, Alter und Ernährungsstatus,

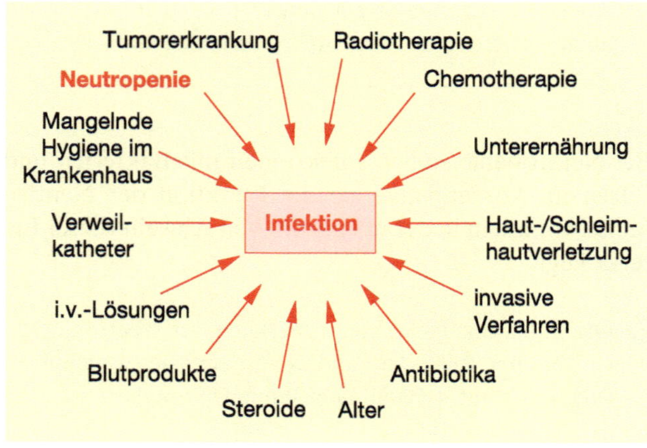

◘ **Abb. 26.2** Risikofaktoren für Infektionen bei Erkrankten mit Neutropenie

- Begleitkrankheiten,
- Grunderkrankung: erhöhtes Risiko bei Leukämie, Lymphom und soliden Tumoren mit ausgedehnter Knochenmarkinfiltration,
- erhöhtes Risiko bei gleichzeitig bestehender Lymphozytopenie und/oder Antikörpermangel.

26.4.1.2 Diagnostische Aspekte

Die klinischen Symptome von Infektionen bei Erkrankten mit Neutropenie variieren in Abhängigkeit von der Art der Infektionserreger, den betroffenen Organen und Geweben sowie der Abwehrlage. Neben Müdigkeit und Abgeschlagenheit kommt es bei den meisten Betroffenen zu Fieber, oft als einziges Anzeichen einer beginnenden Infektion, das immer ernst genommen werden muss. Die Therapie muss parallel zur Diagnostik sofort einsetzen; ein verzögerter Therapiebeginn kann fatal sein, weil sich Infektionen bei Neutropenie extrem rasch ausbreiten können. Die Temperatur der Erkrankten muss mindestens 2-mal täglich gemessen werden.

Die in solchen Situationen obligaten Blutkulturen erbringen nur bei ca. 50 % der Fälle den Erregernachweis.

> Bei Erkrankten mit schwerer Neutropenie (< 500 Granulozyten/µl) verläuft die Entzündung häufig atypisch, da aufgrund der fehlenden neutrophilen Granulozyten wenig oder kein Eiter produziert wird.

Folgende *untypische Symptome* können ebenfalls Zeichen eine Infektion sein:
- Verwirrtheit,
- leichtes Erythem oder lymphangitische Streifen,
- Dyspnoe oder Husten bei normalem Röntgen-Thorax,
- Schmerzen ohne klinischen Befund (z. B. Venenkatheter[VK]-Eintritt, Perirektum oder Abdomen),
- minimales Erythem oder seröse Flüssigkeit an VK-Eintritt, OP-Wunde, Drainage,
- unerklärter Anstieg oder Abfall von Thrombozyten- oder Leukozytenwerten.

26.4.2 Medizinische Interventionen bei Neutropenie und Immunsuppression

26.4.2.1 Infektionsprophylaxe

Das Infektionsrisiko hängt von Dauer und Ausmaß der Neutropenie ab. Die spezifische Situation der erkrankten Person muss ebenfalls berücksichtigt werden.

> **Wichtig**
> - Bei einer Neutropeniedauer von bis zu 5 Tagen ohne andere potenzierende Faktoren besteht nur ein *gering erhöhtes Risiko*.
> - Patienten mit einer Neutropenie von 6–10 Tagen gelten als *gefährdet*: Das Risiko für eine Infektion liegt bei 30 % für Erkrankte mit Neutrophilen < 1000/µl und bei 50 %, wenn die Neutrophilenzahl < 100/µl beträgt.
> - Erkrankte mit einer Neutropeniedauer über 10 Tage weisen ein hohes Risiko auf; das Risiko bakterieller Infektionen beträgt hier 70 %, außerdem besteht ein signifikant erhöhtes Risiko für invasive Pilzinfektionen (z. B. *Candida spp.*, *Aspergillus spp.*).
> - Es besteht kein Grund, Erkrankte mit ambulanter Behandlung und asymptomatischer Neutropenie nur aufgrund der Neutropenie zu hospitalisieren. Allerdings sollten Betroffene wissen, dass sie bei Fieber (38,0 °C oder mehr) sofort antibiotisch behandelt werden müssen (s. unten).

26.4.2.1.1 Hygienemaßnahmen

Die Hygienemaßnahmen variieren zum Teil von Therapiezentrum zu Therapiezentrum und berücksichtigen häufig lokale Besonderheiten, wie das spezifische Keimspektrum des Krankenhauses bzw. seines erkrankten Klientels und die räumlichen Gegebenheiten.

> Die konsequente Beachtung der Hygienemaßnahmen durch Krankenhauspersonal und Besuchende ist von größter Bedeutung, denn nosokomiale (im Krankenhaus erworbene) Infektionen sind für die Betroffenen besonders gefährlich! Die Maßnahmen orientieren sich auch am Infektionsrisiko und am Ausmaß der Immunsuppression der einzelnen Person.

Zur Prophylaxe – besonders zur Reduktion von Neuinfektionen – sind zahlreiche Maßnahmen einzuhalten. In Deutschland hat das Robert Koch-Institut entsprechende Empfehlungen zur klassischen Prophylaxe bei stationären Patienten formuliert (Kommission für Krankenhaushygiene und Infektionsprävention beim Robert Koch-Institut 2010).

> Wichtigste Maßnahme ist die konsequente Händedesinfektion nach jedem (jedem!) Kontakt mit Erkrankten.

Die Vorschriften bezüglich des Tragens spezieller Schutzkleidung bei der Betreuung neutropener Erkrankter (Schürzen, Hauben, Handschuhe, Mund-Nasen-Schutz) sollten sich nach klinikinternen Vorgaben bzw. den Kriterien des Robert Koch-Instituts richten.

- Wo immunsupprimierte Erkrankte behandelt werden, sollten in ausreichender Zahl und patientennah Spender mit geeigneten Mitteln zur Händedesinfektion verfügbar sein.
- Geeignete Schutzkleidung (Schürzen, Kittel) soll ausschließlich patientenbezogen getragen werden.
- Für Personal oder Besuchende ist beim Betreten der Station Händedesinfektion ausreichend.
- Wo stark infektionsgefährdete Erkrankte behandelt werden, sollte das unmittelbar in die Versorgung involvierte medizinische Personal sachgerecht aufbereitete Bereichskleidung tragen.
- Bei protektiv isolierten Hochrisikoerkrankten werden häufig keimarme patientenbezogene Schutzkittel nach klinikinternen Vorgaben empfohlen.
- Für den Nutzen eines Mund-Nasen-Schutzes gibt es (außer zur Prävention von Tröpfcheninfektionen in beide Richtungen) keine Evidenz.

Weitere sinnvolle Maßnahmen zur Infektionsprophylaxe (gemäß klinikinternen Vorgaben):
- Einschränkung invasiver Prozeduren (Injektionen, Blasenkatheter, venöse Verweilkatheter).
- Prophylaktische Verabreichung von Antibiotika, Antimykotika und Virostatika bei Therapien, die mit hohem Infektionsrisiko vergesellschaftet sind (allogene Transplantation, Hochdosistherapie etc.).
- Prophylaktische Verabreichung von G-CSF bei Therapien, die mit einer hohen Rate an febrilen Neutropenien einhergehen (s. unten).
- Gabe von Immunoglobulinen bei sekundärer Hypogammaglobulinämie und gehäuften bakteriellen Infektionen.
- Ggf. spezielle Unterbringung (Einzelzimmer, Umkehrisolation entsprechend klinikinternen Vorgaben).

Einzelzimmer Durch Unterbringung im Einzelzimmer mit eigenem Sanitärbereich wird das Risiko einer Infektion durch Keimübertragung von anderen Erkrankten vermindert. Betroffene mit schwerer oder sehr schwerer Immunsuppression (z. B. bei Stammzelltransplantation) werden während der stationären Therapie in Einzelzimmern mit eigenem Sanitärbereich und mit *gefilterter Luft* (Filterklasse H13) behandelt.

Umkehrisolation Schutz stark abwehrgeschwächter Betroffener vor Infektionserregern, die durch Personal oder Angehörige übertragen werden können (im Gegensatz zur Isolierung von infektiösen Erkrankten zum Schutz des Personals: „Umkehr"). Die Umkehrisolation kann auf allgemeinen, aber auch auf speziellen Isolierstationen im Einzelzimmer erfolgen. Wichtigste Maßnahme ist auch hier die Händedesinfektion von Betreuenden und Besuchenden.

Die Bedeutung isolierender Maßnahmen hat sich allerdings relativiert. Grund ist die Erkenntnis, dass die meisten Infektionen von Keimen ausgehen, mit denen die Erkrankten bereits besiedelt waren und die aufgrund der Immunschwäche und der geschädigten Schleimhautbarrieren leichter in die Zirkulation oder die Gewebe eindringen können. Mir fehlt irgendwo der Hinweis dass kranke Angehörige wenn möglich neutropene Patienten nicht besuchen sollten und dass die Ärztinnen und Pflege Maske tragen sollen bei Erkältungssymptomen. Oben erwähnen wir kurz, dass Masken bei Tröpfcheninfektionen sinnvoll sind, aber ist dies vielleicht in Anbetracht der Kenntnisse der Sars CoV2 Pandemie nicht zu wenig?

26.4.2.1.2 Stimulation der Granulopoese mit myeloischen Wachstumsfaktoren (G-CSF)

Durch *prophylaktische Verabreichung des Granulozytenwachstumsfaktors G-CSF* (▶ Abschn. 26.1) lässtsich die Phase der Neutropenie verkürzen und das Infektionsrisiko sowie der Antibiotikaverbrauch reduzieren.

Bei jeder Chemotherapie sollte das Risiko für febrile Neutropenie und sonstige Infektionen bekannt sein und die Prophylaxe entsprechend geplant werden. Beispiele von Therapieprotokollen mit hohem (> 20 %) und mittlerem (10–20 %) Risiko für febrile Neutropenie sind in ◘ Tab. 26.4 aufgeführt.

Wenn eine Verschiebung der Chemotherapie wegen Neutropenie erforderlich scheint, ist eine G-CSF-Prophylaxe ebenfalls gerechtfertigt, um die Chemotherapie wie vorgesehen und mit der geplanten Dosis durchführen zu können. Eine Dosisreduzierung oder Therapieverschiebung gefährdet den Behandlungserfolg und verringert damit auch die Überlebenschancen des Betroffenen.

Zielt die Behandlung eher auf eine Besserung der Krankheitssymptome oder der Lebensqualität, ist es sinnvoll, ein Chemotherapieprotokoll mit einem geringeren Risiko für das Auftreten einer febrilen Neutropenie in Erwägung zu ziehen.

Der *therapeutische G-CSF-Einsatz* ist nur bei schwerer Infektion gerechtfertigt.

◘ Tab. 26.4 Risiko für febrile Neutropenie bei verschiedenen Chemotherapieregimen (Dosisangaben sofern hilfreich zur Beurteilung des Protokolls)

Indikation	Regime	
	Hohes Risiko	**Mittleres Risiko**
Kleinzelliges Lungenkarzinom	Cisplatin 100 mg/m^2/Etoposid 100 mg/m^2 Topotecan 1,5 mg/m^2	Carboplatin AUC6/Etoposid 140/m^2 CAV (Cyclophosphamid 750 mg/m^2/Doxorubicin 40 mg/m^2/Vincristin 2 mg) CEV (Carboplatin AUC5/Etoposid 125–159 mg/m^2/Vincristin 2 mg)
Nichtkleinzelliges Lungenkarzinom	Fortgeschrittene Erkrankung: Cisplatin 100 mg/m^2/Vinorelbin 30 mg/m^2	Fortgeschrittene Erkrankung: Paclitaxel 215 mg/m^2/Carboplatin AUC7,5 Adjuvant: Cisplatin 100 mg/m^2/Vinorelbin 25 mg/m^2
Mammakarzinom adjuvant	TAC (Docetaxel/Docorubicin/Cyclophosphamid) AC → D (Doxorubicin/Cyclophosphamid → Docetaxel) (verantwortlich: Docetaxel) Alle dosisdichten Therapien	5-FU/Epirubicin/Cyclophosphamid (FEC) Docetaxel 75 mg/m^2/Cyclophosphamid 600 mg/m^2
Mammakarzinom palliativ	Docetaxel 100 mg/m^2/Trastuzumab	Docetaxel 75 mg/m^2/Carboplatin AUC6/Trastuzumab Docetaxel 100 mg/m^2/Bevacizumab Doxorubicin 60 mg/m^2/Cyclophosphamid 600 mg/m^2
Hodenkarzinom	PEI (Cisplatin/Etoposid/Ifosfamid)	PEB (Platin/Etoposid/Bleomycin)
Hodgkin-Lymphom	BEACOPP eskaliert (Cyclophosphamid/Etoposid(phosphat)/Adriamycin/Procarbazin/Vincristin/Bleomycin/Prednison)	
Diffus großzellige NHL	Rituximab/Cyclophosphamid/Doxorubicin/Vincristin/Prednison (R-CHOP-14, alle 2 Wochen) R-DHAP (Dexamethason/Cytosin-Arabinosid/Cisplatin/Rituximab) R-ICE (Rituximab/Ifosfamid/Carboplatin/Etoposid)	Rituximab/Cyclophosphamid/Doxorubicin/Vincristin/Prednison (R-CHOP-21, alle 3 Wochen)

26.4.2.1.3   Substitution von Immunglobulinen

Bei einer manifesten bakteriellen Infektion bei Personen mit einer Hypogammaglobulinämie (vor allem bei multiplem Myelom, chronisch lymphatischer Leukämie und einigen malignen Lymphomen) und mit anamnestisch mindestens drei schweren bakteriellen Infektionen des Respirations-, Verdauungs- oder Urogenitaltrakts oder einer Sepsis pro Jahr sollte der Einsatz intravenöser Immunglobulinpräparate evaluiert werden.

26.4.2.1.4   Infektionsprophylaxe mit Antibiotika und Antimykotika

Eine antibiotische/antimykotische Prophylaxe wird nur bei der Hochrisikogruppe empfohlen. Bei Leukämieerkrankten oder nach Stammzelltransplantation hat sich die orale Pilzprophylaxe bewährt.

Lungenentzündungen durch den Erreger *Pneumocystis jiroveci* (PC) treten bei stärkerer und länger anhaltender Immunsuppression auf. Eine Prophylaxe mit Cotrimoxazol forte bzw. bei Unverträglichkeit Pentamidin-Inhalation wird deshalb häufig bei lymphatischen Erkrankungene empfohlen sowie die Therapie mit Purin-Analoga (z. B. Cladribin) und Temozolomid.

26.4.2.2   Infektionsbehandlung

— Bei neutropenen Erkrankten wird bei entsprechender Klinik zunächst von einer bakteriellen Infektion ausgegangen.
— Bei ersten klinischen Verdachtszeichen umgehende Einleitung nach Abnahme von Blutkulturen, Urinuntersuchungen etc. einer empirischen antibiotischen Therapie gemäß den klinikinternen Richtlinien. Antibiotikatherapie, *noch vor Vorliegen der Kulturresultate und der Resistenzbestimmung.*
— Bei niedrigem Risiko und unter definierten Voraussetzungen ist eine ambulante Therapie mit oralen Antibiotika möglich.
— Kommt es ca. 3 Tage nach Einleitung einer antibiotischen Therapie nicht zu einer Besserung der fieberhaften Infektion, so empfiehlt sich ein Wechsel des Therapieregimes mit Erweiterung des therapeutischen Spektrums und eine Bildgebung (CT Thorax und ggf. Abdomen) mit der Frage nach einer möglichen Pilzinfektion. Bei Erkrankten nach allogener Stammzelltransplantation muss auch an eine CMV- oder EBV-Infektion gedacht werden.
— Bei Pilzinfektionen werden je nach Art und Schwere des Krankheitsbildes Antimykotika lokal oder systemisch eingesetzt, bei viralen Infektionen mit Herpes simplex, Herpes Zoster oder Varicella Zoster virushemmende Medikamente, ggf. systemisch.
— Lokale bakterielle Infektionen entwickeln sich bei schwer neutropen Erkrankten bevorzugt im Bereich von Kathetereintrittsstellen sowie um den Analring. Abszesse treten bei neutropen Erkrankten nicht auf. Solche Infekte sind meist erst nach Erholung der neutrophilen Granulozyten beherrschbar.

26.4.3   Pflegerische Interventionen bei Neutropenie

> Da Infektionen bei Tumorerkrankten zu den häufigsten Morbiditäts- bzw. Mortalitätsursachen zählen, kommt deren Vorbeugung sowohl im Krankenhaus als auch bei ambulanter Therapie besondere Bedeutung zu. Die Indikation für präventive Maßnahmen muss anhand der Risikofaktoren individuell gestellt werden (Pflegerische Interventionen).

Die entscheidende Rolle des Pflegepersonals betrifft vornehmlich:
— Erkennen von Hochrisikoerkrankten,
— Schaffen von Bewusstsein über die Bedeutung und Auswirkungen hämatologischer Toxizitäten bei Erkrankten und Angehörigen,
— Aufklärung von Erkrankten und ihren Angehörigen über Prävention und Strategien zum frühzeitigen Erkennen von Symptomen,
— Einleitung prophylaktischer Behandlungsstrategien.

Pflegerische Interventionen zur allgemeinen Infektionsprophylaxe

— Die wichtigste Intervention ist eine gründliche Handhygiene von Erkrankten und ihren Angehörigen.
— Minimierung des Infektionsrisikos durch gezielte Patientenschulung zur persönlichen Hygiene, z. B. nach dem Toilettengang korrektes Händewaschen unter Verwendung von alkoholischer Handdesinfektionslösung.
— Anwendung der üblichen Maßnahmen zur Wahrung einer optimalen Asepsis, insbesondere aseptisches Arbeiten im Umgang mit venösen Zugängen und Verweilkathetern.
— Vermeidung von unnötigen invasiven Prozeduren, z. B. Injektionen, Blasenkatheter.
— Vermeidung von Schleimhautverletzungen (keine Zäpfchen, Klysmen, Einläufe oder rektale Untersuchung).

- Alle Anzeichen einer Entzündung bzw. Veränderungen einer bestehenden Infektion sind sofort dem ärztlichen Personal zu melden (Sepsisgefahr) (s. oben).
- Information der Betroffenen sowie ihrer Angehörigen mit Fokus auf Prävention: wie man Infektionen vermeidet, wie man Infektionen beobachtet und dokumentiert, wann man medizinische Hilfe braucht.
- Bei ambulanter Behandlung: telefonische Kontaktmöglichkeit auch am Wochenende und an Feiertagen sicherstellen.

Maßnahmen im Krankenhaus bei lang andauernder Neutropenie
- Strikte Händedesinfektion (Personal, Besuchende).
- Desinfektion der medizinischen Geräte (Stethoskope etc.).
- Tägliche Oberflächenreinigung (Wischdesinfektion).
- Zimmer mit eigener sanitärer Anlage, täglich Bettwäschewechsel.
- Sorgfältige tägliche Ganzkörperwaschung, Kontrolle der Haut/Schleimhaut (Mund und Analbereich), danach frische Kleidung.
- Überprüfung von Personal und Besuchenden auf Infektionsanzeichen, insbesondere Virusinfektionen (Grippe, Halsentzündungen).
- Blumen und Pflanzen im Zimmer:
  - Topfpflanzen stellen wegen der in der Erde enthaltenen Erreger (Pilze, Bakterien) für abwehrgeschwächte Personen ein großes Risiko dar und sollten vermieden werden.
  - bei Schnittblumen: täglicher Wasserwechsel!

Hautpflege bei Venenverweilkatheter
- Pflege der Einstichstelle und Verbandwechsel alle 48 h, bei Folienverband mindestens alle 7 Tage. Bei Durchfeuchtung, z. B. durch Wundexsudat oder Wasser, sollen die Verbände allerdings sofort gewechselt werden, da sonst die Haut aufweicht und dadurch die Infektionsgefahr erhöht wird.
- Vermeidung gewaltsamer Durchspülung von verstopften Kanülen und Kathetern, da die Thromben häufig bakteriell (Staphylokokken) kontaminiert sind.

Mundpflege
- Überprüfung der Zahnhygiene und des Zahnstatus.
- Tägliche Mundschleimhautkontrolle, vor allem bei hochdosierten Therapien.
- Vermeidung von Sekundärinfektionen, z. B. bei bestehender strahlen- oder chemotherapieinduzierter Mundschleimhautentzündung (▶ Kap. 25).
- Bei Schleimhautveränderungen weiche Zahnbürste verwenden.

Intimpflege
- Sorgfältige perineale Hygiene nach jedem Stuhlgang.
- Falls Katheterisierung unvermeidbar, sorgfältige Überprüfung und Pflege des Katheters, Urinkontrolle.
- Beachtung von Beschwerden im Bereich der Perinealregion, insbesondere von Schmerzen, Juckreiz, Rötung und Druckempfindlichkeit, und sofortige Benachrichtigung des ärztlichen Personals (→ Abszessbildung?).

> Bei Betreuung Erkrankter im ambulanten Bereich ist eine *asymptomatische* Neutropenie allein kein Grund zur Krankenhausaufnahme – die Infektionsgefahr ist dort größer als in der häuslichen Umgebung. Die Betroffenen müssen jedoch instruiert werden, dass sie bei Fieber umgehend (auch nachts und am Wochenende) mit dem ärztlichen Dienst Kontakt aufnehmen, um ggf. sofort untersucht zu werden und eine Antibiotikatherapie zu erhalten.

26.5 Thrombozytopenie

Chemotherapien sind die häufigste Ursache von Thrombozytopenien bei Tumorpatienten. Aber auch bestimmte Erkrankungen, z. B. Leukämien oder Lymphome, können zu schweren Thrombozytopenien führen. Darüber hinaus können verschiedene Ursachen, die nicht mit der Behandlung bzw. dem Tumorgeschehen zusammenhängen, ein thrombopenisches Zustandsbild herbeiführen, z. B. die primäre Immunthrombozytopenie (ITP).

> Das Risiko spontaner Blutungen steigt mit abnehmender Thrombozytenzahl und bei Thrombozytenwerten < 10.000/µl beträchtlich an. Allerdings korreliert das Auftreten von Blutungskomplikationen nur grob mit dem Abfall der Thrombozytenzahl.

Einzelne Erkrankte können mit niedrigen Thrombozytenwerten oft jahrelang symptomfrei leben.

Blutungen im Rahmen von Thrombopenien manifestieren sich gehäuft in folgenden Bereichen:
- Nasen- und Mundschleimhäute,
- Magen-Darm-Trakt (Melaena),
- Haut (petechial und/oder purpuraartig),
- Zentralnervensystem (ZNS),
- Augenhintergrund.

26.5.1 Medizinische Interventionen

Zur Behandlung der tumor- bzw. therapiebedingten Thrombopenie ist die Transfusion von Thrombozytenkonzentraten angezeigt. Mit Romiplostim und Eltrombopag stehen zwar zwei Substanzen zur Verfügung, die den Thrombopoetinrezeptor auf Megakaryozyten aktivieren und dadurch zur vermehrten Thrombozytenbildung führen, sie sind aber bisher für den Einsatz bei chemotherapieinduzierter Thrombopenie nicht zugelassen.

> Selbstverständlich müssen Medikamente mit plättchenaggregationshemmender Wirkung, z. B. Acetylsalizylsäure (ASS) oder nichtsteroidale entzündungshemmende Substanzen sowie niedermolekulare Heparine, bei Blutungsgefahr abgesetzt werden. Auch bei leichten Thrombozytopenien sollte auf diese Präparate verzichtet werden. Ausgeprägte Störungen der plasmatischen Gerinnung sollten generell korrigiert werden.

Bei Frauen mit zu erwartender Regelblutung kann diese medikamentös unterdrückt werden.

26.5.1.1 Thrombozytentransfusion

26.5.1.1.1 Indikation

Bei Erkrankten mit chemotherapiebedingter Thrombozytopenie wird die Verabreichung von Thrombozytenkonzentraten empfohlen, wenn die Blutplättchen auf $\leq 10.000/\mu l$ abfallen. Bei klinisch stabiler Situation kann auch erst bei Thrombozytenwerten um $5000/\mu l$ substituiert werden. Umgekehrt verschiebt sich diese Grenze nach oben ($< 20.000/\mu l$), falls eine klinisch relevante Fieberepisode oder andere Blutungsrisiken vorliegen. Bei höheren Thrombozytenwerten sollten nur bei bereits manifesten Blutungskomplikationen oder prophylaktisch vor geplanten chirurgischen Eingriffen Thrombozytenkonzentrate transfundiert werden.

> Die Indikation zur Thrombozytentransfusion muss individuell gestellt werden.

26.5.1.1.2 Verschiedene Verfahren

Es gibt zwei Möglichkeiten der Gewinnung von Thrombozyten zur Substitution:
- Thrombozytenkonzentrat aus Apherese,
- Thrombozytenkonzentrat aus Vollblut.

Thrombozytenkonzentrate (TK) aus Apheresen Sogenannte Blutzellseparatoren erlauben es, von der spendenden Person nur die gewünschte Blutkomponente, z. B. Plasma oder Thrombozyten, zu gewinnen (von griech. aphairesis: wegnehmen). Die anderen Blutbestandteile, z. B. Erythrozyten, werden nach Spende wieder zurückübertragen. Das Apherese-Thrombozytenkonzentrat einer Einzelperson enthält in der Regel $200–400 \times 10^9$ (10^9 = 1 Mrd.) Thrombozyten in etwa 200–300 ml Plasma. Dies genügt, um bei einem thrombopenisch Erkrankten die Thrombozytenwerte um $20.000/\mu l$ anzuheben und eine unmittelbare Blutungsgefahr abzuwenden.

Apherese-Thrombozytenkonzentrate haben den Vorteil, dass sie von einer einzigen Person stammen. Bei immunisierten Erkrankten ist eine spezifische, gezielte Spenderauswahl möglich bzw. indiziert.

Thrombozytenkonzentrate aus mehreren Vollblutkonserven (Pool-TK) Nach Zentrifugation jeder einzelnen Vollblutkonserve wird die thrombozytenreiche Schicht, die sich zwischen Erythrozyten (unten) und Plasma (oben) bildet (der „Buffy Coat") abgetrennt. Für eine zur Transfusion ausreichende Zahl von Thrombozyten muss der Buffy Coat von 4–6 Personen in einem Sammelbeutel zusammengeführt (gepoolt) werden. Das Pool-TK enthält in Abhängigkeit von der Anzahl gepoolter Einheiten $240–360 \times 10^9$ Thrombozyten in 200–350 ml Plasma oder einer Plasmaersatzlösung. Das entspricht etwa 2/3 der Thrombozyten einer Frischblutkonserve.

In beiden TK-Präparaten ist nur eine geringe Menge von Erythrozyten ($< 3 \times 10^9$) vorhanden. Die Leukozyten werden während der Produktion der Konzentrate durch unterschiedliche Methoden entfernt oder zerstört, die Zahl der Restleukozyten liegt unterhalb von 1 Mio. (10^6) pro TK. Diese sog. Leukozytendepletion (von lat. deplere: entleeren) verringert das Risiko der Übertragung von Viren (vor allem Zytomegalievirus, CMV; ▶ Abschn. 26.6.3), verzögert die Sensibilisierung gegen HLA-Antigen (s. unten) und reduziert die Häufigkeit von febrilen Transfusionsreaktionen.

26.5.1.1.3 Bestrahlung von Thrombozytenkonzentraten

Durch Bestrahlung der Konzentrate mit 30 Gy werden verbliebene teilungsfähige Lymphozyten inaktiviert, sodass sie beim immundefizienten Empfänger keine potenziell tödliche Graft-versus-Host-Reaktion (▶ Abschn. 9.2.4) verursachen können. In der Schweiz sind alle Thrombozytenpräparate durch UV-Bestrahlung nach Zugabe eines Psoralens auch „pathogen-inaktiviert"; dadurch werden auch die Lymphozyten im Konzentrat zerstört, sodass eine Bestrahlung dieser Konzentrate nicht mehr notwendig ist.

26.5.1.1.4 Wirksamkeitsprüfung

Zur Beurteilung der Wirksamkeit von Thrombozytentransfusionen sollen die Thrombozytenzahlen im Blut der empfangenden Person idealerweise 1 h nach erfolgter Transfusion bestimmt werden.

- Ist 1 h nach Verabreichung der Thrombozyten kein Anstieg zu verzeichnen, spricht dies für eine Sensibilisierung im Sinne einer HLA-Immunisierung (s. unten, ▶ Abschn. 26.5.1.1.5) und sofortigem Abbau der transfundierten Blutplättchen. Besteht bereits eine HLA-Sensibilisierung, kann mit Thrombozyten von HLA-typisierten und -kompatiblen Einzelpersonen oft doch noch ein Thrombozytenersatz gelingen.
- Fallen die Thrombozyten nach initialem Anstieg innerhalb von 24 h ab, so weist dies auf einen gesteigerten Verbrauch von Blutplättchen hin, z. B. im Rahmen einer Sepsis oder einer disseminierten intravaskulären Gerinnung.

Eine gebräuchliche Maßzahl für den Erfolg der Transfusion ist das „Corrected Count Increment" (CCI), das sich aus Thrombozytenanstieg pro µl, Körperoberfläche und transfundierter Thrombozytenzahl errechnet. Das CCI sollte mindestens 7500 nach 1 h betragen, nach 20–24 h mindestens 4500. Die Bestimmung des CCI ist insbesondere bei HLA-sensibilisierten Erkrankten mit tiefen Thrombozytenwerten relevant (s. unten).

26.5.1.1.5 Verträglichkeit und Probleme der Thrombozytentransfusion

Blutgruppenunverträglichkeit Die heutzutage hergestellten Thrombozytenkonzentrate sind erythrozytenarm. Auf Thrombozyten sind die Blutgruppenmerkmale A und B nur schwach nachweisbar. Somit kann im Prinzip auf eine Blutgruppenidentität zwischen spendender und empfangender Person verzichtet werden. Aber: Thrombozytenkonzentrate können bis zu 350 ml Plasma enthalten. Damit können relativ große Mengen an Isoagglutininen (Antikörper gegen Blutgruppen-Antigene)

übertragen werden. Das Risiko einer klinisch relevanten hämolytischen Transfusionsreaktion bei blutgruppeninkompatibler Thrombozytentransfusion ist gering (ca. 1:9000). Im Rhesus-System muss jedoch mit der Möglichkeit einer Sensibilisierung gerechnet werden. Dies ist besonders bei Rhesus-negativen Frauen im gebärfähigen Alter zu beachten, die durch Transfusion von Konzentraten, die Rhesus-positive Erythrozyten enthalten, Rhesus-Antikörper ausbilden könnten.

Sensibilisierung gegen HLA-Antigene Thrombozyten tragen an ihrer Oberfläche Histokompatibilitätsantigene (HLA-Antigene, ▶ Abschn. 9.2.1). Vor allem bei wiederholter Verabreichung von Thrombozytenkonzentraten kann es zu einer Antikörperbildung gegen HLA-Antigene kommen. Zudem sind Schwangerschaften ein Risikofaktor für die Entwicklung einer HLA-Immunisierung. Derartige Antikörper können bei neuerlicher Verabreichung von Thrombozyten zu deren raschem Abbau führen, wodurch der Nutzen der Thrombozytentransfusion verloren geht. In diesen Fällen müssen HLA-kompatible Thrombozyten von Einzelpersonen verabreicht werden.

Aufgrund der enormen Variabilität des HLA-Systems ist es allerdings schwer, passende Personen zu finden. Günstig erweist sich in diesem Fall das Zurückgreifen auf eine stets zur Verfügung stehende Person oder einen kleinen Spenderpool. Besonders geeignet sind bei chronischem Bedarf Personen aus der Familie der Erkrankten, die HLA-identisch oder weitgehend HLA-verträglich sind (allerdings nicht, wenn eine allogene Transplantation mit Stammzellen einer Person aus dem Familienkreis geplant ist). Die Spende erfolgt in diesen Fällen wegen der größeren Ausbeute durch Zellseparation (Thrombozytapherese).

26.5.2 Pflegerische Interventionen bei Thrombozytopenie

Thrombozytopenien mit Werten < 20.000/µl können für die betroffene Person schwerwiegende Konsequenzen haben. Weil viele Erkrankte auch mit sehr niedrigen Thrombozytenwerten ambulant betreut werden, sind die Informationen und Interventionen entsprechend den Lebensumständen und Lebensgewohnheiten anzupassen.

Pflegerische Interventionen bei schweren Thrombozytopenien

Allgemeine Beratung und Information zur Prävention von Blutungen

- Erkrankte und Angehörige über das Risiko einer Blutung informieren; anleiten, wie sie das Risiko verringern können, und erklären, wie sie sich bei einer Blutung verhalten sollen.
- Betroffene befragen, ob sie in letzter Zeit antiaggregatorisch wirkende Medikamente (wie Acetylsalizylsäure und andere nichtsteroidale antiinflammatorische Substanzen) eingenommen oder niedermolekulare Heparine erhalten haben, und darauf hinweisen, dass diese Präparate kontraindiziert sind.
- Maßnahmen treffen, um Stürzen vorzubeugen: Situation in der häuslichen Umgebung abklären. Vor dem Aufstehen: Kreislauf stabilisieren (aufsetzen!).
- Auf durchblutungsfördernde Maßnahmen verzichten, wie z. B. Massagen, Rubbelbürsten etc.
- Keine Nassrasuren, sondern Verwendung elektrischer Rasierapparate.
- Vorsicht beim Schneiden und Feilen von Nägeln, evtl. professionelle Fußpflege.
- Nase nur vorsichtig schnäuzen, um das Platzen von Gefäßen zu verhindern.
- Weiche Zahnbürste verwenden.
- Bei Juckreiz nicht kratzen (▶ Kap. 23).
- Speziell bei ambulanter Betreuung: Für den Fall von Blutungen telefonische Verbindung zum ärztlichen Dienst auch an Wochenenden und Feiertage sicherstellen.

Prävention von Blutungen:

- Zur Vermeidung von mechanischen Verletzungen Therapiebereiche bzw. Aufenthaltsraum umgestalten: Achtung bei engen Durchgängen, Möbelstücke ggf. umstellen oder deutlich markieren, vorstehende Ecken abpolstern.
- Vermeidung von Traumata und Punktionen, insbesondere intramuskuläre und subkutane Injektionen. Reduktion der Zahl der Venenpunktionen, Anlegen eines Druckverbands.
- Keine Zäpfchen, Einläufe, Klysmen oder rektale Untersuchung. gilt auch für die Neutropenie → dort auch erwähnen?
- Keine rektale Temperaturmessung. gilt auch für die Neutropenie
- Bei Blutdruckmessung Verwendung der geringsten notwendigen Drücke.

Beobachtung von Blutungszeichen:

- Haut: Petechien, Hämatome, Ekchymosen und Purpura?
- Harnwege: Blutbeimengung im Urin?
- Magen-Darm-Trakt: Blutbeimengung im Stuhl (teerartig) oder in Erbrochenem (kaffeesatzartig)?
- Gynäkologisch: Hypermenorrhö?

Lokale Interventionen

Hauteinblutungen

- Bei großen Hämatomen Auflegen von Eisbeuteln.
- Bei Hautabschürfungen ggf. lokal Thromboplastinpräparate auftragen.
- In speziellen Fällen ggf. lokal Vasopressin nach Verordnung injizieren.
- Versorgung von blutenden Wunden mit Druckverbänden.

Nasenbluten

Prävention:

- Vorsichtige Nasenreinigung mit befeuchteten Wattestäbchen (Wasser, NaCl 0,9 %)
- Anfeuchtung der Luft, falls keine Neutropenie besteht.
- Regelmäßig Nasensalbe applizieren, um die Nasenschleimhaut feucht zu halten.

Bei Blutung:

- Blutdruck im Kopfbereich senken: bei liegenden Personen Rückenlehne aufrichten, Beine tief lagern.
- Kalte Kompresse oder Eiskrawatte auf den Nacken legen, um die reflektorische Kontraktion der Schleimhautgefäße zu erreichen.
- Nasenflügel der blutenden Seite fest mit dem Finger an die Nasenscheidewand pressen. Bei anhaltender Blutung Tamponade der Nase mit Mullstreifen, die mit adstringierendem Mittel getränkt sind, Tabotamp-Streifen oder (durch ärztlichen Dienst) mittels eines speziellen Tampons (Bellock-Tamponade) durch den Mund in den Nasen-Rachen-Raum).

Blutungen im Mundbereich

Prävention:

- Empfehlung einer zahnärztlichen Untersuchung und Behandlung vor Therapiebeginn, falls erforderlich.
- Diätempfehlungen: keine besonders harten oder grobkörnige Nahrungsmittel bzw. zu heißen Speisen und Getränke.
- Eincremen der Lippen, um deren Austrocknen zu vermeiden.
- Unterweisung beim Zähneputzen: Weiche Zahnbürsten oder dick gepolsterte Watteträger oder Schaumstoffzahnbürste verwenden; sanfte Reinigung mit Mundduschen; Mundspülungen; keine Verwendung von Zahnseide bei Zahnfleischblutungen; wenn nicht, darf

26

Zahnseide bei korrekter Anwendung benutzt werden (entsprechend klinikinternen Vorgaben).
— Zahnprothesen (auch Teilprothesen) kontrollieren: Reibungen? (▶ Kap. 25).

Bei Blutung:
— Untersuchung der Schleimhäute auf Blutungsquellen. Nach Verordnung Applikation von gerinnungshemmenden Substanzen, imprägnierten Gelantineschwämmen oder topische Applikation von Thrombin; evtl. Wiederholung dieser Maßnahmen.

Blutungen im Magen-Darm-Trakt
Prävention:
— Vermeidung von Obstipation durch entsprechende Diätempfehlungen; Verabreichung von Laxanzien nach Verordnung.

Bei Blutung:
— Nach Verordnung systemische und/oder topische Applikation von Vasopressin sowie von Protonenpumpeninhibitoren bei Verdacht auf Ulzera.

Blutungen im zentralen Nervensystem (ZNS)
Prävention:
— Medikamentöse Unterdrückung von Erbrechen und Husten, um intrakranielle Druckerhöhungen zu vermeiden.
— Vermeidung von Obstipation.
— Vermeidung von Luftanhalten und Pressen, z. B. beim Stuhlgang, beim Aufrichten im Bett u. a.

Blutungen im Urogenitaltrakt
Prävention:
— Katheterisierung bzw. Vaginalduschen möglichst vermeiden; sonst kleinlumige Katheter und große Mengen eines Lubrikationsgels verwenden.

Pflegerische Interventionen bei Thrombozytentransfusionen
— Thrombozytenpräparate bei Raumtemperatur lagern (keinesfalls im Kühlschrank!).
— Tropfgeschwindigkeit: Im Allgemeinen wird eine möglichst kurze Infusionsdauer (ca. 15–20 min pro Beutel) angestrebt.
— Überwachung der Transfusion nach hausinternen Regeln.
— Auf Symptome einer Transfusionsreaktion achten: Schüttelfrost, Fieber, Unruhe, Beklemmungsgefühl, evtl. Atemnot, Kopfschmerzen, Übelkeit, Erbrechen, Urtikaria, Hautrötung, Temperaturanstieg, Blutdruckabfall, evtl. Schockzeichen.
— Bei Anzeichen einer Transfusionsreaktion: Transfusion abbrechen! Bei Bedarf Schockbehandlung einleiten, ärztlichen Dienst alarmieren.
— Sehr selten, aber schwerwiegend: akute Lungeninsuffizienz (TRALI: „transfusion-related acute lung injury").
— Bei allen Zwischenfällen exakte Dokumentation sowie Meldung des Zwischenfalles gemäß klinikinternen Regeln.
— Zur Vermeidung oder Verringerung von Transfusionsreaktionen bei bekannter Überempfindlichkeitsreaktion des Empfängers vor Transfusionsbeginn vom ärztlichen Dienst verordnete Antihistaminika und/oder Kortikosteroide verabreichen.

26.6 Anämie

26.6.1 Ursachen

In der überwiegenden Mehrzahl der Fälle sind tumorbedingte Faktoren für die Ausbildung einer Anämie verantwortlich. Die eigentliche Tumoranämie ist ein paraneoplastisches Symptom (▶ Abschn. 1.7.2), d. h., sie entsteht durch die Wirkung von Zytokinen, die als Reaktion des Immunsystems auf die bösartige Erkrankung ausgeschüttet werden und die Erythropoese unterdrücken.

Hervorzuheben ist hier das Zytokin Interleukin-6, das die Produktion des Proteins Hepcidin in der Leber stimuliert. Hepcidin wiederum hemmt die Aufnahme von Eisen (auch aus Eisentabletten) aus dem Duodenum und die Eisenfreisetzung aus den Speichern des retikuloendothelialen Systems (RES). Dadurch steht für die Erythropoese zu wenig Eisen zur Verfügung, sodass ein funktioneller Eisenmangel und Anämie resultieren (◘ Abb. 26.3).

Daneben können auch einige Zytostatika, z. B. Cisplatin, durch Hemmung der Erythropoese und der Bildung von Erythropoetin schwere Anämien verursachen. Außerdem können gastrointestinale Blutungen, Infektionen, Vitamin-B_{12}-, Folsäure- oder Eisenmangel zu Anämien führen.

❯ Der Begriff „Tumoranämie" wird für die zytokinverursachte Anämie verwendet.

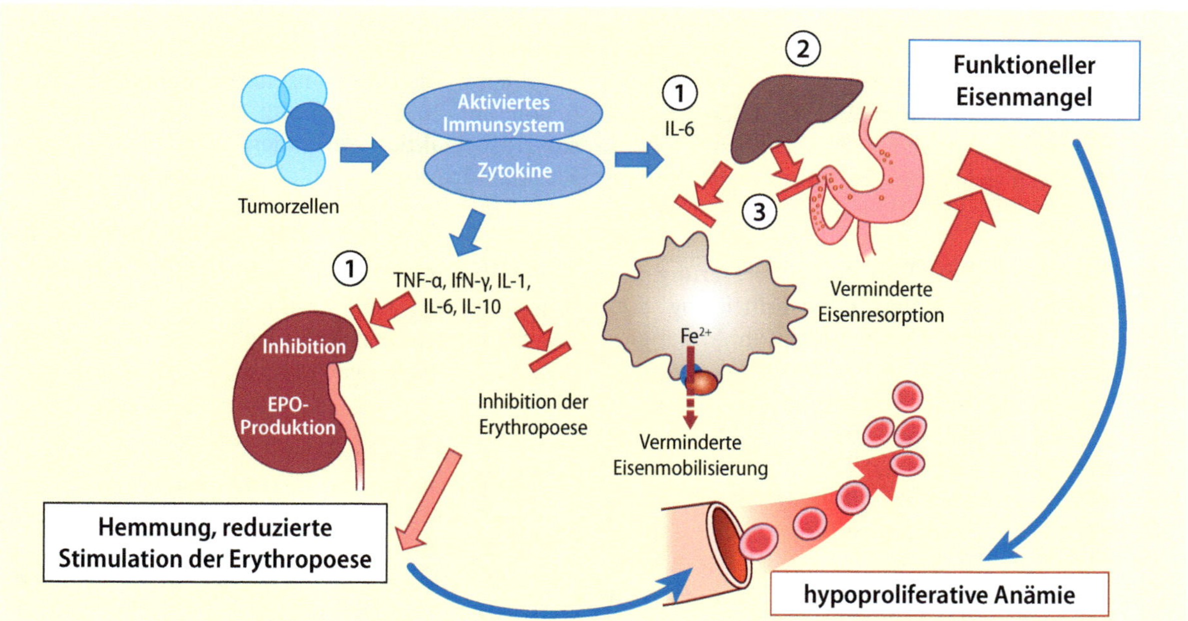

Abb. 26.3 Tumorinduzierte Anämie: Zytokine hemmen die Bildung von Erythrozyten. 1. Hemmung der Erythropoetinproduktion in der Niere, 2. Interleukin-6 stimuliert die Hepcidinbildung in der Leber, 3. Hepcidin hemmt die Eisenaufnahme aus dem Duodenum und die Freisetzung von Speichereisen aus dem retikuloendothelialen System (RES) von Knochenmark und Leber. Erythropoetin- und funktioneller Eisenmangel resultieren in einer Verringerung der Erythropoese im Knochenmark (nach Link)

26.6.2　Symptome und Komplikationen

Die klinische Symptomatik hängt vom Ausmaß der Anämie und vom Allgemeinzustand der erkrankten Person ab. Auch die Geschwindigkeit der Anämieentwicklung spielt eine bedeutende Rolle: Steht dem Organismus genügend Zeit zur Anpassung an die veränderten Blutverhältnisse zur Verfügung, so werden die Symptome geringer ausfallen als bei plötzlichem Blutverlust.

Zu den charakteristischen *Symptomen* einer Anämie zählen:

- Blässe,
- Leistungsabfall,
- Müdigkeit,
- Atemnot,
- Kopfschmerzen,
- Schwindel,
- Tachykardie und Herzklopfen, insbesondere bei Belastung, z. B. Treppensteigen.

26.6.3　Medizinische Interventionen

Führt die Anämie zu klinischen Symptomen, so muss behandelt werden.

> Die exakte Abklärung der Ursachen einer Tumoranämie ist Voraussetzung für die optimale Therapiewahl.

Die Behandlung richtet sich nach den identifizierten Ursachen, wobei ein Vitamin- oder Eisenmangel ausgeglichen und eventuelle Blutungen je nach Quelle und Ursache adäquat behandelt werden sollten. Wenn ein funktioneller oder absoluter Eisenmangel vorliegt, ist wegen der Hepcidinwirkung die orale Eisenzufuhr wirkungslos, daher muss die Eisensubstitution intravenös erfolgen.

Für die symptomatische Behandlung einer schweren Anämie (Hämoglobin < 6–7 g/dl) bestehen bei Tumorpatienten zwei Möglichkeiten:

- Bluttransfusionen (Erythrozytenkonzentrate),
- erythropoesestimulierende Agenzien (ESA), auch als ESF (erythropoesestimulierende Faktoren) bezeichnet, z. B. Erythropoetin bei zusätzlicher renaler Komponente.

> Ein niedriger Hb-Wert allein ohne klinische Symptome ist keine Indikation für eine Transfusion oder die Verabreichung von ESA.

26.6.3.1　Erythropoesestimulierende Agenzien (ESA)

Das in der Niere gebildete Hormon Erythropoetin fördert die Proliferation, Differenzierung und Ausreifung von Vorläuferzellen der Erythrozyten und hemmt deren Zelluntergang (Apoptose). Dadurch werden Bildung und Überlebenszeit von Erythrozyten gesteigert. Als Medikamente stehen zur Verfügung:

- Epoetin: ein gentechnisch hergestelltes Erythropoetin (rekombinantes humanes Erythropoetin, r-HuEPO);
- Darbepoetin: ebenfalls ein gentechnisch hergestelltes Erythropoetin. Zusätzliche Zuckergruppen am Molekül verlängern gegenüber Epoetin die Wirkungsdauer.

Ziel einer Behandlung mit ESA ist die Besserung anämiebedingter Symptome und die Vermeidung von Transfusionen. Die Erfolgsrate schwankt in Abhängigkeit von der zugrunde liegenden Tumorerkrankung, dem Tumorstadium und komplizierenden Begleiterkrankungen wie Infektionen sowie dem Allgemeinzustand der betroffenen Person.

Mehrere Studien haben eine erhöhte Sterblichkeit mit ESA behandelter Patienten bei Verwendung außerhalb der eigentlichen Zulassung aufgezeigt. ESA erhöhen das Risiko thromboembolischer Komplikationen und beschleunigen möglicherweise das Wachstum einiger Tumoren. Ein maximaler Hämoglobinwert von 12 g/dl sollte nicht überschritten werden.

26.6.3.2 Bluttransfusionen

Muss eine Anämie rasch korrigiert werden, empfiehlt sich die Verabreichung von Erythrozytenkonzentraten. Auch für diese Therapiemaßnahme ergibt sich die Indikation erst bei Vorliegen klinischer Symptome bzw. bei ausgeprägter Anämie (Hb < 6–8 g/dl), denn Transfusionen können unerwünschte Wirkungen haben und die Mortalität erhöhen. Entsprechend empfehlen aktuelle Leitlinien bei chronischer Anämie so wenig wie möglich zu transfundieren. Eine liberale Transfusionsstrategie bei Hb-Werten bietet keinen Überlebensvorteil.

26.6.3.2.1 Erythrozytenkonzentrate

Für Bluttransfusionen werden heute nur noch Erythrozytenkonzentrate (EK) eingesetzt. Sie werden aus dem bei der Blutspende gewonnenen Vollblut hergestellt: Durch Zentrifugation und nachfolgende Abtrennung des Plasmas wird der Plasmaanteil auf 20 % reduziert. Die Leukozyten werden während der Herstellung durch verschiedene Techniken (meist durch Filtrierung) zum größten Teil entfernt (Leukozytendepletion, ▶ Abschn. 26.4.1). Zur Stabilisierung werden verschiedene Stabilisatorlösungen zugegeben, sodass die Erythrozytenkonzentrate je nach Stabilisatorlösung 35–42 Tage gelagert werden können (Lagertemperatur 2–6 °C).

❯ Die Lebensdauer mittels Erythrozytenkonzentraten zugeführter Erythrozyten liegt mit ca. 30–40 Tagen deutlich unter der 120 Tage betragenden Lebensdauer körpereigener Erythrozyten.

Auch leukozytendepletierte Erythrozenkonzentrate enthalten einige Lymphozyten. Bei immunsupprimierten Erkrankten werden die Konzentrate deshalb vor der Transfusion mit 30 Gy bestrahlt, wodurch eine Graft-versus-Host-Reaktion verhindert wird (▶ Abschn. 9.2.4). Plasmapräparate müssen nicht bestrahlt werden.

26.6.3.2.2 Probleme und Komplikationen bei Transfusion von Erythrozytenkonzentraten

Transfusionen von Erythrozytenkonzentraten können Transfusionsreaktionen nach sich ziehen, die immunologisch oder nichtimmunologisch bedingt sind (s. Übersicht).

Transfusionsreaktionen

Immunologisch bedingte Transfusionsreaktionen
- Hämolytische Transfusionsreaktionen (Antikörper gegen Erythrozytenantigene)
- Reaktionen gegen HLA-Antigene auf Leukozyten oder Blutplättchen
- Reaktionen gegen Leukozyten- oder Plättchenantigene
- Reaktionen gegen Immunglobulin (IgA)
- Sehr selten, aber schwerwiegend: akute Lungeninsuffizienz (TRALI: „transfusion-related acute lung injury")
- Andere, bislang nicht exakt definierte Überempfindlichkeitsreaktionen
- Graft-versus-Host-Reaktionen

Nichtimmunologisch bedingte Transfusionsreaktionen
- Häufig: Kreislaufüberladung (TACO: „transfusion-associated circulatory overload")
- Infektion (Hepatitis B, Hepatitis C, Zytomegalievirus, HIV, Prionen etc.)
- Citrattoxizität, Pyrogene
- Eisenüberladung

Immunologisch bedingte Sofortreaktionen Eine Fehltransfusion bei Verabreichung AB0-unverträglichen Bluts führt innerhalb weniger Minuten zur intravasalen Hämolyse mit typischen Symptomen, wie Angstgefühl, Lumbalschmerzen, Unruhe, Tachypnoe, Tachykardie und Übelkeit. In Abhängigkeit von der individuellen Reaktion und der Menge an transfundierten Erythrozyten können schwere Schockzustände und Nierenfunktionseinschränkungen bis zum völligen Aussetzen der Nierenfunktionen auftreten.

Bei Patienten mit Kälteagglutininerkrankung müssen die Konzentrate auf 37 °C vorgewärmt werden.

Immunologisch bedingte verzögerte Transfusionsreaktionen In bestimmten Fällen können Transfusionsreaktionen auch verzögert auftreten. Diese Komplikation findet sich häufig als Folge eines sog. anamnestischen Anstiegs von Antikörpern gegen Antigene des Rhesus-Systems, die durch eine frühere Transfusion oder Schwangerschaft induziert wurden. Die Transfusion verläuft zunächst unauffällig, die transfundierten Erythrozyten werden jedoch nach 7–10 Tagen (wenn die Antikörperbildung verstärkt in Gang kommt) rasch vom retikuloendothelialen System abgebaut.

Eine Sensibilisierung gegen HLA-, Leukozyten- und Plättchenantigene sowie gegen Immunglobulin A kann bei neuerlichem Kontakt mit diesen Antigenen im Rahmen von Transfusionen zu unterschiedlich ausgeprägten Reaktionen führen. In der Regel bewirken Antikörper gegen Leukozyten- und Plättchenantigene gering bis mäßig ausgeprägte Transfusionsreaktionen, während Menschen mit Antikörpern gegen IgA bei Verabreichung von Serum- bzw. Immunglobulintransfusionen schwere Schockzustände entwickeln können.

Die seltene, hauptsächlich durch irreguläre leukozytäre Antikörper im Spenderblut verursachte *transfusionsassoziierte akute Lungeninsuffizienz (TRALI)* tritt typischerweise innerhalb von 6 h nach Transfusion auf und äußert sich in akuter Atemnot bzw. Hypoxämie sowie neu auftretenden beidseitigen Infiltraten in der Thoraxröntgenaufnahme (Beachte: Viel häufiger als diese immunologisch bedingte Lungeninsuffizienz ist die durch Volumenbelastung verursachte, s. unten).

Kreislauf-Überladung   Patienten mit Nieren- oder Herzinsuffizienz können selbst nach mengenmäßig geringen Bluttransfusionen ein akutes Herz-Kreislauf-Versagen, meist in Form eines Lungenödems entwickeln (engl. abgekürzt TACO: „transfusion-associated circulatory overload").

> Die durch das transfundierte Volumen bedingte Kreislauf-Überladung ist die häufigste vermeidbare, schwerwiegende Transfusionsreaktion.

Infektionsrisiko durch Transfusionen   Infektionserreger wie Hepatitis-, Zytomegalievirus (CMV), HIV und an-

dere Viren können durch Transfusionen übertragen werden. Das Zytomegalievirus verbleibt nach einer früheren Infektion lebenslang im Organismus; CMV-Infektionen können deshalb durch Leukozyten übertragen werden. Alle Blutprodukte sind heute leukozytendepletiert, d. h. praktisch leukozytenfrei, und bieten somit eine hohe Sicherheit. Trotzdem wurden vereinzelt CMV-Übertragungen nach Transfusion leukozytendepletierter Blutkomponenten beschrieben.

Sonstige Reaktionen   Bei Massivtransfusionen können Komplikationen wie *Citrattoxizität* (Citrat ist den Konzentraten als Stabilisator zugesetzt), *Hypokalzämie* oder *Verdünnungskoagulopathie* auftreten. Außerdem können durch Blutkomponenten *Pyrogene* übertragen werden.

Bei chronischem Transfusionsbedarf, z. B. in der Hämatologie und Onkologie vor allem bei myelodysplastischen Syndromen, besteht langfristig das Problem der *Eisenüberladung*. Mit jeder Transfusion werden dem Körper 200–250 mg Eisen zugeführt – die 100-fache Menge des normalerweise pro Tag aufgenommenen Eisens. Das überschüssige Eisen kann nicht ausgeschieden werden und lagert sich dann – sofern es nicht durch Blutungen wieder verloren geht – in Organen ab, die dadurch geschädigt werden, betroffen sind vor allem Leber, Herz und endokrine Organe. Diese Gefahr besteht ab der Transfusion von etwa 20–40 Einheiten. Mit speziellen eisenbindenden Medikamenten (sog. Chelatbildnern) kann das Eisen wieder aus dem Körper entfernt werden.

26.6.4   Pflegerische Interventionen bei Anämie

Bei Erkrankten mit schwerer Anämie beobachten Pflegende nicht selten Erschöpfung, Müdigkeit, Schwächegefühl, Abgeschlagenheit, Kurzatmigkeit, Schwindel und Kreislaufschwäche als indirekte Zeichen für einen Abfall der roten oder weißen Blutkörperchen, seltener der Blutplättchen.

Pflegerische Interventionen bei Anämie
Allgemein
- Erfassung von Zeichen, Symptomen und Risiken.
- Bei Therapien im ambulanten Bereich spezielle Instruktion bezüglich Mobilisation, Schwindel und Atemnot und Müdigkeit.
- Motivation der Betroffenen, ihre täglichen Aktivitäten möglichst wahrzunehmen.
- Achten auf Ernährung und Flüssigkeitshaushalt.

Pflegeinterventionen bei Transfusion von Erythrozytenkonzentraten
- Vor der Transfusion Information der Betroffenen über das Risiko von Unverträglichkeitsreaktionen, auf die Wichtigkeit sofortiger Meldung von Symptomen hinweisen.
- Vor einer Transfusion muss die korrekte Zuordnung von Blutprodukt und Empfänger nach klinikinternen Vorschriften erfolgen.

– Aufwärmung der Blutkonserven ist in der Regel nicht erforderlich. Ausnahme: Erkrankte mit Kälteagglutininerkrankungen, hier müssen die Konzentrate auf 37 °C vorgewärmt werden (dafür müssen spezielle Geräte wie elektrische Blutwärmer verwendet werden), ebenso bei massiven Transfusionen (> 3 Einheiten in rascher Folge).
– Kontrolle der Vitalparameter vor und während der Transfusion nach klinikinternen Vorschriften.
– Besondere Beachtung von Frühzeichen einer Kreislaufüberladung: Reizhusten, Orthopnoe, Dyspnoe!

Pflegeinterventionen bei Unverträglichkeitsreaktionen
– Beachten und Erfassen von Symptomen immunologischer Reaktionen wie Schüttelfrost, (Fieber), Unruhe, Beklemmungsgefühl, evtl. Atemnot, Übelkeit, Erbrechen, Kopf-, Gelenk- und Gliederschmerzen, Hautrötung, Urtikaria (Quaddeln), Tachykardie, Blutdruckabfall und Oligurie.
– Sofortmaßnahmen bei Unverträglichkeitsreaktionen: Abbruch der Transfusion! Alarmierung des Arztes und – wenn erforderlich – Schockbehandlung!
– Sonstige Interventionen: Bei ambulanter Betreuung prophylaktisch Gabe von Medikamenten für den Fall einer Unverträglichkeitsreaktion verordnen lassen (Antihistaminika, Kalziumpräparate und Glukokortikoide).
– Zur Klärung bei Zwischenfällen Blutkonserve, Transfusionsbesteck, Begleitformular, Transfusionsbericht und 10 ml Empfängerblut an die Transfusionszentrale weiterleiten.
– Genaue Dokumentation durchführen.

Literatur

Zitierte Quellen

Robert Koch-Institut KfKuIbR (2010) Anforderungen an die Hygiene bei der medizinischen Versorgung von immunsupprimierten Patienten, Empfehlung der Kommission für Krankenhaushygiene und Infektionsprävention beim Robert Koch-Institut (RKI). Bundesgesundheitsblatt Gesundheitsforschung Gesundheitsschutz 53(4):357–388

Weiterführende Literatur

Bennett CL, Djulbegovic B, Norris LB, Armitage JO (2013) Colony-stimulating factors for febrile neutropenia during cancer therapy. New Engl J Med 368(12):1131–1139
Link H (2014) G-CSF-Prophylaxe von febriler Neutropenie und Infektionen nach Chemotherapie. Der Onkologe 20:268–270
Link H (2009) Anämie bei Krebs. Der Onkologe 15:129–141
Link H (2009) Anämie bei Krebs (Teil I) Pathophysiologie und Diagnostik der Anämie von Tumorpatienten. Im Focus Onkologie 5:59–65
Link H (2009) Anämie bei Krebs (Teil II) Behandlung der Anämie von Tumorpatienten. Im Focus Onkologie 5:55–69
Müller MM, Geisen C, Zacharowski K, Tonn T, Seifried E (2015) Transfusion von Erythrozytenkonzentraten: Indikationen, Trigger und Nebenwirkungen. Dtsch Arztebl 112(29–30):507–518

Leitlinien und Empfehlungen von Fachgesellschaften

Aapro MS et al (2011) 2010 update of EORTC guidelines for the use of granulocyte-colony stimulating factor to reduce the incidence of chemotherapy-induced febrile neutropenia in adult patients with lymphoproliferative disorders and solid tumours. Eur J Cancer 47(1):8–32
Aapro MS, Link H (2008) September 2007 update on EORTC guidelines and anemia management with erythropoiesis stimulating agents. Oncologist 13(Suppl 3):33–36
Bundesärztekammer (2014) Querschnitts-Leitlinien (BÄK) zur Therapie mit Blutkomponenten und Plasmaderivaten, 4., überarb. u. aktual. Aufl. Bundesärztekammer, 1–392
European Society for Medical Oncology (ESMO). http://www.esmo.org/Guidelines/Supportive-Care/Erythropoiesis-Stimulating-Agents-in-the-Treatment-of-Anaemia-in-Cancer-Patients; http://www.esmo.org/Guidelines/Supportive-Care/Management-of-Febrile-Neutropenia; http://www.esmo.org/Guidelines/Supportive-Care/Haematopoietic-Growth-Factors
https://www.onkopedia.com/de/onkopedia/guidelines/infektionen-bei-haematologischen-und-onkologischenpatienten-uebersicht/@@guideline/html/index.html. Zugriffsdatum am 03.11.23; https://www.onkopedia.com/de/onkopedia/guidelines/thrombozytopenien/@@guideline/html/index.html; https://www.onkopedia.com/de/onkopedia/guidelines/prophylaxe-infektioeser-komplikationen-durch-granulozytenkolonie-stimulierende-faktoren-g-csf-pegfilgrastim-biosimilars/@@guideline/html/index.html
Rizzo JD et al (2010) American Society of Clinical Oncology/American Society of Hematology clinical practice guideline update on the use of epoetin and darbepoetin in adult patients with cancer. J Clin Oncol 27(33):4996–5010

Internetadressen

Krebsinformationsdienst des Deutschen Krebsforschungszentrums. www.krebsinformationsdienst.de; www.krebsinformationsdienst.de/leben/belastende-symptome-index.php (Belastende Symptome und Therapiefolgen). www.krebsinformationsdienst.de/themen/behandlung/wachstumsfaktoren.php (Informationen zu Wachstumsfaktoren der Blutbildung)
ONKODIN: Onkologie, Hämatologie – Daten und Informationen. http://www.onkodin.de/
ONKODIN Bildatlas (Hrsg. Link H). http://www.hemato-images.eu/content/index_ger.html

Veränderungen des Körperbildes

Stefan Zettl

Inhaltsverzeichnis

27.1 Einleitung

„Anders als zuvor" – Die operative Behandlung einer Krebserkrankung führt in vielen Fällen zu „einschneidenden" Veränderungen des Körperbildes, z. B. durch die Amputation einer Brust oder die Anlage eines Stomas. Doch kann das Körperbild wirklich von Bedeutung sein in einer Situation, in der die Betroffenen von der Bewältigung ihrer Krebserkrankung und der damit assoziierten Ängste beansprucht sind? Viele würden diese Frage sicher verneinen, und für die Mehrzahl ist diese Einschätzung für den Zeitraum der Ersterkrankung und ihrer stationären Therapie auch zutreffend. Aber nach der Rückkehr in den Alltag rückt der eigene Körper wieder zunehmend in das Blickfeld des Bewusstseins, wie es das folgende Fallbeispiel zeigt:

> ▶ **Beispiel**
>
> Bei der 37-jährigen Patientin wird ein Weichteiltumor im Bereich des Beckens operativ entfernt sowie eine intraoperative Radiotherapie durchgeführt. Durch die Tumorexzision mit großem Sicherheitsabstand kommt es zu einer Nervenschädigung und in der Folge zu einer Spitzfußstellung mit Steppergang durch Lähmung der Dorsalextensoren von Fuß und Zehen. Die Patientin muss dadurch das Knie beim Laufen abnorm hochheben, um das Schleifen der Zehen auf dem Boden zu verhindern. Eine Peronäusschiene erleichtert ihr zwar das Laufen, sie fühlt sich jedoch trotzdem stark eingeschränkt.
>
> In der Folge kommt es zu einem zunehmenden sozialen Rückzug der Patientin, weil sie sich von ihrer Umwelt beobachtet fühlt: „Egal, wohin ich gehe, ich habe das Gefühl, dass mich alle anstarren. Das ertrage ich einfach nicht." Sie habe sich in den letzten Monaten seit der Operation immer mehr aus der Öffentlichkeit zurückgezogen und sei am liebsten zu Hause: „Da sieht mich wenigstens keiner!" Ihr Mann gehe sehr verständnisvoll mit ihr um und versuche auch nicht, ihr ihre Schamgefühle auszureden. Er habe aber jetzt auf ein gemeinsames Gespräch mit ihrem Arzt gedrängt, weil er den Eindruck habe, dass seine Frau überhaupt nicht mehr das Haus verlasse und zunehmend depressiv werde. ◀

Die klinische Erfahrung zeigt, dass krankheits- und/oder therapiebedingte Körperbildveränderungen nicht von allein zur „Normalität" werden und sich die Betroffenen auch nicht regelmäßig daran gewöhnen. In vielen Fällen kommt es zu einer langfristigen Veränderung und Einschränkung der Lebensqualität und subjektiven Befindlichkeit.

27.2 Begriffsbestimmung

Der Begriff „Körperbild" – im englischen Sprachraum „body image" – wird in der Fachliteratur in einer sehr heterogenen Weise zur Beschreibung einer Vielzahl von leibbezogenen Phänomenen benutzt. Er umfasst folgende Aspekte:

- Wahrnehmung und Wissen über den eigenen Körper,
- Phantasien, Gedanken, Gefühle, Einstellungen, Bewertungen, Bedeutungszuschreibungen zum eigenen Körper.

Diese Aspekte sind vornehmlich persönlichkeitspsychologisch bedingt und unterliegen in hohem Maß soziodemografischen Einflüssen (Sozial- und Bildungsstatus). Für den Aspekt der Einstellungen und Bewertungen sind weiterhin der jeweilige kulturelle Kontext mit den spezifischen körperbezogenen sozialen Umgangsformen sowie den gesellschaftlichen Wert- und Normvorstellungen (z. B. dem vorherrschenden Schönheitsideal) besonders bedeutsam.

27.3 Entwicklung des Körperbildes

> ❯ Das Bild des eigenen Körpers kann nicht als eine natürliche anatomische Gegebenheit angesehen werden, sondern als ein Phänomen, das sich aus der Geschichte des jeweiligen Menschen heraus entwickelt und sich lebenslang immer weiter umgestaltet.

Der Körper und die frühe Beziehung zu ihm stellen dabei ein zentrales Fundament der späteren Gesamtpersönlichkeit dar. Dazu schrieb Sigmund Freud bereits 1923:

> » „Das Ich ist vor allem ein körperliches … (es) ist in letzter Instanz von den körperlichen Empfindungen abgeleitet, vor allem von denen, die von der Oberfläche des Körpers herrühren" (Freud 1923).

Die Befunde der neueren Säuglingsforschung bestätigen diese Annahmen und sehen das sich entwickelnde Körper-Selbst als Summe der (noch diffusen) Empfindungen von der Körperoberfläche und aus dem Körperinneren, die sich in der weiteren Entwicklung zu einem bewussten und unbewussten Bild des eigenen Körpers organisieren. Berührung, Berührt-Werden und Empfindungen, die der Körper von seinen eigenen Muskeln, Sehnen und Gelenken empfängt (propriorezeptive Wahrnehmung), bilden Grundlage des späteren Körperbildes.

27.4 Körperbild und Kultur

Körperbild und Körpererleben werden in starkem Maß kulturell und zeithistorisch geprägt. In anderen Gesellschaften herrschen zum Teil deutlich andere Vorstellungen vor als in unserer westlichen Kultur.

In den westlichen Industrieländern ist dabei in den letzten Jahren eine zunehmende Instrumentalisierung des Körpers zu beobachten. Exzessiv betriebenes Body-Building, obsessive Essgewohnheiten oder Formen der Körperveränderung wie Tätowierungen oder das Piercing dienen dazu, den Körper zum Zweck des Selbst-Ausdrucks zu benutzen, sich gegenüber anderen abzugrenzen, zu schockieren oder exhibitionistisch zur Schau zu stellen. In der „Spaßgesellschaft" wird der eigene Körper dadurch zu einem „fun factor", den man beliebig formen kann.

Dabei stehen die Menschen unserer Kultur unter einem gnadenlosen Schönheitsdiktat, das von Männern wie Frauen einen jugendlichen, straffen und attraktiven Körper einfordert. Aktuell gibt es z. B. vermehrt Anfragen junger Mädchen, die sich ihre kleinen Schamlippen (Labia minora) operativ verkleinern lassen möchten. Dazu machen die öffentlichen Bekenntnisse von namhaften Filmschauspielern und anderen Personen des öffentlichen Lebens die plastisch-ästhetische Chirurgie mit ihren Behandlungsangeboten wie der Fettabsaugung zunehmend gesellschaftsfähig.

27.5 Unzufriedenheit mit dem eigenen Aussehen

Unzufriedenheit mit dem eigenen Aussehen kann sich in Schamerleben äußern und langfristig zu einem geringen Selbstwertgefühl sowie damit einhergehenden Ängsten und sozialem Rückzug führen. So vermeidet vielleicht schon ein adipöser Junge gemeinsame Aktivitäten wie einen Schwimmbad- oder Saunabesuch, weil er sich wegen seines Aussehens schämt und Hänseleien befürchtet. Schamgefühle wirken dabei überfallartig und blockieren Denkprozesse. Die Scham wirkt wie ein Schock, der die höheren Funktionen der Hirnrinde zum Erliegen bringt. Die rechte Gehirnhälfte – zuständig für nonverbale, emotionale Aktivitäten – ist aktiviert. Der Betroffene befindet sich in einem Zustand existenzieller Angst, und unter der Angst werden andere, primitivere neuronale Systeme (insbesondere das autonome Nervensystem) aktiviert, während gleichzeitig höhere psychische Funktionen wie die Vernunft oder Möglichkeiten der Regulation von Gefühlen nur begrenzt verfügbar sind. Das Nervensystem ist darauf programmiert, der Angstquelle zu entkommen, und entwickelt den Impuls, sich zu verstecken, buchstäblich vom Erdboden zu verschwinden, oder anzugreifen und sich zu verteidigen.

Schamgefühle sind deshalb äußerst quälend und schmerzhaft und können nicht einfach durch Bemerkungen wie „Sie brauchen sich nicht zu schämen" zum Verschwinden gebracht werden. Sie gehen in der Regel nicht weg, nur weil uns jemand sagt, dass wir nicht so fühlen sollten, wie wir fühlen.

Die Unzufriedenheit mit dem eigenen Körper kann psychische Folgen zeigen:

Mögliche psychische Folgen der Unzufriedenheit mit dem eigenen Körper
- Negatives Körperbild
- Negative Selbstbeschreibung/Selbstbewertung
- Schamerleben
- Geringes Selbstbewusstsein
- Soziale Ängste
- Sozialer Rückzug und soziale Phobie
- Depressionen
- Essstörungen

27.6 Körperbild und Krebskrankheit

Die Zufriedenheit mit dem eigenen Körper und die damit verbundene Selbstakzeptanz stehen für die meisten Menschen unserer Kultur in einem Zusammenhang mit der eigenen körperlichen Gesundheit bzw. Unversehrtheit. Eine Krebserkrankung und deren Behandlung können sich in unterschiedlicher Weise störend auf das Körpererleben auswirken. Die durch sie verursachten Einschränkungen bedeuten oft eine erhebliche Einbuße an Lebensqualität, Selbstwertgefühl und Zufriedenheit in der Partnerbeziehung. Gleichzeitig machen es jedoch Peinlichkeits- und Schamgefühle den Betroffenen wie auch den Betreuenden oft schwer, dieses Thema offen anzusprechen, wie es das folgende Beispiel einer Patientin mit Mammakarzinom illustriert:

▶ **Beispiel**

„Ich wurde mit der abschließenden Bemerkung nach Hause entlassen, dass ich mit dem Ergebnis der brusterhaltenden Operation sehr zufrieden sein könne, da der Tumor vollständig entfernt worden sei und man keine befallenen Lymphknoten gefunden habe. Darüber war ich auch sehr glücklich, aber durch die Operationsnarbe und die Veränderungen der Haut durch die Strahlentherapie hatte sich mein Aussehen verändert. Ich konnte mich nur mit Überwindung im Spiegel betrachten und vermied es, mich in Anwesenheit meines Mannes auszuziehen. Und obwohl mein Mann sehr liebevoll mit mir umging, konnte ich seine Zärtlichkeiten nicht mehr ertragen und schreckte jedes Mal davor zurück, wenn er mich in den Arm nehmen wollte. Gleichzeitig hatte ich deswegen Schuldgefühle, konnte aber darüber mit ihm nicht reden. Ich habe mich auch davor gescheut, meinen Frauenarzt darauf anzusprechen, ob meine Reaktionen normal sind und was ich dagegen tun könnte – meine Hemmungen waren viel zu groß. Er fragte aber auch nie danach; vielleicht ist er davon ausgegangen, dass alles in Ordnung ist, wenn ich von mir aus nichts sage." ◄

Veränderungen des Körperbildes können durch unterschiedliche Faktoren verursacht werden (s. Übersicht).

❯ Der objektive Befund, d. h. das Ausmaß der Körperbildveränderung, und das subjektive Empfinden können dabei vollkommen auseinanderklaffen.

Während eine Patientin beispielsweise mit den Folgen einer Mastektomie sehr gut umgehen kann, leidet eine andere unter den fur einen Betrachter kaum auffallenden Narben einer brusterhaltenden Therapie. Bisher gibt es keine empirisch gesicherten Hinweise, die bereits im Vorfeld erkennen lassen würden, ob sich ein Patient durch die auf ihn zukommenden Körperbildveränderungen in besonderer Weise beeinträchtigt fühlen wird. Aber mit großer Wahrscheinlichkeit werden dabei Frauen, die bereits vor ihrer Erkrankung mit ihrem körperlichen Erscheinungsbild unzufrieden waren oder bezüglich der bevorstehenden Behandlung und ihrer möglichen Auswirkungen sehr besorgt sind, ein größeres Risiko aufweisen, danach Anpassungsprobleme zu entwickeln. Eine Körperbildstörung wird in der Taxonomie der NANDA-Pflegediagnosen (Gordon 2013) unter der Kennziffer 7.1.1. aufgeführt.

Ein großer Teil der Forschung widmet sich Brustkrebspatientinnen, Körperbildstörungen betreffen jedoch eine Vielzahl onkologischer Krankheitsbilder. Beispielsweise belegen Studien, dass mehr als die Hälfte der Patienten mit Kopf- und Halstumoren nach einer chirurgischen Behandlung durch die dadurch bedingten Entstellungen ihres Gesichts über Unsicherheit, Schamgefühle und negative Auswirkungen auf ihre Sexualität berichten. Besorgnisse über das eigene Körperbild sind signifikant mit einem höheren Maß an Angst und Depression sowie einer schlechteren Lebensqualität verbunden. Das ausgeprägte Schamempfinden kann zur Vermeidung von Öffentlichkeit und Kontakten zu anderen Menschen bis hin zur Suizidalität führen (Osazuwa-Peters et al. 2018).

▶ **Beispiel**

Operative Eingriffe an der Brust bei Brustkrebs

Die Brust wird von der Mehrzahl der Frauen als Symbol ihrer Weiblichkeit, der eigenen Identität und erotischen Potenz sowie als eine Quelle körperlicher Lustempfindungen erlebt. Die meisten von Brustkrebs betroffenen Frauen fühlen sich daher sowohl durch die Erkrankung als auch durch den bevorstehenden Eingriff bedroht. „Es sind nicht nur die Blicke der Männer auf meinen Busen – er ist auch für mich selbst ein Symbol meiner Weiblichkeit und meiner körperlichen Attraktivität", äußert dazu eine 42-jährige Frau.

Es zeigt sich, dass sich Patientinnen in der unmittelbaren postoperativen Phase und kurz nach Abschluss ihrer Behandlung am meisten um ihr Körperbild besorgt sind. Die Probleme scheinen bei den Betroffenen nach etwa 2 Jahren abzuklingen und an Bedeutung zu verlieren, bei Anderen aber fortzubestehen. Die möglichen Auswirkungen der Operation auf das Körperbild stehen in unmittelbarem Zusammenhang mit der erforderlichen Radikalität des Eingriffs: Negative Auswirkungen auf das Körperbild sind nach einer Mastektomie deutlicher ausgeprägt als nach einem brusterhaltenden Eingriff. Die operative Behandlung von Brustkrebs (inkl. Rekonstruktion) wird in ▶ Kap. 30 ausführlich dargestellt.

Obwohl heute etwa 70 % der operativen Eingriffe brusterhaltend durchgeführt werden können, ist immer noch bei einer Reihe von Frauen eine Ablatio erforderlich. In einer retrospektiven Studie an Patientinnen (Al-Ghazal et al. 2000) waren das Ausmaß an postoperativer Unzufriedenheit und die Häufigkeit von sexuellen Beeinträchtigungen bei den Patientinnen mit Mastektomie im Vergleich zu einem brusterhaltenden Eingriff am höchsten.

Berührungen im Bereich der Operationsnarbe werden unabhängig von der Art des durchgeführten Eingriffs von vielen Frauen als unlustvoll erlebt. Manche Frauen, die befürchten, der Anblick ihrer Operationsnarbe könne sich negativ auf das Lustempfinden ihres Partners auswirken, vermeiden beim Koitus die „Frau-oben-Stellung", da in dieser Position am deutlichsten sichtbar wird, dass die Brust fehlt. Einige ziehen sich in ihrer Partnerschaft auf Dauer sexuell zurück und entwickeln eine Appetenzstörung.

Die Qualität der Beziehung scheint hier von großer Bedeutung. In einer Studie (Bukovic et al. 2005) empfanden die meisten Patientinnen die Einstellung ihres Partners als gleichbleibend (39 %) oder sogar besser (32 %) nach der Behandlung und beschrieben ihn als sehr unterstützend und zärtlich. Je mehr gegenseitiges Vertrauen und Zuneigung vorherrschen, desto besser gelingt offenbar die Anpassung an die krankheitsbedingten Veränderungen.

Die Mehrzahl der Betroffenen versucht, den Defekt über eine operative Rekonstruktion oder das Tragen externer Brustprothesen zu beheben. Die Frauen zeigen nach operativer Rekonstruktion eine größere Zufriedenheit mit ihrer Sexualität als vor dem Eingriff bei gleichbleibender oder zunehmender Häufigkeit sexueller Aktivitäten. Der Prozentsatz der zufriedenen und sehr zufriedenen Frauen betrug in einer Studie (Reaby und Hort 1991) nach der Rekonstruktion 87 %, bei Ausgleich durch eine externe Prothese 77 %. Die Mehrzahl der Studien belegen den Nutzen einer zeitnahen Rekonstruktion bezüglich der Lebensqualität; dabei muss jedoch im Einzelfall immer zwischen dem Wunsch nach einer zeitnahen Rekonstruktion und eventuell noch erforderlichen adjuvanten Therapien abgewogen werden. ◄

▶ **Beispiel**

Lymphödem

Ein Lymphödem ist eine Flüssigkeitsansammlung im interstitiellen Gewebe im Zusammenhang mit unzureichenden Möglichkeiten des lymphatischen Systems, die Lymphflüssigkeit aus den betroffenen Körperarealen abzutransportieren (▶ Kap. 24). Brustkrebspatientinnen, die sich einer Mastektomie oder Radiatio unterziehen mussten, weisen ein lebenslang erhöhtes Risiko auf, ein Lymphödem im Bereich von Arm, Hand, Schulter, Brust oder Brustkorb zu entwickeln. Dies kann zu Beeinträchtigungen der Beweglichkeit, Schmerzempfindungen

sowie einem Gefühl der Schwere oder Gefühllosigkeit führen. Dazu kommen psychische und soziale Folgen wie Schamgefühle, eine damit verbundene verminderte Lebensqualität sowie Ängste und depressive Symptome (Taghian et al. 2014). Viele erleben dadurch negative Veränderungen in ihren Rollenfunktionen (z. B. Haushaltsführung), erhalten geringere soziale Unterstützung und sehen sich mit einer möglichen Erwerbsunfähigkeit konfrontiert. Jeder vierte Rehabilitand in einem Zentrum für Lymphologie weist dadurch auffällige psychische Belastungen auf (Flaggl et al. 2006). Und entgegen der häufig geäußerten Auffassung der als schmerzfrei angesehenen Lymphödempatienten klagen 50 % über Schmerzen im Bereich des Lymphödems. Die dadurch notwendig werdenden komplexen physikalischen Entstauungstherapien erfordern nicht nur eine ständige aktive Mitarbeit der Betroffenen – d. h. ein hohes Maß an Adhärenz –, sondern auch die Fähigkeit zu einer erfolgreichen Bewältigung der damit verbundenen psychosozialen Belastungen. ◄

27.7 Dysmorphophobie

❯ Von denjenigen, die es lernen müssen, ihren durch die Krebserkrankung und deren Behandlung veränderten Körper zu akzeptieren, ist eine andere Gruppe zu unterscheiden, die sich immer wieder bei Ärzten oder in Kliniken mit der Bitte um einen kosmetischen Eingriff vorstellen.

Diese Menschen leiden häufig an einem seelisch bedingten, nicht existenten oder minimalen Makel (z. B. einer als zu groß empfundenen Nase), der für andere Personen nicht erkennbar ist oder geringfügig erscheint. Dies beeinflusst in vielen Fällen auch das Sozial- und Arbeitsleben und kann z. B. zu einem Rückzug von sozialen Kontakten führen. Ein Patient äußert dazu: „Ich schäme mich einfach viel zu sehr, um so in die Öffentlichkeit zu gehen. Ich bin am liebsten nur abends unterwegs, weil ich in der Dunkelheit nicht so deutlich gesehen werden kann." In der Normalbevölkerung tritt die Dysmorphophobie, definiert als Störung der Wahrnehmung des eigenen Körpers, mit einer Häufigkeit von 2 % auf, in schönheitschirurgischen Praxen und Kliniken sind etwa 7–15 % der Hilfesuchenden davon betroffen. Sie weisen eine ständige Sorge um die angenommene Entstellung oder Missbildung auf und weigern sich hartnäckig, die medizinische Feststellung zu akzeptieren, dass keine ausreichende körperliche Ursache für ihr seelisches Leiden vorliegt. Die durch den sozialen Rückzug bewirkte Isolation führt häufig zu einer depressiven Stimmungslage; etwa die Hälfte aller Betroffenen haben zeitweise suizidale Gedanken.

Ein weiteres typisches Zeichen der Dysmorphophobie ist, dass die Beschwerden mehrere Körperregionen nacheinander betreffen, sodass nach „erfolgreicher" operativer Korrektur eine nächste gewünscht wird und die Betreffenden bereits nach kurzer Zeit wieder die alten, sie quälenden Symptome aufweisen. Da es sich um eine neurotisch bedingte Störung handelt, können die Betroffenen mit den von Pflegenden oder Ärzten vorgebrachten Argumenten fast nie von ihren Überzeugungen abgebracht werden. Auffallend ist die Diskrepanz zwischen dem „objektiven Befund" (z. B. unauffällige Narbe) und der subjektiven Befindlichkeit des Betroffenen (z. B. hoher Leidensdruck).

> Falls ein Patient oder eine Patientin die geschilderten Merkmale aufweist, sollte nach Möglichkeit ein psychosomatischer oder psychiatrischer Konsiliardienst hinzugezogen und/oder mit ihm über die Möglichkeit einer psychotherapeutischen Behandlung gesprochen werden – auch wenn das von den Betroffenen zunächst vielleicht als Kränkung und aufgefasst wird und sie mit Unverständnis reagieren.

27.8 Pflegerische Interventionen

27.8.1 Erfassung des Körperbildes

Es existieren im deutschsprachigen Raum mehrere Fragebögen zur Erfassung der Einstellung zum eigenen Körper:
- Frankfurter Körperkonzeptskalen (FKKS) (Deusinger 1998),
- Fragebogen zur Beurteilung des eigenen Körpers (FBeK) (Strauß und Richter-Appelt 1996),
- Fragebogen zum Körperbild (FKB-20) (Clement und Löwe 1996).

> Der routinemäßige Einsatz dieser Fragebögen ist im Klinikalltag kaum zu realisieren. Entscheidender ist die Sensibilisierung für dieses Thema und die aufmerksame Beobachtung der Patientinnen und Patienten im Umgang mit ihrem veränderten Körper, z. B. beim ersten Verbandwechsel, und das einfühlsame Ansprechen möglicher Gefühle.

In der Regel kommt es nach einer Phase der Trauer zu einer schrittweisen Anpassung an das veränderte Aussehen. Entscheidend ist dabei, welche Bedeutung der verlorene Körperteil oder die beeinträchtigte Funktion für die betroffene Person zuvor hatte. Dieser Verlust sollte von den Pflegenden auch ausdrücklich anerkannt und nicht bagatellisiert werden.

27.8.2 Information und Beratung

Fragen von Patientinnen und Patienten nach Möglichkeiten des Umgangs mit einem veränderten Körperbild werden in vielen Fällen gut gemeint, aber hilflos kommentiert. So antwortet eine Pflegende auf die Frage einer Patientin, wie sie denn selbst nach seiner Entlassung dazu beitragen könne, ihren durch die Operation veränderten Körper besser annehmen zu können: „Leben Sie so weiter wie bisher, und Sie werden sehen, dass Sie sich an Ihr verändertes Aussehen gewöhnen werden. Wichtig ist nur, dass Sie die Nachsorgetermine einhalten." Im Gegensatz dazu sollte bereits vor einem geplanten operativen Eingriff oder einer Strahlentherapie auf die möglichen Auswirkungen auf das Körperbild angesprochen werden, um das Risiko einer späteren Körperbildstörung zu verringern.

> Leider bestehen bisher kaum etablierte und durch die Pflegeforschung wissenschaftlich überprüfte Konzepte zur Hilfestellung bei Körperbildstörungen, die aus somatischen Erkrankungen und deren Behandlung resultieren.

Bisher veröffentlichte Einzelfalldarstellungen enthalten eher unspezifische Empfehlungen, z. B.:
- Zunächst die Empfindungen der Betroffenen annehmen, ansprechen, sie ihnen nicht auszureden versuchen, nicht trösten (z. B. „Es ist vollkommen normal, dass Sie im Moment das Gefühl haben, dass Sie sich daran nie gewöhnen werden").
- Den Betroffenen die Möglichkeit geben und sie dazu ermutigen, ihren Gefühlen von Trauer über den Verlust des bisherigen Körperbildes Ausdruck zu verleihen, und sie nicht vorschnell zu einer Anpassung zwingen.
- Benennung von Empfindungen, die der Patient oder die Patientin vielleicht selbst (noch) nicht ansprechen kann (z. B. „Ich könnte mir vorstellen, dass Sie denken: wenn ich vorher geahnt hätte, wie das aussieht, hätte ich mich lieber nicht operieren lassen!").
- Das häufig vorhandene Vermeidungsverhalten durch gezielte Selbstkonfrontation (z. B. Aufmerksamkeits- und Wahrnehmungstrainings vor dem Spiegel) überwinden, damit einhergehende negative Gedanken, Gefühle und bildhafte Vorstellungen unterbrechen und eine Gewöhnung an das veränderte Körperbild (Habituation) unterstützen.
- Den Betroffenen in der therapeutischen Beziehung das Gefühl vermitteln, dass sie trotz ihrer Behinderung oder Einschränkung als Mensch akzeptiert werden.
- Ein wichtiger Schritt zur Bewältigung kann auch darin bestehen, sich kritisch mit dem gesellschaftlichen Ideal von makelloser Schönheit und Perfektion auseinanderzusetzen.

- Die Betroffenen trotzdem auf ablehnende Reaktionen der Außenwelt vorbereiten und dazu Bewältigungsmechanismen vermitteln, z. B. dass in manchen Situationen Humor dazu beitragen kann, eine soziale Situation erträglicher zu gestalten. Dabei ist insbesondere auf die Interaktionen der Betroffenen mit ihren Bezugspersonen zu achten: Verzerrungen des Körperbildes können von diesen unbewusst und unbeabsichtigt verstärkt werden. Ein möglicher sekundärer Krankheitsgewinn (z. B. Schonung) kann die Anpassung an das veränderte Körperbild erschweren.
- Systematische Anwendung von Entspannungsverfahren anregen, z. B. Autogenes Training, Progressive Muskelrelaxation, Atementspannung.
- Vermittlung des Kontakts zu Selbsthilfegruppen: Für einen Teil der Patienten kann dies hilfreich sein, um das Gefühl der Isolierung („Ich bin der Einzige mit einer solchen Behinderung!") aufzuheben und am Beispiel Anderer zu sehen, wie diese mit ihren krankheitsbedingten Einschränkungen erfolgreich umgegangen sind.
- Die Empfehlung körpertherapeutischer Verfahren nach der Entlassung aus der Klinik, z. B. Yoga, der Konzentrativen Bewegungstherapie (KBT) oder der Tanztherapie. Sie werden z. B. in onkologischen Rehabilitationskliniken oder psychosomatischen Fachkliniken angeboten und können Betroffene dabei unterstützen, das häufig auf das erkrankte Organ reduzierte Körpererleben wieder auf den ganzen Körper „auszudehnen" und bewusst zu machen („Mein Körper ist nicht nur die amputierte Brust!").
- Empfehlung eines Selbstsicherheitstrainings, um durch das gesteigerte Selbstwerterleben das „Ertragen" der körperlichen Einschränkung zu erleichtern („Ich habe zwar eine Behinderung, aber ich bin trotzdem etwas wert und muss mich nicht meiner selbst schämen!").
- Angebot von Workshops zur Stil- und Farbberatung, Hinweise auf spezielle Kleidung für brustamputierte Frauen oder Stomaträger sowie spezielle Schminktechniken (Camouflage).

❯ Das Gespräch mit dem Patienten ist oft bereits „Therapie". In manchen Fällen ist es die erste Aussprache über diese Probleme überhaupt und ermöglicht in der Folge eine gemeinsame Aussprache mit dem Partner.

Die Pflegenden handeln hier im Sinne eines „learning by doing", d. h. als Vermittler für die Möglichkeiten eines offenen Gesprächs auch über solche angst- und schambesetzten Themen.

27.8.3 Einbeziehung des Partners

Der Partner oder die Partnerin stellen die wichtigste Quelle der emotionalen Unterstützung für Betroffene dar. Auf die Frage: „Wer oder was hat Ihnen am meisten geholfen, die Folgen der Operation besser zu bewältigen?" nannten in einer Untersuchung über 80 % den Ehe- oder Lebenspartner. Auf die Krankheit reagieren Paare oft mit verstärktem Zusammenhalt, Beziehungen werden enger und intensiver erlebt. Wenn beide Partner damit einverstanden sind, sollten Gespräche möglichst frühzeitig gemeinsam geführt werden, z. B. im Rahmen der Anleitung zum Wechsel der Stomaversorgung oder den ersten Verbandswechseln nach der Mastektomie. Der Schwerpunkt sollte dabei in der Erörterung von Möglichkeiten der gemeinsamen Krankheitsbewältigung liegen. Es geht dabei darum, geschützte Räume zu schaffen, d. h. liebevolle, solidarische und wertschätzende Beziehungen zu fördern, in denen sich die Betroffenen zeigen können, wie sie sind, ohne die Angst, beschämt zu werden.

❯ Eine wechselseitige „Schonhaltung" – um den jeweiligen Partner nicht noch zusätzlich zu belasten – ist bei Paaren häufig zu beobachten. Daher stellt die Ermutigung zu einer möglichst offenen Kommunikation eine wichtige Hilfestellung dar.

Literatur

Zitierte Quellen

Al-Ghazal SK, Fallowfield L, Blamey RW (2000) Comparison of psychological aspects and patient satisfaction following breast conserving surgery, simple mastectomy and breast reconstruction. Eur J Cancer 36(15):1938–1943. https://doi.org/10.1016/s0959-8049(00)00197-0

Bukovic D et al (2005) Sexual dysfunction in breast cancer survivors. Onkologie 28:29–34. https://doi.org/10.1159/000082115

Clement U, Löwe B (1996) Fragebogen zum Körperbild (FKB-20). Hogrefe, Göttingen

Deusinger IM (1998) Die Frankfurter Körperkonzeptskalen. Hogrefe, Göttingen

Freud S (1923) Das Ich und das Es. Gesammelte Werke Bd III. Fischer, Frankfurt

Flaggl F, Döller W, Jäger G, Apich G (2006) Prävalenz komorbider psychischer Störungen bei Lymphödempatienten in der medizinischen Rehabilitation. Prax Klin Verhaltensmed und Rehabilitation 71:75–82

Gordon M (2013) Handbuch Pflegediagnosen. Huber, Bern

Osazuwa-Peters N et al (2018) Suicide risks among cancer survivors: head and neck versus other cancers. Cancer 124(20):4072–4079. https://doi.org/10.1002/cncr.31675

Reaby LL, Hort LK (1991) Postmastectomy attitudes in women who wear external breast protheses compared to those who have undergone breast reconstructions. J Behav Med 18(1):55–67. https://doi.org/10.1007/BF01857705

Strauß B, Richter-Appelt H (1996) Fragebogen zur Beurteilung des eigenen Körpers (FBeK). Hogrefe, Göttingen
Taghian NR et al (2014) Lymphedema following breast cancer treatment and impact on quality of life: a review. Crit Rev Oncol Hematol 92(3):227–234. https://doi.org/10.1016/j.critrevonc.2014.06.004

Weiterführende Literatur

Brunhoeber S (2016) Keine Angst vorm Spiegel. Der Weg zur Körperakzeptanz. Stillwasser, Rabenau
Marrez A, Marrez O (2015) Das kleine Übungsheft – Frieden schließen mit dem eigenen Körper. Trinity, München
Ritter V, Stangier U (2010) Wenn das Spiegelbild zur Qual wird. Hogrefe, Göttingen
Uschok A (Hrsg) (2016) Körperbild und Körperbildstörungen: Handbuch für Pflege- und Gesundheitsberufe. Hogrefe, Göttingen

Informationen für Betroffene und Angehörige

Krebsliga Schweiz. Die Krebstherapie hat mein Aussehen verändert – Tipps und Ideen für Haut und Haare (9 Aufl. 2018). https://shop.krebsliga.ch/broschueren-infomaterial/leben-mit-krebs/koerperliche-veraenderungen/die-krebstherapie-hat-meinaussehen-veraendert/. Zugegriffen am 16.10.2023

Sexualität und Fertilität

Maren Goeckenjan und Stefan Zettl

Inhaltsverzeichnis

Autoren der vorherigen Fassung: S. Zettl, T. Kroner

© Der/die Autor(en), exklusiv lizenziert an Springer-Verlag GmbH, DE, ein Teil von Springer Nature 2024
P. Jahn et al. (Hrsg.), *Onkologische Krankenpflege*, https://doi.org/10.1007/978-3-662-67417-8_28

28.1 Einleitung und Definition

Sexualität ist ein zentraler Aspekt der Gesundheit und mit Wohlbefinden und Lebensqualität verbunden. Die Definition von sexueller Gesundheit hat sich in den letzten Jahrzehnten kontinuierlich verändert und an die grundsätzliche gesellschaftliche Wahrnehmung von Gesundheit und Sexualität angepasst. Heute wird Sexualität in mehreren Dimensionen angesehen. Der biopsychosoziale Ansatz zum Verständnis der Sexualität kann im medizinischen Kontext helfen, das komplexe Konstrukt „Sexualität" besser zu verstehen. Dabei umfasst das Konzept einerseits die physiologischen, körperlichen Aspekte der sexuellen Aktivität und den Aspekt der Reproduktion, andererseits aber auch die psychologischen, intra- und interpersonellen Faktoren, z. B. Gefühle, bisherige Erfahrungen, psychische Belastungen, Körper- und Selbstbild sowie Beziehungen (Althof et al. 2005). Die dritte Seite der Sexualität besteht aus der soziokulturellen Dimension. Diese Dimension ergibt sich aus der Summe von kulturellen, religiösen und sozialen Haltungen, Erwartungen und Einstellungen.

Ein vereinfachender Ansatz für die medizinische Betreuung in Bezug auf Sexualität definiert Sexualität als komplexes Konstrukt aus drei Faktoren: (Körperliche) Liebe – Partnerschaft – Fortpflanzung (Beier 2006).

Trotz starker Präsenz in der Öffentlichkeit werden das Thema Sexualität und individuelle sexuelle Erfahrungen weiterhin tabuisiert. Gerade Schattenseiten der Sexualität wie Lustlosigkeit, Funktionsstörungen und Gewalterfahrungen werden besonders selten im persönlichen, privaten Gespräch thematisiert. Auch im medizinischen Umfeld fällt es Menschen nach wie vor schwer, Themen der Sexualität anzusprechen. Dies bezieht sich sowohl auf die betroffenen Patientinnen und Patienten als auch auf die Versorgenden.

Grundsätzlich sehnen sich jedoch gerade chronisch oder schwer kranke Menschen, Aspekte der Sexualität mit Pflegenden oder ärztlichen Versorgenden anzusprechen (Albers et al. 2020). Mehr als die Hälfte der in einer niederländischen Studie befragten Frauen und Männer mit oder nach Krebserkrankung wünschten sich Informationen zu Sexualität im Rahmen der medizinischen Grundversorgung (Albers et al. 2020). Speziell ausgebildetes Personal kann helfen, diese bestehende Versorgungslücke zu schließen.

> **Definition**
>
> Die World Health Organization (2017) definiert die **sexuelle Gesundheit** als einen Zustand körperlichen, emotionalen, psychischen und sozialen Wohlbefindens. Jedoch definiert sich sexuelle Gesundheit nicht einfach durch das Fehlen von Erkrankungen oder Funktionsstörungen. Sexuelle Gesundheit ist gekennzeichnet durch einen positiven und respektvollen Umgang mit Sexualität und sexuellen Beziehungen und die Fähigkeit, befriedigende und sichere sexuelle Erfahrungen ohne Zwang, Diskriminierung und Gewalt zu erleben (WHO 2017).
>
> **Sexualität** wird heute als zentraler, allgemeiner und grundlegender Aspekt während des gesamten Lebens angesehen und umfasst Geschlecht, Geschlechteridentität und -rollen sowie sexuelle Orientierung, Erotik, Lust und Fortpflanzung. Zur Sexualität gehören vielfältige Seiten des Auslebens wie Gedanken, Phantasien, Wünsche, Haltungen und Einstellungen, Verhalten und sexuelle Praktiken, Rollenverhalten und Beziehungen (◨ Abb. 28.1).

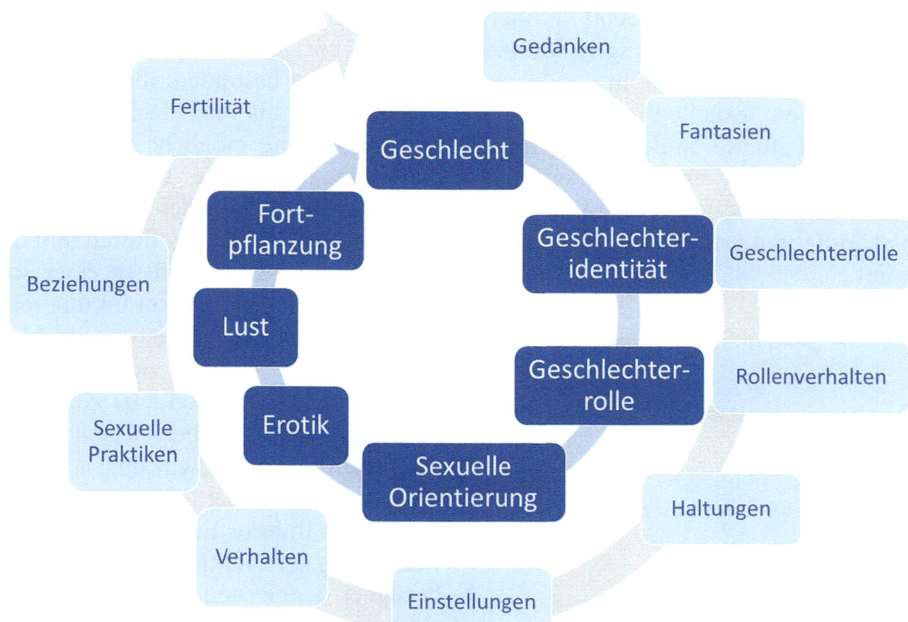

Abb. 28.1 Komplexes Konstrukt der Sexualität in Anlehnung an die Definition der Sexualität und sexuellen Gesundheit. (WHO 2017)

28.2 Die Bedeutung der Sexualität

Historisch war menschliche Sexualität stark auf Fortpflanzung ausgerichtet. Gerade die Religionen haben diesen Aspekt sexueller Handlungen sehr betont. Das Konzept der Sexualität als körperbetonte, Lust und Erotik befriedigende Beschäftigung zum Selbstzweck hat sich erst in den letzten Jahrhunderten stärker herauskristallisiert. Zur Trennung von Sexualität und ihrer rein reproduktiven Funktion hat die moderne Medizin mit der Möglichkeit der sicheren Kontrazeption einerseits und durch die Loslösung von Schwangerschaftseintritt und Geschlechtsverkehr durch Maßnahmen der künstlichen Befruchtung andererseits beigetragen.

Das primäre Bedürfnis nach körperlicher Nähe, die Sehnsucht nach Bindung, dem *„Angenommen-Werden"* und *„Halt-Bekommen"* sowie das Erleben und die Befriedigung von sexueller Lust machen den körperlichen Anteil von Sexualität aus. Das Erfahren der Befriedigung dieser Bedürfnisse durch Sexualität führt zu dem *„Sehnen nach mehr"*. Um die Bedeutung von Sexualität für den Einzelnen und in der Interaktion mit dem Partner oder der Partnerin besser zu verstehen, hilft es, *„Sexualität als Kommunikation"* anzusehen (Rösing et al. 2009). Ein Beispiel für diese bildliche Sichtweise ist die Beschreibung des intimen körperlichen Kontaktes oder „Geschlechtsverkehrs" mit vaginaler Penetration des Penis als *„den anderen in sich aufzunehmen"* oder *„sich tief innerlich zu begegnen"*.

Der Wunsch nach einem oder einem weiteren Kind ist für Menschen als positiver Gedanke mit Ausblick in eine erfüllte Zukunft und mit langfristiger Aufgabe verbunden. Die eingeschränkte Möglichkeit, ein Kind zu zeugen, führt zu psychosozialem Stress. Erhöhte Ängstlichkeit, Depressivität und geringeres Selbstbewusstsein lässt sich bei Menschen mit Unfruchtbarkeit nachweisen (Wischmann et al. 2014). Auch die negativen Auswirkungen der Unfruchtbarkeit auf die Sexualität selbst sind gut untersucht.

Sexualität ist nicht auf eine bestimmte Lebensphase beschränkt. Sexuelle Aktivität variiert jedoch im Lebensverlauf in Abhängigkeit von allgemeinen Belastungen und Stresserfahrungen sehr. Es ist typisch, dass die sexuelle Aktivität bei Stressbelastungen geringer ist, andererseits kann aber jedoch gerade eine existenzielle Bedrohung das Bedürfnis nach Nähe und Geborgenheit, Zärtlichkeit und sexueller Erfüllung erhöhen. Die Variabilität der individuellen Reaktionen ist groß.

Weitere wichtige Aspekte der Sexualität im medizinischen Kontext sind der Umgang mit dem eigenen (nackten) Körper und Schamgefühle. Auch diese Aspekte sind sehr individuell, haben jedoch auch viel mit kulturellem Hintergrund und Herkunft, Erziehung und religiöser Einstellung zu tun. Für Menschen mit oder nach Krebserkrankungen und akuten schweren oder chronischen Erkrankungen ist ein respektvoller und wertschätzender Umgang mit Körperlichkeit und Sexualität besonders wichtig.

Heute sind Probleme mit Sexualität und dadurch entstehender Leidensdruck in der gesamten Bevölkerung weitverbreitet. Für Deutschland zeigt sich aktuell in

28

einer repräsentativen Befragung von fast 5000 Männern und Frauen, dass etwa ein Drittel der befragten Männer und fast die Hälfte der Frauen angeben, in den letzten 12 Monaten ein oder mehrere sexuelle Probleme gehabt zu haben (Briken et al. 2020). 13 % der Männer und 17,5 % der Frauen litten an schweren sexuellenFunktionsstörungen, am häufigsten wurde von Männern die erektile Funktionsstörung und von Frauen die sexuelle Lustlosigkeit genannt.

> **Grundfunktionen der Sexualität**
>
> Die Sexualität stellt eine allgemeine und grundlegende Äußerung des Lebens dar. Sie ist ein wesentlicher Bestandteil der Gesamtpersönlichkeit, dem ein vielschichtiger Komplex biologischer, psychologischer und soziologischer Faktoren zugrunde liegt. Sie beinhaltet 3 Grundfunktionen:
> - Fortpflanzung,
> - Partnerschaft - Beziehung und Kommunikation,
> - (Körperliche) Liebe - Lustgewinn.
>
> Zwischen diesen Funktionen besteht eine hohe Unabhängigkeit, d. h., sie werden individuell sehr verschieden gewünscht, gelebt und gestaltet.

28.3 Auswirkungen von Tumorerkrankungen auf die Sexualität

Durch die moderne Medizin hat sich die Prognose von Krebserkrankungen stark verbessert und es kann mit 5-Jahres-Überlebensraten von über 90 % für fast alle malignen Erkrankungen gerechnet werden. Dennoch ist für betroffene Menschen die Diagnose einer Krebserkrankung immer noch eine absolute Ausnahmesituation: ein kritisches Lebensereignis.

Die Diagnose, die Krebserkrankung und die notwendigen Therapien bringen das bisherige Leben ins Wanken. Aktuelles und zukünftiges Wohlbefinden und die bisherige Planung des Lebens werden durch die Erkrankung ganz konkret in Frage gestellt. Diagnose, Therapie und Sorge um die Gesundheit in Anbetracht einer Krebserkrankung werden das gesamte Leben beeinflussen, auch Sexualität, Liebe und Partnerschaft.

Die dramatischen Ängste um die eigene Gesundheit und Zukunft und konkrete oder diffuse Verlustängste kennzeichnen besonders die erste Phase der Diagnose sowie Phasen mit Verschlechterung der bestehenden Erkrankung. Eine mögliche wissenschaftliche Methode, die Veränderungen des Lebens bei Krebserkrankungen qualitativ zu untersuchen, ist es, sehr detaillierte Interviews mit Betroffenen zu führen und die Ergebnisse systematisch zu beschreiben. In einer solchen Studie am Beispiel der Brustkrebserkrankung mit komplexer Therapie aus Operation, Chemo-, Strahlen- und Hormontherapie zeigen sich die vielfältigen Auswirkungen der Krebserkrankung besonders: Ängste und Sorgen, Veränderungen des Körpers durch die Erkrankung und Therapien sowie Auswirkungen auf die Partnerschaft (Williams und Jeanetta 2016).

Die veränderte Einstellung zum Körper durch die Bedrohung der Intaktheit des Körpers, die Verlustängste bezüglich der eigenen Lebenszeit und möglicher Lebensoptionen und Veränderungen in der partnerschaftlichen Beziehung beeinflussen natürlich auch die Sexualität. Die ◘ Abb. 28.2 ist ein Versuch, die vielfältigen biopsychosozialen Einflussfaktoren auf die Sexualität durch die Diagnose und Therapie bei Krebserkrankungen darzustellen.

Die Diagnose einer Krebserkrankung und Therapien sind gleichbedeutend mit einer traumatischen Belastung. Die psychologischen Auswirkungen wie Stress, Depressivität und vielfältige Ängste spiegeln sich auch in Partnerin und Partner wider. Selten kommt es langfristig zur Entstehung einer posttraumatischen Belastungsstörung, in diesem Fall werden noch andere Ansätze zur genauen Diagnose, Unterstützung und Behandlung einer Krebserkrankung nötig.

Gerade Krebserkrankungen, die Geschlechtsorgane und ihre Funktion betreffen, haben eine besonders große Bedeutung und Auswirkung auf die Sexualität. Für *Frauen* sind dies das häufige Mammakarzinom, aber auch Krebserkrankungen der Gebärmutter, Zervixkarzinom und Endometriumkarzinom und Krebserkrankungen der Eierstöcke. Für *Männer* haben im jüngeren Alter das Hodenkarzinom und im höheren Alter, dann sehr häufig auftretend, das Prostatakarzinom besondere Auswirkungen auf die Sexualität. Die individuelle Zuschreibung von Weiblichkeit/Männlichkeit ist eng verbunden mit der Intaktheit der äußeren und inneren Geschlechtsorgane und ihrer Funktion.

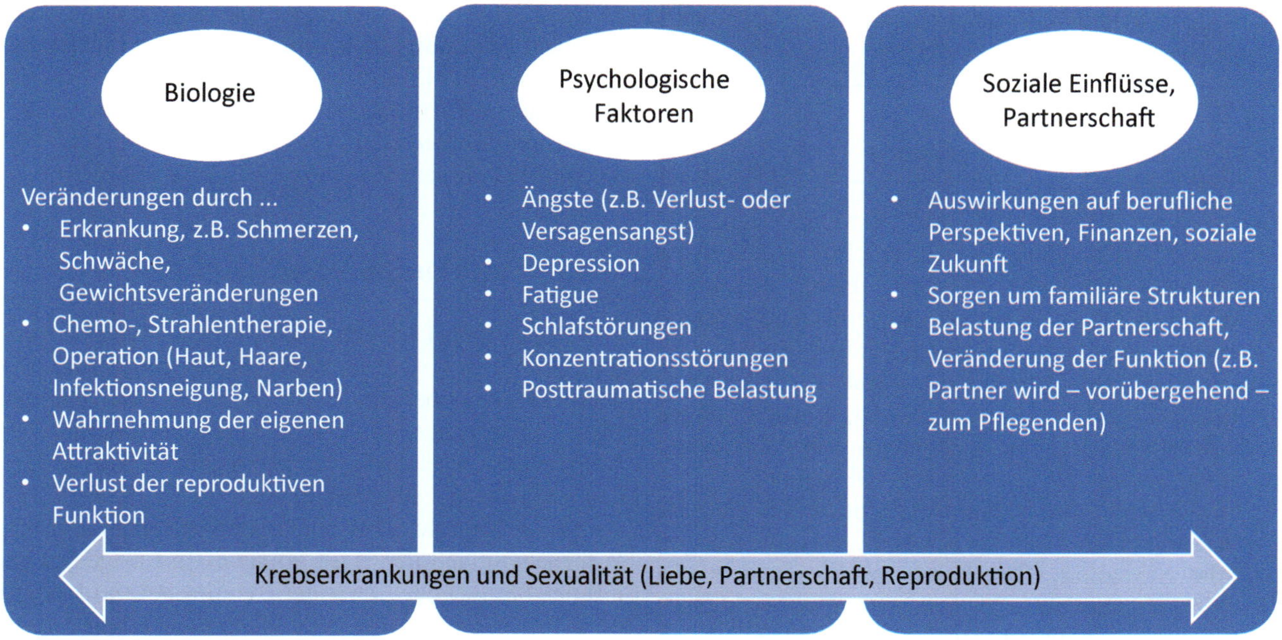

Abb. 28.2 Biopsychosoziale Faktoren, die Liebe, Sexualität und Partnerschaft in den ersten Phasen einer Krebserkrankung beeinflussen können

28.4 Sexuelle Funktionsstörungen im Zusammenhang mit onkologischen Erkrankungen

Vielfältige sexuelle Probleme und Funktionsstörungen können im Zusammenhang mit einer onkologischen Erkrankung auftreten. Nicht nur die Diagnose und die Erkrankung selbst, sondern vor allem die Therapien beeinflussen Beziehungen in der Familie oder Partnerschaft und die Sexualität maßgeblich. Junge und ältere Menschen mit einer Krebserkrankung in der Anamnese erleben oft langfristig eine Verschlechterung ihrer sexuellen Gesundheit. Die häufigsten typischen sexuellen Funktionsstörungen im Zusammenhang mit einer Krebserkrankung und -therapie sind:

- hypoaktive sexuelle Luststörung, Libidoverlust,
- Erregungsstörungen,
- Störungen der Lubrikation bei der Frau,
- Störungen der Erektion/Ejakulation,
- Orgasmusstörungen.

Menschen müssen sich ihrer aktuellen, ganz individuellen Lebenssituation mit spezifischen Auswirkungen auf die bisherige Lebensqualität und ihre sexuelle Gesundheit bei einer Krebsdiagnose stellen. Hinzu kommen Belastungen durch die Diagnose selbst, notwendige Therapieentscheidungen und Behandlungen und die extreme Sorge um die eigene Gesundheit. Bei onkologischen Patientinnen und Patienten spielt die psychi-sche und soziale Lebenssituation für die allgemeine, aber auch sexuelle Gesundheit eine besondere Rolle. Es wird immer klarer, dass im Rahmen der onkologischen und psychoonkologischen Begleitung die Berücksichtigung der Lebenssituation auch in Hinblick auf Sexualität wichtig ist. In einer Befragungsstudie mit Brustkrebspatientinnen gaben mehr als 50 % der Frauen an, dass während der medizinischen Betreuung auch auf emotionale und soziale Aspekte eingegangen werden soll (Prakash et al. 2020).

Bei Frauen mit hohen Stressbelastungen, besonders bei chronischem Stress, zeigt sich in Studien mit Messungen der Stresshormone im Speichel in Abhängigkeit von der Höhe der Stressbelastung ein signifikant geringeres Ansprechen der sexuellen Erregung auf erotische Stimuli (Hamilton und Meston 2013). Lustlosigkeit oder hypoaktive sexuelle Funktionsstörungen sind die häufigsten Störungen bei Frauen mit Krebserkrankungen. Besonders bei begleitender Depression und Fatigue-Syndrom tritt diese Form der sexuellen Funktionsstörung häufig auf.

Ein Fatigue-Syndrom ist nach Krebserkrankung häufig. Es tritt in mäßiger oder schwerer Form bei etwa 30–60 % aller an Krebs erkrankten Menschen während der Therapie und bei bis zu 30 % langfristig nach Krebsdiagnose und -therapie auf (Bower 2014). Es ist zu erwarten, dass die sexuellen Funktionen, besonders Lust und Erregung, umso stärker beeinträchtigt sind, je schwerer ein Erschöpfungssyndrom ausgeprägt ist.

28.5 Erkrankungs- und therapiespezifische Probleme

28.5.1 Chirurgische Therapie

Die häufigste Krebserkrankung des Mannes mit Auswirkungen auf die Sexualität durch chirurgische Intervention ist das Prostatakarzinom. Obwohl sich gefäß- und nervenschonende Operationstechniken zunehmend durchsetzen, auch unter Nutzung von Roboterchirurgie, sind verminderte Befriedigung durch sexuelle Interaktion, erektile Dysfunktion und Orgasmusstörungen nach Prostataentfernung unabhängig vom Alter häufig (Castiglione et al. 2017).

Für Frauen gilt das Mammakarzinom als die häufigste maligne Erkrankung mit starken Auswirkungen auf die Sexualität. Die Brüste sind offensichtliche Geschlechtsmerkmale und definieren das „Weibliche". Eine Krebserkrankung dieses Organs und Operationen, ggf. auch Porteinlagen im Bereich des Dekolletés führen zu einer Störung des Körperbildes. Die körperlichen Veränderungen, die langfristig mit der Erkrankung Krebs verbunden sind, sind für intime Partner/Partnerinnen sichtbar, aber könnten auch beim Sport oder im Sommer durch andere fremde Menschen bemerkt werden. Gefühle von Unsicherheit, Verlust der bisherigen erotischen Ausstrahlung oder sexuellen Attraktivität, von Deformierung bis hin zur „Amputation" können auch heute noch mit nötigen Brustoperationen verbunden werden. Diese Gefühle treten auf, obwohl die modernen Behandlungsoptionen bei Mammakarzinom und die Operationstechniken der brusterhaltenden Operation und der Brustrekonstruktion das kosmetische Ergebnis sehr stark berücksichtigen.

Bei Frauen mit prophylaktischer beidseitiger Entfernung der Ovarien und Eileiter (Salpingo-Oophorektomie) weisen 3 von 4 Frauen eine sexuelle Funktionsstörung auf (Tucker et al. 2016). Häufige Probleme waren verminderte Lust (73 %), Störungen der Lubrikation (44 %), Störungen der Befriedigung (41 %), Schmerzen beim Geschlechtsverkehr (28 %) und Orgasmusstörungen (25 %). Die aufgrund der vorzeitigen Ovarialerschöpfung mit Östrogenmangel auftretende vaginale Trockenheit lässt sich mit lokalen Östrogencremes und -salben oft zufriedenstellend verbessern. Eine systemische Hormonersatztherapie mit Östrogen, ggf. auch mit Gestagenen und/oder Androgenen kann die anderen sexuellen Beschwerden und Funktionsstörungen verbessern.

Schützende Faktoren gegen die Entwicklung einer sexuellen Funktionsstörung bei beidseitiger Entfernung der Ovarien sind (Tucker et al. 2016):
- erfüllende Partnerschaft,
- geringe Schmerzen und
- lokale Östrogentherapie.

28.5.2 Strahlentherapie

Strahlentherapie kann mit und ohne begleitende Chemotherapie indiziert werden. Die bestrahlte Region weist in der Regel vorübergehende, aber auch persistierende Hautveränderungen auf. Dabei kommt es während der Bestrahlung regelmäßig zu Rötungen, Schwellungen, Trockenheit und veränderter Sensibilität (Chan et al. 2014). Verringerte, aber auch schmerzhaft verstärkte Wahrnehmungen der Haut können das Lustgefühl bei intimen Berührungen verändern. Hautschutz und -pflege oder lokale antientzündliche Therapien können diese Nebenwirkung verringern. Strahlentherapie des Beckens mit Einbeziehung der Keimdrüsen kann in Abhängigkeit der Dosis zu dem vorzeitigen Verlust der Ovar- oder Hodenfunktion führen. Bei höheren Strahlendosen kann auch die Funktion des Uterus beeinträchtigt werden, sodass eine sekundäre Amenorrhö oder Unfähigkeit, eine Schwangerschaft auszutragen, resultieren können.

28.5.3 Therapie mit klassischen Zytostatika (Chemotherapie)

Es gibt wenige Studien zur Sexualität während einer Chemotherapie. In der kurativen Behandlungsphase sind sehr viele Einflussfaktoren bedeutsam, die die Auswirkung einer Chemotherapie auf die sexuelle Gesundheit beeinflussen. Dennoch lässt sich vermuten, dass die vielfältigen Nebenwirkungen wie Schwäche, Müdigkeit, Übelkeit und Appetitlosigkeit durch Chemotherapie trotz Optimierung der supportiven Behandlungen die sexuellen Aktivitäten stark beeinflussen.

> Eine Schwangerschaft ist während einer medikamentösen Tumortherapie bei Frauen wegen der Beeinträchtigung der embryonalen und fetalen Entwicklung und Gesundheit unbedingt zu vermeiden (Embryotoxizität). Sinnvoll sind jedoch auch sichere kontrazeptive Maßnahmen, wenn der Partner eine Chemotherapie erhält.

Schwangerschaften und genitale Infektionen sowie sexuell übertragbare Erkrankungen müssen während einer Chemotherapie vermieden werden. Die Empfehlung von Barrieremethoden, ggf. in Kombination mit anderen sicheren Verhütungsmethoden einer Schwangerschaft, muss bei der Beratung während einer Chemotherapie grundsätzlich erfolgen.

Auch direkte Nebenwirkungen von Chemotherapien können die Sexualität vielfältig beeinflussen. So kann eine periphere Neuropathie nach Platin- und/oder Taxan-Gabe mit Brustkrebs Lebensfreude und Sexualität negativ beeinflussen.

Frauen sind häufiger von langfristigen Auswirkungen der malignen Erkrankungen und Therapien auf die Sexualität betroffen. Indirekte Auswirkungen der Behandlungen bei der Frau beeinflussen durch den frühzeitigen Eintritt in die Menopause aufgrund der Keimzellschädigung durch Chemotherapie oder Strahlentherapie besonders die sexuelle Gesundheit. Der Mangel an Sexualhormonen, Östrogen, Gestagen und Androgenen zeigt sich während und nach Chemotherapie oft mit vaginaler Trockenheit, Lustlosigkeit, schmerzhaftem Eindringen des Penis in die Scheide oder Dyspareunie (Falk und Dizon 2013). Bei den Männern ist der Mangel an Testosteron weniger ausgeprägt, spielt jedoch auch eine Rolle in der Entstehung von sexuellen Funktionsstörungen (Schover et al. 2014).

28.5.4 Individualisierte, gezielte Tumortherapie

Die Auswirkungen von individualisierter, gezielter Tumortherapie auf Sexualität und Fruchtbarkeit sind bis heute noch unklar. Bei relativ geringen Nebenwirkungen und in Abhängigkeit von der allgemeinen gesundheitlichen Situation der Krebspatientinnen und -patienten ist jedoch eine geringere Auswirkung auf die sexuelle Funktion als bei Strahlen- oder Chemotherapie zu erwarten.

Bei Brust- und Prostatakrebs ist häufig eine antihormonelleTherapie indiziert. Sie führt zur Senkung der Androgene beim Mann und reduziert die Wirkung der Östrogene bei der Frau. Dementsprechend sind Nebenwirkungen wie Senkung der Libido und Erregungssowie Orgasmusstörungen häufig.

28.6 Möglichkeiten zur Erhaltung der Fertilität nach Tumortherapien

Besonders keimzellschädigende Chemotherapien und Strahlentherapien führen bei jungen Krebspatientinnen und -patienten zu einem Verlust der ovariellen Reserve oder Spermienproduktion und somit der Chance, im späteren Leben ein Kind zu bekommen. Hormontherapien können bei erhaltender Funktion eine vorübergehende Funktionsstörung hervorrufen (z. B. Prostatakarzinom und Brustkrebs).

Aus der Betreuung von Menschen mit und nach Krebserkrankungen ist jedoch schon lange bekannt, dass der Wunsch nach eigenen (weiteren) Kindern nach überstandener Therapie und Erkrankung sehr stark ist (Schover et al. 2014).

In einer deutschsprachigen Leitlinie zum Fertilitätserhalt bei onkologischen Erkrankungen wird empfohlen, alle Patientinnen und Patienten im reproduktiven Alter zur möglichen Einschränkung der Fertilität durch die Erkrankung und Therapie zu beraten und ggf. fertilitätserhaltende Maßnahmen zu indizieren (Leitlinie Fertilitätserhalt 2017, Leitlinienprogramm der DGGG et al. 2017). Die Beratung und Therapie erfolgt zumeist in Kooperation der Onkologie und Reproduktionsmedizin. Wie wichtig die Beratung und Aufklärung über die Risiken und Möglichkeiten auch der fertilitätsprotektiven Maßnahmen für den Prozess der Entscheidungsfindung und Verarbeitung der Erkrankung mit den Risiken für die Fertilität ist, zeigt eine Befragung von fast 900 Krebspatienten und -patientinnen aus den USA (Ussher et al. 2018).

> Die Beratung zur Beeinträchtigung der Fertilität durch Chemo- oder Strahlentherapie bei malignen Erkrankungen wird heute als Standard bei jungen Patientinnen und Patienten im reproduktiven Alter angesehen. Eine interdisziplinäre Leitlinie für die Beratung und Therapie verweist auf diese Standards (Leitlinienprogramm der DGGG et al. 2017).

28.6.1 Spermakonservierung

Für Jugendliche und Männer besteht mit der Spermienkryokonservierung eine relativ einfache Maßnahme zur Fertilitätsprotektion vor Krebstherapie mit möglicher Schädigung der Spermienproduktion. Die Abgabe von Ejakulat ist jedoch im Zusammenhang mit der Krebsdiagnose und Therapieplanung oft mit Stress und Erfolgsdruck verbunden. Hier sind eine gute Aufklärung und Unterstützung im Team besonders wichtig. Im weiteren Verlauf des Lebens kann das eingefrorene Ejakulat bei fehlender Spermienproduktion durch die Therapie für künstliche Befruchtungen wieder aufgetaut und genutzt werden. Zumeist wird eine künstliche Befruchtung mit intrazytoplasmatischer Spermieninjektion (ICSI) nötig. Das Einfrieren und Lagern von Spermien wird durch die gesetzlichen Kassen teilweise gezahlt. Die ICSI hat Chancen für eine Lebendgeburt von etwa 35 % pro Behandlungsversuch.

28.6.2 Möglichkeiten bei der Frau

Zur individuellen Beratung von Mädchen und Frauen mit geplanter Chemo- oder Strahlentherapie soll wegen möglicher keimzellschädigender Wirkung eine Beratung zur Fruchtbarkeit erfolgen (Leitlinie Fertilitätsprotektion 2017). Nach Abschätzung des konkreten oder späteren Kinderwunsches und Testung der Eierstockreserve vor Therapie werden nach partizipativer Entscheidungsfindung mögliche Maßnahmen zum Schutz der Eierstockreserve und der langfristigen Fertilität geplant.

Vor möglicher Schädigung der Ovarien durch Chemotherapie kann eine medikamentöse Fertilitätsprotektion mit vorübergehender Ruhigstellung der gonadalen Achse und Funktionsruhe des Ovars erfolgen. Hierzu werden bei Mädchen und Frauen mit einem Menstruationszyklus Gonadotropin-Releasing-Hormone als Depot gespritzt, diese Gabe führt zur vorübergehenden Suppression der Ovulation und Menstruationsblutung. Neben der erhöhten Chance, nach Therapieende wieder einen regelmäßigen Zyklus zu entwickeln, profitieren junge Frauen mit Chemotherapie und vor Stammzelltransplantation durch die Vermeidung einer Hypermenorrhö bei Blutgerinnungsstörungen. Definiert man als Therapieerfolg den Schwangerschaftseintritt nach überstandener Krebserkrankung, zeigen die aktuellen Studien jedoch keinen eindeutigen Benefit der GnRH-Gabe.

Im Gegensatz zu der technisch einfachen und nichtinvasiven Kryokonservierung von Spermien nach Ejakulation beim Mann ist die Fertilitätsprotektion mit Kryokonservierung bei Frauen und Mädchen deutlich aufwendiger. Mit den zurzeit verfügbaren Methoden der Kryokonservierung von Eizellen nach hormoneller Stimulation und Eizellentnahme wie bei einer künstlichen Befruchtung und der Kryokonservierung von laparoskopisch entnommenem Ovargewebe lassen sich bei etwa jeder zweiten Frau später Schwangerschaften erzielen. Erst seit 2021 werden die Maßnahmen teilweise durch die gesetzlichen Krankenkassen getragen. Zuvor waren alle Maßnahmen zur Kryokonservierung ausschließlich Selbstzahlerleistungen, was bei Kosten von mehreren tausend Euro und 300 € Lagerung pro Jahr für die Patientinnen häufig ein Grund war, die Maßnahmen nicht durchzuführen. Langzeitstudien zur Kryokonservierung bei Krebspatientinnen zeigen eine Entlastung durch die angelegte Ovarreserve, jedoch auch niedrige Nutzungsraten (Goeckenjan et al. 2020).

28.7 Beratungs- und Therapieansätze bei Beeinträchtigung der sexuellen Gesundheit

In der medizinischen Versorgung von Patientinnen oder Patienten in der Onkologie sollten die Betreuenden den Aspekt der sexuellen Gesundheit als Teil der allgemeinen Gesundheit berücksichtigen; nicht nur während der Phase der Diagnose und der Therapie, sondern auch während der Nachsorgetermine im Langzeitverlauf (Schover 2019). Sexuelle Gesundheit ist ein zentraler Aspekt der Lebensqualität.

Folgende Aspekte sind bei onkologischen Patientinnen und Patienten besonders wichtig:

- Behandlung von therapiebedingten Nebenwirkungen,
- Berücksichtigung des Fatigue-Syndroms,
- Aufklärung zur Bedeutung,
- Angebot einer sexualmedizinischen Beratung und Behandlung durch Spezialistinnen und Spezialisten.

28.7.1 Pflegerische Interventionen

Sexuelle Gesundheit und Sexualität sind grundlegende Bestandteile der Gesundheit und machen ein grundlegendes Bedürfnis aus. Sexualität ist so individuell wie die Patientinnen und Patienten, deren Lebensgeschichten und ihre Erkrankungen. Sexualität hat nicht nur Licht-, sondern auch Schattenseiten (◘ Abb. 28.3). Für die professionelle Betreuung und Beratung sind die Wahrnehmung der eigenen Haltung und Einstellung zur Sexualität und sexuellen Gesundheit und Sexualität wichtig. Es gibt keine Patentlösung für Fragen zur Sexualität und kein „Richtig" oder „Falsch", Offenheit und Akzeptanz sind die Basis einer guten Beziehung zur Patientin oder zum Patienten.

Die erweiterte Sicht der Sexualität mit Berücksichtigung der Aspekte von Körperwahrnehmung, Intimität und dem Begreifen von Sexualität nicht ausschließlich als sexuelle Interaktion mit Fokussierung auf genitalen Geschlechtsverkehr und Penetration hilft medizinischen Professionellen dabei, Frauen und Männer mit Krebs im Verlauf der Erkrankung zu Fragen der Sexualität zu betreuen (Ussher et al. 2013). Nach Berücksichtigung von vertieften Interviews mit Menschen mit und nach Krebserkrankungen, deren Partnerinnen und Partnern sowie aus verschiedenen Berufsgruppen in

Abb. 28.3 Licht- und Schattenseiten der Sexualität

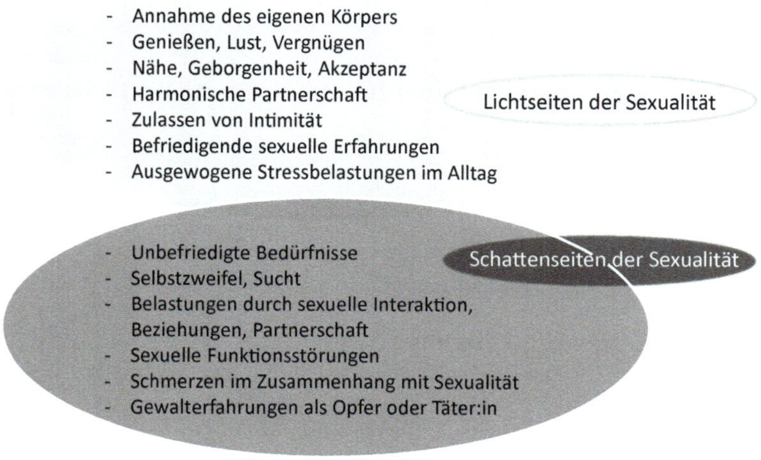

der medizinischen Versorgung definieren die Autoren dieser Studie grundlegende Faktoren zur Beratung zur Sexualität in der Onkologie:

- Vermittlung, dass Sexualität mehr als nur die reine genitale Sexualität mit Fokus auf Geschlechtsverkehr und Orgasmus ist,
- Berücksichtigung und Wertschätzung von Körperlichkeit und Sexualität während der gesamten Zeit, in der die Krebserkrankung die Gesundheit beeinflusst,
- Betrachtung der Sexualität als Körperlichkeit und Intimität im Umgang der Patientin/des Patienten mit sich selbst und in einer Paarbeziehung.

Für die Pflege mit engem Kontakt zu den Patientinnen und Patienten mit ihren individuellen Bedürfnissen wird deutlich, dass das Thema Sexualität und sexuelle Gesundheit gute Fortbildungen und Unterstützungen im Alltag benötigt. Mittlerweile gibt es gezielte Schulungen für Pflegende, sich zur sexuellen Gesundheit und Sexualität fortzubilden. Für verschiedene strukturierte Fort- und Weiterbildungen, z. B. zur „Pflegeexpertin für Brusterkrankungen" und „Breast Care Nurse" werden Aspekte der sexuellen Gesundheit und Sexualität wie Fertilität, Körperbildveränderungen, Einsamkeit und Familie zu den Lehrinhalten gezählt.

Sexuelle Störungen werden bisher in unseren Krankenhäusern eher mit Stillschweigen „behandelt", obwohl diese für die Betroffenen eine erhebliche Beeinträchtigung ihrer Lebensqualität bedeuten können. Der englische Psychoanalytiker Michael Balint äußerte im Zusammenhang mit der Arzt-Patient-Beziehung (Balint 2001):

» Nirgends sind die Schwierigkeiten, denen sich ein Arzt gegenübersieht, so groß wie auf sexuellem Gebiet. Sobald er mit irgendeinem damit in Beziehung stehenden Problem zu tun hat, kann er nicht umhin, seine eigenen Ansichten und Überzeugungen darüber zu enthüllen.

Was hier gesagt wurde, gilt in gleicher Weise für Pflegende. Voraussetzung für ein offenes Gespräch über Sexualität ist, eine von eigenen (Vor-)Urteilen freie Atmosphäre zu schaffen, damit die Betroffenen unbelastet ihre eigenen sexuellen Erfahrungen, Wünsche oder Konflikte offenlegen können. Bei einem Gespräch über das Thema Sexualität mit Patienten aus anderen Kulturkreisen ist darauf zu achten, dass in deren Herkunftsland vielleicht ganz andere Normen und Wertvorstellungen über Sexualität vorherrschen.

Die Rahmenbedingungen einer Klinik haben natürlich nicht unerhebliche Auswirkungen auf den Verlauf und Inhalte des Gesprächs. In Mehrbettzimmern ist es beispielsweise kaum möglich, über vertrauliche Themen wie Paarbeziehung und Sexualität zu sprechen. Immer kürzere Verweilzeiten in den Kliniken lassen dazu kaum noch ein tragendes Vertrauensverhältnis zwischen Behandelnden und Patientinnen oder Patienten entstehen.

❯ Vertrauen ist für die meisten Menschen eine unumgängliche Voraussetzung, um über die eigene Sexualität sprechen zu können.

Der häufige Personalwechsel und das damit verbundene immer wieder neue Sich-Einstellen auf einen fremden Menschen und das Erzählen-Müssen der eigenen Krankengeschichte werden während medizinischen Behandlungen als besonders belastend erlebt.

28.7.2 Möglichkeiten der Pflegenden, Sexualität anzusprechen

Auf die Frage, ob grundsätzlich eher eine Frau, d. h. eine Pflegende, mit Patientinnen und in gleicher Weise ein Pfleger mit Patienten über das Thema Sexualität sprechen sollte, gibt es keine eindeutige Antwort. Die

Abb. 28.4 Skala für Stressbelastung. (Mod. nach Hoffman et al. 2004)

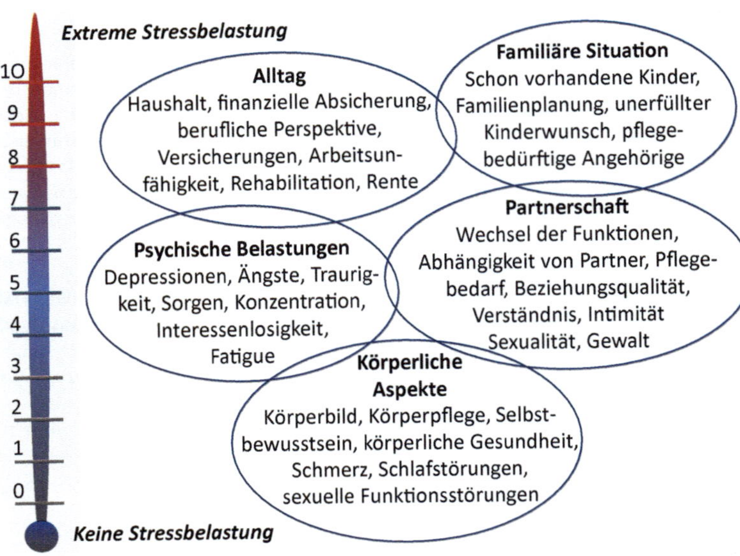

Qualität des Verstehens eines sexuellen Problems ist nicht primär geschlechtsgebunden: Eine Frau hat nicht selbstverständlich den besseren Zugang zu einer Frau, nur weil sie selbst eine Frau ist – und umgekehrt gilt das auch für Männer. Sind Pflegende durch Vorurteile oder eine gehemmte, ängstliche Haltung gegenüber ihrer eigenen Sexualität blockiert, wird sich dies natürlich auch auf das Gespräch mit den Patienten störend auswirken. Es kann für einen Patienten sogar hilfreich sein, die Erfahrung zu machen, dass man mit Angehörigen des anderen Geschlechts über ein sexuelles Problem sprechen kann und Verständnis und Akzeptanz dafür findet. In manchen Fällen hilft es, Patientinnen und Patienten unmittelbar darauf anzusprechen: „Vielleicht ist es Ihnen ungewohnt, mit einem Mann/einer Frau über dieses Thema so offen zu sprechen." Dies eröffnet dem Gegenüber den Freiraum, auch über seine diesbezüglichen Ängste oder Schamgefühle zu sprechen.

In Gesprächen mit Pflegenden werden immer wieder Hemmungen deutlich, sexuelle Themen anzusprechen, Befürchtungen, den Kranken damit vielleicht zu nahe zu treten und ablehnende Reaktionen zu provozieren. Der Alltag zeigt, dass dies bei taktvollem Vorgehen jedoch ausgesprochen selten geschieht. Offene Fragen wie „Hat sich durch Ihre Erkrankung etwas in Ihrer Partnerschaft und Sexualität verändert?" lassen ebenso eine Abwehr zu (Patient/in: „Nein, da ist alles normal!") wie auch ein schrittweises Sich-Einlassen auf das Thema (Patient/in: „Ja, aber es fällt mir schwer, darüber zu sprechen").

Onkologische Patientinnen und Patienten wünschen sich Informationen zur Sexualität und Möglichkeiten, das Thema konkret anzusprechen (Gilbert et al. 2016). In dieser Befragungsstudie zu Sexualität von etwa 750 Studienteilnehmerinnen und -teilnehmern zeigte sich, dass sowohl die Krebspatientinnen und -patienten als auch Partner und Partnerinnen Informationen zu Sexualität und sexueller Gesundheit durch medizinische Fachpersonen wünschen. Sexuelle Minderheiten wie homosexuelle Männer und bisexuelle Frauen haben ein signifikant höheres Risiko für Krebserkrankungen (Gonzales und Zinone 2018) und einen besonderen Unterstützungsbedarf.

Hilfsmittel für die Abschätzung der Stressbelastung durch die Erkrankung sind z. B. visuelle Skalen zur Einschätzung der individuellen Belastung im Sinne eines „Stressbarometers" (s. auch ▶ Kap. 34). Dabei werden im Gespräch die verschiedenen Aspekte des Alltags, der Familie, Partnerschaft, psychischen und körperlichen Belastung bewertet und daraus die Stressbelastung abgeschätzt. Besonders junge Patientinnen und Patienten können viele Aspekte des Alltags zusätzlich zur Erkrankung schwer belasten (▶ Abb. 28.4).

28.7.3 Information und Beratung

> Bei sexuellen Problemen bedarf es nicht immer viele Stunden umfassender Gespräche. Nicht selten hat schon ein kurzes Gespräch hilfreiche Wirkung.

Dies wird beispielsweise durch Folgendes erreicht:
- Die Patientin/der Patient erlebt, dass sie/er über das sexuelle Problem sprechen kann. Diese „Vorbildfunktion" ermöglicht es im Anschluss vielleicht auch, dass er/sie zu Hause mit dem Partner oder der Partnerin darüber sprechen kann.
- Ängste oder Befürchtungen können geklärt und konkrete Hilfestellungen gegeben werden (z. B.: „Wie

vermeide ich Schamgefühle, wenn mich mein Partner unbekleidet sieht?").

- Die Patientin/der Patient wird dazu ermutigt, ihr/sein sexuelles Verhalten zu verändern (z. B. Veränderung der Positionen, um Schmerzen beim sexuellen Kontakt zu vermeiden).
- Die Patientin/der Patient wird auf mögliche verunsichernde oder ablehnende Reaktionen vorbereitet und es werden dazu Bewältigungsmechanismen vermittelt (z. B.: „Wie eröffne ich einem neuen Partner, dass ich einen künstlichen Darmausgang habe?").

> Das Gespräch „am Krankenbett" ist oft bereits „Therapie". In manchen Fällen ist es die erste Aussprache überhaupt über ein sexuelles Problem und ermöglicht in der Folge eine erste gemeinsame Aussprache mit dem Partner oder der Partnerin. Pflegende sind hier im Sinne eines „learning by doing" Vermittler für die verbale Kommunikation über Sexualität.

Neben der allgemeinen Beratung zur sexuellen Gesundheit und Sexualität sind während der Krebserkrankung und -therapie auch konkrete praktische Aspekte von Bedeutung, wie sie in der folgenden Übersicht dargestellt sind.

Beratung zu sexueller Gesundheit und Sexualität

- Unterstützung beim liebevollen und wertschätzenden Umgang mit dem von der Erkrankung oder Therapie veränderten Körper
- Motivation zu Sport und Entspannungsmethoden
- Motivation zur Wahrnehmung erotischer und sexueller Gefühle im Alltag, „Erlaubnis", wieder ein Mensch mit sexuellen Bedürfnissen zu sein
- Motivation, Aspekte der Sexualität mit Partnerin oder Partner und medizinischem Personal zu thematisieren
- Angebot der Nutzung von Hilfsmitteln zur sexuellen Stimulation wie bestimmter Musik, erotischen Bilder oder Filmen, Lubrikanzien, mechanischen Stimulationshilfen (Ringe, Vibrator)
- Empfehlung von Gleitgelen oder Hyaluronsäure-Gelen bei trockener Vagina
- Information über regionale/überregionale Selbsthilfegruppen und spezialisierte Beratung
- Naturheilkundliche Hilfsmittel
- Schutz vor genitalen Infektionen
- Schutz vor ungewollter, risikobehafteter Schwangerschaft

> Man lernt am meisten von den Betroffenen, indem man immer wieder danach fragt, was ihnen bei der Bewältigung eines sexuellen Problems oder auf dem Weg zu einer wieder befriedigenden Sexualität geholfen hat.

Werden Probleme deutlich, zu deren Lösung mehr als nur ein Gespräch notwendig erscheint, soll man den Patienten auf spezifische Beratungsangebote hinweisen. So bietet ProFamilia in allen größeren Städten der Bundesrepublik eine Sexualberatung an. Ebenso können die psychosozialen Beratungsstellen der Deutschen Krebsgesellschaft sowie niedergelassene Psychoonkologen (Adressen über ▶ www.dapo-ev.de) Hilfe anbieten.

Literatur

Zitierte Quellen

Albers LF, van Belzen MA, van Batenburg C, Engelen V, Putter H, Pelger RCM, Elzevier HW (2020) Discussing sexuality in cancer care: towards personalized information for cancer patients and survivors. Support Care Cancer 28(9):4227–4233. https://doi.org/10.1007/s00520-019-05257-3

Althof SE, Leiblum SR, Chevret-Measson M, Hartmann U, Levine SB, McCabe M, Plaut M, Rodrigues O, Wylie K (2005) Psychological and interpersonal dimensions of sexual function and dysfunction. J Sex Med. 2(6):793–800. https://doi.org/10.1111/j.1743-6109.2005.00145.x. PMID: 16422804

Balint (2001) Der Arzt, sein Patient und die Krankheit, 10. Aufl. Klett-Cotta, Stuttgart

Beier KM (2006) Biopsychosoziales Verständnis menschlicher Geschlechtlichkeit. Voraussetzung für sexualmedizinische Diagnostik und Therapie [Biopsychosocial understanding of human sexuality. Prerequisite for diagnostics and treatment in sexual medicine]. Urologe A 45(8):953–4, 956–9. German. https://doi.org/10.1007/s00120-006-1091-x. PMID: 16830127

Bower JE (2014) Cancer-related fatigue – mechanisms, risk factors, and treatments. Nat Rev Clin Oncol 11(10):597–609. https://doi.org/10.1038/nrclinonc.2014.127

Briken P, Matthiesen S, Pietras L, Wiessner C, Klein V, Reed GM, Dekker A (2020) Estimating the prevalence of sexual dysfunction using the new ICD-11 guidelines. Dtsch Arztebl Int 117(39):653–658. https://doi.org/10.3238/arztebl.2020.0653. PMID: 33357346; PMCID: PMC7829447

Castiglione F, Ralph DJ, Muneer A (2017) Surgical techniques for managing post-prostatectomy erectile dysfunction. Curr Urol Rep 18(11):90. https://doi.org/10.1007/s11934-017-0735-2. PMID: 28965315; PMCID: PMC5622908

Chan RJ, Webster J, Chung B, Marquart L, Ahmed M, Garantziotis S (2014) Prevention and treatment of acute radiation-induced skin reactions: a systematic review and meta-analysis of randomized controlled trials. BMC Cancer. 14:53. https://doi.org/10.1186/1471-2407-14-53. PMID: 24484999; PMCID: PMC3909507

28

Falk SJ, Dizon DS (2013) Sexual dysfunction in women with cancer. Fertil Steril 100(4):916–921. https://doi.org/10.1016/j.fertnstert.2013.08.018

Gilbert E, Perz J, Ussher JM (2016) Talking about sex with health professionals: the experience of people with cancer and their partners. Eur J Cancer Care (Engl) 25(2):280–293. https://doi.org/10.1111/ecc.12216

Goeckenjan M, Freis A, Glaß K, Schaar J, Trinkaus I, Torka S, Wimberger P, Germeyer A (2020) Motherhood after cancer: fertility and utilisation of fertility-preservation methods. Arch Gynecol Obstet 301(6):1579–1588. https://doi.org/10.1007/s00404-020-05563-w

Gonzales G, Zinone R (2018) Cancer diagnoses among lesbian, gay, and bisexual adults: results from the 2013–2016 National Health Interview Survey. Cancer Causes Control 29(9):845–854. https://doi.org/10.1007/s10552-018-1060-x

Hamilton LD, Meston CM (2013) Chronic stress and sexual function in women. J Sex Med 10(10):2443–2454. https://doi.org/10.1111/jsm.12249

Hoffman B, Zevon M, D'Arrigo M, Cecchini T (2004) Screening for distress in cancer patients: the NCCN rapid-screening measure. Psycho Oncology 13:792–799

Leitlinienprogramm der DGGG, OEGGG, SGGG (2017) Fertilitätserhalt bei onkologischen Erkrankungen. Leitlinie der DGGG, DGU und DGRM (S2k-Level, AWMF Registry No.015/082, November 2017). http://www.awmf.org/leitlinien/detail/ll/015-082.html. letzter Zugriff am 10.11.2023

Prakash A, Sardar M, Shaikh N, Inkollu S, Danish M, Sharon DJ, Goldberg S (2020) The perspective of a breast cancer patient: a survey study assessing needs and expectations. Cureus 12(7):e9171. https://doi.org/10.7759/cureus.9171. PMID: 32766015; PMCID: PMC7398723

Rösing D, Klebingat KJ, Berberich HJ, Bosinski HAG, Koewit K, Beier KM (2009) Sexualstörungen des Mannes. Dtsch Arzteblatt Int 106(50):821–828. https://doi.org/10.3238/aerztebl.2009.0821

Schover LR (2019) Sexual quality of life in men and women after cancer. Climacteric 22(6):553–557. https://doi.org/10.1080/13697137.2018.1526893

Schover LR, van der Kaaij M, van Dorst E, Creutzberg C, Huyghe E, Kiserud CE (2014) Sexual dysfunction and infertility as late effects of cancer treatment. EJC Suppl 12(1):41–53. https://doi.org/10.1016/j.ejcsup.2014.03.004

Tucker PE, Bulsara MK, Salfinger SG, Tan JJ, Green H, Cohen PA (2016) Prevalence of sexual dysfunction after risk-reducing salpingo-oophorectomy. Gynecol Oncol 140(1):95–100. https://doi.org/10.1016/j.ygyno.2015.11.002

Ussher JM, Perz J, Gilbert E, Wong WK, Mason C, Hobbs K, Kirsten L (2013) Talking about sex after cancer: a discourse analytic study of health care professional accounts of sexual communication with patients. Psychol Health 28(12):1370–1390. https://doi.org/10.1080/08870446.2013.811242

Ussher JM, Parton C, Perz J (2018) Need for information, honesty and respect: patient perspectives on health care professionals communication about cancer and fertility. Reprod Health 15(1):2. https://doi.org/10.1186/s12978-017-0441-z. PMID: 29304873; PMCID: PMC5756327

Williams F, Jeanetta SC (2016) Lived experiences of breast cancer survivors after diagnosis, treatment and beyond: qualitative study. Health Expect 19(3):631–642. https://doi.org/10.1111/hex.12372

Wischmann T, Schilling K, Toth B, Rösner S, Strowitzki T, Wohlfarth K, Kentenich H (2014) Sexuality, self-esteem and partnership quality in infertile women and men. Geburtshilfe Frauenheilkd. 74(8):759–763. https://doi.org/10.1055/s-0034-1368461. PMID: 25221344; PMCID: PMC4153818

World Health Organization & UNDP/UNFPA/UNICEF/WHO/World Bank Special Programme of Research, Development and Research Training in Human Reproduction (2017) Sexual health and its linkages to reproductive health: an operational approach. World Health Organization. https://apps.who.int/iris/handle/10665/258738. Lizenz: CC BY-NC-SA 3.0 IGO

Weiterführende Literatur

Beier KM, Loewit KK (2011) Praxisleitfaden Sexualmedizin: Von der Theorie zur Therapie. Springer, Berlin und Heidelberg

von Wolff M (2016) Perspektive Fertilität: Indikation und Durchführung fertilitätsprotektiver Maßnahmen bei onkologischen und nicht-onkologischen Erkrankungen. Verlag Schmidt & Klaunig, Kiel (Gratis-Download: www.fertiprotekt.de/fachbuch)

Zettl S, Hartlapp J (2008) Krebs und Sexualität, 3. Aufl. Weingärtner, Berlin

Broschüren und Internetadressen

Deutsches Krebsforschungszentrum (DKFZ); Krebsinformationsdienst. www.krebsinformationsdienst.de/leben/kinderwunsch/kinderwunsch-index.php (Informationen zu Fertilität nach Tumortherapien). letzter Zugriff am 10.11.2023

Frauenselbsthilfe nach Krebs e. V.. http://www.frauenselbsthilfe.de/upload/publikationen/broschueren/2015-01-FSH_KrebsSexualitt-final.pdf (ausführliche, gute Informationsbroschüre „Krebs und Sexualität"). letzter Zugriff am 10.11.2023

Hollister Incorporated. https://www.hollister.ch/-/media/files/pdfs-for-download/ch/de/hollister-ratgeber-liebe-und-partnerschaft-2020.ashx (Informationsbroschüre „Liebe und Sexualität nach dem Stoma – Ein Ratgeber für Frauen"). letzter Zugriff am 10.11.2023

https://www.krebsinformationsdienst.de/service/iblatt/krebspatientin-sexualitaet.pdf. letzter Zugriff am 10.11.2023

https://www.krebsinformationsdienst.de/service/iblatt/krebspatient-sexualitaet.pdf. letzter Zugriff am 10.11.2023

Pflege von Patientinnen und Patienten mit Tracheostoma

Sara Häusermann, Nina Badertscher, Kerstin Maschke und Patrizia Catania

Inhaltsverzeichnis

29.1 Einleitung

Die Pflege von Patientinnen und Patienten mit Tracheostoma und ihren Familien kann u. a. aufgrund von veränderter Atmung, beeinträchtigter verbaler Kommunikation sowie von psychosozialen Begleitsymptomen wie Angst für Pflegefachpersonen eine Herausforderung darstellen.

Es ist zentral, die unterschiedlichen Anlagearten eines Tracheostoma zu kennen, da sie teils andere Konsequenzen für den pflegerischen Praxisalltag nach sich ziehen. Hier werden folgende, in der onkologischen Pflege häufige Tracheostoma-Anlagearten unterschieden: (1) passager, (2) definitiv, (3) definitiv mit Laryngektomie.

Diese Anlagearten eines Tracheostomas werden anhand der drei folgenden Beispiele von Patientinnen und Patienten illustriert:

1. **Herr R.**, 56 Jahre, ledig, früher Lastwagenfahrer, seit 15 Jahren Invalidenrentner aufgrund rezidivierender depressiver Episoden einhergehend mit Suizidalität und Abhängigkeitserkrankung (Alkohol- und Nikotinabusus), Nachbarin als Bezugsperson

   Hypopharynxkarzinom, kuratives Therapieziel, primäre Radiochemotherapie mit ödematöser Entwicklung ➔ **passageres Tracheostoma.**

2. **Herr S.**, 71 Jahre, Rentner, verheiratet, 4 erwachsene Kinder und 7 Enkelkinder

   Inoperables Larynxkarzinom, palliatives Therapieziel, elektive Tracheotomie wegen zunehmender Dyspnoe zur Sicherung der Atemwege ➔ **definitives Tracheostoma.**

3. **Frau S.**, 63 Jahre, Servicefachangestellte, geschieden, lebt zusammen mit ihrer erwachsenen Tochter

   Operables Larynxkarzinom, kuratives Therapieziel, Status nach Laryngektomie und intraoperativ angelegtem Tracheostoma mit Provox®-Stimmprothese ➔ **definitives Tracheostoma, Laryngektomie.**

29.2 Medizinische Grundlagen und Hintergründe zum Tracheostoma

Die in den oben dargestellten Patientinnen-/Patienten-Beispielen beschriebenen Karzinome gehören zu den Kopf-Hals-Tumoren, welche in ▶ Abschn. 50.2 näher beschrieben werden.

29.2.1 Anlagearten eines Tracheostomas

Unter dem Begriff Tracheotomie wird die Eröffnung der Trachea und als Tracheostomie die dauerhafte Epithelisierung durch Fixierung der Trachea mit der Halshaut verstanden (Schneider-Stickler 2018b). Die Begriffe Tracheotomie und Tracheostomie werden in der Praxis und Literatur oft synonym verwendet. Aus beiden Interventionen resultiert die Anlage eines Tracheostomas, also einer Öffnung der Trachea nach außen. In diesem Kapitel wird der Begriff Tracheotomie verwendet.

Die Tracheotomie zielt meist auf die Anlage eines **passageren Tracheostomas** ab (◻ Abb. 29.1 Bild Mitte, Patientenbeispiel Herr R.). Gründe für ein passageres Tracheostoma sind u. a. eine akute Verlegung der obe-

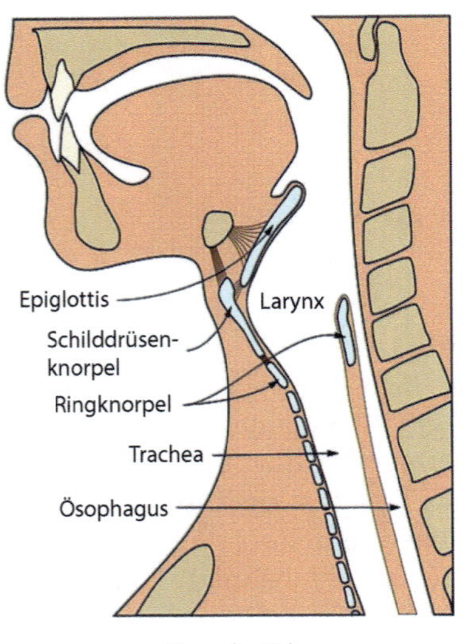

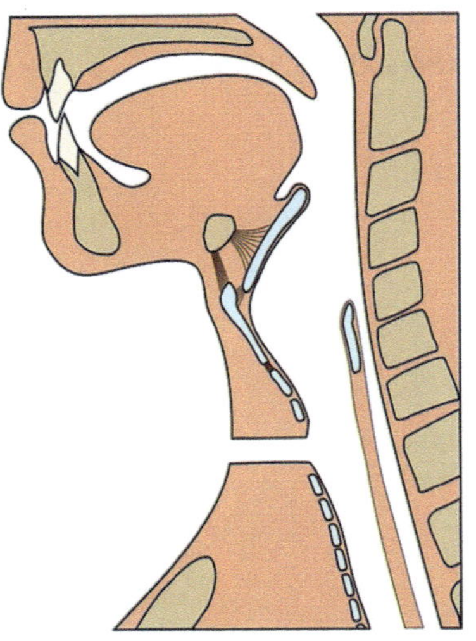

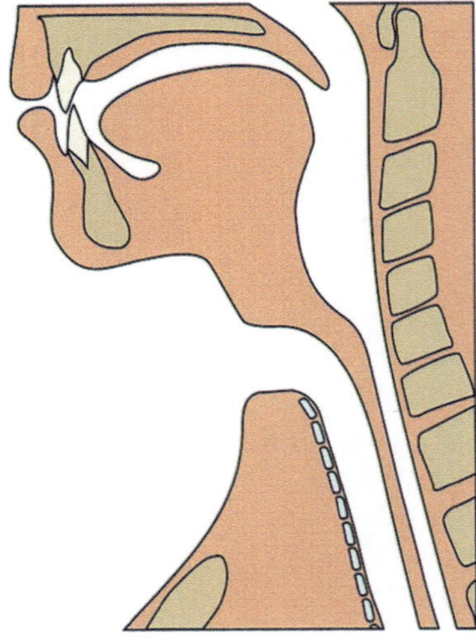

◻ **Abb. 29.1** **Bild links** Normale anatomische Verhältnisse, **Bild Mitte** nach Tracheotomie mit erhaltenem Larynx (Herr R. und Herr S.), **Bild rechts** nach Tracheotomie mit Laryngektomie (Frau S.). Abb. mit frdl. Genehmigung von ENT Education Swansea

ren Atemwege, beispielsweise durch einen Tumor oder durch eine entzündliche Schwellung der Weichteile, prä-, peri- oder postoperativ. Ein passageres Tracheostoma kann perkutan-dilatativ oder chirurgisch angelegt werden. Während bei der dilatativen Technik, oft auf der Intensivstation durchgeführt, der Kanal in die Luftröhre schrittweise über einen kleinen Hautschnitt aufgedehnt wird, wird beim chirurgischen Vorgehen im Operationssaal unter Vollnarkose über einen Hautschnitt ein Fenster in der Vorderwand der Trachea angelegt.

Die Tracheostomie zielt mittels der chirurgischen Verbindung der Trachea mit der Halshaut dagegen auf die Anlage eines **definitiven Tracheostomas** ab. Diese Technik wird bei fortgeschrittenen Karzinomen mit Verlegung der Atemwege in einer palliativen Situation angewendet, bei denen die Anlage eines stabilen Langzeit-Tracheostomas indiziert ist (◘ Abb. 29.1 Bild Mitte, Patientenbeispiel Herr S.).

Mit der **Laryngektomie**, der Entfernung des Kehlkopfes, wird die Verbindung von Trachea und Ösophagus aufgehoben. Der Ösophagus verbleibt in seiner normalen Lage, während das Ende der Trachea nach außen verlegt wird. Bei diesem Verfahren wird ein kompletter Trachealring an der Halshaut fixiert und so chirurgisch ein **definitives Tracheostoma** mit geringer Schrumpfungstendenz angelegt. Luft- und Speiseweg werden hierdurch komplett voneinander getrennt. Nach erfolgter Wundheilung können sich laryngektomierte Personen nicht mehr verschlucken. Die Atmung umgeht nun Mund und Nase; sie erfolgt jetzt ausschließlich über das Tracheostoma (◘ Abb. 29.1 Bild rechts, Patientin Frau S.).

Bei einer Tracheotomie wird für mindestens einige Tage zur Schienung des frisch angelegten Tracheostomas sowie zur Verringerung des Aspirationsrisikos eine passende Trachealkanüle mit Cuff eingelegt. Ein Cuff ist ein aufblasbarer Ballon, der die Trachealkanüle umschließt (▶ Abschn. 29.3.3, unter „Verschiedene Arten von Trachealkanülen"). Das definitive Tracheostoma nach einer Laryngektomie bildet hierbei eine Ausnahme, da ein kompletter Trachealring an der Halshaut fixiert wird und daher die Schrumpfungstendenz des Tracheostomas geringer ist. Nach kurzzeitiger postoperativer Versorgung mit einer Trachealkanüle oder einem Platzhalter aus Silikon zur Stabilisierung des Tracheostoma-Kanals kann die Umstellung auf die Versorgung mit Tracheostoma-Pflaster erfolgen (Moser et al. 2018), ▶ Abschn. 29.3.3, s. Box „Pflegerische Interventionen: Tracheostoma- und Trachealkanülen-Pflege").

29.2.2 Veränderungen in der Physiologie/Pathophysiologie nach Anlage eines Tracheostomas

Normalerweise wird die Atemluft in den oberen Atemwegen gefiltert, befeuchtet und angewärmt. Bei Patientinnen und Patienten mit einem Tracheostoma führt die fehlende Filterung, Befeuchtung und Anwärmung der Atemluft oft zur Bildung von zähem, dickflüssigem Bronchialsekret oder sogar von Borken, welche im schlimmsten Fall die Atemwege blockieren können. Teilweise kann die fehlende Befeuchtung/Anwärmung der Atemluft durch Wärme- und Feuchtigkeitsaustauscher (sog. „Heat and Moisture Exchanger" (HME oder „künstliche Nase", ◘ Abb. 29.2, 29.3) ausgeglichen werden. Der Effekt der HME ist folgender: Während der Ausatmung wird Wärme und Feuchtigkeit durch die Kondensation des Wasserdampfs im Filter gespeichert. Bei der Inspiration werden die Wärme und Feuchtigkeit wieder an die Einatemluft abgegeben. Zudem werden (Staub-)Partikel aus der Atemluft gefiltert und der Atemwiderstand teilweise wiederhergestellt. Trotz der Anwendung von HME ist der Flüssigkeitsverlust über die Stoma-Atmung bedeutend größer als bei physiologischer Atmung. Dies muss beim Flüssigkeitsmanagement beachtet werden (▶ Abschn. 29.3.6).

Intrathorakale Drucksteigerung, wie sie zum Husten oder beim Einsatz der Bauchpresse nötig ist, ist nicht

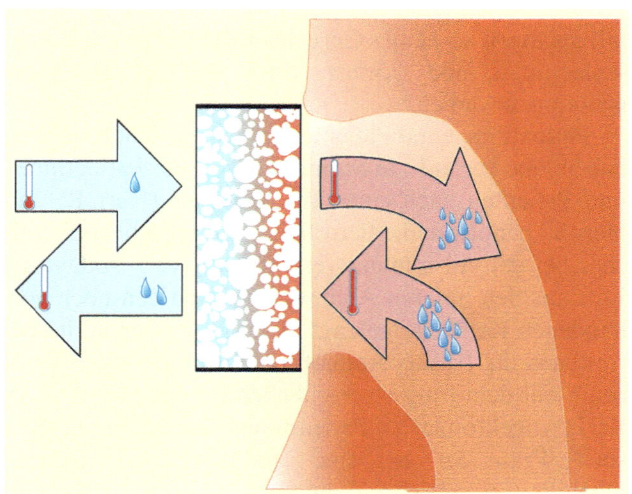

◘ **Abb. 29.2** Grundprinzip von Wärme- und Feuchtigkeitsaustauscher (HME). (Abb. von Fa. Atos Medical AB, mit frdl. Genehmigung)

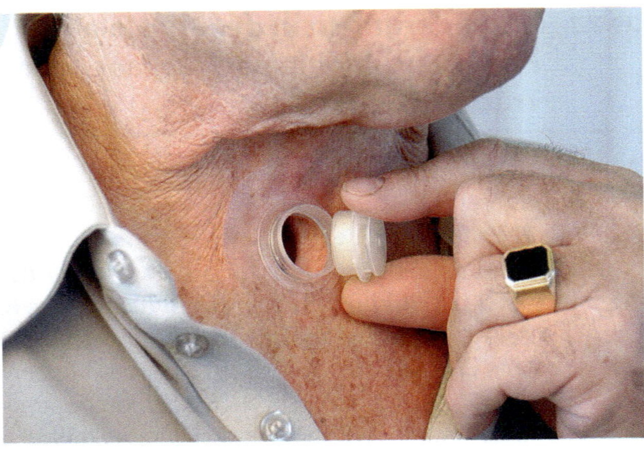

Abb. 29.3 HME auf Pflaster. (Abb. von Fa. Atos Medical AB, mit frdl. Genehmigung)

mehr in gleichem Ausmaß möglich. Der Hustenstoß ist dadurch schwächer und weniger akzentuiert, was das Abhusten des Bronchialsekrets erschweren kann (▶ Abschn. 29.3.3).

Da die Atemluft (und mit ihr die Geruchsmoleküle) nicht mehr durch den Nasenraum strömt, ist die Geruchs- und Geschmackwahrnehmung bei Patientinnen und Patienten mit einem Tracheostoma stark eingeschränkt. Eine rudimentäre Geruchswahrnehmung ist durch das Erlernen von „höflichem Gähnen" noch möglich: Dabei wird bei geschlossenen Lippen der Kiefer so weit wie möglich geöffnet. Durch den hierbei entstehenden Unterdruck im Nasenrachenraum wird eine kleine Menge Luft in den Nasenraum gesogen. Im Idealfall gelangen so einige Geruchsmoleküle an die Riechschleimhaut und können dort als Geruch wahrgenommen werden.

Patientinnen und Patienten mit einem Tracheostoma haben eine veränderte Stimmbildung. Bei Patientinnen und Patienten nach einer Tracheotomie (Herr R. und Herr S.) benötigen die Betroffenen ein Sprechventil, welches bei der Ausatmung verschlossen wird, sodass die Luft aus den unteren Atemwegen durch den noch vorhandenen Kehlkopf gelangt. Alternativ können die Betroffenen ihr Tracheostoma für die Stimmbildung kurzzeitig mit dem Finger verschließen (▶ Abschn. 29.3.4). Bei laryngektomierten Patientinnen und Patienten (Beispiel Frau S.) ist eine umfangreichere Stimmrehabilitation nötig, auf die im ▶ Abschn. 29.2.3 eingegangen wird.

29.2.3 Stimmbildung bei Laryngektomie (Patientin Frau S.)

Unmittelbar nach der Operation bis zum Erlernen der Ersatzstimme sind laryngektomierte Patientinnen und Patienten darauf angewiesen, sich ohne Stimme verständlich zu machen (▶ Abschn. 29.3.4). Erst nach vollständiger Wundheilung (nach ca. 10–14 Tagen) kann mit der Stimmrehabilitation begonnen werden. Dieser Aspekt ist bei der Rehabilitation der laryngektomierten Person von zentraler Bedeutung.

Grundsätzlich geht es bei der Stimmrehabilitation darum, im Bereich des Ösophagus, des Pharynx oder der Mundhöhle einen Ton zu erzeugen, der dann in üblicher Weise im Mund zu verschiedenen Lauten geformt (artikuliert) werden kann.

Im Wesentlichen gibt es drei Möglichkeiten der Ersatzstimmbildung:

- die tracheoösophageale Fistel mit Stimmprothese (z. B. Provox®),
- die Ruktusstimme (Ösophagusstimme) oder
- die elektronische Sprechhilfe.

Welcher Ersatzstimme der Vorzug zu geben ist, muss im Einzelfall entschieden werden. Im Folgenden werden die drei Möglichkeiten der Ersatzstimmbildung vorgestellt:

29.2.3.1 Tracheoösophageale Fistel mit Stimmprothese

Nach einer Laryngektomie sind Atem- und Speiseweg vollständig getrennt. Die Trachea endet am Tracheostoma und der Ösophagus wird mit dem Pharynx verbunden. Mithilfe einer tracheoösophagealen Fistel und einer Stimmprothese ist die Stimmbildung dennoch möglich: Dazu wird unmittelbar unterhalb des Tracheostomas chirurgisch eine Verbindung zwischen Hinterwand der Trachea und der Vorderwand des Ösophagus hergestellt, in welche die Stimmprothese eingesetzt wird. Das heute im deutschsprachigen Raum am häufigsten eingesetzte Modell ist die Provox®-Stimmprothese (■ Abb. 29.4).

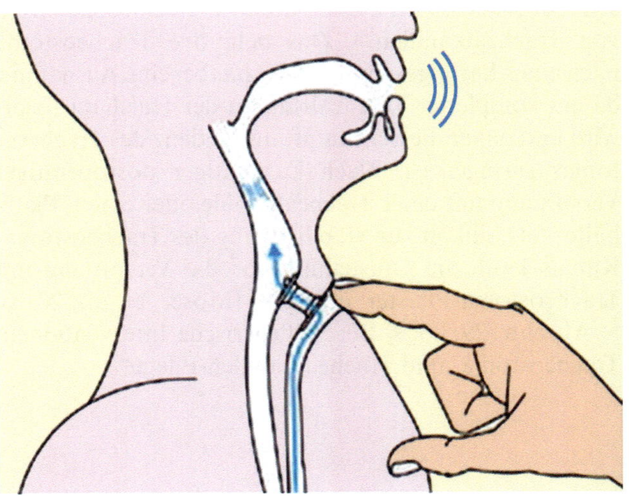

Abb. 29.4 Provox-Stimmprothese. (Fa. Atos, mit freundl. Genehmigung)

Ein Übertritt von Speichel und Speisen in die Trachea wird durch ein Ventil verhindert. Die Stimmbildung erfolgt durch Verschluss des Tracheostomas mit einem Finger oder mit einem aufgeklebten Sprechventil und gleichzeitigem Ausatmen. Durch den entstehenden Druck öffnet sich das Ventil, und die Luft gelangt in die Speiseröhre, wo der Ton für die Sprache gebildet wird. Im Vergleich zur unten vorgestellten Ösophagusstimme ist diese Stimme in der Regel lauter und der Redefluss meist besser.

29.2.3.2 Ruktusstimme (Ösophagusstimme)

Bei der sog. Ruktus- oder Ösophagusstimme wird Luft in den Ösophagus geschluckt oder gepresst und anschließend kontrolliert ausgestoßen. Dabei werden Schleimhautfalten in Schwingung versetzt und ein Ton erzeugt, der meist etwas tiefer und rauer ist als der normale Sprechton („Bauchreden"). Rund die Hälfte der Patientinnen und Patienten kann damit rechnen, eine für den Alltag ausreichende Ösophagusstimme zu erwerben.

29.2.3.3 Elektronische Sprechhilfe

Die elektronische Sprechhilfe (◻ Abb. 29.5) sieht aus wie ein Mikrofon, ist tatsächlich jedoch ein batteriebetriebener Vibrator, der von außen auf die Halsweichteile oder die Wangen gedrückt wird. So wird die Luftsäule im Pharynx in Schwingung versetzt und kann mit dem Mund moduliert werden. Die Töne werden – wie bei der natürlichen Stimme – mit Mund, Zunge und Lippen zu Lauten und Worten geformt.

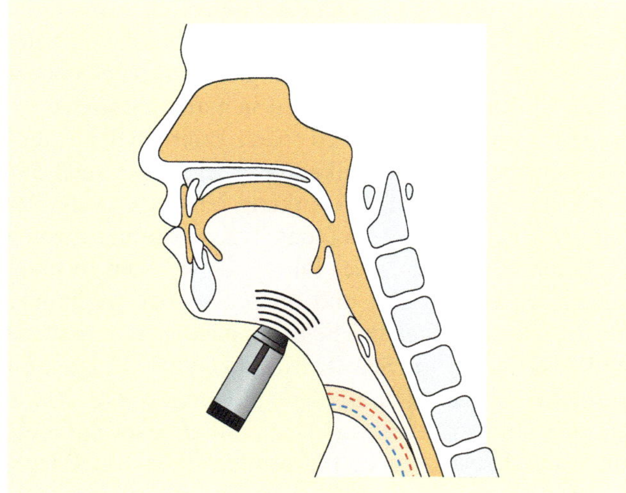

◻ **Abb. 29.5** Elektronische Sprechhilfe

29.3 Ausgewählte Pflegediagnosen und Interventionen bei Patientinnen und Patienten mit Tracheostoma

Bei der Betreuung von Patientinnen/Patienten mit Tracheostoma und ihren Familien ist die interprofessionelle Zusammenarbeit verschiedener Berufsgruppen wie u. a. Ärztinnen/Ärzte, Physiotherapie, Logopädie, Ernährungsberatung, Psychologie, Seelsorge, Sozialdienst und Pflege zentral, da diese einen großen Einfluss auf die Betreuungsoutcomes hat (Bonvento et al. 2017).

Im Folgenden wird auf ausgewählte Pflegediagnosen in Anlehnung an die NANDA-Pflegediagnosen (Herdman und Kamitsuru 2019) eingegangen, die bei Patientinnen und Patienten mit Tracheostoma auftreten können. Zudem werden jeweils aus Sicht der Pflege wichtige Interventionen dargestellt.

Je nach gewählten Therapiemodalitäten – neben Anlage des Tracheostomas beispielsweise Radiotherapie und/oder medikamentöse Tumortherapien – werden weitere therapiespezifische unerwünschte Wirkungen wie u. a. orale Mucositis (▶ Kap. 25), Fatigue (▶ Kap. 18), radiotherapieinduzierte Dermatitis (▶ Abschn. 23.5) und weitere auftreten (u. a. Baehring und McCorkle 2012).

29.3.1 Psychosoziale Belastung der Betroffenen und der Familie

Die Pflege von Patientinnen und Patienten mit Tracheostoma sowie ihren Familien (s. Beispiele von Herrn R., Herrn S. und Frau S.) kann sowohl prä- und postoperativ als auch im längeren Verlauf der Erkrankung auch für erfahrene Pflegefachpersonen eine Herausforderung darstellen. Unter Familie werden nicht nur blutsverwandte Personen verstanden, sondern eine Gruppe von Individuen, welche durch „starke emotionale Bande, ein Zugehörigkeitsgefühl und gegenseitige emotionale Anteilnahme an ihrem Leben" (Wright et al. 1996 zitiert nach Wright und Leahey 2009, S. 71) zusammengehalten wird. Psychosozial anspruchsvolle Situationen können sich sowohl innerfamiliär wie auch in sozialen Außenkontakten u. a. durch die veränderte Atmung (Atemgeräusch, hörbares Bronchialsekret), die eingeschränkte verbale Kommunikation und/oder die künstliche Ersatzstimme zeigen.

Es handelt sich um eine Transition, also um einen Zustandswechsel, der als Phase verdichteter Veränderungen der Lebenssituation beschrieben werden kann (Wingenfeld 2009). Diese kann mit Unsicherheit, Ungewissheit, neuen Anforderungen, Wachstum, Verlusten, Instabilität und Risiken einhergehen. Die Betroffenen und ihre Familien müssen nun lernen, mit einer völlig neuen Situation umzugehen, was je nach Biografie (siehe z. B. Herr R.) und den bisher in Krisensituationen angewandten Bewältigungsstrategien nicht einfach ist. Dies kann u. a. Gefühle wie Angst, Machtlosigkeit, Stress und Wut auslösen. Das für onkologische Patientinnen und Patienten validierte Distress-Thermometer ist ein Assessmentinstrument, welches die oft mannigfaltigen Belastungen der Betroffenen erfassen kann (Mehnert et al. 2006).

Das ganze interprofessionelle Team, insbesondere auch die Psychoonkologie und die Seelsorge, sind für die psychosoziale Begleitung der Betroffenen und deren Familien zuständig. Auch die Pflege spielt dabei eine wichtige Rolle: Pflegefachpersonen verbringen viel Zeit im direkten Kontakt mit Patientinnen und Patienten und ihren Familien. Dies kann den Aufbau einer engen und kontinuierlichen Beziehung ermöglichen, welche im Zusammenhang mit der Bewältigung der Krankheitssituation unterstützend wirken kann (u. a. Gross 2006). Die Pflegefachpersonen können Betroffene wie Herrn R., Herrn S. oder Frau S. sowie ihre Familien in ihren Transitionen durch u. a. aktives Zuhören, Ansprechen von Gefühlen der Betroffenen, Autonomieförderung und den Einbezug der Familie sowie die Vermittlung von Fachdiensten (Psychologie, Sozialarbeit, Seelsorge etc.) unterstützen.

Patientinnen und Patienten mit Kopf-Hals-Tumoren haben oft eine vorbestehende Abhängigkeitserkrankung (u. a. Nikotin, Alkohol) und ggf. weitere Komorbiditäten (z. B. kardiopulmonal). Abhängigkeitserkrankungen resultieren oft aus belastenden biografischen Ereignissen und/oder familiären Prägungen, die sich die Betroffenen nicht selbst ausgesucht haben. Deshalb weisen sie und ihre Familien oft schon vor Auftreten der Erkrankung eine hohe psychosoziale Belastung auf, die durch die Krebserkrankung noch verstärkt wird.

Oft werden Patientinnen und Patienten mit Abhängigkeitserkrankungen von Gesundheitsfachpersonen stigmatisiert. Es wird ihnen fehlende Willensschwäche vorgeworfen. Das Vorliegen einer Abhängigkeit ist eine Erkrankung wie andere auch – entsprechend haben auch diese Menschen einen respektvollen Umgang verdient. Dies erfordert von den Pflegefachpersonen die Bereitschaft zum Aufbau einer vorurteilslosen, empathischen professionellen Beziehung. Diese ist der Schlüssel zu einem reibungsloseren Pflegealltag.

Bei Krebsbetroffenen mit Abhängigkeitserkrankungen können nach stationärem Eintritt akute Substanzentzugssymptome auftreten. Anzeichen dafür können neben Desorientierung oder Agitiertheit auch vegetative Symptome wie starkes Schwitzen, Tachykardie oder Tremor sein (Hell et al. 2011). Dies bedarf einer umsichtigen, vorausschauenden Betreuung insbesondere auch in der postoperativen Phase.

Situation Herr S., palliatives Therapieziel

Eine besondere Transition stellt der Übergang von einem kurativen zu einem palliativen Therapieziel dar, wie Herr S. und seine Familie sie erleben. Pflegefachpersonen können Gespräche zu dieser Therapiezieländerung unterstützen, indem sie den Informationsaustausch zwischen Betroffenen, Familien und dem ärztlichen Dienst koordinieren (Long-Sutehall et al. 2011). Insbesondere in diesem Übergang formulieren die Betroffenen das Bedürfnis nach Zeit für Kommunikation mit den Gesundheitsfachpersonen (Chapple et al. 2006) über physische, aber auch über psychosoziale und spirituelle Aspekte (Ferrell 2006). ◀

29.3.2 Edukation von Patientinnen und Patienten sowie deren Familien

Aufgrund der vielen mit dem Tracheostoma einhergehenden Veränderungen kann der Edukationsbedarf, also das Bedürfnis nach Information, Schulung und Beratung der Krebsbetroffenen und ihren Familien (London 2010) besonders groß sein. Pflegefachpersonen begleiten Patientinnen und Patienten während des Krankheitsprozesses als „skillful companions" und kommunizieren im Gegensatz zu anderen Berufsgruppen besser in der Sprache der Betroffenen und ihren Familien (Chapple et al. 2006), was insbesondere beim Wahrnehmen von Edukationsaufgaben entscheidend ist

Der Edukationsbedarf kann sich auf physische Aspekte wie das Verstehen und später Erlernen der Handlungsschritte der Trachealkanülenpflege, aber auch auf den Umgang mit der Erkrankung beziehen (z. B. Reaktionen des Umfelds auf das Tracheostoma, s. auch ▶ Abschn. 29.3.5). Die Pflegefachpersonen ermöglichen den Betroffenen und ihren Familien wo immer möglich das Erlangen von Selbstmanagementkompetenz und das Erleben von Selbstwirksamkeit im Umgang mit der neuen Situation (u. a. Moreira Queiròs et al. 2021). Hierbei können strukturierte Edukationsprogramme zielführend sein. Am besten werden diese von Pflegefachpersonen durchgeführt, welche über die notwendigen praktischen und konzeptionellen Kompetenzen im Umgang mit der individuellen betroffenen Person verfügen (s. auch Wichtigkeit des Beziehungsaufbaus, ▶ Abschn. 29.3.1).

In vielen Institutionen sind klinikinterne Informationsblätter oder Broschüren vorhanden, welche den Krebsbetroffenen und ihren Familien mitgegeben werden können. Zudem liegen den Pflegefachpersonen oft klinikinterne Checklisten mit wichtigen Edukationsinhalten vor. Ist ein Pflegeteam diesbezüglich unerfahren bzw. die erwähnten schriftlichen Ressourcen sind nicht vorhanden, ist die Unterstützung durch spezialisierte Pflegefachpersonen (z. B. der otorhinolaryngologischen Bettenstation [ORL]) empfehlenswert.

Das Edukationsprogramm besteht aus drei Phasen: (1) Edukation in der präoperativen Phase, (2) Edukation in der postoperativen Phase, (3) Edukation in der Entlassungsphase (◙ Tab. 29.1). Idealerweise wird auch die Familie frühzeitig in die Edukation mit einbezogen (Parker 2014).

29.3.2.1 Edukation in der präoperativen Phase

Die präoperative Phase beinhaltet alle Informationen und Beratungen, die vor der Anlage eines Tracheostomas durchgeführt werden müssen. Folgende Punkte sind dabei insbesondere zu beachten:

An erster Stelle steht ein strukturiertes Assessment, um den individuellen Edukationsbedarf und die Lernbereitschaft der betroffenen Person und der Familie zu ermitteln. Diese kann durch psychosoziale Belastungen (▶ Abschn. 29.3.1) beeinträchtigt sein. So kann die Edukation an die individuelle Situation und den spezifischen Bedarf angepasst werden.

Anschließend folgt eine ausführliche Edukation mit den Betroffenen und ihrer Familie, welches idealerweise in interprofessionellem Rahmen (z. B. Person des ärztlichen Dienstes und der Pflege gemeinsam) durchgeführt

---

◙ **Tab. 29.1** Inhalt und Ablauf des pflegebezogenen strukturierten Edukationsprogramms für Patientinnen und Patienten mit einem Tracheostoma

1) Präoperative Phase	2) Postoperative Phase	3) Entlassungsphase
– Strukturiertes Assessment zu individuellem Edukationsbedarf bezüglich (Erkrankungs-/Pflege-), Wissen und Lernen – Pflegebezogenes, strukturiertes Edukationsgespräch bezüglich wichtiger Aspekte unmittelbar postoperativ, insbesondere auch Kommunikationsmöglichkeiten – Besuch durch Mitglied der Vereinigung für Kehlkopfoperierte (bei geplanter Laryngektomie, Beispiel Frau S.)	– Individuelle, situationsangepasste Edukationssequenzen ggf. unter Einbezug der Familie – Erfassen von Ressourcen und Barrieren bezüglich des Lernens – Einsatz von Hilfsmitteln wie Anschauungsmaterial, Merkblätter, Checklisten, Broschüren und Informationsfilme *Wissensvermittlung* – Hintergrundwissen zur Erkrankung und Pflegetechniken überprüfen und ergänzen – Informationsgespräch über mögliche Komplikationen und Notfallsituationen *Fertigkeitstraining* – Oberflächliches Absaugen und Inhalieren (inkl. Bedienen der Geräte) – Tracheostoma-Pflege – Umgang mit Materialien – Duschen *Verhaltensinformationen* – Maßnahmen bei Komplikationen – Beratung im Umgang mit Auswirkungen des Tracheostomas auf die Aktivitäten des täglichen Lebens – Evaluation: Austritt/Entlassung nach Hause mit/ohne Spitex/ambulante Pflege oder Rehabilitation bzw. Langzeitpflege – Unterstützung bei der Organisation der Geräte für den Einsatz zu Hause (Absaug-/Inhalations- und ggf. Sauerstoffgerät)	– Pflegerisches Abschlussgespräch kurz vor der Entlassung, Eingehen auf individuelle Fragen und Probleme – Schulungsbedarf von externem Fachpersonal klären, welches die Betreuung zu Hause oder in der Nachfolgeinstitution unterstützt – Organisation von ambulanten Nachsorgeterminen (u. a. Pflegesprechstunde)

und später von der Pflegefachperson vertieft wird. Dabei werden – neben individuellen Fragen – insbesondere die Atmung durch ein Tracheostoma und das Verhalten bei Schmerzen besprochen. Das frühzeitige Bekanntmachen mit Utensilien wie Trachealkanülen, Tracheostoma-Pflaster oder Absauggeräten ist zentral und kann Berührungsängste ggf. etwas abbauen.

Darüber hinaus sollen Techniken der Ersatzkommunikation (s. auch ▶ Abschn. 29.3.1) für die postoperative Phase besprochen werden. Präoperativ ist zudem auf die ersten Tage nach der Operation hinzuweisen, in der vielfältige Herausforderungen auftreten können und in der die Betroffenen stark in ihrer Selbstpflege eingeschränkt sind.

Im Falle einer Laryngektomie (Beispiel Frau Savic) wird noch ausführlicher auf den Stimmverlust eingegangen. Hier kann die Organisation eines Kontakts mit einem Mitglied der regionalen Vereinigung der Kehlkopfoperierten sinnvoll sein. Das Kennenlernen von Direktbetroffenen, die gelernt haben, im alltäglichen Leben mit den Auswirkungen der Erkrankung und deren Therapie umzugehen und wieder ein selbstbestimmtes Leben zu führen, kann Mut machen und das Vertrauen stärken, es selbst auch zu schaffen (Stärkung der Selbstwirksamkeit, ▶ Abschn. 14.6).

29.3.2.2 Edukation in der postoperativen Phase

Diese Phase beinhaltet Edukationssequenzen, in denen der Patientin/dem Patienten und deren Familie Hintergrundwissen und das korrekte Durchführen der Tracheostoma-Pflege sowie der Trachealkanülenreinigung und dem -wechsel, insbesondere aber auch des trachealen Absaugens, Inhalierens und Befeuchtens des Tracheostomas vermittelt wird (s. auch ▶ Abschn. 29.3.3). Patientinnen und Patienten mit Laryngektomie werden, falls sie eine Provox®-Stimmprothese besitzen, auch in deren Pflege instruiert (Beispiel Frau S.).

Ebenso berät die Pflegefachperson im Umgang mit Auswirkungen des Tracheostomas auf die Aktivitäten des täglichen Lebens. Beispielsweise werden die Betroffenen in der Handhabung des Duschschutzes instruiert, damit sie die Körperpflege komplikationslos und ohne Angst, dass Wasser ins Tracheostoma eindringt, durchführen können.

Ziel dabei ist, dass die Betroffenen alle wichtigen Handlungsschritte im Zusammenhang mit dem Tracheostoma beim Verlassen der Institution selbstständig durchführen können. Sollte sich zeigen, dass dies nicht möglich ist, wird schon während des stationären Aufenthalts innerhalb der Familie oder mit der ambulanten Pflege nach anderen Lösungen gesucht (s. auch ▶ Abschn. 29.4).

Ergänzend werden in einem weiteren ausführlichen Edukationsgespräch mögliche Komplikationen – wie z. B. Dyspnoe bei belegtem Tracheostoma oder Blutungen aus dem Tracheostoma – erläutert. Mit den Betroffenen und ihren Familien wird besprochen, was in solchen Situationen zu tun ist. Dies gibt allen Beteiligten die größtmögliche Sicherheit, dass sie auch bei Notfällen in der häuslichen Umgebung richtig zu handeln wissen.

❯ Die Krebsbetroffenen können nach den intensiven Gesprächen und Schulungen nicht alle Informationen in Erinnerung behalten. So wird das Gesagte mit Broschüren, eigens dafür entwickelten Merkblättern, Adress- und Checklisten untermauert. Dieses Informationsmaterial ist demnach als Ergänzung zur Edukation durch die Pflegefachpersonen zu verstehen, ersetzt diese aber niemals.

29.3.2.3 Edukation in der Entlassungsphase

Damit die Betroffenen die Institution mit einem sicheren Gefühl verlassen können, wird vor der Entlassung nach Hause oder dem Wechsel in eine andere Institution (z. B. Rehabilitation oder Langzeitpflege) alles Besprochene und Gelernte nochmals überprüft.

Die Pflegefachpersonen kontrollieren, ob die Patientin/der Patient bzw. gegebenenfalls die Familienmitglieder das in der postoperativen Phase erlernte Handling im Umgang mit dem Tracheostoma selbstständig beherrscht. Zudem überprüfen sie, ob die Betroffenen und die Familie wissen, wo sie die benötigten Materialien beziehen können, und ob schon eine genügende Anzahl davon zu Hause vorhanden ist. Zentral ist auch nachzufragen, ob die Krebsbetroffenen und ihre Familien wissen, wo sie im Notfall Unterstützung bekommen.

Gegebenenfalls werden in dieser Phase auch externe Fachpersonen geschult, welche die Betroffenen und ihre Familien zuhause unterstützen.

▶ **Beispiel**

Edukationsbedarf bei progredienter Tumorerkrankung (Beispiel Herr S.)

Bei progredienter Tumorerkrankung werden die Beschwerden der Patientinnen und Patienten mit unterschiedlichen palliativen und spezifischen Interventionen der Supportive Care gelindert (▶ Kap. 41). Im Zentrum steht dabei immer die Erreichung/Erhaltung der bestmöglichen Lebensqualität. Von besonderer Bedeutung ist die Edukation der betroffenen Person und deren Familie bezüglich des Umgangs mit bleibenden Beeinträchtigungen, beim möglichen Wiederauftreten oder der Verschlimmerung von bestehenden belastenden Symptomen sowie bezüglich psychosozialer Folgen wie der früher oder später nahenden Zeit des Abschiednehmens (Advance Care Planning).

Auch palliative Patientinnen und Patienten mit Tracheostoma können je nach Allgemeinzustand unabhängig von fremder Unterstützung oder mit Unterstützung eines ambulanten Pflegedienstes zu Hause leben. ◄

29.3.3 Veränderte Atmung

Die veränderte Anatomie/Physiologie des Atmens (► Abschn. 29.2) zieht verschiedene Konsequenzen für die pflegerische Betreuung der Patientinnen und Patienten mit sich, welche in diesem Abschnitt dargestellt werden. Es gibt wenig Evidenz bezüglich der Pflege von Betroffenen mit Tracheostoma (u. a. Paul 2010; Whitmore et al. 2020). Klinikinterne Richtlinien weichen hinsichtlich Umgang und Wechsel der verwendeten Materialien voneinander ab. Es wird empfohlen, immer auch institutionsinterne Guidelines beizuziehen. Pflegefachpersonen ohne Routine bei der Pflege von Personen mit Tracheostoma können sich von erfahreneren Kolleginnen oder Kollegen unterstützen lassen. Die Auswahl des Materials (s. auch ◘ Abb. 29.6) richtet sich nach der individuellen Situation der betroffenen Person.

Im nachfolgenden Abschnitt wird der Schwerpunkt auf die Pflege von Patientinnen und Patienten mit Tracheotomie gelegt.

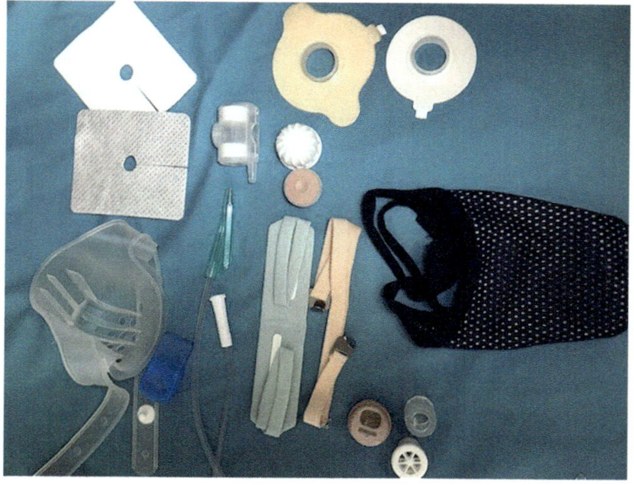

◘ **Abb. 29.6** Verschiedene Materialien zur Versorgung eines Tracheostomas

29.3.3.1 Verschiedene Arten von Trachealkanülen

Im Einsatz sind verschiedene Arten und Größen von Trachealkanülen (u. a. Everitt 2016a). Diese können sich u. a. in Bezug auf Material (Kunststoff oder Silber), Aufbau (Außen- und Innenkanüle oder nur eine Kanüle), vorhandenen Öffnungen (gefensterte/offene oder ungefensterte/geschlossene Kanülen) oder in Bezug auf Möglichkeiten der Blockung (Kanülen mit oder ohne Cuff) unterscheiden. Ein Cuff ist ein aufblasbarer Ballon, der die Trachealkanüle umschließt. Diese wird dadurch aber weder fixiert noch gesichert. Der Cuff kann, sofern dicht, Massenaspirationen verhindern, aber keine Mikroaspirationen.

> **Praxistipp**
>
> **Selbstschutz der Pflegefachpersonen**
>
> Manipulationen am Tracheostoma oder der Trachealkanüle lösen bei den Betroffenen oft einen Hustenreiz aus, was zu spontanem Trachealsekretauswurf über das Tracheostoma führen kann. Zum Selbstschutz soll die Pflegefachperson seitlich neben der Patientin/dem Patienten stehen und Handschuhe sowie eine Schutzbrille tragen (Parker 2014).

29.3.3.2 Absaugen

Tracheales Absaugen erfolgt bei Sekret, welches hörbar ist, und welches die betroffene Person nicht selbst abhusten kann. Fixe Absaugintervalle sind wegen der Schleimhautverletzungsgefahr nicht empfehlenswert. Entsprechend gilt die Regel „so oft wie nötig, so wenig wie möglich". Die Dauer des Absaugvorgangs soll nicht länger als 10 s betragen. Anschließend soll nach Möglichkeit eine Ruhezeit eingeplant werden, da Betroffene das Absaugen durch auftretende Erstickungsangst als belastend erleben können (Meyer und Schlömer 2003). Art, Menge, Farbe und Geruch des Trachealsekrets sowie die Häufigkeit des Absaugens soll schriftlich dokumentiert werden (Parker 2014).

Bezüglich des verwendeten Materials und der einzelnen Handlungsschritte des Absaugens sind klinikinterne Richtlinien zu kontaktieren.

Bei längerfristiger Liegedauer der Trachealkanüle erfolgt nach Möglichkeit ein frühzeitiges Anlernen der betroffenen Person zum selbstständigen Absaugen und zum Umgang bei Verlegung des Kanülenlumens durch Sekret (s. auch ► Abschn. 29.3.2, „Edukation in der postoperativen Phase").

Pflegerische Interventionen: Tracheostoma- und Trachealkanülen-Pflege

Einerseits wird durch die Pflegefachpersonen das Stoma, andererseits die Kanüle gepflegt. Folgendes ist dabei u. a. zu beachten:

- Die *Innenkanüle* (sofern beim verwendeten Kanülenmodell vorhanden) wird mindestens einmal täglich (bei Bedarf öfter) herausgenommen und gereinigt (z. B. unter fließendem Wasser mit einem Watteträger, der nicht fusselt) bzw. gewechselt. Vor jedem Entfernen der Innenkanüle wird die betroffene Person zuerst abgesaugt. Idealerweise folgt die Reinigung (bzw. der Wechsel) der Innenkanüle vor dem Wechsel der Tracheostoma-Kompresse (s. unten), weil durch die Manipulation an der Kanüle oft ein Hustenreiz mit Trachealsekretförderung entsteht, welches die neu gewechselte Kompresse wieder durchnässen kann.
- Bei geblocktem Cuff erfolgt 2- bis 3-mal täglich eine *Cuffdruck-Messung*. Der Cuffdruck sollte so eingestellt sein, dass trotz größtmöglichem Aspirationsschutz keine Druckulzerationen an der Trachealschleimhaut entstehen (grüner Bereich beim Cuffdruck-Messgerät/Manometer, in der Regel zwischen 15 und 25 cmH$_2$O). Durch Fieber erwärmt sich die Luft im Cuff und dehnt sich aus. Entsprechend muss bei Fieberentwicklung der Cuffdruck nachgemessen werden.
- Das *Tracheostoma soll reizlos und trocken* gehalten werden. Dies bedeutet Schutz der Haut vor ausgehustetem Sekret: Die Stoma-Umgebung wird mit einer Tracheostoma-Kompresse oder einem Filtersystem abgedeckt, da ansonsten das Risiko für eine peristomale Dermatitis mit oberflächlichem Wundinfekt steigt. Bei Bedarf können Hautschutzprodukte aufgetragen werden (z. B. Cavilon®, Wirkstoff Dimethicon).
- Der Wechsel der *Tracheostoma-Kompresse* erfolgt in der Regel 1- bis 3-mal pro Tag, bei Bedarf (insbesondere postoperativ und bei einer erhöhten, dünnflüssigen Trachealsekretmenge) häufiger. Bei jedem Wechsel des Verbands um das Tracheostoma erfolgt eine Kontrolle der Haut auf Entzündungszeichen.

- Durch lokal eingedicktes Wund-/Bronchialsekret kann es *zu Krusten-/Borkenbildung* am Tracheostoma kommen. In der Regel erfolgt die Borkenentfernung beim Wechsel der Tracheostoma-Kompresse durch eine Reinigung des Stomas mit NaCl 0,9 % bzw. einem Desinfektionsmittel. Zur Prophylaxe der Borkenbildung können schleimhautverträgliche Fettsalben zur Pflege des Tracheostomas zum Einsatz kommen. Wichtig ist, dass bei der Applikation von Flüssigkeiten oder Salben die Dosierung so erfolgt, dass diese nicht ins Stoma fließen.
- Das *Kanülenband*, welches die Trachealkanüle an ihrem Platz hält, wird täglich gewechselt. Achtung, dabei besteht Dekanülierungsgefahr! Insbesondere unmittelbar postoperativ ist dies mit großem Risiko verbunden, weil das Stoma kollabieren kann.
- Bei einem Tracheostoma, welches in Zusammenhang mit großen Lappenrekonstruktionen angelegt wurde, wird die Kanüle meist angenäht. In diesem Fall sollte kein Kanülenband verwendet werden (Stauung durch Band → Gewebe kann anschwellen).
- Das Aufsetzen eines *„Heat and Moisture Exchanger"* (HME, künstliche Nase, ▶ Abschn. 29.2.2) sowie die regelmäßige *Inhalation* mit Na Cl 0,9 % oder klinikeigenen Inhalationsflüssigkeiten bzw. die Verwendung eines anderen Befeuchtungssystems ist zentral, da die natürliche Atemwegsbefeuchtung wegfällt und es sonst zu vermehrter Borken- und Trachealsekretpfropfenbildung kommen kann (Gefahr der akuten Atemwegsobstruktion). Bei der Inhalation ist es wichtig, dass die Patientin/der Patient eine aufrechte Sitzposition einnimmt und der HME entfernt wird. Bei Bedarf wird vor dem Inhalationsvorgang abgesaugt und die Innenkanüle gereinigt, damit die Feuchtigkeit sich wie gewünscht optimal verteilen kann. Nach der Inhalation wird nochmals abgesaugt, um das gelöste/verflüssigte Trachealsekret zu entfernen.
- Eine durch die Physiotherapie durchgeführte *Atemtherapie* kann das Sekretmanagement positiv beeinflussen.

(Basierend u. a. auf Mitchell et al. 2013; Parker 2014; Everitt 2016a; Alsunaid et al. 2021)

29.3.3.3 Risiko für Aspiration

Die Aspiration durch Fremdkörper (Eintrittspforte Tracheostoma) ist bei allen Anlagearten eines Tracheostomas möglich, tritt aber selten auf.

Die Aspiration von Nahrung oder Speichel ist bei laryngektomierten Patientinnen und Patienten wie Frau Savic aus anatomischen Gründen nicht mehr möglich, sofern keine Fistel vorliegt oder das Sprechventil (z. B. Provox®, ▶ Abschn. 29.2.3) undicht ist.

Betroffene wie Herr R. und Herr S. mit liegender Trachealkanüle aspirieren oft geringfügig (stille Aspiration ohne Husten). Dies tritt weit mehr beim Trinken als beim Essen auf, was bei der Planung der Ernährung zu berücksichtigen ist. Bei auftretender Dysphagie soll zeitnah die Logopädie hinzugezogen werden (▶ Abschn. 29.3.6).

Ist die Trachealkanüle geblockt, drückt der Ballon des Cuffs auf den Ösophagus und kann den spontanen Speiseabfluss behindern, was eine Aspiration begünstigt. Zudem fehlt der Atemluftfluss durch den Larynx, wodurch dessen Sensibilität auch für Flüssigkeiten rasch abnimmt. Stille Aspirationen sind die Regel. Entsprechend wird bei einer geblockten Kanüle in der Regel nicht per os ernährt (▶ Abschn. 29.3.6).

> ❯ Eine Trachealkanüle mit geblocktem Cuff schützt nie vollständig vor einer Aspiration!

29.3.3.4 Akute Dyspnoe, Atemwegobstruktion

Eine akute Dyspnoe kann bei Patientinnen und Patienten mit einem Tracheostoma diverse Gründe haben. Häufig tritt eine Obstruktion der Trachea durch Borken bzw. einen Trachealsekretpfropf auf. Es kann sich aber auch um eine Fremdkörperaspiration oder eine Exazerbation einer vorbestehenden Lungenerkrankung wie COPD oder Asthma handeln. Eine hohe psychosoziale Belastung (z. B. Angst vor Dyspnoe oder Stress, ▶ Abschn. 29.3.1) kann eine Dyspnoe zusätzlich verstärken (Mitchell et al. 2013; Parker 2014).

Bei jeder Patientin/jedem Patienten mit einem Tracheostoma sollte direkt am Bett ersichtlich sein, wie die Luftwege angelegt sind (Laryngektomie ja/nein) und welche Art von Trachealkanüle verwendet wird, um in Notfallsituationen korrekt handeln zu können (Everitt 2016a).

Pflegerische Interventionen bei akuter Dyspnoe

Folgende Punkte sind bei der Betreuung von Betroffenen mit einem Tracheostoma und akuter Dyspnoe zentral (u. a. Feber 2006; Mitchell et al. 2013; Parker 2014):

- Patientin/Patient ernst nehmen (Dyspnoe bedeutet oft Todesangst!), Ruhe bewahren.
- „Heat and Moisture Exchanger" (HME, künstliche Nase) entfernen.
- Allfällige Borken entfernen und absaugen (s. auch Box „Pflegerische Interventionen: Tracheostoma- und Trachealkanülen-Pflege"). Patientin/Patient dabei anleiten, *nicht* tief einzuatmen, um Borken nicht zu aspirieren.
- Wenn möglich, Oberkörper hochlagern, einengende Kleider entfernen, Fenster öffnen.
- Patientin/Patient inhalieren lassen, ggf. Spray mit NaCl 0,9 % direkt ins Tracheostoma sprühen. Dies löst einen akuten Hustenreiz aus, wodurch gelöstes Sekret abgehustet/abgesaugt werden kann.
- Die Applikation von Sauerstoff erfolgt bei jedem Tracheostoma via Trachealkanüle (ggf. bei Patientinnen und Patienten mit Phonationskanüle (▶ Abschn. 29.3.4) und ohne Cuff gleichzeitig auch nasal). Unbefeuchteter Sauerstoff, der nicht via HME oder ein anderes Befeuchtungssystem appliziert wird, soll nur kurzzeitig oder intermittierend mit regelmäßiger Befeuchtung der Atemwege (Inhalation mit NaCl 0,9 %) verabreicht werden, da dieser ansonsten zu (verstärktem) Austrocknen des Bronchialsekrets und somit zur Bildung eines festsitzenden Sekretpfropfs führen kann.
- Die Beatmung erfolgt bei Patientinnen und Patienten mit einem Tracheostoma ausschließlich über das Tracheostoma. Eine suffiziente Beatmung ist nur mit einer geblockten, ungefensterten/geschlossenen Kanüle möglich (ggf. Wechsel der Kanüle durch ärztliches Personal nötig).
- Nach akuten Dyspnoe-Ereignissen sollen deren Ursachen soweit möglich geklärt/behoben und prophylaktische Interventionen angewendet werden (z. B. Borkenpflege, Inhalation, Flüssigkeitszufuhr optimieren).

29.3.4 Beeinträchtigte verbale Kommunikation

Unmittelbar nach der Operation sind tracheotomierte Patientinnen und Patienten mit einer fehlenden verbalen Kommunikation konfrontiert und darauf angewiesen, sich ohne Stimme verständlich zu machen. Eine per Cuff geblockte Trachealkanüle verhindert die verbale Kommunikation (Everitt 2016b).

Die Betreuung von Patientinnen und Patienten mit Tracheostoma stellt deshalb hohe Anforderungen an die Kommunikationsfähigkeit der sie betreuenden Pflegefachpersonen. Durch ihre eingeschränkte Mitteilungsfähigkeit fühlen sich die Betroffenen zudem meist psychosozial sehr belastet (u. a. Billington und Luckett 2019).

Tracheotomierte Patientinnen und Patienten wie Herr R. und Herr S. kann ein **Sprechventil** auf die Trachealkanüle aufgesetzt werden. Dabei handelt es sich um ein Zubehör, mit dem die Sprechfähigkeit wiedererlangt wird: Die durch das Tracheostoma eingeatmete Luft wird bei der Ausatmung durch den Larynx geführt, da sich die Einwegsklappe des Ventils nach der Einatmung verschließt und erst nach der via Larynx erfolgten Ausatmung wieder öffnet. Die durch den Luftstrom in Schwingung gebrachten Stimmlippen ermöglichen somit die Phonation. Dies ist nur bei Verwendung von **gefensterten/offenen Trachealkanülen** möglich. Deshalb werden sie auch **Phonations- oder Sprechkanülen** genannt (Parker 2014).

> **Wichtig**
> — Sprechventil nur bei Krebsbetroffenen verwenden, welche dieses im Notfall selbst entfernen können.

— Eine (per Cuff) geblockte, ungefensterte Trachealkanüle in Kombination mit einem Sprechventil bedeutet Lebensgefahr, da die Ausatmung nicht möglich ist!

Als Alternative zum Einsatz eines Sprechventils können Betroffene mit Tracheostoma ohne Laryngektomie lernen, mit ihrem Finger das Tracheostoma zu verschließen, um während des Sprechvorgangs den Luftstrom temporär in den Larynx umzuleiten (Everitt 2016b).

Laryngektomierte Patientinnen und Patienten (Beispiel Frau S.) müssen eine Ersatzstimme lernen (▶ Abschn. 29.2.3). Betroffene sollen unmittelbar postoperativ nicht „pseudoflüstern", da dies den Druck im frisch operierten Gebiet erhöht und zu Wundheilungsstörungen führen kann. Bis zum Erlernen der Ersatzstimme gilt „Sprechverbot". Erste Sprechübungen nimmt die Logopädie vor, sobald der orale Kostaufbau begonnen hat. Dies steht im Zusammenhang mit der Tatsache, dass die Phonation mehr Druck auf die Operationsnähte ausübt als der Schluckakt. Falls eine Provox®-Stimmprothese zur Anwendung kommt, wird diese gemäß klinikinternen Richtlinien gereinigt und gewechselt und die Betroffenen werden vor Entlassung entsprechend instruiert.

Die Tatsache des verbalen Sprachverlusts bzw. der Veränderung der Kommunikation erleben die meisten Betroffenen als sehr belastend und kann dazu führen, dass sie sich sozial isolieren und ihre Bedürfnisse nicht mehr mitteilen (Everitt 2016b). Folgende Interventionen sind bei beeinträchtigter verbaler Kommunikation unterstützend:

Pflegerische Interventionen bei beeinträchtigter verbaler Kommunikation

— Worte von den Lippen der Betroffenen ablesen (gute Lichtverhältnisse nötig).

— Betroffene sollen Fragen und Anliegen stichwortartig aufschreiben (Papier, Schreibtafel, Tablet).

— Beschriftete Unterlagen nicht entsorgen (Krebsbetroffene können mit dem Finger auf ein bereits notiertes Wort/einen Satz zeigen).

— Gesten vereinbaren (z. B. ja = Daumen nach oben, nein = Daumen nach unten).

— Fragen an die Betroffenen sollen immer so gestellt werden, dass sie mit ja oder nein beantwortet werden können.

— Kommunikation der Patientinnen und Patienten mit ihren Familien (wenn diese nicht vor Ort sind) schriftlich via Messenger-Apps, SMS, E-Mail.

— Versteht man die betroffene Person trotz aller Bemühungen nicht, soll dies zugegeben werden. Gegebenenfalls ist es unterstützend, eine kurze Kommunikationspause einzulegen und es später noch einmal zu versuchen (Stressabbau für Betroffene und Pflegefachperson).

29.3.5 Verändertes Körperbild

Die meisten Betroffenen nehmen die liegende Trachealkanüle als Fremdkörper wahr, welche u. a. optisch, aber auch bezüglich ihres Körpergefühls für sie störend sein kann. Insbesondere bei dauerhaften Anlagen (Herr S., Frau S.) kann bei den Betroffenen Angst vor unangepassten Reaktionen der Umgebung auf das Tracheostoma auftreten (s. auch ▶ Abschn. 29.3.1).

In der postoperativen Phase kann es deshalb vorkommen, dass Betroffene ihre Körperbildveränderung nicht wahrhaben wollen oder eine ablehnende Grundhaltung (ggf. auch gegenüber dem Erlernen der Tracheostoma- und Trachealkanülenpflege) entwickeln. Für die Pflegefachpersonen ist es zentral zu erkennen, dass diese Verhaltensweisen zum Trauerprozess in der aktuellen Transition gehören können und die Betroffenen empathische Begleitung benötigen. Ebenfalls kann psychologische und/oder seelsorgerische Unterstützung indiziert sein.

Die Betroffenen können von der Pflegefachperson einfühlsam ermutigt werden, die Kanüle anzusehen und später zu berühren. Zudem sollen die Betroffenen zu Abdeckmöglichkeiten des Tracheostomas (Abdecktücher mit Halsfixierung in verschiedenen Farben, Halstücher) beraten werden. Tatsache ist, dass das veränderte Atemgeräusch auch bei abgedecktem Tracheostoma die Umgebung auf die Körperbildveränderung aufmerksam machen kann.

Das veränderte Körperbild kann auch die Intimität einer Paarbeziehung belasten, was ggf. durch therapeutische Unterstützung angegangen werden muss (Everitt 2016b).

29.3.6 Risiko eines Ernährungs- oder Flüssigkeitsdefizits

Patientinnen und Patienten können nach einer Tracheostoma-Anlage Schluck- oder Geschmackstörungen sowie weitere Beeinträchtigungen aufweisen, welche mit der Grunderkrankung oder deren Therapie zusammenhängen und die Ernährung sowie die Flüssigkeitsaufnahme beeinflussen. Ein Gewichtsverlust soll, wenn immer möglich, verhindert werden, da er ein negativer prognostischer Indikator für den Krankheitsverlauf darstellt (Ansprechen der tumorspezifischen Therapien und somit Prognose schlechter; u. a. Tisdale 2002).

29.3.6.1 Dysphagie

Schlucken ist ein äußerst komplexer Vorgang. Die Dysphagie hat bei tracheotomierten Krebsbetroffenen oft eine funktionelle Ursache, nämlich den Tumor im Halsbereich und den operativen Eingriff. Einen Einfluss auf den Schluckvorgang können aber beispielsweise auch Sensibilitätsstörungen im Pharynx-/Larynxbereich durch den veränderten Atemluftstrom, schlechte Vigilanz, medikamentöse Sedierung oder pulmonale Erkrankungen haben. Auch eine gecuffte Trachealkanüle kann sich negativ auf die beim Schluckvorgang auftretende Larynx-Elevation auswirken und das Auftreten stiller Aspirationen fördern (Schneider-Stickler 2018a).

Das Wissen um das erhöhte Dysphagie-Risiko sowie das konsequente Durchführen ausführlicher klinischer Dysphagie-Abklärungen durch die Logopädie (inkl. bildgebender Verfahren wie beispielsweise die funktionelle endoskopische Evaluation des Schluckens [FEES]) sind bei der Dysphagie-Therapie und dem oralen Kostaufbau von elementarer Bedeutung (Denk-Linnert 2018).

Die erschwerte Nahrungsaufnahme kann ansonsten das Risiko für eine Malnutrition und ein Flüssigkeitsdefizit erhöhen. Der Mangel an Flüssigkeit kann zudem zu zäherem Trachealsekret und Borken führen, was eine Atemwegsobstruktion begünstigen kann. Zudem können als Folge der Dysphagie chronische Aspirationen sowie daraus folgend Pneumonien auftreten (▶ Abschn. 29.3.3). Infolgedessen kann auch eine Anpassung der Kostform oder – bei ausgeprägter Dysphagie – die Einlage einer Ernährungssonde erfolgen. In dieser Situation wird die Ernährungsberatung beigezogen.

> **▶ Beispiel**
>
> **Ernährung nach Laryngektomie (Beispiel Frau S.)**
>
> Postoperativ werden Patientinnen und Patienten nach einer Laryngektomie durch eine nasogastrale Sonde oder eine perkutane endoskopische Gastrostomie (PEG) mit Sondenkost ernährt. Der Kostbedarf wird durch die Ernährungsberatung festgelegt. Nachdem ca. 10–14 Tage postoperativ im Rahmen einer Videofluoroskopie die Dichtigkeit der Operationsnähte bestätigt worden ist, kann ein oraler Kostaufbau begonnen werden. Der erste Schluckversuch erfolgt durch die Logopädie oder die Physiotherapie. ◀

29.4 Entlassmanagement von Krebsbetroffenen mit Tracheostoma

Das Austritts-/Entlassmanagement beginnt bei jeder Patientin/jedem Patienten mit dem Eintritt und gestaltet sich bei Betroffenen mit einem Tracheostoma oft aufwendig (Everitt 2016b). Meist ist ein Aufenthalt in einer Rehabilitationsklinik geplant (insbesondere bei Laryngektomie). Dabei ist zu beachten, dass ggf. nicht jede Institution Patientinnen und Patienten mit Tracheostoma aufnimmt.

Um die anschließende ambulante Betreuung der Patientin/des Patienten zu Hause sicherzustellen, ist es wichtig, bereits während des stationären Aufenthalts relevante Daten zur psychosozialen Situation der betroffenen Person und ihrer Familie zu sammeln. Zudem soll mit ihnen besprochen werden, welche Art der Unterstützung zu Hause benötigt wird (▶ Abschn. 29.3.2.). Studien zeigen, dass Familien oft zu wenig in den Entlassungsprozess involviert werden und besser bezüglich möglicher Notfallsituationen zu Hause vorbereitet werden müssen (Amar-Dolan et al. 2020).

Das Monitoring der individuellen Lebensqualität ist ein wichtiger Punkt der ambulanten Tumornachsorge (Funk et al. 2012). Betroffene und ihre Familien werden regelmäßig durch ein konstantes, vertrautes interprofessionelles Team begleitet.

Literatur

Zitierte Literatur

Alsunaid S, Holden VK, Kohli A, Diaz J, O'Meara LB (2021) Wound care management: tracheostomy and gastrostomy. J Thorac Dis 13(8):5297–5313. https://doi.org/10.21037/jtd-2019-ipicu-13

Amar-Dolan LG, Horn HM, O'Connell B, Parsons SK, Roussin JC, Weinstock PH, Graham JR (2020) "This is how hard it is". Family experience of hospital-to-home transition with a tracheostomy. Ann Am Thorac Soc 17(7):860–868. https://doi.org/10.1513/AnnalsATS.201910-780OC

Baehring E, McCorkle R (2012) Postoperative complications in head and neck cancer. Clin J Oncol Nurs 16(6):203–209. https://doi.org/10.1188/12.CJON.E203-E209

Billington J, Luckett A (2019) Care of the critically ill patient with a tracheostomy. Nurs Stand 34(2):59–65. https://doi.org/10.7748/ns.2019.e11297

Bonvento B, Wallace S, Lynch J, Coe B, McGrath BA (2017) Role of the multidisciplinary team in the care of the tracheostomy patient. J Multidiscip Healthc 10:391–398. https://doi.org/10.2147/JMDH.S118419

Chapple A, Ziebland S, McPherson A (2006) The specialist palliative care nurse: a qualitative study of the patients' perspective. Int J Nurs Stud 43:1011–1022. https://doi.org/10.1016/j.ijnurstu.2005.11.007

Denk-Linnert DM (2018) Schlucken nach Tracheostomie. In: Schneider-Stickler B, Kress P (Hrsg) Tracheotomie und Tracheostomaversorgung – Indikationen, Techniken und Rehabilitation. Berlin: Springer, S 303–319

Everitt E (2016a) Tracheostomy 1: caring for patients with a tracheostomy. Nurs Times 112(19):16–20

Everitt E (2016b) Tracheostomy 3: care of patients with permanent tracheostomy. Nurs Times 112(21–23):17–19

Feber T (2006) Tracheostomy care for community nurses: basic principles. Brit J Commun Nursing 11(5):186–193. https://doi.org/10.12968/bjcn.2006.11.5.21021

Ferrell BR (2006) Understanding the moral distress of nurses witnessing medically futile care. Oncol Nurs Forum 33:922–930. https://doi.org/10.1188/06.ONF.922-930

Funk GF, Karnell LH, Christensen AJ (2012) Longterm health-related quality of life in survivors of head and neck cancer. Archiv Otolaryngol Head Neck Surg. (Published online 16.01.2012). https://doi.org/10.1001/archoto.2011.234

Gross AG (2006) End-of-life care obstacles and facilitators in the critical care units of a community hospital. J Hosp Palliat Nurs 8(2):92–102

Hell D, Endrass J, Vontobel J, Schnyder U (2011) Kurzes Lehrbuch der Psychiatrie. Das Basiswissen mit Repetitioriumsfragen, 3. Aufl. Bern: Huber

Herdman TH, Kamitsuru, S. (Hrsg.) (2019) Pflegediagnosen, Definitionen und Klassifikation 2018–2020, Kassel: Recom

London F (2010) Informieren, Schulen Beraten, Praxishandbuch zu pflegebezogenen Patientenedukation,2. Aufl. Bern: Huber

Long-Sutehall T, Willis H, Palmer R, Ugboma D, Addington-Hall J, Coombs M (2011) Negotiated dying: a grounded theory of how nurses shape withdrawal of treatment in hospital critical care units. Int J Nurs Stud 48(12):1466–1474. https://doi.org/10.1016/j.ijnurstu.2011.06.003

Mehnert A, Müller D, Lehmann C, Koch U (2006) Die deutsche Version des NCCN Distress-Thermometers. Psychiatrie, Psychologie und Psychotherapie 54(6):213–223

Meyer G, Schlömer G (2003) Wundversorgung – Patienten mit temporärem Tracheostoma. Wissen und Sorgfalt sind gefragt Pflegezeitschrift 7:8

Mitchell RB, Hussey HM, Setzen G, Jacobs IN, Nussenbaum B, Dawson C et al (2013) Clinical consensus statement: tracheostomy care. Otolaryngol Head Neck Surg 148(1):6–20. https://doi.org/10.1177/0194599812460376

Moreira Queiròs SM, Soares Pinto IE, Correia de Brito MA, de Brito V, Santos CS (2021) Nursing interventions for the promotion of tracheostomy self-care. A scoping review. J Clin Nurs 30(21–22):3055–3307. https://doi.org/10.1111/jocn.15823

Moser G, Kress P, Zauner C, Thurnher D (2018) Chirurgisch-interventionelle Aspekte. In: Schneider-Stickler B, Kress P (Hrsg) Tracheotomie und Tracheostomaversorgung – Indikationen, Techniken und Rehabilitation. Berlin: Springer, S 39–92

Parker LC (2014) Tracheostomy care. Nurs Crit Care 9(6):38–41

Paul F (2010) Tracheostomy care and management in general wards and community settings: literature review. Nurs Crit Care 15(2):76–85. https://doi.org/10.1111/j.1478-5153.2010.00386.x

Schneider-Stickler B (2018a) Komplikationen nach Tracheostomie. In: Schneider-Stickler B, Kress P (Hrsg) Tracheotomie und Tracheostomaversorgung – Indikationen, Techniken und Rehabilitation. Berlin: Springer, S 207–217

Schneider-Stickler B (2018b) Zur Begrifflichkeit von „Tracheotomie" und „Tracheostomie". In: Schneider-Stickler B, Kress P (Hrsg) Tracheotomie und Tracheostomaversorgung – Indikationen, Techniken und Rehabilitation. Berlin: Springer, S 1–2

Tisdale MJ (2002) Cachexia in cancer patients. Nat Rev Cancer 2(11):62–871. https://doi.org/10.1038/nrc927

Whitmore KA, Townsend SC, Laupland KB (2020) Management of tracheostomies in the intensive care unit: a scoping review. BMJ Open Respir Res 7(1):e000651. https://doi.org/10.1136/bmjresp-2020-000651

Wingenfeld K (2009) Transitionen im Krankheitsverlauf. In: Schaeffer D (Hrsg) Bewältigung chronischer Erkrankungen im Lebenslauf. Bern: Huber, S 91–110

Wright LM, Leahey M (2009) Familienzentrierte Pflege. Assessment und familienbezogene Interventionen, Bern: Huber

Weiterführende Literatur

Danker H, Wollbrück D, Singer S, Fuchs M, Brähler E, Meyer A (2010) Social withdrawal after laryngectomy. Eur Arch Otorhinolaryngol *267*(4):593–600. https://doi.org/10.1007/s00405-009-1087-4

McGrory A (2011) Communicating with head and neck cancer patients. ORL-Head and neck Nursing *29*:7–11

Mok E, Chiu PC (2004) Nurse-patient relationships in palliative care. J Adv Nurs *48*(5):475–483. https://doi.org/10.1111/j.1365-2648.2004.03230.x

Internetadressen

Bundesverband der Kehlkopflosen und Kehlkopfoperierten e. V.: www.kehlkopfoperiert-bv.de Deutsche Krebshilfe e. V.. www.krebshilfe.de (Ratgeber: „Rachen und Kehlkopfkrebs")

Kehlkopfoperierte Schweiz. www.kehlkopfoperierte.ch (Information zum Thema Kehlkopfkrebs)

Krebshilfe Österreich. www.krebshilfe.at (Information zum Thema Kehlkopfkrebs

Krebsliga Schweiz. www.krebsliga.ch (Broschüre: „Leben ohne Kehlkopf")

Pflege nach operativen Eingriffen an der Brust

Dimitri Sarlos, Vasiliki Gorgorini und Claudia Krmpotic

Inhaltsverzeichnis

Autoren der vorherigen Fassung: A. Günthert, M. Eicher, M. Biedermann

30.1 Einleitung

Bei der operativen Behandlung von Brustkrebs stehen heute brusterhaltende Operationen im Vordergrund. Muss der gesamte Brustdrüsenkörper entfernt werden, stehen verschiedene rekonstruktive Verfahren zur Verfügung. Die Vielfalt an Behandlungsmöglichkeiten verstärkt den Bedarf an Information und Unterstützung durch ein multiprofessionelles Behandlungsteam. Dieses Kapitel beschreibt die operativen Behandlungsmöglichkeiten bei Brustkrebs und die damit verbundenen pflegerischen Aufgaben. Eine Übersicht über die medizinischen Aspekte des Mammakarzinoms findet sich in ▶ Abschn. 46.1.

30.2 Allgemeine Aspekte der Pflege bei Brustoperationen

Häufig ist die Operation der Mamma nur der erste Schritt in einem längeren Therapieprozess. Die Patientin und ihre Angehörigen setzen sich erst kurze Zeit mit der Diagnose auseinander und erleben dabei vielfältige Belastungen. Die präoperative Phase ist häufig geprägt von Angst. Die Betroffenen müssen ein Krankheitsverständnis entwickeln und Therapieentscheidungen treffen. In der postoperativen Phase treten neben der Angst auch depressive Verstimmungen und Körperbildstörungen (▶ Kap. 27) gehäuft auf. Eine systematische Befragung aller Patientinnen im Hinblick auf psychosoziale Belastungen gilt deshalb heute als Standard, z. B. mittels Distress-Thermometer oder Erfragen der unerfüllten Unterstützungsbedürfnisse (Carlson et al. 2012), sodass anschließend gezielte Interventionen angeboten werden können. Auch in Zentren, in denen noch kein solches Screening durchgeführt wird, sollten Pflegende auf die genannten Probleme eingehen und entsprechende Maßnahmen planen.

In den letzten Jahren wurden zunehmend spezialisierte und zertifizierte Brustzentren eingerichtet, um eine optimale interdisziplinäre Versorgung von Brustkrebspatientinnen sicherzustellen und ihren Bedürfnissen noch besser gerecht zu werden. Fester Bestandteil solcher Zentren sind auch Breast Care Nurses (BCN) (Biganzoli et al. 2020). Oft werden prä- und postoperative pflegerische Aufgaben von diesen spezialisierten Pflegenden übernommen. Die BCN verfügt für diese Aufgaben über spezielles Wissen und Zeitressourcen.

30.3 Eingriffe an der Brust: brusterhaltende Operationen und Mastektomie

Bei der operativen Therapie des Mammakarzinoms wird in erster Linie zwischen der brusterhaltenden Therapie (BET), der modifiziert radikalen Mastektomie (MRM) und der sich immer mehr etablierenden hautsparenden Mastektomie („Skin sparing Mastectomy", SSM) unterschieden.

Operative Eingriffe an der Brust
- *Brusterhaltende Therapie (BET):*
  Bei der BET wird der Tumor mit einem Sicherheitsabstand im gesunden Gewebe entfernt. Dazu wird bei kleineren Tumoren eine Segmentresektion durchgeführt, bei fortgeschrittenen bzw. multifokalen Tumoren (mehrere Tumorknoten im selben Quadranten) eine Quadrantenresektion. International wird auch oft von der Lumpektomie gesprochen, bei der lediglich der Tumor mit Sicherheitsabstand ohne Berücksichtigung des anatomischen Segments entfernt wird. Bei multizentrischen Tumoren (Tumorknoten in mehreren Quadranten) kann auch in Einzelfällen eine BET erwogen werden, wenn die Schnittränder tumorfrei sind.

  Die BET muss in der Regel durch eine Strahlentherapie ergänzt werden. Eine BET mit nachfolgender Radiotherapie der gesamten Brust ist bezüglich des Überlebens der alleinigen Mastektomie gleichwertig.
- *Modifiziert radikale Mastektomie (MRM):*
  Bei diesem Eingriff wird die gesamte Brustdrüse mit Brustwarze und angrenzender Haut sowie die Faszie des M. pectoralis major entfernt. Gegebenenfalls kann gleichzeitig ein Wiederaufbau der Brust erfolgen.
- Eine Variante der Mastektomie ist die *hautsparende (skin sparing) Mastektomie (SSM)*, bei der die Haut bis nahe in den Warzenhof (Areola) heran erhalten bleibt und das Volumen zwischen Hautmantel und Muskulatur nach Entfernung des Drüsengewebes mit unterschiedlichen Methoden, z. B. einem Implantat oder durch Eigengewebe, aufgefüllt wird. Der Nippel-Areola-Komplex kann

dabei erhalten bleiben oder nicht. Dieses Verfahren wird häufig bei ausgedehntem duktalen Carcinoma in situ oder bei der prophylaktischen Mastektomie bei Hochrisikopatientinnen eingesetzt.

Bei der Wahl der operativen Therapie sind bestimmte Voraussetzungen hinsichtlich des Primärtumors, aber auch die Vorstellungen der Patientin entscheidend. Gegebenenfalls kann durch eine primär-systemische (neoadjuvante) Therapie, meistens eine Chemotherapie, versucht werden, den Tumor zu verkleinern und so eine bessere Operabilität zu erreichen. Die neoadjuvante Therapie kann zu einer höheren Rate an brusterhaltenden Therapien führen (Gnant 2010). Beim inflammatorischen Mammakarzinom oder dem primär inoperablen Tumor steht die Chemotherapie grundsätzlich vor der operativen Therapie. Ein weiterer Vorteil der neoadjuvanten Therapie besteht darin, dass durch das Ansprechen des Tumors die Effektivität der Therapie beurteilt werden kann (von Minckwitz et al. 2005) und ermöglicht eine Prognoseverbesserung durch eine adaptierte post-neoadjuvante Therapie (AGO, Diagnostik und Therapie früher und fortgeschrittener Mammakarzinome, Neoadjuvante (Primäre) systemische Therapie 2021).

In der Regel wird eine *einseitige* Operation nach vorheriger Diagnosesicherung durch Stanzbiopsie angestrebt. Die bereits präoperativ einsetzende interdisziplinäre Zusammenarbeit zwischen allen beteiligten Fachdisziplinen wie Senologie, Radiologie, plastisch-rekonstruktive Chirurgie, Pathologie, Onkologie, Radioonkologie und Pflege ist Voraussetzung für die Erarbeitung eines Therapiekonzepts und die Beratung der Patientin.

Ist bei sehr voluminösen Brüsten eine BET geplant, kann der Patientin eine Reduktionsplastik der gesunden Seite zur Angleichung vorgeschlagen werden, um kosmetisch und ggf. auch statisch ungünstige Asymmetrien auszugleichen. Ist eine Mastektomie notwendig, muss die Patientin vor dem Eingriff über Möglichkeiten und Grenzen der prothetischen Versorgung und der Rekonstruktion informiert werden. Weiter ist es sinnvoll, die Patientin darüber zu informieren, dass bei positiven Schnitträndern (mikroskopischer Nachweis von Tumorzellen) eventuell eine Nachresektion erforderlich wird. So kann sich die Patientin darauf einstellen, dass unter Umständen eine zweite Operation erfolgen muss.

Voraussetzung für die *BET*: Tumorausdehnung, die eine brusterhaltende Operation überhaupt ermöglicht. Hierbei spielt die individuelle Brustgröße eine Rolle, es kann also nicht eine bestimmte Tumorgröße als Grenzwert formuliert werden.

Für die Defektdeckung nach einer brusterhaltenden Operation können verschiedene onkoplastische Operationstechniken je nach Tumorlokalisation angewendet werden, z. B. Round-block-Mammoplastik, V-Mammoplatik, Raquet-Mammoplastik usw. (Gardani et al. 2018). Die onkoplastische Chirurgie ermöglicht die Tumorentfernung „im Gesunden" (gesundes Gewebe am Schnittrand in der mikroskopischen Untersuchung) in Kombination mit günstigen ästhetischen Ergebnissen und kann zur Vermeidung von unnötigen Mastektomien führen (Abdallah et al. 2010).

Gründe, die eine modifiziert radikale Mastektomie erfordern (S3-Leitlinie Mammakarzinom, Juni 2021)

- Zweifelhaftes kosmetisches Resultat nach BET bei Missverhältnis zwischen Tumorgröße bzw. Tumorlage und Gesamtbrust
- Vorliegen eines T4-Tumors, d. h. Befall von Haut und/oder Brustwand (wobei auch hier eine Brusterhaltung u. U. möglich ist)
- Inflammatorisches Mammakarzinom
- Multizentrisches Karzinom, d. h. mehrere Karzinomherde in unterschiedlichen Quadranten der Brust, ebenso quadrantenüberschreitendes Wachstum, auch von Carcinoma-in-situ-Anteilen (wobei auch hier eine Brusterhaltung u. U. möglich ist,)
- Ablehnung oder Kontraindikation für eine postoperative Bestrahlung
- Inbrustrezidiv nach BET und anschließender Bestrahlung. Allerdings kann auch hier in manchen Fällen eine erneute Brusterhaltung mit anschließender interstitieller Brachytherapie (▶ Abschn. 7.4.2) oder Hyperthermie angeboten werden
- Wunsch der Patientin

Die Mastektomie bedeutet einen großen Eingriff in das körperliche Erscheinungsbild und wird von einigen Frauen und/oder ihren Partnerinnen/ihren Partnern als entstellend wahrgenommen. Dennoch gibt es auch Frauen, die sich bewusst für eine Mastektomie entscheiden. Dabei spielt sowohl die Furcht vor einem Rückfall eine Rolle wie auch das Wissen um die besseren Möglichkeiten der operativen Rekonstruktion. Zudem wird beim immer öfter diagnostizierten familiären Brustkrebs (BRCA-Mutation) oft eine prophylaktische Mastektomie durchgeführt (De Felice et al. 2015).

Wie bei Amputationen von Gliedmaßen können nach Mastektomie Sensationen wie „Kribbeln" im Bereich bereits entfernter Areale auftreten, insbesondere den Brustwarzen.

30.4 Eingriffe an den axillären Lymphknoten

Der wichtigste Prognosefaktor bei Brustkrebs ist der Tumorbefall der axillären Lymphknoten. Die Entnahme von Lymphknoten hat daher primär einen diagnostischen Wert. Sind die Lymphknoten allerdings befallen, dann dient die Entfernung auch der lokalen Tumorkontrolle. Umstritten ist, ob eine Bestrahlung befallener Lymphknoten der Operation gleichwertig ist (Bartelink 2019). Der operative Eingriff an der Brust wird deshalb meist mit einem Eingriff an den axillären Lymphknoten kombiniert, wobei heute zumeist eine Wächterlymphknotenbiopsie (engl. sentinel lymph node biopsy; SLNB) erfolgt (Veronesi et al. 2010). Nur bei Nachweis eines Befalls wird eine ausgedehntere axilläre Lymphknotenentfernung (engl. axillary lymph node dissection; ALND) durchgeführt.

30.4.1 Sentinel-Lymphknotenbiopsie

Die SLNB ist wesentlich schonender als die ALND (Lucci et al. 2007), da dabei der Lymphknotenstatus bereits durch Entnahme von einem oder einigen wenigen Wächterlymphknoten (Sentinel-Lymphknoten, SN) bestimmt werden kann. Sind die Wächterlymphknoten nicht befallen, ist die Wahrscheinlichkeit, dass weitere Lymphknoten befallen sind, sehr gering (Krag et al. 2010).

> **Definition**
>
> **Sentinel-(Wächter-)Lymphknoten**: Lymphknoten, die im direkten Abflussgebiet des Tumors liegen und bei einer Metastasierung als Erstes befallen werden.

◘ Abb. 30.1 zeigt das Vorgehen bei der Sentinel-Lymphknotenbiopsie: Zur Markierung der Wächterlymphknoten wird präoperativ radioaktives Technetium bzw. ein blauer Farbstoff oder beides in die erkrankte Brust injiziert. Weitere Verfahren, z. B. die Injektion von Magnetpartikeln, setzen sich zunehmend wegen ihrer Praktikabilität durch (Shams et al. 2021). Intraoperativ werden der oder die Wächterlymphknoten mit einem

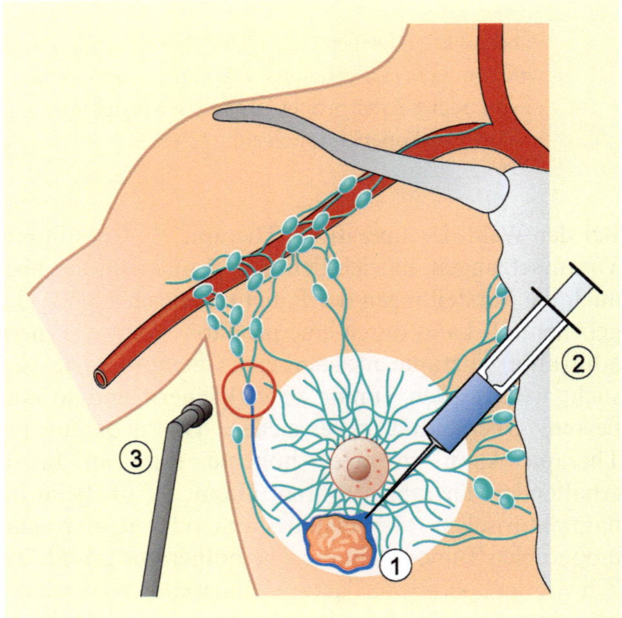

◘ **Abb. 30.1**   Sentinel-Lymphknotenbiopsie. *1* Tumor. *2* Injektion von radioaktiver Substanz und blauem Farbstoff in der Nähe des Tumors (vor der Operation). *3* Während der Operation signalisiert ein Strahlendetektor die vom Wächterlymphknoten *(im roten Kreis)* aufgenommene Radioaktivität und erlaubt es, ihn zu lokalisieren. (Nach Ostertag und Jonat 2003)

Strahlendetektor, anhand der Blaufärbung oder mit einem elektromagnetischen Detektor aufgesucht.

30.4.2 Axilläre Lymphknotenentfernung

Die axillären Lymphknotenwerden anatomisch 3 Ebenen (Levels) zugeordnet (◘ Abb. 30.2):
- Level I: laterokaudal des M. pectoralis minor
- Level II: dorsal des M. pectoralis minor
- Level III: mediokranial des M. pectoralis minor

Standard ist die Entfernung von wenigstens 12 Lymphknoten aus Level I und II. Wenn Lymphknoten aus Level III mitentfernt werden müssen, z. B. bei deutlich vergrößerten Lymphknoten in Level II, steigt das Risiko für postoperative Komplikationen, vor allem ein Lymphödem des Arms, deutlich an (Rebegea et al. 2015).

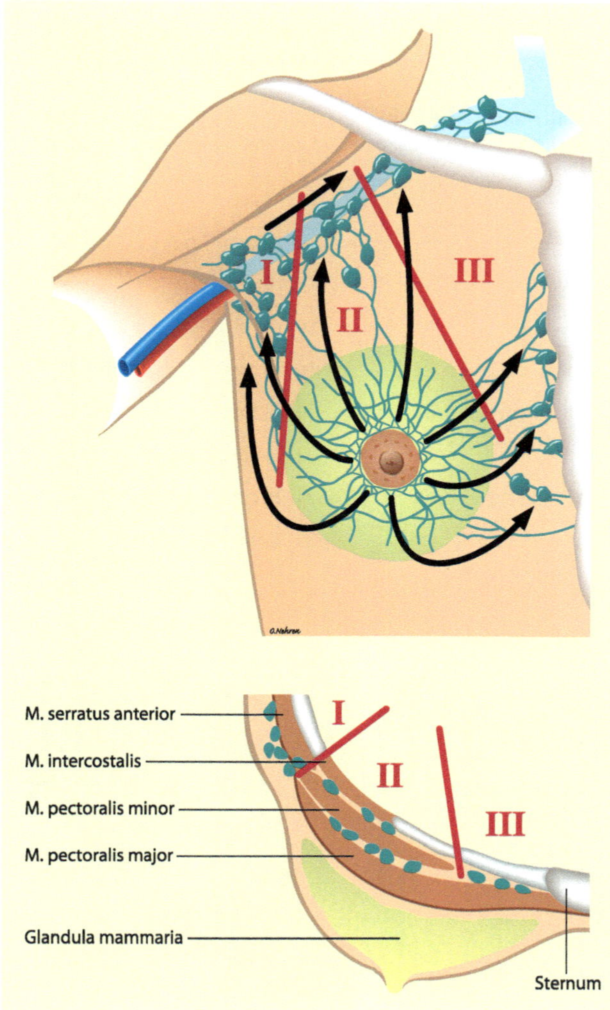

Abb. 30.2 Die axillären Lymphknotengruppen I, II und III. Die *roten Linien* markieren die Lage des kleinen Brustmuskels (M. pectoralis minor). (Aus: Siewert JR [2006] Chirurgie, 8. Aufl. Springer Berlin Heidelberg New York)

30.5 Pflegerische Interventionen nach brusterhaltenden Operationen und Mastektomie

30.5.1 Erster Verbandwechsel

Der erste Verbandwechsel dient der Wundkontrolle und -pflege. Für die Patientin ist es der erste Kontakt mit der körperlichen Veränderung (▶ Kap. 27). Deshalb wird der erste Verbandwechsel zusammen mit der Patientin so geplant, dass diese ggf. eine Vertrauensperson zur Unterstützung dazu einladen kann. Patientin und Vertrauensperson müssen auf die Situation vorbereitet werden.

> Die Durchführung des ersten Verbandwechsels muss in ruhiger Atmosphäre durch wenige Fachpersonen erfolgen. Die Visite ist dafür nicht geeignet.

Pflegerische Interventionen beim ersten Verbandwechsel

Beurteilung:
- Narbe und Narbenumgebung,
- Haut,
- Konsistenz der Brust inklusive möglicher Hämatome oder Serombildungen.

Information zum postoperativen Umgang mit der Narbe:
- Ab wann darf geduscht werden?
- Welche Infektionszeichen sind zu beachten?
- Was ist ein Serom und wie muss darauf reagiert werden?
- Wie sollte ein Hämatom gepflegt werden?

Beratung:
- Möglichkeit, die Narbe in einem Spiegel zu betrachten.
- Bei komplikationslosem Verlauf: Möglichkeit für die Patientin, die operierte Brust zu berühren.
- Bei BET ist zu erläutern, dass sich die endgültige Form erst nach einigen Wochen bis Monaten (da die Bestrahlung das Gewebe noch zusätzlich verändert) einstellen wird.
- Bei intraoperativ gelegter Wunddrainage sollte erklärt werden, warum die Drainage notwendig ist und wann sie entfernt werden kann.

Äußert eine betroffene Frau Unbehagen beim Betrachten der Brust oder will sie die Brust nicht betrachten, werden diese Gefühle und Wünsche respektiert. Gleichzeitig kann auf die Bedeutung der Wahrnehmung des eigenen Körpers eingegangen werden. Vielen Patientinnen hilft es, von Bewältigungsstrategien anderer Patientinnen zu erfahren. Es wirkt entlastend zu hören, dass sich andere Frauen mit der Zeit an ihre „neue" Brust gewöhnen, dass auch sie anfangs durch die Operationswunde belastet waren. Auf Wunsch kann auch der Kontakt zu einer betroffenen Frau und/oder zu einer Selbsthilfegruppe vermittelt werden.

Es bietet sich an, einen weiteren Termin zur gemeinsamen Betrachtung der Brust bzw. deren Wunde zu vereinbaren. Dieser sollte möglichst vor der Entlassung aus dem Krankenhaus stattfinden.

30.5.2 Erstversorgung

Die Erstversorgung hat das Ziel, möglichst rasch eine optische Symmetrie der Brüste herzustellen und damit die Körperbildanpassung der Patientin zu unterstützen. Eine zufriedenstellende Symmetrie wird aber nicht immer erreicht und bedarf einer umfassenden Beratung.

Eine gutsitzende Erstversorgung kann nur mit einem optimal sitzenden Büstenhalter (BH) angepasst werden. Häufig lohnt sich ein präoperatives Nachmessen der BH-Größe, da viele Frauen falsche BH-Größen tragen. Die passenden BHs und Erstversorgungsepithesen können damit zeitnah organisiert werden.

30.5.2.1 Messen der BH-Größe

Die BH-Größe wird durch den Körperumfang direkt unterhalb der Brust (Unterbrustumfang) und den Körperumfang auf Höhe der Brustspitze (Überbrustmaß) festgelegt. Dabei muss das Überbrustmaß mit getragenem BH und gesenkten Armen gemessen werden (◘ Abb. 30.3). Der Unterbrustumfang in cm ergibt das BH-Brustmaß. Überbrustmaß minus Unterbrustumfang in cm (in Höhe der Brustspitzen um den gesamten Körper gemessen) ergibt die Cup-Größe (◘ Tab. 30.1).

◘ **Tab. 30.1** Bestimmung des BH-Brustmaßes und des BH-Cups aus Unterbrustumfang (a) und Überbrustmaß (b)

Unterbrustumfang	BH-Brustmaß	Überbrustmaß minus Unterbrustumfang	BH-Cup
63–67 cm	65	10–12 cm	AA
68–72 cm	70	12–14 cm	A
73–77 cm	75	14–16 cm	B
78–82 cm	80	16–18 cm	C
83–87 cm	85	18–20 cm	D
88–92 cm	90	20–22 cm	E
93–97 cm	95	22–24 cm	F
98–102 cm	100	24–26 cm	G
103–107 cm	105	26–28 cm	H
108–112 cm	110		

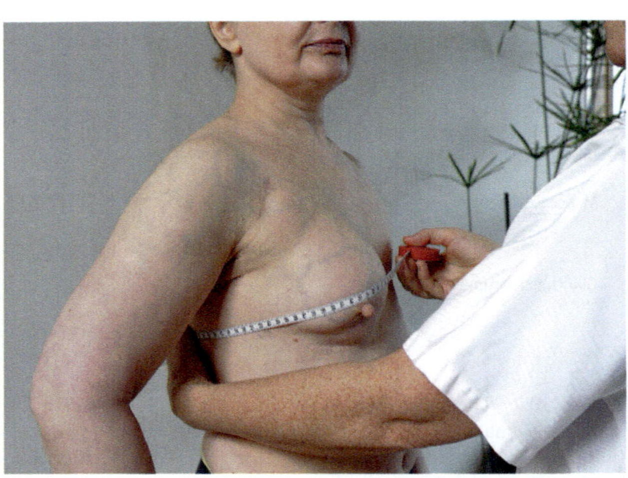

◘ **Abb. 30.4** Messen des Überbrustmaßes nach einseitiger Mastektomie

Bei einseitig mastektomierten Frauen wird das Überbrustmaß halb gemessen. Dabei wird das Maßband von der Rückenmitte (Verschluss des BHs) über die vorhandene Brust zur Brustmitte (sternal) geführt. (◘ Abb. 30.4). Dieser Messwert wird dann mit 2 multipliziert.

▶ **Beispiel**

Nach einseitiger Mastektomie:56 cm (Rückenmitte über die vorhandene Brust zur Brustmitte) × 2 = 112 cm = Cupgröße C. ◄

Bei Frauen nach beidseitiger Mastektomie wird das Unterbrustmaß gemessen. Die Cupgröße kann von den betroffenen Frauen selbst bestimmt werden.

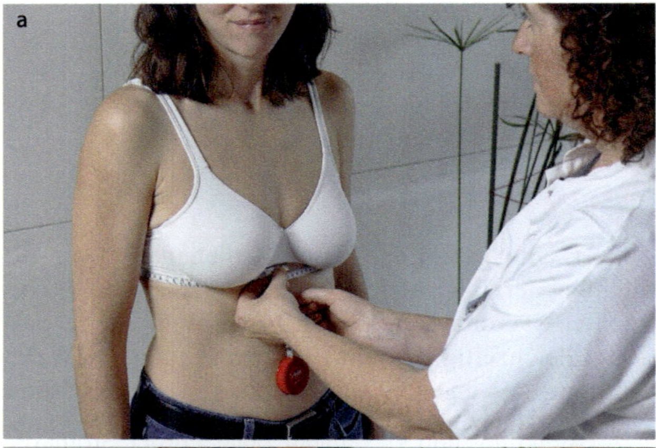

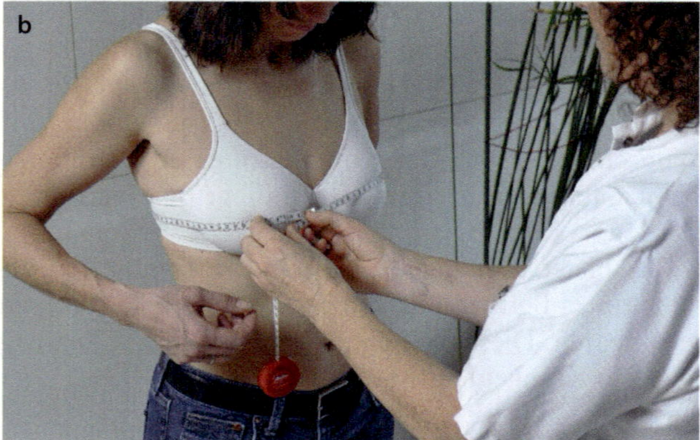

◘ **Abb. 30.3** Messen des Unterbrustumfangs

30.5.2.2 Anpassen der Erstversorgung

Sobald die Drainagen entfernt sind und ein kurzfristiges Tragen des Büstenhalters möglich ist, kann noch während des Krankenhausaufenthalts die Erstversorgungsberatung erfolgen. Dabei kann die Patientin den geschützten Raum nutzen, um sich mit dem veränderten Körperbild auseinanderzusetzen.

Erstversorgungsmodelle sind besonders weich und leicht, um das Wundgebiet und die Narbe zu schonen. Gleichzeitig lässt sich die Erstversorgung an die Schwellung der Brust anpassen, da bei bestimmten Modellen je nach gewünschtem Volumen Watte zugegeben oder entnommen oder eine andere Größe gewählt werden kann (◘ Abb. 30.5).

> Ziel der Erstversorgungsberatung ist, dass die Patientin zufrieden mit ihrem Erscheinungsbild aus dem Krankenhaus entlassen wird.

30.5.2.3 Probleme mit Erstversorgung

Das Gewicht der Erstversorgung entspricht nicht der Gegenseite, daher verrutscht sie leicht. Dies kann durch Tragen eines Spezial-BHs mit Innentaschen, in die die Erstversorgung eingelegt wird, verhindert werden. Alternativ kann die Erstversorgung mit wenigen Haftstichen oder kleinen Druckknöpfen am Büstenhalter befestigt werden.

Ein weiteres Problem ist die Asymmetrie, die dadurch zustande kommt, dass die erhaltene Brust natürlich „hängt". Man empfiehlt insbesondere Patientinnen mit großer Brust, den BH-Träger der mastektomierten Seite sehr locker einzustellen und den Träger der Gegenseite so straff wie möglich zu tragen.

Einigen Frauen ist es unangenehm, eine Erstversorgung zu tragen, weshalb sie darauf verzichten. Andere Frauen wählen bei guter Wundheilung nach wenigen Wochen direkt eine Silikonepithese und verzichten

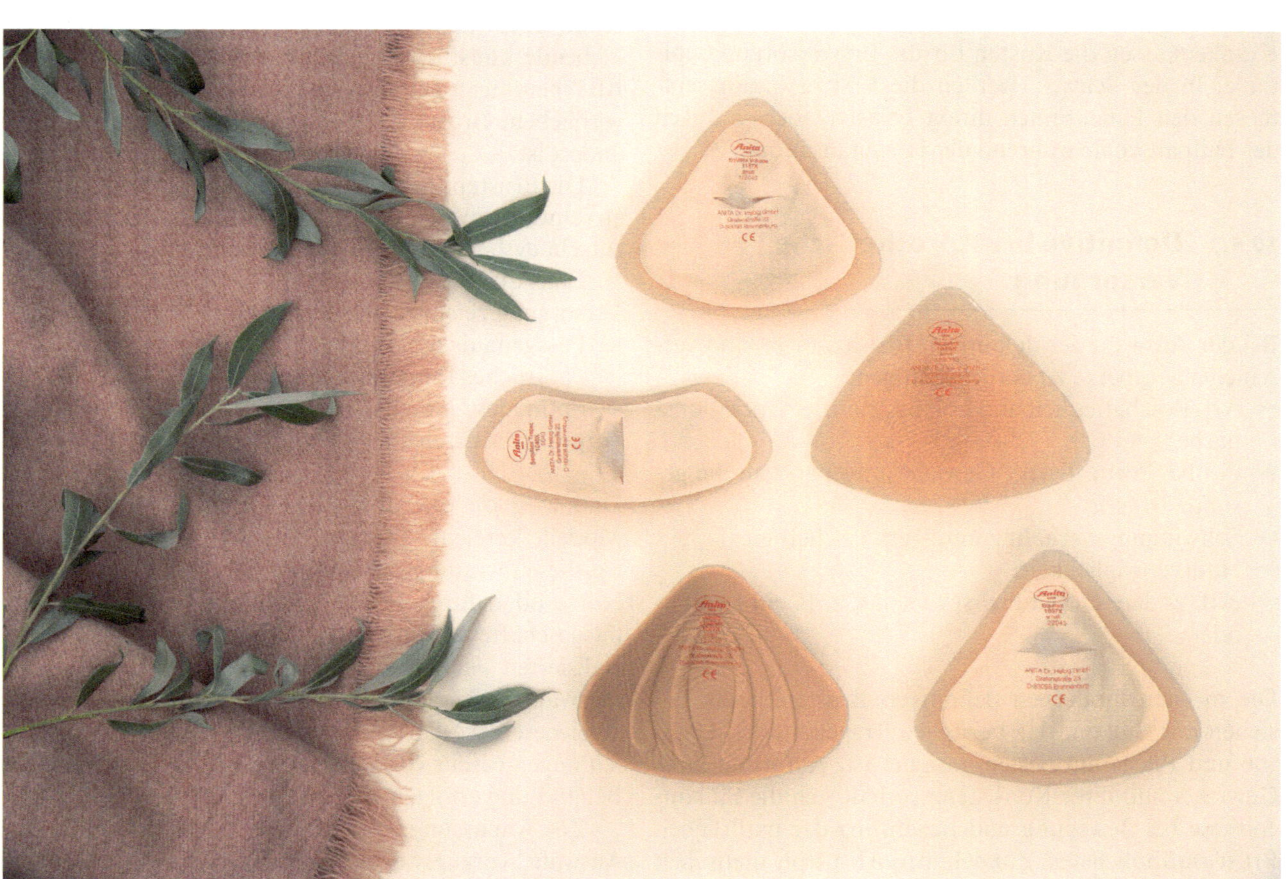

◘ **Abb. 30.5**   Verschiedene Epithesenmodelle

auf eine Erstversorgung aus Watte. Es ist wichtig, die Bedürfnisse der Patientin zu erfragen und zu berücksichtigen.

Zwischen der Erstversorgung und der erhaltenen Brust besteht ein deutlicher Gewichtsunterschied, weshalb für die Erstversorgung eine maximale Tragezeit von 4–6 Wochen, abhängig von der Wundheilung, empfohlen wird.

> Wird die Gewichtsasymmetrie vor allem bei mittelgroßen und großen Brüsten nicht korrigiert, sei es durch Tragen einer definitiven Epithese oder durch operativen Aufbau der mastektomierten bzw. durch Reduktion der gesunden Seite, wird eine Fehlhaltung gefördert. Verspannungen der Schulter-, Nacken- und Rückenmuskulatur können die Folge sein.

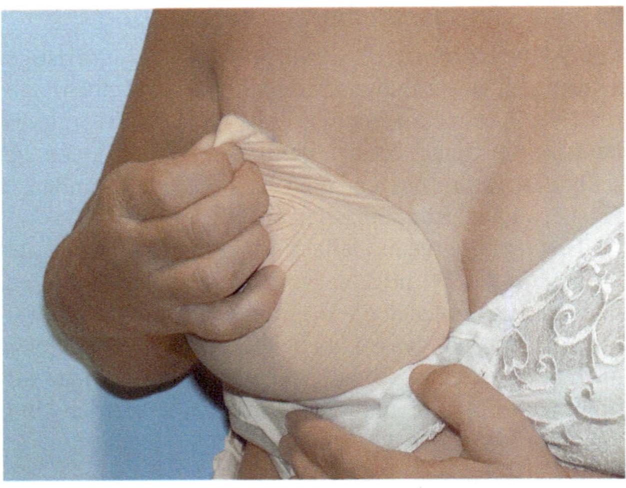

■ Abb. 30.6   Epithese im BH

30.5.2.4 **Kostenübernahme**

In Deutschland und Österreich übernehmen die Krankenkassen die Kosten für die Erstversorgungsepithese. In der Schweiz werden die Erstversorgungsepithesen den Patientinnen direkt belastet oder sind Teil der Fallpauschale während der Hospitalisation.

30.5.3 **Definitive brustprothetische Versorgung**

Bei der Auswahl der definitiven Brustepithese sind verschiedene Aspekte zu berücksichtigen:
- Art, Beschaffenheit und Lokalisation der Operationsnarbe,
- Größe, Form, Farbe, Gewicht (angepasst an die gesunde Brust),
- Schwingungsverhalten und Rutschsicherheit,
- Hautverträglichkeit,
- evtl. andere Gesundheitsprobleme, z. B. ein Lymphödem.

Die meisten modernen definitiven Brustepithesen bestehen aus Silikon, das bezüglich Tragekomfort, Hygiene und Pflege am besten geeignet ist. Aufgrund ihres Gewichts und ihrer Konsistenz verhält sich die Silikonepithese bei Bewegung und Berührung der natürlichen Brust am ähnlichsten. Zur definitiven brustprothetischen Versorgung zählen neben den diversen Epithesenmodellen Spezial-BHs und -Sport- und Badebekleidung.

Heutzutage werden diverse Modelle für definitive Brustepithesen angeboten. Neben Haft- und Leichtepithesen gibt es auch spezielle Epithesen für Frauen, die während der Wechseljahre zum Schwitzen neigen. Es gibt Epithesen für empfindliche Haut und für Frauen

mit Lymphödem sowie Epithesen in unterschiedlichen Hautfarben (■ Abb. 30.6). Darüber hinaus sind selbstklebende künstliche Mamillen erhältlich. Frauen nach BET benötigen gelegentlich eine Teilepithese, wenn die verbliebene Brust deutlich kleiner oder in der Form verändert ist.

Die Brustepithese wird gelegentlich als zu warm oder zu schwer empfunden, limitiert die Kleiderwahl und verrutscht evtl. bei Bewegung und Sport.

Eine qualitativ hochwertige definitive prothetische Versorgung zeichnet sich aus durch:
- Passgenauigkeit,
- natürliches Empfinden,
- optimales Gewicht,
- positives Erscheinungsbild beim Tragen.

Dies wird oft erst durch das Probieren verschiedener Modelle erreicht. In manchen Brustzentren wird die Epithesenberatung mittlerweile durch eine Breast Care Nurse oder durch Fachangestellte verschiedener Sanitätsgeschäfte angeboten. In der Regel findet sie in spezialisierten Fachgeschäften statt. Patientinnen sind bei der Wahl eines solchen Fachgeschäfts auf Unterstützung angewiesen, weshalb entsprechende Beratung und Empfehlungen bereits vor der Entlassung aus der stationären Behandlung erfolgen sollten.

Zur Anpassung einer definitiven Epithese sollte eine Auswahl vorzugsweise enger T-Shirts mitgenommen werden, damit der symmetrische Sitz der Epithese bei mehreren Kleidungsstücken beurteilt werden kann. Für viele Frauen ist es hilfreich, wenn eine vertraute Person (Partner, Partnerin, Freundin) sie begleitet: Diese kann beurteilen, ob die Epithese aus jeder Perspektive natürlich wirkt und eine gute Symmetrie hergestellt werden kann (■ Abb. 30.7).

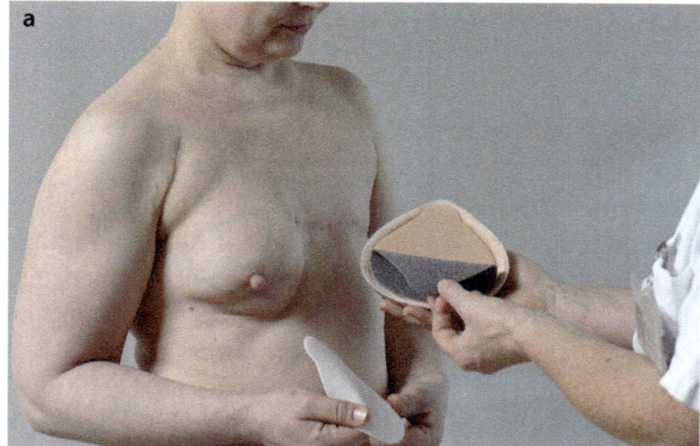

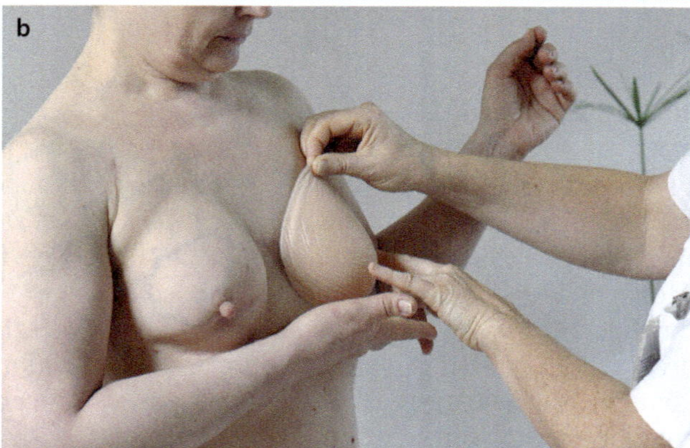

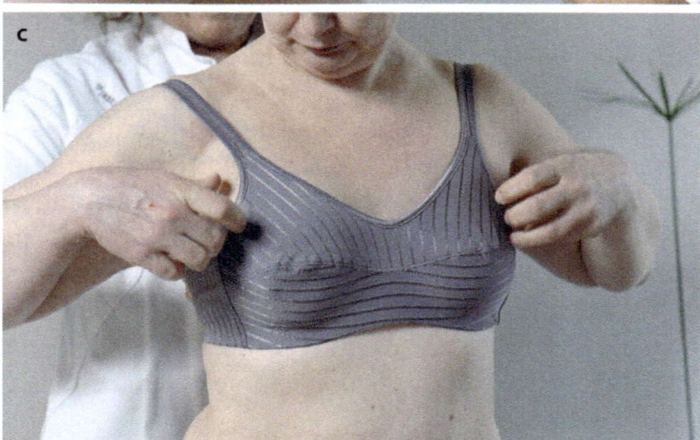

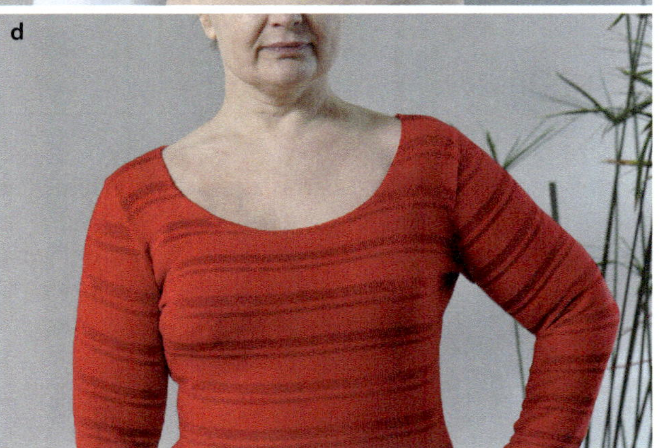

◘ Abb. 30.7 Anprobe einer Haftepithese. **a** Vorbereiten der Epithese. **b** Anpassen der Epithese. **c** Anlegen des Büstenhalters. **d** Natürliches Bild auch mit enganliegendem, weit ausgeschnittenem Oberteil

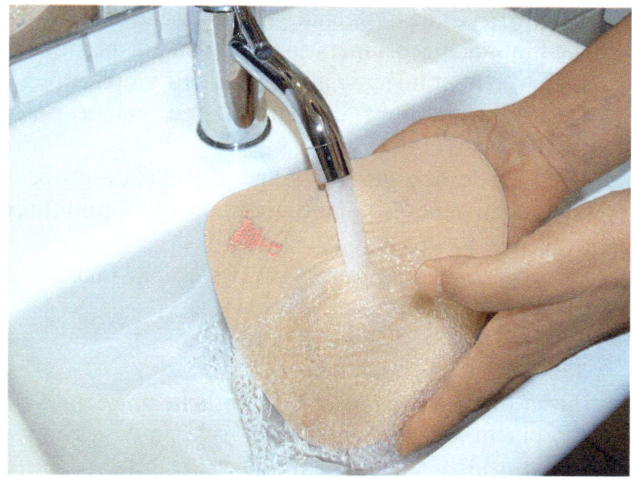

◘ Abb. 30.8 Pflege der Epithese

30.5.3.1 Pflege der Epithese

Erstversorgungsepithesen lassen sich nach dem Entfernen des Füllmaterials waschen. Die mit Silikon gefüllten und mit Polyurethan ummantelten definitiven Epithesen sind wie die eigene Haut zu pflegen und sollten täglich mit neutraler Flüssigseife gewaschen und mit einem Handtuch getrocknet werden (◘ Abb. 30.8). Epithesen vertragen Chlorwasser (Hallenbad), Salzwasser, Schweiß, Kosmetika und sind auch gegen Wärme und Kälte unempfindlich. Einzig durch spitze Gegenstände können sie dauerhaft beschädigt werden.

30.5.3.2 Kostenübernahme

In *Deutschland und Österreich* werden die Kosten für die definitive brustepithetische Versorgung von den Krankenkassen voll übernommen. In Deutschland hat eine brustoperierte Frau alle 2 Jahre Anspruch auf eine neue (Teil-)Epithese, 2-mal jährlich Anspruch auf einen Spezial-BH und alle 3 Jahre Anspruch auf eine Spezialbademode. Bei den Spezial-BHs und -bademoden (nur in Deutschland) beteiligen sich die Krankenkassen mit einer Zuzahlung, die je nach Bundesland und Krankenkasse variiert.

In der *Schweiz* werden die Kosten für (Teil-)Epithesen und textiles Zubehör bis zum Alter von 64 Jahren von der Invalidenversicherung (IV) vergütet. Bei Frauen im Rentenalter übernimmt die Krankenversicherung die Kosten für die Prothesen mehrheitlich, wobei die Kosten für die Beratungen nur teilweise übernommen werden. Für Bademode bestehen keine finanziellen Zuschüsse.

30.5.4 Postoperative Probleme und Komplikationen

Komplikationen nach brusterhaltender Operation sind eher selten. Dazu gehören Wundinfektionen, Hämatombildung oder die Entstehung kleinerer Serome.

Nach BET ist auf folgende Aspekte zu achten:
— Bei großflächigen Operationswunden (insbesondere nach Mastektomie und ausgedehnter Lymphknotenentfernung) kommt es häufiger zu einem postoperativen Wundserom.
— Nach Entfernen der Drainage auftretende größere oder schmerzende Wundserome sollten punktiert werden.
— Postoperative Infektionen können durch Gabe von Antibiotika vermindert werden.
— Wundinfektionen und Serome müssen dem zuständigen Arzt gemeldet werden.
— Hämatome können nach Rücksprache mit dem Arzt mit einem Cold-Pack gekühlt oder mit gekühlter Heparinsalbe behandelt werden.
— Postoperative Probleme nach Axilladissektion (ALND) sind häufig. Die Häufigkeit des Auftretens hängt vom Ausmaß des Eingriffs ab.

Zu den postoperativen Problemen gehören:
— Schultersteife,
— Arm- und/oder Rumpfquadrantenlymphödem,
— Taubheitsgefühl und/oder Dysästhesien im Operationsgebiet und auf der dorsalen Oberarmseite,
— vorübergehende Einschränkung der Beweglichkeit der Arme,
— Geigensaitenphänomen (strangförmige Verdickung in der Axilla oder Ellenbeuge durch thrombosierte Gefäße oder Faszien),
— Serome und Hämatome der Axilla.

Das *Lymphödem* ist dabei die folgenschwerste Komplikation, die auch Jahre nach dem Eingriff auftreten kann. Es wird im Detail in ▶ Kap. 24 diskutiert.

❯ Zur Vermeidung einer langfristigen Einschränkung der Armbeweglichkeit sowie bei einem Geigensaitenphänomen sollte unmittelbar nach einer axillären Lymphknotenentfernung eine Physiotherapie eingeleitet werden.

Durch Schmerzen und ein Spannungsgefühl im Narbenbereich nehmen Patientinnen bevorzugt eine Schonhaltung ein. Bei intensiver Physiotherapie verschwindet die Einschränkung der Armbeweglichkeit bereits nach wenigen Wochen vollständig.

30.6   Operative Rekonstruktion

30.6.1   Indikationen

Die Entscheidung für oder gegen eine Rekonstruktion der entfernten Brust muss im Kontext der Behandlung und der Prognose sowie der individuellen Lebensumstände und Vorstellungen der Patientin geplant und mit ihr diskutiert werden. Die Patientin muss dabei wissen, dass die rekonstruierte Brust keineswegs eine gefühlte Brust ist, sondern lediglich die Kontur wiederhergestellt wird.

30.6.2   Zeitpunkt

Es wird zwischen der *primären Rekonstruktion* oder auch Sofortrekonstruktion und der *sekundären Rekonstruktion* unterschieden. Letztere wird nach wenigstens 6 Monaten oder besser einem Intervall von einigen Jahren durchgeführt, wenn die Wahrscheinlichkeit eines Rezidivs geringer ist. Bei geplanter Sekundärrekonstruktion können aber bereits bei der Erstoperation Maßnahmen zur Optimierung einer Zweitoperation getroffen werden.

Der Zeitpunkt der Rekonstruktion richtet sich nach den Bedürfnissen der Patientin und den Erfordernissen der onkologischen Therapie (Gerber et al. 2015). Hierbei spielt die Notwendigkeit einer postoperativen Bestrahlung eine entscheidende Rolle. Bei Rekonstruktionen mit Eigengewebe besteht im Fall der Bestrahlung das Risiko der Rückbildung des Gewebes, bei Implantaten das einer Kapselfibrose. Zudem wird durch Implantate die Genauigkeit der Bestrahlung beeinflusst. Aus psychologischen Gründen kann es sinnvoll sein, eine Rekonstruktion erst zu einem späteren Zeitpunkt anzustreben.

30.6.3   Operationsverfahren

Es wird zwischen der *autologen* (Eigengewebe) und der *heterologen* (Implantate) Rekonstruktion unterschieden; auch kombinierte Verfahren existieren. Die Wahl des Verfahrens hängt von den Bedürfnissen und den anatomischen und physiologischen Gegebenheiten der Patientin ab, aber auch von der Erfahrung des Operateurs.

Beide Verfahren haben Vor- und Nachteile. Die heterologe Rekonstruktion ist meist einfacher, weniger belastend und mit weniger Narben verbunden. Allerdings kann sich nach einigen Jahren eine Kapselfibrose ausbilden und eine weitere Operation erforderlich machen (s. unten). Zudem unterliegt die Brust einem Alterungsprozess, was bedeutet, dass die nicht erkrankte Seite im Laufe der Jahre zunehmend hängt, während das Implantat seine Form behält. Dadurch geht die Symmetrie verloren.

30.6.3.1 Heterologe Brustrekonstruktion (Implantate)

Silikonimplantate wurden in den letztenJahren deutlich weiterentwickelt und erfahren eine zunehmend breitere Anwendung. Galt vor wenigen Jahren die Rekonstruktion mit Eigengewebe als Goldstandard, so hat sich in vielen großen Zentren die heterologe Rekonstruktion als Standardverfahren durchgesetzt (Panchal und Matros 2017). Moderne Silikonimplantate enthalten hochkohäsive Gele und können auch nach Ruptur, ausgelöst durch ein schweres Trauma, nicht auslaufen. Sie sind nicht nur in unterschiedlichen Größen, sondern vor allem in unterschiedlichen anatomischen Passformen verfügbar.

Wird der Wiederaufbau als *Sofortrekonstruktion* nach vollständiger Entfernung der Brust und der angrenzenden Haut durchgeführt, so erfolgt die Einlage einer Kunststoffexpanderprothese unter den Brustmuskel (subpektoral). Die subpektorale Einlage bietet den Vorteil, dass das Implantat besser durch einen Weichteilmantel kaschiert wird und dass eine bessere Nachsorge durchgeführt werden kann. In den letzten Jahren wird zunehmend auch die Einlage des Expanders zwischen den Brustmuskel und Haut (präpektoral) angewendet. Diese Methode ist einfacher und führt zu weniger postoperativen Komplikationen (Patel et al. 2020; Sobti et al. 2020). Die Expanderprothese wird nach Abschluss der Wundheilung schrittweise über ein transkutan anstechbares Ventil nach Wunsch der Patientin und unter Berücksichtigung der Form und Größe der anderen Brust mit physiologischer Kochsalzlösung aufgefüllt (◘ Abb. 30.9).

Durch kontinuierliche Dehnung der vorhandenen Haut über 3–4 Monate gelingt die Bildung eines neuen Hautmantels. In dieser Zeit kann die Patientin zusätzlich eine Erstversorgungsepithese tragen. Das Volumen des Expanders übersteigt in der Regel das Volumen des geplanten Implantats, d. h., dass zunächst eine Überdehnung des Hautmantels erfolgt, sodass sich bei Einlage des endgültigen, kleineren Implantats eine physiologische leichte Ptose einstellt. Diese vorübergehende Asymmetrie ist der Patientin vorher zu erklären und sollte bei der Pflege berücksichtigt werden.

> Derzeit gibt es keinen wissenschaftlichen Hinweis für die Existenz einer Silikonallergie oder Silikonvergiftung.

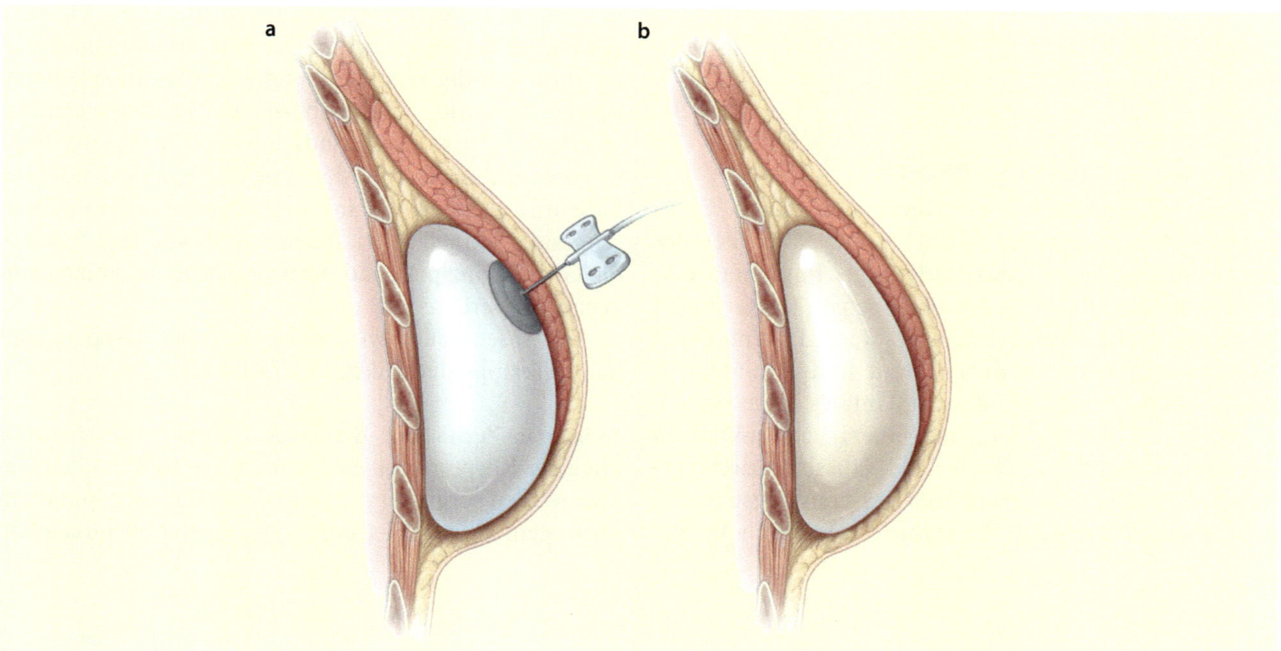

◘ **Abb. 30.9 a, b** Heterologe Rekonstruktion mit subpektoraler Einlage eines Implantates. **a** Expander, der durch die Haut aufgefüllt werden kann und den Weichteilmantel dehnt. **b** Das endgültige Implantat, im oberen Anteil durch Muskel gedeckt und im unteren Anteil direkt unter der Haut. (Aus: Cordeiro 2008, mit frdl. Genehmigung)

Neue Daten zeigen ein leicht erhöhtes Risiko für das Auftreten eines anaplastischen Großzell-Lymphoms angrenzend an ein Brustimplantat (BIA-ALCL: „Breast Implant-Associated Anaplastic Large Cell Lymphoma"). Diagnostiziert wird es per Biopsie. Die Behandlung durch umfassende chirurgische Resektion zeigt eine sehr gute Prognose (DeCoster et al. 2021).

Der Körper reagiert auf jedes Implantat mit einer Fremdkörperreaktion, was jedoch nicht gleichzusetzen ist mit einer Immunerkrankung. Kein Zweifel besteht aber daran, dass Silikonprothesen gelegentlich zu einer *lokalen Fibrose* des umliegenden Gewebes – mit Bildung einer Kapsel um die Prothese – führen können. Diese Kapselfibrose äußert sich u. U. mit lokalen Schmerzen, Hauteinziehungen und einer Gewebeverhärtung. Sie lässt die Brust hart und unnatürlich wirken. Die lokale Fibrose kann durch eine manuelle oder operative Kapselsprengung korrigiert werden.

Um dem Implantat in der Einheilungsphase einen besseren Halt zu geben und zudem einen geringen Weichteilmantel zu gewinnen, etablieren sich zunehmend Kollagen- oder Titan-Netze oder azelluläre dermale Matrix (ADM), die zwischen dem Implantat und der Haut am Unterrand des Pektoralismuskels eingenäht werden (Rolph und Farhadi 2018). Insbesondere bei der Skin-sparing-Mastektomie hat sich dieses Verfahren durchgesetzt; es verringert zudem das Risiko einer Kapselfibrose (◘ Abb. 30.10).

> Das Risiko der therapiebedürftigen Kapselfibrose ist bei den neuen Prothesen mit geringer Rauheit, sog. nanotexturierter Oberfläche, deutlich geringer geworden.

30.6.3.2 Kombiniert heterologe-autologe Brustrekonstruktion

Besteht ein ausreichender Hautmantel nach Skin-sparing (hautsparender) Mastektomie, kann bei der Erstoperation bereits das endgültige Implantat eingesetzt werden. Es sollte aus oben genannten Gründen bevorzugt subpektoral eingelegt werden. Um einen Weichgewebemantel zwischen Haut und Implantat in den unteren Abschnitten des Implantates zu gewinnen, kann dies in Kombination mit einem Schwenklappen aus dem großen Rückenmuskel (M. latissimus dorsi) erfolgen. Dies führt zu kosmetisch besseren Ergebnissen, es sind dabei aber auch die Hebedefekte durch Verlust

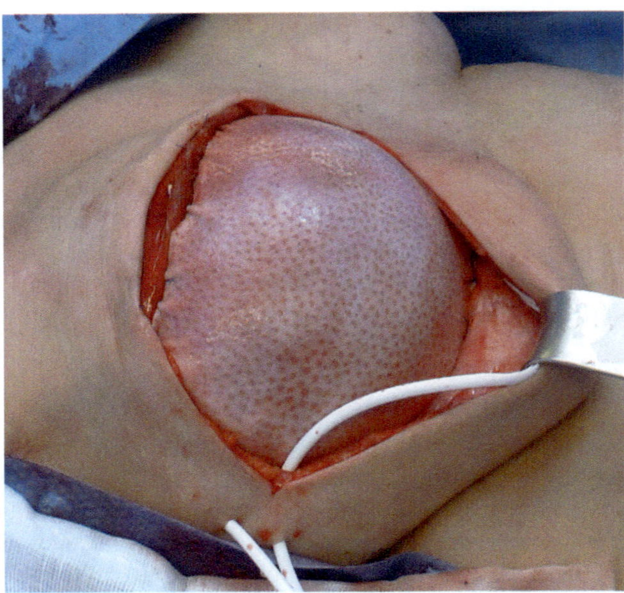

◘ **Abb. 30.10** Heterologe Rekonstruktion: Ein Kollagennetz deckt den unteren Pol des Implantats zum Pektoralisrand ab, sodass dieses stabiler positioniert wird und ein Weichteilmantel zwischen Haut und Implantat geschaffen wird

des Muskels und die Narbenbildung am Rücken zu berücksichtigen. Darunter versteht man die Veränderungen, die im Bereich der Entnahmestellen des Eigengewebes entstehen.

30.6.3.3 Autologe Brustrekonstruktion

Zur Rekonstruktion der Brust mit Eigengewebe existieren zahlreiche Verfahren (Hauck et al. 2018). Das angewendete Verfahren richtet sich insbesondere nach den Erfahrungen des Operateurs und den Voraussetzungen bei der Patientin. Nikotinabusus und Diabetes mellitus gelten als relative Kontraindikationen für eine autologe Rekonstruktionen (Munder et al. 2020), zudem darf die Patientin nicht zu schlank sein, da sonst kaum überschüssiges Gewebe vorhanden ist. Es soll hier nur auf die Grundprinzipien und die wichtigsten Techniken eingegangen werden.

Im Wesentlichen wird zwischen freien Lappen- und Schwenklappentechniken unterschieden.

Freie Lappentechniken Bei diesen Techniken wird Gewebe aus einer Körperregion entnommen, die zuführenden Gefäße werden sorgfältig präpariert und abgesetzt und dann im Implantationsgebiet unter dem Operationsmikroskop

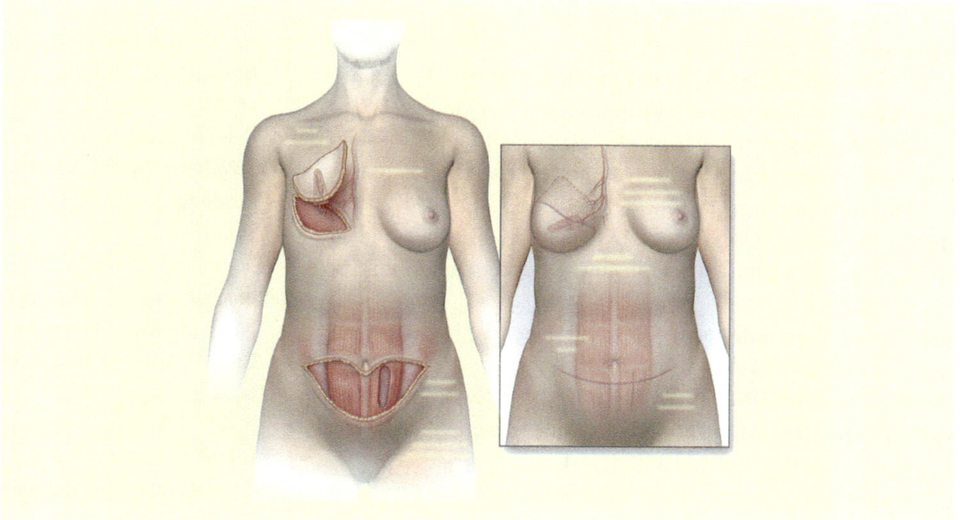

Abb. 30.11 Freier Lappen aus dem geraden Bauchmuskel. Die Gefäße werden im Unterbauch abgesetzt und im Mastektomieareal neu mit mikrochirurgischer Technik angeschlossen. (Aus: Cordeiro 2008, mit frdl. Genehmigung)

reanastomosiert. Dieses Verfahren ist operativ sehr aufwendig und birgt das Risiko der vollständigen Lappennekrose. Der Vorteil besteht in einer deutlichen Reduktion der Hebedefekte. **⊡** Abb. 30.11 zeigt schematisch eine Rekonstruktion mit einem freien Lappen aus dem geraden Bauchmuskel (M. rectus abdominis).

Schwenklappentechniken Bei den Schwenklappentechniken werden die zuführenden Gefäße der Entnahmeregion nicht abgesetzt, sondern zusammen mit dem Muskel vollständig mobilisiert und in den Brustbereich verlagert. Dies ist weniger aufwendig als die Technik des freien Lappens, und das Risiko der vollständigen Lappennekrose ist deutlich geringer, es resultieren aber ausgeprägtere Hebedefekte.

30.6.3.4 Rekonstruktion des Nippel-Areola-Komplexes

Nachdem sich die endgültige Brustform eingestellt hat, ist die Rekonstruktion des Nippel-Areola-Komplexes möglich. Häufig wird ein Teil der Brustwarze der gesunden Seite entfernt, auf die rekonstruierte Seite transplantiert und im Anschluss durch Tätowierung eine Areola nachgebildet (Nipple-Sharing). Auch Haut anderer Körperareale mit dunkler Pigmentierung sind zur Transplantation geeignet, z. B. Schamlippen oder die Haut der Oberschenkelinnenseiten.

30.7 Pflegerische Interventionen bei operativer Rekonstruktion

Im Anschluss an ein erstes Beratungsgespräch mit dem Operateur/der Operateurin kann ein pflegerisches Beratungsgespräch zur Entscheidungsfindung sinnvoll sein. Im Internet stehen zahlreiche Informationen zu Verfügung, teilweise mit umfassendem Bildmaterial. Zu empfehlen sind diese nur, wenn sie die Kriterien für Gesundheitsinformationen im Internet erfüllen (siehe z. B. ▶ www.healthonnet.org). Zudem können Kontakte zu Patientinnen vermittelt werden, die eine solche Operation bereits hinter sich haben.

Grundsätzlich sind die pflegerischen Standards der postoperativen Pflege (ausreichende Analgesie, Antiemese, kontrollierte Nahrungsaufnahme, angepasste Mobilisation) einzuhalten. Weiter gelten die Maßnahmen zur Unterstützung der Adaptation an ein verändertes Körperbild (geplante, gezielte Durchführung des ersten Verbandwechsels und gezielte Informationen) (Munder et al. 2020, S. 266–267) auch bei Rekonstruktionen (s. Pflegerische Interventionen).

Pflegerische Intervention nach Brustrekonstruktion

Rekonstruktion der Brust mit Implantaten:

- Unmittelbar postoperativ wird die Wunde durch Gazekompressen abgedeckt, die durch TEN (Netzschlauch) oder einen Kompressions-BH in situ gehalten werden.
- Normalerweise kann die Patientin am Abend nach der Operation mit Hilfe der Pflegenden mobilisiert werden.
- Auf die Fördermenge der Drainagen ist in den ersten 12 h postoperativ stündlich zu achten.
- Spätestens nach 72 h erfolgt der erste Verbandwechsel; Ersatz des TEN durch speziellen Büstenhalter, damit das Implantat am Ort fixiert ist.
- Bis 4 Wochen postoperativ ständiges Tragen (Tag und Nacht) des Büstenhalters.
- Nach 4 Wochen postoperativ wird die operierte Brust wieder in die normale Körperpflege eingebunden.
- Die Patientin trägt den BH nur am Tag.

Rekonstruktion der Brust mit Eigengewebe:

- Überwachung der Durchblutung des frei transplantierten Gewebes über mehrere Tage zunächst stündlich und später 2-stündlich.
- Kontrolle der Rekapillarisierung durch Doppler-Ultraschall, vergleichende Temperaturmessung und visuelle Beurteilung.

- Bei abdomineller Lappenentnahme: Verordnung eines Bauchgurts für 6–8 Wochen, Heben von Gewichten > 5 kg sollte vermieden werden.
- Bei Lappenentnahme am Rücken: Einschränkung der Schulteraktivität für 10–14 Tage. Nach Entfernen der Drainagen vom Rücken Beginn mit Physiotherapie der Schulter.

Rekonstruktion von Warzenhof und Brustwarze:

- Nach 10 Tagen erster Verbandwechsel.
- Bis 4 Wochen postoperativ körperliche Schonung, kein Nikotin.
- Nach 4 Wochen postoperativ soll die Patientin den Büstenhalter nur am Tag tragen.
- Operationswunden in dieser Zeit nicht nass werden lassen, darauf achten, dass die Patientin ihre Brust auch nicht von außen komprimiert oder komprimieren lässt.
- Die Patientin soll das Schlafen auf dem Bauch vermeiden.
- Nach einer Schonzeit von weiteren 4 Wochen kann die rekonstruierte Brust in die normale Körperpflege einbezogen werden.
- Nach Abschluss der Wundheilung erhält die Patientin ein Rezept für ein Narbenspezifikum (z. B. Contractubex Gel). Mit dieser Creme können die Narben während mindestens eines Jahres täglich vorsichtig eingerieben werden, um eine mögliche Keloidbildung zu verhindern.

Literatur

Zitierte Quellen

Abdallah A, Papadopoulos S, Audretsch W (2010) Onkoplastische Operationstechniken bei brusterhaltender Therapie, Senologie. Z Mammadiagnostik ther 2010:7–A1

AGO e.V.: Diagnostik und Therapie früher und fortgeschrittener Mammakarzinome, Neoadjuvante (Primäre) systemische Therapie, Guidelines Breast, Version 2021.1D

AGO e.V.: Diagnostik und Therapie früher und fortgeschrittener Mammakarzinome: Operative Therapie des Mammakarzinoms unter onkologischen Aspekten, Guidelines Breast, Version 2021.1

Bartelink H (2019) Regional nodal irradiation for early breast cancer; clinical benefit according to risk stratification. Breast 48(Suppl 1):S65–S68

Biganzoli L, Cardoso F, Beishon M, Cameron D, Cataliotti L, Coles CE, Delgado Bolton RC, Die Trill M, Erdem S, Fjell M, Geiss R, Goossens M, Kuhl C, Marotti L, Naredi P, Oberst S, Palussière J, Ponti A, Rosselli Del Turco M, Rubio IT, Sapino A, Senkus-Konetka E, Skelin M, Sousa B, Saarto T, Costa A, Poortmans P (2020) The requirements of a specialist breast centre. The Breast 51(2020):65–84

Carlson LE, Waller A, Mitchell AJ (2012) Screening for distress and unmet needs in patients with cancer: review and recommendations. J Clin Oncol 30:1160

Cordeiro P (2008) Breast reconstruction after surgery for breast cancer. New Engl J Med 359:1590

De Felice F et al (2015) Bilateral risk-reduction mastectomy in BRCA1 and BRCA2 mutation carriers: a meta-analysis. Ann Surg Oncol 22(9):2876–2880

DeCoster RC, Lynch EB, Bonaroti AR, Webster JM, Butterfield TA, Evers BM, Vasconez HC, Clemens MW (2021) Breast implant-associated anaplastic large cell lymphoma: an evidence-based systematic review. Ann Surg 273(3):449–458

Gardani M, Bertozzi N, Grieco MP, Pesce M, Simonacci F, Santi PL, Raposio E (2018) Oncoplastic breast surgery: a review of techniques quadrant per quadrant. Open Med J 5:93–107

Gerber B, Marx M, Untch M, Faridi A (2015) Breast reconstruction following cancer treatment. Dtsch Arztebl Int 112(35-36):593–600

Gnant M (2010) Neoadjuvant treatment and breast conserving surgery – a success of clinical research in breast cancer. Wien Med Wochenschr 160(7–8):163–166

Hauck T, Horch RE, Schmitz M, Arkudas A (2018 Sep) Secondary breast reconstruction after mastectomy using the DIEP flap: Secondary breast reconstruction after mastectomy using the DIEP flap. Surg Oncol 27(3):513

Krag DN, Anderson SJ, Julian TB, Brown AM, Harlow SP, Costantino JP, Ashikaga T, Weaver DL, Mamounas EP, Jalovec LM, Frazier TG, Noyes RD, Robidoux A, Scarth HM, Wolmark N (2010) Sentinel-lymph-node resection compared with conventional axillary-lymph-node dissection in clinically node-negative patients with breast cancer: overall survival findings from the

NSABP B-32 randomised phase 3 trial. Lancet Oncol 2010(11):927–933

Leitlinienprogramm Onkologie: Interdisziplinäre S3-Leitlinie für die Früherkennung, Diagnostik, Therapie und Nachsorge des Mammakarzinoms, Langversion 4.4 – Juni 2021, AWMF-Registernummer: 032-045OL | S3-Leitlinie Mammakarzinom | Version 4.4 | Juni 2021

Lucci A, Mackie McCall L, Beitsch PD, Whitworth PW, Reintgen DS, Blumencranz PW, Leitch AL, Saha S, Hunt KK, Giuliano AE, American College of Surgeons Oncology Group (2007) Surgical complications associated with sentinel lymph node dissection (SLND) plus axillary lymph node dissection compared with SLND alone in the American College of Surgeons Oncology Group Trial Z0011. J Clin Oncol 25(24):3657–3663

Marquard S, Wiedemann R, Biedermann M, Eicher M (2020) Brustkrebs. Lehrbuch für Breast Care Nurses und Fachpersonen in der Onkologie, Hogrefe, Bern

von Minckwitz G et al (2005) In vivo chemosensitivity-adapted preoperative chemotherapy in patients with early-stage breast cancer: the GEPARTRIO pilot study. Ann Oncol 16(1):56–63

Munder B et al (2020 Jun) The DIEP flap as well-established method of choice for autologous breast reconstruction with a low complication rate – retrospective single-centre 10-year experience. Geburtshilfe Frauenheilkd 80(6):628–638

Ostertag H, Jonat W (2003) Sentinel-Lymphknoten-Biopsie beim Mammakarzinom. Onkologe 9:618–624. https://doi.org/10.1007/s00761-003-0526-x

Panchal H, Matros E (2017) Current trends in postmastectomy breast reconstruction. Plast Reconstr Surg 140(5S Advances in Breast Reconstruction):7S–13S

Patel AA, Borrelli MR, Cai L, Moshrefi S, Sando IC, Lee GK, Nazerali RS (2020) Comparing prepectoral versus subpectoral tissue expander placement outcomes in delayed-immediate autologous breast reconstruction. Ann Plast Surg 84(5S Suppl 4):S329–S335

Rebegea L, Firescu D, Dumitru M, Anghel R (2015) The incidence and risk factors for occurrence of arm lymphedema after treatment of breast cancer. Chirurgia (Bucur) 110(1):33–37

Rolph R, Farhadi J (2018) The use of meshes and matrices in breast reconstruction. Br J Hosp Med (Lond) 79(8):454–459

Shams S, Lippold K, Blohmer JU, Röhle R, Kühn F, Karsten MM (2021) A pilot study evaluating the effects of magtrace for sentinel node biopsy in breast cancer patients regarding care process optimization, reimbursement, surgical time, and patient comfort compared with standard technetium(99). Ann Surg Oncol 28(6):3232–3240

Sobti N, Weitzman RE, Nealon KP, Jimenez RB, Gfrerer L, Mattos D, Ehrlichman RJ, Gadd M, Specht M, Austen MG, Liao EC (2020) Evaluation of capsular contracture following immediate prepectoral versus subpectoral direct-to-implant breast reconstruction. Sci Rep 10:1137

Veronesi U, Viale G, Paganelli G, Zurrida S, Luini A, Galimberti V, Veronesi P, Intra M, Maisonneuve P, Zucca F, Gatti G, Mazzarol G, De Cicco C, Vezzoli D (2010) Sentinel lymph node biopsy in breast cancer: ten-year results of a randomized controlled study. Ann Surg 2010(251):595–600

Kaufmann M et al (2006) Recommendations from an international expert panel on the use of neoadjuvant (primary) systemic treatment of operable breast cancer: an update. J Clin Oncol 24(12):1940–1949

Cortazar P et al (2014) Pathological complete response and long-term clinical benefit in breast cancer: the CTNeoBC pooled analysis. Lancet 384(9938):164–172

Arlow R, Paddock LE, Niu X, Kirstein L, Haffty BG, Goyal S, Kearney T, Toppmeyer D, Stroup AM, Khan AJ (2018) Breast-conservation therapy after neoadjuvant chemotherapy does not compromise 10-year breast cancer-specific mortality. Am J Clin Oncol 41(12):1246–1251

Tiezzi DG, Andrade JM, Marana HRC, Zola FE, Peria FM (2008) Breast conserving surgery after neoadjuvant therapy for large primary breast cancer. Eur J Surg Oncol (EJSO) 34(8):863–867

Kaufman CS (2019) Increasing role of oncoplastic surgery for breast cancer. Curr Oncol Rep 21(12):111

Urban C, Lima R, Schunemanna E, Spautz C, Rabinovich I, Anselmi K (2011) Oncoplastic principles in breast conserving surgery. Breast 20(S3):S92–S95

NICE (2015) Familial Breast Cancer: classification, care and managing breast cancer and related risks in people with a family history of breast cancer. https://www.nice.org.uk/guidance/cg164.

Heemskerk-Gerritsen BA et al (2013) Substantial breast cancer risk reduction and potential survival benefit after bilateral mastectomy when compared with surveillance in healthy BRCA1 and BRCA2 mutation carriers: a prospective analysis. Ann Oncol 24(8):2029–2035

Sávolt Á, Péley G, Polgár C, Udvarhelyi N, Rubovszky G, Kovács E, Győrffy B, Kásler M, Mátrai Z (2017 Apr) Eight-year follow up result of the OTOASOR trial: The Optimal Treatment Of the Axilla – Surgery Or Radiotherapy after positive sentinel lymph node biopsy in early-stage breast cancer: A randomized, single centre, phase III, non-inferiority trial. Eur J Surg Oncol 43(4):672–679

Giuliano AE, Ballman K, McCall L, Beitsch P, Whitworth PW, Blumencranz P, Leitch AM, Saha S, Morrow M, Hunt KK (2016 Sep) Locoregional recurrence after sentinel lymph node dissection with or without axillary dissection in patients with sentinel lymph node metastases: long-term follow-up from the American College of Surgeons Oncology Group (Alliance) ACOSOG Z0011 Randomized Trial. Ann Surg 264(3):413–420

Donker M, van T.G., Straver, M.E. (2014) Radiotherapy or surgery of the axilla after a positive sentinel node in breast cancer (EORTC 10981-22023 AMAROS): a randomised, multicentre, open-label, phase 3 non-inferiority trial. Lancet Oncol 15:1303–1310

Gentile P, Bernini M, Orzalesi L, Sordi S, Meattini I, Lessi F, Kothari A, Calabrese C (2021) Titanium-coated polypropylene mesh as innovative bioactive material in conservative mastectomies and pre-pectoral breast reconstruction. Bioact Mater 6(12):4640–4653

Cai T, Huang Q, Yuan C (2021) Emotional, informational and instrumental support needs in patients with breast cancer who have undergone surgery: a cross-sectional study. BMJ Open 11(8):e048515

Recio-Saucedo A, Gerty S, Foster C, Eccles D, Cutress RI (2016) Information requirements of young women with breast cancer treated with mastectomy or breast conserving surgery: a systematic review. Breast 25:1–13

Gu J, Groot G, Boden C, Busch A, Holtslander L, Lim H (2018) Review of factors influencing women's choice of mastectomy versus breast conserving therapy in early stage breast cancer: a systematic review. Clin Breast Cancer 18(4):e539–e554

Weiterführende Literatur

Eicher M et al (2014) Konzept Breast Care Nurse Stufe 1, Verband der Breast Care Nurses der Schweiz https://www.breastcarenurse.ch/images/pdf/Konzept/BCN_Konzept_Stufe1_ValSGS_final.pdf. Zugriff am 26.02.2024

Stephens P et al (2008) Identifying the educational needs and concerns of newly diagnosed patients with breast cancer after surgery. Clin J Oncol Nurs Forum 12:253

Metcalfe KA, Zhon T, Narod SA, Quan ML, Holloway C, Hofer S, Bagher S, Semple J (2015) A prospective study of mastectomy patients with and without delayed breast reconstruction: long-term psychosocial functioning in the breast cancer survivorship period. J Surg Oncol 111(3):258–264

Jankowska M (2013) Sexual functioning in young women in the context of breast cancer treatment. Rep Pract Oncol Radiother 18(4):193–200

García-Solbas S, Lorenzo-Liñán MÁ, Castro-Luna G (2021) Long-term quality of life (BREAST-Q) in patients with mastectomy and breast reconstruction. Int J Environ Res Public Health 18(18):9707

Bhat V, Roshini AP, Ramesh R (2019) Does quality of life among modified radical mastectomy and breast conservation surgery patients differ? A 5-year comparative study. Indian J Surg Oncol 10(4):643–648

Gentilini O, Botteri E, Rotmensz N, Da Lima L, Caliskan M, Garcia-Etienne CA, Sosnovskikh I, Intra M, Mazzarol G, Musmeci S, Veronesi P, Galimberti V, Luini A, Viale G, Goldhirsch A, Veronesi U (2009) Conservative surgery in patients with multifocal/multicentric breast cancer. Breast Cancer Res Treat 113(3):577–583

Yerushalmi R, Tyldesley S, Woods R, Kennecke HC, Speers C, Gelmon KA (2012) Is breast-conserving therapy a safe option for patients with tumor multicentricity and multifocality. Ann Oncol 23(4):876–881

Lynch SP et al (2013) Breast cancer multifocality and multicentricity and locoregional recurrence. Oncologist 18(11):1167–1173

Internetadressen und Broschüren

Informationsmaterial für Patientinnen und Angehörige wird u. a. durch die nationalen Krebshilfeorganisationen erstellt, im Internet publiziert und in Broschürenform abgegeben. Die Broschüren können bei diesen Organisationen bestellt oder im Internet direkt ausgedruckt werden.

https://www.ago-online.de/leitlinien-empfehlungen/leitlinien-empfehlungen/kommission-mamma

https://www.nccn.org/guidelines/guidelines-detail?category=1&id=1419

Deutschland

Deutsche Krebshilfe: Brustkrebs. https://www.krebshilfe.de/infomaterial/Blaue_Ratgeber/Brustkrebs_BlaueRatgeber_DeutscheKrebshilfe.pdf- Die blauen Ratgeber: Brustkrebs. Antworten. Hilfen. Perspektiven

Frauenselbsthilfe nach Krebs. www.frauenselbsthilfe.de/medien/broschueren-orientierungshilfen.html- Brustamputation – wie geht es weiter?- Krebs und Lymphödem- Soziale Informationen

Österreich

Österreichische Krebshilfe. www.krebshilfe.net/services/broschueren- Brustkrebs

Breast Care Nurses. www.breastcarenurses.at

Schweiz

Krebsliga Schweiz. https://shop.krebsliga.ch/broschueren-infomaterial/-Brustkrebs- Eine neue Brust?- Brustprothesen, die richtige Wahl- Wiederaufbau der Brust und Brustprothesen- Das Lymphödem nach Krebs

Breast Care Nurses. www.breastcarenurse.ch

Stomaversorgung und Beratung

*Scarlett Summa, Gabriele Hofmann, Klaus Matzel
und Annika van der Linde*

Inhaltsverzeichnis

Autoren der vorherigen Fassung: S. Summa, G. Hofmann, K. Matzel, A. Fleischmann

---

Stoma (Mehrzahl: Stomata) und **Ostomie** bedeuten „Öffnung". Beide Begriffe können synonym benutzt werden. Gemeint ist die künstlich geschaffene Verbindung zwischen einem Hohlorgan und der Körperoberfläche.

Die lateinische Bezeichnung „Anus praeter naturalis" für Darmstomata sollte heute nicht mehr gebraucht werden. Der international verwendete neutrale Begriff Stoma oder auch Ostomie erlaubt durch entsprechend beschreibender Vorsätze eine genauere Bezeichnung der Stomalage, z. B. Ileostoma – Stoma des Ileums, Kolostoma – Stoma des Kolons.

31.1 Ostomien des Darms

31.1.1 Indikationen

Ziel der Stomaanlage ist die Ausleitung des Darminhalts. Sie kann bei operativen Eingriffen an Dünndarm, Kolon und Rektum erforderlich werden. Die Stomaanlage ist in den meisten Fällen Teil eines mehrschrittigen operativen Behandlungskonzepts. Sie kann aber auch einzige und definitive Behandlungsmaßnahme sein.

Indikationen für die Anlage eines Stomas bei Tumorpatienten oder bei entzündlichen Darmerkrankungen, können sein:

- Entlastung des Darms bei akutem Verschluss,
- Ausleitung des Darms bei intraabdominellen septischen Komplikationen,
- Inkontinenz: permanenter funktioneller Defekt des anorektalen Kontinenzorgans infolge der Behandlung (z. B. nach Strahlentherapie bei Rektum- oder Analkarzinom),
- Verlust des natürlichen Ausgangs nach resezierender Operation (Rektumamputation).

Die Stomaanlage kann bei bestimmten Erkrankungen und operativen Eingriffen im Sinne einer vorübergehenden Ausschaltung erkrankter oder operativ behandelter Darmabschnitte hilfreich sein, ist aber in diesen Situationen nicht immer zwingend notwendig:

- Schonung neugeschaffener, technisch aufwendiger oder störanfälliger Darmneuverbindungen im Rahmen resezierender Eingriffe oder Enddarmrekonstruktionen (z. B. Pouch-Anlage bei Kolektomie mit Proktomukosektomie),

- palliative Behandlung inkurabler, mit wiederholten Subileus- oder Ileuszuständen einhergehenden Erkrankungen (meist metastasierender Malignome),
- vorübergehende „Stilllegung" von Darmabschnitten bei entzündlichen Darmerkrankungen (z. B. Colitis ulcerosa, Morbus Crohn, Divertikulitis).

31.1.2 Stomalokalisation und Stomaformen

Ein Stoma oder Enterostoma (allgemeine Bezeichnung für Darmstoma) wird wie folgt unterschieden:

31.1.2.1 Lokalisation

Da gelegentlich beachtliche Abstände zwischen Bauchraum und Hautniveau bei der Anlage von Stomata überwunden werden müssen, eignen sich alle gut beweglichen Darmabschnitte zur Stomaanlage: Ileum, Colon transversum (Querkolon), Colon descendens und Sigma. Davon abhängig ist die Benennung:

- *Ileostomie:* im Ileum platziertes Stoma (meist terminales Ileum),
- *Kolostomie:* im Dickdarm lokalisiertes Stoma (Transversostomie, Descendostomie, Sigmoidostomie) (◘ Abb. 31.1).

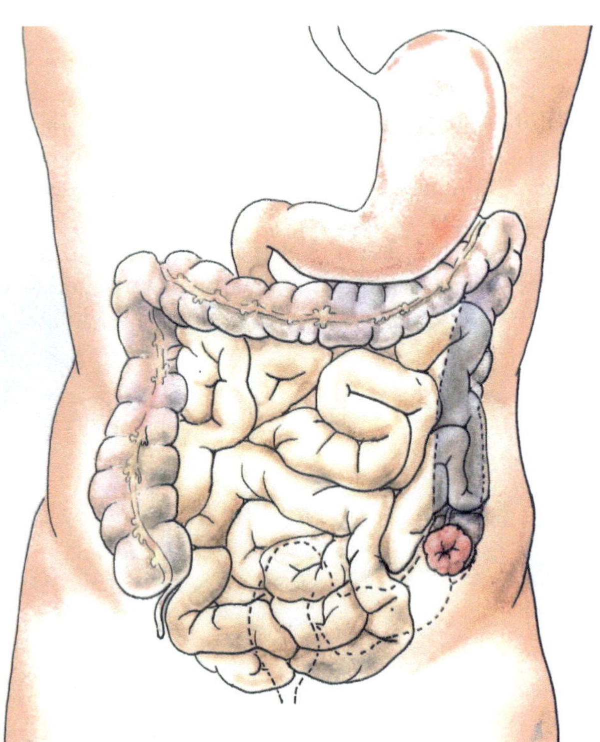

◘ **Abb. 31.1** Endständige Kolostomie. (Mit frdl. Genehmigung Fa. Hollister Incorporated)

31.1.2.2 Form

Unterschieden werden endständige von doppelläufigen Stomaanlagen.

Endständige Stomata (eine Öffnung = ein Lumen) werden in der Regel angelegt, wenn es sich um ein definitives Stoma handelt und eine Rückverlagerung nicht geplant oder möglich ist, hierbei wird der Darm komplett durchtrennt und der orale Darmschenkel in der Bauchdecke fixiert. Der nachfolgende Darm wird ruhiggestellt oder entfernt, z. B. Descendostomie bei abdominoperinealer Rektumresektion aufgrund eines Karzinoms, Ileostoma bei totaler Proktokolektomie aufgrund einer entzündlichen Darmerkrankung. Eine Ausnahme stellt die Anlage einer sog. Hartmann-Situation dar, bei der der distale im Körper befindliche Dickdarm-/Enddarmanteil blind verschlossen und somit ruhiggestellt ist. Dies geschieht in der Absicht eines späteren Wiederanschlusses der beiden verbliebenen Darmanteile.

Ein *doppelläufiges Stoma* wird in der Regel angelegt, wenn eine Rückverlegung geplant ist oder eine schnelle Entlastung des Darms (zur Stuhlausleitung), z. B. in palliativen Situationen, nötig ist. Eine Darmschlinge wird durch die Bauchdecke gezogen und fixiert. Die Darmvorderwand wird eröffnet, die Hinterwand bleibt bestehen und kann durch einen Steg unterstützt werden. Der nachfolgende Darm ist dabei ruhiggestellt – zwei Öffnungen sind zu sehen (◘ Abb. 31.2).

Jedes Stoma sollte prominent angelegt werden.

- Bei dünnflüssigem Stuhl (Dünndarmstuhlsekret) wird das endständige Ileostoma und der stuhlzuführende Schenkel eines doppelläufigen Ileostomas prominent (hervorstehend – über Hautniveau), der abführende (funktionell ausgeschaltete) Schenkel plan (auf Hautniveau) angelegt. Die Prominenz des Stomas (2–3 cm) erleichtert die Versorgung und ermöglicht es, Hautreizungen durch den aggressiven, an Verdauungsenzymen reichen Stuhl zu vermeiden.

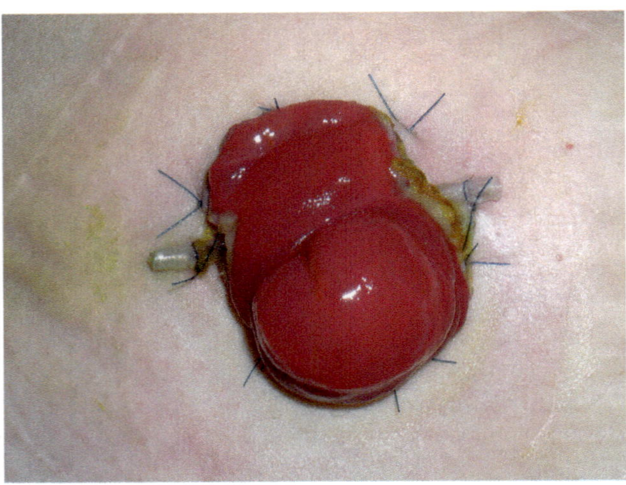

◘ **Abb. 31.2** Doppelläufige Ileostomie mit Steg

- Dickdarmstomata fördern dickflüssigen oder geformten Stuhl. Die Zusammensetzung des Stuhls ist weniger aggressiv für die peristomale Haut. Trotzdem muss die Anlage des Stomas ca. 1 cm über Hautniveau erfolgen, um eine Versorgbarkeit zu gewährleisten.

Information: Steg und Nahtmaterial am Stoma müssen nach ärztlicher Anordnung entfernt werden.

31.1.2.3 Stomaplatzierung und Anlage

Für eine optimale Selbstversorgung ist die künftige Lage des Stomas von entscheidender Bedeutung. Da intraoperativ am liegenden, relaxierten und überstreckten Patienten die Hautfalten und Fettpolster nicht zuverlässig beurteilbar sind, muss die richtige Stomaplatzierung vorher am stehenden, sitzenden und sich bewegenden Patienten festgelegt werden.

Die Anlage eines Stomas erfolgt immer außerhalb des Operationszugangs über eine eigene, einzelne Inzision.

31.2 Harnableitende Stomata – Urostomien

Indikationen für die die Anlage von Urostomien sind das Blasenkarzinom, Tumoren im kleinen Becken mit Beteiligung des Harntrakts und schwerwiegende Verletzungen der unteren Harnwege sowie angeborene Missbildungen.

Man unterscheidet zwischen sog. kontinenten und „nassen" Urostomien. In diesem Kapitel wird nur auf die Stomata eingegangen, die eine dauerhafte Beutelversorgung erfordern.

- Ureterhautfistel: ein- oder beidseits; hierbei werden ein oder beide Ureteren zur Bauchdecke ausgeleitet. Bedingt durch die Größe der Ureteren sind diese Anlagen sehr klein und in Hautniveau gelegen.
- Conduit: Ein Darmstück wird aus der normalen Darmpassage ausgeschaltet, die Blutzufuhr wird dabei erhalten. Ein Ende des Darms wird verschlossen und das andere Ende als Stoma prominent in die Bauchdecke ausgeleitet. Die Ureteren werden in dieses Darmstück antirefluxiv eingenäht. Heutzutage wird diese Stomaanlage wenn möglich bevorzugt, da die Versorgung durch die Prominenz des Stomas vereinfacht wird. Meist handelt es sich um ein Ileum-Conduit (◘ Abb. 31.3).
- Seltener wird das Kolon zur Conduitanlage verwendet.

In urologischen Stomaanlagen werden häufig postoperativ Harnleiterhautschienen eingelegt, um den Urinfluss sicherzustellen. Diese Schienen werden vom Urologen gewechselt oder entfernt.

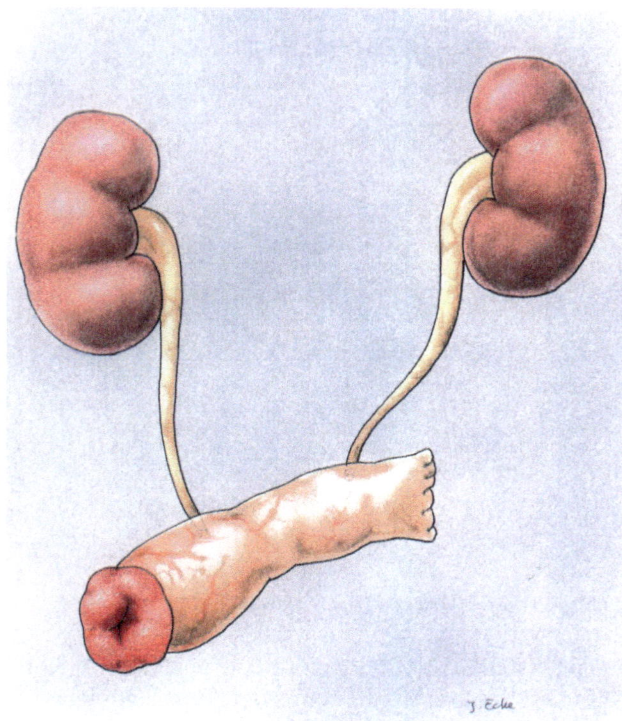

Abb. 31.3 Ileum-Conduit. (Mit frdl. Genehmigung Fa. Hollister Incorporated)

31.3 Stomatherapie

Stomatherapie gliedert sich in 3 große Bereiche:
- präoperative Information und Beratung,
- postoperative Pflege, Beratung und Schulung in der Selbstversorgung während des Klinikaufenthalts mit Überleitung und Entlassungsmanagement,
- dauerhafte Nachbetreuung und Beratung im häuslichen Bereich.

In allen Bereichen können Angehörige auf Wunsch des Patienten mit einbezogen werden.

Eine Qualifizierung für diesen differenzierten und umfangreichen Pflegebereich ist durch eine spezielle Fachweiterbildung zur Pflegeexpertin/zum Pflegeexperten Stoma, Kontinenz, Wunde notwendig. Sie schulen und unterstützen in der Klinik das multiprofessionelle Team in der Stomapflege und bieten Hilfestellung beim Auftreten von Stoma-Komplikationen.

31.3.1 Psychosoziale Unterstützung und Beratung

Die Anlage eines Stomas ist für jeden Betroffenen eine erhebliche psychische Belastung. Zu der Angst vor der Erkrankung und der Operation kommt die Sorge, später mit einem Stoma ausgegrenzt und nicht mehr gesellschaftsfähig zu sein. Ein normaler Alltag ist für viele Betroffene nicht mehr vorstellbar. Auch die Familie und Angehörige der Betroffenen haben Ängste. Beiderseitiges Einverständnis vorausgesetzt, können auch sie schon in der Klinik an die neue Lebenssituation ihres Angehörigen herangeführt werden.

Menschen reagieren unterschiedlich auf ihr Stoma und das veränderte Körperbild. Gerade der erste Wechsel der Stomaversorgung und der Anblick von Stoma und Ausscheidung löst oftmals bei Betroffenen Reaktionen wie Ekel, Ablehnung und Angst aus. Daraus kann Desinteresse an der Selbstversorgung bis hin zu depressiven Verstimmungen oder Aggression resultieren. Deshalb muss jeder Einzelne behutsam und schrittweise individuell an seine Selbstversorgung durch kompetentes Fachpersonal herangeführt werden. Unter onkologischen Therapien können zusätzliche Probleme wie Obstipation, Übelkeit, Erbrechen, Diarrhöen sowie neurologische Ausfallerscheinungen und Fatigue auftreten und müssen bei der Versorgung und Schulung mit einbezogen werden (Gruber 2017, „Anleitung zur Stomaversorgung").

Die Unterstützung durch das psychoonkologische Team ist zu jedem Zeitpunkt für alle Betroffenen empfehlenswert. Auf Wunsch der Betroffenen kann Kontakt zur ILCO e.V. (= „Selbsthilfevereinigung für Stomaträger und Menschen mit Darmkrebs sowie deren Angehörige"), zur Stoma-welt.de („Das Selbsthilfeportal für Stomaträger") oder anderen Selbsthilfegruppen hergestellt werden. Hier können rehabilitierte Betroffene die „Neulinge" mit Erfahrungen und Tipps aus dem Alltagsleben mit Stoma unterstützen.

31.3.2 Prä- und postoperative Stomatherapie

31.3.2.1 Präoperatives Gespräch und Stomamarkierung

Nach erfolgter chirurgischer Aufklärung ermöglicht das präoperative Gespräch zwischen Betroffenen und Pflegeexpertin/Pflegeexperten die Klärung aller aufkommenden Fragen der Betroffenen und ihrer Angehörigen zum Thema Stoma und Stomaversorgung. Darüber hinaus kann ein solches Gespräch eine emotionale Unterstützung sein und eine Vertrauensbasis schaffen. Der Inhalt des Gesprächs richtet sich nach den individuellen Bedürfnissen der Betroffenen. Auf Wunsch können z. B. auch Versorgungsmaterialien gezeigt und erklärt werden. Im Anschluss an das Gespräch erfolgt die Stomamarkierung. Diese muss zwingend vor der geplanten Operation vorgenommen werden (S3-Leitlinie Colorektales Carzinom).

Durch die *Stomamarkierung* wird die für die Betroffenen bestmögliche Stomalokalisation festgelegt. Sie

- optimiert die spätere Selbstversorgung,
- ermöglicht eine gute und sichere Haftung der Stomamaterialien,
- beugt somit Komplikationen im Versorgungsbereich vor und
- verhindert Mehrkosten durch erhöhten Materialverbrauch.

Die Stomamarkierung obliegt dem chirurgischen ärztlichen Fachpersonal, kann jedoch an Pflegeexpertinnen/Pflegeexperten oder geschultes Pflegepersonal delegiert werden.

Die Markierung wird im Sitzen, Liegen, Stehen und in Bewegung kontrolliert und ggf. angepasst. Dabei sind knöcherne Strukturen, Narben, Leiste und Genitalien sowie Bauchfalten zu beachten. Die Betroffenen müssen die Stomamarkierung sehen können, daher müssen sie bei der Markierung aktiv mitarbeiten. Zuletzt wird die gewählte Position mit einem wasser- und wischfesten Stift markiert (◘ Abb. 31.4). Ausführlichere Informationen finden Sie bei Gruber (2017) im Kapitel „Anleitung zur Stomaversorgung".

31.3.2.2 Versorgung im Operationssaal

Jedes frisch angelegte Stoma sollte bereits im Operationssaal mit einem sterilen Post-OP-System versorgt werden. Laut Richtlinie des Robert Koch-Instituts (RKI) gilt die Einnaht des Stomas in die Haut als primäre Wunde und muss somit 24–48 h steril versorgt werden. Der zuschneidbare Hautschutz muss exakt auf die individuelle Stomagröße angepasst werden. Der Ausschnitt darf weder zu groß sein noch darf die Stomaschleimhaut eingeengt werden. Der Beutel muss transparent und entleerbar sein. Um die Entleerung des Beutels im Bett zu erleichtern, sollte bei Bettlägrigen der Beutel so aufgebracht werden, dass das Beutelende zur Seite zeigt.

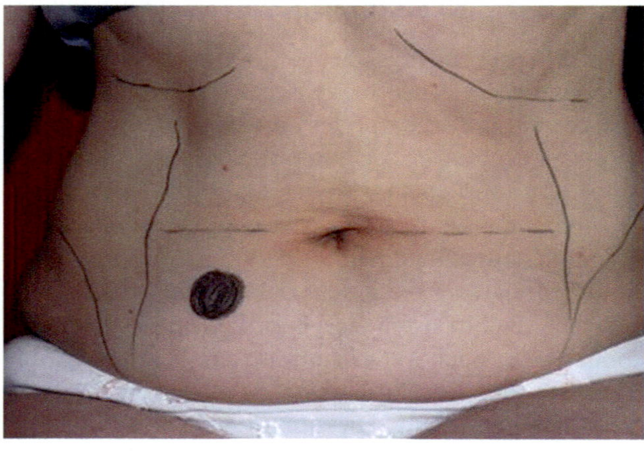

◘ **Abb. 31.4** Anzeichnen der Ileostomie im Sitzen. (Mit frdl. Genehmigung Fa. Hollister Incorporated)

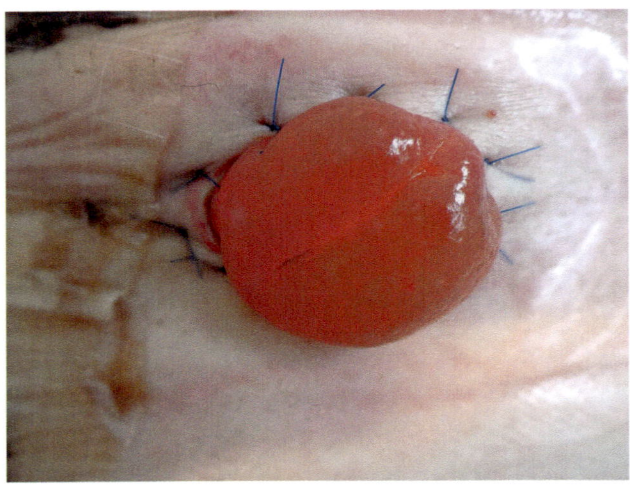

◘ **Abb. 31.5** Ödem

31.3.3 Postoperative Pflege

In den ersten Post-OP-Tagen ist eine regelmäßige Kontrolle der Stomaschleimhaut und der Ausscheidung wichtig. Durch die Manipulation am Darm und die Einnaht in die Bauchdecke kommt es häufig zu einer Ödembildung am Stoma. Dies ist in den ersten 4–7 Tagen normal. Das Ödem zeigt sich durch glatte, pralle, glasige Schleimhaut und sollte sich kontinuierlich zurückbilden. Bei stark ausgeprägten Ödemen kann zur Unterstützung des Abschwellens eine feuchte Kompresse direkt auf die Schleimhaut aufgelegt werden (◘ Abb. 31.5).

> ❯ Darmschleimhaut ist weder schmerz- noch temperaturempfindlich. Daher sollten niemals Eis, Eisbeutel oder Kühlpacks direkt auf die Schleimhaut aufgelegt werden. Dies kann zu Erfrierungen führen.

> ❯ Schleimhautabschwellende Medikamente sollten am Stoma nicht benutzt werden. Sie sind für die Darmschleimhaut nicht zugelassen und können durch die Verengung der Mikrogefäße zu Nekrosen führen (Gruber 2017, Kapitel „Komplikationen bei Stoma").

> **Praxistipp**
>
> Ein sog. Fensterbeutel ermöglicht einen leichteren Zugang zum Stoma. Dadurch können die Kompressen ohne großen Aufwand gewechselt werden.
> Der Ausschnitt der Haftfläche darf das Stoma keinesfalls einengen.

Die Farbe der Stomaschleimhaut gibt Aufschluss über die Durchblutung! Normale gesunde Schleimhaut zeigt sich rosig und feucht glänzend. Bei Durchblut-

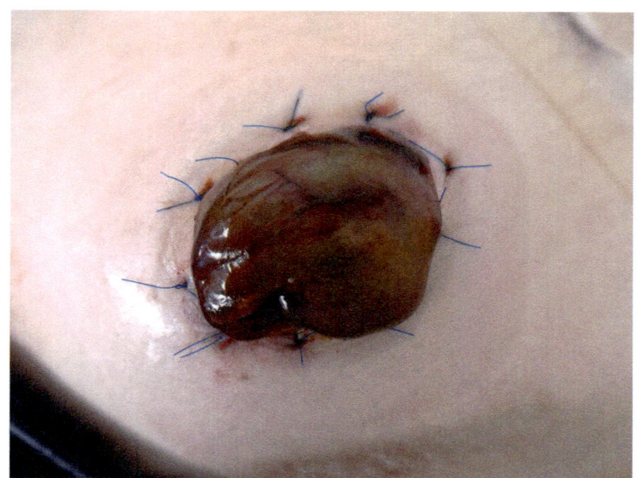

Abb. 31.6   Nekrose

ungsstörungen verfärbt sich die Schleimhaut dunkelrot-violett bis grau-schwarz. *Nekrosen* können punktuell auftreten oder das ganze Stoma betreffen (Abb. 31.6) (Gruber 2017, Kapitel „Komplikationen bei Stoma")

> Sofortige Information des ärztlichen Fachpersonals. Dieses entscheidet über das weitere Vorgehen. Die Schleimhaut muss engmaschig kontrolliert werden – optimal wäre eine zusätzliche Fotodokumentation.

Die Wundheilung am Haut-Schleimhaut-Übergang kann bei schlechtem Allgemeinzustand des Frisch-operierten, z. B. nach Vorbestrahlungen, bei Langzeit-Kortisoneinnahme und bei Diabetikern, verzögert sein. Es kann zum Ausriss einzelner oder mehrerer Fäden kommen. Die dadurch entstandene Lücke ist als Wunde zu betrachten und wird nach Rücksprache mit dem be-handelnden Chirurgischen Fachpersonal nach den Richtlinien der modernen Wundbehandlung versorgt!

Praxistipp

Hydrofaser eignet sich zum Auffüllen des Wund-grundes besonders gut. Darüber kann die normale plane Stomaversorgung aufgebracht werden.

Bei allen Darmstomaanlagen ist auf die *Ausscheidung* hinsichtlich Konsistenz, Menge, Farbe und Bei-mengungen zu achten. Besonders bei Ileostomien ist eine Flüssigkeitsbilanzierung erforderlich, da es post-operativ und unter onkologischen Therapien zu hohen Ausscheidungsmengen > 1,5 l/Tag kommen kann. Die-ser hohe Flüssigkeitsverlust muss, um einer Schädigung der Niere vorzubeugen, nach ärztlicher Anordnung aus-geglichen und ggf. durch Quellmittel (z. B. Apfelpektin-

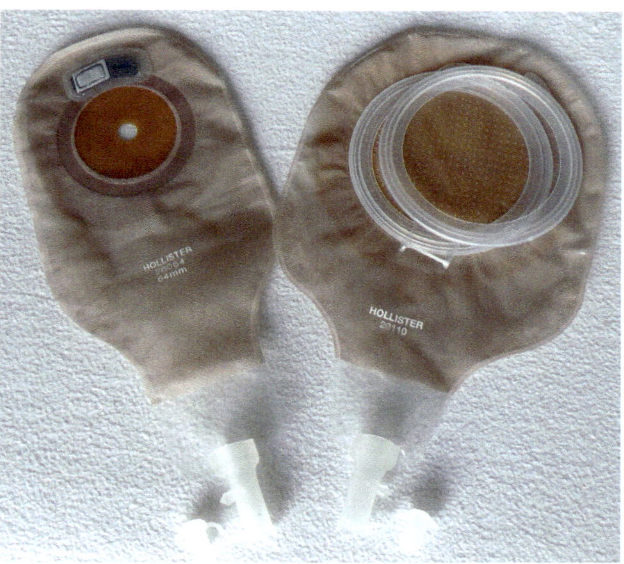

Abb. 31.7   *Links:* Drainage-Beutel, *rechts:* Fensterbeutel

granulat, Flohsamenschalen) und/oder Medikamente reguliert werden (z. B. wie Loperamid, Tinctura opii, Gallensäurebinder) (Gruber 2017, Kapitel „Ana-tomische, physiologische und pathophysiologische Grundlagen").

Praxistipp

Drainage-Beutel (1- oder 2-teilig) erleichtern bei hohen Ausscheidungsmengen die Stomaversorgung, da sie über ein Ablassventil mit einem zusätzlichen Ablaufbeutel kombiniert werden können – dadurch entfällt das häufige Entleeren des Stomabeutels (Abb. 31.7).

31.3.4 Versorgungswechsel

Der erste Versorgungswechsel hat eine besondere Be-deutung in der Rehabilitation der Betroffenen, da er gleichzeitig auch die erste Begegnung mit der neuen Körpersituation darstellt. Besonders in dieser Phase re-agieren Menschen sehr sensibel auf das Verhalten des Pflegefachpersonals. Ruhige Handlungen und Kompe-tenz geben den Betroffenen Sicherheit. Daher sollte spe-ziell dieser erste Versorgungswechsel in ungestörter At-mosphäre (Schutz der Intimsphäre) von einer fachkompetenten Pflegefachkraft oder von Pflege-expertinnen/Pflegeexperten durchgeführt werden.

Alle für den Wechsel notwendigen Materialien soll-ten bereit liegen. Die Betroffenen werden über die ge-planten Maßnahmen informiert und soweit möglich be-reits in diese mit einbezogen.

31.3.4.1 Durchführung

- Vorsichtiges Ablösen der Haftfläche der alten Versorgung. Eine Hand fasst den Hautschutz, mit der anderen Hand wird die Haut vorsichtig unter der Haftfläche weggedrückt.

> **Praxistipp**
>
> Bei stark haftendem Hautschutz kann ein spezieller Hautschutzlöser verwendet werden. Dieser muss jedoch wieder sorgfältig abgewaschen werden, damit die neue Versorgung gut haften kann.

- Inspektion der abgelösten Haftfläche im Hinblick auf Unterwanderung und Auflösung des Hautschutzes.
- Die stomaumgebende Haut sorgfältig mit weichen Vlieskompressen, Wasser und evtl. pH-neutraler Seife zum Stoma hin reinigen.

> **Praxistipp**
>
> Spezielle Reinigungslotionen der Stomaartikelhersteller stehen zur Verfügung, sind aber nicht zwingend erforderlich.

- Haut mit weichen Kompressen sorgfältig trocken tupfen.
- Gegebenenfalls nachgewachsene Haare mit einem Einmalrasierer schonend entfernen.

> **Praxistipp**
>
> Bei der Rasur das Stoma zum Schutz mit einer Kompresse abdecken! Wegen einer möglichen allergischen Reaktion niemals Enthaarungscreme verwenden.

- Stomagröße und -form ermitteln.

> **Praxistipp**
>
> - Bei runden Stomaanlagen können vorgefertigte Schablonen benutzt werden.
> - Bei ovalen oder unregelmäßigen Stomaanlagen eine Folie auflegen – auf der Folie die Stomagröße mit einem Folienstift nachzeichnen, diese Form ausschneiden und auf die Rückseite der Haftplatte übertragen.
> - Schieblehren der Stomaartikelhersteller verwenden.

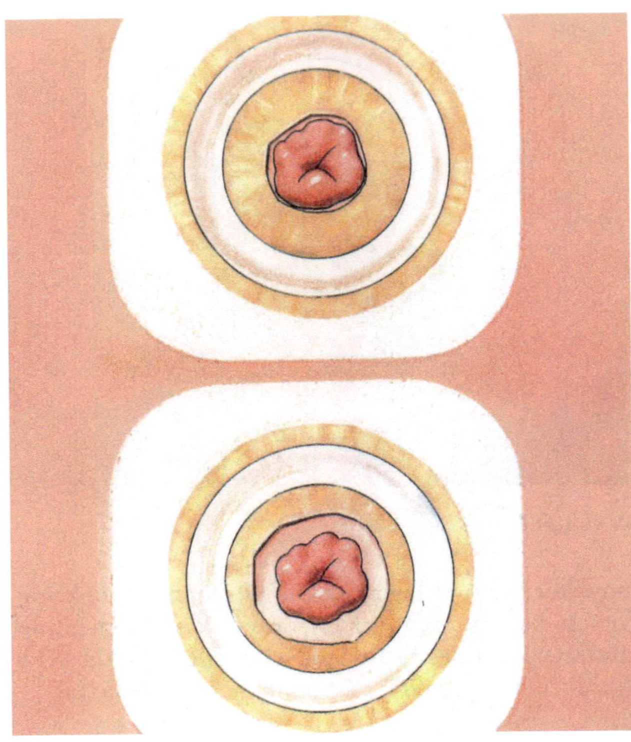

Abb. 31.8 Stomagröße: richtig – falsch. (Mit frdl. Genehmigung Fa. Hollister Incorporated)

> Die Ermittlung der Stomagröße sollte regelmäßig erfolgen, da das Stoma in den ersten Monaten schrumpft. Wird der Hautschutz nicht angepasst, führt dies zu Hautirritationen. Auch im weiteren Verlauf muss die Stomagröße immer kontrolliert werden. Gewichtszu- und -abnahmen oder eine Hernienbildung können die Stomagröße beeinflussen.

- Hautschutz auf Stomagröße zuschneiden.

> Der Hautschutz muss so zugeschnitten werden, dass er die Haut vollständig bedeckt und somit vor der Ausscheidung schützt! Die empfindliche Stomaschleimhaut darf jedoch nicht eingeengt werden (**Abb. 31.8**).

> Nach dem Abziehen der jeweiligen Schutzfolien die Versorgung auf der trockenen Haut aufbringen.

> **Praxistipp**
>
> Die Betroffenen sollten ihre Hand für ca. 5 min auf die frisch aufgebrachte Versorgung legen – durch die Wärme haftet die Versorgung schneller.

Gesunde, intakte Haut im Stomabereich ist die Grundlage für eine dauerhafte, komplikationslose Versorgung. Deshalb muss jede Stomaanlage und die umgebende Haut von Anfang an optimal gepflegt und versorgt werden.

Zeitnah werden der Versorgungswechsel und die Beobachtungen an Stoma und stomaumgebender Haut sowie Versorgungsmaterialien, Ausscheidungsmenge und -konsistenz dokumentiert.

31.3.4.2 Ungeeignete Pflegeprodukte

Folgende Produkte dürfen nicht verwendet werden:
- Desinfektionsmittel, Benzin oder Alkohol – sie zerstören den Säureschutzmantel der Haut.
- Pflegeschäume, Reinigungsschaum und Feuchttücher, ölhaltige Cremes und Salben – sie vermindern die Haftung des Hautschutzmaterials.
- Waschlappen und Schwämme sind Nistplätze für Bakterien.
- Raues Toilettenpapier, Zellstoff, Watte und Taschentücher fusseln und hinterlassen Rückstände auf der Haut.

31.3.4.3 Anleitung der Betroffenen

Die Betroffenen werden von Anfang an in die Stomaversorgung mit einbezogen und schrittweise an diese herangeführt. Erste Schritte können z. B. sein, dass sie, sobald sie aufstehen können, in der Entleerung ihres Beutels angeleitet werden. Dies sollte sich an der häuslichen Situation der Betroffenen orientieren (Bad, Toilette, keine „klinischen Hilfsmittel" wie Nierenschalen, Stomabecken etc. verwenden).

Sind die Betroffenen in der Lage, die Versorgung selbst zu übernehmen, muss das individuell geeignete Versorgungssystem gefunden werden. Hierbei ist auf die Konsistenz der Ausscheidung und die anatomische Lage des Stomas zu achten sowie auf Form und Prominenz des Stomas. Geistige und körperliche Fähigkeiten und nicht zuletzt die persönlichen Wünsche der Betroffenen müssen beachtet werden. Die Versorgung sollte so einfach wie möglich sein und sich nach den momentanen Fähigkeiten der Person richten.

31.3.5 Urostomieversorgung

Für die Versorgung von Urostomien dürfen aus hygienischen Gründen nur Beutel mit eingeschweißter Rücklaufsperre und Abflussventil verwendet werden. Die Hautreinigung im Stomabereich erfolgt hier immer kreisförmig vom Stoma weg nach außen (aseptische Wischrichtung), ansonsten gelten die gleichen Vorgehensweisen und Richtlinien wie bei Kolo- und Ileostomie.

31.3.6 Versorgungssysteme und Intervalle

Stomaversorgungsmaterialien zählen zu den zum Verbrauch bestimmten Hilfsmitteln und werden vom ärztlichen Personal rezeptiert. Grundsätzlich wird zwischen *ein- und zweiteiligen Versorgungssystemen* unterschieden. Bei Einteilern ist der Hautschutz unlösbar mit der Beutelfolie verbunden. Beim Zweiteiler kann der Beutel auf einer Hautschutzplatte mittels Rastring oder Klebekupplung angebracht werden.

31.3.6.1 Beutel

Die *Konsistenz der Ausscheidung* entscheidet über die *Beutelart*.
- Flüssige bis breiige Konsistenz erfordert Ausstreifbeutel = Ileostomiebeutel.
- Pastig bis feste Ausscheidung kann mit geschlossenen Beuteln = Kolostomiebeutel versorgt werden.
- Urinausscheidung erfordert Urostomiebeutel.

Alle Beutel sind jeweils transparent oder blickdicht in verschiedenen Größen und Folienmaterialien erhältlich. Nahezu alle sind mit einem integrierten Aktivkohlefilter ausgestattet. Dieser gibt Darmgase geruchsfrei nach außen ab und verhindert ein Aufblähen des Beutels (◘ Abb. 31.9).

> **Praxistipp**
>
> Der Aktivkohlefilter ist maximal 8–24 h funktionsfähig. Auch deshalb ist ein täglicher Beutelwechsel notwendig!

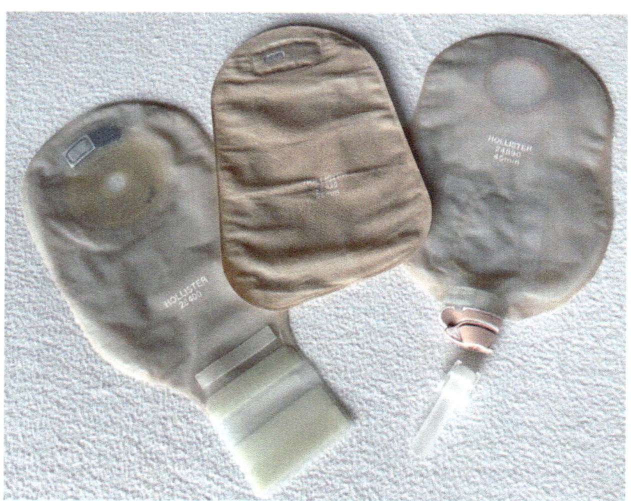

◘ **Abb. 31.9** Von links nach rechts: Ausstreifbeutel, geschlossener Beutel, Urostomiebeutel mit Abflussadapter

Beutel-Sonderformen:

- Drainage-Beutel mit integriertem Stöpsel zur Dauerableitung mit einem Ablaufsystem,
- Fensterbeutel mit direktem Zugang zum Stoma,
- Minibeutel und Stomakappen – wenn wenig oder keine Ausscheidung erwartet wird (Descendo-oder Sigmoidostomie).

31.3.6.2 Haftflächen

Die Auswahl von *Form und Art der Haftfläche* der ein- und zweiteiligen Systeme richtet sich nach der anatomischen Lage und der Form des Stomas. Von den Herstellern werden unterschiedliche Hautschutzmixturen in verschiedene Formen und Größen angeboten. Es gibt Haftflächen mit komplettem Hautschutz oder mit zusätzlichem Haftrand. Sie werden ausschneidbar, modellierbar oder vorgestanzt angeboten.

31.3.6.2.1 Plane, konkave oder konvexe Hautschutzmaterialien

Die Prominenz des Stomas sowie die Beschaffenheit der Bauchdecke entscheiden darüber, ob *plane = glatte oder konvexe bzw. konkave = gewölbte* Hautschutzmaterialien verwendet werden. Bei ein- und zweiteiligen Produkten findet man Konvexität in unterschiedlicher Ausprägung.

Indikationen für Konvexität sind retrahierte Stomata, Stomaanlagen auf Hautniveau, in sehr weichen Bauchdecken oder in Falten und Narben, oder wenn eine plane Versorgung keine sichere Abdichtung gewährleistet (Abb. 31.10).

Wird die Konvexität durch einen integrierten Kunststoffring erzeugt, spricht man von fester Konvexität. Bei weicher = Soft-Konvexität fehlt der feste Kunststoffanteil. Konvexität kann auch durch Kombination des planen Hautschutzes mit Hautschutzringen und -streifen erreicht werden.

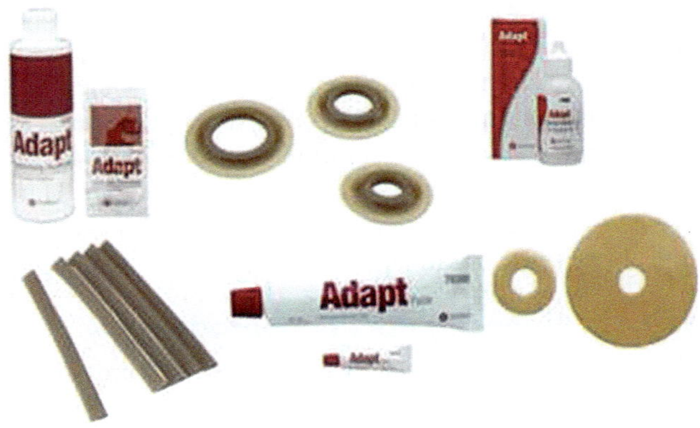

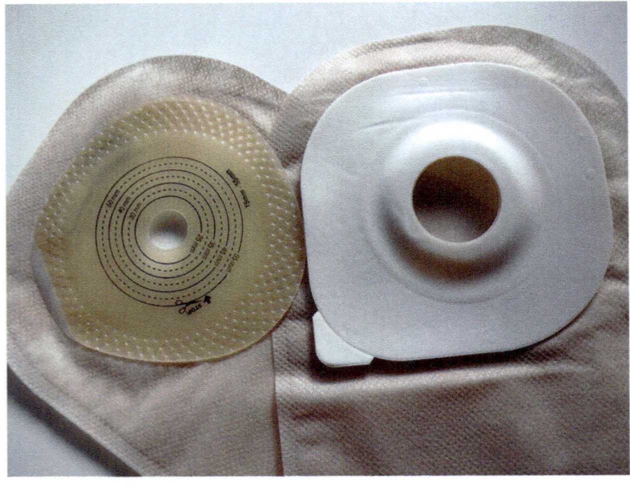

Abb. 31.11   Hautschutzzubehör

> **Praxistipp**
>
> Versorgungsprodukte mit vorgefertigter harter Konvexität sind für den Einsatz in der frühen Post-OP-Phase nicht empfohlen, da sie Druck auf die Stomaumgebung ausüben. Ebenso ist erhöhte Vorsicht bei der Versorgung von parastomalen Hernien, Prolaps und während systemischer Chemo- und Kortisontherapien geboten.
>
> Indikation für konkave Versorgung sind nach außen gewölbte Körperformen, z. B. bei Hernie.

31.3.6.2.2 Weitere Hautschutzmaterialien

In der modernen Stomaversorgung können bei Bedarf zur Feinabdichtung rund ums Stoma Hautschutzmaterialien in Form von Stomapasten (alkoholhaltig oder -frei), Ringen (plan oder konvex), Streifen oder Puder eingesetzt werden (Abb. 31.11).

Gürtel Bei vielen Beutelsystemen ist eine *zusätzliche Gürtelbefestigung* möglich. Diese speziellen Gürtel unterstützen die Haftung der Versorgung und vermitteln Sicherheit, vor allem in der Anfangsphase und speziell bei Adipösen.

Stomawäsche Verschiedene Anbieter stellen Stomawäsche in verschiedenen Farben, Formen und Materialien her. Diese Wäsche muss vom Betroffenen selbst finanziert werden, trägt jedoch erfahrungsgemäß zu einer verbesserten Stomaakzeptanz bei. Die Betroffenen fühlen sich gut und diskret angezogen. Adressen dazu finden sich im Internet unter dem Stichwort „Stomawäsche".

31.3.7 Wechselintervalle

Die Haftflächen der Hautschutzmaterialien bestehen vorwiegend aus Gelatine, Pektinen und Zellulose. Diese

Abb. 31.10   *Links* planer, *rechts* konvexer Hautschutz

Materialien sind hygroskopisch, d. h., sie können in einem bestimmten Rahmen Feuchtigkeit binden. Wird die Aufnahmekapazität überschritten, löst sich der Hautschutz direkt um das Stoma auf, die Haut wird durch Feuchtigkeit und Ausscheidung belastet und kann sich entzünden. Daher müssen die Versorgungsintervalle besonders bei Ileostomien und Urostomien eingehalten werden.

Versorgungsintervalle bei intakten Hautverhältnissen (Gruber und Droste 2009):

- Ileostomie- und Urostomieversorgung:
    - bei 2-teiligem Versorgungssystem Hautschutzplatte alle 2–3 Tage wechseln/Beutel täglich,
    - bei einteiligem Beutelsystem täglich wechseln.

Kolostomieversorgung mit geschlossenem Beutel:
- bei 2-teiligem Versorgungssystem Hautschutzplatte alle 2–4 Tage wechseln/geschlossene Beutel 1- bis 3-mal täglich,
- bei Einteilern 1- bis 3-mal täglich wechseln.

Nässende Hautkomplikationen oder Wunden im Stomabereich können verkürzte Wechselintervalle erforderlich machen.

Praxistipp

Ein Wechsel muss immer dann stattfinden, wenn die Versorgung undicht ist oder Jucken oder Brennen unter der Haftfläche auftritt. Der Versuch, eine undichte Versorgung zusätzlich mit Pflaster oder Folienmaterial erneut zu fixieren, ist sinnlos und bedingt einen längeren Kontakt der Ausscheidung mit der Haut! Hieraus resultieren Hautirritationen!

So früh wie möglich sollte ein individuell angepasstes Versorgungssystem gefunden werden und der Betroffene in der Selbstversorgung geschult werden.

31.4 Ernährung

Es gibt keine allgemeingültige „Stomadiät". Grunderkrankungen und Nahrungsmittelunverträglichkeiten des Betroffenen müssen jedoch immer beachtet werden. Die Ernährung muss immer individuell an den Einzelnen angepasst werden. Nach dem postoperativen Kostaufbau können zu Hause Nahrungsmittel sukzessive in den Speiseplan aufgenommen werden. Zu Beginn empfiehlt sich das Führen eines Ernährungstagebuchs, um evtl. Auswirkungen der Nahrungsmittel oder Getränke auf die Ausscheidung und das Wohlbefinden herauszufinden. Hilfreiche Tipps können beim Fachpersonal für Ernährungsberatung eingeholt

werden. Infobroschüren der verschiedenen Stomaartikelhersteller und der Selbsthilfegruppen bieten entsprechende Informationen.

- Bei Stomaanlagen im Sigma oder Colon descendens wirken sich erfahrungsgemäß blähende, stopfende oder abführende Nahrungsmittel nach der Operation genauso aus wie zuvor.
- *Betroffene mit Ileostomie* müssen darauf hingewiesen werden, dass speziell in der postoperativen Anpassungsphase der tägliche Flüssigkeitsverlust durch eine erhöhte Trinkmenge ausgeglichen werden muss. Isotone Trinklösungen eignen sich durch ihren hohen Elektrolytgehalt besonders. Eine Urinausscheidung von mindestens 1 l in 24 h sollte erreicht werden. Zudem sollte auf stark faserhaltige und schwer verdauliche Speisen, z. B. Spargel, Orangen, Nüsse, Artischocken etc., entweder ganz verzichtet oder diese nur kleingeschnitten, püriert und in geringen Mengen verzehrt werden. Bei Nichtbeachtung kann es zu Bauchschmerzen bis hin zur Ausbildung einer Stomablockade kommen.
- *Betroffene mit Urostomie* sollten zur Infektionsprophylaxe und zur Vorbeugung einer Kristallbildung im Harntrakt immer ausreichend trinken (Maßstab: Urinausscheidung 1 l in 24 h).

Praxistipp

Chemo- und Strahlentherapie sowie Medikamente können sowohl stopfend wirken als auch Diarrhöen verursachen. Die Trinkmenge, die Ernährung und die Stomaversorgung müssen immer angepasst werden. Oftmals ist eine medikamentöse Behandlung oder Infusionstherapie notwendig.

31.5 Medikamente

A. van der Linde

Der Dünndarm ist Hauptresorptionsort für oral eingenommene Arzneimittel. Ist der Darm aufgrund der Stomaanlage verkürzt, muss mit Problemen bei der Arzneistoffresorption gerechnet werden. Insbesondere bei Ileostomien ist daher auf eine ausreichende Resorption und Wirkung der Medikamente zu achten. Retardpräparate sind dazu gemacht, den Arzneistoff über einen längeren Zeitraum freizugeben und erst langsam zu zerfallen. Sie werden oftmals nur unzureichend oder gar nicht resorbiert und gelten als kritisch. Eine Besonderheit sind Matrixformulierungen, hierbei handelt es sich um unverdauliche Arzneiformen. Diese werden als offensichtlich ganze Tablette über das Stoma ausgeschieden, allerdings handelt es sich nur um die äußere

Hülle, der Arzneistoff wurde dennoch freigesetzt und die Wirkung ist (zumindest teilweise) gegeben.

> **Praxistipp**
>
> — Sensibilisieren Sie den Betroffenen für mögliche Probleme bei der Arzneimitteleinnahme.
> — Achten Sie auf Arzneimittelrückstände im Stomabeutel. Bei Unsicherheiten überprüfen Sie die gewünschte Wirkung (Blutdruck, Blutzucker).
> — Klären Sie, ob es akut eine Ursache für Resorptionsproblemen gibt (abführende Lebensmittel und Arzneimittel wie Laxanzien oder Prokinetika fördern die Darmpassage und verkürzen somit die Darmpassagezeit).
> — Achten Sie insbesondere bei hohen Flüssigkeitsverlusten über das Stoma (High-Output-Syndrom) auf den Flüssigkeits- und Elektrolythaushalt sowie mögliche Resorptionsprobleme (▶ Abschn. 21.2).
> — Bevorzugen Sie schnell freisetzende Arzneiformen (Beispiel: Umstellung Lopedium® Kapseln auf Imodium® Lösung oder Schmelztabletten).
> — Bei konkreten Fragen zur Einnahme oder Anpassung der Medikamente sollten Sie Kontakt mit der Apotheke aufnehmen.

31.6 Entlassung aus der Klinik und Nachversorgung

Ebenso wichtig wie das Gespräch vor der Operation ist das Entlassungsgespräch zwischen Pflegeexperte/Pflegeexpertin, Betroffenen und deren Angehörigen. Hier wird nochmals auf die speziellen Fragen hinsichtlich „Leben mit dem Stoma" eingegangen, z. B. Versorgung, Sexualität, Umgang mit Mitmenschen, Beutelwechsel unterwegs, Reisen, Sport etc.

Speziell nach Anlage eines Stomas ist ein Entlassmanagement von großer Bedeutung. Frühzeitig sollte feststehen, ob der Betroffene in den häuslichen Bereich, in eine Rehamaßnahme oder in eine Pflegeeinrichtung entlassen wird. Hierbei ist die frühzeitige interdisziplinäre Zusammenarbeit mit dem Sozialdienst unerlässlich.

Auf Wunsch des Betroffenen sollte bei Entlassung oder Verlegung eine Überleitung an einen Nachversorger, der auf Stomaversorgung spezialisiert ist, erfolgen. Dies stellt eine nahtlose Weiterversorgung im häuslichen Bereich sicher. Der Nachversorger setzt die Arbeit des Pflegeexperten/der Pflegeexpertin im häuslichen Bereich fort und kann speziell auf Probleme im Alltag eingehen. Gerade in der ersten Zeit nach der Entlassung entstehen viele Fragen hinsichtlich der Wiedereingliederung in Familie, Beruf und Gesellschaft! Nachversorger können in dieser neuen Lebenssituation die Lebensqualität maßgeblich durch individuelle Beratung verbessern helfen. Sie liefern die benötigten Materialien und sind auch in der Folgezeit der erste Ansprechpartner bei etwaigen auftretenden Problemen.

31.7 Abführmaßnahmen am Stoma

Bei Kolostomien ist eine orale Abführmaßnahme nach ärztlicher Anordnung möglich; soll über das Stoma abgeführt werden, kann ebenfalls nach Anordnung ein Klysma über einen flexiblen Katheter in das Stoma verabreicht werden. Bei allen Abführmaßnahmen sollte darauf geachtet werden, dass die Betroffenen in dieser Zeit mit entleerbaren Beutelsystemen versorgt werden.

Bei Ileostomien sind normalerweise keine abführenden Maßnahmen notwendig. Eine eventuell auftretende Stomablockade muss vom ärztlichen Fachpersonal behandelt werden.

31.8 Rückverlegung des Stomas

Sowohl bei doppelläufigen als auch bei endständigen Stomaanlagen ist eine Rückverlegung grundsätzlich dann möglich, wenn der intakte Schließmuskel und ausreichend Darm zum Wiederanschluss vorhanden sind. Ob eine Rückverlegung geplant oder sinnvoll ist, sollten Betroffene und Pflegefachkräfte mit dem Operateur absprechen. In der Zeit zwischen erster Operation und Stomarückverlegung sollte nach Rücksprache zwischen ärztlichem Personal und Pflegeexpertin/Pflegeexperte ein gezieltes Beckenboden- bzw. Sphinktertraining durch speziell geschulte Physiotherapeuten erfolgen.

Nach der Rückverlegung ist von Anfang an besonderes Augenmerk auf die Haut der Analregion zu legen. Dort kommt es häufig zu Entzündungen oder Hautreizungen durch vermehrte und aggressive Stuhlausscheidung. Die Haut im Analbereich kann je nach Befund mit hautschützenden Cremes versorgt werden (s. Wounds International Prinzipien für beste Praxis, 2017).

31.9 Komplikationen an der Haut

Unter Chemo-, Antikörper- oder Strahlentherapie kann es zu Hautveränderungen unter den bisher problemlos verwendeten Hautschutzmaterialien kommen. Bei auftretenden Komplikationen der Haut sollten immer erfahrene Pflegeexpertinnen/Pflegeexperten hinzugezogen werden, um eine Optimierung der Versorgung vorzunehmen und die Betroffenen evtl. bei einer dermatologischen Fachkraft vorzustellen.

Grundsätzlich sollte während Therapien durchgängiges hydrocolloides Hautschutzmaterial ohne Haftrand genutzt werden. Versorgungswechsel und Reinigung müssen schonend und ohne austrocknende (alkoholhaltige) Pflegeprodukte erfolgen. Die Beutelform (Drainagebeutel/Ausstreifbeutel/geschlossener Beutel) muss der möglicherweise veränderten Ausscheidungskonsistenz und -menge angepasst werden (Gruber 2017, Kapitel „Stomatherapeutisches Wissen zur onkologischen Therapie").

Hautprobleme können auch durch unzureichende oder fehlerhafte Anpassung der Stomaversorgung oder zu lange Tragezeiten entstehen. Dadurch kommt es zum dauernden Kontakt der Haut mit der Ausscheidung. Aggressive Substanzen verursachen so eine Gewebereizung und Zerstörung des Hautmilieus. Die häufigsten Hautprobleme sind im Folgenden stichpunktartig dargestellt (Gruber 2017, Kapitel „Komplikationen bei Stoma").

31.9.1 Hautirritation

Erscheinungsbild und Symptome Hautrötung mit intakter Haut bis hin zu nässenden, teils blutigen Hautablösungen; schmerzhaft, brennend.

Ursache Ständiger Kontakt der Haut mit der Ausscheidung durch Unterwanderung, zu groß gewähltem Hautschutzausschnitt oder Auflösung der Haftfläche; unzureichender Abdichtung, unzureichender Reinigung und Pflege der stomaumgebenden Haut.

Therapie Korrekte Anpassung der Versorgung; Hautschutz darf direkt auf wunder Haut aufgebracht werden (fördert die Wundheilung); bei nässendem Hautschaden Verwendung von Stomapuder (bindet Feuchtigkeit), Verbesserung der Abdichtung mittels alkoholfreier Pasten, Ringen etc. Korrekte und sorgfältige Hautpflege, korrekte Wechselintervalle, bei Stomaanlagen in oder unter Hautniveau evtl. Konvexität (■ Abb. 31.12).

❯ Bei entzündeter Haut alkoholfreie Abdichtungsmaterialien verwenden! Stomapuder nur dünn auftragen!

31.9.2 „Waschfrauenhaut"

Erscheinungsbild Weiß-graue, faltige, aufgequollenen Hautareale parastomal.

Ursache Ständige Hautfeuchtigkeit bei zu großem Hautschutzausschnitt, undichter Stomaversorgung, starker

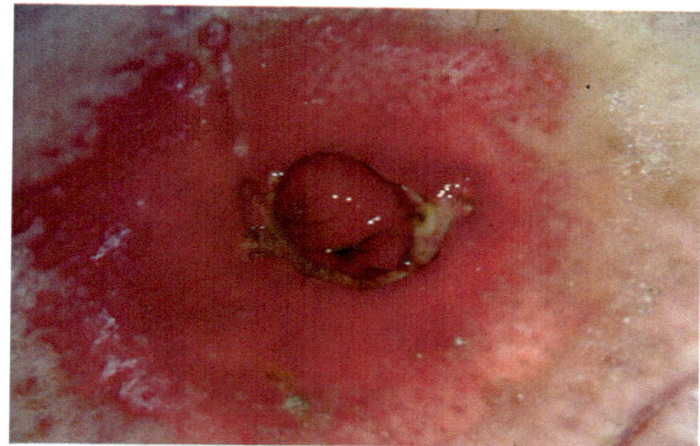

■ **Abb. 31.12** Nässende Hautirritation

Schweißbildung und zu langem Belassen der Stomaversorgung führt zum Aufquellen der Haut.

Therapie Exakte Anpassung der Versorgung; Paste, Hautschutzringe, Streifen zur besseren Abdichtung benutzen; Versorgungsintervalle einhalten; evtl. konvexe Versorgung verwenden.

31.9.3 Pseudoepitheliale Hyperplasie

Wird Waschfrauenhaut im Anfangsstadium nicht behandelt, kann sich ein verhärteter Randwall um das Stoma legen und zu Versorgungsproblemen und Stenosen führen. Eventuell muss diese Hyperplasie chirurgisch abgetragen werden.

31.9.4 Mykosen

Häufig treten Pilzinfektionen im Bereich von Stomaanlagen auf. Meist handelt es sich hierbei um Candida-Infektionen. Begünstigende Faktoren sind die feuchte Wärme unter der Versorgung, evtl. eine schlechte Abwehrlage der Betroffenen durch Chemotherapie, Antibiose, Bestrahlung oder Kortisongabe, die pH-Wert-Verschiebungen der Haut durch ungeeignete Reinigungs- und Pflegemittel oder bei Diabetes mellitus.

Erscheinungsbild und Symptome Einzelne kleine rote Papeln und Pusteln, rote Papeln mit weiß-gelblichen Spitzen, satellitenförmige Streuung, weiß-schuppige Hautveränderungen, Brennen, Jucken oder Schmerzen unter der Haftfläche, bei generalisiertem Befall gelbliche verschiebbare Beläge auf der Schleimhaut möglich.

Therapie Abklärung des Erregers durch Abstrich; nach mikrobiologischem Befund Anwendung von antimykotischen, *wässrigen* Lösungen nach ärztlicher Anordnung, Abklärung, ob der Magen-Darm-Trakt mitbehandelt werden muss. Exakte Anpassung der Versorgung – keine mikroporöse Klebefläche oder Pflaster benutzen, sorgfältige Stomahygiene mit Einmalprodukten, einteilige Stomaversorgung mit komplettem Hautschutz, da tägliche Behandlung erforderlich.

> Keine antimykotischen Salben oder Cremes verwenden, da sie die Haftung der Stomaversorgung vermindern!

31.9.5 Peristomale Varikosis

Durch die Ausleitung des Darms durch die Haut wird eine Gefäßverbindung vom Pfortadersystem zur unteren Hohlvene geschaffen. Bei Betroffenen mit einer portalen Hypertension bewirkt dieser Hochdruck im venösen Netzwerk der Mesenterialvenen die Ausbildung von Kanälen zu den Venen der Bauchdecke. Diese Varizen können zu leichten, teilweise aber auch zu massiven Blutungen führen. Prädisponiert sind Menschen mit Pfortaderhochdruck bei maligner Grunderkrankung und Lebermetastasen sowie Betroffene mit sonstigen Lebererkrankungen (◻ Abb. 31.13).

Erscheinungsbild Blaurote Hautverfärbung mit deutlicher Gefäßzeichnung peristomal.

> Kleinste Verletzungen oder Manipulationen am Stoma und dem mukokutanen Übergang können zu leichten bis starken Blutungen führen.

Versorgung Verwendung von Pflasterlöser zum schonenden Ablösen des Hautschutzes, Verwendung von weichem und anschmiegsamem Hautschutzmaterial,

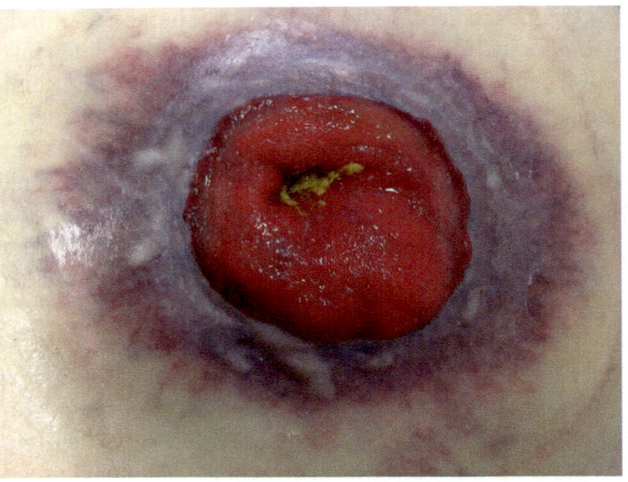

◻ **Abb. 31.13** Ausgeprägte Varicosis peristomal

keine harte, starre Versorgung, Anleitung der Betroffenen zum vorsichtigen und schonenden Versorgungswechsel.

> Bei leichteren Blutungen an Schleimhaut oder Haut-Schleimhaut-Grenze kann eine feuchte Kompresse zur Blutstillung aufgedrückt werden. Bei starken Blutungen erfolgt die Behandlung durch Umstechung, Elektrokoagulation oder operative Blutungsstillung durch das ärztliche Personal.

31.10 Chirurgische Komplikationen

Folgende Stoma-Komplikationen können auftreten; die Therapie wird immer vom ärztlichen Fachpersonal festgelegt (◻ Tab. 31.1) (Gruber 2017, Kapitel „Komplikationen bei Stoma"):

◘ Tab. 31.1 Stoma-Komplikationen

Erscheinungs-bild	Ursachen	Therapie
Hernie (◘ Abb. 31.14)		
Vorwölbung der peri- oder parastomalen Bauchdecke	Zu frühe und zu starke Belastung der Bauchdecke (Heben über 10 kg) Erhöhung des intraabdominellen Drucks, z. B. starke Gewichtzunahme, Tumorrezidive, COPD (Husten) **Probleme:** Stuhlentleerungsstörungen bis zum Ileus, Gefahr der Einklemmung, Schmerzen, kosmetisches Problem, Versorgung bzw. Selbstversorgung erschwert oder unmöglich	**Konservativ:** Tragen einer vorgefertigten oder maßgeschneiderten **Stomabandage (= Mieder)** **Operativ:** – Verschluss der Bruchpforte und Netzeinlage mit Erhalt des Stomas – Verlegung des Stomas auf die andere Körperseite **Tipp:** Die Stomabandage kann eine Hernie weder heilen, noch verhindern, sie kann lediglich die Bauchdecke unterstützen. Versorgungsmaterial darf keinen Druck auf das Stoma ausüben **Prophylaxe:** bauchdeckenschonendes Aufstehen aus dem Liegen (Physiotherapie) Stützen der Bauchdecke im Stomabereich bei Husten und Niesen
Prolaps (◘ Abb. 31.15)		
Darm stülpt sich durch das Stoma	Steigerung des intraabdominellen Drucks durch Gewichtzunahme, starken Husten oder Tumorwachstum **Probleme:** Versorgungsprobleme, Gefahr der Inkarzeration mit Nekrosenbildung, leicht vulnerable Schleimhaut mit Neigung zu Blutung, Pseudopolypenbildung und Ulzerationen, erhebliche kosmetische Probleme	**Operativ:** wenn das Stoma sich nicht reponieren lässt oder bei Inkarzeration bzw. Nekrosebildung **Tipp:** Reposition ist ärztliche Tätigkeit! Ein Prolaps lässt sich normalerweise im Liegen bei entspannter Bauchmuskulatur reponieren, tritt jedoch bei Anstieg des intraabdominellen Drucks (Husten, Aufsetzen) wieder auf. Der Prolaps darf keinesfalls durch die Versorgung eingeengt werden
Stenose (◘ Abb. 31.16)		
Engstellung des Stomas	Zu enge Haut- oder Faszieninzision, Wundheilungsstörungen, chronische Hautentzündung Rezidiverkrankung, Bestrahlung **Probleme:** Bauchschmerzen, Entleerungsstörungen bis Ileus	**Operativ:** bei Stuhlentleerungsstörungen/Subileussymptomatik **Tipp:** Keine Bougierung des Stomas vornehmen, da dies zu Mikroläsionen an der Schleimhaut führen kann. Diese wiederum heilen narbig ab und führen zu einer Zunahme der Engstellung
Retraktion (◘ Abb. 31.17)		
Das Stoma liegt in einem Krater	Ausleitung des Stomas unter Zugspannung, Starke Gewichtzunahme nach OP **Probleme:** Versorgung erschwert, Trichter neigt zu Hautentzündungen, Stenosebildung	**Konservativ:** durch Anpassen der Versorgung **Operativ:** durch Stomaneuanlage bei Unversorgbarkeit des Stomas **Tipp:** Verwendung konvexer Versorgungssysteme evtl. mit Gürtel

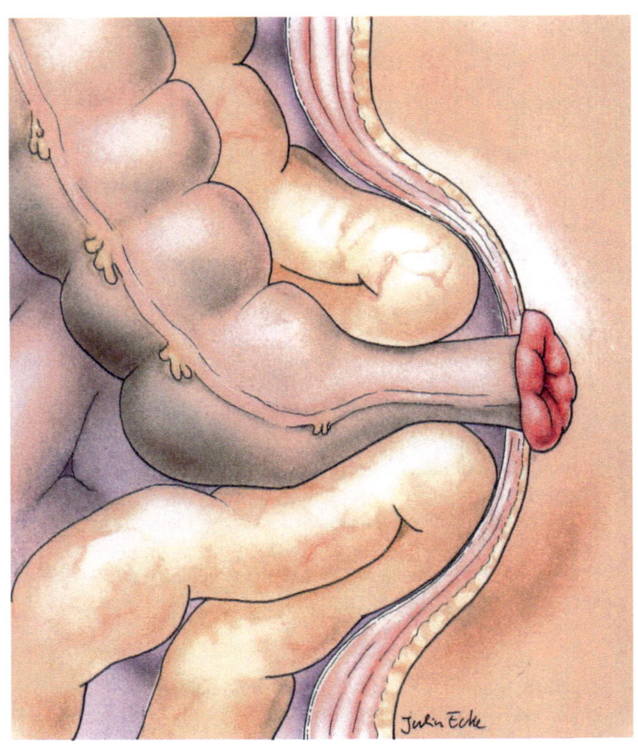

Abb. 31.14 Hernie. (Mit frdl. Genehmigung Fa. Hollister Incorporated)

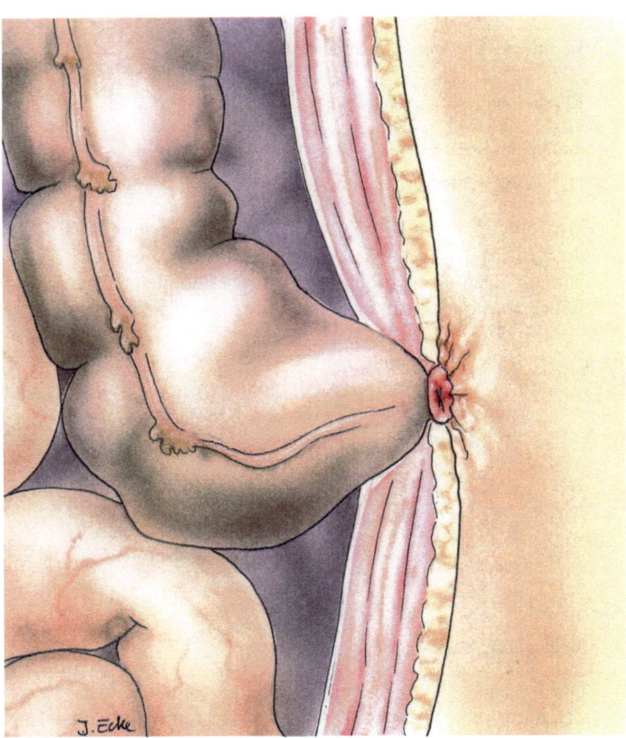

Abb. 31.16 Stenose. (Mit frdl. Genehmigung Fa. Hollister Incorporated)

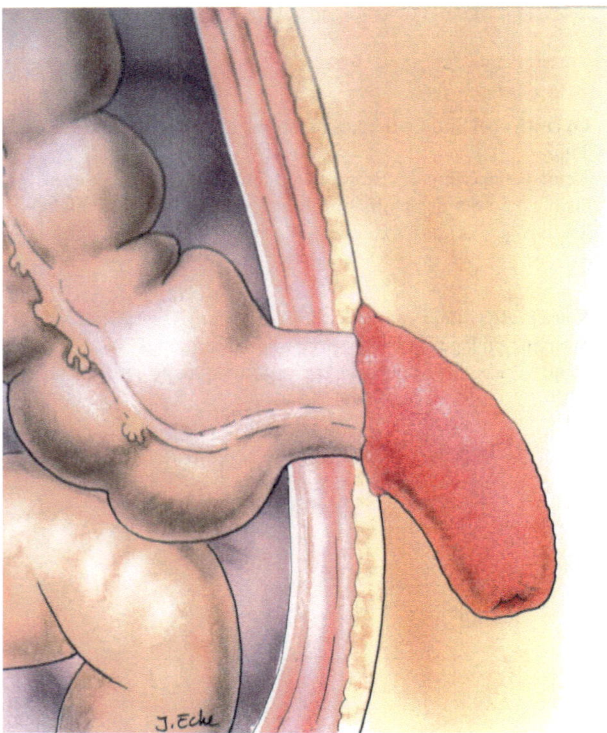

Abb. 31.15 Prolaps. (Mit frdl. Genehmigung Fa. Hollister Incorporated)

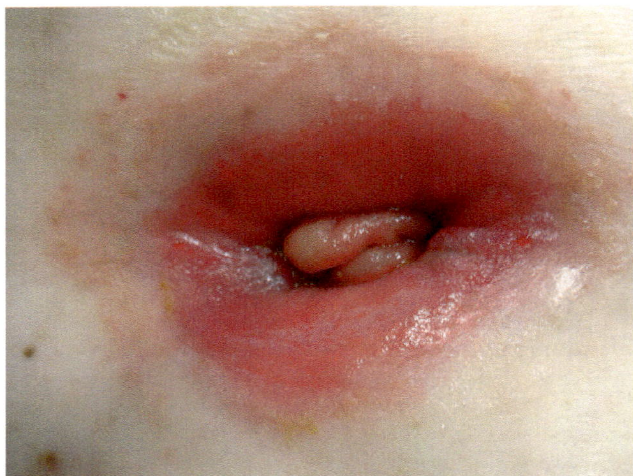

Abb. 31.17 Retraktion mit Hautirritation

31.11 Tumoren und Metastasen

Bei allen Stomaanlagen können neue Tumoren oder Metastasen entstehen. Daher sollte jede Gewebeveränderung an Schleimhaut oder stomaumgebender Haut dem chirurgischen Fachpersonal zur Abklärung gezeigt werden (**Abb. 31.18**).

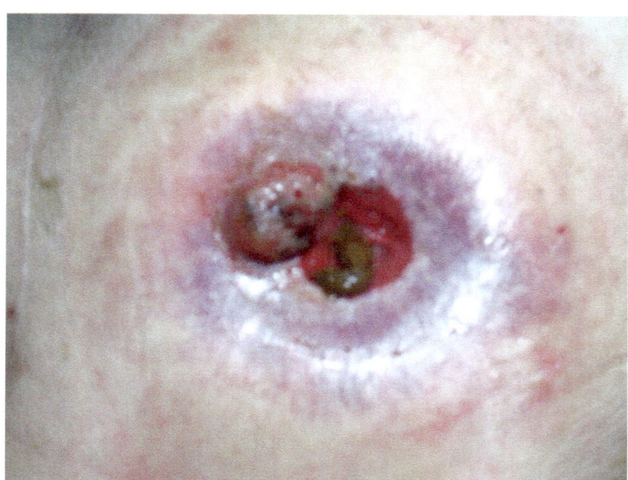

Abb. 31.18 Tumor am Stoma

Literatur

Boelker T, Webelhuth W (2003) Durch dick und dünn, 2. Aufl. Schmücker, Menden

Colwell JC, Goldber MT, Carmell JE (2004) Fecal and urinary diversions management principles. Mosby, St. Louis, Missouri

Deutsche ILCO e. V. (2006/2007) Colostomie-Ileostomie. Ein Leitfaden; Stomaträger und Ernährung

Esch M (2005) Stomatherapie – Beratung Anleitung Pflege. Kohlhammer, Stuttgart

Feil-Peter H (2001) Stomapflege, 7. Aufl. Schlütersche Verlagsbuchhandlung, Hannover

Gruber G (Hrsg) (2017) Ganzheitliche Pflege bei Patienten mit Stoma, Springer, München

Gruber G, Droste W (2009) Sektorenübergreifender Leitfaden Stomatherapie, 2., überarb. Aufl. Schlütersche Verlagsbuchhandlung, Hannover

Lyon C, Smith A (2009) Abdominal stomas and their skin disorders. 2. Aufl.. Informa Healthcare Colchester Essex. Verlag: London

Stoll-Salzer E, Wiesinger G (2012) Stoma- und Kontinenzberatung. Thieme, Stuttgart

3. Entwurf einer Handlungsempfehlung der FgSKW e.V. zum Einsatz konvex geformter Produkte zur Stomaversorgung

Leitlinie der Fachgesellschaft FgSKW e.V. zur Stomaversorgung 2011

Leitlinien Programm Onkologie, S3-Leitlinie Colorektales Karzinom, Version 2.1., Januar 2019

WCET (2020) In: Chabal LO, Prentice JL, Ayello EA (Hrsg) WCET International Ostomy Guideline, 2. Aufl. WCET, Perth, Australia

Wounds International Prinzipien für beste Praxis (2017). Inkontinenzassoziierte Dermatitis, Neue Wege für die Prävention. Protokoll des Globalen IAD-Expertenpanels. https://multimedia.3m.com/mws/media/1391263O/protokoll-des-globalen-iad-expertenpanels-wounds-international.pdf. Zugegriffen am 18.04.2022

Selbsthilfevereinigungen

DCCV e. V. (Deutsche Crohn und Colitis Vereinigung), Paracelsusstr. 15, D-51375 Leverkusen. www.dccv.org

Deutsche ILCO e. V. (Ileostomie-Colostomie-Urostomie Vereinigung), Thomas-Mann-Str. 40, 53111 Bonn. www.ilco.de

ILCO e. V. Österreich. www.ilco.at

ILCO e. V. Schweiz. www.ilco.ch

www.stoma-welt.de

Berufsverbände Stomatherapeuten

FgSKW e.V. Fachgesellschaft Stoma Kontinenz und Wunde. www.fgskw.org

Schweizerische Vereinigung der StomatherapeutInnen. www.svs-ass.ch

Verband österreichischer Stomatherapeut/innen. www.kontinenz-stoma.at

Notfälle in der Onkologie

Christoph Renner und Anja Wesemann

Inhaltsverzeichnis

32.1 Einführung

Notfälle in der Onkologie stellen häufig eine große Herausforderung für die Betroffenen, das medizinische Personal, aber auch Angehörige dar. Eine Notfallsituation erfordert in der Regel ein zügiges Handeln und sollte immer der aktuellen Situation sowie der Prognose der Grunderkrankung angepasst sein. Der Erkrankte ist in den meisten Fällen bereits durch die Tumorerkrankung oder auch die Behandlung geschwächt und wird daher noch stärker durch die Komplikationen eines Notfalls getroffen. Durch aufmerksame Beobachtung können Pflegekräfte den ärztlichen Dienst frühzeitig auf die Zeichen einer beginnenden Komplikation wie Blutung, Sepsis/Fieber oder auch Kompression hinweisen. Dies kann für den weiteren Verlauf von entscheidender Bedeutung sein, da nur durch eine rasch einsetzende Behandlung eine permanente Organschädigung abzuwenden ist. Stoffwechsel- und Elektrolytentgleisungen können durch ein onkologisches Grundleiden, aber auch therapeutische Interventionen hervorgerufen werden und lebensbedrohliche Komplikationen verursachen. Tumorerkrankte haben zudem ein erhöhtes Risiko für Blutgerinnungsstörungen, die schwerwiegende Komplikationen nach sich ziehen können. In diesen Situationen hängt viel vom Wissen, der geschulten Beobachtungsgabe und dem raschen, kompetenten und zielgerichteten Handeln der Pflegenden ab. Zudem sind präventive Maßnahmen von großer Bedeutung und beinhalten Beratungen bzw. Schulungen für Erkrankte, ggf. unter Einbeziehung der Angehörigen.

32.2 Notfälle durch Obstruktion und Infiltration

32.2.1 Hirndruck

32.2.1.1 Ursachen

Jede Raumforderung im zentralen Nervensystem (ZNS) kann aufgrund des verdrängenden Wachstums zu einem Anstieg des Hirndrucks führen. Die häufigsten Ursachen für eine Erhöhung des intrazerebralen Drucks sind Tumormetastasen. Die Diagnose zerebraler Metastasen nimmt aufgrund der steigenden Lebenserwartung und verbesserter Systemtherapien insbesondere bei Brust- und Lungentumoren in den letzten Jahren zu.

32.2.1.2 Symptome

Die allgemeine Drucksteigerung im Gehirn führt in der Regel in 3 Schritten zu den folgenden Symptomen (◘ Tab. 32.1):

◘ Tab. 32.1 Prozentuale Häufigkeit der Primärtumorlokalisationen bei Erkrankten mit Hirnmetastasen. (Berger et al. 2006)

Primärtumor	Häufigkeit (%)
Brustkrebs	15
Lungenkrebs	48
Melanom	9
Kolonkarzinom	5
Unbekannter Primärtumor	11
Sonstige	12

— *Kopfschmerzen* mit Übelkeit und evtl. auch Erbrechen, Blutdruck und Atemfrequenz sind meist normal. Auch weitergehende neurologische Veränderungen können fehlen, die Motorik kann unbeeinflusst bleiben. Die Anfangssymptome sind also ähnlich wie bei einer schweren Migräne. Während aber die Kopfschmerzen bei der Migräne im Allgemeinen wellenförmig und krampfartig auftreten, bestehen die Beschwerden bei erhöhtem Hirndruck meistens kontinuierlich.

— Mit zunehmendem Druck kommt es zu *Bewusstseinseintrübungen, Nackensteifheit* und u. U. auch zu Krämpfen (vergleichbar epileptischen Zuständen), Sehstörungen, verminderter Schmerzempfindung und -reaktion, maximaler Pupillenverengung oder nachlassender Lichtreaktion.

— Bei weiter fortschreitendem Druck tritt *Bewusstlosigkeit* mit Streckhaltung der Extremitäten, Pupillenerweiterungen, Sistieren von Schmerzreflexen bzw. Atemstörungen ein. Zuletzt brechen Atem- und Kreislauffunktionen zusammen.

32.2.1.3 Beurteilung und diagnostische Möglichkeiten

Jede Hirndrucksteigerung ist lebensbedrohlich und kann über einen komatösen Zustand mit variabler Zeitdauer (Stunden bis Tage) zum Tod führen. Unspezifische Symptome (oben) gehen in der Regel dem komatösen Zustandsbild lange voraus, werden aber häufig von den Erkrankten nicht rechtzeitig mitgeteilt. Hier sind insbesondere die Pflegenden aufgerufen, Erkrankte wachsam zu begleiten, um gezielt Hinweise auf hirndruckverdächtige Veränderungen zu erfassen. Bei kurativ bzw. langfristig palliativ behandelbarer Grunderkrankung mit guter Lebensqualität hat eine gezielte und rationale Diagnostik möglichst schnell einzusetzen, um größeren Schaden zu vermeiden.

> Eine fortlaufende Überwachung ist notwendig, um das Ausmaß der Hirndrucksteigerung bzw. Hirnstammfunktionsstörung sowie die Dynamik erkennen zu können. Hierzu gehört auch die laufende Dokumentation des Befindens, der Bewusstseinslage, der Mobilität und Reaktion auf Reize, des Verhaltens der Pupillen und Augenbewegungen, der Atmung sowie Temperatur- bzw. Blutdruck- und Pulsveränderungen.

32.2.1.4 Medizinische Interventionen

Je nach Diagnose und Therapieziel sind medizinische Interventionen differenziert und situationsgerecht einzusetzen (Adamietz 2020). Unabhängig von evtl. notwendigen lokalen Therapiemaßnahmen (Operation, Strahlentherapie) steht als Notfalltherapie häufig schon parallel zu weiteren diagnostischen Maßnahmen die parenterale Verabreichung eines Kortikosteroids an erster Stelle (z. B. Dexamethason, Decadron-Phosphat, Millicorten-Dexamethason i.v.), um ein um den tumorösen Herd liegendes Ödem und damit den intrakraniellen Druck zu mindern. Der Wirkungsmechanismus von Dexamethason beim Hirnödem ist weitgehend unbekannt, ein Ansprechen jedoch bei etwa 70 % aller Behandelten zu beobachten.

Der Erfolg setzt in der Regel innerhalb von 10–20 min ein. Die Anfangsdosis von 4 mg kann ausreichen, um für 6–8 h alle Symptome zu beseitigen. Gelegentlich sind höhere Dosen (10–40 mg) mit wiederholter Applikation alle 6–8 h notwendig, bis die Kausaltherapie Wirkung zeigt. Parallel dazu kann in der Regel eine allmähliche Dosisreduktion erfolgen.

Angesichts der Notfallsituation sind die für Steroide üblichen Kontraindikationen zu relativieren. Ziel sollte es aber immer sein, die Einnahmedauer so kurz wie möglich zu halten, sodass eine wirksame Kausaltherapie möglichst schnell einsetzen muss. Nur selten muss eine diuretische Therapie anstelle einer Steroidtherapie durchgeführt werden.

Die Kausaltherapie orientiert sich an der Lokalisation der Raumforderung und der Grunderkrankung. Lokal wirksame radiotherapeutische Interventionen, Chemotherapie oder operative Interventionen werden bei primären Hirntumoren und auch bei solitären Hirnmetastasen vorrangig eingesetzt.

32.2.1.5 Pflegerische Interventionen

Die Symptome können sehr vielfältig und anfangs auch unspezifisch sein (Wecht et al. 2019). Bereits ein vermehrtes Gähnen oder ein Singultus können frühe Hinweise auf einen erhöhten Hirndruck sein. Die Situation erfordert von den Pflegenden *eine gezielte Beobachtung* sowie eine sorgfältige Überwachung der Erkrankten, eine fortlaufende Beurteilung der Situation und eine genaue Dokumentation des Gesamtzustands. Bei zunehmender Immobilität sind prophylaktische Maßnahmen anzuwenden. Die Pflege sollte sich am Krankheitsstadium und Therapieziel der Erkrankten orientieren. So besitzt in der Palliativpflege z. B. die Linderung von Symptomen, wie Schmerz, Übelkeit und Erbrechen, höchste Priorität (s. Pflegerische Interventionen).

Pflegerische Interventionen bei Hirndruck

Allgemein

- Engmaschige Überwachung und Dokumentation der Vitalfunktionen (Puls, Blutdruck, Atmung, Temperatur), der Bewusstseinslage, der Flüssigkeitsbilanz, der Mobilität, der Pupillenreaktion, der Augenbewegungen und der Gesamtsituation. Veränderungen müssen umgehend dem ärztlichen Dienst mitgeteilt werden.
- Gespräche mit den Angehörigen zum besseren Verständnis der Situation.
- Angehörige in die Pflege einbeziehen, z. B. beim Lagern.
- Eine ruhige, entspannte Atmosphäre schaffen (ggf. Einzelzimmer, Abdunkeln des Zimmers).
- Bequeme Lagerung des Betroffenen, 15–30° Kopfteilerhöhung (achsengerechte Stellung des Kopfes und keine Lagerung unter Körperniveau, damit der Rückfluss des Blutes und der Lymphe gewährleistet ist).
- Den Erkrankten langsam bewegen, um Hirndruckschwankungen zu vermeiden.
- Bei Bewusstseinsstörungen Ruhe und Sicherheit durch häufige Anwesenheit vermitteln.

Bei Kopfschmerzen

- Schmerzeinschätzung und Schmerzbehandlung lt. ärztlicher Anordnung inkl. Applikation von Adjuvanzien sowie Anwendung nichtmedikamentöser Methoden (▶ Kap. 16).

Bei Übelkeit und Erbrechen

- Die jeweilige Ursache berücksichtigen und primär Steroide und 5-HT3-Antagonisten verabreichen (s. Pflege bei Übelkeit und Erbrechen, ▶ Kap. 20).

Bei neurologischen Veränderungen (Lähmungen, Krampfanfällen, Nackensteifigkeit, Gleichgewichtsstörungen, Sehstörungen, Bewusstseinsstörungen)

- Intensive Beobachtung und Befragung zu Sehfähigkeit, Doppelbildern, Gesichtsfeldeinschränkung – Veränderungen sind sofort dem ärztlichen Dienst mitzuteilen.

- Vorsicht mit Wärme- und Kälteanwendungen, da es aufgrund von Sensibilitätsstörungen zu Erfrierungen oder Verbrennungen kommen kann.
- Bei erhöhter Krampfneigung angeordnete Notfallmedikamente und einen Gummikeil in Reichweite stellen sowie Schutz der Erkrankten vor Verletzungen (z. B. gepolsterte Bettgitter).

- Ruhe und Sicherheit durch fortlaufende Information und häufige Anwesenheit vermitteln.
- Wenn möglich, Angehörige in die Pflege einbeziehen.
- Psychoonkologie, Seelsorger, Sitzwachen bei Bedarf frühzeitig einbeziehen.

32.2.2 Rückenmarkkompression und Querschnittslähmung

32.2.2.1 Ursachen

Metastasen oder primäre Tumoren im Bereich der Wirbelsäule und der Rückenmarkhäute sind häufig Ursachen für eine Kompression des Rückenmarks bzw. der austretenden Nervenwurzeln (Laewton et al. 2019). Diese Kompression führt zu einer Querschnittslähmung, die meistens symmetrisch ist. Je nach Lage der Läsion kann aber auch eine Seitenbetonung auftreten.

Die typischen Lokalisationen für tumorbedingte Kompressionen im Rückenmarkbereich sind:
- thorakal (60–70 %),
- lumbosakral (20–30 %),
- zervikal (10–15 %),
- multiple Lokalisationen (35–50 %).

Verschiedene Mechanismen können zur Kompression des Rückenmarks führen (▪ Abb. 32.1):

- Tumorgewebe kann aus einem Wirbelkörper herauswachsen und den Wirbelkanal einengen oder kontinuierlich in den Rückenmarkkanal hineinwachsen.
- Seltener sind Tumoren bzw. Metastasen der Rückenmarkhäute (Meningen) Ursache für eine Rückenmarkkompression.
- Gelegentlich kann Tumorgewebe auch aus vor der Wirbelsäule (durch die Foramina intervertebralia) gelegenen Lymphknoten in den Rückenmarkkanal vorwachsen (z. B. bei malignen Lymphomen).

Häufig zu Querschnittsläsionen führende Tumoren sind:
- Bronchialkarzinome (20–25 %),
- Mammakarzinome (18–20 %),
- Prostatakarzinome (20–25 %),
- Plasmozytome (Multiples Myelom) (ca. 10 %),
- maligne Lymphome (5–10 %).

Durch Skelettmetastasen bedingte Wirbelfrakturen (▪ Abb. 32.2) verursachen nur selten eine Querschnitts-

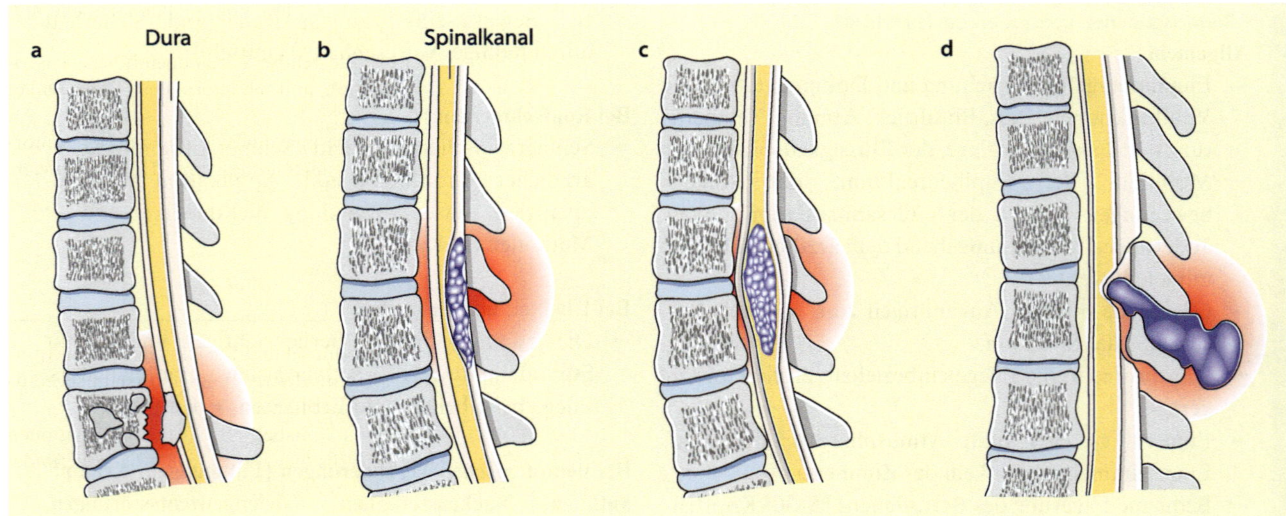

▪ **Abb. 32.1** (**a–d**) Rückenmarkkompression durch: (**a**) Sinterungsfraktur mit Einengung des Wirbelkanals durch Knochenfragment, (**b**) Tumor innerhalb der Dura, z. B. ausgehend von den Meningen oder den Nervenscheiden (intraduraler Tumor), (**c**) Tumor innerhalb des Spinalkanals vom Rückenmark ausgehend (intramedullärer Tumor), (**d**) Tumor, der sich zwischen den Wirbelkörper oder in die Foramina intervertebrale ausdehnt, sodass der Epiduralraum eingeengt wird, z. B. bei Lymphknotenmetastasen (extravertebraler Tumor). (Nach)

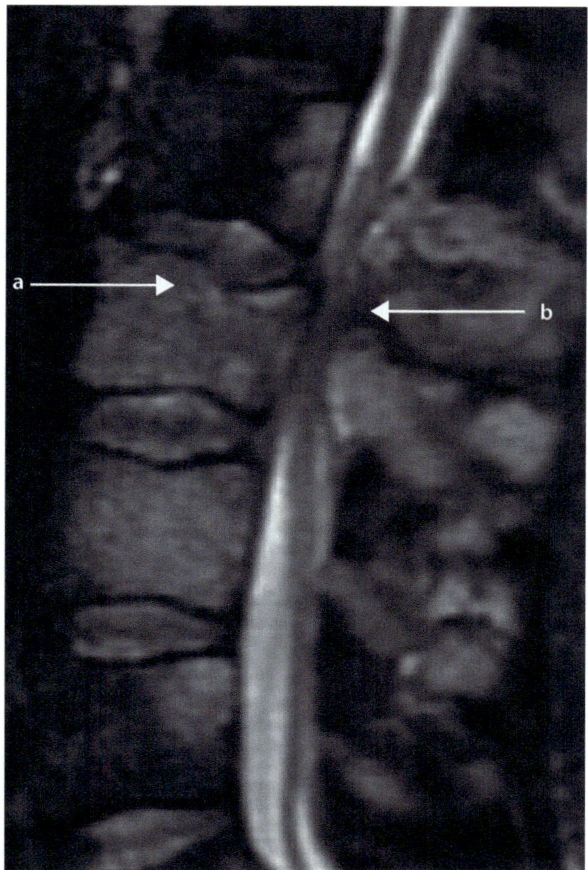

▫ Abb. 32.2 Typisches MRT-Bild bei Wirbelkörperfraktur *(A)* und tumorbedingter Einengung des Epiduralraums *(B)*

läsion. Die pathologischen Wirbelfrakturen haben (wie Wirbelfrakturen bei Osteoporose) eine Höhenminderung des Wirbelkörpers und damit eine Abnahme der Körperlänge des Patienten zur Folge. Zu einer wesentlichen Einengung des Rückenmarkkanals durch Frakturfragmente kommt es dann, wenn die Fraktur zu einer deutlichen Abknickung der Wirbelsäulenachse führt. Wenn bei einer Tumorerkrankung mit einer Querschnittslähmung eine pathologische Wirbelfraktur gefunden wird, liegt neben der Fraktur meist auch eine Kompression des Rückenmarks durch aus dem Wirbelkörper herauswachsendes Tumorgewebe vor.

32.2.2.2 Symptome

Die Einklemmung des Rückenmarks kann zu symmetrischen, aber auch zu seitenbetonten Symptomen in Form von Schmerzen, Gefühlsstörungen oder sogar Lähmungen führen.

> Schmerzen sind bei 90 % der Betroffenen Leitsymptom und können den objektiven Befunden lange vorausgehen.

Nach Tagen bis Monaten treten meist Parästhesien, d. h. Empfindungsstörungen wie Kribbeln, aber auch Taub-

heitsempfindungen und Brennen, hinzu. Frühzeitig werden Störungen beim Wasserlassen bzw. beim Stuhlgang angegeben, die bei fortschreitender Rückenmarkkompression zu einer kompletten Inkontinenz führen können.

32.2.2.3 Beurteilung und diagnostische Möglichkeiten

Eine *schnelle diagnostische Entscheidung* bei ersten Symptomen ist wichtig. Eine exakte Lokalisationsdiagnostik erfolgt zunächst durch eine neurologische Untersuchung. Ergänzend hierzu wird dann je nach Lokalisation und Symptomatik eine Computertomografie oder MRT-Untersuchung erfolgen, um das Ausmaß der Tumormanifestation bzw. Nervenkompression zu erfassen. Auch intraspinal wachsende Tumoren, die keinerlei Skelettveränderungen verursachen, können so diagnostiziert werden. Eine Lumbalpunktion oder Myelografie (Injektion von Röntgenkontrastmittel in den Spinalkanal) ist heute zumeist überflüssig.

> Frühveränderungen bzw. Zeichen einer beginnenden Rückenmarkkompression sind bei gezielter und schneller Therapie meist reversibel. Eine komplette Querschnittslähmung hingegen ist nach wenigen Stunden irreversibel. Deshalb müssen eine rasche Diagnostik und Therapie, d. h. auch notfallmäßig zu jeder Tages- und Nachtzeit, erfolgen.

32.2.2.4 Medizinische Interventionen

Die Ziele in der Behandlung einer Rückenmarkkompression sind die Erholung und Aufrechterhaltung der normalen neurologischen Funktionen, die lokale Tumorkontrolle, Stabilisierung der Wirbelsäule und Schmerztherapie. Die Wahl der Behandlung hängt von der klinischen Präsentation, Verfügbarkeit einer histologischen Diagnose, Progression des klinischen Verlaufs, Lokalisation der spinalen Beteiligung, Stabilität der Wirbelsäule und den bisherigen Behandlungen ab.

32.2.2.4.1 Chirurgie

Nach Diagnosesicherung ist in der Regel eine notfallmäßige Intervention erforderlich. An erster Stelle steht – falls möglich und aufgrund der Tumorhistologie indiziert – die Operation (Bogner et al. 2020). Eine schnelle Entlastung des komprimierten Rückenmarks wird durch eine *Laminektomie* (Entfernung von einem oder mehreren Wirbelbögen) erreicht. Da aber durch diese Maßnahme die Ursache nicht beeinflusst und zudem die Stabilität der Wirbelsäule geschwächt wird, ist eine *stabilisierende Operation* bzw. Intervention vorrangig in Erwägung zu ziehen. Hierzu gibt es verschiedene operative bzw. interventionelle Maßnahmen; dazu gehören die Vertebro- und Kyphoplastie (Einspritzen von Zement in den Wirbelkörper nach ggf. vorgängiger Aufdehnung des Wirbelkörpers mittels Ballonsonden) oder die offene, stabilisierende Operation, ggf. in Kombination mit einer Tumor- bzw. Metastasenresektion. Auch bei der Operation kann ein Knochenaufbau mit Zement erfolgen. Ein „Fixateur interne" – eine mechanische Stabilisierung durch im Wundbereich liegende Metallstäbe, die an benachbarten Wirbelkörpern verankert sind – gibt größere Stabilität, setzt aber voraus, dass benachbarte Wirbelkörper krankheitsfrei sind oder nur geringe Läsionen aufweisen. Die Mobilität in der Wirbelsäule ist nach diesem operativen Eingriff eingeschränkt.

> **Voraussetzungen für die Indikation zum operativen Eingriff bei Vorliegen einer Rückenmarkkompression**
> - Guter Allgemeinzustand
> - Operabilität der erkrankten Person
> - Solitäre Metastase
> - Benachbarte Wirbelkörper sollten intakt sein
> - Ggf. Histologie des Tumors unbekannt
> - Wirbelsäulenabschnitt bereits bestrahlt
> - Tumor wahrscheinlich nicht strahlensensibel

32.2.2.4.2 Radiotherapie

Falls eine strahlensensible Erkrankung (z. B. Lymphom) vorliegt, ist die Radiotherapie häufig Therapie der ersten Wahl (Adamietz et al. 2020). Zudem ist bei inkompletter Tumorresektion häufig eine Nachbestrahlung indiziert. Inoperable Befunde sollten primär lokal begrenzt mit einer Strahlendosis von 10–30 Gy behandelt werden.

> **Indikationen für Bestrahlung**
> - Erkrankte Person nicht operabel
> - Tumor wahrscheinlich sehr strahlenempfindlich
> - Tumor durch Operation nicht oder nur unvollständig entfernt
> - Schmerzlinderung
> - Stabilisierung des Knochens durch Anregung der Ossifikation

32.2.2.4.3 Medikamentöse Behandlung

Die Indikation für eine Chemotherapie besteht nur für entsprechend empfindliche Tumoren. Die Chemotherapie ist bei Anzeichen einer beginnenden Querschnittslähmung in der Regel nicht ausreichend wirksam und somit nur wenigen Situationen vorbehalten (z. B. bei malignen Lymphomen). Hingegen kann eine hochdosierte *Kortisongabe* (ähnlich wie bei der Hirndrucksteigerung) zielführend sein, wenn auch die Wirksamkeit deutlich geringer ist als bei der intrakraniellen Hirndrucksteigerung. Es gelten die bereits dargestellten Regeln der Kortisontherapie (▶ Abschn. 32.2.1), die eine weitergehende Lokaltherapie bzw. Behandlung der Grunderkrankung nicht ausschließen.

Die intrathekale Zytostatikaapplikation ist bei einer Querschnittsläsion nicht sinnvoll. Nur bei einer diffusen Beteiligung der Hirnhäute (Meningeosis), z. B. bei einer Leukämie oder einem malignen Lymphom, wird sie ergänzend zu einer lokalen Maßnahme erforderlich sein. Jedoch ist eine Meningeosis in der Regel nicht auslösende Ursache einer Querschnittsläsion.

32.2.2.5 Pflegerische Interventionen

Die genaue Beobachtung und Früherkennung motorischer, sensorischer oder autonomer Störungen ist eine zentrale Aufgabe in der Pflege von Erkrankten mit akuter Rückenmarkskompression. Symptome wie Blasenstörungen, Taubheitsgefühl in den Beinen (Reithosenanästhesie) oder Lähmungserscheinungen sind sofort dem ärztlichen Dienst zu melden. Je nach Ausmaß der Lähmungserscheinungen, der Immobilität und dem Krankheitsstadium werden bedarfsorientiert pflegerische Interventionen und Prophylaxen durchgeführt sowie ärztliche Verordnungen umgesetzt. Während hochdosierter Kortisongabe ist auf Zeichen einer Hyperglykämie (z. B. häufiges Wasserlassen, starkes Durstgefühl) zu achten. Bei instabilen Wirbelfrakturen ist Bettruhe einzuhalten. Um weiteren Schädigungen vorzubeugen, sollte eine Umlagerung z. B. mit einem Rollbrett erfolgen. Betroffene mit akut oder progredient fortschreitender Querschnittslähmung sind meist stark psychisch belastet und haben einen hohen Gesprächsbedarf (Pflegerische Interventionen).

Pflegerische Interventionen bei Rückenmarkkompression und Querschnittslähmung

Bei Schmerzen
- Schmerzeinschätzung und -behandlung lt. ärztlicher Anordnung inkl. Applikation von Adjuvanzien.
- Schmerzlindernde Lagerung.

Bei Querschnittslähmung
- Beobachtung hinsichtlich sensorischer Veränderungen wie Kribbeln, Brennen, Missempfindungen.
- Verlaufsdokumentation: Vitalzeichen, Arm- und Beinmotorik, Blasen- und Darmtätigkeit und des Allgemeinzustands.
- Anwendung des Stufenplans zum Darmmanagement und zur Kompensation des Harnverhalts (Katheter-Drainage).

- Vorsicht bei Kälte- und Wärmeanwendungen, Gefahr von Erfrierungen oder Verbrennungen aufgrund von Sensibilitätsstörungen.
- Vermeidung von Druck- oder Drehbewegungen, Erkrankte „en bloc" drehen.
- Einbeziehen der Physiotherapie (aktive und passive Bewegungsübungen).

Bei Ängsten, psychischer Belastung des Betroffenen und seiner Bezugspersonen
- Aktives Zuhören, Ängste verbalisieren, fortlaufende Information über die Entwicklung, Ruhe und Sicherheit vermitteln.
- Gemeinsame Gespräche mit dem ärztlichen Dienst zu realistischer, ehrlicher Darstellung und Erklärung des zeitlichen Verlaufs.
- Ggf. psychologischen Dienst bzw. Sozialdienst einbeziehen.

32.2.3　Obere Einflussstauung

32.2.3.1　Ursachen

Tumoren oder Metastasen im oberen Mediastinum bzw. im Bereich der oberen Thoraxapppertur können eine obere Einflussstauung (SVCS) verursachen. Folgende Tumoren sind häufig Ursache dafür:
- Bronchialkarzinome,
- maligne Lymphome,
- Thymome bzw. Thymuskarzinome,
- metastasierte Mammakarzinome durch Lymphknotenmetastasen oder Einwachsen in die obere Hohlvene.

Die tumorösen Veränderungen komprimieren die obere Hohlvene (V. cava superior) und behindern dadurch den Rückfluss im venösen und lymphatischen System, sodass ein Rückstau der Flüssigkeit im Kopf-Hals-Bereich und in den Armen resultiert (◻ Abb. 32.3).

Die häufigste nichtmaligne Ursache eines SVCS bei Krebserkrankten ist eine Thrombose durch zentralvenöse Zugänge (z. B. ZVK oder Port-Systeme).

32.2.3.2　Symptome

Subjektiv wird über Kopfdruck, Husten, Heiserkeit, Thoraxschmerzen und vereinzelt Stridor geklagt. Häufig sind gestaute Halsvenen erkennbar. Bei weiterem

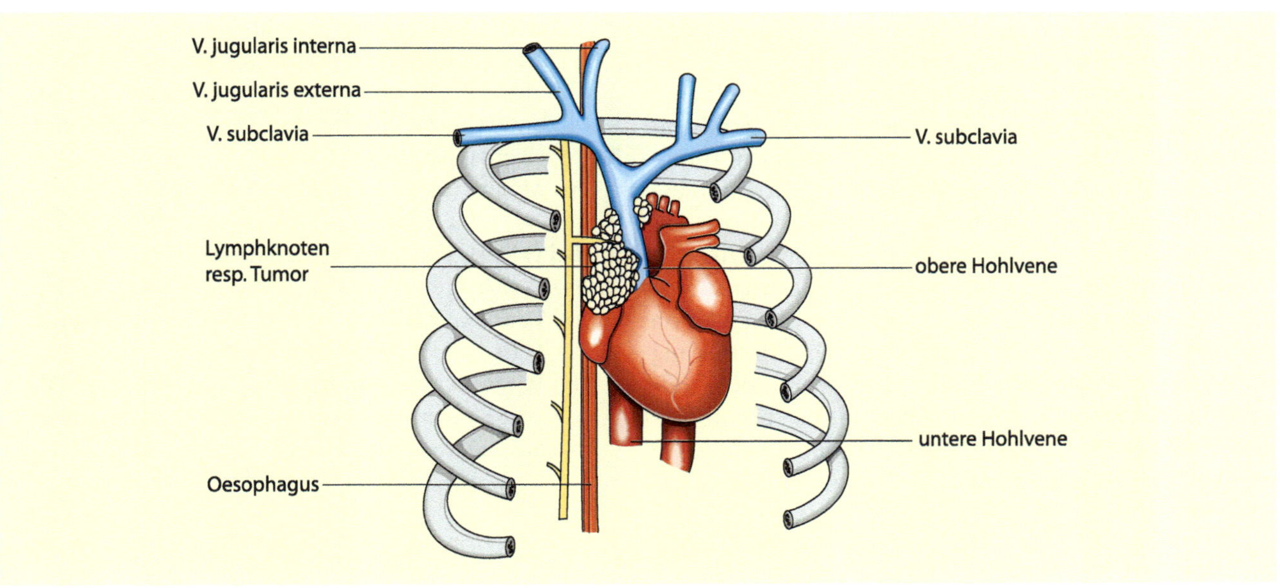

◻ **Abb. 32.3**　Obere Einflussstauung durch Kompression der oberen Hohlvene

Rückstau kommt gelegentlich eine Schwellung des Gesichts und der Hals- sowie Armregionen hinzu. Wegen des venösen Rückstaus verfärbt sich das Gesicht blaurot. Eine Dyspnoe wird oft infolge des gleichzeitig bestehenden Drucks auf die Atemwege beobachtet.

32.2.3.3 Beurteilung und diagnostische Maßnahmen

Auch wenn die klinische Symptomatik für eine obere Einflussstauung spricht, muss eine exakte Dokumentation des Ausmaßes des Tumors mittels Bildgebung (in der Regel Computertomografie) erfolgen, da nur hierdurch eine optimale Therapieplanung möglich ist.

Ist eine bösartige Grunderkrankung bereits bekannt, wird die Therapie sich hieran orientieren. Bei unbekanntem Primärtumor wird eine rasche histologische Abklärung angestrebt. Je nach vorliegenden Befunden wird dabei eine Thorakotomie, Mediastinoskopie oder Bronchoskopie, gelegentlich auch eine Lymphknotenbiopsie eingesetzt. Manchmal muss aber auch ohne Diagnosesicherung eine empirische Therapie eingeleitet werden.

Die Prognose der oberen Einflussstauung ist unbehandelt ernst und hängt vornehmlich von der Empfindlichkeit des Tumors gegenüber der eingesetzten Therapiemodalität ab. Diese sollte in der Regel möglichst zügig eingeleitet werden.

32.2.3.4 Medizinische Interventionen

Als Notfalltherapie der 1. Wahl gilt auch hier die hochdosierte Kortisontherapie, die relativ schnell zum Abklingen der Symptome führen kann. Durch eine Kortisontherapie kann oft auch ein Zeitraum von mehreren Tagen bis zur Einleitung einer zielgerichteten Tumortherapie überbrückt werden. Eine Behandlung mit Diuretika kann ergänzend hilfreich sein. Es gilt jedoch zu bedenken, dass es sich um eine mechanisch bedingte Wassereinlagerung handelt, die durch Diuretika in der Regel kaum beeinflusst werden kann.

Im Mittelpunkt steht die gezielte Therapie der Grunderkrankung. Dabei kann sowohl eine Strahlentherapie wie auch – bei chemotherapiesensiblen Tumoren – eine Zytostatikatherapie eingesetzt werden; diese Behandlungen können neben der laufenden Kortisontherapie durchgeführt werden. Begleitende medizinische Maßnahmen wie Sauerstoffzufuhr sollten erwogen werden. Abhängig vom Ausmaß ist eine Antikoagulation indiziert, damit eine fortschreitende Thrombosierung verhindert und eine bereits bestehende Thrombose aufgelöst wird. Operative Maßnahmen mit prothrombogenem Effekt (z. B. Port-Implantation) sollten vermieden und ggf. eine Port-Explantation erwogen werden, falls

dieses System als ursächlich für die Thromboseentstehung angesehen wird. Eine komplette (kurzstreckige) Tumorkompression der größeren venösen Gefäße (z. B. V. cava superior, V. brachiocephalica oder V. subclavia) kann mittels interventioneller Stentimplantation behoben werden.

32.2.3.5 Pflegerische Interventionen

> Ziel der Pflege ist es, durch Erkennen von Frühsymptomen eine rechtzeitige Therapie zu ermöglichen, um lebensbedrohliche Komplikationen zu vermeiden sowie die Atemnot zu lindern.

Zur Erfassung von Frühsymptomen sollten Risikoerkrankte engmaschig hinsichtlich ihrer Atemsituation, Hautfarbe und Mimik (Zeichen von Angst/Stress) sowie weiterer Vitalparameter überwacht werden. Eine Blutdruckmessung ist nicht an den oberen Extremitäten, sondern am Oberschenkel vorzunehmen. Betroffene und Angehörige sind oftmals durch sicht- und spürbare Symptome wie violett oder blau verfärbte Lippen, Nägel oder Fingerspitzen und Atemnot verunsichert und empfinden Angst. Ausreichende Zeit für Informationsgespräche, z. B. zu den Ursachen und Möglichkeiten der Linderung, sollte deshalb eingeplant werden (s. Pflegerische Interventionen).

Pflegerische Interventionen bei oberer Einflussstauung

Bei Atemnot (Dyspnoe, Tachypnoe) (7 Kap. 17)
- Vermittlung von Ruhe und Sicherheit, ggf. mit Hilfe der Angehörigen.
- Je nach Bedarf Frischluft- oder Sauerstoffzufuhr (je nach Bedarf über Sonde oder Maske).
- Atmungsentlastende Kopfteilhochlagerung, untere Extremitäten nicht hoch lagern.
- Applikation von ärztlich verordneten Medikamenten (z. B. Diuretika, Heparin oder Kortison); unter hochdosiertem Kortison auf Symptome einer Hyperglykämie achten.
- Mundpflege bei trockener Schleimhaut.

Bei Ödemen der oberen Extremitäten
- Periphere Blutentnahme vermeiden.
- Lockere Kleidung tragen sowie Fingerringe, Uhren und Armbänder ablegen.
- Pflege der gespannten Haut mit Wasser-in-Öl-Emulsion zur Vorbeugung von Verletzungen bzw. Sekundärinfektionen.

32.2.4 Intestinale Obstruktion (Darmverschluss)

Dieser Abschnitt beschäftigt sich ausschließlich mit der mechanischen Obstruktion. Der paralytische Ileus wird in ▶ Kap. 21 abgehandelt.

32.2.4.1 Ursachen

Ein mechanischer Darmverschluss mit kompletter oder auch inkompletter Unterbrechung der Passage ist bei malignen Erkrankungen eine schwerwiegende Komplikation. Folgende Tumoren sind häufig Ursache dafür:

- Ovarialkarzinome (Darmverschluss bei ca. 25 % aller Patientinnen mit Ovarialkarzinom),
- Dickdarmkarzinome,
- Zervixkarzinome,
- Blasenkarzinome,
- Lymphome.

Während bei Ovarial- und Darmtumoren meist der Tumor oder seine Metastasen zur Obstruktion führen, können bei Zervix- und Blasentumoren auch vorausgegangene Strahlentherapien mit nachfolgenden Fibrosen ursächlich sein. Eine benigne Adhäsion oder ein Zweittumor sind eher selten.

Oft hat die maligne intestinale Obstruktion mehrere auslösende Ursachen, z. B. Tumorokklusion oder Strangbildung bei gleichzeitigem Einsatz von Medikamenten, die die Darmmotilität herabsetzen.

32.2.4.2 Symptome

Die intestinale Obstruktion kann akut mit kolikartigen Schmerzen beginnen und zu Übelkeit, Erbrechen sowie Obstipation führen. Meist setzt jedoch die Obstruktion langsam ein und nimmt über Wochen oder auch Monate an Intensität zu. Gehäuft kommen dann auch Episoden mit teilweisem oder auch komplettem Verschluss und relativ akuter Symptomatik hinzu.

Bei einer langsam einsetzenden Obstruktion finden sich oft andere Symptome als bei einem akuten Verschluss: Im Vordergrund stehen Übelkeit und Erbrechen, Koliken und andere tumorbedingte Schmerzen. Der Stuhlgang kann lange normal bleiben, Diarrhöen sind häufiger als Obstipation.

32.2.4.3 Beurteilung und diagnostische Möglichkeiten

Die Diagnose ist bisweilen in der Anfangsphase schwer zu stellen, insbesondere, wenn die Symptome nur mild und uncharakteristisch sind. Mit fortschreitendem Prozess wird die Diagnosestellung einfacher und die Symptome typischer. Allerdings verschlechtern sich Behandlungsmöglichkeiten und Prognose.

Bei der Untersuchung ist der Tumor oder mehrere Knoten im Abdomen häufig tastbar. Eine Röntgenuntersuchung des Abdomens zeigt zwar zuverlässig, dass eine Obstruktion vorliegt, erlaubt aber häufig keine Zuordnung zu anatomischen Strukturen. Mittels Kontrastmittelgabe kann gewöhnlich zwischen Obstruktion durch Metastasen, radiogenen Schäden und Adhäsionen unterschieden werden. Eine langsame Passage von Bariumbrei deutet z. B. auf eine Motilitätsstörung hin, wie sie oft bei Ovarialkarzinomen besteht.

Heutzutage wird vermehrt eine Computertomografie mit oralem Kontrastmittel anstelle des herkömmlichen Bariumbreischlucks durchgeführt. Ein Kolonkontrasteinlauf oder eine Koloskopie kann bei Verschlüssen des Dickdarms hilfreich sein. Allerdings sollten solche Untersuchungen nur erfolgen, wenn chirurgische Konsequenzen sinnvoll erscheinen (◘ Abb. 32.4).

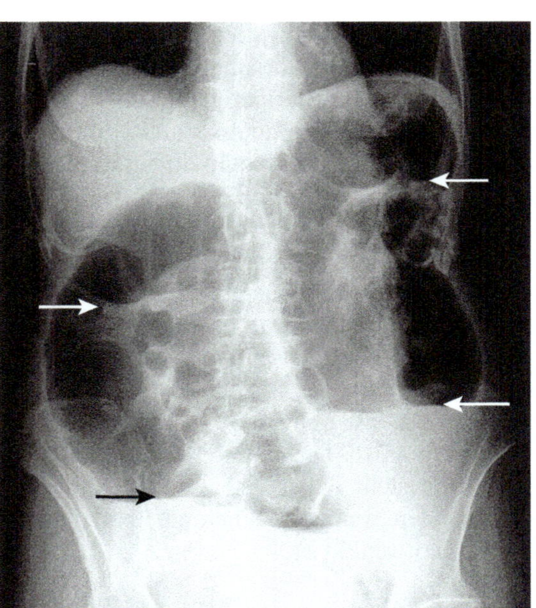

◘ **Abb. 32.4** Dünn- und Dickdarmileus bei metastasierendem Ovarialkarzinom mit Darmdilatation *(weißer Pfeil)* und Flüssigkeitsspiegel *(schwarzer Pfeil)*

32.2.4.4 Medizinische Interventionen

Bei Tumorerkrankten mit einer intestinalen Obstruktion sind zunächst die Möglichkeiten einer operativen Intervention zu klären, auch wenn nur noch palliative Therapiechancen bestehen sollten, denn manche Betroffenen erleben auch nach einer palliativ intendierten Operation eine Verbesserung ihrer Lebensqualität. Für eine Operation kommen vor allem Erkrankte in gutem Allgemeinzustand mit möglicherweise solitären oder nur wenig beweglichen Tumoren infrage. Bei ausgedehntem Tumorbefall wird in der Regel von einer Operation abgesehen.

Ist eine Operation nicht durchführbar, ermöglichen palliative Behandlungen eine Linderung. Eine palliative *medikamentöse* Tumortherapie hängt vom Ausmaß und der Prognose der Krebserkrankung sowie vom Allgemeinzustand der Erkrankten und ihrer Wünsche ab. Die Einlage eines *Stents* kann je nach Lokalisation der Obstruktion eine Palliation bewirken.

Die parenterale *Ernährung* kommt nur als vorübergehende Maßnahme bei operablen Erkrankten mit Mangelernährung infrage (▶ Kap. 19). Eine nasogastrale Sonde kann kurzfristig eine merkliche Entlastung des Magen-Darm-Trakts bewirken, stellt aber keine befriedigende Langzeitlösung dar. In der Regel sind diese Maßnahmen nur bei Vorliegen einer operativen Problemlösung als vorbereitende Maßnahme sinnvoll. Zur längerfristigen Entlastung des Magen-Darm-Trakts wird die PEG-Sonde gegenüber der nasogastralen Sonde bevorzugt.

Rein symptomatische medikamentöse Behandlungen bei Koliken und anderen tumorbedingten Schmerzen, Übelkeit und Erbrechen sowie Diarrhö müssen sorgfältig aufeinander abgestimmt werden, sowohl bezüglich der Dosis als auch des Zeitplans und der Applikationsart. Auch die *Kombination* verschiedener Substanzen bei unterschiedlichen Symptomen muss im Einzelfall überdacht werden. So können z. B. Antiemetika wie Metoclopramid über eine Steigerung der Peristaltik die Koliksymptome verstärken. Auch Prokinetika und stimulierende Laxanzien sind deshalb bei Kolikschmerzen oder vollständiger Obstruktion abzusetzen.

Oft wird die Gabe von Morphin und einem Spasmolytikum als hilfreich und lindernd empfunden. Das ärztliche Personal sollte sich nicht scheuen, diese Medikamente bis zu einer guten Linderung der Symptome zu verordnen. Die orale Applikation ist zur Schmerztherapie normalerweise gut wirksam, ist bei intestinaler Obstruktion wegen der fast obligaten Übelkeit mit Erbrechen aber selten möglich. Die parenterale bzw. transdermale Applikation stellt daher eine sinnvolle Alternative dar, insbesondere wenn eine Therapie über einen längeren Zeitraum notwendig ist.

Bei mangelnder peroraler *Flüssigkeitsaufnahme* stellt sich die Frage nach einer subkutanen Hydratation.

Die Prognose der chronischen Obstruktion ist ungünstig. Trotzdem gibt es immer wieder Erkrankte, die über einen Zeitraum von vielen Monaten eine derartige Behandlung und Pflege benötigen. Die Betroffenen sollten essen und trinken, was sie wünschen, möglichst aber nur in kleinen Portionen über den Tag verteilt. Eine künstliche Ernährung wird nicht empfohlen.

32.2.4.5 Pflegerische Interventionen

Ziel der Pflege ist es, durch gezielte Beobachtungen und pflegerische Interventionen bestehende Symptome, z. B. Schmerzen (▶ Kap. 15), Übelkeit und Erbrechen (▶ Kap. 20), Diarrhö und Obstipation (▶ Kap. 21), zu lindern und lebensbedrohliche Komplikationen zu vermeiden (s. Pflegerische Interventionen).

> **Pflegerische Interventionen bei Darmverschluss**
> **Allgemein**
> - Hilfestellung bei eingeschränkten Selbstpflegetätigkeiten.
> - Individuelle Wunschkost, kleine Portionen und selbstbestimmte Essenszeiten; ggf. subkutane Hydratation.
> - Bei Bedarf zur Entlastung des Magen-Darm-Trakts Anlegen einer Magensonde.

32.2.5 Ruptur der A. carotis

32.2.5.1 Ursachen

Eine Ruptur der A. carotis, der großen Halsschlagader, führt zu einer akuten, lebensbedrohlichen Blutung. Sie kann bei Erkrankten mit Kopf-Hals-Karzinomen in zwei Situationen auftreten:
- Ruptur der Gefäßwand als Folge einer Arrosion durch einen progredienten Tumor, meist in einem terminalen Krankheitsstadium,
- Ruptur als Folge einer therapiebedingten Gefäßschädigung.

Die therapiebedingte Ruptur kann kurz nach einer erfolgreichen Lokalbehandlung (Operation, evtl. in Kombination mit Bestrahlung) auftreten, also auch bei tumorfreien Erkrankten mit guter Prognose. Es handelt sich um eine postoperative Komplikation, meist 3–5 Wochen nach dem Eingriff. Risikofaktoren sind vor allem eine vorausgegangene Bestrahlung, schlechter Ernährungszustand, Begleiterkrankungen wie Diabetes mellitus oder Arteriosklerose und Operationsfolgen wie Wundinfekte, Hautlappennekrosen und Pharynxfisteln.

32.2.5.2　Symptome

Bei der Arrosion der A. carotis infolge eines progredienten Tumors kommt es nicht selten zunächst nur zu kleineren Blutungen, bevor eine akut einsetzende, massive arterielle Blutung in der Regel tödlich verläuft. Subjektiv fühlen oder sehen viele Betroffene vorher ihren Tumor wachsen, was verständlicherweise Gefühle von Angst und Hilflosigkeit verursacht und unterhält. Auch Schmerzen, Gefühlsstörungen und Missempfindungen können je nach Tumorlokalisation einer Blutung vorausgehen.

Einer postoperativen Karotisruptur geht oft eine mehr oder weniger ausgedehnte Haut- oder Lappennekrose mit meist bakteriell bedingten entzündlichen Veränderungen voraus.

32.2.5.3　Beurteilung und diagnostische Möglichkeiten

Die Arrosion durch einen *progredienten Tumor* ist das Ereignis einer terminalen Erkrankung, die Prognose also äußerst ungünstig. Der Einsatz aller diagnostischen Maßnahmen sollte sich hieran orientieren. Ohnehin ist die aufmerksame Beobachtung des Lokalbefundes die diagnostische Methode mit der größten praktischen Relevanz, sodass sich weitergehende technische Untersuchungen wie Angiografien, Computertomografien usw. in der Regel erübrigen.

Die Ruptur als *postoperative Komplikation* ist prognostisch und somit auch therapeutisch günstiger einzustufen. Trotzdem gelten für den diagnostischen Aufwand die oben genannten Einschränkungen. Lediglich eine selektive kontralaterale Karotisdiagnostik zur Beurteilung der verbliebenen Hirndurchblutung bei einer u. U. durchzuführenden Karotisligatur ist als sinnvolle Maßnahme einzustufen. Wird ein derartiger Eingriff als möglich und sinnvoll erachtet, sind entsprechende Vorbereitungen zu treffen, um im Notfall die betroffene Person optimal versorgen zu können (Bestimmung der Blutgruppe, Bereitstellung von Blutkonserven und von Instrumenten zur notfallmäßigen Versorgung einer akut einsetzenden Ruptur).

32.2.5.4　Medizinische Interventionen

Bei einer Arrosion der Karotis durch einen *progredienten Tumor* sind therapeutische Ansatzpunkte äußerst begrenzt, da ja in der Regel zuvor alle üblichen gezielten antineoplastischen Maßnahmen wie Operation, Strahlentherapie und u. U. auch Chemotherapie ausgeschöpft sind. Angesichts des terminalen Tumorstadiums erscheint es fraglich, ob man sich bei einer drohenden Ruptur zu einer aktiven operativen Intervention entschließen soll oder ob man nicht besser bei angemessener Sedierung dem Ereignis seinen Lauf lässt. Diese Entscheidung sollte frühzeitig, zusammen mit den Betroffenen und ihren Angehörigen diskutiert und letztendlich dokumentiert werden.

Bei der Gefahr einer *postoperativen Karotisruptur* ist die HNO-ärztliche Fachbetreuung notwendig. Es bleibt der Einschätzung der HNO-Fachabteilung vorbehalten, über Chancen und Grenzen einer sinnvollen operativen Intervention zu befinden.

> Die Entscheidung über therapeutische Interventionen kann nur in Absprache zwischen allen Beteiligten getroffen werden, d. h. zwischen der erkrankten Person, den Angehörigen, dem betreuenden ärztlichen Personal und den Pflegenden.

32.2.5.5　Pflegerische Interventionen

Die Ruptur der A. carotis stellt eine akute lebensbedrohliche Situation dar. Vor dem Hintergrund einer meist schlechten Prognose steht eine Symptomlinderung im Vordergrund pflegerischen Handels. Bei kleineren Blutungen liegt der Fokus auf präventiven Maßnahmen (s. Pflegerische Interventionen).

Pflegerische Interventionen bei Ruptur der A. carotis

Interventionen **bei drohender Ruptur** der A. carotis

- Engmaschige Vitalzeichenkontrolle und Beurteilung der Wundverhältnisse.
- Bei Bedarf Applikation von Sedativa nach ärztlicher Anordnung.
- Nach Bedarf atraumatischer Verbandswechsel (z. B. Anfeuchten angetrockneter Verbände).
- Nichtokklusive Verbände mit nichtklebenden Verbandstoffen unter Förderung eines feuchten Wundmilieus.
- Hautpflege im Wundumfeld und Anlegen lockerer Kleidung.
- Erhöhte Vorsicht bei der Reinigung und dem Wechsel der Trachealkanüle.
- Vermeidung einer Druckerhöhung in der A. carotis z. B. durch Husten, Erbrechen, Obstipation sowie ggf. durch die Applikation von Antitussiva, Antiemetika oder Laxanzien nach ärztlicher Verordnung.
- Angepasste Flüssigkeitszufuhr, evtl. enterale (Magensonde) oder parenterale Ernährung bei Schluckbeschwerden.

- Im Gespräch zwischen der erkrankten Person, den Angehörigen, dem ärztlichen Dienst und den Pflegenden sind Entscheidungen hinsichtlich des Vorgehens im Falle einer massiven Blutung zu treffen und die Entscheidung dokumentieren.
- Ggf. seelsorgerischen oder psychologischen Dienst informieren.

Interventionen bei **massiver Blutung** aus der A. carotis und Entscheidung für ein operatives Vorgehen
- Nach dem Anlegen von Schutzkleidung mit saugfähigen Kompressen und dunkel gefärbten Tüchern digitalen Druck auf die Wunde ausüben, bis andere blutstillende Interventionen eingeleitet sind
- Applikation von Sedativa, Analgetika, Infusionen und Sauerstoff nach ärztlicher Verordnung.

- Freie Atemwege gewährleisten, z. B. durch das Absaugen der Mundhöhle mit einem weichen Katheter
- Emotionale Unterstützung der Betroffenen und ihrer Angehörigen.

Interventionen bei **massiver Blutung** aus der A. carotis und Entscheidung für ein palliatives Vorgehen
- Applikation sedierender Medikamente und ggf. Sauerstoff lt. ärztlicher Anordnung.
- Aufnahme des Blutes mit dunkel gefärbten Tüchern (z. B. OP-Tücher), um das Blutungsausmaß zu verbergen.
- Emotionale Unterstützung der Betroffenen und ihrer Angehörigen im Sterbeprozess.

32.3 Stoffwechsel- und Elektrolytentgleisungen

32.3.1 Hyperkalzämie

32.3.1.1 Ursachen und Pathophysiologie

> **Definition**
>
> Unter **Hyperkalzämie** versteht man die Erhöhung des Serumkalziumspiegels auf über 2,7 mmol/l (= 11 mg/100 ml; Normbereich: 2,3–2,7 mmol/l = 9,5–11 mg/100 ml).

Kalzium spielt eine wesentliche Rolle bei der Signalübertragung in Körperzellen und reguliert insbesondere die Reizleitung in Herzmuskelfasern und Nervenzellen. Daher kann eine Hyperkalzämie lebensbedrohliche Zustände verursachen.

Hyperkalzämie kann eine Komplikation von Krebserkrankungen, insbesondere bei Befall des Skeletts sein (◘ Abb. 32.5). Besonders gefährdet sind Patienten mit:
- Multiplem Myelom (Plasmozytom),
- metastasiertem Plattenepithelkarzinom der Lunge (bei Lungenkarzinomen anderer histologischer Typen, z. B. kleinzelligem Bronchialkarzinom oder Adenokarzinom, sind Hyperkalzämien seltener),
- metastasiertem Mammakarzinom,
- metastasiertem Nierenzellkarzinom,
- metastasiertem Prostatakarzinom,
- malignen Lymphomen,
- bestimmten lymphatischen Leukämien des Erwachsenen (T-Zell-Leukämien).

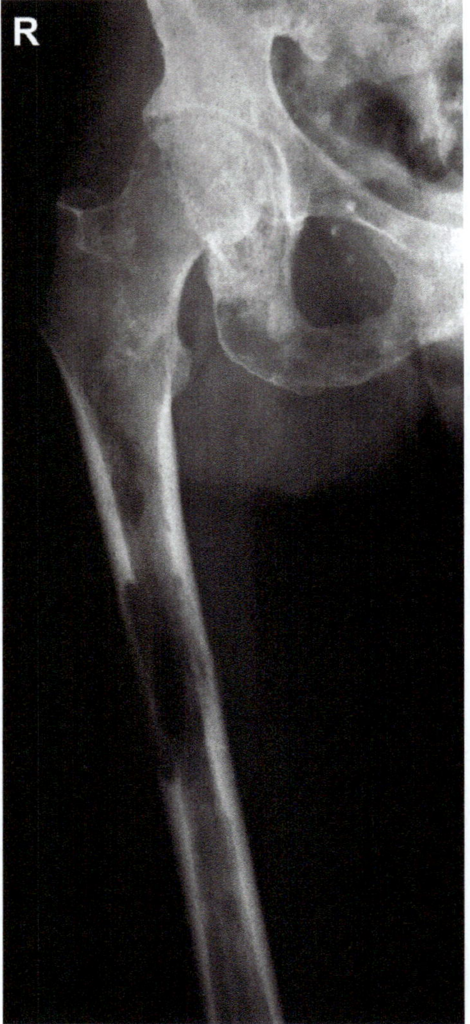

◘ **Abb. 32.5** Röntgenologische Darstellung einer osteolytischen Metastase im Femur

◘ Tab. 32.2 Ursachen für gesteigerten Knochenabbau bei Tumorpatienten

Faktoren	Krankheitsgruppen
Osteoklasten aktivierende Faktoren (OAF), Interleukin-1, Interferon, Lymphotoxin, Tumornekrosefaktor (TNF), Verschiebung des Verhältnisses von Osteoprotegerin (OPG) zu Rank-Ligand (RANKL) zugunsten von RANKL	Multiples Myelom (Plasmozytom), maligne Lymphome, adulte lymphatische Leukämie vom T-Zell-Typ
Prostaglandine, insbesondere Prostaglandin E₂, direkte Resorption durch Tumorzellen und andere Faktoren	Solide Tumoren *mit* Knochenmarkmetastasen (kleinzelliges Lungen-, Mamma-, Zervixkarzinom)
Parathormon-related peptide (PTHrP)	Solide Tumoren *ohne* Knochenmarkmetastasen (Plattenepithelkarzinom der Lunge, Nieren-, Pankreas-, Ovarialkarzinom)
1,25-Dihydroxy-Vitamin-D-Bildung (von pathologischen lymphatischen Zellen vermehrt produziert)	Sarkoidose, maligne Lymphome

Der Anstieg des Serumkalziumspiegels kann langsam über mehrere Wochen, aber auch innerhalb weniger Stunden bis Tage erfolgen und unabhängig von der Ausbildungsgeschwindigkeit zu einem kritischen Zustand führen.

Der Entwicklung tumorassoziierter Hyperkalzämien liegen abhängig von der onkologischen Grunderkrankung unterschiedliche Mechanismen zugrunde (◘ Tab. 32.2). Am häufigsten ist ein Tumorbefall des Skelettsystems die Ursache.

Die folgenden Zellen sind für Knochenbildung und -resorption (Knochenabbau) verantwortlich bzw. im Knochengerüst vorhanden:

- *Osteoblasten*: Knochenbildende Zellen, die Kollagen produzieren und ausscheiden; ihre Aktivität wird durch Kalzitonin stimuliert und von Parathormon und Vitamin D gehemmt.
- *Osteoklasten*: Mehrkernige Zellen, die den Knochen abbauen; ihre Bildung und Aktivität wird durch Parathormon und Vitamin D stimuliert und durch Kalzitonin gehemmt.
- *Osteozyten*: Ruhende Zellen des Knochengerüsts, die von kalzifizierter Knochensubstanz umgeben sind.

Beim Multiplen Myelom und bei malignen Lymphomen werden verschiedene Zytokine und insbesondere ein Ungleichgewicht zwischen dem „Knochenschutzfaktor" Osteoprotegerin und dem Rank-Liganden (RANKL), der Osteoklasten aktiviert, für den verstärkten Knochenabbau verantwortlich gemacht.

Solide Tumoren mit Skelettmetastasierung führen ebenfalls durch Freisetzung verschiedener Zytokine (z. B. TGF-α, Interleukin-1 und -6, Interferon-α, Prostaglandine) zum Knochenabbau. In bestimmten Fällen sind Tumorzellen selbst zur Knochenresorption befähigt (◘ Abb. 32.6).

Hyperkalzämie bei Tumorerkrankten *ohne* Skelettmetastasierung ist seit dem Nachweis eines dem Parathormon verwandten Peptids (PTHrP) plausibel zu erklären. PTHrP kann von bestimmten Tumorzellen (Plattenepithel-, Lungen-, Nieren-, Pankreas- und Ovarialkarzinome) produziert werden und unterscheidet sich in seiner Struktur nur unwesentlich vom eigentlichen Parathormon, das von den Epithelkörperchen (Nebenschilddrüse) produziert wird und in die Regulation des Kalziumstoffwechsels eingreift (◘ Abb. 32.7 und 32.8). Auch durch *Immobilisierung* kann es zu gesteigertem Knochenabbau mit geringgradiger Erhöhung des Serumkalziumspiegels kommen. Eine schwere hyperkalzämische Krise ist allerdings dadurch nicht zu erwarten.

32.3.1.2 Klinische Symptome und Komplikationen

Wie eingangs erwähnt, kann sich die tumorassoziierte Hyperkalzämie unterschiedlich schnell ausbilden. Bei langsamer Erhöhung des Serumkalziums werden nicht selten *psychische Veränderungen* beobachtet. Zusätzlich klagen die Betroffenen über *vermehrten Durst*, da die erhöhte Urinmenge einen beträchtlichen Flüssigkeitsverlust bedeutet. Ein weiterer Anstieg der Kalziumwerte kann weitere Symptome (◘ Tab. 32.3) bis hin zu einer *hyperkalzämischen Krise* auslösen, die häufig mit einer Verstärkung der neuropsychologischen Veränderungen, z. B. Verwirrtheit oder Somnolenz bis zum komatösen Zustandsbild, einhergeht.

32.3.1.3 Medizinische Interventionen

Die Behandlung der Hyperkalzämie (◘ Tab. 32.4) zielt auf:
- Korrektur des Flüssigkeitsdefizits,
- Verstärkung der Diurese und damit der renalen Kalziumausscheidung,

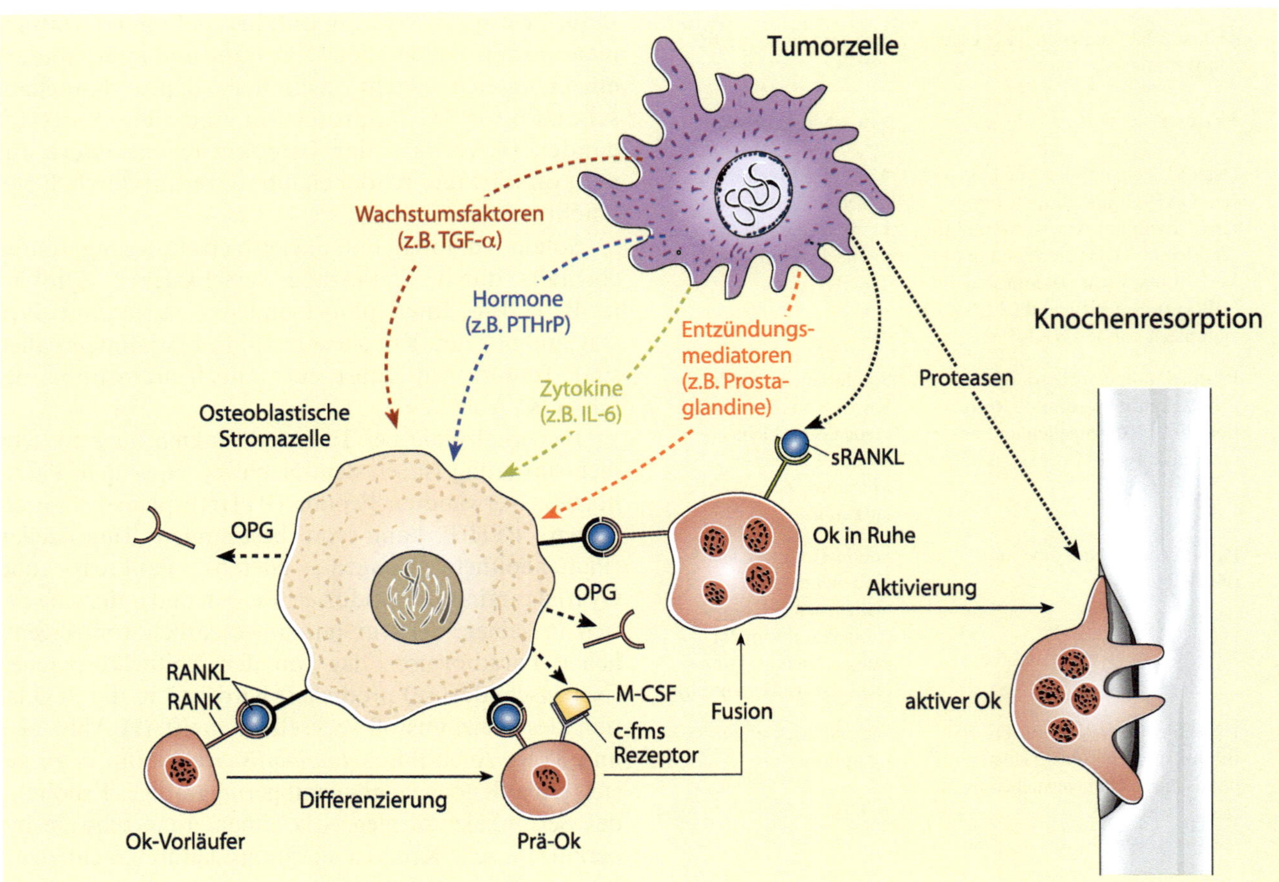

⬛ Abb. 32.6 Mechanismus der tumorzellinduzierten Osteolyse. Die Tumorzelle kann Faktoren freisetzen, die auf Osteoblasten und Stromazellen des Knochenmarks einwirken. Diese Zellen produzieren daraufhin vermehrt den RANK-Liganden *(RANKL)*, der mit dem entsprechenden Rezeptor *(RANK)* auf der Oberfläche von Vorläuferzellen der Osteoklasten *(Ok)* interagiert, und weniger mit dem „Gegenspieler" und Knochenschutzfaktor Osteoprotegerin *(OPG)*, das wie RANK aufgebaut ist und RANKL „neutralisiert". Die RANKL/RANK-Wechselwirkung führt in Gegenwart von makro-phagenkoloniestimulierendem Faktor *(M-CSF)*, der an seinen Rezeptor c-fms auf Osteoklastenvorläufern bindet, zur vermehrten Bildung aktiver Osteoklasten. In der Folge kommt es zur gesteigerten Knochenresorption durch Osteoklasten. Tumorzellen produzieren manchmal selbst löslichen RANK-Liganden *(sRANKL)*, der ebenfalls an RANK auf Osteoklasten bindet. Tumorzellen können außerdem eiweißspaltende Enzyme (Proteasen) absondern, die ihnen das Eindringen ins nichtmineralisierte Knochengewebe erleichtern

— Verminderung der ossären Kalziumfreisetzung (z. B. Bisphosphonate bei erhaltener Nierenfunktion),
— ggf. Verminderung der enteralen Kalziumaufnahme.

Hinsichtlich der Therapie der Grundkrankheit sind zu beachten:
— Flüssigkeitsbilanz,
— kardiale Funktion,
— Kaliumspiegel,
— Säure-Basen-Haushalt.

Bei älteren Patienten mit eingeschränkter Leistungsfähigkeit muss im Rahmen der Hydratation eine sorgfältige Flüssigkeitsbilanzierung vorgenommen werden, um eine Überwässerung und in weiterer Folge eine kardiale Dekompensation zu vermeiden. Die Verabreichung von sog. *Schleifendiuretika* wie Furosemid (z. B. Lasix) steigert die Diurese und die Kalziumausscheidung.

32.3.1.4 Medikamentöse Behandlung

32.3.1.4.1 Bisphosphonate

Die zweite wesentliche Maßnahme neben der Flüssigkeitszufuhr besteht in der i.v.-Verabreichung von Bisphosphonaten. Diese Substanzen hemmen die Osteoklastenaktivität und damit die Knochenresorption mit Kalziumfreisetzung. Aufgrund der höheren Wirksamkeit werden heute die stickstoffhaltigen Bisphosphonate der neueren Generation bevorzugt (Ibandronat, Zoledronat). Sie führen bei 70–90 % der Betroffenen innerhalb von 24 h zu einer signifikanten Senkung des Kalziumspiegels. Angaben zur Dosierung finden sich in ⬛ Tab. 32.4. Die Dauer der Behandlung hängt vom Ansprechen sowie vom verwendeten Bisphosphonat ab. In

Abb. 32.7 Einfluss des Parathormons auf den Kalziumspiegel im Serum (Ca++: Kalzium)

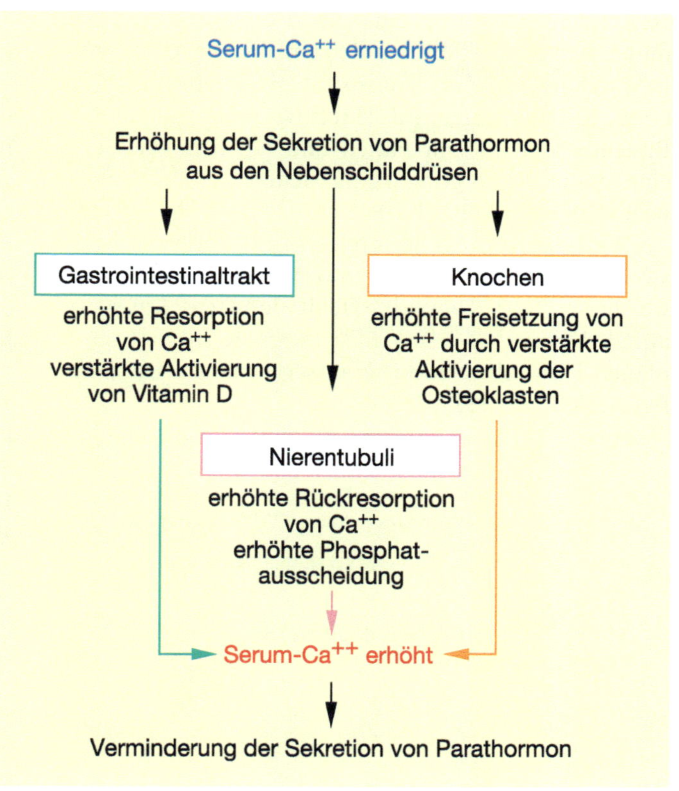

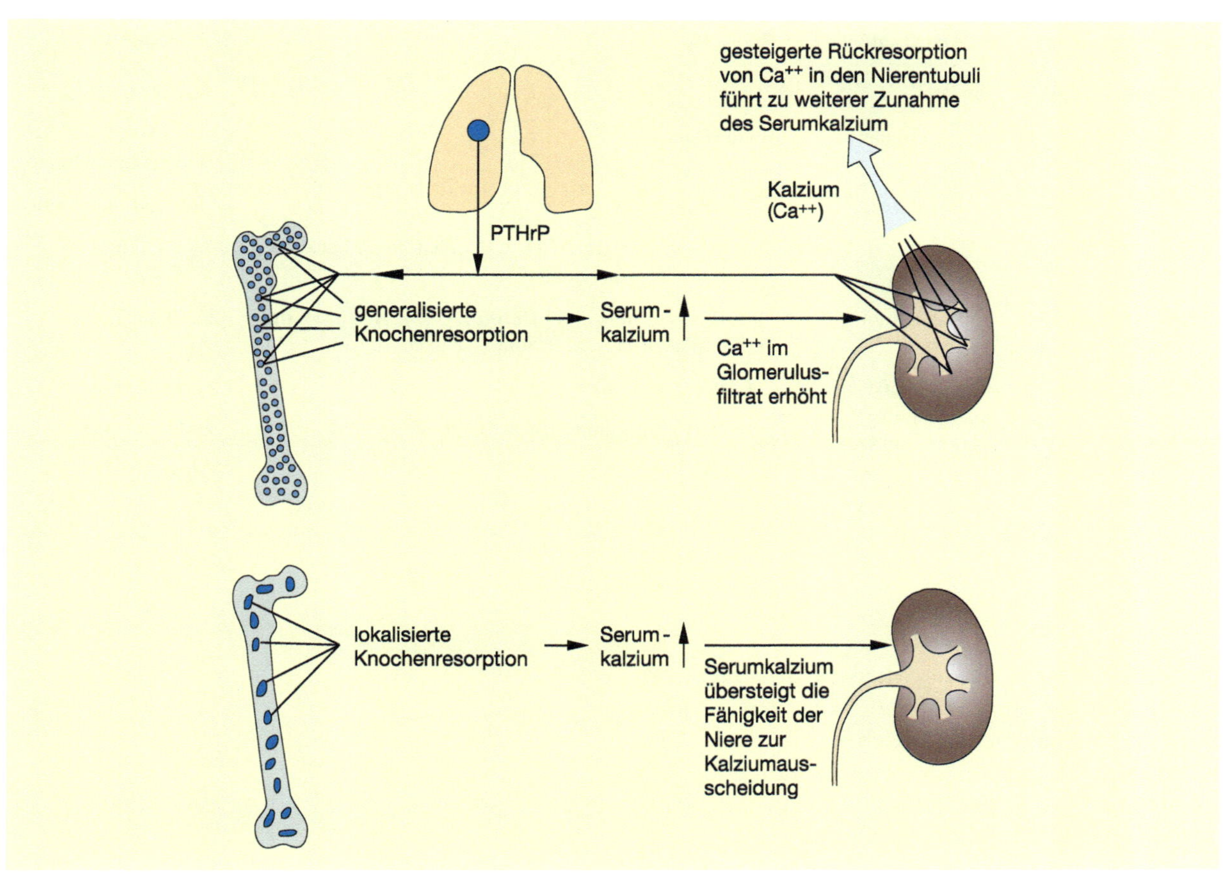

Abb. 32.8 Ursachen der Knochenresorption bei Tumorerkrankungen. *Oben:* Plattenepithelkarzinom der Lunge. Knochenresorption durch paraneoplastische Bildung von PTHrP („Parathormon-related peptide") durch den Tumor. *Unten:* Osteolytische Metastasen mit lokaler Knochenresorption

Tab. 32.3   Klinische Symptome der Hyperkalzämie nach betroffenem Organsystem

Organ-system	Symptome
Psyche, ZNS	Müdigkeit, Depression, Verwirrtheit, Persönlichkeitsveränderung, Somnolenz, Koma
Gastro-intestinal-trakt	Anorexie, Übelkeit, Erbrechen, Bauchschmerzen, Obstipation, Ileus, Hypotonie der glatten Muskulatur
Niere	Polyurie, Azotämie, Nephrolithiasis, Polydipsie, Nierenversagen
Herz	Verkürzung der QT-Zeit, Rhythmusstörungen (Brady- und Tachyarrhythmien); bei extremer Hyperkalzämie: Bradykardie, Vorhofflimmern, Kammerextrasystolen, AV-Blockierungen
Muskulatur	Verminderter Muskeltonus, Schwäche
Stoffwechsel	Metabolische Alkalose, Dehydratation (Gewichtsverlust)

der Regel kann man von einer Stabilisierung des Kalziumspiegels für etwa 2–4 Wochen ausgehen.

Bisphosphonate sind insgesamt gut verträglich und werden vornehmlich i.v. unter Berücksichtigung der Nierenfunktion eingesetzt. Eine adäquate Hydrierung vor der Therapie und Überwachung des Kreatininwerts sind erforderlich. Da Bisphosphonate (speziell in höherer Dosierung) auch zu Knochenmineralisationsstörungen führen können, wird – je nach Indikation – die begleitende Gabe von Kalzium und Vitamin D empfohlen.

Die Therapie kann im Verlauf wiederholt werden. Bei langfristiger i.v.-Therapie kann sich in seltenen Fällen eine Knochennekrose (Osteonekrose) des Kiefers entwickeln, häufiger am Unterkiefer als am Oberkiefer. Die Ursache ist bislang nicht vollständig geklärt und die Behandlung schwierig, weshalb der Vorbeugung besondere Bedeutung zukommt:

- Zahnärztliche Kontrolle und notwendige Sanierungen möglichst vor Behandlungsbeginn durchführen.
- Während der Therapie sorgfältige Mund- und Zahnhygiene sowie möglichst Vermeidung invasiver kiefer-

Tab. 32.4   Medizinische Interventionen bei Hyperkalzämie

Behandlungsmaßnahmen	Arzneistoffe	Präparate	Dosierungen
Flüssigkeitszufuhr			3000–4000 ml/Tag
Bisphosphonate	Ibandronat	Bondronat	2–4(6) mg als i.v. Infusion (Einmaldosis)
	Zoledronat	D/CH/A: Zometa	4 mg i.v. Einmaldosis
Kalzitonin		D: z. B. Calsynar, Karil CH: z. B. Calcitonin, Miacalcin A: z. B. Calcitonin, Sanabo	100 i. E./Tag
Fakultativ: Kortikosteroide	Prednisolon	D: z. B. Decortin H, Solu-Decortin CH: z. B. Ultracorten H, Solu-Dacortin A: z. B. Solu-Dacortin	20–80 mg/Tag
Fakultativ: Diuretika	Furosemid, Etacrynsäure	D/CH/A: z. B. Lasix	20–80 mg/Tag
		D: z. B. Hydromedin CH/A: z. B. Edecrin	50–150 mg/Tag
RANKL-Blocker (nicht zugelassen!)	Denosumab	XGEVA	120 mg sc

chirurgischer Eingriffe, nach Möglichkeit keine Zahnextraktionen.
- Für die Behandlung bisher nicht zugelassen ist ein RANKL-spezifischer Antikörper (Denosumab), der in ersten klinischen Studien auch eine Senkung des Kalziumspiegels im Blut bei Betroffenen mit tumorbedingter Hyperkalzämie zeigen konnte. Der Einsatz des Antikörpers kann unabhängig von der Nierenfunktion erfolgen, leider findet sich aber bei längerer Applikation ein ähnliches Osteonekroserisiko des Unterkiefers.

32.3.1.4.2 Kalzitonin

Kalzitonin führt über eine Hemmung der Osteoklastenaktivität und gesteigerten Kalziumausscheidung über die Niere zu einer raschen Senkung des Kalziumspiegels und eignet sich somit zur Behandlung ausgeprägter akuter hyperkalzämischer Zustandsbilder.

32.3.1.4.3 Glukokortikosteroide

Kortikosteroide werden vor allem bei malignen Lymphomen und dem Multiplen Myelom (Plasmozytom) eingesetzt. Neben einer anti-Vitamin-D-Wirkung, die u. a. zur Reduzierung der Kalziumresorption aus dem Darm führt, hemmen sie die Produktion verschiedener osteoklastenstimulierender Zytokine. Außerdem lässt sich gerade bei malignen Lymphomen der häufig zu beobachtende antineoplastische Effekt dieser Substanzen therapeutisch nutzen.

32.3.1.5 Pflegerische Interventionen

Da eine Hyperkalzämie mit zunächst häufig unspezifischen Symptomen zu lebensbedrohlichen Komplikationen führen kann, kommt der Pflege eine besondere Bedeutung zu (s. Pflegerische Interventionen). Beim Auftreten der in ◘ Tab. 32.2 aufgeführten Symptome sollten Pflegende differenzialdiagnostisch an eine mögliche Hyperkalzämie denken und den ärztlichen Dienst frühzeitig informieren.

Vor dem Hintergrund eines möglichen schleichenden Verlaufs müssen Betroffene mit hohem Risiko für das Auftreten einer tumorassoziierten Hyperkalzämie und deren Angehörige über Symptome, vorbeugende Maßnahmen, z. B. eine ausreichende Flüssigkeitsaufnahme oder körperliche Aktivität, und Behandlungsmöglichkeiten informiert werden.

Pflegerische Interventionen bei lebensbedrohlicher Hyperkalzämie
- Erhöhte orale oder intravenöse Flüssigkeitszufuhr und Verabreichung von Diuretika zur Forcierung der Kalziumausscheidung nach ärztlicher Verordnung unter engmaschiger Bilanzierung.
- Monitoring zum Erkennen einer Überwässerung oder kardialer Probleme wie Herzrhythmusstörungen oder kardiale Dekompensation (Hustenreiz, Ödeme, Atemnot) – Information an den ärztlichen Dienst.
- Verabreichung von kalziumsenkenden Substanzen (Bisphosphonate etc.) und weiteren Medikamenten (z. B. Kalium bei diuretikabedingtem Verlust) lt. ärztlicher Anordnung.
- Erfassung von Bewusstseinsstörungen oder Persönlichkeitsveränderungen sowie vermehrtem Durstgefühl und Anzeichen einer Exsikkose – Information an den ärztlichen Dienst.
- Ggf. Pflege unter Akutdialyse zur Elektrolytnormalisierung.

Interventionen bei Magen-Darm-Störungen
- Pflege bei Übelkeit und Erbrechen (▶ Kap. 20)
- Pflege bei Diarrhö und Obstipation (▶ Kap. 21)

32.3.2 Tumorlysesyndrom

32.3.2.1 Ursachen und Pathophysiologie

❯ Bei rasch fortschreitenden Krebserkrankungen kann spontan oder als Folge der Therapie (Chemo- oder auch Strahlentherapie) ein massiver Tumorzellzerfall auftreten. Dies kann zu schweren metabolischen Entgleisungen und Störungen des Elektrolythaushalts führen und insgesamt eine bedrohliche Situation darstellen.

Das Risiko für die Entwicklung eines Tumorlysesyndroms wird bestimmt durch die Tumorbiologie, die Behandlung und bestehende Begleiterkrankungen. Besonders gefährdet sind Erkrankte mit aggressiven Lymphomen bzw. akuten lymphatischen Leukämien, hoher Tumorzellmasse sowie hoch wirksamen Therapien mit raschem und massivem Tumorzellzerfall wie neuerdings den BCL2-Inhibitoren im Rahmen der Behandlung einer chronischen lymphatischen Leukämie. Eine vorbestehende Nierenfunktionsstörung erhöht zusätzlich das Risiko und ist zugleich ein eigenständiger Risikofaktor.

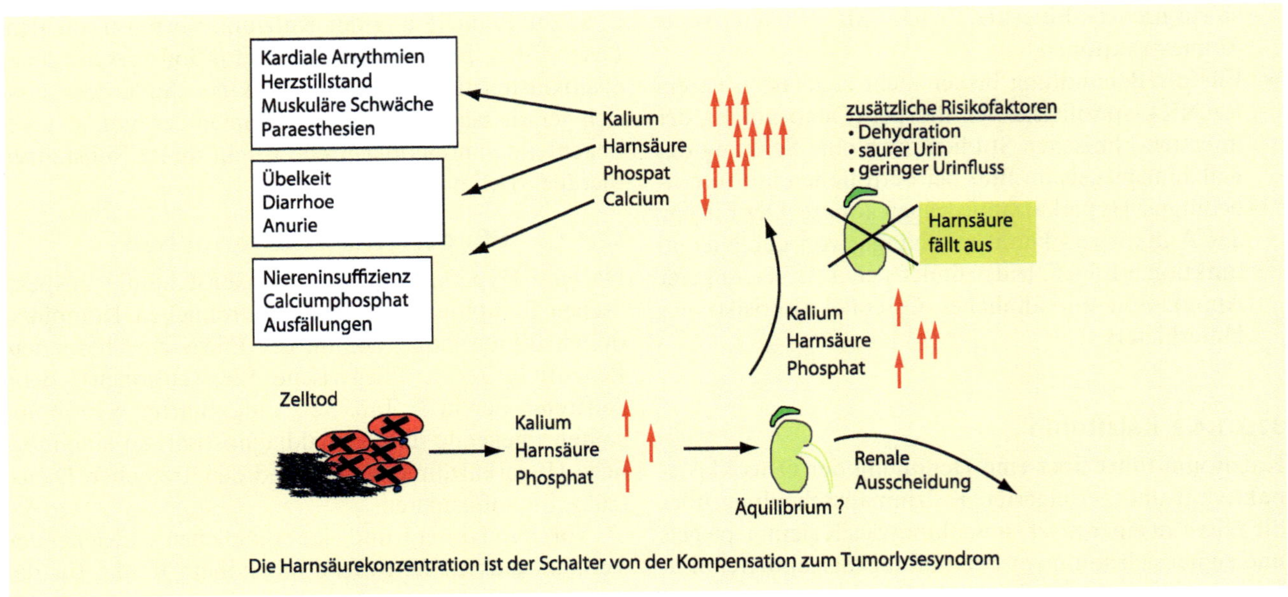

Abb. 32.9 Pathogenese des Tumorlysesyndroms

Am häufigsten tritt ein Tumorlysesyndrom in den ersten Tagen nach intensiver Chemotherapie bei Zerstörung großer Tumorzellmassen auf. Dies führt zu einer massiven Freisetzung intrazellulärer Proteine und Nukleinsäuren. Dadurch wird der Purinstoffwechsel überlastet und der Harnsäurespiegel steigt rasch an (Hyperurikämie). Ein konsekutiv entstehendes Nierenversagen verursacht nicht selten einen weiteren exzessiven Anstieg der Harnsäurekonzentration. Harnsäure ist nur bedingt serumlöslich und fällt bereits bei geringer Konzentrationserhöhung aus. Dadurch entstehen Harnsäureniederschläge im Bereich der Nierentubuli mit Nierenfunktionseinschränkung bis hin zur Anurie (**‚** Abb. 32.9)

Durch den übermäßigen Zellzerfall werden auch große Mengen an Kalium und Phosphat in die Blutbahn freigesetzt. Eine Hyperkaliämie betrifft in erster Linie das Reizleitungssystem des Herzens und kann Rhythmusstörungen bis zum Herzstillstand auslösen. Außerdem tritt eine generelle Schwäche der Muskulatur auf, die im Extremfall zu einer Lähmung führen kann.

Auch die „spontane" Entwicklung eines Tumorlysesyndroms ist möglich: Bestimmte Lymphome, Leukämien und das kleinzellige Bronchialkarzinom können derart schnell wachsen, dass das Tumorwachstum der Entwicklung des für die Versorgung notwendigen Gefäßsystems voraneilt. Als Folge der Mangelversorgung kommt es zum ausgedehnten nekrotischen Tumorzellzerfall mit den beschriebenen Folgen.

32.3.2.2 Klinische Symptome und Komplikationen

Die klinische Symptomatik wird durch die schnelle Freisetzung intrazellulärer Substanzen und der damit verbundenen *Hyperurikämie, Hyperkaliämie, Hyperphosphatämie* und *Hypokalzämie* geprägt. Diese Veränderungen können zu rasch auftretender Niereninsuffizienz mit Oligo- und Anurie führen und darüber hinaus schwere tachykarde Herzrhythmusstörungen hervorrufen. Außerdem leiden die Betroffenen unter Übelkeit und abdominellen Schmerzen und werden lethargisch. Bedingt durch die Hypokalzämie können schwere tetanische Muskelkrämpfe auftreten.

32.3.2.3 Medizinische Interventionen

Bei bezüglich eines Tumorlysesyndroms *besonders gefährdeten Erkrankten* sollten bereits *prophylaktisch* Maßnahmen getroffen werden. So empfiehlt sich:

- Ausreichende Flüssigkeitszufuhr von etwa 3000–4000 ml/24 h.
- Diuretikagabe vom Typ Furosemid zur Aufrechterhaltung einer ausreichenden Diurese und zur Elimination von Kalium.
- Sorgfältige Überwachung der Flüssigkeitsbilanz zur Vermeidung einer Überwässerung.
- Verabreichung von Allopurinol parenteral in einer Dosis von 300–600 mg/24 h zur Prävention einer Hyperurikämie. Mit Rasburicase (Fasturtec) steht ein noch wirksameres Medikament zur Prophylaxe und Therapie der akuten Hyperurikämie zur Verfügung, das zu einer raschen Elimination der Harnsäure aus dem Serum führt.

- Eine Hämodialyse bzw. Hämofiltration wird nur bei konservativ nicht zu beherrschenden Elektrolytveränderungen und gleichzeitig bestehender Niereninsuffizienz in Erwägung gezogen.

Neben diesen unterstützenden Maßnahmen muss ein besonderes Augenmerk auf eine sorgfältige Planung der Tumortherapie gelegt werden. Diese muss bei gefährdeten Patienten mit einem therapiesensiblen Tumor mit einer niedrig dosierten Vorbehandlung oder einer einschleichenden Dosierung des Wirkstoffs (z. B. BCL2-Inhibitor Venetoclax) eingeleitet werden, um einen zu raschen Tumorzerfall zu vermeiden. Besteht bei Erkrankten mit derart hochsensiblen Tumoren aus bestimmten klinischen Gründen (z. B. Einflussstauung) die Notwendigkeit, unverzüglich eine aggressive Tumortherapie einzuleiten, so muss die Ausbildung eines akuten Tumorlysesyndroms in Betracht gezogen werden. In diesen Fällen sind die oben angeführten Maßnahmen unverzüglich einzuleiten. Die in manchen Zentren übliche Harnalkalisierung (z. B. mit Natriumbicarbonat, Ziel-pH-Wert von etwa 7–7,5) zur Vermeidung einer Harnsäureausfällung wird zunehmend kritisch hinterfragt, da das Risiko für ein Ausfallen von Kalzium-Phosphat-Präzipitaten bzw. einer Natriumbicarbonat-induzierten Hypernatriämie besteht und die Effektivität nicht durch prospektive Studien gesichert ist.

32.3.2.4 Pflegerische Interventionen

Das Tumorlysesyndrom stellt eine lebensbedrohliche Komplikation dar. Davon betroffene Patienten bedürfen einer intensiven Pflege (s. Pflegerische Interventionen). Erkrankte mit Risikofaktoren benötigen Anleitung zur Durchführung einer konsequenten Prophylaxe, wie eine erhöhte Flüssigkeitsaufnahme und die konsequente Einnahme von verordneten Medikamenten, z. B. Diuretika.

Pflegerische Interventionen bei Vorliegen eines Tumorlysesyndroms

- Mehrmals täglich Kontrolle der Vitalfunktionen und Flüssigkeitsbilanzierung (inkl. Gewichtskontrolle)
- Erfassen möglicher neurologischer und zentralnervöser Veränderungen, z. B. Vigilanzstörungen, Desorientiertheit, Krampfneigung oder Muskelkrämpfe; Information an den ärztlichen Dienst. Applikation verordneter Medikamente und Infusionslösungen
- Kontrolle der Haut, u. a. auf allergiebedingte Ausschläge (z. B. auf Allopurinol; Information des Patienten darüber bei Entlassung) oder Ödeme
- Pflege bei Übelkeit und Erbrechen (▶ Kap. 20)

- Pflege bei Diarrhö (▶ Kap. 21)
- Ggf. Pflege unter Akutdialyse bei kardiopulmonaler Instabilität

32.4 Störungen der Blutgerinnung

32.4.1 Physiologie und Pathophysiologie der Blutgerinnung

An der Blutgerinnung sind insgesamt 13 Faktoren beteiligt, die in der Reihenfolge ihrer Entdeckung von I bis XIII durchnummeriert sind. Die Mehrzahl der Faktoren wird in der Leber – zum Teil unter dem Einfluss von Vitamin K – gebildet, was die Möglichkeit der Gerinnungshemmung mittels Vitamin-K-Antagonisten (Cumarine) erklärt. Vereinfacht lässt sich die Blutgerinnung als stufenweiser Reaktionsprozess mit drei wesentlichen Phasen darstellen (■ Abb. 32.10):

- Bildung von *Thromboplastin (Thrombokinase)* entweder über den endogenen (Blutthrombokinase) oder über den exogenen (Gewebsthrombokinase) Weg. Daran sind verschiedene Gerinnungsfaktoren und Kalzium beteiligt.
- Die Thrombokinase aktiviert in Anwesenheit von Kalziumionen *Prothrombin* zu *Thrombin*.
- Thrombin verwandelt *Fibrinogen* in *Fibrin*.

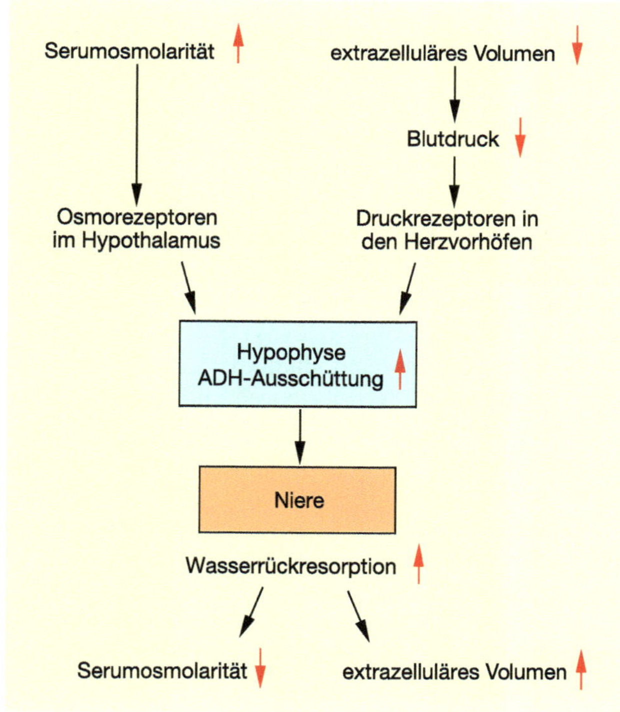

■ **Abb. 32.10** Vereinfachtes Schema der Blutgerinnung

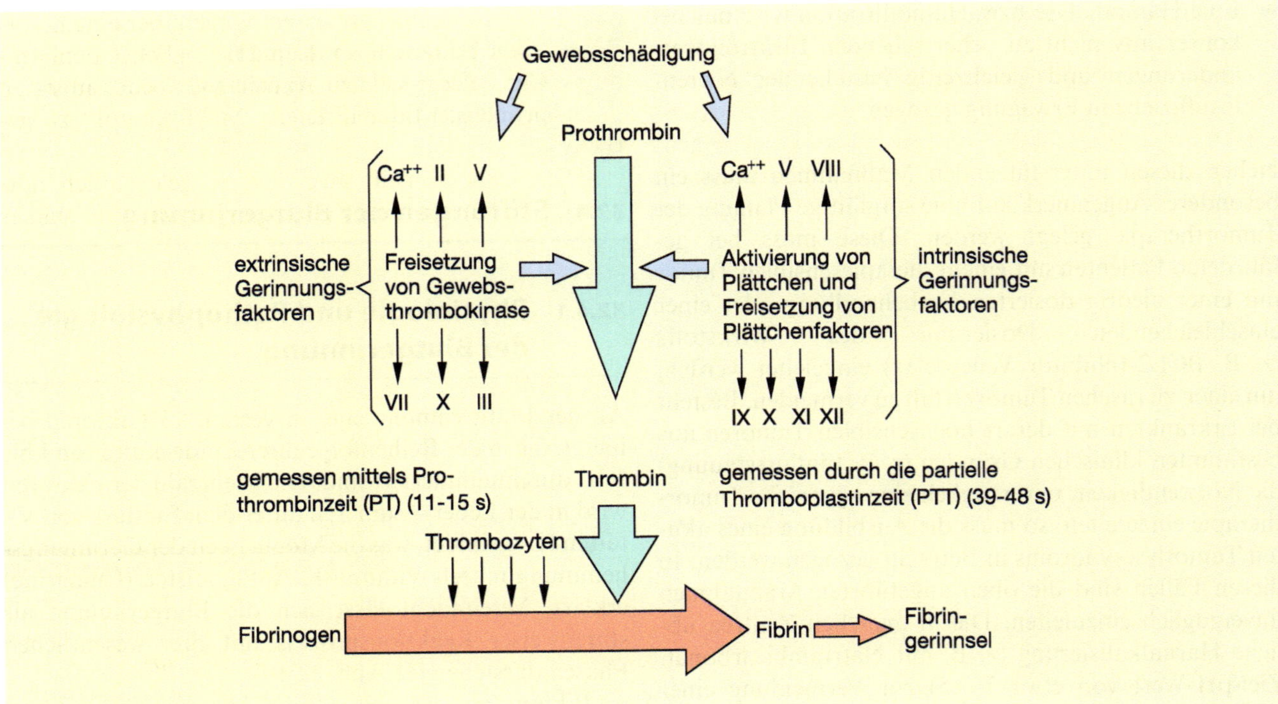

◘ Abb. 32.11 Fibrinolysesystem

Fibrin ist im Plasma nicht löslich und fällt daher als geformtes Eiweiß aus. Es entsteht ein unregelmäßiges Maschenwerk aus Fibrinfäden, in dem die zellulären, aber auch die plasmatischen Blutbestandteile aufgefangen werden.

Durch die Einwirkung weiterer Gerinnungsfaktoren (Faktor XIII) entstehen Quervernetzungen, die das Gerinnsel stabilisieren. Zusätzlich ziehen sich die Fibrinfäden zusammen und pressen Serum aus. Dieser Vorgang soll bei der Gefäßverletzung die Gefäßwände verschließen und dadurch den Reparatur- und Heilungsprozess beschleunigen.

Das Fibrinolysesystem wirkt als Gegenspieler des Gerinnungssystems und baut darüber hinaus Endprodukte der Gerinnung ab. Analog zur Prothrombinaktivierung steht im Fibrinolysesystem die Umwandlung von Plasminogen zu *Plasmin* im Mittelpunkt. Diese Umwandlung erfolgt über Gewebs- und Blutaktivatoren. Plasmin lysiert Fibrin und spaltet Fibrinogen und andere Plasmaproteine. Dadurch entstehen Abbau- und Spaltprodukte, die ihrerseits zum Teil die Fibrinbildung hemmen und dadurch gerinnungshemmend wirken (◘ Abb. 32.11).

Gerinnungs- und Fibrinolysesystem stehen somit in einer fein balancierten Wechselwirkung, wodurch sie den normalen Blutfluss ermöglichen. Störungen können sowohl eines als auch beide Systeme gleichzeitig betreffen und finden sich bei Erkrankten weit häufiger als bei Gesunden.

32.4.2 Thrombosen

Personen mit onkologischen Erkrankungen unterliegen einem erhöhten Risiko für thromboembolische Komplikationen (s. Übersicht).

Ursachen der Hyperkoagulabilität bei Tumorpatienten

Tumorbedingt:
- Produktion gerinnungsaktivierender Faktoren durch den Tumor
- Kompression bzw. Infiltration von Gefäßen durch Tumorgewebe

Therapiebedingt:
- Hormontherapie
- Chirurgie bzw. Operation
- Chemotherapie (Zytostatika)
- Infektion, Entzündung
- Implantierte Portsysteme, PICC-Katheter (peripher eingesetzte zentrale Katheter)

Sonstige Ursachen:
- Dehydratation
- Hypotension
- Immobilisierung

Thrombosen sind häufiger bei soliden Tumoren, in Abhängigkeit von Art und Lokalisation. Die Inzidenz schwankt zwischen 7 % und knapp 30 %. Sie können auch als paraneoplastische Veränderungen, d. h. durch den Tumor bedingte Störung der Gerinnung auftreten. In speziellen Fällen stellen thrombophlebitische Veränderungen, besonders im Bereich der Extremitäten, ein erstes Verdachtszeichen für das Vorliegen einer Tumorerkrankung dar.

Darüber hinaus können tumorbedingte Gefäßkompressionen die Strömungsverhältnisse derart beeinträchtigen, dass es zur lokalen Gerinnselbildung kommt. Weiter konnte gezeigt werden, dass Behandlungen mit Zytostatika, immunmodulatorischen Substanzen wie Thalidomid und Revlimid, insbesondere in Kombination mit Dexamethason, sowie Hormonbehandlungen mit einer erhöhten thromboembolischen Komplikationsrate einhergehen. Schließlich können andere Ursachen wie Infektionen und Entzündungen, ein reduzierter Allgemeinzustand, mangelnde Mobilität sowie Bettruhe zur erhöhten Thrombosegefährdung beitragen.

Auch können venös implantierte Systeme mit Zugang zu zentralen Gefäßen (Port- oder auch sog. PICC-Systeme) mit einem erhöhten Thromboserisiko einhergehen. Dieses beträgt 4,8 % bei thorakal eingesetzten Port-A-Cath-Systemen und 11,4 % bei über die Armvene eingesetzten PICC-Systemen.

Behandlung Die Behandlung entspricht dem üblichen Vorgehen bei Vorliegen einer Thrombose. Zusätzlich sollte aber auch die rasche Einleitung der Tumortherapie diskutiert werden, um insbesondere bei tumorbedingter Gefäßkompression oder auch paraneoplastischen Thrombosen den Tumor als auslösende Ursache anzugehen. Bei Port- oder PICC-bedingten Thrombosen sollte die Explantation des jeweiligen Systems angestrebt werden.

Thromboseprophylaxe Bei bettlägerig Erkrankten, insbesondere bei laufender Chemotherapiebehandlung, sollte eine Thromboseprophylaxe mit niedermolekularen Heparinen durchgeführt werden. Dieses Vorgehen ist besonders bei erhöhtem Thromboserisiko (z. B. Thalidomid plus Dexamethason oder Lenalidomid plus Dexamethason) zu empfehlen.

❯ Thromboseprophylaxe sowie die medizinische Behandlung und Pflege bei Thrombose erfolgen nach den üblichen Richtlinien.

32.4.3 Disseminierte intravaskuläre Gerinnung (DIG, engl. DIC)

32.4.3.1 Pathophysiologie

Bei der disseminierten intravaskulären Gerinnung (DIG, engl. DIC = „disseminated intravascular coagulation") kommt es initial zu einer vermehrten intravaskulären Gerinnung und Thrombenbildung in kleinen Gefäßen und Kapillaren, die konsekutiv zu einem steigenden Verbrauch von Thrombozyten und Gerinnungsfaktoren, insbesondere von Faktor V, VII und Prothrombin, führt. In der Folge entwickeln sich eine Thrombopenie und eine Verlängerung der Plasmathrombinzeit (PTZ) sowie der partiellen Thromboplastinzeit (PTT). Des Weiteren kommt es zu einer sekundären Aktivierung der Fibrinolyse mit vermehrter Bildung von Fibrinogenspaltprodukten, die – ebenso wie der Verbrauch von Gerinnungsfaktoren und Blutplättchen – die Blutungsbereitschaft erhöhen. Typische Veränderungen von Laborparametern bei DIG zeigt die folgende Übersicht.

Laborbefunde bei DIG

Erhöht bzw. verlängert
- Prothrombinzeit (PZ)
- Partielle Thromboplastinzeit (PTT)
- Fibrinabbauprodukte („fibrin degradation products"; FDP)

Erniedrigt
- Fibrinogen
- Thrombozyten
- Antithrombin III
- Hämoglobin
- Hämatokrit
- Faktor II, V, VII, VIII, X, XI, XII

Trotz dieser Vorstellungen sind die Pathomechanismen der DIG bis heute noch nicht vollständig aufgeklärt. Bei Malignomen werden in die Zirkulation freigesetzte Gewebsfaktoren als pathogenetisch angesehen.

32.4.3.2 Symptome und Komplikationen

Die klinische Symptomatik der DIG zeigt eine große Variationsbreite. Manchmal verläuft der Krankheitsprozess *akut* und dramatisch, aber *chronische* und *subklinische* Verlaufsformen überwiegen. Eine akute DIG tritt häufig bei einer akuten promyelozytären Leukämie auf. Außerdem sind Betroffene mit soliden metastasierten Tumoren (Lunge, Prostata, Pankreas, GI-Trakt) für eine DIG prädisponiert. Auch bei Infektionen, Sepsis oder Blutungen kann eine chronische DIG in die akute, lebensbedrohliche Form übergehen. Oft wird ein DIG-Syndrom erst bei Auftreten von Blutungen entdeckt.

> Meist stehen Blutungskomplikationen im Vordergrund, die durch den Verbrauch von Gerinnungsfaktoren und Blutplättchen sowie durch den gerinnungshemmenden Effekt der in der initialen thrombotischen Phase entstehenden Fibrinogenspaltprodukte verursacht werden.

Die thrombotischen Komplikationen können den Blutungskomplikationen zeitlich vorausgehen oder gleichzeitig mit diesen auftreten. Insgesamt leidet der größere Teil der Patienten unter Hämorrhagien, insbesondere Haut- und Schleimhautblutungen, Blutungen im Bereich der Eintrittsstellen von Kathetern oder Punktionsnadeln sowie Blutungen im Gastrointestinal- und/oder Harntrakt. Die thrombotischen Komplikationen laufen etwas häufiger subklinisch ab und betreffen vor allem die kleinen Gefäße der Akren, in denen sich – begünstigt durch Vasospasmen – Mikrothromben ablagern. Gelegentlich finden sich eine periphere Akrozyanose und selten gangränöse Veränderungen im Bereich der Akren. Schließlich können die für eine chronische DIG charakteristischen Laborveränderungen auftreten, ohne dass sich eine entsprechende klinische Symptomatik zeigt.

32.4.3.3 Diagnose

Die Diagnose erfolgt anhand folgender Befunde:
- Nachweis von Fibrinogenspaltprodukten,
- Verminderung von Fibrinogen,
- Vorliegen fragmentierter Erythrozyten.

Infolge des Verbrauchs an Gerinnungsfaktoren kommt es zu einer Verlängerung der Prothrombinzeit (PT), partiellen Thromboplastinzeit (PTT), Thrombinzeit und vor allem zur diagnostisch wichtigen Absenkung des Fibrinogenspiegels. Auch die Thrombozytenzahl ist bei DIG oft vermindert.

> Anders als bei einer Knochenmarkschädigung ist die Leukozytenzahl bei DIG nicht vermindert.

32.4.3.4 Medizinische Interventionen

Bei fortgeschrittenen Tumorerkrankungen ist die akute DIG ein lebensbedrohliches und oft terminales Ereignis. Die erfolgreiche Behandlung einer DIG bei Tumorpatienten erfordert eine Therapie der Grunderkrankung. Dies bedeutet in erster Linie eine wirksame Bekämpfung von Sepsis bzw. Tumorprogression. Neben diesen Maßnahmen kommt der Kontrolle der Gerinnungsstörung große Bedeutung zu.

Stehen *Blutungskomplikationen* im Vordergrund, sollten die verbrauchten Gerinnungsfaktoren und Blutkomponenten substituiert werden. Bei *Thrombopenien* empfiehlt sich die Verabreichung von Thrombozytenkonzentraten. Stehen jedoch *thromboembolische Komplikationen* mit Mikrothrombenbildung im Vordergrund, empfiehlt sich die intravenöse Heparinisierung. Widersprüchlich wird der Einsatz von Heparin bei aktiver Blutung diskutiert.

32.4.3.5 Pflegerische Interventionen

Erkrankte mit einem erhöhten Risiko für eine DIG benötigen besonders im ambulanten Setting Informationen zum frühzeitigen Erkennen von Blutungen und mikrovaskulären Thrombosen sowie zu Erstmaßnahmen. Hierfür sind ggf. gezielte Schulungen anzubieten. Auf folgende erkennbare Symptome sollten Betroffene, deren Angehörige und Pflegende achten:
- Petechien bis hin zu ausgedehnten Hämatomen,
- Blutungen, z. B. aus Wunden, Drainage, Einstichstellen oder der Mund- bzw. Nasenschleimhaut,
- Bewusstseinsveränderungen, Krampfanfälle,
- verminderte Harnausscheidung,
- Gelbfärbungen von z. B. Haut oder Skleren (Gelbsucht),
- Atembeschwerden (z. B. bei pulmonalen Hämorrhagien),
- Magen-Darm-Probleme (z. B. kolikartige Schmerzen),
- Hautveränderungen (besonders an den Akren).

Die Pflege von DIG-Erkrankten basiert auf einer sorgfältigen Überwachung und umfassenden Betreuung, die in vielen Punkten identisch zur Pflege von Thrombopenien ist; für detaillierte Angaben sei deshalb auf ► Kap. 26 verwiesen (s. Pflegerische Interventionen).

> **Pflegerische Interventionen bei DIG**
>
> — Überwachung während der Transfusion von Frischplasma, Gerinnungsfaktoren, Thrombozyten- oder Erythrozytenkonzentraten sowie während der Heparinisierung.
> — Bei Blutungen sind neben der systemischen Therapie (s. oben) auch lokale Maßnahmen wie die orale Verabreichung von Vasopressin, Thromboplastin und Eiswasser nach Verordnung vorzunehmen.
> — Anlegen eines Druckverbands auf blutende Wunden.
> — Befragung bezüglich der Einnahme gerinnungshemmender Medikamente wie Acetylsalicylsäure und nichtsteroidale antiinflammatorische Substanzen – nach ärztlicher Rücksprache ggf. absetzen.
> — Flüssigkeitsbilanzierung, insbesondere zum Erkennen von Hypovolämien (wenn möglich inkl. der Quantifizierung des Blutverlusts).
>
> — Vermeidung von Traumata, z. B. Unterlassung nicht unbedingt notwendiger Gefäßpunktionen, Benutzung weicher Zahnbürsten, Vermeidung von Verletzungen beim Rasieren, Beachtung von möglichen Hämorrhoiden (Stuhlgang!).
> — Beobachtung bezüglich des Auftretens einer Akrozyanose, da diese auf schwere Durchblutungsstörungen durch Thrombosierungen schließen lässt.
> — Bei progressiver DIG mit Hypoxie und Azidose aufgrund von Hämorrhagie Verabreichung von Sauerstoff.
> — Bei Sehstörungen Unterstützung bei Aktivitäten des täglichen Lebens.

32.5 Anaphylaktische Reaktionen

32.5.1 Einleitung

Anaphylaktische Ereignisse im Rahmen einer medikamentösen Tumortherapie können durch verabreichte Arzneistoffe, wie z. B. Antibiotika, Immunglobuline, Platinverbindungen, Taxane, Impfstoffe oder monoklonale Antikörper ausgelöst werden. In klinischen Zulassungsstudien mit PD1-/PDL1- und CTL-4-Antikörper wurden infusionsbedingte Reaktionen beobachtet. Ihre Häufigkeit wird mit „häufig" ($\geq$ 1/100 bis < 1/10) angegeben. Anaphylaktische Reaktionen treten bei parenteral verabreichten Substanzen meist akut nach Beginn der Gabe auf und können sehr rasch fortschreiten. Inadäquat behandelt, können sie lebensbedrohlich werden.

32.5.2 Definition

Unter Anaphylaxie versteht man eine akute systemische Reaktion mit Symptomen einer allergischen Sofortreaktion, die den ganzen Organismus erfassen kann und potenziell lebensbedrohlich ist. Zu den Risikofaktoren, die eine schwere Anaphylaxie fördern bzw. verstärken können, zählen ein hohes Lebensalter, schwere Herz-Kreislauf-Erkrankungen oder z. B. auch ein schlecht eingestelltes Asthma bronchiale. Aber auch Medikamente wie Betablocker, ACE-Hemmer oder nichtsteroidale Antirheumatika (NSAR) können den Verlauf der Anaphylaxie beeinflussen.

32.5.3 Ursachen und Pathophysiologie

Ursache der Anaphylaxie ist meist eine immunologische Reaktion, am häufigsten als Immunglobulin-E(IgE)-vermittelte Allergie. Sie tritt nach Kontakt mit einem Allergen (z. B. Arzneimittel) auf, einem Antigen, das die Synthese von IgE-Antikörpern induziert. Symptome werden durch Mediatoren verursacht, die vor allem aus Mastzellen (u. a. Histamin) und basophilen Granulozyten freigesetzt werden.

32.5.4 Erstsymptome und Komplikationen

Anaphylaktische Reaktionen treten am häufigsten an Haut, Atemwegen, Gastrointestinaltrakt und kardiovaskulärem System auf. Frühsymptome sind Beschwerden wie Juckreiz/Brennen an Handinnenflächen (palmar) und Fußsohlen (plantar) oder im Genitalbereich. Aber auch ein metallischer Geschmack, Angstgefühle, Kopfschmerzen oder Desorientierung können Hinweise sein. An den oberen Atemwegen sind als Frühzeichen an der Zunge/dem Gaumen ein Brennen, Kribbeln oder Juckreiz sowie im Rachen eine Schwellung der Zunge und des Gaumenzäpfchens (Uvula) zu beobachten.

Bei anaphylaktischen Reaktionen kann es innerhalb von wenigen Minuten zur Symptomverstärkung bis hin zum Schock und Tod kommen. Hauptursachen für einen tödlichen Verlauf sind die Atemwegsobstruktion und/oder ein kardiovaskuläres Versagen.

32.5.4.1 Symptome der häufigsten Manifestationen

Die *Haut* ist bei der Anaphylaxie am häufigsten betroffen. Symptome sind über den Körper verteilt (systematische Ausbreitung). Betroffene äußern Juckreiz sowie Missempfindungen/Hitzegefühl palmar und plantar. Zu beobachten sind Erytheme (Flush) sowie Quaddeln (Urtikaria) und ein Angio-(Quincke-)Ödem mit Schwellung von Lippen, Augenlidern, Mund- und Rachenschleimhaut.

Bei Reaktionen an den *oberen Atemwegen* berichten Betroffene über Kribbeln, Brennen und/oder Juckreiz an der Zunge oder dem Gaumen sowie über Schluckbeschwerden und vermehrten Speichelfluss. Zu beobachten sind eine Schwellung der Uvula oder Zunge und eine dadurch bedingte undeutlicher Sprache. Atemgeräusche beim Einatmen (inspiratorischer Stridor) sind meist Folge eines Larynxödems, dass zum Erstickungstod führen kann.

Sind die *unteren Atemwege* betroffen, so ist durch eine bronchiale Obstruktion ein Giemen und eine verlängerte Exspirium (Ausatmen) sowie eine Tachydyspnoe zu beobachten. Zu einem Lungenödem kann es bei Permeabilitätsstörungen und durch eine Vasokonstriktion mit Erhöhung des pulmonalen vaskulären Widerstandes bis zur Rechtsherzbelastung kommen.

Gastrointestinale Symptome treten häufig auf und umfassen krampfartige Bauchschmerzen, Übelkeit, Erbrechen und Diarrhö. Des Weiteren kann es zu einer verstärkten Darmmotorik mit Blähungen und Stuhldrang bzw. unwillkürlichem Stuhlreflex (Inkontinenz) kommen. Harndrang, Miktion sowie Uteruskrämpfe können als weitere abdominelle Symptome auftreten.

Betroffene berichten zudem über Störungen des *Herz-Kreislauf-Systems*. Dazu gehören körperliche Schwäche, Schwindel, Hitzewallungen und Schweißausbrüche. Infolge einer Vasodilatation der Blutgefäße und Permeabilitätsstörungen kann es zu einem Flüssigkeitsverlust ins Gewebe mit Hämokonzentration und Hypovolämie kommen. Weitere Folgen sind eine arterielle Hypotonie, Tachykardie, Arrhythmie und/oder Bradykardie sowie Schock oder kardiovaskuläres Versagen.

Als *zentralnervöse Erstsymptome* sind Unruhe, Todesängste oder Rückzugsverhalten zu beobachten. Betroffene klagen ggf. über Kopfschmerzen oder es kommt zu zerebralen Krampfanfällen. Auch Einschränkungen des Bewusstseins bis hin zur Bewusstlosigkeit sind möglich.

Die Symptome gelten als Diagnosekriterien für eine Anaphylaxie und können jedoch auch Anzeichen für andere Erkrankungen, wie z. B. Lungenembolie, Herzinfarkt, Hypoglykämie, Krampfanfall, Status asthmaticus, Hyperventilationssyndrom, Urtikariaerkrankungen oder Folge von übermäßigem Opiateinsatz sein.

32.5.5 Medizinische Interventionen

Die Behandlung der Anaphylaxie muss zeitnah und symptomgerecht erfolgen. In vital bedrohlicher Situation gelten als *lebensrettende Sofortmaßnahmen*: Intramuskuläre Adrenalingabe, Sauerstoffapplikation und Volumensubstitution. Ein symptomorientiertes Vorgehen sollte zwingend eingehalten werden und beinhaltet die folgenden Schritte:

- Stopp der Allergenzufuhr (Infusionsstopp);
- je nach Schwergrad der Symptomatik Alarmierung des Notfallteams;
- Basisuntersuchung (Puls, Blutdruck, Körpertemperatur, Vigilanz, Atemfrequenz, Sauerstoffsättigung, Blutzucker);
- symptomorientierte Lagerung (bei Kreislaufinstabilität Flachlagerung; bei eingeschränkter Bewusstseinslage stabile Seitenlage, bei Atemnot halbsitzende Position);
- Sauerstoffapplikation über Atemmaske mit Reservoirbeutel, ggf. Larynxmaske/Larynxtubus;
- Volumengabe bei Hypovolämie (1–3 l in kurzer Zeit über großlumigen venösen Zugang);
- bei Herz-Kreislauf-Stillstand kardiopulmonale Reanimation;
- detaillierte Dokumentation der Reaktion und Interventionen.

Die spezifische medikamentöse Therapie erfolgt je nach Symptomatik mit folgenden Substanzen:

- *Adrenalin* als vasoaktive Substanz mit Einfluss auf die Gefäßmuskulatur (Gefäßweite):
  - intramuskuläre Gabe bei nicht reanimationspflichtigen Patienten,
  - inhalative Gabe bei Larynxödem und Bronchospasmus (unverdünnte Lösung über Vernebler mit Atemmaske/Mundstück zusammen mit Sauerstoff (z. B. 3–5 ml à 1 mg/ml).

- *Bronchospasmolytika* (z. B. Salbutamol), die inhalativ verabreicht rasch eine kurz anhaltende Entspannung der glatten Muskulatur in den Bronchien bewirkt:
  - initial 2 Hübe; im Verlauf 4–8 Hübe bei ausbleibender Wirkung,
  - Gabe von Dosieraerosolen mittels Spacer (Inhalierhilfe).
- *Antihistaminika* (Histamin-H1-Rezeptoren) zur Antagonisierung der Histaminwirkung:

- gute Wirksamkeit bei akuter Urtikaria oder Rhinokonjunktivitis,
- langsamerer Wirkungseintritt im Vergleich zu Adrenalin,
- Zulassung für die Akuttherapie der Anaphylaxie nur für Histamin-H1-Antagonsiten der ersten Generation (Clemastin, Dimetinden).
- *Glukokortikoide:*
  - langsamer Wirkungseintritt (in lebensbedrohlicher Akutphase untergeordnete Rolle)
  - effektiv bei Behandlung von Asthma (Wirkung 10–30 min nach Applikation).
- *Antiemetika:*
  - Gabe bei unzureichender Antiallergika-Wirkung (5HT3-Antagonisten, Metoclopramid),
  - Muskarinrezeptorantagonisten,
  - Linderung von abdominellen Krämpfen (Butylscopolamin).

32.5.6   Pflegerische Interventionen

Die Pflege von Personen mit anaphylaktischer Reaktion unter Systemtherapie beinhaltet das Erkennen von Frühsymptomen, eine symptomgerechte Lagerung, die beruhigende Einflussnahme, die Assistenz ärztlicher medikamentöser Interventionen, die Überwachung von Vitalfunktionen/Volumensubstitution, das Anlegen von Sauerstoffmaske mit Reservoirbeutel und die Hilfestellung bei der Gabe von Dosieraerosolen mittels Spacer.

32.6   Zytokinfreisetzungssyndrom

32.6.1   Allgemeines

Das Zytokinfreisetzungssyndrom (engl. *cytokine release syndrome*, CRS) ist eine häufige Nebenwirkung zellulärer Immuntherapien. Typischer Auslöser ist dabei eine Therapie mit sog. *Chimeric-antigen-receptor(CAR)*-modifizierten T-Zellen oder auch bispezifischen Antikörpern (BiMabs). Eine Behandlung mit CAR-T-Zellen bzw. BiMabs kann mit schweren Nebenwirkungen assoziiert sein und bedarf daher einer entsprechenden Schulung des multidisziplinären Behandlungsteams. Vor Anwendung von CAR-T-Zellen muss das behandelnde Zentrum zudem ein herstellerspezifisches Schulungs- und Qualifizierungsprogramm durchlaufen.

32.6.2   Ursachen und Pathophysiologie

Der Pathomechanismus ist noch nicht detailliert geklärt. Für die CAR-T-Zell-Therapie von B-Zell-Lymphomen gibt es erste Modelle, die eine Vermehrung von CAR-T-Zellen lokal im Tumor innerhalb der ersten 3 Tage nach Applikation beschreiben. Im Verlauf steigt dann die Zahl der CAR-T-Zellen im peripheren Blut (PB) langsam an, begleitet von einer Vergrößerung der Tumorläsionen, einem Anstieg des Zytokins Interleukin(IL)-6 und einer einsetzenden Leukopenie als Folge der vorausgegangenen lymphodepletierenden Chemotherapie. Innerhalb von 3–10 Tagen strömt dann eine große Zahl von CAR-T-Zellen aus dem Tumorbereich in das PB. Dies wird von einer deutlichen Rückbildung des Tumors und einem raschen Anstieg proinflammatorischer Zytokine wie TNF, Interferon(IFN)-γ und IL-6 im PB begleitet, woraus eine immunologische Kaskade mit Aktivierung sog. Bystander-Zellen wie Endothelzellen, Monozyten bzw. Makrophagen resultiert. Als Folge können eine Agranulozytose und selten sekundäre Erkrankungen wie die hämophagozytische Lymphohistiozytose/Makrophagenaktivierungssyndrom (HLH/MAS) ausgelöst werden. Innerhalb von 10–21 Tagen nach der Infusion verteilen sich die CAR-T-Zellen in den Organen und im Knochenmark. Dies wird in der Regel von einer fortschreitenden Tumorregression und einem Abfall des IL-6-Spiegels begleitet. Gleichzeitig setzt eine Erholung der Leukozytenzahl und, falls initial beeinträchtigt, der Organfunktionen ein.

32.6.3   Symptome

Um ein CRS frühzeitig erkennen und behandeln zu können, ist ein zeitgerechtes und intensives Monitoring der Erkrankten notwendig. Dem Vollbild gehen häufig frühe Warnsymptome voraus, die eine weitere Intensivierung des Patientenmonitorings nach sich ziehen sollten.

Da die initiale Symptomatik unspezifisch ist, müssen andere Ursachen für Fieber, Hypotension, hämodynamische Instabilität und/oder Atemnot ausgeschlossen werden. Eine Sepsis oder andere Infektionen können parallel auftreten und damit auch fälschlicherweise als CRS interpretier werden. In Folge der Grunderkrankung, der Vortherapien und aufgrund der im Vorfeld verabreichten lymphodepletierenden Chemotherapie haben die Betroffenen ein hohes Infektionsrisiko.

⬛ Tab. 32.5   ASTCT CRS Consensus Grading[a]

Vitalzeichen	CRS Grad 1	CRS Grad 2	CRS Grad 3	CRS Grad 4
Körpertemperatur (°C)	> 38 °C[b]	> 38 °C[b]	> 38 °C[b]	> 38 °C[b]
Hypotonie	Keine	**Ohne** Vasopressor-Bedarf	Mit Bedarf an **einem** Vasopressor ± Vasopressin	Mit Bedarf an **mehreren** Vasopressoren (außer Vasopressin)
Hypoxie	Keine	Moderater O_2-Bedarf (**≤ 6 l/min** über NB)	Hoher O_2-Bedarf (**> 6 l/min** über NB, RHM, **ohne PAP**)	Mit **PAP**-Bedarf/Intubationsnotwendigkeit

[a] CRS-assoziierte Organtoxizitäten können nach CTCAE v5.0 klassifiziert werden, beeinflussen das ASTCT CRS-Grading aber nicht
[b] Nicht erklärbar durch alternative Ursachen (vor allem Infektion)
Abkürzungen: *NB* Nasenbrille; *RHM* Rückhaltemaske; *PAP* „positive airway pressure"

Zu den sehr häufigen Akuttoxizitäten (abhängig vom Zellprodukt > 90 %) gehören Allgemeinsymptome wie Fieber und Schüttelfrost. Von besonderer Bedeutung sind neurologische Nebenwirkungen, die unter dem Begriff *Immuneffektorzell-assoziiertes Neurotoxizitätssyndrom* („immune effector cell-associated neurotoxicity syndrome", ICANS) zusammengefasst werden. ICANS umfasst einen Beschwerdekomplex, der mit variablen und heterogen ausgeprägten neurologischen Symptomen wie einer Vigilanzminderung, kognitiven Defiziten, Aphasie und epileptischen Anfällen einhergehen kann. In seltenen Fällen kann es dabei auch zu einem rasch fortschreitenden therapierefraktären und teilweise tödlich verlaufenden Hirnödem kommen. Ein ICANS tritt als variables Krankheitsbild in Erscheinung. Es kann leicht- bis schwergradig verlaufen und seine Diagnose erfordert immer den Ausschluss neurologischer Nebenwirkungen anderer Ätiologie. ICANS ist nach dem CRS die zweithäufigste Nebenwirkung einer CAR-T-Zell-Therapie.

Als potenziell lebensbedrohliches Krankheitsbild bestimmt die frühzeitige klinische Diagnose sowie die Schweregradeinteilung am Krankenbett das weitere Monitoring und die Therapie. ICANS tritt je nach CAR-T-Zell-Präparat typischerweise 5–6 Tage nach Zellapplikation auf und weist eine mediane Dauer von 6–17 Tagen auf. ICANS kann kombiniert mit einem CRS (ca. 90 % der Fälle) oder unabhängig davon (ca. 10 % aller Fälle) bis zu 4 Wochen nach Zelltransfusion auftreten.

Weitere CRS-typische Symptome beinhalten Zytopenien, Koagulopathien, Tachypnoe, kardiale Nebenwirkungen (insbesondere Arrhythmien und Herzinsuffizienz), Hepatopathien, Hautexantheme, Diarrhöen und Myalgien. Die Einteilung des Schweregrads

wie auch das Management beruhen auf dem *Grading-System der American Society for Transplantation and Cellular Therapy* (ASTCT) (⬛ Tab. 32.5).

32.6.4 Medizinische und pflegerische Interventionen

Aufgrund der häufig unklaren Situation beim Auftreten erster Symptome wie Fieber und Schüttelfrost sollte aufgrund einer möglicherweise parallel vorliegenden Sepsis eine sofortige Einleitung einer kalkulierten antibiotischen Therapie erfolgen.

Eine frühzeitige Behandlung der Akuttoxizitäten, z. B. mit IL-6-Antagonisten und/oder Steroiden, ist von entscheidender Bedeutung zur Verhinderung schwerwiegender Komplikationen. Bei Vigilanzstörungen wie auch beginnender Kreislaufinstabilität sollte frühzeitig Kontakt mit der Intensivstation aufgenommen werden.

Pflegerische Interventionen bei CAR-T-Zell-Therapie
Die pflegerischen Maßnahmen sind in entsprechenden produktspezifischen Checklisten hinterlegt und das Personal wird regelmäßig geschult. Wichtigste Maßnahme ist die Kontrolle der Vitalzeichen vom Tag der CAR-T-Zell-Transfusion bis zum Abklingen einer evtl. CRS-Symptomatik bzw. bis zur Entlassung:
- Temperaturkontrolle (ggf. 4-stündlich),
- Herzfrequenz, RR und sO_2-Messung,
- Bestimmung des ICE-Scores (⬛ Tab. 32.6), initial alle 4 h und ggf. Anpassung der Zeitintervalle entsprechend ärztlicher Verordnung.

◻ Tab. 32.6   ICE-Score

Kategorie	Aufgabe	Punkte
Orientieren	Jahr	1
	Monat	1
	Stadt	1
	Krankenhaus	1
Benennen	Gegenstand 1	1
	Gegenstand 2	1
	Gegenstand 3	1
Schreiben	Schreiben eines Standardsatzes	1
Konzentrieren	Rückwärtszählen von 100 auf 10 in 10er-Schritten	1

Literatur

Abschn. 32.1–32.2

Adamietz I (2020) Individuelles Vorgehen im onkologischen Notfall. Onkologe 26:95–96

Adamietz I et al (2020) Rolle der Strahlentherapie bei onkologischen Notfällen. Onkologe 26:144–150

Berger DP, Engelhardt R, Mertelsmann R (Hrsg) (2006) Das Rote Buch: Hämatologie und Internistische Onkologie, 3. Aufl. Ecomed, Landsberg

Bogner A et al (2020) Onkologische Notfälle in der Abdominalchirurgie. Onkologe 26:97–104

Laewton A et al (2019) Assessment and management of patients with metastatic spinal cord compression: a multidisciplinary review. J Clin Oncol 37(1):61–71

Wecht D et al (2019) Onkologische Notfälle – eine Einführung. Onkologische Pflege 3:12–17

Internetadressen

AWMF (2021a) Erweiterte S3-Leitlinie Palliativmedizin für Patienten mit einer nicht heilbaren Krebserkrankung Kurzversion 2.3 – Februar 2021 AWMF-Registernummer: 128/001O https://www.awmf.org/uploads/tx_szleitlinien/128-001OLk_S3_Palliativmedizin_2021-03.pdf. Zugegriffen am 13.01.2022

Deutsche Gesellschaft für Palliativmedizin, Sektion Pflege (2018) Pflegeleitlinien. https://www.dgpalliativmedizin.de/pflege/pflegeleitlinien.html. Zugegriffen am 13.01.2022

Abschn. 32.3

Götz A (2019) Tumorlysesyndrom. Onkologische Pflege 3:32–36

Hemmati P (2020) Diagnostik und Therapie der tumorbedingten Hyperkalzämie. Best Practice Onkologie 4:152–161

Kasperk C (2017) Hyperkalzämische Krise und hypokalzämische Tetanie. Internist 2017(58):1029–1036

Internetadressen

Amboss (2021a) Elektrolytstörungen Calcium. https://www.amboss.com/de/wissen/Elektrolytst%C3%B6rungen_Calcium/. Zugegriffen am 13.01.2022

Amboss (2021b) Bisphosphonate. https://www.amboss.com/de/wissen/Bisphosphonate/. Zugegriffen am 13.01.2022

Abschn. 32.4

Jace J (2021) Hemostatic disorders: physiology, diagnostics, and management. Clin J Oncol Nurs 25(4):379–382

Riess H (2020) Tumorassoziierte venöse Thromboembolie – Pathogenese Diagnose, Prävention und Therapie. Best Pract Onkol 10:448–455

Voigtländer M et al (2020) Therapie und Prophylaxe der tumorassoziierten venösen Thromboembolie. InFo Hämatologie +. Onkologie 23(6):25–30

Internetadressen

IQWiG (2020) Was sind Blutgerinnsel und wie entstehen sie? https://www.gesundheitsinformation.de/was-sind-blutgerinnsel-und-wie-entstehen-sie.html. Zugegriffen am 13.01.2022

med4you (2019) Laborbefunde alphabetische Liste (Informationen über Laborbefunde). https://www.med4you.at/laborbefunde/lbef_liste.htm. Zugegriffen am 13.01.2022

Abschn. 32.5

Alig A et al (2020) Notfälle unter medikamentöser Tumortherapie. Onkologe 26:120–128

Burchert C et al (2021) Intramuskuläre Injektion bei Anaphylaxie – Schritt für Schritt. retten 10(04):292–296

Gottlieb T (2019) Notfallmanagement beim Einsatz immunonkologischer Substanzen. Onkologische Pflege 3:43–47

Küßner T et al (2020) Die intramuskuläre Injektion in der Notfallmedizin – Eine zu Unrecht vergessene Technik! Notarzt 36:361–368

Mühlmeier G et al (2016) Notfall Angioödem. Der Notarzt 19:30–38

Neumayer D et al (2020) Notfälle in der Dermatologie: Von der Gonorrhö zum Angioödem. Medizinische Klinik – Intensivmedizin und Notfallmedizin 115:699–707

Internetadressen

AMBOSS (2021) Anaphylaxie und anaphylaktoide Reaktionen. https://www.amboss.com/de/wissen/Anaphylaxie_und_anaphylaktoide_Reaktionen/. Zugegriffen am 15.12.2021

AWMF (2021b) Leitlinie zu Akuttherapie und Management der Anaphylaxie – Update 2021. https://www.awmf.org/uploads/tx_szleitlinien/061-025l_S2k_Akuttherapie-Management-Anaphylaxie_2021-10.pdf. Zugegriffen am 24.11.2021

Paul-Ehrlich-Institut (2021). https://www.pei.de/DE/arzneimittel/antikoerper/monoklonale-antikoerper/monoklonale-antikoerper-node.html. Zugegriffen am 15.12.2021

Pschyrembel (online): Stichworte Anaphylaxie, Allergen. https://www.pschyrembel.de. Zugegriffen am 13.12.2021

Abschn. 32.6

Anderson K et al (2019) Associated toxicities: assessment and management related to CAR T-cell therapy. Clin J Oncol Nurs Suppl 23(2):13–19

Heindel K et al (2021) Schwerpunkt „Zelluläre Therapien" CAR-T-Zellen: Neue Therapien, neue Nebenwirkungen. InFo Hämatologie +. Onkologie 24(4):20–23

Heinrich K et al (2019) Ätiologie, Management und ethische Aspekte: Nebenwirkungen von CAR-T-Zellen. InFo Hämatologie +. Onkologie 22(10):41–46

Kobold S (2019) Immuntherapien jenseits der Checkpointinhibition. InFo Hämatologie +. Onkologie 04:45–49

Lamprecht M et al (2019) CAR T-cell therapy update on the state of the science. Clin J Oncol Nurs Suppl 23(2):6–12

Shreshthac S et al (2019) Cytokine release syndrome: an overview on its features and management. J Pure Appl Microbiol 13(1):133–140

Smith L et al (2017) Cytokine release syndrome inpatient care for side effects of CAR T-cell therapy. Clin J Oncol Nurs Suppl 21(2):29–34

Wei J, Liu Y et al (2020) The model of cytokine release syndrome in CAR T-cell treatment for B-cell non-Hodgkin lymphoma. Sig Transduct Target Ther 5:134. https://doi.org/10.1038/s41392-020-00256-x

Internetadressen

onkopedia (2020) CAR-T Zellen: Management von Nebenwirkungen. https://www.onkopedia.com/de/onkopedia/guidelines/car-t-zellen-management-von-nebenwirkungen/@@guideline/html/index.html. Zugegriffen am 13.01.2022

32

Psychoonkologie

Inhaltsverzeichnis

Kommunikation in der Onkologie – mit Patienten, Angehörigen und im Team

Monika Keller

Inhaltsverzeichnis

Autoren der vorherigen Fassung: L. Dietrich, M. Keller

33.1 Einleitung

Kommunikation ist ein wechselseitiger Austauschprozess, beeinflusst von Kultur, Kontext, Gestik und Sprache. Sie ist der „Königsweg", auf dem Pflegende und Ärzte für eine hohe Qualität der medizinischen Versorgung von Patientinnen und Patienten wie auch ihren Familien sorgen (Back et al. 2009).

> **Definition**
>
> **Kommunikation** bedeutet im Wortsinn das Bemühen, etwas Gemeinsames (lat. communis) zwischen zwei oder mehr Personen entstehen zu lassen, gemeinsam zu einer Verständigung zu kommen. Das setzt voraus, dass man ausreichend interessiert einander zuhört, sich gegenseitig respektiert und auf einen wechselseitigen Prozess der Annäherung oder Abstimmung einlässt; wobei beidseitiges Vertrauen die Annäherung erleichtert.

Jede Mitteilung einer lebensverändernden, potenziell lebensbegrenzenden Erkrankung bzw. einer schwerwiegenden Veränderung der Krankheitssituation löst bei den Betroffenen zunächst Bedrohung und Verunsicherung aus. Unvermeidlich färben Angst und Schrecken, Ärger oder Misstrauen die Kommunikation mit Pflegenden und Ärzten. Wird die Wahrnehmung aber durch Angst eingeengt oder verzerrt, sind Missverständnisse der „kommunikative Normalfall": Eine „falsch verstandene" Information wird etwa unzutreffend als katastrophal interpretiert und steigert die Angst weiter. Dies kann sich beispielsweise in Form eines hinter Vorwurf oder Anklage verborgenen Appells äußern (▶ Fallbeispiel Frau E., ▶ Abschn. 33.4).

Solche verborgene Nachrichten werden von vulnerablen Personen in Ausnahme- oder Krisensituationen als eine Art Notruf geäußert – der leicht ungehört bleibt oder missverstanden wird, sofern nicht aufmerksame Behandelnde ihn „übersetzen". Krebskranke tragen ihr Herz nicht auf den Lippen. Allzu oft behalten sie Schmerzen, Befürchtungen und bedrückende Sorgen für sich, u. a. mit dem Wunsch, ihrer Umgebung nicht zur Last zu fallen. Manchmal wollen sie auch gar nicht so genau Bescheid wissen (▶ Abschn. 33.6.1). Das zu erkennen, braucht die aufmerksame Anteilnahme und ein Gespür der Behandelnden für die innere Not, die mitzuteilen Patienten oft schwerfällt und die in Fragebogen nicht kenntlich wird.

> Auch ein kurzer Perspektivenwechsel „in die Schuhe des Patienten" kann das Verständnis enorm erleichtern und Patienten wirksam entlasten, manchmal auch zu unerwarteten Wendungen führen (Baile et al. 2012; Thorne et al. 2005).

Dieses Kapitel will pflegende und ärztliche Behandelnde ermutigen, sich auf hilfreiche, effektive Kommunikation mit Krebskranken und ihren Angehörigen einzulassen, auch entgegen nachvollziehbaren Bedenken oder Vorbehalten – es lohnt sich nämlich fast immer. Es will sensibilisieren, für das Erleben von Menschen in existenziellen Krisen- oder Grenzsituationen und für ihre Bedürfnisse, gerade weil die nicht ohne Weiteres geäußert werden und oft verborgen bleiben. Das Rüstzeug für hilfreiche Interventionen liefern etwas Theorie, vor allem aber die professionelle Expertise und praktische Erfahrungen der Behandelnden wie auch die Rückmeldungen von Patientinnen und Patienten. Fallbeispiele, viele von ihnen aus Kommunikations-Workshops mit Pflegenden und/oder Ärzten, vermitteln Einblick in einige kommunikative Herausforderungen, mit denen es Erkrankte und Behandelnde im klinischen Alltag zu tun haben, und Anregungen, wie auch schwierige Gespräche leichter fallen.

Es gibt viele gute Gründe, in unsere klinische Kommunikation zu investieren. Nicht der schlechteste davon ist der unauslöschliche Eindruck, den sie bei unseren Patienten, ihren Familien und Freunden hinterlässt:

> » *„Machen wir es schlecht, verzeihen sie uns nie; machen wir es aber einigermaßen gut, vergessen sie uns nie."*

33.2 Patientenzentrierte Perspektive

Das Herzstück einer umfassenden Versorgung von Krebskranken und ihren Angehörigen bilden Gespräche und Begegnungen, die Betroffene selbst als hilfreich bzw. effektiv erfahren. Dies gilt in allen Phasen der Erkrankung, ganz besonders in krisenhaften Situationen, in fortgeschrittenen, nicht heilbaren Krankheitsstadien und am Lebensende. Gegenüber einem vorwiegend arzt- oder medizinzentrierten Kommunikationsstil hat sich dafür der Begriff *patientenzentrierte Kommunikation* etabliert, womit vor allem eine Haltung, weniger eine kommunikative Technik gemeint ist.

> **Definition**
>
> Eine **patientenzentrierte Perspektive** beinhaltet im Kern, dass Erkrankte als „ganze Person" mit ihren persönlichen Bedürfnissen und Werten, genauso mit ihren Fähigkeiten und Beziehungen im Mittelpunkt aller Bemühungen stehen, dass ihre Autonomie und Selbstbestimmung bei allen krankheitsbezogenen Entscheidungen respektiert wird und ihre Anliegen und Präferenzen handlungsleitend bei der gemeinsamen Suche nach Lösungen sind.

Übersetzt in den Patientenkontakt im klinischen Alltag trägt die patientenzentrierte Perspektive – z. B. mit der Frage *„Was braucht diese Person jetzt von ihren pflegenden und ärztlichen Betreuern?"* – dazu bei, dass es Patientinnen und Patienten leichter fällt, Vertrauen in ihre Behandelnden zu setzen und sich „in guten Händen" zu wissen. Mit Empathie und offener, aufrichtiger Kommunikation in verlässlichen Beziehungen können auch in fortgeschrittenen Krankheitsphasen und am Lebensende Zuversicht und realistische Hoffnung entstehen, und manchmal lässt sich auch Leiden verringern.

❯ Patientenzentrierte Kommunikation gilt zunehmend als Standard für gute Versorgungsqualität:
  - Sie ist eine zentrale klinische Fertigkeit, wie jede andere ärztliche und pflegerische Tätigkeit.
  - Die Fähigkeit dazu ist nicht „angeboren", sondern kann und muss eingehend, kompetent und zeitintensiv gelehrt, gelernt, und immer wieder – gemeinsam mit Kollegen und Trainern – reflektiert und geübt werden.

Entsprechend formulieren internationale, auch deutschsprachige Fachgesellschaften und Leitlinien der Onkologie und Palliativmedizin Empfehlungen zu einer patientenzentrierten Aufklärung und Kommunikation (▶ Abschn. 33.6.2). Diese Empfehlungen und die Versorgungsrealität klaffen vielerorts noch weit auseinander. Zugleich finden sich aber ermutigende Beispiele für gelingende Umsetzung, wenn sie multiprofessionell, unter maßgeblicher Beteiligung von Pflegekräften initiiert werden. Die Palliativmedizin bzw. Palliative Care nimmt dabei als Schrittmacher eine Vorreiterstellung ein.

Auch in der Öffentlichkeit hat sich die Einstellung gegenüber dem Thema „Krebs" verändert: Dank der Fortschritte in der Behandlung – mehr als die Hälfte der an Krebs Erkrankten überlebt inzwischen langfristig – wird eine Krebsdiagnose seltener als früher als zwangsläufiges Todesurteil erlebt. Dies auch dank mutiger Personen, die sich mit ihrer Erkrankung öffentlich geoutet haben und so Stigmatisierung und Ausgrenzung entgegentreten und damit Zuversicht ermöglichen. Über den eigenen Krebs zu reden, ist salonfähig, manchmal selbstverständlich geworden. Das heißt allerdings nicht, dass es Angehörigen, Freunden und auch Professionellen leichter fällt, mit Krebskranken zu sprechen und sich unvoreingenommen für ihre Erfahrungen zu interessieren, vor allem in fortgeschrittenen Krankheitsstadien. Gar nicht so selten werden nämlich im Kontakt mit Schwerkranken bei den Behandelnden eigenes Bedrohungserleben oder tief verwurzelte, kaum bewusste Ängste geweckt: Sie reagieren manchmal intuitiv mit Distanzierung oder Zurückweisung, vorrangig um sich selbst zu schützen.

Erkrankte können das mit feinem Gespür als unsensibel oder verletzend wahrnehmen (▶ Fallbeispiel Herr B., ▶ Abschn. 33.5.6). Sie beziehen den distanzierenden Rückzug ihres Arztes oder ihrer Pflegekraft womöglich auf sich, fühlen sich missverstanden oder im Stich gelassen und weiter aus der Welt der Gesunden ausgeschlossen, solange ihnen nicht mit Empathie begegnet wird und einen offenen, klärenden Austausch ermöglicht.

33.3 Kommunikative Herausforderungen in der Onkologie

Angesichts der Komplexität der onkologischen Versorgung haben alle Bemühungen um eine verbesserte Kommunikation an mehreren Ebenen anzusetzen: Es reicht nicht aus, sich um die kommunikative Kompetenz von Pflegekräften und Ärzten zu kümmern. Mindestens genauso wichtig ist es, auf die Defizite und den dringenden Verbesserungsbedarf angesichts vielfältiger struktureller und organisatorischer Barrieren in den Institutionen, in Kliniken und Praxen hinzuweisen und auf Veränderungen der Arbeits- bzw. Behandlungsbedingungen hinzuwirken.

33.3.1 Der Behandlungskontext

Auch eine exzellente kommunikative Kompetenz von engagierten Behandelnden verhindert nicht, dass sich strukturelle und organisatorische Defizite im stationären und ambulanten Behandlungskontext unmittelbar und negativ auf die Versorgungsqualität auswirken: Als Folgen einer zunehmenden Fragmentierung nicht nur zwischen, sondern auch innerhalb der Sektoren und Behandlungssettings werden Engpässe und häufige Wechsel beim pflegenden und ärztlichen Personal mit der Folge mangelnder Betreuungskontinuität von Patienten mit am häufigsten beklagt. Nicht immer ist ihnen solcher Galgenhumor möglich wie diesem Patienten unter palliativ intendierter Chemotherapie: *„Gratuliere, Sie sind mein 25. Arzt"*.

Der Mangel an kontinuierlich erreichbaren, kompetenten ärztlichen und pflegenden Ansprechpartnern, unzureichende Koordination von diagnostischen und Behandlungsmaßnahmen, fehlerhafte oder widersprüchliche Informationen von verschiedenen Behandelnden, die untereinander ungenügend kommunizieren, verstärken sich gegenseitig. Kommen unzumutbare Anforderungen an Patient und Angehörige hinzu – etwa hinsichtlich Wartezeit, wiederholten Transport-Fahrten etc. –, trägt dies zu vermeidbaren, oft genug leidvollen Erfahrungen, zu nachweislich höherer Fehlerhäufigkeit und abnehmender Versorgungsqualität bei.

Bekanntlich beschweren sich Krebspatienten aber ausgesprochen selten. Ihnen liegt vor allem daran, sich - in einer adaptiven Art magischen Denkens - ihre Behandelnden als Verbündete im Kampf gegen das Krebsmonster gewogen zu halten. Dafür nehmen sie – erstaunlich klaglos! – so manchen Nachteil bei ihrer Versorgung in Kauf. Umso wichtiger, dass Erkrankte, Angehörige ebenso wie Behandelnde dafür sorgen, dass die Verantwortlichen immer wieder auf Versorgungsdefizite aufmerksam gemacht und Missstände abgebaut werden.

33.3.2 Fortschritte in der Onkologie – Licht und Schatten

Die onkologische Forschung hat eine kaum noch übersehbare Vielzahl innovativer Behandlungsoptionen hervorgebracht, die üblicherweise zunächst vor allem in fortgeschrittenen Stadien eingesetzt werden. Für einige Tumorentitäten bzw. Patientengruppen werden damit große Therapieerfolge erzielt, manchmal mit deutlich verlängerter Überlebenszeit, aber in vielen Fällen erfüllen sich die anfänglichen Hoffnungen nicht.

Dies birgt vielfältige kommunikative Dilemmata, auch für erfahrene onkologische Experten, wenn es um die Verständigung über weitere Behandlungsmöglichkeiten bei nicht mehr heilbarer Erkrankung geht, die von informierten Patientinnen und Patienten bzw. Angehörigen gewünscht oder auch eingefordert werden. Es gilt die Enttäuschung von Betroffenen bei Rückschlägen einfühlsam zu verstehen, wenn sich etwa Therapieziele verändern und die begrenzte Lebenszeit erkennbar wird, und dafür zu sorgen, dass sie sich nicht im Stich gelassen fühlen (▶ Abschn. 33.6.1).

33.3.3 Herausforderung für Erkrankte und Angehörige

Zu Beginn, aber auch später, bei jeder Veränderung im Verlauf einer Tumorerkrankung, stehen verunsicherte Patientinnen und Patienten vor der Aufgabe, sich im unwegsamen Dickicht der Krankheit zu orientieren, halbwegs stabile Inseln zu finden, wo „der Boden unter den Füßen wieder trägt". Sie versuchen, ein angemessenes Verständnis für komplexe medizinische Zusammenhänge zu entwickeln, die Bedeutung für ihr Leben zu begreifen und eine veränderte Perspektive auf die Zukunft zu tolerieren, in der die Ungewissheit zum dauerhaften Begleiter wird. Die ausgeprägte Vulnerabilität von an Krebs Erkrankten vor allem in Krisenphasen stellt eine angemessene Antwort auf die existenzielle Bedrohung dar: auf den *„Sturz aus der normalen Wirklichkeit"*, auf den erlebten Verlust von Sicherheit, Kontrolle und Selbstbestimmung. Dazu kommt die Notwendigkeit, weitreichende, oft lebensverändernde Therapieentscheidungen zu treffen und anstrengende, folgenreiche Therapiephasen durchzustehen, ggf. auch unter erschwerten Bedingungen, wenn z. B. funktionelle Beeinträchtigungen den Handlungsradius und die Alltagsbewältigung einengen.

Anhaltende Ungewissheit, besonders in fortgeschrittenen Krankheitsphasen, verstärkt bei jeder Staging-Untersuchung das Schwanken zwischen Hoffnung auf einen zumindest vorübergehenden Therapieerfolg und oft genug wiederholter Enttäuschung. Das Umorientieren von Zielen und Plänen vollzieht sich in anstrengenden Verarbeitungs- und Anpassungsprozessen, die man sich als „seelische Schwerstarbeit" vorzustellen hat. Den Betroffenen ist das nicht immer bewusst, erklärt aber so manche Symptome innerer Unruhe, Anspannung oder Erschöpfung.

> ❯ Es ist wichtig, dass pflegende und ärztliche Behandelnde diese Verletzlichkeit im Auge und im Hinterkopf behalten, zumal sie mit einem starken Bedürfnis nach Sicherheit und Halt durch Pflegefachkraft bzw. Arzt einhergeht. Zum anderen äußert sie sich in einer ausgeprägten, manchmal übersteigerten Empfindlichkeit für verbale und nonverbale Äußerungen der Behandelnden, die als äußerst verletzend oder auch als ungemein wohltuend, ermutigend bzw. „heilsam" erlebt werden können.

Reagiert etwa ein Patient unerwartet heftig oder sehen sich Behandelnde mit unverständlichen Vorwürfen, Anklage oder Unzufriedenheit konfrontiert, die bevorzugt auf „Nebenschauplätzen" geäußert werden, lohnt es sich fast immer, die besondere Vulnerabilität in existenziellen Krisen der Erkrankten zu bedenken und kommunikative Übersetzungsarbeit zu leisten, z. B. mithilfe eines Perspektivenwechsels.

Was die Krankheit für das individuelle Leben von Betroffenen oder, in vergleichbarem Ausmaß, der beteiligten Angehörigen bedeutet, wie sie die Perspektive auf das eigene Leben verändert, ist individuell ganz unterschiedlich. Dies wird maßgeblich von lebensgeschichtlichen Entwicklungen und von bisherigen Erfahrungen mit Krankheit und Behandelnden geprägt und im kommunikativen Austausch verdeutlicht: im inneren Dialog, im Narrativ der Erkrankung, wie es „neugierige", aufmerksame Behandelnde oder auch nahestehende Angehörige und Freunde in Erfahrung bringen können.

Allen qualitativen Interviewstudien zufolge wollen Menschen mit einer Krebserkrankung übereinstimmend „verstehen", und sie wollen als ganze Person, nicht nur als „Patient" gesehen und wahrgenommen werden. Sie brauchen kompetente, einfühlsame Behandelnde, die aufmerksam hinhören, ihre Fragen so gut es geht beantworten und auf ihre Sorgen eingehen, und die sich um ein eingehendes Verständnis der persönlichen Erfahrung von Patienten bemühen: *„to know and to be known"*.

An Krebs Erkrankte schätzen es als besonders wichtige Hilfe, wenn sie sich auf die unverbrüchliche Unterstützung ihrer Angehörigen und Freunde verlassen können. Ist die Kommunikation mit ihnen beeinträchtigt oder gestört, sei es aufgrund vorbestehender Konflikte oder mit dem Wunsch, nahestehende Menschen zu verschonen und ihnen gegenüber Belastung, Angst und Schmerz zu verschweigen, können Vermeidung, Rückzug und dysfunktionale Interaktionen, letztlich ein vermeidbares „Verstummen", das Befinden von Betroffenen und Angehörigen zusätzlich beeinträchtigen.

> Hier setzen wirksame Übersetzer- und Vermittlerfunktionen der Pflegenden an, mit denen angstbesetzte Dilemmata thematisiert, verändert und manchmal gelöst werden können.

Aktive Informationssuche kann für Erkrankte und Angehörige ein wichtiger Modus der individuellen Bewältigung bzw. Unterstützung sein, auch weil sie einen Zugewinn an mentaler Kontrolle verspricht. Betreuende Fachpersonen wie auch unabhängige Informationsangebote sind enorm hilfreich, wenn es – gerade in Zeiten vermehrter „Fake News" – um die verlässliche und glaubwürdige Bewertung und Einordnung von Informationen, etwa aus dem Internet, geht.

33.3.4 Herausforderungen für die Behandelnden

Im oft langwierigen und wechselhaften Prozess des allmählichen Verstehens und „Begreifens", der Verarbeitung von Diagnose oder von Rückschlägen, erfolg-

losen Therapien, einer ungünstigen Prognose, haben Pflegende und Ärzte, die während längerer Behandlungsphasen in Kontakt mit den Betroffenen stehen, ebenso wichtige wie wirksame kommunikative Aufgaben:

- als Überbringer von schwerwiegenden, lebensverändernden Nachrichten, in allen Phasen der Erkrankung;
- als Übersetzer, besonders von aversiven emotionalen Reaktionen, und als Vermittler mit Verständnis für verborgenes Unglück und Not;
- als kontinuierlich verfügbare Begleiter von Erkrankten und Angehörigen.

Mit ihrer Erfahrung und ihrem Wissen können sie
- die kognitive und emotionale Orientierung fördern, ggf. Fehlwahrnehmungen korrigieren,
- Emotionen wahrnehmen, übersetzen und Raum für Reflexion öffnen,
- Patienten individuell im Prozess der schrittweisen Annäherung an eine veränderte Wirklichkeit ermutigen und stärken,
- die Balance zwischen Anteilnahme, Aufrichtigkeit und realistischer Hoffnung halten,
- bei Entscheidungen ergebnisoffen unterstützen und beraten,
- mit Konflikten konstruktiv umgehen und Lösungen ermöglichen,
- je nach Patientenpräferenz für Betreuungskontinuität – ggf. mithilfe des Teams – sorgen,
- weitere Hilfen und Unterstützung (psychosoziale, alltagspraktische) bahnen bzw. bedarfsorientiert vermitteln.

Im Mittelpunkt der Anforderungen an menschliche und professionelle Kompetenz steht patientenzentrierte Kommunikation, ohne die eine „heilsame" Behandlung und Versorgung von Krebskranken und ihren Angehörigen kaum möglich ist. Sie kann für alle Beteiligten neue Erfahrungen ermöglichen und eine Brücke zwischen Herausforderung und Bereicherung bauen.

> Die größte Herausforderung dürfte es sein, entgegen einer zunehmenden Technisierung und Verwissenschaftlichung in der Medizin eine *persönliche Begegnung* mit den Erkrankten herzustellen, die von Respekt, Aufrichtigkeit und Empathie geprägt ist, in der Patientinnen und Patienten nicht im Stich gelassen, sondern als „ganze Person" mit ihrem Leiden und mit ihren Stärken wahrgenommen werden. Umso mehr, weil es in der Onkologie immer wieder um die Konfrontation mit Grenzen des medizinisch Machbaren, mit dem Erleben von Vergeblichkeit und Machtlosigkeit geht.

33.4 Die Bedeutung der Pflegenden in der Kommunikation mit Krebskranken und Angehörigen

Die Frage nach der Rolle und Bedeutung der Pflegenden ließe sich kurz und treffend mit der Gegenfrage beantworten: Was wäre hilfreiche patientenzentrierte Versorgung und Kommunikation mit Krebskranken bzw. Angehörigen ohne kompetente, erfahrene und engagierte Pflegekräfte?

Pflege ist schon lange mehr als „satt und sauber". Immer häufiger werden Krebskranke von multiprofessionellen, hoch spezialisierten Behandlungsteams versorgt, z. B. in stationären Transplantations- oder Bestrahlungseinheiten und mehr noch in der ambulanten Palliativversorgung (▶ Kap. 41). Diese Teams werden zunehmend und erfolgreich von kompetenten, qualifizierten Fachkräften in der onkologischen oder Palliativpflege geleitet.

Mit veränderten Aufgabenbereichen, weit über traditionelle Pflege hinaus, wandelt sich das berufliche Selbstverständnis der Pflegenden: Sie decken eigenverantwortlich und kompetent komplexe und anspruchsvolle, immer patientenzentrierte Versorgungs-, Beratungs- und Betreuungsaufgaben ab:

- Durch vermehrt organisatorischen, Beratungs- und psychosozialen Schwerpunkt gewährleisten sie Betreuungskontinuität, gerade in Phasen, wo sie so dringend benötigt wird.
- Sie bieten mit patientenzentrierter Versorgung und Kommunikation entscheidende Unterstützung, auch in herausfordernden Situationen, etwa der häuslichen palliativen Versorgung in Familien mit Kindern und Jugendlichen im Haushalt.

Damit haben sich frühere hierarchische Abgrenzungen von Zuständigkeiten zwischen Ärzten und Pflegenden erübrigt und werden zugunsten praktischer Aspekte von der Frage geleitet, wer für die Versorgung von Patient und Angehörigen hauptsächlich verantwortlich ist. In der palliativen Versorgung etablieren sich unter der Koordination von Fachpflegekräften zunehmend effektive Formen multiprofessioneller Zusammenarbeit. Pflegekräfte initiieren eigenständige Versorgungsprojekte und Modellinterventionen mit multiprofessionellen, integrierten Versorgungsansätzen, in der onkologischen und in der palliativen Versorgung (u. a. Siegle et al. 2022; Villalobos et al. 2019; Krug et al. 2021).

Erkrankte und Angehörige nehmen die Rolle und Bedeutung von Pflegenden oft als *komplementär* zu den ärztlich Behandelnden wahr. Sie profitieren besonders von guter Zusammenarbeit zwischen den Professionen (▶ Abschn. 33.8). Manchmal wenden sich Patienten mit anderen „Botschaften" oder Fragen an Pflegende als an ihre Ärzte. Dabei suchen sie in ihrer Ambivalenz mehr oder weniger bewusst nach Diskrepanzen, etwa in den Einschätzungen. Wissen ärztliche und pflegende Behandelnde darum und tauschen sie sich miteinander darüber aus, kann die Ambivalenz der Erkrankten besser verstanden, integriert und hilfreich beantwortet werden: als ein „Sowohl-als-Auch" anstelle eines „Entweder-Oder".

Patienten vertrauen sich den Pflegenden häufig eher „niedrigschwellig", scheinbar nebenbei, in ungeplanten Ad-hoc-Gesprächen zwischen Tür und Angel an – mit ihren Nöten und Sorgen oder auch mit unvermutet provokanten, scheinbar beiläufigen Bemerkungen, etwa *„Naja, wird ja wahrscheinlich das letzte Mal sein, dass ich Ihnen hier zur Last falle …".* Bei solchen „überraschenden" kommunikativen Herausforderungen stehen Pflegende anders als in geplanten Gesprächen vor der Aufgabe, intuitiv auch unkonventionelle Antworten zu finden, jenseits von „richtig" und „falsch". Hierfür braucht es besonders den Austausch untereinander mit Kollegen und geeignete Lernmethoden (▶ Abschn. 33.8). Die wichtigen Funktionen von Pflegenden sind in der folgenden Übersicht kurz zusammengefasst:

> **Pflegende in der Kommunikation mit Krebskranken und Angehörigen**
>
> - Pflegende haben häufig mehr und intensiveren Kontakt mit den Kranken. Sie registrieren aus „körpernahem" Kontakt, aus Äußerungen und nonverbalen Signalen viel von den Gefühlen und Stimmungen.
> - Sie vermitteln Kenntnisse und Empfehlungen für den Umgang mit Behandlungsfolgen. Sie verfügen über Expertise in der gesamten supportiven Versorgung, helfen Ängste zu verringern und fördern aktive Bewältigungsstile.
> - Sie werden als hilfreiche Übersetzer und Mittler geschätzt, wenn sie medizinische Begriffe und Sachverhalte erklären, unklare oder missverstandene Aussagen zurechtrücken und dabei helfen, Verunsicherung und Angst abzubauen und zugleich Vertrauen in die Ärzte zu unterstützen (▶ Fallbeispiel Frau M.).

> **▶ Fallbeispiel**
>
> **Frau M.**, vor Kurzem Diagnose Lungenkrebs: „Wenn es um sowas wie medizinische Begriffe geht, dann ist die Pflegekraft so eine zusätzliche Hilfe, … wenn du was reininterpretiert hast, was überhaupt nicht stimmt, und dann wird es mit einem einzigen Satz klar …" (▶ Abschn. 33.5: „Checking understanding"). ◄

Unterschiede zu ärztlichen Kommunikationsaufgaben ergeben sich, bedingt durch die Regelung von Zuständigkeiten, am meisten beim Überbringen schlechter Nachrichten. Das dürfte sich zukünftig ändern, je mehr onkologische Fachpflegekräfte ihre Erfahrungen und Kenntnisse in die Versorgung einbringen. Zudem gibt es gute, von Patienten geschätzte Erfahrungen von gemeinsamen Aufklärungsgesprächen mit Pflegekraft und Arzt oder Ärztin. In den Nationalen Krebszentren in Frankreich steht z. B. den Patientinnen und Patienten nach einem „Bad-news"-Gespräch das Angebot zu Informations- und Klärungsgesprächen mit einer onkologischen Fachpflegekraft offen, wo Fehlwahrnehmungen geklärt, Missverständnisse revidiert und die Verarbeitung der erhaltenen Informationen verbessert und unterstützt wird.

Grundlegende Gemeinsamkeiten zwischen den Professionen werden z. B. in multiprofessionellen Fortbildungs- und Kommunikations-Workshops (z. B. der Krebsliga Schweiz) deutlich, in denen die Akteure voneinander lernen und profitieren (▶ Abschn. 33.8).

Nicht nur ausnahmsweise finden sich Pflegende im Praxisalltag in Situationen wieder, wo sie die einzigen Ansprechpartner sind: Wer sonst spricht mit der Patientin übers Sterben, wenn es keiner von den Ärzten tut? (▶ Fallbeispiel Frau E.)

▶ Fallbeispiel

Frau E.

Die 60-jährige Frau E. liegt mit Magenkrebs und Peritonealkarzinose während der Strahlentherapie auf einer chirurgischen Station und leidet sehr unter Übelkeit und Schmerzen. Zur Pflegekraft, nicht jedoch zum Arzt äußert sie, dass sie am liebsten sterben will. Daraufhin angesprochen weiß der junge Arzt auch nicht, was man tun sollte, also: die Therapie durchziehen und auf Besserung hoffen. Am nächsten Tag nimmt sich die erfahrene Pflegekraft Zeit, mit der Patientin zu sprechen und sie zu fragen ob sie schon mal daran gedacht habe, die Therapie zu beenden – „Es gibt Möglichkeiten, das abzubrechen". Die Patientin entgegnet: „Was sollte ich denn sonst machen?"

Kommentar: Diese Konstellation ist ein „Klassiker" aus dem klinischen Alltag: Eine erfahrene, aufmerksame Pflegekraft nimmt die verzweifelte Verfassung der Patientin wahr. Das Dilemma der Patientin: Nur mit der Einwilligung in die Strahlentherapie, von der sie sich eine Besserung von Beschwerden und ihrer Krebserkrankung erhofft, glaubt sie in der Sicherheit und Betreuung der Klinik bleiben zu können. Der Pflegekraft vertraut sie, an sie wendet sie sich mit einem – als Sterbewunsch verpackten – Appell, den sie dem Arzt gegenüber nicht äußern würde (Keller 2013; Baile et al. 2012). Die Antwort auf das vorsichtige Nachfragen der Pflegenden (*„ask before you tell"*), ob sie

über eine Beendigung der Therapie nachdenken würde – *„Was soll ich denn sonst machen?"* –, lässt die Ratlosigkeit der Patientin erkennen, aber auch dass sie durchaus leben will, nur eben nicht so. Die Pflegekraft ermöglicht ihr mit ihrem Mitgefühl, daß sie ein wenig Zuversicht fassen kann, sich weniger dem Medizinsystem ausgeliefert fühlt und eigene Entscheidungen treffen kann, obwohl sich an der objektiven Situation einer prognostisch ungünstigen Krebserkrankung nichts geändert hat (▶ Abschn. 33.5.6). ◄

33.5 Gespräche mit Patienten: Schwerwiegende, lebensverändernde Nachrichten

33.5.1 Grundlagen patientenzentrierter Gespräche mit Krebskranken

Um professionell und hilfreich zu kommunizieren, brauchen Pflegende und Ärzte Wissen, Geschick und Motivation. Geschick und Motivation kann man nicht aus Büchern lernen, wohl aber lässt sich eine Wissensbasis dafür schaffen. Im Folgenden werden grundlegende Elemente einer patientenzentrierten Kommunikation erläutert, die sich in der Praxis bewährt haben – besonders wenn es um schwerwiegende, „schlechte" bzw. lebensverändernde Nachrichten, um das Erleben und Reaktionen von Patienten und um weitreichende Entscheidungen geht. Ausdrücklich gelten sie für alle Phasen im Krankheitsverlauf, wie sie in diesem Kapitel beschrieben werden, und keineswegs nur für die Kommunikation mit Krebskranken. Einige Elemente werden mit Fallbeispielen veranschaulicht.

Wir orientieren uns am SPIKES-Protokoll, das sich in der klinischen Praxis in vielen Situationen als nützlicher roter Faden für Gespräche mit Patienten und Angehörigen bewährt hat, wenn es um schwerwiegende, lebensverändernde Themen geht.

SPIKES lässt sich am besten als ein flexibles Modell beschreiben, das es klinisch Tätigen erleichtert, mit einem persönlichen und patientenzentrierten Zugang, strukturiert auf die jeweilige Situation und auf individuelle Bedürfnisse von Patienten und Angehörigen einzugehen. Es beschreibt ein auf konkreten Fertigkeiten basierendes Vorgehen, unterteilt in 6 Schritte, das ursprünglich für Vorbereitung und strukturiertes Übermitteln von unerwarteten bzw. „schlechten Nachrichten" entwickelt wurde (Baile et al. 2000) und sich für „bedeutsame" bzw. „Meilenstein"-Gespräche im gesamten Krankheitsverlauf eignet. Es wird in Abwandlungen in vielen Bereichen, z. B. auch in der Intensiv – und Notfallmedizin, verwendet.

SPIKES

- **S**etting	Gesprächsrahmen und **S**ituation gestalten, Vorbereitung und **S**trukturierung
- **P**erception	Kenntnisstand und Wahrnehmung aus **P**atientensicht kennenlernen
- **I**nvitation	**I**nformationswünsche eruieren; „Erlaubnis" zur Informationsvermittlung einholen
- **K**nowledge	Wissen/Informationen, Fakten vermitteln, Verständnis rückversichern -„checking understanding"-
- **E**motionen	Auf emotionale Reaktionen nach „bad news" mit **E**mpathie eingehen
- **S**ummary	Zusammenfassen, **S**trategie und Vorgehen klären, ggf. **S**upport/Unterstützung anbieten

33.5.2 Mit den Patienten in Kontakt kommen – Beziehung ermöglichen

Wechselseitiges Vertrauen ist die wichtigste Grundlage für jede zwischenmenschliche Interaktion – in allen Lebensbereichen. Im Kontakt mit Kranken geht es darum, dass sie Vertrauen zu den pflegenden und ärztlichen Behandlern, und möglichst zum Behandlungsteam entwickeln können.

Für Patienten verbindet sich Vertrauen und Sicherheit am ehesten mit dem Eindruck von fachlicher Kompetenz und persönlicher Aufrichtigkeit – was nicht heißt, dass sie allwissende Experten erwarten. Es beeindruckt sie vielmehr positiv, wenn Wissenslücken zugegeben werden und durch Rücksprache mit Kolleginnen und Kollegen oder auch durch Recherche nach Antworten bzw. Klärung gesucht wird.

Vertrauen lässt sich nicht verordnen. Es vermittelt sich weniger explizit verbal als mit einer Haltung von aufrichtiger Glaubwürdigkeit. Nach Rogers (1972) gelten als wichtigste Elemente dieser Haltung:
- Echtheit und Aufrichtigkeit,
- Respekt und Wertschätzung und
- Empathie gegenüber der Person.

Sie werden im Folgenden kurz erläutert:

Echtheit bzw. *Aufrichtigkeit* meint die Übereinstimmung zwischen dem, *was* gesagt wird, und der Art, *wie* es gesagt wird. Nehmen die Erkrankten *verbalen und nonverbalen Ausdruck* als *nicht stimmig* oder gar als *diskrepant* wahr (wenn etwa eine objektiv schlimme Nachricht lächelnd mitgeteilt wird), kommt es zumeist zu einer vagen Irritation oder zu Misstrauen.

Respekt gegenüber einer Person berücksichtigt ihre menschliche Würde, auch wenn sie auf Hilfe angewiesen ist, und wirkt damit beschämenden oder demütigenden Erfahrungen, z. B. bei pflegerischen oder chirurgischen Maßnahmen, entgegen. *Respekt* für eine Person vermittelt sich auch durch Interesse und ungeteilte Aufmerksamkeit, was im Begriff der „Präsenz" zum Ausdruck kommt. *Wertschätzung* ist dabei keineswegs gleichbedeutend mit unkritischer Übereinstimmung mit den Wertvorstellungen des Patienten.

Empathie beschreibt, anders als Sympathie, die sich nicht auf Knopfdruck herstellen lässt, die Bereitschaft zu einfühlsamer Anteilnahme und zu einem Perspektivenwechsel, mit dem man versucht, sich vorübergehend in die Situation des Patienten hineinzuversetzen: *„Wie würde es mir wohl an Stelle der Patientin oder in einer ähnlichen Situation gehen?"* Das kann den Zugang zum Erleben von Patienten besonders in Situationen, die von ihnen als befremdlich oder ängstigend erlebt werden, spürbar erleichtern. Damit kann man sich auch als Pflegekraft oder ärztlich Behandelnder entlasten, etwa im Kontakt mit einem Patienten, der einem spontan nicht wirklich sympathisch ist.

> Der Wechsel der Perspektive setzt die Bereitschaft zu Selbstwahrnehmung und Reflexion voraus: sich nicht-bewertend über die eigene Einstellung und Sichtweise gegenüber schwerer Krankheit, Sterben und Tod klar zu werden.

Dazu gehört auch, dass man sich seine Fähigkeiten und Stärken, nicht weniger die eigenen Schwachstellen und „Stolpersteine" im Umgang mit schweren Themen und im Kontakt mit anderen bewusst macht und sie in professionellen Interaktionen möglichst immer wieder reflektiert – was zumeist anregend und bereichernd ist, ganz besonders im geschützten, moderierten Austausch im Kollegenkreis. Das gelingt am besten in Form von kontinuierlicher, praxisbegleitender Reflexion, klinischer Fallarbeit und Supervision (▶ Abschn. 33.8).

Für eine professionelle Haltung ist es notwendig, zwischen eigenen Überzeugungen und Ansichten und denen des Gegenübers – sei es eine Patientin, ein Patient oder Angehörige – zu unterscheiden und sich z. B. nicht von deren Niedergeschlagenheit, Resignation oder Panik anstecken zu lassen. Gegenüber einem vorwurfsvollen Patienten sollte man möglichst dem Impuls widerstehen, sich zu rechtfertigen oder in einen unterschwelligen oder offenen „Machtkampf" zu geraten.

Dies schließt nicht aus, dass es gelegentlich notwendig ist, klare Grenzen zu setzen – etwa wenn man es mit respekt- bzw. distanzlosem Verhalten oder mit vereinnahmenden bzw. übergriffigen Patienten bzw. Angehörigen zu tun hat.

> **Praxistipp**
>
> **Beziehung herstellen**
> - Respekt, Echtheit und Aufrichtigkeit vermitteln, Vertrauen ermöglichen.
> - Offenheit und Interesse für die Perspektive des Patienten signalisieren.
> - Empathie und Engagement für die ganze Person hinter dem Patienten zeigen.
> - Eigene Einstellung gegenüber Leid, Sterben und Tod kontinuierlich reflektieren.

33.5.3 Für Rahmen und Struktur sorgen

> **SPIKES**
>
> *SPIKES:* **S**etting, Vorbereitung und **S**trukturierung
> *Strukturierung* kennzeichnet professionelle Gesprächsführung – wobei es um Orientierung und Kontrolle über den Gesprächsverlauf, nicht über den Patienten geht.

Dazu sollte man folgende Punkte im Auge behalten:
- Sich im Vorfeld von schwerwiegenden Gesprächen das Ziel und zentrale Gesprächsthemen vergegenwärtigen, sich möglichst der eigenen Haltung bzw. Einstellung bewusst werden und immer dafür sorgen, dass aktuelle Befunde vorliegen bzw. bekannt sind.
- Mit Angaben zum zeitlichen Rahmen für Klarheit sorgen.
- Sich zu Beginn explizit mit dem Patienten und ggf. Angehörigen über Ziele und wichtige Gesprächsthemen verständigen, mit ihnen gemeinsam eine Agenda und Auftrag definieren.
- Zu Gesprächsende eine kurze Zusammenfassung wichtiger Inhalte, ggf. auch von offen gebliebenen Aspekten geben; keinesfalls soll der Patient im Unklaren über das weitere Vorgehen weggehen.
- Die Patientin, den Patienten um Rückmeldung bitten, was vom Gespräch mitgenommen wurde. Als Formulierung bietet sich die Frage an, was sie oder er zu Hause erzählen wird. Immer an Fehlwahrnehmungen und Missverständnisse denken – sie sind weit häufiger als gedacht (▶ Abschn. 33.5.5 *„checking understanding"*).

Damit fällt es leichter, die gemeinsame Agenda im Auge zu behalten. Gleichzeitig kann sich der Patient, die Patientin die Inhalte des Gesprächs besser einprägen und später erinnern.

> Eine gute Strukturierung spart Zeit, gibt besonders ängstlichen, verunsicherten Patienten Halt und Orientierung wie ein Geländer und wirkt Eskalationen, z. B. mit Vorwürfen oder Anklagen, entgegen.

> Strukturierung ist da besonders wichtig, wo es um unerwartete, bedrohliche oder katastrophale Mitteilungen geht (z. B. Todesnachricht, Beendigung aktive Tumortherapie). Wiederholungen des Gesagten, z. B. zum Vorgehen, können nötig werden.

Die *Rahmenbedingungen* prägen unbemerkt jedes Gespräch, je nachdem wo es stattfindet: am Patientenbett, in der häuslichen Umgebung, unter Zeitnot in der Ambulanz oder auf der Intensivstation oder während eines ruhigen Nachtdienstes. Günstig sind:
- ein möglichst störungsfreier Raum,
- die passende Abstimmung von räumlicher Nähe und Distanz zum Patienten,
- Kontakt möglichst auf Augenhöhe, zugewandte Körperhaltung und Blickkontakt.

> Gerade unter Zeitdruck ist es sinnvoll, zu Beginn mitzuteilen, wie viel Zeit zur Verfügung steht, ohne einschränkendes Bedauern („wir haben leider nur …"). So können sich beide Seiten darauf einstellen, und der Patient fühlt sich nicht unterbrochen. In einem störungsfreien 10-minütigen Gespräch kann viel besprochen und verstanden werden!

Bei Schwerkranken ist zunächst dafür zu sorgen, dass ihnen – komfortabel und möglichst beschwerdearm – ein konzentriertes Gespräch möglich ist. Sie sollten erfahren, dass das Gespräch jederzeit beendet werden kann, wenn es „zu viel" wird. Hat der Patient, die Patientin vielleicht kurz vorher ein Opioid gegen Schmerzen bekommen, ist es wahrscheinlich, dass ihm oder ihr bald die Augen zufallen. Hinweise auf Erschöpfung oder Beschwerden sollten ebenso aufmerksam registriert werden wie ausgeprägte Angst/Panik bzw. Unruhe. Dann sind zunächst symptomorientierte Maßnahmen und evtl. Medikation notwendig, ggf. ist es erforderlich, das Gespräch zu verschieben.

In der Regel entscheidet bzw. „erlaubt" der Patient, wer am Gespräch teilnimmt: Soll es unter vier Augen stattfinden, oder sollen weitere Personen teilnehmen?

Werden Sprachmittler benötigt, sollte dies nicht von Familienmitgliedern übernommen werden!

Manchmal kann es sinnvoll sein, mit Erkrankten zunächst alleine zu sprechen, etwa wenn er oder sie es bei einem wortgewaltigen Partner schwer hat, zu Wort zu kommen. Auch wenn zu vermuten ist, dass ein Patient in Gegenwart von Angehörigen sein Befinden beschönigt, Beschwerden herunterspielt oder seine Sorgen für sich behält, kann zunächst ein Einzelgespräch ratsam sein. In jedem Fall sollte dies mit dem Einverständnis der Betroffenen und ohne Angehörige zu brüskieren erfolgen, z. B. mit dem Hinweis auf eine pflegerische oder diagnostische Maßnahme.

Praxistipps

Struktur und Rahmen sicherstellen
- Geeignete Rahmenbedingungen schaffen, Vorbereitung, ggf. Störungen ankündigen
- Wer nimmt teil? – Angehörige (mit Zustimmung der Betroffenen), Übersetzer?
- Gesprächsthemen und Zeitrahmen festlegen
- Erwartungen klären und sich gemeinsam über Auftrag und Agenda einigen
- Thematische Übergänge ankündigen
- Zusammenfassung und Ausblick geben

33.5.4 Wahrnehmung und subjektives Erleben in Erfahrung bringen, Informationen gewinnen

SPIKES

S: **P**erception – Subjektive Wahrnehmung und Erleben eruieren: Wie sind die Erfahrungen und Vorstellungen zur Krankheit?

SPIKES: **I**nvitation – Informationsbedürfnis in Erfahrung bringen: Was und wie viel möchte die Patientin, der Patient jetzt wissen?

Methode: Aktiv zuhören: „Erzählen Sie …" – „ask before you tell" und „tell me more"

Mit *„aktivem Zuhören"* erleichtert man sich fast jedes Gespräch, gerade im Fall von schwierigen Fragen, auf die einem zunächst keine Antwort einfällt. „Aktiv zuhören" meint Präsenz, die ungeteilte Aufmerksamkeit für verbale Informationen, verborgene Botschaften hinter scheinbar Nebensächlichem, Auslassungen und Hinweise „zwischen den Zeilen". Das gilt auch für nonverbale Signale, die sich z. B. in Körperhaltung, Mimik, in unterdrückten Gefühlsbewegungen oder in plötzlichem Verstummen oder Abwenden äußern können. Aktives Zuhören erfasst verschiedene Informationen, Eindrücke und Wahrnehmungen seitens der Erkrankten, auf die wir als Behandelnde angewiesen sind: Dadurch erfahren wir von ihrem Befinden, ihrem Vorwissen und ihren Erwartungen, um uns ein Bild zu machen, wo sie im Moment stehen. Besonders wichtig ist dies, bevor komplexe Informationen oder schwerwiegende bzw. „schlechte" Nachrichten übermittelt werden. *Dieses professionelle Vorgehen ist nicht zeitraubend, sondern zeitsparend!* Was wichtig ist:
- Welche Beschwerden, welche funktionellen Beeinträchtigungen machen dem Patienten, der Patientin zu schaffen?
- Wie ist ihr Kenntnisstand, wie das Vorwissen? Was sind ihre Informationsquellen?
- Was haben der Hausarzt, die Gynäkologin etc. gesagt, und wie wurde es aufgefasst?
- Welche Wortwahl, welche Begriffe werden verwendet? Was wurde bereits aus dem Internet erfahren? *Immer aktiv erfragen!*
- Welche Vermutungen, Sorgen oder Befürchtungen beschäftigen die Erkrankten? Was sind ihre subjektiven Vorstellungen von den Beschwerden oder ihrer Krankheit?
- Gibt es Vorerfahrungen mit Krankheit (allgemein und speziell Krebs) in Familie oder Freundeskreis?

Es ist im Weiteren viel leichter, an diese Infos und Hinweise anzuknüpfen, sich der Wortwahl des Patienten anzuschließen oder von ihm verwendete Begriffe oder Bilder aufzugreifen, als unvermittelt schwer verständliche oder bedrohliche Nachrichten zu überbringen. Der Einwand, damit würde man ausweichen oder Patienten auf die Folter spannen, bestätigt sich mit wenigen Ausnahmen nicht – wenn er oder sie, mit der zuvor beschriebenen Haltung von aufrichtigem Engagement, ein plausibles Interesse an seinen oder ihren bisherigen Erfahrungen wahrnimmt.

Fiebern Betroffene allerdings einem Untersuchungsergebnis, etwa von der letzten Staging-Untersuchung, entgegen, steht der Wunsch an erster Stelle, so schnell wie möglich die Ergebnisse zu erfahren! Patienten dürfen dann nicht unnötig auf die Folter gespannt werden. Ohne Umschweife müssen die wichtigen Auskünfte knapp, klar und verständlich übermittelt werden (▶ Abschn. 33.5.5).

❯ Es empfiehlt sich, Patienten anfangs mit einer offenen Frage zur Schilderung ihres Befindens, ihrer Kenntnisse und Vermutungen und ihrer Perspektive einzuladen.

Offene Fragen, z. B. „*Wie ist es Ihnen seit der letzten Chemotherapie ergangen?*", erleichtern es Patientinnen und Patienten, ihr Erleben mitzuteilen. Man erfährt wichtige Eindrücke und Details, die mit geschlossenen Fragen, z. B. „*War Ihnen übel?*" oder „*Haben Sie Schmerzen?*" untergehen. Auf *geschlossene Fragen* kann man meist nur mit Ja oder Nein antworten – der Informationsgehalt ist begrenzt, jedoch zumeist umschrieben und präzise. Mit geschlossenen Fragen verschafft man sich in kurzer Zeit konkrete Kenntnisse von Beschwerden, von Aus- und Nebenwirkungen der Behandlung oder der Einhaltung von Behandlungsempfehlungen. Sie kennzeichnen eher einen medizinzentrierten Modus. Ein Gesprächsstil mit überwiegend geschlossenen Fragen kann für Patienten leicht den Charakter eines Verhörs annehmen, auf den sie möglicherweise defensiv reagieren, vor allem wenn es keine nonverbale Zustimmung gibt, z. B. in Form von Blickkontakt.

Manche brauchen dazu mehr Ermutigung, die z. B. in Form einer Einladung – „*Erzählen Sie weiter*" oder „*Wie war das, als Sie …*" – erfolgen kann. Anschließend können fehlende konkrete Informationen, etwa zur Art oder Dauer von Beschwerden oder zur Verträglichkeit von Medikamenten, gezielt erfragt werden. Dabei sollte der Wechsel vom patienten- zum medizinzentrierten Modus benannt und angekündigt werden: „*Jetzt würde ich mir gerne einen Überblick verschaffen, ob unter der letzten Therapie bestimmte Nebenwirkungen aufgetreten sind. Ich stelle Ihnen jetzt einige Fragen, die ich Sie bitte, knapp zu beantworten.*"

> Bewährt hat sich ein Wechsel von patienten- und medizinzentriertem Modus: Offene Fragen regen zu persönlichen Schilderungen an, während mit geschlossenen Fragen benötigte Information gezielt erfragt werden.

Bevor schwerwiegende Informationen vermittelt werden, ist es immer wichtig, die persönlichen Präferenzen der Betroffenen, ihren aktuellen Informationsbedarf in Erfahrung zu bringen:

- Inwieweit möchten sie über Erkrankung und Prognose, über Einzelheiten der Behandlung informiert werden? Recht auf Nichtwissen respektieren!
- Welche Fragen beschäftigen sie im Augenblick? Welche Informationen sind *jetzt* für sie wichtig?
- Erkrankten fällt manchmal erst nachträglich auf, dass ihnen Fragen oder Themen, die sie ansprechen wollten, im Gespräch mit Behandelnden entfallen sind. Das geschieht vor allem dann, wenn sich die Behandelnden vorrangig an der eigenen Agenda, nicht an den Anliegen der Betroffenen orientieren. Dabei können wichtige Informationen, Be-

obachtungen oder Überlegungen verloren gehen, was seitens der Patienten zu einer vagen Unzufriedenheit oder dem Gefühl führen kann, unzureichend informiert zu sein, „*dass einem nicht alles gesagt wird …*".

Praxistipp

Informationen gewinnen
- Aufmerksam und „aktiv" zuhören, Narrativ anregen, offene Fragen stellen
- Zwischen medizin- und patientenzentriertem Gesprächsstil wechseln
- Krankheit, Beschwerden, Sorgen und Probleme aus Patientensicht erfragen
- Vorwissen, Vermutungen, subjektives Krankheitsverständnis eruieren
- Familiären, sozialen und kulturellen Lebenskontext kennenlernen
- Auf aktuelle Informationswünsche und Präferenzen eingehen

33.5.5 Informationen vermitteln, „schlechte Nachrichten" überbringen

---

SPIKES

SPIK: **K**nowledge – Informationen, Fakten und Kenntnisse verständlich vermitteln

Methode: „KISS – keep it short and simple", Pausen nicht vergessen – sie sind zeitsparend!

Wie ausführlich Informationen vermittelt werden, orientiert sich einerseits an der medizinischen Notwendigkeit, etwa wie dringend eine Therapie zu beginnen hat, andererseits an den aktuellen Bedürfnissen der Betroffenen:

- Welche Informationen sind aus Expertensicht jetzt wichtig, z. B. für eine Entscheidung?
- Welche Informationen brauchen und wünschen die Erkrankten jetzt?
- Womit wären sie womöglich jetzt (noch) überfordert?

> Unerbetene Informationen schaden mehr als sie nutzen! Das betrifft Aussagen zu Prognose oder verbleibender Lebenszeit ebenso wie Details einer bevorstehenden Behandlung.

Weniger ist mehr: In einer Krisen- bzw. Ausnahmesituation ist die Aufnahmefähigkeit begrenzt. Unter

Schock, mit selektiver Wahrnehmung und kognitiver Einengung, dem „Tunnelblick", kommt nur ein kleiner Teil der Informationen wie beabsichtigt beim Empfänger an, wird ggf. entweder gar nicht oder nur verzerrt aufgenommen; nur ein Bruchteil der vermittelten Informationen wird behalten und erinnert. Je länger die Erklärungen des Experten, umso häufiger steigt der Patient aus, hört gar nicht mehr zu, während in seinem Kopf vielleicht die Worte „Krebs!" oder „Todesurteil!" kreisen. Sind Informationen komplex bzw. umfassend, sollten sie „in kleinen Portionen" übermittelt werden, mit Pausen und Verständigung darüber – auch nonverbal, im Blickkontakt –, ob das Gespräch fortgesetzt werden kann.

Wichtige Informationen und auch unerfreuliche „Botschaften" werden leichter verstanden und eher behalten, wenn sie

- nachdrücklich, mit zugewandter Haltung, aufmerksam-freundlichem Blickkontakt,
- so knapp wie möglich, ggf. in kleine Portionen aufgeteilt,
- klar und anschaulich, leicht verständlich,
- ohne Medizin-Jargon,
- nah an den sprachlichen Begriffen des Patienten

übermittelt werden.

Medizin-Jargon und langatmige Erklärungen (z. B. Details zu Untersuchungsergebnissen), die sich Patienten gar nicht vorstellen können, führen häufig zu Irritation und fördern Missverständnisse. Inzwischen ist es selbstverständlich geworden, dass in Aufklärungsgesprächen aktiv der Begriff „Krebs" verwendet wird (zumindest im westeuropäischen Kulturkreis).

Pausen sind wichtig! Pausen sind *zeitsparend, keine Zeitfresser*! Nach einer schlechten Nachricht braucht ein Patient erstmal eine *Pause von mindestens 3 s* zum Nachdenken – um zu sortieren, was ihm dazu an Gedanken und Fragen durch den Kopf geht, und sich damit evtl. mitzuteilen. Selbst kurze Pausen von 10–20 s werden von Ärzten und Pflegenden oft als quälend lang erlebt. Patienten dagegen erleben solch ein Schweigen so lange nicht unangenehm, wie sie sich mit Blickkontakt und zugewandter Haltung schweigend „aufgehoben", im Kontakt wissen und selber entscheiden, was sie jetzt mitteilen oder vom Behandler erfahren wollen. (Solche diskrepanten Wahrnehmungen lassen sich in Rollenspielen gut veranschaulichen, ▶ Abschn. 33.9).

❯ Das „Chaos im Kopf" in eigenen Worten auszudrücken hilft dem Patienten, sich mit der veränderten Wirklichkeit auseinanderzusetzen.

Gesagt heißt nicht: angekommen! Pflegende und Ärzte sind keine Hellseher. Wir können nicht wissen, wie unsere Informationen aufgefasst und verstanden werden, was sie individuell bedeuten. Aber wir können Patienten bei der kognitiven Orientierung unterstützen und es mit ihnen zusammen herausfinden: *„Checking understanding"*, das Verständnis rückversichern. Am besten mit offenen Fragen, was und wie (nicht: ob) das Gesagte verstanden wurde: *„Wie ist das jetzt für Sie?"* Öfter als vermutet kommt es zu Missverständnissen aufgrund selektiver oder verzerrter Wahrnehmung. Und schließlich teilen Patient und Behandelnde nicht dieselbe Wirklichkeit – deshalb ist es so wichtig, sich miteinander zu verständigen.

Direkte Verständnisfragen werden leicht als herablassend oder beschämend erlebt: Auf die Frage *„Haben Sie das verstanden?"* wird sich kaum jemand die Blöße geben zu verneinen. Bewährt hat sich dagegen eine Art „self-blaming", ein sich selbst In-Frage-Stellen seitens der Behandelnden, etwa so: *„Es handelt sich um ziemlich komplizierte Zusammenhänge"* oder *„Ich bin mir nicht sicher, ob ich mich verständlich ausgedrückt habe?"*

33.5.5.1 Was sind „schlechte Nachrichten"?

Was sind „schlechte Nachrichten" für einen Patienten? Als medizinische Experten schließen wir meist von der eigenen, immer subjektiven Auffassung, was wir für schlechte Neuigkeiten halten oder vielmehr was uns schwerfällt zu übermitteln, auf ein ähnliches Erleben seitens der Erkrankten.

> **Definition**
>
> Eine nützliche Definition beschreibt als **schlechte Nachricht** „jede Information, mit der sich die Perspektive einer Person auf ihre Zukunft in schwerwiegender und negativer Weise verändert").

Wir können die Perspektive eines Patienten jedoch nicht kennen:

- Leidet jemand etwa seit Langem unter unerklärten Schmerzen, kann die Diagnose einer Krebserkrankung als erleichternd erlebt werden, wenn endlich eine Ursache für die Beschwerden gefunden wurde, mit der Aussicht auf wirksame Behandlung.
- Für eine Patientin kann es eine unerwartet schlechte Nachricht sein, dass die Chemotherapie verschoben werden muss, weil die Leukozyten zu niedrig oder ein Entzündungswert zu hoch ist und sich damit die Reisepläne zu ihrem neugeborenen Enkel zerschlagen.

33

- Selbst eine schlimme Gewissheit kann weniger quälend sein als die Ängste und Schreckensphantasien in der Phase der Ungewissheit – ein wichtiger Grund, Wartezeiten auf Untersuchungsergebnisse auf das unvermeidliche Minimum zu begrenzen.

Die Auffassung des Überbringers, was eine schlechte oder gute Nachricht ist, entspricht also nicht zwangsläufig der des Gegenübers. Gelegentlich überraschen uns Patientinnen und Patienten, wie die Beispiele zeigen.

Da wir nur begrenzt wissen können, was für einen Menschen eine „schlechte Nachricht" ist, sollten wir die eigene Auffassung gut reflektieren. Vorsicht ist geboten, den Begriff „schlechte Nachricht" generell als Ankündigung gegenüber den Erkrankten zu verwenden, wenn wir selbst aufgrund unserer Vorerfahrungen die Nachricht als schlecht empfinden. Nur von den Betroffenen selbst können wir erfahren, wie sie eine Nachricht auffassen und was sie individuell bedeutet. Grundsätzlich ist aber zu berücksichtigen: *Eine schlechte Nachricht wird umso „schlechter" erlebt, je mehr sie unerwartet, „aus heiterem Himmel" einschlägt.* Etwa wenn mehrere Untersuchende einen verdächtigen Befund als „sicher harmlos" bezeichnet haben, bis sich histologisch doch ein Karzinom findet.

Schlechte Nachrichten zu überbringen, fällt meist auch erfahrenen Klinikern schwer. Für den Überbringer empfiehlt es sich, den Inhalt innerlich von der Mitteilung abzutrennen und sich auf den Patienten und seine Reaktion zu konzentrieren. Manchmal hilft es, sich selber bzw. dem Gegenüber, das eigene Bedauern zu vermitteln, z. B. *„Ich wünschte, ich hätte erfreulichere Nachrichten …".* Dann fühlt man sich zumindest weniger schlecht, und Patienten nehmen die persönliche Anteilnahme wahr. Diese darf aber, klar von Mitleid unterschieden, nicht so weit gehen, dass die Erkrankten den Arzt oder die Pflegekraft trösten müssen. Auch eine kurze Ankündigung, etwa *„Leider sind die Untersuchungsergebnisse nicht so ausgefallen, wie ich es erhofft habe",* vermittelt, dass es dem Arzt, der Pflegekraft wichtig ist, was er oder sie dem Patienten mitzuteilen hat. Wird eine solche Formulierung jedoch als rhetorische Floskel ohne persönliche Beteiligung verwendet, ist sie sicher wirkungslos. Wie so oft geht es viel weniger um die Worte als um die spürbare Anteilnahme und den Ton, der „die Musik macht".

> Auch die beste Gesprächsführung macht aus einer schlechten keine gute Nachricht! Pflegende und Ärzte sind nicht verantwortlich für das oder gar „schuld" an dem, *was* sie zu übermitteln haben. Sie sind aber verantwortlich dafür, *wie* sie es vermitteln.

Kein Gespräch mit „schlechten", lebensverändernden Nachrichten ohne Hilfen bei der kognitiven und emotionalen Orientierung, mit Antworten auf die Fragen von Patienten: *Was bedeutet die Nachricht für mein Leben? Geht es weiter – und wenn ja, wie?*

Kognitive Orientierung vermittelt sich, wenn Therapieziele bzw. Aussichten für den Patienten eindeutig und nachdrücklich benannt werden:
- Geht es um eine Therapie mit Heilung als Ziel?
- Um eine verlängerte Lebenszeit mit palliativer Tumortherapie bei progredienter, nicht heilbarer Erkrankung?
- Um eine absehbar höchstens auf Monate begrenzte Lebenszeit in prognostisch ungünstiger Situation?

Menschen unterscheiden sich ganz erheblich darin, wie sie die Nachricht einer lebensverändernden Erkrankung erleben und bewerten und wie sie sich damit auseinandersetzen: Sehen sie etwa ihre Krebsdiagnose als Herausforderung, der sie mit einer aktiven, kämpferischen Einstellung begegnen und „den Stier bei den Hörnern packen"? Oder fühlen sie sich einem „unentrinnbaren Schicksal" machtlos ausgeliefert? Ist die Mitteilung einer ungünstigen Prognose im Augenblick so unannehmbar und bedrohlich, dass sie zunächst in Verleugnung, in Nicht-Wahrhaben-Wollen oder in „Vergessen" entsorgt werden muss?

So schwer es fallen mag: Es nützt Patienten nicht, wenn schlechte Nachrichten – etwa zur Diagnose eines Rezidivs oder Tumorprogresses – beschönigt, verharmlost oder durch vorzeitige Tröstungsversuche verwässert werden. Ebenso wenig nützt es, wenn schlechte Nachrichten mit nachgeschobenen gut gemeinten Aussagen, z. B. dem Verweis auf eine „gute Lebensqualität", abgeschwächt werden. Das irritiert und verunsichert Patienten zusätzlich. Dann bleibt die Bedeutung der Mitteilung vage und unklar, und die Betroffenen können sie leichter verdrängen, relativieren oder einfach „vergessen".

Praxistipp

Schwerwiegende Nachrichten überbringen
- Informationen knapp, verständlich und klar, orientiert an aktuellen Bedürfnissen des Patienten vermitteln (sofern keine medizinische Notwendigkeit dagegen spricht).
- Komplexe Informationen gliedern, verständlich in kleinen Portionen vermitteln.
- Pausen und Raum für Fragen wiederholt anbieten, Verständnis checken.

- Perspektiven orientiert am aktuellen Bedarf erarbeiten: Wie geht es weiter?
- Ggf. Verständnisbarrieren (u. a. Sprache) berücksichtigen und nach Lösungen suchen, etwa mit Sprachmittlern (keine Familienangehörigen!)

33.5.6 Auf emotionale Reaktionen eingehen

SPIKES

SPIKE: Emotionale Reaktionen sind unvermeidlich! – Wahrnehmen und angemessen auf sie eingehen.

Methode: Emotionen gehen vor! Inhaltliches Aufklärungsgespräch ggf. unterbrechen, empathisch auf geäußerte Emotionen eingehen und evtl. weiter explorieren.

Von Patienten als „schlimm" erlebte Nachrichten lösen zwangsläufig zum Teil heftige emotionale Reaktionen aus: Erschrecken, Schmerz, Trauer, Entsetzen. Es sind nachvollziehbare, angemessene, „normale" Antworten auf schwerwiegende, lebensverändernde Nachrichten, auf die jede und jeder mit heftigen Gefühlen reagieren würde. Mit diesen Reaktionen ist zu rechnen, und sie sind auch mit der einfühlsamsten Gesprächsführung nicht zu vermeiden. Sie treten – je nach Art der Gesprächsführung – entweder unmittelbar oder etwas verzögert auf und werden ganz unterschiedlich geäußert. Niemand ist „schuld" daran, nicht Sie und nicht die Erkrankten, niemand muss sich schämen. Emotionale Reaktionen verändern sich oft innerhalb kurzer Zeit.

„Nach außen gefasst, aber innerlich fassungslos" – so beschreibt ein Patient die Welten zwischen Erleben und Verhalten, was sich verbal nur schwer vermitteln lässt.

> Umso wichtiger ist es, dass Pflegende und ärztliche Behandelnde aufmerksam auch auf diskrete, meist nonverbale Signale heftiger Gefühle achten: Manchmal sind sie versteckt in kleinen Bemerkungen, die allzu oft überhört werden. Es gilt wahrzunehmen, wenn der Patient, die Patientin feuchte Augen bekommt, aus dem Blickkontakt geht, wenn er oder sie verstummt oder sich wie erstarrt an der Stuhllehne festhält.

Emotionen gehen vor! Kommt es während eines Gesprächs mit schlechten Nachrichten zu heftigen Emotionen in Form von Anklage, Verzweiflung, Weinen, Klagen oder auch zur Wiederholung immer gleicher Fragen, so weist dies darauf hin, dass das Gespräch blockiert und eine Fortsetzung auf der inhaltlichen Ebene im Augen-

blick unmöglich ist. Solch eine Entwicklung sollten Behandelnde möglichst rasch erkennen und das inhaltliche Gespräch unterbrechen. Wird es dennoch fortgesetzt, ist eine Verständigung nahezu ausgeschlossen: Dies steigert die Angst des Patienten und verhindert, dass er oder sie den Behandelnden vertrauen kann.

Es ist hilfreich, die Wucht eines Erlebens, wo „einem der Boden unter den Füßen weggezogen wird", als unvermeidliche, verständliche Antwort auf „erschütternde" Nachrichten anteilnehmend anzuerkennen und sie authentisch, möglichst umgangssprachlich und nicht psychologisierend beim Namen zu nennen – z. B. „*… das ist hammerhart"* (s. unten: NURSE). Patienten nehmen das manchmal erstaunt, aber positiv auf.

> Es macht definitiv einen Unterschied, ob ein Patient zu hören bekommt, *dass Sie „ihn verstehen können"*, oder ob er von Ihnen erfährt, dass Sie das ebenso „hart" oder „richtig schlimm" erleben würden – damit fühlt er sich mit seiner Erschütterung *als „ganze Person" wahrgenommen und verstanden*. Das lässt sich z. B. gut im Rollenspiel erproben und erfahren.

Oftmals geht es in solch einer Situation vor allem darum, „präsent" und schweigend, mit ruhiger Anteilnahme, mit der Patientin, dem Patienten auszuharren, bis sie oder er zu sprechen beginnt oder signalisiert, dass das Gespräch fortgesetzt werden kann. Erfahrungsgemäß geht das schneller als erwartet. Dadurch vermitteln sich Betroffenen Vertrauen und Zuversicht: dass sie selbst zu Akteuren werden, aus eigener Kraft etwas verändern können, um aus einer schrecklichen Situation wieder herauszukommen. So werden sie sich ihrer Selbstwirksamkeit bewusst.

Das Akronym *„NURSE"* empfiehlt sich als Wegweiser für ein supportives (und zeitsparendes!) Vorgehen besonders in Situationen, wo es zu einer Erschütterung, einem Schock kommt, der unvermeidlich von emotionalen Reaktionen gefolgt ist. Es ermöglicht Pflegenden und Ärzten, patientenzentriert auf aktuelle Bedürfnisse der Erkrankten einzugehen – ausdrücklich ohne den Anspruch, dass damit Probleme gelöst werden müssen. *NURSE* beschreibt ein wertschätzendes, empathisches und unterstützendes Vorgehen.

NURSE

- **N**aming	Benennen, Ansprechen
- **U**nderstanding	Verstehen
- **R**espect	Respekt
- **S**upport	Unterstützung
- **E**xplore	Nachfragen, Explorieren

> *NURSE* lässt sich nicht auf den therapeutischen Umgang mit Panik, Angststörungen oder mit komplexen Emotionen im Zusammenhang mit persönlichen oder interpersonellen Konflikten und Störungen übertragen.

33.5.6.1 Emotionen: nicht nur bei schlechten Nachrichten!

Emotionen und starke Gefühle sind in der Onkologie allgegenwärtig. Dabei tragen Krebspatienten ihr Herz im Allgemeinen nicht auf den Lippen. Unausgesprochen sind sie oft bemüht, ihre Behandelnden vor ihren „negativen" Gefühlen der Enttäuschung, Angst, Trauer, Verzweiflung, aber auch vor ihrem Ärger oder Unmut zu verschonen. Patienten spüren oft intuitiv, wie viel sie ihren Behandelnden zumuten können und registrieren ausgesprochen sensibel deren Haltung und nonverbale Botschaften. Haben sie die Erfahrung gemacht, dass geäußerte Sorgen oder Befürchtungen auf einer sachlichen bzw. Informationsebene beantwortet oder bagatellisiert, also eher blockiert werden, verstummen sie, passen sich an oder ziehen sich zurück. Betroffene erleben es als hilfreich, wenn ihr Gegenüber nicht erschrickt (z. B. bei provozierenden Äußerungen: *„Dann kann ich mir ja gleich einen Strick kaufen!"*) oder bei schweren Themen nicht ausweicht, sondern ihnen als Person mit Respekt, Verständnis und Anteilnahme begegnet – *so gut es eben geht.*

Zurückhaltende, ruhige, angepasste Patienten thematisieren ihren Kummer, Sorgen und Nöte selten explizit und meist nur, wenn aufgeschlossene Behandelnde mit „aktivem Zuhören" versteckte Hinweise ansprechen. Diskrete Andeutungen werden leicht überhört, mit der Folge, dass körperliches und seelisches Leiden oft unentdeckt und unbehandelt bleiben.

Pflegende und Ärzte sind sich manchmal unsicher, ob Betroffene überhaupt über ihre Probleme, ihre seelische Not sprechen möchten. Sie befürchten, „eine Lawine loszutreten" oder schmerzliche Gefühle weiter zu verstärken, die sie womöglich nicht auffangen können (was ganz selten vorkommt!), und fragen lieber nicht weiter. Dabei gibt es Mittel und Wege, offen und zugleich ohne „Kontrollverlust" über Emotionen zu sprechen (Übersicht).

> **Über Emotionen sprechen**
> – Auf die einfache Frage, auch bei heiklen Themen – z. B. *„Ist es Ihnen recht, dass wir darüber reden?"* – kann Zustimmung oder auch Ablehnung eingeholt werden. Erleben Erkrankte, dass sie mit ihren Bedürfnissen respektiert werden, fühlen sie sich in ihrer Autonomie gestärkt. Fast immer sind sie froh, wenn ihnen ihr Gegenüber aufrichtiges Interesse entgegenbringt – das wirkt wie ein „Türöffner".

> – *Aktives Zuhören,* mit offenen, behutsamen Fragen – z. B. *„Was geht Ihnen gerade durch den Kopf?"* – erleichtert es Patientinnen und Patienten, sich über ihre Gedanken und Gefühle mitzuteilen und sich gleichzeitig klarer zu werden.
> – Stimmung und Gefühle sollten stets fragend, abwartend angesprochen werden – z. B. *„Was macht Ihnen Sorgen?"* – und nicht als Feststellung. So können Patienten die Vermutung bestätigen, konkretisieren, ergänzen, aber auch widersprechen: z. B. *„Nein, nicht Sorgen, sondern tierische Angst".*
> – Es ist besser, für Gefühle abgeschwächte, alltagssprachliche und „leise" Begriffe zu verwenden, wie *„durcheinander", „mulmig"* oder *„besorgt", „verunsichert", „unangenehm"* oder *„enttäuscht",* anstelle „starker" Begriffe wie *„Angst"* oder *„Aggression",* da letztere leicht den Widerstand verstärken oder als beschämend erlebt werden. Entscheidend ist, das wahrgenommene Gefühl in der passenden Intensität anzusprechen, möglichst erlebensnah, mit eigenen, authentischen Worten.
> – Auch die Frage, was momentan *„am schlimmsten"* ist, eignet sich als Türöffner und kann zur Klärung beitragen.

Aber: Bei aller kommunikativen Kompetenz können Pflegende oder Ärzte Gefühle zumeist nicht verändern. Es ist weder möglich noch wünschenswert, jemandem „die Angst zu nehmen", aber es ist möglich, falls gewünscht, sich die Angst gemeinsam genauer „anzuschauen". Dabei schrumpft sie oft auf ein vielfach kleineres Maß. Angst lässt sich nicht teilen, aber mitteilen, und wird damit oft erträglicher.

> Aufmerksames Zuhören, Interesse und Anteilnahme helfen Patientinnen und Patienten bei der emotionalen Orientierung und beim schrittweisen Gewahrwerden der veränderten Wirklichkeit. Zusammen mit den Behandelnden gelingt es ihnen, sich mit dem eigenen Erleben, mit ihren Bedürfnissen auseinanderzusetzen, und dabei nicht selten verschüttete Ressourcen zu entdecken.

> Gut gemeinte Aufmunterungen wie *„Kopf hoch!"* oder rascher Trost *„Das wird schon wieder"* verdeutlichen eher eine geringe Bereitschaft, sich mit den Sorgen von verzweifelten Patienten zu befassen. Die fühlen sich dann häufig beschämt und ziehen sich zurück.

Was steckt dahinter? Ein verärgerter, vorwurfsvoller Patient oder Angehöriger löst bei seinem Gegenüber leicht Gereiztheit oder aversive Reaktionen aus. Liegen die

Nerven auf beiden Seiten blank, kann es ungewollt in einen Machtkampf eskalieren. Einem „renitenten" Patienten wird dann etwa mit Behandlungsabbruch gedroht! Hinter einer aversiven Vorwurfshaltung verstecken sich fast immer seelische Not, schwer zu äußernde Gefühle – vor allem Angst, Schmerz, Trauer oder Verzweiflung – oder der Versuch der Selbstbehauptung, ein wenig Autonomie zu wahren. In solchen Fällen ist der wichtigste Schritt, mit einem „Stop!" aus der Eskalationsspirale auszusteigen und die eigene emotionale Verwicklung als Stolperstein und defensive Abwehr zu sehen (Tipp: in solchen Situationen 6 s Pause einlegen, um wieder einen kühleren Kopf zu bekommen). Auch wenn es schwerfällt, den Perspektivwechsel *„in die Schuhe des Patienten"* versuchen, um die Not und das Unglück hinter dem Vorwurf zu „übersetzen", gilt es diese zu entdecken und – anders als im folgenden Fallbeispiel – nicht als kränkenden Vorwurf an den Patienten zurückzugeben.

▶ **Fallbeispiel**

Herr B.

Der 34-jährige Herr B., seit 2 Jahren an Ewing-Sarkom erkrankt, bisher in Remission – äußert am Telefon aufgebracht, lauter werdend: „Was soll das jetzt: der Radiologe spricht von einer Metastase im CT, Sie sprechen von zwei, wem kann man denn hier überhaupt noch glauben??" Ärztin: „Ich hatte Ihnen bereits gesagt, dass Ihre Chancen weniger als 100 % sind."

Kommentar: Es ist keineswegs einfach, der Provokation des Patienten standzuhalten. Wie wäre es, wenn die Ärztin ihren Ärger über seine Provokation wahrnehmen und anstelle einer beschämenden Bloßstellung sein ungläubiges Entsetzen nachvollziehen könnte, vielleicht ihr Bedauern über das unerwartete Rezidiv bekunden und ihre Unterstützung anbieten würde, z. B. *„Mit diesem Ergebnis hatten wir beide nicht gerechnet … das ist wirklich unfassbar. Was brauchen Sie jetzt, um mit der Nachricht fertig zu werden?"*. Womöglich hätte ein kurzer Perspektivenwechsel – *„Wie würde es mir mit so einer Nachricht gehen?"* – ihr geholfen, ihren Ärger zu verwandeln. ◄

Praxistipp

Auf Emotionen patientenzentriert eingehen:
- Raum geben, aufmerksam hinhören, Nonverbales registrieren.
- Gefühle und Stimmungen mit alltagssprachlichen Begriffen „anbieten".
- Bemühen um Verstehen (z. B. Appell): Validieren und Mitgefühl.

- Verzweiflung und Not hinter aversivem Verhalten erkennen.
- Konfliktpotenzial erkennen (s. oben) und benennen, eigene emotionale Verwicklung wahrnehmen; ggf. Perspektivenwechsel, um wieder in hilfreichen Dialog zu kommen.
- Anerkennen von Belastung und Not des Patienten *und* seiner Bewältigungsbemühungen.
- Gemeinsam Ressourcen auffinden, geeignete Unterstützung anbahnen.
- Falls gewünscht, Kollegen oder Angehörige zur Klärung einbeziehen.
- Evtl. weiteres Gespräch, ggf. Kontakt zu psychoonkologischen Fachpersonen anbieten.

33.5.7 Das Gespräch zum Abschluss bringen – nächste Schritte

SPIKES

SPIKES: **S**ummary und **S**trategy; **S**upport

„*Wie geht es jetzt weiter*"? Kein Gespräch, in dem es um schwerwiegende Nachrichten geht, sollte enden, bevor der Patient eine klare Perspektive und Vorstellung von den nächsten Schritten hat.

Die *Strategie* kann ein Behandlungsvorschlag sein, eine Besprechung mit Spezialisten vom Tumorboard oder die Planung der häuslichen Versorgung. In ihrer Verunsicherung haben Patientinnen und Patienten eine solche Orientierung ebenso nötig wie die Gewissheit, dass sie nicht allein gelassen werden. Zur Strategie zählt auch, Folgegespräche zu planen, ggf. zusammen mit Angehörigen, sofern der Patient dies wünscht, und Bedarf und Möglichkeiten weiterführender Unterstützung zu besprechen. Bei Weiterbehandlung in anderen Settings ist bestmöglich für Betreuungskontinuität, zumindest in Form einer Übergabe, zu sorgen. **Wann immer möglich sollten Hausarzt oder Hausärztin informiert und in die weitere Behandlung einbezogen werden.** Spezialisierte Behandlungsangebote, etwa Schmerzambulanz, Palliativkonsil, Ernährungsberatung, Physiotherapie, spezielle ambulante Pflegedienste, wie z. B. Spitex in der Schweiz, in Deutschland AAPV und SAPV, oder Brückenpflege, Termine mit Sozialarbeitern, Seelsorgern, Selbsthilfe und Psychoonkologen sollten wiederholt angeboten, ggf. auch aktiv initiiert werden.

33.5.8   Onkologische Therapieoptionen diskutieren

Die meisten Therapieempfehlungen werden entsprechend den aktuellen tumorspezifischen nationalen oder internationalen Behandlungsleitlinien (viele haben eine Version für Patienten!) in multiprofessionellen Tumor-Boards unter Beteiligung mehrerer Fachexperten, seltener auch im Beisein von Patienten diskutiert. Die Empfehlungen der Experten müssen dann mit den Betroffenen eingehend, an ihre individuellen Erfordernisse (Sprache, kognitive Auffassung, kulturell/religiöser Hintergrund) angepasst, diskutiert und vermittelt werden: Es braucht ihre Zustimmung im Sinne einer partizipativen Entscheidung. Gelegenheit zu Fragen, wie auch nochmalige Gespräche zu einem späteren Zeitpunkt und mit Angehörigen sollten gewährleistet sein.

> **❯** Für die Diskussion von Therapieempfehlungen sollten die kommunikativen Strategien verwendet werden wie in ▶ Abschn. 33.5.1, 33.5.2, 33.5.3, 33.5.4, 33.5.5, 33.5.6 und 33.5.7 anhand des SPIKES-Protokolls beschrieben.

Die Besprechung mit den Erkrankten beansprucht Zeit und muss durch eine klinisch erfahrene medizinische Fachperson mit guter Vernetzung in den Abteilungen und mit guter kommunikativer Kompetenz erfolgen. Sie kann nicht, wie häufig zu beobachten, an unerfahrene Assistenzärztinnen und -ärzte delegiert werden.

Wenn es um Verständnis und Verarbeitung von komplexen, emotional fordernden Informationen geht, die für Verunsicherung und Irritation sorgen, sind verfügbare erfahrene und kompetente Pflegefachpersonen unverzichtbar, die Erkrankte und Angehörige mit einem patientenzentrierten Vorgehen unterstützen: bei der kognitiven Orientierung, beim Abwägen von persönlichen Präferenzen und empfundenen Verpflichtungen gegenüber Angehörigen – z. B. *„Ich würde ja nicht … aber meine Familie will, dass ich weiterkämpfe"*.

Zur pflegerischen Aus-, Fort- und Weiterbildung zählen deshalb unverzichtbar gute Kenntnisse aktueller, innovativer onkologischer Therapiekonzepte, einschließlich bekannter Kontroversen. Alle Informationen sind heutzutage im Internet zu finden. Es ist immer damit zu rechnen, dass Patientinnen und Patienten sie kennen und die Aussagen ärztlicher oder pflegender Fachkräfte überprüfen bzw. abgleichen. Pflegefachkräfte sollten über seriöse und kompetente Informationsquellen (in Deutschland z. B. der Krebsinformationsdienst) Bescheid wissen und sie sowohl selber nutzen als auch Patienten damit vertraut machen können.

> **❯** Für die Vermittlung und Diskussion von Therapieoptionen sollte ein verbindliches, standardisiertes und transparentes Vorgehen nach Art einer SOP etabliert und in der Patientenakte dokumentiert sein, wo auch Kontaktinformationen von ambulant mitbehandelnden Ärzten und anderen Fachpersonen (Allgemeinmedizin, Gynäkologie, Palliativmedizin usw.) vermerkt werden (Schweizer. SAMW 2013).

Pflegekräften fallen Defizite in der Aufklärung am ehesten auf, etwa wenn Patienten von einem Gespräch „nichts wissen" oder „sich nicht erinnern". Sie sollten sich für ein patientenzentriertes Vorgehen und Klärung einsetzen! Es soll bestmöglich gewährleistet werden, dass die Erkrankten …

- alle Informationen erhalten, die für ein persönlich zufriedenstellendes *Verständnis* der jeweiligen Therapieempfehlung, einschließlich Vor- und Nachteilen sowie der therapiebedingten Belastung, und für eine echte partizipative Entscheidung nötig sind.
- das übergeordnete *Therapieziel* kennen und verstehen: explizit machen, ob es um „Heilung" bzw. Langzeitremission geht, um eine Verlängerung der Lebenszeit bei fortgeschrittener Erkrankung und palliativem Therapieziel oder um symptomorientierte „bestmögliche supportive Therapie" bei Versagen der antitumoralen Therapie und begrenzter Lebenszeit mit dem Ziel Verringerung von Leiden und möglichst Erhalt von Lebensqualität.
- bei jeder palliativen Therapie bzw. nicht heilbaren Krebserkrankung ausdrücklich auch über „Best supportive Care", zusätzlich zur oder anstelle antitumoraler Therapie und die Möglichkeit *früher palliativer Mit-Behandlung* informiert werden.
- über alle verfügbaren *Therapie-Alternativen* (laut jeweiliger Leitlinie) eingehend informiert sind und von der Möglichkeit wissen, eine *Zweitmeinung* einzuholen.
- Ansprechpartner haben, die verbindlich für Rückfragen usw. zur Verfügung stehen *(Betreuungskontinuität!)*.
- je nach persönlichen Präferenzen, gemeinsam mit den Behandelnden ggf. mit Angehörigen eine informierte Therapieentscheidung treffen können.

Im klinischen Alltag bleibt der hohe Stellenwert qualifizierter Kommunikation mit Patienten gegenüber der onkologischen Expertise weiterhin unterbewertet. Aber es ist auf institutioneller Ebene so notwendig wie lohnend, hier in personelle Ressourcen zu investieren: Allzu oft werden bei mangelhafter Information kostspielige und nicht zwingend nötige weitere Konsultationen,

Rücksprache, Klärungen von Missverständnissen, unnötige Zweitdiagnostik bzw. Zweitmeinung erforderlich, wobei die erhebliche Verunsicherung und Beunruhigung der Patientinnen und Patienten noch nicht berücksichtigt ist. Und immer gilt der Satz: *„Gesagt heißt nicht angekommen"* – also immer das Verständnis rückversichern.

33.6 Patientenzentrierte Kommunikation bei fortschreitender Erkrankung, begrenzter Lebenszeit und am Lebensende

Früher war es mangels therapeutischer Möglichkeiten vielleicht einfacher für Ärzte und Kranke, bei einer fortschreitenden Krebserkrankung die Grenzen des Machbaren zu akzeptieren bzw. zu vermitteln. Heute nähren inzwischen scheinbar unbegrenzt verfügbare Behandlungsoptionen bis in vierte, fünfte und weitere Linien vielfach die Hoffnung, wenn nicht „den Krebs zu besiegen", ihm doch noch Aufschub, mehr Lebenszeit, ein „noch nicht" abzuringen.

33.6.1 „Die ganze Wahrheit?"– Dilemmata von Ärzten, Pflegenden und Patienten in der Onkologie

Angesichts der vielfältigen Möglichkeiten palliativer Tumortherapie fällt es Onkologen nicht leichter, mit Patienten rechtzeitig klärende Gespräche zur Prognose, zu realistischen Therapiezielen und absehbaren Grenzen palliativer Tumortherapien zu führen. Gegen alle Vernunft löst Therapieversagen, der „ultimative Feind", bei Onkologen Gefühle von Hilflosigkeit oder persönlichem Versagen aus: *„Du hättest es vielleicht doch besser machen können"*. Oder sie erleben es wie einen *„Verrat"* an ihrem Patienten (Back et al. 2009). Nicht anders als Ärzte hadern auch Pflegekräfte gerade bei jungen Menschen, „die noch nicht gelebt haben", mit der Ungerechtigkeit, dass sie so früh sterben müssen.

Um solchen schweren, als unangenehm erlebten Gesprächen aus dem Weg zu gehen und dem oft dringenden Patientenwunsch zu entsprechen, wählen Pflegekräfte und ärztliche Behandelnde in Kollusion mit den Patienten, besonders den jungen, den „Handlungsdialog". Dann wird die onkologische Behandlung mit fraglich wirksamen Tumortherapien nicht selten bis in die letzten Lebenswochen fortgesetzt. Dies, obwohl allen Beteiligten bewusst ist, dass die unweigerliche Enttäuschung nur verzögert wird, und trotz ethischer Dilemmata angesichts eines beachtlichen Schadens-Risikos und hoher Kosten (s. ► Fallbeispiel Herr O.).

Wir haben noch viele Pfeile im Köcher" – eine von Onkologen gerne verwendete Metapher. So vage sie ist, erleben sie auch Patienten mit realistischer Sicht auf ihre begrenzte Lebenszeit als tröstlichen Zauber des „Noch-Nicht" gegen die Angst, zumal das „wir" es erlaubt, sich mit den Behandelnden als Verbündeten zu identifizieren. Dann kann der „Elefant im Raum" zumindest für eine Weile ignoriert, können unangenehme Gespräche über die Grenzen des medizinisch und menschlich Machbaren auf später, oder nie, verschoben werden.

Das kann aber bedeuten, dass wichtige Abschiede nicht möglich sind, vielleicht mit anhaltenden Auswirkungen auf das Leben von Angehörigen. Die Kranken haben dann keine Gelegenheit, Verfügungen für unvorhergesehene Notfälle und für ihre Behandlung bzw. Pflege am Lebensende zu treffen und, soweit sie es wünschen, Abschied zu nehmen. Ohne vorausschauende Versorgungsplanung müssen Behandelnde und Angehörige in Notsituationen womöglich schwere Entscheidungen für Patienten treffen, die oft genug konflikthaft und schmerzlich sind (► Abschn. 33.5.4).

33.6.1.1 Zerstört offene Kommunikation über die „Wahrheit" Hoffnung und Lebenswillen?

Glaubt man anonymen Befragungen, will die überwiegende Mehrzahl der Betroffenen „alle verfügbaren Informationen zu ihrer Krebserkrankung erfahren", auch in fortgeschrittenen Stadien, für den Fall einer ungünstigen Prognose und bei begrenzter Lebenszeit.

> Prognostische Angaben sind immer nur statistische Wahrscheinlichkeiten. Sie erlauben keine Aussage über die persönliche Perspektive eines Menschen, der unmittelbar mit einer begrenzten Lebenserwartung konfrontiert ist. Hohe Zustimmungsraten zu „offener prognostischer Aufklärung" in Befragungsstudien sollten weder als Patientenwunsch missverstanden noch zur Rechtfertigung für weitreichende prognostische Aufklärung ohne Einverständnis der Betroffenen verwendet werden.

Bei fortschreitender Erkrankung scheint der Wunsch nach „rückhaltloser Aufklärung und Wahrheit" häufiger zu verblassen zugunsten einer ambivalenten oder eher abwehrenden Haltung: zwischen dem Wissen um die begrenzte Lebensperspektive und dem Ahnen des nahenden Todes und der Hoffnung auf vielleicht noch „viele Pfeile im Köcher".

Eine Reihe von Untersuchungen zeigt: Bei Weitem nicht alle Patienten mit begrenzter Lebenserwartung halten viel von „prognostic awareness", und etwa ein Drittel wünscht nicht von einer ungünstigen Prognose zu erfahren. Gespräche, in denen es um eine Therapieziel-änderung ging, vom Ziel, das „Überleben zu verlängern", hin zu „Lebensqualität", wurden von Patienten entweder nicht oder ausgesprochen optimistisch verzerrt erinnert (Bernacki und Block 2014; Enzinger et al. 2015).

Auf der anderen Seite lässt sich die Annahme, Gespräche über Themen am Lebensende oder Aussagen zur verbleibenden Lebenszeit könnten die Erkrankten zu sehr psychisch belasten oder gar traumatisieren, nicht bestätigen. Angehörige äußern manchmal diese Befürchtung: Die Patientin, der Patient könnte „die Wahrheit" des nahen Todes nicht ertragen, ihre Hoffnung könnte zerstört und ihr Lebenswillen genommen werden (wechselseitige Schonhaltung in Familien, ▶ Abschn. 33.7). Aber weder die klinische Erfahrung noch wissenschaftliche Evidenz sprechen dafür.

> Solange sich die Betroffenen als „ganze Person" wahrgenommen, respektiert und in sicherem Kontakt mit ihren Behandelnden, in der Gemeinschaft mit anderen beschützt und gehalten, „nicht im Stich gelassen" wissen (Reddemann 2014), ist diese Sorge unbegründet.

Das muss nicht heißen, dass ganz explizit über das Sterben gesprochen wird. Oft ereignet sich Wichtiges unausgesprochen, zwischen den Zeilen. Auch ein gemeinsames Paar- oder Familiengespräch wird fast immer als entlastend erlebt. Die meisten Menschen verfügen zudem zum Selbstschutz über protektive Strategien der Bedrohungsabwehr (▶ Fallbeispiel Herr L.).

> **▶ Fallbeispiel**
> **Herr L.** (nach Krug et al. 2021)
> So bringt Herr L. mit fortgeschrittenem Lungenkrebs im Interview sein Vertrauen zum Ausdruck, dass die Behandelnden seinen unausgesprochenen Wunsch respektieren: „Ich denke, sie (interprofessionelles Tandem Pflegekraft und Arzt) merken schon, was ich nicht wissen will. Ich sag's mal einfach: die Zeit, die mir noch bleibt …, ich will's nicht wissen und ich will's nicht hören". ◄

33.6.1.2 Umgang mit Abwehr und Verleugnung

> Als Faustregel ist davon auszugehen, dass Menschen gute, wenn auch oft nicht bewusste Gründe haben, sich nicht mit ihrer begrenzten Lebensperspektive, dem bevorstehenden Tod zu befassen. Das ist nicht immer zu verstehen, aber fraglos zu respektieren.

Ob man es als Vermeiden, Verleugnen oder ein kaum bewusstes *„middle knowledge"*, ein gleichzeitiges Wissen und Nicht-Wahrhaben-Wollen (Weisman 1979), bezeichnet: Es dient in jedem Fall dem Schutz des Selbst vor einer unbewusst als unerträglich erlebten Angst vor Vernichtung (s. eindrückliche Fallbeispiele in Weisman 1972, 1979; Köhle und Obliers 2011).

Ein von den Behandelnden „gut gemeintes" Angebot kann leicht als Bedrohung bzw. als ängstigender Angriff erlebt werden: Etwa, dass Erkrankte mit einer realistischen Sichtweise auf ihre Prognose und die begrenzte Lebenszeit „den Tatsachen ins Auge blicken müssen", um so ihr verbleibendes Leben bewusst, womöglich intensiver zu erleben. Ihnen bleibt kaum eine andere Möglichkeit, als den bedrohlich erlebten Angriff abzuwehren (▶ Fallbeispiel Herr L.).

Der Grad der *Verleugnung* entspricht dem Ausmaß vorwiegend unbewusster Angst: Je massiver sie ist, umso mehr müssen starke Schutzdämme hochgezogen werden. Behandelnde sollten möglichst mit angstreduzierenden Maßnahmen für Sicherheit sorgen. Auch die Erfahrung, mit seiner Haltung respektiert zu werden, kann das Erleben von Autonomie stärken und dadurch Angst verringern.

> Verleugnung sollte aufmerksam registriert und gegenüber dem Patienten mit Fokus auf die Belastung wertschätzend kommentiert werden, z. B. *„Sie haben grad ziemlich viel zu verkraften"*, keinesfalls „mit der Brechstange" durchbrochen werden (Weisman 1972; Köhle und obliers 2011).
> - Vorsichtiges Fragen – *„Was ist Ihnen von unserem letzten Gespräch in Erinnerung geblieben?"* – in Verbindung mit dem, was Pflegekraft oder Arzt erinnern, kann von beiden Seiten als klärend erlebt werden und womöglich Licht ins Dunkel bringen.
> - Mit orientierenden offenen Fragen im Konjunktiv – *„Was wäre, wenn …?"* – vermittelt sich die Bereitschaft der Behandelnden. Zugleich lässt sich ein Möglichkeitsraum herstellen und herausfinden, inwieweit sich eine Patientin, ein Patient gedanklich an heikle Themen, z. B. an das Sterben, annähern kann und ob sie oder er darüber sprechen möchte, ohne sich unter Druck oder im Stich gelassen zu fühlen. Dann können wichtige Dinge ans Tageslicht kommen. Nicht selten gibt es etwa noch eine Person, um die sich die Erkrankten sorgen und die sie oder ihn braucht.
> - Manchmal gelingt ein hilfreicher Zugang „um die Ecke", wenn man sich mit dem Patienten, der Patientin auf die Suche nach etwas Tröstlichem macht: Wo sie z. B. angenehme Erinnerungen, Bilder, Melodien, ein Gedicht aus ihrem Leben oder eine Geschichte aus der Kindheit für sich wieder entdecken, zusammen mit einer wohltuenden Erfahrung von Sicherheit und Aufgehobensein.

– Generell schätzen Patienten es, wenn „die Tür offen bleibt" und wenn sie wissen, dass sie zu jeder Zeit auf ein Gesprächsangebot zurückkommen können.

❯ Behandelnde können nicht wissen, was die individuelle „Wahrheit" eines schwer kranken Menschen mit begrenzter Lebensperspektive ist. Es lohnt sich aber, sich gemeinsam mit Betroffenen – so sie es wollen – auf eine „forschende Reise" zu begeben und es herauszufinden. Das spontane Erzählen und neugieriges Interesse seitens der Behandelnden sind ein ergiebiger Weg, Patienten wirksam dabei zu unterstützen, dass sie neue Perspektiven oder auch so etwas wie Selbstwirksamkeit gegen die Angst entdecken können.

▶ **Fallbeispiel**

Herr O.

Herr O., ein 70-jähriger Patient mit fortgeschrittenem Kolonkarzinom, Lebermetastasen und sich verschlechternden Leberwerten, kommt in die Allgemeinarzt-Praxis zur Blutabnahme, möchte noch mit „Frau Doktor" sprechen, zu der er ein gutes Vertrauensverhältnis hat. Er zeigt ihr ganz begeistert sein tragbares Infusionsgerät, über das eine Chemo kontinuierlich appliziert wird. „Schauen Sie mal, was ich da Tolles habe – was sagen Sie dazu?" Der Patient schwärmt vom behandelnden Onkologen, der ihm eine „ganz neuartige" Therapie in Aussicht gestellt hat, „ganz speziell für meine Tumorzellen". Die Ärztin ist zwiegespalten, fühlt sich als „kleine dumme Allgemeinärztin" und ärgert sich doch über die Versprechungen – „während ich mit ihm über sein Sterben sprechen wollte – und 4 Wochen später war er tot".

Kommentar: In einem Kommunikationstraining übernimmt ein Schauspieler die Rolle von Herrn O. Die Ärztin setzt sich kurz mit ihm im Labor hin, um auf seine Frage zurückzukommen. Sie wendet sich ihm zu, hält Blickkontakt: Er habe so begeistert gewirkt, aber sie habe seine Frage noch nicht verstanden, worum es ihm dabei gehen würde?

Herr O. sitzt zusammengesunken auf dem Stuhl. „Wissen Sie, es macht mir Sorgen, dass ich in letzter Zeit ständig so müde bin und nichts essen mag. Ob das wohl von der Chemo kommt, oder …??" Er vertraue ihr ja, seit sie vor 2 Jahren den Tumor gefunden hatte, und jetzt …, „was meinen Sie, ob das nochmal was wird mit der neuen Therapie?" Er hat feuchte Augen, sucht den Blick der Ärztin.

„Ja, Herr O., das ist sehr spürbar, wie sehr Sie das bekümmert … Und die letzten Laborwerte waren auch nicht so toll …" (Pause mit Blickkontakt ca. 20 s, während der Herr O. schweigt).

„Ich mache Ihnen einen Vorschlag: Wir warten die neuen Laborwerte ab, und ich spreche mit Ihrem Onkologen. Können Sie dann übermorgen abends zur Besprechung kommen? Und Ihre Frau mitbringen? Sie wird auch wissen wollen, wie es weitergeht … Was halten Sie davon?"

„Da wäre ich ganz schön erleichtert, auch wegen meiner Frau …" ◀

33.6.2 Empfehlungen für patientenzentrierte Kommunikation in fortgeschrittenen Krankheitsphasen und am Lebensende

Die palliative Versorgung von Patienten mit fortgeschrittener Krebserkrankung und ihren Familien erfordert vor allem Betreuungskontinuität und patientenzentrierte Kommunikation. Exzellente, offene Kommunikation kann Erkrankte und ihre Familien mit der palliativen Versorgung („Palliative Care") vertraut machen, ohne dass dies ängstigend oder bedrohlich erlebt wird. Sie kann Vertrauen aufbauen, die Kontrolle sonst oft verschwiegener Symptome ermöglichen, die Bewältigung stärken und die Entscheidungsfindung erleichtern.

Die im Folgenden aufgeführten Empfehlungen der S3-Leitlinie Palliativmedizin zur Kommunikation insbesondere am Lebensende stimmen mit den Hauptaussagen der ASCO-Leitlinie zur Kommunikation in der onkologischen Versorgung überein (Leitlinienprogramm Onkologie 2020; Gilligan et al. 2018)

Patientenzentrierte Kommunikation bei fortgeschrittener Krebserkrankung und begrenzter Lebenszeit

– Ziel ist, mit Patienten und Angehörigen konkrete Ziele und Formen palliativer Behandlung so zu diskutieren und umzusetzen, dass ihre persönlichen Präferenzen, Bedürfnisse und Versorgungswünsche angesichts begrenzter Lebenszeit und am Lebensende berücksichtigt und bestmöglich zufrieden gestellt werden.

– Gespräche über die Präferenzen von Patienten zu ihrer Versorgung am Lebensende sollten von den behandelnden Klinikern frühzeitig im Verlauf einer nicht heilbaren Krebserkrankung und wiederholt bei allen klinischen Veränderungen oder auf Wunsch des Patienten erfolgen.

- Patienten mit einer nicht heilbaren Krebserkrankung soll frühzeitig und wiederholt die ausdrückliche Bereitschaft vermittelt werden, über das Sterben an der Erkrankung zu sprechen. Dabei sollten auch Worte wie „Sterben" und „Tod" von allen an der Behandlung Beteiligten in einfühlsamer und situativ angemessener Weise ausgesprochen werden.
- Behandelnde sollten einfühlsam explorieren, inwieweit kulturelle, religiöse oder spirituelle Glaubenssysteme Einfluss auf die Entscheidungen und Präferenzen von Patienten haben.
- Sie sollten Trauer, Verlust und Schmerz bei Patienten, Angehörigen und bei sich selber wahrnehmen und empathisch darauf eingehen. Bei Bedarf sollten sie Zugang zu psychosozialer Mitbetreuung im Team haben.

Im besten Fall kann im Wissen um die begrenzt verbleibende Lebenszeit frühzeitig mit einer gemeinsamen, *vorausschauenden Versorgungsplanung (ACP)* für Sicherheit und Beruhigung gesorgt werden. Diese adressiert alle Präferenzen der Erkrankten hinsichtlich ihres letzten Lebensabschnittes und soll im Rahmen *partizipativer Entscheidungsfindung*, d. h. mit aktiver Beteiligung der Patienten und entsprechend ihrem Wunsch erfolgen (S3-Leitlinie Palliativmedizin; Leitlinienprogramm Onkologie 2020).

Im Einzelnen geht es um

- die Festsetzung von Therapiezielen sowie Entscheidungen über die Fortsetzung medizinischer Maßnahmen,
- das Vorgehen bei unvorhergesehenen kritischen Ereignissen oder Notfällen,
- Entscheidungen zu lebenserhaltenden Maßnahmen.

Allerdings treffen die zentralen Elemente patientenzentrierter Kommunikation und Versorgung – offene Kommunikation, gemeinsame Entscheidungen, bedarfsangepasste Begleitung und Versorgung am Lebensende – bei einem Teil der Erkrankten nicht auf die erwartete Resonanz: Patientinnen und Patienten unterscheiden sich ganz erheblich, was ihre Wünsche, ihre Therapieziele und Behandlungspräferenzen betrifft und welche therapiebedingten Einschränkungen und Belastungen sie in Kauf zu nehmen bereit sind. In jedem Fall gilt es ihre Haltung zu respektieren.

33.7   Kommunikation mit Angehörigen – „Unit of Care"

Für Angehörige, Familie und Freunde von Krebspatienten ergeben sich vielfältige kommunikative Herausforderungen. Während sie für die Erkrankten zumeist die wichtigste Quelle von Unterstützung bedeuten, sind sie selbst durch die lebensbedrohliche oder -begrenzende Krankheit eines nahestehenden Menschen bedroht. Oft genug sind sie überfordert und belastet, häufig in einem dem Patienten vergleichbaren, zuweilen sogar höheren Ausmaß (▶ Abschn. 34.9.4).

> In dieser Doppelrolle zwischen eigener Belastung und ihren Bemühungen zu ihrer Bewältigung und zur Unterstützung des Patienten werden Angehörige im onkologischen Alltag bisher nur unzureichend wahrgenommen. Sie erfahren noch zu selten die Anerkennung und Wertschätzung, die sie verdienen, und die Unterstützung, die sie brauchen.

Krebs ist immer eine Familienangelegenheit mit ganz unterschiedlichen Auswirkungen auf jeden einzelnen Angehörigen, auf die familiären Beziehungen und die Rollen. Entsprechend gilt in der Palliativversorgung die „Familie" (nahestehende Personen, nicht auf Angehörige begrenzt) als *„Unit of Care"* – als Einheit.

Manchmal erleben Pflegende und ärztliche Behandelnde die Kommunikation mit Angehörigen eher als schwierig oder anstrengend, besonders wenn sie sich mit fordernden oder vereinnahmenden Angehörigen konfrontiert sehen. Negative Äußerungen, z. B. als Vorwurf oder Anschuldigung, werden kaum von den Erkrankten, sondern eher von Angehörigen zum Ausdruck gebracht. Fühlen sich Ärzte und Pflegekräfte dadurch persönlich und ungerecht angegriffen, kommt es leicht zu Ungeduld und Gereiztheit, was Angehörige sehr wohl wahrnehmen und entsprechend aversiv beantworten. Dann ist die Kommunikation in einer Sackgasse gelandet.

Hinter Vorwurf und Anklage steht fast immer die Angst und Sorge der Angehörigen um „ihren" Patienten, manchmal auch ein schlechtes Gewissen und immer das Gefühl der Hilflosigkeit – nichts oder nicht genug für den erkrankten Angehörigen tun zu können. Dabei sind sie sich meist nicht bewusst, wie viel sie mit ihrer aufmerksamen Nähe und Fürsorge dafür tun, dass der Patient, die Patientin sich sicher und aufgehoben weiß.

> Erfahren sie von den Behandelnden wertschätzende Anerkennung, und fühlen sie sich mit ihrer Sorge um den erkrankten Angehörigen „gesehen", können sie die Kommunikation als hilfreich und unterstützend wahrnehmen.

Die Kommunikation untereinander, in der Familie oder Partnerbeziehung, ist auch in funktionalen Familien häufig von einer wechselseitigen Schonhaltung geprägt. Es herrscht das Bedürfnis vor, sich gegenseitig möglichst zu schonen und nicht mit dem eigenem Kummer zusätzlich zu belasten, auch schwelende oder offene Konflikte lieber unter dem Teppich zu belassen. Jugendliche sorgen nicht selten mit bockigem Verhalten für Krach und Kontroversen auf Nebenschauplätzen, um der Familie möglichst Trauer und Schmerz zu ersparen – wobei sie mit ihrer eigenen Not nicht immer wahrgenommen werden. Gibt man ihnen im Familiengespräch die Gelegenheit, sind es häufig gerade diese Jugendlichen, die mutig genug den „Elefant im Raum" ansprechen und den Eltern damit eine offenere Kommunikation, und letztlich mehr Nähe erleichtern.

Schonhaltung und ängstliches Vermeiden bewirken eine ausgedünnte, scheinbar oberflächliche Kommunikation, wo jeder seinen Kummer und auch seinen Ärger für sich behält. Manchmal kommt es zu einer „Verschwörung des Schweigens", und zwar gleichzeitig mit tiefer Verbundenheit untereinander. In fortgeschrittenen Krankheitsstadien erleben sich Tumorkranke nicht selten als eine unzumutbare Last für ihre Partner und Angehörigen. Noch verstärkt durch ausgeprägte Ängste, dass sie vom Partner verlassen werden könnten – ein charakteristisch depressiver Verarbeitungsmodus –, entsteht dadurch zusätzliches und vermeidbares seelisches Leiden.

Daraus ergeben sich vielfältige Ansatzpunkte für hilfreiche Gespräche mit Partnern bzw. Partnerinnen und Familienangehörigen – das Einverständnis des Patienten vorausgesetzt. Anlass kann der Wunsch seitens des Patienten oder eines Angehörigen sein. Häufiger sind es Veränderungen im Krankheitsverlauf oder von Therapiezielen, auch Übergänge, etwa am Ende einer kurativen Therapie oder in die häusliche Palliativversorgung am Lebensende.

In gemeinsamen *Paar- und Familiengesprächen* lassen sich diese Themen gut angehen. Im geschützten Raum und angeregt durch eine neutrale Person fällt es den Beteiligten häufig viel leichter, miteinander ins Gespräch zu kommen und sich auch über heikle oder schwierige Themen auszutauschen. Das gelingt noch besser, wenn Barrieren benannt werden, etwa unausgesprochene Tabus oder das Bedürfnis, sich gegenseitig nicht zu belasten. Dies ist fast immer Ausdruck starker Verbundenheit.

Jede Familie bringt ihre eigene Beziehungsdynamik, ihre kommunikativen Strategien im Umgang mit Konflikten und divergierenden Meinungen mit, was sich in einem Gespräch sicher nicht ändern lässt. Es empfiehlt sich, zunächst den familiären Stil zu erfragen, welche familiären Funktionen und Rollen sich aus Sicht der Familienmitglieder durch die Erkrankung verändert haben, wie mit Veränderungen umgegangen wird und wie Entscheidungen in der Familie getroffen werden, um daran anschließend Stärken zu nutzen.

Praxistipp

Als „Eintrittskarte" für hilfreiche gemeinsame Einzel- oder auch Familiengespräche mit Angehörigen gilt:

- Die Teilnehmenden erfahren ausdrückliche Anerkennung und Wertschätzung: für ihr Engagement für den Patienten, für die Bereitschaft zum gemeinsamen Gespräch.
- Auf Wünsche der Familie an die Behandler, ihre Fragen und Sorgen wird eingegangen.
- Auf divergierende Bedürfnisse der Familienmitglieder wird geachtet.
- Krankheitsbedingte Anforderungen, Beanspruchung und Bewältigung werden anerkannt: „Wie kommen Sie zurecht?"
- Selbstwirksamkeit wird gefördert: Was kann der Patient, die Patientin für die Familie tun? (Kinder sind an Ideen meist nicht zu übertreffen.)
- Bei anstehenden Entscheidungen: Toleranz für divergierende Auffassungen, Gemeinsamkeiten hervorheben und Fähigkeit zur Entscheidungsfindung fördern.
- Angehörigen werden keine Entscheidungen für nicht entscheidungskompetente Patienten abverlangt: lebenserhaltende/-verlängernde Maßnahmen. Überforderung!
- Die Familie wird entlastet: Den Patienten virtuell mit ins Gespräch nehmen und die Angehörigen nach seinen – vermuteten – Präferenzen zu Therapieentscheidungen fragen: *„Was würde sich Ihr Vater von uns wünschen bzw. erwarten?"*, zu gemeinsamer Entscheidungsfindung beitragen.

Oft geht es um die Notwendigkeit, weitere Unterstützung durch Professionelle und das soziale Umfeld zu initiieren und Angehörige zu entlasten. Angehörigen hilft es, wenn sie Anregungen erhalten, auch von Patienten, wie sie noch besser unterstützen, was sie für sie tun können, und was sie ihnen nicht abnehmen sollten (z. B. Autonomie-Abhängigkeits-Themen). Pflegende können auch dazu ermutigen, sich in der Familie untereinander mitzuteilen und auszutauschen, gerade wenn das Schwere, das Leid unaussprechlich scheinen. Dass darüber zu reden nicht alles schlimmer macht, kann zu einer erleichternden Erfahrung werden. Auch dass es möglich ist, Trauer, Schmerz und Kummer miteinander zu teilen und zu überstehen und Kraft aus der Verbundenheit zu ziehen.

> Pflegende können dazu beitragen, den Dialog in der Familie in Gang zu bringen, spürbar zu erleichtern und den Beteiligten mit offener und erleichternder Kommunikation tiefgreifende Erfahrungen untereinander ermöglichen.

Familien, die sich in der Palliativ- und Terminalphase in offener Kommunikation von Pflegenden unterstützt fühlten und Abschied nehmen konnten, berichten oft mit Dankbarkeit über diese Erfahrung, die ihnen einen tröstenden Abschluss und Neubeginn in ihrem Leben ermöglichte.

Praxistipp

Kommunikation mit Angehörigen:
- Vorwürfe oder Anschuldigungen als Ausdruck seelischer Not und Belastung der Angehörigen verstehen.
- Bemühungen von Angehörigen anerkennen und Wertschätzung signalisieren.
- Offene Kommunikation auch am Lebensende unterstützen.
- Gemeinsam nach Möglichkeiten der Verarbeitung und Entlastung suchen.
- Unvermeidbares Leid würdigen und gemeinsam tragen.
- Unterstützung der Familie durch weitere Professionelle bahnen.
- Angehörige in ihrer Verbundenheit wertschätzen, Beziehungen stärken.

Auch die Empfehlungen der S3-Leitlinie Palliativmedizin zur Kommunikation (▶ Kap. 6; Leitlinienprogramm Onkologie 2020) gehen auf die Rolle der Angehörigen als Unterstützer und Mitbetroffene ein. Sie formulieren Anforderungen an angemessene, den Bedürfnissen entsprechende Unterstützungsangebote für Angehörige und Familien, die eine offene Kommunikation in Familiengesprächen fördern, auch im Fall von Meinungsverschiedenheiten zur palliativen Versorgung.

Kommunikation mit Angehörigen

Angehörige *sollen* in ihrer Rolle als Unterstützer und Mitbetroffene wahrgenommen und gewürdigt werden.

Sie *sollen* nach ihren Bedürfnissen gefragt und bei Bedarf ermutigt werden, Unterstützungsangebote anzunehmen.

Familiengespräche *sollen* mit Zustimmung des Patienten einberufen werden,
- wenn für Patient und Angehörige ein gemeinsamer Informationsstand geschaffen werden soll;
- wenn Patient oder Angehörige bei Veränderungen in fortgeschrittenen Krankheitsphasen oder bei Entscheidungen über anstehende Therapiezieländerungen Unterstützung benötigen;
- wenn familiäre Meinungsverschiedenheiten im Rahmen der palliativen Versorgung in den Vordergrund treten.

Der Moderator des Familiengesprächs *soll* verschiedene Sichtweisen zur Sprache bringen und alle Beteiligten zum Austausch motivieren.

33.8 Interdisziplinäre Kommunikation im Team

Einzelne Professionen, seien es Pflegende, Ärzte verschiedener Fachrichtungen, Sozialarbeitende oder Psychotherapeuten, werden der steigenden Komplexität in der Versorgung von Tumorpatienten und den damit verbundenen Anforderungen kaum noch gerecht. Daher entstehen im ambulanten und stationären Bereich zunehmend multiprofessionelle Teams, in denen jede Profession ihre spezielle Expertise, ihr Wissen und ihre Fertigkeiten zum Nutzen der Patienten einbringt und im Idealfall gleichermaßen allen Beteiligten im Team nutzt. Damit multiprofessionelle Interdisziplinarität einen Mehrwert für alle hat, braucht es dauerhafte, von der Leitung unterstützte, nicht personenabhängige Strukturen, um einen dynamischen Austausch in Sicherheit zu ermöglichen, an dem alle Beteiligten ihre Erfahrungen und Kenntnisse miteinander teilen.

Effektive Teamarbeit, innerhalb einer Berufsgruppe oder multiprofessionell, entsteht nicht von selbst. Sie kann aber in einem kontinuierlichen Prozess von Kommunikation und Austausch gemeinsam erarbeitet, verändert und angepasst werden. Am besten gelingt dies mit Unterstützung externer Moderatoren. Teamarbeit setzt voraus, dass es eine Verständigung über gemeinsam angestrebte Ziele sowie eine verbindliche inhaltliche Motivation im Team gibt, die von allen anerkannt und geteilt wird: patientenzentrierte Praxis.

> Nur mit einem expliziten Konsens und der Verständigung über gemeinsame Ziele und im Austausch aller Mitglieder des Teams untereinander lassen sich persönliche Schwierigkeiten und Konflikte von Erkrankten, die sich im Team fortsetzen und zu Spannungen führen können, verstehen und integrieren.

Professionelle patientenzentrierte Praxis im interdisziplinären Team lässt sich nicht ohne formalisierte Modi für Kommunikation und Austausch realisieren. Die gemeinsame (elektronische) Patientenakte, zu der alle im Team Zugang haben, kann als Instrument für einen zeitnahen Transfer von Informationen genutzt werden. Damit wird sichergestellt, dass relevante Informationen, z. B. auch zur vorausschauenden Versorgungsplanung, für alle einsehbar und verfügbar sind – sie müssen aber auch zur Kenntnis genommen werden.

Inzwischen existieren vielfältige Erfahrungen vorwiegend aus den USA, mit der allen Behandlern zugänglichen elektronischen Dokumentation von standardisierten Gesprächen: zu Prognose und (veränderten) Therapiezielen, zu Versorgungswünschen bei begrenzter Lebenszeit, zu frühzeitiger Integration der Palliativversorgung sowie zur vorausschauenden Versorgungsplanung. In Studien wurden gezeigt, dass dies zu häufigeren und früher einsetzenden Gesprächen zu Therapiezielen und terminaler Versorgung und Pflege entsprechend den Wünschen der Patienten führte. Dies ersetzt aber keinesfalls den persönlichen Austausch und die Verständigung untereinander – beginnend mit informellen Gesprächen zwischen Tür und Angel, besonders in Situationen, die rasche Entscheidungen erfordern, etwa plötzliche Änderungen im Befinden eines Patienten.

> Das wichtigste Instrument stellen institutionalisierte Teambesprechungen mit klar definierten Zielen und umschriebenen Aufgaben dar.

Patientenzentrierte Besprechungen, etwa in Form von interdisziplinären Fallbesprechungen, Inter- oder Supervisionen, dienen der gemeinsamen Verständigung über aktuelle Probleme von bzw. mit Erkrankten oder Angehörigen, der Diskussion aus unterschiedlichen Perspektiven und der gemeinsamen Suche nach geeigneten Ansätzen der Lösung oder Verarbeitung. Sie sind unverzichtbar bei ethischen Dilemmata gerade in der palliativen Versorgung, bei divergierenden Auffassungen oder Konflikten zwischen Betroffenen und einzelnen Berufsgruppen.

Praxistipp

Interdisziplinäre Kommunikation im Team
- Die jeweilige Kompetenz verschiedener Berufsgruppen anerkennen und respektieren.
- Zuständigkeiten und Funktionen klären.
- Im Team gemeinsam angestrebte Ziele und verbindliche inhaltliche Motivation kommunizieren.
- Klare und eindeutige Modi der Kommunikation herstellen.
- Organisations- und Behandlungsabläufe koordinieren.
- Patientenzentrierte Teambesprechungen etablieren und um Formen informellen Austauschs ergänzen.

33.9 Wie kann kommunikative Kompetenz erlernt werden?

Effektive patientenzentrierte Kommunikation ist eine unverzichtbare klinische Fertigkeit. Weil sie in der Regel nicht „angeboren" ist, kann und muss sie eingehend, zeitintensiv und kompetent gelehrt und gelernt werden. Und sie muss berufsbegleitend immer wieder – gemeinsam im Kollegkreis und mit Lehrenden – geübt und reflektiert werden. Das gilt eigentlich für alle Bereiche und Fachgebiete der medizinischen und pflegerischen Versorgung. Ganz besonders ist kommunikative Kompetenz aber da gefragt, wo Menschen mit schweren, leidvollen oder zum Tod führenden Krankheiten behandelt und versorgt werden. Diese Situationen gehen allen Beteiligten – den Erkrankten, ihren Angehörigen und nicht weniger ihren professionellen Betreuern – „unter die Haut". Die emotionale Involvierung hat unvermeidlich Einfluss auf die Interaktionen und die Kommunikation.

In den Ausbildungs-Curricula von Pflegekräften und im Medizinstudium ist kommunikative Kompetenz inzwischen ein anerkanntes Lernziel, das systematisch, mit geeigneten Methoden gelehrt und geprüft wird – mit „messbaren" Verbesserungen des kommunikativen Verhaltens. Junge Pflegende, Ärztinnen und Ärzte treten inzwischen erkennbar häufiger in einen respektvollen, patientenzentrierten Austausch mit Erkrankten und Angehörigen. Ebenso lässt sich auch häufiger ein Perspektivenwechsel „in die Schuhe des Patienten" beobachten. Neben dem Erlernen von kommunikativen Basiskompetenzen in der grundständigen Ausbildung ist Fort- und Weiterbildung unter Berücksichtigung der spezifischen kommunikativen Herausforderungen in der klinischen Tätigkeit ein wichtiger zusätzlicher Baustein.

Die *Lernziele* (Gilligan et al. 2018) und thematischen Schwerpunkte ergeben sich aus den *Herausforderungen* an effektive Kommunikation im onkologischen Alltag, wie sie in diesem Kapitel dargestellt werden. Auch das

Cancer Nursing Education Framework der European Oncology Nursing Society (EONS) betont die Bedeutung dieses Kompetenzbereichs und formuliert die Lernziele (EONS 2022).

> **Lernziele**
> Behandelnde müssen lernen,
> - Erkrankte und Angehörige wirksam zu unterstützen und ihnen dabei zu helfen, mit ihrer Krankheit zurechtzukommen,
> - eine hilfreiche, vertrauensvolle Beziehung mit ihnen herzustellen,
> - angemessen und verständlich komplexe Informationen zu vermitteln und Entscheidungen zu ermöglichen,
> - sich mit Anteilnahme und Interesse um ihre Sorgen und Bedürfnisse zu kümmern und mit heftigen Emotionen empathisch und professionell umzugehen,
> - die eigene Kommunikationspraxis kritisch zu reflektieren,
> - sich ihrer eigenen Gefühle und Haltung gegenüber Patienten bewusst zu werden.

Zu guter kommunikativer Kompetenz gehört auch, dass Behandelnde auf individuell geeignete Weise
- Verantwortung für ihr eigenes psychisches Wohlbefinden übernehmen,
- die Bereitschaft haben, das eigene Erleben und damit verbundene emotionale Reaktionen reflektierend zu verstehen und einzuordnen, sodass sie Interaktionen mit Patienten möglichst nicht stören,
- Zeichen einer „Einfühlungsmüdigkeit" oder von Burnout bei sich erkennen und dem entgegenwirken,
- professionellen Rat und ggf. Unterstützung für den Fall psychischer Belastung suchen.

33.9.1 Methoden

Erwachsene haben andere Motivation und Erwartungen an effektive Lehrformate als Jugendliche. Basierend auf Theorien von *Erwachsenenlernen* und komplexen Lernprozessen ist bei postgraduierten Lernenden in berufsbegleitender Fortbildung die Zentrierung auf ihre speziellen Anliegen, Interessen und Fähigkeiten wichtig und erwünscht, weniger auf Lehrpläne und Curricula.

> *Unmittelbare persönliche Lernerfahrungen* werden als essenzielle und unersetzliche Elemente von erfolgreichen Lern-Interventionen angesehen.

Ein weltweit bewährtes Format stellen *Kommunikationstrainings* dar:
- In Form von Workshops von 1- bis 3-tägiger Dauer, evtl. aufgeteilt auf mehrere Termine und mit Auffrischungssitzungen,
- mono- oder multiprofessionell,
- in ungestörter Umgebung,
- mit begrenzter Gruppengröße (10–12 Teilnehmende mit 2 Moderierenden),
- mit 1–2 Schauspielerinnen oder Schauspielern als simulierte Patienten.

Solche Trainings sind
- lernendenzentriert,
- auf das Erlernen konkreter Fertigkeiten fokussiert,
- praxisorientiert und erfahrungsbasiert,
- angepasst an die spezifischen Anliegen der Teilnehmenden aus ihrem klinischem Alltag.

Der etwas technisch anmutende Begriff „Training" lässt, wie im Sport, intensive, beanspruchende Aktivitäten, Erfahrungen und Erfolgserlebnisse erwarten. Demgegenüber haben frontale Lehrformate, etwa Vorträge oder Präsentationen ohne Beteiligung der Teilnehmenden, untergeordnete Bedeutung, wie auch Rückmeldungen zeigen.

Der *lernendenzentrierte Ansatz* beinhaltet, dass Teilnehmende zu Beginn ihre Erwartungen und Anliegen selber konkret definieren und damit das Programm thematisch gestalten, während die Moderatoren geeignete Methoden für die Bearbeitung der Anliegen auswählen.
- Aus den mitgebrachten Anliegen der Teilnehmenden in Form klinischer Fallbeispiele werden gemeinsam Szenarien entwickelt. Während des Workshops dienen diese Szenarien als Grundlage für *Rollenspiele*, evtl. unterstützt durch professionelle Schauspieler oder trainierte Patientendarsteller (standardisierte-Patienten, SP).
- Mit dem Feedback der Gruppe und mit einem reflektierenden Austausch der Beobachtungen und Interaktionen werden Modifikationen der Interaktion und verschiedene Lösungsvorschläge für den praktischen Umgang mit dem Anliegen erarbeitet.
- In der Verantwortung der Moderierenden liegt es, für geeignete Bedingungen – geschützter sicherer Raum, Kleingruppen, verbindliche Offenheit nach innen, Verschwiegenheit nach außen – zu sorgen, sodass den Lernenden persönliche interaktionelle Erfahrungen möglich sind und sie die Gelegenheit nutzen können, Neues auszuprobieren.

SP haben gerade bei herausfordernden emotionalen Interaktionen, die den meisten Lernenden schwerfallen – z. B. die Übermittlung schwerwiegender Nachrichten –, einen hohen Stellenwert in Kommunikationstrainings:

- Sie reagieren „lebensnah" und ermöglichen, dass die Lernenden von Anfang an tief in die Interaktion mit „Frau M." oder „Herrn B." eintauchen (und dabei ihre eigene Angst und Abwehrstrategien vergessen!).
- Als Besonderheit geben SP im Gegensatz zum klinischen Alltag ein persönliches, nicht bewertendes Feedback aus der Patientenrolle, z. B. was gut getan oder welche Bemerkung verunsichert hat. Lernende werden mit hoher Authentizität lebensnah involviert. Solche Erfahrungen werden wahrscheinlich nicht so schnell vergessen wie eine Seite in diesem Kapitel.
- SP wie auch professionelle Schauspieler können mehrfach erneut in eine Szene einsteigen und es den Lernenden erlauben, ein anderes Vorgehen, etwas Ungewohntes auszuprobieren, was man sich im klinischen Alltag kaum erlaubt.

Damit aus dem Rollenspiel eine nachhaltige Lernerfahrung wird, braucht es *moderierte Reflexion* und *nichtbewertendes Feedback* aus den unterschiedlichen Perspektiven der Beteiligten:

- die persönliche Erfahrung in der Rolle des Behandelnden in der Rollenspiel-Interaktion,
- das Erleben des SP und, genauso wichtig,
- das Feedback der Beobachtenden.

Die Fülle unterschiedlicher Perspektiven fördert – so äußern es die Teilnehmenden zumeist – den Zugang zum persönlichen Erleben der Patienten in der jeweiligen Situation wie auch die Reflexion des eigenen Erlebnisses und Verhaltens und ermutigt dazu, Alternativen in diesem Setting auszuprobieren. *Fortsetzungs- bzw. Auffrischungssitzungen* nach einigen Monaten fördern einen intensiven Austausch von Erfahrungen in der Gruppe und die Umsetzung der bisherigen Lernerfahrungen im klinischen Alltag.

Die *Moderierenden* haben idealerweise verschiedene sich ergänzende berufliche Schwerpunkte und Expertisen, z. B. klinisch und psychologisch, verfügen über eingehende Erfahrung in der klinischen Onkologie oder Palliativversorgung und mit Patienten und Patientinnen. Alleiniger psychologischer oder psychiatrischer Hintergrund ist ohne Erfahrung im klinischen Alltag nicht ausreichend.

Nach persönlichen Rückmeldungen ziehen Teilnehmende aus solchen intensiven Kommunikationstrainings einhellig großen persönlichen Gewinn und Nutzen für den klinischen Alltag. Zitate wie *„Ich bin leichter und schneller beim Patienten"* oder *„es ist nicht mehr so ein Berg"* belegen dies. Bei aller Begeisterung, einiger Evidenz für effektive Lernprozesse und klinisch relevanten Verhaltensänderungen bei den Teilnehmenden fehlt allerdings bisher der Nachweis belegbarer patientenseitiger Effekte. Zudem ziehen freiwillige Kommunikationstrainings vermutlich eine Selektion motivierter und versierter, vielleicht kommunikativ begabter Lernender an, während die große Anzahl derer, die solch eine Intervention dringend brauchen, nicht erreichen. Weitere Barrieren im Hinblick auf die breite Umsetzung sind der erforderliche Zeitaufwand und die Kosten für intensive und qualifizierte Kommunikationstrainings. Dies hat zuletzt zu deutlich verkürzten „Turbo-Kursen", mit fraglicher Effektivität geführt.

Es gibt aber auch Positivbeispiele, oft als modellhafte Angebote. So etwa das Heidelberger Meilenstein Kommunikations-Projekt HeiMeCom, ein längsschnittliches Angebot in der Versorgung von Patienten mit fortgeschrittenem Lungenkrebs, geleitet von Pflegefachkräften, integriert in die klinisch-onkologische Routineversorgung, mit strukturierten interprofessionellen Meilenstein-Gesprächen während des gesamten Krankheitsverlaufs und interprofessionellem Kommunikationstraining (Siegle et al. 2022; Villalobos et al. 2019; Krug et al. 2021). In der Schweiz bietet die Krebsliga Schweiz interdisziplinäre Kommunikationstrainings an (► https://www.krebsliga.ch/beratung-unterstuetzung/fachpersonen/weiterbildungen/kommunikationstraining).

Literatur

Back A, Arnold R, Tulsky J (2009) Mastering communication with seriously ill patients – balancing honesty with hope. Cambridge University Press, New York

Baile WF, Buckman R, Lenzi R, Glober G et al (2000) SPIKES – a six-step protocol for delivering bad news: application to the patient with cancer. Oncologist 5(4):302–311. https://doi.org/10.1634/theoncologist.5-4-302

Baile WF, De Panfilis L, Tanzi S, Moroni M, Walters R, Biasco G (2012) Using sociodrama and psychodrama to teach communication in end-of-life care. J Palliat Med. 15(9):1006–1010. https://doi.org/10.1089/jpm.2012.0030

Bernacki RE, Block SD (2014) MD communication about serious illness care goals. A review and synthesis of best practices. JAMA Intern Med 174(12):1994–2003. https://doi.org/10.1001/jamainternmed.2014.5271

Enzinger AC, Zhang B, Schrag D, Prigerson HG (2015) Outcomes of prognostic disclosure: associations with prognostic understanding, distress, and relationship with physician among patients with advanced cancer. J Clin Oncol 33(32):3809–3816. https://doi.org/10.1200/JCO.2015.61.9239

EONS Cancer Nursing Education Framework (2022). European Oncology Nursing Society (EONS). https://cancernurse.eu/education/cancer-nursing-education-framework/. Zugegriffen am 03.03.2023

Gilligan T, Bohlke K, Baile WF (2018) Patient-clinician communication: American Society of Clinical Oncology consensus guideline summary. J Oncol Pract 14(1):42–46. https://doi.org/10.1200/JOP.2017.027144

Guerdoux E, Trouillet R, de Forges H, Valy L et al (2022) 'Bad news consultations' with oncology nurses: impact on perceived stress and patient experience. Eur J Oncol Nurs 56:102085. https://doi.org/10.1016/j.ejon.2021.102085

Keller M (2013) Patientenzentrierte Kommunikation in der Onkologie. Imago Hominis 20(4):267–276. https://www.imabe.org/fileadmin/imago_hominis/pdf/IH020_267-276.pdf. Zugegriffen am 26.02.2023

Köhle K, Obliers R (2011) Psychotherapie mit Sterbenden. In: Aulbert E, Nauck F, Radbruch L (Hrsg) Lehrbuch der Palliativmedizin, 3. Aufl. Schattauer, Stuttgart

Krug K, Bossert J, Stooß L et al (2021) Consideration of sense of coherence in a structured communication approach with stage IV lung cancer patients and their informal caregivers: a qualitative interview study. Support Care Cancer 29:2153–2159. https://doi.org/10.1007/s00520-020-05724-2

Leitlinienprogramm Onkologie (Deutsche Krebsgesellschaft, Deutsche Krebshilfe, AWMF) (2020) Palliativmedizin für Patienten mit einer nicht-heilbaren Krebserkrankung, Kap. 6 Kommunikation, Langversion 2.2, AWMF-Registernummer: 128/001OL. https://www.leitlinienprogramm-onkologie.de/leitlinien/palliativmedizin/. Zugegriffen am 17.02.2023

Reddemann L (2014) Hoffnung und Mitgefühl. In: Psychoonkologie – Dimensionen der Hoffnung. dapo Jahrbuch 2014. Pabst Science Publishers, Lengerich

Rogers C (1972) Die nicht-direktive Beratung. Counseling and psychotherapy. Kindler, München

Schweizerische Akademie der Medizinischen Wissenschaften SAMW (Hrsg) (2013) Kommunikation im medizinischen Alltag. Ein Leitfaden für die Praxis. https://www.samw.ch/de/Publikationen/Leitfaden-fuer-die-Praxis.html. Zugegriffen am 26.02.2023

Siegle A, Unsöld L, Deis N et al (2022) Communication with patients with limited prognosis – an integrative mixed-methods evaluation study. Support Care Cancer 31:77. https://doi.org/10.1007/s00520-022-07474-9

Thorne SE, Kuo M, Armstrong EA, McPherson G et al (2005) 'Being known': patients' perspectives of the dynamics of human connection in cancer care. Psychooncology 14(10):887–898; discussion 899–900. https://doi.org/10.1002/pon.945

Villalobos M, Siegle A, Hagelskamp L, Handtke V et al (2019) HeiMeKOM (Heidelberger Meilenstein Kommunikation): Entwicklung einer interprofessionellen Intervention zur Verbesserung der Kommunikation bei Patient*innen mit eingeschränkter Prognose. Z Evid Fortbild Qual Gesundhwes. 147–148:28–33. https://doi.org/10.1016/j.zefq.2019.06.006

Weisman A (1972) On dying and denying. Behavioral Publications, New York

Weisman A (1979) Coping with cancer. Mc-Graw-Hill, New York

Psychoonkologie

Stefan Mamié und Sandra Sieber

Inhaltsverzeichnis

Autoren der vorherigen Fassung: S. Mamié, L. Dietrich

34.1 Einleitung und Definition

Die Psychoonkologie ist ein weit gefasstes, eigenes Arbeitsgebiet innerhalb der Onkologie, welches die psychologische Betreuung von an Krebs erkrankten Menschen und ihren Angehörigen zur Aufgabe hat. Sie zeichnet sich durch multiprofessionelles Arbeiten aus. So ist es gemeinsame Aufgabe aller an der Behandlung beteiligten Professionellen, Patientinnen und Patienten (Betroffene) und ihren Angehörigen die jeweils benötigte wirksame Unterstützung zukommen zu lassen: Dies soll sie dazu befähigen, die vielfältigen Auswirkungen der Krankheitserfahrung mithilfe eigener Fähigkeiten und Stärken sowie durch Unterstützung aus dem sozialen Umfeld so zu verarbeiten und zu bewältigen, dass persönliche Integrität und Würde, Selbstbestimmung und bedeutsame Beziehungen gewahrt bleiben.

> **Definition**
>
> Die Begriffe **„Psychoonkologie"** und **„psychosoziale Onkologie"** werden synonym verwendet: Sie stehen für die Lehre von den Wechselwirkungen zwischen psychischen und sozialen Prozessen einerseits und Entstehung sowie Verlauf von Tumorerkrankungen andererseits. Das Fachgebiet befasst sich zudem mit der wissenschaftlich fundierten Begleitung, Beratung und Therapie von an Krebs erkrankten Menschen und ihren Angehörigen aller Lebensalter in allen Krankheitsphasen. Ziele sind die Unterstützung der Krankheitsverarbeitung, die Erhaltung der Lebensqualität, die Prävention und Behandlung von psychischen Folgestörungen und die soziale Reintegration (nach Sellschopp et al. 2002).

❯ Psychoonkologie bzw. psychosoziale Onkologie hat zum Ziel, Menschen mit einer Tumorerkrankung darin zu unterstützen, nicht nur *am*, sondern *im* Leben zu bleiben.

Psychoonkologie versteht sich damit vor allem als supportive, ergänzende Disziplin. Psychoonkologische Betreuung – sei dies in Form von Beratung oder Therapie – wird im Rahmen der stationären Akut- und Nachbehandlung, in der ambulanten Behandlung und Nachsorge, während der Rehabilitation und in der Terminalphase angeboten. Es besteht inzwischen sowohl im stationären als auch im ambulanten Bereich ein breit gefächertes psychoonkologisches Angebot.

34.2 Entwicklung der Psychoonkologie

Betroffenenberichte (z. B. Zorn 1977) führten zu einer vertieften Auseinandersetzung mit den psychosozialen Folgen von Krebserkrankungen in der Öffentlichkeit und in der Fachwelt. Sie trugen damit wesentlich zur Entwicklung der heutigen Standards der psychosozialen Onkologie bei.

Der Begriff „psycho-oncology" wurde in den 1970er-Jahren von der amerikanischen Psychiaterin Jimmie Holland eingeführt. Sie kann als Wegbereiterin der inzwischen selbstverständlich gewordenen Mitbeachtung der psychischen und sozialen Dimension bei Menschen mit einer Krebserkrankung verstanden werden. Das von ihr verfasste Standardwerk zu diesem Fachgebiet vermittelt einen umfassenden Überblick (Holland et al. 2010).

Im deutschen Sprachraum wurden Fachpersonen durch das 1981 erstmalig erschienene Buch „Einführung in die Psychoonkologie" für dieses Gebiet sensibilisiert (Meerwein und Bräutigam 1998). Meerwein stellte die Arzt-Patient-Beziehung in den Mittelpunkt und brachte damit eine Haltung der Psychosomatik zum Ausdruck, die auch für andere Berufsgruppen in der Gesundheitsversorgung wegweisend wurde, nämlich Fragen der Beziehung und der Kommunikation besondere Beachtung zu schenken.

Die psychoonkologische Forschung hatte sich früher etabliert als die entsprechenden klinischen Dienstleistungen. In Deutschland, der Schweiz und Österreich kamen wesentliche Anstöße zur Umsetzung der klinischen Implementierung aus der Liaison- bzw. Konsiliarpsychiatrie sowie von der Deutschen bzw. Österreichischen Krebshilfe und der Krebsliga Schweiz. Multiprofessionelle Fachgesellschaften wurden gegründet, so die Deutsche Arbeitsgemeinschaft für Psychosoziale Onkologie (dapo), die Arbeitsgemeinschaft Psychoonkologie (PSO), die Österreichische Plattform für Psychoonkologie (ÖPPO) und die Schweizerische Gesellschaft für Psycho-Onkologie (SGPO).

34.3 Strukturen und Rahmenbedingungen der psychoonkologischen Versorgung

Ab Mitte der Nullerjahre wurde durch Zertifizierungsanforderungen für onkologische Zentren die Wichtigkeit des Einbezugs der Psychoonkologie in onkologische Behandlungsabläufe festgehalten. In den Zertifizierungsaudits wird überprüft, ob die psychoonkologischen

Fachpersonen über entsprechende Spezialausbildungen verfügen und inwieweit die personelle Besetzung in einem angemessenen Verhältnis zur Anzahl der Betroffenen steht. Im Jahr 2014 wurden in Deutschland und in der Schweiz Leitlinien zu psychoonkologischer Diagnostik, Beratung und Behandlung von erwachsenen Krebspatientinnen und -patienten veröffentlicht, die regelmäßig überarbeitet werden. In Deutschland ist dies die S3-Leitlinie „Psychoonkologische Diagnostik, Beratung und Behandlung von erwachsenen Krebspatienten und -patientinnen" (Leitlinienprogramm Onkologie 2014), in der Schweiz die Leitlinien zur psychoonkologischen Betreuung von erwachsenen Krebskranken und ihren Angehörigen (Schweizerische Gesellschaft für Psychoonkologie 2014). Diese geben auf der Basis aktueller Evidenz Empfehlungen und Handlungsanleitungen zur Indikationsstellung psychoonkologischer Mitbehandlung, zu konkreten Interventionen und ergänzenden Maßnahmen, zu patientenzentrierter Kommunikation sowie zur Qualitätssicherung.

Die Betreuung der Betroffenen ist in erster Linie Aufgabe des primären Behandlungsteams, d. h. der Ärzteschaft und der Pflege. Die psychoonkologische Betreuung versteht sich als Ergänzung zu den onkologischen Maßnahmen – in Kooperation mit dem primären Behandlungsteam – und sollte gemäß den Leitlinien flächendeckend und bedarfsgerecht angeboten respektive ausgebaut werden. Damit ist die Verfügbarkeit der Psychoonkologie im präventiven, stationären, rehabilitativen und ambulanten Rahmen gemeint. Der Zugang zu einer psychoonkologischen Unterstützung sollte niederschwellig und frei zugänglich sein und eine individuell angepasste Behandlung ermöglichen.

Pflegende, Ärztinnen und Ärzte sind als Basisversorger in die psychosoziale Betreuung stark eingebunden und müssen neben der fachlichen über eine hohe soziale und kommunikative Kompetenz verfügen. Sie sind vielfach die ersten Ansprechpersonen für Sorgen und Probleme von Betroffenen und Angehörigen und übernehmen wichtige Aufgaben in der Ermittlung von psychoonkologischem Behandlungsbedarf und der Einleitung entsprechender Betreuung. In psychoonkologischen Diensten sind psychoonkologisch weitergebildete Fachpersonen aus Medizin, Pflege, Psychologie, Sozialarbeit, Spezialtherapien wie z. B. Kunst- oder Musiktherapie und Seelsorge in beratender oder therapeutischer Funktion tätig.

Der Zugang zu psychoonkologischer Unterstützung ist je nach Land und Gesundheitssystem etwas unterschiedlich. In Deutschland besteht für Patientinnen und Patienten ein abgestuftes Angebot, wie in ◘ Abb. 34.1 dargestellt.

Alle Berufsgruppen in der Onkologie und Palliativmedizin sind angesichts der allgegenwärtigen Konfrontation mit existenziellen Krisen und Leiden sowie mit dem Erleben der Grenzen des Machbaren persönlich stark beansprucht. Im Sinne einer patientenzentrierten Versorgung von krebskranken Menschen müssen professionelle Handlungsfähigkeit und die Möglichkeit „heilsamer" Beziehungen gesichert oder ggf. wiederhergestellt werden. Psychoonkologische Fachpersonen sind auch in die Weiterbildung und Selbstsorge von Pflegenden und der Ärzteschaft eingebunden. Eine Supervision

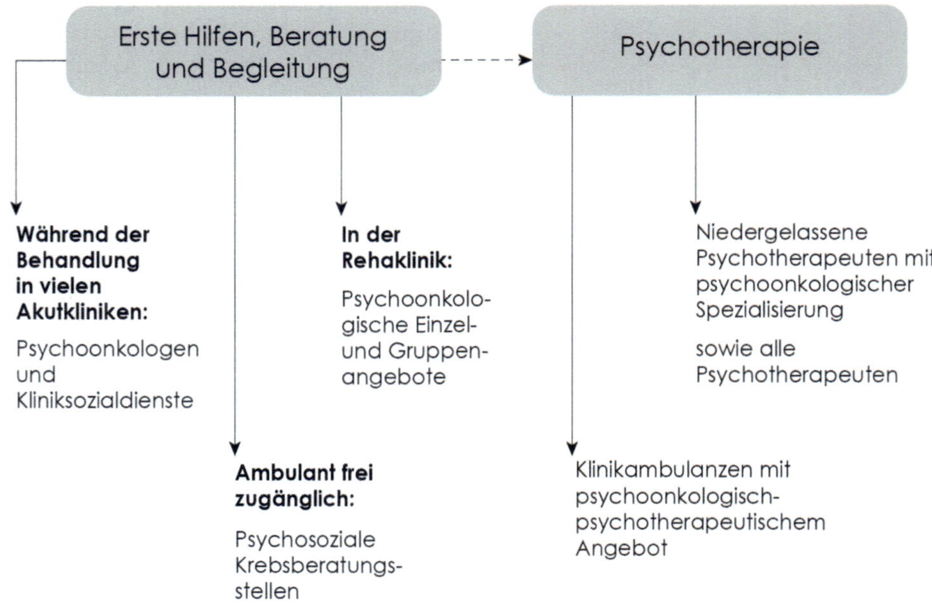

◘ **Abb. 34.1**   Angebote der psychoonkologischen (Mit-)Versorgung in Deutschland. (Quelle: Krebsinformationsdienst, DKFZ)

sollte für alle Behandelnden – sei es innerhalb der Berufsgruppe als auch innerhalb des multiprofessionellen Teams im stationären Bereich – zur Verfügung stehen.

34.4 Psyche und Krebs

Die Theorien zu einer (Mit-)Verursachung von Krebs durch die Psyche führen bis in die Antike zurück. Auch in der Bevölkerung hält sich diese Annahme hartnäckig aufrecht. In der entsprechenden Literatur wird oft auf Hippokrates (um 400 v. Chr.) oder Galenus (um 180 n. Chr.) verwiesen. Die postulierten psychischen Syndrome unterscheiden sich jedoch im Laufe der Jahrhunderte sehr stark voneinander. Sie reichen von hoch affektiv geladenen Zuständen über seelische Überlastung bis hin zu depressiven Persönlichkeitszügen. Systematische Untersuchungen zu dieser Frage wurden etwa seit den 1950er-Jahren durchgeführt. Dabei können zwei wesentliche Forschungszweige unterschieden werden:

- Einfluss der Psyche auf die *Entstehung* von Krebserkrankungen,
- Einfluss der Psyche auf den *Verlauf* einer bereits bestehenden Krebserkrankung.

Es sei bereits an dieser Stelle gesagt: Das Zusammenspiel zwischen psychischen Faktoren und dem Krebsgeschehen ist äußerst komplex. Dieses empirisch schlüssig nachweisen zu können, ist eine große Herausforderung, welcher sich die Forschung nach wie vor stellt. Die Psychoneuroimmunologie untersucht beispielsweise den Einfluss erhöhten Stresserlebens – wie den Mangel an sozialer Unterstützung – auf das immunassoziierte Krebsgeschehen. Auch bestimmte Persönlichkeitsmerkmale, die zu erhöhtem Risikoverhalten (z. B. anhaltender Substanzmissbrauch, Fehlernährung) führen, stehen im Fokus der Forschung zur Rolle der Psyche auf das Krebsgeschehen.

34.4.1 Einfluss der Psyche auf die Entstehung von Krebserkrankungen

Mit der Frage, ob die Psyche einen Einfluss auf die Krebsentstehung haben könnte, befassten sich zahlreiche Forschungsarbeiten. Bei einem Teil der Studien aus dem Zeitraum zwischen etwa 1960 bis 1990 wurden die psychologischen Profile von Krebsbetroffenen mit denen von Gesunden verglichen. Das Ziel war es, herauszufinden, ob es eine Krebspersönlichkeit – den Typus carcinomatosus, Typ-C-Persönlichkeit – gibt. Beobachtete Abweichungen bei Betroffenen wurden als mitursächlich für die Erkrankung interpretiert. Schwarz (1994) konnte dagegen zeigen, dass bereits Frauen mit

noch nicht histologisch bestätigtem Verdacht auf Brustkrebs eben diese beschriebenen psychologischen Veränderungen aufwiesen, wenn sie selbst vermuteten, ihre Diagnose sei Krebs: Sie bildeten demnach die psychische Reaktion auf die (vermutete) Brustkrebserkrankung ab, nicht ihre Ursache. Methodisch hochwertige Forschungsarbeiten seit ca. 1990 erbrachten sehr uneinheitliche Ergebnisse. Bisher lässt sich kein eindeutiger Zusammenhang zwischen der Krebsentstehung und Stress, Depression oder bestimmten Persönlichkeitsmerkmalen nachweisen (Söllner 2010).

> ❯ Es gibt keine gesicherte Evidenz aus methodisch hochwertigen Studien, die den Einfluss der Psyche auf die Entstehung von Krebs bestätigen. Es gibt auch keine Krebspersönlichkeit im Sinne des Typus carcinomatosus.

Auch wenn es keinen *direkten* Zusammenhang zwischen psychosozialen Faktoren und der Krebsentstehung und auch keine Krebspersönlichkeit im Sinne des Typ C gibt, kann davon ausgegangen werde, dass bestimmte biografische Faktoren oder Persönlichkeitsmerkmale verstärkt mit gesundheitsschädigendem Verhalten assoziiert sind und damit einen indirekten Einfluss ausüben. Seitdem nicht länger *über* Krebsbetroffene, sondern *mit ihnen* über ihre Erfahrungen gesprochen wird, wurde auch offensichtlich, dass psychische Belastungen und Störungen überwiegend als Folge bzw. als Reaktion auf die Krebserkrankung und -behandlung und nicht als deren Ursache zu verstehen sind.

34.4.2 Einfluss der Psyche auf den Verlauf einer bestehenden Krebserkrankung

Ende der 1980er-Jahre erregten Ergebnisse einer Studie des amerikanischen Psychiaters David Spiegel viel Aufmerksamkeit (Spiegel et al. 1989). Spiegel untersuchte die Auswirkungen von psychosozialen Interventionen bei Brustkrebspatientinnen. Die Untersuchungsgruppe erhielt während eines Jahres wöchentliche Gruppentherapie sowie eine Einführung in Imaginations- und Entspannungsübungen. Nach 10 Jahren wurde im Vergleich zur Kontrollgruppe ohne Intervention ein Überlebensvorteil von 18 Monaten (37 vs. 19) festgestellt, den die Autoren auf die psychosoziale Intervention zurückführten.

Kritiker bemängelten allerdings, die Frauen in der Kontrollgruppe seien bereits bei Diagnosestellung schwerer erkrankt gewesen, was einen Vergleich der Gruppen nicht mehr zulasse. Die Untersuchungsergebnisse lösten dennoch zahlreiche Folgestudien aus, die aber uneinheitliche Resultate lieferten. Stephen et al.

(2007) kommen in einer Metaanalyse zum Schluss, dass das „Phänomen der Beeinflussung biologischer Prozesse durch die Psyche sehr komplex ist und derzeit dafür keine Evidenz besteht". Die aktuelle psychoneuro-immunologische Forschung sieht dies allerdings kritischer. Sie vertritt eine deutliche Evidenz zur komplexen Verflechtung zwischen psychosozialen Einflüssen und biologischen, krebsassoziierten Vorgängen (z. B. Ott et al. 2016). Zusammenfassend kann festgehalten werden, dass diese Frage bisher nicht einheitlich beantwortet werden konnte und weiterer Forschung bedarf.

> Es gibt derzeit keine gesicherte Evidenz für den direkten Einfluss der Psyche auf den Verlauf von Krebserkrankungen.

Ursprünglich diente die Vorstellung, Krebserkrankungen durch die Psyche zu beeinflussen, dazu, den Betroffenen durch Eigenaktivität die Möglichkeit zu geben, der Erkrankung aus eigener Kraft etwas entgegenzusetzen. Dies kam dem Bedürfnis nach Kontrollierbarkeit, der Reduktion von Gefühlen des Ausgeliefertseins und dem Aufbau von Sicherheit vieler Betroffener entgegen. Auch wenn es keine Nachweise einer günstigen Beeinflussung des Krebsverlaufes gibt, so können Betroffene doch durch ihr Zutun Einfluss auf ihre Lebensqualität (▶ Abschn. 34.6) nehmen.

Für Betroffene mit einem weniger günstigen Verlauf birgt die Annahme, den Krankheitsverlauf durch die Psyche beeinflussen zu können, jedoch die Gefahr, sich selbst die Schuld an der Erkrankung zu geben und sich damit zusätzlich zu belasten.

Selbst bei Betroffenen mit günstigen Verläufen kann die Übernahme von Verantwortung für den Verlauf der Erkrankung zu massivem zusätzlichem Belastungserleben führen, wie die Aussage einer Patientin nach Erstdiagnose beispielhaft veranschaulicht: „Ich darf doch nicht weinen, sondern muss positiv denken und stark sein, damit ich nicht wieder krank werde."

Für die Betroffenen wie für Fachpersonen zeigt der aktuelle Stand des Wissens, dass Trauer oder auch Hilflosigkeit durch den Sturz aus der Illusion der Unverletzlichkeit als normale und somit gesunde Reaktionen zu werten sind. Deshalb:

> Eine psychische Krise führt nicht zu einem ungünstigeren Krankheitsverlauf.

> Kein Patient, keine Patientin soll sich zum positiven Denken gezwungen fühlen.

Weder die Existenz einer sog. Krebspersönlichkeit noch der Einfluss traumatischer Lebensereignisse, belastender Lebensumstände („Stress"), Depressivität oder mangelnder sozialer Unterstützung konnten bestätigt werden. Diese Faktoren gehen nicht mit einer nachweisbar erhöhten Inzidenz maligner Erkrankungen oder mit einem ungünstigeren Verlauf einher. Ein Effekt psychoonkologischer/psychosozialer Interventionen auf die Überlebenszeit ist bisher nicht belegt.

34.4.3 Subjektive Krankheitstheorien

Viele Betroffene erklären sich die Erkrankung als Folge ihrer Lebensumstände oder eigener Defizite (z. B. „Ich hatte zu viel Stress und konnte mich nicht genügend abgrenzen"). Oft führen diese als „subjektive Krankheitstheorien" bezeichneten Erklärungen dazu, die Prioritäten im eigenen Leben neu zu setzen und sind damit wichtig für den Umgang mit der Erkrankung und für die weitere Lebensgestaltung. Sollten subjektive Krankheitstheorien jedoch zur Verhinderung der Inanspruchnahme einer Behandlung im Weg stehen (z. B. „Die Krankheit ist die Strafe dafür, dass ich einen Seitensprung begangen habe"), ist die Vermittlung einer psychoonkologisch-psychotherapeutischen Fachperson unabdingbar.

> Subjektive Krankheitstheorien sind sehr verbreitet im Umgang mit Krebserkrankungen und können im Hinblick auf die Zukunftsgestaltung zu einem wichtigen Element einer psychoonkologischen Begleitung werden.

34.5 Krankheitsverarbeitung

Die Konfrontation mit einer Krebserkrankung erfahren die meisten Menschen als einschneidendes Lebensereignis, als Stresssituation, mit der sich die Betroffenen in irgendeiner Form arrangieren müssen. Man unterscheidet Stress in zwei Formen: Unter Distress oder negativem Stress wird ein Zustand der Überlastung oder Überforderung verstanden. Eustress bezeichnet positiven Stress, also die Überzeugung, die Anforderungen der Situation mit den eigenen Fähigkeiten meistern zu können.

Inwieweit Belastungssituationen im Kontext einer Krebserkrankung zu Distress werden, hängt von individuellen Bewältigungsmöglichkeiten und Erfahrungen aus vergleichbaren Situationen ab, aber auch von den wahrgenommenen Bewältigungsmöglichkeiten.

Wie Menschen auf stressvolle und bedrohliche Situationen reagieren, interessiert die Forschung seit Langem. Untersuchungen gehen bis in die Anfänge der Psychoanalyse zurück. Damals wurde jedoch noch nicht von „Coping", sondern von „Abwehr" gesprochen.

Unter den Begriff der Abwehr werden verschiedene Abwehrmechanismen subsummiert.

Die neuere Forschung seit Ende der 1960er-Jahre fasste dann bewusste Reaktionen auf stressreiche, bedrohliche Situationen unter dem Überbegriff „Coping-Reaktionen" zusammen. Es muss an dieser Stelle jedoch betont werden, dass sowohl in der Krebsbewältigungsforschung als auch der methodologischen Art eine Heterogenität der verwendeten Begrifflichkeiten besteht (Tschuschke 2011).

34.5.1 Coping

Das Copingmodell stammt aus der Stressforschung und besagt, dass die Bewältigung einer Krise, beispielsweise einer Krebserkrankung, bestimmte Anpassungsprozesse an die neue Realität fordert.

> **Definition**
>
> Unter **Coping** werden verschiedene Problemlöseprozesse verstanden, die dazu dienen, erwartete oder bereits eingetretene Belastungen und Einschränkungen kognitiv, emotional und aktiv handelnd auszugleichen und zu meistern. Das Coping unterliegt einer ständigen Veränderbarkeit und ist demnach als fortlaufender Anpassungsprozess zu verstehen.

Der Umgang mit einer Krebserkrankung gestaltet sich individuell verschieden. Abhängig von vielen Faktoren wie z. B. bereits erlebten Situationen, der Persönlichkeitsstruktur, der Einstellung etc. setzen Betroffene unterschiedliche Strategien zur Bewältigung der Situation ein. Diese können adaptiv oder auch maladaptiv sein. Ziel ist es, die Betroffenen so weit zu unterstützen, dass sie auf bereits erlernte Copingstrategien zurückgreifen können oder neue, hilfreiche entwickeln. Dazu ist es empfehlenswert, eine Psychoonkologin oder einen Psychoonkologen beizuziehen.

Wie wird sichtbar, ob ein Betroffener über hilfreiche Copingstrategien verfügt? Angenendt et al. (2007) haben folgende Dimensionen beschrieben:

- Resignation/passive Hinnahme (z. B. Hadern, Grübeln, aktives Vermeiden)
- Kognitive Strukturierung/Einstellung (z. B. positives Umdeuten, Sinngebung, Humor)
- Ablenkung von der Krankheit (ablenkende Aktivität, Wunscherfüllung)
- Soziale Kontakte (z. B. emotionale Unterstützung, soziale Ablenkung)
- Compliance (z. B. Akzeptieren, Informationssuche)
- Kämpferische Einstellung (z. B. Eigeninitiative, Hoffnung, Selbstkontrolle)

Förderlich beim Aufbau von Copingstrategien kann die Aktivierung von Ressourcen sein. Der Begriff der Ressource wird besonders seit der zunehmenden Verbreitung traumatherapeutischer Grundsätze verwendet und bezieht sich auf die inneren und äußeren Potenziale eines Menschen. Da der Zugriff auf zuvor gepflegte Ressourcen in einer Krankheitssituation eingeschränkt sein kann, ist es wichtig zu erfassen, was früher für Betroffene hilfreich war und ob diese Fähigkeiten und Fertigkeiten in der aktuellen Situation wieder aufgenommen werden könnten. Wenn sehr wichtige oder mehrere bisherige Ressourcen nicht mehr verfügbar sind, möglicherweise durch die existenzielle Krise oder durch krankheits- oder behandlungsbedingte Einschränkungen „begraben liegen", sollte psychoonkologische Unterstützung in Betracht gezogen werden. Diese kann die Betroffenen darin unterstützen, wieder Zugang zu ihren Ressourcen zu finden oder neue zu erschließen.

Beispiele für Ressourcen:

- Beziehungen zu Menschen, Tieren, Dingen,
- körperliches und seelisches Wohlgefühl,
- Sport, Hobbys und Freizeitbeschäftigungen,
- Natur,
- Arbeit, die gerne ausgeführt wird,
- Neugier,
- Religion,
- Spiritualität,
- allgemein alles, was jemandem Freude bereitet.

Ob sich bestimmte Copingstrategien auch positiv auf die Überlebenschancen auswirken, kann aus wissenschaftlicher Sicht nicht beantwortet werden. Ebenfalls konnten bisher keine eindeutigen Zusammenhänge zwischen einer bestimmten eingesetzten Verarbeitungsstrategie und der Lebensqualität gemessen werden. Krebsbetroffene setzen – je nach biografischen Erfahrungen und ihrer Persönlichkeitsstruktur – unterschiedliche, teilweise sogar gegenläufige Strategien ein. Entscheidend ist, ob die eingesetzte Strategie zur Bewältigung der aktuellen Situation hilfreich ist oder als hilfreich erlebt wird. Durch auferlegte Ansprüche an ein bestimmtes Copingverhalten würden Betroffene nur zusätzlich belastet.

Von einer während ihres bisherigen Lebens eher pessimistisch denkenden Person zu verlangen, sie müsse jetzt positiv denken, kommt einer massiven Überforderung gleich. Sie soll plötzlich eine ihr eigene Denk- und Verhaltensweise ablegen und eine neue annehmen bzw. ausüben, die ihr in ihrem Repertoire noch nie zur Verfügung stand. ◀

Auch Abwehr, die als unbewusst vor sich gehend angenommen wird, kann in gewissen Situationen eine sehr dienliche Copingstrategie sein, obwohl dies in der Copingforschung lange umstritten war. Abwehr wird verstanden als ein Bemühen, die Integrität des Ichs zu bewahren. Abwehr blendet gewisse Realitäten aus oder bewertet sie in einer die Angst vermindernden, die eigene Handlungsfähigkeit erhaltenden Weise um und kann in bestimmten Krankheitsphasen förderlich sein.

❯ Diejenigen Betroffenen sind im Vorteil, die über eine Vielzahl von möglichen Bewältigungsstrategien verfügen (wovon eine auch Abwehr sein kann) und diese flexibel und situationsadäquat einsetzen können. Pflegende sollten den schützenden Anteil im jeweiligen Verhalten erkennen und respektieren.

Manche Copingstrategien können durchaus auch situationsunangepasst eingesetzt werden und bergen die Gefahr der Unterlassung notwendiger Handlungen und Anpassungsprozesse. So zum Beispiel, wenn eine Patientin eine Operation in der Annahme verweigert, den Krebs mit rein positivem Denken heilen zu können. Wird dies offensichtlich, ist der Einbezug einer Psychoonkologin oder eines Psychoonkologen angezeigt, damit gemeinsam mit der Patientin eine Evaluation vorgenommen und ggf. eine Veränderung erarbeitet werden kann.

34.5.2 Abgeben von Verantwortung

Unter extremen krankheitsbedingten Umständen können Betroffene einen vorübergehenden Rückgriff auf kindliche Erlebens- und Verhaltensweisen (psychische Regression) zeigen. Auf der Intensivstation ist dies oftmals unumgänglich und angemessen, denn so ist es möglich, die reale Hilflosigkeit, Abhängigkeit und die körperlichen Beschwerden zu tolerieren. Andererseits können in solch einer Situation Erfahrungen mit Krankheit in Familie und sozialem Umfeld, mit Trennungen und Verlusten wie auch Erfahrungen von Gewalt und Missbrauch reaktiviert werden, wenn ein Mensch beispielsweise Hilflosigkeit und Ausgeliefertsein erlebt. Hier geht es vorrangig darum, ein ausreichendes Gefühl der Sicherheit herzustellen und gleichzeitig Selbst-

bestimmung und Kontrolle so weit wie möglich zu fördern. Psychoonkologische Interventionen sind hier häufig angezeigt.

34.6 Lebensqualität

Sich während der Behandlung mit einem an Krebs erkrankten Menschen auch über seine Lebensqualität auseinanderzusetzen, gehört zu einer qualitativ hochstehenden onkologischen Versorgung. In der medizinischen Forschung wurde die Lebensqualität als Outcome-Kriterium erst seit Beginn der 1980er-Jahre akzeptiert.

> **Definition**
>
> Die WHO definiert **Lebensqualität** als die subjektive Wahrnehmung einer Person zu ihrer Stellung im Leben im Verhältnis zur Kultur und den Wertesystemen, in denen sie lebt, in Bezug auf ihre Ziele, Erwartungen und Standards.

Lebensqualität als Konstrukt wird bestimmt und beeinflusst von vielen Faktoren: persönlichen und kulturellen Werten, von den Einstellungen, Zielen und Lebenserfahrungen des Individuums. Sie ist einer kontinuierlichen Neubewertung durch den Einzelnen unterworfen. Zwar hat sich bis heute keine einheitliche Definition durchgesetzt, doch bilden die fünf übergeordneten Bereiche *Körper, Psyche, Soziales, ökonomischer Status* und *Spiritualität* den groben Rahmen, innerhalb dessen sich die meisten Lebensqualitätsmessungen bewegen.

Im medizinischen Bereich ist die Beurteilung der Lebensqualität sehr wichtig, denn ein Therapieerfolg bemisst sich nicht nur nach Effektivitätsparametern, sondern auch nach dem subjektiven Wohlbefinden des Betroffenen, seiner Anpassung an die Krankheit. Man spricht hier von *gesundheitsbezogener Lebensqualität*, die den subjektiv wahrgenommenen Gesundheitszustand des Betroffenen, sein alltägliches Erleben, seinen ganz individuellen Umgang mit der Realität und der Erkrankung beschreibt.

In der Onkologie sind teilweise erhebliche Einschränkungen der gesundheitsbezogenen Lebensqualität durch die Krebserkrankung und ihre Symptome, durch Therapienebenwirkungen, psychosoziale Beeinträchtigungen, Schmerzen und Verlust der Autonomie allgegenwärtig. Für das Behandlungsteam ist es deshalb unumgänglich, Aspekte der Lebensqualität in der Patientenversorgung angemessen zu berücksichtigen. Das schließt neben körperlichen Beschwerden auch die psychische Verfassung und die emotionale Befindlichkeit ein.

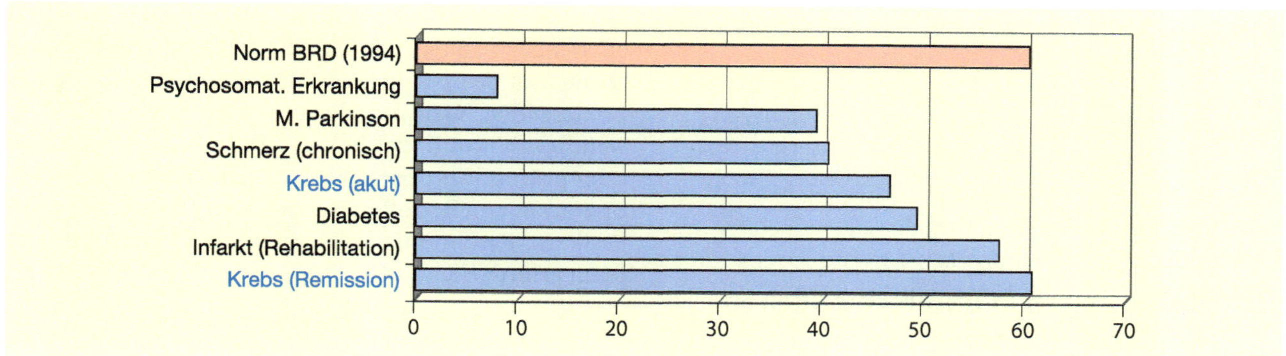

Abb. 34.2 Lebensqualität (Summenwert nach Fragebogen zur Lebenszufriedenheit, FLZ; hoher Skalenwert = hohe Lebenszufriedenheit) bei unterschiedlichen Diagnose- bzw. Personengruppen (n = 15.984). (Gekürzt nach Herschbach und Heussner 2008)

> Lebensqualität ist ein veränderlicher Begriff, der sich im Zuge einer individuellen Neu- oder Umdefinition von Werten im Krankheitsverlauf entsprechend den jeweiligen Umständen wandeln kann.

Zur Erfassung sind verschiedene *Selbsteinschätzungsfragebogen* verfügbar – denn Lebensqualität bestimmt sich immer subjektiv. Eines der in Europa vor allem in der klinischen Forschung am häufigsten eingesetzte Messinstrumente ist der EORTC-QLQ-C30-Fragebogen (Aaronson et al. 1993). Dieser wurde speziell für Tumorpatientinnen und -patienten entwickelt und ist in allen europäischen Sprachen erhältlich. Er beinhaltet 30 Fragen zu verschiedenen Dimensionen der Lebensqualität und kann durch eine Vielzahl von erkrankungs- und situationsspezifischen Modulen erweitert werden.

Das in Nordamerika verbreitete Selbstbeurteilungsinstrument zur Messung der Lebensqualität ist der *FACT-Fragebogen* (Functional Assessment of Cancer Therapy; Cella et al. 1993). Auch dieser Fragebogen wird vorwiegend in der Forschung eingesetzt und verfügt über verschiedene Zusatzmodule bezüglich der Tumorentität, der Behandlung und verschiedener Symptome wie z. B. Anämie und Fatigue (▶ Kap. 18, 26).

> Im klinischen Kontext kann bereits die Antwort des Betroffenen auf eine Frage wie „Wie geht es Ihnen?" oder „Was beschäftigt Sie im Moment?" aufschlussreich sein.

Wie oben beschrieben, kann eine onkologische Erkrankung einen weitreichenden Einfluss auf das Individuum und seine Lebensqualität haben. Damit verbunden sind oft auch Veränderungen der Einstellung und der im eigenen Leben gesetzten Prioritäten, was wiederum die subjektive Einschätzung der eigenen Lebensqualität beeinflussen kann. Herschbach und Heussner (2008) konnten bei Krebsbetroffenen im Akutstadium zwar eine deutliche Verminderung der Lebensqualität messen, nach Remission der Erkrankung wurden jedoch wieder Normwerte erreicht (▶ Abb. 34.2). Dies ist beachtenswert, da viele Menschen nach Krebs an teilweise erheblichen Folgeproblemen leiden, mit denen sie einen gangbaren Weg finden müssen. Offensichtlich gelingt es vielen Betroffenen, allfällig vorhandene Defizite durch Wertschätzung der verbliebenen Fähigkeiten und Möglichkeiten aufzuwiegen oder auch andere Prioritäten zu setzen.

Bei einem kurativen Behandlungsansatzwerden den Betroffenen häufig stark belastende Therapien zugemutet. Hier rechtfertigt das Ziel die Mittel; die allermeisten Betroffenen sind mit der Aussicht auf eine Heilung der Erkrankung bereit, auch über Monate andauernde schwere Beeinträchtigungen des Befindens und der Lebensqualität zu tolerieren. Die Ausrichtung auf das Ziel der Heilung wirkt sich hier für den Betroffenen als stark unterstützender und motivierender Faktor aus.

Ist die Erkrankung jedoch nicht mehr heilbar, d. h., handelt es sich um eine palliative Situation, müssen Betroffene gemeinsam mit dem behandelnden Arzt oder der behandelnden Ärztin abwägen, inwieweit der in Aussicht gestellte Gewinn durch eine Therapie in einem vertretbaren Verhältnis zur damit verbundenen Belastung steht. Spätestens hier wird deutlich, wie unterschiedlich Lebensqualität bewertet werden kann. Es begegnen uns Betroffene wie auch Angehörige, die darauf drängen, alle medizinischen Möglichkeiten auszuschöpfen, und die damit verbundenen Aussichten vielleicht überschätzen. Auf der anderen Seite haben Betroffene nach einem Rezidiv manchmal die Strapazen der bereits durchgestandenen kurativen Chemotherapie noch in unangenehm lebendiger Erinnerung und befürchten, sich erneut einer ähnlichen Belastung aussetzen zu müssen. Da bei einer palliativen Chemotherapie der Erhalt der Lebensqualität viel stärker im Mittelpunkt steht und die Behandlung auch nach diesen Gesichtspunkten gewählt wird, sind diese Befürchtungen nicht in diesem Ausmaß begründet und können durch umfassende Information gemildert werden.

> In allen Situationen bedarf es eingehender Gespräche mit den Betroffenen und ihren Angehörigen, in denen die medizinische Seite genau erklärt wird und gemeinsam mit den Betroffenen im Hinblick auf deren Gewichtung der unterschiedlichen Aspekte von Lebensqualität eine Entscheidung zum Vorgehen getroffen werden kann.

34.7 Belastungen in unterschiedlichen Krankheitsphasen

Die Situation der Neudiagnose einer Krebserkrankung wurde vom Medizinsoziologen Nikolaus Gerdes (1985) als „unfreiwilliger Sturz aus der normalen Wirklichkeit" bezeichnet. Diese Erfahrung bestätigen sehr viele Betroffene: Nach einer Krebsdiagnose ist vieles nicht mehr wie zuvor. Die Krankheit Krebs wird von der Allgemeinbevölkerung im Vergleich mit anderen Lebensereignissen als das Gefährlichste eingestuft, was einem hierzulande passieren kann, bei gleichzeitig geringster Schutzmöglichkeit. Obwohl die statistische Realität anders aussieht – mehr Menschen sterben in unseren Breitengraden an Herz-Kreislauf-Erkrankungen – prägt diese gesellschaftlich verbreitete Einstellung den Umgang der Betroffenen mit der Erkrankung wie auch den Umgang des Umfelds mit den Betroffenen. Die Art und Weise, wie mit der Situation umgegangen wird, ist sehr verschieden und kann durch Ambivalenzen gekennzeichnet sein.

34.7.1 Prädiagnostische Phase

Die Bereitschaft, sich Screening- oder Früherkennungsmaßnahmen zu unterziehen und ohne Verzögerung die Diagnostik eines verdächtigen Befundes zu betreiben, ist je nach Persönlichkeit, sozialer Schicht, Bildungsstand und Vorwissen über medizinische Zusammenhänge individuell sehr unterschiedlich. Nicht wenige Menschen neigen dazu, die Symptomwahrnehmung aus unterschiedlichsten Motiven zu unterdrücken oder zu verleugnen. Extern verursachte Belastungen können in dieser Phase für Betroffene dann entstehen, wenn die Diagnosestellung verzögert wird. Dies kann z. B. dann erfolgen, wenn die Bedrohlichkeit der Symptomatik seitens der Behandler nicht sofort erkannt bzw. adäquat abgeklärt wird.

Eine zunehmend häufigere Herausforderung stellt sich dadurch, Entscheidungen über genetische Testungen zu treffen, welche die medizinischen Möglichkeiten durch die Entdeckung genetischer Risikofaktoren bei bestimmten Krebserkrankungen erst ermöglicht haben. Hier können persönliche Konflikte entstehen, wenn es um die Abwägung möglicher Konsequenzen des Nachweises einer zur Erkrankung disponierenden Genveränderung geht: etwa die Notwendigkeit kontinuierlicher Kontrolluntersuchungen oder präventiver operativer Eingriffe. Hier ist enge Kooperation der Betroffenen und ihrer Familien mit Genetikern, Psychoonkologinnen und dem Behandlungsteam erforderlich.

34.7.2 Diagnostische Phase

Das Belastungserleben bei Betroffenen und Angehörigen ist in dieser Phase der Unsicherheit besonders hoch. Emotionale Labilität, Reizbarkeit und „Dünnhäutigkeit" verbunden mit ausgeprägten Stimmungsschwankungen zwischen Euphorie und Verzweiflung sind Phänomene, die oft zu beobachten sind. Der Schlaf ist häufig gestört, die psychomotorische Anspannung – als Ausdruck der Angst – ist hoch. Kognitive Funktionen – Aufmerksamkeit, Gedächtnis, Konzentration – können beeinträchtigt sein, die Wahrnehmung selektiv oder verzerrt.

Zunächst liegt ein verdächtiger Befund vor, wobei noch nicht ganz klar ist, worum es sich genau handelt. Das menschliche Bedürfnis nach Sicherheit und Erklärbarkeit ist in dieser Phase erschüttert. Es besteht die Gefahr, lückenhafte Gewissheiten durch Phantasien zu ergänzen, die aus dem Vorwissen und den Einstellungen zu Krebs gespeist werden. Diese Phantasien sind oft deutlich belastender als die Realität. Möglicherweise trägt dies mit zum Wunsch der meisten Betroffenen nach umfassender Information bei. Diesem ist im Hinblick auf das Selbstbestimmungsrecht schon aus ethischer Sicht Rechnung zu tragen. Zudem setzt die rechtswirksame Einwilligung in krebsspezifische Therapien eine umfassende Informiertheit voraus.

> Wartezeiten können als sehr belastend erlebt werden – eine ausreichende Information über die Dauer der Wartezeit und ergänzende emotionale Unterstützung sind hilfreich.

Der Miteinbezug der Angehörigen bereits bei Diagnosestellung ist – sofern die Betroffenen dies wünschen – wichtig. Es soll aber beachtet werden, dass eine Information von Angehörigen hinter dem Rücken des Betroffenen grundsätzlich abzulehnen ist: einerseits aufgrund der notwendigen Zustimmung des Betroffenen, andererseits aber auch um die Angehörigen davor zu schützen, zu Geheimnisträgern zu werden und damit deren Beziehung zum Betroffenen zu erschweren.

34.7.2.1 Verleugnung

Betroffene, die den Eindruck erwecken, möglichst wenig über ihre Erkrankung wissen zu wollen, oder die kaum Fragen stellen, begegnen uns im Praxisalltag immer wieder. Dieses Verhalten kann auf dem Hintergrund des Diagnoseschocks auftreten oder aber auf einen Menschen hinweisen, der damit seinen Wunsch nach Informationsbegrenzung zu verstehen gibt. Es kann jedoch auch Ausdruck eines *verleugnenden bzw. vermeidenden Umgangs mit der existenziellen Situation* sein. Wenn Letzteres der Fall ist, stellt sich die Frage, welche Hintergründe zum Bedürfnis nach Schutz vor der bedrohlichen Realität beitragen und was Betroffene brauchen, um in ihrer Kompetenz aktiviert zu werden. Nicht selten werden bei näherem Nachfragen Vorerfahrungen in Zusammenhang mit Krebs thematisiert und es besteht hier die Gefahr, Gefühle der Vergangenheit vorschnell auf die aktuelle Situation zu übertragen.

Derartige Situationen erfordern viel Fingerspitzengefühl, da Betroffene oder ggf. auch deren Umfeld mit massiver Ablehnung auf Behandelnde reagieren können, die den errichteten Schutzring durchbrechen wollen. Dies kann im Extremfall zu Kontaktabbruch und zum Verzicht auf adäquate Behandlung führen. Als Besonderheit in diesem Zusammenhang begegnen uns Menschen aus anderen Kulturen mit teilweise sehr unterschiedlichen und uns fremden Formen des Umgangs mit Krankheit. Dies muss in der Kommunikation berücksichtigt und dafür geschulte Personen miteinbezogen werden (▶ Kap. 33).

> Den Behandelnden steht es nicht zu, verleugnenden Umgang von Betroffenen durch eine gewaltsame, uneingewilligte Aufklärung zu durchbrechen. Der Wunsch, nicht „alles" zu erfahren, ist ebenso zu respektieren wie der Wunsch nach umfassender Information.

Sobald aber Betroffene Signale einer Bereitschaft senden, über bisher vermiedene Themen zu sprechen, ist dies der richtige Zeitpunkt, vertieft darauf einzugehen. Für die Betroffenen ist die Bereitschaft der Behandelnden wichtig, auch über belastende Themen wie Behinderungen, Abhängigkeit und Sterben zu sprechen, ihre Situation mit auszuhalten und mitzutragen; d. h., sie können im Schutz einer vertrauensvollen Beziehung von sich aus auf den Schutz der Vermeidung verzichten.

Der Umgang mit aktiven Patientinnen und Patienten, die sich mit der Situation auseinandersetzen und durch geäußertes Interesse und Fragen in Beziehung treten, ist zunächst einfacher für die Betreuenden. Gleich-

wohl besteht hier auch die Gefahr der Überinformation. Manchmal verlieren sich diese Betroffenen derart im Detail, dass sie psychisch stark verunsichert werden, falls nicht alles genau so abläuft wie geplant. Zum Thema Information und Informationsaustausch siehe auch ▶ Abschn. 33.5.

Auch mit Ambivalenzen sind Pflegende im Praxisalltag häufig konfrontiert. Diese gehören grundsätzlich zum Menschsein und lassen bei der gleichen Person abwechselnd oder gar gleichzeitig aktive und vermeidende Umgangsformen mit der veränderten Lebenssituation erkennen. Ebenso sind ausgeprägte Schwankungen zwischen Hoffnung, Zuversicht und Verzweiflung zu beobachten. Entsprechend werden Informationen sehr unterschiedlich und teilweise unerwartet verarbeitet.

Ein Kommunikationsstil, der die Betroffenen in ihrer Autonomie respektiert und in ihre Steuerungsfähigkeiten unterstützt, ist in allen Fällen unabdingbar und in allen Phasen der Behandlung wichtig.

34.7.3 Phase der Behandlung

In der Behandlungsphase ist das psychische Belastungserleben bei den Betroffenen oft geringer. Es wirkt stabilisierend, aktiv zu werden und der Erkrankung etwas entgegengesetzt zu wissen. Gleichzeitig stehen körperliche Symptome als Folge der Behandlung stärker im Fokus der Aufmerksamkeit und lassen die Betroffenen in einen aushaltenden Zustand wechseln. Die Hoffnung auf Heilung unterstützt die Fähigkeit, manchmal über längere Zeit Beeinträchtigungen in Kauf zu nehmen und teilweise schwerwiegende Eingriffe zu tolerieren bzw. damit umgehen zu können. Emotional kann wieder eine gewisse Reizbarkeit oder Dünnhäutigkeit unter Chemotherapie oder bei stark belastenden körperlichen Symptomen auftreten.

Für die Partner und Partnerinnen kann das Belastungserleben in dieser Phase hingegen andauern oder gar zunehmen. Es fällt schwer, im Grunde wenig tun zu können, manchmal das Leiden des Betroffenen und die eigene Ohnmacht aushalten zu müssen. Dies kann je nach Beziehungsdynamik zu einer Hinwendung zum Betroffenen, gelegentlich aber auch zu einer Abwendung und Konzentration auf die eigenen Anforderungen führen. Eine psychoonkologische Begleitung im Paarsetting kann in dieser Zeit besonders hilfreich sein, indem sie die Partner in der Neuverteilung von Rollen und Pflichten, im Ausdruck von Gefühlen, aber auch in der Pflege von individuellen und gemeinsamen Ressourcen unterstützt.

34.7.4 Übergang von der Behandlung zur Rehabilitation

Der Abschluss der oftmals kräftezehrenden Therapie bedeutet zwar die Erreichung eines Ziels, das während langer Zeit in einer motivierenden und ausrichtenden Weise am Horizont lag, das aber gleichzeitig nun wegfällt. Der Betroffene erlebt den Verlust der schützenden Umgebung, in der gegen die Erkrankung angegangen wird und in der er sich im besten Fall gut aufgehoben gefühlt hat. So mögen manche Betroffene in diesem Moment nicht immer unmittelbar in der Lage sein, Gefühle der Freude zu empfinden, sondern sind mit Fragen wie „Bin ich jetzt gesund oder krank?" beschäftigt. Möglicherweise benötigen sie einige Zeit, um aus dem aushaltenden und damit emotional auch etwas tauben Zustand herauszukommen und sich wieder stärker dem Fühlen zuwenden zu können.

Zunehmend konfrontiert die Welt der Gesunden den „Geheilten" mit zahlreichen Forderungen des Alltags. Oft ist mit unveränderten Rollenerwartungen in Familie, Beruf und sozialem Umfeld ein neues Gleichgewicht zu finden.

Die körperliche und manchmal auch seelische Versehrtheit hinterlässt ein Gefühl der Verunsicherung, das sich nur langsam und manchmal nur bis zu einem gewissen Grad wieder auflösen lässt. Zur Unterstützung dieses Prozesses ist die Wichtigkeit von Maßnahmen zur Rehabilitation nicht zu unterschätzen (z. B. stationäre oder ambulante Programme zur onkologischen Rehabilitation) (▶ Kap. 37). Dabei kommt selbstverständlich der psychoonkologischen Versorgung ein ebenfalls hoher Stellenwert zu.

34.7.5 Nachsorge

In den letzten Jahren rückte der Bedarf Krebsüberlebender vermehrt ins Blickfeld. Angesichts immer höherer Behandlungserfolge steigt die Zahl der Menschen, die mit oder nach Krebs weiterleben, in den kommenden Jahren auf über 4 % der Gesamtbevölkerung (Ess und Herrmann 2014). Betroffene und zum Teil auch ihr Umfeld sind herausgefordert, mit den vorhandenen Defiziten einen Umgang zu finden – sei es mit Körperbildveränderungen, erhöhter Müdigkeit (Fatigue, ▶ Kap. 18), mit einer allgemeinen Verminderung der Leistungsfähigkeit, mit faktischen Veränderungen bzw. Einschränkungen von Körperfunktionen oder auch Veränderungen der Sexualität (▶ Kap. 27, 28, 38, 39).

Die Angst vor einem Rückfall schwebt wie ein Damoklesschwert über dem aus der engmaschigen medizinischen Betreuung entlassenen Menschen. Dem zunehmenden Bewusstsein, jetzt für sich selbst verantwort-

lich zu sein bzw. abwarten zu müssen, ob der eingeschlagene therapeutische Weg sich bewähren wird, entspringt eine ständige Alarmbereitschaft. Diese kann auch bei früher als harmlos erachteten Symptomen Angst auslösen, die sich zu Panik als Ausdruck einer Progredienzangst steigern kann. Ähnlich wie bei Menschen mit einer hypochondrischen Erkrankung nehmen die regelmäßigen Untersuchungstermine in diesem Zusammenhang einen besonderen und zweischneidigen Stellenwert ein: Einerseits beschwören sie die alten, bedrohlichen Gefühle und Ängste vor einem Rezidiv herauf, andererseits versprechen sie die Aussicht auf Beruhigung, wenn die Untersuchung ohne Befund bleibt, also kein Rezidiv und keine Metastasen vorliegen.

Betroffene sind in dieser Phase weiter psychisch anfällig. Bei neuerlichen, auch nicht mit der Erkrankung in Zusammenhang stehenden Belastungserlebnissen können sie wieder in eine Krise geraten.

Auf der anderen Seite messen viele Betroffene angesichts der Erfahrung der Brüchigkeit des Lebens ihrer wiedergewonnenen Gesundheit und den zunehmend neu erschließbaren Möglichkeiten einen viel höheren Wert bei und setzen andere Prioritäten – ein Prozess, der Zeit bedarf.

> Psychische Störungen, vor allem Depressivität, Angstzustände und funktionelle Organstörungen, sind in den ersten 2 Jahren nach der Krebserkrankung und der damit verbundenen Therapie gegenüber der Allgemeinbevölkerung deutlich häufiger. Diese Zunahme nimmt allerdings später wieder ab und die Prävalenz gleicht sich wieder dem Bevölkerungsdurchschnitt an (Singer et al. 2007).

34.7.6 Rückfall

Ein erneutes Auftreten der Erkrankung kann psychisch stärker belastend sein als die Erstdiagnose und Behandlung: Dies wird mit dem Schwinden der Hoffnung auf Heilung assoziiert, und früher eingesetzte Strategien der Ermutigung stehen nicht mehr im gleichen Ausmaß zur Verfügung. Heute leben viele Betroffene auch mit einem Rezidiv längere Zeit weiter, können in einigen Fällen sogar langfristig geheilt werden. Für viele stellt das Rezidiv aber auch den Übergang zu einer palliativen Situation dar: eine Herausforderung, deren Bewältigung nur mit erneuten Anpassungsstrategien anzugehen ist (▶ Kap. 41).

Bezüglich der medizinischen Therapie rückt der Faktor Lebensqualität ins Zentrum der Aufmerksamkeit. Viele Betroffene haben bereits Erfahrungen mit onkologischen Therapien gemacht und wissen, was sie noch bereit sind zu akzeptieren und wo sie ihre Grenzen sehen oder erlebt haben. Durch das Wissen um die Subjektivität der Lebensqualität werden sie deshalb deutlich stärker in Therapieentscheidungen einbezogen und sind eingeladen, Stellung zu beziehen und ihre Präferenzen deutlich zu machen. Die Tatsache einer vermehrten Mitsprache kann als Gewinn erlebt werden, jedoch auch als zusätzliche Belastung. Dies dann, wenn Betroffene durch das Übertragen von erhöhter Mitsprache und damit Verantwortlichkeit für den Behandlungsprozess überfordert werden. In diesem Fall ist es wichtig, die Betroffenen von Behandlerseite aus wieder zu entlasten, z. B. indem klare Empfehlungen ausgesprochen werden.

34.7.7 Terminalphase

Das Sterben und die Frage nach dem „Danach" rücken unausweichlich ins Bewusstsein, wenn die therapeutischen Möglichkeiten ausgeschöpft sind und die medizinischen Behandlungsmaßnahmen sich auf Linderung des Leidens beschränken. Durch die Förderung und den Ausbau der „Palliative Care" hat die Pflege hier einen wichtigen und qualitativ hohen Stellenwert. Oft ist in dieser Phase die psychoonkologische Unterstützung für die Angehörigen fast nötiger als für die Betroffenen, damit sie weiterhin hilfreich zur Seite stehen können, sich jedoch auch in ihren eigenen Sorgen, Ängsten sowie dem Erkennen von persönlichen Grenzen gehört und getragen fühlen.

34.8 Psychodiagnostik: Erkennen von psychoonkologischem Unterstützungsbedarf

Die psychiatrische Komorbidität ist bei an Krebs erkrankten Menschen gegenüber der Allgemeinbevölkerung erhöht. Allgemein wird ein Wert zwischen 25 und 30 % angenommen, d. h. bei einem Viertel bis zu einem Drittel der Betroffenen finden sich entsprechende Symptome oder Syndrome (z. B. Singer et al. 2007).

34.8.1 Komorbidität

Unter Komorbidität versteht man das gleichzeitige Vorhandensein verschiedener Erkrankungen; psychiatrische Komorbidität bezeichnet das Vorkommen einer psychischen Erkrankung wie Depression, Angststörung, Anpassungsstörung oder Substanzabhängigkeit bei gleichzeitiger körperlicher Krankheit.

Ein Teil der nach Diagnosestellung beobachteten psychiatrischen Symptome verschwindet von selbst wieder; der die Zeit überdauernde Anteil dürfte damit etwas geringer sein (Singer et al. 2007). Viele psychoonkologische Fachpersonen sehen eine weite Bandbreite psychischer Reaktionen auf die Krebserkrankung als normal an und möchten auf eine Pathologisierung verzichten. Unterstützungsbedarf besteht angesichts des massiven Belastungserlebens selbstverständlich trotzdem. Nach dieser Sichtweise sollten Betroffene keine zusätzliche psychiatrische Diagnose benötigen, um psychoonkologische Betreuung und Behandlung zu erhalten.

Aus eher psychiatrisch geprägter Sicht wird dagegen argumentiert, die Kriterien einer psychischen Störung seien international klar festgelegt. Für die Indikation zur psychoonkologischen Behandlung solle eine entsprechende Diagnose vorliegen.

Für die involvierten Pflegenden ist es wichtig zu wissen, dass psychiatrische Erkrankungen häufig unerkannt und damit inadäquat behandelt bleiben. So erhoben Söllner et al. (2001) eine unzureichende Erkennungsrate von Betroffenen mit erhöhten Belastungswerten oder psychischen Begleiterkrankungen wie Angst oder Depression seitens des behandelnden onkologischen Personals. Dies kann sich negativ auf die Lebensqualität und auch auf die Compliance auswirken. Zwar wird in der Zwischenzeit diesem Bewusstsein durch die Behandelnden deutlich mehr Aufmerksamkeit geschenkt. Dennoch besteht ein allgemeiner Konsens, dass bei allen Betroffenen neben der klinischen Beurteilung auch durch ein Screening geprüft werden sollte, ob psychosozialer Unterstützungsbedarf besteht.

34.8.2 Methoden

Zur Erfassung eines psychosozialen Unterstützungsbedarfs stehen eine Reihe validierter Instrumente zur Verfügung (Herschbach und Weis 2008):
- Selbstbeurteilung durch den an Krebs erkrankten Menschen:
  - Distress-Thermometer (DT)
  - Fragebogen zur Belastung von Krebskranken (FBK-23 und FBK-10)
  - Hospital Anxiety and Depression Scale (HADS-D)
  - Hornheider Screening Instrument (HSI)
- Fremdbeurteilung durch den Interviewer: Psychoonkologische Basisdokumentation (PO-BADO, PO_BADO KF und PO-BADO Brustkrebs)

> Das Ziel eines Screenings ist es, Betroffene mit einem zusätzlichen Bedarf an psychosozialer Unterstützung oder mit einem Risiko für eine psychiatrische Komorbidität frühzeitig zu erfassen.

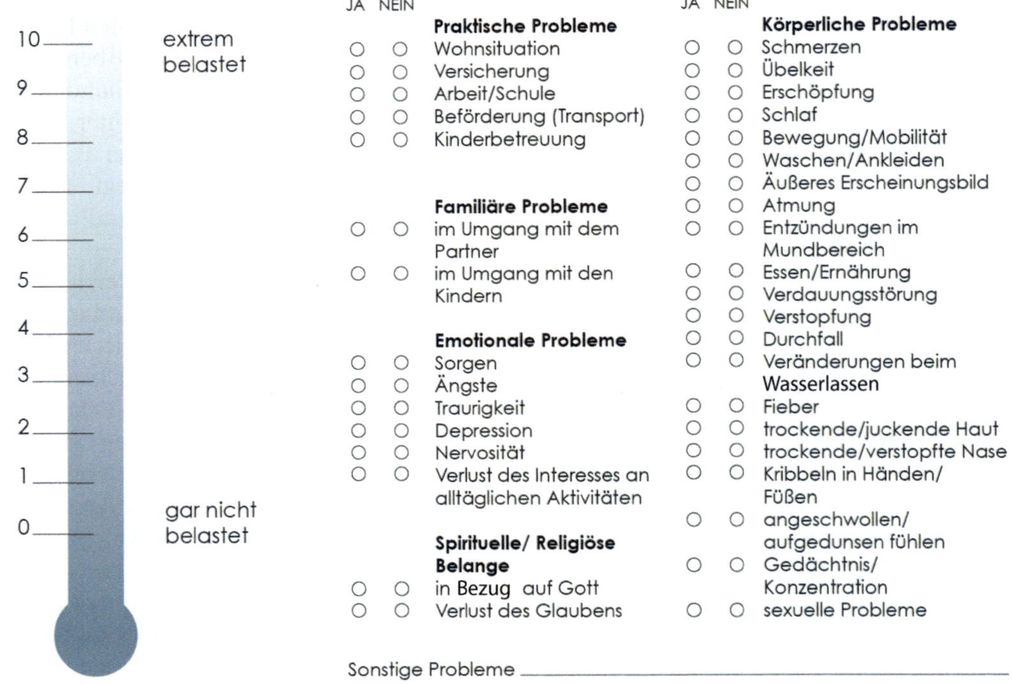

Abb. 34.3 Distress-Thermometer. (Aus: Mehnert et al. 2006, mit frdl. Genehmigung)

34.8.2.1 Distress-Thermometer

In den letzten Jahren hat sich – ausgehend von den Zertifizierungsanforderungen – das Distress-Thermometer als Selbsteinschätzungsinstrument für Belastungserleben bei an Krebs erkrankten Menschen etabliert (Mehnert et al. 2006) (Abb. 34.3).

Es wurde ursprünglich in den USA vom National Comprehensive Cancer Network (NCCN) mit besonderem Augenmerk darauf entwickelt, den Zeitaufwand für das Screening möglichst kurz zu halten: *Für das Ausfüllen dieses Selbstbeurteilungsfragebogens werden nur 2–3 min benötigt.* Ein Auswertungsverfahren ist nicht nötig, da sich die Aussage aus dem Fragebogen direkt ablesen lässt. Betroffene schätzen ihren individuellen Belastungswert auf einer visuellen Analogskala (VAS) von 0 (gar nicht belastet) bis 10 (extrem belastet) ein. Zusätzlich können die individuellen Belastungsfaktoren aus einer Auswahl unter den 5 Bereichen praktische Probleme, familiäre Probleme, emotionale Probleme, spirituelle/religiöse Belange und körperliche Probleme differenziert werden. Als Indikation für zusätzliche Unterstützung gilt ein Belastungswert auf der visuellen Analogskala von 5 oder höher (vgl. ▶ Abschn. 34.8.3).

Das Distress-Thermometer wird je nach Prozessablauf innerhalb der jeweiligen Organisation durch die behandelnde Ärzteschaft, durch Pflegende oder durch die psychosozialen Fachpersonen eingesetzt.

> Der Einsatz des Instruments durch Pflegende kann vorteilhaft sein. Ihnen gegenüber ist die Schwelle, über belastende Faktoren zu sprechen, oft niedriger. Das Instrument kann im Rahmen eines Pflegegesprächs als Einstieg zur Thematisierung von Belastungsfaktoren und betroffenen Problembereichen dienen. Anschließend können in Absprache mit dem Betroffenen und dem Arzt oder der Ärztin geeignete Maßnahmen eingeleitet werden.

Eine hilfreiche Formulierung bei Übergabe des Fragebogens an Betroffene könnte sein: „Für uns ist es wichtig zu wissen, wie es Ihnen körperlich und seelisch geht und was Sie vielleicht belastet. Ich möchte Sie deshalb bitten, diesen kurzen Bogen auszufüllen."

Vorgehen und Formulierungsvorschläge bei der Rücknahme des Fragebogens:
- Für das Ausfüllen bedanken.
- Nachfragen: „Ich sehe, Sie haben einen Belastungswert von X angegeben. Wie kommen Sie mit dieser Belastung zurecht?" (Frage nach dem Leidensdruck – kann unabhängig vom Wert auf der VAS gestellt werden).
- Vorgehen je nach Antwort auf obenstehende Frage und Problemliste:
  - Es gibt verschiedene Angebote: „Was wäre am ehesten hilfreich für Sie zur Verminderung der Belastung oder als Unterstützung, diese noch besser auszuhalten?"
  - „Darf ich Ihnen einen Vorschlag zur weiterführenden Unterstützung machen?" (Psychoonkologie, Seelsorge, Pflege, Arzt, Krebsliga, Sozialdienst, Selbsthilfegruppe, anderes – oder auch gar keine Intervention)
- Weiteres Vorgehen je nach Vereinbarung mit den Betroffenen.

Maßnahmen je nach Ergebnis:
- Bei familiären oder emotionalen Problemen ist der Beizug des psychoonkologisch-psychotherapeutischen Dienstes angezeigt.
- Bei Auftreten von religiösen Fragen oder Problemen kann die Seelsorge beigezogen werden, bei spirituellen Fragen je nach Präferenz der Betroffenen die Seelsorge oder auch der psychoonkologisch-psychotherapeutische Dienst.
- Bei praktischen Problemen im Bereich der Finanzen/ Versicherungen ist es oft der Sozialdienst, der die Betroffenen in ihren Sorgen optimal unterstützen kann.
- Bei vielen körperlichen Problemen ist es angezeigt, die medizinische Behandlung bzw. die Begleitmedikation zu optimieren. Es kann bei ausgeprägten somatischen Beschwerden aber auch angezeigt sein, den psychoonkologisch-psychotherapeutischen Dienst miteinzubeziehen: Mit deren Unterstützung kann mit den Betroffenen daran gearbeitet werden, die subjektiv wahrgenommene Symptomlast zu verringern.

34.8.3　Indikationen für psychoonkologische Unterstützung

Internationalen Studien zufolge äußern durchschnittlich etwa 30 % der an Krebs erkrankten Menschen psychosoziale Unterstützungsbedürfnisse. Als grundsätzliche Indikationen für eine psychoonkologische Intervention gelten:

- ein bestehender Wunsch des Betroffenen (auch bei moderatem oder geringem Belastungserleben),
- ein Belastungswert auf dem Distress-Thermometer ab Wert 5, verbunden mit Problemen im Bereich „familiäre Probleme", „emotionale Probleme", „spirituelle/ religiöse Belange" und/oder einer hohen Belastung in Zusammenhang mit körperlichen Problemen.

In der alltäglichen Praxis wird häufig das Behandlungsteam die Betroffenen und/oder ihre Angehörigen zur Inanspruchnahme des psychoonkologischen Dienstes motivieren oder den Kontakt anbahnen. Viele dieser Menschen würden kaum psychologische Dienstleistungen in Anspruch nehmen, wäre nicht die durch die Krankheit erhöhte Belastung. Damit macht ein erheblicher Teil dieser Betroffenen ihre erste psychologisch/psychotherapeutische Erfahrung im Leben; sie können sich darum oft nicht genau vorstellen, wie eine derartige Unterstützung ablaufen kann. In einem Erstgespräch wird gemeinsam mit dem oder den Betroffenen eine Bestandsaufnahme der aktuellen Situation gemacht. Die Betroffenen formulieren ein oder mehrere Bedürfnisse, die in der Folge in einen psychologisch-psychotherapeutischen Auftrag übersetzt werden.

Die folgende Übersicht zeigt die von Betroffenen am häufigsten benannten Unterstützungsbedürfnisse:

Mögliche Bereiche und Themen psycho(onko)logischer Unterstützung
- Umgang mit Angstgefühlen, Depressivität oder Traurigkeit, Erschöpfung (Fatigue, ▶ Kap. 18) oder sonstigen belastend erlebten körperlichen Beschwerden
- Sorgen in Bezug auf Angehörige, Familie, Freunde
- Umgang mit inneren und äußeren Konflikten in Folge eines Wandels von Werten der Betroffenen
- Umgang mit Problemen der Sexualität und Intimität (▶ Kap. 28)
- Umgang mit Belastung durch ein verändertes Körperbild (▶ Kap. 27)
- Stärkung der Selbstbestimmung im Umgang mit dem medizinischen System
- Erarbeitung von Strategien bei Einschränkungen oder Ressourcenverlust (kann auch im Paarsetting stattfinden)
- Probleme im Arbeitsleben, Beeinträchtigungen im Alltag oder der Selbstständigkeit
- Unterstützung des betreuenden Personals (Ärzteschaft und Pflegende) bei hoher psychologischer Belastung (z. B. durch Therapieabbrüche und gehäufte Sterbebegleitungen oder allgemein bei erhöhtem Belastungserleben)
- Umgang mit existenziellen Themen in kurativen und palliativen Situationen

34.8.4 Hindernisse der Inanspruchnahme psychoonkologischer Unterstützung

Der wichtigste und häufigste Grund, der gegen psychoonkologische Unterstützung spricht, ist die Ablehnung durch die Betroffenen. Wir haben kein Recht, jemanden zur Inanspruchnahme zu zwingen; hier klaffen manchmal der expertendefinierte Bedarf, das Bedürfnis der Betroffenen und die tatsächliche Inanspruchnahme auseinander. Dennoch kann die Art, wie ein Gespräch über psychoonkologische Unterstützungsmöglichkeiten mit den Betroffenen geführt wird, durchaus einen Unterschied machen. Es ist wichtig, darüber zu informieren, dass diese Art der Unterstützung ganz selbstverständlich zu einer onkologischen Behandlung gehört und darüber, wie andere Betroffene von diesem Angebot profitiert haben. Die Empfehlung des behandelnden Personals ist insbesondere für ambivalente Betroffene der stärkste Prädiktor für eine Inanspruchnahme (Zwahlen 2019). Betroffene bleiben jedoch in ihrer Ablehnung ernst zu nehmen und sollten mit wachem Interesse für ihre Bedenken oder Befürchtungen abgeholt werden. Je nach Hintergrund können manchmal entsprechende Hindernisse ausgeräumt werden, und Betroffene sind angesichts der bestehenden Belastung doch zu einem Versuch motivierbar. Manchmal ist dies aber auch nicht möglich, was im Dienste der Aufrechterhaltung der eigenen Beziehung zu den Patentinnen und Patienten akzeptiert werden sollte.

> Die Ablehnung des Angebots durch den Betroffenen kann mit der Antwort „Im Moment ist dieses Angebot wohl nicht das Richtige für Sie" angenommen werden. Damit impliziert man, dass dem Betroffenen im Falle einer Meinungs- oder Situationsänderung die Türen zu einer Kontaktaufnahme nach wie vor offenstehen.

Ein seitens des Behandlungsteams oft unterschätzter Faktor ist die bereits bestehende Terminlast durch medizinische Behandlungsmaßnahmen: Es kann Betroffenen manchmal einfach zu viel sein, noch ein psychoonkologisches Gespräch zusätzlich zur Behandlung wahrzunehmen, vielleicht gar zusätzlich dafür anreisen zu müssen. Hier kann es sich um eine durchaus kompetente Verhaltensweise handeln, Behandlung und andere Inhalte in einer Balance zu halten. Oft nehmen diese Betroffenen die psychoonkologische Unterstützung in Anspruch, wenn die Dichte der medizinischen Termine etwas nachgelassen hat.

Fremdsprachigkeit stellt eine besondere Herausforderung für eine psychoonkologische Intervention dar, die immer auf die Möglichkeit sprachlicher Verständigung angewiesen ist. Wenn keine professionelle Fachperson zur Übersetzung hinzugezogen werden kann, die auch mit der Kultur des Betroffenen vertraut ist, sollte umsichtig abgewogen werden, ob das Gespräch mit einer Angehörigen, die der Sprache mächtig ist, durchgeführt wird. Falls dies – wie in der Regel – nicht ideal ist, ist es ratsam, das Gespräch erst nach Organisation einer Übersetzerin/eines Übersetzers durchzuführen.

Das nahende Lebensende ist für Betroffene mit einer zunehmenden Verringerung des Aktions- und Aufmerksamkeitsradius verbunden. So kann es für Betroffene zu einer Belastung führen, sich auf unbekannte Menschen einlassen zu müssen. Gemeinsam mit Betroffenen ist zu überlegen, ob der Einbezug einer zusätzlichen Fachperson tatsächlich indiziert ist und gewünscht wird. Falls keine psychoonkologische Fachperson hinzugezogen wird, ist es ratsam, dass sich die palliativ geschulten Pflegenden durch den psychoonkologischen Dienst im Rahmen von Intervisions- oder Supervisionsgesprächen ergänzendes Fachwissen holen können.

Manche Betroffene stehen zum Zeitpunkt der Diagnose einer onkologischen Erkrankung bereits in psychologischer oder psychiatrischer Behandlung oder haben eine inzwischen beendete Behandlung hinter sich. Auch hier bedarf es gemeinsam mit den Betroffenen der Abwägung, ob die Weiterführung der bestehenden bzw. eine Wiederaufnahme der abgeschlossenen Behandlung vor dem Hintergrund der bereits gefestigten therapeutischen Beziehung am sinnvollsten ist. Es kann sich aber auch zeigen, dass niedergelassene Kollegen ohne Erfahrung bzw. psychoonkologisches Fachwissen die Betroffenen in der neuen Situation nicht in optimaler Weise unterstützen können und die Übernahme der weiteren Begleitung durch den hausinternen Psychoonkologischen Dienst sinnvoller ist.

34.9 Angebote und Interventionen der Psychoonkologie

Wie oben beschrieben, sind an Krebs erkrankte Menschen und ihre Angehörigen mit zahlreichen, teilweise weitreichenden Belastungen konfrontiert. Ihrer Fähigkeit, damit umzugehen, kommt eine entscheidende Rolle zu. Was Betroffene individuell tatsächlich unterstützt, kann sehr unterschiedlich sein. Gut gemeinte Ratschläge aus dem sozialen Umfeld werden seitens der Betroffenen oft als nicht hilfreich erlebt – sie können gar verunsichernd wirken, etwa wenn sie von den Aussagen des Behandlungsteams abweichen. Fallbeispiele, in denen unterschiedliche psychoonkologische Begleitungen dargestellt werden, finden sich bei Mamié und Greiner-Mai (2020) sowie bei Mamié (2018).

Um in der Lage zu sein, einem unter Belastung stehenden kranken Menschen beizustehen, müssen wir:

- aufmerksam seine Befindlichkeit wahrnehmen,
- Informationen einholen über …
  - seine subjektive Einschätzung der aktuellen Situation,
  - seine Verhaltensweisen,
  - seine Vorlieben und Ressourcen,
  - seine Möglichkeiten im Umgang mit anderen,
  - sein soziales Netz.

> Es braucht den unvoreingenommenen Blick auf die individuelle Situation des Betroffenen wie auch seiner Angehörigen und eine Haltung des grundsätzlichen Anerkennens ihres ihnen eigenen Leidens, um zu Gesprächen und der gemeinsamen Suche nach Möglichkeiten und Strategien des Umgangs einzuladen.

Angesichts des weiten Feldes der Problemlagen und unterschiedlicher Neigungen der Betroffenen ist heutzutage anerkannt, dass vielerlei Unterstützung hilfreich ist. Diese kann von Entspannungs- und imaginativen Verfahren über kunsttherapeutische Angebote zu psychologisch-psychotherapeutischen Einzel- oder Paargesprächen führen. Manche Betroffene erleben einen mindestens teilweisen Verbleib im Berufsleben als hilfreich, während dies für andere eine unzumutbare Belastung darstellt.

Die Identifizierung der in der jeweiligen Situation und Phase der Erkrankung individuell „passenden" Unterstützungsmöglichkeiten bleibt ein Prozess der Maßanfertigung. Unsere Fähigkeit, auf die Individualität der Betroffenen einzugehen, danken diese nicht selten mit einer hohen Motivation zur Zusammenarbeit mit dem behandelnden Team.

34.9.1 Stützen der Patientinnen- und Patientenkompetenz und Beziehungsaufbau

Viele onkologische Behandlungen erfordern die aktive Mitarbeit der Betroffenen. Der eigene Körper muss beobachtet und es muss ggf. reagiert werden, indem ein Medikament eingenommen wird oder indem man sich bei bestimmten Symptomen (z. B. bei Fieber) aktiv beim Behandlungsteam meldet oder in die Klinik kommt. Damit werden Betroffene und die involvierten Angehörigen für das behandelnde Personal zu Partnern. Damit die Betroffenen diese Mitarbeit in optimaler Weise leisten können, ist eine eingehende Information über die Behandlungsabläufe und alle in Zusammenhang mit der Behandlung wichtigen Faktoren unerlässlich. Oft ist es notwendig und sinnvoll, Merkblätter oder

schriftliche Notizen über die besprochenen Inhalte abzugeben, da die Erinnerung lückenhaft sein kann. Darüber hinaus ist das Ansprechen von Ängsten, Sorgen und Belastungen wichtig: Je nach Inhalt können diese durch entsprechende Aufklärung und psychoedukative Interventionen gemindert werden. Reicht dies nicht, sollte eine zusätzliche fachliche Unterstützung empfohlen und angeboten werden. Dadurch erfahren Betroffene, in ihrer individuellen Situation ernst genommen zu werden. Ziel ist es, dass sich der an Krebs erkrankte Mensch auf dem Boden einer (professionellen) Beziehung aufgehoben fühlt, Kontrolle wiedererlangen kann und eine Stärkung seines Sicherheitsgefühls erfährt.

Grundhaltung seitens der Pflegenden gegenüber den Betroffenen

- Belastungen, Bedürfnisse, Wünsche und Vorstellungen werden erfragt und ernst genommen.
- Betroffene und Angehörige werden in allen Belangen als kompetente Partner wahrgenommen und einbezogen.
- Im Umgang mit den Belastungen wird die Individualität respektiert – Betroffene und Angehörige wissen, was sie im Leben hält und unterstützt.
- Grenzen des pflegerischen Handelns werden erkannt und auf weiterführende Hilfe verwiesen

34.9.1.1 Selbsthilfegruppen

Die Selbsthilfebewegung hat wesentlich dazu beigetragen, psychosoziale Faktoren bei Krebs überhaupt zur Sprache und damit ins Bewusstsein zu bringen. Selbsthilfeorganisationen können (Mit-)Betroffene durch Erfahrungsaustausch in Gruppen und Informationen unterstützen, zum Abbau von Ängsten beitragen und Selbstbestimmung und Selbstmanagement fördern. Wie im Rahmen von Gruppentherapien auch, bieten sie gegenseitige soziale Unterstützung. Krebs-Selbsthilfeorganisationen sollten dafür ihre aktiven Mitglieder mit Seminaren für die verantwortungsvolle Aufgabe qualifizieren. In Deutschland fordern die Zertifizierungsbedingungen für Krebszentren die Kooperation mit qualifizierten Selbsthilfeorganisationen auf regionaler Ebene und ihren Einbezug in die psychosoziale Versorgung. Die Betroffenen sollten über das Angebot von Selbsthilfegruppen informiert werden. Dabei ist jedoch zu berücksichtigen, dass diese Form der Unterstützung nicht für alle Menschen passend ist. Dies unter anderem deshalb, weil es als belastend erlebt werden kann, mit Problemen der anderen Gruppenmitgliedern oder gar deren Tod konfrontiert zu werden.

Eine besondere Form der Selbsthilfe hat sich inzwischen auch im Internet in entsprechenden Foren entwickelt. Es bleibt durch die Nutzer umsichtig abzuwägen, inwieweit die gewonnene Information auf die eigene Erkrankung übertragen werden kann und ob die Teilnahme im Forum zu einer Entlastung oder eher zu einer zusätzlichen Belastung und Verunsicherung beiträgt.

34.9.2 Spezifische Interventionen

> **Definition**
>
> Unter **psychoonkologischen Interventionen** werden von professionellen Therapeutinnen und Therapeuten angebotene nichtpharmakologische Verfahren verstanden, die psychologische und sozialarbeiterische Methoden, Psychoedukation, Stressbewältigungstraining, Psychotherapie, Entspannungsverfahren und Kunsttherapien, allein oder in Kombination, umfassen. Sie haben zum Ziel, die psychische und soziale Belastung der Betroffenen zu vermindern und die Lebensqualität zu erhöhen (Leitlinienprogramm Onkologie 2014, 032/051OL).

Es besteht inzwischen sowohl im stationären wie im ambulanten Bereich ein breit gefächertes psychoonkologisches Angebot, welches Beratung und/oder Therapie beinhaltet. Neben psychoedukativen Interventionen, die allen Betroffenen mit subklinisch ausgeprägten Belastungen angeboten werden sollten, können kurzfristige, supportive Behandlungsangebote über alle Krankheitsphasen hinweg oder auch als Maßnahme gegen spezifische Probleme wie Fatigue oder Schmerzen eingesetzt werden. Bei Betroffenen, die z. B. durch ausgeprägte Ängste, Depressionen oder existenzielle Krisen stark belastet sind, sollten spezifische psychotherapeutische Interventionen durchgeführt werden.

Interventionen werden sowohl für Einzelne als auch für Paare oder Familien und im Gruppensetting angeboten. Für alle Formen ist die Wirksamkeit auf verschiedene psychosoziale Zielbereiche und ein günstiger Einfluss auf die Lebensqualität, die psychische Befindlichkeit und die Verminderung von Therapienebenwirkungen unbestritten.

Angebote psychoonkologischer Interventionen
- Interventionen für Betroffene, Angehörige und Familien:
    - Psychoedukation und Gruppentherapie
    - Krisenintervention
    - Psychotherapeutische Intervention für Einzelne, Paare, Familien
    - Spezialsprechstunden (z. B. onkosexologische Sprechstunde, Fatiguesprechstunde)
    - Kinderpsychoonkologie (für Betroffene und für angehörige Kinder)
    - Familienorientierte Beratung bei genetisch bedingten Krebserkrankungen
    - Psychoonkologische Begleitung in palliativen und präterminalen Krankheitsphasen
    - Psychotherapeutische Begleitung Hinterbliebener
    - Entspannungstherapie und kreative Behandlungsansätze (Kunst-, Musik- und Tanztherapie)
    - Sozial- und Rehabilitationsberatung
    - Geleitete und nicht geleitete Selbsthilfeangebote
- Im Team:
    - Gemeinsame klinische Visite, Rundtischgespräche
    - Liaison- oder Konsiliardienst
    - Teambesprechungen und Supervision

34.9.3 Unterstützung am Lebensende

Durch die Entwicklung palliativmedizinischer Angebote und Einrichtungen hat sich die Versorgungslage von an Krebs erkrankten Menschen in der letzten Lebensphase deutlich verbessert. Auch hier sind die psychoonkologische Mitbetreuung und Begleitung der Betroffenen und ihrer Angehörigen zunehmend selbstverständlich geworden. Zwar nimmt in dieser weit fortgeschrittenen Krankheitsphase ärztliche und pflegerische Versorgung den unbestritten wichtigsten Platz ein. Doch angesichts der sich oft ergebenden Verdichtung der Themen und Inhalte eines Lebens, der Tendenz, Unerledigtes oder Ungelöstes nochmals ins Blickfeld zu rücken oder sich Erreichtes, Schönes und Bereicherndes nochmals vergegenwärtigen zu wollen und dadurch Kraft tanken zu können, ist die Möglichkeit des Beizugs einer psychoonkologischen Fachperson in vielen Fällen wünschenswert. Wenn im Abschiedsprozess Familiendynamiken aufbrechen, kann es besonders hilfreich sein, einen psychoonkologisch ausgebildeten Familientherapeuten einzubeziehen. Oft werden diese Interventionen oder Gespräche gemeinsam mit mehreren Familienangehörigen stattfinden, die damit ebenfalls Unterstützung erhalten.

Gleichzeitig verringert sich der Lebensradius der Betroffenen in dieser Phase zunehmend. Damit ist auch immer wieder abzuwägen, inwieweit der Einbezug einer zusätzlichen Fachperson in der spezifischen Situation hilfreich ist oder ob dies von Betroffenen eher als zusätzliche Belastung erlebt wird.

Auch im palliativmedizinischen Bereich werden die psychoonkologischen Unterstützungsverfahren ständig weiterentwickelt. So wird etwa die sog. Dignity-Therapie oder Würdezentrierte Therapie (Chochinov et al. 2005) mittlerweile an einigen deutschsprachigen Institutionen angeboten: Gemeinsam mit dem Sterbenden wird der Blick nicht nur auf die Abschiede, den Verlust und die Trauer, sondern auch auf die Erfolge und Freuden des eigenen Lebens, auf die Wünsche und Hoffnungen für die Hinterbliebenen gelenkt. Der Betroffene und seine Familie erfahren damit eine Wiederbelebung und Würdigung der für den Betroffenen wichtigen Lebensinhalte. Ein anderer manualisierter Ansatz – CALM – hat zum Ziel, Ängste und Depressivität vor Sterben und Tod zu reduzieren sowie Hoffnung und Lebenssinn zu steigern (Managing Cancer and Living Meaningfully, Rodin et al. 2018). Auch nichtmanualisierte (existenzielle) Therapieansätze haben sich im palliativen Bereich etabliert und werden wirkungsvoll eingesetzt.

34.9.4　Unterstützung und Begleitung von Angehörigen

In einer Partnerschaft oder in der Familie werden im Kontext der Erkrankung Aufgaben und Rollen häufig umverteilt, ja müssen umverteilt werden! Je nach Zustand der erkrankten Person können zudem auch pflegerische Hilfeleistungen nötig werden. In früheren Publikationen wurde oft der hohe Wert dieser Unterstützung für Patienten und Patientinnen betont, ohne die gleichzeitige Mitbetroffenheit der Partner und Partnerinnen, der Kinder und weiterer Angehöriger ausreichend zu berücksichtigen. In mehreren Studien (z. B. Rosenberger et al. 2012) wiesen Partner und insbesondere Partnerinnen höhere Belastungswerte auf als die Betroffen selbst. Dies kann wiederum die Krankheitsverarbeitung der Betroffenen negativ beeinflussen. Gefühle der Hilflosigkeit und Ohnmacht werden von vielen

Angehörigen geäußert. Oft bestehen körperliche Stresssymptome wie Müdigkeit, diffuse Schmerzen oder Schlafprobleme. Angehörige sind wie die Betroffenen auch herausgefordert, Bewältigungsstrategien zu finden und anzuwenden. Sie haben meist ebenfalls das Bedürfnis, über die Erkrankung umfassend informiert zu sein. Gelegentlich werden bei den Angehörigen Gefühle aus eigener Vorerfahrung mit Krebs oder anderen schweren Erkrankungen (z. B. bei Eltern, Geschwistern oder Freunden) im Zuge der aktuellen Erkrankung des nahestehenden Menschen reaktiviert und tragen zu einer verstärkten emotionalen Destabilisierung bei.

Wenn Beziehungen und Partnerschaften von Krebsbetroffenen durch Uneinigkeiten, Ambivalenzen, Abhängigkeiten und andere schwierige Faktoren belastet sind, sollte die Auseinandersetzung damit gefördert und unterstützt werden. Nicht zu verstummen oder es zu wagen, sich einander mit allen Facetten seiner Gefühle zuzumuten, ist sehr wichtig zur Förderung oder Aufrechterhaltung der gegenseitigen Unterstützung und Nähe. Eine *fürsorglich schonende Umgangsweise* ist in vielen Partnerschaften nämlich verbreitet. Damit wird der Austausch über die eigenen Gedanken, Gefühle und Befindlichkeiten jedoch erschwert, was beidseitig zu einem Gefühl der Isolation und des Nicht-Verstanden-Werdens beitragen kann. Nicht wenige Betroffene fühlen sich zudem durch die Fürsorge ihres Umfeldes in ihrer Autonomie geschwächt oder bedroht und verweigern die Annahme von Unterstützung. Als Ausdruck einer Schonhaltung oder aus kulturellen Gründen erfragen Angehörige teilweise Informationen hinter dem Rücken der Betroffenen. Dies ist grundsätzlich abzulehnen, das Bedürfnis nach Schonung jedoch wertschätzend anzusprechen und die negativen Folgen des Verschweigens aufzuzeigen. Durch Wissensunterschiede wird eine offene Kommunikation verhindert und die Beziehung damit erschwert.

Teilweise kehren Angehörige nach dem ersten Schock oder der abgeschlossenen Therapie wieder zur Tagesordnung zurück, versuchen Sicherheit in gewohnter Routine zu finden und übersehen damit den Unterstützungsbedarf der Betroffenen.

Ein aufmerksamer Blick der Pflegenden auf Partner/Partnerin und Angehörige führt zu einer Erfassung der Gesamtsituation und bietet die Möglichkeit, Ressourcen, aber auch den Bedarf für zusätzliche Hilfe zu erkennen.

Im klinischen Alltag zeigt sich als oft besonders hilfreich, psychoonkologische Gespräche im Paarsetting durchzuführen und damit Betroffene und deren Partner/Partnerin gleichermaßen zu versorgen. Es kann auf die Bedürfnisse von beiden eingegangen werden, und häufig ist es im gemeinsamen Gespräch leichter möglich, Ressourcen zu identifizieren und für beide gewinnbringend zu nutzen.

34.9.4.1 Betreuung Hinterbliebener

Es wird davon ausgegangen, dass Trauern im Menschen angelegt ist und nicht erlernt werden muss: Trauer braucht demnach nicht per se psychotherapeutische Unterstützung. Sie kann sehr unterschiedliche Ausprägungen annehmen. Dennoch sind sog. „komplizierte" Verläufe nicht auszuschließen, in welchen die Kontaktaufnahme zu einer psychoonkologisch/psychotherapeutisch ausgebildeten Fachperson angezeigt und sinnvoll ist.

Indikationskriterien nach Znoj (2004) für professionelle Unterstützung Angehöriger im Trauerprozess sind:

- starke Schuldgefühle,
- Suizidgedanken mit konkreten Handlungsabsichten,
- extreme Hoffnungslosigkeit,
- Anspannung oder Angetriebensein,
- ausgeprägte Depression,
- ausgeprägte sonstige körperliche Symptome wie Herzstechen oder Gewichtsverlust,
- Wut oder Rachegedanken,
- anhaltende Schwierigkeiten, alltägliche Arbeiten und Pflichten wahrzunehmen,
- Substanzmissbrauch.

34.10 Interprofessionelle Zusammenarbeit im multiprofessionellen Team

Die Zusammenarbeit im multiprofessionellen Team und der Einbezug der psychoonkologischen Fachpersonen sind je nach Institution unterschiedlich geregelt und von den vorhandenen Ressourcen abhängig. Ärzteschaft und Pflegende machen als erste Instanz die Betroffenen auf das ergänzende Angebot aufmerksam und schätzen das Bedürfnis einer zusätzlichen Unterstützung ein. Das Belastungsscreening soll dabei wertvolle Hilfe leisten, entbindet jedoch nicht davon, mit den Betroffenen über ihre Bedürfnisse zu sprechen. Ruhige, kooperative und angepasste Betroffene teilen oftmals ihre Bedürfnisse und Belastungen nicht spontan mit, sondern müssen aktiv angesprochen werden.

Gemäß den deutschen und schweizerischen Leitlinien zur psychoonkologischen Beratung bzw. Betreuung (Leitlinienprogramm Onkologie 2014; Schwei-

zerische Gesellschaft für Psychoonkologie 2014) wird ein gestuftes Modell empfohlen, in dem die Grundversorgung folgende Aufgaben hat:

- Information der Betroffenen über die Möglichkeiten psychoonkologischer Angebote durch alle Behandelnden,
- psychosoziale Bestandsaufnahme und Identifizierung besonders belasteter Betroffener und Angehöriger mittels Screening-Instrumenten, Selbstbeschreibung und klinischer Beobachtung,
- Erfassung biopsychosozial-spiritueller Bedürfnisse, Angebot der Begleitung
- bei leichten bis schweren Belastungen oder bei Wunsch der Betroffenen Vermittlung an die geeignete Fachperson.

Sowohl im Bereich der Erfassung wie auch der Beratung 0überschneiden sich die Aufgaben der Pflege mit denen der Psychoonkologie. Wenn diese Schnittstellen deklariert, thematisiert und geklärt sind, erleichtert dies die Zusammenarbeit.

> Können die Pflegenden ihren Auftrag und die eigenen Grenzen einschätzen und wissen sie um die zusätzlichen Möglichkeiten der psychoonkologischen Dienstleistung, so kann diese Abgrenzung auch Betroffenen gegenüber klar kommuniziert werden.

Dies wirkt sich auf die Motivation zur Nutzung psychoonkologischer Unterstützung positiv aus. Nach einem Erstkontakt mit der psychoonkologischen Fachperson ist es deren Aufgabe und Verantwortung, den weiteren Prozess mit den Betroffenen gemeinsam zu gestalten. Pflegerelevante Informationen aus dem psychoonkologischen Gespräch sollten in Absprache mit den Betroffenen rückgemeldet werden, sodass diese das Betreuungsteam als Einheit zu ihrem ganzheitlichen Wohl erleben und nicht als konkurrierende Einzelakteure.

> Jede Profession hat aufgrund des eigenen Aufgabenbereiches und der fachlichen Ausrichtung eine eigene Sichtweise auf Situationen. Besteht die Offenheit für andere Sicht- und Denkweisen, können diese respektvoll miteinander diskutiert werden. Wird dies als Bereicherung und als Chance gesehen, so bringt es für die Zusammenarbeit und den Betreuungsprozess einen großen Nutzen mit sich.

In herausfordernden Pflegesituationen steht in den meisten Institutionen der psychoonkologische Dienst auch zur Unterstützung der Grundversorger in der Erfüllung ihrer Aufgaben zur Verfügung. Wo dies nicht der Fall ist, sollten entsprechende Kontaktadressen bekannt sein. So lassen sich z. B. im inter- oder multiprofessionellen

Austausch Fragen der Zusammenarbeit klären. In Intervisionsgesprächen können Krankheits- und Bewältigungsprozesse und ihre Auswirkungen auf das Team besser verstanden werden. In Konfliktsituationen oder auch bei Ambivalenz kann sich die innere Not der Betroffenen im Team abbilden. Daher lohnt es sich, Spannungen im Team frühzeitig anzusprechen, gemeinsam zu reflektieren und ggf. Hilfe von außen beizuziehen, falls der Psychoonkologe oder die Psychoonkologin bereits in die Betreuung involviert ist. Derart erlebte Klärungen tragen zur Entlastung aller Beteiligten bei und fördern das Verständnis für die Sichtweise und den Aufgabenbereich der jeweils anderen Professionen. Vorgesetzte leisten einen wertvollen Beitrag, wenn die Rahmenbedingungen für den interprofessionellen Austausch gegeben sind.

34.11 Betroffenheit und Unterstützungsbedarf der Pflegenden

Neben den allgemeinen Arbeitsanforderungen (Arbeitsbedingungen, Zusammenarbeit und Kooperation mit anderen Disziplinen) können im onkologischen Behandlungsalltag spezifische Aspekte zu einer erhöhten Betroffenheit und zu einem hohen Belastungsempfinden führen. Belastend ist eine Arbeitssituation, wenn Pflegende dies subjektiv so bewerten und benennen. Selbstverständlich wird diese subjektive Belastung beeinflusst durch objektive äußere Faktoren und durch individuelle Bewältigungsstrategien. Betroffenheit, Belastung und Entlastung sollten daher stets in einem systemischen Kontext betrachtet werden. Ist z. B. in einer Be-

handlungssituation zusätzlich eine Konfliktsituation innerhalb der Familie vorhanden, so bedarf es einer guten Zusammenarbeit, Hilfestellungen innerhalb der Institution und hilfreicher Bewältigungsstrategien von Seiten der Pflege, um Unterstützung in der belastenden Situation bieten zu können (◘ Abb. 34.4).

Durch den engen Kontakt mit Menschen, die durch die Erkrankung mit einem hohen Maß an Unsicherheit und psychosozialen Belastungen konfrontiert sind, ist die Thematik des „Mitleidens" von besonderer Bedeutung. Sie ist u. a. verbunden mit Gefühlen der Ohnmacht, Enttäuschung und Hilflosigkeit und entsteht z. B. durch folgende Aspekte häufig:

- Leiden miterleben und nur teilweise lindern können:
  - weinende oder still leidende Betroffene,
  - mit „unrealistischen" Hoffnungen konfrontiert sein,
  - unheilbar kranke Betroffene mit Kindern,
  - lang anhaltende Leidenszeit, unzureichende Schmerzbehandlung;
- Fragen nach Sinn, Sinnlosigkeit, Grenzen der Medizin/Pflege erkennen:
  - Verlusterfahrungen,
  - Todesfallhäufigkeit, mehrere gleichzeitig oder in Abwesenheit,
  - an eigene Verlusterfahrungen erinnert werden;
- belastende ethische Entscheidungen (Therapieabbruch, Symptombehandlung):
  - fehlende Informationen, Entscheidungen nicht nachvollziehen können (Sinnfrage),
  - fehlender Austausch im Team.

Aufgrund der existenziellen Bedrohung und des miterlebten Leidens besteht die Gefahr, die eigene Ressourcenpflege zu vernachlässigen, mit der Folge eines

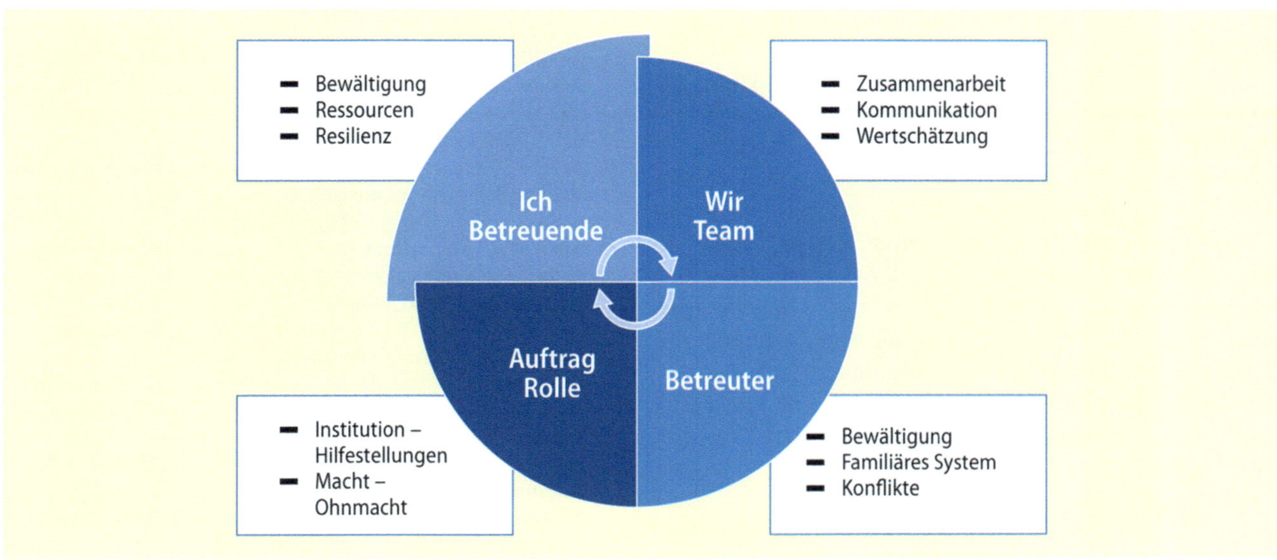

◘ **Abb. 34.4**   Be- und entlastende Aspekte der vier Bereiche beeinflussen sich wechselseitig

erhöhten Burnout-Risikos. Andererseits können sich die Wertmaßstäbe der Pflegenden aber durch das Bewusstsein für die Kostbarkeit des Lebens auch verschieben.

Ist die Kommunikation mit Betroffenen erschwert oder wird sie von Pflegenden als ineffizient erlebt, so können ebenfalls Stress, Minderung der Arbeitszufriedenheit und Burnout begünstigt werden. Zudem erschwert es die Betreuung der Betroffenen, was wiederum mit Konflikten und Herausforderungen verbunden ist.

Konsequenterweise setzen Entlastungsmaßnahmen sowohl im organisatorischen Bereich wie auch im individuellen Bewältigungsbereich und auf der Ebene des Teams an.

Im *organisatorischen Bereich* sind z. B. Stellenprozente in angemessener Höhe, Arbeitspläne mit genügend Erholungsphasen, klare Zuständigkeiten und flache/klare Hierarchien hilfreich.

Auf *Teamebene und bezüglich der individuellen Bewältigung* erweist sich eine echte gegenseitige Unterstützung untereinander als wichtige und kräftesparende Grundlage. Ein kurzer Austausch nach einer schwierigen Situation im multiprofessionellen Team, in dem man offen seine Gedanken und Gefühle ausdrücken kann, ohne bewertet zu werden, kann bereits beträchtliche Entlastung mit sich bringen. Als konkrete Unterstützungsangebote kommen Fort- und Weiterbildung, Supervision, Gesprächsgruppen und Förderung von Bewältigungsstrategien infrage.

Fortbildungen erweitern vor allem das Handlungswissen und ermöglichen dadurch das Erkennen von Selbstwirksamkeit und deren Grenzen, leisten also einen Beitrag zur Problemlösung.

Fall- und Teamsupervision ermöglichen neben der Reflexion von komplexen Situationen auch den emotionalen Schmerz zu teilen, den Blick auf Gelingendes zu richten und die Einstellung zur Belastung zu verändern. Sie sind daher auch für emotionsbezogene Bewältigung sinnvoll.

Interprofessionelle Teamsupervision ist geeignet, um gegenseitig das Verständnis zu fördern und auch Lücken in der Kooperation oder Unzufriedenheit in der Entscheidungsfindung zu bearbeiten sowie organisatorische Abläufe zu verbessern.

Nachgewiesen ist zudem, dass *interprofessionelle Kommunikationstrainings* neben der Verbesserung der Kommunikation mit Betroffenen und Angehörigen auch das Gefühl der eigenen Hilflosigkeit reduzieren und das Verständnis für die Rolle und den Aufgabenbereich der anderen Profession fördern. Somit kann präventiv ein entlastender Beitrag geleistet werden (▶ Abschn. 33.9).

Grundsätzlich sollten diese Maßnahmen als freiwillige, jedoch von der Institution klar unterstützte Angebote integriert sein. Vor allem in Konfliktsituationen und zur gemeinsamen Bewältigung häufiger Verlusterfahrungen sind gezielte kurzfristige Hilfestellungen sinnvoll. Besonders Pflegende, die neu in der Onkologie tätig sind, eine hohe organisatorische Arbeitsbelastung antreffen und einen hohen Anteil an schwerstkranken Menschen betreuen, sollten bezüglich ihrer Belastung aufmerksam beachtet werden. Wenn es im interprofessionellen Team gelingt, Respekt, Vertrauen und Wertschätzung zum Ausdruck zu bringen, so wird dies als entlastend erlebt.

» „Ich weiß um die Komplexität der Situation. Ich sehe, was ich und andere zur Verbesserung beitragen können und was nicht. Ich orientiere mich an dem, was uns bereits gelingt und ich lerne für ein nächstes Mal … (Aussage einer Pflegenden zum Umgang mit Belastung)"

Literatur

Zitierte Quellen

Aaronson NK et al (1993) The European Organization for Research and Treatment of Cancer QLQ-C30: a quality-of-life instrument for use in international clinical trials in oncology. J Natl Cancer Inst 85(5):365–376. https://doi.org/10.1093/jnci/85.5.365. https://qol.eortc.org/questionnaire/eortc-qlq-c30/. Zugegriffen am 21.02.2022

Angenendt G, Schütze-Kreilkamp U, Tschuschke V (2007) Praxis der Psychoonkologie. Hippokrates Verlag, Stuttgart

Cella DF et al (1993) The Functional Assessment of Cancer Therapy scale: development and validation of the general measure. J Clin Oncol 11(3):570–579. https://doi.org/10.1200/JCO.1993.11.3.570. http://www.facit.org/FACITOrg/Questionnaires. Zugegriffen am 21.02.2022

Chochinov HM, Hack T, Hassard T, Kristjanson LJ, McClement S, Harlos M (2005) Dignity therapy: a novel psychotherapeutic intervention for patients near the end of life. J Clin Oncol 23(24):5520–5525. https://doi.org/10.1200/JCO.2005.08.391

Ess S, Herrmann C (2014) Cancer Survivors – eine stark wachsende Bevölkerungsgruppe. Schweiz Krebsbull 4:281–284

Gerdes N (1985) Der Sturz aus der normalen Wirklichkeit und die Suche nach Sinn. In: Herschbach P (Hrsg) Psychische Belastung von Ärzten und Krankenpflegekräften (1991). Edition Medizin/VHC, Weinheim

Herschbach P, Heussner P (2008) Einführung in die psychoonkologische Behandlungspraxis. Klett-Cotta, Stuttgart

Herschbach P, Weis J Hrsg (2008) Screeningverfahren in der Psychoonkologie. Testinstrumente zur Identifikation betreuungsbedürftiger Krebspatienten. https://www.dapo-ev.de/wp-content/uploads/2017/04/pso_broschuere2.pdf. Zugegriffen am 21.02.2022

Holland JC, Breitbart W, Jacobsen B (2010) Psycho-oncology. Oxford University Press, New York

Leitlinienprogramm Onkologie: Psychoonkologie (2014). https://www.awmf.org/uploads/tx_szleitlinien/032-051OLp_S3_Psychoonkologie_2018-08.pdf. Zugegriffen am 21.02.2022

Lintz D (2020) „Die Krankheit macht mir zu schaffen." Psychische Belastungen und Hilfen. In: Gaisser A, Weg-Remers S (Hrsg) Patientenzentrierte Information in der onkologischen Versorgung. Springer, Berlin, Heidelberg, S 223. https://doi.org/10.1007/978-3-662-60461-8_21

Mamié S (2018) Psychoonkologie in der Praxis – ein Einblick in die psychoonkologische Sprechstunde. Schweizerisches Krebsbulletin 1/2018, S33–35.

Mamié St, Greiner-Mai E (2020) Psychoonkologische Aspekte in der Begleitung von LymphompatientInnen. Schweizerisches Krebsbulletin 04/2020

Meerwein F, Bräutigam W (1998) Einführung in die Psycho-Onkologie. Huber, Bern

Mehnert A, Müller D, Lehmann C, Koch U (2006) Die deutsche Version des NCCN Distress-Thermometers – Empirische Prüfung eines Screening-Instruments zur Erfassung psychosozialer Belastung bei Krebspatienten. Z Psychiat Psychol Psychother 54(3):213–223. https://doi.org/10.1024/1661-4747.54.3.213

Ott M, Singer M, Hannemann J, Bliem HR, Schubert C (2016) Wird mit onkologischen Erkrankungen vor dem Hintergrund psychoneuroimmunologischer Erkenntnisse aktuell angemessen umgegangen? Dtsch Z Onkol 48:144–151. https://doi.org/10.1055/s-0036-1597177

Rodin G, Lo C, Rydall A, Shnall J, Malfitano C, Chiu A et al (2018) Managing Cancer and Living Meaningfully (CALM): a randomized controlled trial of a psychological intervention for patients with advaned cancer. J Clin Oncol 36(23):2422–2432. https://doi.org/10.1200/JCO.2017.77.1097

Rosenberger C, Höcker A, Cartus M, Schulz-Kindermann F, Härter M, Mehnert A (2012) Angehörige und Patienten in der ambulanten psychoonkologischen Versorgung: Zugangswege, psychische Belastungen und Unterstützungsbedürfnisse. Psychother Psychosom Med Psychol 62(05):185–194. https://doi.org/10.1055/s-0032-1304994

Schwarz R (1994) Die Krebspersönlichkeit. Schattauer Verlag, Stuttgart, Mythos und klinische Realität

Schweizerische Gesellschaft für Psychoonkologie SGPO (2014) Leitlinien zur psychoonkologischen Betreuung von erwachsenen Krebskranken und ihren Angehörigen, 1. Ausgabe 2014. http://www.psychoonkologie.ch/leitbild.html. Zugegriffen am 21.02.2022

Sellschopp A, Frick E, Fegg M (2002) Psychoonkologie. Empfehlungen zur Diagnostik, Therapie und Nachsorge, 1. Aufl. Zuckschwerdt, München

Singer S, Bringmann H, Hauss J, Kortmann RD, Köhler U, Krauss O, Schwarz R (2007) Häufigkeit psychischer Begleiterkrankungen und der Wunsch nach psychosozialer Unterstützung bei Tumorpatienten im Akutkrankenhaus. Dtsch Med Wochenschr 132:2071–2076. https://doi.org/10.1055/s-2007-985643

Söllner W (2010) Psyche und Krebs. Psychother Dialog 11(2):145–150. https://doi.org/10.1055/s-0030-1248464

Söllner W, De Vries A, Steixner E, Lukas P, Sprinzl G, Rumpold G, Maislinger S (2001) How successful are oncologists in identifying patients' distress, perceived social support and need for psychosocial counseling? Br J Cancer 8:179–185. https://doi.org/10.1054/bjoc.2000.1545

Spiegel D, Kraemer HC, Bloom JR, Gottheil E (1989) Effect of psychosocial treatment on survival of patients with metastatic breast cancer. Lancet 2(8668):888–891. https://doi.org/10.1016/s0140-6736(89)91551-1

Stephen JE, Rahn M, Verhoef M, Leis A (2007) Support Care Cancer 15:923–930. Springer, New York

Tschuschke V (2011) Psychoonkologie. Psychologische Aspekte der Entstehung und Bewältigung von Krebs, Dritte vollst. überarb. u. erw. Auflage. Schattauer, Stuttgart

Znoj HJ (2004) Komplizierte Trauer. Fortschritte der Psychotherapie. Hogrefe, Göttingen

Zorn F (1977) Mars. Kindler, München

Zwahlen D (2019) Vom Graben zwischen psychosozialer Belastung und Inanspruchnahme von Unterstützung: Resultate einer psychoonkologischen Studie zum Belastungsscreening. Schweiz Krebsbull 02:167–169

Weiterführende Literatur

Künzler A, Mamié S, Schürer C (2012) Diagnose-Schock Krebs. Hilfe für die Seele – Konkrete Unterstützung – Für Patienten und Angehörige. Springer, Berlin Heidelberg

Lenz S (2014) Die Fähigkeit zu sterben – Meine psychologische Arbeit mit Krebskranken. Rowohlt, Reinbek

Mehnert T, Koch U (2016) Handbuch Psychoonkologie. Hogrefe, Göttingen

Weiterbildungsangebote

Berufsverbände für Supervision in Deutschland, Österreich und Schweiz bieten Adressverzeichnisse ihrer Mitglieder an

Deutsche Arbeitsgemeinschaft für Psychosoziale Onkologie (dapo e.V.). www.dapo-ev.de. Zugegriffen am 21.02.2022.

Fachpersonen-Supervision

Internetadressen

Kommunikationskurse und Weiterbildung Psychoonkologie der Krebsliga Schweiz. https://www.krebsliga.ch/fachpersonen/weiterbildungen. Zugegriffen am 21.02.2022

Onkologiepflege Schweiz. www.onkologiepflege.ch. Zugegriffen am 21.02.2022

Österreichische Plattform für Psychoonkologie (ÖGPO). www.oegpo.at. Zugegriffen am 21.02.2022

Schweizerische Gesellschaft für Psychoonkologie. www.psychoonkologie.ch. Zugegriffen am 21.02.2022a

Schweizerische Gesellschaft für Psycho-Onkologie (SGPO). www.psychoonkologie.ch. Zugegriffen am 21.02.2022b.

Weiterbildung Psychosoziale Onkologie WPO (D). www.wpo-ev.de. Zugegriffen am 21.02.2022

Spezielle Bereiche der onkologischen Versorgung und Pflege

Inhaltsverzeichnis

Geriatrische Onkologie

Ulrich Wedding und Anja Köhler

Inhaltsverzeichnis

© Der/die Autor(en), exklusiv lizenziert an Springer-Verlag GmbH, DE, ein Teil von Springer Nature 2024
P. Jahn et al. (Hrsg.), *Onkologische Krankenpflege*, https://doi.org/10.1007/978-3-662-67417-8_35

35.1 Einleitung

Die Zahl alter Menschen, und damit die Zahl alter Patienten mit Krebserkrankungen, wird weiter zunehmen. Das mittlere Erkrankungsalter liegt bei etwa 70 Jahren. Da Altern ein heterogener Prozess ist, gilt es die individuellen Defizite und Ressourcen eines Patienten in einem strukturierten Prozess, dem geriatrischen Assessment, zu erfassen. Ziel ist es, eine der individuellen Situation Rechnung tragende Therapieplanung zu ermöglichen. Ein therapeutischer Nihilismus aufgrund des Alters ist nicht gerechtfertigt.

35.2 Lebenserwartung und demografischer Wandel

Die Lebenserwartung ist in den letzten Jahrzehnten in Deutschland und in den meisten anderen Ländern angestiegen und steigt weiter. Aktuelle Zahlen für Deutschland sind in ▪ Tab. 35.1 wiedergegeben, sie gelten mit geringen Abweichungen auch für die Schweiz und Österreich. Im Rahmen klinischer Entscheidungsprozesse ist die sog. ferne Lebenserwartung, die Zahl der durchschnittlich verbleibenden Jahre, wenn ein bestimmtes Alter erreicht worden ist, von Bedeutung. Die Zahlen basieren auf den aktuellen Sterbetafeln des Statistischen Bundesamtes für Deutschland, die regelmäßig aktualisiert werden. Meist wird die Zahl der durchschnittlich verbleibenden Jahre unter- und nicht überschätzt, da intuitiv die Lebenserwartung Neugeborener zugrunde gelegt wird. Die Zahlen für die Schweiz und Österreich sind vergleichbar.

Die nachfolgenden Daten der GLOBOCAN-Erhebung zeigen, dass die Zahl alter Menschen mit Krebserkrankungen, in diesem Fall 65 Jahre und älter, allein aufgrund des demografischen Wandels weltweit in den kommenden zwei Jahrzehnten erheblich zunehmen wird.

▪ Tab. 35.2 gibt die Zahl der Menschen, die zukünftig neu an Krebs erkranken werden, nach Altersgruppen wieder. Basis ist das Jahr 2012 und vorausberechnet sind die Daten für das Jahr 2035.

Im Fazit stellt die Versorgung alter Menschen mit Krebserkrankungen nicht die Ausnahme, sondern die Regel dar.

▪ Tab. 35.1 Lebenserwartung bzw. verbleibende Lebensjahre nach Erreichen eines bestimmten Alters anhand der Sterbetafel 2018/2020. (► www.destatis.de)

Alter	Neugeborene	65	70	75	80	85	90	95	100
Frauen	83,4	21,1	17,0	13,2	9,6	6,5	4,3	2,9	2,0
Männer	78,6	17,9	14,4	11,1	8,1	5,6	3,7	2,5	1,8

▪ Tab. 35.2 Erwartete Krebsinzidenz im Jahr verglichen mit in Deutschland, Österreich und der Schweiz (Nach Ferlay et al. 2013)

Jahr	Altersgruppe	Deutschland	Österreich	Schweiz
2012	alle	493.780	41.117	42.046
	< 65 Jahre	187.580	16.650	16.849
	≥ 65 Jahre	306.200	24.447	25.197
2035	alle	604.394	56.266	63.937
	< 65 Jahre	161.724	16.767	19.714
	≥ 65 Jahre	442.670	39.499	44.223

35.3 Alterungsprozesse

Altern ist ein sehr vielschichtiger Prozess. Er hat unterschiedliche Ursachen, die orientierend in extrinsische und intrinsische eingeteilt werden können. *Extrinsische Prozesse* (wie z. B. Rauchen oder UV-Strahlung) führen zur Alterung der Organe und des Gesamtorganismus durch Akkumulation der von außen kommenden Schädigungen auf molekularer und zellulärer Ebene. *Intrinsische Prozesse* gehen darauf zurück, dass dem Alterungsprozess ein genetisches Programm zugrunde liegt, das in einer Abnahme zellulärer Funktionen resultiert, die ebenfalls zur Alterung der Organe und des Gesamtorganismus führen. Physiologische Veränderungen im Alter sind in ◘ Tab. 35.3 wiedergegeben.

Der Vergleich gleich alter Menschen zeigt, dass der Alterungsprozess sehr heterogen verläuft. Das numerische bzw. chronologische Alter eines Menschen ist daher keine gute Basis für medizinische Entscheidungen. Deshalb wird zwischen dem chronologischen und dem biologischen Alter unterschieden. Das chronologische Alter misst die Lebenszeit mit dem Geburtsdatum als Beginn. Das biologische Alter bezeichnet den Gesundheitszustand eines Menschen bezogen auf den fiktiven durchschnittlichen Gesundheitszustand eines chronologisch gleich Alten.

> In der geriatrischen Onkologie – wie in der Geriatrie generell – ist das biologische Alter von wesentlich größerer Bedeutung als das chronologische Alter.

Das biologische Alter wird in der Praxis am besten durch ein geriatrisches Assessment erfasst.

◘ **Tab. 35.3** Physiologische Veränderungen im Alter

Organ(system)	Beispiele
Neurologische Veränderungen	– Veränderung der motorischen Funktionen – Veränderung der Sinne (Hörvermögen, Tastsinn usw.) – Veränderung des Gedächtnisses – Veränderte oder verminderte Wahrnehmung – Auftreten von Demenz – Auftreten von Delirium – Auftreten von Depressionen
Eingeschränkte Funktionsfähigkeit einzelner Organe	– Risiko von Organversagen
Nieren	– Abnahme der glomerulären Filtrationsrate – Verminderter renaler Blutfluss
Leber	– Verminderte Leberdurchblutung – Proteinsynthaserate nimmt ab
Gastrointestinalsystem	– Gastrische Säuresekretion vermindert – Auftreten von GERD („gastroesophageal reflux disease") – Magenentleerungszeit und Motilität verlangsamt – Abnahme der Gesamtoberfläche des intestinalen Epithels – Absorptionsfähigkeit reduziert – Verminderter Blutfluss (Splanchnikusgebiet)
Herzmuskel	– Verdickung der Gefäßwände – Verlust von Elastinfasern – Zunehmende Fibrose – Senkung des maximalen Minutenvolumens unter Belastung
Lungenfunktion	– Abnahme des Gasaustauschs – Verlust an Elastizität (Lunge und Thoraxwand) und an Stärke der Atemmuskulatur – Lungenfunktionswerte nehmen ab
Körperzusammensetzung	– Reduziertes Plasmavolumen – Abnahme des Gesamtkörperwassers – Änderungen des Verhältnisses von Fett zu Muskelmasse
Blutbildung (Knochenmark)	– Hämatopoetisch aktives Gewebe wird durch Fettmark ersetzt – Abnahme der Zahl der Stammzellen
Immunologische Veränderungen	– Abnahme der Anzahl und der Funktion von Immunzellen

35.4 Geriatrisches Screening

Da viele Assessments zeitaufwendig sind, kann ein zweistufiges Vorgehen sinnvoll sein. In einem kurzen Screeningwerden rasch die Patienten erfasst, die voraussichtlich keine Auffälligkeiten zeigen werden und bei denen daher auf die Durchführung eines vollständigen Assessments verzichtet werden kann. Verschiedene Screening-Instrumente mit unterschiedlicher Sensitivität und Spezifität stehen zur Verfügung, die Internationale Gesellschaft für Geriatrische Onkologie (SIOG) empfiehlt den *G8-Screening-Fragebogen* (◘ Tab. 35.4).

Eine mögliche Integration des geriatrischen Screenings in die onkologische Betreuung ist in ◘ Abb. 35.1 dargestellt.

◘ **Tab. 35.4**   G8-Screening-Fragebogen. (Bellera et al. 2012)

G8-Questionnaire			
	Frage	**Mögliche Antworten**	**Score**
A	Hat die Nahrungsaufnahme in den letzten 3 Monaten aufgrund von Appetitverlust, Verdauungsproblemen, Kau- oder Schluckproblemen abgenommen?	**0**: schwere Einschränkung der Nahrungsaufnahme **1**: mäßige Einschränkung der Nahrungsaufnahme **2**: normale Nahrungsaufnahme	
B	Gewichtsverlust in den letzten 3 Monaten?	**0**: Gewichtsverlust > 3 kg **1**: unbekannt **2**: Gewichtsverlust zwischen 1 und 3 kg **3**: kein Gewichtsverlust	
C	Mobilität	**0**: Bett oder Stuhl **1**: kann aus Bett/Stuhl aufstehen aber geht nicht raus **2**: geht raus	
E	Neuropsychologische Probleme	**0**: schwere Demenz oder Depression **1**: milde Demenz oder Depression **2**: keine psychologischen Probleme	
F	Body-Mass-Index (Gewicht in kg ÷ Größe in m^2)	**0**: BMI < 19 **1**: BMI 19 bis 21 **2**: BMI 21 – < 23 **3**: BMI ≥ 23	
H	Nimmt > 3 Medikamente ein	**0**: ja **1**: nein	
P	Verglichen mit Gleichaltrigen: Wie schätzt der Pateinten seinen Zustand ein?	**0**: nicht so gut **0,5**: weiß nicht **1**: gleich gut **2**: besser	
	Alter	**0**: > 85 **1**: 80–85 **2**: < 80	
	Total score (0–17)		

Score: Gesamtsumme der erreichten Punkte; Cut-off: ≤ 14 Punkte = auffälliges Screening

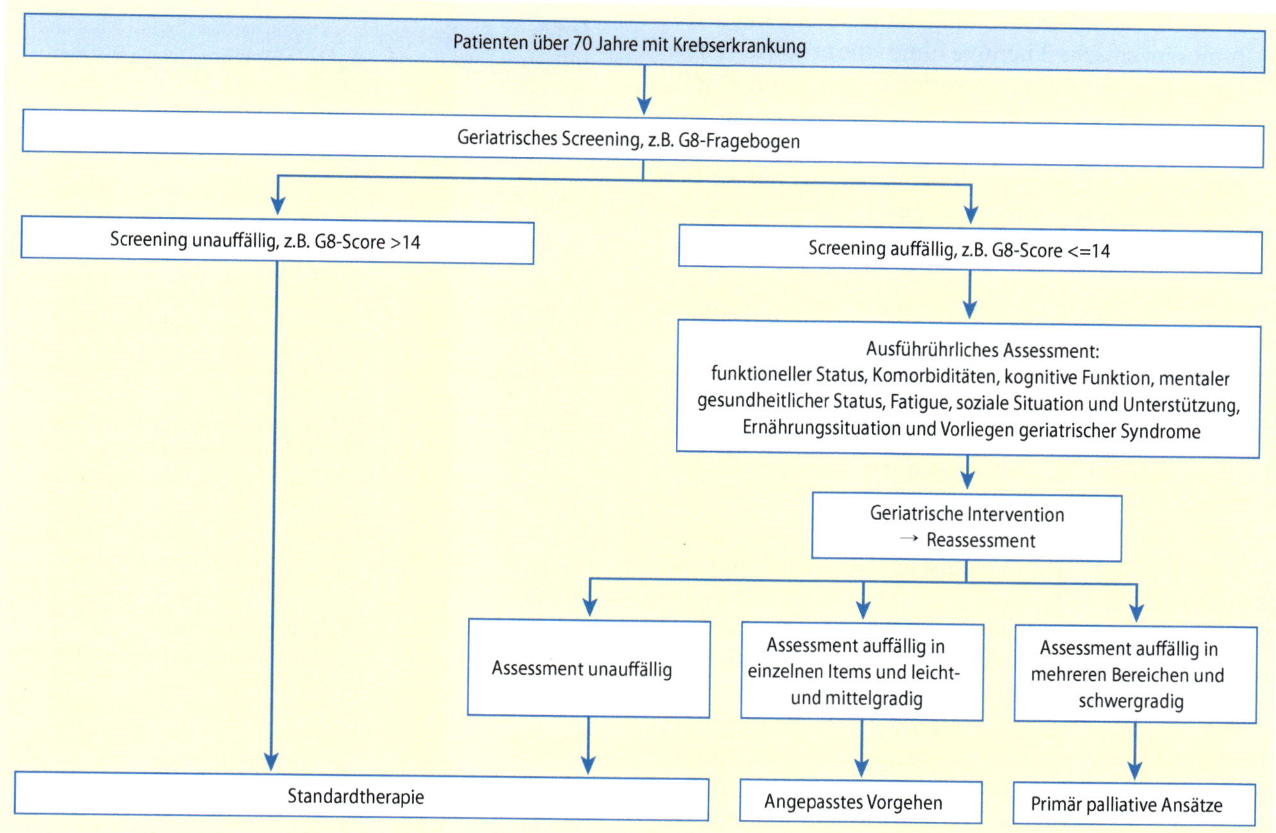

Abb. 35.1 Integration des geriatrischen Assessments in die onkologische Betreuung über 70-jähriger Patienten mit Krebserkrankung. (Wedding 2015)

35.5 Geriatrisches Assessment

> **Definition**
>
> Ein **Assessment** ist ein Instrument oder eine Vorgehensweise zur Erfassung und Objektivierung eines komplexen Sachverhalts. In der Geriatrie wurde zur strukturierten Erfassung der gesundheitlichen Gesamtsituation eines Patienten das **geriatrische Assessment** etabliert. Es betrifft verschiedene Bereiche, auf die im Weiteren eingegangen wird. Diese Bereiche sind für alte Menschen relevant. Entsprechende Defizite entgehen aber häufig der üblichen Anamnese und körperlichen Untersuchung. Basierend auf den Ergebnissen des geriatrischen Assessments wird ein strukturierter Behandlungsplan erstellt.

Die Durchführung eines geriatrischen Assessments ist gemeinsame Aufgabe des betreuenden Teams. Teile werden von der Pflege übernommen, z. B. die Erfassung des funktionellen Status und der Ernährung, andere von der Physiotherapie, z. B. die Erfassung der Mobilität, andere vom Sozialdienst, z. B. die Sozialanamnese und Fragen zur sozialen Unterstützung. Die kognitive Testung kann durch die Ergotherapie oder falls vorhanden von der Neuropsychologie durchgeführt werden. Ärztliche Aufgabe bleibt meist die Dokumentation der Komorbiditäten und der Polypharmazie sowie die Erfassung des psychisch/seelischen Gesundheitszustands.

Ziel des Assessments ist es, folgende Fragen besser einschätzen zu können:

- Ist der Patient in der Lage, ohne fremde Hilfe in der häuslichen Umgebung zu leben?
- Auf welche Hilfe ist er ggf. angewiesen?
- Ist eine institutionalisierte Pflege erforderlich?
- Mit welchen Ressourcen ist eine Rehabilitation mit dem Ziel, Selbstständigkeit im Bereich der Aktivitäten des täglichen Lebens zu erlangen, durchzuführen?

Spezifisch in der Onkologie stehen folgende Fragen im Vordergrund:

- Bestimmt die neu diagnostizierte Krebserkrankung die Prognose des Patienten?
- Wird diese Erkrankung dem Patienten im Verlauf voraussichtlich Beschwerden verursachen und seine Lebensqualität einschränken?

- Ist der Patient therapiefähig, ist er in der Lage, eine tumorspezifische Therapie ohne eine erhöhte, ihn gefährdende Toxizität zu tolerieren und damit von ihr zu profitieren?
- Ist die Früherkennung oder die adjuvante Therapie einer Krebserkrankung sinnvoll, oder wird die Überlebensprognose von anderen Erkrankungen bestimmt?

Parallel zur Erfassung der prognostischen Parameter der Krebserkrankung (= Staging oder Tumorassessment) wird daher bei alten Patienten mit Krebserkrankungen ein zusätzliches geriatrisches Assessment (= Patientenassessment) empfohlen, um im Alter gehäuft auftretende Veränderungen der individuellen Ressourcen und Defizite zu erkennen.

Die Übertragung des allgemeinen geriatrischen Assessments auf alte onkologische Patienten konnte zeigen, dass

- die Verwendung eines geriatrischen Assessments zum Erkennen von Veränderungen führt, die ohne dieses Vorgehen nicht erkannt worden wären,
- die im geriatrischen Assessment entdeckten Veränderungen zu einer Änderung der Therapieentscheidungen führen können,
- die im geriatrischen Assessment entdeckten Veränderungen prognostisch relevant sind für die Endpunkte Therapieabbruch, schwere Toxizität und Überleben (Wildiers et al. 2014).

Erste randomisierte kontrollierte Studien haben gezeigt, dass durch Integration eines geriatrischen Assessments und darauf basierenden Interventionen die Behandlungsergebnisse verbessert werden können. In einer vergleichenden Beobachtungsstudie bei Patienten im Alter ab 70 Jahren, bei denen eine Chemotherapie neu begonnen wurde, führte eine geriatrische Intervention, z. B. aktivierende Pflege, Physiotherapie, Ergotherapie, sozialdienstliche Beratung, Reduktion von Medikamenten etc., zu einer höheren Rate vollständig durchgeführter Therapien, weniger Dosismodifikationen und weniger höhergradigen Toxizitäten.

Das geriatrische Assessment sollte basierend auf den Empfehlungen der Internationalen Gesellschaft für Geriatrische Onkologie (SIOG) mit geeigneten Instrumenten die in ◗ Tab. 35.5 genannten Kategorien (Bereiche) sowie die geriatrischen Syndrome umfassen.

◗ **Tab. 35.5** Kategorien des geriatrischen Assessments und Instrumente zu ihrer Erfassung. (Modifiziert nach Wildiers et al. 2014)

Kategorie	Instrumente zur Erfassung
Komorbiditäten	Charlson Comorbidity Score (CCI) Cumulative Illness Rating Scale (CIRS) Hematopoietic cell transplantation comorbidity index
Funktioneller Status	Aktivitäten des täglichen Lebens (ATL) Instrumentelle Aktivitäten des täglichen Lebens (IATL) Karnofsky-Performance-Status (KPS) Eastern-Cooperative-Oncology-Group-Performance-Status (ECOG-PS)
Kognitive Funktion	Uhr-Zeichen-Test Mini-Mental-Status-Examination (MMSE) Demenz-Detektionstest (Demtect) Montreal-Confusion-Assessment (MOCA)
Psychischer/seelischer Gesundheitszustand	Geriatric Depression Scale (GDS)
Soziale Situation	Sozialassessment Fragebogen zur sozialen Unterstützung (F-Sozu)
Ernährungssituation	Mini-Nutritional-Assessment (MNA)
Mobilität	Tinetti-Test Timed Up & Go-Test Chair-Raising-Test Short-Physical-Performance-Battery (SPPB)

❯ Eine geeignete Therapieplanung für alte Krebskranke ist ohne Informationen zu diesen Bereichen nicht möglich.

Nachfolgend werden einige Instrumente detaillierter beschrieben, die sich im klinischen Alltag zur Erfassung der verschiedenen Kategorien bewährt haben.

35.5.1 Komorbiditäten

Die Bedeutung der systematischen Erfassung von Komorbiditäten liegt zum einen in der Notwendigkeit der Prognoseabschätzung. Zum anderen dient sie der Einschätzung, ob eine onkologische Therapie ohne erhöhte Komplikationsrate durchgeführt werden kann. Eine Reihe von Instrumenten zur systematischen Erfassung steht zur Verfügung; einige sind in ◘ Tab. 35.5 gelistet.

> Die strukturierte Erfassung der Komorbiditäten sollte Bestandteil des Patientenassessments sein. Zudem sollte die Angabe der Komorbiditäten Bestandteil der Vorstellung der Betroffenen im Tumorboard sein.

35.5.2 Funktioneller Status

In der Onkologie wird der funktionelle Status traditionell anhand des Karnofsky-Index bestimmt. Die Bestimmung des WHO- oder des ECOG-Performance-Status ist gleichwertig. Zwar korrelieren diese Skalen mit den in der Geriatrie verwendeten, die Informationen sind aber nicht identisch. Die in der Geriatrie etablierten funktionellen Skalen *Aktivitäten des täglichen Lebens (ATL)* (essen, Transfer, waschen, Toilette benutzen, baden, gehen in der Ebene, Treppen steigen, an- und auskleiden, Urin- und Stuhlkontinenz) und *instrumentelle Aktivitäten des täglichen Lebens (IATL)* (telefonieren, einkaufen, kochen, Haushalt führen, Wäsche waschen, Transportmittel nutzen, Medikamente stellen, Finanzgeschäfte erledigen) erfassen zur Selbstversorgung der Patienten relevante Alltagsbereiche. Eine Reihe von Studien konnte zeigen, dass Einschränkungen in den IATL mit einer schlechteren Überlebensprognose der Erkrankten assoziiert sind. Einschränkungen in der Selbstversorgungsfähigkeit sind häufig mit einer Einschränkung der Lebensqualität alter Menschen assoziiert.

> Der Erhalt der Selbstständigkeit ist für alte Menschen häufig ein wichtiger Zielpunkt im Rahmen von Therapieentscheidungen, der allerdings in onkologischen Studien bisher nicht berücksichtigt wurde.

35.5.3 Kognitive Funktionen

Fortgeschrittenes Alter ist der Hauptrisikofaktor für das Auftreten kognitiver Einschränkungen. Leicht- bis mittelgradige kognitive Einschränkungen entgehen häufig der konventionellen Anamneseerhebung. Es sollte daher konsequent auf das Vorliegen kognitiver Einschränkungen untersucht werden. Hierzu steht eine Reihe von Instrumenten zur Verfügung. Das im deutschen Sprachraum am weitesten verbreitete Instrument ist die *Mini-Mental-Status-Examination (MMSE)*.

Die Kenntnis der kognitiven Situation ist im Rahmen der onkologischen Therapie sehr wichtig, um die Fähigkeit zur Einwilligung in die Therapie und die Möglichkeit zur Therapieadhärenz im Rahmen der oft komplexen Therapie beurteilen zu können.

Vorbestehende kognitive Einschränkungen sind auch ein wesentlicher Risikofaktor für das Auftreten einer akuten Verwirrtheit (Delir) im Rahmen onkologischer Erkrankungen und therapeutischer Maßnahmen.

35.5.4 Psychischer/seelischer Gesundheitszustand

Altersassoziiert steigt auch die Häufigkeit depressiver Erkrankungen. Die Diagnosestellung ist bei gleichzeitigem Vorliegen einer somatischen Erkrankung nicht einfach. Symptome der Depression und der Krebserkrankung können identisch sein, z. B. Antriebslosigkeit, Appetitverlust, Libidoverlust etc.

35.5.5 Soziale Situation

Mit zunehmender altersbedingter Einschränkung der Selbstversorgungsfähigkeit steigt die Notwendigkeit sozialer Unterstützung. Alte Menschen haben in höherem Umfang das Bedürfnis, ihr soziales Umfeld in Therapieentscheidungen einzubeziehen. Auch ist die soziale Situation, z. B. ob ein Patient alleine oder in einer Ehe bzw. Partnerschaft lebt, prognostisch relevant für die Überlebenszeit. Darüber hinaus sind die Bedürfnisse der Angehörigen mit zu berücksichtigen, da oft nur durch ihre Unterstützung die Durchführung der Therapie und der Verbleib in der häuslichen Umgebung möglich sind (Kotkamp-Mothes et al. 2005).

35.5.6 Ernährungszustand

Im Alter ist die Abnahme von Muskelmasse (Sarkopenie) ein zentraler Punkt, an dem oft eine gesundheitliche Verschlechterung und ein erhöhtes Morbiditäts- und Mortalitätsrisiko festzumachen sind. Während in der allgemeinen Onkologie Gewichtsabnahme und Kachexie im Vordergrund stehen, wird im geriatrischen Assessment traditionell die Abnahme der Muskelmasse erfasst. Sie ist prognostisch bedeutsam und Teil des Frailty-Konzepts (s. unten). Der Evaluation der Ernährungssituation kommt daher eine zentrale Rolle zu.

Häufig wird dazu das *Mini-Nutritional-Assessment (MNA) oder der Nutrition-Risk-Score* eingesetzt. Ein Teil der Fragen des MNA ist auch in das *G8-Screening-Instrument* (◘ Tab. 35.4) eingeflossen.

35.5.7 Mobilität

Einschränkungen der Mobilität gehen u. a. mit einem erhöhten Sturzrisiko einher. Sturzgefährdete oder gestürzte Patienten haben ein erhöhtes Morbiditäts- und Mortalitätsrisiko. Vorsicht ist mit Therapien geboten, die sensorische oder motorische Neurotoxizität verursachen: Dies kann das Sturzrisiko weiter erhöhen (▶ Kap. 16). Zwischen Mobilität und dem funktionellen Status gibt es große Überschneidungen. Auch zwischen Mobilität und reduzierter Muskelmasse besteht ein enger Zusammenhang.

35.6 Geriatrische Syndrome

Als geriatrische Syndrome werden Symptom- und Befundkonstellationen bezeichnet, die im Alter gehäuft auftreten, mit einer erhöhten Morbidität und Mortalität assoziiert sind und die spezielle Betreuungskonzepte erfordern. Welche Zustände zu den geriatrischen Syndromen gezählt werden, wird unterschiedlich gefasst. Genannt werden in der Literatur Demenz, Delir, Inkontinenz, Osteoporose, Vernachlässigung und Missbrauch, allgemeiner Abbau, Stürze, Polypharmazie und Sarkopenie.

> Das Vorliegen geriatrischer Syndrome ist bei alten Krebskranken prognostisch relevant für das Überleben.

35.6.1 Delir

Das Delir ist definiert als eine akute auftretende Störung von Aufmerksamkeit und kognitiven Leistungen, die sich in Bewusstseinstrübung, Orientierungsstörung, inkohärenter Sprache, optischen Halluzinationen und Wahn sowie durch gestörte Psychomotorik äußern kann. Es tritt häufig im Zusammenhang mit einem Akutereignis auf, etwa einer Infektion, einer Operation oder einer zerebralen Erkrankung, und besonders dann, wenn die kognitive Reservekapazität eingeschränkt ist. So neigen insbesondere Patienten mit Demenz oder leichten kognitiven Einschränkungen zu einem Delir, aber auch Patienten mit Hör- und Sehstörungen, Im-

mobilität, Depressionen und Multimorbidität mit Multimedikation. Liegen solche Prädispositionsfaktoren vor, führen weitere Auslösefaktoren, z. B. ein operativer Eingriff mit Intubationsanästhesie, ein akuter Infekt oder ein unbedachter Einsatz psychoaktiver oder sedierender Medikamente, zu einem akuten Delir. Ein Delir verschlechtert nicht nur die Prognose erheblich, sondern führt auch zu einem erhöhten Versorgungsaufwand während des stationären Aufenthalts.

35.6.2 Polypharmazie

Patientinnen und Patienten mit Beschwerden und Komorbiditäten nehmen in der Regel viele Medikamente ein, verordnete und nichtverordnete, indizierte und nichtindizierte. Je höher die Zahl der eingenommenen Medikamente, desto größer ist die Gefahr von Interaktionen und potenziell inadäquater Medikation (PIM). 80-jährige Tumorpatienten nehmen im Durchschnitt 9,2 Medikamente ein. Davon stellen bis zu 40 % eine PIM dar. Die Indikation für alle verordneten Medikamente ist deshalb regelmäßig zu überprüfen.

35.6.3 Frailty

Als „Frailty" (Gebrechlichkeit), wird ein Zustand erhöhter Vulnerabilität bezeichnet. Durch Stressoren, z. B. Erkrankungen, therapeutische Belastungen oder Nebenwirkungen, besteht ein erhöhtes Risiko für den Verlust der Homöostase und für das Auftreten ungünstiger Ereignisse im weiteren Verlauf, z. B. Toxizitäten, Delir, Verlust der Mobilität etc. Frailty basiert auf verschiedenen Modellen (Clegg et al. 2013). Ein Modell ist das Vorliegen eines Frailty-Phänotyps, der durch folgende Veränderungen beschrieben wird:
- Gewichtsverlust,
- selbst berichtete Erschöpfung,
- niedriger Energieaufwand,
- langsamer Gang,
- schwache Handkraft.

Die Übertragung des Frailty-Konzepts auf die onkologische Betreuung ist sinnvoll, birgt aber auch Gefahren. Sinnvoll ist die Identifikation von Personen mit einem erhöhten Risiko, krankheits- oder therapiebedingt Einschränkungen zu erfahren. Aufgrund der Toxizität der onkologischen Therapie sind ggf. Krebskranke bereits als vulnerabel/„frail" einzustufen, die es im allgemein geriatrischen Sinne noch nicht wären.

35.6.4 Lebensqualität

Faktoren der Lebensqualität alter Menschen zu kennen, ist wesentlich, um Ansätze zu deren Verbesserung oder Erhaltung zu entwickeln und mit den betroffenen Personen therapeutische Ziele festzulegen.

> Lebensqualität ist, wo immer möglich, durch den Patienten selbst zu bestimmen.

Bei kognitiv eingeschränkten Patientinnen und Patienten ist eine Beurteilung durch Bezugspersonen sinnvoll. Bis auf den kognitiven Bereich sind alle Bereiche des geriatrischen Assessments mit der Lebensqualität assoziiert. Eine strukturierte Erfassung mit etablierten Fragebogen, z. B. dem Lebensqualitätsfragebogen C30 der European Organisation for Research and Treatment of Cancer (EORTC), kurz dem *EORTC-QLQ-C30*, hilft, die im Rahmen onkologischer Erkrankungen auftretenden Symptome besser zu erfassen und therapeutisch anzugehen sowie erkrankungs- und therapiebedingte Einschränkungen der Lebensqualität frühzeitig festzustellen.

35.7 Therapieverfahren

Therapeutischer Nihilismus allein aufgrund des Lebensalters ist nicht gerechtfertigt. Im Rahmen der Therapieentscheidung geht es darum abzuschätzen, ob ein individueller Patient von einer Therapie profitieren wird oder eher nicht. Kurzum: Welche Therapie ist für welchen Patienten und welche Patientin die richtige?

Der in ◘ Abb. 35.1 dargestellte Algorithmus dient der Strukturierung des Vorgehens basierend auf den Ergebnissen des Assessments.

Die onkologische Versorgung erfolgt in der Regel interdisziplinär. Der Therapieplan wird in der Regel in einem *Tumorboard* festgelegt (► Kap. 5). Die Vorstellung der Betroffenen im Tumorboard basiert meist auf detaillierten Angaben zur Krebserkrankung, aber häufig auf nur wenigen Informationen zur individuellen Situation wie Komorbiditäten, kognitiven Funktionen etc., die gerade bei älteren Patienten für die individuelle Therapieplanung von großer Bedeutung sind.

35.7.1 Chirurgische Therapie

Alter per se spielt eine untergeordnete Bedeutung für das Risiko intra- und postoperativer Komplikationen. Der wichtigste Faktor, der die Häufigkeit von Komplikationen bestimmt, ist die Dringlichkeit der Operation.

Bei Notfalleingriffen treten im höheren Alter sehr viel häufiger Komplikationen auf als bei elektiven Eingriffen. Es sollte, wenn die Indikation zur Operation besteht, nicht gewartet werden, bis ein Notfall eintritt, sondern die Operation bei gut vorbereiteten Patientinnen und Patienten elektiv erfolgen. Ideal ist eine enge Zusammenarbeit zwischen Geriatrie und Chirurgie mit dem Ziel, rehabilitative Elemente bereits in die akute Behandlung zu integrieren, ggf. sogar präoperativ (= „prehabilitation"). Dem perioperativen Management, der postoperativen Schmerztherapie, der Antikoagulation etc. kommt entscheidende Bedeutung zu. Alte Krebskranke neigen dazu, Schmerzen nicht von sich aus zu berichten, sondern sie als zur Erkrankung und zum Altwerden dazugehörig zu interpretieren; daher sollten Schmerzen regelhaft und aktiv erfragt werden.

35.7.2 Radiotherapie

Alter ist keine Kontraindikation gegen eine Standard-Strahlentherapie. Die Strahlentherapie ist auch bei älteren Menschen eine gute Therapieoption. Mit neuen Bestrahlungstechniken lässt sich eine zielgenaue Bestrahlung durchführen und das umliegende Gewebe besser schonen. Bei großen Strahlenfeldern, z. B. bei „abdominellem Bad", treten im höheren Alter gehäuft Komplikationen auf, z. B. gastrointestinale Nebenwirkungen, hämatologische Toxizitäten und Infektionen.

35.7.3 Medikamentöse Therapie

Alter ist auch keine Kontraindikation gegen eine medikamentöse Tumortherapie. Basierend auf dem geriatrischen Assessment sollte allerdings die Entscheidung getroffen werden, welche Medikamente in welcher Dosierung einzusetzen sind. Wesentlich ist dabei auch das Therapieziel: *Bei kurativem Ziel* ist möglichst an der Standarddosis festzuhalten und durch bestmögliche supportive Therapie das Risiko für Komplikationen zu reduzieren. *Bei palliativer Zielsetzung* kann eine initiale Dosisreduktion erfolgen und im Verlauf die Dosis an die beobachtete Toxizität angepasst werden. Die Auswahl der geeigneten Medikamente sollte sich nach der Effektivität und der zu erwartenden Toxizität richten. Eine Überschneidung zwischen typischer Organtoxizität und vorbestehender Komorbidität ist zu vermeiden, z. B. Verzicht auf kardiotoxische Substanzen bei vorbestehender Herzinsuffizienz oder Verzicht auf neurotoxische Substanzen bei vorbestehender Polyneuropathie.

Wesentlich ist die Anpassung der Dosis an physiologische oder pathologische Einschränkungen der Organfunktion. In jedem Fall muss die Nierenfunktion mittels Clearance bestimmt werden und kann nicht allein aufgrund des Serumkreatininwerts beurteilt werden.

35.8 Klinische Studien

In klinische Studien wurden alte Patientinnen und Patienten in der Vergangenheit unzureichend eingeschlossen. Nur 31 % der Patienten in den Studien, aber 61 % aller an Krebs Erkrankten waren älter als 65 Jahre (Hutchins et al. 1999; Lewis et al. 2003). Das veranlasste 1999 das National Cancer Institute (NCI) der USA dazu, Studien mit willkürlichen oberen Altersgrenzen in den Ausschlusskriterien nicht mehr zu fördern. Leider hat diese Maßnahme bisher nicht zu einer besseren Rekrutierung alter Patienten in klinischen Studien des NCI beigetragen (Hurria et al. 2014).

Mittlerweile wurden Empfehlungen erarbeitet, wie Studien besser an die Situation alter an Krebs Erkrankter angepasst werden können, damit in Zukunft auch hier die Therapie auf eine bessere wissenschaftliche Evidenz gestellt werden kann (Wildiers et al. 2013). Unter anderem bedarf es spezieller Studien für diese Gruppe und für Krebskranke mit Komorbiditäten. Auch Registererhebungen stellen ein wichtiges Instrument dar, um die Übertragbarkeit von Studien auf die Versorgungsrealität zu überprüfen.

Darüber hinaus soll in klinischen Studien für alle Patienten ab dem Alter von 70 Jahren ein minimaler gemeinsamer Datensatz integriert werden, der alterstypische Veränderungen erfasst (Pallis et al. 2011).

Hierzu zählen der G8-Fragebogen (▶ Abschn. 35.4), die Erfassung der instrumentellen Aktivitäten des täglichen Lebens (IATL) und der Komorbiditäten mit dem Charlson-Score sowie der sozialen Situation. Die EORTC hat dies als obligatorisch für alle Patientinnen und Patienten ab dem Alter von 70 Jahren festgelegt, die in ihre Studien eingeschlossen werden. Vorteil ist die bessere Erfassung alterstypischer Veränderungen und die Möglichkeit des Vergleichs der Ergebnisse bei in unterschiedlichen Studien eingeschlossenen alten Patienten.

Ein weiterer notwendiger Schritt ist die Wahl der für alte Menschen relevanten Endpunkte in klinischen Studien. Angesicht eines fortgeschrittenen Alters und damit einer geringeren verbleibenden Lebenserwartung und eines erhöhten Risikos für therapiebedingte Nebenwirkungen gewinnt die Lebensqualität gegenüber der Lebensdauer an Bedeutung. Dem sollte auch in klinischen Studien Rechnung getragen werden, indem die Endpunkte Lebensdauer und Lebensqualität gemeinsam erfasst werden (Wildiers et al. 2013).

35.9 Spezielle Aspekte der Pflege

Eine wesentliche Aufgabe der Pflegenden ist das Erkennen und Berichten von Symptomen. Alte Patienten interpretieren Symptome häufig als alters- und nicht als erkrankungsbedingt. Sie neigen auch dazu, Symptome nicht von sich aus zu berichten. Daher ist es wichtig, diese strukturiert und regelmäßig zu erfragen.

Was können Pflegende konkret tun, um den Behandlungsprozess von Krebskranken im fortgeschrittenen Alter positiv zu beeinflussen?

Pflegerische Interventionen

- **Ernährung:** Beobachtung und Dokumentation (Gewichtsverlauf sowie Trinkprotokoll), Information des Patienten und der versorgenden Angehörigen, frühzeitige Nahrungsergänzung bei Gewichtsverlust, Ernährungsberatung, auf Besonderheiten der Ernährung im Alter eingehen, Mangelernährung erkennen und dokumentieren (Assessmentinstrumente vorhanden!), Schnittstellen nutzen, z. B. Beratung durch zertifizierte Ernährungsfachkräfte (kann mit ärztlicher Notwendigkeitsbescheinigung verordnet und somit über die Krankenkassen abgerechnet werden).
- **Mobilität:** Unterstützung im Krankenhaus, Erhalt der Selbstständigkeit, Versorgung mit Pflegehilfsmitteln wie z. B. Rollator, Gehstützen, Rollstuhl; Sturzprophylaxe im Krankenhaus und Information der pflegenden Angehörigen zum Thema Sturzprophylaxe in der Häuslichkeit, Mobilisierung während stationärer Aufenthalte durch Therapeuten.
- **Kommunikation:** Gespräche über Diagnose, Therapie usw. im Beisein einer vertrauten Person führen bzw. alternativ Telefonat mit den Angehörigen, um Informationen weiterzugeben.
- **Behandlungstagebuch** führen, um Orientierung zu unterstützen.
- Behandlungsentscheidungen sowie Behandlungswünsche der Betroffenen akzeptieren und ernst nehmen: **Patientenverfügung** erstellen mit Unterstützung/ Advance Care Planning (ACP).
- **Medikation:** Medikamente/Medikamentenplan schriftlich an Patientin übergeben, Bedarfsmedikation

mit Indikation und Sperrintervall aufschreiben (Wirkstoff/Handelsname muss erkennbar sein) → versorgende Angehörige einbeziehen, bei zu erkennender Überforderung Einbeziehung eines Pflegedienstes.

- **Stationäre Patienten:** Entlassungsplanung frühzeitig beginnen, Unterstützung durch Sozialdienst in Anspruch nehmen, häusliche Versorgung im Gespräch thematisieren, Sorgen des Betroffenen erfragen.
- **Onkologische Pflegeberatung:** Möglichkeit der Einbeziehung der Angehörigen, Information zu speziellen Themen wie Therapieablauf und zu erwartende Nebenwirkungen, Schulung bzw. Information zur

Pflege spezieller Kathetersysteme, Information über weitere mögliche Schnittstellen und Unterstützungsangebote wie Pflegestützpunkt, Beratungsstellen der Deutschen Krebshilfe e.V., Optimierung der häuslichen Versorgung.

- **Corona oder andere Pandemiesituationen:** Besonders schwierige Situation für alte Menschen im Krankenhaus, unzureichende Kommunikation mit den Angehörigen → Informationsverlust, Angehörige können Zustandsveränderungen vor Entlassung nicht wahrnehmen und geraten dadurch möglicherweise in Überforderungssituation bei der Pflege, wünschenswert wäre eine Überleitungspflege in die Häuslichkeit.

Die Erfassung von Symptomen bei kognitiv eingeschränkten Patienten stellt eine besondere Herausforderung dar. Das Delirrisiko ist bei alten Patienten deutlich erhöht (▶ Abschn. 35.6). Indirekte Symptomerfassung, z. B. Unruhe als Zeichen von Schmerzen, steht dann im Vordergrund.

Wegen der bekannten altersbedingten physiologischen Veränderungen (◨ Tab. 35.3) ist bei Behandlung mit tumorwirksamen Medikamenten bei älteren Krebsbetroffenen das Risiko von Toxizitäten erhöht. Eine intensivere Beobachtung und Behandlung als bei Jüngeren ist erforderlich. Die wichtigsten Toxizitäten, die besondere Aufmerksamkeit verlangen, sind in ◨ Tab. 35.6 dargestellt.

◨ **Tab. 35.6** Spezielle Aspekte der Pflege alter Menschen

Symptom	Inzidenz	Intervention/spezielle Aufmerksamkeit
Neutropenie	Häufiger schwererer Verlauf	– Information über Zeichen einer Infektion – Kontaktadresse bei Symptomen vermitteln – Anzeichen von deliranten Zuständen beachten (▶ Kap. 26)
Anämie	Prävalenz > 65 Jahre	– Berichte über Anzeichen einer Anämie seitens der Patienten oder Angehörigen beachten (▶ Kap. 26)
Mukositis	Verstärkt bei Älteren; oral (orale Mucositis) und intestinal (Durchfall)	– Besondere Information von Prothesenträgern (Voll- oder Teilprothesen) – Behandlung gemäß Standard orale Mukositis (▶ Kap. 25) – Flüssigkeitseinnahme erfragen bzw. kontrollieren
Schmerz	Hohe Prävalenz	– Ursache bestimmen – Spezielle Interventionen (▶ Kap. 15)
Übelkeit/Erbrechen	Nicht besonders vermehrt, aber evtl. schwerwiegendere Komplikationen als bei Jüngeren	– Anzeichen zunehmender Dehydratation beachten (verminderte Menge oder sehr konzentrierter Urin)
Neurotoxizität	Nicht erhöht, kann aber wegen Komorbiditäten evtl. schwerwiegender sein als in jüngeren Jahren	– Anzeichen von Störungen des Gleichgewichtsinns beachten: Sturzgefahr – Aspekte der Sicherheit zu Hause ansprechen – Erfassung von bereits vorhanden Neuropathien (▶ Kap. 16)
Depression	Häufiger bei älteren Menschen	– Bei Verdacht: Abklärung durch Arzt (u. a. ▶ Kap. 34)

Mod. nach Repetto et al. 2003; Balducci und Carreca 2003; Green und Hacker 2004. Die ausführliche Besprechung der oben genannten Pflegeinterventionen ist in den entsprechenden Kapiteln zu finden

35.9.1 Kommunikation

Aspekte, welche die Kommunikation mit alten Krebspatientinnen und -patienten erschweren können, sind die Reduktion des Hörens und des Sehens, sodass die Verständigung schwieriger ist. Die Konzentrationsfähigkeit und das Gedächtnis können eingeschränkt sein. Verwirrtheit, Angst, Rückzug sind Reaktionen, welche die Kommunikationsmöglichkeiten zusätzlich einschränken können. Es besteht die Gefahr einer Diskriminierung alter Kranken, weil sie langsamer sind, mehr Hilfe brauchen und weil mit ihnen schwieriger zu kommunizieren ist.

> Der Eindruck, ältere Patientinnen und Patienten interessierten sich nicht für ihre Krankheit oder für die Behandlung, ist nicht selten eine Fehlinterpretation seitens des Behandlungsteams. Überlegungen oder verbale Reaktionen älterer und alter Menschen erfordern manchmal mehr Zeit als bei jüngeren.

Literatur

Zitierte Quellen

Balducci L, Carreca I (2003) Supportive care of the older cancer patient. Crit Rev Oncol Hematol 48(Suppl):S65–S70. https://doi.org/10.1016/j.critrevonc.2003.06.00

Bellera CA et al (2012) Screening older cancer patients: first evaluation of the G-8 geriatric screening tool. Ann Oncol 23(8):2166–2172. https://doi.org/10.1093/annonc/mdr587

Clegg A et al (2013) Frailty in elderly people. Lancet 381(9868):752–762. https://doi.org/10.1016/S0140-6736(12)62167-9

Deutsche Gesellschaft für Ernährungsmedizin e.V.: Mini Nutritional Assessment. https://www.dgem.de/instrumente-zurerfassung-desern%C3%A4hrungszustands. Zugriff am 22.9.23

Ferlay JSI et al (2013) GLOBOCAN 2012 v1.0, Cancer incidence and mortality worldwide: IARC Cancer Base No. 11 [Internet]. Retrieved 11/03, 2014

Green JM, Hacker ED (2004) Chemotherapy in the geriatric population. Clin J Oncol Nurs 8(6):591–597. https://doi.org/10.1188/04.CJON.591-597

Hurria A et al (2014) Designing therapeutic clinical trials for older and frail adults with cancer: U13 conference recommendations. J Clin Oncol 32(24):2587–2594. https://doi.org/10.1056/NEJM199912303412706

Hutchins LF et al (1999) Underrepresentation of patients 65 years of age or older in cancer-treatment trials. N Engl J Med 341(27):2061–2067. https://doi.org/10.1056/NEJM199912303412706

Kotkamp-Mothes N et al (2005) Coping and psychological well being in families of elderly cancer patients. Crit Rev Oncol Hematol 55(3):213–229. https://doi.org/10.1016/j.critrevonc.2005.03.006

Lewis JH et al (2003) Participation of patients 65 years of age or older in cancer clinical trials. J Clin Oncol 21(7):1383–1389. https://doi.org/10.1200/JCO.2003.08.010

Pallis AG, European Organisation for Research and Treatment of Cancer Elderly Task Force et al (2011) EORTC workshop on clinical trial methodology in older individuals with a diagnosis of solid tumors. Ann Oncol 22(8):1922–1926. https://doi.org/10.1093/annonc/mdq687

Repetto L et al (2003) Geriatric oncology: a clinical approach to the older patient with cancer. Eur J Cancer 39(7):870–880

Wedding U (2015) Geriatrisches Assessment in der onkologischen Betreuung älterer Patienten. Onkologe 21:469–469. http://link.springer.com/journal/761/21/6/page/1

Wildiers H, Mauer M, Pallis A, Hurria A, Mohile SG, Luciani A, Curigliano G, Extermann M, Lichtman SM, Ballman K, Cohen HJ, Muss H, Wedding U (2013) End points and trial design in geriatric oncology research: a joint European organisation for research and treatment of cancer – Alliance for Clinical Trials in Oncology – International Society of Geriatric Oncology position article. J Clin Oncol 31(29):3711–3718. https://doi.org/10.1200/JCO.2013.54.8347

Wildiers H et al (2014) International society of geriatric oncology consensus on geriatric assessment in older patients with cancer. J Clin Oncol 32(24):2595–2603. https://doi.org/10.1200/JCO.2013.54.8347

Weiterführende Literatur

Der Onkologe 21 (6) (2019) Geriatrische Onkologie. ISSN: 0947-8965 (Print) 1433–0415 (Online)

Internetadressen

Deutsche Gesellschaft für Hämatologie und Medizinische Onkologie (DGHO). http://www.dgho.de/informationen/dokumenteder-arbeitskreise/geriatrische-onkologie

International Society of Geriatric Oncology (SIOG): Clinical and Practice Guidelines. http://www.siog.org/index.php?option=com_content&view=article&id=103&Itemid=78

National Comprehensive Cancer Network (NCCN) (2021) Older Adult Oncology. NCCN Guidelines Version 1.2021. https://www.nccn.org/guidelines/guidelines-detail?category=4&id=1452

Pädiatrische Onkologie

Sabine Kroiss Benninger und Maria Flury

Inhaltsverzeichnis

Autoren der vorigen Fassung: G. Finkbeiner, E. Bergsträsser

36.1 Einleitung

Die Diagnose einer Krebserkrankung im Kindes- oder Jugendalter geschieht meist unerwartet, da es sich insgesamt um seltene Erkrankungen handelt und die Symptome oft unspezifisch sind. Eine onkologische Diagnose ist immer ein einschneidendes Ereignis für die betroffenen Familien. Die Erkrankung und die notwendige meist intensive Behandlung hat neben den physischen Auswirkungen auf das betroffene Kind auch psychosoziale Auswirkungen auf die gesamte Familie und kann deren Alltag komplett auf den Kopf stellen. Dies erfordert nicht nur psychische Ressourcen, sondern ist auch organisatorisch eine Herausforderung für die Familien.

Erfreulich ist, dass im Unterschied zur Erwachsenenonkologie in der Kinderonkologie in der Mehrheit der Fälle die Heilung ein realistisches Therapieziel ist. Dank enormer Fortschritte im Verständnis und in der Behandlung von Krebserkrankungen bei Kindern und Jugendlichen in den letzten Jahrzehnten können heute mehr als 80 % aller an Krebs erkrankten Kinder langfristig geheilt werden (▸ https://www.kinderkrebs-register.ch/statistiken-und-berichte/). Meist erstreckt sich die intensive Therapiephase mit stationären und ambulanten Aufenthalten über 6–12 Monate, daran schließt sich oft eine weitere ambulante Therapie an, bevor die Zeit der Nachsorge beginnt.

Onkologische Therapien im Kindes- und Jugendalter können glücklicherweise heutzutage zunehmend ambulant durchgeführt werden, womit die Hospitalisationsdauer für die Kinder und Jugendlichen möglichst kurz gehalten wird und die Anbindung an den Alltag, Schule, Sport und Freundeskreis weitgehend erhalten bleibt. Umso wichtiger ist daher eine gute Instruktion der Familien, der Eltern, Großeltern und anderer Betreuungspersonen als Partner in der Behandlung. Die Befähigung der Familie im Umgang mit der Erkrankung, insbesondere dem Management von Nebenwirkungen und dem frühzeitigen Erkennen von kritischen Symptomen ist eine zentrale Aufgabe der Pflegefachpersonen in der Kinderonkologie. Die Anfangsphase kann geprägt sein von Schock und Schuldgefühlen, etwas verpasst zu haben. Ein strukturierter Therapieplan kann auch im Wissen um eine potenziell lebensbedrohliche Erkrankung helfen, wieder handlungsfähig zu werden und optimistisch in die Zukunft zu schauen. Wenn das Kind auf die Therapie anspricht, gewinnt die Familie eine gewisse Sicherheit zurück. Zugunsten des Heilungszieles müssen trotzdem therapiebedingte Einbußen in der Lebensqualität des Kindes und seiner Familie in Kauf genommen werden.

Die Aufgabe einer ganzheitlichen interprofessionellen Betreuung ist es, das betroffene Kind und seine Familie sowohl durch die intensive Therapiephase zu begleiten als auch nach Therapieabschluss im Rahmen der Nachsorge die Re-Integration in den Alltag zu erleichtern.

Beim Abschluss der Therapie und beim Übergang in die Nachsorge soll wieder Normalität in der Familie einkehren und das Vertrauen in Gesundheit zurückgewonnen werden. Ziel der Nachsorge ist auch, mögliche Spätfolgen von Erkrankung und Therapie rechtzeitig zu erfassen und zu behandeln. Die Angst vor einem Rezidiv rückt im Laufe der Zeit (über Monate und Jahre) in den Hintergrund.

> **Praxistipp**
>
> Bei der Pflege von Kindern und Jugendlichen mit onkologischer Erkrankung stehen neben den Patientinnen und Patienten deren Eltern, Geschwister und andere Bezugspersonen im Fokus der Betreuung.

Die Krebsbehandlung sowie die Betreuung und Begleitung der Kinder und Jugendlichen und ihrer Familien erfordern ein interdisziplinäres und interprofessionelles Behandlungsteam, bestehend aus Mitarbeitern aus dem ärztlichen und pflegerischen Bereich, aber auch der Psychologie, dem Sozialdienst, der Physiotherapie, der Ernährungsberatung und weiterer Fachbereiche. Hierfür sind die spezialisierten Zentren für pädiatrische Hämatologie und Onkologie ausgerüstet. Meist verfügen diese auch über weitere Einrichtungen der hochspezialisierten Medizin, z. B. eine pädiatrische Intensivstation und eine Hämodialyse-Möglichkeit. Darüber hinaus ist eine enge Zusammenarbeit mit Kinder- oder Hausärztinnen und -ärzten, der ambulanten Pflege und evtl. der Schule/dem Lehrbetrieb unabdingbar.

> ❯ Krebs bei Kindern ist in der Regel nicht durch äußere Umstände, durch toxische Substanzen, durch Lebensführung oder Probleme während der Schwangerschaft verursacht. In nur wenigen Fällen kann eine genetische Veranlagung für die Krebsentstehung (= Krebsprädisposition) gefunden werden (Stanulla et al. 2021).

Im Folgenden werden verschiedene Aspekte, die im Umgang mit betroffenen Kindern, Jugendlichen und deren Familien von besonderer Bedeutung sind genauer beleuchtet.

36.2 Medizinische Aspekte

Etwa eines von 337 Kindern erkrankt bis zum Erwachsenenalter an Krebs (▸ https://www.kinderkrebs register.de/dkkr/ergebnisse/jahresberichte/jahresber icht-2019.html). Das heißt, Kinder erkranken im Vergleich zu Erwachsenen nur sehr selten an einem Tumor (ca. 1 % aller malignen Erkrankungen betreffen Kinder). Die Krebsarten unterscheiden sich wesentlich: So treten bei Kindern vorwiegend Leukämien, Tumoren des zentralen Nervensystems, embryonale Tumoren (sog. Blastome) und Sarkome auf, während Erwachsene häufiger an Karzinomen erkranken.

Die Behandlung basiert wie bei Erwachsenen hauptsächlich auf zwei Standbeinen: der systemischen medikamentösen Therapie und der Lokaltherapie. Als systemische Therapie ist in der Regel eine Polychemotherapie erforderlich, d. h., es werden mehrere Chemotherapeutika in festgelegter Kombination und Abfolge verabreicht. In den letzten Jahren kommen aber auch andere Wirksubstanzen wie Antikörper (sog. Immuntherapie) oder andere Substanzen, wie z. B. Tyrosinkinase-Inhibitoren, als zielgerichtete Therapien zum Einsatz. Die Lokaltherapie ist meist bei soliden Tumoren zusätzlich ein wichtiger Bestandteil der Therapie, um eine definitive Tumorfreiheit und Heilung zu erreichen. Dies sind in der Regel Tumoroperation +/− Radiotherapie.

Die Biologie der meisten im Kindesalter auftretenden Tumoren ist mit einer hohen Sensibilität gegenüber Chemotherapeutika verbunden. Die Chemotherapien werden entsprechend Gewicht und Körperoberfläche dosiert, zusätzlich sind alters- und gewichtsabhängige Dosisreduktionen erforderlich (z. B. oft für Kinder < 12 Monate oder > 12 kg Körpergewicht). Vorteil im Kindesalter ist, dass kaum Komorbiditäten zu berücksichtigen sind im Gegensatz zu Erwachsenen, sodass die Therapien intensiver gestaltet werden können. Auch in der pädiatrischen Onkologie werden Hochdosistherapien mit autologer Stammzelltransplantation und allogene Knochenmarktransplantationen durchgeführt. Neue Therapieformen werden meist in experimentellen Behandlungsansätzen bei therapieresistenten Krebserkrankungen oder bei Rezidiven eingesetzt. Sie halten aber auch zunehmend Einzug in die Therapieprotokolle bei Ersterkrankung.

Die meisten Tumorarten im Kindesalter sind strahlensensibel, d. h., sie würden auf eine Radiotherapie ansprechen. Trotzdem ist im Kindesalter Zurückhaltung in Anbetracht der Spätfolgen der Strahlentherapie auf einen wachsenden Organismus angezeigt. Durch Bestrahlung wird beispielweise das Knochenwachstum gebremst oder die Gehirnentwicklung, sodass zum Teil schwere und bleibende Schäden zu erwarten sind. Langfristig ist auch das erhöhte Risiko für die Entwicklung von Zweittumoren relevant, dieses Risiko ist höher als nach Chemotherapie. Aus diesen Gründen müssen Patienten, die im Kindes- und Jugendalter Krebstherapien erhalten haben, langfristig beobachtet werden. Die seit einigen Jahren etablierten nationalen und internationalen sog. Survivor Studies haben zum Ziel, Erkenntnisse über die Spätfolgen der Therapie zu gewinnen, die teils erst Jahrzehnte später auftreten können (Winther et al. 2015). Die Bestrahlung des zentralen Nervensystems führt, je jünger das Kind ist, desto mehr zur Beeinträchtigung der kognitiven Entwicklung. Daher wird bei Kindern unter 3 Jahren in der Regel keine Radiotherapie des ZNS durchgeführt. Daneben wird durch Radiotherapie die Funktion von Hormondrüsen beeinträchtigt, was oft eine lebenslange Hormonersatztherapie zur Folge hat. Eine Bestrahlung im Augenbereich kann zu Katarakt führen. Skelettale Wachstumsstörungen, insbesondere im Gesichtsbereich, sind neben funktionellen Einbußen auch optisch stark belastend, was erst nach einigen Jahren in der gesamten Tragweite zum Vorschein kommt. Auch bestimmte Chemotherapeutika bergen das Risiko langfristiger Folgen, wie beispielsweise Hörminderung durch Platinderivate, kardiale Toxizität mit Risiko für Herzerkrankungen und Kardiomyopathie durch Anthrazykline, eingeschränkte Fertilität vor allem durch Alkylanzien. Tumoroperationen, z. B. Knochenresektionen mit Prothesenersatz bei Knochensarkomen oder Operationen im Bereich des Beckens mit Konsequenzen bezüglich Kontinenz, führen zusätzlich zu langfristigen Problemen, die einer dauerhaften Behandlung bedürfen. Daraus ergibt sich eine langfristige Auswirkung der Therapien und Therapiefolgen im psychosozialen Bereich oder hinsichtlich Lebensqualität (Grotzer und Bergsträsser 2005; Kuehni et al. 2012).

36.3 Allgemeine pflegerische Aspekte

Aufgrund der Intensität und Komplexität der Therapie, aber auch der langen Therapiedauer sind Pflege, Betreuung und Begleitung der Kinder und Jugendlichen und ihrer Familien intensiv und anspruchsvoll. Die Therapiedurchführung selbst, aber auch Komplikationen, insbesondere Infektionen führen zu wiederholten Krankenhausaufenthalten. Familienzentrierte Pflege und somit ein aktiver Miteinbezug der Familie in den Pflegeprozess ist zentral. Von den Pflegenden erwarten Eltern und Patienten nicht nur, dass sie über die Therapiepläne informiert sind und diese umsetzen, sondern auch, dass sie Kenntnisse über die Medikamente, deren Verabreichungsweise, Wirkung und Nebenwirkungen haben. Partnerschaftliche Zusammenarbeit mit Eltern, Unterstützung und Begleitung im Management von Nebenwirkungen und Symptomen sind wichtige Voraussetzungen für eine erfolgreiche Therapiedurchführung. Es gilt, das Kind und seine Familie und deren Gewohnheiten in Bereichen wie Ernährung, Körperpflege, Schlaf möglichst gut zu kennen, auf diese einzugehen, mögliche Probleme vorausschauend anzugehen, Informationen zu beschaffen, wo Unklarheiten bestehen, zu vermitteln und eng mit dem interdisziplinären Team vernetzt zusammenzuarbeiten (s. Pflegerische Interventionen).

> **Pflegerische Interventionen bei pädiatrischen Patienten**
> Hauptaufgaben der Pflegenden:
> - Durchführen von diagnostischen, therapeutischen und rehabilitativen Maßnahmen
> - Überwachen der Nebenwirkungen der Therapie und Durchführen von Maßnahmen zu deren Linderung
> - Aufbau einer professionellen Beziehung zum Patienten und seiner Familie
> - Bereitstellen der für Patient/in und Familie notwendigen Informationen
> - Unterstützen und Beraten bei der Bewältigung von Alltagsaktivitäten (z. B. Essen, Körperpflege, Ausscheidung), Einsatz geeigneter Hilfsmittel (z. B. Magensonde)
> - Unterstützen, Beraten und Edukation von Patient/in und Eltern bezüglich pflegerischer Aufgaben zu Hause wie Symptomkontrolle und -bewältigung, Medikamentenverabreichung (vor allem bei Kleinkindern)
> - Elterninstruktion zum sicheren Umgang mit oraler Medikation (speziell Zytostatika)
> - Unterstützen und Begleiten von Patient/in und Familie bei der emotionalen Bewältigung der Geschehnisse
> - Anleiten von Patient/in und Eltern bezüglich Vorsichtsmaßnahmen während der Therapie (z. B. Infektprophylaxe, Vermeiden von Menschenansammlungen, Umgang mit Kinderkrankheiten in der Umgebung, prophylaktische Impfungen der Familienmitglieder)

36.4 Nebenwirkungen der Therapie und Symptommanagement

Die Nebenwirkungen der Behandlung sind insgesamt mit denen bei Erwachsenen vergleichbar. Auf einige Besonderheiten sei im Folgenden hingewiesen:

Venöser Zugang Für die sichere Verabreichung intravenöser Chemotherapie wird bei den meisten Kindern und Jugendlichen ein zentralvenöser Verweilkatheter (ZVK) eingelegt. Dies ist in der Regel ein Port-a-Cath, da dieser mehr Bewegungsfreiheit erlaubt als ein tunnelierter chronischer ZVK, insbesondere für größere Kinder. Bei Säuglingen fällt die Wahl meist auf einen tunnelierten

ZVK (Hickman-/Broviac-Katheter) aufgrund der Größenverhältnisse (große Portkammer im Verhältnis zum Kind). Für eine kurze Therapiedauer kann bei einem kooperativen Kind auch ein sog. peripherer Einschwemmkatheter („peripherally inserted central catheter" = PICC-Line), von cubital aus eingelegt werden.

Fieber in Neutropenie Bei Fieber (> 38,5 Grad) während einer neutropenen Phase werden im Kindesalter in der Regel intravenöse Breitspektrumantibiotika eingesetzt. Als schwere Neutropenie gilt definitionsgemäß eine Neutrophilenzahl < 0,5 G/l im Blutbild. Die Behandlung wird in aller Regel unter stationären Bedingungen durchgeführt, zumindest für wenige Tage. Die ambulante Therapie von Fieber in Neutropenie ist im Kindesalter bisher nicht etabliert.

Nausea und Emesis Die Antiemese-Prophylaxe wird ähnlich wie bei Erwachsenen gehandhabt, auch wenn die Medikamente zum Teil im Kindesalter nicht zugelassen sind. Für die meisten Medikamente liegen Studien vor mit Dosierungsempfehlungen. So werden in erster Linie Serotoninrezeptorantagonisten (z. B. Ondansetron) eingesetzt. Metoclopramid wird im Kindesalter seltener verwendet, da bei Kindern die richtige Dosierung schwierig zu finden ist und es relativ häufig zu unangenehmen extrapyramidalen Nebenwirkungen kommt. Daneben gibt es mittlerweile auch bei Kindern gute Erfahrungen mit Aprepitant in Kombination mit Ondansetron und Dexamethason. Wegen der teilweise nicht möglichen Tabletteneinnahme kommen Sirup bzw. Schmelztabletten zum Einsatz.

Auch bei Kindern und mehr noch bei Jugendlichen beobachtet man antizipatorisches Erbrechen. Ebenso wie bei den Erwachsenen gilt gute Prophylaxe der Emesis als zentral zur Vorbeugung. Sollte es zu antizipatorischem Erbrechen kommen, können in Zusammenarbeit mit dem onkopsychologischen Dienst verhaltenstherapeutische Maßnahmen eingeleitet werden.

Verändertes Hungergefühl und Gewichtsverlust Das Thema Ernährung ist während einer onkologischen Behandlung auch bei Kindern und Jugendlichen von großer Bedeutung. Eine Mangelernährung ist bei Kindern mit onkologischen Erkrankungen relativ häufig, da ca. 60 % der Kinder betroffen sind. Das Erkennen einer Mangelernährung ist wichtig, da ein schlechter Ernährungsstatus die Therapieverträglichkeit und den Erfolg der Therapie beeinträchtigen kann. Der frühzeitige Beizug einer professionellen Ernährungsberatung kann dazu beitragen, dass die Behandlung nicht wegen einer Mangelernährung unterbrochen werden muss. Zur Unterstützung kann enterale Sondenernährung, aber auch Nahrungsanreicherung mit hochkalorischen Zusätzen hilfreich sein. Ist dies nicht möglich, kommt auch eine parenterale Ernährung zum Einsatz (Zimmermann et al. 2012).

Umgang mit Schmerzen   Die Therapie ist häufig auch mit schmerzhaften Eingriffen verbunden. Für Kinder stehen altersspezifische Instrumente zur Beurteilung der Schmerzintensität zur Verfügung, die auch für die Fremdeinschätzung von Schmerzen wichtig sind:

- Neonatal Infant Pain Score (NIPS) bis 2,5 Jahre
- Children's Hospital of Eastern Ontario Pain Scale (CHEOPS) 2,5–4 Jahre
- Gesichterskala nach Bieri ab 4 Jahren
- Visuelle Analogskala (VAS) wie bei Erwachsenen für >12-Jährige.

Die Vorbereitung auf Interventionen sowie die Begleitung und Unterstützung der Kinder und Jugendlichen während Interventionen ist zentral. So können das Entwickeln von Ritualen, ein spielerischer Zugang und Hypnosetechniken hilfreich sein. In einigen Kinderkrankenhäusern sind professionelle Spitalclowns für die Begleitung und Ablenkung der Kinder angestellt. Um Traumatisierung und Schmerzerleben so gering wie möglich zu halten, werden diagnostische Eingriffe (wie z. B. Lumbal-, Knochenmarkpunktion) vorzugsweise in Sedation (Kurznarkose) durchgeführt. Auch der Einsatz von Lachgas ist eine gute und einfache Möglichkeit, bei kooperativen Kindern kleinere Eingriffe und Prozeduren schmerzfrei durchzuführen. Opioide werden zur Schmerztherapie auch bei sehr kleinen Kindern eingesetzt (Zernikow 2009). Im nächsten Abschnitt wird genauer auf die psychologische Begleitung eingegangen.

36.5 Psychologische Aspekte in der Begleitung von Kindern und Jugendlichen mit onkologischer Erkrankung

Kinder und Jugendliche mit onkologischer Erkrankung müssen sich einer intensiven Therapie unterziehen und zum Teil große Einschränkungen in ihren Lebensaktivitäten in Kauf nehmen. Viele der gewohnten Aktivitäten wie Schule, Kindergarten, Spielen mit anderen Kindern oder Vereinsaktivitäten können gar nicht oder nur noch eingeschränkt ausgeübt werden. Der Alltag wird plötzlich durch fremdbestimmte Verpflichtungen wie Einnahme von Medikamenten, Termine im Krankenhaus und unangenehme Prozeduren dominiert. Hier können die Pflegenden einen wichtigen Beitrag leisten, gemeinsam mit Patienten und Eltern einen Weg zu finden, auf dem sich das Kind unabhängig von seinem Alter in diesem neuen Alltag einfinden und bei der Durchführung der notwendigen Maßnahmen kooperieren kann.

36.5.1 Krankheitsverständnis von Kindern und Jugendlichen

Kinder und Jugendliche entwickeln im Laufe ihrer Erkrankung ein persönliches, alters- und entwicklungsabhängiges Krankheitskonzept, in das sie das, was mit ihnen und um sie herum geschieht, einzuordnen versuchen.

> Das Behandlungsteam sollte sich bewusst machen, dass es mit seinen Handlungen die Krankheitserfahrungen entscheidend prägt. Dementsprechend ist es wesentlich, in der Patientenbetreuung sorgfältig und vorausschauend zu handeln und zu kommunizieren.

Kleinkinder und Vorschulkinder haben noch irrationale Vorstellungen darüber, wie ihr Körper und die Welt funktionieren. Sie leben im Hier und Jetzt und können noch nicht vorausschauend denken und planen. Ihr Denken ist von Phantasievorstellungen geprägt. Diese können Angst machen und das Kind belasten; beispielsweise die Idee, die Krankheit sei eine Strafe für ungehorsames Verhalten. Die magische Vorstellungskraft kann aber auch genutzt werden, um dem Kind einzelne Aspekte seiner Therapie bildhaft zu erklären (z. B. das Immunsystem als Polizei, die zusammen mit der Chemotherapie die „bösen Zellen" verfolgt) (Motzfeldt 2010).

Je älter das Kind wird, desto eher ist es in der Lage, das, was mit ihm geschieht, zu verstehen und in einen Zusammenhang mit Erlebtem oder Gesehenem zu bringen. Es kann verstehen, dass seine Symptome in einem Zusammenhang mit der Krankheit und Therapie stehen, z. B. Übelkeit aufgrund der Chemotherapie. Mit Erreichen des Jugendalters entwickelt sich ein abstraktlogisches Krankheitsverständnis, ähnlich dem Erwachsener. ■ Tab. 36.1 zeigt diese Zusammenhänge auf

■ Tab. 36.1	Altersbedingter Wandel des Krankheitsverständnisses
Alter	**Krankheitsverständnis**
Vorschulalter	– Irrationale („magische") Erklärungen – Konkrete Sachverhalte werden wahrgenommen – Egozentrische Sichtweise
Schulalter	– Denken ist an konkret beobachtbare Ereignisse gebunden – Übernahme der Perspektive von anderen Personen möglich – Mehrere Aspekte können gleichzeitig berücksichtigt werden
Jugendalter	– Logisch-abstraktes Denken – Hypothetisches Denken – Erklärung der Krankheit durch multifaktorielle Einflüsse möglich

36.5.2 Information

Es ist wichtig, dass Kinder und Jugendliche angemessen und bedürfnisorientiert über ihre Krankheit und Therapie informiert werden. Die Information erfolgt alters- und entwicklungsentsprechend und berücksichtigt das Krankheitsverständnis. Vorwissen um die aktuelle psychische und physische Befindlichkeit ist hierfür nötig. Die Informationsweitergabe erfolgt in Absprache, entweder durch die Eltern oder gemeinsam bzw. themenbezogen durch Eltern, Pflegende, ärztliches Personal oder andere Fachgruppen. Die Eltern können am besten darüber Auskunft geben, welches Vorwissen oder welche Erfahrungen mit Krankheiten oder Therapien ihr Kind bereits hat, und helfen abzuschätzen welche Informationen wann, durch wen und in welcher Form vermittelt werden sollen (▸ Abschn. 36.6).

36.5.3 Unterstützung bei unangenehmen oder schmerzhaften Interventionen

Hier ist es wesentlich, einen Weg zu finden, der es dem Kind oder dem/der Jugendlichen erlaubt, möglichst gut bei den entsprechenden Prozeduren mitzumachen. Bei kleinen Kindern fehlt das Verständnis, warum sie ein Medikament einnehmen sollten. Es ist wichtig, das Kind trotzdem für die aktive Teilnahme zu gewinnen. Die Notwendigkeit einer Maßnahme, eines Eingriffes oder der Einnahme von Medikamenten sollte dabei nicht in Frage gestellt werden. Trotzdem kann teils auf den Wunsch des Kindes eingegangen werden, z. B. indem die Verabreichungsform des Medikamentes angepasst wird

(Sirup statt Tablettenform) und das Kind entscheiden darf, mit welchem Ritual die Einnahme erfolgen kann (z. B. zählen, selbst mit Spritze in den Mund spritzen, womit nachspülen etc.). Dadurch kann das Kind trotzdem ein gewisses Maß an Selbstbestimmung behalten und wird in seinen Bedürfnissen ernst genommen, was für die weitere Kooperation wesentlich ist. Das „Unterjubeln" eines Medikaments gelingt vielleicht einige Male, aber nicht über viele Monate und bewirkt häufig einen Vertrauensverlust und damit den Verlust der Kooperation.

Mögliche Strategien für die Durchführung unangenehmer Interventionen sind:

- Bewusste Ablenkung, z. B. durch einen Film, ein Spiel oder Musik.
- Gezieltes Erlernen von Verhaltensweisen oder Entspannungstechniken (z. B. Atemübungen), die in belastenden Situationen angewendet werden können (z. B. beim Anstechen des Portsystems).
- Motivation durch ein Belohnungssystem (z. B. Sticker, die auf ein Plakat aufgeklebt werden dürfen, oder kleines Geschenk aus einer „Belohnungsbüchse"). Eine weitere Möglichkeit sind Mut-Perlen (bunte Glasperlen), die auf eine Kordel aufgezogen werden und so mit fortschreitender Therapie eine aufgefädelte Krankengeschichte ergeben (■ Abb. 36.1).

■ **Praxistipp**

Schmerzhafte Eingriffe oder Prozeduren sollten nach Möglichkeit außerhalb des Patientenzimmers in einem Behandlungsraum stattfinden und das Kind von einer Bezugsperson begleitet werden.

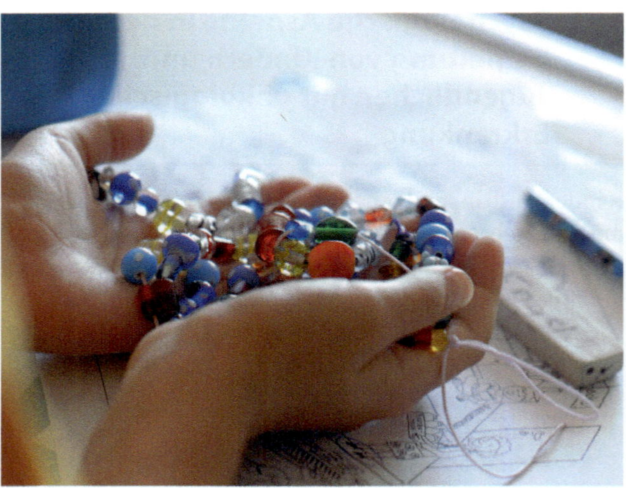

■ **Abb. 36.1** Motivation durch ein Belohnungssystem: Perlen als Belohnung für Interventionen, wie z. B. Blutentnahmen, Bildgebung, Narkosen, Spitalaufenthalte oder Medikamenteneinnahmen

36.5.4 Besonderheiten bei Jugendlichen

Jugendliche, die an Krebs erkranken, sind in einer Lebensphase mit einer lebensbedrohlichen Krankheit konfrontiert, in der sie eigentlich die komplexen Entwicklungsaufgaben der Adoleszenz bewältigen müssten mit zunehmender Lösung von den Eltern und wichtiger Rolle der Peer-Group.

Körperlich spürbare und sichtbare Folgen der Behandlung werden als große Stressoren wahrgenommen. Dazu gehört vor allem die Veränderung des Aussehens, was sie von Gleichaltrigen unterscheidet und ihnen das Gefühl vermittelt, nicht dazuzugehören.

Es wird als Kontrollverlust erlebt, dass es keine Wahlmöglichkeiten gibt, dass die Krankheit das Leben bestimmt, Termine und neue Regeln eingehalten werden müssen. So müssen beispielsweise Menschenansammlungen gemieden werden, um das Infektrisiko zu minimieren, was die Aktivitäten mit Gleichaltrigen einschränkt. Auch die häufigen Arzttermine sowie die körperliche Beeinträchtigung durch Erkrankung und Therapie führen zu einer Belastung von bestehenden Freundschaften und ersten Partnerschaften.

Jugendliche sind entwicklungsbedingt bestrebt, sich von ihren Eltern zu lösen, und erleben aufgrund der Krankheit wieder eine verstärkte Abhängigkeit und Fürsorgebedarf. Die erhöhte Fürsorge ist notwendig und wird geschätzt, wenn sich die Jugendlichen schlecht fühlen und umsorgt werden wollen. In Phasen, in denen es den Jugendlichen gut geht, wird diese elterliche Fürsorge aber gleichzeitig als anstrengend und Einschränkung von Privatsphäre und Eigenständigkeit empfunden. Ein Stressfaktor ist auch die Vorstellung von Jugendlichen, Gefühle unter Kontrolle halten zu müssen, bedingt dadurch, dass sie zeigen wollen, dass sie keine Kinder mehr sind, und weil sie den Eltern nicht zusätzlich Sorgen bereiten wollen.

Generell beschäftigen Sinn-Fragen Jugendliche stark. Neben Fragen nach dem „Warum" ist die Zukunftsfrage ein wichtiges Thema: Die Ungewissheit über den Ausgang der Krankheit, aber auch über die Erfüllung der Lebenspläne stellt eine nicht lösbare Belastung dar. Dazu gehören auch Fragen zu Spätfolgen der Therapie, mögliche Einschränkungen in der Berufswahl oder eingeschränkte Fruchtbarkeit.

Studien zu psychosozialen Auswirkungen zeigen, dass Krebs in der Adoleszenz nicht zwingend zu Anpassungsschwierigkeiten führen muss, aber doch einen Risikofaktor für die Entwicklung psychosozialer Schwierigkeiten darstellt. Jugendliche machen Erfahrungen mit Angst, Depressivität, aber auch Aggressivität, Stimmungsschwankungen, Einsamkeit und Isolation.

Als hilfreich in der Bewältigung einer Krebserkrankung wird von Jugendlichen genannt:

- aktiv sein und Normalität aufrechterhalten,
- anderen Menschen keinen Grund zum Mitleid geben,
- vom Umfeld wie „vorher" und nur manchmal besonders behandelt werden,
- verständnisvolle Freunde,
- Kontakt zu Gleichaltrigen,
- Kontakt zu anderen Jugendlichen mit Krebserkrankungen,
- Unterstützung durch Familienangehörige,
- Unterstützung durch das Behandlungsteam.

36.6 Betreuung, Information und Anleitung von Familie und Bezugspersonen

36.6.1 Eltern

Die Diagnosemitteilung wird von vielen Familien als der einschneidendste Moment im Verlauf der Krankheit beschrieben. Sie kann aber auch die Zeit einer langen Ungewissheit beenden, wenn Eltern gespürt haben, dass mit ihrem Kind etwas nicht stimmt, und der Weg zur Diagnosestellung lang war.

Eltern werden zu diesem Zeitpunkt mit einer äußerst bedrohlichen Nachricht konfrontiert und können in dieser Situation ihre Rolle als Beschützer, Versorger und Vorbild ihrer Kinder gefährdet sehen und gleichzeitig die Notwendigkeit verspüren, für die Stabilität der Familie und die Aufrechterhaltung des Familienlebens verantwortlich zu sein (Bode 2005; Mack 2007). Aus dieser Einsicht kann eine große Energie entstehen, das Kind mit allen mobilisierbaren Kräften in der Bewältigung der Krankheit zu unterstützen. Neben den auf das Kind gerichteten Aufgaben müssen sich die Eltern in der Rolle ihrer Partnerschaft finden, in der gegenseitige Unterstützung und Hilfe geleistet werden kann.

Die Haltung, Eltern partnerschaftlich an der Pflege des kranken, hospitalisierten Kindes zu beteiligen, ist in der pädiatrischen Pflege anerkannt und wird gezielt umgesetzt.

Eltern sehen ihre Beteiligung an der Pflege ihrer Kinder als essenziell für deren emotionales und körperliches Wohlbefinden. Sie empfinden ihre eigene Anwesenheit als notwendig, um möglichst viel Vertrautes in die fremde und teilweise bedrohliche Umgebung zu bringen. Um diese Bereitschaft, sich an der Pflege ihrer Kinder zu beteiligen, aktiv zu unterstützen, sind folgende Maßnahmen hilfreich:

- Eltern als Experten für ihr Kind anerkennen, da sie individuelle Gewohnheiten und Verhaltensweisen kennen.
- Zu Hause erbrachte Pflegemaßnahmen, wenn möglich, auch im Krankenhaus übernehmen. Das betrifft alltägliche Verrichtungen, aber auch spezifische pflegerische Verrichtungen, wie Mundpflege.
- Dem Bedürfnis, neue Pflegeaufgaben zu erlernen, aktiv begegnen, sodass diese zu Hause weitergeführt werden können.

Eltern wünschen sich:
- Information bezüglich der Krankheit, Behandlung und Pflege des Kindes,
- Empfehlungen für weitere Informationsmittel (Bücher, Internetseiten),
- emotionale Unterstützung durch Familie und Freunde, aber auch durch das Behandlungsteam,
- Unterstützung in praktischen, finanziellen und rechtlichen Fragen.

Ebenfalls hilfreich sind ein stabiles familiäres Netzwerk und die Unterstützung durch andere betroffene Eltern: einerseits für die Bewältigung von Alltagspflichten, wie Betreuung von Geschwisterkindern, andererseits auch durch das Teilen von Ängsten und Austausch von Informationen und Problemlösungsstrategien.

Geschwisterkinder teilhaben an der Erkrankung des Geschwisterkindes und mithelfen können, da sie dies auch mit Stolz und Zufriedenheit erfüllen kann. Die in der Übersicht dargestellten Maßnahmen können den gesunden Geschwistern bei der Bewältigung der Situation helfen.

> **Maßnahmen, die den gesunden Geschwistern helfen können**
> - Alters- und entwicklungsgemäße Informationen und Erklärungen zur Erkrankung
> - Versicherung, dass sie keine Schuld an der Erkrankung ihres Geschwisters haben
> - Offene Kommunikation in der Familie
> - Gesprächspartner, die jederzeit zur Verfügung stehen
> - Am Leben des erkrankten Kindes teilhaben, z. B. Begleiten zu einer Therapie im Spital
> - Aktiv einbezogen werden in die Versorgung des erkrankten Geschwisterkinds und Übernehmen von Familienaufgaben
> - Etwas für das erkrankte Geschwister tun, z. B. die Betreuung eines Haustiers übernehmen oder ein Bild für das Zimmer im Krankenhaus malen
> - Anerkennung für ihre Mithilfe und ihre Leistungen

36.6.2 Geschwister

Auch für die Geschwister krebskranker Kinder bedeuten Erkrankung und Behandlung eine erhebliche Belastung. Die Beziehung unter Geschwistern zählt zu den tiefsten und dauerhaftesten im Leben. Erkrankt ein Geschwisterkind, verändert sich die Geschwisterbeziehung und die bislang größtenteils geteilte Lebenswelt. Das kranke Geschwister verändert sich, sieht anders aus, ist oft abwesend. Die gewohnten Abläufe im Familienleben sind gestört, ein Elternteil ist meist mit dem kranken Geschwisterkind beschäftigt, das gesunde Kind muss oder darf mehr Aufgaben und Verantwortung in der Familie übernehmen. Gleichzeitig erwarten Eltern vielleicht mehr Kooperation oder haben weniger Verständnis und Geduld für die Bedürfnisse des gesunden Geschwisterkindes. Damit Eltern die Betreuung des kranken Kindes im Krankenhaus möglich ist, sind Geschwister oft in der Obhut von Drittpersonen und müssen auf gewisse Dinge verzichten.

Neben der Angst um die Schwester oder den Bruder können Gefühle von Schuld, Eifersucht, Wut und Isolation entstehen. Es ist wichtig, diese Gefühle anzusprechen und anzuerkennen. Auch ist es wichtig, dass

Literatur

Zitierte Quellen

Bode G (2005) Mein Kind hat Krebs. Ein Ratgeber für Eltern krebskranker Kinder. Deutsche Leukämie-Forschungshilfe. Verlag DLFH-Dachverband, Joachimstraße 20, D - 53113 Bonn

Grotzer M, Bergsträsser E (2005) Lebensqualität von Langzeitüberlebenden. Spätfolgen, neue Therapiestrategien und interdisziplinäre Nachsorge. Schweiz Z Onkol 2:22–25

https://www.kinderkrebsregister.ch/statistiken-und-berichte/

https://www.kinderkrebsregister.de/dkkr/ergebnisse/jahresberichte/jahresbericht-2019.html

Kuehni CE, Rueegg CS, Michel G, Rebholz CE, for the Swiss Paediatric Oncology Group (SPOG) et al (2012) Cohort profile: The Swiss Childhood Cancer Survivor Study. Int J Epidemiol 41(6):1553–1564

Mack U (2007) Mein Kind hat Krebs. Seelsorge an den Grenzen des Lebens. Vandenhoeck & Ruprecht, Göttingen

Motzfeldt H (2010) Der Chemo-Kasper: und seine Jagd auf die bösen Krebszellen. Deutsche Kinderkrebsstiftung der Deutschen Leukämie-Forschungshilfe

Stanulla M, Erdmann F, Kratz CP (2021) Risikofaktoren für Krebserkrankungen im Kindes- und Jugendalter. Monatsschr Kinderheilkd 169:30–38

Winther JF, Kenborg L, Byrne J, Hjorth L et al (2015) Childhood cancer survivor cohorts in Europe. Acta Oncologica 54(5): 655–668

Zernikow B (2009) Schmerztherapie bei Kindern, Jugendlichen und jungen Erwachsenen. Springer, Berlin Heidelberg New York

Zimmermann K, Ammann RA, Kuehni CE, De Geest S et al (2012) Malnutrition in pediatric patients with cancer at diagnosis and throughout therapy: a multicenter cohort study. Pediatr Blood Cancer. https://doi.org/10.1002/pbc

Weiterführende Literatur

Niemeyer C, Eggert A (Hrsg) (2017) Pädiatrische Hämatologie und Onkologie. Springer, Berlin Heidelberg New York

Internetadressen

Gesellschaft für Pädiatrische Onkologie und Hämatologie. www.kinderkrebsinfo.de (Informationen zu Krebs- und Bluterkrankungen bei Kindern und Jugendlichen)

Planet Cancer. www.planetcancer.org (US-amerikanische Plattform mit Informationen und Austauschmöglichkeiten für Adoleszente und junge Erwachsene mit Krebs)

Teenage Cancer Trust. www.teenagecancertrust.org (englische Stiftung mit Informationen und Unterstützungsangeboten für Adoleszente und junge Erwachsene mit Krebs)

Onkologische Rehabilitation

Carmen Schmies

Inhaltsverzeichnis

37.1 Einleitung

Die Tatsache, an Krebs erkrankt zu sein, ist für die meisten Betroffenen mit einer akuten, das Leben bedrohenden Situation verbunden. Die Zeit von der Diagnosestellung bis zu einem operativen Eingriff und/oder Chemo- und Strahlentherapie ist meist mit vielfältigen diagnostischen Maßnahmen verbunden. Die Entlassung aus der Akutbehandlung erfolgt häufig schon nach wenigen Tagen. Eine Verarbeitung oder Bewältigung der Situation, des erlittenen Organverlustes und der Tragweite der Erkrankung ist zu diesem Zeitpunkt meist nicht möglich. Es bedarf der professionellen Begleitung und der Entwicklung von Strategien, um mit diesen einschneidenden körperlichen und psychischen Geschehnissen umgehen zu können.

Unterstützung zur Bewältigung der veränderten Lebenssituation erhalten die Patientinnen und Patienten im Rahmen einer stationären, teilstationären oder ambulanten Rehabilitationsmaßnahme.

Die Pflege und Versorgung von an Krebs erkrankten Menschen ist ein komplexer, vielschichtiger und sektorübergreifender Prozess. Die onkologische Rehabilitation ist von einem ganzheitlichen Ansatz und interdisziplinärer Zusammenarbeit aller Akteure geprägt. In Deutschland blickt die onkologische Rehabilitation auf eine über 60-jährige Geschichte zurück. Während dieser Zeit erlebten die Medizin, aber auch die Anforderungen seitens der Patienten einen stetigen Wandel und eine kontinuierliche Weiterentwicklung. Diesen Veränderungen gilt es in der Rehabilitation onkologisch erkrankter Menschen durch indikations- und altersspezifische Angebote Rechnung zu tragen.

37.2 Definition und Ziele

> **Definition**
>
> Unter **Rehabilitation** (lat. rehabilitatio: Wiederherstellung) versteht man alle notwendigen Maßnahmen, um Menschen mit Behinderungen oder von Behinderungen und Einschränkungen bedrohte Menschen zu einem selbstbestimmten Leben zu befähigen und ihnen die gleichberechtigte Teilhabe am Leben in der Gesellschaft zu ermöglichen.

» „Die Gesamtheit der Rehabilitation umfasst nicht nur eine medizinische Behandlung […], sondern schließt auch staatliche Maßnahmen ein, die zur beruflichen, schulischen und sozialen Wiedereingliederung nötig sind". (Sening und Wintersberger 1998)

Die Rehabilitation ist ein wichtiger Bestandteil in der medizinischen Versorgungskette bei onkologischen Erkrankungen. Die erfolgreiche und nachhaltige Umsetzung von Rehabilitationsmaßnahmen ist an eine Reihe von Voraussetzungen geknüpft (◘ Abb. 37.1).

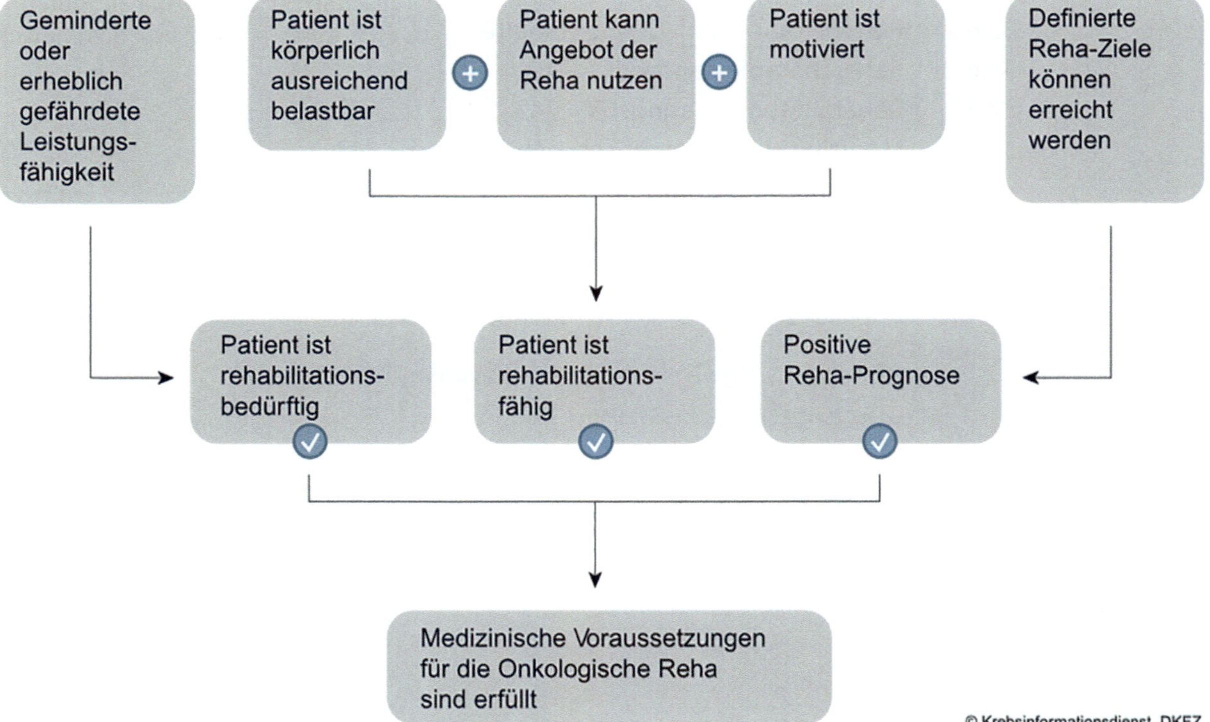

◘ **Abb. 37.1**   Medizinische Voraussetzungen für die Rehabilitation. (Aus: Dräger und Flecks 2020)

Um die Mitarbeit der Rehabilitanden zu erreichen, ist neben einer umfassenden Anamnese, das Vereinbaren von individuellen Rehabilitationszielen unerlässlich.

> **Kategorien für Rehabilitationsziele**
> Ausgehend von den vorliegenden Schädigungen und den persönlichen Ressourcen eines Patienten, sind drei übergeordnete Zielkategorien zu unterscheiden (Sening und Wintersberger 1998):
> - Restitution (komplette oder partielle Wiederherstellung),
> - Kompensation (Hilfsstrategien bei Funktionseinschränkungen) und
> - Adaption (Anpassung zum Ausgleich der Funktionsstörung).

Aus diesen drei Kategorien lässt sich eine Vielzahl individueller Rehabilitationsziele ableiten. Die wesentliche Zielsetzung einer Rehabilitationsmaßnahme besteht in der Befähigung der Patienten und Patientinnen, mit der onkologischen Erkrankung selbstbestimmt umzugehen und trotz Einschränkungen die beruflichen Anforderungen wahrzunehmen sowie wieder am gesellschaftlichen Leben teilnehmen zu können. Hier sind die Kategorien Fern- und Nahziele zu unterscheiden. Fernziele sind komplexe Zielstellungen, welche einen längeren Zeitraum bis zur Erreichung erfordern. Ein Fernziel sollte aus Motivationszwecken immer in mehrere zeitnah erreichbare Teilziele unterteilt werden. Beispiele für Rehabilitationsziele zeigt ◘ Tab. 37.1.

Die erfolgreiche Umsetzung der individuellen Therapieziele setzt das Zusammenwirken eines multiprofessionellen Teams voraus.

37.3 Rechtliche Grundlagen und Kostenträger der onkologischen Rehabilitation

Um eine bestmögliche Versorgung von onkologisch erkrankten Menschen sicherzustellen, sind neben der Akutbehandlung rehabilitative und tertiärpräventive Maßnahmen unerlässlich.

- Bezüglich der Akutbehandlung und der Leistungen zur Rehabilitation besteht zwischen der Gesetzlichen Krankenversicherung und den Rentenversicherungsträgern Arbeitsteilung. Die *Gesetzlichen Krankenkassen* sind generell für die Akutbehandlung zuständig. Die *Rentenversicherungsträger* sind für rentenversicherungspflichtige Arbeitnehmer und Rentner die Kostenträger für Rehabilitationsmaßnahmen, ebenso für die onkologische Kinderrehabilitation. Die Dauer von Rehabilitationsmaßnahmen ist vom Gesetzgeber geregelt und beträgt für den stationären Aufenthalt maximal 21 Tage, im ambulanten Bereich maximal 20 Tage.
- Die Regeldauer bei Maßnahmen für Kinder im Rahmen der familienorientierten Rehabilitation (FOR) und Jugendliche liegt zwischen 4 und 6 Wochen, bei „Adolescents and Young Adults" (AYA) ebenfalls 4 Wochen.
- Es besteht die Möglichkeit der Verlängerung der stationären Rehabilitationsmaßnahmen aus dringenden medizinischen Gründen, in Abstimmung mit dem Leistungsträger.

Die gesetzlichen Voraussetzungen für die Inanspruchnahme einer Rehabilitationsmaßnahme sind im SGB IX

◘ **Tab. 37.1** Praxisbeispiele für konkrete Rehabilitationsziele und Maßnahmen

Erkrankung	Einschränkung	Rehabilitationsziel	Maßnahmen
Prostatakrebs mit Prostatektomie	Inkontinenz	Verminderung der Inkontinenz	Kontinenztraining mit Kontrolle der Trinkmenge und des ungewollten Harnverlustes Beckenbodentraining Anpassung der Inkontinenzversorgung
Darmkrebs mit Stomaanlage	Verlust der natürlichen Stuhlausscheidung	Kompensation der Einschränkung	Diätetische Schulung Anpassung der Stomaversorgung Erlernen des selbstständigen Wechsels der Stomaversorgung Erlernen der Irrigation des Darmstomas

verankert (Hess 2005). Des Weiteren können Leistungen zur medizinischen Rehabilitation nach § 9 SGB VI (Leistung zur Teilhabe) erbracht werden. Dieses trifft zu, wenn die Erwerbsfähigkeit des Versicherten erheblich gefährdet ist, eine Minderung der Erwerbsfähigkeit durch eine Rehabilitationsleistung abgewendet, eine geminderte Leistungsfähigkeit durch diese Leistung wesentlich gebessert oder wiederhergestellt werden kann (SGB VI, § 10 1998).

> Das oberste Ziel für die Gewährung von Rehabilitationsmaßnahmen für die Rentenversicherung ist „Reha vor Rente".

In den Zuständigkeitsbereich der Gesetzlichen Krankenversicherungen fallen Rehabilitationsleistungen, die die gesundheitliche Situation von mitversicherten Familienangehörigen, Ehepartnern und Kindern, verbessern sollen. Insbesondere sind hier die Mutter/Vater-Kind-Maßnahmen zu nennen.

> Die oberste Zielsetzung bei den Gesetzlichen Krankenversicherern ist die „Reha vor Pflege".

In besonderen Fällen treten auch die Unfallversicherungen, die Bundesagentur für Arbeit, die öffentliche Jugendhilfe, die Sozialhilfe, die Beihilfe der beamtenrechtlichen Krankenfürsorge und die private Krankenversicherung als Leistungsträger ein.

37.4 Formen, Indikation und Zugangswege zur onkologischen Rehabilitation

Die Rehabilitation ist eine langfristige und komplexe Maßnahme. Eine onkologische Rehabilitationsmaßnahme sollte durchgeführt werden, wenn eine *Rehabilitationsbedürftigkeit* vorliegt.

Definition

Rehabilitationsbedürftigkeit ist gegeben, wenn anhaltende Funktionseinschränkungen vorliegen, es aber zu erwarten ist, dass diese durch den gezielten Einsatz therapeutischer Maßnahmen zu kompensieren sind (Wiltschke 2020).

Die Leistungen der Rehabilitation können in die drei Bereiche *medizinische Rehabilitation*, *Leistungen zur Teilhabe am Arbeitsleben* (LTA) und *soziale Rehabilitation* gegliedert werden.

37.4.1 Formen der Rehabilitation

Die Rehabilitation kann entsprechend des individuellen Rehabilitationsbedarfs als stationäre, teilstationäre oder ambulante Maßnahme erfolgen.

Formen der Rehabilitation
Stationäre Rehabilitation:
- Die Maßnahme erfolgt in einer Rehabilitationsklinik einschließlich Unterbringung und Verpflegung
- Ärztliche, pflegerische Betreuung rund um die Uhr
- Umfassende therapeutische Versorgung
- Entlastung von Alltagstätigkeiten
- Verändertes soziales Umfeld
- Konzentration auf die Bewältigung der Krankheitsfolgen
- Austausch mit anderen Erkrankten
- Voraussetzung: Rehabilitationsfähigkeit des Betroffenen

Teilstationäre Rehabilitation:
- Nutzung des gesamten ärztlichen, pflegerischen und therapeutischen Angebotes einer vollstationären Einrichtung
- Häusliche Übernachtung
- Einbindung in das gewohnte soziale Umfeld bleibt bestehen
- Voraussetzungen: zumutbare Entfernung zum Heimatort (max. 30 km), medizinische Eignung und gesicherte häusliche Versorgung

Ambulante Rehabilitation:
- Behandlung erfolgt in einem zugelassenen ambulanten Rehabilitationszentrum
- Umfassendes therapeutisches Angebot entsprechend ärztlicher Verordnung
- Keine pflegerische Versorgung
- Voraussetzung: Mobilität und Sicherstellung der kontinuierlichen Teilnahme

Die stationären, teilstationären und ambulanten Maßnahmen sind als Anschlussrehabilitation oder Heilverfahren möglich.

> In der onkologischen stationären Rehabilitation sind Maßnahmen zur Anschlussrehabilitation (AR) an eine unmittelbar vorangegangene medizinische Intervention, z. B. eine Operation, Chemotherapie oder Strahlentherapie, gekoppelt. Sie werden von den Heil-

verfahren (HV) unterschieden, die i. d. R. bei Chronifizierung der Erkrankungen erfolgen oder wenn die Frist zur Anschlussrehabilitation überschritten ist.

37.4.2 Zugangswege

Bei der Anschlussrehabilitation wird die Rehabilitationsmaßnahme im direkten Anschluss an einen Krankenhausaufenthalt durchgeführt. Dieses Verfahren ist von weniger bürokratischen Hürden gekennzeichnet als die Beantragung eines Heilverfahrens. Die Anschlussrehabilitation ermöglicht den einweisenden Akuthäusern die direkte Verlegung bzw. eine Einweisung in eine Rehabilitationsklinik innerhalb eines festen Zeitkorridors. Die Frist bis zum Antritt einer Anschlussrehabilitation beträgt maximal 14 Tage ab dem Entlassungstag aus dem Krankenhaus (SGB IX, §14 2004). Eine Anschlussrehabilitation wird von den behandelnden Ärzten im Akutkrankenhaus empfohlen und vom Kliniksozialdienst in die Wege geleitet. Die Abstimmung über die Möglichkeit der Aufnahme und die Terminierung der Maßnahme erfolgt direkt mit der Rehabilitationsklinik. Ein weiterer Zugangsweg zu einer Anschlussrehabilitation besteht über die Zuweisung seitens einer onkologischen Praxis oder Strahlenpraxis nach abgeschlossener Chemo- oder Strahlentherapie.

Dieses Verfahren gewährleistet weitestgehend eine nahtlose Versorgung der Betroffen. Nicht zu unterschätzen ist der wirtschaftliche Faktor dieser Vorgehensweise: Sie trägt in einem wesentlichen Maße zu einer Verkürzung der Verweildauer in den Akuthäusern bei. Durch die Aufnahme von Patienten in einem sehr frühen Stadium der Rekonvaleszenz wurden an die Rehabilitationskliniken veränderte strukturelle, personelle wie auch ablauforganisatorische Anforderungen gestellt.

37.4.3 Indikationen

Indikationen für die onkologische Rehabilitation sind alle onkologischen Erkrankungen nach ICD-10, unabhängig vom Stadium der Krebserkrankung, mit Ausnahme eines Carcinoma in situ. Hier ist die Zustimmung eine Einzelfallentscheidung seitens der Leistungsträger. Eine stationäre Rehabilitationsmaßnahme während einer Chemo- oder Antikörpertherapie ist möglich, sofern die Erstgabe der Therapie vor Rehabilitationsantritt erfolgt ist und gut toleriert wurde. Während einer Strahlentherapie erfolgen aufgrund der hohen Therapiedichte i. d. R. keine Rehabilitationsmaßnahmen.

Voraussetzung für die Bewilligung einer Rehabilitationsmaßnahme ist die *Rehabilitationsfähigkeit* des Patienten. Diese wird meist unter zu Hilfename des

Tab. 37.2 Barthel-Index

Parameter	Punktzahl
Essen	max. 10 Punkte
Baden	max. 5 Punkte
Waschen	max. 5 Punkte
An- und Auskleiden	max. 10 Punkte
Stuhlkontrolle	max. 10 Punkte
Urinkontrolle	max. 10 Punkte
Toilettenbenutzung	max. 10 Punkte
Bett- (Roll-)Stuhltransfer	max. 15 Punkte
Bewegung	max. 15 Punkte
Treppensteigen	max. 10 Punkte
	Maximalpunktzahl: 100

Barthel-Indexes ermittelt (Mahoney und Barthel 1965). Als Richtwert wird hier ein Barthel-Index von 70 Punkten angestrebt, ☐ Tab. 37.2). Die Patientinnen und Patienten sollen körperlich und kognitiv in der Lage sein, an den aktiven Therapien teilzunehmen. Dieses ist unerlässlich, um einen nachhaltigen Rehabilitationserfolg zu erreichen. Es ist anzumerken, dass in der onkologischen Rehabilitation keine bereits während der Akutbehandlung einsetzende Frührehabilitation vorgesehen ist.

37.4.4 Rehabilitationsmaßnahmen für Patientengruppen mit besonderen Bedürfnissen

Neben den bereits genannten gibt es in Deutschland für bestimmte Patientengruppen altersspezifische onkologische Rehabilitationsmaßnahmen. Diese Maßnahmen zeichnen sich i. d. R. durch auf die Bedürfnisse der jeweiligen Gruppe zugeschnittene Rehabilitationskonzepte aus.

37.4.4.1 Mutter/Vater-Kind-Rehabilitation

An Krebs erkrankte Mütter und Väter sind neben ihrer Erkrankung zusätzlichen Belastungen wie der Sorge um das Wohl ihrer Kinder ausgesetzt. Die Familie stellt eine wichtige Ressource bei der Bewältigung einer Krebserkrankung dar. Die Einbeziehung der Kinder in die stationäre Rehabilitation des Elternteils ist dann angezeigt, wenn die Kinder zu Hause durch eine Haushaltshilfe nicht ausreichend versorgt sind. Häufig ist eine gemeinsame Aufnahme zur Rehabilitation notwendig, wenn den Kindern eine weitere Trennung vom Elternteil nicht zuzumuten ist, da sie z. B. durch bereits erfahrene Trennungen traumatisiert wurden, sich vernachlässigt fühlen, unter starken Verlustängsten leiden oder eine offene Kommunikation über die Erkrankung des Elternteils eingeleitet werden soll.

37.4.4.2 Adolescents and Young Adults (AYA)

Diese Gruppe umfasst Heranwachsende und junge Erwachsene im Alter zwischen 15 und 39 Jahren. Junge Menschen werden durch eine Krebsbehandlung anders belastet als Erwachsene in einem höheren Alter. Diese Patientengruppe hat neben der Therapie Entwicklungsaufgaben, z. B. Persönlichkeitsentwicklung, Identitätsbildung, Ablösung von primären Bezugspersonen, Entwicklung von Geschlechtsidentität und Sexualität, Vorbereitung der beruflichen Entwicklung, Partnerwahl, zu bewältigen (König et al. 2022). Die Durchführung der Maßnahme in Form eines Gruppenkonzepts bietet den Jugendlichen und jungen Erwachsenen die Möglichkeit, sich fachlich begleitet auszutauschen und von den Erfahrungen der anderen zu profitieren Die Gruppe fungiert hier als Kotherapeut.

37.4.4.3 Familienorientierte Rehabilitation

Die intensive Therapie onkologisch erkrankter Kinder ist für die gesamte Familie eine extrem belastende und von Verlustängsten geprägte Situation. Die Familie ist durch die lebensbedrohliche Erkrankung des Kindes in ihrer Integrität schwer betroffen. Die altersgemäße Autonomie sowie die körperliche, seelische und soziale Entwicklung des Kindes sind in der Regel empfindlich gestört. Aber auch die Geschwister fühlen sich während dieser Zeit vernachlässigt, entwickeln Verhaltens- und Konzentrationsstörungen. Während der Rehabilitation wird die Familie in ihrer Gesamtheit betrachtet und therapiert. Neben der Behandlung von körperlichen und seelischen Defiziten steht die Stabilisierung der Familie im Vordergrund.

37.4.4.4 Verwaisten-Rehabilitation

Diese Form der Rehabilitation richtet sich an Familien, die ein Kind aufgrund einer onkologischen Erkrankung verloren haben. Die Trauer um ein verlorenes Kind ist eine qualvolle und lang anhaltende Erfahrung. Die Verwaisten-Rehabilitation wird als Kleingruppenmaßnahme (ca. 6–8 Familien) durchgeführt. Diese Form der Rehabilitation soll den Eltern den Raum zur Trauer, aber auch den Austausch mit anderen Betroffenen unter psychotherapeutischer Begleitung ermöglichen.

37.5 Konzeptionelle Grundlagen der onkologischen Rehabilitation

Die Weltgesundheitsorganisation (WHO) verabschiedete im Mai 2001 die auf dem biopsychosozialen Modell basierende International Classification of Functioning, Disability and Health (ICF), deutsch: Internationale Klassifikation der Funktionsfähigkeit, Behinderung und Gesundheit. Zentraler Gesichtspunkt der ICF ist die Funktionsfähigkeit eines Menschen unter Berücksichtigung der Kontextfaktoren seines Lebenshintergrunds und deren Wechselwirkungen (◘ Abb. 37.2) (Schuntermann 2007).

Diese Herangehensweise stellt in der medizinischen Rehabilitation einen Paradigmenwechsel dar. Die bis zur Einführung des ICF geltende International Classification of Impairments, Disabilities and Handicaps (ICIDH) war auf die Betrachtung von Beeinträchtigungen reduziert.

Das SGB IX berücksichtigt die wesentlichen Aspekte der ICF. Moderne Rehabilitationskonzepte sind

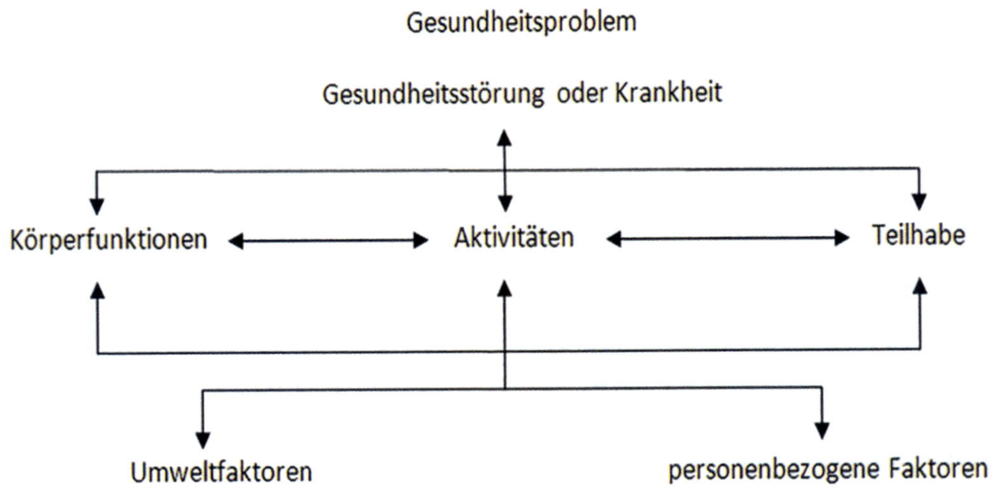

◘ **Abb. 37.2** Biopsychosoziales Modell der ICF. (©Bundesarbeitsgemeinschaft für Rehabilitation, BAR)

interdisziplinär ausgerichtet und stellen aktivierende, psychotherapeutische und edukative Therapieformen in den Vordergrund. Neben den somatischen werden auch die psychischen und sozialen Dimensionen einer Krankheit und ihrer Folgen sowie Kontextfaktoren und persönliche Ressourcen berücksichtigt (Schuntermann 2007). Die ICF ergänzt die Internationale Klassifikation der Krankheiten (ICD) dahingehend, dass mit einer Krankheit einhergehende funktionale Probleme, die negative Auswirkungen auf das Leben der Betroffenen haben, erfasst werden (Buschmann-Steinhage und Brüggemann 2011).

> Für die Erstellung von Rehabilitationskonzepten ist die Einbeziehung der ICF unerlässlich, um einen ganzheitlichen Ansatz, unter Berücksichtigung der Kontextfaktoren, zu formulieren.

37.6 Aufgaben und Maßnahmen der onkologischen Rehabilitation

> Die Umsetzung von onkologischen Rehabilitationsmaßnahmen basiert auf einem multiprofessionellen und teamorientierten Ansatz, bezieht die Patientinnen und den Patienten aktiv ein und orientiert sich an ihren individuellen Bedürfnissen. Die Therapiekonzepte beinhalten wissenschaftlich fundierte, überprüfbare und wirksame Methoden, die eine nachhaltige gesundheitliche Verbesserung und Stabilisierung bewirken und damit zu einer Reduzierung der Krankheitsfolgekosten beitragen.

Studien belegen, dass bei onkologisch erkrankten Patienten häufig Informations- und Kommunikationsdefizite zu ihrer Erkrankung bestehen. Daraus resultieren eine eingeschränkte Patientenzufriedenheit, verzögerte Krankheitsverarbeitung bis hin zur Depression, verlängerte Arbeitsunfähigkeit und ggf. die Frühverrentung (Stolzenberg und Maschewsky-Schneider 2006). Die Erfahrung zeigt, dass die Erkrankten bei Antritt einer onkologischen Rehabilitationsmaßnahme Antworten auf viele ungeklärte Fragen erwarten. Das Spektrum reicht von Verständnisfragen zu Diagnose, Therapie und Prognose bis hin zu Fragen der weiteren Lebensgestaltung, der Partnerschaft und den Auswirkungen auf die Erwerbstätigkeit. Hinzu kommen Fragen, die sich der Betroffene bisher nicht zu stellen traute oder die erst jetzt relevant werden.

In einem interdisziplinär aufgestellten Team kommt den Pflegenden eine Sonderstellung zu. Durch die kompetente und achtsame Unterstützung seitens speziell geschulter Pflegekräfte werden Patientinnen und Patienten befähigt, ihre eigenen Ressourcen und Möglichkeiten zu erkennen. Die Nutzung dieser Fähigkeiten unterstützt maßgeblich den weiteren Therapieverlauf.

Um dies zu erreichen, hat sich die Ausrichtung der rehabilitativen onkologischen Pflege an indikations- und altersspezifischen Konzepten bewährt. Die konzeptionelle Herangehensweise ermöglicht es, die Vielschichtigkeit der Bedürfnisse der jeweiligen Patientengruppe besser zu erfassen und zu erfüllen.

> Der Austausch mit anderen Betroffenen in einer ähnlichen altersbezogenen Lebenssituation ist eine wichtige Ressource für die Auseinandersetzung und die Verarbeitung mit der Erkrankung. Die Betroffenen profitieren sehr von den Erfahrungen und den Bewältigungsstrategien anderer Erkrankter.

Das trifft insbesondere bei seltenen Krankheitsbildern zu, z. B. neuroendokrinen Tumore (NET), Mammakarzinom beim Mann oder Vulvakarzinom: Diesen Patientinnen und Patienten fehlt häufig aufgrund der geringen Fallzahlen ihrer Tumorerkrankung die Möglichkeit zum Austausch mit anderen Betroffenen. Es hat sich als günstig erwiesen, ihnen zu festgelegten Terminen eine Rehabilitation in Kleingruppen zu ermöglichen.

Darüber hinaus ist es von Bedeutung, den künftigen Unterstützungsbedarf der Patientinnen und Patienten abzuschätzen und ihnen Strategien für die Zeit nach der Rehabilitation an die Hand zu geben. Eine Möglichkeit hierzu ist die enge Zusammenarbeit mit Selbsthilfegruppen. So haben Betroffene bereits während der Rehabilitation die Möglichkeit, die Angebote der Selbsthilfe kennenzulernen und bei Bedarf zu Hause daran anzuknüpfen.

37.6.1 Rehabilitationsablauf und -inhalte

- Vor Aufnahme der Patientinnen und Patienten werden sämtliche Befundberichte und weitere Unterlagen ärztlich und ggf. pflegerisch hinsichtlich der Rehabilitationsfähigkeit geprüft. Es erfolgt die Genehmigung oder die Ablehnung der Aufnahme des Patienten. Des Weiteren muss die Zusage der Kostenübernahme seitens des Leistungsträgers vorliegen.
- Am Anreisetag erfolgt zunächst die pflegerische Aufnahme mit der Erhebung der Pflegeanamnese, der Messung von Basisparametern (Gewicht, Blutdruck, Handkraft etc.) und der Ermittlung der Selbsthilfekompetenz des Patienten. Auf Grundlage dieser Informationen erfolgt die Erstellung des Pflegeplans. Wird ein Bedarf an Hilfsmitteln ermittelt, werden diese zur Verfügung gestellt und die Handhabung unterwiesen.

- Im Anschluss an die pflegerische Aufnahme findet die ärztliche Aufnahme mit der fachärztlichen Untersuchung statt. Hier werden die körperlichen Beschwerden, funktionellen Einschränkungen, Komorbiditäten, seelischen Beschwerden und die Familien- und Sozialanamnese erfasst. Zentraler Punkt der ärztlichen Aufnahme ist die Festlegung des individuellen Therapieplans und Vereinbarung von Therapiezielen in Absprache mit dem Patienten.
- Im weiteren Verlauf des ersten Rehabilitationstages erfolgen, je nach Krankheitsbild und Bedarf der Rehabilitanden, ein Erstkontakt zu den Ernährungsberatern und Psychologen. Patientinnen und Patienten mit einem Stoma werden am Aufnahmetag in der Stomasprechstunde vorgestellt, bei Wundheilungsstörungen erfolgt die Vorstellung bei den Wundfachkräften. Diese Vorgehensweise stellt sicher, dass von Beginn an alle therapeutischen Bedürfnisse zeitnah ermittelt und umgehend in den Therapieplan aufgenommen werden können.
- Ist die häusliche Versorgung der Betroffenen nach der Rehabilitation nicht geklärt, wird bereits zu Beginn der Rehabilitation der Sozialdienst der Rehabilitationsklinik hinzugezogen, um das Entlassungsmanagement vorzubereiten. Hier wird die derzeitige häusliche Situation und die Selbsthilfefähigkeit der Rehabilitanden bewertet, ggf. Angehörige hinzugezogen und die weitere Versorgung nach der Rehabilitationsmaßnahme in die Wege geleitet.
- Am Tag nach der Aufnahme beginnt das Therapieprogramm laut elektronisch geplantem Therapieplan. Erforderliche diagnostische Maßnahmen werden in den Ablaufplan integriert. Wöchentlich finden ärztliche Visiten zwecks Bewertung des Therapiefortschritts und des Gesundheitszustandes der Rehabilitanden statt. Des Weiteren wird in wöchentlichen interdisziplinären Teambesprechungen der Therapieverlauf von den am Rehabilitationsprozess beteiligten Berufsgruppen bewertet und ggf. angepasst. Im Bedarfsfall stehen den Patientinnen und Patienten jederzeit ärztliche und pflegerische Beratung und Unterstützung zur Verfügung.
- Am Ende der Rehabilitationsmaßnahme erfolgt die ärztliche Abschlussuntersuchung mit der Evaluierung des Erreichungsgrades der Rehabilitationsziele, die Erstellung des Abschlussberichtes und die Ausgabe einer Nachsorgemappe mit individuellen Empfehlungen für die Zeit nach der Rehabilitation. Diese Vorgehensweise hat das Ziel, den Betroffenen die während der Rehabilitation erlernten Verhaltensweisen in den Alltag zu integrieren und die Nachhaltigkeit der Rehabilitationsmaßnahme zu sichern.

37.6.2 Reha-Therapiestandards

Mit der Fokussierung der onkologischen Rehabilitation auf evidenzbasierte Konzepte wurden *Rehabilitationsstandards* mit Unterstützung von Projektgruppen und Forschungsinstituten unter der Federführung der Deutschen Rentenversicherung Bund entwickelt. Das Hauptaugenmerk bei der Umsetzung von Therapiestandards liegt nicht auf den einzelnen Patienten mit seiner Problemstellung, sondern auf der Betrachtung der Gesamtheit aller Rehabilitanden einer Indikationsgruppe. Der Behandlungsprozess kann mithilfe von Qualitätsindikatoren und unter Berücksichtigung des jeweiligen Behandlungskonzeptes abgebildet und bewertet werden.

> ▶ **Beispiel**
>
> Für die onkologische Rehabilitation existiert derzeit der Reha-Therapiestandard Brustkrebs (DRV 2016). Ein weiterer Reha-Therapiestandard für alle weiteren onkologischen Erkrankungen ist seitens der DRV-Bund in Vorbereitung. ◀

Bei der Umsetzung von Reha-Therapiestandards sind die vorgegebenen therapeutischen Inhalte bezüglich der Zielsetzung und der therapeutischen Ausgestaltung zu beachten. Des Weiteren sind die formalen Anforderungen hinsichtlich der Dauer und der Anzahl der einzelnen Therapieleistungen einzuhalten. Anhand der *Klassifizierung der therapeutischen Leistungen (KTL)* können die für das *evidenzbasierte Therapiemodul (ETM)* und die individuelle Situation des Rehabilitanden in Betracht kommenden Leistungen ausgewählt und ein Therapieplan erstellt werden. Therapiestandards geben einen prozentualen Mindestanteil an Rehabilitanden vor, welche Leistungen aus dem ETM erhalten sollen (DRV Bund 2016).

> ❯ Das ETM des Reha-Therapiestandards Brustkrebs umfasst Bewegungstherapie, funktionelle und arbeitsweltbezogene Therapie, Lymphödemtherapie, krankheitsspezifische Patientenschulung, Gesundheitsbildung, ernährungstherapeutische Leistungen, psychologische Interventionen und künstlerische Therapien, Entspannungsverfahren, Leistungen zur sozialen und beruflichen Integration und Vorbereitung nachgehender Leistungen.

Die Mindestanteile variieren je nach Modul und lassen Spielraum für die Berücksichtigung der individuellen Patientensituation. Die Bewertung des Mindestanteils stellt für die Deutsche Rentenversicherung Bund einen Qualitätsindikator dar und gibt Auskunft über die Leistungsbedarfe der Rehabilitanden. In der Praxis bedeutet das eine verstärkte Ausrichtung des Leistungsangebots der onkologischen Rehabilitationskliniken auf Therapien und Vorgehensweisen, deren Wirkungsweise wissenschaftlich begründet ist.

37.6.3 Rehabilitationsdiagnostik

In Abhängigkeit vom Befund und vom Befinden der Betroffenen wird die therapierelevante Diagnostik festgelegt. Hierzu zählen je nach Situation *labordiagnostische Untersuchungen, nichtinvasive kardiovaskuläre Diagnostik* (EKG, Langzeit-EKG und -Blutdruckmessung, Echokardiografie), *pulmonale Diagnostik* (Röntgen-Thorax-Aufnahme, Lungenfunktionsprüfung, Spiroergometrie, Bodyplethysmografie, Pulsoximetrie, Blutgasanalyse). Des Weiteren erfolgen bei Bedarf *gastroenterologische Untersuchungen* (Gastro-, Kolo- und Rektoskopie), *gynäkologische Diagnostik* (fachgynäkologische Untersuchung, zytologische Analysen, Sonografien der Brust und der weiblichen Unterleibsorgane), *urologische Diagnostik* (Sonografie der harnbildenden und harnableitenden Organe, Zystoskopie, quantitative Erfassung der Inkontinenz). Die Zusatzdiagnostik wird zum Teil über Kooperationen mit Facharztpraxen und Akutkrankenhäusern sichergestellt.

Die ärztliche Diagnostik wird von psychologischer Seite durch *neuropsychologische Testverfahren* ergänzt. Hier kommen Verfahren zur Bestimmung der Konzentrationsfähigkeit, der Aufmerksamkeit und die Testung der geistigen Leistungsfähigkeit zur Bewertung krankheits- und therapiebedingter Einschränkungen. Des Weiteren kommen *psychologische Screeningverfahren* zum Einsatz, u. a. zur Ermittlung von Prädiktoren eines potenziell ungünstigen Rehabilitationsverlaufs, zu Fatigue oder der Erfassung von Selbsthilfefähigkeit und Selbsthilfekompetenz. Ergänzt werden die genannten Verfahren durch *fachspezifische Untersuchungen und Tests* seitens Physio-, Sport – und Ergotherapeuten.

37.6.4 Medizinisch-therapeutische Versorgung

Die medizinisch-therapeutische Versorgung der Patienten erfolgt durch ein multiprofessionelles Team. Neben Ärzten und Pflegenden gehören Physio- und Ergotherapeuten, Psychologen und Psychoonkologen, Ökotrophologen, Kunst- und Tanztherapeuten und Sozialarbeiter dem Behandlungsteam an. Welche Behandlungselemente Bestandteil der onkologischen rehabilitativen Versorgung sind, zeigt die folgende Übersicht.

Elemente der rehabilitativen onkologischen Versorgung

- Sporttherapie mit Konditions- und Ausdauertraining, Ergometertraining, Muskelaufbau und Krafttraining, Terraintrainig
- Krankengymnastik als Einzel- und Gruppentherapie
- Ergotherapie mit Sensorik- und Sensomotoriktraining, Hirnleistungstraining, Hilfsmittelberatung und -anpassung
- Physikalische Therapie und Lymphdrainage
- Gesundheitsedukation: Seminare zu unterschiedlichen Problemstellungen, z. B. Krankheitsbewältigung, Fatigue, Stress- und Konfliktbewältigung, Schlafstörungen etc., individuelle Verhaltensempfehlungen für die Zeit nach der Rehabilitation
- Ernährungsberatung mit Vorträgen und Seminaren zu unterschiedlichen Fragestellungen, z. B. nach Magen- und Darmkrebs, für Stomapatienten, Lehrküche und Einzelberatungen
- Psychologische und psychoonkologische Beratung und Therapie in Einzel- und themenzentrierten Gruppenberatungen (z. B. Stress- und Angstbewältigung, Entspannungstraining, Umsetzungsplanung zur Fortsetzung erlernter Therapien und Verhaltensweisen, Kunst- und Tanztherapie)
- Sozialrechtliche Beratung zu Schwerbehinderung, finanziellen Ansprüchen, Entlassungsmanagement und beruflicher Wiedereingliederung
- Angehörigenseminare zur Unterstützung bei psychologischen, pflegerischen und sozialen Fragestellungen
- Selbsthilfe in enger Zusammenarbeit mit Selbsthilfegruppen vor Ort und der Vermittlung von Kontakten am Heimatort

37.6.5 Pflegerische Versorgung

Das Grundprinzip bei der Versorgung und Begleitung onkologisch erkrankter Menschen während der Rehabilitation ist aktivierende und ressourcenorientiertePflege entsprechend der individuellen Patientenanforderungen. Die Bedarfe und Bedürfnisse der Betroffenen bezüglich der onkologischen Rehabilitation sind vielschichtig und werden durch unterschiedliche Faktoren bestimmt:
- vorangegangene Therapien und deren Folgen,
- Stadium der Krebserkrankung,
- Wissensstand,

- soziale Verhältnisse,
- biografische Prägung
- intrinsische Faktoren.

Bei der Pflegeplanung und -umsetzung hat es sich als günstig erwiesen, einen ganzheitlichen Ansatz unter Einbeziehung der Kontextfaktoren im Sinne des ICF zu verfolgen (◘ Abb. 37.2). Es existiert eine Vielzahl an Instrumenten zur Messung des Pflegebedarfs. In der onkologischen Rehabilitation hat sich der Einsatz von Instrumenten bewährt, welche die Selbsthilfefähigkeit des Betroffenen anhand der Aktivitäten des täglichen Lebens (ADL) erfassen. Die eingesetzten Instrumente sollen einfach und sicher in der Anwendung sein und die Daten erfassen, welche für die Pflegeplanung relevant sind.

Zum Einsatz kommen beispielsweise:
- Barthel-Index (◘ Tab. 37.2),
- Modifizierter Barthel-Index nach Zimber (Zimber et al. 1996),
- Activity of Daily Living (ADL) nach Finch (Finch et al. 1995).

Im Rehabilitationsverlauf erfolgt eine regelmäßige Evaluierung des Pflegebedarfs und der Umsetzung der Therapieziele; diese werden bei Bedarf angepasst und ergänzt.

Geschulte und zusätzlich qualifizierte Pflegekräfte (z. B. in der Wundtherapie, in der Stomatherapie, im Schmerzmanagement, Breast Care Nurses, Urotherapeuten, Fachkrankenschwestern/-krankenpfleger für Onkologie) sind für die Umsetzung dieser Anforderungen und somit für den Erfolg von onkologischen Rehabilitationsmaßnahmen unerlässlich.

> Die Patientinnen und Patienten sollen befähigt werden, die während der Rehabilitation erlernten Verhaltensweisen und Anpassungsstrategien in ihren Alltag zu integrieren und dadurch die Nachhaltigkeit der Rehabilitationsmaßnahme zu sichern (Schmies 2017).

37.6.6 Besondere Anforderungen an die onkologische Rehabilitationspflege

Das Wissen und die Kompetenz der Pflegenden sind ein Eckpfeiler bei der Entwicklung und Gestaltung rehabilitativer Angebote. Es gilt die Mitarbeiter in der Pflege zu fördern und durch Fort- und Weiterbildungsangebote zu befähigen, ihren Handlungsspielraum zu erweitern und sich neue Tätigkeitsfelder erschließen zu können. Einige Bereiche werden im Folgenden beispielhaft dargestellt.

37.6.6.1 Wundtherapie

Häufig ist bei Aufnahme in die onkologische Rehabilitation die Wundheilung nach operativen Eingriffen noch nicht abgeschlossen. Dies ist im Behandlungsplan zu berücksichtigen. Patientinnen und Patienten mit Wundheilungsstörungen und chronischen Wunden werden im Rahmen der Wundtherapie nach den Erkenntnissen der modernen Wundversorgung und den Empfehlungen der Initiative Chronische Wunden (ICW e.V.) behandelt. Die Wundversorgung erfolgt i. d. R. durch zertifizierte Wundfachkräfte in Abstimmung mit dem behandelnden Arzt. Eine ausführliche und transparente Wunddokumentation ist für den Behandlungserfolg unerlässlich (▶ Kap. 23).

37.6.6.2 Stoma- und Urotherapie

Die Versorgung von Patientinnen und Patienten mit Uro-, Ileo- oder Kolostoma ist fester Bestandteil der onkologischen Rehabilitation. Die Betroffenen werden in einer Stomasprechstunde einem Stomatherapeuten/ einer Stomatherapeutin vorgestellt. Hier wird der Zustand des Stomas bewertet, der Beratungs- und Unterstützungsbedarf ermittelt und die Versorgung mit Hilfsmitteln besprochen. Ziel ist es, die Patienten zu befähigen, die Stomaversorgung selbstständig durchzuführen. Bei Betroffenen mit einem Kolostoma besteht, nach abgeschlossener Wundheilung, die Möglichkeit, unter fachkundiger Anleitung die Irrigation zu erlernen. Erkrankte mit Harn- und Stuhlinkontinenz bedürfen einer ausführlichen Beratung hinsichtlich der unterschiedlichen Versorgungssysteme zur Bewältigung und Kompensation der Inkontinenz. Das Spektrum der Stoma- und Inkontinenztherapeuten umfasst Schulungsprogramme zum Umgang mit dem Stoma bzw. der Harn- und Stuhlinkontinenz sowie individuelle Beratungen, Unterstützung beim Erlernen der Stomairrigation, inklusive Fragestellungen zur Sexualität (▶ Kap. 31).

37.6.6.3 Beratungen durch Breast Care Nurses (BCN)

Den Breast Care Nurses kommt in der onkologischen Rehabilitation eine wichtige Rolle bei der Versorgung und Begleitung nach Primärtherapie eines Mammakarzinoms zu. Nach Abschluss der akuten Phase der Erkrankung besteht bei den Betroffenen ein hoher Beratungsbedarf. Sie werden individuell von den Breast Care Nurses (BCN) zur Versorgung mit Brustprothesen, Fragestellungen zu Brustimplantaten, sexuellen Funktionsstörungen und Körperbildstörungen beraten. Ergänzt wird das Angebot durch Vorträge zur Therapie des Mammakarzinoms und Nebenwirkungsmanagement bei Chemotherapie sowie Anleitung zur

Selbstuntersuchung der Brust. Ein wichtiger Aspekt bei der Therapie von Körperbildstörungen und Fragen zur Sexualität ist die Einbeziehung der Partner in mögliche Therapieansätze.

37.6.6.4 Schmerzmanagement

Die Beurteilung und Behandlung von Schmerzen ist die Kernkompetenz der Pain Nurse. In der onkologischen Rehabilitation stehen tumorbedingte Schmerzen im Vordergrund. Tumorschmerzen werden zum einen vom Tumor selbst oder durch das Tumorwachstum entstehende Raumforderungen verursacht. Sie können in akuten Attacken oder als chronischer Schmerz auftreten. Um Tumorschmerzen wirksam behandeln zu können, muss eine Diagnose der Tumorschmerzen erfolgen. Hierzu arbeiten währen der Rehabilitation Ärzte, Psychologen und Pain Nurses eng zusammen. Inhalte des Schmerzmanagements sind das Führen eines Schmerztagebuches, individueller Einsatz von Analgetika und Opioiden, Anwendung von ätherischen Ölen und Akupunktur (► Kap. 15).

37.6.6.5 Beratung bei Haut- und Schleimhautproblemen

Aufgrund von Chemotherapien und Strahlentherapie leiden viele Patientinnen und Patienten unter massiven Haut- und Schleimhautproblemen, wie schuppende Haut und Kopfhaut, trockene Schleimhäute, brüchige Nägel und Haarverlust. Eine ausführliche Beratung und Empfehlungen zur Linderung der Auswirkungen der Therapie sind in den Pflege- und Therapieplan einzubeziehen. Die Angebote umfassen Seminare zur Haut- und Schleimhautpflege. Darüber hinaus kommen individuelle Beratungen zum Einsatz von Medikamenten, Haut- und Schleimhautpflegemitteln sowie naturheilkundlichen Mitteln und zu diätetischen Aspekten zur Anwendung. Des Weiteren empfiehlt sich die Zusammenarbeit mit Anbietern für Zweithaar und Kosmetikerinnen, die für die Ansprüche onkologischer Patientinnen geschult sind (► Kap. 22, 23 und 25).

37.6.7 Medizinisch-berufliche Rehabilitation (MBOR)

Die Deutsche Rentenversicherung Bund (DRV-Bund) hat bereits 2010 den Begriff der medizinisch-beruflich orientierten Rehabilitation (MBOR) für die somatische Rehabilitation konkretisiert. Für Menschen, die im erwerbsfähigen Alter sind, ist die MBOR wichtiger Bestandteil einer Rehabilitationsmaßnahme. Für die Rückkehr in das Berufsleben ist, neben den somatischen Faktoren und dem Tumorstadium, die Klärung psychosozialer Aspekte von entscheidender Bedeutung. Wichtigste Vorhersagevariable für die Rückkehr in die berufliche Tätigkeit ist die subjektive Arbeitsprognose, also die eigene Einschätzung der Patientinnen und Patienten (Bloch und Prins 2001). Anhand bestimmter Fragestellungen und deren Auswertung kann bereits zu Beginn der Rehabilitationsmaßnahme eine Einschätzung getroffen werden, ob eine Rückkehr des Rehabilitanden ins Erwerbsleben wahrscheinlich ist. Weitere Einflussfaktoren für die Wiedereingliederung in das Berufsleben sind die soziale Schicht, das Lebensalter, Fatigue, Komorbiditäten, dysfunktionale Krankheitsverarbeitung und die Fähigkeit zur sozialen Interaktion. Das Geschlecht hat demgegenüber keinen Einfluss auf die berufliche Reintegration (Mehnert et al. 2006).

Zielsetzung während einer Rehabilitationsmaßnahme ist es, die Bereitschaft bei den Betroffenen zu fördern, berufsbezogene Fragestellungen aufzugreifen und sich mit den individuellen Bedingungen der gesundheitlichen Einschränkungen im Hinblick auf das Erwerbsleben auseinanderzusetzen.

Anforderungsprofil für Maßnahmen zur beruflichen Rehabilitation

Die Deutsche Rentenversicherung-Bund unterteilt in ihrem Anforderungsprofil MBOR für somatische Rehabilitationskliniken in Basis-, Kern-, und spezifische Maßnahmen:

1. Basisangebote:
   - Berufsbezogene Motivation: z. B. Reflexion über Barrieren, Ressourcen und Kompetenzen, Coaching, Förderung des Selbstmanagements, Stressbewältigungsstrategien
   - Diagnostik von besonderen beruflichen Problemlagen (BBPL): bei problematischen Krankheitsverläufen, bei negativen Emotionen gegenüber der beruflichen Tätigkeit (Mobbing), Sorge, den Anforderungen des Arbeitsplatzes nicht mehr gerecht zu erden
   - Sozial- und Berufsberatung: z. B. stufenweise Wiedereingliederung, Leistungen zur Teilhabe, Übergangsgeld, Potenzialanalyse zur beruflichen Orientierung
2. Kernmaßnahmen:
   - Psychoedukative Gruppenangebote
   - Einsatz von Screenings zu folgenden Fragestellungen: Arbeitsbezogene Verhaltens- und Erlebensmuster (AVEM) (Schaarschmidt 2006) und besondere berufliche Problemlagen (BBPL)
   - Modularisiertes Schulungsprogramm auf der Basis der Auswertung von AVEM und BBPL
3. Spezifische Maßnahmen:
   - Belastungserprobung (DRV Bund 2014)
   - Simulieren von realen Arbeitsplatzsituationen

Während der Rehabilitationsmaßnahme wird mit den Betroffenen ein konkreter Reintegrationsplan erstellt. Die medizinisch-beruflich orientierte Rehabilitation und die daraus resultierende Wiedereingliederung in das Erwerbsleben beinhaltet das Zusammenspiel mehrerer Akteure, die betroffen Patientinnen und Patienten, Sozialarbeiter, Psychologen, Ergotherapeuten, Ärzte, die Kooperation mit dem Wiedereingliederungsmanagement der Arbeitgeber und ggf. der Agentur für Arbeit. Die MBOR ist als eine multidisziplinäre Herausforderung zu verstehen.

37.7 Abschluss der Rehabilitationsmaßnahme und Ergebnismessung

Am Ende der Rehabilitationsmaßnahme steht die ärztliche Abschlussuntersuchung. Zu diesem Zeitpunkt liegen die Berichte und sonstigen Dokumentationen aller am Rehabilitationsprozess beteiligten Berufsgruppen vor. Auf deren Basis wird gemeinsam mit den Rehabilitanden der Verlauf und der Stand der Erreichung der Rehabilitationsziele bewertet und ggf. Empfehlungen für die Zeit nach der Rehabilitation gegeben. Bei Erkrankten im erwerbsfähigen Alter findet eine sozialmedizinische Einschätzung hinsichtlich der Arbeitsfähigkeit statt. Alle relevanten Ergebnisse fließen in den ärztlichen Abschlussbericht ein. Form und Inhalte des Abschlussberichtes folgen den Vorgaben des Leistungsträgers. Diese Vorgaben sind ein Bestandteil der Qualitätssicherung und werden in regelmäßigen Abständen von den Leistungsträgern hinsichtlich Laufzeit der Brieferstellung und Einhalten der inhaltlichen Vorgaben in einem Peer-Review-Verfahren evaluiert.

Zur Sicherung der Nachhaltigkeit der Maßnahme erhalten die Patientinnen und Patienten Empfehlungen für zu Hause. Neben spezifischen Empfehlungen zur Lebensführung und Weiterführung aktiver und psychologischer Therapien kommen Programme der Rentenversicherer zur Anwendung.

> ▶ **Beispiel**
>
> Hier sind das IRENA-Programm (intensivierte Rehabilitationsnachsorge; DRV Bund 2022) oder auch speziell für onkologisch Erkrankte entwickelte Apps zu nennen. Diese Möglichkeiten erleichtern den Betroffen die Aufrechterhaltung der während der Rehabilitation erlernten Verhaltensänderungen im Alltag. ◄

Die Beurteilung der Ergebnisqualität bezieht sich auf den Erreichungsgrad des gesetzten Behandlungsziels und bildet das Resultat der Rehabilitationsmaßnahme ab. Die kontinuierliche Messung des von den Rehabilitanden wahrgenommenen Behandlungserfolgs erfolgt über die subjektive Einschätzung zur Steigerung der Lebensqualität, der Linderung der Symptome und anhand positiver Verhaltensänderungen. Dieses Verfahren fällt in den Verantwortungsbereich der Rentenversicherung. Weitere Aussagen zur Ergebnisqualität einer onkologischen Rehabilitationsmaßnahme können über die Auswertung des „Sozialmedizinischen Verlaufs" aus dem Entlassungsbericht gezogen werden. Nach Rehabilitationsende werden über einen 2-jährigen Zeitraum Routinedaten zum Verbleib im Arbeitsleben, zur Verrentung und zu den Todesfällen erfasst und ausgewertet (Korsukèwitz und Eusterholz 2011). Die Rehabilitationskliniken erhalten eine Rückmeldung über den Anteil der Rehabilitanden, die im Erwerbsleben verbleiben bzw. ausgeschieden sind. Zur Sicherung und zum Nachweis des Behandlungserfolgs sowie zur Weiterentwicklung der einzelnen Konzepte ist eine Evaluation, z. B. durch katamnestische Befragungen, unerlässlich.

Literatur

Bloch FS, Prins R (2001) Who returns to work?: a six country study on work incapacity and reintegration. Routledge, LondonTransaction Publisher, New Brunswick, New York

Buschmann-Steinhage R, Brüggemann S (2011) Veränderungstrends in der medizinischen Rehabilitation der gesetzlichen Rentenversicherung. Bundesgesundheitsblatt – Gesundheitsforschung – Gesundheitsschutz 54:404–410. https://doi.org/10.1007/s00103-011-1240-2

Dräger B, Flecks C (2020) Wie ist das mit der Reha? In: Gaisser A, Weg-Remers S (Hrsg) Patientenzentrierte Information in der onkologischen Versorgung. Springer, Berlin, Heidelberg. https://doi.org/10.1007/978-3-662-60461-8_19

Finch M, Kane R, Philp J (1995) Developing a new metric for ADLs. JAGS 43:877–884

Hess R (2005) Sozialrechtliche Rahmenbedingungen. In: Leistner K, Beyer HM (Hrsg) Rehabilitation der Gesetzlichen Krankenversicherung (GKV). ecomed Verlagsgesellschaft, Landsberg, S. 19–23

König V, Krauth K A, Zdarsky G, Schulte T (2022) Besonderheiten der Rehabilitation adoleszenter junger Erwachsener (AYA-) Krebspatient*innen. Der Onkologe 03/2022: 210–221, Springer Medizin Heidelberg. https://doi.org/10.1007/s00761-021-01077-5

Korsukèwitz C, Eusterholz E (2011) Qualitätssicherung in der medizinischen Rehabilitation – die deutsche Perspektive. In: Rebscher H, Kaufmann S (Hrsg) Qualitätsmanagement in Gesundheitssystemen. medizinhochzwei Verlag GmbH, Heidelberg

Mahoney F, Barthel D (1965) Functional evalution. Maryland State Med J, Ausgabe 14:56–61. https://www.kcl.ac.uk/cicelysaunders/attachments/Tools-BI-Functional-Evaluation-The-Barthel-Index.pdf. Zugriffsdatum am 02.03.2022

Mehnert A, Müller D, Lehmann C, Koch U (2006) Die deutsche Version des NCCN DistressThermometers. Zeitschrift für Psychiatrie, Psychologie und Psychotherapie 54(3):213–223. https://doi.org/10.1024/1661-4747.54.3.213

Schmies C (2017) Konzeptionelle Ansätze in der onkologischen Rehabilitation. Pflege Zeitschrift, Ausgabe 4. Springer Medizin, Heidelberg https://doi.org/10.1007/s41906-017-0017-0

Schuntermann M F (2007) Einführung in die ICF. ecomed MEDI-ZIN Verlagsgruppe, Landsberg

Sening H, Wintersberger C (1998) Pflegeleitfaden Rehabilitative Methoden. Urban & Fischer, München

Stolzenberg R, Maschewsky-Schneider U (2006) Studie zum Entscheidungsverfahren von Brustkrebspatientinnen. Berlin School of Public Health, (unveröffentlicht)

Wiltschke C (2020) Onkologische Rehabilitation aus der Sicht des Onkologen. In: Crevenna R (Hrsg) Onkologische Rehabilitation. Springer, Berlin

Zimber J, Gaeth K, Weyerer S (1996) Alltagsaktivitäten, Verhaltensauffälligkeiten und soziale Kontakte bei Altenheimbewohnern. Zeitschrift für Gerontopsychologie und-psychiatrie 9(3):167–179. https://doi.org/10.3205/hta000130L

Informationen im Internet

Deutsche Rentenversicherung Bund (Hrsg) (2015) Reha-Bericht 2015. Die medizinische und berufliche Rehabilitation der Rentenversicherung im Licht der Statistik. https://www.deutsche-rentenversicherung.de/SharedDocs/Downloads/DE/Statistiken-und-Berichte/Berichte/rehabericht_2015.html. Zugegriffen am 23.03.2022

Deutsche Rentenversicherung Bund (Hrsg) (2016) Therapiestandard Brustkrebs. https://www.deutsche-rentenversicherung.de/SharedDocs/Downloads/DE/Experten/infos_reha_einrichtungen/quali_rehatherapiestandards/Brustkrebs/rts_brustkrebs_download.pdf. Zugegriffen am 23.03.2022

Deutsche Rentenversicherung Bund (2022) IRENA – Intensivierte Rehabilitationsnachsorge. https://www.deutsche-rentenversicherung.de/DRV/DE/Reha/Reha-Nachsorge/IRENA/irena_node.html. Zugegriffen am 23.01.2022

Deutsche Rentenversicherung-Bund (2014) Visitationen in medizinischen Reha-Einrichtungen, Berlin. https://www.deutsche-rentenversicherung.de/SharedDocs/Downloads/DE/Experten/infos_reha_einrichtungen/quali_weitere_qs/Wei_visitationen_med_reha.html. Zugegriffen am 23.03.2022

ICF-Bio-psycho-soziales Modell ICF: ICF-Praxisleitfaden 1 Zugang zur Rehabilitation, Bundearbeitsgemeinschaft für Rehabilitation (Hrsg.) PLICF1.web.pdf (bar-frankfurt.de). Zugegriffen am 27.03.2022

Schaarschmidt U (2006) AVEM: Ein Instrument zur interventionsbezogenen Diagnostik beruflichen Bewältigungsverhaltens unter. https://www.psychotherapie.uni-wuerzburg.de/termine/dateien/Schaarschmidt180407_AVEM.pdf. Zugegriffen am 23.01.2022

Gesetze

Sozialgesetzbuch IX – Rehabilitation und Teilhabe behinderter Menschen (2004) § 14 Zuständigkeitserklärung in der Fassung der Bekanntmachung vom 01.05.2004 (BGBl. S. 606)

Sozialgesetzbuch VI – Gesetzliche Rentenversicherung (1989) - § 9 Aufgabe der Leistung zur Teilhabe - § 10, Abs. 1 Persönliche Voraussetzungen in der Fassung und Bekanntmachung vom 18.12. 1989 (BGBl. I S. 2261)

Onkologische Nachsorge

Lisa Ernst und Georgia Schilling

Inhaltsverzeichnis

38.1 Einleitung

Laut Robert Koch-Institut überlebten 2017/2018 rund 57 % der Männer und 61 % der Frauen die ersten 5 Jahre nach der Erstdiagnose (gemittelt über alle Entitäten und Altersgruppen) (Robert Koch-Institut 2021). Damit erhöht sich auch die Zahl der Patienten und Patientinnen, die in der onkologischen Nachsorge weiterbetreut werden, um ca. 3 % im Vergleich zum Vorjahr. Nach der eigentlichen Krebsbehandlung bzw. der Anschlussheilbehandlung (▶ Kap. 37) sollen Nachsorgeprogramme Betroffene an eine fortlaufende Betreuung anbinden. Diese wird durch ärztliches Fachpersonal durchgeführt. Betroffene sollen auch in dieser Phase umfassend begleitet und unterstützt werden. Nicht nur regelmäßige Verlaufskontrolluntersuchungen, sondern auch die ganzheitliche Betreuung muss koordiniert erfolgen. Durch die Nachsorge soll ein Tumorrezidiv bei einigen Entitäten zeitnah erkannt werden, um es ggf. ein zweites Mal in kurativer Intention zu behandeln. Es geht jedoch immer um die Erhaltung der Lebensqualität und die Begleitung der Patienten und Patientinnen. Übernommen wird die Nachsorge in der Regel entweder von der erstbehandelnden Klinik, von niedergelassenen Fachärzten oder von beiden gemeinsam. Auch Hausärztinnen und Hausärzte haben eine wichtige Rolle als Ansprechperson.

> **Definition**
>
> **Nachsorge** bezeichnet in der Medizin die weitere Diagnostik sowie die Tertiärprävention nach einer vorläufig abgeschlossenen Behandlung von komplexen Erkrankungen bzw. Erkrankungen mit Rezidivgefahr, wie Krebserkrankungen. Neben den regelmäßigen Kontrolluntersuchungen zählt auch die Beratung über die körperliche, psychosoziale und berufliche Rekonvaleszenz zur onkologischen Nachsorge. Die Lebensqualität der Betroffenen steht im Fokus.

Die Zeit nach Abschluss der Erstbehandlung stellt für die Betroffenen, zum Teil auch für deren Umfeld, eine Herausforderung dar. Mit Körperbildveränderungen, Einschränkungen von Körperfunktionen oder einer Verminderung der Leistungsfähigkeit, evtl. mit Fatigue, muss zunächst umgegangen werden. Die Patienten und Patientinnen wurden in der Zeit der Therapie engmaschig medizinisch betreut und überwacht, werden jedoch in der Nachsorge daraus entlassen. Für diese Umgewöhnung muss man den Betroffenen Zeit geben; denn das Bewusstsein, wieder für sich selbst verantwortlich zu sein und abzuwarten, ob der therapeutische Weg sich bewähren wird, bringt eine gewisse Alarmbereitschaft mit sich. Und so nehmen die Nachsorgetermine eine besondere Stellung ein. Auf der einen Seite können sie Ängste vor dem Rezidiv neu entfachen, auf der anderen Seite, im Fall eines Normalbefunds, eine gewisse Sicherheit geben. Die Nachsorge gestaltet sich also auch als Drahtseilakt für die dort tätigen Fachkräfte. Um das ganzheitliche Konzept der Nachsorge umzusetzen, bedarf es verschiedenster Fachdisziplinen (◘ Abb. 38.1).

Für die häufigsten malignen Erkrankungen gibt es jeweils eigene Nachsorgeempfehlungen innerhalb der entitätenspezifischen S3-Leitlinien (Leitlinienprogramm Onkologie). Dabei kann sich der Nachsorgezeitraum über mehrere Jahre erstrecken, teilweise bis zu 10 Jahren, wie beim Mammakarzinom.

Der Unterschied zwischen Rehabilitation und Nachsorge
Die Rehabilitation dient dem Aufbau körperlicher Ressourcen und der Krankheitsverarbeitung sowie der Beseitigung oder Verbesserung funktioneller Einschränkungen durch Krankheit und Therapie. Die Krebserkrankung ist zwar der Grund für eine Rehabilitationsmaßnahme, steht im Gegensatz zur Nachsorge jedoch nicht im Fokus. So findet auch keine onkologische Diagnostik statt. Die Rehabilitation dient dem Zurückfinden in den beruflichen und häuslichen Alltag sowie der Edukation und Gesundheitsförderung.

Abb. 38.1 In der Nachsorge beteiligte Disziplinen

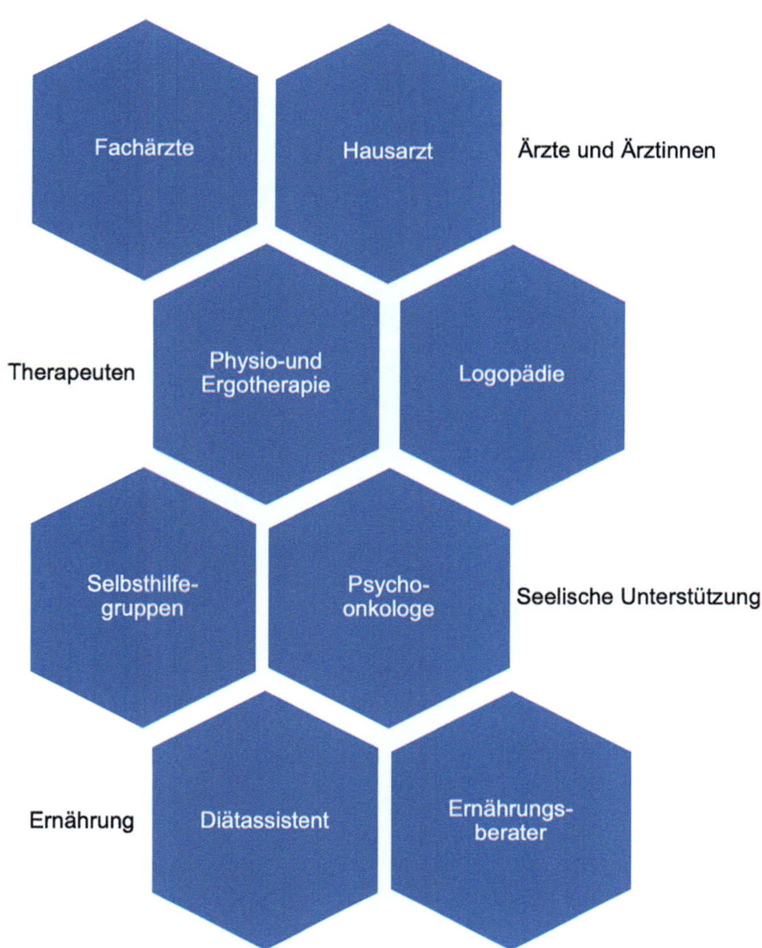

38.2 Ziele und Inhalte der onkologischen Nachsorge

Die Ausgestaltung der Nachsorge sollte einem ganzheitlichen Konzept folgen (■ Abb. 38.2). Medizinische Ziele der Nachsorge sind

- die Erkennung behandelbarer Rezidive zur Heilung bzw. Lebensverlängerung,
- die Detektion von Zweittumoren,
- das Erkennen und die Therapie nicht rezidivbedingter Folgen der Tumorerkrankung oder der Therapie.

Weitere Ziele der Nachsorge sind auf die Verbesserung der Lebensqualität der Betroffenen ausgerichtet. Basis einer Tumornachsorge ist stets das Gespräch mit den Patienten und Patientinnen und deren Aufklärung. Hier sollten nicht nur der geplante Ablauf der Nachsorge, sondern auch die Wünsche und Sorgen der Betroffenen thematisiert werden.

Der Umfang und die Ausgestaltung der Nachsorge richten sich nach deren Nutzen entsprechend der aktuellen Studienlage. Voraussetzung für die Umsetzung ist meist die kurative Therapie des Primärtumors. Ist dies nicht möglich, handelt es sich um eine palliative Situation mit jeweils spezifischer medizinischer Betreuung. Momentan dominieren medizinische Untersuchungen die strukturierte onkologische Nachsorge (■ Tab. 38.1).

Grundlage ist unabhängig vom Ausgangsstadium oder dem eigentlichen Primärtumor ein ausführliches Gespräch zwischen dem Arzt oder der Ärztin und dem oder der Betroffenen. Dazu sollten alle Vorbefunde und Unterlagen aus vorausgegangen Behandlungen vorliegen, damit sich Behandelnde, die die Nachsorge durchführen, ein Bild von der Erkrankung und dem bisherigen Verlauf machen können und Termine für die Untersuchungen oder Wiedervorstellungen entsprechend geplant werden können. Abhängig davon wird ein individueller, aber mit Leitlinienempfehlungen (so vorhanden) konformer Nachsorgeplan erstellt. Wichtig ist, dass Patienten und Patientinnen über ihre Situation aufgeklärt und in der Feststellung von anhaltenden Symptomen und in der Selbstbeobachtung im Hinblick auf mögliche Behandlungsfolgen oder tumorbedingte Symptome geschult werden.

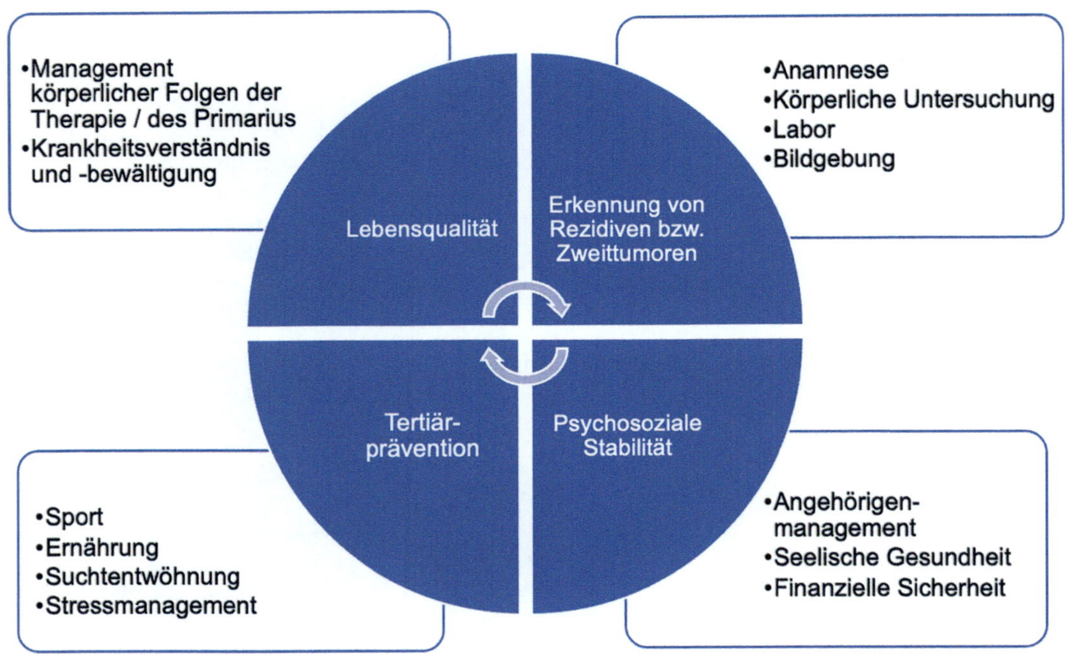

◘ **Abb. 38.2**   Ziele und Inhalte der Nachsorge

◘ **Tab. 38.1**   Beispiele für medizinische Untersuchungen in der Nachsorge

Laborwerte (Blutentnahme)	Tumormarker	Therapieansprechen z. B. CEA bei gastrointestinalen Tumoren
	Blutbild	Tumor-/therapiebedingte Veränderungen z. B. Hb-Wert Kontrolle, Interventionsbedarf
Körperliche Untersuchung	Palpation von Lymphknotenstationen	Lymphknotenschwellung bei Metastasierung oder entzündlicher Reaktion z. B. Rezidivsuche bei Lymphomen, Metastasen
	Hautuntersuchung	Atypische Veränderungen z. B. Lokalrezidiv beim Melanom, Strahlendermatitis
Bildgebung	Abdomensonografie	Metastasen, Aszites, Verwachsungen z. B. Lebermetastasensuche
CT	Thorax/Abdomen	Nur bei Verdacht auf Rezidiv, falls klinischer Verdacht besteht, zum Ausschluss/Beweis
MRT	Gehirn/Knochen	Nur bei Verdacht auf Rezidiv, falls klinischer Verdacht besteht
Lungenfunktionsprüfung	Bodyplethysmografie, CO-Diffusion, Spirometrie	Klinische Symptomatik (Dyspnoe, Luftnot, Schmerzen) z. B. Lungenfunktionseinschränkung, Pneumonitis

38.3   Entitätenspezifische Unterschiede

Meist wünschen sich die Betroffenen eine möglichst intensive Nachsorge über lange Zeit, die ihnen die Angst vor dem Rezidiv nehmen soll (Lafranconi et al. 2017). Dass dies nicht immer sinnvoll ist, zeigen die folgenden Beispiele für Nachsorgeempfehlungen bei unterschiedlichen Entitäten.

38.3.1   Kolorektale Karzinome

Bei kolorektalen Karzinomen wird derzeit eine 5-jährige strukturierte Nachsorge empfohlen. Aufgrund der hohen Fallzahlen und der fortgeschrittenen kurativen Therapien gibt es hier sowohl retrospektive als auch prospektive Studien, die ein Abschätzen des Rezidivrisikos von Betroffenen ermöglichen. Patienten und Patientinnen haben bei frühzeitig erkanntem Rezidiv eine deutlich bessere Überlebenschance. Dabei sollte ein Rezidiv so zeitnah erkannt werden, dass eine weitere Therapie in kurativer Absicht erfolgen kann. Es handelt sich um eine stadienadaptierte Nachsorge:

- Im UICC-Stadium I wird aufgrund der niedrigen Rezidivwahrscheinlichkeit auf eine regelmäßige intensive oder invasive Nachsorge verzichtet. Koloskopien sind hier ausreichend. Sollte jedoch ein Einzelfall mit erhöhter Rezidivwahrscheinlichkeit vorliegen, ist eine wiederholte CEA-Tumormarkermessung (carcinoembryonales Antigen) angemessen.
- Im UICC-Stadium II und III ist eine strukturierte Nachsorge indiziert, wenn für ein Rezidiv kurative

Optionen existieren. Der Ablauf dieser strukturierten Nachsorge ist ebenfalls in den Leitlinien vorgegeben (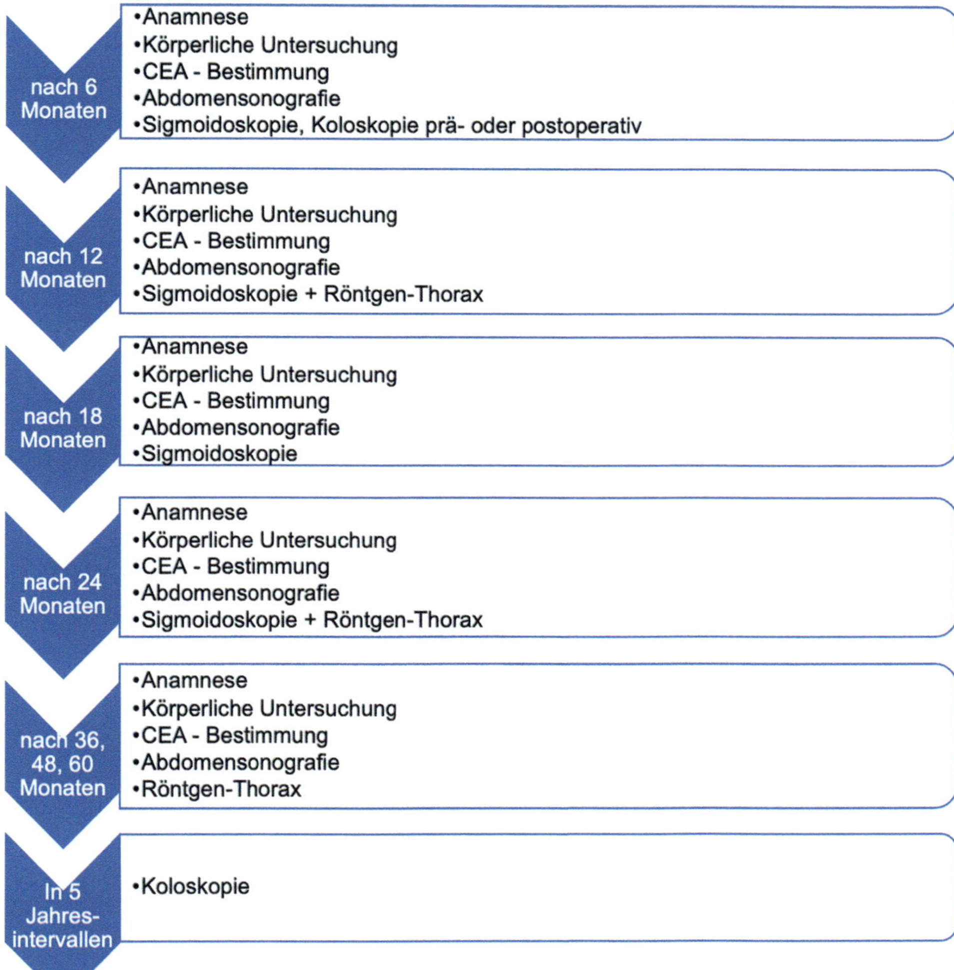 Abb. 38.3). Dazu gehören Anamnese, körperliche Untersuchung, Tumormarker-Bestimmung (CEA), Koloskopie, Sigmoidoskopie, Abdomensonografie, Computertomografie und ein Röntgen-Thorax. Die Art der Bildgebung richtet sich nach der Lokalisation des Primärtumors (Leitlinienprogramm Onkologie 2019, S3-Leitlinie Kolorektales Karzinom). Das bedeutet, die Patienten und Patientinnen können von dieser intensiven Nachsorge profitieren, da eine kurative Heilungschance im Rezidiv existiert.

Abb. 38.3 Ablauf der Nachsorge beim kolorektalen Karzinom (nach S3-Leitlinie; Leitlinienprogramm Onkologie 2019). *Anamnese:* beinhaltet spezifische Symptome, die auf ein Rezidiv oder Tumorfolgen hindeuten können, z. B. Blut im Stuhl, Stuhlunregelmäßigkeiten. *Körperliche Untersuchung:* Tastuntersuchung des Abdomens, digital-rektale Untersuchung. *CEA*: Tumormarkerbestimmung – Anstieg über Ausgangswert deutet auf eine Neuproduktion eines Rezidivs oder Metastase hin, jedoch auch auf Schädigung eines anderen Organs im Gastrointestinaltrakt. *Bildgebung:* Zum Ausschluss von Neubildungen. (Abdomensonografie: Lebermetastasen, Koloskopie/Sigmoidoskopie: Veränderungen im Darm, Röntgen-Thorax: Lungenmetastasen)

38.3.2 Endometriumkarzinom

Anders verhält es sich beim Endometriumkarzinom (Abb. 38.4). Hier handelt es sich um eine rein klinische Nachsorge, die zunächst auf 3 Jahre festgesetzt ist. Einen spezifischen Tumormarker, den man regelmäßig bestimmen könnte, gibt es bisher laut Studienlage nicht. Auch auf regelmäßige Bildgebungen wird verzichtet. Grund dafür ist der fehlende Nutzen der Untersuchungen, denn auch bei frühzeitig erkannten Rezidiven haben die Patientinnen keinen Überlebensvorteil. Asymptomatische Rezidive unterscheiden sich dabei nicht von symptomatischen, sodass eine intensivere Nachsorge keine bessere Therapieoptionen für frühzeitig erkannte Rezidive bietet. Das bedeutet, dass auch Patientinnen mit später erkannten, asymptomatischen Rezidiven die gleichen Überlebenschancen haben. Eine frühe Therapie könnte hier sogar die Lebensqualität zu zeitig einschränken.

Die klinische Nachsorge umfasst eine Anamnese sowie die klinische, gynäkologische Untersuchung mit Spiegeleinstellung und rektovaginaler Palpationsuntersuchung. Ob diese klinische Untersuchung tatsächlich Detektions- oder Heilungsraten verbessert, ist nicht bewiesen. Zudem existieren für das Endometriumkarzinom nur sehr wenige Studien. Randomisierte Studien zu Überlebensrate bei einzelnen Rezidivformen fehlen gänzlich (Leitlinienprogramm Onkologie 2018, S3-Leitlinie Endometriumkarzinom). In einer 2021 veröffentlichen britischen Studie wurden diese Ergebnisse erneut bestätigt: Rezidive des Endometriumkarzinoms sind insgesamt selten und treten in den meisten Fällen als Lokalrezidiv mit Symptomen auf. Diese Rezidive haben eine günstige Prognose. Fernmetastasen sind ebenfalls selten, haben aber bei Auftreten eine eher schlechte Prognose und sind meist nicht kurativ behandelbar. Daher ist eine intensivere Nachsorge weiterhin nicht erforderlich (Sarwar et al. 2021).

38.3.3 Mammakarzinom

Eine der bestuntersuchten Tumorentitäten, auch hinsichtlich der Nachsorge, ist das Mammakarzinom. Aufgrund des jungen Erkrankungsalters der Patienten und Patientinnen und der hohen Fallzahlen ist eine Ab-

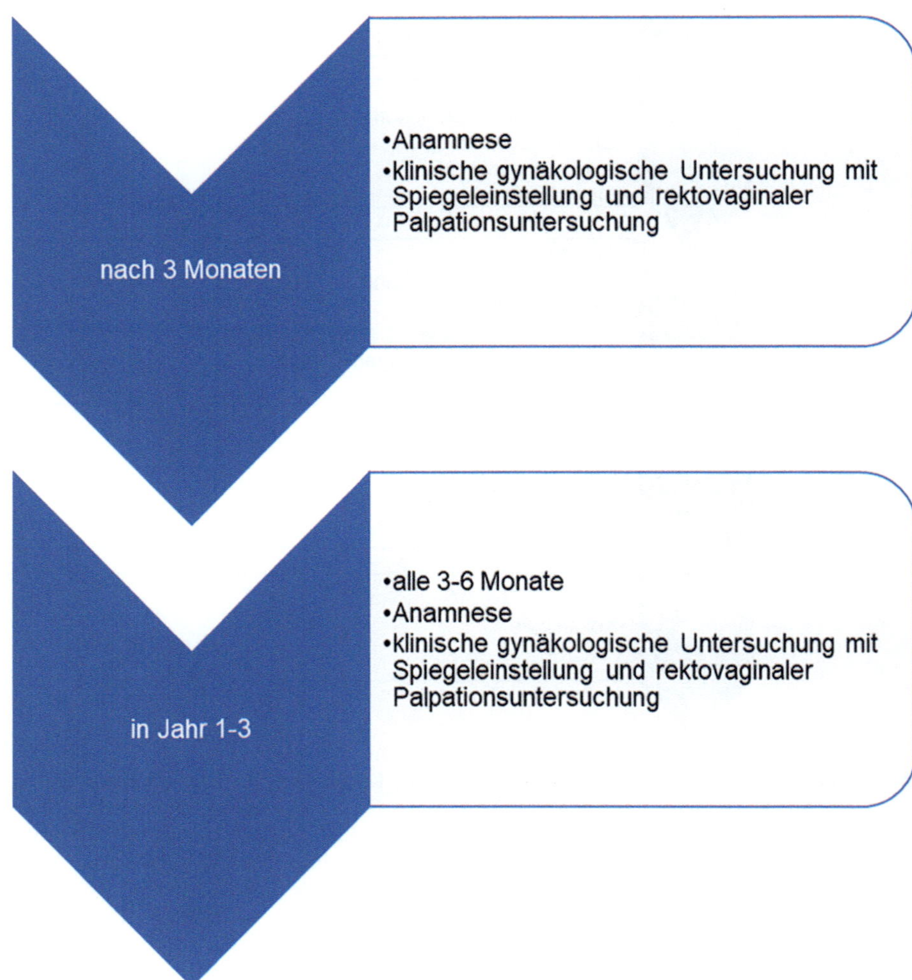

Abb. 38.4 Ablauf der Nachsorge beim Endometriumkarzinom. (Nach S3-Leitlinie; Leitlinienprogramm Onkologie 2018)

schätzung des Verlaufs anhand vieler Studien möglich. Laut der bis 2021 gültigen Leitlinienversion bringt auch beim Mammakarzinom eine intensivierte apparative Diagnostik keinen Überlebensvorteil. Daher wurde auf die regelmäßige Durchführung von labortechnischer Diagnostik mit Röntgen-Thorax, Knochenszintigrafie, CT, PET oder MRT sowie Blutbildbestimmung, Serum-Biochemie oder Tumormarkerbestimmung verzichtet. Diese gehörten bisher nicht zur Standard-Nachsorge, und waren nur bei klinischen Auffälligkeiten indiziert. Da die Studien dafür so alt sind, dass sie auf die heutigen Therapieverfahren nicht mehr angewendet werden können, wurde die Leitlinie angepasst (Leitlinienprogramm Onkologie, S3-Leitlinie Mammakarzinom 2021; ◘ Abb. 38.5).

Zunächst wurde aufgrund des häufigen Auftretens von Spätrezidiven der Nachsorgezeitraum von 5 auf 10 Jahre erweitert. Da es sich hier um ein sehr variables Krankheitsbild handelt, sind die Nachsorgeempfehlungen eher als Orientierung zu sehen und können von den in der Nachsorge tätigen Ärzten und Ärztinnen je nach Profil des Tumors angeglichen werden. Wie bereits in der früheren Leitlinie liegt der Fokus auf der Identifizierung von Patientinnen mit einem intramammären oder lokoregionalen Rezidiv, da diese heute eine kurative Therapiechance haben.

Nach Mastektomie und Lymphadenektomie reicht meist eine klinische Untersuchung mittels Tastbefund zur Detektion des Rezidivs aus. Nach brusterhaltender Operation werden jedoch eine jährliche Mammografie

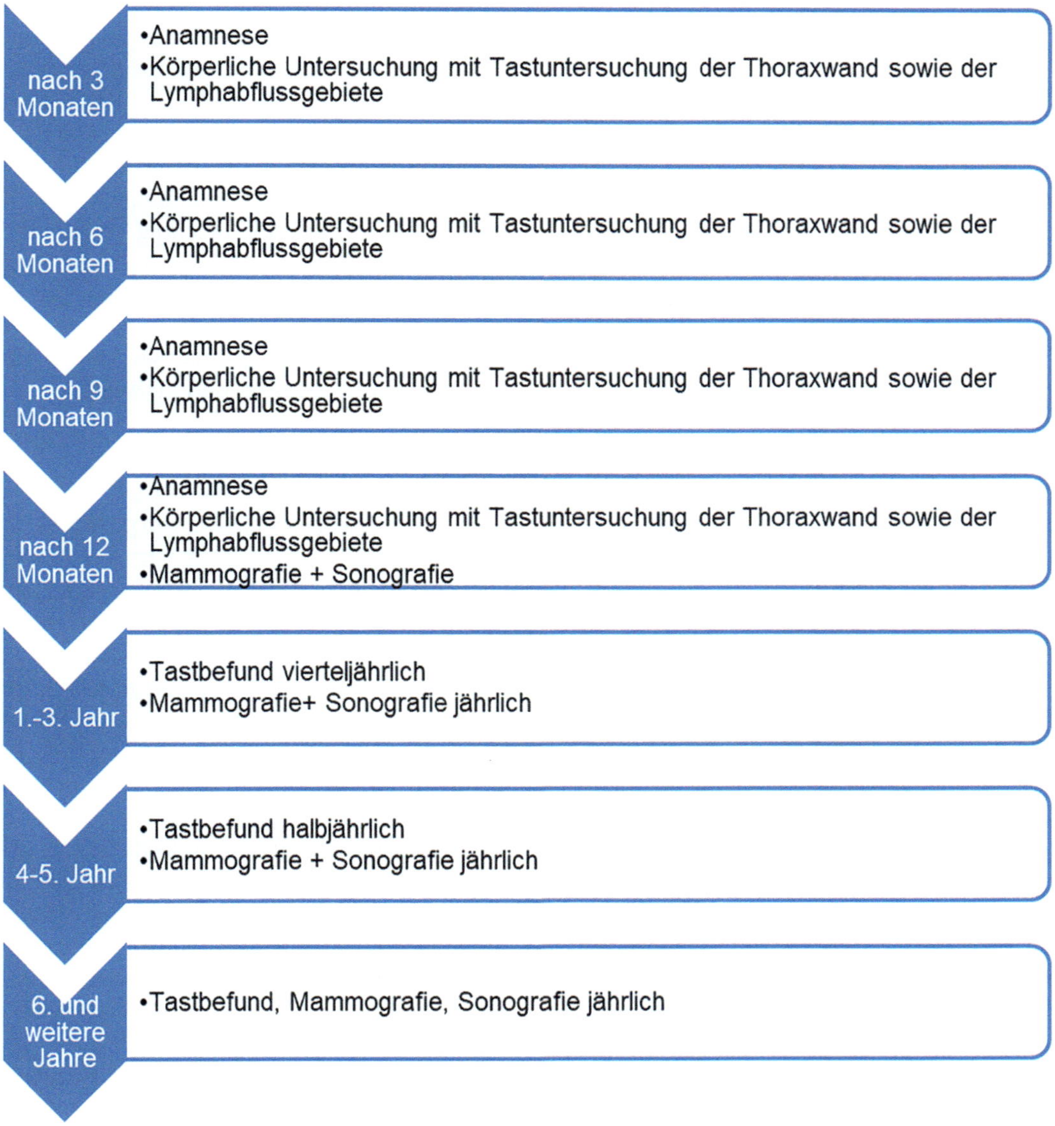

◘ **Abb. 38.5** Ablauf der Nachsorge beim Mammakarzinom (nach S3-Leitlinie; Leitlinienprogramm Onkologie 2021). Nach einer Mastektomie entfallen im Normalfall die jährlichen Bildgebungen

und qualitätsgesicherte Sonografie empfohlen. Sollte sich der Befund aufgrund der Differenzierung zwischen Operationsnarbe und Rezidiv schwierig gestalten, kann zur Verdachtsabklärung eine MRT-Bildgebung hinzugenommen werden. Dies gilt immer für beide Mammae. Weitere regelmäßige Bildgebungen sind weiterhin nicht empfohlen, da sich bisher kein Vorteil im Vergleich zu den oben genannten zeigten (Lafranconi et al. 2017). Dies ist jedoch Bestandteil aktueller und zukünftiger Studien. Ein zusätzlicher positiver Effekt dieser erweiterten Nachsorge ist die psychische Stabilisierung der Patientinnen aufgrund der größeren Aufmerksamkeit, die ihnen zuteilwird. Gleiches gilt in der Nachsorge für Männer mit Brustkrebs. Erstmalig wurden auch Empfehlungen zur Therapie von Nebenwirkungen und Langzeitfolgen, wie z. B. Fatigue in die Leitlinie aufgenommen. Zudem betont die neue Leitlinie die Relevanz psychoonkologischer Unterstützung.

Anhand dieser drei Beispiele wird die Diversität der Nachsorge sichtbar. Jede Tumorentität hat eigene Nachsorgeempfehlungen, die stetig an die aktuelle Studienlage angepasst werden. In der Zukunft sollte die Nachsorge noch ganzheitlicher und individueller werden. In der Leitlinie zum Mammakarzinom etwa wird bereits explizit auf die Wichtigkeit der psychoonkologischen Betreuung hingewiesen (Leitlinienprogramm Onkologie, S3-Leitlinie Mammakarzinom 2021). Diese sollte den Betroffenen und auch Angehörigen bei Bedarf angeboten werden. Soziale Aspekte fehlen noch gänzlich in den oben genannten Leitlinienempfehlungen.

> **Prinzipien der Nachsorge**
>
> Unabhängig vom Primärtumor sollten folgende Prinzipien für die Nachsorge gelten:
>
> - Intensivierte Bildgebung nur dann, wenn asymptomatische Rezidive kurativ behandelt werden können und dann eine bessere Überlebenschance besteht.
> - Eine frühzeitige Rezidivtherapie kann die Lebensqualität durchaus negativ beeinträchtigen.
> - Die Nachsorge muss an den Allgemeinzustand und das individuelle Risiko des Primärtumors angepasst werden, nicht an das Alter der Betroffenen.
> - Maßnahmen zur Verbesserung der körperlichen Leistungsfähigkeit, des Ernährungszustands und der kognitiven Fähigkeiten sollten in die Nachsorge eingebunden werden.
> - Für ältere Patienten und Patientinnen sollten zusätzlich geriatrische Pflegemöglichkeiten integriert werden (Mohile et al. 2016).

38.4 Koordination und Organisation der Nachsorge

Die Planung der Nachsorge beginnt in der Regel nach Abschluss der Primärbehandlung und ggf. einer Anschlussheilbehandlung (▶ Kap. 37). Es sollte geklärt werden, wer im ambulanten Setting die Weiterbetreuung übernimmt und wie diese abläuft.

Die Nachsorge kann z. B. in der Ambulanz des Krankenhauses stattfinden, in dem auch die Primärbehandlung erfolgte. Dies ist z. B. häufig im Rahmen klinischer Studien der Fall. Oftmals wird die Nachsorge jedoch von niedergelassenen Ärzten und Ärztinnen geleitet. Je nach Tumorentität können dies onkologische oder auch andere Fachärzte und -ärztinnen, die Erfahrung mit onkologischen Patienten und Patientinnen und deren Therapien haben, umsetzen. In Deutschland koordinieren mehrheitlich Hausärztinnen und -ärzte die onkologische Nachsorge. Je nach Tumorerkrankung sind bis zu 80 % der Patienten und Patientinnen dort angebunden (Kaiser et al. 2020). Gerade die allgemeinmedizinisch tätigen Behandelnden, die die Patienten und Patientinnen und ihre Familien bzw. ihr soziales Umfeld oft ihr ganzes Leben lang kennen und begleiten, berücksichtigen zusätzlich zu den rein medizinischen auch die somatischen, psychosozialen, soziokulturellen und ökologischen Aspekte. Beim Auftreten eines Rezidivverdachts vermitteln sie dann zu den entsprechenden Fachärzten und -ärztinnen.

38.5 Aktuelle Entwicklungen der Nachsorgekonzepte

Die onkologische Nachsorge im engeren Sinne bezieht sich auf medizinische, häufig apparative Untersuchungen, die von den Patienten und Patientinnen meist auch nachdrücklich eingefordert werden. Sie wünschen eher eine intensive Nachsorge mit speziellen Laboranalysen und Schnittbildgebungen, da sie sich dadurch einen Überlebensvorteil erhoffen, und beklagen dabei häufig fehlende Aufklärung und unorganisierte Überweisungen zu verschiedenen Fachärzten und -ärztinnen, wodurch Unklarheiten und Unverständnis entstehen (Handberg und Maribo 2020). Es fehlt also an einer gewissen Strukturierung und in einigen Fällen auch an Kommunikation und Informationen über Nutzen und Risiken einzelner Untersuchungen und medizinischer Maßnahmen.

Individualisierung Die entitätenspezifischen Empfehlungen für eine strukturierte Nachsorge gelten meist für einen Zeitraum von 5 Jahren, z. B. bei Mammakarzinom und Melanom aber auch für 10 Jahre. Dabei wird die Häufigkeit der Untersuchungen im Verlauf reduziert, da in den meisten Fällen das Rezidivrisiko in den ersten beiden Jahren nach der Diagnose und Primärbehandlung am höchsten ist. Jedoch werden bislang individuelle molekulare Eigenschaften des Tumors in der Routine nicht berücksichtigt. Die Dauer und Intensität der onkologischen Nachsorge muss demnach Thema zukünftiger Studien sein und genauso „personalisiert" werden wie die moderne Therapie. Grundlage dafür könnten *Nachsorgepläne* sein, im Englischen „Survivorship Care Plans", die in den USA bereits genutzt werden (ausführlich ▶ Kap. 39) (Jacobsen et al. 2018).

Edukation Zur Nachsorge sollte auch eine Patienten- und Familienedukation gehören. Dies bezeichnet vielfältige, gezielte, psychologische und edukative Maßnahmen, die Patienten und Patientinnen und Angehörigen bei der Krankheitsbewältigung helfen können. Dafür sollten zunächst Lernbedürfnisse ermittelt und Lernziele entwickelt werden. Danach können diese erreichten Ziele dokumentiert und aufgearbeitet werden. Auch dafür werden aktuell Kommunikationsmodelle und Unterstützungsmöglichkeiten entwickelt. Schon frühzeitig sollten Vertrauenspersonen der Betroffenen in dieses umfassende Nachsorgekonzept mit eingebunden werden. Dies dient der Unterstützung im häuslichen Umfeld und letztendlich der Adhärenz zu den oben genannten Maßnahmen. Die Verbesserung der Kommunikation von Angehörigen mit den Betroffenen erhöht die Lebensqualität beider Parteien. Dies wurde erst kürzlich bestätigt (Otto et al. 2021).

Lebensqualität Im weiteren Sinne steht im Fokus der Nachsorge die Lebensqualität der Betroffenen, die sich nicht nur medizinisch definiert (Abb. 38.6).

Psychosoziale Belastungen finden jedoch noch nicht genügend Aufmerksamkeit. Dies wird nun bei der Überarbeitung der Leitlinien hervorgehoben. Es fehlt momentan an der Durchführung von Screenings (z. B. Distress-Thermometer, ▶ Kap. 34) und Erhebungen zur Einschätzung dieser Problematik sowie an psychosozialen Unterstützungsangeboten für die Betroffenen und auch für ihre Angehörigen. Dort könnte gemeinsam an einer besseren Krankheitsverarbeitung gearbeitet werden (Lang-Rollin und Berberich 2018). Je nach individuellem Bedarf können psychotherapeutische Hilfe, Selbsthilfegruppen oder Krebs-Beratungsstellen angeboten werden. Mit zunehmender Digitalisierung werden auch Online-Schulungen und virtuelle Kontakte in Zukunft eine Rolle spielen.

Zusätzlich kann auch die finanzielle Lage durch Arbeitsunfähigkeit oder Frührente zur Belastung werden. Eine Anbindung an entsprechende sozialdienstliche Angebote fehlt aktuell (Seifart und Schmielau 2017). So könnten beispielsweise Fragen zum Langzeitkrankengeld oder zur Absicherung der Nachsorge durch die Krankenkasse geklärt werden.

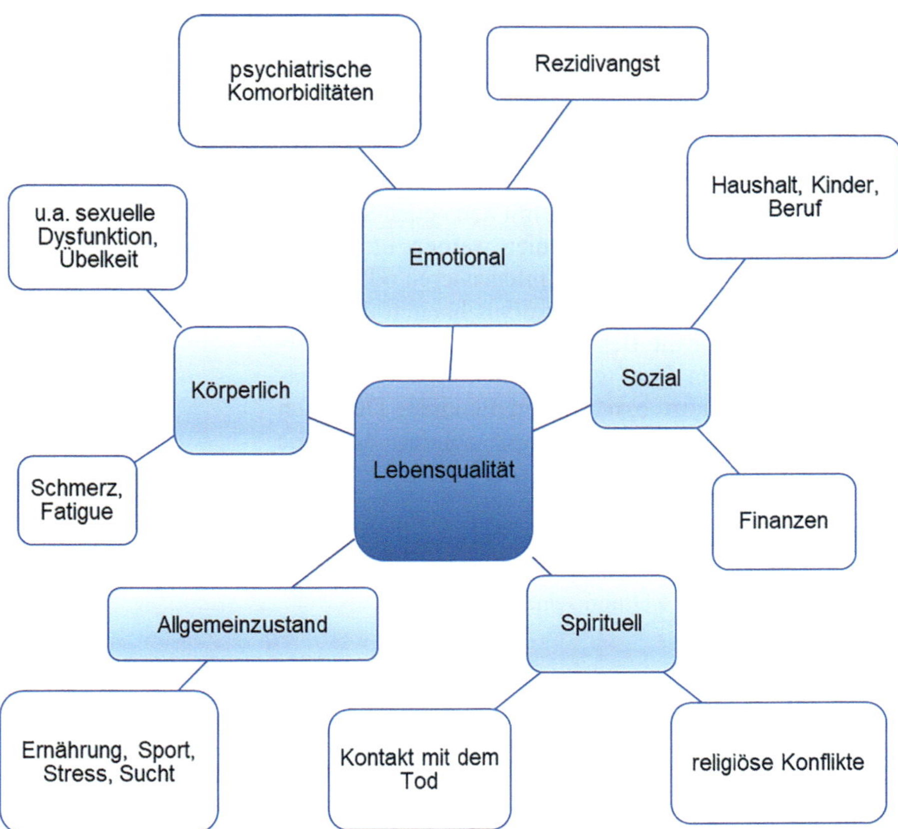

Abb. 38.6 Faktoren der Lebensqualität

Lebensstil Dass auch körperliche Aktivität zur Prävention eines Rezidivs und zur Minderung von Begleitsymptomen beiträgt, haben zahlreiche Studien gezeigt (Liska und Kolen 2020). Daher wird die Aufklärung über *Tertiärprävention* gegenüber den Betroffenen in Zukunft vermehrt eine Rolle spielen. Darunter versteht man die Gesamtheit aller Maßnahmen, die der Verhinderung des Fortschreitens oder des Eintritts von Komplikationen bei einer bereits manifesten Erkrankung dienen. Betroffene sollten darüber aufgeklärt werden, wie sie durch eigene Maßnahmen das Risiko eines Rezidivs verringern können. Dazu zählen primär Lifestyle-Faktoren. Um diese dauerhaft ändern zu können, kann z. B. eine Rehabilitation helfen (▶ Kap. 37) und den Anstoß dazu geben, wie etwa durch die Anbindung an Rauchentwöhnungsprogramme. Auch die Umstellung der Ernährungsgewohnheiten nach einer Tumorerkrankung und eine bewusste Gewichtsreduktion können zur Senkung des Rezidivrisikos u. a. bei Brust- oder Darmkrebs beitragen (Rock et al. 2012). Darüber hinaus führt die Integration von körperlicher Aktivität in den Alltag zur Verbesserung verschiedenster Beeinträchtigungen, z. B. Fatigue oder Polyneuropathie. Die Vermittlung von Sportgruppen und Bewegungsangeboten sollte daher ebenfalls Teil der Nachsorge sein (Campbell et al. 2019) (▶ Kap. 43).

Randomisierte, prospektive Studien, die den Erfolg und die Notwendigkeit von bestimmten Nachsorgeuntersuchungen sowie ihren Einfluss auf das Gesamtüberleben untersuchen, gibt es bisher kaum. Da sich die Therapieoptionen für onkologische Erkrankungen stetig weiterentwickeln und neue Substanzen, z. B. Checkpoint-Inhibitoren, die Therapie ergänzen, müssten auch Nachsorgeleitlinien an diese Veränderungen angepasst werden. Das betrifft neue therapiespezifische Neben- und Langzeitwirkungen und deren Management in der Nachsorge. Zudem müssen Rezidivrisiken der Tumoren, die mit den neuen Substanzen behandelt wurden, neu evaluiert werden, um Untersuchungen zur Rezidivsuche zu intensivieren oder zu reduzieren. Die neuen Therapiemöglichkeiten könnten auch Optionen für die Behandlung von Rezidiven werden. Zu all diesen Punkten werden aktuell Langzeitstudien durchgeführt bzw. sind in Planung. Demnach befindet sich nicht nur die Therapie, sondern auch die Nachsorge im ständigen Wandel.

> ❯ Eine stadienadaptierte und individualisierte Nachsorge, die auch die Lebensqualität im Blick hat, wird das Modell für die Zukunft sein.

38.6 Mögliche Planung der Nachsorge

Die Ziele und die Planung der Nachsorge sollten in gemeinsamen Gesprächen zwischen Ärzten und Ärztinnen und Betroffenen erfolgen. Dabei wird ein Risikoprofil erstellt und abhängig davon die Planung der Nachsorge und ihrer Inhalte vorgenommen. Die Struktur der Nachsorge hinge dann von bestimmten Faktoren ab. Daher sollten z. B. folgende Fragen geklärt werden (◘ Abb. 38.6):

Planung der Nachsorge
- Primärtumor
    - Welches Tumorstadium lag vor? Wie ist das Risikoprofil des Tumors?
    - Wie wurde der Tumor therapiert?
    - Gibt es Nachsorge-Leitlinien?
- Patient
    - In welchem Gesundheitszustand befindet sich der oder die Betroffene?
    - Müssen noch weitere Begleiterkrankungen therapiert werden?
    - Wie ist die psychische Verfassung?
    - Welcher Aufwand ist mit dem Weg zur Nachsorge verbunden?
    - Welche Unterstützung wird in der Häuslichkeit benötigt? Ist eine pflegerische Tätigkeit notwendig?
    - Wie verläuft die berufliche Wiedereingliederung?
    - Wer unterstützt bei der Krankheitsbewältigung?
- Medikamente
    - Welche Medikamente werden eingenommen?
    - Kann man Langzeitfolgen oder Spätkomplikationen medikamentös behandeln?
- Lebensqualität
    - Welche Langzeitfolgen bestehen, drohen und müssen behandelt werden?
    - Wie kann man selbst die eigene Lebensqualität verbessern und das Rezidivrisiko senken? (z. B. Sport, Ernährung)
    - Wird die Lebensqualität durch Untersuchungen, z. B. weite Wege zu Fachärzten und Ärztinnen, oder durch Rezidivtherapien, z. B. erneute Chemotherapie, zu sehr eingeschränkt?

- Untersuchungen
  - Welche Untersuchungen müssen in welchen Abständen erfolgen?
  - Welche Wege erwarten die Betroffenen? Und sind diese in der Lage, die Untersuchungen selbstständig zu erreichen?
  - Sind noch weitere Ansprechpartner nötig? Wer koordiniert die Termine?
- Nachsorge
  - Welche Spezifität haben einzelne Untersuchungen? Welche Konsequenzen entstehen aus einer auffälligen Untersuchung?
  - Wie würde der oder die Betroffene im Falle eines Rezidivs handeln wollen?
- Notfälle
  - Wer ist bei akuten Komplikationen der Ansprechpartner? Welche Dokumente werden bei einem Krankenhausaufenthalt benötigt?
- Finanzen
  - Welche Untersuchungen und Hilfsmittel zahlen die Krankenkassen?
  - Welche Nachsorgeleistungen sind gedeckt?
  - Gibt es individuelle Gesundheitsleistungen, die in der Nachsorge sinnvoll sind und wahrgenommen werden können?
- Dauer
  - Wie alt ist der oder die Betroffene? Welche Lebenserwartung kann erfüllt werden?
  - Wie viele Jahre der Nachsorge geben die Leitlinien vor?
  - Was wünschen sich Betroffene?

Abhängig von den individuellen Bedürfnissen der Patienten und Patientinnen ließe sich ein Nachsorgekonzept erstellen, welches mit einem möglichst akzeptablen Aufwand für die Beteiligten verbunden sein soll. Zudem sollten gemäß eines stärker ganzheitlich orientierten Nachsorgekonzeptes frühzeitig weitere Disziplinen involviert werden, wie z. B. Physio- und Ergotherapie, psychologische Hilfe, sozialrechtliche Unterstützung etc.

Die Unterstützung in Selbsthilfegruppen und das Einbeziehen der Angehörigen in die Nachsorge sollte den Betroffenen zusätzlich angeboten werden (Firkins et al. 2020). Gerade im Falle der Langzeitüberlebenden ist eine kontinuierliche Anbindung wichtig, um den Betroffenen eine Rückkehr in den Alltag zu ermöglichen, ohne dass die Tumordiagnose weiterhin das dominierende Thema darstellt (ausführlich ▶ Kap. 39).

Alle in der onkologischen Nachsorge eingebundenen Berufsgruppen sind aufgrund der stetigen Konfrontation mit existenziellen Krisen und unterschiedlichen Ängsten stark beansprucht. Damit die patientenzentrierte Versorgung von ehemalig krebskranken Menschen möglich wird, sollte auch in Zukunft die professionelle Handlungsfähigkeit und die Möglichkeit „heilsamer" Beziehungen gesichert oder neu aufgebaut werden. Dazu ist ein Ausbau des Nachsorgesystems und dessen Finanzierung in Deutschland notwendig, um den Austausch der einzelnen Fachdisziplinen durch verbesserte Kommunikation und vermehrte Schulungen zu ermöglichen.

Literatur

Zitierte Quellen

Campbell KL et al (2019) Exercise guidelines for cancer survivors: consensus statement from international multidisciplinary roundtable. Med Sci Sports Exerc 51(11):2375–2390. https://doi.org/10.1249/mss.0000000000002116

Firkins J et al (2020) Quality of life in "chronic" cancer survivors: a meta-analysis. J Cancer Surviv 14(4):504–517. https://doi.org/10.1007/s11764-020-00869-9

Handberg C, Maribo T (2020) Why cancer survivorship care needs assessment may lead to no clear patient pathway – based on patients' experiences and perspectives. Eur J Oncol Nurs 48:101824. https://doi.org/10.1016/j.ejon.2020.101824

Jacobsen PB et al (2018) Systematic review of the impact of cancer survivorship care plans on health outcomes and health care delivery. J Clin Oncol 36(20):2088–2100. https://doi.org/10.1200/jco.2018.77.7482

Kaiser F et al (2020) Onkologische Erkrankungen in der Hausarztpraxis. Elsevier, München

Lafranconi A et al (2017) Intensive follow-up for women with breast cancer: review of clinical, economic and patient's preference domains through evidence to decision framework. Health Qual Life Outcomes 15(1):206. https://doi.org/10.1186/s12955-017-0779-5

Lang-Rollin I, Berberich G (2018) Psycho-oncology. Dialogues Clin Neurosci 20(1):13–22. https://doi.org/10.31887/DCNS.2018.20.1/ilangrollin

Leitlinienprogramm Onkologie (Deutsche Krebsgesellschaft, Deutsche Krebshilfe, AWMF) (2018) S3-Leitlinie Diagnostik, Therapie und Nachsorge der Patientinnen mit Endometriumkarzinom, Version 1.0, 2018, AWMF Registernummer: 032/034-OL. https://www.leitlinienprogramm-onkologie.de/leitlinien/endometriumkarzinom/. Zugegriffen am 29.01.2022

Leitlinienprogramm Onkologie (Deutsche Krebsgesellschaft, Deutsche Krebshilfe, AWMF) (2019) S3-Leitlinie Kolorektales Karzinom, Version 2.1, 2019, AWMF Registrierungsnummer: 021/007OL. https://www.leitlinienprogramm-onkologie.de/leitlinien/kolorektales-karzinom/. Zugegriffen am 29.01.2022

Leitlinienprogramm Onkologie (Deutsche Krebsgesellschaft, Deutsche Krebshilfe, AWMF) (2021) Interdisziplinäre S3-Leitlinie für die Früherkennung, Diagnostik, Therapie und Nachsorge des Mammakarzinoms, Version 4.4, 2021, AWMF Registernummer: 032-045OL. https://www.leitlinienprogramm-onkologie.de/leitlinien/mammakarzinom/. Zugegriffen am 29.01.2022

Liska TM, Kolen AM (2020) The role of physical activity in cancer survivors' quality of life. Health Qual Life Outcomes 18(1):197. https://doi.org/10.1186/s12955-020-01448-3

Mohile SG et al (2016) Improving the quality of survivorship for older adults with cancer. Cancer 122(16):2459–2568. https://doi.org/10.1002/cncr.30053

Otto AK et al (2021) Communication between advanced cancer patients and their family caregivers: relationship with caregiver burden and preparedness for caregiving. Health Communication 36(6):714–721. https://doi.org/10.1080/10410236.2020.1712039

Robert Koch-Institut und die Gesellschaft der epidemiologischen Krebsregister in Deutschland e.V. (Hrsg) (2021) Krebs in Deutschland für 2017/2018, 13. Aufl. Berlin

Rock CL et al (2012) Nutrition and physical activity guidelines for cancer survivors. CA Cancer J Clin 62(4):243–274. https://doi.org/10.3322/caac.21142

Sarwar A et al (2021) Stratified follow-up for endometrial cancer: a move to more personalized cancer care. Int J Gynecol Cancer. https://doi.org/10.1136/ijgc-2021-002903

Seifart U, Schmielau J (2017) Return to work of cancer survivors. Oncol Res Treat 40(12):760–763. https://doi.org/10.1159/000485079

Informationen im Internet

Leitlinienprogramm Onkologie. https://www.leitlinienprogramm-onkologie.de/home/. Zugriffsdatum: 02.02.2022

Onkopedia. https://www.onkopedia.com/de/ayapedia/guidelines

Informationen für Betroffene

Deutsche Krebshilfe. https://www.krebshilfe.de/informieren/ueber-krebs/onkologische-nachsorge/

Leitlinienprogramm Onkologie (Deutsche Krebsgesellschaft, Deutsche Krebshilfe, AWMF): Patientenleitlinien. https://www.leitlinienprogramm-onkologie.de/patientenleitlinien/

Survivorship

Nicolas Sperisen, Sarah Stoll und Marika Bana

Inhaltsverzeichnis

39.1 Kontext

39.1.1 Epidemiologie

Krebserkrankungen sind in Europa die zweithäufigste Todesursache nach Herz-Kreislauf-Erkrankungen. Im Jahr 2020 wurde bei etwa 2,7 Mio. Menschen Krebs diagnostiziert, und etwa die Hälfte (1,3 Mio.) starb daran. Männer sind mit 54 % der Neuerkrankungen bzw. 56 % der Todesfälle etwas häufiger betroffen (EU Science Hub 2021). In der Schweiz, Deutschland und Österreich ist die Situation ähnlich. Für diese Länder liegen die Zahlen bei 43.500 neu diagnostizierten Personen und 17.200 Todesfällen (Krebsliga Schweiz 2022), 502.655 und 230.242 (Robert Koch Institut 2022), 41.775 und 20.337 (Statistik Austria 2022). Die Zahlen beziehen sich für Deutschland und Österreich auf das Jahr 2019, für die Schweiz auf die Jahre 2014–2018 (Jahresdurchschnitt).

Angesichts der alternden Bevölkerung, der zunehmenden Lebenserwartung und des ungesunden Lebensstils ist der Trend nach oben gerichtet. Dank erheblicher Fortschritte bei der Früherkennung und der medikamentösen Therapie sinkt die Sterblichkeitsrate, und immer mehr Patienten haben eine günstige Langzeitüberlebensprognose. Die durchschnittliche europäische 5-Jahres-Überlebensrate liegt derzeit bei 54,5 % (efpia 2021). Heute gibt es in Europa etwa 12,5 Mio. Menschen, bei denen Krebs diagnostiziert wurde und die noch leben (Lawler et al. 2021). Konkret leben in der Schweiz derzeit rund 127.000 Menschen mit einer Krebsdiagnose (5-Jahres-Prävalenz, 5-Jahres-Überlebensrate von 66 %). In Deutschland sind es 1.542.342 Überlebende (5-Jahres-Prävalenz, 5-Jahres-Überlebensrate 60 %) und in Österreich 191.153 (5-Jahres-Prävalenz, 5-Jahres-Überlebensrate 61 %).

39.1.2 Survivorship: Leben mit und nach Krebs

Menschen, die die Krankheit überleben, werden gemeinhin als Krebsüberlebende/Survivors bezeichnet. Dieses Konzept wurde erstmals 1985 von Mulan in seinem Artikel „Seasons of Survival" (Lagergren et al. 2019) vorgestellt. Die Bezeichnung Survivor wird jedoch nicht von allen geschätzt, vor allem nicht von den Betroffenen, die es vorziehen, den Begriff „Person, die mit oder nach Krebs lebt" zu verwenden.

Der Beginn der Survivorphase bzw. der Zeitpunkt, ab dem eine Person als Überlebende gilt, ist nicht eindeutig definiert und wird kontrovers diskutiert. Wie von Dirven und Kollegen (2015) beschrieben, postulieren einige Organisationen wie die National Coalition of Cancer Survivors (NCCS) in den USA, dass Survivorship sofort nach der Diagnose beginnt, während andere wie die European Organisation of Research and Treatment of Cancer (EORTC) Survivorship Task Force vorschlagen, dass sie erst dann beginnen sollte, wenn die Person die Primärbehandlung abgeschlossen hat und es keine Anzeichen für eine aktive Erkrankung mehr gibt. Andere setzen den Beginn dieser Phase auf 5 Jahre nach der Diagnose an. Auch wenn es keinen Konsens gibt, so besteht doch allgemeines Einvernehmen darüber, dass es wichtig ist, das Thema ganzheitlich zu betrachten und die Folgeerscheinungen, Langzeitkomplikationen und die Lebensqualität zu berücksichtigen. Im Anschluss an Tumorbehandlungen werden ambulante oder stationäre Rehabilitationen (▶ Kap. 37) und eine regelmäßige Nachsorge (▶ Kap. 38) standardisiert in die Wege geleitet. Auch der Zugang zur Gesundheitsversorgung muss berücksichtigt und darauf geachtet werden, dass die Familie und enge Freunde sowie die Pflegeteams in die Überlegungen und Entscheidungen einbezogen werden.

Da sich die unterschiedlichen Bedürfnisse im Laufe der Zeit ändern (◼ Abb. 39.1), haben einige Autoren das von Mulan 1985 entwickelte Konzept des „Surviors-

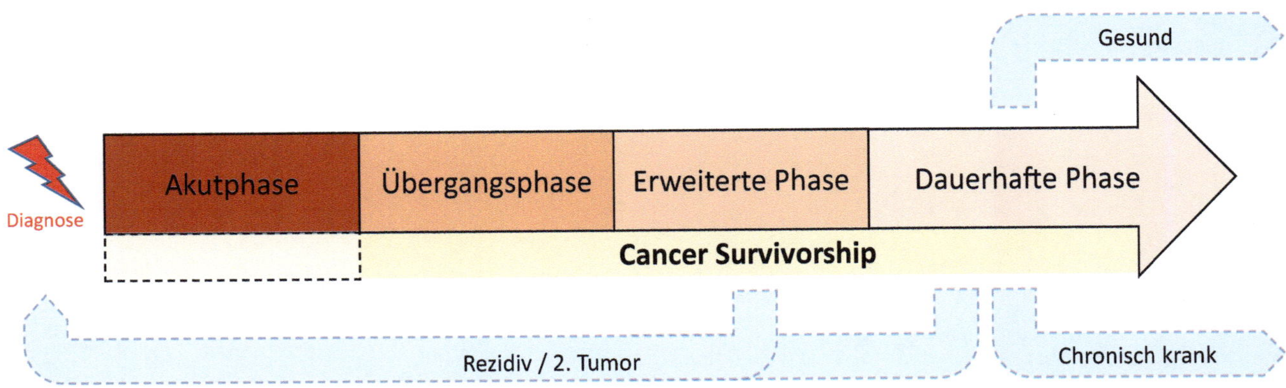

◼ **Abb. 39.1** Survivorship-Phasen (Angepasst nach Ben-Aharon et al. 2012)

hip/Überlebens" weiterentwickelt und verfeinert. So unterteilen Miller (2008) und sein Team das Leben mit und nach Krebs in vier Phasen.

> **Survivorship-Phasen nach Miller et al. (2008)**
> - Die *Akutphase* beginnt mit der Diagnose und wird von der Behandlung dominiert.
> - Die *Übergangsphase* beginnt, sobald die ersten Behandlungen abgeschlossen sind, und entspricht der Rückkehr zur Normalität oder einer neuen Normalität. Sie ist im Allgemeinen recht kurz und kann mit einer onkologischen Rehabilitation unterstützt werden.
> - Die *erweiterte Phase* schließt sich direkt an die Übergangsphase an und kann bis zu 5 Jahre nach der Diagnose andauern. Es kann nach dem Status der Krankheit unterschieden werden (Heilung, Remission oder aktiv). Es werden standardisiert Nachsorgeuntersuchungen geplant.
> - Die *dauerhafte* Phase ist die Phase, in der die Person als geheilt gilt. Einige werden keine negativen Auswirkungen haben, während andere unter den Folgen der Krankheit und/oder der Behandlung leiden, ein Rezidiv erleiden oder von einer zweiten Krebserkrankung betroffen sind.

Auch wenn es schwierig ist, Survivorship-Phasen zeitlich abzugrenzen, so geben sie doch Aufschluss über die verschiedenen Stadien, die betroffene Personen erleben, und geben Hinweise zu möglichen Bedürfnissen. Es ist wichtig zu verstehen, dass Menschen mit und nach einer Krebserkrankung gesundheitliche Bedürfnisse und Herausforderungen haben, die es zu bewältigen gilt, um ihre Lebensqualität zu erhalten.

39.2 Schwierigkeiten und Herausforderungen für Survivors

Der Anstieg der Überlebensraten ist zwar erfreulich, aber die Überlebensphasen einer Krebserkrankung werden häufig von verschiedenen Komplikationen und zahlreichen unerwünschten Wirkungen im Zusammenhang mit der Krankheit und/oder der Behandlung begleitet. Die Krankheit wandelt sich und wird chronisch. Derbez und Rollin (2016) unterstreichen dies mit der Feststellung, dass die Überlebenden einen „Prozess der Bewältigung der Folgen der Krankheit in allen Lebensbereichen" durchlaufen. So beeinträchtigen verschiedene physische, psychische und/oder soziale Probleme die Gesundheit und Lebensqualität der Betroffenen und ihrer Familien. Die soziale und/oder berufliche Teilhabe kann daher gefährdet sein.

Es ist auch wichtig zu wissen, dass jeder Mensch Survivorship individuell erleben wird. In der Tat sind die Verläufe heterogen und hängen von der Art und dem Stadium der Krebserkrankung, den erhaltenen Behandlungen, den biopsychosozialen Faktoren der Betroffenen, aber auch von ihrem Lebensumfeld ab. Dies wird von der dänischen Krebsgesellschaft (Danish Cancer Society 2010) hervorgehoben, die diese Ungleichheiten durch ihr „effort grading model" aufzeigt (◻ Abb. 39.2). Etwa ein Drittel der Bevölkerung mit einer Krebserkrankung hat einen Betreuungs- und Pflegebedarf, den sie nicht selbst bewältigen kann. Davon werden 5 % sehr komplexe Bedürfnisse haben. Es ist anzunehmen, dass eine solche Verteilung auch in der schweizerischen, deutschen oder österreichischen Bevölkerung zu finden ist.

Die Angst vor einem Rückfall, selbst wenn nur wenige Nebenwirkungen zu verzeichnen sind, kann einige

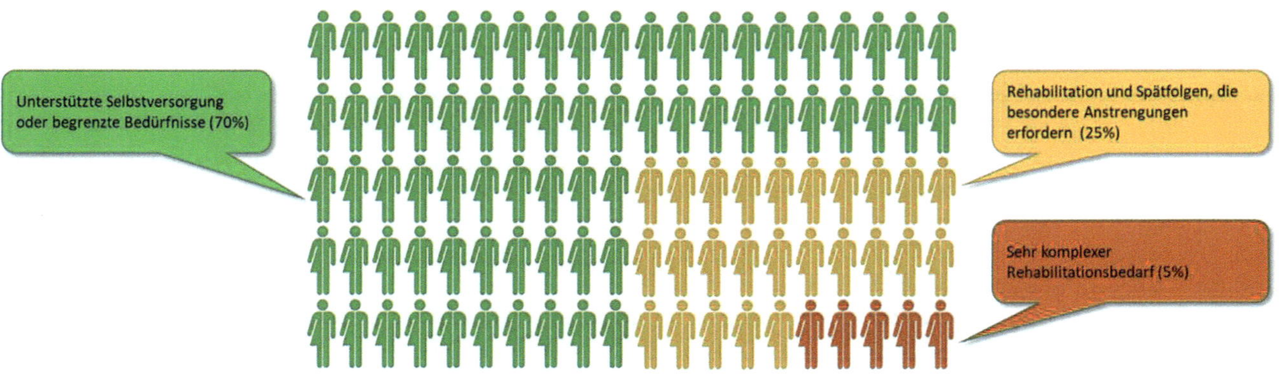

◻ **Abb. 39.2**   Unterstützungsbedarf von Krebsbetroffenen. (Angepasst nach der Danish Cancer Society 2010)

Krebsbetroffene lähmen und deren Zukunft beeinflussen. Infolgedessen zögern sie möglicherweise, bestimmte Ereignisse wie Heirat oder Familiengründung zu planen. Ein weiterer kritischer Aspekt ist die Marginalisierung von Krebsüberlebenden. Die Krankheit kann zu versteckten Behinderungen führen, die diese Menschen benachteiligen. Außerdem können sie diskriminiert werden, z. B. bei der Gewährung eines Kredits zum Kauf eines Hauses oder beim Abschluss einer Lebens- oder Krankenversicherung. Auch die Familie und Freunde sind von der Situation betroffen. Sie sind häufig an der persönlichen Pflege oder emotionalen Unterstützung beteiligt. Darüber hinaus können sie auch von einer Verschlechterung ihrer finanziellen Lage betroffen sein.

Hintergrundinformationen
Die Herausforderungen, mit denen Überlebende konfrontiert sind, lassen sich grob in fünf Bereiche einteilen:
- Körperlich: krebsbedingte Müdigkeit, Schmerzen, kognitive Beeinträchtigung usw.
- Psychologisch: Angst, Depression, Konzentrationsprobleme usw.
- Soziales: Rolle, Finanzen, Arbeit usw.
- Existenziell: spirituelle Fragen, Krankheitsverständnis usw.
- Lebensstil: körperliche Aktivität, Ernährung, Rauchen usw.

39.2.1 Herausforderungen beim Übergang von der Behandlung zur Nachsorge (Übergangsphase)

Der Übergang vom Ende der Akutbehandlung zum Survivorship ist eine besonders kritische Zeit, in der von den Krebsbetroffenen erwartet wird, dass sie ihr Leben wieder in den Griff bekommen. Die Freude über das Ende der Behandlung steht jedoch im Gegensatz zu den negativen Emotionen, die durch die Erfahrung der Krankheit, durch mögliche Nachwirkungen oder durch die Angst vor einem Rückfall ausgelöst werden. Viele Überlebende fühlen sich hilflos bei dem Gedanken, die Sicherheit des Betreuungssystems zu verlassen (Jefford et al. 2008). Dies wird noch verstärkt, da während der Behandlung wenig oder gar nicht über die „Zeit nach dem Krebs" gesprochen wird. Häufig erhalten Betroffene wenige Informationen über die negativen oder langfristigen Auswirkungen oder über verfügbare Dienste oder Unterstützungsmöglichkeiten. Dieses Gefühl des Verlassenseins wird durch die Aussage einer Person unterstrichen, die an der SCAPE-Umfrage teilgenommen hat (Arditi et al. 2020):

> „Ich wurde von einem Tornado der medizinischen Versorgung erfasst und nach Monaten der Aufmerksamkeit, der Termine und der Behandlung mit einem Schlag hinausgeworfen. (…) Es hat lange gedauert, bis ich nach diesem Tsunami wieder ein normales Leben führen konnte."

Die Rückkehr an den Arbeitsplatz sollte besonders aufmerksam begleitet werden. Das geht oft zu schnell und wird selten von geeigneten Anpassungsmaßnahmen begleitet. In solchen Fällen kann die Rückkehr ins Berufsleben zu einem Scheideweg werden, der die Betroffenen zu den Sozialdiensten drängt, mit negativen Folgen für den Einzelnen wie auch für die Gesellschaft.

39.2.2 Herausforderungen mit langfristigen Folgen von Krebsbehandlungen

Unerwünschte und langfristige Auswirkungen sind in erster Linie auf die Toxizität der Krebstherapien zurückzuführen. Individuelle Faktoren wie das Alter zu Beginn der Behandlung, das Geschlecht, der allgemeine Gesundheitszustand oder der Lebenskontext können ebenfalls eine Rolle spielen. Verschiedene Gesundheitsprobleme wurden identifiziert, die in den verschiedenen Phasen der Krebsüberlebenszeit auftreten (Arndt et al. 2017). In der akuten Phase stehen häufig körperliche Beschwerden wie Schmerzen, Müdigkeit und Nebenwirkungen der Therapien im Vordergrund. Die erweiterte Survivorship-Phase kann durch das Auftreten von lang andauernden körperlichen (z. B. chronischen Schmerzen) und psychischen Problemen geprägt sein. In der dauerhaften Survivorship-Phase schließlich sind sehr lange andauernde körperliche (z. B. Zahnschäden) und psychische (kognitive Beeinträchtigungen) Probleme möglich (◻ Tab. 39.1). Obwohl diese Auswirkungen immer besser bekannt und dokumentiert sind und ihre Behandlung und Finanzierung im Allgemeinen gesichert ist, müssen weiterhin Anstrengungen unternommen werden, um sicherzustellen, dass sie systematisch unterstützt und behandelt werden.

39.2.3 Weitere Herausforderungen

Zusätzlich zu den oben genannten individuellen Herausforderungen gibt es viele Faktoren, welche die Nachsorge und das Management behindern und den Zugang zu und/oder die Einhaltung von Pflege und Unterstützung erschweren können (▶ Kap. 38).

▪ Tab. 39.1 Übersicht über mögliche Gesundheitsprobleme gruppiert nach Survivorship-Phasen

Akut- und Übergangsphase Survivorship	Erweiterte Survivorship-Phase	Dauerhafte Survivorship-Phase
Körperliche Beschwerden	Lang dauernde oder später auftretende körperliche, psychische und soziale Probleme	Chronifizierte körperliche und psychische Probleme
Beispielsweise:	Beispielsweise:	Beispielsweise:
Schmerzen Krebsbedingte Müdigkeit (Fatigue) Haarausfall Appetitlosigkeit Schlafstörungen Körperbildveränderungen …	(Chronische) Schmerzen (chronische) Fatigue Neuropathien Depressionen Finanzielle Probleme Verzögerte Rückkehr an den Arbeitsplatz …	Herzinsuffizienz, -versagen Diabetes Zahnschäden Kognitive Beeinträchtigungen ….

Zu jeder Survivorship-Phase wurden Beispiele aufgelistet. Die Liste ist nicht vollständig, viele weitere Symptome, Probleme und körperliche Veränderungen können auftreten, abhängig von der Krebserkrankung und den erfolgten Therapien

Die Informationen, die den Patientinnen und Patienten und ihren Familien zur Verfügung gestellt werden, sind entscheidend, um die Krankheit besser zu verstehen und zu begreifen, worum es geht. Informationen sind die Grundlage für ihre Beteiligung an Behandlungsplänen, für das Selbstmanagement und/oder unterstützende Pflege (gemeinsame Entscheidung). Unzureichende Informationen können zu einer Verharmlosung von Symptomen oder Problemen führen, sodass die Betroffenen auf unterstützende Maßnahmen verzichten. Häufig werden Krebsbetroffenen zu viele Informationen in einem Gespräch vermittelt. Dies gilt vor allem in den ersten Wochen nach der Diagnose, da die Betroffenen oft noch unter Schock stehen und nicht in der Lage sind, viele Informationen auf einmal aufzunehmen. Besonders herausfordernd sind komplizierte Informationen, welche in einer Fachsprache vermittelt werden. Es ist wichtig, dass alle Informationen auf die Bedürfnisse der Krebsbetroffenen und ihren Familien angepasst werden (▶ Kap. 14).

Der Zugang zu Pflege und Unterstützung ist leider nicht immer gewährleistet. Krebsbetroffene können mit vielen Hindernissen konfrontiert sein, welche sich im Verlauf verändern, punktuell auftreten oder dauerhaft sein können. Schwierigkeiten und Hindernisse können sich im Laufe der Zeit entwickeln und anhäufen und die Suche nach Lösungen erschweren. Häufige Schwierigkeiten von Krebsbetroffenen stehen im Zusammenhang mit Finanzierung, Transport, Zeitmanagement (Kinderbetreuung, Arbeit), Öffnungszeiten von Dienststellen, Entfernung zum Wohnort, Sprachkenntnissen, der Kultur oder Glaubensvorstellungen. Der Zugang zu unterstützender Pflege kann eingeschränkt sein, weil sich die Betroffenen ungenügend im Gesundheitssystem auskennen. So kann es vorkommen, dass Menschen keine Behandlung in Anspruch nehmen, weil für sie die zu unternehmenden Schritte zu mühsam oder zu kompliziert sind. Wenn Krebsbetroffene nicht wissen, welche Möglichkeiten ihnen zur Verfügung stehen und welche Einrichtungen welche Dienstleistungen anbieten, kann das die Gesamtversorgung von Krebsbetroffenen einschränken.

Der Zugang zu unterstützenden Angeboten und Pflege in den Survivorship-Phasen ist oft fragmentiert und nicht aufeinander abgestimmt, was sich negativ auf die Gesundheit und die Lebensqualität von Betroffenen auswirken kann.

Gründe für eine fragmentierte Survivorship-Betreuung

- Es gibt kaum eine ganzheitliche Sichtweise des Problems, und die Probleme werden einzeln angegangen, ohne eine globale Perspektive.
- Der Informationsfluss zwischen den Fachleuten ist oft nicht optimal. Das Fehlen entsprechender technischer Lösungen (z. B. einer computergestützten Patientenakte oder einer Austauschplattform), aber auch von Austauschmöglichkeiten (z. B. bei der Einrichtung eines Care-Boards) trägt in hohem Maße dazu bei.
- Der chronische Mangel an personellen, zeitlichen und finanziellen Ressourcen reduziert die Bereitschaft und die Möglichkeiten der Zusammenarbeit zwischen den therapeutischen Fachpersonen. Es wird beispielsweise nur selten eine Koordinierungsstelle angeboten. Diese Person könnte die Kommunikation zwischen den Therapeuten erleichtern, die betroffene Person begleiten und die Betreuung während den Survivorship-Phasen koordinieren.

Diese Erkenntnisse zeigen, dass es von entscheidender Bedeutung ist, Krebsbetroffene nach der Therapiephase, ob in Remission oder geheilt, als Menschen mit wichtigen Bedürfnissen zu betrachten, die ein individuelles und angepasstes Monitoring und Betreuung benötigen. Ein ganzheitlicher und integrierter Versorgungspfad sollte eingerichtet werden. Neben dem gesundheitlichen Nutzen gibt es auch kurz- und langfristige wirtschaftliche Vorteile, welche mit der steigenden Zahl von Krebsüberlebenden zunehmen.

39.3 Gezielte Unterstützung für Betroffene

In einem 2-jährigen Projekt der Krebsliga Ostschweiz erfolgte exemplarisch der Aufbau einer Fachberatung für Cancer Survivors. Eine erfahrene, spezifisch ausgebildete Pflegefachfrau führt diese Beratung durch (diese Pflegefachperson hat beispielsweise einen Abschluss MAS Onkologie). Das Angebot der Fachberatung Cancer Survivorship richtet sich an Menschen, die ihre Erstbehandlung abgeschlossen haben oder während bzw. nach einer Erhaltungstherapie Fragen haben. Ihre Erlebnisse können emotional oder psychisch belastend sein. Häufig lösen auch körperliche Symptome Leiden aus. Das Angebot bietet keine medizinische Symptombehandlung, sondern unterstützt die betroffenen Menschen dabei, ihre Schwierigkeiten zu bewältigen.

> **Themen einer Survivorship-Unterstützung**
> Die spezialisierte Pflegefachfrau berät und unterstützt Cancer Survivors besonders häufig in Bezug auf folgende Themen:
> - Tumorassoziierte Fatigue und deren Auswirkungen auf den Alltag
> - Kognitive Dysfunktion
> - Nebenwirkungen der Antihormontherapie bei Mamma- und Prostatakarzinom
> - Langzeitfolgen nach medikamentöser Therapie allgemein
> - Postoperative Langzeitfolgen, beispielsweise Lymphödem, Inkontinenz (Darm und Blase) und Impotenz – zu diesen Themen erhielten die Frauen keine konkrete Hilfestellung und Information Angst in allen Formen
> - Schmerz
> - Wiedereingliederung in den Beruf, soziale und familiäre Rollenfindung
> - Sportmöglichkeiten
> - Gewichtsregulation und Ernährung
> - Bedürfnisse nach Angeboten der integrativen Medizin sowie Achtsamkeits- und Entspannungstraining
> - Selbstmanagement-Kompetenzen

> - Sexualität und Partnerschaft
> - Körperbild und Epithesen
> - Neurologische Langzeitnebenwirkungen
> - Osteoporose
> - Depression
> - Isolation

39.3.1 Nutzen von gezielter Survivorship-Unterstützung

> **▶ Fallbeispiel**
> Herr Z., 53 Jahre alt ist verheiratet, hat zwei jugendliche Kinder. Er arbeitet in führender Position bei einer Versicherung. Vor 3 Jahren erkrankte er an einem T–Zell-Lymphom. Nach einem PET-CT wurde klar, dass die Krankheit schon sehr fortgeschritten war. Es folgte eine Therapie mit 4 Zyklen CHOEP. Im Zwischenstaging zeigte sich ein sehr gutes Therapieansprechen. Es folgten 2 Zyklen mit R-CHOP. Schon während der Chemotherapie bewegte sich Herr Z. viel, achtete auf seine Ernährung, nutzte Farbtherapie und Meditation. Nach den Therapien war er sehr schwach und fragte seine Ärzte, wie sein Weg nun weitergehen soll. Ob es eine Anschlusslösung gebe? Denn so könne er unmöglich gleich wieder arbeiten gehen. Daraufhin wurde ihm eine Onkologische Rehabilitation organisiert. Er verbrachte 5 Wochen stationär in der Rehabilitation und plante seine berufliche Zukunft. Herr Z. organisierte Round-Table-Gespräche mit dem Arbeitgeber, hatte sich selbstständig Unterstützung des Case Managements der Krankenkasse organisiert und so seinen beruflichen Wiedereinstieg geplant. Er fragte nach medizinischer und psychoonkologischer Begleitung im Übergang und so wurde ihm die Fachberaterin für Cancer Survivorship der regionalen Krebsliga vorgestellt. Sie besuchte ihn schon während der Reha und konnte ihn und seine Familie früh und umfassend begleiten. Nach Abschluss der stationären Reha besuchte Herr Z. die Beraterin regelmäßig und plante die nächsten Monate. Es wurden regionale Programme und Angebote vermittelt und besucht wie Physiotherapie, medizinische Trainingstherapie, Achtsamkeitskurse, Psychotherapie, Ernährungsberatung, Selbsthilfegruppen z. B. zum Thema Cancer-related Fatigue.
> Herr Z. nahm sich die nötige Zeit, seine körperliche und geistige Widerstandsfähigkeit kontinuierlich zu stärken. Neben den beruflichen Tätigkeiten nahm er sich Zeit für regelmäßige sportliche Aktivitäten wie Tennis und Nordic Walking. Aber auch genügend Zeit für Entspannung wie Waldspaziergänge, Meditation oder Progressive Muskelentspannung. Die Fachberaterin empfahl, nicht zu schnell wieder ins Erwerbsleben einzusteigen und die ambulante Rehabilitation vollständig abzuschließen. Herr Z. begann, mit 20 % Beschäftigungsgrad seine bisherige berufliche Tätigkeit wiederaufzunehmen. Er stei-

gerte sie langsam und in Absprache mit der Fachberaterin und der ebenfalls eingeschalteten Sozialberaterin der Krebsliga. So war eine Steigerung alle paar Monate um jeweils 20 % möglich, bis er nach eineinhalb Jahren seine Belastungsgrenze mit einer 80 %-Anstellung erreichte. Die Führungsfunktionen als Teamleiter konnte er wieder übernehmen. Seine Ehefrau wurde in die Beratungen bei der Krebsliga eingebunden. Sie sagte aus, dass die Betreuung der Angehörigen während des Behandlungsprozesses ungenügend bzw. überhaupt kein Thema gewesen sei.

Herr Z. besuchte geleitete Gruppen im Rahmen der Rehabilitation, was zu Beginn hilfreich war. Als sich sein Zustand stabilisierte, profitierte er nicht mehr von den Treffen. Er sagte aus, dass er aktiv bleiben werde, um ein Chronifizieren der Symptome zu vermeiden. Die Informationen, die er von der Krebsliga erhalten hat, hinterfragte er und blieb dennoch offen. Das Netzwerk aus Onkologen und Therapeuten, der Fachberatung Cancer Survivorship und der Sozialberatung nutzt er bis heute. ◀

Dieses Beispiel zeigt, dass eine zeitnahe stationäre Rehabilitation und ein langsamer Einstieg ins Berufsleben für Herrn Z. sehr wichtig waren. In der Schweiz werden Krebsbetroffene nach einer Krebsbehandlung häufig ermutigt, so schnell wie möglich in den Arbeitsprozess zurückzukehren, und verpassen damit die Möglichkeit einer Rehabilitation. Basierend auf der frühzeitigen Rückkehr zur Arbeit werden sie nicht bei der Invalidenversicherung IV angemeldet und verlieren so die Chance für IV-Gelder. Manchmal macht es Sinn, mit Teilzeitarbeit zu starten und die Betroffenen zu ermutigen, zu arbeiten zu versuchen, aber nicht auf Kosten der Rehabilitation. Wenn die rehabilitativen Therapien und Behandlungen nicht in Anspruch genommen werden, weil die ganze Energie in die Wiederaufnahme der Arbeit investiert wird, kann zu einem späteren Zeitpunkt ein Rückschlag oder Einbruch erfolgen.

Die Weiterweisung nach Abschluss der Behandlung in die Cancer-Survivorship-Beratung ist noch nicht Standard. Sie sollte nach etwa 2 Monaten beginnen, um früh auftretende Probleme im Übergang zu erfassen und die Cancer Survivors beim Einstieg in ihr „Leben nach dem Krebs" zu unterstützen. Krebsbetroffene erhalten zu wenig Unterstützung, finden zufällig in eine Survivorship-Beratung oder eben gar nicht. Es braucht geschultes, qualifiziertes Fachpersonal, um diese Gruppe von Menschen umfassend beraten und begleiten zu können. Und auf diese wachsende Gruppe ist das Gesundheitswesen noch nicht vorbereitet.

39.3.2 Unterstützung in allen Survivorship-Phasen

Es gibt keine perfekte Lösung, um Krebsbetroffene über das gesamte Krankheitskontinuum zu begleiten und zu betreuen. Die individuellen Bedürfnisse der Betroffenen, aber auch der lokale Kontext, einschließlich der Verfügbarkeit von Unterstützungsdiensten, müssen immer berücksichtigt werden. Im Allgemeinen muss die Unterstützung für Krebsbetroffene ganzheitlich und langfristig sein. Der Referenzbericht „From cancer patient to cancer survivor: lost in transition" (Hewitt et al. 2006) unterstreicht die Notwendigkeit einer spezialisierten Nachsorge und Betreuung für Krebsbetroffene mit folgenden Inhalten:

- Vorbeugung und Erkennung neuer und wiederkehrender Krebserkrankungen,
- Überwachung der Ausbreitung von Krebs, Wiederauftreten oder Zweitkrebserkrankungen,
- Behandlung der Folgen von Krebserkrankung und/oder deren Behandlung,
- Verbesserung der Koordination zwischen Fachärzten und Primärversorgern.

In ▶ Kap. 37 wurden die derzeit verfügbaren Rehabilitationsmaßnahmen vorgestellt. Für eine umfassende Langzeitversorgung ist es notwendig, die Gesundheitsförderung und die Stärkung gesundheitsfördernder Verhaltensweisen, die Prävention von Risikofaktoren und das Management möglicher Komorbiditäten miteinander zu verbinden. Darüber hinaus muss die Forschung in diesem Bereich gestärkt werden und alle Sektoren berücksichtigen, die am Weg des Patienten beteiligt sind. Schließlich muss der politische Bereich in die Überlegungen einbezogen und an der zeitlichen Verankerung dieser Lösungen beteiligt werden. Das Konzept der „Gesundheit in allen Politikbereichen" war noch nie so wichtig wie in diesem Zusammenhang.

39.3.3 Survivorship 2.0

Die Unterstützung für Überlebende sollte weiter ausgebaut und optimiert werden. Dazu sollten bewährte institutionelle Strukturen und Informationstechnologien genutzt werden, welche multidisziplinäre Teams befähigen können, eine umfassende Betreuung für Survivors anzubieten. Eine umfassende Survivor-Betreuung umfasst eine allgemeine Unterstützung bei Fragen, eine Primärversorgung beispielsweise durch Hausärzte, eine spezialisierte Krebsversorgung, Unterstützung bei chro-

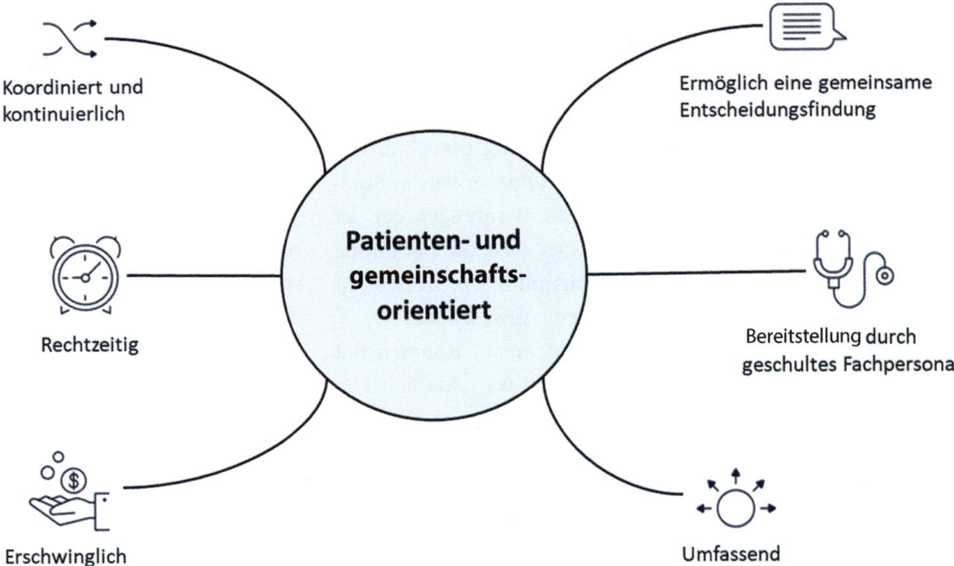

Abb. 39.3 Leitprinzipien des Krebsmanagements. (Angepasst nach WHO 2020)

nischen Krankheiten, Angebote für die Prävention sowie bei Bedarf eine spezialisierte unterstützende Versorgung (Grunfeld 2019). Die Weltgesundheitsorganisation (2020) bekräftigt diese ganzheitliche Sichtweise und argumentiert in ihren Leitprinzipien, dass die Survivor-Betreuung personenzentriert sein und einen Mehrwert bieten sollte (■ Abb. 39.3). Somit wird Survivorship 2.0 zur individualisierten, ganzheitlichen und integrierten Versorgung (Sperisen et al. 2021).

39.3.4 Vorbeugung und Unterstützung

Die Prävention von möglichen zukünftigen Problemen kann deren Auswirkungen auf die Gesundheit der Betroffenen minimieren. Wenn es gelingt, Probleme frühzeitig und in einem weniger fortgeschrittenen Stadium zu erkennen, wären diese leichter zu bewältigen und die möglichen Komplikationen wären geringer. Dazu ist es notwendig, ein zuverlässiges und genaues Monitoring-System mithilfe von Patient-Reported Outcome/Experience Measurements (PROM/PREM) anzuwenden. Diese oft standardisierten Fragebögen werden von den Patienten ausgefüllt. Dies kann vor einem Arzttermin geschehen, um den Fachleuten einen schnellen Zugang zu Gesundheitsinformationen zu ermöglichen und das Gespräch auf die erlebten Probleme zu fokussieren und die verfügbare Konsultationszeit zu maximieren. Ideal wäre eine regelmäßige Anwendung von PROMs/PREMs im Sinne eines Monitorings, um einen Überblick über die Entwicklung der erfassten Probleme zu erhalten. In den sehr komplexen Fällen könnte dies mit einem Alarmsystem gekoppelt werden, das mit einer Bezugsperson verbunden ist, die sich dann mit der Person in Verbindung setzt, um den Bedarf zu ermitteln

und angepasste medizinische, pflegerische und/oder therapeutische Lösungen vorzuschlagen.

Die Begleitung von Krebsbetroffen, insbesondere wenn die erste Behandlung abgeschlossen ist (Übergangsphase), bringt einen großen Mehrwert. Zu diesem Zweck stehen zwei „Werkzeuge" zur Verfügung: eine umfassende langzeitige Pflegeplanung und der Einsatz eines „Navigators". Der Pflegeplan beinhaltet Informationen zur Diagnose und die erhaltene Behandlung, Ablauf der Nachsorgetermine, zu überwachende Spät- oder Langzeitfolgen, Hilfestellungen zum Selbstmanagement, Lebensstil- und Bewältigungstipps sowie Ressourcen in der Gemeinde, die hilfreich sein können (Fitch 2018). Die Bereitstellung umfassender und angemessener Informationen für Gesundheitsfachpersonen kann die Betroffen entlasten und den Übergang nach der Akutbehandlung erleichtern. In der Praxis wird derzeit der Pflegeplan trotz positiver Erfahrungen kaum eingesetzt.

Die Schaffung einer Navigator-Stelle kann für Krebsbetroffene eine Erleichterung darstellen.

> **Definition**
>
> **Navigation** wird definiert als „ein proaktiver und bewusster Prozess der Zusammenarbeit mit einer Person und ihrer Familie, um sie durch die verschiedenen Behandlungen, Dienstleistungen und Hindernisse auf ihrem Weg durch die Krebserkrankung zu begleiten … Navigation (auch bekannt als ‚Navigieren') ist ein wesentlicher Bestandteil des Aufbaus eines integrierten Krebsversorgungssystems und ein wirksames Mittel zur Verbesserung der personenzentrierten Versorgung" (Canadian Partnership against Cancer, S. 5, 2012).

In der Praxis kann die Navigation in 4 Phasen unterteilt werden:

1. Analyse des Kontexts aus ganzheitlicher Sicht und Definition der Bedürfnisse
2. Erstellung eines Betreuungsplans in Zusammenarbeit mit den betroffenen Personen
3. Identifizierung von Hindernissen für den Zugang zur unterstützenden Pflege
4. Begleitung und Betreuung der Person

Der Navigator ist eine Vertrauensperson, welche die Person auf ihrem Weg begleitet. Die Häufigkeit ihrer Interaktionen richtet sich nach den Bedürfnissen und kann sich mit der Zeit ändern oder abnehmen. Das Profil des Navigators ist nicht klar definiert. Pflegepersonen verfügen über Wissen und Fähigkeiten, Bedürfnisse zu erkennen, Informationen weiterzugeben, ein koordiniertes Vorgehen zu leiten und emotionale Unterstützung zu leisten.

39.3.5 Betroffene und Angehörige einbinden

Um eine bedarfsgerechte Lösung zu finden, ist es notwendig, das Wissen der Betroffenen zu berücksichtigen und einzubeziehen. Sie sind diejenigen, die wissen, was bei ihnen funktioniert und was nicht. Daher ist es wichtig, sie in die Diskussionen und den Entscheidungsprozess einzubeziehen. Eine stärkere Einbeziehung dieser Personen verbessert die Wirksamkeit der Behandlung und die Kohärenz der Nachsorge und Betreuung. Sie fördert auch die Einhaltung der Pflegeempfehlungen und das Selbstmanagement, d. h. die Befähigung des Einzelnen, seine Gesundheit selbst in die Hand zu nehmen (▶ Abschn. 14.6). Die Bereitstellung klarer und angemessener Informationen ist eine Voraussetzung dafür, dass die Betroffenen ihre Probleme und Möglichkeiten verstehen und somit eigenständige Entscheidungen treffen können.

> ▶ **Fallbeispiel**
>
> Frau R., 45 Jahre, verheiratet, hat zwei Kinder im Alter von 15 und 17 Jahren. Sie arbeitet in Teilzeit als Sachbearbeiterin im Case Management einer Krankenkasse. Bei einer Routineuntersuchung wurden Auffälligkeiten am linken Ovar festgestellt, die sich als mäßig differenzierbares endometrioides Adenokarzinom mit fokal muzinöser Komponente herausstellten. Es erfolgte eine Laparotomie mit Hysterektomie, Omentektomie und Adnexektomie beidseits, Appendektomie und Lymphonodektomie. Auf die Operation folgte eine Chemotherapie mit Carboplatin und Taxol über 6 Monate. Während der Chemotherapie war Frau R. zu 100 % krankgeschrieben. Ihr Arbeitgeber versicherte ihr, dass sie nach der Behandlung langsam wieder in den Beruf einsteigen und den Beschäftigungsgrad steigern könne. Frau R. hatte die Behandlung relativ gut überstanden. Als sie jedoch an ihre Arbeitsstelle zurückkehrte, traten Probleme auf, die mit der Krankheit und deren Therapien verbunden waren. Auf Empfehlung ihrer niedergelassenen Onkologin, welche die standardisierten Nachsorgekonsultationen (S3-Leitlinie Ovarialtumoren Kurzversion 2022) durchführte, meldete sie sich 3 Monate nach Abschluss der Chemotherapie für die Sprechstunde Fachberatung Cancer Survivorship bei der Krebsliga Ostschweiz. Die Fachberaterin führt jeweils zu Beginn der einstündigen Beratung ein Screening mit dem Distress-Thermometer durch (Mehnert et al. 2006). Bei Frau R. zeigten sich folgende Themen:
>
> - **Fatigue** (Cancer-related Fatigue): Frau R. erlebt Müdigkeit, Kraftlosigkeit, Erschöpfung und verminderte Leistungsfähigkeit nicht im Zusammenhang mit einer vorausgehenden Belastung. Sie möchte ihre Alltagstätigkeiten durchführen, doch fehlt ihr die Kraft dazu. Sie weiß nicht, woher diese Müdigkeit kommt und warum sie so lange andauert.
> - **Chemotherapie-assoziierte kognitive Einschränkung**: Auf Nachfrage bestätigt Frau R., dass sie vergesslicher sei als vor der Therapie. Sie klagt über ein beeinträchtigtes Kurzzeitgedächtnis und kann sich nicht mehr so gut konzentrieren wie früher. Sie liest sehr gerne, doch nach einer halben Seite hat sie das Gelesene bereits vergessen. Zwei Dinge gleichzeitig zu erledigen, fällt ihr sehr schwer. An Telefonnummern, die sie immer auswendig wusste, kann sie sich nicht mehr erinnern. Sie zweifelt manchmal an ihrem Verstand.
> - **Rückkehr in frühere Rollen**: Frau R. beschreibt, dass das Umfeld sie als geheilt betrachtet. Dennoch fühlt sie sich nicht gesund. Vor allem die Müdigkeit belastet sie sehr. Sie fühlt sich unfähig und hat das Gefühl, nichts mehr leisten zu können. Alles erfordert sehr viel mehr Energie und Zeit.
> - **Menopausale Symptome/Sexualität:** Durch die Adnexektomie wurde Frau R. in die künstliche Menopause versetzt. Sie berichtet von Hitzewallungen, moderaten Schlafstörungen und trockenen Schleimhäuten. Einen Libidoverlust hat sie nicht bemerkt, da sie unter vielen belastenden Einschränkungen leidet. In der Partnerschaft war Sexualität seit der Operation noch kein Thema.
> - **Periphere Neuropathie:** Frau R. berichtet über Kribbeln in Händen und Füßen. Unter der Chemotherapie war ein leichtes Taubheitsgefühl aufgetreten. Die Symptome sind jedoch bedeutend geringer als während des letzten Monats, jedoch noch nicht völlig abgeklungen. Vor allem bei feinmotorischen Handlungen wie Knöpfeschließen hat sie Schwierigkeiten.

- **Rezidivangst:** Obwohl Frau R. bewusst ist, dass die Krankheit früh diagnostiziert und behandelt wurde, quälen sie Ängste. Mit ihren Angehörigen möchte sie darüber jedoch nicht sprechen. Bei bestimmten Körpersignalen oder gesteigerter Müdigkeit denkt sie sofort an die Krankheit. Dies verunsichert und blockiert sie. Sie möchte für ihre Kinder da sein und auch wieder konzentriert arbeiten können. Der Gedanke, ihren früheren Beschäftigungsgrad nicht mehr zu erreichen, beängstigt sie. ◄

Interventionen

Das Ziel des spezifischen Beratungsangebots besteht darin, die Lebensqualität für Cancer Survivors zu verbessern und nachhaltig sicherzustellen. Dazu gehört:

- therapiebedingte Folgeerscheinungen zu erkennen,
- die Bedürfnisse der Betroffenen zu erfassen,
- die Betroffenen nach Abschluss einer Behandlung zu begleiten.

Im ersten Gespräch (◘ Abb. 39.4) erfasst und benennt die Fachberaterin die Symptome, den Bedarf und die Bedürfnisse der Klientin. Besonders wichtig ist es, ihr die Sicherheit zu vermitteln, dass ihr Erleben „normal" ist. Die Beratungsperson erklärt ihr, was in ihrem Köper vorgeht. Im Rahmen der weiteren ressourcen- und lösungsorientierten Beratungsgespräche kann sich die Klientin Verhaltensweisen aneignen, die zu einem verbesserten Selbstmanagement führen und ihre Selbstwirksamkeit stärken. Die Fachberaterin begleitet Frau R. während aller Krankheitsphasen und unterstützt sie dabei, ihre Lebensqualität zu erhalten oder zu verbessern. Infolge der Beratung ist Frau R. über ihre Erkrankung sowie die Therapie informiert und kann somit Mitverantwortung übernehmen und mitentscheiden. Während der Beratungszwischenräume ist Frau R. in der Lage, das Symptommanagement selbst zu übernehmen. Bei Bedarf leitet die Beratungsperson die Zuweisung an spezialisierte Therapeuten oder Therapeutinnen in die Wege oder weist auf themenspezifische Programme hin.

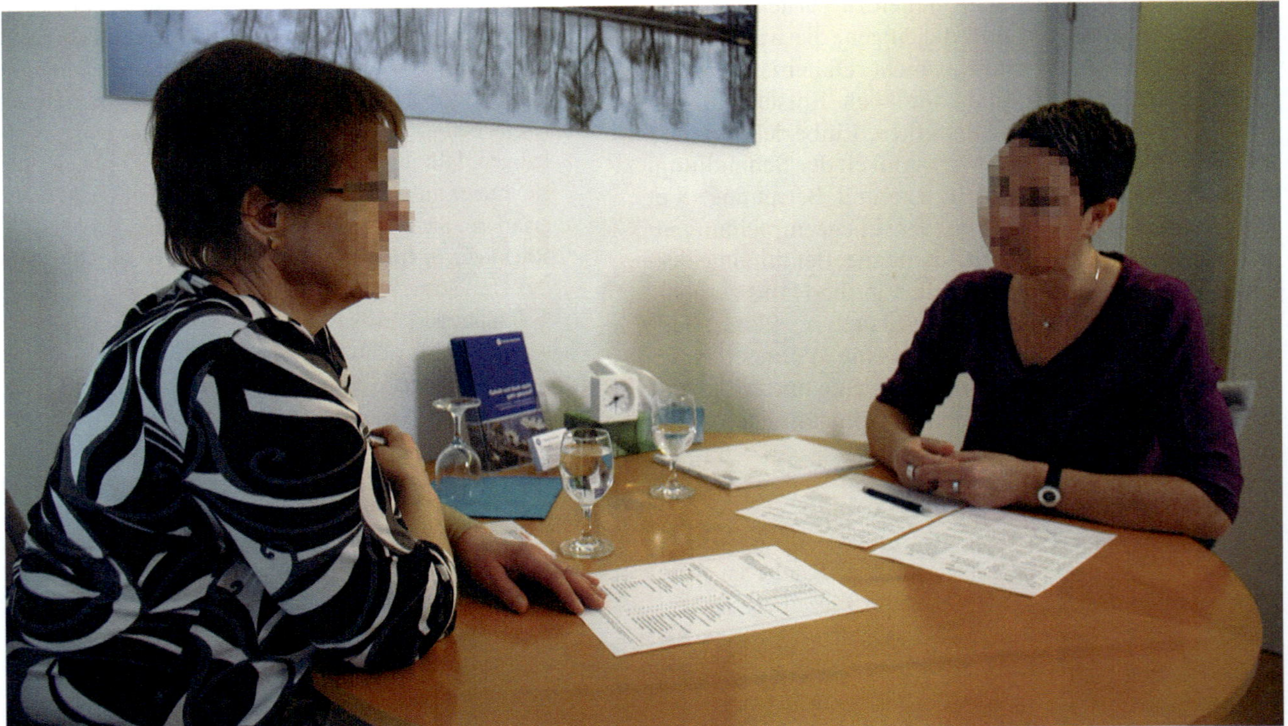

◘ **Abb. 39.4**   Beratungsangebot Cancer Survivorship

39.3.6　Pflegerische Beratung

Die Fachberaterin arbeitet nach einem evidenzbasierten Manual, das eigens für diese Beratung entwickelt wurde. Im Beratungsgespräch bekommen die Symptome einen Namen und hören auf, diffuse unkontrollierbare Begleiterscheinungen zu sein. Die Fachberaterin informiert Frau R. über Fatigue, bietet ihr Unterlagen an und empfiehlt ihr Literatur. Nach der Information folgt die Beratung zum Umgang mit fatiguebedingten Einschränkungen. Frau R. erhält Hinweise, Empfehlungen und Tipps, wie sie mit moderater, aber regelmäßiger körperlicher Aktivität (Beweglichkeit, Kraft, Ausdauer), ausgewogener Ernährung, Entspannung (z. B. Achtsamkeitstraining, progressive Muskelrelaxation etc.), Energiemanagement und eventuell mit Medikamenten oder Akupunktur die Fatigue lindern kann. Sie erfährt, dass es auch eine spezifische Ernährungs- und Müdigkeitssprechstunde gibt. Eventuell sind weitere Assessments in einer spezialisierten Sprechstunde zielführend und hilfreich. Eine Weiterverweisung an diese Stelle und ans Zentrum für Integrative Medizin für unterstützende Maßnahmen sind weitere Optionen.

In Bezug auf kognitive Dysfunktion erfährt Frau R., dass Störungen der Daueraufmerksamkeit, der geteilten Aufmerksamkeit (Multitasking), der Lernfähigkeit, des Kurzzeitgedächtnisses sowie Wortfindungsstörungen und Störungen der feinmotorischen Koordination der Hände bekannte Symptome darstellen. Genetische Prädispositionen, die Antitumortherapie mit neurotoxischen Nebenwirkungen und die Tumorerkrankung als solche können diese Symptome auslösen. Mit der Tumortherapie gehen entzündliche Prozesse einher, die Zellen schädigen und Sekundärveränderungen wie Gefäßschäden, hormonelle Veränderungen und metabolische Abnormitäten verursachen (Rick 2014). Psychogene Faktoren spielen ebenfalls eine Rolle (Angst, Stress, Depression, negative Erwartungshaltung). Frau R. erfährt auch, dass in MRI-Aufnahmen nach der Chemotherapie Größenveränderungen einzelner Gehirnstrukturen festgestellt wurden, welche die Symptome erklären (Morant 2016).

Die Fachberaterin benennt und anerkennt die Symptome, sie werden nicht verharmlost oder wegdiskutiert. Dadurch ist ein realistischer Umgang mit den Symptomen möglich. Frau R. kann sich dadurch an die Situation anpassen (Morant 2016). Patientenedukation und kognitive Maßnahmen kommen als Interventionen zur Anwendung. Frau R. trainiert täglich die Daueraufmerksamkeit, beispielsweise durch Lesen, lösen von Sudoku-Rätsel, Origami (Kunst des Papierfaltens), Listenführen, Einhalten von Pausen und Aufzeichnen von Sprachnachrichten. Gedächtnis- und Aufmerksamkeitstraining sind ebenfalls möglich, auch in Gruppen. Hierfür erhält Frau

R. eine Adresse. Die Fachberaterin rät ihr, vermehrt körperliche Bewegung in den Alltag einfließen zu lassen.

In vertraute Rollen zurückzukehren, kann herausfordernd sein. Dies trifft auch auf Frau R. zu: „Eine Krebserkrankung und eine Therapie verändert einen", sagt sie. Die Fachberaterin erklärt ihr, dass es vielen Betroffenen so geht und sie Hilfe erhalten kann. Hinsichtlich versicherungstechnischer und finanzieller Fragen sowie Unterstützung im Umgang mit dem Arbeitgeber schaltet die Fachberaterin die Sozialberatung der Krebsliga ein. Bei Bedarf wird sie auch eine psychoonkologische und emotionale Begleitung empfehlen. Sie informiert die Klientin, dass es diverse Selbsthilfegruppen und geleitete Gruppen gibt. Die plötzlich eintretende Menopause ist für Frau R. zusätzlich belastend. Gegen Hitzewallungen empfiehlt die Fachberaterin vorerst ein pflanzliches Medikament, das sie 3 Monate einnehmen soll. Regelmäßige körperliche Aktivität kann das Auftreten von Wallungen reduzieren. Es ist empfehlenswert, Kleidung nach dem Zwiebelschalenprinzip zu tragen, das Normalgewicht zu halten sowie Alkohol und scharfe Gewürze als Auslöser von Hitzewallungen zu vermeiden.

Die Fachberaterin begleitet Frau R. über einen längeren Zeitraum und kann erkennen, wann weitere Interventionen notwendig sind. Das Empfehlen bzw. Verschreiben von Medikamenten ist Aufgabe des behandelnden Arztes. Dies gilt auch für nicht rezeptpflichtige Arzneimittel. Die Fachberaterin als neutrale Person nimmt mit dem behandelnden Arzt Kontakt auf, sofern Frau R. dies wünscht. Sie empfiehlt, sämtliche Therapien mit dem Behandlungsteam abzusprechen.

Das Thema Sexualität wird die Fachberaterin in einer späteren Sitzung wiederaufnehmen, da Frau R. es momentan als nicht prioritär belastend einstuft. Die Klientin wird erfahren, wo beispielsweise Sexualberatung wohnortnah zur Verfügung stehen würde.

Neurotoxizität bezeichnet eine schädigende Wirkung auf die Struktur und Funktion des Nervengewebes. Die neurotoxische Wirkung ist oft abhängig von der Dosierung und der Dauer der Zytostatika-Anwendung. Veränderungen treten in der Regel nicht plötzlich auf, sondern können sich im Verlauf der Chemotherapie entwickeln. Es gibt derzeit keine Behandlungsmöglichkeiten oder Präventivmaßnahmen (siehe auch ▶ Kap. 16). Frau R. beschreibt aktuell keine Einschränkungen mehr. Die Fachberaterin wird sich über den Verlauf der Symptome erneut bei Frau R. erkundigen.

Angst vor dem Unbekannten und der Unvorhersehbarkeit ist in der Psychoonkologie als besonders intensiv beschrieben. Es gilt, Angst als wichtigstes Belastungskriterium zu erheben und zu behandeln. Die Fachberaterin ermöglicht Frau R., im Gespräch Zugang zu ihrer Angst zu gewinnen. Sie fasst ihre Wahrnehmung und ihr individuelle Wirklichkeit in Worte. Die Beraterin zeigt ihr Strategien im Umgang mit Angst, beispielsweise Ablenkung, Ressourcen wecken, Informationsdefizit ausgleichen, Entspannung, Sinn und Hoffnung einbeziehen, Achtsamkeit und Akzeptanz üben. Eventuell wird eine psychoonkologische Beratung mit Angst als Beratungsschwerpunkt erforderlich.

39.3.7 Interdisziplinäre Teams

Die dargestellten Grundlagen, Berichte aus der Praxis und das Fallbeispiel machen deutlich, dass Krebsbetroffene nicht nur medizinisch-onkologische Kontroll- und Nachsorgeuntersuchungen benötigen, sondern zahlreiche weitere Unterstützungsangebote. Wir stehen vor der großen und herausfordernden Aufgabe, möglichst flächendeckend Nachsorgenetzwerke aufzubauen. Fest steht, dass eine solche schnittstellenübergreifende Versorgung nur in interprofessionellen, multidisziplinären Teams gelingen kann. Dabei könnten diplomierte Pflegefachpersonen, die sich durch akademische Ausbildung Expertenwissen, Fähigkeiten zur Entscheidungsfindung bei komplexen Sachverhalten sowie klinische Kompetenzen angeeignet haben, eine zentrale Rolle spielen. Wie in anderen Ländern leisten auch in der Schweiz Pflegeexpertinnen APN (Advanced Practice Nurses) zunehmend einen wichtigen Beitrag zu einer qualitativ hochstehenden Gesundheitsversorgung für alle (Factsheet Reglementierung APN 2019). Dabei ist es unabdingbar, zielgruppenspezifische Unterstützungsbedürfnisse von Krebsbetroffenen zu erfassen. Wichtig ist auch, breit abgestützte Empfehlungen zu entwickeln und zu implementieren sowie Empfehlungen und verbindliche Standards zur Betreuung über alle Survivorship-Phasen voranzutreiben. Die Erforschung praktikabler und wirksamer Interventionen hat hohe Priorität.

39.4 Besonders vulnerable Krebsbetroffene

Vulnerabilität wird beschrieben als ein erhöhtes Verletzlichkeitsrisiko, das einmalig oder langfristig, angesichts aller Arten von Spätfolgen und Langzeitnebenwirkungen der Krankheit und Therapie und aus unterschiedlichen Gründen bestehen kann (Hurst 2013). Der zeitliche Aspekt ist besonders wichtig, denn Vulnerabilität kann sich im Laufe der Zeit weiterentwickeln und/oder verstärkt werden. Somit ist eine regelmäßige Bewertung des Lebensumfelds wichtig, um Risiken und Bedürfnisse der Menschen so genau wie möglich zu bestimmen. Der sozioökonomische Status ist ein guter Indikator für die Vulnerabilität einer Person, die durch das Einkommen, das Bildungsniveau und den (nicht) besetzten Arbeitsplatz beeinflusst wird. Es handelt sich um einen Indikator, der auf soziale Differenzierungen wie Geschlecht, sexuelle Orientierung, Klasse und Religion reagiert. Mit anderen Worten: Die Gefährdung verschiedener Minderheiten, wie LGBTQ+ (Lesbian, Gay, Bisexual, Transgender, Queer and others, auf Deutsch lesbisch, schwul, bisexuell, transgender, queer und andere), Migranten und Migrantinnen oder ältere Menschen, spiegelt sich häufig in einem niedrigen sozioökonomischen Status wider. Die Vulnerabilität ist eng mit Gesundheitsfaktoren verbunden und kann zu gesundheitlichen Nachteilen führen. Mit anderen Worten: Menschen aus vulnerablen Gruppen sind nicht nur mit den oben genannten Schwierigkeiten konfrontiert (▶ Abschn. 39.2), sondern sehen sich aufgrund ihrer Schutzbedürftigkeit auch mit zusätzlichen Hindernissen konfrontiert.

Zusätzliche Hindernisse/Barrieren erkennen Die zusätzlichen Hindernisse, die Menschen aus vulnerablen Bevölkerungsgruppen erfahren, sind auf verschiedene Faktoren zurückzuführen. Diese Faktoren ändern sich in der Regel im Laufe der Zeit und können kumulativ sein. Außerdem sind sie miteinander verbunden und können sich gegenseitig beeinflussen. Die wichtigsten Faktoren sind:

Geringe Gesundheitskompetenz („Health Literacy") kann sich stark auf das Verständnis von Informationen auswirken. Dies beeinflusst, wie die Menschen die Krankheit und ihre Folgen verstehen, und schränkt ihre Fähigkeit ein, selbstständig zu handeln und sich am Entscheidungsprozess zu beteiligen (gemeinsame Entscheidungsfindung). Sie kann auch dazu führen, dass Gesundheitsprobleme unterschätzt werden und sich deren Behandlung verzögert. Schließlich wurden in diesen Fällen auch eine häufigere Übernahme von Risikoverhaltensweisen sowie eine geringere Compliance und Kontrolle der (chronischen) Krankheit beobachtet (Berkman et al. 2011). Die gesprochene Sprache bzw. die Beherrschung der Landessprache trägt ebenfalls zu einem guten Verständnis der Informationen bei.

Die Zugehörigkeit zu einer Minderheit hat Einfluss auf die Gesundheit. Die Mechanismen können je nach Minderheit unterschiedlich sein, aber generell wird die Begleitung weniger effizient sein. Im Falle von Minderheiten mit geschlechtlicher oder sexueller Ausrichtung beispielsweise kann mangelndes Wissen der Fachpersonen im Gesundheitssystem über die Merkmale dieser Menschen zu falschen Diagnosen oder unangemessener Behandlung führen. Darüber hinaus nehmen LGBT+-Menschen weniger häufig und/oder später

Gesundheitsdienstleistungen in Anspruch (Bize et al. 2018). Dasselbe gilt für ethnische Minderheiten, die eher aus Gründen von (bewusstem oder unbewusstem) Rassismus zurückhaltend handeln könnten. Die Zugehörigkeit zu einer Minderheit kann auch dazu führen, dass manche Menschen sich selbst ausgrenzen, nicht um Hilfe bitten oder sich sogar nicht trauen, eine Situation oder eine Information zu klären, wenn sie nicht verstanden wird.

Das Lebensumfeld (Nähe zu Gesundheitsdiensten, soziale Unterstützung, Wohnraum usw.) hat Einfluss auf die Gesundheit. Wenn man z. B. weit entfernt von städtischen Zentren wohnt, kann der Zugang zur Gesundheitsversorgung erschwert sein. Denn eingeschränkte Transportmöglichkeiten, lange Fahrzeiten oder das Fehlen einer Begleitperson können Menschen benachteiligen und sie dazu bewegen, sich zurückzuziehen.

Das Einkommen ist der wichtigste Faktor, der den Zugang zur Gesundheitsversorgung behindern kann. Einige Krebstherapien können hohe Kosten verursachen, und Menschen, die nicht über die notwendigen Mittel oder keine eine angemessene Krankenversicherung (Zusatzversicherung) verfügen, verzichten möglicherweise auf die Behandlung, weil sie sie sich nicht leisten können. Eine prekäre Situation kann auch dazu führen, dass man auf Unterstützung verzichtet. Das liegt vor allem daran, dass die Menschen zuerst ihre Grundbedürfnisse befriedigen müssen, bevor sie sich um sich selbst und ihre Gesundheit kümmern können.

Kultur, Religion und der Glaube beeinflussen die Wahrnehmung von Gesundheit, Krankheit und Tod. Dies kann dazu führen, dass bestimmte unterstützende Maßnahmen verweigert oder ungesunde Verhaltensweisen angenommen werden. Eine Frau muslimischen Glaubens kann sich z. B. weigern, an einem Sportkurs mit Männern teilzunehmen oder einfach mit einem männlichen Therapeuten allein zu sein. Umgekehrt kann die Zugehörigkeit zu einer religiösen Gemeinschaft beispielsweise die soziale Unterstützung einer Person erhöhen und somit einen Schutzfaktor darstellen.

Literatur

Arditi C, Bienvenu C, Eicher M, Ganz-Blättler U, Peytremann Bridevaux I (2020) SCAPE 2018–2019: Résultats de l'étude. https://www.h-fr.ch/sites/default/files/2020-10/Scape_livret_resultats.pdf. Zugegriffen am 01.05.2022

Arndt V, Koch-Gallenkamp L, Jansen L, Bertram H, Eberle A, Holleczek B, Schmid-Höpfner S, Waldmann A, Zeissig SR, Brenner H (2017) Quality of life in long-term and very long-term cancer survivors versus population controls in Germany. Acta Oncologica 56(2):190–197. https://doi.org/10.1080/0284186X.2016.1266089

Ben-Aharon I, Haines L, Miller K (2012) Seasons of survival. Onkol Pract Manage 2(1). https://oncpracticemanagement.com/issues/2012/february-2012-vol-2-no-1/269-seasons-of-survival. Zugegriffen am 01.05.2022

Berkman ND, Sheridan SL, Donahue KE, Halpern DJ, Crotty K (2011) Low health literacy and health outcomes: an updated systematic review. Ann Internal Med 155(2):97–108. https://doi.org/10.7326/0003-4819-155-2-201107190-00005

Bize R, Volkmar E, Berrut S, Medico D, Balthasar H, Bodenmann P, Makadon HJ (2018) Quality care for lesbian, gay, bisexual and transgender people. In: Bodenmann P, Jackson Y, Wolff H, Vu F (Hrsg) Vulnerabilities, equity and health. RMS Editions, S 173–185

Canadian Partnership against Cancer (2012) Navigation: A guide to implementing best practice in person-centred care. https://s22457.pcdn.co/wp-content/uploads/2018/12/Implementing-Navigation-Guide-EN.pdf. Zugegriffen am 08.11. 2022

Danish Cancer Society (2010) Strategic presentation on cancer rehabilitation. https://www.cancer.dk/dyn/resources/File/file/1/1561/1385430087/strategicpresentationoncancerrehabilitationthedanishcancersociety.pdf. Zugegriffen am 01.05.2022

Derbez B, Rollin Z (2016) Sociologie du cancer. La Découverte, Paris

Dirven L, van de Poll-Franse LV, Aaronson NK, Reijneveld JC (2015) Controversies in defining cancer survivorship. Lancet Oncol 16(6):610–612. https://doi.org/10.1016/S1470-2045(15)70236-6

Efpia (2021) Überleben. https://www.efpia.eu/publications/cancer-comparator-report/survival/. Zugegriffen am 05.11.2022

EU Science HUB (2021) 2020 Cancer incidence and mortality in EU-27 countries. https://joint-research-centre.ec.europa.eu/jrc-news/2020-cancer-incidence-and-mortality-eu-27-countries-2020-07-22_en. Zugegriffen am 01.05.2022

Factsheet Reglementierung der Pflegeexpertinnen/Pflegeexperten APN 2019. https://www.swissanp.ch/_files/ugd/279e92_3a866b5c6be54d3e9e6350bfa56f7731.pdf. Zugegriffen am 05.11.2022

Fitch M (2018) The role of oncology nurses in the transition to survivorship. Can Oncol Nurs J 28(1). https://doi.org/10.1188/16.ONF.710-719

Grunfeld E (2019) Survivorship 2.0. Z klin Onkol. https://doi.org/10.1200/JCO.19.01098

Hewitt M, Greenfield S, Stovall E (Hrsg) (2006) From cancer patient to cancer survivor. Lost in transition. Institute of Medicine and National Academies Press, ISBN: 0-309-54883-7. http://www.nap.edu/catalog/11468.html. Zugegriffen am 01.05.2022

Hurst S (2013) Schutz der Schwachen: eine zu klärende ethische Forderung. Schweizerisch Ärzteztg 9(386), 1054–1057.

Jefford M, Karahalios E, Pollard A, Baravelli C, Carey M, Franklin J, Aranda S, Schofield P (2008) Survivorship issues following treatment completion – results from focus groups with Australian cancer survivors and health professionals. J Cancer Surviv 2:20–32. https://doi.org/10.1007/s11764-008-0043-4

Krebsliga Schweiz (2021) Zahlen & Fakten. https://www.krebsliga.ch/ueber-krebs/zahlen-fakten. Zugegriffen am 08.11.2022

Lagergren P, Schandl A, Aaronson N K, Adami H, de Lorenzo F, Denis L, Faithfull S, Liu L, Meunier F, Ulrich C (2019) Cancer survivorship: an integral part of Europe's research agenda. Mol Onkol 13:624–635. https://doi.org/10.1002/1878-0261.12428

Lawler M, De Lorenzo F, Lagergren P, Mennini FS, Narbutas S, Scocca G, Meunier F, the European Academy of Cancer Sciences (2021) Challenges and solutions to embed cancer survivorship research and innovation within the EU Cancer Mission. Mol Oncol. https://doi.org/10.1002/1878-0261.13022. https://febs.onlinelibrary.wiley.com/doi/epdf/10.1002/1878-0261.13022. Zugegriffen am 05.11.2022

Mehnert A, Müller D, Lehmann C, Koch U (2006) Die deutsche Version des NCCN Distress-Thermometers. Empirische Prüfung eines Screening-Instruments zur Erfassung psychosozialer Belastung bei Krebspatienten. Z Psychiatr Psychol Psychother 54(3):213–223. https://doi.org/10.1024/1661-4747.54.3.213

Miller K, Merry B, Miller J (2008) Seasons of survivorship revisited. Cancer J 14(6):369–374. https://doi.org/10.1097/PPO.0b013e-31818edf60

Morant R (2016) Chemotherapie-assoziierte kognitive Einschränkung. info@onkologie 6:14–17

Rick O (2014). Kognitive Dysfunktion oder Chemobrain. GMS Onkol Rehabil Sozialmed 3(Doc4):1–5. https://doi.org/10.3205/ors000012

Robert Koch Institut (2021) Zentrum für Krebsregisterdaten. https://www.krebsdaten.de/Krebs/DE/Home/homepage_node.html. Zugegriffen am 08.11.2022

S3-Leitlinie Diagnostik, Therapie und Nachsorge maligner Ovarialtumoren. Kurzversion 5.1 2022. https://www.leitlinienprogramm-onkologie.de/fileadmin/user_upload/Downloads/Leitlinien/Ovarialkarzinom/Version_5/LL_Ovarialkarzinom_Kurzversion_5.1.pdf. Zugegriffen am 05.11.2022

Sperisen N, Cardinaux-Fuchs R, Schneider-Mörsch B, Stoll S, Haslbeck J W (2021) Cancer navigation and survivorship: individual and integrated care. Schweizerisches Krebsbulletin 2:123–125.

Statistik Austria (2021) Krebserkrankungen. https://www.statistik.at/statistiken/bevoelkerung-und-soziales/gesundheit/krebs-erkrankungen. Zugegriffen am 08.11.2022

World Health Organisation. (2020). WHO REPORT ON CANCER: setting priorities, investing wisely and providing care for all (World Health Organisation (ed.)).

Komplementär- und Alternativmedizin (KAM) bei Krebs

Sara Kohler und Regina Stolz

Inhaltsverzeichnis

© Der/die Autor(en), exklusiv lizenziert an Springer-Verlag GmbH, DE, ein Teil von Springer Nature 2024
P. Jahn et al. (Hrsg.), *Onkologische Krankenpflege*, https://doi.org/10.1007/978-3-662-67417-8_40

40.1   Einleitung

Komplementär- und Alternativmedizin (KAM) wird von Krebsbetroffenen signifikant häufiger in Anspruch genommen als von der Allgemeinbevölkerung (Mao et al. 2011). Bis zu 82 % aller Betroffenen wenden Methoden der KAM an, meist zusätzlich zu schulmedizinischen Behandlungen (Horneber et al. 2012). Pflegende werden von ihren Patientinnen und Patienten häufig auf diese Methoden angesprochen und wenden auch zunehmend komplementäre Pflegemaßnahmen an (Klafke et al. 2019). Sie sollten daher über evidenzbasiertes Wissen zu KAM, einschließlich den mit einzelnen Verfahren verbunden Risiken verfügen und Informationen zu KAM vermitteln können. In der S3-Leitlinie Komplementärmedizin in der Behandlung von onkologischen Patientinnen und Patienten (Leitlinienprogramm Onkologie 2021) wird die konsensbasierte Empfehlung ausgesprochen, alle Patientinnen und Patienten frühestmöglich auf die Nutzung von KAM zu befragen und auf mögliche Interaktionen mit der Krebstherapie hinzuweisen. Dies kann bei entsprechender Qualifikation eine wichtige Aufgabe von Pflegenden sein (► Abschn. 40.8).

40.2   Definitionen

Die Verwendung von Komplementär- und Alternativmedizin als Begriffspaar, mit der gängigen Abkürzung KAM, hat ihren Ursprung im angloamerikanischen Raum. Zunehmend setzt sich sowohl eine Trennung beider Begriffe durch, die auch sorgfältig voneinander unterschieden werden sollten, als auch die Verwendung des Begriffs Integrative Medizin. Deutlich wird dies an der Namensgebung des „National Center for Complementary and Integrative Health" (NCCH), das 1991 als Office of Alternative Medicine (OAM) gegründet, 1998 in National Center for Complementary and Alternative Medicine (NCCAM) umbenannt wurde und seit 2014 die heutige Bezeichnung National Center for Complementary and Integrative Health trägt.

❯ Komplementäre und alternative Medizin sollten sorgfältig voneinander unterschieden werden. Zunehmend setzt sich sowohl eine Trennung beider Begriffe als auch die Verwendung des Begriffs „Integrative Medizin" durch.

> **Definitionen**
>
> **Komplementärmedizin:** Therapien und Methoden, die die Schulmedizin (Konventionelle Medizin) *ergänzen*. In der Onkologie verfolgt sie typischerweise supportive Ziele wie Besserung der Symptomkontrolle und der Lebensqualität. Die Methoden stammen meist aus der Natur- und Erfahrungsheilkunde, die die Herangehensweise der evidenzbasierten Medizin akzeptiert (Hübner 2021).
>
> **Alternativmedizin:** Therapien und Methoden, die *anstelle* der Schulmedizin angewandt werden. Sie werden als Alternative zur Schulmedizin betrachtet.
>
> Alternative Medizin verspricht Heilungserfolge, die scheinbar ohne die (unumstrittenen) Belastungen der Schulmedizin erreicht werden. Sie beruht oft auf Vorstellungen zur Kanzerogenese, die mit der modernen Wissenschaft nicht übereinstimmen, dafür aber sehr gut mit Laien-ätiologischen Konzepten, was ihre Überzeugungskraft erhöht (Hübner und Münstedt 2013).
>
> **Integrative Medizin:** Als integrative Medizin wird eine Medizin bezeichnet, die naturheilkundliche Verfahren mit entsprechend positiver Evidenzlage in die „alltägliche" medizinische Versorgung integriert (Klafke und Joos 2017).
>
> **Integrative Onkologie** wird wie folgt definiert (Witt et al. 2017):
>
> » „Integrative Onkologie ist ein patientenzentriertes, evidenzinformiertes Gebiet der Krebstherapie, das Mind-Body-Verfahren, natürliche Produkte und/oder Lebensstil-Änderungen aus unterschiedlichen Traditionen begleitend zu den konventionellen Krebstherapien einsetzt. Die Integrative Onkologie versucht, Gesundheit, Lebensqualität und klinische Outcomes über den Behandlungsverlauf hinweg zu optimieren und Menschen zu befähigen, Krebs vorzubeugen und zu aktiven Teilnehmern vor und während der Krebsbehandlung sowie über diese hinaus zu werden."

Die Differenzierung der einzelnen Begriffe ist im Praxisalltag nicht ganz einfach, da einzelne Methoden durchaus unter verschiedene Begrifflichkeiten eingeordnet werden können, je nachdem wie diese eingesetzt werden. Folgendes Beispiel verdeutlicht die Komplexität der Abgrenzung der verschiedenen Begriffe:

▶ **Beispiel**

Entscheidet sich eine Person, die Chemotherapie abzulehnen und dafür außerhalb einer Klinik o. Ä. stattdessen eine Misteltherapie durchzuführen, so kann dies als Alternativmedizin bezeichnet werden. Erhält eine Person in der Klinik eine Chemotherapie und zusätzlich z. B. durch eine ambulante Praxis eine Misteltherapie, so wird dies als komplementäre Medizin tituliert. Wird die Person in einer Klinik behandelt, welche sowohl Schulmedizin als auch komplementäre Medizin anbietet und die Behandlung von Anfang an gemeinsam gedacht und individuell aufgegleist wird, sodass eine Chemotherapie sowie begleitend eine Misteltherapie verabreicht werden, so kann man von integrativer Medizin sprechen. ◀

40.3 Häufigkeit der Inanspruchnahme von Methoden der Komplementär- und Alternativmedizin

Die Inanspruchnahme von KAM ist bei Krebsbetroffenen weit verbreitet. 40 % aller Betroffenen und bis zu 82 % aller Brustkrebspatientinnen geben an, KAM zu nutzen (Wortmann et al. 2016; Horneber et al. 2012; Wanchai et al. 2010; Boon et al. 2007). Im Kontrast hierzu nutzen nur etwa 29 % der gesamten Bevölkerung (Schweiz) komplementäre Methoden (Bundesamt für Statistik 2019). Am häufigsten werden Mistel- oder andere pflanzliche Präparate, Vitamine und Spurenelemente und andere Nahrungsergänzungsmittel angewandt.

Jüngere Menschen und Frauen scheinen häufiger unkonventionelle Verfahren anzuwenden. Entgegen den Erwartungen nutzen Betroffene in fortgeschrittenem Krankheitsstadium oder mit ungünstiger Prognose KAM nicht häufiger als solche in frühen Stadien und mit günstiger Prognose (Wortmann et al. 2016).

40.4 Beweggründe der Patienten für die Anwendung von KAM

In Befragungen werden verschiedene Gründe für den Einsatz von KAM angegeben. Die meisten Patientinnen und Patienten erwarten sich einen direkten Nutzen der KAM beispielsweise in der Behandlung ihrer Krebserkrankung, aber auch bei der Linderung der Nebenwirkungen, welche durch die konventionelle Therapie hervorgerufen werden (Tangkiatkumjai et al. 2020; Keene et al. 2020). Folgende Beweggründe werden darüber hinaus erwähnt (Shorofi 2011; Hall et al. 2017):

- Mehr in die Entscheidungen eingebunden sein,
- ganzheitliche Gesundheitsvorstellung,
- alle therapeutischen Optionen ausschöpfen, die möglich sind,
- Enttäuschung bezüglich konventioneller Medizin,
- Behandlung zu sehr auf den Körper fokussiert (Körper wird als Maschine wahrgenommen),
- Kontrolle zurückgewinnen.

Nicht alle Krebsbetroffenen fragen primär und explizit nach KAM. Oftmals wird die Frage eher implizit gestellt, um die Haltung der betreuenden Person abzuholen und sich selbst nicht bloßzustellen. Es wird beispielsweise häufig nach „unterstützenden" oder „ergänzenden Verfahren" gefragt. Vier typische Gesprächsanlässe zu KAM in der Onkologie werden genannt (Kohrs et al. 2020):

„Unterstützungsmöglichkeiten" Hier stellen Betroffene die Frage, ob noch etwas zusätzlich zur konventionellen Therapie getan werden kann oder ob es etwas gibt, das ihre Abwehrkräfte stärken könnte. Häufig steht das Bedürfnis dahinter, die Gesundheit auch während der Behandlung bestmöglich zu fördern. Zudem hegen viele Betroffene die Hoffnung, dass es Methoden geben könnte, welche die Behandlung der Krebserkrankung verbessern.

„Symptommanagement" Im Unterschied zum erstgenannten Gesprächsanlass haben Patientinnen und Patienten hier einen konkreten Grund, das Behandlungsteam anzusprechen. Sie leiden beispielsweise unter Nausea oder Fatigue, welche durch konventionelle Therapie nicht gänzlich behoben werden können und erhoffen sich eine Linderung durch Verfahren der KAM.

„Behandlungsalternative" Immer wieder kann es vorkommen, dass gezielt nach einer Alternative zu Schulmedizin gesucht wird. Häufig ist die Ursache der Suche die Angst vor der konventionellen Therapie sowie deren Nebenwirkungen. Zudem ist für viele Menschen KAM gleichbedeutend mit „sanft", „natürlich" oder „individualisiert", wohingegen die konventionelle Therapie als „aggressiv" wahrgenommen wird.

„Letzter Strohhalm" Viele Betroffene möchten nicht akzeptieren, wenn sie in der konventionellen Medizin als „austherapiert" gelten. Sie möchten alles probieren, um dem nahenden Ende entgegenzuwirken. In dieser Situation, die mit einem hohen Leidensdruck verbunden ist, sind sie sehr „anfällig" für Verfahren, welche mit hohen finanziellen, zeitlichen und sozialen Belastungen einhergehen und zudem wenig erforscht wurden (▶ Abschn. 40.7).

❯ KAM wird sehr häufig von Krebsbetroffenen in Anspruch genommen. Die Beweggründe für den Einsatz variieren.

40.5 Klassifizierung und Evidenzbasierung

40.5.1 Klassifizierung

Wie bei den Definitionen gibt es auch bei der Klassifizierung von KAM kein einheitliches System. Ein weit verbreitetes System zur Klassifizierung ist das des National Center for Complementary and Integrative Health (NCCIH), das die komplementären Behandlungsverfahren in die Anwendung von Naturprodukten und Mind-Body-Medizin einteilt:

Zu den *Naturprodukten* zählen Heilpflanzen (oral, topisch, inhaliert etc.) sowie Phytopharmaka und Nahrungsmittel inkl. Nahrungsergänzungsmittel. Zur *Mind-Body-Medizin* zählen psychologische Verfahren (z. B. Achtsamkeit, Hypnotherapie, Entspannungsverfahren) und physische Verfahren (z. B. manuelle Therapie, Wärme/Kälte, Akupunktur) sowie eine Kombination aus beiden (z. B. Meditation, Yoga, Tai-Chi) und achtsames Essen.

Eine weitere Klassifizierung ist die, welche in der S3-LeitlinieKomplementärmedizin in der Behandlung onkologischer Patientinnen und Patienten Anwendung findet. Die Komplementärmedizin wird hier in Medizinische Systeme, Mind-Body-Verfahren, Manipulative Körpertherapien sowie in Biologische Therapien eingeteilt. In ◘ Tab. 40.1 werden exemplarisch einige zugeordnete Verfahren dargestellt. In ▶ Abschn. 40.6 werden ausgewählte Verfahren näher beschrieben.

Der deutlichste Unterschied beider Klassifizierungen ist die Nennung der Medizinischen Systeme in der S3-Leitline, welche vor allem im deutschsprachigen Raum eine große Bedeutung einnehmen.

40.5.2 Evidenzbasierung

Seriöse Komplementärmedizin und -pflege beruht auf den Grundlagen der „evidence-based medicine" nach Sackett. Sie beruht auf der Integration von interner Evidenz, der Präferenz der Patientinnen und Patienten und der bestmöglichen externen Evidenz aus systematischer Forschung (Sackett et al. 1996). Dadurch unterscheidet sie sich von der häufig völlig evidenzfreien Alternativmedizin. Die verfügbare wissenschaftliche Evidenz zu den Methoden und Verfahren der KAM ist allerdings sehr heterogen. Auf einigen Gebieten, wie beispielsweise der Phytotherapie und den Mikronährstoffen sowie der naturheilkundlichenPflege, gibt es bisher kaum Forschung in Form von randomisierten klinischen Studien (RCT). Zur Akupunktur liegen dagegen bereits über 1000 Metaanalysen, knapp 4000 Reviews und ca. 4500 RCT vor. In Studien zur Wirksamkeit von KAM muss dabei, wie in anderen Bereichen der Medizin auch, der Placeboeffekt übertroffen werden.

Hintergrundinformationen

Placebo- und Noceboeffekte werden ausgelöst durch positive Erwartungen an den Behandlungserfolg oder die Beziehung zwischen Behandelnden und Patientinnen bzw. Patienten und können an Selbstheilungsprozessen beteiligt sein.

Metaanalysen zufolge sind in der Medizin, je nach Indikationsgebiet, bis zu 70 % der Symptomverbesserungen auf Placeboeffekte zurückzuführen. Aufgrund dieser Forschungserkenntnisse sollten Placebomechanismen wie Erwartung, assoziative Lernvorgänge sowie gezielte Kommunikation bewusst genutzt werden, um die Wirksamkeit, Verträglichkeit und Adhärenz bestehender pharmakologischer und anderer Therapien zum Wohle der Patienten zu optimieren (Bingel 2021).

> **▶ Beispiel**

Nutzung von Placebomechanismen in der Onkologie (in Anlehnung an Enck et al. 2012 und Bingel et al. 2014):

- Empathische und authentische Kommunikation
- An die individuelle Situation der Patientinnen und Patienten angepasste Formulierung der Therapieziele
- Nutzen sowie positive Effekte der Behandlung in den Vordergrund stellen, bevor mögliche unerwünschte Wirkungen besprochen werden
- Vermeiden unrealistischer Erwartungen
- Kopplung der Behandlung mit sensorischen Ereignissen (Gefühl, Geschmack, Geruch etc.)

◘ **Tab. 40.1** Klassifizierung von KAM. Eigene Darstellung in Anlehnung an die S3 Leitlinie Komplementärmedizin

Medizinische Systeme	Mind-Body-Verfahren	Manipulative Körpertherapien	Biologische Therapien
Anthroposophische Medizin Homöopathie Akupunktur/Akupressur Klassische Naturheilverfahren	Meditation Mindfulness-based Stress Reduction (MBSR) Yoga	Bioenergiefeldtherapien (z. B. „therapeutic touch") Reflextherapie Massage/Aromatherapiemassage Sport/Bewegung	Vitamine Phytotherapeutika (z. B. Mistel, Johanniskraut, Ingwer) Enzyme Ketogene Diät

– Kombination von Medikamentengaben mit anderen nichtmedikamentösen Maßnahmen, die das Zielsymptom ändern (z. B. Entspannungstechniken in der Schmerztherapie) ◄

Zu den in der Pflege angewandten naturheilkundlichen Maßnahmen liegt zwar Erfahrungswissen vor, jedoch fehlen wie bereits erwähnt Erkenntnisse zu möglichem Nutzen und Schaden aus wissenschaftlichen Studien fast gänzlich. Ebenso liegen weder externe Evidenz noch leitlinienbasierte Handlungsempfehlungen vor. Um diese Evidenzlücke zu füllen, wurde von der Arbeitsgruppe (AG) „Integrative Pflege in der Onkologie" – eine AG der Sektion „Onkologische Pflegeforschung der Deutschen Gesellschaft für Pflegewissenschaft" (DGP) – ein systematisches Verfahren zur Generierung von Evidenz zu naturheilkundlichen Pflegeinterventionen in der Onkologie entwickelt. Das Verfahren ermöglicht, die interne Evidenz (individuelles Wissen von Fachpersonen) hinsichtlich Sicherheit, Wirksamkeit und der Praktikabilität der Umsetzung systematisch zu bündeln, zu bewerten und aufzuarbeiten, um dann in Kombination mit der bestverfügbaren externen Evidenz Handlungsempfehlungen für die onkologische Pflege auszusprechen (Stolz et al. 2021). Nationale und internationale Leitlinien gelten als wichtige Informationsquellen zum aktuellen Stand wissenschaftlicher Evidenz und als konkrete Handlungsempfehlungen für die Praxis. Deutschsprachige Leitlinien sind die S3-Leitlinie Komplementärmedizin, die S3-Leitlinie Supportive Therapie und zahlreiche tumorspezifische Leitlinien.

Die S3-Leitlinie ist ein präzises Nachschlagewerk für evidenzbasierte und formal konsentierte Empfehlungen (und Negativ-Empfehlungen). In ■ Tab. 40.2 sind beispielhaft die Empfehlungen zu Fatigue dargestellt (weitere Informationen zu Fatigue ► Kap. 18).

40.5.2.1 Klinische Praxisleitlinien zum evidenzbasierten Einsatz integrativer Therapien während und nach einer Brustkrebsbehandlung (Society for Integrative Oncology)

Die US-amerikanische Gesellschaft für Integrative Onkologie (Society for Integrative Oncology) hat Leitlinien zum Einsatz von integrativen Methoden bei Frauen mit Brustkrebs veröffentlicht (Greenlee et al. 2017). Die Bewertung des Nutzens basiert auf der Auswertung randomisierter Studien zu den einzelnen Verfahren und Indikationen (■ Tab. 40.3).

■ **Tab. 40.2**   Übersicht evidenzbasierter komplementär Therapien zur Verbesserung von Fatigue. (Eigene Darstellung in Anlehnung an die S3-Leitlinie Komplementärmedizin in der Behandlung von onkologischen PatientInnen 2021, S. 39–40)

Empfehlungsstärke	Intervention	Patienten	Kontext/Anmerkung
Soll	Körperliche Aktivität und Sport	Onkologische Patientinnen/Patienten	
Sollte	Tai Chi/Qigong	Onkologische Patientinnen/Patienten	Während und nach Abschluss von Chemo-/Radiotherapie
Sollte	Yoga	Onkologische Patientinnen/Patienten	Während und nach Abschluss von Chemo-/Radiotherapie
Kann	Akupunktur	Onkologische Patientinnen/Patienten	
Kann	Akupressur	Onkologische Patientinnen/Patienten	
Kann	Ginseng	Onkologische Patientinnen/Patienten	

■ **Tab. 40.2** (Fortsetzung)

Empfehlungsstärke	Intervention	Patienten	Kontext/Anmerkung
Kann	(Ärztlich geleitetes) individualisiertes, multimodales komplementärmedizinisches Therapieangebot	Brustkrebspatientinnen	Während und nach onkologischer Therapie
Kann	Mindfulness-based Stress Reduction	Onkologische Patientinnen/Patienten	Nach adjuvanter Therapie
Kann	Anthroposophische Komplexbehandlung	Überlebende nach Brustkrebs	
Sollte nicht	Bioenergiefeld-Therapien	Onkologische Patientinnen/Patienten	
Sollte nicht	Guarana-Trockenextrakt	Onkologische Patientinnen/Patienten	Patientinnen/Patienten, die unter einer chemotherapiebedingten Fatigue litten; hier wird Lebensqualität im Zusammenhang mit Fatigue betrachtet
Keine ausreichenden Daten für Empfehlungen	Bryophyllum pinnatum (phytotherapeutische Dosierung)	Onkologische Patientinnen/Patienten	
Keine ausreichenden Daten für Empfehlungen	Carnitin	Onkologische Patientinnen/Patienten	
Keine ausreichenden Daten für Empfehlungen	Kunsttherapie	Onkologische Patientinnen/Patienten	
Keine ausreichenden Daten für Empfehlungen	Meditation	Onkologische Patientinnen/Patienten	
Keine ausreichenden Daten für Empfehlungen	Schwedische Massage	Onkologische Patientinnen/Patienten	Endpunkt Reduktion von Fatigue und Ein- und Durchschlafstörungen
Keine ausreichenden Daten für Empfehlungen	Zink	Onkologische Patientinnen/Patienten	Endpunkt Reduktion von Fatigue und Ein- und Durchschlafstörungen

Bemerkung: *soll/soll nicht* = starke Empfehlung für oder gegen, *sollte/sollte nicht* = Empfehlung, *kann/kann verzichtet werden* = Empfehlung offen.

□ Tab. 40.3 Bewertung des Nutzens einiger komplementärmedizinischer Methoden bei Frauen mit Brustkrebs während der Behandlung (Chirurgie, Radiotherapie, medikamentöse Tumortherapien). Nutzen wird ausschließlich im Sinn von Symptomlinderung und Besserung der Lebensqualität definiert. (Nach Greenlee et al. 2017)

	Lebensqualität	Angst/Stressreduktion	Schlaf	Hitzewallungen	Schmerz	Übelkeit/Erbrechen bei Chemotherapie	Fatigue
Meditation	A	A					
Yoga	B	B	C				C
Musiktherapie		B			C		C
Entspannung		C				C	
Massage		C			C		
Healing Touch					C		
„Stressmanagement"	C	B					B
Akupunktur	C	C		C	C	B	C
Mistel	C						
Ingwer						C	
Ginseng							C
Carnitin							D
Soja				D			

A: Die Anwendung wird empfohlen (es besteht mit hoher Wahrscheinlichkeit ein erheblicher Nutzen).
B: Die Anwendung wird empfohlen (es besteht mit hoher Wahrscheinlichkeit ein bescheidener Nutzen oder mit geringerer Wahrscheinlichkeit ein bescheidener oder erheblicher Nutzen).
C: Die Anwendung kann selektiv einzelnen Patientinnen empfohlen werden (es besteht möglicherweise ein kleiner Nutzen).
D: Von der Anwendung wird abgeraten (kein Nutzen).
H: Von der Anwendung wird abgeraten (geringe oder hohe Wahrscheinlichkeit, dass Schaden den Nutzen überwiegt).

40.6 Ausgewählte Verfahren der Komplementär- und Alternativmedizin

40.6.1 Klassische Naturheilverfahren

Die klassischen Naturheilverfahren basieren auf den fünf Säulen der Gesundheitslehre von Sebastian Kneipp (1821–1897): Phytotherapie, Hydrotherapie, Ernährungstherapie, Bewegungstherapie und Ordnungstherapie. Sie beinhalten Aspekte des gesunden Lebensstils mit ausgewogener, ballaststoffreicher Ernährung und Heilkräutern, regelmäßiger Bewegung und Entspannung und einem regelmäßigen Tagesrhythmus. Pflegerische Maßnahmen wie äußere Anwendungen sind Teil der klassischen Naturheilverfahren.

40.6.1.1 Ernährung

Hintergundinformation Empfehlungen für eine gesunde, ausgewogene Ernährung sind Bestandteil von KAM. Sie basieren auf den allgemeinen Ernährungsempfehlungen des World Cancer Research Fund zur Krebsprävention. Gesunde Ernährung bedeutet: Eine vitamin- und eiweißreiche pflanzliche Kost mit viel Gemüse und Obst, max. 500 g Fleisch pro Woche, Ballaststoffen, Hülsenfrüchten und unverarbeitetem Getreide. Der Nährstoffbedarf soll durch Lebensmittel und nicht durch Nahrungsergänzungsmittel gedeckt werden.

Nach aktuellem Stand gibt es keine Evidenz für die Wirksamkeit und Sicherheit spezieller Krebsdiäten, sodass in der S3-Leitlinie Ernährungsmedizin von speziellen Krebsdiäten abgeraten wird. Für alternative Diätkonzepte, die den Anspruch erheben, den Krebs zu heilen und Rezidive zu verhindern, gibt es keine Evidenz. Einige dieser Diäten werden nachfolgend beschrieben:

Ketogene Diät (nach dem „Dr.-Coy-Prinzip") Theoretische Grundlage dieser Diät ist die Tatsache, dass Tumorzellen für ihren Energiehaushalt mehr Kohlenhydrate brauchen als normale Zellen. Die Diät ist deswegen in erster Linie kohlenhydratarm, aber fettreich. Zusätzlich werden verschiedene Substanzen verabreicht, die den Stoffwechsel beeinflussen sollen. Als diagnostische Methode wird die sog. EDIM-Technologie (Epitop-Detektion in Monozyten) eingesetzt. Ein hoher Plasmaspiegel der Enzyme TKTL-1 und Apo10 könne Patienten ermitteln, die von einer ketogenen Diät profitieren könnten. Darüber hinaus wird die EDIM-Technologie auch eingesetzt, um die Wirkung der Diät zu prüfen.

„Breuß-Krebskur total" Sie geht von der Vorstellung aus, dass Krebserkrankungen durch den Verzicht auf feste Nahrung „ausgehungert" und damit geheilt werden können. Dies ist theoretisch unsinnig und weder durch Laborexperimente noch durch klinische Studien belegt. Im Rahmen der Breuß-Diät darf während 42 Tagen nichts gegessen werden, stattdessen werden maximal 500 ml Gemüsesäfte und zusätzlich Kräutertees in kleinen Schlucken getrunken.

Gerson-Diät Auch diese Diät erhebt den Anspruch, Krebserkrankungen zu heilen. Sie ist fettfrei, salzfrei und vegetarisch, aber angereichert mit Schilddrüsenextrakten und Vitamin B$_{12}$. Zusätzlich werden zur „Entgiftung" Einläufe mit Kaffee vorgenommen.

> Empfehlung 15 der S3-Leitlinie Klinische Ernährung in der Onkologie: „Sogenannte ‚Krebsdiäten' werden nicht empfohlen. Diätvorschriften, die die Nahrungsaufnahme bei Patienten mit (drohender) Mangelernährung einschränken, können potenziell schädlich sein und sollten vermieden werden" (Arends et al. 2015).

40.6.1.2 Nahrungsergänzungsmittel.

Vitamine, Spurenelemente und andere Nahrungsergänzungsmittel (NEM) gehören zu den sog. Mikronährstoffen, d. h. zu Nahrungsbestandteilen, die – im Gegensatz zu den Makronährstoffen wie Kohlenhydrate und Fette – dem Körper keine Energie liefern. Viele, wenn nicht die meisten Krebsbetroffenen nehmen Präparate mit Vitaminen, Spurenelementen und anderen Mikronährstoffen ein, oft in hohen, den Tagesbedarf um ein Vielfaches überschreitenden Mengen. Vertreter der alternativen „orthomolekularen Medizin" propagieren die teils intravenöse Verabreichung hoher Dosen von Vitaminen und von Selen. Ein Überlebensvorteil durch hochdosiertes Vitamin C ließ sich in randomisierten Studien nicht nachweisen. Schädliche Wirkungen sind möglich: Die Einnahme von Vitamin A, E und von Beta-Carotin (allein oder in Kombination) führte in einer großen Untersuchung zu einer Erhöhung der Sterblichkeit.

> Der Nutzen von Nahrungsergänzungsmitteln ist nur bei nachgewiesenem Mangel belegt.

Selen Das Spurenelement Selen ist ein essenzieller Nahrungsbestandteil und u. a. in Getreide, Hülsenfrüchten, Fleisch und Fisch enthalten. Eine präventive Wirkung auf die Entstehung von Tumoren konte in großen, methodisch fundierten Studien nicht nachgewiesen werden. Auch für die Behandlung von bestehenden Tumoren oder die Prävention von Rezidiven besteht keine wissenschaftlich nachgewiesene Wirkung. Die Linderung von radio- oder chemotherapiebedingten Nebenwirkungen ist nur bei vorbestehendem Selen-Mangel belegt: Bei Patientinnen, die wegen gynäkologischen Tumoren bestrahlt wurden, traten unter Selen-Substitution signifikant weniger Diarrhöen auf. Diese Patientinnen hatten allerdings bei Therapiebeginn einen Selen-Mangel mit erniedrigten Selen-Konzentrationen im Blut.

> Selen kann bei Überdosierung zu akuten oder chronischen Schäden führen.

Symptome der chronischen Vergiftung (Selenose) sind Haarausfall, Nagelverdickung, Übelkeit, Erbrechen, Müdigkeit, Parästhesien und Lähmungserscheinungen. Um eine Selenose zu vermeiden, darf die tägliche Zufuhr 300 µg nicht überschreiten.

Zentral in der Onkologie ist es, zu unterscheiden, ob die Personen eine kurative Therapie bereits abgeschlossen haben (Survivors), ob es sich um eine therapiebegleitende Ernährung handelt oder ob Mangelernährung vermieden/behandelt werden soll. Der World Cancer Research Fund (WCRF) empfiehlt neben einer ausgewogenen Ernährung auch regelmäßige körperliche Aktivität (weitere Informationen ▶ Kap. 19 und 43).

40.6.2 Akupunktur und Akupressur

Akupunktur und Akupressur werden im Rahmen der traditionellen Chinesischen Medizin (TCM) in China seit Jahrtausenden praktiziert. Danach zirkuliert die Lebensenergie (Qi) auf definierten Bahnen (Meridianen) im Körper und steuert seine Funktionen. Eine Störung des Energieflusses führt zu Erkrankungen. Durch Anregung der auf den Meridianen liegenden Akupunkturpunkten sollen diese Störungen behoben und der Energiefluss wiederhergestellt werden. Bei der Akupunktur werden diese Punkte durch feine Nadeln angeregt, bei der Akupressur durch einen stumpfen Druck durch Daumen, Handballen, Ellbogen, Knie, Fuß oder technische Hilfsmittel, wie z. B. Akupressurarmbänder.

40.6.2.1 Anwendung in der Onkologie

Akupunktur und Akupressur werden in der Onkologie zur Linderung oder Vorbeugung von krankheits- oder therapiebedingten Symptomen eingesetzt (Übelkeit und Erbrechen ▶ Kap. 20, Fatigue ▶ Kap. 18, Schmerzen ▶ Kap. 15, Hitzewallungen). Am besten belegt ist die Wirksamkeit der Akupunktur bei chemotherapieinduzierter Übelkeit und Erbrechen (Greenlee et al. 2017; Molassiotis et al. 2017; Garcia et al. 2013; Ju et al. 2017). Auch Symptome einer chemotherapieinduzierten Neuropathie (▶ Kap. 16) werden durch Akupunktur teils günstig beeinflusst (Lu et al. 2020; Bao et al. 2020) sowie Gelenkschmerzen unter Aromatasehemmern (Bao et al. 2020).

Die Akupressur bietet den Vorteil, dass sie nach entsprechender Anleitung auch sehr gut durch die Betroffenen selbst durchgeführt werden kann. Sie kann laut der S3-Leitlinie Komplementärmedizin (2021) bei chemotherapieinduzierter Übelkeit, Fatigue und Tumorschmerzen als zusätzliche Therapie eingesetzt werden.

> ▶ **Beispiel**
>
> Für die Akupressur bei chemotherapieinduzierter Übelkeit wird meist der Akupressurpunkt Pe6 verwendet. Dieser befindet sich gut erreichbar auf der Innenseite des Unterarmes. Um den Punkt zu finden, legen Sie Zeige-, Mittel- und Ringfinger direkt unterhalb Ihrer Handwurzel auf. Pe6 befindet sich nun mittig direkt unter dem Zeigefinger zwischen den beiden Sehnen. Der Punkt sollte kreisförmig eine Minute lang massiert werden, bevor Sie die Seite wechseln und das Vorgehen wiederholen. ◄

Einordnung Akupunktur und Akupressur kann durch ausgebildetes Personal vor allem zur Linderung und Vorbeugung von Symptomen, welche krankheitsbedingt oder therapiebedingt sind, eingesetzt werden. Es gibt Evidenz, dass der Pe6-Punkt Übelkeit und Erbrechen bei Brustkrebspatientinnen signifikant reduziert. Weitere Akupressurpunkte zeigen eine Symptomverbesserung auf und sollten daher fachkundig Anwendung finden (Büssing und Kirchhoff 2009).

40.6.3 Phytotherapie

Heilpflanzen werden seit Jahrtausenden zur Vorbeugung und Heilung von Krankheiten eingesetzt. Die Anwendung erfordert umfängliches Fachwissen, da viele Pflanzen hochwirksame Wirkstoffe enthalten, die neben erwünschten Wirkungen auch Nebenwirkungen und Wechselwirkungen mit anderen Medikamenten haben können. Viele der heute in der Schulmedizin verwendeten Arzneimittel stammen ursprünglich von Pflanzenwirkstoffen ab, sodass der Übergang von der Pflanzenheilkunde zur Schulmedizin als fließend angesehen werden kann. Im Jahr 1811 wurde durch den Apotheker Friedrich Sertürner (1783–1841) erstmals eine Einzelsubstanz aus einer Pflanze isoliert – das Morphin. Arzneimittel mit isolierten Pflanzeninhaltsstoffen und ihren Derivaten werden nicht zu den Phytopharmaka gezählt. Beispiele sind Digitalis-Präparate, die aus Schimmelpilzen abgeleiteten Penicilline und die ursprünglich aus Weidenrinde gewonnene Salicylsäure oder pflanzliche Zytostatika aus Eibe (Taxane) oder Immergrün (Vincaalcaloide). Phytopharmaka oder pflanzliche Arzneimittel sind Vielstoffgemische, die als wirksame Bestandteile ausschließlich Pflanzen, Pflanzenteile oder pflanzliche Bestandteile wie z. B. ätherische Öle in unbearbeitetem Zustand oder in Form von Zubereitungen enthalten. Vor der Zulassung als

Arzneimittel ist ein Zulassungsverfahren beim Bundesinstitut für Arzneimittel und Medizinprodukte (BfArM) mit Nachweisen über Wirksamkeit, pharmazeutische Qualität und Unbedenklichkeit verpflichtend.

Wissenschaftliche Daten zu pflanzlichen Drogen (getrocknete Pflanzen bzw. Pflanzenteile) werden auch durch das Herbal Medicinal Product Committee (HMPC) der European Medicines Agency (EMA) in Monografien publiziert. Das HMCP entscheidet über die Einordnung einer pflanzlichen Droge in die Kategorien „well-established use" (= anerkannte medizinische Wirkung und akzeptierte Unbedenklichkeit) und „traditional use" („Traditionelles Arzneimittel").

40.6.3.1 Anwendung in der Onkologie

In der Onkologie können Phytopharmaka vor allem zur Behandlung von Begleitsymptomen der Erkrankung oder auch für das Nebenwirkungsmanagement eingesetzt werden (Huber et al. 2013). Vor allem Krebsbetroffene mit Unruhezuständen, Ängsten oder Schlafstörungen können profitieren. Bei diesen Indikationen können beispielsweise Baldrian (bis max. 1000 mg/Tag) oder Lavendelöl (innerlich) eingesetzt werden. Weitere Indikationen sind z. B. die chemotherapieinduzierte Polyneuropathie (s. auch ▶ Kap. 16), bei der Capsaicin, ein Wirkstoff aus Cayennepfeffer und Gewürzpaprika, als Pflaster oder Salbe angewandt wird, und Beschwerden des Verdauungstraktes (s. auch ▶ Kap. 21). Hier können pflanzliche Bitterstoffe wie Enzian, Wermut oder Kalmuswurzel zur Behandlung von Inappetenz, Blähungen oder Völlegefühl eingesetzt werden. Bei Durchfällen kann ein Tee aus getrockneten Heidelbeeren Hilfe schaffen.

Um Phytopharmaka einzusetzen, braucht es neben ausreichender Kenntnis der eingesetzten Pflanzen auch Kenntnis zu den Wechselwirkungen und Kontraindikationen. Die Anwendung sollte in enger Abstimmung mit dem behandelnden Onkologen stattfinden, nicht schaden und vor allem nicht zum Versäumnis wirksamerer Therapien führen.

> Problematisch ist die für Laien oft schwierige Unterscheidung zwischen zugelassenen Phytopharmaka und Nahrungsergänzungsmitteln. Diese sehen häufig aus wie Arzneimittel, sind jedoch Lebensmittel zur Ergänzung der allgemeinen Ernährung und hinsichtlich Qualität und Anwendungssicherheit schwer einschätzbar (Jobst et al. 2021).

40.6.4 Aromatherapie

Der Begriff „Aromatherapie" wurde 1937 von R.-M. Gattefossé (1881–1950), einem französischen Chemiker, geprägt. Aromatherapie ist Teil der Phytotherapie. Sie beinhaltet die Verwendung ätherischer Öle, wie sie bereits seit Jahrtausenden für therapeutische und rituelle Zwecke genutzt werden und auch in der Volksmedizin verwurzelt sind. Entsprechende Produkte (z. B. das Menthol, Kampfer und Eukalyptus enthaltende „Wick Vaporub") sind kommerziell erhältlich, ohne dass dabei von „Aromatherapie" gesprochen würde.

Typische Anwendungsformen der Aromatherapie sind die Inhalation der ätherischen Öle nach Zerstäubung (Diffuser), Verdampfung (Duft- bzw. Aromalampe) oder durch Anwendung von Riechstiften und die topische Anwendung als Auftragung, Ölauflage oder Massage. Ätherische Öle werden außerdem in Form von Bädern oder Tee angewendet.

Ätherische Öle werden sowohl über die Haut als auch über den Geruchssinn aufgenommen. Die olfaktorischen Stimuli werden vom limbischen System verarbeitet und können positive Gefühle und Wohlbefinden, aber auch negative Reaktionen wie Übelkeit auslösen.

Zu beachten ist, dass Aromaöle allergische Reaktionen auslösen können. Das häufig angewandte Teebaumöl beispielsweise enthält lebertoxische Terpene und sollte nicht in hohen Konzentrationen über längere Zeit eingesetzt werden. Bis auf Lavendel fein dürfen ätherische Öle auch niemals pur angewendet werden, da dies Hautreizungen verursacht. Vor der Anwendung sollte jeweils die Hautverträglichkeit an einer kleinen Stelle des Körpers, z. B. der Innenseite des Oberarms, getestet werden. Zudem sollte der Patient gefragt werde, ob er den Geruch als angenehm empfindet.

40.6.4.1 Anwendung in der Onkologie

Es liegt eine schwache Evidenz dazu vor, dass die Aromatherapie Angstzustände, Depression, Schlafstörungen onkologisch Betroffener reduzieren und das allgemeine Wohlbefinden für einen Zeitraum von bis zu 2 Wochen verbessern kann. Dufttupfer (1–2 Tropfen ätherisches Öl auf einem Mulltupfer) mit Lavendelöl fein oder Orangenöl können als eine einfache, niederschwellige Maßnahme bei Angst und innerer Unruhe eingesetzt werden (Klafke et al. 2016; Mahler et al. 2019).

Einordnung Unter Berücksichtigung möglicher allergischer Reaktionen kann Aromatherapie eine sinnvolle und von Patientinnen und Patienten geschätzte Ergänzung zur schulmedizinischen Therapie darstellen.

> Es gibt eine schwache Evidenz dazu, dass die Aromatherapie Angstzustände, Depression und Schlafstörungen reduzieren und das allgemeine Wohlbefinden für einen Zeitraum bis zu 2 Wochen verbessern könnte.

40.6.5 Homöopathie

Die Homöopathie (griechisch homoios: „gleich, ähnlich" sowie pathos: „Leiden") wurde durch den deutschen Arzt Samuel Hahnemann (1755–1843) begründet. Sie beruht auf zwei Annahmen:

- *Ähnlichkeitsprinzip:* „Heile Ähnliches mit Ähnlichem". Ein Arzneimittel wird so ausgewählt, dass seine Inhaltsstoffe unverdünnt an Gesunden ähnliche Symptome hervorrufen, wie sie der zu behandelnde Patient oder die Patientin aufweist: Zwiebeln bringen Augen und Nase „zum Laufen" – deshalb könne Heuschnupfen mit Zwiebelextrakten behandelt werden.
- *Potenzierung:* Die Grundsubstanzen werden wiederholt verdünnt (potenziert), meist bei jedem Schritt im Verhältnis 1:10 oder 1:100. Dazu werden sie mit Wasser oder Alkohol „verschüttelt" oder mit Milchzucker verrieben. Verdünnungen waren ursprünglich wegen der hohen Giftigkeit einiger Grundsubstanzen erforderlich. Später wurde das Prinzip der „Hochpotenzen" eingeführt. Bei diesen starken Verdünnungen sind keine Moleküle des Arzneimittels mehr in der Lösung vorhanden. Homöopathen, die solche Hochpotenzen anwenden, gehen davon aus, dass das Arzneimittel durch die Energiezufuhr beim Verschütteln oder Verreiben Information an das Lösungsmittel abgibt und dass diese „immaterielle Information" die eigentliche Heilkraft darstellt. Für diese Annahme gibt es aus heutiger naturwissenschaftlicher Sicht weder experimentelle Belege noch eine plausible theoretische Begründung.

Viele Homöopathen verwenden Verdünnungen (Potenzen) von 1:10.000 oder 1:1.000.000 (d. h. $1:10^4$ oder $1:10^6$, in der homöopathischen Nomenklatur D4 oder D6). Bei diesen Verdünnungen ist das Arzneimittel noch in messbarer und potenziell wirksamer Konzentration vorhanden. Die Anwendung von Hochpotenzen (über D23) ist kein zwingender Bestandteil der Homöopathie.

40.6.5.1 Anwendung in der Onkologie

Bisher konnten der Nutzen bzw. die Wirksamkeit homöopathischer Therapien in Studien nicht einwandfrei nachgewiesen werden. Laut Leitlinie Komplementärmedizin liegt eine schwache Evidenz (Kann-Empfehlung) zum Einsatz von klassischer Homöopathie zur Verbesserung der Lebensqualität vor. Die Erstanamnese wird hierbei kombiniert mit einer individuellen Mittelverschreibung.

Die Homöopathie ist mit Sicherheit einer der meistdiskutierten Ansätze innerhalb der KAM. Aufgrund fehlender Ratio (bei höheren Potenzen kann kein Wirkstoff mehr nachgewiesen werden) lehnen viele Behandelnde den Einsatz von Homöopathie ab. Auf der anderen Seite ist das Risiko von Nebenwirkungen dadurch sehr gering. Der Einsatz sollte also auch aufgrund möglicher Kosten abgewogen werden.

> Der Nutzen bzw. die Wirksamkeit der Homöopathie konnte bisher nicht belegt werden.

40.6.6 Anthroposophische Medizin

Die anthroposophische oder anthroposophisch erweiterte Medizin wurde durch Rudolf Steiner (1861–1925), den Begründer der Anthroposophie, zusammen mit der Ärztin Ita Wegmann (1876–1943) ab 1920 entwickelt. Sie verbindet nach eigener Darstellung die „naturwissenschaftlich-akademische" Medizin mit der anthroposophischen Geisteswissenschaft. Entsprechend der Bezeichnung „anthroposophisch *erweiterte* Medizin" lehnen anthroposophische Ärzte die Schulmedizin nicht ab, sondern ergänzen sie durch eigene Methoden, auch solche der Homöopathie (▶ Abschn. 40.6.5).

Grundlagen der anthroposophischen Medizin Die anthroposophische Medizin beschreibt eine Dreigliederung des Menschen in einen „Nerven-Sinnes-Pol", einen „Stoffwechsel-Gliedmaßen-Pol" sowie ein vermittelndes „rhythmisches System" mit den Zentralorganen Herz und Lunge.

Im Weiteren werden vier „Wesensglieder" des Menschen beschrieben: der „physische Leib", der „Äther-" oder „Lebensleib", der „Astral-" oder „Seelenleib" und die „Ich-Organisation". Auch Konzepte von Reinkarnation und Karma sind enthalten.

Erkrankungen werden als „Disharmonie" der Wesensglieder gedeutet.

Die anthroposophische Medizin hat zahlreiche Einsichten und Entwicklungen vorweggenommen, die in der Schulmedizin erst später Einzug gehalten haben. Beispiele sind:

– die Bedeutung von psychosozialen und psychosomatischen Faktoren,
– die Bedeutung der begleitenden Pflege von Sterbenden,
– die Entwicklung von nichtmedikamentösen Therapieformen wie Kunsttherapie oder Gymnastik.

40.6.6.1 Anwendung in der Onkologie

40.6.6.1.1 Anthroposophische Medikamente in der Onkologie

Es werden Medikamente mineralischen, pflanzlichen und tierischen Ursprungs eingesetzt. Sie werden oft in potenzierter homöopathischer Form verabreicht, typischerweise als D-Potenzen. In der anthroposophischen Onkologie spielen Mistelpräparate eine wichtige Rolle.

Der Einsatz von Mistelpräparaten wurde von Rudolf Steiner angeregt und von Ita Wegman, gemeinsam mit einem Zürcher Apotheker, 1917 zum ersten Mal zur Herstellung eines Mistelpräparates genutzt. Die Mistel gedeiht als Parasit auf verschiedenen Wirtsbäumen. Mistelpräparate gehören in das Behandlungskonzept der anthroposophischen Medizin, ihre Anwendung bei Krebspatienten ist heute allerdings auch außerhalb der Anthroposophischen Medizin weit verbreitet. Ziel der Misteltherapie ist häufig die Verbesserung der Lebensqualität sowie eine positive Beeinflussung des Überlebens gemeinsam mit der Chemotherapie eingesetzt.

– Inhaltsstoffe der Mistel (Viskotoxine und Mistellektine) stimulieren im Körper die Produktion von Zytokinen und können eine unspezifische Immunreaktion hervorrufen, d. h., sie aktivieren die körpereigene Immunabwehr: nach Injektionen von Mistelextrakten wird eine Vermehrung von Leukozyten (weißen Blutkörperchen) klinisch beobachtet.
– Im Labor konnte gezeigt werden, dass Inhaltsstoffe der Mistel zum Absterben von Tumorzellen führen.

Die verschiedenen im Handel erhältlichen Präparate unterscheiden sich in ihrer Zusammensetzung je nach Hersteller. Anthroposophische Anbieter differenzieren ihre Präparate nach den Wirtsbäumen, auf denen die Misteln gewachsen sind.

Mistelpräparate werden üblicherweise 2-mal wöchentlich in aufsteigenden Konzentrationen subkutan verabreicht. An den Einstichstellen kommt es häufig zu lokalen Entzündungsreaktionen, gelegentlich auch zu Fieber. Diese Reaktionen können als erwünschte Wirkungen der Therapie interpretiert werden (Rostock 2020).

Es liegen aktuell keine Studienergebnisse vor, die eindeutig belegen, dass Mistelextrakte beim Menschen das Tumorwachstum beeinflussen oder die Überlebenszeit verlängern (Rostock 2020).

In einigen Reviews konnte aufgezeigt werden, dass eine Misteltherapie zur Verbesserung der Lebensqualität beitragen kann. Außerdem scheinen Patientinnen und Patienten, die zusätzlich zu ihrer Chemotherapie eine Misteltherapie bekommen, die Therapie besser zu vertragen.

Allerdings gibt es bei diesen Studien einige methodische Schwächen, wie etwa eine fehlende Verblindung (Freuding et al. 2019).

40.6.6.1.2 Andere anthroposophische Therapieformen

Nichtmedikamentöse Therapien sind wichtige Bestandteile der anthroposophischen Medizin. Dazu gehören u. a. Heil-Eurythmie, Biografiearbeit, anthroposophische Psychotherapie (Musiktherapie, Maltherapie, plastisch-therapeutisches Gestalten), anthroposophische Körpertherapien (Gymnastik, rhythmische Massage, Öldispersionsbad u. a. m.) und Ernährung mit Produkten aus „biologisch-dynamischer" Landwirtschaft.

Eine Kombination solcher anthroposophischen Therapieformen mit der medikamentösen Therapie wird im onkologischen Kontext als „anthroposophische Komplexbehandlung" eingesetzt. Für die Behandlung von Ein- und Durchschlafstörungen sowie Fatigue (▶ Kap. 18) gibt es Hinweise, dass der Einsatz wirksam sein kann.

Eine anthroposophische Komplexbehandlung kann zur Linderung von Symptomen oder Nebenwirkungen wie Fatigue oder Ein- und Durchschlafstörungen angewandt werden. Die Behandlung sollte hierbei von einem interprofessionellen Team durchgeführt werden. Die Misteltherapie kann zur Verbesserung oder Erhaltung der Lebensqualität eingesetzt werden. Die Verordnung sollte durch Personen mit dem Fähigkeitsausweis „Ärztin/Arzt für anthroposophische Medizin" ausgeführt werden. Für die Anwendung der einzelnen Therapieformen gibt es aktuell wenig Evidenz.

40.7 Risiken von Komplementär- und Alternativmedizin

Die Anwendung von KAM erfolgt häufig in der Meinung, wenn die Methode schon nichts nütze, so könne sie doch auch nicht schaden. Dies trifft allerdings keineswegs zu: Die Anwendung von KAM kann in mehrfacher Hinsicht mit Risiken verbunden sein.

40.7.1 Versäumnisse durch die Anwendung von Alternativmedizin

Das größte Risiko geht von Anbieterinnen und Anbietern aus, die sich und ihr Vorgehen als einzig richtige „Alternative" bezeichnen und die vor der Anwendung von Verfahren der Schulmedizin warnen: Sie seien schädlich für die Gesundheit und würden zudem die Wirkung der alternativen Methode beeinträchtigen oder verhindern. Es besteht dann die Gefahr, dass eine potenziell wirksame schulmedizinische Behandlung versäumt wird. Dies ist besonders tragisch, wenn eine potenziell kurative schulmedizinische Methode zur Verfügung steht und so eine Heilungschance verpasst wird.

▶ **Beispiel**

In einer retrospektiven Analyse der National Cancer Database (ca. 1,9 Mio. Fälle) in den USA (2003–2014) wurde eine Auswahl von 258 Fällen, die komplementäre und alternativmedizinische Verfahren (KAM) nutzten, 1032 Fällen von Nicht-Nutzern von KAM gegenübergestellt. KAM-Verfahren wurden in der Studie als alternative Verfahren definiert, die durch nichtmedizinisches Personal angeboten werden. Beide Gruppen waren hinsichtlich Tumorart und soziodemografischen Faktoren vergleichbar. Im Ergebnis zeigte sich ein signifikanter Unterschied bei der Ablehnungsrate von Chemotherapie (34 % vs. 3 %), Bestrahlung (53 % vs. 2 %), Operationen (7 % vs. 0,1 %), Hormontherapie (38 % vs. 3 %). Es zeigte sich außerdem ein signifikanter Unterschied im 5-Jahres-Überleben: 82,2 % vs. 86,6 % (Johnson et al. 2018). ◀

❯ Zu unterscheiden ist daher die Alternativmedizin, insbesondere die durch medizinische Laien angewandte, von der im besten Fall integrativ angewandten Komplementärmedizin (▶ Abschn. 40.2).

40.7.2 Nebenwirkungen und Interaktionen

UnerwünschteWirkungen unter KAM werden im Vergleich zu konventionellen onkologischen Therapien selten beschrieben. Dabei ist allerdings zu beachten, dass Anbieter von alternativen und komplementären Methoden ihre Methoden gerne als nebenwirkungsfrei bezeichnen. Sie haben deshalb kein Interesse daran, unerwünschte Wirkungen als solche zu benennen. Sie interpretieren und bezeichnen sie deshalb oft als Symptome des Tumors.

❯ Auch pflanzliche Heilmittel können pharmakologisch wirksame Substanzen enthalten. Mögliche unerwünschten Wirkungen, Nebenwirkungen und Interaktionen sollten daher beim Einsatz berücksichtigt werden.

❯ Zu warnen ist besonders vor dem Kauf von „Heilmitteln" über das Internet, da häufig Inhaltsstoffe nicht nachvollzogen werden können und keine offizielle Zulassung besteht. Im besten Fall sind sie nur wirkungslos, im schlimmsten Fall enthalten sie gefährliche Stoffe.

Ein besonderes Problem stellen *Wechselwirkungen* (Interaktionen) mit schulmedizinischen Therapien dar: Viele Produkte der KAM wie z. B. Extrakte aus Johanniskraut, Gingko, Echinacea u. a. m. beeinflussen den Abbau von Zytostatika und anderen Medikamenten – oft mit klinisch bedeutsamen Konsequenzen.

▶ **Beispiel**

Viele Krebsbetroffene nehmen wegen einer depressiven Verstimmung Johanniskraut-Präparate ein. Johanniskraut beschleunigt den Abbau von Irinotecan (einem Zytostatikum) und von Marcumar („Blutverdünner"). Dies führt dazu, dass bei gleichzeitiger Einnahme von Johanniskraut die Wirkung dieser Medikamente reduziert wird: Bei Irinotecan wird die tumorhemmende Wirkung verringert; bei Marcumar kann dies zu Thrombosen oder Embolien führen. Zudem hat Johanniskraut Einfluss auf die Lichtsensibilität und sollte bei Bestrahlung nicht angewandt werden, da ansonsten eine starke Hautschädigung droht. ◀

Eine Auswahl an Nebenwirkungen und weiteren Interaktionen zeigt ▫ Tab. 40.4.

❯ Wegen der Möglichkeit gefährlicher Wechselwirkungen (Interaktionen) muss der behandelnde Arzt über den Einsatz aller alternativ- und komplementärmedizinischen Produkte informiert werden (s. auch ▶ Abschn. 40.8)

40.7.3 Kosten, Zeit- und Energieaufwand

Die Suche nach KAM und ihrer Anwendung kann einen erheblichen Aufwand an Geld, Zeit und Energie bedeuten. Auch hier ist zwischen seriösen und unseriösen Angeboten zu differenzieren. Der Kostenaufwand sollte bei Therapiebeginn klar deklariert sein (Rogge et al. 2020). Immer häufiger wird KAM auch als Teil eines stationären Angebotes zur Verfügung gestellt und fordert so meist keine zusätzlichen Geldmittel. Ambulant empfiehlt sich allenfalls eine Zusatzversicherung. In Deutschland und der Schweiz können so einige ärztlich verordnete Angebote abgerechnet werden. Ambulante Angebote durch Therapeuten oder Pflegekräfte müssen meist selbst gezahlt werden. Es empfiehlt sich, vor Therapiebeginn eine Kostenaufstellung zu verlangen, um die zu erwartende Belastung abschätzen zu können.

Tab. 40.4 Potenzielle Wechselwirkungen und Nebenwirkungen mit Phytopharmaka (adaptiert nach Lipp 2017; Schlaeppi et al. 2005)

Phytopharmakon	Inhaltstoffe	Kommentar/Interaktion
Grapefruit (Citrus aurnatium bzw. Paradisi)	Bitterstoffe wie Naringin und Dihydrobergamottin	Je mehr der oral gegebeneWirkstoff einem CYP3A-vermittelten First-Pass-Effekt unterliegt (z. B. Everolimus > Nilotinib), desto ausgeprägter ist die Steigerung der Plasmakonzentration des Tumortherapeutikums
Grüner Tee (Camellia sinensis)	Gerbstoffe (z. B. EGCG) (50 % Polyphenole)	Sehr komplexes Spektrum an beschriebenen Wechselwirkungen: 1) Inaktivierung von Bortezomib, 2) Absorbtionsreduktion von Sunitinib bzw. Nadolol, 3) Steigerung der Tacrolimus-Spiegel u. a.
Johanniskraut (Hypericum perforatum)	Hyperforin, Hypericin u. a.	Potente Induktion des CYP-assoziierten Metabolismus bzw. der transmembranär lokalisierten Efflux-Pumpen führt zu einer konzentrationsabhängigen Abnahme von Zytostatika und TKI-Expositionen um 40–50 % Weiter können Nebenwirkungen wie Nausea, Sonnensensibilisierung oder allergische Reaktionen auftreten
Ginseng (Panax ginseng)	Ginsenosoide	Nach längerer, mehrwöchiger Exposition kann die moderate Induktion die Clearance einiger oral verabreichter Tumortherapeutika (CYP3A-Substrate) wahrscheinlich um ca. 30 % erhöhen (vor allem wenn sie einem First-Pass-Effekt unterliegen) Weiter können Nebenwirkungen wie Diarrhö, Kopfschmerzen, Hypertonie, Insomnie oder Nausea auftreten

Der Zeit- und Energieaufwand wird von den Patientinnen und Patienten unterschiedlich empfunden: von manchen als Aufwand, von anderen dagegen als wertvolle Möglichkeit, zu ihrer Gesundung beizutragen. Es gilt den Wunsch und den Willen der Betroffenen zu erfassen und in alle Entscheidungsprozesse einzubeziehen.

❯ Vor der Einleitung einer alternativ- oder komplementärmedizinischen Behandlung sollte geklärt werden, ob die Kosten von der Krankenversicherung übernommen werden.

40.8 Praktische Anwendung von Komplementär- und Alternativmedizin in der Pflege

40.8.1 Haltung Pflegender zu KAM

Pflegende begegnen KAM häufig sehr aufgeschlossen (Gok Metin et al. 2018). Gerade in der Onkologie sehen sie in KAM eine Möglichkeit, die Patientinnen und Patienten individueller zu betreuen und zu versorgen. Zudem geben Pflegende an, durch KAM ihre Pflegepraxis erweitern zu können, mehr Zufriedenheit mit ihrer Arbeit zu verspüren und ein wirksames Instrument des Empowerments zur Verfügung zu haben (Hall et al. 2017). Aktuell ist allerdings eher ein geringes Interesse zu beobachten, KAM in der eigenen Pflegepraxis implementieren zu wollen. Hierfür gibt es verschiedene Ursachen. Einige Herausforderungen, welche Pflegende benennen, sind nach Hall et al. (2017):

- Institutionskultur,
- fehlende Zeit,
- hoher Ressourcendruck,
- strukturelle Barrieren,
- eingeschränktes Wissen und Fähigkeiten.

Die meisten der genannten Faktoren können allein schwierig verändert werden, daher ist es von großer Bedeutung, das Wissen und die Möglichkeiten von KAM besser zugänglich zu machen sowie Fort- und Weiterbildungen zu KAM zu etablieren. Wissen kann einerseits helfen, KAM auch zeitschonend einsetzen zu können, andererseits können auch Interessensgruppen gegründet werden, die den Einsatz von KAM unterstützen und ggf. neue Ressourcen (Stellen, Materialien o. Ä.) etablieren können.

❯ Pflegerische Kompetenz zeigt sich auch bei der Information und Beratung zu Fragen der KAM.

40.8.2 Beratung und Information zu KAM

Eine systematische Übersichtsarbeit, die 16 Befragungsstudien aus dem Zeitraum 1993–2012 zum Gebrauch von komplementären Verfahren auswertete, ergab, dass 40–62 % der Deutschen KAM nutzen (Linde et al. 2014). In der Schweiz stieg die Inanspruchnahme von KAM in der Bevölkerung von 16,4 % im Jahr 2002 auf 28,9 % im Jahr 2017 an (Bundesamt für

Statistik 2019). Da die Inanspruchnahme von KAM auch in der Onkologie in den letzten Jahren stark angestiegen ist, werden Pflegende mit hoher Wahrscheinlichkeit Patientinnen und Patienten begegnen, welche KAM bereits nutzen oder daran interessiert sind und sich über Methoden der KAM informieren möchten. Beratung hierzu ist daher eine wichtige Aufgabe von Pflegenden. Auch steht hinter der oft gestellten Frage „Was kann ich denn sonst noch tun?" der Wunsch nach Informationen zu KAM. Ein kompetenter Umgang damit bietet die Chance, die Beziehung zu den Patientinnen und Patienten zu stärken, gerade in schwierigen und „aussichtslosen" Krankheitssituationen, in denen die Suche nach „Alternativen" an Bedeutung gewinnt (Horneber et al. 2003).

Je nachdem, wie sie geführt werden, können diese Gespräche von den Betroffenen als mehr oder weniger hilfreich wahrgenommen werden (Horneber et al. 2010). Hier spielt einerseits die Erfahrung der beratenden Person, aber auch die Qualität der Gesprächsführung eine wichtige Rolle.

Als hilfreich wird empfunden:

- Unterstützung bei der Suche nach verlässlichen Informationen,
- die sachliche Beschreibung des KAM-Verfahrens, seines Nutzens und seiner Sicherheit,
- eine abschließende persönliche und wertende Stellungnahme, die die Situation der Betroffenen mit einbezieht.

Als wenig hilfreich wird empfunden:
- alleinige Betonung der Unwissenschaftlichkeit und der fehlenden Wirksamkeit von KAM,
- Gleichgültigkeit gegenüber den Anliegen der Betroffenen,
- das Zeigen einer grundsätzlich ablehnenden Haltung.

Ein einfacher Einstieg in ein gemeinsames Gespräch kann das systematische Erfragen der Nutzung von KAM beim ambulanten oder stationären Eintrittsgespräch darstellen. Dies bietet verschiedene Vorteile. Einerseits wird Offenheit bezüglich KAM signalisiert, was wichtig ist, da viele Betroffene den Einsatz verschweigen, wenn sie das Gefühl haben, dass KAM nicht willkommen ist (Hall et al. 2017). Zudem können so alle bisherigen Erfahrungen eingeholt werden. Dies dient der Erfassung von Substanzen, welche potenziell Interaktionen hervorrufen können, kann aber zudem für das Symptommanagement in Form von spezifischen Ressourcen eingesetzt werden.

Patientinnen und Patienten haben zudem evtl. bereits positive Erfahrungen mit dem Einsatz von KAM auch außerhalb des onkologischen Kontextes sammeln können. Allenfalls haben sie die Erfahrung machen können, durch Anwendungen mit Lavendel besser zur Ruhe zu kommen oder dass ihnen Rosmarin im Waschwasser am Morgen hilft, in den Tag zu starten. In diesem Fall sollten diese Erfahrungen als Ressourcen für die stationäre oder ambulante Versorgung aufgegriffen werden und die Patientinnen und Patienten dazu ermutigt werden, diese weiterhin einzusetzen.

> **Information und Beratung zu Fragen der KAM**
> - Betroffene, die das Thema KAM ansprechen, wünschen sich, dass ihre Fragen dazu so ernst genommen werden wie die zu schulmedizinischen Therapien.
> - In einem ersten Schritt geht es darum zu erfahren, weshalb das Thema angesprochen wird. Es gilt also die im Raum stehenden Bedürfnisse zu eruieren. Sind es Ängste vor einer bevorstehenden neuen Therapie, die im Gespräch angesprochen werden können? Kommt die Motivation für KAM von der betroffenen Person selbst oder von Angehörigen oder Freunden? Steht eine subjektive Krankheitstheorie dahinter?
> - In einem nächsten Schritt werden die gewünschten Informationen vermittelt und Möglichkeiten des weiteren Vorgehens besprochen.
> - Optimalerweise sprechen Ärztinnen und Ärzte alle Patientinnen und Patienten auf das Thema KAM an, um auch diejenigen abzuholen, welche mögliche zusätzliche Therapien nicht von sich aus ansprechen.

40.8.3 Einordnung der Methoden

Von Krebs Betroffene erwarten neben den sachlichen Informationen auch eine Stellungnahme oder einen Rat von den professionell Pflegenden und Ärztinnen und Ärzten zu KAM: Sollen sie die vorgeschlagene Methode anwenden? Warum nicht? Pflegende wie Ärztinnen und Ärzte sollen Methoden der KAM auch kritisch bewerten. Mit einer sachlich und gut begründeten kritischen Bewertung vermitteln sie ihre Integrität und ihre Professionalität. Die Beziehung zu den Patientinnen und Patienten wird dadurch eher gestärkt als gefährdet (Horneber et al. 2010).

In der Regel werden mehrere Personen im Behandlungsteam um ihre Stellungnahme gebeten. Es ist nicht möglich und auch nicht nötig, dass dabei alle die gleiche Meinung vertreten. Wichtig ist vielmehr, dass jede Person den Patientinnen und Patienten hilft, im Sinne einer partizipativen Entscheidungsfindung unter Einbezug vorhandener Evidenz die für sie oder ihn richtige Entscheidung zu treffen. Das Team sollte über den Inhalt des Gesprächs informiert werden.

40.8.3.1 Kriterien für seriöse Anbieter kennen

Werden beispielsweise ein Rat oder mögliche Ansprechpersonen für KAM erfragt, so wird dies allenfalls etwas schwieriger. In den deutschsprachigen Ländern gibt es zwar zwischenzeitlich viele onkologische Kompetenzzentren, die verschiedene Verfahren der KAM mit etablierten Therapien verbinden und eine gute Ansprechstelle bieten; jedoch gibt es leider auch viele Anbieterinnen und Anbieter, deren Angebote nicht auf die Steigerung des Wohlbefindens der Betroffenen, sondern eher auf Profit ausgerichtet sind. Um hier einen Ratgeber mit auf den Weg geben zu können, gibt es eine Kriterienliste zu seriösen Anbieterinnen und Anbietern komplementärmedizinischer Verfahren (Rogge et al. 2020), die in 8 Punkten zusammenfasst, wie eine Einschätzung erleichtert wird. Sie sollten:

1. die Diagnose und die bisherige Behandlung erfragen,
2. bereit sein, über mögliche Wechselwirkungen zwischen der komplementärmedizinischen Behandlung und der Krebstherapie zu sprechen,
3. erklären, warum speziell diese komplementärmedizinische Behandlung im individuellen Fall empfehlenswert ist,
4. die Möglichkeiten und Grenzen dieser Behandlung realistisch und verständlich darstellen und bereit sein, bisherige Erfahrungen mit diesem Verfahren darzulegen sowie gesicherte Daten zu vermitteln,
5. Ziele, Inhalte, Dauer und Kosten der geplanten Behandlung und Änderungen im Verlauf sowie Wege zur möglichen Erstattung besprechen,
6. eine angemessene Bedenkzeit einräumen und möglichen, sich frei für oder gegen die vorgeschlagene Behandlung zu entschließen,
7. die individuelle Entscheidung für oder gegen eine komplementärmedizinische Behandlung respektieren,
8. eine nachvollziehbare Rechnung für die Behandlung vorlegen.

Die Kriterienliste kann kostenfrei im Internet abgerufen werden (s. Anhang: Seriöse Angebote finden).

40.8.4 Äußere Anwendungen von KAM in der Pflege

Äußere Anwendungen wie Wickel und Auflagen haben eine lange Tradition in der Prävention und Therapie von Krankheiten. Schon seit Jahrhunderten werden Pflanzen oder deren Bestandteile zu Brei oder Auszügen verarbeitet und mithilfe von Stoffstreifen auf die Haut aufgelegt. Auch Bäder und Güsse wurden schon früh zur Reinigung oder Vitalisierung angewandt. Bäder und Güsse gewannen im Verlauf des 19. Jahrhunderts u. a. durch Sebastian Kneipp an Beliebtheit. Heute gibt es in nahezu jedem Kurort ein Kneipp-Becken zur Vitalisierung und Anregung. Einzug in die moderne Krankenpflege nahmen Bäder und Waschungen, aber auch andere nichtmedikamentöse Maßnahmen wie Musik oder Bewegung durch Florence Nightingale, welche in ihren 1860 veröffentlichten „Notes on Nursing" von der gesundheitsfördernden und präventiven Wirkung berichtet (Nightingale 1969). Das Konzept einer ganzheitlichen Pflege, das sich auf die ganze Person und nicht nur auf ihren physischen Leib richtet, geht auf Florence Nightingale, die Gründerin der modernen Pflege, zurück.

> **Definition**
>
> **Äußere Anwendungen** werden wie folgt definiert: „Äußere [sic!] Anwendungen in der Pflege sind therapeutische Interventionen, die auf salutogenetischen Prinzipien beruhen, bei denen gezielt direkte oder indirekte Berührungsarten in Bezug auf das Sinnesorgan Haut und/oder das Nerven-Sinnes-System eingesetzt werden, um Prozesse anzuregen, die Beschwerden lindern, Erkrankungen heilen und das Wohlbefinden steigern sollen und deren Grundlagen auf komplementär pflegerisch-medizinischen Systemen basieren, Struktur-, Prozess- und Ergebnisdimensionen beinhalten sowie auf Wissen, Techniken und Sachverstand beruhen und erlernt werden müssen, um sie professionell ausführen zu können." (Fringer et al. 2015)

40.8.4.1 Anwendung in der Onkologie

In der integrativen Onkologie werden äußere Anwendungen zur Prävention und Behandlung von Symptomen sowie von Nebenwirkungen der Behandlung eingesetzt. Indikationen sind beispielsweise Schlafstörungen, Mucositis ▶ Kap. 25), Hautveränderungen (▶ Kap. 23) und Lymphödeme (▶ Kap. 24).

Nach vorhergehender Beratung und Anleitung, können einfache Maßnahmen von den Patienten selbst angewendet werden.

> **▶ Beispiel**
>
> In einer randomisiert-kontrollierten Studie zur Beratung von Brustkrebspatientinnen zur Linderung chemotherapiebedingter Symptome wurde ein evidenzbasiertes komplementärpflegerisches Maßnahmenpaket mit 40 Maßnahmen und Anleitungen entwickelt. Dies enthält bei Mucositis beispielsweise die Anwendungen Propolis-Mundspülung, Sanddornfruchtfleischöl, Mundspülung mit Mandel-Zitronen-Öl und Ölziehen mit Sonnenblumenöl. In der Interventionsgruppe (n = 126) waren die

Werte der globalen Lebensqualität 6 Monate nach Abschluss der Chemotherapie signifikant höher als in der Kontrollgruppe (n = 125) (Mahler et al. 2019; Klafke et al. 2019). ◄

Nachfolgend ein weiteres Beispiel zum Einsatz komplementärer Methoden in der Pflege.

> ▶ **Beispiel**
> Frau M. ist an Lungenkrebs im fortgeschrittenen Stadium erkrankt. Jeden Abend hat sie Mühe, in den Schlaf zu finden, und schöpft ihre Schlafreserve gänzlich aus. An manchen Abenden mit Erfolg, an anderen ohne.
>
> Um Frau M dabei zu unterstützen, in den Schlaf zu finden, kann eine Lavendelöl-Fußeinreibung eine Möglichkeit sein. Phytotherapeutisch betrachtet stammt Lavendel aus der Familie der Lippenblütler. Er wirkt beruhigend, schlaffördernd, aber auch krampflösend. Bekannt ist Lavendel auch beispielsweise als kleines Kissen, welches nachts am Bett platziert wird. Eine Lavendelöl-Fußeinreibung kann nun nach verschiedenen Methoden angewandt werden. Es ist möglich, das Lavendelöl aufzutragen oder individuell nach Patientenvorliebe leicht einzumassieren. Eine weitere Option wäre eine Rhythmische Fußeinreibung mit Lavendelöl. Diese stammt aus der Anthroposophischen Pflege und verbindet verschiedene Bewegungen und Griffe, um das Öl in einer rhythmisierten Weise aufzutragen. ◄

Äußere Anwendungen wirken zudem reziprok zwischen dem Therapeuten und dem Patienten (Bertram 2005). Bertram nennt die reziproke Wirkung „therapeutischen Dialog" und beschreibt hier zudem, dass der Rahmen und die Bedingungen, also das Setting, einen Einfluss auf die Wirkung haben. Vorbehalte sollten also beispielsweise genauso abgebaut werden, wie die feste Überzeugung, nicht einschlafen zu können (Bertram 2005).

Es gibt viele verschiedene Arten äußerer Anwendungen, welche von Fringer et al. (Fringer et al. 2015) wie folgt zusammengefasst wurden:

» „Ziel und Zweck der therapeutischen Interventionen entscheiden über die Art der „Äusseren [sic!] Anwendung" deren Reize physikalischer (z. B. Wärme, Kälte), rhythmischer (z. B. Tempo, Intervalle, Pausen), chemischer (z. B. Wirkstoffe) und hapto-taktiler Art (z. B. Berührungsarten) sein können, wobei die Intensität, Lokalität, Dauer sowie Häufigkeit der Maßnahme variieren und abhängig von der Diagnose, physischem sowie psychischem Zustand festgelegt werden."

Ein weiterer Vorteil der äußeren Anwendungen sind die geringen Nebenwirkungen.

Literatur

Zitierte Quellen

Arends J, Bertz H, Bischoff S, Fietkau R, Herrmann H, Holm E, Horneber M, Hütterer E, Körber J, Schmid L (2015) Klinische Ernährung in der Onkologie. Aktuel Ernahrungsmed 40:301–329. https://doi.org/10.1055/s-0035-1552741

Bao T, Patil S, Chen C, Zhi IW, Li QS, Piulson L, Mao JJ (2020) Effect of acupuncture vs sham procedure on chemotherapy-induced peripheral neuropathy symptoms: a randomized clinical trial. JAMA Netw Open 3:e200681. https://doi.org/10.1001/jamanetworkopen.2020.0681

Bertram M (2005) Der therapeutische Prozess als Dialog: Struktur-phänomenologische Untersuchung der Rhythmischen Einreibungen nach Wegman/Hauschka. Pro Business digital, Berlin

Bingel U, Schedlowski M (2014) Die Bedeutung von Plazebomechanismen in der Schmerztherapie (The Role of Placebo Mechanisms in Pain Therapy). Aktuelle Neurologie 41 (05):287–293

Bingel U (2021) Placebo und Noceboeffekte: Psychologische und neurobiologische Grundlagen und klinische Implikationen. In: Brinkhaus B, Esch T (Hrsg) Integrative Medizin und Gesundheit. Medizinisch Wissenschaftliche Verlagsgesellschaft mbH & Co.KG, Berlin, S 351–362

Boon HS, Olatunde F, Zick SM (2007) Trends in complementary/alternative medicine use by breast cancer survivors: comparing survey data from 1998 and 2005. BMC Womens Health 7:4. https://doi.org/10.1186/1472-6874-7-4

Bundesamt für Statistik (2019) Inanspruchnahme von Komplementärmedizin in den letzten 12 Monaten – 2002, 2007, 2012, 2017. https://www.bfs.admin.ch/bfs/de/home/statistiken/kataloge-datenbanken/tabellen.assetdetail.7586143.html. Zugegriffen am 12.11.2021

Büssing A, Kirchhoff S (2009) Chinesische Medizin in der Krebsbehandlung – Akupunktur, Moxibustion und Heilkräuter. Der Onkologe 15 (6):604–608. https://doi.org/10.1007/s00761-009-1605-4

Enck P, Bingel U, Schedlowski M, Rief W (2013) The placebo response in medicine: minimize, maximize or personalize? Nat Rev Drug Discov 12 (3):191–204. https://doi.org/10.1038/nrd3923

Freuding M, Keinki C, Kutschan S, Micke O, Buentzel J, Huebner J (2019) Mistletoe in oncological treatment: a systematic review : Part 2: quality of life and toxicity of cancer treatment. J Cancer Res Clin Oncol 145(4):927–939. https://doi.org/10.1007/s00432-018-02838-3

Fringer A, Layer M, Widmer C, Schlaeppi M (2015) Äussere Anwendungen in der Pflege. Eine Review gestützte Definitionsentwicklung

Garcia MK, McQuade J, Haddad R, Patel S, Lee R, Yang P, Palmer JL, Cohen L (2013) Systematic review of acupuncture in cancer care: a synthesis of the evidence. J Clin Oncol 31(7):952–960. https://doi.org/10.1200/jco.2012.43.5818

Gok Metin Z, Izgu N, Karadas C, Arikan Donmez A (2018) Perspectives of oncology nurses on complementary and alternative medicine in Turkey: a cross-sectional survey. Holist Nurs Pract 32(2):107–113. https://doi.org/10.1097/hnp.0000000000000256

Greenlee H, DuPont-Reyes MJ, Balneaves LG, Carlson LE, Cohen MR, Deng G, Johnson JA, Mumber M, Seely D, Zick SM, Boyce LM, Tripathy D (2017) Clinical practice guidelines on the evidence-based use of integrative therapies during and after breast cancer treatment. CA Cancer J Clin 67(3):194–232. https://doi.org/10.3322/caac.21397

Hall H, Leach M, Brosnan C, Collins M (2017) Nurses' attitudes towards complementary therapies: a systematic review and meta-synthesis. Int J Nurs Stud 69:47–56

Horneber M, Bschel G, Kaiser G, Kappauf H, Wilhelm M, Gallmeier WM (2003) Unkonventionelle Verfahren: Chancen für die Arzt-Patient-Beziehung. Der Onkologe 9 (12):1335–1342. https://doi.org/10.1007/s00761-003-0612-0

Horneber M, Büschel G, Dennert G, Wilhelm M (2010) Unkonventionelle Verfahren in der Onkologie. In: Hiddemann W, C B (Hrsg) Die Onkologie. Springer Medizin, Heidelberg

Horneber M, Bueschel G, Dennert G, Less D, Ritter E, Zwahlen M (2012) How many cancer patients use complementary and alternative medicine: a systematic review and metaanalysis. Integr Cancer Ther 11(3):187–203. https://doi.org/10.1177/1534735411423920

Huber R, Hübner J, Wolf U (2013) Phytotherapie in der Onkologie. Der Onkol 19 (2):132–135. https://doi.org/10.1007/s00761-012-2356-1

Hübner J (2021) Komplementäre und Alternative Medizin sorgfältig unterscheiden. Im Fokus Onkol 24 (1):3–3. https://doi.org/10.1007/s15015-020-3355-5

Hübner J, Münstedt K (2013) Onkologie. Beratung von Patientinnen mit gynäkologischen Tumoren zur komplementären und alternativen Medizin – Gibt es einen Königsweg? Geburtshilfe Frauenheilkd 73 (01):35–39

Jobst D, Hensel A, Kraft K (2021) Positionspapier der Gesellschaft für Phytotherapie zur Abgrenzung von pflanzlichen Arzneimitteln und Nahrungsergänzungsmitteln. Z Phytother 42 (04):188–191

Johnson SB, Park HS, Gross CP, Yu JB (2018) Complementary medicine, refusal of conventional cancer therapy, and survival among patients with curable cancers. JAMA Oncol 4(10):1375–1381. https://doi.org/10.1001/jamaoncol.2018.2487

Ju ZY, Wang K, Cui HS, Yao Y, Liu SM, Zhou J, Chen TY, Xia J (2017) Acupuncture for neuropathic pain in adults. Cochrane Database Syst Rev 12(12):Cd012057. https://doi.org/10.1002/14651858.CD012057.pub2

Keene MR, Heslop IM, Sabesan SS, Glass BD (2020) Knowledge, attitudes and practices of health professionals toward complementary and alternative medicine in cancer care – a systematic review. J Commun Healthcare 13(3):205–218. https://doi.org/10.1080/17538068.2020.1755202

Klafke N, Joos S (2017) Naturheilverfahren, komplementäre und integrative Therapien in Deutschland. Eine Bestandsaufnahme [Naturopathic, complementary and integrative therapies in Germany. Taking stock. FORUM 5:394–398

Klafke N, Mahler C, von Hagens C, Blaser G, Bentner M, Joos S (2016) Developing and implementing a complex Complementary and Alternative (CAM) nursing intervention for breast and gynecologic cancer patients undergoing chemotherapy – report from the CONGO (complementary nursing in gynecologic oncology) study. Support Care Cancer 24(5):2341–2350. https://doi.org/10.1007/s00520-015-3038-5

Klafke N, Mahler C, Uhlmann L, von Hagens C, Bentner M, Schneeweiss A, Müller A, Szecsenyi J, Joos S (2019) The effects of an integrated supportive care intervention on quality of life outcomes in outpatients with breast and gynecologic cancer undergoing chemotherapy: results from a randomized controlled trial. Cancer Med 8:3666–3676. https://doi.org/10.1002/cam4.2196

Kohrs C, Schildmann J, Klatt P, Stapf A, Handke U, Stein B, Horneber M (2020) Komplementärmedizin als Gesprächsanlass in der Arzt-Patient-Beziehung. Klinisch-ethische Aspekte und kommu-

nikative Strategien für den professionellen Umgang. Der Onkologe 26:402–410

Leitlinienprogramm Onkologie (Deutsche Krebsgesellschaft DK, AWMF) (2021) S3 Leitlinie Komplementärmedizin in der Behandlung von onkologischen PatientInnen, Langversion 1.1. https://www.leitlinienprogramm-onkologie.de/leitlinien/komplementaermedizin/. Zugegriffen am 12.11.2021

Linde K, Alscher A, Friedrichs C, Joos S, Schneider A (2014) [The use of complementary and alternative therapies in Germany – a systematic review of nationwide surveys]. Forsch Komplementmed 21(2):111–118. https://doi.org/10.1159/000360917

Lipp HP (2017) Phytopharmaka der komplementären und alternativen Medizin. Forum 32:411–415.

Lu W, Giobbie-Hurder A, Freedman RA, Shin IH, Lin NU, Partridge AH, Rosenthal DS, Ligibel JA (2020) Acupuncture for chemotherapy-induced peripheral neuropathy in breast cancer survivors: a randomized controlled pilot trial. Oncologist 25(4):310–318. https://doi.org/10.1634/theoncologist.2019-0489

Mahler C, Klafke N, Bentner M, Blaser G, Joos S (2019) Naturheilkundliche Pflegemaßnahmen in der Onkologie. Pflege Z 72:56–60

Mao JJ, Palmer CS, Healy KE, Desai K, Amsterdam J (2011) Complementary and alternative medicine use among cancer survivors: a population-based study. J Cancer Surviv 5(1):8–17. https://doi.org/10.1007/s11764-010-0153-7

Molassiotis A, Smith JA, Mazzone P, Blackhall F, Irwin RS, Adams TM, Altman KW, Barker AF, Birring SS, Bolser DC (2017) Symptomatic treatment of cough among adult patients with lung cancer: CHEST guideline and expert panel report. Chest 151(4):861–874

Nightingale F (1969) Notes on nursing – what it is, and what it is not. Dover Publications, New York

Rogge BI, Blettner G, Holtkamp U, Horneber M, Jahn P, Joos S, Keberle S, Kettelgerdes A, Klemperer D, Längler A, Voiß P, Weis J, Witt CM (2020) Defining criteria for guiding cancer patients to find a reputable complementary medicine provider: results of a literature review and a consensus procedure. Patient Prefer Adherence 14:747–755. https://doi.org/10.2147/PPA.S230705

Rostock M (2020) Die Misteltherapie in der Behandlung von Patienten mit einer Krebserkrankung. Bundesgesundheitsblatt - Gesundheitsforschung - Gesundheitsschutz 63(5):535–540. https://doi.org/10.1007/s00103-020-03122-x

Sackett DL, Rosenberg W, Muir G, Haynes B, Richardson S (1996) Evidence based medicine: what it is and what it isn't. BMJ (Clinical Research Ed) 312:71–72. https://doi.org/10.1136/bmj.312.7023.71

Schlaeppi MR, Jungi WF, Cerny, T (2005) Komplementärmedizin in der Onkologie - eine Einführung. Swiss Med Forum 26:686–694. https://doi.org/10.4414/fms.2005.05586

Shorofi SA (2011) Complementary and alternative medicine (CAM) among hospitalised patients: Reported use of CAM and reasons for use, CAM preferred during hospitalisation, and the sociodemographic determinants of CAM users. Complement Ther Clin Pract 17(4):199–205

Stolz R, Klafke N, Kröger B, Boltenhagen U, Kaltenbach A, Heine R, Idler C, Layer M, Kohler S, Winkler M, Voiss P, Joos S, Mahler C (2021) Generierung von Evidenz zu naturheilkundlichen Pflegeinterventionen in der Onkologie – ein systematisches Verfahren. Z Evidenz, Fortbild Qual Gesundheitswes. https://doi.org/10.1016/j.zefq.2021.08.005

Tangkiatkumjai M, Boardman H, Walker D-M (2020) Potential factors that influence usage of complementary and alternative medicine worldwide: a systematic review. BMC Complement Med Ther 20(1):363. https://doi.org/10.1186/s12906-020-03157-2

Wanchai A, Armer JM, Stewart BR (2010) Complementary and alternative medicine use among women with breast cancer: a systematic review. Clin J Oncol Nurs 14(4):E45–E55. https://doi.org/10.1188/10.Cjon.E45-e55

Witt CM, Balneaves LG, Cardoso MJ, Cohen L, Greenlee H, Johnstone P, Kücük Ö, Mailman J, Mao JJ (2017) A Comprehensive definition for integrative oncology. J Natl Cancer Inst Monogr 2017(52). https://doi.org/10.1093/jncimonographs/lgx012

Wortmann JK, Bremer A, Eich HT, Wortmann HP, Schuster A, Führner J, Büntzel J, Muecke R, Prott FJ, Huebner J (2016) Use of complementary and alternative medicine by patients with cancer: a cross-sectional study at different points of cancer care. Med Oncol 33(7):78. https://doi.org/10.1007/s12032-016-0790-4

Weiterführende Literatur

Brinkhaus B, Tobias E (Hrsg) (2021) Integrative Medizin und Gesundheit. MWV Medizinisch Wissenschaftliche Verlagsgesellschaft, Berlin

Ernst E (2005) Praxis Naturheilverfahren: Evidenzbasierte Komplementärmedizin. Springer, Berlin

Heine R (2017) Anthroposophische Pflegepraxis – Grundlagen und Anregungen für alltägliches Handeln. Salumed Verlag, Berlin

Nagel G, Nagel D, Bopp A (2008) Krebs – Was man für sich selber tun kann. Patientenkompetenz stärken, 2. Aufl. Herder, Freiburg

Singh HE, Edzard E (2013) Gesund ohne Pillen – was kann die Alternativmedizin? Hanser Verlag, München

Internetadressen

DGHO Deutsche Gesellschaft für Hämatologie und Medizinische Onkologie. https://www.onkopedia.com/de/onkopedia/guidelines, dort „Komplementäre und alternative Therapieverfahren" anklicken

Kompetenznetz Komplementärmedizin in der Onkologie: https://www.kompetenznetz-kokon.de)

Krebsinformationsdienst des Deutschen Krebsforschungszentrums: Alternative und komplementäre Methoden in der Krebstherapie: Ein Überblick. https://www.krebsinformationsdienst.de/behandlung/unkonv-methoden/index.php

National Center for Complementary and Integrative Health. https://www.nccih.nih.gov/

Psiram.com: „Wiki der irrationalen Überzeugungssysteme" mit ausführlichen, skeptischen Informationen zu Methoden der KAM. https://www.psiram.com/ge/index.php/Unkonventionelle_Krebstherapien

World Cancer Research Fund (WCRF). Diet and Cancer Report. https://www.wcrf.org/

Informationen für Betroffene und Angehörige

Informationen zu KAM

Alternativ? Komplementär? Risiken und Nutzen unbewiesener Methoden bei Krebs. Krebsliga Schweiz. https://shop.krebsliga.ch/broschueren-infomaterial/leben-mit-krebs/therapien/alternativ-komplementaer/

Alternative und komplementäre Krebsmedizin. Krebsinformationsdienst, Deutsches Krebsforschungszentrum Download. www.krebsinformationsdienst.de/wegweiser/iblatt/iblatt-alternative-krebsmedizin.pdf

Seriöse Angebote finden

Kriterienliste zu seriösen Anbieterinnen und Anbietern komplementärmedizinischer Verfahren https://new.usz.ch/app/uploads/2021/02/KSKAV_Kriterien_Serioese_KMAnbieter_20200624-mit-logo_V1.pdf

Sicher surfen zum Thema Krebs: So finden Sie gute Informationen im Internet. Krebsinformationsdienst, Deutsches Krebsforschungszentrum Download: https://www.krebsinformationsdienst.de/service/iblatt/iblatt-sichersurfen.pdf

Informationen zu Nahrungsergänzungsmitteln

https://www.bvl.bund.de/DE/Arbeitsbereiche/01_Lebensmittel/03_Verbraucher/04_NEM/NEM_node.htm

Merkblatt des Bundesamts für Lebensmittel und Verbraucherschutz zu Nahrungsergänzungsmittel

Pflege von Patienten in der Palliativsituation

Bernd Alt-Epping, Marco Pumptow und Hans-Rudolf Stoll

Inhaltsverzeichnis

41.1 Hintergrund

Die palliativeOnkologie und damit auch die onkologische Palliativpflege ist vordergründig geprägt von der Diskussion, wann denn eine Krebserkrankungssituation überhaupt als „palliativ" zu bezeichnen sei. Was versteht man überhaupt unter einem „Palliativpatienten"? Diese Diskussion könnte man als akademisch-intellektuell oder auch lediglich als strukturpolitisch motiviert verstehen (etwa in dem Sinne, dass „palliativ" ein Zeitpunkt wäre, spezialisierte palliativmedizinische Strukturen wie z. B. spezialisierte ambulante Palliativteams oder Palliativstationen miteinzubeziehen). Tatsächlich aber geht es bei der Frage „schon palliativ" oder „(noch) nicht palliativ" um konkrete, patientenrelevante Fragen der individuellen Prognose, um das Abschätzen von Komplikationen, um den angemessenen Umgang mit potenziellen Krisen und Notfällen, um den Einbezug spezialisierter (multiprofessioneller) Unterstützungsstrukturen, um die Festlegung individueller Behandlungsziele, um die besonderen Rahmenbedingungen von Versterbenmüssen und Endlichkeit – um Tun und Lassen, auch in der Pflege. Dieses Kapitel soll in diesem Sinne einen Überblick über die wesentlichen Herausforderungen und über die inhaltlichen und strukturellen Besonderheiten der palliativen Versorgung und Pflege geben.

41.2 Begriffsbestimmungen

In der breiten Öffentlichkeit wird der Begriff „palliativ" in der Regel mit einer zeitnah zum Tode führenden Erkrankungssituation und einem entsprechend minimalistisch-begleitenden Handlungskonzept verbunden („Hände halten"). In der Onkologie wird jedoch ganz im Gegenteil jeder Zustand, der nicht geheilt werden kann, als „palliativ" und jede onkologische Therapie, die *nicht* dazu beitragen kann, dass die Krebserkrankung „für immer weg" ist (im Sinne einer dauerhaften kompletten Remission), als eine „palliative" Tumortherapie bezeichnet. Die großzügige Bezeichnung jedes nichtheilbaren Erkrankungszustandes in der Onkologie als „palliativ" geschieht auch trotz des Wissens, dass in bestimmten, wenig aggressiv verlaufenden Erkrankungssituationen die „palliative" Erkrankungssituation sich über sehr viele Jahre ziehen kann, auch bei recht guter Lebensqualität. So kommt es vor, dass körperlich wenig beeinträchtigte Krebskranke jahrelang

als „Palliativpatienten" gelten (z. B. eine ältere Patientin mit isolierter ossärer Metastase eines Hormonrezeptor-positiven Mammakarzinoms, das mit antihormoneller Therapie über Jahre gut unter Kontrolle gehalten werden kann). Es fällt nicht schwer sich vorzustellen, dass hier gerade bei der ersten Kommunikation der „palliativen" Diagnose nicht selten gravierende Missverständnisse bezüglich der prognostischen Implikationen auftreten können.

In der Palliativmedizin selbst (und damit auch in der Palliativpflege, die als Teil einer umfassend verstandenen multiprofessionellen Palliativmedizin zu verstehen ist) wird der Begriff „palliativ" weniger im prognostischen Sinne verwendet, sondern mit Blick auf den Unterstützungsbedarf („braucht viel und umfassende Unterstützung") oder noch mehr auf das „palliative" Therapieziel: „Palliativ" ist eine Situation dann, wenn vor dem Hintergrund einer lebensbegrenzenden Erkrankungssituation die Aspekte von Linderung, Begleitung und „Aushaltbarmachen" im Vordergrund stehen. (Dass dabei auch das Therapieziel einer Lebenszeitverlängerung dennoch eine Rolle spielen darf, wenngleich eine möglicherweise untergeordnete Rolle, steht außer Frage).

Ein Therapieansatz hingegen, der auf eine komplette, dauerhafte Remission ausgelegt ist, im Sinne einer „Heilung", wird als „kurativer" Therapieansatz bezeichnet. Dies geschieht zuweilen aber auch in Erkrankungssituationen, die zwar „kurativ"-heilend (und entsprechend aggressiv mit allen sinnvollen Behandlungsmodalitäten) behandelt werden, bei denen gleichzeitig aber allen Beteiligten klar ist, dass die Wahrscheinlichkeit, dass dies gelingt, extrem gering ist. In solchen Erkrankungssituationen ist die aufrichtige, realistische Kommunikation und Information von noch größerer Bedeutung als eh schon, da Betroffene sich damit aus individueller bzw. kontextabhängiger Abwägung heraus möglicherweise auch gegen ein kuratives und für ein defensiveres Behandlungskonzept entscheiden könnten, das zwar nicht die Heilung, aber die Zurückdrängung der Erkrankung, die Lebenszeitverlängerung oder die Linderung der erkrankungsassoziierten Belastungen intendiert (im Sinne eines „palliativen" Vorgehens). Leider wird der Begriff „kurativ" auch zunehmend häufig im Sinne einer „kausalen" Therapie gebraucht (d. h., dann wäre die Gabe z. B. von knochenstabilisierenden Medikamenten oder einer palliativen Chemotherapie eine „kurative" Maßnahme) – diese Wortbedeutung des Begriffs „kurativ" sollte unbedingt vermieden werden, um prognostische Irritationen zu vermeiden.

┌─ **Internationale Definitionen von Palliative Care** ─┐

Der Begriff „palliativ" ist – wie so viele Begriffe, die im Kontext des Lebensendes gebraucht werden – geprägt von einer hohen Missverständlichkeit: So wird der Begriff „palliativ" einerseits häufig als eine *prognostische Aussage* benutzt (dies im Laienverständnis meist im Sinne von „sterbenah") oder im onkologischen Verständnis im Sinne von „inkurabel", d. h. durchaus einen Zeitraum von vielen Jahren betreffend. Der Begriff „palliativ" wird aber auch nicht selten als eine *therapeutische Aussage* benutzt über eine Behandlung, bei der die Lebensqualität und Begleitung im Vordergrund steht, oder als eine *strukturelle Aussage* über die Notwendigkeit des Einbezugs (spezialisierter) Versorgungsstrukturen. Leider tragen die internationalen Definitionen von Palliativmedizin/Palliative Care kaum zur Klärung bei, zumal diese selbst unklare Begriffe benutzen. Die WHO spricht 1999 z. B. von „patients whose disease is not responsive to curative treatment" – dabei bleibt jedoch unklar, ob „curative" im Sinne von Heilung oder im Sinne von „kausal" gemeint ist (s. oben). Neuere Definitionen wie die der Europäischen Palliativgesellschaft EAPC ziehen einen solch breiten Kreis, dass letztlich nahezu jede Erkrankungssituation gemeint sein könnte: „Palliativversorgung ist die adäquate Versorgung für alle Patienten ab dem Zeitpunkt der Diagnose einer lebensbedrohlichen oder beeinträchtigenden Erkrankung" (Radbruch und Payne 2011).

└─────────────────────────────────────┘

Die Begriffe Palliativmedizin, Palliative Care und Palliativpflege erschließen sich am ehesten über die Frage, was Patienten in einer fortgeschrittenen Erkrankungssituation an Unterstützung bedürfen, und welche Versorgungs- und Behandlungsziele vor dem Hintergrund einer lebensbegrenzenden Erkrankung im Vordergrund stehen:

❯ Die Rahmenbedingungen von Endlichkeit und Versterbenmüssen und die daraus resultierenden komplexen Belastungen definieren aus palliativmedizinischer Sicht am ehesten den Begriff „palliativ". Die genaue Erkrankungsdiagnose selbst spielt dabei nur eine untergeordnete Rolle.

Krebserkrankungen nehmen eine prototypische Rolle für die Sinnhaftigkeit palliativer Unterstützung ein, nicht zuletzt aufgrund der Intensität der Belastungen bei vielen Krebserkrankungen und der im Gegensatz zu anderen chronischen nichtonkologischen Grunderkrankungen schärfer abgrenzbaren Limitierung und klarer prognostizierbaren verbleibenden Lebenszeit.

41.3 Anforderungen in der Palliativsituation

Bei fortgeschrittenen und fortschreitenden (Krebs-)Erkrankungen treten nicht selten eine Vielzahl physischer, psychischer, sozialer und auch spiritueller/existenzieller Belastungen auf, die dann ein entsprechend breit aufgestelltes Unterstützungskonzept erfordern:

- eine angemessene kausale Behandlung (d. h. tumorspezifische Therapie),
- eine umfassende Behandlung erkrankungsbedingter und therapiebedingter Symptome und Belastungen,
- eine vorausschauende Krisenplanung, die zu erwartende Notfälle antizipiert und durch entsprechende Vorkehrungen (Medikation, Kommunikation, Vorsorgevollmacht, Patientenverfügung, Notfalltelefonnummern …) entschärft,
- eine dynamisch auf die fortschreitende Belastungssituation ausgerichtete Pflege,
- ein auf die ggf. inkurable Situation angepasstes Ernährungs- und Flüssigkeitskonzept,
- Expertise in pflegerischer Wundversorgung,
- einen guten Blick auf die Angehörigen und das soziale Umfeld,
- Erfahrungen in ethischen und sozialrechtlichen Fragestellungen,
- eine gute Koordination aller beteiligten Einrichtungen und Personen,
- Zeit und Raum für Kommunikation, Aufbahrung und Trauer
- u. v. m.

Durch die Breite der potenziellen Belastungen wird deutlich, dass eine entsprechende Unterstützung nur von verschiedenen Berufsgruppen gemeinsam (Pflege, Ärzte, Sozialdienst, Psychoonkologie, Physiotherapie, u. v. m.) in abgestimmter Weise als Team erfolgen kann: Palliativversorgung ist unabdinglich *multiprofessionell*.

Zudem wird auch deutlich, dass die Betreuung solch schwerkranker Patienten 24/7 allzeit gewährleistet sein muss: Zuspitzungen, Krisen und Überforderungssituationen treten nicht selten zu Unzeiten auf (d. h. nachts, am Wochenende) und erfordern in der häuslichen Begleitungssituation neben der telefonischen Erreichbarkeit auch eine Bereitschaft zu Hausbesuchen *rund um die Uhr*. Auch braucht es für eine solche umfassende Versorgung *sektorenübergreifende* Strukturformate, d. h. Angebote sowohl im stationären als auch im ambulanten/häuslichen Kontext. Und zuletzt macht eine solch breit aufgestellte Unterstützung vor allem dann Sinn, wenn dies *frühzeitig im Erkrankungsverlauf* vorgestellt und individuell angepasst (und auch ggf. im Verlauf an Betreuungsintensität eskalierend) umgesetzt wird – und nicht erst in den letzten Tagen des Lebens oder gar in unmittelbar sterbenaher Situation.

Was ist mit „frühzeitiger Integration von Palliativversorgung" gemeint?

Im Jahr 2010 wurde eine bahnbrechende Studie von Jennifer Temel veröffentlicht, bei der Patientinnen und Patienten mit metastasiertem nichtkleinzelligem Bronchialkarzinom randomisiert wurden in eine Gruppe mit „regulärer" Palliativversorgung bei Bedarf versus eine Gruppe mit strukturierter, regelhafter, frühzeitiger palliativmedizinischer/palliativpflegerischer Kontaktaufnahme bereits zum Zeitpunkt der Diagnosestellung der Inkurabilität (Temel et al. 2010). Die Patienten und Patientinnen mit frühzeitiger, regelhafter palliativmedizinischer Mitbetreuung hatten in vielerlei Hinsicht einen besseren Erkrankungsverlauf, z. B. mit weniger Notaufnahmeaufenthalten, weniger Intensivstationsaufenthalten, mit einem besseren Krankheitsverständnis, einer längeren tumortherapiefreien Zeit vor dem Versterben, mit geringeren Behandlungskosten, und (methodisch umstritten) mit einer über 3 Monate längeren Überlebenszeit (!). Nach diversen gleichartigen Folgestudien und sogar Metaanalysen kann es als evidenzbasiert gesichert gelten, dass eine frühzeitige palliativmedizinische Mitbetreuung zur Verbesserung diverser Outcome-Parameter im weiteren Erkrankungsverlauf führt (wenngleich sich dieser deutliche Überlebensvorteil nicht wiederholen ließ). Dabei bestand in diesen Studien die frühzeitige Mitbetreuung zuweilen lediglich nur daraus, dass sich pflegerische oder ärztliche Mitarbeitende der Palliativmedizin den Erkrankten vorstellten, potenzielle palliativmedizinische Unterstützungsangebote aufzeigten, Symptome erfragten, potenzielle Krisen ansprachen und ggf. entsprechende Vorsorgemaßnahmen einleiteten („advance care planning"). Insofern ist auffällig, dass sich mit recht einfachen Fragen und Gesprächsthemen, die auch mit wenig Aufwand in der Praxis regelhaft stattfinden könnten, enorme Effekte auf den weiteren Erkrankungsverlauf erzielt werden konnten.

Die Idee von „frühzeitiger Integration von Palliativversorgung" ist geprägt von dem zweigleisigen Gedanken, die unheilbar Erkrankten einerseits in ihrer Tumortherapie zu unterstützen und parallel dazu auch alle Hilfestellungen für den Fall der Unwirksamkeit/des Progresses/für Krisen und Notfälle/für die zu erwartende Versterbesituation zu geben und dadurch die inkurable Erkrankungssituation für alle Betroffenen aushaltbarer zu machen. Für dieses zweigleisige Denken – einerseits Unterstützung und Mutmachen in der Tumortherapie und andererseits die Entwicklung eines „Plan B" für Hilfe bei Progress und Krisen – hat sich der Begriff „double awareness" ausgeprägt. Dieser Begriff stammt aus der Psychoonkologie und bezeichnete ursprünglich die Fähigkeit von Menschen, mit Blick auf ein nahendes Lebensende dennoch eine zutiefst sinnerfüllte Zeit zu verbringen (Rodin und Zimmermann 2008).

41.3.1   Wer braucht wie viel Unterstützung?

Nicht alle Patienten, die sich in einer fortgeschrittenen und/oder inkurablen Erkrankungssituation befinden, sind derart komplex belastet wie oben beschrieben und bedürfen daher nicht eines solchen umfassenden Unterstützungskonzepts. Von palliativmedizinischer Seite wird davon ausgegangen, dass ca. 20 % aller Patienten, die sich in einer sterbenahen Erkrankungssituation befinden, einer Form der *spezialisierten Palliativversorgung* – z. B. Palliativstation, Palliativmedizinischer Dienst im Krankenhaus (*SPV*) oder spezialisierte ambulante Palliativversorgung (*SAPV*) – bedürfen. Die palliative Grundversorgung (*Allgemeine Palliativversorgung, APV*) durch die Familie, durch Hausärzte oder andere Fachärzte, durch stationäre Pflegeeinrichtungen oder durch Pflegedienste und Sozialstationen ist davon unberührt und bleibt trotz des Angebotes der zusätzlichen, spezialisierten Palliativversorgung weiterhin das Rückgrat der Behandlung und Begleitung schwerkranker und sterbender Patienten (vgl. S3-Leitlinie Palliativmedizin, Leitlinienprogramm Onkologie 2020).

> **Einrichtungen der spezialisierten Palliativversorgung**
>
> - Spezialisierte Palliativstationen (mit detaillierten Strukturmerkmalen, die z. B. im Prozedurenschlüssel OPS 8.98e festgelegt sind)
> - (Nicht spezialisierte Palliativstationen bzw. Stationen mit „Palliativbetten", mit weniger weitreichenden Strukturanforderungen nach OPS 8.982)
> - SAPV-Teams (SAPV = spezialisierte ambulante Palliativversorgung; § 37b im 5. Sozialgesetzbuch SGB V)
> - Palliativmedizinische Konsildienste („multiprofessionelle Palliativdienste" nach OPS 8.98 h)
> - Palliativmedizinische Sprechstunden/Ambulanzen
> - (Palliativmedizinische Tageskliniken – bislang wenig etabliert)
> - Stationäre Hospize
> - Ambulante Hospizdienste – als ehrenamtliche Unterstützungsdienste, die eigentlich keinen strukturellen Versorgungsauftrag erfüllen, sondern das bürgerschaftliche Engagement für Schwerkranke und Sterbende widerspiegeln

Die ◘ Abb. 41.1 aus der S3-Leitlinie Palliativmedizin (2020) fasst die verschiedenen Strukturformate zusammen. Dabei wird deutlich, dass bei allen genannten Tätigkeiten (Erfassen der Belastungen und des Bedarfs, Ermittlung der Komplexität, die Versorgung selbst, die Trauerbegleitung etc.) und in allen Bereichen – egal ob stationär oder ambulant, allgemeine oder spezialisierte Palliativversorgung – die Pflege das Rückgrat in der umfassenden Betreuung schwerkranker und sterbender Patienten ist: Während bestimmte, weniger komplexe Erkrankungs- und Begleitungssituationen zwar möglicherweise ohne spezialisierte schmerzmedizinische, psychosoziale oder ernährungsmedizinische Expertise (nur als Beispiel genannt) auskommen, durchlaufen nahezu alle Patienten eine mehr oder weniger lange und belastende Phase umfassender pflegerischer Unterstützungsbedürftigkeit.

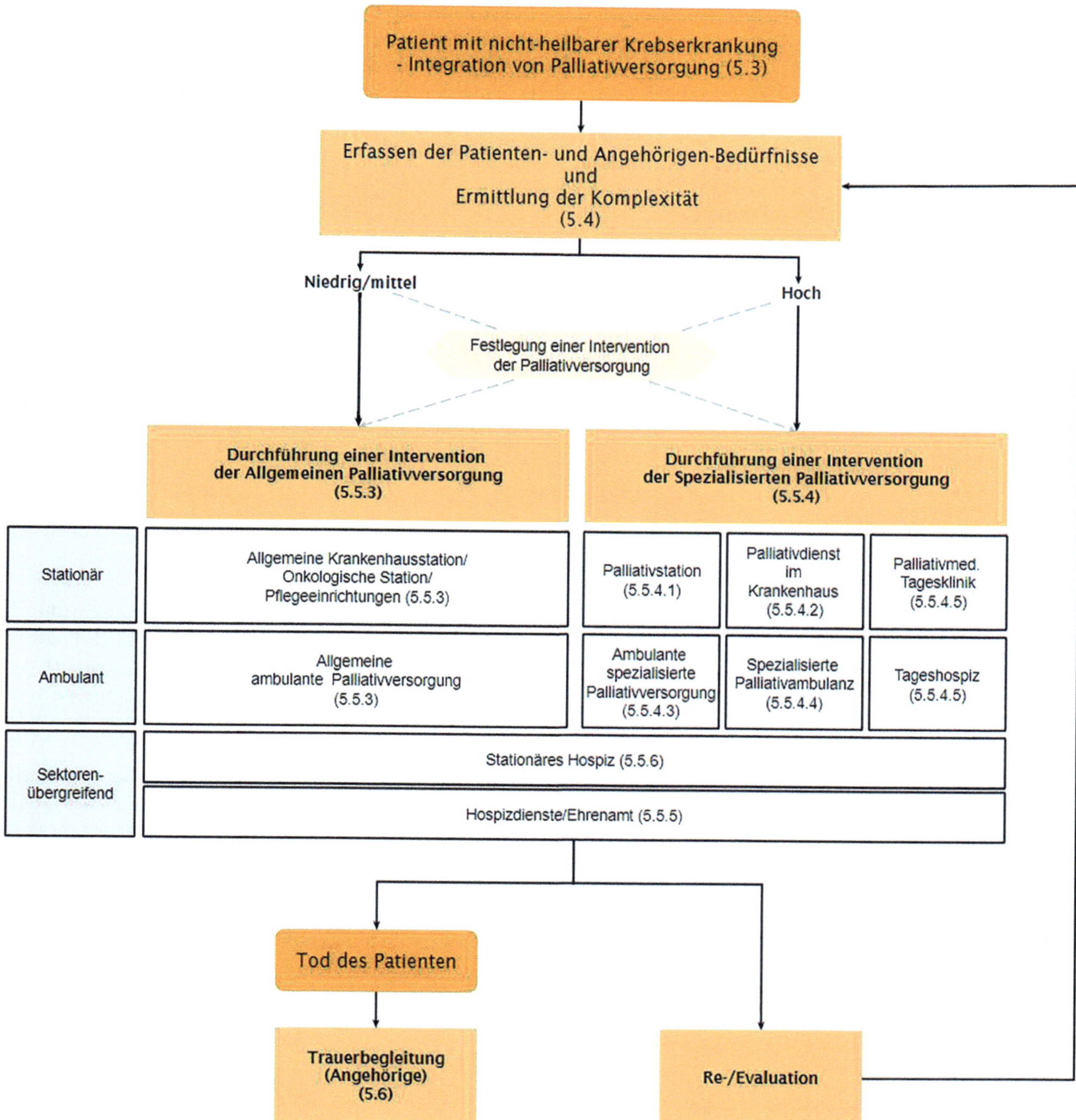

◾ **Abb. 41.1** Behandlungspfad für Patienten und Angehörige. (Aus Leitlinie Palliativmedizin für Patienten mit einer nicht-heilbaren Krebserkrankung, Langversion 2.1, 2020, Leitlinienprogramm Onkologie)

41.4 Was ist das Besondere der Palliativpflege?

Nicht selten dekompensieren häusliche Begleitungssituationen aufgrund einer Überforderung pflegerischer Ressourcen. Daher kommt der Pflege (Grundpflege, Behandlungspflege und spezialisierte Palliativpflege) vor allem im häuslichen Kontext eine besondere, entscheidende Rolle zu.

Dabei ist das Spezifische der (Palliativ-)Pflege schwerkranker Patienten sowohl durch allgemeine Kompetenzen und Haltungen geprägt als auch durch eine Fachexpertise in bestimmten Details, z. B. in der Schmerzerfassung und -behandlung, in der Wundversorgung, im Umgang mit bestimmten Zugängen wie z. B. Tracheostomata, bei der Kommunikation existenzieller Themen oder bei der Aufbahrung und in der Trauerarbeit.

Die Sektion Pflege der Deutschen Gesellschaft für Palliativmedizin definierte in diesem übergeordneten Sinne:

> **Definition**
>
> „**Palliativpflege**" umfasst die Diagnostik und das Behandeln menschlicher Reaktionen auf bestehende oder potenziell leidvolle Situationen in Verbindung mit unheilbaren Erkrankungssituationen. Der palliative Pflegeprozess ist eine verantwortliche Vorbehaltsaufgabe der Pflegefachpersonen mit entsprechenden Kompetenzen und Qualifikationen. Die professionelle Palliativpflege orientiert sich an drei Grundwerten:
>
> 1. „Sie erfordert ein ganzheitliches Menschenbild und eine respektvolle und achtsame Grundhaltung,
> 2. sie beinhaltet die berufliche Selbstverpflichtung der Pflegenden zur kontinuierlichen Erweiterung der fachlichen Expertise durch Weiterqualifikation, Selbstreflexion und Resilienz, und
> 3. sie beinhaltet die Selbstverpflichtung der Pflegenden zu einem engen Austausch innerhalb und außerhalb der eigenen Profession sowie die Bereitschaft und ein aktives Mitwirken an multiprofessioneller Teamarbeit." (Dt. Gesellschaft für Palliativmedizin 2020, zit. n. Hach 2022)

Zu den Schwerpunkten des palliativpflegerischen Handlungsspektrums zählen

- das frühzeitige Erkennen von belastenden Schmerzen und Symptomen sowie weiterer Belastungen,
- die Prävention durch Vermeiden/Vorbeugen von Beschwerden, z. B. durch Informationsweitergabe, Beratung und Edukation,
- familiäre Krisenprävention, z. B. durch Informationsweitergabe, Beratung und Edukation,
- ein professionell-pflegerisches Handeln im Rahmen der Versorgung und Fürsorge, u. a. durch Pflegediagnostik und therapeutische Pflege, sowie
- Teamarbeit, kollegiale Beratung und Unterstützung (in Anlehnung an den ICN Code of Ethics for Nurses; ▶ www.icn.ch; zit. n. Hach 2022).

In der *onkologischen* Pflege stellt es eine der wichtigen Aufgaben dar, sorgfältig zu prüfen, ob die geplante Tumortherapie mit ihren allgemeinen und spezifischen Nebenwirkungen *bei diesem Patienten/dieser Patientin* und *mit diesen Angehörigen* umsetzbar ist. Dabei muss die Tumortherapie auch zu Hause, im Alltag der Betroffenen, „funktionieren". Dort verbringen die Betroffenen die allermeiste Zeit ihrer Krankheitsphase. Das Behandlungsteam muss deshalb über den Alltag von Patienten und Angehörigen gut informiert sein, um eine adäquate weitere Versorgung zu gewährleisten.

Meist kann der Patient erst zu Hause die Beipackzettel seiner Medikamente lesen, er/sie entscheidet zu Hause alleine, wann er/sie welche Medikamente einnimmt, und falls überhaupt, in welcher Dosis.

In der *Palliativmedizin* geht es neben den Therapiezielen der Lebenszeitverlängerung und einer ausreichenden Symptombehandlung meist immer auch um existenzielle Fragen, z. B. nach den Plänen und Prioritäten in der verbleibenden Zeit. Diese Pläne der Betroffenen zu verwirklichen, stellt dann ein Ziel der Palliativpflege und der Palliativmedizin insgesamt dar.

Bei dem Versuch, zu formulieren, was Palliativpflege im Vergleich zu – beispielsweise – der Pflege auf einer internistischen Normalstation eines Krankenhauses abgrenzt, werden von Pflegenden der Palliativmedizin weniger konkrete Expertisen oder Kompetenzen genannt als vor allem ein bestimmter Handlungsansatz, eine Haltung, aber auch das Vorhandensein von mehr Zeit, mehr Raum und mehr Ressourcen, um den besonderen Rahmenbedingungen des zu Ende gehenden Lebens gerecht zu werden:

> Ruhe und Zeit für einen „ganzheitlichen", empathischen, „befindensorientierten" (nicht befundorientierten), auf Patienten und Angehörige gleichermaßen zugehenden, das Lebensende reflektierenden Handlungsansatz von Pflege.

Insofern könnte man zusammenfassen, dass Palliativpflege sich einerseits durch ein klar vorgegebenes Qualifikationsprofil, ein eigenständiges und eigenverantwortliches Handlungsfeld, durch strukturelle und qualitative Vorgaben, durch multiprofessionelles Arbeiten auf Augenhöhe und durch Bezugspflege auszeichnet, aber andererseits auch durch den ermöglichten zeitlichen und personalen Rahmen und durch die besonders prägenden Rahmenbedingungen und Themen des Lebensendes.

Die Weiterbildung Palliative Care für Pflegende wird in Deutschland von der Deutschen Gesellschaft für Palliativmedizin zertifiziert und nach dem Curriculum Palliative Care von M. Kern, M. Müller und K. Aurnhammer an verschieden Standorten unterrichtet (Kern et al. 2014).

In paradigmatischer Weise spiegeln sich die besonderen Kenntnisse, Fertigkeiten und Haltungen palliativer Pflege in der häuslichen Palliativversorgung von Krebskranken wider. In ▶ Abschn. 41.6.1 wird auf das Konzept der spezialisierten ambulanten Palliativversorgung (SAPV) in *Deutschland,* in ▶ Abschn. 41.6.2 auf entsprechende Strukturen in der *Schweiz* eingegangen.

Die mobilen Palliativteams in *Österreich* sind vergleichbar mit der deutschen SAPV (Österreichisches Sozialministerium).

41.5 Häusliche Palliativpflege

41.5.1 Kompetenzen

Die medizinisch-pflegerische Fachexpertise von Palliativpflege bezieht sich insbesondere auf Kompetenzen

- in der *Symptombehandlung* (einschließlich des Umgangs mit Analgetika, mit rückenmarksnahen Applikationstechniken, TENS und weiteren nicht-pharmakologischen Maßnahmen wie Auflagen und Einreibungen mit ätherischen Ölen),
- im Umgang mit *technischen Systemen*, die gerade bei schwerkranken (bewusstseinsgetrübten, nicht mehr schluckenden etc.) Kranken zum Einsatz kommen wie z. B. PCA-Pumpen, Portsysteme, subkutane/transdermale/transmukosale Applikationstechniken (▶ Kap. 12),
- in der Behandlung tumorbedingter *Wunden* (die laut S3-Leitlinie Palliativmedizin immerhin bei 6,6 bis 14,5 % aller Tumorpatienten vorhanden sind und mit Schmerzen, Blutungen, Geruch und psychischen Belastung einhergehen; Leitlinienprogramm Onkologie 2020) oder
- in der *Kommunikation* mit Erkrankten und ihren Angehörigen, die sich in einer existenziellen Notlage befinden.

Neben der medizinisch-pflegerischen Fachexpertise sind u. a. ein hohes Maß an Empathie, sozialer Kompetenz, Flexibilität und Konfliktfähigkeit wichtig, um eine vertrauensvolle Beziehung aufzubauen.

▶ Beispiel

Gerade im ambulanten/häuslichen Bereich werden die Kranken zunächst nicht selten allein durch eine Pflegekraft des ambulanten Teams selbstständig aufgesucht. In solchen Situationen wird die Pflegekraft die Symptomlast, die Komplexität der gesamten Situation und den Bedarf an weiterer Unterstützung (auch des möglichen Bedarfs an weiterer ärztlicher Intervention) versuchen einzuschätzen. Zudem berät die Pflegekraft in der Regel auch selbstständig und muss sich nicht selten auch den Fragen zur Prognose des Krankheitsverlaufs stellen (wobei hier eine enge Rücksprache mit den ärztlichen Kollegen im Team extrem wichtig ist). Die Pflegekraft unterstützt bei der Beantragung von weiteren Pflegeleistungen, Hilfsmitteln oder weiteren Unterstützungsangeboten und vermittelt bedarfsabhängig weitere Berufsgruppen (insbesondere ärztliche, aber auch psychotherapeutische, physiotherapeutische, ehrenamtlich-hospizliche Unterstützung) – die ganze Breite des Arbeitsfeldes. ◀

Zudem braucht es gerade in der ambulanten/häuslichen, rund um die Uhr erreichbaren Palliativversorgung eine *Kompetenz für Krisensituationen*, sei es bei Exazerbationen von Schmerzen, Atemnot- oder Panikattacken, Blutungen, Unruhezuständen u. v. m., aber auch für die Sterbesituation, die nicht selten als krisenhaft erlebt wird. Gerade auch in Situationen, bei denen weder eine kausale noch eine relevante symptomatische Therapie möglich ist (wie z. B. bei katastrophalen, unstillbaren Blutungen), steht das *gemeinsame Aushalten und das Nichtalleinelassen* als eine extrem wichtige Handlungsqualität der Palliativmedizin und Hospizarbeit im Vordergrund: Wenn nichts mehr hilft, bleibt immer noch die kompromisslose Zuwendung und Begleitung des Patienten und seiner Angehörigen.

41.5.2 Der erste Hausbesuch

So ist der erste Kontakt mit dem ambulanten Palliativteam/der erste Besuch zu Hause mit all den aufkommenden Erwartungen, Ängsten und Vorbehalten gegenüber einer Palliativversorgung ein professionell anspruchsvoller Moment.

❯ Der erste Besuch stellt die Voraussetzungen her für die weitere therapeutische Bindung, die allen Beteiligten die notwendige Stabilität und den sicheren Rahmen für die weitere Begleitung ermöglichen soll.

Mehr als in anderen Versorgungsbereichen bedeutet eine Betreuung zu Hause, dass das Palliativteam „zu Gast" ist. Man muss erst an der Haustür klingeln, um zum Patienten Einlass zu bekommen. Die Pflege und andere Berufsgruppen erhalten Einblicke in das privateste Umfeld in einer sehr sensiblen und vulnerablen Lebensphase. Dadurch entsteht auch für die Pflegenden eine deutlich größere Unmittelbarkeit und emotionale Nähe als z. B. während der Pflege in einer stationären Einrichtung.

Auch die Akutversorgung stellt sich in der häuslichen Umgebung grundsätzlich anders dar: Im Krankenhaus befindet sich die Notfallklingel am Bett, bei deren Gebrauch innerhalb von Minuten Fachpersonal unterschiedlichster Berufe zur Stelle ist. Ebenso ist immer ein großer Vorrat an Medikamenten und Materialien vorhanden, und die Mitarbeitenden der Kerndienste begegnen sich täglich. In der häuslichen Versorgung werden die Distanzen, die zurückgelegt werden müssen, in Kilometern gemessen, und die Kranken sind über viele Quadratkilometer verteilt. Das medizinische und pflegerische Verbrauchsmaterial mag teilweise im Zentrum vorhanden sein, ist aber eher in örtlichen Apotheken oder Sanitätshäusern gelagert. Die Teams sind oft multiprofessionell aufgestellt, was nicht bedeutet, dass sie sich oft begegnen. Insofern bergen akut auftretende medizinisch-pflegerische Probleme immer auch eine logistische Herausforderung, die mit der Entfernung zu den betreuten Patientinnen und Patienten zusammenhängt.

Für eine strukturierte, umfassende mehrdimensionale Einschätzung der Belastungen und des resultierenden Unterstützungsbedarfs (zu Hause wie auch im stationären Kontext) wurden in den vergangenen Jahren eine Vielzahl an Screening- und Assessment-Instrumenten entwickelt. Diese sollen physische, soziale, psychische, emotionale und spirituelle Aspekte erfassen (McIlfatrick und Hasson 2013; Aslakson et al. 2017) und werden auch im Rahmen des sog. *Palliativmedizinischen Basisassessments* (als Voraussetzung der Abrechenbarkeit von Krankenkassenleistungen) entsprechend dokumentiert. Hierzu hat vor allem die Deutsche Gesellschaft für Palliativmedizin (DGP 2022) Hilfestellungen zur Erfassung und Dokumentation von Schmerzen und anderen belastenden Symptomen, den verschiedenen Dimensionen von Lebensqualität, von Mobilität, Selbsthilfefähigkeit, Stimmung, Ernährung, sozialer Situation, psychosozialer Belastetheit oder Alltagskompetenz erarbeitet.

Bereits im Erstkontakt bzw. im Aufnahmegespräch kommt es nicht selten vor, dass sehr weitreichende, auch existenzielle Wünsche, Sorgen und Hoffnungen an die Pflege (möglicherweise sogar in besonderem Maße an die Pflege!) gerichtet werden:

- der Wunsch nach Leidfreiheit oder zumindest Leidlinderung, insbesondere gerichtet auf physische Symptome wie Schmerz oder Atemnot („nicht ersticken müssen") usw.,
- die Sorge der Angehörigen über die Größe der bevorstehenden Aufgabe, z. B. dem Patienten den Wunsch erfüllen zu wollen, zu Hause bleiben zu können,
- die Angst vor dem Versterbenmüssen und vor dem dazugehörigen Zeitpunkt („Wie viel Zeit habe ich noch?"),
- der Wunsch nach einem begleiteten, würdevollen Tod.

Nicht selten werden weitere Sorgen geäußert, z. B. mit Blick auf

- die Notwendigkeit pflegerischer Versorgung bei zunehmender Immobilität, insbesondere mit Blick auf die Grundpflegebedürftigkeit,
- die eigenen räumlichen Gegebenheiten, die eine gewünschte Versorgung möglicherweise nicht zulassen (z. B.: Schlafzimmer und Badezimmer auf verschieden Ebenen, sodass das Badezimmer nicht erreicht werden kann, usw.),

- die mögliche eigene Erschöpfung, auch im Zusammenhang mit einer Rund-um-die-Uhr-Inanspruchnahme (wobei in diesem Zusammenhang Angehörige aber durchaus zuweilen über sich hinauswachsen),
- den Sterbeprozess selbst, der sich möglicherweise nicht mit den üblichen Vorstellungen und Erwartungen deckt (z. B. bei einem krisenhaften, symptombeladenen Verlauf oder „wenn es länger dauert als gedacht").

41.5.3 Die Rolle der Angehörigen

Die Angehörigen nehmen in der häuslichen Onkologie- oder Palliativpflege eine nicht zu überschätzende Rolle ein. Sie tragen die Hauptlast in der Versorgung, sie übernehmen zu Hause die Funktion von Wäscherei, Hotellerie, Material- und Patiententransport und müssen rund um die Uhr ansprechbar sein. Angehörige sind unersetzlich und nicht selten ausschlaggebend, wenn es darum geht, ob ein Versterben zu Hause gelingen kann. Überforderungserleben von Angehörigen trägt zu drei Vierteln aller Krankenhausaufnahmen in Palliativsituationen bei.

❯ Gelingt es in der häuslichen Palliativversorgung nicht, das Vertrauen der Angehörigen zu gewinnen und sie in ihrer Tätigkeit zu stützen, bricht das System der „häuslichen Versorgung" zusammen.

41.5.4 Gründe für ein Scheitern der häuslichen Versorgung

Neben einem Überforderungsgefühl oder einer „echten" objektivierbaren Überlastung der pflegenden Angehörigen sind weitere Gründe vorstellbar, warum eine häusliche Versorgung und Begleitung bis zuletzt trotz aller Bemühungen im Verlauf scheitert:

- nicht beherrschbare Symptome (z. B. Schmerzen, Übelkeit/Erbrechen, Ängste, aber vor allem eskalationsträchtige Symptome wie Atemnot, delirante Unruhe …),
- neue, unerwartete medizinische oder pflegerische Probleme (die nicht selten einer weiteren Abklärung bedürfen), z. B. ein neu aufgetretenes Unvermögen, Flüssigkeit, Nahrung oder Medikamente zu schlucken (bei Übelkeit, Dysphagie oder maligner intestinaler Obstruktion/Ileus), oder akute Blutungen, Einlagerungen von Flüssigkeit wie Aszites oder Pleuraerguss),

- Probleme mit technischen Geräten (Perfusoren, Schmerzpumpen, Beatmungsgeräte, kardiologische Assist Devices …),
- ein Gefühl von allgemeiner Unsicherheit im häuslichen Umfeld, einschließlich dem zuweilen von Angehörigen geäußerten Gefühl, nach dem kommenden Tode des Patienten nicht mehr in dem Haus/in der Wohnung weiterleben zu können.

In solchen Situationen wird ambulante Palliativpflege in enger Absprache mit allen Beteiligten vor Ort und mit den ärztlichen Kolleginnen und Kollegen möglicherweise eine Krankenhauseinweisung veranlassen, idealerweise auf eine Palliativstation. Nach akutmedizinischer Behandlung dort könnte eine erneute Entlassung ins häusliche Umfeld resultieren oder eine Verlegung in eine stationäre Pflegeeinrichtung, vor allem dann in ein stationäres Hospiz. Dabei spielt die Kommunikation und das koordinierte Zusammenwirken aller beteiligten Fachkräfte und Einrichtungen eine nicht zu unterschätzende Rolle.

41.5.5 Das Versterben

Nicht selten erfassen Pflegekräfte als Erste, wenn ein Patient in den Prozess des Versterbens eintritt. Bewusstseinstrübung, finale Unruhe, Rasselatmung, Zentralisation, aber auch eine intuitive Wahrnehmung führen zur Diagnosestellung der beginnenden Sterbephase. Für die Familien bedeutet der veränderte Bewusstseinszustand des Patienten und die veränderten klinischen Befunde eine weitere Verunsicherung. Daher sollte das, was ist und was kommt, mit der Familie empathisch kommuniziert werden. Es sollten in ärztlicher Rücksprache bedarfsgerechte medikamentöse Optionen erörtert werden (z. B. Anticholinergika gegen die feuchte Atmung oder Antipsychotika gegen delirante Zustände). Gerade bei Rasselatmung oder finaler Unruhe sollte aber auch kommuniziert werden, dass es sich um erwartbare Ausdrucksformen und Befunde in der Sterbephase handelt, und nicht um einen medizinischen Notfall.

Wenn der Tod im häuslichen Umfeld eingetreten ist, die Formalitäten (ärztliche Todesbescheinigung, idealerweise von den eigenen ärztlichen Kollegen des SAPV-Teams ausgefüllt, und Bestatter) erledigt sind und die Hinterbliebenen mit all den Gefühlen, Sorgen oder Ängsten plötzlich alleine sind, können Rituale, Aufbahrungshandlungen, der Einbezug der Seelsorge oder (im weiteren Verlauf) die Angebote von Selbsthilfegruppen, Trauercafés, Hospizdiensten, kirchlichen Trägern oder dem Bundesverband Trauerbegleitung e.V. oder einfach eine Einladung zu einem Nachbetreuungsgespräch eine Hilfe sein. Durch den über die Tage und

Wochen aufgebauten persönlichen Bezug des Palliativteams mit der Familie kommen den Pflegenden auch in der Versterbe- und Trauerphase zentrale und vermittelnde Aufgaben zu.

41.6 Länderspezifische Versorgungsmodelle

41.6.1 Beispiel Deutschland: Spezialisierte ambulante Palliativversorgung

Seit dem 1. April 2007 besteht in der Bundesrepublik Deutschland für gesetzlich Krankenversicherte nach dem Fünften Sozialgesetzbuch (SGB V) ein Anspruch auf spezialisierte ambulante Palliativversorgung (SAPV): Im Rahmen dieses gesetzlichen Anspruchs einer häuslichen Palliativversorgung wurden konkrete Strukturen (Teams) geschaffen, um die Versorgung schwerst- und sterbenskranker Menschen zu ermöglichen.

> » „Versicherte mit einer nicht heilbaren, fortschreitenden und weit fortgeschrittenen Erkrankung bei einer zugleich begrenzten Lebenserwartung, die eine besonders aufwändige Versorgung benötigen, haben Anspruch auf spezialisierte ambulante Palliativversorgung" (SGB V, § 37b Abs. 1).

Weiter heißt es in § 37b Abs. 3:
> » „Die spezialisierte ambulante Palliativversorgung umfasst ärztliche und pflegerische Leistungen einschließlich ihrer Koordination, insbesondere zur Schmerztherapie und Symptomkontrolle, und zielt darauf ab, die Betreuung der Versicherten nach Satz 1 in der vertrauten Umgebung des häuslichen oder familiären Bereichs zu ermöglichen …."

Insofern ist die SAPV nicht als alleinstehendes Versorgungsangebot zu sehen, sondern als ein *zusätzliches, multiprofessionelles Angebot*, um mit den niedergelassenen Haus- und Fachärzten, den ambulanten Pflegediensten, den ehrenamtlichen Hospizdiensten und anderen Einrichtungen schwerstkranke Menschen und ihre Angehörigen im häuslichen Umfeld zu unterstützen.

Dabei stehen SAPV-Teams mit Blick auf den Grad der Spezialisierung auf einer Stufe mit Palliativstationen (als stationäre Krankenhausbehandlungseinrichtung), mit palliativmedizinischen Konsildiensten bzw. sog. „Palliativdiensten" (als spezialisiertes Angebot für stationäre Patientinnen und Patienten auf Nicht-

Palliativstationen) und mit palliativmedizinischen Ambulanzen und Tageskliniken (für ambulante, mobile Kranke frühzeitiger im inkurablen Erkrankungsverlauf). Bei der Arbeit mit und für schwer- und sterbenskranke Menschen und ihre Angehörigen gerade im institutionell ungeschützten häuslichen Umfeld zeigt sich, welche notwendigen Kompetenzen für deren Pflege gebraucht werden.

» „Man könnte auch sagen, SAPV ist wie Indien – man kann es nicht beschreiben, man muss es erleben!" (H. Witzenberger, Palliative Care Team Heidelberg)

41.6.2   Beispiel Schweiz: „Spitalexterne Onkologiepflege" (Spitex)

Bis in die 1970er-Jahre war die häusliche Pflege von Patienten und Patientinnen mit Krebserkrankungen auch in der Schweiz ohne jede formale Spezialisierung. Erst die Erkenntnis, dass die Pflege von Betroffenen mit Tumorerkrankungen und die Unterstützung von Angehörigen ein spezielles Fachwissen benötigt, brachte in der Schweiz die „Spitalexterne Onkologiepflege" (Spitex) hervor. Später erst kam die Versorgung von psychiatrischen Patienten und von Kindern im häuslichen Bereich dazu. Bis in die 2000er-Jahre wurde diese Form der häuslichen onkologischen Pflegeversorgung in der Schweiz flächendeckend ausgebaut. In den 2010er-Jahren entwickelten sich aus den reinen onkologiepflegerischen Spitex-Teams die spezialisierten ambulanten Palliativteams, die für alle Patientinnen und Patienten mit lebensbedrohlichen Erkrankungen offenstehen (wobei Krebskranke immer noch mehr als 80 % ausmachen). Die spezialisierten ambulanten Palliativteams werden auch als spezialisierte Palliative Care-Teams (SPC) bezeichnet: In der Schweiz wird zumeist der Anglizismus „Palliative Care" anstelle der Begriffe „Palliativversorgung" oder „Palliativmedizin" gebraucht.

In der Schweiz gibt es kantonsabhängig verschiedene Formen von spezialisierter häuslicher Palliativversorgung. Zum Beispiel können sie im Kanton Waadt in Form selbstständiger multiprofessioneller Teams in einer Versorgungsregion tätig sein (Les Equipes Mobiles de Soins Palliatifs), in denen Pflege, Ärzte und psychologische Mitarbeiter zusammenarbeiten. Im Kanton Zürich existiert eine gemeinnützige Stiftung (Palliaviva), die aus Pflegenden plus konsiliarärztlicher Unterstützung besteht. Im Kanton Basel-Stadt wiederum ist die SPC in die öffentlich-rechtliche Spitex des Kantons integriert, im Kanton Basel-Land in die Onkologie eines Krankenhauses, wobei sie offen für alle dort Lebenden ist.

41.6.3   Unterschiede zwischen Deutschland und der Schweiz

Die Unterschiede der verschiedenen Versorgungssysteme in Deutschland und in der Schweiz liegen weniger in der Qualität oder in den Kosten als möglicherweise in der Aus- und Weiterbildung und in der Akademisierung. Die Schweiz verfügt bereits seit 20 Jahren über Pflegende mit Masterabschlüssen für die Tätigkeit in der Patientenversorgung (nicht Management oder Pädagogik). In Deutschland ist dies erst vereinzelt der Fall, und in Österreich sind Strukturen für die Akademisierung von Pflege erst im Aufbau. Der größte Anteil dieser sog. Advanced Practice Nurses (APN) arbeitet in onkologischen Fachbereichen. Auf diesem Ausbildungsniveau ist es möglich, die onkologische Versorgung weiterzuentwickeln, z. B. in Richtung einer integrierten Versorgung, gerade im häuslichen Bereich. Ein Beispiel ist die Entwicklung eines Erreichbarkeitsmodells für Palliativpflege zu Hause oder die Entwicklung eines Bewertungsprofils, welche Patienten von einer zusätzlichen spezialisierten häuslichen Palliativversorgung profitieren und demnach von den entsprechenden Einrichtungen mitbetreut werden sollten.

Zusammengefasst lässt sich festhalten, dass es selbst innerhalb der Schweiz verschiedenartige Modelle der häuslichen Versorgung von Krebskranken gibt, die sich zuletzt in die Richtung spezialisierter Palliative-Care-Teams weiterentwickelt haben. In dem Bestreben, Patienten im häuslichen Umfeld halten zu wollen, trotz aller Auswirkungen der Krebserkrankung, sollte sich die SPC an den häuslichen Rahmenbedingungen ausrichten – es sollte nicht versucht werden, das Krankhaus nach Hause zu bringen. Am Beispiel der Klingel wird zudem klar, dass zu Hause weniger Sicherheit vorhanden ist – und die Mitarbeitenden nur „zu Gast" sind. Schließlich sollten die Angehörigen als eigenständige Zielgruppe des therapeutischen und pflegerischen Handelns wahrgenommen werden – ohne sie ist eine häusliche Palliativversorgung bis zuletzt nicht denkbar.

Alle beschriebenen Modelle der häuslichen Palliativversorgung haben spezifische Vor- und Nachteile. Eine Herausforderung ist z. B. die Sicherstellung der palliativmedizinischen Fachexpertise mit 24-Stunden-Erreichbarkeit in Krisensituationen – möglichst ohne Verlust der Nähe zu den Betroffenen. Zudem sind spezialisierte Palliativdienste personal- und kostenintensiv, wenn man die Kosten pro Stunde berechnet. Andererseits konnte in verschiedenen Studien gezeigt werden, dass die Zuziehung spezialisierter Palliativversorgung die Gesamtkosten der medizinischen und pflegerischen Versorgung reduziert.

41.7   Qualitätssicherung

Die spezialisierte häusliche Palliativversorgung sieht sich mit einer Reihe struktureller Schwierigkeiten konfrontiert bei personell nur kleinen Teams, auch mit der Qualifikation im Fachgebiet, mit dem Fehlen von nationalen Standards zu bestimmten fachpflegerischen Themen bzw. dem Fehlen der Umsetzung oder einer Überprüfung. Kennzahlen aus Zertifizierungsprozessen erfassen zumeist die Strukturqualität, aber nicht so sehr die Versorgungsqualität. Auch werden für die SPC teils die gleichen Kennzahlen verwendet wie für die allgemeine häusliche Versorgung, obwohl die Teamstruktur und insbesondere das zu versorgende Gebiet viel größer ist. Mit Blick auf die Qualität der Versorgung könnte es hilfreich sein, weitere Standards nicht nur mit Blick auf medizinisch-ärztliches, sondern auch auf medizinisch-pflegerisches Tun zu entwickeln.

Literatur

Alt-Epping B (2018) What is so confusing about the term "palliative"? A review of palliative care definitions and their relevance on nephrology. Nephrol Renal Dis 3(2):1–3. https://doi.org/10.15761/NRD.1000138

Alt-Epping B (2020) Frühzeitige Integration von Palliativmedizin. Was sind die Probleme trotz aller Evidenz? Forum 35(3):206–211. https://doi.org/10.1007/s12312-020-00792-1

Alt-Epping B, Nauck F (2015) Spezialisierte Ambulante Palliativversorgung (SAPV) – Vernetzung von Sektoren, Disziplinen und Professionen. Bundesgesundheitsbl 58(4–5):430–435. https://doi.org/10.1007/s00103-015-2125-6

Aslakson RA, Dy SM, Wilson RF, Waldfogel J, Zhang A, Isenberg SR, Blair A, Sixon J, Lorenz KA, Robinson KA (2017) Patient- and caregiver-reported assessment tools for palliative care: summary of the 2017 Agency for Healthcare Research and Quality Technical Brief. J Pain Symptom Manage 54(6):961–972.e16. https://doi.org/10.1016/j.jpainsymman.2017.04.022

Benze G, Alt-Epping B, Nauck F (2017) Krisen am Lebensende. Bundesgesundheitsbl 60(1):62–68. https://doi.org/10.1007/s00103-016-2477-6

Deutsche Gesellschaft für Palliativmedizin (2022) Dokumentationshilfen. https://www.dgpalliativmedizin.de/category/3-pba-dokumentationshilfen.html. Zugegriffen am 12.05.2022

Gaertner J, Siemens W, Meerpohl JJ et al (2017) Effect of specialist palliative care services on quality of life in adults with advanced incurable illness in hospital, hospice, or community settings: systematic review and meta-analysis. BMJ 357:j2925. https://doi.org/10.1136/bmj.j2925

Hach M (2022) Palliative Care – die Grundlagen. CNE.fortbildung; 15:2–16

Haun MW, Estel S, Rücker G et al (2017) Early palliative care for adults with advanced cancer. Cochrane Database Syst Rev 6:CD11129. https://doi.org/10.1002/14651858.CD011129.pub2

Hudson P, Collins A, Bostanci A, Willenberg L, Stepanov N, Philip J (2016) Toward a systematic approach to assessment and care planning in palliative care: a practical review of clinical tools. Palliat Support Care 14(2):161–173. https://doi.org/10.1017/S1478951515000565

Kaas-Bartelmes BL, Hughes R, Rutherford MK (2004) Advance care planning: preferences for care at the end of life. J Pain Palliat Care Pharmacother 18(1):87–109

Kern M, Müller M, Aurnhammer K (2014) Basiscurriculum Palliative Care (5. Auflage, 2010) pallia-med-verlag. ISBN 978-3-933154-08-8

Leitlinienprogramm Onkologie (Deutsche Krebsgesellschaft, Deutsche Krebshilfe, AWMF): Palliativmedizin für Patienten mit einer nicht-heilbaren Krebserkrankung, Langversion 2.1, 2020, AWMF-Registernummer: 128/001OL. https://www.leitlinienprogramm-onkologie.de/leitlinien/palliativmedizin/. Zugegriffen am 21.11.2022

McIlfatrick S, Hasson F (2013) Evaluating an holistic assessment tool for palliative care practice. J Clin Nurs 23:1064–1075. https://doi.org/10.1111/jocn.12320

Österreichisches Sozialministerium: Hospiz- und Palliativversorgung in Österreich. https://www.sozialministerium.at/Themen/Gesundheit/Gesundheitssystem/Gesundheitssystem-und-Qualitaetssicherung/Planung-und-spezielle-Versorgungsbereiche/Hospiz%2D%2Dund-Palliativversorgung-in-Oesterreich.html sowie https://www.gesundheit.gv.at/gesundheitsleistungen/palliativ-hospizversorgung/hospiz-palliativ-einrichtungen. Zugegriffen am 19.09.2022

Radbruch L, Payne S (2011) Standards und Richtlinien für Hospiz- und Palliativversorgung in Europa: Teil 1. Weißbuch zu Empfehlungen der Europäischen Gesellschaft für Palliative Care (EAPC). Z Palliativmed 12:216–227. https://doi.org/10.1055/s-0031-1276909

Rodin G, Zimmermann C (2008) Psychoanalytic reflections on mortality: a reconsideration. J Am Acad Psychoanal Dyn Psychiatry 36(1):181–196. https://doi.org/10.1521/jaap.2008.36.1.181

Temel JS, Greer JA, Muzikansky A, Gallagher ER, Admane S, Jackson VA, Dahlin CM, Blinderman CD, Jacobsen J, Pirl WF, Billings JA, Lynch TJ (2010) Early palliative care for patients with metastatic non-small-cell lung cancer. N Engl J Med 363(8):733–742. https://doi.org/10.1056/NEJMoa1000678

WHO (1990) Cancer pain relief and palliative care. Report of a WHO Expert Committee

Internetadressen

Alt-Epping B (2022) Palliativmedizin: Das Heidelberger Skript für Studierende der Medizin. Heidelberg University Publishing. https://doi.org/10.17885/heiup.944

Alt-Epping B, Wedding U, Fuxius S. Onkologie für die Palliativmedizin. https://univerlag.uni-goettingen.de/handle/3/isbn-978-3-86395-229-7

Deutsche Gesellschaft für Palliativmedizin. https://www.dgpalliativmedizin.de/

Deutsche Gesellschaft für Palliativmedizin: Fort- und Weiterbildung. https://www.dgpalliativmedizin.de/weiterbildung/fort-und-weiterbildung-in-der-palliativversorgung.html

Deutsche Gesellschaft für Palliativmedizin: Stellenmarkt. https://www.dgpalliativmedizin.de/stellenmarkt/

Deutsche Gesellschaft für Palliativmedizin: Wegweiser Hospiz. und Palliativversorgung https://www.wegweiser-hospiz-palliativmedizin.de/

Klinische Krebsforschung

Ulf Petrausch und Patrick Jahn

Inhaltsverzeichnis

Autoren der vorherigen Fassung: C. Dittrich, K. Düchler

42.1   Einführung

Ziel klinischer Forschung im Allgemeinen und der onkologischen Forschung im Speziellen ist es, Erkenntnisse zu gewinnen, die den Krankheitsverlauf oder den Erfolg einer Behandlung unter definierten Bedingungen zuverlässig vorhersagen und bestimmen.

Um dieses Ziel zu erreichen, teilt sich die Forschung in verschiedene Bereiche auf, die aber nur bei einem intensiven Austausch von Wissen untereinander zu einem Erkenntnisgewinn führen und somit in einer belegbaren Therapieverbesserung resultieren. Der Erkenntnisaustausch findet z. B. auf Konferenzen durch Vorträge oder durch wissenschaftliche Publikationen statt. Die Forschung ist einteilbar in:

- epidemiologische Forschung,
- Grundlagenforschung,
- translationale Forschung,
- klinische Forschung,
- Versorgungsforschung.

Die *epidemiologische Krebsforschung* untersucht das Auftreten und den Verlauf von Krebs in Abhängigkeit von äußeren Umständen, wie z. B. Geographie, ethnischer Herkunft, Gewohnheiten oder Umwelteinflüssen (▶ Kap. 3). Auf diese Weise kann man auf Krankheitsursachen schließen.

Die *Grundlagenforschung* beschäftigt sich mit den Mechanismen der Krebsentstehung, der Biologie der Krebszelle und den therapeutischen Eingriffsmöglichkeiten im Reagenzglas oder im Tierversuch. Sie schafft die Voraussetzungen für Erkenntnisse über biologische Abläufe bei Krebserkrankungen und Wirkmechanismen von Medikamenten.

Die *translationale Forschung* ist die Verbindung zwischen Grundlagenforschung und klinischer Forschung. Beispielsweise werden Tumorproben von Patienten untersucht, um Behandlungsergebnisse vorherzusagen. Diese Art von Forschung hat dazu geführt, dass bereits bei mehreren Tumoren bestimmte Therapien nur dann eingesetzt werden, wenn definierte Eigenschaften bei Patienten nachgewiesen wurden (▶ Kap. 5), d. h. eine sog. Patientenselektion erfolgen kann. Als Beispiel für eine solche Eigenschaft ist der Nachweis von Eiweißen auf der Tumorzelloberfläche (z. B. Her2 oder Östrogenrezeptoren beim Mammakarzinom und daraus resultierend der gezielte Einsatz von Herceptin bzw. einer antihormonellen Therapie).

Die *Versorgungsforschung* ist eine neuere Forschung, die sich in den letzten 20 Jahren besonders ausdifferenziert hat. Sie betrifft die Analyse und Evaluation von komplexen Interventionen in der Gesundheitsversorgung unter Alltagsbedingungen. Diese können beispielsweise die Organisation, die Steuerung und die Finanzierungsfragen betreffen (Pfaff et al. 2017).

42.2   Klinische Forschung

Die klinische Krebsforschung hat das Ziel, neue Medikamente oder Methoden (z. B. auf dem Gebiet der Strahlentherapie und/oder Chirurgie) zu prüfen und zu hinterfragen, ob diese in klinisch bedeutungsvollem Ausmaß zu einer Verbesserung für Krebspatienten führen. Hierfür kann u. a. untersucht werden, ob es zu einer Verlängerung des Überlebens und/oder Verbesserung derer Lebensqualität kommt, wenn man zwei Behandlungsmethoden miteinander vergleicht. Klinische Studien im Bereich der internistischen/medizinischen Onkologie streben häufig eine Verbesserung an. Aber auch im supportiven Bereich wird klinische Forschung betrieben, wobei hier getestet werden soll, wie Nebenwirkungen vermieden und/oder lindernde Maßnahmen etabliert werden können. Nachdem die qualitätsvolle Therapie von an Krebs Erkrankten vielfach interdisziplinär erfolgt, muss sich dies auch in der klinischen Studiendurchführung widerspiegeln, z. B. in Form von Kombinationsstudien von Medikamenten bei gleichzeitiger Strahlentherapie oder in der besonderen Abfolge von medikamentöser Therapie und operativen Maßnahmen.

Neben therapeutischen Inhalten verfolgt klinische Forschung auch solche der Diagnostik und Prävention. In den folgenden ▶ Abschn. 42.3 und 42.4 wird der Fokus auf medikamentöse Therapie gelegt und in ▶ Abschn. 42.5 auch die Rolle der Pflegeforschung im Handlungsfeld der onkologischen Pflege beschrieben.

42.3   Klinische Studien

> Neue Therapien müssen schrittweise (phasenweise) erforscht werden, bis sie schließlich in die klinische Praxis eingeführt werden können. Dies gilt für medikamentöse ebenso wie für andere Verfahren.

Speziell für die *Einführung neuer Medikamente* in der Onkologie wurde ein systematisches stufenweises Verfahren entwickelt. Wir unterscheiden daher verschiedene Phasen in der Prüfung eines neuen Medikamentes:

In einem ersten Schritt (Phase I) wird das Verfahren bei einer definierten (kleinen) Patientenzahl eingesetzt. Hier steht die genaue Beobachtung im Vordergrund, ob die zu erforschende Therapie oder Methode durchführbar und verträglich ist. Die Therapie/Methode hat sich dabei in der präklinischen Forschung (d. h. im Zell- bzw. Tiermodell) bereits als wirksam erwiesen.

Im zweiten Schritt (Phase II) wird das Verfahren bei einer etwas größeren, einheitlichen Gruppe von Patienten eingesetzt, um genauere Hinweise auf die Wirksamkeit bei bestimmten Krebserkrankungen zu erhalten und die Erfahrung bezüglich vermeintlicher Nebenwirkungen zu erweitern. Sofern die Phase II positive Ergebnisse gezeigt hat, erfolgt dann in der Regel ein Vergleich mit der bisher als Standard geltenden Therapie. Für eine Medikamentenzulassung werden in der Onkologie häufig Daten einer Phase-III-Studie von den Behörden verlangt.

Dieses schematische Vorgehen galt und gilt für die Entwicklung von zytotoxischen Substanzen, den sog. klassischen Zytostatika. Hingegen ist für die klinische Prüfung von auf bestimmte Zielstrukturen, sog. Targets, ausgerichteten Therapien entscheidend, dass der erwartete Effekt des Therapeutikums auch am Tumor gefunden bzw. seine Auswirkung auf den Tumorträger, d. h. Patienten, auch entsprechend miterfasst wird. Dies hat damit auch Auswirkungen auf den Entwicklungs- bzw. Prüfprozess derartiger neuer Therapeutik.

Vorgehen bei zielgerichteten Therapien (Targets) Der bisher größte Paradigmenwechsel erfolgte, als Krebs vor allem als ein durch genetische Veränderungen bedingter Prozess gesehen wurde. Die Analyse von derartigen Veränderungen hat zur Identifizierung von Zielstrukturen (sog. Targets) und deren nachgeschalteten pathologischen Funktionsketten (sog. Pathways oder Signalwegen) geführt (▶ Kap. 1 und 8). Konsequenterweise wurden Therapeutika, die die Modulation, meist Hemmung der oben genannten Strukturen zum Ziel haben, entwickelt. Da das Vorliegen der Zielstruktur Voraussetzung für die Wirksamkeit dieser neuen Medikamente ist, müssen Tumor- oder Gewebsproben vor Einschluss des Patienten in die klinische Studie auf die Präsenz der Zielstruktur analysiert werden. Diese Vorgangsweise hat zur erfolgreichen Entwicklung von Substanzen, wie z. B. Trastuzumab beim Mammakarzinom geführt.

Das Einteilen von Patienten in Gruppen (stratifiziertes Vorgehen) schließt von vornherein Patienten, die eine bestimmte Eigenschaft nicht haben (z. B. Hormonrezeptor-negative Brustkrebspatientinnen in einer Antihormontherapiestudie), von einer in diesem Fall unwirksamen Prozedur aus. Im umgekehrten Fall erlaubt das Vorhandensein einer Eigenschaft eine hohe Vorhersagekraft für die Wirkung des Medikaments. Als klassisches Beispiel sei der Nachweis des BCR-ABL-Proteins bei der chronisch myeloischen Leukämie (CML) und der daraus resultierende Einsatz des BCR-ABL-Inhibitors Imatinib angeführt.

42.3.1 Phase-I-Studien

> **Definition**
>
> **Phase-I-Studie:** Bei der klassischen Phase-I-Prüfung ist das wichtigste Ziel die Definition einer Dosis und eines Therapieschemas (Dosis-Applikations-Plan), welches in der weiteren Prüfung des Medikaments verwendet werden kann.

In der *Phase I* wird klassischerweise die für den Menschen noch verträgliche Dosis, die sog. maximal verträgliche Dosis (MTD) – ausgehend von der Vorstellung einer Dosis-Wirkungs-Beziehung – definiert. Die entsprechenden Studien werden deswegen auch *Dosisfindungsstudien* genannt.

Voraussetzungen für den erstmaligen Einsatz von neuen Medikamenten beim Menschen sind u. a.:
- Hinweise auf Wirksamkeit gegen maligne Tumoren,
- Daten zur Toxizität des neuen Wirkstoffes,
- Daten zur Pharmakologie, insbesondere zur Verteilung im Körper und zu den Ausscheidungswegen des Wirkstoffes aus dem Körper.

Die erforderlichen Daten kommen aus der sog. *präklinischen Forschung*, d. h. aus der Laborforschung an Tumorzellkulturen und Tiermodellen.

❯ Im Gegensatz zu anderen Medikamenten, wie z. B. Antihypertensiva, werden neue antitumoral wirksame Substanzen nicht an gesunden Freiwilligen getestet. Zytostatika sind potenziell kanzerogen, teratogen und/oder mutagen und werden daher an Krebspatienten mit fortgeschrittener Krankheit, für die keine wirksamen etablierten Therapien zur Verfügung stehen, getestet.

An die Patientenauswahl müssen strenge Maßstäbe angelegt werden. Die Art der Krebserkrankung spielt allerdings meist keine Rolle. Es können Patienten mit unterschiedlichen Krebserkrankungen im Rahmen der gleichen Phase-I-Studie behandelt werden.

Derartige Studien beginnen mit einer Dosis, deren Höhe sich an den Ergebnissen der Tiertoxikologie orientiert. Das Verabreichungsschema (oral bzw. parenteral, Bolusinjektion bzw. Dauerinfusion, Behandlungsintervall) ergibt sich aus den Kenntnissen zur Pharmakologie und zum Wirkmechanismus des Medikamentes, wie sie aus den vorklinischen Untersuchungen hervorgehen. Die Dosierung und das Schema werden dabei so gewählt, dass die ersten Patienten mit großer Wahrscheinlichkeit keine Nebenwirkungen erleiden. Nachdem in der Regel die ersten 3 Patienten mit der niedrigsten Dosis behandelt und über einen ausreichenden Zeitraum nachbeobachtet wurden, wird die Dosis nach einer im Protokoll festgelegten Weise gesteigert, und die nächsten 3 Patienten in die Studie eingeschlossen. Dies wiederholt sich so lange, bis Nebenwirkungen auftreten.

> In jedem Protokoll ist festgelegt, welche Nebenwirkungen bis zu welcher Stärke noch akzeptiert werden bzw. ab welcher Nebenwirkungsintensität die Dosis für die nächsten Patienten wieder vermindert werden muss.

Am Ende der Studie (in der Regel nach Behandlung von etwa 20 Patienten) wird die Dosis festgelegt, mit der das Medikament in den Studien der nächsten Phase (Phase II) eingesetzt wird. Idealerweise ist es eine Dosis, die nur akzeptable, insbesondere den Patienten nicht gefährdende Nebenwirkungen verursacht.

Da zu Beginn der Prüfung eines neuen Wirkstoffes keine Daten zu Art und Ausmaß von Nebenwirkungen beim Menschen vorliegen, müssen während des Ablaufs einer solchen Studie alle Änderungen in der Befindlichkeit des Patienten sorgfältig dokumentiert werden. Es müssen regelmäßig Blutuntersuchungen vorgenommen werden, um ggf. Toxizitäten, vor allem auf Knochenmark, Leber und Niere, frühzeitig zu erfassen. Bei besonderen Hinweisen aus den präklinischen Studien sind zusätzliche Untersuchungen, wie z. B. Lungenfunktionsprüfung oder Echokardiografie, notwendig. Wenn unerwünschte Ereignisse zu beobachten sind – z. B. eine Verschlechterung der Nierenfunktion –, bleibt häufig zunächst offen, ob dieselben Nebenwirkung der Therapie sind oder Folge eines Fortschreitens der Tumorerkrankung.

Das Ziel besteht darin, eine möglichst hohe Dosierung zu erreichen. Das leitet sich aus der Theorie ab, dass für die meisten Zytostatika eine klare *Dosis-Wirkungs-Beziehung* besteht, d. h., dass grundsätzlich bei höherer Dosierung eine stärkere Wirkung erwartet wird.

Bei der klinischen Prüfung von „targeted drugs" ist der gleichzeitige Nachweis der Target-Modulation als Zeichen, dass das Medikament den Soll-Wirkort erreicht und den gewünschten Mechanismus ausgelöst hat, zu erbringen. Der Nachweis erfolgt durch Biopsien von Tumorgewebe vor, unter und nach Therapie. So kann die Abnahme eines Proteins als Beispiel für dieses Phänomen herangezogen werden, wie die Reduktion von pERK oder KI67 im Rahmen der Behandlung von Melanomen mit BRAF-V600E-Mutationen unter Behandlung mit Vemurafenib.

Pharmakokinetische Untersuchungen sind fester Bestandteil vieler Phase-I-Studien. Sie liefern Informationen
- über die Verweildauer des Medikamentes und seiner Abbauprodukte im Körper,
- über den Zusammenhang zwischen verabreichter Dosis und Abbau oder Ausscheidung des Wirkstoffes

und damit möglicherweise die Erklärung für ausreichende und/oder fehlende Wirkung des geprüften Wirkstoffes.

Dazu wird zu genau festgelegten Zeitpunkten nach Verabreichung des Medikamentes Blut entnommen. Die Medikamentenkonzentration wird teilweise auch im Gewebe bestimmt, oder man untersucht Effekte der Medikamente auf den Tumorstoffwechsel. Ergebnisse solcher Untersuchungen können wichtige Hinweise für die weitere Entwicklung eines Medikamentes geben.

Auch wenn die Definition einer geeigneten Dosis für die weitere Entwicklung einer Substanz das Hauptziel der Phase-I-Prüfung ist, besteht ein weiteres Ziel darin, auch den Effekt der Behandlung auf das Tumorwachstum zu erfassen. Selbst ein geringer, aber messbarer Effekt kann – abgesehen vom Nutzen für den Patienten – ein wichtiger Hinweis für die weitere Entwicklung des Medikamentes sein.

Phase-Ib-Studien werden im Anschluss an die Phase I bei der Tumorentität durchgeführt, bei der das zu untersuchende Medikament oder eine Kombination von Medikamenten oder eine solche von Therapiemodalitäten, wie z. B. Kombination mit Strahlentherapie, zum Einsatz kommen soll. Ziel ist es, vor der weiteren Entwicklung Hypothesen zur Wirksamkeit und Verträglichkeit zu erhärten.

> Antitumorale Wirksamkeit ist kein primäres Ziel der klassichen Phase I-Prüfung. Jedoch steigert der Nachweis von Wirksamkeit bereits in dieser Phase die Bereitschaft zur weiteren Substanzentwicklung.

Mittlerweile ist es sogar zur ersten Registrierung einer sog. „targeted therapy" auf der Basis von ausschließlich Phase I-Studiendaten gekommen (Ceritinib beim Crizotinib-resistenten EML4-ALK Fusionsgen-positiven nicht-kleinzelligen Bronchuskarzinom).

42.3.2 Phase-II-Studien

In der *Phase II* wird die gefundene Dosis bei definierten Erkrankungen eingesetzt, um Informationen über die Wirksamkeit zu erhalten

> **Definition**
>
> **Phase-II-Studie:** Die Phase-II-Prüfung neuer Medikamente hat zwei wichtige Ziele: Sie soll die Wirksamkeit bei definierten Tumorerkrankungen abschätzen, und sie soll erweiterte Kenntnisse zur akuten und verzögerten, evtl. auch kumulativen Toxizität liefern. Am Ende der Phase-II-Prüfung entscheidet sich, ob die klinische Entwicklung eines Medikamentes in Richtung Zulassung weitergeführt wird.

Endpunkte einer Phase-II-Studie sind in der Regel die Ansprechrate und/oder das progressionsfreie Überleben („progression-free survival", PFS) sowie die Toxizität in einer Gruppe von Patienten.

Es gibt aber auch Phase-II-Studien, die die neue Therapie bereits mit einer Standardtherapie vergleichen *(randomisierte Phase-II-Studie)*. Die Patientenzahlen sind auch in Phase-II-Studien üblicherweise klein (ca. 40–60, in randomisierten Studien bis 200 Patienten), aber es gibt zwei Gruppen. Eine Gruppe wird mit dem neuen Therapieansatz behandelt, die andere mit dem Standard. Die Ergebnisse solcher Studien erlauben keinen formalen Vergleich der Therapieergebnisse oder der Nebenwirkungsraten mit statistischer Sicherheit. Dafür muss eine Phase-III-Studie durchgeführt werden. Die Phase-II-Ergebnisse helfen jedoch in der Entscheidung, ob eine meist sehr aufwendige und teure Phase-III-Studie in Angriff genommen werden soll oder nicht.

Bei der Evaluation neuer „targeted molecules" steht wiederum die Erfassung von biologischen Effekten in den entsprechenden Signalwegen jenseits des modulierten Targets im Vordergrund, d. h., meistens werden nicht die ersten Bindungspartner dieser „targeted molecules", sondern erst Proteine, die von letzteren gebildet werden, in veränderter Konzentration produziert (▶ Kap. 1 und 8). Dieser Effekt kann gemessen werden.

42.3.3 Phase-III-Studien

In der *Phase III* erfolgt ein Vergleich mit der bisher als Standard geltenden Therapie, sofern die Phase-II-Prüfung „erfolgreich", z. B. im Sinne einer ausreichend hohen Ansprechrate, abgeschlossen wurde.

> **Definition**
>
> In **Phase-III-Studien** werden neue Therapeutika und/oder Therapieansätze, die die Phase I und II als erfolgversprechend passiert haben, bei einer großen Anzahl an Patienten in einer definierten Krankheitssituation mit der bis dahin geltenden besten Standardtherapie verglichen. Wenn für die gegebene Indikation keine Standardtherapie existiert, kann stattdessen auch eine unbehandelte Kontrollgruppe gewählt werden. Eine Phase-III-Studie kann zwei oder mehrere Behandlungen miteinander vergleichen. Man spricht von *zwei-* oder *mehrarmigen Studien*.

Das Besondere an der Phase-III-Studie ist die *Randomisierung* (engl. random: Zufall). Dies ist die zufällige Zuteilung der Patienten in eine der vorgesehenen Behandlungsgruppen. Dafür gibt es bestimmte computerisierte Verfahren, die garantieren, dass ausschließlich der Zufall die Wahl der Therapie bestimmt und weder Patient noch behandelnde Ärzte darauf Einfluss nehmen können. Die Randomisierung soll sicherstellen, dass sich die Behandlungsgruppen im Wesentlichen nur durch die unterschiedliche Behandlung unterscheiden und nicht durch andere Faktoren, welche möglicherweise das Ergebnis beeinflussen könnten, wie z. B. ein besserer oder schlechterer Allgemeinzustand, Alter oder Geschlecht. Wenn die Studien nicht sehr groß sind, können allerdings auch zufällig Ungleichgewichte entstehen. Um auch dies zu vermeiden, erfolgt meist noch eine sog. *Stratifizierung* nach bekannten Risikofaktoren wie z. B. Allgemeinzustand, Alter, Geschlecht. Diese sorgt dafür, dass Patienten mit eben solchen Risikofaktoren gleichmäßig auf die Behandlungsarme verteilt werden.

Es gibt Situationen, in denen eine Phase-III-Studie *doppelblind* durchgeführt wird: Weder Patient noch Prüfarzt wissen, welche der zu vergleichenden Behandlungen der Patient erhält. Damit möchte man erreichen, dass der Therapieeffekt ohne systematischen Fehler oder Verzerrung (engl. „bias") bewertet wird. In der Onkologie sind jedoch doppelblinde Studien oft nicht möglich, da die Nebenwirkungen der zu vergleichenden Medikamente zu verschieden sind. Bei der Beurteilung von supportiven Therapien hingegen kommt dem Status doppelblind eine besondere Bedeutung zu.

Bei der Durchführung von klinischen Studien können Störfaktoren auftreten. Dabei kann es sich z. B. um prognostische Faktoren handeln, die das Überleben unabhängig von der Therapie verlängern. Durch den Vorgang der sog. Stratifizierung, d. h. der gleichmäßigen Verteilung von bekannten prognostischen Faktoren auf die Testgruppen, kann man diese Variabilität aufheben oder vermindern. Die Randomisierung, d. h. zufallsbasierte Zuordnung, kann man für Ausgeglichenheit bezüglich nicht bekannter prognostischer oder prädiktiver Faktoren sorgen. Beide Maßnahmen dienen zur Schaffung von sog. Strukturgleichheit in Bezug auf Reduktion auf Variabilität. Behandlungsgleichheit kann man z. B. durch Verwendung von Placebos, durch Verblindung oder durch streng definierte übrige Behandlungen erreichen. Beobachtungsgleichheit wird durch Einsatz der gleichen Untersucher, Instruktion der Untersucher, Standardisierung der Messverfahren sowie Doppelverblindung erreicht. All diese Maßnahmen dienen dazu, einen allfällig möglichen Bias und damit einen ungewollten systematischen Fehler zu vermeiden.

Ob eine der geprüften Behandlungen der anderen überlegen ist, lässt sich am Ende einer Phase-III-Studie feststellen, indem Überlebenszeit, symptomfreie Überlebenszeit, progressionsfreie Überlebenszeit, Ansprechrate und Dauer des Ansprechens, Rate an schweren Nebenwirkungen, verschiedene Aspekte der Lebensqualität oder auch Kosten erfasst werden.

Für die Prüfung der sog. „targeted therapies" gilt auch in der Phase III, dass sämtliche Endpunkte jeweils unter Berücksichtigung des Target-Effektes zu beurteilen sind. Welche dieser Endpunkte für eine bestimmte Frage als wichtig angesehen werden, muss vor Beginn der Studie im Protokoll festgelegt werden.

Die Unterschiede, die am Ende einer Studie zu beobachten sind, können zufällig oder das Ergebnis der Behandlung sein. Um das zu unterscheiden, wurden statistische Verfahren entwickelt, die angeben, mit welcher Wahrscheinlichkeit die Unterschiede tatsächlich auf die unterschiedliche Behandlung zurückzuführen sind. Diese Wahrscheinlichkeit wird in der Regel mit dem Buchstaben „p" (engl. probability: Wahrscheinlichkeit) bezeichnet. Als guter Hinweis auf einen tatsächlichen, nicht zufälligen Unterschied gilt zumeist ein p-Wert von $< 0{,}05$. Er entspricht einer Wahrscheinlichkeit von $> 95\,\%$, dass tatsächlich ein Unterschied zwischen den geprüften Behandlungen besteht. Bei einem p-Wert von $< 0{,}01$ beträgt die Wahrscheinlichkeit bereits $> 99\,\%$.

Vor Beginn einer vergleichenden Phase-III-Studie muss festgelegt werden, wie viele Patienten eingeschlossen werden sollen. Die erforderliche Patientenzahl kann berechnet werden, wenn definiert ist, welcher Unterschied zwischen den untersuchten Therapien zumindest erwartet wird. Je größer der erwartete Unterschied ist, desto kleiner kann die Zahl der Patienten in der Studie sein. Wenn der erwartete Unterschied eher klein ist, braucht man eine größere Patientenzahl, um diesen Unterschied verlässlich zu zeigen. Bei einem erwarteten großen Unterschied muss man sich allerdings fragen, ob die Studie ethisch vertretbar ist, da sie einem Teil der Patienten eine erwartetermaßen schlechtere Behandlung zukommen lässt. Bei einem erwarteten kleinen Unterschied muss man sich überlegen, ob ein solcher Unterschied überhaupt von Bedeutung ist.

Phase-III-Studien schließen oft mehrere hundert Patienten ein. Sie können somit nicht an einem einzelnen Zentrum in einem vernünftigen Zeitraum durchgeführt werden. Daraus ergibt sich die Notwendigkeit von sog. *Multicenterstudien*, d. h. Studien, die an verschiedenen Krankenhäusern, häufig international, organisiert sind. Auch soll das Studienziel in möglichst kurzer Zeit erreicht werden. Schließlich soll es unabhängig von einem bestimmten Zentrum sein, ob das gewünschte Resultat erreicht wird, und es sollte gewährleistet sein, dass ein erreichtes Ergebnis auf die Allgemeinheit unter vorgegebenen Kriterien übertragbar ist.

42.4 Ethische Fragen und die Regeln der „Good Clinical Practice" (GCP)

Damit Forschungsergebnisse international anerkannt werden können, ist es notwendig, dass sie nach einheitlichen Regeln gewonnen werden. Deshalb wurden vor einigen Jahren die Regeln der sog. „Good Clinical Practice" (GCP; „gute klinische Praxis") aufgestellt. Diese werden inzwischen von den meisten Ländern als verbindlich anerkannt. Sie regeln die Durchführung aller Studien am Menschen (klinische Forschung). Ihre Einhaltung muss dokumentiert sein und wird von staatlichen Behörden überprüft. Insbesondere die Behörden, die für die Registrierung neuer Arzneimittel zuständig sind, achten darauf, dass die vorgelegten Ergebnisse entsprechend GCP-Regeln erzielt wurden.

Folgende Aspekte werden hier besonders geregelt:
- Schutz der Studienteilnehmer,
- Genehmigung klinischer Versuche durch eine Ethikkommission,
- Aufgaben und Verantwortlichkeiten von Sponsor, Monitor, Prüfarzt und Pflege,
- Aufgaben der staatlichen Behörde.

Klinische Studien müssen vor Beginn in einem international frei zugänglichen Register erfasst werden. Damit sollen Doppelgleisigkeiten, das Verschweigen negativer Ergebnisse und nicht zuletzt auch wissenschaftlicher Betrug verhindert werden.

42.4.1 Ethikkommissionen

> **Definition**
>
> **Ethikkommissionen** sollen sicherstellen, dass klinische Forschung die ethischen Maßstäbe nicht verletzt.
> Die Mitglieder von Ethikkommissionen müssen aus verschiedenen, auch nichtmedizinischen Berufen kommen. Neben Ärzten sind in diesen Kommissionen in der Regel auch Pflegende, Pharmazeuten, Theologen, Juristen und Patientenorganisationen vertreten.

Eingereichte Forschungsvorhaben werden nach folgenden Kriterien beurteilt:

- Ist das Verhältnis von Belastung zu Nutzen für den Patienten vertretbar?
- Ist es aufgrund des im Protokoll festgelegten Studienplans und den äußeren Bedingungen wahrscheinlich, dass die Studie wie geplant durchgeführt werden kann?
- Sind die Verantwortlichen der Studie aufgrund ihrer Erfahrung und ihrer Kenntnisse in der Lage, eine solche Studie durchzuführen?
- Ist im Protokoll sichergestellt, dass die Studie abgebrochen wird, wenn unvorhergesehene ungünstige Ereignisse auftreten?
- Werden das Recht auf Anonymität und das Selbstbestimmungsrecht der Patienten ausreichend berücksichtigt?
- Werden Patienten vor Eintritt in die Studie *umfassend* und *verständlich schriftlich* und *mündlich* informiert?
- Besteht eine ausreichende Versicherung von Sponsor und Prüfer, um Schäden, die im Rahmen eines klinischen Versuchs entstanden sind, abzudecken?

Im Verlauf der Studie muss die Ethikkommission über jedes schwerwiegende Ereignis, z. B. einen Todesfall als Folge einer Studienmedikation oder eine hospitalisationsbedürftige Nebenwirkung, unverzüglich informiert werden. Solche Ereignisse können eine Revision der Bewilligung der Ethikkommission zur Folge haben.

Die Ethikkommission muss aber auch gefragt werden, wenn bei einem Patienten ausschließlich zu Forschungszwecken eine Untersuchung, wie z. B. eine Röntgenaufnahme oder eine Blutentnahme, erfolgen soll; bei Letzterer selbst dann, wenn dazu keine eigene Venenpunktion erforderlich ist. Jede Maßnahme, die nicht zum Nutzen des individuellen Patienten erfolgt, ist juristisch gesehen eine Körperverletzung und nur nach Aufklärung und Zustimmung (*„informed consent"*) des Patienten und Zustimmung durch die Ethikkommission gestattet.

42.4.2 Aus der Sicht des Patienten

Für Patienten können Studien die beste, manchmal einzige Möglichkeit darstellen, eine Therapie auf wissenschaftlicher Basis und unter Einhaltung von ethischen Kriterien zu erhalten, weil es für ihre Erkrankung keine oder nach vorübergehendem Ansprechen keine wirksame etablierte Therapie mehr gibt. Patienten wissen, dass Studien mit genauen Kontrollen einhergehen. Das erzeugt bei vielen Patienten ein Gefühl der Sicherheit, andere wiederum haben Angst vor dem Unbekannten und fühlen sich als Versuchsobjekt.

Manche Patienten wollen auch für andere Patienten noch etwas Positives von ihrem Leben hinterlassen. Eine besondere mentale Herausforderung stellt in diesem Zusammenhang die Randomisierung dar, bei der ein Patient akzeptieren muss, dass weder er noch der behandelnde Arzt die Therapie zwischen verschiedenen, zuvor besprochenen Therapiemöglichkeiten wählen kann.

42.4.3 Aufklärung bei klinischen Studien

Nachdem die Studienverantwortlichen festgestellt haben, dass ein Patient für die Behandlung in einer Studie geeignet ist, muss dieser über Art und Ziele der Studie aufgeklärt werden. Der Studienverantwortliche klärt selbst den Patienten zunächst mündlich auf und übergibt ihm dann die von der Ethikkommission akzeptierte schriftliche Information.

> ❯ Der Patient muss Zeit haben, diese Information ohne zeitlichen Druck zu studieren und mit seinen Angehörigen/Vertrauenspersonen zu besprechen.

Er muss aufgeklärt werden, dass er keine Nachteile erfahren wird, wenn er die Studienteilnahme ablehnt, und dass er auch nach seiner Zustimmung jederzeit seine Entscheidung revidieren kann.

Besonders schwierig ist die Aufklärung über randomisierte Studien. Viele Patienten können nicht verstehen, dass der Zufall bestimmt, welche der in Frage kommenden Behandlungen sie erhalten werden. In solchen Fällen muss den Patienten verständlich gemacht werden, dass nach dem gegenwärtigen Kenntnisstand keine der Behandlungen der anderen überlegen ist. Wenn die Betreuenden tatsächlich der Meinung wären, dass eine der möglichen Behandlungen wesentlich besser ist, wäre eine Randomisierung ethisch nicht vertretbar.

Bei den meisten Studien werden zu genau definierten Zeitpunkten Zwischenanalysen durchgeführt. Wenn sich dabei eine eindeutige Überlegenheit für eine der Behandlungen zeigt, wird die Studie vorzeitig abgebrochen.

> Die Zustimmung des informierten Patienten ist unverzichtbarer Bestandteil jeder verantwortungsbewussten klinischen Forschung („informed consent").

42.4.4 Dokumentation der Studienresultate

Die Auswertung einer Studie erfordert die sorgfältige Dokumentation aller wichtigen Ereignisse während des Verlaufs der Studie. Dazu gehören Dosierung und Zeitpunkt der Medikamentengabe, unerwünschte Wirkungen, Resultate von Labor- und Röntgenuntersuchungen, Beurteilung der Tumorgröße und Beurteilung von Kriterien der Lebensqualität.

In der Regel werden diese Daten auf speziellen Studienprotokollblättern („case report forms"; CRFs) festgehalten; heutzutage meist elektronisch.

Dokumentation der Wirksamkeit einer antitumoralen Therapie   Um den Einfluss der Behandlung auf die Tumorerkrankung quantitativ zu beurteilen, werden international vereinbarte Kriterien angewendet. Am häufigsten verwendet man heutzutage die RECIST-Kriterien (*Response Evaluation Criteria in Solid Tumors*). Hierbei werden Größenveränderungen des Tumors klassifiziert. Für Leukämien, Myelome und einige andere maligne Erkrankungen und Therapieformen, wie z. B. Immuntherapien, werden andere Kriterien herangezogen.

Auch die Therapienebenwirkungen werden nach international gültigen Kriterien dokumentiert. Am häufigsten werden die Common Terminology Criteria for Adverse Events (CTCAE) verwendet, deren Version 5.0 im Jahr 2017 eingeführt wurde. Die Nebenwirkungen werden dabei in viele verschiedene Qualitäten und fünf Schweregrade (Grad 1–5) eingeteilt.

42.5 Die Rolle der Pflegenden in der klinischen Forschung

Die Komplexität von klinischen Studien hat in den letzten Jahren zugenommen und die Anzahl der beteiligten Gesundheitsfachprofessionen ist stetig gestiegen. Insbesondere Pflegende sehen sich in den letzten Jahren aus vielfältigen Gründen mit unterschiedlichen Rollen und Aufgaben konfrontiert. Dies hat u. a. zu einer Subspezialisierung für Pflegende geführt und damit zur Etablierung der „Clinical Trial Nurse (CTN)".

Mit dieser Subspezialisierung in der onkologischen Pflege unterstützen Pflegende bei der Durchführung klinischer Forschungsvorhaben in allen Phasen von Studien.

Einige europäische Länder bieten dazu Fortbildungen oder eine spezifische Ausbildung an. Aufgrund der Komplexität der klinischen Studien, die auch ethische und rechtliche Fragen aufwerfen kann, ist gefordert, dass Mitglieder eines Studienteams den Nachweis (Zertifikat) erbringen müssen, dass sie gemäß internationalem Standard der guten klinischen Prüfpraxis (GCP; „Good Clinical Practice") befähigt sind, an der Durchführung von Studien mitzuwirken.

Neben der assistierenden Rolle der CTN etablieren sich in Deutschland in den letzten Jahren weitere Handlungsfelder für onkologische Pflegende (Hamric et al. 2014; DBfK et al. 2012). Diese Handlungsfelder werden durch das Konzept der evidenzbasiertenPflegepraxis geleitet, setzen eine akademische Qualifikation voraus und unterscheiden sich am ehesten in der Funktion. Die „Advanced Practice Nurse" (APN) wirkt im direkten Patientenkontakt als Pflegeexpertin für ein konkretes Gesundheitsproblem oder Pflegephänomen und der/die klinisch tätige Pflegewissenschaftler/in initiiert, verantwortet und führt klinische Studien durch bzw. ist für die Weiterentwicklung der Praxis verantwortlich.

42.5.1 Berufliche Rollen

42.5.1.1 Clinical Trial Nurse

Für die in der klinischen Forschung tätigen Pflegenden sind weder die deutschen noch die englischen Berufsbezeichnungen klar geregelt. Im deutschen Sprachraum trifft man auf die Bezeichnung „Forschungsschwester/-pfleger", „Studienschwester/-pfleger", „Study Nurse" oder „Forschungsassisstentin". Diese Benennungen können zu Unsicherheiten über den eigentlichen Auftrag führen, zumal noch weitere Bezeichnungen in Gebrauch sind – mehrheitlich in englischer Sprache – wie „Clinical Trial Nurse (CTN)", („Clinical) Research Nurse", „Study Nurse", „Trial Coordinator" oder „Data Manager". Diese Bezeichnungen zeigen zwar, dass es sich um Mitarbeitende im Forschungsteam handelt, lassen aber offen, ob es sich dabei um eine Pflegefachperson handelt. Die Oncology Nursing Society (USA) benutzt häufig in ihren weit verbreiteten und anerkannten Publikationen den Ausdruck „Clinical Trial Nurse" (Klimaszewski et al. 2015). Im internationalen Kontext bedarf die Ausübung der Tätigkeit als CTN ein Studium auf Masterniveau und umfasst die wissenschaftliche Tätigkeit in klinischen Studien. Im Nachfolgenden werden die Aufgaben beispielhaft skizziert.

42.5.1.2 Pflegeexpertin APN

Für die Entwicklung neuer forschungsbezogener Handlungsfelder mit einer erweiterten Pflegepraxis fand in den letzten Jahren ein vielschichtiger Diskurs der Aufgabenprofile statt, mit der Etablierung von zentralen Pflegeexpertinnen in der klinischen Versorgung. Hierzu lassen sich in Deutschland eine Vielzahl an Beispielen finden, insbesondere an Universitätskliniken, vereinzelt auch bei anderen Trägern der Gesundheitsversorgung. Für die Entwicklung dieser Handlungsfelder mit einer erweiterten Pflegepraxis ist das Konzept der Advanced Nursing Practice (ANP) geeignet. Das Konzept ist dadurch gekennzeichnet, dass eine Fachexpertise zu einem Phänomen, Bereich oder Krankheitsbild aufgebaut und die Fähigkeit vorausgesetzt wird, komplexe patientenbezogene Entscheidungen zu treffen und die vertiefte klinische und evidenzbasierte Praxiskompetenz zu besitzen (ICN 2020; Sachs 2007).

Die zentrale Aufgabe der Pflegeexperten APN ist dadurch gekennzeichnet, dass sie eine evidenzbasierte (auf Grundlage von wissenschaftlichen Erkenntnissen) Pflege umsetzen und auf einer akademischen Pflegeausbildung aufbauen. Ein Masterabschluss befähigt sie zu sehr viel mehr Eigenständigkeit und Verantwortung für eigene Forschungstätigkeiten.

42.5.1.3 Klinische Pflegewissenschaftlerin

Die klinisch-medizinische Forschungbeschäftigt sich mit Therapieansätzen und neuen Behandlungsoptionen, dabei wird oftmals die Betroffenenperspektive nur eingeschränkt betrachtet. In dem Zusammenhang kommt die Pflegeforschung ins Spiel, um Bedarfe, Auswirkungen und Veränderungen der betroffenen Personen (Betroffene, An-, Zugehörige und Familien) zu verstehen. Denn Notwendigkeit ergibt sich für sie durch die Abhängigkeit von pflegerischer Versorgung (Doorenbos et al. 2008). Die onkologische Pflegeforschung klärt somit im Kern, wie sich die Versorgung von onkologisch erkrankten Menschen auf die komplexen Lebenswelten, Pflegesituationen und die unterschiedlichen Versorgungssettings auswirkt.

Die zentrale Aufgabe der klinischen Pflegeforschung ist, basierend auf den Grundsätzen der guten klinischen Praxis, neues Wissen zu generieren und systematisieren. Zusätzlich steht die Implementierung und Evaluation im Einklang mit der Pflegepraxis im Fokus der Tätigkeit. Wie bereits eingangs beschrieben, kann diese Funktion in gewissen Situation auch als Pflegeexpertin APN ausgefüllt werden.

Die Grundvoraussetzung für die Arbeit als Pflegeexperte oder APN und klinisch tätige Pflegewissenschaftlerin ist der akademische Abschluss auf dem siebten Niveau des europäischen bzw. deutschen Qualifikationsrahmens für Lebenslanges Lernen (EQR/DQR) (DQR 2011). Zusätzlich wird im Rahmen der Forschung in spezifischen Situationen wie z. B. der Leitung einer Studie eine Promotion (Doktorratsstudium) vorausgesetzt.

Im Wesentlichen unterscheiden sich die beiden akademischen Tätigkeitsprofile von der CTN in der Eigenständigkeit bei der Durchführung von klinischen Forschungsprojekten. Ferner ist der Aspekt zu erwähnen, dass die Tätigkeit der CTN nicht unmittelbar eine pflegerische Ausbildung voraussetzt.

42.5.2 Mögliche Aufgaben in der klinischen Forschung

Die Aufgaben und Rollen von Pflegenden im Kontext der klinischen Forschung sind davon abhängig, welche Funktion die Pflegenden in dem Forschungsprojekt übernehmen. Die Rolle der Pflege definiert somit die Aufgaben. Hat die Pflegewissenschaftlerin den „lead", also die Leitung inne, werden während des Forschungsprojekts die nachfolgend für CTN beschriebenen Aufgaben hauptverantwortlich koordiniert und verantwortet.

Eine CTN ist heute in der Regel an größeren onkologischen Zentren, bei Arbeitsgemeinschaften für klinische Forschung oder bei pharmazeutischen Firmen tätig. Sie arbeitet mit den verantwortlichen Wissenschaftlern (sog. „Principal Investigator") oder den lokal verantwortlichen Medizinern und Medizinerinnen (Studienarzt oder -ärztin) eng zusammen. Sie übernimmt Mitverantwortung für die korrekte Behandlung und Pflege der Patienten gemäß Studienprotokoll, oder sie hilft bei der Koordination von speziellen Forschungsaktivitäten. Je nach Auftrag kann die „CTN" eine zentrale Rolle auf unterschiedlichen Gebieten übernehmen:

- Beurteilung des Studienprotokolls, z. B. im Auftrag von Forschungsgemeinschaften,
- Vorbereitung der Durchführung eines Studienprotokolls,
- Rekrutierung und Information der Patienten,
- Durchführung studienspezifischer Aufgaben,
- Datenmanagement.

Der Arbeitsort oder der Auftrag innerhalb einer Klinik/Abteilung bestimmt, welche der oben genannten Rollen die CTN übernimmt.

42.5.2.1 Beurteilung und Umsetzung des Studienprotokolls

Das Protokoll wird auf Vollständigkeit, Realisierbarkeit in der Praxis und die Aufgaben des Behandlungsteams geprüft.

In Form von Kommentaren können ferner aufgenommen werden:
- ein Behandlungsplan, der den zeitlichen Ablauf der Studie und die Konsequenzen für Patienten und Pflege beschreibt,

- Information über speziell benötigtes Material, das evtl. entsprechende Bestellungen erforderlich macht,
- Vorgaben für zusätzliche Untersuchungen und für den Umgang mit Material, z. B. Blutentnahmen, Versand von Proben an auswärtige Labors, Lagerung von Gewebeproben.

42.5.2.2 Vorbereitung zur Einführung eines Studienprotokolls

Sobald eine klinische Studie beginnt, sind oft mehrere Mitarbeiter einer Klinik/Abteilung oder Schwerpunktpraxis involviert. Zur Definition der Rolle aller Beteiligten, um Protokoll- bzw. Behandlungsfehler zu vermeiden, kann die CTN mitbestimmen, wie die Rolle der einzelnen Beteiligten zu definieren ist. Je nach Protokoll kann es sich um folgende Aufgaben handeln:
- Durchlesen der Unterlagen über die zu prüfenden Medikamente (die Prüfsubstanzen), besonders bezüglich Lagerung, Zubereitung, Verabreichung, Entsorgung und unerwünschte Wirkungen,
- Erstellen eines Verabreichungsschemas/Pflegeprotokolls (eine Art Zusammenfassung des Masterprotokolls) für die übrigen Pflegenden,
- Sicherstellen der Information zwischen dem Forschungsteam vor Ort und den weiteren beteiligten Behandlungsteams (ambulant und stationär) mittels eines Informationsblattes mit klaren Vorgaben zu Abläufen, Verantwortlichkeiten, den Behandlungs- und den zu beachtenden Pflegestandards, z. B. bei oraler Mucositis.

42.5.2.3 Rekrutierung von Patienten

Zusammen mit den Medizinerinnen kann die CTN einen Teil der Vorarbeiten zur aktiven Rekrutierung von Patienten übernehmen. Sie kann:
- Ein- und Ausschlusskriterien prüfen,
- bei der Auswahl geeigneter Patienten mitwirken,
- Patienten bei der Entscheidungsfindung beraten und unterstützen.

42.5.2.4 Patienteninformation und Einverständnis

Jeder Patient, der an einer klinischen Studie teilnimmt, muss eine Einverständniserklärung unterschreiben. Dabei handelt es sich nicht selten um sehr umfangreiche und anspruchsvolle Dokumente. Patienten und deren Angehörige sind oft überfordert, wenn sie die für sie relevanten Aspekte der geplanten Studie erfassen und verstehen sollen. Mit dem Wissen über Zielsetzungen und Abläufe der Studie ist es der CTN möglich, kompetente Antworten auf Fragen von Patienten und Angehörigen zu geben. Informationen, welche der Patient vom Arzt erhalten hat, können ergänzt bzw. wiederholt werden.

Dementsprechend können sich folgende Aufgaben stellen:
- In Absprache mit den Medizinerinnen Information des Patienten und seiner Angehörigen betreffend Studienteilnahme,
- Einholen der schriftlichen Einverständniserklärung (in Abhängigkeit von den jeweiligen Landesgesetzen),
- Unterstützung des Patienten und der Angehörigen bei der Auseinandersetzung mit ethischen Fragen, z. B. Vor- und Nachteilen bei der Behandlung innerhalb einer Studie,
- Anleitung des Patienten, wie z. B. Medikamente eingenommen werden müssen und bei welchen unerwünschten Wirkungen die Medizinerinnen informiert werden sollten.

42.5.2.5 Durchführung der Studie

Die Information des Behandlungsteams über die Ziele und Abläufe der Studie, die Wirkungen der Medikamente, die Verabreichung der Prüfsubstanz und die Protokolle sind zentrale Aufgaben der CTN. Ärzte und Pflegende, die in die direkte Behandlung und Pflege der Patienten involviert sind, sollten insbesondere den Sinn der Durchführung einer Studie bei einem Patienten kennen und davon überzeugt sein.

Die Durchführung von klinischen Studien kann für die Pflegenden auf der Bettenstation oder im ambulanten Bereich zu einem erheblichen Mehraufwand führen, wie z. B. häufigere Laboruntersuchungen, Vitalzeichenkontrolle, Verabreichung von Medikamenten nach speziellen Schemata.

Folgende Informationen an die Pflegenden können die korrekte Durchführung der Studie erleichtern und gewährleisten:
- Details der zusammengefassten Pflegedokumentation für die Studiendokumentation,
- Angaben über das Bereitstellen von Material, z. B. für spezielle Blutentnahmen, und von Prüfsubstanzen,
- Instruktion über besondere Zubereitung und Verabreichung von Medikamenten,

Andere Inhalte/Aufgaben, welche die CTN den übrigen Pflegenden im Rahmen von Studien erläutert oder zuteilt:
- Zielsetzung der Studie,
- Instruktion über spezielle Dokumentation der verlangten Parameter und der Reaktionen bzw. des Befindens des Patienten,
- Information über unerwartete Reaktionen des Patienten auf die Prüfsubstanz,
- Erfassen von Fragen des Patienten im Zusammenhang mit der Studie und Weiterleiten an den Arzt und/oder die CTN.

42.5.2.6 Datenmanagement

Das genaue Erfassen der verlangten Daten ist maßgeblich für die endgültige Auswertung der Studie, und um das Ziel des Forschungsprojektes zu erreichen. Eine gute Datenqualität wird nur erreicht, wenn das Forschungsteam und das Behandlungsteam intensiv zusammenarbeiten und alle über die Wichtigkeit der Datenerfassung und -dokumentation informiert und instruiert sind.

Die Aufgaben von „Data Managern" sind u. a.:

- Organisation und Planung von im Studienprotokoll vorgesehenen Maßnahmen,
- Überprüfen der Dokumentation von Krankheitssymptomen, unerwünschten Wirkungen, Resultaten von Laborwerten und klinischen Kontrollen, Patiententagebucheinträgen gemäß Protokollvorgabe,
- Übertragen der Information und der Resultate auf Dokumentationsbögen oder elektronische Formulare,
- Einholen von durch die Patienten ausgefüllten Fragebögen zur Lebensqualität und von Schmerzerfassungsbögen,
- Kontakt mit dem Sponsor, z. B. Studienorganisationen wie SAKK, EORTC, IBCSG oder pharmazeutische Firmen.

42.5.3 Modelle zur Förderung von Pflegeforschung in der Praxis

Pflege findet am Patienten statt, daher sollte idealerweise Pflegeforschung in der unmittelbaren pflegerischen Versorgung stattfinden. Eine verbesserte Integration von Pflegeforschung wird international unter dem Aspekt Förderung der Forschungskompetenz („research capacity") und Forschungsfähigkeit („research capability") diskutiert. Auch wenn es bisher keine klare Definition dafür gibt, wird allgemein darunter „die Befähigung von Pflegenden verstanden, Forschung durchzuführen und/oder Forschungsergebnisse kritisch zu bewerten, zusammenzufassen und in die Praxis einzuführen" (McCance et al. 2007).

Die Definition ist jedoch sehr weit gefasst. Folglich hat sich eine Vielzahl unterschiedlicher Modelle entwickelt, die sich anhand spezifischer Rahmenbedingungen ihres Umfeldes differenziert haben. Im Wesentlichen lassen sich die folgenden drei konzeptionellen Modelle identifizieren.

42.5.3.1 Evidenzbasierte Praxis (EBP)

Das Modell der evidenzbasiertenPraxis ist sicher am bekanntesten. Dieses Modell verfolgt qualifikatorische und organisationale Ziele (Melnyk 2007). Zum einem werden Pflegende befähigt, ihr Handeln hinsichtlich der Wirksamkeit zu hinterfragen und auf Basis der besten verfügbaren Evidenz (z. B. aus hochwertigen Studien) zu begründen (Dearholt et al. 2008; Behrens und Langer 2006).

Zum anderen sollen die Erkenntnisse aus den Studien in die eigene Praxis übertragen werden. Dazu sind strukturierte Schulungsprogramme notwendig. Das Modell der evidenzbasierten Praxis zielt dabei eher auf die kritische Bewertung der Studien und die Einführung der Studienergebnisse in die Praxis als auf eigenständige Forschung. Es ist aber auch möglich, dass die Forschungslücken, die bei der intensiven Auseinandersetzung mit dem Forschungsstand entdeckt werden, und auch das methodische Know-how, das zur Studienbeurteilung aufgebaut wurde, zu eigenen Forschungsarbeiten führen.

42.5.3.2 Erfahrungslernen (Experiential Learning)

In Kontrast dazu werden im Modell des Erfahrungslernens die Pflegenden aus der klinischen Praxis unmittelbar in Forschungsprojekte integriert. Die Forscher unterstützen Pflegende in der Praxis bei der Entwicklung ihrer Forschungsfähigkeiten und Kenntnisse zur Durchführung von Forschungsvorhaben durch Integration der Kollegen in den Forschungsprozess (Fitzgerald et al. 2003; Priest et al. 2007). Auch wenn dieses Modell bisher nur wenig beschrieben ist, ist es doch in der Praxis recht häufig (United Kingdom Clinical Research Collaboration 2007).

Beim Erfahrungslernen entsteht eine Partnerschaft zwischen Praktiker und Forscher, auf deren Basis Forschungsfähigkeiten meist unmittelbar über Teilnahme und Beobachtung und nicht über spezifische Lernprogramme vermittelt werden (Fitzgerald et al. 2003; Priest et al. 2007; Richardson et al. 2007).

42.5.3.3 Vermittlungsmodell (Facilitative Model)

Das Vermittlungsmodell (Facilitative Model) stellt gewissermaßen eine Kombination der Modelle des EPB und des Erfahrungslernens dar. Im Zentrum steht eine Station, Stelle oder ein Netzwerk zur Unterstützung und Koordination von Forschungsaktivitäten. Dabei können einerseits Pflegende, die in Forschung eingebunden sind, individuell unterstützt werden. Andererseits kann die Vermittlung auch über Fortbildungsstrategien für größere Mitarbeitergruppen erfolgen (Parkin und Bullock 2005; Perry et al. 2008). Gerade im Letzteren besteht eine große Schnittmenge mit den EBP-Modellen, da beide auf Schulungen aufbauen und den Forschern auch Führungsrollen zuschreiben (Ryan und Aloe 2005; Stetler und Caramanica 2007). Das Vermittlungsmodell führt die Forscher unmittelbar in eine klinisch spezialisierte Praxis und ermöglicht den Aufbau von Netzwerken und Arbeitsgruppen. Dadurch hat dieses Modell besonderes Potenzial, die gegenseitige Wahrnehmung und auch den Austausch zwischen Forschern und Pflegepraktikern zu fördern. Auf dieser Basis kann auch die Integration von Forschungsergebnissen in die Praxis gefördert (Berger et al. 1999; Parkin und Bullock 2005) und die Zusammenarbeit zwischen Forschung und Praxis gestärkt werden (Berger et al. 1999; Gillibrand et al. 2002).

42.5.4 Zukünftige Aufgaben der onkologischen Pflegeforschung

Interventionen der onkologischen Pflege werden zunehmend komplexer und um ihre Wirksamkeit zu beurteilen, sind erhebliche finanzielle Mittel erforderlich. Aufbauend auf diese Aussage lässt sich durch die Berufsgruppe die Frage attestieren, wie die zur Verfügung stehenden Mittel aufgewendet werden können.

Im internationalen Vergleich ist der Beitrag der onkologischen Pflegeforschung in Deutschland entwicklungsbedürftig (Charalambous et al. 2018; Jahn und Landenberger 2013). Thematisch zeigt sich in Deutschland ein Forschungsschwerpunkt im Bereich der Förderung des Selbstmanagements von betroffenen Menschen. Es werden Interventionen evaluiert, die Menschen mit onkologischen Erkrankungen befähigen sollen, sich aktiv an der Reduktion von Symptombelastung, z. B. durch Fatigue, Schmerz oder Übelkeit und Erbrechen zu beteiligen (Jahn und Landenberger 2013).

Der Aufbau von Forschungskapazitäten in der onkologischen Pflegeforschung hat in Deutschland noch vielfältige Entwicklungsbedarfe, um international den Anschluss zu schaffen.

Die Formulierung der Entwicklungsbedarfe kann durch Forschungsprioritäten erfolgen. Ein geeignetes Instrument zur Kommunikation von Prioritäten ist eine Forschungsagenda (Dichter 2016; Nyanchoka et al. 2019). Entsprechend der Empfehlungen zur strategischen Entwicklung der Pflege durch die Weltgesundheitsorganisation kommt der Entwicklung einer regionalspezifischen Forschungsagenda eine Schlüsselrolle zu (World Health Organization 2016). Die Agenda ermöglicht zum einen eine Priorisierung der Forschungsförderung und zum anderen, in einem partizipativen Entwicklungsprozess die Themen zwischen Pflegepraxis und Pflegeforschung im Dialog abzustimmen.

Weltweit gibt es etwa 10 Länder, die sich eine Systematisierung und Priorisierung der Pflegeforschung speziell in der Onkologie gegeben haben (Zilezinski et al. 2022).

Für Österreich und Schweiz liegen spezifische Forschungsübersichten als Agenden seit einigen Jahren vor (Imhof et al. 2008; Raphaelis et al. 2017). Für Deutschland liegt eine erste Forschungsagenda für die onkologische Pflege vor, welche eine Orientierung für die wissenschaftliche Weiterentwicklung der Pflege in der Onkologie liefern kann (Jahn et al. 2022).

Durch die Festlegung eigener Forschungsthemen in Verbindung mit der Entwicklung akademischer und damit auch forschungsbefähigter Berufsrollen für Pflegefachpersonen in der Onkologie (beispielsweise APN) wird es zunehmend eigenständige Forschung spezifisch zu Interventionen der Pflegenden geben und der Beitrag zur Entwicklung der onkologischen Versorgung transparenter.

Literatur

Behrens J, Langer G (2006) Evidence-based nursing und caring, 2. Aufl. Huber, Bern

Berger AM, Eilers J, Heermann J, Warren JJ, Franco T, Triolo PK (1999) State of the art patient care. The impact of doctorally prepared nurses. Clin Nurse Spec 13:259–226

Charalambous A, Wells M, Campbell P, Torrens C, Östlund U, Oldenmenger W, Patiraki E, Sharp L, Nohavova I, Domenech-Climent N, Eicher M, Farrell C, Larsson M, Olsson C, Simpson M, Wiseman T, Kelly D (2018) A scoping review of trials of interventions led or delivered by cancer nurses. Int J Nurs Stud 86:36–43

DBfK, ÖKGV, SBK (2012) Advanced nursing practice in Deutschland, Österreich und der Schweiz. http://www.vpu-online.de/de/pdf/Positionspapier-ANP-DBfK-OeGKV-SBK-2012-11-01.pdf. Zugegriffen am 28.02.2023

Dearholt SL, White KM, Newhouse RP, Pugh LC, Poe S (2008) Educational strategies to develop evidence-based practice mentors. J Nurses Staff Dev 24:53–59

Deutscher Qualifkationsrahmen für lebenslanges Lernen (DQR) (2011). https://www.dqr.de/dqr/shareddocs/downloads/media/content/der_deutsche_qualifikationsrahmen_fue_lebenslanges_lernen.pdf?__blob=publicationFile&v=2. Zugegriffen am 20.02.2023

Dichter MN (2016) Priorisierung von Forschung. Pflege 29(1):50

Doorenbos AZ, Berger AM, Brohard-Holbert C, Eaton L, Kozachik S, LoBiondo-Wood G, Mallory G, Rue T, Varricchio C (2008) Oncology nursing society putting evidence into practice resources: where are we now and what is next? Clin J Oncol Nurs 12(6):965–970. https://doi.org/10.1188/08.CJON.965-970

Fitzgerald M, Milberger P, Tomlinson Short P, Peden-Mcalpine C, Meiers SJ, Sherman S (2003) Clinical nurse specialist participation on a collaborative research project: barriers and benefits. Clin Nurse Spec 17:44–49

Gillibrand WP, Burton C, Watkins GG (2002) Clinical networks for nursing research. Int Nurs Rev 49:188–193

Hamric AB, Hanson CM, Tracy MF, O'Grady ET (2014) Advanced practice nursing: an integrative approach, 5. Aufl. Elsevier, Amsterdam

(2020) Guidelines on advanced practice nursing. In: ICN 2020: International Council of Nurses (ICN). ICN, Geneva. https://www.icn.ch/system/files/documents/2020- 04/ICN_APN%20Report_EN_WEB.pdf. Zugegriffen am 20.02.2023

Imhof L, Abderhalden C, Cignacco E, Eicher M, Mahrer-Imhof R, Schubert M, Shaha M (2008) Swiss Research Agenda for Nursing (SRAN): Die Entwicklung einer Agenda für die klinische Pflegeforschung in der Schweiz [Swiss Research Agenda for Nursing (SRAN): the development of an agenda for clinical nursing research in Switzerland]. Pflege 21(6):375–384. https://doi.org/10.1024/1012-5302.21.6.375

Jahn P, Landenberger M (2013) Pflegeforschung in Deutschland. Forum 28(2):111–114

Jahn P, Ritter-Herschbach M, Zilezinski M (2022) Forschungsangenda für onkologische Pflege in Deutschland – GRAN-ONCO – German Research Agenda for Nursing – Oncology. Halle. https://www.kok-krebsgesellschaft.de/arbeitsgruppen/ag-pflegeforschung/. Zugegriffen am 20.02.2023

Klimaszewski AD, Bacon M, Eggert JA, Ness E, Westendorp JG, Willenberg K (2015) Manual for Clinical Trials Nursing, 3rd. Edition, The Oncology Nursing Society. ISBN: 978-1-93-586437-0

McCance T, Fitzsimons D, Keeney S, Hasson F, Mckenna HP (2007) Capacity building in nursing and midwifery research and development: an old priority with a new perspective. J Adv Nurs 57:328–338

Melnyk B (2007) The evidence-based practice mentor: a promising strategy for implementing and sustaining EBP in healthcare systems. Worldviews Evid Based Nurs 4:123–125

Nyanchoka L, Tudur-Smith C, Thu VN, Iversen V, Tricco AC, Porcher R (2019) A scoping review describes methods used to identify, prioritize and display gaps in health research. J Clin Epidemiol 109:99–110

Parkin C, Bullock I (2005) Evidence-based health care: development and audit of a clinical standard for research and its impact on an NHS trust. J Clin Nurs 14:418–425

Perry L, Grange A, Heyman B, Noble P (2008) Stakeholders' perceptions of a research capacity development project for nurses, midwives and allied health professionals. J Nurs Manag 16:315–326

Pfaff H, et al (2017) Lehrbuch Versorgungsforschung: Systematik – Methodik – Anwendung, 2. Auflage, Schattauer

Priest H, Segrott J, Green B, Rout A (2007) Harnessing collaboration to build nursing research capacity: a research team journey. Nurse Educ Today 27:577–587

Raphaelis S, Köck-Hódi S, Mayer H (2017) Entwicklung einer österreichischen Forschungsagenda für onkologische Pflege. HBScience 8:127–135

Richardson A, Turnock C, Gibson V (2007) Development of a critical care nursing research strategy: a tripartite approach. Br J Nurs 16:1201–1207

Ryan M, Aloe K (2005) The development of nursing research self-study modules. J N Y State Nurses Assoc 36:10–12

Sachs M (2007) Advanced nursing practice – trends: Implikationen für die deutsche Pflege. Pflege und Gesellschaft 12(2):101–117

Stetler CB, Caramanica L (2007) Evaluation of an evidence-based practice initiative: outcomes, strengths and limitations of a retrospective, conceptually-based approach. Worldviews Evid Based Nurs 4:187–199

United Kingdom Clinical Research Collaboration, London; 2007, (2007). Developing the Best Research Professionals, https://ukcrc-org.stackstaging.com/wp-content/uploads/2014/07/Nurses-report-August-07-Web.pdf (Zugriff am 24.02.2024)

World Health Organization (2016) Global strategic directions for strengthening nursing and midwifery 2016–2020. https://www.who.int/hrh/nursing_midwifery/global-strategic-midwifery2016-2020.pdf?ua=1. Zugegriffen am 20.02.2023

Zilezinski M, Ritter-Herschbach M, Jahn P (2022) GRAN-ONCO: „German Research Agenda for Nursing Oncology" – Entwicklung einer Forschungsagenda der onkologischen Pflege in Deutschland. Pflege. https://doi.org/10.1024/1012-5302/a000911

Internetadressen

European Organisation for Research and Treatment of Cancer (EORTC). www.eortc.org

European Society for Medical Oncology (ESMO). www.esmo.org

https://www.kok-krebsgesellschaft.de/arbeitsgruppen/ag-pflegeforschung/

Oncology Nursing Society (ONS). www.ons.org

Schweizerische Arbeitsgemeinschaft für Klinische Krebsforschung (SAKK). www.sakk.ch

Patientenbroschüre

http://www.krebsinformationsdienst.de/wegweiser/iblatt/iblatt-klinischestudien.pdf

Krebsbehandlung im Rahmen einer klinischen Studie; Informationsbroschüre für Krebskranke und ihre Angehörigen (2011), Bezugsquelle SAKK, Effingerstrasse 40, 3008 Bern

Sport- und Bewegungstherapie

Patrick Jahn

Inhaltsverzeichnis

43.1 Definitionen

Sport- und Bewegungstherapie (auch als Trainingstherapie bezeichnet) sind wichtige Mittel in der Prävention und Behandlung verschiedener Krankheiten. Die Begriffe und Methoden überschneiden sich zum Teil. Die allgemeinen Ziele der onkologischen Sport- und Bewegungstherapie sind auf physischer, psychischer und psychosozialer Ebene zu definieren und nehmen dabei eine ganzheitliche Perspektive ein. Sie: kommen über den gesamten Behandlungsverlauf zur Anwendung von der Prähabilitation bis zur Nachsorge oder Palliation.

43.2 Bewegung und Sport in der Onkologie: Übersicht

Verschiedene Faktoren führen bei Krebskranken zu einem Bewegungsmangel: So können etwa der Tumor oder die Behandlung den Patienten schwächen, Schmerzen oder Operationsnarben die Beweglichkeit hemmen, tumorbedingte Fatigue Bewegung oder gar Sport unmöglich erscheinen lassen. Bewegungsmangel führt rasch zu Muskelabbau, verstärkt so die Schwäche und begünstigt dadurch weitere Inaktivität. ◘ Abb. 43.1 zeigt schematisch diesen Teufelskreis, der die Bewegungsmöglichkeiten immer weiter einschränkt und schlussendlich zu sozialer Isolation, Vereinsamung und Depression führen kann. Bewegungs- und Sporttherapie unterstützen die Patienten bei der Überwindung von körperlichen, aber auch von psychischen und sozialen Beeinträchtigungen und helfen so, diesen Teufelskreis zu durchbrechen.

Bewegung und Sport spielen in der Onkologie in verschiedenen Situationen eine wichtige Rolle und hat dabei folgende Zielstellung:

- *Prävention: Bewegung und Sport* reduzieren das Risiko, an einem bösartigen Tumor zu erkranken (Primärprävention) und vermindern nach einer Tumorbehandlung das Risiko eines Rückfalls oder reduzieren die Nebenwirkungen aus Therapie und/ oder Krebserkrankung (Tertiärprävention).
- Vor (in der *Prähabilitation*) und während der onkologischen Behandlung (Akutphase) verbessert Bewegung die Verträglichkeit der Therapien fördert das Symptommanagement (chirurgische Eingriffe, medikamentöse Therapien, Radiotherapie) und beschleunigt die Erholung.
- Nach Abschluss der Therapie, in der *Rehabilitation*, helfen Bewegung und Sport den Patienten, ihre körperlichen, psychischen und sozialen Kompetenzen wiederzuerlangen. Sie führen so zu einer mehrdimensionalen Verbesserung der Lebensqualität.

Einfluss von Inaktivität auf die körperliche Leistungsfähigkeit (Steindorf et al. 2012)
- 20–30 % Kraftverlust (nach 7 Tagen) → Atrophien
- Herzvolumenabnahme um 10 % (nach 9 Tagen)
- O_2-Aufnahme um 21 % reduziert (nach 9 Tagen)
- Totalblutverlust von über 700 ml (nach 4 Wochen)
- Erhöhung der Ruhepulsfrequenz um 22 % (nach 4 Wochen)
- Knochen- und Knorpelabbau (Osteoporose)
- Verschlechterung der Sensomotorik und Koordination
- Schwächung des Immunsystems → Infektionsrisiko steigt an

43.2.1 Verschiedene Formen von Bewegung und Sport

Bewegung und Sport kann in verschiedenen Formen ausgeführt und erlebt werden: Spontan und individuell oder organisiert, beispielsweise in Turn- und Sportvereinen oder in verschiedenen Gruppen (z. B. Wander-, Nordic-Walking-, Jogginggruppen), im Rahmen der ambulanten onkologischen Rehabilitation auch in sog. „Rehabilitations-Sportgruppen" oder „Krebssportgruppen". Nicht zu unterschätzen ist daneben die Bedeutung von Bewegung im Alltag – als Treppensteigen, Radfahren zum Einkaufen, als Gartenarbeit etc.

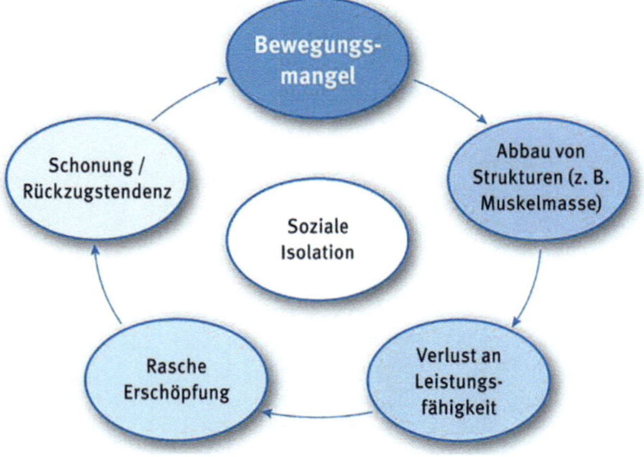

◘ **Abb. 43.1** Bewegungsmangel führt zu einem „Teufelskreis". Nach Stiftung Deutsche Krebshilfe (2017) „Bewegung und Sport bei Krebs" (Die blauen Ratgeber), mit frdl. Genehmigung

43

43.2.2 Hindernisse

Der körperlichen Betätigung durch Bewegung und Sport stehen verschiedene Hindernisse im Wege:

- Krebsbehandlungen belasten den Organismus. Lange Zeit war man deshalb ärztlicherseits der Meinung, die Patienten dürften neben der Therapie keinen zusätzlichen körperlichen Belastungen ausgesetzt werden. Heute ist wissenschaftlich gut belegt, dass körperliches Training bei Krebspatienten nicht nur sicher praktizierbar ist, sondern im Gegenteil zahlreiche positive Effekte zeigt. Viele Patienten und ihre Angehörigen sind allerdings noch immer der irrtümlichen Meinung, ein Krebspatient brauche Ruhe und Schonung, deshalb verzögere körperliches Training die Erholung und fördere das Tumorwachstum. Hier können wir Pflegenden durch Information helfen, dass diese Fehlvorstellungen und Barrieren überwunden werden.
- Viele Patienten leiden während und nach der Behandlung an Energiemangel und einer chronischen Müdigkeit, die sich auch durch Schlaf und Erholung nicht beeinflussen lässt. Dieser Zustand wird als „Fatigue" bezeichnet (▶ Kap. 18). Betroffene Patienten können sich nicht vorstellen, sich in diesem Zustand der Erschöpfung und Energielosigkeit mehr als unbedingt nötig zu bewegen oder gar Sport zu treiben.
- Die meisten Krebspatienten haben als Folge ihrer Erkrankung das Vertrauen in ihren Körper und damit auch einen Teil ihres Selbstvertrauens verloren.
- Krebsbehandlungen sind zeitintensiv. Vielen Patienten scheint es unmöglich, neben der Behandlung und dem Haushalt auch noch Zeit für regelmäßige körperliche Aktivitäten zu finden.

Es ist deshalb wichtig, Patienten und Angehörige immer wieder über folgende Punkte zu informieren:

- Bewegung und Sport reduzieren das Risiko eines Rückfalls.
- Bewegung und Sport sind die wirksamsten Methoden zur Behandlung der tumorbedingten Fatigue.
- Bewegung und Sport erlauben den Patienten, das Vertrauen in ihren Körper wiederzugewinnen.
- Regelmäßige körperliche Bewegung lässt sich auch bei geringen zeitlichen Ressourcen in den Alltag integrieren, beispielsweise mit Treppensteigen, Spazierengehen oder Radfahren.
- Bewegung und Sport verbessern die Lebensqualität von Krebspatienten auf mehreren Ebenen.

Vor allem vor und während der Tumorbehandlung sowie zu Beginn der Rehabilitation müssen körperliche

Aktivitäten durch den Arzt und den Sporttherapeuten dem Zustand des Patienten sorgfältig angepasst werden. Ziel ist eine Aktivierung gemäß Empfehlungen der Weltgesundheitsorganisation (WHO) und der ACSM (American College of Sports Medicine) von 150 min moderater Intensität oder 75 min mit erhöhter Intensität pro Woche zu erreichen oder aufrechtzuerhalten (ACSM 2019).

43.2.3 Rolle der Pflege in der onkologischen Sport- und Bewegungstherapie

Pflegefachpersonen spielen eine wichtige Rolle in der onkologischen Sport- und Bewegungstherapie. Sie sind oft die ersten Ansprechpartner für Patienten und können ihnen als Lotsen helfen, geeignete Programme zu finden, die ihren individuellen Bedürfnissen und Fähigkeiten entsprechen. Pflegefachpersonen können auch die Fortschritte der Patienten im Laufe der Therapie überwachen und sicherstellen, dass die Übungen und Aktivitäten sicher und angemessen durchgeführt werden.

Darüber hinaus können Pflegende eine wichtige Rolle bei der Beratung von Patienten über die Vorteile von Sport und Bewegung bei Krebs spielen. Sie können den Patienten dabei helfen, realistische Ziele für ihre Therapie zu setzen und sie motivieren, regelmäßig an den Übungen und Aktivitäten teilzunehmen.

Insgesamt spielen Pflegefachpersonen eine wichtige Rolle bei der onkologischen Sport- und Bewegungstherapie, indem sie Patienten dabei helfen, die Vorteile dieser Therapieformen zu nutzen und ihre Lebensqualität während der Krebsbehandlung zu verbessern.

43.3 Bewegungstherapie nach Behandlungsphasen

❯ Bewegung und Sport sind wichtige Teile einer modernen multimodalen onkologischen Versorgung.

43.3.1 Vor und während der Tumortherapie

Ein relativ neues Konzept in der Onkologie ist die *Prähabilitation*. Man versteht darunter präventive Maßnahmen, die vor Beginn einer onkologischen Therapie durchgeführt werden (Baumann et al. 2019). Dazu gehören beispielsweise ernährungstherapeutische Interventionen und Hilfestellung zur Nikotinabstinenz, in erster Linie aber die Bewegungstherapie. Ursprünglich wurde die Prähabilitation vor allem präoperativ eingesetzt, um die Patienten für den Eingriff möglichst fit zu machen. Unterdessen hat sich jedoch gezeigt, dass prähabilitative Bewegungstherapie auch vor Bestrahlungen und medikamentösen Tumortherapien Nutzen bringt.

> **Training in der Prähabilitation bringt vielfältigen Nutzen (Cave et al. 2018)**
> - Es verhindert negative Folgen von Inaktivität, in erster Linie den Abbau von Muskulatur und eine Schwächung des Herz-Kreislauf-Systems.
> - Es reduziert Nebenwirkungen der Behandlungen. Die unter Chemo- und Radiotherapie häufige Übelkeit und die chronische Müdigkeit (Fatigue) werden positiv beeinflusst.
> - Es ermöglicht eine schnellere Wiederaufnahme der Arbeit.
> - Es verbessert die Lebensqualität und reduziert Angst und depressive Verstimmung.

> **▶ Beispiel**
> Niederländische Forscher (van Waart et al. 2015) untersuchten die Wirkung von prähabilitativer Bewegungstherapie bei 230 Brustkrebspatientinnen unter adjuvanter Chemotherapie (▶ Kap. 8). Die Patientinnen wurden randomisiert in eine von 3 Gruppen eingeteilt. Gruppe 1 wurde instruiert, zu Hause ein Trainingsprogramm niedriger Intensität mit Kraft- und aerobem Bewegungstraining durchzuführen. Gruppe 2 führte unter Supervision ein Programm ebenfalls mit Kraft- und aerobem Bewegungstraining, aber mit mittlerer bis hoher Intensität durch. Gruppe 3 diente als Kontrolle.
>
> Die Resultate waren eindeutig: Die Patientinnen der Gruppen 1 und 2 litten im Vergleich zur Kontrollgruppe während der Chemotherapie unter weniger Übelkeit und Erbrechen und zeigten bei Abschluss der Chemotherapie eine bessere körperliche Fitness. Die Patientinnen der Gruppe 2 hatten zudem – verglichen mit der Kontrollgruppe – mehr Muskelkraft und litten weniger unter kognitiver Dysfunktion. Sowohl unmittelbar bei Abschluss der Chemotherapie als auch zur Follow-up-Messung (6 Monate nach Therapieabschluss) waren mehr Patientinnen der Gruppen 1 und 2 wieder zurück am Arbeitsplatz und arbeiteten dort mehr Wochenstunden als die Patientinnen der Kontrollgruppe.. ◀

Es versteht sich von selbst, dass das Training während der laufenden Tumortherapie besonders sorgfältig geplant und auf die individuelle Situation abgestimmt wird. Der behandelnde Arzt muss vor Aufnahme des Trainings um seine Empfehlungen gebeten werden und

ein Physio- oder Sporttherapeut sollte die Übungen instruieren und ihre korrekte Ausführung kontrollieren.

43.3.2 Während und nach der Tumortherapie

43.3.2.1 Indikation

Bewegungs- und Sporttherapie sollte ein integrativer Bestandteil der supportiven oder unterstützenden Maßnahmen während und nach der Tumortherapie sein. Die Indikation dazu ist sehr großzügig zu stellen – auf jeden Fall sollten die Patienten aber bei dieser Gelegenheit auf die Bedeutung von Bewegung und Sport hingewiesen werden.

43.3.2.2 Ziele

> **Ziele der Bewegungs- und Sporttherapie während und nach der Tumortherapie**
> *Für den Körper:*
> - Stärkung der Muskulatur und des Kreislaufs
> - Wiedererlangen der Beweglichkeit
> - Stärkung des Immunsystems
> - Prävention/Besserung von Lymphödemen (▶ Kap. 24)
> - Halten/Erreichen des Normalgewichts (Maßnahmen gegen Mangelernährung oder Übergewicht ▶ Kap. 19)
> - Verbesserung der kognitiven Fähigkeiten (▶ Kap. 16, 18)
> - Verbesserung der Schlafqualität
>
> *Für die Seele:*
> - Wiedererlangen von Vertrauen in den eigenen Körper und die eigene Leistungsfähigkeit
> - Abbau von Stress und Angst
> - Stabilisierung der Stimmung
> - Erleben von Spass und Freude
>
> *Sozial:*
> - Förderung von sozialen Kontakten
> - Erfahrung von gemeinsamen Erfolgserlebnissen
>
> *Präventiv:*
> - Verminderung des Rückfallrisikos

43.3.2.3 Befundung

Zu Beginn einer Bewegungs- und Sporttherapie wird ein Sporttherapeut in Kooperation mit den behandelnden Ärzten eine spezifische Befundung durchführen und darauf basierend zusammen mit dem Patienten das

Therapieziel festlegen und ein individuelles Trainingsprogramm ausarbeiten. Dieses berücksichtigt auf Seiten des Patienten folgende Faktoren:

- Ressourcen
- Unter anderem: Allgemeinzustand? Körperliche Leistungsfähigkeit (Kraft – Beweglichkeit – Kondition)?
- Defizite
- Unter anderem: Polyneuropathie? Muskelschwund? Postoperative Bewegungseinschränkung?
- Erfahrung mit Bewegung und Sport
    Vor der Erkrankung betriebene Sportarten? Bestehen Vorlieben, Abneigungen oder Interesse an einer speziellen Sportart?

Die körperliche Leistungsfähigkeit wird vor Beginn des Trainings gemessen (z. B. Belastungstest, Spiro-Ergometrie oder durch einen 6-Minuten-Gehtest). Die Wiederholung des Tests während und bei Abschluss der Therapie dokumentiert die gemachten Fortschritte.

43.3.2.4 Training

Training bezeichnet eine geplante, regelmäßige körperliche Betätigung, ausgeführt in der Regel unter Anleitung eines Trainers, mit dem Ziel der Verbesserung der körperlichen Leistungsfähigkeit.

43.3.2.4.1 Trainingsarten

Es werden folgende Trainingsarten unterschieden:
- Ausdauertraining,
- Krafttraining,
- Koordinationstraining.

> Welche Trainingsart mit welchen Mitteln und wie häufig eingesetzt wird, muss für jeden Patienten individuell festgelegt werden. Wichtig ist es, das Training ganzheitlich zu organisieren und Einheiten eines Ausdauertrainings mit Kräftigung und auch koordinative Elemente zusammenzufügen, die an den Sport- und Bewegungserfahrungen der Patienten ansetzen. Dabei kann der Aufbau auch sehr niederschwellig erfolgen und sollte so gewählt werden, dass eine gute Passung zwischen Leistungsniveau und den Anforderungen erreicht werden kann (ASCM 2019). Ein Beispiel für einen niederschwelligen und gestuften Aufbau eines Ausdauertrainings zeigt ◘ Abb. 43.2.

Allgemeine Empfehlungen für das Training
- Regelmäßig ausüben, aber nicht übertreiben! Die Übungen sollten dem Empfinden nach leicht anstrengend sein.
- Vor dem Training aufwärmen – nach dem Training entspannen! Hier kann auch eine Entspannungsübung, Progressive Muskelrelaxation oder achtsamkeitsbasierte kognitive Therapie zum Abschluss des Trainings eingebaut werden.
- Durch ein regelmäßig geführtes Protokoll werden die durch das Training erzielten Fortschritte dokumentiert und beurteilt. Dies fördert die Motivation, das Training konsequent weiterzuführen.
- Das Training muss Spaß machen!

Ausdauertraining   Nach Empfehlung der ACSM (American College of Sports Medicine) sollte in der Regel die Ausdauer 3- bis 5-mal in der Woche während 30–60 min (insgesamt 150 min pro Woche) moderat intensiv trainiert werden, d. h. im aeroben Bereich, also mit etwa 40–70 % der maximal möglichen Leistung. Es sollte leicht anstrengend sein, aber nicht zur Erschöpfung führen. Sportarten hierfür sind leichtes Gehen oder Radfahren, Yoga oder Tai Chi. Alternativ sind auch 75 min je Woche mit intensiver Aktivität, wie zügigem Gehen, Tennis, Wandern oder einer Kombination aus moderatem und intensivem Training empfohlen (ACSM 2019). Wichtig ist, einen niedrigschwelligen Einstieg zu ermöglichen und schnell auch Erfolgserlebnisse realisierbar zu machen.

Neben den allgemeinen Empfehlungen zur Trainingspause sind folgende *Vorsichtsmaßnahmen* für Ausdauertraining sind zu beachten (ACSM 2019):

- Bei ausgeprägter peripherer Neuropathie ist beim Gehen auf Laufbändern besondere Vorsicht geboten. Handläufe sollten verwendet werden.
- Bei einem erhöhten Risiko für Infektionen oder Hautreizungen sind Schwimmbäder zu meiden.
- Bei kardiotoxischen Tumortherapien bedarf es einer besonderen Prüfung und Trainingsfreigabe durch den behandelnden Arzt oder Ärztin.

Krafttraining   Krankheit wie Therapie führen bei Krebspatienten häufig zu einem Verlust an Muskelmasse. Gezieltes Krafttraining ermöglicht den Wiederaufbau und die Stärkung der Muskulatur. Gezieltes Krafttraining der Brust-, Schulter- und Armmuskulatur hat zudem bei Frauen nach Brustkrebsoperation eine positive Wirkung auf das Lymphödem: Es reduziert das Risiko des Auftretens und führt bei bestehendem Lymphödem zu einer Besserung oder verhindert mindestens eine Verschlechterung (Neudecker und Baumann 2016).

Krafttraining kann 2- bis 3-mal pro Woche während der Therapie ausgeführt werden, ebenfalls mit etwa 40–70 % der maximal möglichen Kraft. Es sollten dabei jeweils verschiedene isotonische Übungen ausgeführt werden, um möglichst alle Muskelgruppen zu trainieren. Vor Beginn den Körper aufwärmen! Keine ruck-

Stufe	Ziel	Methoden	Intensität	Beispiel
1	5 min	Intervall*	65-85% der HF_{max}***	6 x 30 sek oder 3 x 1 min oder 5 x 1 min (jeweils 1 min Pause)
		Dauer**	60-70% der HF_{max}	*ZIEL:* 5 min am Stück ohne Unterbrechung
2	10 min	Intervall	65-85% der HF_{max}	10 x 1 min oder 5 x 2 min oder 2 x 5 min (jeweils 1-1:30 min Pause)
		Dauer	60-70% der HF_{max}	*ZIEL:* 10 min am Stück ohne Unterbrechung
3	15 min	Intervall	65-85% der HF_{max}	5 x 3 min oder 3 x 5 min (jeweils 1-1:30 min Pause)
		Dauer	60-70% der HF_{max}	*ZIEL:* 15 min am Stück ohne Unterbrechung
4	20 min	Dauer	60-70% der HF_{max}	*ZIEL:* 20 min am Stück ohne Unterbrechung
5	25 min	Dauer		*ZIEL:* 25 min am Stück ohne Unterbrechung
6	30 min	Dauer		*ZIEL:* 30 min am Stück ohne Unterbrechung
7	35 min	Dauer	60-70% der HF_{max}	*ZIEL:* 35 min am Stück ohne Unterbrechung
8	>40 min	Dauer	60-70% der HF_{max}	*ZIEL:* > 40 min am Stück ohne Unterbrechung

* *Intervalltraining* = Training mit abwechselnden Belastungs- und Erholungsphasen (Intervalle).

** *Training nach der Dauermethode* = Das Training nach der Dauermethode zeichnet sich durch eine kontinuierliche und konstante Belastung während der Belastungszeit aus, d.h. die Belastungsintensität bleibt bei dieser Methode während der gesamten Belastungszeit konstant und die sportliche Aktivität wird nicht durch Pausen unterbrochen.

****HF_{max}* = maximale Herzfrequenz.

Abb. 43.2 Beispiel zum stufenweisen Aufbau des Ausdauertrainings. (Aus Schmidt et al. 2017, Studienmaterial)

artigen Bewegungen! Eher mit weniger Kraft/gegen geringeren Widerstand trainieren und dafür die Übungen häufiger wiederholen. Das Training sollte als „etwas anstrengend" bis „anstrengend" empfunden werden.

Das Training wird mit Einsatz des eigenen Körpergewichts, mit Hilfen (Hanteln, Fitness-Bänder) oder an Geräten durchgeführt.

> Eine korrekte Anleitung durch einen erfahrenen und für die onkologischen Trainingsanforderungen speziell qualifizieren Therapeuten ist bei dieser Trainingsform besonders wichtig. Auch sollte die Ausführung der Übungen im weiteren Verlauf immer wieder kontrolliert werden, da sich über die Zeit Fehler einschleichen können.

Koordinationstraining Koordination wird definiert als Zusammenwirken von zentralem Nervensystem, von peripheren Nerven und Muskulatur innerhalb eines bestimmten Bewegungsablaufes. Koordinationsfähigkeit spielt bei der Sturzprophylaxe eine wichtige Rolle: Ausgleichsbewegungen nach Stolpern sind eine hochkomplexe koordinative Leistung.

Bereits nach wenigen Tagen völliger Inaktivität kommt es zu einer Schwächung der koordinativen Fähigkeiten. Koordinative oder auch sensomotorische Übungen sollten deshalb unmittelbar postoperativ aufgenommen werden.

Schon gewöhnliches Gehen kann als koordinative Übung bezeichnet werden. Ihr Schwierigkeitsgrad kann beliebig gesteigert werden, beispielsweise über Strichgang/Strichgang mit geschlossenen Augen/Einbeinstand/ Einbeinstand auf instabiler Unterlage usw. Die Übungen müssen langsam, aber sauber ausgeführt werden. Spielerisch kann Koordination durch Übungen mit einem Ball allein oder in Gruppen verbessert werden (▶ Kap. 16).

Koordinationsübungen verlangen viel Konzentration und können in der Regel nicht länger als 20 min sauber ausgeführt werden. Sie eignen sich deshalb gut als Ergänzung zu einem Ausdauer- oder Krafttraining.

> **Wichtig**
> Bei folgenden Indikationen sollte das Training besser pausiert werden:
> - Infekt, Fieber/erhöhte Temperatur (> 38 °C)
> - Erbrechen, Durchfälle etc.
> - Starke Schmerzen
> - Bewusstseinsstörungen
> - Kreislaufstörungen/Schwindel

43.3.2.4.2 Training in besonderen onkologischen Situationen

Es versteht sich von selbst, dass jedes Training an die individuellen Voraussetzungen eines jeden Patienten angepasst werden muss. Und trotzdem gibt es einige Trainingsaspekte, die speziell zu berücksichtigen sind. Dies wird im folgenden Beispiel bei der Kontinenzförderung beispielsweise bei Patienten mit Prostatakarzinombehandlung (▶ Kap. 47) ausgeführt (Baumann et al. 2015).

Inkontinenzprophylaxe Schließmuskeltraining in Kombination mit Kräftigungsübungen ist geeignet, den Schweregrad und die Ausprägung der Harninkontinenz nach einer Prostataoperation zu reduzieren (Serdà und Marcos-Gragera 2014). Ein 4-wöchiges Training vor der Operation kann diesen Effekt nochmals verbessern im Vergleich zu einem Training, das erst postoperativ beginnt. Empfohlen wird dabei, das Training langsam aufzubauen: beginnend mit 30–50 Kontraktionen pro Tag und als Maximum 90 Kontraktionen pro Tag nicht zu überschreiten (Baumann et al. 2012).

Empfohlene Trainingsdauer: initial für 12 Wochen. Bei persistierender Inkontinenz kann dies auf mindestens 6 bis maximal 12 Monate ausgedehnt werden.

Präoperatives Training: Schließmuskeltraining (gleicher Ablauf wie postoperativ) in Kombination mit Kräftigungsübungen sollte 4 Wochen vor der Operation beginnen.

Postoperatives Training: Das Training kann etwa einen Tag nach der komplikationsfreien Entfernung des Katheters (d. h. ohne Nachbluten) beginnen. Erste Schließmuskelübungen sollten im Krankenhaus erfolgen.

Trainingsintensität und Dauer: 3–4 Trainingseinheiten pro Tag beginnend mit jeweils 10–15 Kontraktionen. Diese können langsam gesteigert werden auf ein Maximum von 90 Kontraktionen pro Tag. Bei den Übungen sollte auf eine Anspannung von etwa 5–10 s eine etwa doppelt so lange Entspannungsphase von 10–20 s erfolgen. Die Übung sollte anfangs im Liegen ausgeführt werden und kann dann aber auch im Sitzen, Stehen oder begleitend zu anderen Alltagsaktivitäten erfolgen. Die Kontraktionen sollten zunächst langsam und sanft ausgeführt werden und können bei guter Verträglichkeit in der Intensität langsam gesteigert werden. Dies kann durch Biofeedback ergänzt werden.

43.3.2.5 Organisation

Die Bewegungs- und Sporttherapie wird als Einzel- und als Gruppentherapie durchgeführt, in der in der Regel im Rahmen von sog. Krebssportgruppen. In deren Programm wird darauf geachtet, dass gleichermaßen Ausdauer, Kraft, Koordination und Beweglichkeit trainiert werden. Dazu gehören auch Spiele, in denen Berührungs- und Bewegungsängste abgebaut werden können.

Die soziale Bedeutung dieser Sportgruppen ist neben den Trainingseffekten sehr hoch: Die Teilnahme erlaubt den Patienten die Begegnung und den Austausch mit Menschen, die Gleiches oder Ähnliches erlebt und durchgemacht haben. Die gegenseitige Motivation zur Bewegung unterstützt sie in der Bewältigung des Alltags. Oft pflegen die Teilnehmer die in der Gruppe neu geknüpften Kontakte nach Abschluss der Sporttherapie im privaten Rahmen weiter.

Die Organisation der Krebssportgruppen ist uneinheitlich und erfolgt in Deutschland häufig durch Onkologische Zentren und Sportvereine, oft in Kooperation mit den regionalen Krebsgesellschaften, in der Schweiz durch die kantonalen Krebsligen oder die Onkologiezentren. In Österreich bietet die Krebshilfe in vielen Landesvereinen Projekte zu Bewegung und Sport an, in Tirol der Landesverband der ASKÖ (Arbeitsgemeinschaft für Sport und Körperkultur in Österreich).

Mit dem Ziel, qualitätsgesicherte onkologische Sport- und Bewegungstherapie aufzubauen, haben sich in Deutschland verschiedene Netzwerke ausgebildet:
- Die NEBKO – Nationale Expertengruppe Bewegungstherapie und körperliche Aktivität in der Onkologie: In dieser Gruppe finden sich unter dem Dach der AGSMO – AG Supportive Maßnahmen der Onkologie der Deutschen Krebsgesellschaft mehr als 140 Experten mit dem Ziel, eine nationale Anlaufstelle zum Themenfeld „Körperliche Aktivität und Bewegungstherapie in der Onkologie" zu bilden. Dadurch solle eine bessere Vernetzung zwischen den Standorten, eine schnellere Umsetzung von Forschungsergebnissen und eine auch grundständige Finanzierung der Bewegungstherapie in der Onkologie erreicht werden.

- Das Onko-Aktiv Netzwerk wurde vom Nationalen Centrum für Tumorerkrankungen (NCT) ins Leben gerufen und stellt einen deutschlandweiten Zusammenschluss von onkologischen Zentren mit bewegungstherapeutischer Kompetenz dar.
- Das OTT (Onkologische Trainings- und Bewegungstherapie) Netzwerk – wurde am Centrum für Integrierte Onkologie an der Uniklinik Köln in Zusammenarbeit mit der Deutschen Sporthochschule entwickelt und bietet ein Qualifikations- und Vernetzungsprogramm.

▶ **Beispiel**

Ein Beispiel zur Umsetzung einer hybriden Sport- und Bewegungstherapie für vor allem auch ländlich geprägte Regionen am Universitätsklinikum Halle (Saale):

Begleitend zur onkologischen Therapie entwickeln nach ärztlicher Verordnung qualifizierte Therapeutinnen des onkologischen Zentrums (Sportwissenschaftler mit spezieller Qualifikation in onkologischer Trainingstherapie) gemeinsam mit den Patienten aufgrund der medizinischen Diagnosen und ausführlicher individueller Assessments (körperliche Funktion, u. a. Belastungstest, Ernährungszustand) einen individuellen Trainingsplan. Die persönlichen Trainingsempfehlungen werden unter regelmäßiger Kontrolle in Präsenz im onkologischen Zentrum, durch Online-Trainings jeweils unter therapeutischer Begleitung und nach Anleitung selbstständig zu Hause durchgeführt. Die Dokumentation, Anleitung und Trainingsevaluation erfolgt online in einem gesonderten Patientenportal und kann somit auch für die Trainings zu Hause einen direkten Kontakt mit den Mitarbeiterinnen im onkologischen Zentrum ermöglichen. Das Programm läuft für mindestens 6 Monate und beinhaltet mindestens jede 3. Woche ein Präsenzeinzeltraining und mindestens einmal wöchentlich ein therapeutisch geführtes Online-Training in Kleingruppe (max. 4 Patienten). Der Programmablauf ist in ◘ Abb. 43.3 als Flussdiagramm dargestellt. ◀

43.3.2.6 Finanzierung

Deutschland Die Krankenkassen finanzieren gesetzlich Versicherten die Teilnahme an einer Reha-Sportgruppe für 18 Monate. Jedem betroffenen Kassenpatienten werden zunächst 50 (in besonderen Situationen auch 120) Übungseinheiten (mindestens jeweils 45 min) Rehabilitationssport in einem vom Landessportbund oder vom Behindertensportverband zertifizierten Sportverein verschrieben. Die Anzahl der Einheiten kann individuell verlängert werden.

Die Indikation zum Rehabilitationssport muss durch einen Arzt gestellt und verordnet werden.

Schweiz Ärztlich verordnete *Physiotherapie* wird von der obligatorischen Grundversicherung übernommen. Vor Beginn eines *Sporttherapieprogramms* im Rahmen der onkologischen Rehabilitation muss der Arzt allerdings ein schriftliches Gesuch zur Kostenübernahme an die zuständige Krankenkasse stellen. Die Kosten der Teilnahme an Krebssportgruppen werden nur von Zusatzversicherungen, nicht aber von der Grundversicherung übernommen. Die meisten Krebssportgruppen werden von kantonalen Krebsligen organisiert.

43

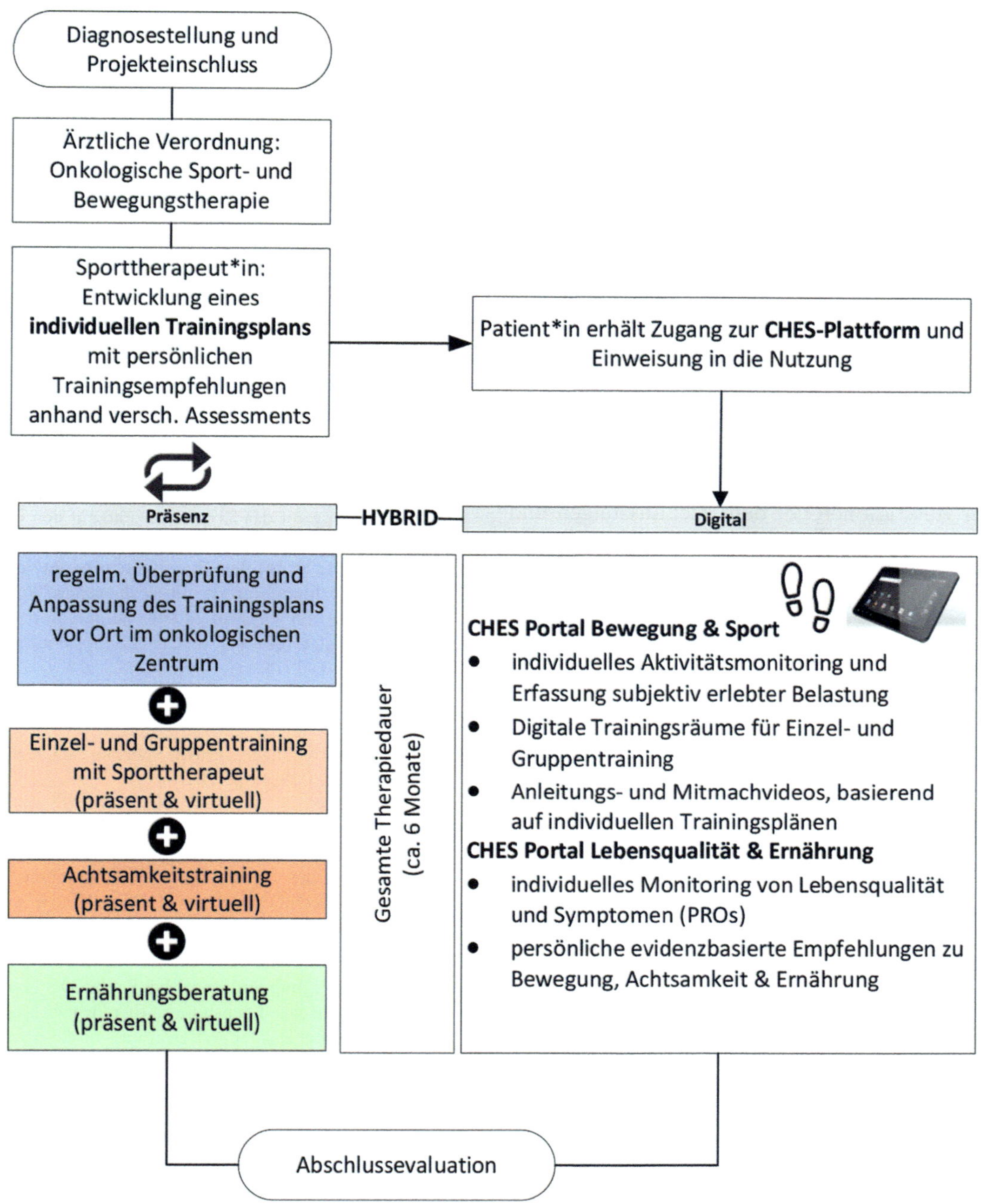

▫ Abb. 43.3 Beispielhafter Ablauf der hybriden onkologischen Sport- und Bewegungstherapie im Universitätsklinikum Halle (Saale). Nach AG Versorgungsforschung

Österreich   Die Teilnahme an den Angeboten der Krebshilfe ist in der Regel unentgeltlich. Die ASKÖ erhebt für die Teilnahme an ihren Kursen einen geringen Unkostenbeitrag.

43.4   Training im Alltag

Nach Abschluss der ärztlich überwachten Rehabilitation müssen Bewegung und Sport ihren Platz im Leben beibehalten:

Zum einen möglichst oft als *alltägliche Bewegung*, beispielsweise:

- Treppensteigen statt Liftfahren.
- Kürzere Distanzen zu Fuss gehen oder das Fahrrad benutzen, nicht das Auto.
- Ein paar Busstationen vor dem Ziel aussteigen und zu Fuß weitergehen.
- Auf dem Parkplatz beim Einkaufszentrum das Fahrzeug auf dem entferntesten Platz abstellen.

Zum andern als *geplante Aktivität* – allein oder in einer Gruppe:

> Mindestens 3-mal pro Woche sollte während einer Stunde Bewegung und Sport fest eingeplant werden, um vor allem Ausdauer und Kraft weitertrainieren zu können.

Dies ist nicht nur mit den weiter oben erwähnten Sportarten möglich – auch mit Wandern, Tanzen, Yoga, Pilates etc. lässt sich der Körper trainieren.

Literatur

Zitierte Quellen

ACSM (2019) ACSM Guidelines for Exercise and Cancer, https://www.acsm.org/blog-detail/acsm-certified-blog/2019/11/25/acsm-guidelines-exercise-cancer-download (Stand 15.10.2023)

Baumann FT, Zopf EM, Bloch W (2012) Clinical exercise interventions in prostate cancer patients – a systematic review of randomized controlled trials. Support Care Cancer 20:212–233

Baumann FT, Hallek M, Meyer J, Galvão DA, Bloch W, Elter T (2015) Onkologische Trainings- und Bewegungstherapie (OTT) [Evidence and recommendations for oncologic clinical exercise – a personalized treatment concept for cancer patients]. Dtsch Med Wochenschr 140(19):1457–1461. https://doi.org/10.1055/s-0041-104465

Baumann FT, Hasenburg A, Jahn P, Leitzmann M, Mumm A, Schulte-Frei B, Wiskemann J (2017) Onkologische Bewegungsmedizin – Auf dem Weg zur Standardsäule der Versorgung von Krebspatienten. Der Onkologe 12. https://doi.org/10.1007/s00761-017-0273-

Baumann FT et al (2019) Die Bedeutung der Prähabilitation in der Onkologie. In: Baumann FT (Hrsg) Bewegungstherapie in der onkologischen Prähabilitation. De Gruyter, Berlin/Munich/Boston,

Cave J et al (2018) A systematic review of the safety and efficacy of aerobic exercise during cytotoxic chemotherapy treatment. Support Care Cancer 26:3337

Neudecker J, Baumann FT (2016) Kraftvoll gegen Ödeme. Physiopraxis 9(16):44

Patel AV et al (2019) American College of Sports Medicine roundtable report on physical activity, sedentary behavior, and cancer prevention and control. Med Sci Sports Exerc 51:2391

Schmidt H, Boese S, Bauer A, Landenberger M, Lau A, Stoll O, Schmoll HJ, Mauz-Koerholz C, Kuss O, Jahn P (2017) Interdisciplinary care programme to improve self-management for cancer patients undergoing stem cell transplantation: a prospective non-randomised intervention study. Eur J Cancer Care 26(4). https://doi.org/10.1111/ecc.12458

Serdà BC, Marcos-Gragera R (2014) Urinary incontinence and prostate cancer: a progressive rehabilitation program design. Rehabil Nurs 39:271–280

Steindorf K, Schmidt M, Ulrich C (2012) Welche Effekte hat körperliche Bewegung auf das Krebsrisiko und auf den Krankheitsverlauf nach einer Krebsdiagnose? Bundesgesundheitsbl 55:10

Van Waart H et al (2015) Effect of low-intensity physical activity and moderate- to high-intensity physical exercise during adjuvant chemotherapy on physical fitness, fatigue, and chemotherapy completion rates: results of the PACES randomized clinical trial. J Clin Oncol 33:1918

Weiterführende Literatur

Baumann F, Bloch W, Jäger E (2012) Sport und körperliche Aktivität in der Onkologie. Springer, Berlin

Halle M, Freiberger V, Rank M (2012) Sporttherapie bei Krebserkrankungen. Schattauer, Stuttgart

Schüle K, Baumann FT (2022) Bewegungstherapie in der Onkologie: Wissenschaftliche Grundlagen, Übungsanleitungen, OTT-Versorgungsmodell (Neue Aktive Wege). Deutscher Ärzteverlag,

Broschüren für Klienten und Angehörige

Deutschland: Bewegung und Sport bei Krebs. Die blauen Ratgeber, Stiftung Deutsche Krebshilfe. https://www.krebshilfe.de/infomaterial/Blaue_Ratgeber/Bewegung-und-Sport-bei-Krebs_BlaueRatgeber_DeutscheKrebshilfe.pdf (Stand: 15.10.2023)

Ein Ratgeber für mehr Sport im Leben – auch mit oder nach Krebs! Sport, Bewegung und Krebs. https://www.netzwerk-onkoaktiv.de/wp-content/uploads/2022/01/2020_NCT_KVBW_sport_bewegung_und_krebs_k4.pdf

Österreich: Bewegung bei Krebs. Österreichische Krebshilfe. https://www.krebshilfe.net/fileadmin/user_upload/Dachverband/Brosch%C3%BCren/2021059_Bewegung_bei_Krebs___Web.pdf

Schweiz: Körperliche Aktivität bei Krebs. Krebsliga Schweiz. https://shop.krebsliga.ch/files/kls/webshop/PDFs/deutsch/koerperliche-aktivitaet-bei-krebs-011027013111.pdf

Internetadressen

Netzwerk OnkoAktiv: Das Netzwerk wurde vom Nationalen Centrum für Tumorerkrankungen (NCT) ins Leben gerufen und stellt einen deutschlandweiten Zusammenschluss von onkologischen (Spitzen-)Zentren mit bewegungstherapeutischer Kompetenz dar. Auf der Homepage des Netzwerkes finden sich zahlreiche Informationen sowie Adressen von zertifizierten Anbietern von Sport- und Bewegungstherapie in Deutschland. https://www.netzwerk-onkoaktiv.de/

Häufige Tumoren: Symptome, Diagnostik, Therapie

Inhaltsverzeichnis

Tumoren der Atemwege und der Pleura

Miklos Pless

Inhaltsvervzeichnis

Autoren der vorherigen Fassung: A. Gaisser M. Pless

44.1   Bronchialkarzinome

44.1.1   Epidemiologie und Risikofaktoren

- Etwa 65 Neuerkrankungen jährlich pro 100.000 Männer, Inzidenz sinkt leicht.
- Etwa 45 Neuerkrankungen jährlich pro 100.000 Frauen, Inzidenz steigt.
- Das Erkrankungsrisiko nimmt etwa ab dem 40. Lebensjahr mit dem Alter zu.
- *Wichtigster Risikofaktor:* Zigarettenrauchen (Ursache von 90 % aller Lungenkrebsfälle bei Männern, 60–80 % bei Frauen); weitere Risikofaktoren:
  - Asbest, Arsen, Chrom, Nickel, aromatische Kohlenwasserstoffe, Radon,
  - Passivrauchen.

44.1.2   Symptome

44.1.2.1   Symptome des unbehandelten Primärtumors

- Neu einsetzender oder Verschlimmerung eines bestehenden chronischen Hustens
- Auswurf mit oder ohne Blutbeimengungen
- Schmerzen
- Atemnot
- Gewichtsverlust, Abgeschlagenheit
- Bei kleinzelligen Karzinomen: evtl. paraneoplastische Syndrome

> In der Regel keine Frühsymptome oder nur unspezifische. Häufig Diagnoseverschleppung.

44.1.3   Diagnostik

44.1.3.1   Bei Verdacht auf Bronchialkarzinom

44.1.3.1.1   Ziel

- Sicherung oder Ausschluss der Verdachtsdiagnose

44.1.3.1.2   Untersuchungen

- CT-Thorax
- Bronchoskopie mit EBUS (endobronchialer Ultraschall), wenn möglich mit Biopsie und histologischer Untersuchung
- Ggf. perkutane Nadelbiopsie
- Evtl. invasive Methoden, z. B. Thorakoskopie mit Biopsie

> Es muss genügend Tumorgewebe für die histologische Untersuchung sowie evtl. zusätzliche molekulare Analysen gewonnen werden.

44.1.3.2   Bei histologisch oder zytologisch gesicherter Diagnose

44.1.3.2.1   Ziel

- Beurteilung der Resektabilität des Tumors
- Erfassung der Krankheitsausbreitung im Körper (lokal und metastatisch)

44.1.3.2.2   Untersuchungen

- Computertomografie des Thorax und des Oberbauchs
- PET-CT (Lymphknotenbefall im Mediastinum?, Fernmetastasen?)
- Mediastinalstaging mit EBUS oder Mediastinoskopie
- Skelettszintigrafie bei Verdacht auf Knochenmetastasen (nur wenn PET nicht verfügbar)
- Ggf. Computertomografie oder MRT des Schädels

44.1.4   Histologie

- Unterteilung der Karzinome in:
  - kleinzelliges Bronchialkarzinom (SCLC; 15–20 %, Tendenz sinkend)
  - nichtkleinzellige Bronchialkarzinome (NSCLC):
    - Plattenepithelkarzinom (25–35 %, Tendenz sinkend)
    - Adenokarzinom (35–55 %, steigend)
    - großzelliges Karzinom (10–15 %)
    - seltene Tumoren (5–10 %; z. B. adenosquamöses Karzinom)

> Kleinzellige Bronchialkarzinome metastasieren früher und wachsen schneller, sie sprechen besser auf Chemo- und Strahlentherapie an als nichtkleinzellige Karzinome.

44

44.1.5 Klassifikation und Stadieneinteilung

- Die Krankheitsausbreitung wird nach dem TNM-Klassifikationssystem der UICC entsprechend der Fassung von 2017 (8. Auflage) beschrieben

- (◘ Tab. 44.1, 44.2). Sie ist Grundlage der Therapieplanung

- Das Stadium IIIA wird darüber hinaus nach der sog. Robinson-Klassifikation weiter unterteilt (IIIA1–4). Auch dies ist notwendig, um die optimale Therapie für jeden Patienten festzulegen

◘ Tab. 44.1 Bronchialkarzinome: Klassifikation nach TNM-8

Tis	Carcinoma in situ
T1	Der Primärtumor misst im Durchmesser höchstens 3 cm und ist noch von Lungengewebe oder Lungenfell umgeben, der Hauptbronchus ist nicht befallen
T1a(mi)	Minimal invasives Adenokarzinom, d. h. höchstens 3 cm in der größten Ausdehnung mit einem bestimmten (lepidischen = kriechenden) Wachstumsmuster und einem soliden („festen") Anteil < 5 mm Durchmesser
T1a–c	Größter Durchmesser < 1 cm, > 1 cm und < 2 cm bzw. größter Durchmesser > cm und < 3 cm
T2	Größter Durchmesser > 3 cm und < 4 cm (a) bzw. > 4 cm und <5 cm oder • Befall des Hauptbronchus oder • Befall des Lungenfells oder • tumorbedingte teilweise Atelektase („luftleeres Lungengewebe") oder verengende Lungenentzündung in Teilen der Lunge oder der gesamten Lunge
T3	Größter Durchmesser > 5 cm und < 7 cm oder • Befall der inneren Brustwand (inklusive Lungenfell), des Phrenicusnervs oder des Herzbeutels oder • zusätzlicher Tumorknoten im selben Lungenlappen wie der Primärtumor
T4	Größter Durchmesser > 7 cm oder • Befall weiterer Organe wie Zwerchfell, Mediastinum (Raum zwischen den beiden Lungenflügeln), Herz, Blutgefäße, Luftröhre, Nerven, Speiseröhre, Wirbelsäule oder • zusätzlicher Tumorknoten in einem anderen Lungenlappen
Kategorie N = Lymphknoten	
N0	Kein Lymphknotenbefall
N1	Befall von Lymphknoten derselben Seite, Lymphknoten neben dem Bronchus oder an der Lungenwurzel derselben Seite
N2	Befall von Lymphknoten im Mediastinum oder am Abgang der beiden Hauptbronchien (Karina) derselben Seite
N3	Befall von Lymphknoten im Mediastinum oder an der Lungenwurzel der Gegenseite, Lymphknoten im Hals oder oberhalb des Schlüsselbeins derselben oder der Gegenseite
Kategorie M = Metastasen („Fernmetastasen"; in anderen Organen)	
M0	Keine Metastasen
M1	Metastasen
M1a	• Einzelne Tumorknoten in einem anderen Lungenlappen oder • Lungenfell mit knotigem Befall oder • krebsbedingte Ansammlung von Flüssigkeit im Lungenfell (Pleuraerguss) oder • krebsbedingte Ansammlung von Flüssigkeit im Herzbeutel (Perikarderguss)
M1b	Eine einzelne Metastase in einem Organ außerhalb des Brustraums
M1c	Mehrere Metastasen (> 1) in einem oder mehreren Organen

◻ Tab. 44.2 Bronchialkarzinome: Stadiengruppierung nach TNM-8

Stadium	Tumor	Lymphknoten	Metastasen
0	Tis	N0	M0
IA1	T1a(mi)	N0	M0
	T1a	N0	M0
IA2	T1b	N0	M0
IA3	T1c	N0	M0
IB	T2a	N0	M0
IIA	T2b	N0	M0
IIB	T1a–c	N1	M0
	T2a, b	N1	M0
	T3	N0	M0
IIIA	T1a–c	N2	M0
	T2a, b	N2	M0
	T3	N1	M0
	T4	N0	M0
	T4	N1	M0
IIIB	T1a–c	N3	M0
	T2 a, b	N3	M0
	T3	N2	M0
	T4	N2	M0
IIIC	T3	N3	M0
	T4	N3	M0
IVA	Jedes T	Jedes N	M1a
	Jedes T	Jedes N	M1b
IVB	Jedes T	Jedes N	M1c

44.1.5.1 Stadieneinteilung kleinzelliger Karzinome

❯ Für kleinzellige Bronchialkarzinome ist die Einteilung in die beiden Stadien „limited disease" und „extensive disease" gebräuchlicher als die TNM-Klassifikation.

- *„Limited disease" (LD):* Tumor ist auf eine Thoraxseite beschränkt (30 %)
- *„Extensive disease" (ED):* Jede Tumorausdehnung über die Definition von „limited disease" hinaus; bei Fernmetastasen immer Einstufung als ED
- Stadieneinteilung nach TNM wie nichtkleinzellige Karzinome: IA–IIIA immer LD, IIIB überwiegend LD, IV immer ED

44.1.6 Therapie kleinzelliger Karzinome (SCLC)

44.1.6.1 Übersicht

- Ohne Therapie medianes Überleben 2–4 Monate
- Wegen der Tendenz zur frühen Metastasierung ist Chemotherapie die wichtigste Therapieform: in der Regel rasche, bei einem Teil der Patienten (45–75 % bei LD, 20–30 % bei ED) vollständige Tumorrückbildung
- *Limited disease:*
  - Nur im Stadium I: evtl. Operation gefolgt von Chemotherapie
  - Kombinationschemotherapie und Strahlentherapie, simultan (am wirksamsten, allerdings mehr Toxizität) oder sequenziell
  - Bei Kontraindikation gegen Thoraxbestrahlung nur Chemotherapie
  - Prophylaktische Schädelbestrahlung (reduziertes Risiko eines ZNS-Rezidivs und bessere Lebenserwartung)
  - In der Regel Lebensverlängerung (auf median 18–24 Monate), aber nur ein kleiner Teil der Patienten bleibt längerfristig krankheitsfrei (15–20 %)
- *Extensive disease:*
  - Nach Möglichkeit platinhaltige Kombinationschemotherapie über 4–6 Zyklen (Monotherapien zwar weniger toxisch, aber auch weniger wirksam)
  - Zusätzliche Immuntherapie mit einem PD-L1-Hemmer (Atezolizumab oder Durvalumab) verbessert das Überleben
  - Evtl. konsolidierende Bestrahlung des Primärtumors
  - Strahlentherapie zur Symptomlinderung
  - Bei bronchialer Obstruktion lokale Therapien: Radiotherapie, endobronchiale Brachytherapie, Lasertherapie oder Einlage von Stents
  - Medianes Überleben 8–13 Monate bei Kombinationschemotherapie
- Rezidiv/Progress: Wiederholung der Erstlinien-Chemotherapie; evtl. Second-line-Therapie

44.1.6.2 Chirurgie

- Grundsätzlich keine Operation, da diese Tumoren bei Diagnose praktisch immer schon metastiert haben. Ausnahmen:
  - evtl. bei LD Stadium I mit zusätzlicher Chemotherapie
  - evtl. bei schlechtem Ansprechen auf Chemoradiotherapie; Grund: vermutlich Mischtumor mit NSCLC-Anteilen
  - Operationstechniken s. nichtkleinzellige Karzinome (▶ Abschn. 44.1.7)

44.1.6.3 Strahlentherapie

— Limited disease:
  – Falls möglich, Strahlentherapie parallel zur Chemotherapie (Chemoradiotherapie), andernfalls nach Abschluss der Chemotherapie. Bei Chemoradiotherapie sollte die Bestrahlung früh beginnen, d. h. beim 1. oder 2. Chemotherapiezyklus
  – Insbesondere bei Vollremission nach Chemotherapie: prophylaktische Bestrahlung des Schädels (24 Gy) wegen des hohen Risikos eines Rezidivs im Gehirn (bis zu 60 %)
— Extensive disease: bei gutem Ansprechen auf die Chemotherapie evtl. Radiotherapie des Primärtumors
— Palliativ:
  – Bei Tumorprogression unter Chemotherapie und Lokalrezidiv
  – Zur Linderung tumorbedingter Beschwerden (lokal oder durch Metastasen):
    – bei Obstruktion: endobronchiale Brachytherapie oder perkutane Thoraxbestrahlung
    – bei Hirnmetastasen: Schädelbestrahlung

44.1.6.4 Chemotherapie/Immuntherapie

— Üblicherweise Kombinationstherapie (2 oder 3 Substanzen) über 4–6 Zyklen: z. B. Etoposid/Platin (EP, derzeitiger Standard), Cyclophosphamid/Doxorubicin/Vincristin (CAV), Ifosfamid/Carboplatin/Etoposid (ICE)
— Zusätzliche Gabe eines PD-L1 Hemmers

44.1.6.4.1 Limited disease

— Therapie potenziell kurativ
— Chemotherapie möglichst in Kombination mit Strahlentherapie: parallel (wirksamer) oder sequenziell
— Bei kombinierter Chemoradiotherapie: 4 bis 6 Zyklen Carboplatin oder Cisplatin plus Etoposid
— Remissionsraten über 90 % (komplette Remissionen etwa 40–50 %)

44.1.6.4.2 Extensive disease

— Chemotherapie ähnlich wie bei LD, eher Carboplatin
— Kombinationstherapie wirksamer als Monotherapie
— Immuntherapie mit Atezolizumab oder Durvalumab gleichzeitig mit Chemotherapie und danach Erhaltungstherapie bis zur Progression
— Kaum Wirksamkeitsunterschiede zwischen den unterschiedlichen Kombinationen
— Bis zu 60 % Remissionen (etwa 1–5 % vollständig), aber Dauer meist begrenzt

44.1.6.4.3 Rezidiv

— Bei Rezidiv > 3 Monate nach Primärtherapie Wiederholung der Erstlinien-Chemotherapie
— Bei primärer Resistenz oder Frührezidiv evtl. Second-line-Therapie (Erfolge selten und meist nur von kurzer Dauer)
— Medianes Überleben 4–6 Monate

44.1.7 Therapie nichtkleinzelliger Karzinome (NSCLC)

44.1.7.1 Übersicht

— Wirkungsvollste Therapie ist die Operation: Therapie der Wahl bei lokalisierten, operablen Tumorstadien (vor allem Stadium I und II, auch IIIA)
— Nur bei 20–30 % der Patienten ist eine potenziell kurative Operation möglich
— (Neo-)adjuvante Chemo-Immuntherapie bei größeren Tumoren (Stadien II–IIIA)
— Bei Kontraindikation gegen Operation und N0: potenziell kurative stereotaktische Strahlentherapie
— Bei örtlich fortgeschrittenen Tumoren (T3–T4, N2–N3): kombinierte Chemo- und Strahlentherapie mit anschließender Immuntherapie
— Bei ausgedehntem Primärtumor und/oder Fernmetastasierung ohne Heilungsaussicht: palliative Chemo- oder Strahlentherapie
— Bei Rezidiv oder Progression nach Primärtherapie: palliative System- oder Strahlentherapie; Resektion einzelner Metastasen; bei Obstruktion endobronchiale Therapie
— Wegen generell unbefriedigender Ergebnisse Behandlung bevorzugt im Rahmen von Studien

44.1.7.2 Chirurgie

44.1.7.2.1 Kurativ

— Alleinige Operation im Stadium I
— Operation mit adjuvanter oder neoadjuvanter kombinierter Chemo-Immuntherapie im Stadium II und IIIA (N2), in Einzelfällen auch im Stadium IIIB mit kontralateralem Lymphknotenbefall nach neoadjuvanter Chemoradiotherapie
— Verfahren: Lappenresektion (Lobektomie) häufigster Eingriff. Bilobektomie, Pneumonektomie (nur noch selten: höhere Operationsmorbidität und -mortalität), Segment- oder Keilresektion (mit leicht erhöhtem Riskio für Lokalrezidiv). Lymphknoten der Umgebung (auch Mediastinum) und ggf. befallene umgebende Organe/Organteile werden mitentfernt

44.1.7.2.2 Palliativ

- Resektion des Primärtumors zur Vermeidung von Blutungen, Abszessbildung, Schmerzen etc.
- Resektion einzelner Metastasen

44.1.7.3 Strahlentherapie
44.1.7.3.1 Potenziell kurativ

- Perkutane stereotaktische Strahlentherapie, wenn der Tumor zwar örtlich begrenzt, aber eine Operation nicht möglich ist (schlechter Allgemeinzustand, Begleiterkrankungen, keine Einwilligung zur Operation). Dank stereotaktischer Bestrahlung hohe lokale Dosen unter besserer Schonung der gesunden Lunge möglich. Falls Tumor nicht geeignet für stereotaktische Bestrahlung: konventionelle Radiotherapie (60–69Gy).

44.1.7.3.2 Neoadjuvant

- Zur Operationsvorbereitung bei Pancoast-Tumoren

44.1.7.3.3 Additiv

- Nach unvollständiger oder nicht sicher vollständiger operativer Tumorentfernung: perkutane Bestrahlung

44.1.7.3.4 Palliativ

- Bei inoperablem Karzinom (sofern keine Chemoradiotherapie möglich)
- Bei Rezidiv oder Metastasen: zur Linderung tumorbedingter Beschwerden und zur Vermeidung von Komplikationen
- In der Regel als perkutane Bestrahlung
- Endobronchiale Brachytherapie zur Beseitigung einer Stenose, oft zur Stabilisierung nach einer Lasertherapie
- Stereotaktische Bestrahlung einzelner Hirnmetastasen

44.1.7.4 Chemotherapie/medikamentöse Therapie

- Wirksame Substanzen: Platinsalze (Cisplatin und Carboplatin), Taxane, Vinorelbin, Gemcitabin, Pemetrexed, Immuntherapien gegen PD-1 oder PD-L1: Pembrolizumab, Nivolumab, Atezolizumab, Durvalumab (▶ Tab. 8.7) etc., Tyrosinkinasehemmer gegen EGFR oder ALK (▶ Tab. 8.8) u. a. m.

44.1.7.4.1 Neoadjuvant (präoperativ)

- Im operablen Stadium IIIA, Chemotherapie in Kombination mit Immuntherapie
- Im potenziell operablen Stadium IIIB (kontralaterale Lymphknotenmetastasen) als Chemoradiotherapie, anschließende Immuntherapie
- Kombinationschemotherapie mit Platin und Taxan, Gemcitabine oder Pemetrexed

44.1.7.4.2 Adjuvant

- Nach kompletter Resektion (R0): Verbesserung der Prognose im Stadium II und IIIA, Überlebensvorteil verglichen mit alleiniger Operation 5–10 % nach 5 Jahren
- Kombinationschemotherapie mit Platin und Taxan, Pemetrexed oder Vinorelbine, bei Vorliegen einer EGFR Mutation, zusätzlich adjuvante Therapie mit Osimertinib über 3 Jahre, ev. in Zukunft auch bei ALK Transokation adjuvante Therapie mit Alectinib über 2 Jahre
- Neu mit perioperativer Immuntherapie

44.1.7.4.3 Kurativ

- In Kombination mit einer gleichzeitigen Radiotherapie im inoperablen Stadium IIIB, Heilungschance 25–40 %. Toxische Behandlung
- Durch anschließende Gabe einer Immuntherapie (Durvalumab): Verbesserung der Heilungschancen auf ca. 50 %!
- Es gibt keine Standardchemotherapie. Meistens wird ein Platinsalz, häufig kombiniert mit einem anderen Zytostatikum, eingesetzt (Etoposid, Pemetrexed, Paclitaxel, Vinorelbine)
- Gemcitabine ist eine starker Radiosensitizer: sollte nicht gleichzeitig mit Radiotherapie gegeben werden!

44.1.7.4.4 Palliativ

- Überwiegend Teilrückbildungen (in 20 bis über 40 %), median von 4–6 Monaten Dauer. Palliativer Vorteil gegenüber bester supportiver Therapie und Lebensverlängerung
- Zweierkombinationen mit Platin: bei Plattenepithelkarzinomen Platin mit Gemcitabin oder Taxan (4–6 Zyklen). Bei Adenokarzinomen Cisplatin mit Pemetrexed (4 Zyklen), anschließend Erhaltungstherapie mit Pemetrexed
- Bei allen Histologien zusätzliche Immuntherapie mit Pembrolizumab, Nivolumab oder Atezolizumab für 2 Jahre bringt signifikante Lebensverlängerung
- Bei PD-L1-Expression > 50 % alleinige Immuntherapie mit Pembrolizumab oder Atezolizumab
- Bei Vorliegen einer Drivermutation (▶ Abschn. 1.3.2) (EGFR-Mutation, EML4-ALK-Translokation, ROS1-Mutation): primäre Therapie mit einem entsprechenden Tyrosinkinasehemmer (▶ Abschn. 8.3.5, ▶ Tab. 8.8). Die Ansprechraten liegen bei 60 %, die Dauer des Ansprechens bei ca. 10–60 Monaten. Lebensverlängerung und deutliche Verbesserung der Lebensqualität

- Bei Vorliegen einer anderen Drivermutation (HER2, BRAF, MET, KRAS G12C) ebenfalls gezielte Tumortherapie aber bislang eher in 2. Therapie-linie.
- Bei Progression bei Tumor mit Drivermutation: erneute Biopsie und ggf. Therapie mit spezifischen, gegen das Resistenzgen gerichteten Tyrosinkinasehemmern:
- Bei Progression nach einer platinhaltiger Chemoimmuntherapie und bei gutem Allgemeinzustand ev. Zweitlinien-Chemotherapie (z. B. Monotherapie mit Docetaxel)
- Sorgfältige Abwägung von Nutzen und Nebenwirkungen, Berücksichtigung des Patientenwunsches

44.1.8 Prognose

- Abhängig von Tumorart (SCLC oder NSCLC), Tumorstadium und Allgemeinzustand, insgesamt ungünstig
- SCLC:
  - Ohne Therapie medianes Überleben 2–4 Monate, mit Therapie 4-mal so lang
  - Nur etwa 12 % der Patienten überleben 5 Jahre
  - Günstigste Prognose bei LD mit Vollremission durch multimodale Therapie: medianes Überleben 16–24 Monate, 2-Jahres-Überleben 40–50 %, „Heilung" in 20–30 %
- NSCLC:
  - 5-Jahres-Überleben:
    - Stadium I nach vollständiger operativer Entfernung: 80–90 %
    - Stadium II nach Operation (R0) und adjuvanter Chemotherapie 70 %
    - Stadium IIIA(N2) mit Operation und adjuvanter oder neoadjuvanter Chemotherapie 30–40 %, mit zusätzlicher Immuntherapie 60–70 % (frühe Daten)
    - Stadium IIIB nach Chemoradiotherapie 25–40 %, mit anschließender Immuntherapie 60 %
  - Medianes Überleben: Stadium IV:
    - mit palliativer Chemo-und Immuntherapie ca. 18–24 Monate
    - mit supportiver Therapie alleine nur 4–6 Monate bei schlechterer Lebensqualität
    - bei Vorliegen einer Drivermutation > 36 Monate (EGFR-Mutation) bis > 60 Monate (ALK-Mutation)

44.1.9 Nachsorge

44.1.9.1 Ziele

- Erfassung von Behandlungskomplikationen und deren Linderung
- Früherfassung von Rezidiven und Zweittumoren (in der Lunge bis zu 10 %): nur sinnvoll, wenn eine Therapie noch möglich ist
- Psychosoziale Betreuung

44.1.9.2 Untersuchungen

- Kein allgemein anerkanntes Schema.

> Kurativ behandelte Patienten müssen aufhören zu rauchen, sonst ist das Risiko eines Zweitkarzinoms erheblich.

44.2 Pleuramesotheliom

> **Definition**
>
> **Mesotheliom**: Das maligne Pleuramesotheliom ist ein Tumor der mesothelialen Oberfläche der Pleura. Mesotheliome können seltener auch am Perikard und am Peritoneum auftreten.

44.2.1 Epidemiologie und Risikofaktoren

- Inzidenz etwa 2–3/100.00 und Jahr, seit 2010 stabil, ab 2030 wird mit einem Rückgang gerechnet.
- Der wichtigste Risikofaktor ist Asbest, das u. a. als Brandschutz im Gebäudebau und für Bremsbeläge verwendet wurde. Seit Beginn der 1990er-Jahre ist die Verwendung in Deutschland, Österreich und der Schweiz verboten. Die extrem feinen Asbestfasern können als Feinstaub in die Lunge geraten und werden im Brustfell abgelagert. Dort verursachen sie eine chronische Entzündungsreaktion und schließlich ein Mesotheliom. Die Latenz von der Exposition bis zum Auftreten eines Mesothelioms beträgt 30 Jahre.

> Das Mesotheliom ist eine Berufskrankheit und wird als solche von den entsprechenden Unfallversicherungen anerkannt.

44.2.2 Symptome

— Unspezifisch: Atemnot, Schmerzen, Husten, Gewichtsverlust

44.2.3 Diagnostik

44.2.3.1 Bei Verdacht auf Mesotheliom

44.2.3.1.1 Ziel

— Sicherung oder Ausschluss der Verdachtsdiagnose

44.2.3.1.2 Untersuchungen

> Pleurapunktionen sind häufig falsch negativ!

— Thorakoskopische Pleurabiospie

44.2.3.2 Bei gesicherter Diagnose

44.2.3.2.1 Ziel

— Beurteilung der Krankheitsausbreitung

44.2.3.2.2 Untersuchungen

— CT-Thorax/Oberbauch
— PET-CT, wenn eine Operation infrage kommt

44.2.4 Histologie

— Die rein morphologische Diagnose kann sehr schwierig sein
— Es gibt epitheliale, sarkomatoide und biphasische Mesotheliome
— Histologie prognostisch wichtig: Epitheliale Mesotheliome haben eine bessere Prognose als biphasische, sarkomatoide die schlechteste
— Sarkomatoide Mesotheliome sprechen besser auf eine Immuntherapie an

44.2.5 Klassifikation und Stadieneinteilung

— Die Ausbreitung des Tumors wird nach der 8. Auflage der TNM-Klassifikation (TNM-8) der UICC erfasst (▸ Abschn. 2.4): ◘ Tab. 44.3, 44.4.

44.2.6 Therapie

44.2.6.1 Übersicht

— Der natürliche Verlauf von Mesotheliomen ist sehr variabel

44

◘ **Tab. 44.3** Klassifikation des Pleuramothelioms nach TNM-8

Primärtumor (T)	
TX	Primärtumor kann nicht beurteilt werden
T0	Kein Primärtumor vorhanden
T1	Tumor beschränkt auf die ipsilaterale parietale Pleura (inklusive mediastinale Pleura und/oder diaphragmale Pleura) mit oder ohne Befall der viszeralen Pleura
T2	Tumor mit Befall aller ipsilateralen pleuralen Oberflächen mit zumindest einem der folgenden Charakteristika: Konfluierender viszeraler Tumor (inkl. Fissuren) Befall des Zwerchfells Vorwachsen in die Lunge
T3	Lokal fortgeschrittener, aber potenziell resektabler Tumor; Befall aller ipsilateralen pleuralen Oberflächen mit Vorwachsen *per continuitatem* in mindestens 1 der folgenden Strukturen: Fascia endothoracica Mediastinales Fettgewebe Thoraxwand (solitär und fokal, aber komplett resektabel) Perikard (äußeres Blatt)
T4	Lokal fortgeschrittener, nicht resektabler Tumor; Befall aller ipsilateralen pleuralen Oberflächen mit Vorwachsen *per continuitatem* in mindestens 1 der folgenden Strukturen: Thoraxwand (diffus oder multifokal), mit/ohne Rippendestruktion Peritoneum (transdiaphragmal) kontralaterale Pleura jedes Mediastinalorgan Wirbelsäule Perikard (inneres Blatt), mit/ohne Perikarderguss, mit/ohne Myokardbefall
Regionale Lymphknoten (N)	
NX	Regionale Lymphknoten können nicht beurteilt werden
N0	Keine regionalen Lymphknoten befallen
N1	Ipsilaterale bronchopulmonale, hiläre und mediastinale (inkl. Mammaria-interna-, peridiaphragmatische, perikardiale Fett- sowie interkostale Lymphknoten befallen
N2	Kontralaterale bronchopulmonale, hiläre und mediastinale oder ipsilaterale oder kontralaterale supraklavikuläre Lymphknoten befallen
Fernmetastasen (M)	
MX	Fernmetastasen können nicht beurteilt werden
M0	Keine Fernmetastasen vorhanden
M1	Fernmetastasen vorhanden

□ Tab. 44.4 Stadiengruppierung des Mesothelioms gemäß TNM-8-Klassifikation der UICC

Stadium			
IA	T1	N0	M0
IB	T2–3	N0	M0
II	T1–2	N1	M0
IIIA	T3	N1	M0
IIIB	T1–3	N2	M0
IV	T4	N0-2	M0
	jedes T	jedes N	M1

— Neueste Daten zeigen das beste Ergebnis mit einer palliativen Kombinationsimmuntherapie mit Nivolumab und Ipilimumab
— Für Erkrankte mit Kontraindikationen für Immuntherapien oder als Zweitlinientherapie: Chemotherapie mit einer Kombination eines Platins mit Pemetrexed und Bevacizumab
— Obwohl das Mesotheliom relativ spät metastasiert, ist gemäss neuen Studien auch in frühen Stadien eine Operation nicht sinnvoll. In Einzelfällen kann sie unter Abwägung der Toxizität dieser Therapie erwogen werden.
— Radiotherapie wirksam zur lokalen Palliation

44.2.6.2 Chirurgie
— Die Rolle der kurativen Chirurgie ist unklar, einen Überlebensvorteil scheint es gemäss einer aktuellen randomisierten Studie nicht zu geben
— Da eine R0-Resektion aus anatomischen Gründen unmöglich ist, wird die Operation mit einer (neo-)adjuvanten Chemotherapie kombiniert
— Die extrapulmonale Pleuropneumoektomie ist belastend und verbunden mit einer relativ hohen Morbidität und Mortalität. Sie wird deswegen nicht mehr eingesetzt
— Heute wird nach Möglichkeit eine radikale Pleurektomie/Dekortikation durchgeführt, dabei bleibt die Lunge erhalten
— Die mediane Lebenserwartung mit multimodalen Strategien beträgt über 20 Monate (Stadium I/II)
— In der palliativen Situation kann eine Pleurodese oder ein Pleuraverweilkatheter (PleurX) gegen den rezidivierenden Erguss hilfreich sein

44.2.6.3 Strahlentherapie
44.2.6.3.1 Neoadjuvant (präoperativ) oder adjuvant (postoperativ
— Die Rolle der neoadjuvanten oder adjuvanten Strahlentherapie wurde in mehreren Studien untersucht. Eine randomisierte Studie zeigte keinen Benefit einer adjuvanten Hemithorax-Bestrahlung

44.2.6.3.2 Palliativ
— Bestrahlung von schmerzhaften Manifestationen (Pleura, Rippen)
— Der Wert einer prophylaktischen Bestrahlung von Stichkanälen (Drains/Redons etc,) ist unklar

44.2.6.4 Medikamentöse Therapie
44.2.6.4.1 Neoadjuvant (präoperativ) oder adjuvant (postoperativ)
— Bei multimodalen, kurativen Konzepten werden 3–4 Zyklen einer neoadjuvanten Chemotherapie mit einer Platinverbindung und Pemetrexed (oder Gemcitabine) durchgeführt
— Die gleiche Chemotherapie kann auch adjuvant gegeben werden, vergleichende Studien gibt es nicht

44.2.6.4.2 Palliativ
— Die Kombinationsimmuntherapie mit Ipilimumab und Nivolumab verbessert das Überleben (von 14 auf 18 Monate) verglichen mit der Standartchemotherapie Platin mit Pemetrexed
— Vor allem Erkrankte mit sarkomatoiden Mesotheliomen profitieren von der Immuntherapie
— Bei Erkrankten mit Kontraindikationen für Immuntherapie (z. B. Autoimmunkrankheiten) kann eine Chemotherapie mit einem Platin und Pemetrexed und Bevacizumab versucht werden.
— Diese Chemotherapie kann auch als Zweitlinientherapie nach Progression unter Immuntherapie eingesetzt werden
— In der Drittlinientherapie gibt es keine Standardbehandlung: Gemcitabine oder Vinorelbine sind möglich, allerdings mit beschränkter Wirksamkeit

44.2.6.4.3 Wirksame Substanzen
— Cis- und Carboplatin, Pemetrexed, Gemcitabine, Vinorelbine, Bevacizumab, Nivolumab, Ipilimumab

44.2.7 Prognose

— Medianes Überleben:
  – unbehandelt 4–12 Monate
  – mit palliativer Chemotherapie 12–14 Monate
  – mit Immuntherapie bis zu 18 Monate
  – bei kurativen Konzepten 15–23 Monate (Immuntherapie hier noch nicht untersucht)

44.2.8 Nachsorge

44.2.8.1 Ziele

— Erkennen einer Progression, falls eine Zweitlinientherapie möglich ist

— Frühzeitiges Erkennen eines Rezidivs bei kurativ Behandlungsintention

44.2.8.2 Untersuchungen

— Kein allgemein anerkanntes Nachsorgeschema
  CT-Thorax/Oberbauch: alle 2–3 Monate in der palliativen Situation, bei kurativer Behandlungsintention alle 3 Monate während 2 Jahren, danach nur noch alle 6 Monate bis zum 5. Jahr
— Keine Laboruntersuchungen, insbesondere keine Tumormarker

44

Tumoren des Verdauungstrakts

Andreas Wicki

Inhaltsverzeichnis

Autoren der vorherigen Fassung: W. Wicki, T. Kroner

45.1 Ösophaguskarzinom

45.1.1 Epidemiologie und Risikofaktoren

- In Westeuropa etwa 4–5 Neuerkrankungen jährlich pro 100.000 Einwohner mit deutlicher Zunahme (vor allem der distalen Adenokarzinome des Ösophagus) in den letzten Jahren
- In einigen Regionen Afrikas und Zentralasiens wesentlich häufiger
- Häufiger im Alter, Altersgipfel bei 60 Jahren
- Männer 3-mal häufiger betroffen als Frauen
- Alkohol- und Nikotinabusus sowie Refluxkrankheit sind wichtige Risikofaktoren

45.1.2 Symptome

- Symptome des unbehandelten Primärtumors:
  - Schluckstörungen
  - retrosternale Schmerzen
  - Gewichtsverlust, Mangelernährung

45.1.3 Diagnostik

- Bei Verdacht auf Vorliegen eines Ösophaguskarzinoms ist das Ziel der Abklärungen die Sicherung der Diagnose:
  - Endoskopie mit Biopsie
- Bei gesicherter Diagnose des Ösophaguskarzinoms ist das Ziel der Abklärungen die Beurteilung der Operabilität (allgemein und lokal):
  - Thorax- und Abdomen-CT, evtl. PET/CT
  - Endosonografie des Ösophagus
  - bei Verdacht auf ösophagobronchiale Fistel: zusätzlich Bronchoskopie

45.1.4 Histologie

- In etwa 60 % der Fälle handelt es sich um Plattenepithelkarzinome, bei etwa 40% um Adenokarzinome
- Adenokarzinome treten vor allem im unteren Ösophagusdrittel auf, oft als Folge von Refluxkrankheit

45.1.5 Klassifikation und Stadiengruppierung

- Die anatomische Ausbreitung des Tumors wird nach TNM-8 erfasst (◘ Tab. 45.1)
- Die anatomische Zuordnung von Karzinomen am Übergang von Magen und Ösophagus (Magenkarzinom? Ösophaguskarzinom?) gibt immer wieder Anlass zu Diskussionen. TNM-8 legt deshalb fest, dass ein Karzinom, dessen Zentrum innerhalb von 2 cm vom Übergang Magen-Ösophagus liegt und das sich in den Ösophagus erstreckt, als Ösophaguskarzinom klassifiziert wird
- Neben dieser *anatomischen* Stadiengruppierung ist auch eine sog. *prognostische* Stadiengruppierung in Gebrauch, die neben den TNM-Kriterien zusätzlich die Histologie (Adenokarzinom oder Plattenepithelkarzinom), das Grading und die Lokalisation des Tumors im Ösophagus berücksichtigt

◘ **Tab. 45.1** TNM-8

T	**Primärtumor**
T0	kein Primärtumor nachweisbar
Tis	Carcinoma in situ/High-grade-Dysplasie
T1	Tumor geht nicht über Submukosa hinaus
T2	Tumor infiltriert die Muscularis propria
T3	Tumor durchsetzt die ganze Ösophaguswand und infiltriert die Adventitia
T4	Tumor breitet sich außerhalb des Ösophagus aus und infiltriert umliegende Strukturen
T4a	Infiltration von Pleura oder/und Perikard, Zwerchfell oder anliegendem Peritoneum
T4b	Infiltrationen von anderen anliegenden Strukturen, z. B. Aorta, Wirbelkörper, Trachea
N	**Regionäre Lymphknoten**
N0	Befall regionärer Lymphknoten
N1	Befall von 1–2 regionären Lymphknoten
N2	Befall von 3–6 regionären Lymphknoten
N3	Befall von > 6 regionären Lymphknoten
M	**Fernmetastasen**
M0	kein Nachweis von Fernmetastasen
M1	Nachweis von Fernmetastasen

45.1.6 **Therapie**

45.1.6.1 **Übersicht**

- Therapie oft multimodal → Planung erfolgt deshalb interdisziplinär
- Wahl der Therapie abhängig von verschiedenen Faktoren:
  - Lage des Tumors im Ösophagus (oberes Drittel – mittleres Drittel – gastroösophagealer Übergang)
  - TNM-Stadium
  - Histologie (Adenokarzinom – Plattenepithelkarzinom)
  - Allgemeinzustand des Patienten
- Eine Heilung wird durch eine chirurgische R0-Resektion angestrebt
- Kurativer Ansatz bei lokalisiertem Ösophaguskarzinom: Präoperative (neoadjuvante) Radiochemotherapie gemäß CROSS-Protokoll (Carboplatin/Paclitaxel und Radiotherapie), vor allem in lokal fortgeschrittenen Fällen indiziert (ab T3 und N+). Chirurgische Resektion und histologische Aufarbeitung des resezierten Tumors. Bei fehlender kompletter pathologischer Remission adjuvante einjährige Therapie mit einem Checkpoint-Inhibitor (Anti-PD1-Antikörper)
- Bei inoperablen und metastasierten Tumoren kann eine palliative Chemo- und/oder Radiotherapie eingesetzt werden
- Symptomatisch stehen zur Behandlung der Dysphagie auch die endoskopische Laser-Koagulation oder die Stenteinlage zur Verfügung

45.1.6.2 **Chirurgie**

- Bei operablen Tumoren wird eine komplette Tumorresektion (R0-Resektion) in kurativer Absicht angestrebt. Zugang – je nach Lokalisation und Ausdehnung des Primärtumors – abdominal, abdominothorakal oder transmediastinal. Eine R0-Resektion ist nur bei etwa einem Drittel aller Patienten möglich
- Proximale Ösophaguskarzinome sind schwieriger zu operieren als distale. Ggf. anstelle der Chirurgie definitive Chemoradiotherapie (s. unten)

45.1.6.3 **Strahlentherapie**

- Die Strahlentherapie wird heute beim Ösophaguskarzinom in der Regel mit einer Chemotherapie kombiniert (kombinierte Chemoradiotherapie, s. unten)
- Eine alleinige Strahlentherapie kann in palliativer Absicht bei symptomatischen Metastasen zum Einsatz kommen, auch als Brachytherapie (▶ Abschn. 7.4.2) bei Schluckstörungen

45.1.6.4 **Chemotherapie**

- Bei Therapie in kurativer Absicht präoperative (neoadjuvante) Radiochemotherapie mit Carboplatin und Paclitaxel (CROSS-Protokoll) gefolgt von der chirurgischen Resektion. Bei fehlender kompletter pathologischer Remission danach 1 Jahr adjuvante Systemtherapie mit einem Anti-PD1-Antikörper
- In der palliativen Situation i. d. R. nur Systemtherapie. Folfox plus Nivolumab bei Tumoren mit PDL1-Expression, nur Chemotherapie (z. B. Platin/5FU) bei fehlender PDL1-Expression
- Folgende Medikamente zeigen eine gewisse Aktivität:
  - 5-Fluorouracil, Capecitabine
  - Cisplatin, Carboplatin, Oxaliplatin
  - Irinotecan
  - Taxane (Docetaxel, Paclitaxel)
  - Mitomycin C
  - Anti-PD1 Antikörper (z. B. Nivolumab)
- Gebräuchliche Kombinationen:
  - Carboplatin /Paclitaxel
  - Cisplatin/5-Fluorouracil
  - Folfox (5FU und Oxaliplatin) plus Nivolumab

45.1.6.5 **Kombinierte Chemo- und Strahlentherapie**

- Die Indikation zu einer kombinierten Chemoradiotherapie wird in folgenden Situationen geprüft:
  - potenziell kurative Behandlung anstelle der Operation (sog. definitive Chemoradiotherapie)
  - neoadjuvante kombinierte Behandlung vor Operation lokal fortgeschrittener Karzinome
  - palliative Behandlung von lokal inoperablen Tumoren
- Die kombinierte Chemoradiotherapie ist meist mit erheblicher Toxizität verbunden → sollte nur bei Betroffenen in gutem Allgemeinzustand durchgeführt werden

45.1.7 **Prognose**

- Sehr variabel in Abhängigkeit von Tumorstadium und Lokalisation
- 5-Jahres-Überleben zwischen ca. 65 % (Stadium IA) und ca. 3 % (Stadium IV)

45.1.8 **Nachsorge**

- Ziele:
  - Früherfassung von operierbaren Rezidiven nach Radikaloperation (selten)
  - diätetische Betreuung

- Erfassung und Behandlung von Komplikationen und unerwünschten Wirkungen der Therapie
- psychosoziale Betreuung
- Untersuchungen:
  - kein allgemein anerkanntes Nachsorgeschema
  - systematische Suche nach Rezidiven verbessert die Prognose nicht

45.2 Magenkarzinom

45.2.1 Epidemiologie und Risikofaktoren

- In Westeuropa ca. 10 Neuerkrankungen jährlich pro 100.000 Einwohner
- Deutliche Abnahme der Erkrankungshäufigkeit in den letzten Jahrzehnten, wahrscheinlich in Zusammenhang mit veränderten Ernährungsgewohnheiten
- Männer doppelt so hohes Erkrankungsrisiko im Vergleich zu Frauen

45.2.1.1 Risikofaktoren

- Lebensgewohnheiten/Ernährung:
  - hoher Salzgehalt in der Nahrung (gepökelte Nahrungsmittel)
  - wenig Obst und Gemüse
  - Rauchen
- Medizinisch:
  - chronische Gastritis, Refluxkrankheit
  - Infektion der Magenschleimhaut mit Helicobacter pylori
- Genetische Disposition (familiäres Magenkarzinom: Mutation des Zelladhäsionsmoleküls E-Cadherin)

45.2.2 Symptome

- Symptome des unbehandelten Primärtumors:
  - Völlegefühl/Schmerz im Oberbauch, meist abhängig von Nahrungsaufnahme
  - Inappetenz
  - Gewichtsabnahme

45.2.3 Diagnostik

45.2.3.1 Bei Verdacht auf Magenkarzinom
45.2.3.1.1 Ziel
- Sicherung oder Ausschluss der Diagnose

45.2.3.1.2 Untersuchungen
- Gastroskopie mit Biopsie

45.2.3.2 Bei gesicherter Diagnose
45.2.3.2.1 Ziele
- Beurteilung der Operabilität (allgemein und lokal)
- Ausschluss von Fernmetastasen (Bauchfell? Lunge? Leber?)

45.2.3.2.2 Untersuchungen
- Ultraschall oder Computertomografie des Abdomens
- Endoskopische Ultraschalluntersuchung des Magens (Beurteilung der Magenwand und der Lymphknoten)
- Evtl. präoperative Laparoskopie, evtl. PET/CT
- Evtl. Tumormarker (CA 72-4, CEA, CA 19–9, selten AFP) zur Verlaufsbeurteilung

45.2.4 Histologie

- Magenkarzinome sind fast ausschließlich Adenokarzinome:
  - ca. 25 % der Adenokarzinome des Magens exprimieren Her2
  - ca. 10 % sind Mikrosatelliten-instabil (MSI-h)
  - ca. 10 % sind positiv auf das Epstein-Barr Virus (EBV)
- Bei ca. 5 % der bösartigen Magentumore handelt es sich um Sarkome (vor allem gastrointestinale Stromatumoren) oder um maligne Non-Hodgkin-Lymphome (vor allem MALT-Lymphome), nicht um Karzinome
- Die malignen Lymphome des Magens unterscheiden sich wesentlich von den Magenkarzinomen (► Kap. 49)

45.2.5 Klassifikation und Stadiengruppierung

- Die anatomische Ausbreitung des Tumors wird nach TNM-8 erfasst (◘ Tab. 45.2)

45.2.6 Therapie

45.2.6.1 Übersicht
- Definitive Heilung nur durch chirurgische Resektion möglich

□ Tab. 45.2 TNM-8

T	Primärtumor
T1a	Tumor infiltriert Lamina propria
T1b	Tumor infiltriert Submukosa
T2	Tumor infiltriert Muskularis
T3	Tumor infiltriert Subserosa
T4a	Tumor durchbricht Serosa
T4b	Tumor infiltriert benachbarte Strukturen, z. B. Milz, Pankreas, Leber etc.
N	**Regionäre Lymphknoten**
N0	keine regionären Lymphknotenmetastasen
N1	Metastasen in 1–2 regionären Lymphknoten
N2	Metastasen in 3–6 regionären Lymphknoten
N3a	Metastasen in 7–15 regionären Lymphknoten
N3b	Metastasen in 16 und mehr regionären Lymphknoten
M	**Fernmetastasen**
M0	keine Fernmetastasen
M1	Fernmetastasen

- Bei kurativer Absicht: Verbesserung der Heilungschancen durch prä- und postoperative Kombinationschemotherapie (oder postoperative Chemoradiotherapie)

45.2.6.2 Chirurgie

- Kurativ
  - Meist totale Magenresektion (Gastrektomie) mit Entfernung der regionären Lymphknoten (D2-Dissektion)
  - Operationstechnik abhängig von Sitz und Größe des Primärtumors und Vorliegen von Lymphknotenmetastasen. Evtl. subtotale Magenresektion bei gut differenziertem Karzinom des Antrums und/oder bei alten Patienten
  - Operation mit kurativer Absicht nur bei einer Minderheit der Erkrankten möglich, da der Tumor bei Diagnosestellung meist bereits fortgeschritten
  - Mögliche Folgen der totalen Gastrektomie: Dumping-Syndrom, Eisen- und Vitamin-B_{12}-Mangel, andere Mangelerscheinungen wegen Resorptionsstörungen; Mangel kann parenteral korrigiert werden

- Palliativ
  - Palliative Entfernung des Primärtumors bei Blutung und/oder bei Behinderung der Magenpassage:
    - evtl. Umgehungsanastomose (Gastroenterostomie)
    - evtl. endoskopische Einlage einer Endoprothese (bei Kardiakarzinom)

45.2.6.3 Strahlentherapie

- Gelegentlich als palliative Maßnahme bei lokalisierten Fernmetastasen indiziert.

45.2.6.4 Chemotherapie

- Allgemein
  - Gut dokumentierte palliative Wirkung bei gewissen Indikationen
  - Gut dokumentierte Wirkung bei präoperativer (neoadjuvanter) Anwendung
  - Wirksame Substanzen (Auswahl):
    - 5-Fluorouracil, evtl. kombiniert mit Leukovorin
    - Capecitabin
    - Cisplatin, Oxaliplatin
    - Docetaxel, Paclitaxel
    - Epirubicin
    - Irinotecan
    - Ramucirumab (allein oder in Kombination mit Paclitaxel)
    - Trastuzumab (nur bei Her2 positiven Karzinomen)
    - Anti-PD1 Antikörper (z. B. Nivolumab) (am wirksamsten bei mikrosatelliten-instabilen (MSI-h) oder EBV-positiven Magenkarzinomen)
  - Anwendung meist als Kombinationschemotherapie, z. B.
    - ECF (Epirubicin, Cisplatin, Fluorouracil)
    - ECX (Epirubicin, Cisplatin, Capecitabin)
    - EOX (Epirubicin, Oxaliplatin, Capecitabin)
    - TCF (Docetaxel, Cisplatin, Fluorouracil)
    - FLOT (5FU/Leukovorin, Oxaliplatin, Docetaxel)
    - Paclitaxel, Ramucirumab
    - Cisplatin, 5-Fluorouracil, Trastuzumab (bei Her2 positiven Karzinomen)
    - Folfox plus Nivolumab (v. a. bei PDL1 + Karzinomen)
- Neoadjuvante (präoperative) Chemotherapie
  - Perioperative Chemotherapie (FLOT-Protokoll) verbessert bei operablen Magenkarzinomen die Langzeitprognose

- Bei lokal fortgeschrittenen, primär inoperablen Tumoren ermöglicht sie bei etwa 40 % der Patienten einen sekundären, evtl. kurativen chirurgischen Eingriff
- Adjuvante (postoperative) Chemotherapie: meist in Kombination mit neoadjuvanter, präoperativer Chemotherapie
- Palliative Chemotherapie
  - Palliative Chemotherapie bei inoperablen Tumoren oder Rezidiven nach Operation oft sinnvoll, vor allem bei jüngeren Erkrankten
  - Erst-, Zweit- und Drittlinientherapien können das Gesamtüberleben verlängern
  - Behandlung meist mit Zytostatikakombinationen und/oder Checkpoint-Inhibitoren (Anti-PD1-Antikörpern)
  - Remissionsraten 20–40 %, mittlere Remissionsdauer 8–10 Monate

45.2.7 Prognose

- Abhängig von Tumorstadium bei Operation
- Nach radikaler Operation mit R0-Resektion bei Patienten ohne Lymphknotenmetastasen: Heilungschance ca. 50–80 %, mit Lymphknotenmetastasen ca. 20–40 %

45.2.8 Nachsorge

- Ziele
  - Früherfassung von operativ behandelbaren Rezidiven (selten)
  - Diätetische Betreuung
  - Erfassung und Behandlung von Therapiekomplikationen, vor allem nach Magenresektion (s. oben)
  - Psychosoziale Betreuung
- Untersuchungen: kein allgemein anerkanntes Nachsorgeschema

45.3 Pankreaskarzinom

45.3.1 Epidemiologie und Risikofaktoren

- Etwa 10–20 Neuerkrankungen jährlich pro 100.000 Einwohner
- Männer etwas häufiger betroffen als Frauen (Verhältnis 1,5:1)
- Bei Zigarettenrauchern 2- bis 3-mal häufiger als bei Nichtrauchern
- Regelmäßiger Kaffeekonsum konnte als Risikofaktor nicht bestätigt werden

45.3.2 Symptome

- In der Regel keine Frühsymptome → Tumor deshalb bei Diagnosestellung oft bereits inoperabel
- Schmerzen im Ober- und Mittelbauch, oft mit Ausstrahlung gegen die Wirbelsäule
- Appetit- und Gewichtsverlust
- Verschlussikterus durch Kompression des Gallengangs, vor allem bei Karzinomen des Pankreaskopfs
- Rückenschmerzen bei Infiltration des Plexus coeliacus

45.3.3 Diagnostik

- Bei Verdacht auf Pankreaskarzinom ist das Ziel der Diagnostik die Abklärung der Operabilität und nicht die Sicherung der Diagnose: Operable Tumoren sollen präoperativ nicht biopsiert werden!
- Operable Tumoren:
  - Gastroduodenoskopie, evtl. mit endoskopischer Ultraschalluntersuchung (EUS)
  - MRT oder CT Abdomen
  - Thoraxröntgenbild, evtl. CT Thorax
  - Evtl. ERCP (endoskopische retrograde Cholangio-Pankreatografie)
  - evtl. Laparoskopie
- Bei inoperablen Tumoren ist das Ziel die Sicherung der Diagnose vor Chemo- oder Radiotherapie:
  - Feinnadelbiopsie (evtl. aus Metastase), gesteuert durch Ultraschall, Computertomografie oder Laparoskopie (falsch-negative Resultate nicht selten!)

45.3.4 Histologie

- In über 80 % der Fälle handelt es sich um Adenokarzinome

45.3.5 Stadiengruppierung

- Die anatomische Ausbreitung des Tumors wird nach TNM-8 erfasst (■ Tab. 45.3)

◼ **Tab. 45.3**	**TNM-8**
T	**Primärtumor**
T1	Tumor auf Pankreas beschränkt, maximaler Durchmesser < 2 cm
T2	Tumor auf Pankreas beschränkt, maximaler Durchmesser 2–4 cm
T3	Tumor > 4 cm
T4	Tumor schließt den Truncus coeliacus, die A. mesenterica superior und/oder die A. hepatica communis ein
N	**Regionale Lymphknoten**
N0	Regionale Lymphknoten nicht befallen
N1	1–3 regionale Lymphknoten befallen
N2	4 oder mehr regionale Lymphknoten befallen
NX	Aussage über den Befall regionaler Lymphknoten nicht möglich
M	**Fernmetastasen**
M0	Keine Fernmetastasen
M1	Fernmetastasen nachweisbar

45.3.6   Therapie

45.3.6.1   Übersicht

- Definitive Heilung nur durch chirurgische R0-Resektion erreichbar
- Bereits bei Diagnosestellung ist die Mehrzahl der Patienten nicht mehr radikal operabel
- Bei inoperablem Primärtumor sind nur palliative Maßnahmen möglich: Stenteinlagen, Chemotherapie, Radiotherapie, chirurgische Eingriffe („Umgehungsoperationen")

45.3.6.2   Chirurgie

- Kurativ
  - Abhängig von Lokalisation und Ausdehnung des Tumors kommen verschiedene Methoden der Pankreatektomie zum Einsatz, häufig die Duodenopankreatektomie nach Whipple
  - Eine kurative R0-Resektion ist allerdings nur bei etwa 5–15 % aller Betroffenen möglich
- Palliativ: Bei Darmverschluss oder Verschluss der Gallenwege können Umgehungsoperationen

(z. B. Gastro-Enterostomie, Choledocho-Enterostomie) oder Stenteinlagen hilfreich sein

45.3.6.3   Strahlentherapie

- Das Pankreaskarzinom ist wenig strahlenempfindlich
- Mögliche Indikationen für eine palliative Bestrahlung (evtl. in Kombination mit Chemotherapie) sind:
  - tumorbedingte Schmerzen bei Infiltration des Retroperitoneums
  - isolierte Skelettmetastasen
- Der Nutzen einer postoperativen, adjuvanten Radiotherapie nach R0-Resektion ist nicht genügend belegt
- Eine postoperative kombinierte Chemoradiotherapie nach R1-Resektion kann u. U. diskutiert werden

45.3.6.4   Chemotherapie

- Allgemein
  - Pankreaskarzinom ist wenig chemotherapieempfindlich
  - Aktivität zeigen vor allem folgende Substanzen:
    - Gemcitabin
    - 5-Fluorouracil, Capecitabin
    - Irinotecan
    - Oxaliplatin
    - Nab-Paclitaxel
    - Olaparib (PARP-Inhibitor, nur bei BRCA mutierten Pankreaskarzinomen)
  - Häufig eingesetzte Kombinationen:
    - FOLFIRINOX (Calciumfolinat /5-Fluorouracil /Irinotecan /Oxaliplatin)
    - Nab-Paclitaxel /Gemcitabin
    - Gemcitabin /Capecitabin
- Adjuvante Chemotherapie: Eine adjuvante Behandlung mit Folfirinox verlängert das Gesamtüberleben nach R0- oder R1-Resektion. Falls Folfirinox aufgrund der Toxizität bei älteren oder polymorbiden Patienten nicht anwendbar ist, kann als Alternative eine adjuvante Therapie mit Gemcitabine erwogen werden
- Palliative Chemotherapie
  - Bei metastasierenden oder lokal fortgeschrittenen Tumoren kommt eine palliative Chemotherapie infrage
  - Erstlinienbehandlung mit Folfirinox, Gemcitabin plus Nab-Paclitaxel oder Gemcitabin als Monotherapie (abhängig vom Allgemeinzustand des Patienten)
  - Remissionsraten um 20–30 %

45.3.7 Prognose

- Abhängig von Tumorstadium bei Operation
- Nach R0-Resektion Heilungschance ca. 15–35 %

45.3.8 Nachsorge

- Ziele
  - Früherfassung operierbarer Rezidive nach Radikaloperation (selten)
  - Diätetische Betreuung, vor allem nach Pankreatektomie
  - Erfassung und Behandlung von Komplikationen und unerwünschten Wirkungen der Therapie
  - psychosoziale Betreuung
- Untersuchungen: kein allgemein anerkanntes Nachsorgeschema

45.4 Kolorektale Karzinome

45.4.1 Epidemiologie und Risikofaktoren

- Etwa 50 Neuerkrankungen jährlich pro 100.000 Einwohner
- Nach Brustkrebs bei Frauen und Lungenkrebs bei Männern zweithäufigste Krebserkrankung
- Männer etwas häufiger betroffen als Frauen
- Alter wichtigster Risikofaktor: stetige Zunahme des Erkrankungsrisikos mit dem Lebensalter
- Andere Risikofaktoren:
  - Colitis ulcerosa
  - Bestimmte Formen von Kolonpolypen
  - Fleischreiche ballaststoffarme Ernährung, Übergewicht, Mangel an körperlicher Aktivität, Alkohol
  - Familiär gehäuftes Vorkommen: erbliche Disposition bei ca. 10 % der Patienten mit kolorektalem Karzinom (▶ Abschn. 3.4.1)

45.4.2 Symptome

- Symptome des unbehandelten Primärtumors:
  - Blut- und Schleimbeimengung im Stuhl
  - Änderung der Stuhlgewohnheiten
  - Wechsel von Durchfall und Verstopfung bis zum Darmverschluss
  - Anämie

45.4.3 Diagnostik

45.4.3.1 Früherkennung
45.4.3.1.1 Ziel
- Entdeckung des noch symptomlosen Tumors in einem heilbaren Stadium

45.4.3.1.2 Untersuchungen
- Okkultbluttest im Stuhl
- Koloskopie

45.4.3.2 Bei Verdacht auf Dickdarmkrebs
45.4.3.2.1 Ziel
- Sicherung der Diagnose

45.4.3.2.2 Untersuchungen
- Rektale digitale Untersuchung
- Endoskopie mit Biopsie: immer Koloskopie

45.4.3.3 Bei gesicherter Diagnose
45.4.3.3.1 Ziele
- Beurteilung der Operabilität (allgemein und lokal)
- Ausschluss von Fernmetastasen (bisweilen sekundär, da Primärtumor wegen Symptomen (oben) oft entfernt wird)

45.4.3.3.2 Untersuchungen
- CT Thorax/Abdomen
- PET-CT nur bei unklarer Operabilität
- Bei Rektumkarzinom: MRT (mit Rektumspule), evtl. endoluminale Sonografie (Ultraschallsonde im Rektum)
- Evtl. gynäkologische Untersuchung
- Tumormarker (CEA) zur Verlaufsbeurteilung

45.4.4 Histologie

- In etwa 95 % der Fälle handelt es sich um Adenokarzinome

45.4.5 Klassifikation und Stadiengruppierung

- Die anatomische Ausbreitung des Tumors wird nach TNM-8 erfasst (▣ Tab. 45.4)

�‣ Tab. 45.4 TNM-8

T	Primärtumor
T1	Tumor infiltriert Submukosa
T2	Tumor infiltriert Muscularis propria
T3	Tumor hat Muscularis propria, d. h. die eigentliche Darmwand, durchdrungen und infiltriert das perikolische oder perirektale Gewebe
T4a	Tumor durchwächst das viszerale Peritoneum
T4b	Tumor infiltriert direkt andere Organe oder Strukturen
N	**Regionäre Lymphknoten**
NX	Regionäre Lymphknoten können nicht beurteilt werden
N0	keine regionären Lymphknotenmetastasen
N1	Metastasen in 1–3 regionalen Lymphknoten
N1a	Metastasen in 1 regionalen Lymphknoten
N1b	Metastasen in 2–3 regionalen Lymphknoten
N1c	Tumorablagerungen in der Subserosa, im Mesenterium oder in nichtperitonealisiertem perikolischem oder perirektalem Gewebe ohne Metastasen in regionalen Lymphknoten
N2	Metastasen in 4 oder mehr regionalen Lymphknoten
N2a	Metastasen in 4–6 regionalen Lymphknoten
N2b	Metastasen in 7 oder mehr regionalen Lymphknoten
M	**Fernmetastasen**
M0	keine Fernmetastasen
M1	Fernmetastasen
M1a	Metastasen beschränkt auf 1 Organ (z. B. Leber, Lunge)
M1b	Metastasen in mehr als 1 Organ
M1c	Metastasen im Peritoneum oder ohne Beteiligung eines anderen Organs

45.4.6 Therapie

45.4.6.1 Übersicht

- Definitive Heilung bei kolorektalen Karzinomen nur durch operative Resektionen erreichbar, evtl. unterstützt durch adjuvante oder neoadjuvante Radio- und/oder Chemotherapie
- Bei multiplen Metastasen oder inoperablem Primärtumor meist nur palliative Maßnahmen möglich: chirurgische Eingriffe, Radio- oder Chemotherapie
- Bei Lebermetastasen evtl. weitere palliative Maßnahmen: SIRT (selektive interne Radiotherapie), TACE (transarterielle Chemoembolisation) oder RFA (Radiofrequenzablation)

45.4.6.2 Chirurgie

- Kurativ
  - Kolonkarzinom:
    - Eingriff abhängig von Lokalisation des Tumors: weite Resektion des Tumors (Kolonteilresektion), in der Regel mit Anastomose (kein definitiver künstlicher Darmausgang); Entfernung der lokoregionalen Lymphknoten
    - Kann auch laparoskopisch durchgeführt werden
  - Rektumkarzinom:
    - Bei den meisten Rektumkarzinomen ist eine kontinenzerhaltende Operation möglich: anteriore Rektumresektion mit Anastomose (kein definitiver künstlicher Darmausgang), dazu meistens Anlage einer passageren, sog. protektiven Stomie bis zum sicheren Funktionieren der Anastomose
    - Bei tiefem Sitz des Tumors evtl. Erhaltung des Schließmuskels unmöglich: abdominoperineale Rektumresektion mit definitivem Stoma
    - In beiden Fällen wird eine totale mesorektale Exzision (TME) durchgeführt: Resektion des Rektums mit dem umgebenden Fett- und Bindegewebe
    - Ab Stadium T3 und N+ ist eine präoperative (neoadjuvante) Radiochemotherapie mit 5FU oder Capecitabin indiziert
    - Bei kleinen Tumoren (T1, selten auch T2, N0) gelegentlich transanale Resektion möglich.
  - Metastasenresektion: chirurgische Resektion von einzelnen Metastasen in Leber oder Lunge sinnvoll: kurative Wirkung bei Lebermetastasen in ca. 25 %, bei Lungenmetastasen in ca. 15 %
- Palliativ
  - Bei inoperablem Primärtumor oder Lokalrezidiv: Wiederherstellung der Darmpassage durch:
    - Laser- oder Elektrokoagulation
    - Anlegen eines Enterostomas
    - endoskopische Einlage einer Endoprothese (»Stent«)

45.4.6.3 Strahlentherapie

- (Neo-)Adjuvant
  - Nur bei Rektumkarzinom:
    - Bei lokal fortgeschrittenen Tumoren (T3–4 und N+) wird in der Regel eine präoperative (neoadjuvante) Bestrahlung durchgeführt, meistens kombiniert mit einer Chemotherapie
    - Die präoperative Radiochemotherapie erlaubt, vor allem bei fortgeschrittenen tiefsitzenden Tumoren, den operativen Eingriff kontinenzerhaltend auszuführen
- Palliativ: Eine palliative Bestrahlung wird vor allem bei lokalisierten, inoperablen Rezidiven des Rektumkarzinoms im Bereich des kleinen Beckens durchgeführt, evtl. als Brachytherapie (▶ Abschn. 7.4.2)

45.4.6.4 Chemotherapie

- Allgemein
  - Eine kurative Behandlung allein mit Chemotherapie ist nicht möglich
  - Wirksamste Substanzen:
    - 5-Fluorouracil mit oder ohne Leucovorin
    - Capecitabin
    - Irinotecan
    - Oxaliplatin
    - TAS-102
    - Bevacizumab
    - Cetuximab/Panitumumab (nur bei Ras-Wildtyp)
    - Regorafenib
    - Anti-PD1- und Anti-CTLA4-Antikörper (nur bei Mikrosatelliten-instabilen kolorektalen Karzinomen)
  - Gebräuchliche Kombinationen:
    - FOLFOX (Fluorouracil, Leucovorin, Oxaliplatin)
    - FOLFIRI (Fluorouracil, Leucovorin, Irinotecan)
    - CAPOX (Capecitabin, Oxaliplatin)
    - ggf. Kombination mit Antikörpern (z. B. Folfox plus Bevacizumab oder Folfiri plus Cetuximab)
    - Nivolumab/Ipilimumab (nur bei Mikrosatelliten-instabilen kolorektalen Karzinomen)
- Adjuvant/neoadjuvant
  - Rektumkarzinom:
    - Meist präoperativer (neoadjuvanter) Einsatz in Kombination mit Radiotherapie, wenn möglich im Rahmen einer total neoadjuvanten Therapie (TNT), d. h. einer umfangreichen Radio- und Chemotherapie vor der totalen mesorektalen Exzision (TME)
    - Bei fortgeschrittenen Stadien evtl. zusätzlich postoperative Chemotherapie
  - Kolonkarzinom:
    - Postoperative adjuvante Chemotherapie (z. B. FOLFOX oder CAPOX) senkt die Rezidivhäufigkeit und verlängert das Überleben
    - Indiziert im Stadium III, u. U. auch IIB/C
    - Dauer der Therapie 3–6 Monate

- Palliativ
  - Palliative Chemotherapie bei Nachweis von inoperablen Metastasen oft indiziert
  - Remissionsraten bei Chemotherapie-Doubletten plus einem Antikörper in der ersten Linie bei über 60 %
  - Bei ausschließlicher Metastasierung in die Leber evtl. lokoregionale Chemotherapie durch die A. hepatica, meist über ein implantiertes Kathetersystem → Etwas bessere lokale Remissionsraten als bei i.v.-Chemotherapie, verbunden allerdings mit höherer Komplikationsrate und bisher ohne Nachweis eines verbesserten Gesamtüberlebens

45.4.7 Prognose

- Abhängig von Tumorstadium und Differenzierungsgrad. Heilungschance 20–90 % bei operablen Tumoren
- Abhängig von der Radikalität der Operation und der Erfahrung des Operateurs

45.4.8 Nachsorge

- Ziele
  - Früherfassung von operativ behandelbaren Rezidiven
  - Früherkennung von kolorektalen Zweittumoren
  - Erfassung von Behandlungskomplikationen, z. B. nach Rektumresektion
  - Bei Stomaträgern: Förderung und Unterstützung der selbstständigen Pflege
  - Psychosoziale Betreuung
- Untersuchungen
  - Kein allgemein anerkanntes Nachsorgeschema
  - Für die Erfassung von operablen Metastasen und Zweitkarzinomen werden regelmäßige endoskopische Kontrollen und Ultraschalluntersuchungen empfohlen
  - Als Beispiel können die Richtlinien der Schweizerischen Gesellschaft für Gastroenterologie SGG oder die deutsche S3-Leitlinie gelten

Mammakarzinom und gynäkologische Tumoren

Andrea Gaisser

Inhaltsverzeichnis

© Der/die Autor(en), exklusiv lizenziert an Springer-Verlag GmbH, DE, ein Teil von Springer Nature 2024
P. Jahn et al. (Hrsg.), *Onkologische Krankenpflege*, https://doi.org/10.1007/978-3-662-67417-8_46

46.1   Mammakarzinom

46.1.1   Epidemiologie und Risikofaktoren

- In Deutschland etwa 110 Neuerkrankungen jährlich pro 100.000 Frauen
- Häufigste Krebserkrankung bei Frauen in den meisten Ländern der westlichen Welt
- Erkrankungswahrscheinlichkeit steigt ab dem 45. Lebensjahr deutlich
- Mittleres Erkrankungsalter: 64 Jahre
- Wichtigste Risikofaktoren:
    - Höheres Lebensalter
    - Etwa 5–10 % aller Erkrankungen sind durch ererbte Genveränderungen bedingt, in der Hälfte der Fälle durch Mutationen der „Hochrisiko-Brustkrebsgene" BRCA1 und 2 sowie PALB2; in diesen Fällen Lebenszeit-Erkrankungsrisiko 40–70 %, häufig schon in der Prämenopause; weitere Risikogenmutationen werden zunehmend identifiziert
    - Hohe mammografische Dichte des Drüsengewebes
    - Vorerkrankungen der Brustdrüse (atypische Hyperplasie, lobuläre Neoplasie, duktales In-situ-Karzinom, kontralaterale Brustkrebserkrankung)
- Weitere Risikofaktoren:
    - Strahlentherapie im Thoraxbereich in den ersten 30 Lebensjahren (abhängig von Dosis und erfasstem Brustdrüsengewebe)
    - Regelmäßiger Alkoholkonsum (dosisabhängig); indirekter Effekt u. a. durch Beeinflussung des Östrogenspiegels und der Östrogenrezeptoren wird angenommen
    - Übergewicht nach den Wechseljahren
    - Hormonersatztherapie mit Östrogen-Gestagen-Kombinationen in den Wechseljahren (Erhöhung des relativen Risikos um 20–50 %, Rückgang des Risikos nach Beendigung der Therapie)
    - Frühe Menarche, Kinderlosigkeit, erste Geburt nach dem 30. Lebensjahr, späte Menopause, Rauchen (geringfügig)
- Risikomindernde Faktoren:
    - Regelmäßige körperliche/sportliche Aktivität
    - Frühe Geburten, Stillen
    - Bei erhöhtem Risiko: antihormonelle Therapie zur Brustkrebsprävention
    - Bei BRCA-Mutation: beidseitige Ovarektomie (ab 40 Jahren) oder beidseitige Mastektomie
- In der Mehrzahl der Fälle ist die Erkrankung nicht mit bestimmten Risikofaktoren in Zusammenhang zu bringen („sporadischer Brustkrebs")

46.1.2   Symptome

46.1.2.1   Symptome des unbehandelten Primärtumors

- Tastbare Verhärtung oder Knoten
- Schmerzen, Druck- oder Spannungsgefühl in der Brust
- Mamillenveränderung (Einziehung, ekzemartig)
- Einziehung oder Vorwölbung der Haut, Rötung, „Apfelsinenhaut"
- Einseitige Sekretion aus der Mamille
- Neu auftretende Größen- oder Formdifferenz der Brüste

46.1.3   Diagnostik

46.1.3.1   Früherkennung
46.1.3.1.1   Ziel
- Entdeckung des noch symptomlosen Tumors in einem heilbaren Stadium

46.1.3.1.2   Untersuchungen
- Mammografie (Screening: Wirksamkeit vor allem bei Frauen über 50 Jahre belegt) ▶ Abschn. 3.4.2
- Evtl. ergänzend Mammasonografie bei dichtem Brustdrüsengewebe
- Tastuntersuchung durch den Arzt und Brustselbstuntersuchung: als alleinige Methode ungeeignet (Tumoren 1 cm werden kaum erkannt)
- Bei familiärem/genetischem Risiko: intensivierte Früherkennung ab dem 25. Lebensjahr bzw. 5 Jahre vor frühestem Erkrankungsalter in der Familie (Sonografie, MRT, ab 40 Mammografie)

46.1.3.2   Bei Verdacht auf Brustkrebs
46.1.3.2.1   Ziel
- Sicherung oder Ausschluss der Verdachtsdiagnose

46.1.3.3   Untersuchungen
- Inspektion und Abtastung der Brüste sowie der regionären Lymphknoten (Axilla, supraklavikulär, Hals)
- Mammografie(n), Sonografie (primär bei Frauen < 40, zusätzlich bei hoher mammografischer Dichte)
- Bei unklaren Befunden evtl. Kernspintomografie (MRT)
- *Diagnostische Sicherung:* Biopsie (Stanzbiopsie, bei nichttastbaren Veränderungen stereotaktisch, falls erforderlich offene Biopsie) und histologische Untersuchung auf verschiedene feingewebliche Merkmale (Histologie, Grading, Östrogen- und Progesteronrezeptoren, HER2, Ki-67)

46.1.3.4 Bei gesicherter Diagnose

46.1.3.4.1 Ziel

- Beurteilung der Krankheitsausbreitung (Staging)

46.1.3.4.2 Untersuchungen

- Mammografie (auch der Gegenseite)
- Sonografie von Brust und axillären Lymphknoten auf der betroffenen Seite, ggf. Biopsie auffälliger Lymphknoten (in der Regel Wächterlymphknoten-biopsie)
- Nur bei lokal fortgeschrittenen Tumoren, aggressi-ver Histologie, Lymphknotenbefall oder Verdacht auf Metastasierung:
  - CT von Thorax und Abdomen
  - Skelettszintigrafie
- Tumormarkerbestimmungen (CEA, CA 15-3) nicht empfohlen

46.1.4 Histologie und Prognosefaktoren

46.1.4.1 Einteilung (nach WHO 2003, 2012)

- Nichtinvasive Karzinome (10–20 %, bis 30 % im Mammografie-Screening):
  - vor allem intraduktales Carcinoma in situ (DCIS)
  - seltener lobuläres Carcinoma in situ (LCIS)
- Invasive Karzinome:
  - invasives Karzinom, kein spezieller Typ (vorher invasives duktales Karzinom, 65–80 %)
  - seltener invasives lobuläres Karzinom, tubuläres Karzinom, muzinöses Karzinom, Karzinom mit medullären Eigenschaften u. a.

46.1.4.1.1 Hormonrezeptoren

- Bei etwa 75 % der Tumoren sind in den Zellen in unterschiedlichem Ausmaß Rezeptoren für Östrogen (ER) und Progesteron (PgR) nachweisbar
- Je nach weiteren biologischen Merkmalen des Tu-mors ist ein mehr oder weniger gutes Ansprechen auf endokrine Therapie (Hormontherapie) zu er-warten
- Bei fehlendem Nachweis von Hormonrezeptoren ist Hormontherapie unwirksam

46.1.4.1.2 HER2-Rezeptoren

- Bei 20–30 % der Patientinnen ist in den Tumorzellen der Rezeptor des humanen epithelialen Wachstums-faktorrezeptors (HER2) verstärkt ausgeprägt (Über-expression)

- Bei deutlicher Überexpression (HER2 3+) ist eine medikamentöse Blockade von HER2 wirksam

46.1.4.1.3 Prognostische und prädiktive Faktoren

Prognostische Faktoren und prädiktive Faktoren sind Biomarker, die Hinweise auf den Krankheitsverlauf/das Rückfallrisiko bzw. auf die Wirksamkeit bestimmter Therapien geben

- Etabliert:
  - pTNM-Status (Tumorgröße, gleichseitiger Achsel-lymphknotenstatus, Fernmetastasierung)
  - Histologischer Typ und Grading
  - Resektionsstatus
  - Alter
  - Einbruch in Lymph- und/oder Blutgefäße
  - Zellteilungsrate im Tumor (Ki-67-Expression)
  - Hormonrezeptorstatus
  - HER2-Status
- Neu oder in Überprüfung: Genexpressionsprofil/molekularer Subtyp, disseminierte Tumorzellen (Knochenmark, Blut) oder zellfreie Tumor-DNA im Blut

46.1.4.1.4 Einteilung nach Brustkrebs-Subtypen

- Anhand von Genprofilen lassen sich 4 „molekulare Subtypen" unterscheiden, die eine Abschätzung der Prognose und der Wirksamkeit verschiedener Thera-pien zulassen.
- Annähernd lässt sich diese Einteilung auch anhand immunhistochemischer Merkmale nachbilden:
  - Luminal A: ER- und/oder PgR-positiv und HER2-negativ und Ki-67 niedrig
  - Luminal B:
    - *HER2-negativ*, ER- und/oder PgR-positiv und Ki-67 hoch
    - *HER2-positiv*, ER- und/oder PgR-positiv, Ki-67 hoch oder niedrig
  - nicht luminal: HER2-positiv und ER- und PgR-negativ
  - triple-negativ: ER-, PgR- und HER2-negativ

46.1.5 Klassifikation und Stadieneinteilung

- Die anatomische Ausbreitung des Tumors wird nach dem TNM-System der UICC (8. Auflage 2017) er-fasst (► Kap. 2; ◘ Tab. 46.1 und 46.2)

46

Tab. 46.1. Postoperative pTNM-Klassifikation (8. Auflage), gekürzt

pT	Primärtumor
pTX	Primärtumor kann nicht beurteilt werden
pT0	kein Anhalt für Primärtumor
pTis	nichtinvasives Karzinom (Carcinoma in situ)
pT1	größte Ausdehnung des Tumors maximal 2 cm
pT1mi	Mikroinvasion: 1 mm im größten Durchmesser
pT2	größte Ausdehnung des Tumors mehr als 2 cm, aber nicht mehr als 5 cm
pT3	größte Ausdehnung des Tumors mehr als 5 cm
pT4	Tumor jeder Größe mit direkter Ausdehnung auf Brustwand (nicht Pektoralismuskel) (pT4a), Haut (pT4b) oder beides (pT4c) oder inflammatorisches Karzinom (pT4d)
pN	Regionäre Lymphknoten
pNX	regionäre Lymphknoten können nicht beurteilt werden
pN0	keine regionären Lymphknotenmetastasen
pN1	Metastase(n) in 1–3 axillären Lymphknoten, mindestens eine > 2 mm (pN1a) *oder* in Lymphknoten entlang der A. mammaria interna (nicht klinisch erkennbar) (pN1b) *oder* beides (pN1c)
pN1mi	Mikrometastase(n) > 0,2 mm *und/oder* mehr als 200 Tumorzellen in einem Schnittpräparat, aber nicht > 2 mm
pN2	Metastasen in 4–9 axillären Lymphknoten (pN2a) *oder* in Lymphknoten entlang der A. mammaria interna (klinisch erkennbar) (pN2b)
pN3	Metastasen in 10 und mehr axillären Lymphknoten *oder* in gleichseitigen infraklavikulären Lymphknoten (pN3a); Metastasen in Lymphknoten entlang der A. mammaria interna und mindestens eine axilläre Lymphknotenmetastase *oder* Lymphknotenmetastasen in mehr als 3 axillären Lymphknoten und in Lymphknoten entlang der A. mammaria interna, nachgewiesen durch Wächterlymphknotenuntersuchung, aber nicht klinisch erkennbar (pN3b); Metastasen in gleichseitigen supraklavikulären Lymphknoten (pN3c)
M	Fernmetastasen
pMX, pM0	nicht anwendbar bei pathologischer Klassifikation
pM1	Fernmetastasen vorhanden (mikroskopisch bestätigt)

Tab. 46.2 Stadiengruppierung

Stadium 0	Tis	N0	M0
Stadium IA	T1/T1mi	N0	M0
Stadium IB	T0, T1/T1mi	N1mi	M0
Stadium IIA	T0, T1/T1mi	N1	M0
	T2	N0	M0
Stadium IIB	T2	N1	M0
	T3	N0	M0
Stadium IIIA	T0, T1/T1mi, T2	N2	M0
	T3	N1, N2	M0
Stadium IIIB	T4	N0, N1, N2	M0
Stadium IIIC	jedes T	N3	M0
Stadium IV	jedes T	jedes N	M1

46.1.6 Therapie

46.1.6.1 Übersicht

46.1.6.1.1 Primärtumor

- Operative Entfernung: Standard ist brusterhaltende Therapie (BET) und Untersuchung der axillären Lymphknoten (Wächterlymphknotenbiopsie); Mastektomie nur, wenn BET nicht möglich oder kontraindiziert ist (▶ Abschn. 30.3); bei Lymphknotenbefall je nach Indikation Entfernung gleichseitiger Achsellymphknoten (Axilladissektion)
- Ggf. präoperative (neoadjuvante) medikamentöse Therapie bei großen Tumoren, um BET zu ermöglichen
- Nach BET Bestrahlung der Restbrust: senkt Lokalrezidivrisiko deutlich
- Adjuvante medikamentöse Therapie gemäß Tumorbiologie und Rückfallrisiko: Hormontherapie, Chemotherapie oder beides, ggf. zusätzlich HER2-Blockade
- Beim *inflammatorischen Karzinom* immer präoperative (neoadjuvante) Chemotherapie und Mastektomie
- *Duktales In-situ-Karzinom (DCIS):* brusterhaltende Operation, Nachbestrahlung, evtl. Hormontherapie
- *Lobuläres In-situ-Karzinom (LCIS):* Tumorentfernung, regelmäßige mammografische Kontrollen (erhöhtes Risiko für invasiven Brustkrebs!)

46.1.6.1.2   Lokalrezidiv

- Erneute Behandlung mit kurativem Ziel
- Möglichst vollständige operative Entfernung, nach BET in der Regel Mastektomie
- Lokale Strahlentherapie abhängig von der Erstbehandlung, der Operationstechnik zur Rezidiventfernung und dem Resektionsergebnis. Evtl. nach lokaler Behandlung ergänzende medikamentöse Therapie (schwache Evidenzlage)
- Bei nicht kurativ behandelbarem Lokalrezidiv und/ oder gleichzeitiger Fernmetastasierung palliative Therapie (lokal und systemisch)

46.1.6.1.3   Fernmetastasierung

- Palliative Therapie: Hormontherapie, Chemotherapie, Trastuzumab, Lapatinib, Pertzuzumab oder nach Vorbehandlung ein Trastuzumab/Zytostatikum-Konjugat (Trastuzumab-Emtansin T-DM1, Trastuzumab-Deruxtecan) bei positivem HER2-Status, ggf. **CDK4/6-Hemmer** bei negativem HER2-Status
- Bei einzelnen Organmetastasen ggf. lokale Therapie (Chirurgie, Thermotherapie, Kryotherapie, stereotaktische Bestrahlung u. a.)
- Bei Skelettmetastasen Bisphosphonate oder Denosumab systemisch, lokal Radio(nuklid)therapie, thermoablative Verfahren oder operative Stabilisierung, Schmerztherapie
- Die Behandlung von Brustkrebs beim Mann (< 1 % aller Mammakarzinome) entspricht im Wesentlichen derjenigen bei der Frau

46.1.6.2   Chirurgie

46.1.6.2.1   Kurativ

- Vollständige Entfernung des Tumors in der Brust (R0-Resektion): Standard ist *brusterhaltende Operation* (BET; Tumorentfernung mit Randsaum von gesundem Gewebe), evtl. nach präoperativer (neoadjuvanter) medikamentöser Therapie zur Tumorverkleinerung
- BET ist der Mastektomie hinsichtlich des Überlebens gleichwertig
- Zur Untersuchung des Lymphknotenstatus in der Achsel heute meist präoperativ Wächterlymphknotenbiopsie (*Sentinel-node-Biopsie*) mit Entfernung und Untersuchung eines oder mehrerer Lymphknoten im Abflussgebiet (▶ Abschn. 30.4): wichtig für die Therapieplanung; bei Befall bzw. bei Vorliegen von Risikofaktoren weitergehende Lymphknotenentfernung
- *Mastektomie,* wenn BET nicht möglich oder kontraindiziert ist (▶ Abschn. 30.3)
  - *Technik:* modifiziert (eingeschränkt) radikale Mastektomie (Entfernung der Brustdrüse mit Haut und Brustwarze sowie der Faszie des Pektoralismuskels)

46.1.6.2.2   Palliativ

- Ggf. operative Entfernung einzelner Fernmetastasen (z. B. Leber, Lunge, Gehirn)
- Operative Stabilisierung von Skelettmetastasen

46.1.6.2.3   Brustrekonstruktion

- Nach Mastektomie kann die Brust sofort oder später mit unterschiedlichen Techniken (körpereigenes Gewebe, Silikonimplantat) aufgebaut werden (▶ Abschn. 30.6)

46.1.6.3   Strahlentherapie

46.1.6.3.1   Kurativ

- Tumorreste nach Mastektomie: perkutane Bestrahlung der Thoraxwand
- Evtl. bei Inoperabilität durch Begleiterkrankungen (ältere Patientinnen)

46.1.6.3.2   Adjuvant

- Nach BET: (hypo)fraktionierte perkutane Bestrahlung der erkrankten Brust, evtl. zusätzliche Dosis („Boost") auf das Tumorbett (perkutan oder als Brachytherapie)
- Ggf. Bestrahlung der Lymphabflussbereiche
- Durchführung in der Regel im Anschluss an eine Chemotherapie, bei Anti-HER2-Therapie und Hormontherapie parallel
- *In Studien:* an ausgewählten Zentren u. a. intraoperative Strahlentherapie (danach keine weitere Bestrahlung), Teilbrustbestrahlung, intensitätsmodulierte Strahlentherapie (IMRT)
- Nach Mastektomie bei erhöhtem Rückfallrisiko (große Tumoren, Befall von > 4 Lymphknoten, unsichere/unvollständige Entfernung im Gesunden): fraktionierte perkutane Bestrahlung der Brustwand, je nach Situation auch lokoregionärer Lymphabflusswege

46.1.6.3.3   Palliativ

- Bestrahlung von Skelettmetastasen bei Frakturgefahr und zur Schmerzlinderung
- Bestrahlung von Hirnmetastasen

46.1.6.4   Medikamentöse Therapie

- Wirksame Konzepte je nach Tumorbiologie und Krankheitssituation: Hormontherapie, Chemotherapie, Anti-HER2-Therapie, weitere zielgerichtete Therapien

46.1.6.4.1   Neoadjuvant

- Generell mögliche Alternative zur postoperativen adjuvanten Chemotherapie
- Bei großen, sonst nur durch Mastektomie behandelbaren Karzinomen, um BET zu ermöglichen

- Immer bei inflammatorischen Karzinomen (danach in der Regel Mastektomie)
- Vorteil: Das Ansprechen auf die Therapie ist direkt beurteilbar
- Verfahren:
  - Chemotherapie mit Anthrazyklin und Taxan, ggf. in Kombination mit Anti-HER2-Therapie
  - Bei älteren Patientinnen mit hormonempfindlichen Tumoren ggf. Hormontherapie

46.1.6.4.2 Adjuvant

- Therapiewahl nach Tumorbiologie, zu erwartender Wirksamkeit verfügbarer Therapien und Rückfallrisiko
- Bedeutsame prädiktive und prognostische Faktoren: Hormonrezeptorstatus, HER2-Status, Grading, Tumorgröße, Zahl befallener Lymphknoten, Ki-67-Expression, ggf. Ergebnisse von Genexpressionstests/Multigentests
- *Hormontherapie* bei positivem Hormonrezeptorstatus (jegliche Ausprägung) für mindestens 5 Jahre:
  - Prämenopausal Tamoxifen, ggf. plus LHRH-Agonist
  - Postmenopausal Tamoxifen, Tamoxifen und Aromatasehemmstoff sequenziell oder nur Aromatasehemmstoff für zusammen 5 Jahre oder länger (erweiterte endokrine Therapie, je nach Rückfallrisiko)
- *Chemotherapie gefolgt von Hormontherapie* bei positivem Hormonrezeptorstatus, aber erhöhtem Rückfallrisiko
  - 4–6 Zyklen Kombinationschemotherapie über 18–24 Wochen
  - Substanzen: vor allem Anthrazykline, Cyclophosphamid, Taxane
  - Ggf. dosisintensivierte oder dosisdichte Chemotherapie bei Patientinnen mit hoher Tumorlast und deutlich erhöhtem Rückfallrisiko
- *Anti-HER2-Therapie* bei HER2-Überexpression zusätzlich zu Chemo- und ggf. Hormontherapie (1 Jahr); vor allem Trastuzumab
- *Alleinige Chemotherapie* bei Tumoren, die weder Hormonrezeptoren noch HER2 aufweisen („triple-negativ"), bei BRCA-Mutation ggf. platinhaltig

46.1.6.4.3 Palliativ (metastasiertes Karzinom)

- Dauerhafte Krankheitsfreiheit ist bei Metastasierung nicht erreichbar, aber oft längerfristige Tumorrückbildung
- Vorrangiges Ziel: Vorbeugung und Linderung von Beschwerden (Lebensqualität!)
- Individuelle Planung entsprechend Tumorbiologie, Vorbehandlung, Krankheitssituation und -dynamik (Progressionsgeschwindigkeit), Allgemeinzustand und Präferenz der Patientin
- Sequenzielles Therapiekonzept (keine feste Abfolge)

- Zur Verfügung stehen Hormontherapie, Chemotherapie und zielgerichtete Therapien
- Hormontherapie:
  - Bei hormonrezeptorpositiven Tumoren, langsamem Progress, geringen Beschwerden
  - In der *Prämenopause* LHRH-Agonist plus Tamoxifen oder Aromatasehemmer
  - In der *Postmenopause* Aromatasehemmstoffe, Fulvestrant, Tamoxifen (sequenziell)
  - Therapie jeweils bis zur Progression, ggf. Kombination mit zielgerichteter Therapie
  - Bei HER2-positiven Tumoren zusätzlich Anti-HER2-Therapie
- Chemotherapie:
  - Bei Versagen der Hormontherapie oder primär bei hormonrezeptornegativen Tumoren, raschem Progress, ausgedehntem Organbefall, drohenden Komplikationen
  - Je nach Vortherapie und Therapielinie eingesetzte Substanzen: Anthrazykline, Taxane, Capecitabin, Gemcitabin, Vinorelbin, Alkylanzien Eribulin
  - Bevorzugt Monotherapien (besser verträglich!), ggf. sequenziell
  - Bei erforderlicher rascher Remission evtl. zunächst Kombinationschemotherapie
- Zielgerichtete Therapien:
  - Bei HER2-Überexpression gegen HER2 gerichtete Substanzen (z. B. Trastuzumab, Pertuzumab, Lapatinib); meist in Kombination mit Chemotherapie
  - **CDK4/6-Hemmer (z. B. Palbociclib, Ribociclib, Abemaciclib) in Kombination mit Hormontherapie**
  - Hemmer des PI3K-Akt-mTOR-Signalwegs (z. B. Everolimus) Kombination mit Hormontherapie
  - Evtl. Angiogenesehemmer (Bevacizumab) mit Chemotherapie
  - Bei triple-negativen, PD-L-positiven Tumoren evtl. Immuncheckpoint-Hemmer
- Bisphosphonate oder Denosumab bei Skelettmetastasen
- Bei BRCA-Mutation wie ohne Mutation, entsprechend den Tumoreigenschaften, evtl. platinhaltige Chemotherapie oder nach anderweitiger Vorbehandlung PARP-Inhibitor (hemmt ein DNA-Reparaturenzym): Studien

46.1.7 Prognose

- Abhängig von Tumorgröße und Lymphknotenbefall
- In Frühstadien (im Screening erkannt) Überleben fast 100 %
- Relatives 5-Jahres-Überleben nach UICC-Stadium:
  - Stadium I: nahe 100 %
  - Stadium II: ca. 95 %

- Stadium III: 75 %
- Stadium IV (primäre Fernmetastasierung): 31 %
- Relatives 10-Jahres-Überleben insgesamt: > 80 %
- Medianes Überleben ab Metastasierung: 2–2,5 Jahre, variable Verläufe
- Lokalrezidiv: 5-Jahres-Überleben 50–65 %

46.1.8 Nachsorge

46.1.8.1 Ziele

- Vorbeugung, Erfassung und Behandlung von krankheits- oder therapiebedingten Komplikationen, z. B. Armlymphödem
- Früherfassung von behandelbaren (Lokal)rezidiven
- Früherkennung von (neuen) Zweittumoren (vor allem gegenseitige Brust)
- Psychosoziale Betreuung und Begleitung

46.1.8.2 Untersuchungen

- Anamnese und körperliche Untersuchung
- Jährliche Mammografie und/oder Sonografie der gesunden und der erkrankten Brust
- Zusatzuntersuchungen entsprechend der klinischen Situation und bei Symptomen
- Gestaltung nach individuellem Risiko und Bedürfnissen der Patientin
- Kein allgemein anerkanntes Schema

46.2 Zervix- und Portiokarzinom

46.2.1 Epidemiologie und Risikofaktoren

- In Mitteleuropa etwa 10–20 Neuerkrankungen jährlich pro 100.000 Frauen (Deutschland: 10 pro 100.000)
- Weltweit häufigstes Genitalkarzinom bei Frauen (Carcinoma in situ eingerechnet)
- Entwicklung aus asymptomatischen Vorstufen, meist über viele Jahre
- Abnahme der Inzidenz invasiver Karzinome seit 50 Jahren, aber vermehrt Diagnose von Vor- und Frühstadien (CIN: zervikale intraepitheliale Neoplasien; in Deutschland jährlich bei etwa 100 pro 100.000 Frauen)
- Diagnose am häufigsten zwischen 40 und 45 Jahren
- Durchschnittliches Erkrankungsalter 55 Jahre
- Bei Diagnose ca. 60 % Stadium I
- Mortalität seit etwa 30 Jahren deutlich rückläufig
- Ursächlich für die Entwicklung eines Zervixkarzinoms ist eine anhaltende Infektion mit bestimmten Hochrisikotypen der sexuell übertragbaren humanen Papillomviren, vor allem Typ 16 und 18 (HPV 16 und 18)
- Zusätzliche Risikofaktoren/Kofaktoren:
  - Rauchen
  - Früher Beginn sexueller Aktivität, viele Sexualpartner, viele Geburten
  - Genitalinfektionen mit Herpes simplex, Chlamydien, Gonokokken): chronische Entzündung
  - Orale Kontrazeption (> 5–10 Jahre); Rückgang des Risikos nach Absetzen der Pille
  - Immunsuppression
- Primärprävention möglich durch *Impfung* gegen hauptsächlich krebsauslösenden HPV-Typen (▶ Abschn. 3.4)

46.2.2 Symptome

- In Frühstadien in der Regel keine Beschwerden – Früherkennung und Behandlung von Vorstufen entscheidend!

46.2.2.1 Symptome des bereits manifesten Primärtumors

- Nur 20 % der Patientinnen mit manifestem invasivem Tumor sind symptomfrei
- Mögliche Symptome sind:
  - blutiger, übelriechender vaginaler Ausfluss
  - Schmerzen beim Geschlechtsverkehr, postkoitale Blutung
  - atypische, irreguläre Genitalblutung, z. B. Blutung außerhalb der Menstruation

46.2.2.2 Symptome bei fortgeschrittenen Tumoren

- Schmerzen (z. B. im Bereich der Lendenwirbelsäulenregion oder der Nierenregion)
- Lymphstauung in den Beinen durch Befall inguinaler Lymphknoten
- Seltener: Schmerzen beim Wasserlassen oder beim Stuhlgang

46.2.3 Diagnostik

46.2.3.1 Früherkennungsuntersuchungen bei asymptomatischen Frauen

- Gynäkologische Untersuchung mit Abstrichentnahme von Portio und Zervikalkanal (ggf. unter kolposkopischer Vergrößerung) zur zytologischen Untersuchung

- Zusätzlich HPV-Testung bei Frauen ab 35 Jahren empfohlen
- Einteilung der zytologischen Befunde nach der Klassifikation von *Papanicolaou* in 5 Gruppen: Pap I bis Pap V (◘ Tab. 46.3)
- Weiteres Vorgehen (Abstrichkontrollen, weitere Tests, Biopsie) nach zytologischem Befund
- Bei histologisch schwerer Dysplasie (CIN III; CIN = zervikale intraepitheliale Neoplasie) wird der veränderte Bezirk entfernt: Konisation mit elektrischer Schlinge oder Laser (Ausschneidung eines Gewebekegels aus Gebärmuttermund und -hals)
- Testung auf Hochrisiko-HPV-Viren bei wiederholt auffälligem oder unklarem Pap-Befund
- Bei Einbeziehung des HPV-Tests in die primäre Früherkennung ist das Vorgehen auch davon abhängig, ob Hochrisiko-HPV-Viren nachgewiesen werden oder nicht
- Der Wert der regelmäßigen zytologischen Untersuchungen im Hinblick auf Senkung von Morbidität und Mortalität durch Zervixkarzinome ist gesichert

46.2.3.2 Diagnostik bei Symptomen und/oder makroskopisch verdächtigem Befund

- Inspektion von Vagina und Portio durch Spiegeleinstellung, Palpation (bimanuelle vaginale und rektovaginale gynäkologische Untersuchung)
- Ergänzt im Einzelfall durch Kolposkopie, Ausschabung der Zervix und des Uterus bei endozervikalem Prozess, kolposkopisch gezielte Biopsie

46.2.3.3 Ausbreitungsdiagnostik nach histologischem Nachweis eines invasiven Karzinoms (Staging)

46.2.3.3.1 Ziel

- Erfassung von lokaler, regionaler und ggf. systemischer Tumorausbreitung zur situationsgerechten Therapieplanung, Beurteilung der Operabilität

46.2.3.3.2 Klinische und bildgebende Untersuchungen

- *Wesentlich:* bimanuelle gynäkologische Untersuchung (vaginal und rektal), ggf. in Narkose, und Spekulumuntersuchung zur Erfassung der lokalen Tumorausbreitung, weitere Biopsien: Grundlage der Stadieneinteilung nach FIGO
- Transvaginale Sonografie, Sonografie der Nieren
- Ab Stadium FIGO IB2 (► Abschn. 46.2.5, ◘ Tab. 46.4) MRT (alternativ ggf. CT) des Beckens, Thorax-CT
- Evtl. PET/CT zur Erfassung von Lymphknotenbefall und Fernmetastasen
- Zystoskopie und Rektoskopie zum Ausschluss eines Tumoreinbruchs in Blase oder Rektum nur in Ausnahmefällen oder bei fortgeschrittener Erkrankung
- Labor präoperativ: Blutbild, Gerinnungsstatus, Leber- und Nierenfunktion; Tumormarkerbestimmung *nicht* routinemäßig

46.2.3.3.3 Operatives Staging

- Empfohlen bis FIGO-Stadium III (◘ Tab. 46.4)
- Ziel: Erfassung der Tumorausbreitung in Becken- und Bauchraum und des Lymphknotenstatus; laparoskopisch oder offen chirurgisch
- In frühen Tumorstadien Staging durch Wächterlymphknotenbiopsie möglich

◘ **Tab. 46.3** Klassifikation von Papanicolaou. (Münchener Nomenklatur III, 2014)

Befundgruppe	Bedeutung	Histologische Einordnung
Pap 0	nicht beurteilbar, unzureichendes Zellmaterial	
Pap I	Abstrich unauffällig, normales Zellbild	
Pap II-a	unauffälliger Abstrich, aber auffälliger Befund in der Vorgeschichte („a" = Anamnese)	
Pap II-p,g,e,ᵃ	meist unwesentliche oder nur geringradige Zellveränderungen, kein Verdacht auf Krebsvorstufe oder Krebs	
Pap III-p,g,e,xᵃ	auffällige Zellveränderungen, nicht eindeutig zu bestimmen; schwere Dysplasie oder Karzinom nicht auszuschließen	
Pap IIID1	Zellbild einer leichten Dysplasie, kein Krebsverdacht, hohe Rückbildungsneigung	CIN 1
Pap IIID2	Zellbild einer mäßigen Dysplasie	CIN 2
Pap IV-p,g,eᵃ	unmittelbare Vorstufe eines Zervixkarzinoms; Zellbild einer schweren Dysplasie oder In-situ-Karzinom (IVa), Invasion nicht auszuschließen (IVb)	CIN 3
Pap V p,g,e,xᵃ	Zervixkarzinom	

ᵃp = Plattenepithelzellen, g = Drüsenepithelzellen, e = Endometriumzellen, x = anders, nicht zuzuordnen

◻ Tab. 46.4 Klassifikation nach TNM (8. Auflage) und FIGO, gekürzt

TNM		FIGO-Stadium	
Tis		0	Carcinoma in situ (präinvasives Karzinom)
T1		I	Tumor begrenzt auf Cervix uteri (evtl. Ausdehnung auf Corpus hier nicht bedeutsam)
	T1a	IA	präklinisches invasives Karzinom, ausschließlich mikroskopisch diagnostiziert; Unterteilung in T1a1/1A1 oder T1a2/IA2 nach Eindringtiefe und Ausdehnung
	T1b	IB	makroskopisch erkennbares invasives Karzinom, begrenzt auf Zervix, oder mikroskopische Läsion > T/1a2/IA2; Unterteilung in T1b1/IB1 und T1b2/IB2 nach größter Ausdehnung bis 4 cm vs. > 4 cm
T2		II	Tumorausdehnung jenseits des Uterus, aber nicht bis zur Beckenwand und nicht ins untere Drittel der Vagina
	T2a	IIA	kein Befall der Parametrien. T2a1/IIA1 Tumorausdehnung bis 4 cm, T2a2/IIA2 Tumorausdehnung > 4 cm
	T2b	IIB	Parametrien befallen
T3		III	Tumorausdehnung bis zur Beckenwand und/oder ins untere Drittel der Vagina und/oder tumorbedingt Hydronephrose oder stumme Niere
	T3a	IIIA	Befall des unteren Drittels der Vagina, Beckenwand frei
	T3b	IIIB	Ausdehnung bis zur Beckenwand oder verursacht Hydronephrose oder stumme Niere
T4		IVA	Tumor infiltriert Schleimhaut von Blase oder Rektum und/oder überschreitet die Grenzen des kleinen Beckens
N1			Befall regionärer Lymphknoten im Bereich des Beckens[a]
M1		IVB	Fernmetastasen vorhanden (einschließlich in inguinalen und Skalenus-Lymphknoten und des Peritoneums außerhalb des Beckens

[a]Lymphknoten im Bereich der Zervix, des Parametriums, an den Beckenarterien, vor und seitlich des Steißbeins

- Operatives Staging führt sehr häufig zur Revision des klinischen Stagings: Auswirkung auf die Therapieplanung
- Ggf. alternativ zum operativen Staging gezielte Stanz- oder Feinnadelbiopsien aus verdächtigen Bereichen unter Bildgebungskontrolle

46.2.4 Histologie

- Etwa 70–80 % Plattenepithelkarzinome unterschiedlicher Differenzierung (G1–G4)
- 15–20 % Adenokarzinome oder adenosquamöse Karzinome
- Andere histologische Formen sehr selten
- Entwicklung des Zervixkarzinoms über Zellveränderungen steigenden Schweregrades (CIN) (◻ Tab. 46.3). Der Begriff CIN entspricht den zytologischen Befunden Pap IIID1 bis Pap IV:
  - CIN 1: geringgradige Dysplasie
  - CIN 2: mäßiggradige Dysplasie
  - CIN 3: schwere Dysplasie und Carcinoma in situ (spontane Rückbildung nur 10 %, Progression 50–70 %)

46.2.5 Klassifikation und Stadieneinteilung

- Die anatomische Ausbreitung des Tumors wird nach dem TNM-System der UICC (8. Auflage) beschrieben (▶ Abschn. 2.4.1)
- Sie stimmt mit der (klinischen) FIGO-Einteilung für gynäkologische Tumoren weitgehend überein (◻ Tab. 46.4 und 46.5)
- Falls kein operatives Staging erfolgt ist, muss die Einschätzung des klinischen Stadiums postoperativ aufgrund des Befunds und der histologischen Aufarbeitung häufig revidiert werden
- *Lokal begrenztes Karzinom:* bis Stadium IIA, max. 1 histologischer Risikofaktor, kein Lymphknotenbefall
- *Lokal fortgeschrittenes Karzinom:* Befall des Parametriums, > 1 histologischer Risikofaktor, Lymphknotenbefall

46.2.5.1 Prognosefaktoren
- Tumorstadium
- Nachweis von Lymphnotenmetastasen im Becken und/oder paraaortal
- Tumorbefall der Resektionsränder
- Tumorgröße/Tumorvolumen

▫ Tab. 46.5 Stadiengruppierung

Stadium		Beschreibung nach TNM		
I		T1	N0	M0
	IA	T1a	N0	M0
	IB	T1b	N0	M0
II		T2	N0	M0
	IIA	T2a	N0	M0
	IIB	T2b	N0	M0
III		T3	N0	M0
	IIIA	T3a	N0	M0
	IIIB	T3b	Jedes N	M0
		T1-3	N1	M0
IVA		T4	jedes N	M0
IVB		jedes T	jedes N	M1

- Einbruch in Lymphgefäße, Venen oder Nervenscheiden, tiefe Stromainvasion, hohes Grading, neuroendokriner Tumortyp, Ovarialmetastasen (zählen nicht als Fernmetastasen!)
- *Ungünstig:* tiefe Invasion, Eindringen in Lymph- oder Blutgefäße, Tumor > 4 cm, Befall der Parametrien, positive Lymphknoten, positive Schnittränder nach Operation

46.2.6 Therapie

46.2.6.1 Übersicht

- Interdisziplinäre Therapieplanung unter Beachtung auch von Allgemeinzustand und Lebenssituation der Patientin (Kinderwunsch?)
- Operation bei lokalisierten Tumoren (bis Stadium IIA) und höhergradigen CIN, ggf. fertilitätserhaltend möglich (bis Stadium IIA1: Konisation, Trachelektomie), sonst Hysterektomie unterschiedlicher Ausdehnung
- Primäre kombinierte Radiochemotherapie (Cisplatin-haltig) ab Stadium IB2 oder IIB (nach operativem Staging), primär im FIGO-Stadium III
- Therapiewahl im Stadium IV individuell je nach Situation
- Bei Lokalrezidiv und Metastasierung: Je nach Situation und Vorbehandlung operative Therapie, Radio(chemo)therapie, palliative Chemotherapie

- Wirksame Regimes/Substanzen: Cisplatin oder Carboplatin als Monotherapie oder in Kombination mit Topotecan, Paclitaxel, Gemcitabin oder Vinorelbin, Chemotherapie plus Angiogenesehemmer (Bevacizumab) oder evtl. Checkpoint-Hemmer (Pembrolizumab)

46.2.6.2 Dysplasien, Präkanzerosen (CIN)

- CIN 1: In der Regel keine Therapie, zytologische Kontrollen, bei Fortbestehen Konisation (Elektroschlinge oder Laser)
- CIN 2: Konisation; bei jungen Frauen ggf. zytologische und kolposkopische Kontrollen, bei Fortbestehen nach 2 Jahren Konisation
- CIN 3: Konisation, ggf. zusätzlich endozervikale Kürettage

46.2.6.3 Invasive Karzinome
46.2.6.3.1 FIGO-Stadium I

- Vorgehen ja nach Tumorgröße, Invasionstiefe und Risikofaktoren (▶ Abschn. 46.2.5.1 Prognosefaktoren)
- Bei bestehendem Kinderwunsch evtl. alleinige Konisation mit Zervixausschabung oder teilweise oder vollständige (radikale) operative Entfernung der Zervix (Trachelektomie), letztere mit Lymphknotenentfernung
- Sonst Hysterektomie (Entfernung der Gebärmutter, von Teilen des Halteapparats und der Scheide) als offene Operation, je nach Tumorausdehnung und Risikofaktoren ohne oder mit Entfernung der Adnexe
- Bei nachgewiesenem Befall Lymphknotenentfernung im Becken und an der Aorta und postoperative kombinierte Radiochemotherapie
- Bei hohem Risiko und bei Unmöglichkeit oder Ablehnung der Operation: primäre Radiochemotherapie

46.2.6.3.2 FIGO-Stadium II

- *Stadium IIA:* radikale Hysterektomie, bei Risikofaktoren ggf. anschließende Radiochemotherapie
- *Stadium IIB*: Operation oder (wegen Parametrienbefall bevorzugt) primäre kombinierte Radiochemotherapie (Cisplatin-basiert) gefolgt von Brachytherapie

46.2.6.3.3 FIGO-Stadium III

- Operatives Staging oder Biopsien
- Primäre kombinierte Radiochemotherapie (bei makroskopisch erkennbarem Befall vorher Lymphknotenentfernung)

46.2.6.3.4   FIGO-Stadium IV

- *Stadium IVA*: nur bei Beschränkung des Tumors auf das kleine Becken und gutem Allgemeinzustand evtl. großräumige Operation (Exenteration), sonst primäre Radiochemotherapie
- *Stadium IVB* (Fernmetastasen): individuelles symptomorientiertes Vorgehen, ggf. operative Maßnahmen, ggf. Radiotherapie, ansonsten palliative Systemtherapie
- Palliative Systemtherapie (s. Rezidiv/Metastasierung)
- Best Supportive Care, Palliativmedizin

46.2.6.3.5   Rezidiv/Metastasierung

- Behandlung individuell abhängig von Allgemeinzustand, Krankheitssituation, Vorbehandlung und Wunsch der Patientin
- *Bei Lokalrezidiv ohne Fernmetastasen* Behandlung je nach Lokalisation und Vortherapie: erneute Operation (ggf. auch potenziell kurative Exenteration), Radiochemotherapie oder palliative Systemtherapie
- *Bei Fernmetastasierung und Beschwerden* in der Regel palliative Systemtherapie: vor allem Cisplatin oder Carboplatin als Monotherapie oder in Kombination mit Topotecan, Paclitaxel, Gemcitabin oder Vinorelbin, Chemotherapie plus Angiogenesehemmer (Bevacizumab) oder evtl. Checkpoint-Hemmer (Pembrolizumab)
- Ggf. lokale Therapie (Metastasenentfernung, Strahlentherapie, Radiofrequenzablation)
- Symptomatische Therapie (Schmerzen, Lymphödem, Schleimhautatrophie, Harnwegsobstruktion, Blutungen, Ausfluss, Ileus etc.)

46.2.7   Prognose

- Abhängig von FIGO-Stadium, Lymphgefäß-/Lymphknotenbefall, Grading und Histologie
- Höchstes Rezidivrisiko in den ersten 3 Jahren nach Primärtherapie (75 % aller Rezidive in diesem Zeitraum)
- 5-Jahres-Überlebensrate insgesamt ca. 65 %
- Relatives 5-Jahres-Überleben nach UICC-Stadium (RKI 2021):
  - Stadium I: > 90 %
  - Stadium II: 67 %
  - Stadium III: 57 %
  - Stadium IV: 22 %

46.2.8   Nachsorge

46.2.8.1   Ziele

- Früherfassung behandelbarer lokoregionärer Rezidive
- Erfassung und Behandlung von Therapiefolgen und Komplikationen, Überwachung von Organfunktionen (besonders der Niere und der ableitenden Harnwege)

46.2.8.2   Vorgehen

- Kein allgemein anerkanntes Nachsorgeschema
- In erster Linie gynäkologische Untersuchung (vaginal und rektal), zytologischer Abstrich (Pap), evtl. HPV-Testung, evtl. vaginale Sonografie
- Weitere Untersuchungen und Bildgebung bei Verdacht auf Rezidiv und bei Auftreten von Symptomen
- Beratung und Unterstützung zu Auswirkungen von Erkrankung und Therapie, zu Sexualität und Partnerschaft, ggf. psychoonkologische Unterstützung

46.3   Endometriumkarzinom (Korpuskarzinom)

46.3.1   Epidemiologie und Risikofaktoren

- Adenokarzinom des Gebärmutterkörpers, Entstehung in der Gebärmutterschleimhaut
- In Westeuropa etwa 15–18 Neuerkrankungen jährlich pro 100.000 Frauen
- Vor der Menopause selten, Anstieg der Erkrankungsrate ab 50 Jahren, Rückgang ab dem 80. Lebensjahr
- Zwei Hauptformen: östrogenabhängige Typ-I-Tumoren (ca. 80 %) und nicht östrogenabhängige Typ-II-Tumoren (ca. 15 %)
- Rund drei Viertel der Tumoren kommen im auf den Uterus begrenzten Stadium I zur Diagnose
- Bekannte Risikofaktoren für östrogenabhängige Tumoren (Typ I):
  - Atypische Endometriumhyperplasie ist eine potenzielle Präkanzerose (Risiko ca. 25 %)
  - Übergewicht (Anstieg ab BMI > 37)
  - Gesteigerter Östrogeneinfluss (Hormonersatztherapie nur mit Östrogen, Kinderlosigkeit, frühe Menarche, langdauernde Einnahme von Tamoxifen)
  - Diabetes mellitus Typ 2
  - Genetische Faktoren: HNPCC-Syndrom (Lynch-Syndrom Typ II); Lebenszeitrisiko für Endometriumkarzinom 18–55 %

- Risikomindernd wirkt kombinierte orale Kontrazeption, körperliche Aktivität
- Risikofaktoren für Typ-II-Karzinome: Alter und Bestrahlung im Uterusbereich

46.3.2 Symptome

- Kardinalsymptome:
  - postmenopausale Blutung
  - irreguläre uterine Blutungen vor der Menopause
  - Blutungsstörungen meist relativ früh im Krankheitsverlauf!
- Spätsymptome sind anhaltende Unterleibsschmerzen, Blutabgänge aus Blase und Rektum, Miktions- und Stuhlunregelmäßigkeiten, eitriger Ausfluss, tastbarer Tumor, Beinödeme, Gewichtsverlust

46.3.3 Diagnostik

46.3.3.1 Früherkennung

- Keine geeignete Untersuchungsmethode zum Screening symptomfreier Frauen verfügbar
- Zytologischer Abstrichbefund nicht aussagekräftig in Bezug auf Endometrium
- Der Nutzen eines Screenings mit transvaginaler Sonografie zur Bestimmung der Endometriumdicke ist bisher auch bei erhöhtem Risiko nicht belegt: nicht empfohlen

46.3.3.2 Bei Verdacht auf Endometriumkarzinom

46.3.3.2.1 Ziel

- Sicherung oder Ausschluss der Diagnose

46.3.3.2.2 Untersuchungen

- Diagnosesicherung immer histologisch!
- Jede postmenopausale Blutung soll histologisch abgeklärt werden (empfohlen auch für atypische Blutungen in der Perimenopause)
- Gynäkologische Untersuchung: Blutungsquelle? Ausdehnung des Prozesses?
- Zytologie und transvaginale Sonografie zur Messung der Endometriumdicke (verdächtig > 3 mm postmenopausal, unscharf abgrenzbar)
- Hysteroskopie und fraktionierte Kürettage getrennt für Zervix und Uteruskörper (außer bei klinisch eindeutigem Befund): hohe diagnostische Sicherheit

46.3.3.3 Bei gesicherter Diagnose

46.3.3.3.1 Ziele

- Beurteilung von Tumorausbreitung und Operabilität
- Nachweis bzw. Ausschluss von Fernmetastasen

46.3.3.3.2 Untersuchungen

- Das Staging ist nur durch Operation sicher möglich und entscheidend für die weitere Therapieplanung und Prognoseabschätzung (► Abschn. 46.3.6)
- Präoperative Untersuchungen:
  - gynäkologische und körperliche Untersuchung (u. a. Lymphknotenstationen supraklavikulär)
  - Thoraxröntgen
  - Sonografie des Abdomens zur Bestimmung der Ausdehnung über das Becken hinaus: Leber, Nieren (Harnstauung?)
  - ggf. MRT mit Kontrastmittel
  - Labor: Blutbild, Nieren- und Leberwerte
  - im Einzelfall nützlich: Zystoskopie, Rektoskopie
- Bei Inoperabilität Kernspintomografie für die Bestrahlungsplanung

46.3.4 Histologie

- Präkanzerose: Endometriumhyperplasie mit Atypien (bis zu 30 % Entartungsrisiko)
- Endometroides Karzinom (Typ I, überwiegend östrogenabhängig); Adenokarzinome unterschiedlicher Differenzierung (G1–G3 je nach soliden Anteilen): ca. 80 % der Endometriumkarzinome
- Nichtendometroides Karzinom (Typ II, nicht östrogenabhängig) Prototypen sind das seröse und das klarzellige Karzinom (immer als G3 einzustufen); andere Histologien sind selten
- Das Karzinosarkom (maligner Müllerscher Mischtumor) wird den Typ-II-Karzinomen zugerechnet

46.3.5 Klassifikation und Stadieneinteilung

- Die anatomische Ausbreitung des Tumors wird nach dem TNM-System der UICC (8. Auflage 2017) beschrieben (► Abschn. 2.4.1). Die Stadieneinteilung erfolgt nach der FIGO-Klassifikation (◘ Tab. 46.6 und 46.7)
- Maßgeblich ist die pathologische (postoperative) Klassifikation (pTNM)
- Das definitive Staging erfolgt im Rahmen der chirurgischen Therapie

◘ Tab. 46.6 Klassifikation nach TNM (8. Auflage) und FIGO

TNM		FIGO-Stadium	
T1		I	Tumor auf den Uterus begrenzt (einschließlich Befall endozervikaler Drüsen)
	T1a	IA	Tumor begrenzt auf Endometrium oder durchdringt weniger als die Hälfte des Myometriums
	T1b	IB	Tumor durchdringt die Hälfte des Myometriums oder mehr
T2		II	Tumor infiltriert das Stroma der Zervix, jedoch keine Ausbreitung jenseits des Uterus
T3		III	lokale und/oder regionäre Ausbreitung im kleinen Becken auf Serosa, Adnexe, Vagina oder Parametrien
	T3a	IIIA	Befall von Serosa und/oder Adnexen (direkt oder Metastasen)
	T3b	IIIB	Befall von Vagina (direkt oder metastatisch) oder Parametrium
		IIIC1/C2	Befall von Becken- und/oder paraaortalen Lymphknoten
T4		IVA	Tumor infiltriert Schleimhaut von Blase und/oder Rektum
N1, N2		IIIC	Metastasen in Becken- oder paraaortalen Lymphknoten
	N1	IIIC1	Befall von Beckenlymphknoten (N1mi: 0,2–2 mm, N1a: > 2 mm)
	N2	IIIC2	Befall paraaortaler Lymphknoten mit oder ohne positive Beckenlymphknoten (N2mi: 0,2–2 mm, N2a: > 2 mm)
M1		IVB	Fernmetastasen einschließlich Metastasen in Leistenlymphknoten und anderen intraabdominalen Lymphknoten, *exklusive* Lymphknoten paraaortal und/oder im Becken: N1, Vagina, Uterusserosa, und Adnexe: T3

◘ Tab. 46.7 Stadiengruppierung

Stadium	Beschreibung nach TNM		
IA	T1a	N0	M0
IB	T1b	N0	M0
II	T2	N0	M0
IIIA	T3a	N0	M0
IIIB	T3b	N0	M0
IIIC1	T1-3	N1	M0
IIIC2	T1-3	N2	M0
IVA	T4	jedes N	M0
IVB	jedes T	jedes N	M1

◘ Tab. 46.8 Endometriumkarzinom – Risikogruppen

Risikogruppe	Kriterien
Niedriges Risiko	Typ-I-Karzinom, G1, G2, < 50 % Invasionstiefe, L0
Niedrig-intermediäres Risiko	Typ-I-Karzinom, G1, G2, 50 % Invasionstiefe, L0
Hoch-intermediäres Risiko	Typ-I-Karzinom, G3, < 50 % Invasionstiefe, L0 oder L1 Typ-I-Karzinom, G1, G2, </≥ 50 % Invasionstiefe, L1
Hohes Risiko	Typ-I-Karzinom, G3, ≥ 50 % Invasionstiefe, L0 oder L1, T2 N0/FIGO II, R0 Typ-II-Karzinom, G3, < 50 % Invasionstiefe, T3 N0/FIGO III, R0 Nichtendometroides Karzinom (serös, klarzellig, undifferenziert, Karzinosarkom)

46.3.5.1 Prognosefaktoren

— Tumortyp
— Grading
— Lymphgefäßinvasion (L)
— Invasionstiefe in das Myometrium (< 50 % vs. > 50 %)
— Invasion in die Zervix
— Lymphknotenstatus
— Molekulare Marker spielen derzeit noch keine Rolle für Prognoseabschätzung und Behandlungsplanung
— Unterschieden werden vier Risikogruppen: niedrig, niedrig-intermediär, hoch-intermediär, hoch (◘ Tab. 46.8)

46.3.6 Therapie

46.3.6.1 Übersicht

46.3.6.1.1 Endometriumhyperplasie

— Onkologische Therapie bei Vorliegen von Atypien, sonst konservativ (zyklische Gestagentherapie, Gestagen lokal)

46.3.6.1.2 Karzinome

- 75–80 % der invasiven Tumoren sind bei Diagnosestellung im Stadium I (unterschiedliche Risikogruppen)
- Bei der überwiegenden Mehrzahl der Patientinnen ist der Tumor operabel
- Beste Heilungschance durch Hysterektomie und Entfernung der Adnexe (Eierstöcke und Eileiter)
- Entfernung verdächtiger und vergrößerter Lymphknoten
- Pelvine und paraaortale Lymphadenektomie bei höherem Risiko und generell im Stadium II
- Laparotomie und laparoskopische Techniken vermutlich gleichwertig
- Möglichst weitgehende operative Tumorentfernung auch in operablen fortgeschrittenen Stadien
- Postoperative Strahlentherapie (Brachytherapie oder/und externe Bestrahlung) bei erhöhtem/hohem Lokalrezidivrisiko und höherem Tumorstadium
- Stadien- und risikoabhängig adjuvante Chemotherapie sequenziell zur Bestrahlung (Carboplatin und Paclitaxel)
- Bei Inoperabilität primäre Strahlentherapie
- Bei lokoregionärem *Rezidiv* je nach Lokalisation und Möglichkeit Strahlentherapie, Operation oder Chemotherapie, ggf. kombiniert
- Bei fortgeschrittener Erkrankung und Metastasierung palliative systemische Hormontherapie (vor allem Gestagene), bei endometroiden Tumoren oder Chemotherapie
- *Bei seröser und klarzelliger Histologie* weitergehende Operation für komplettes Staging (höheres Risiko), adjuvante Radio- und Chemotherapie (platinbasiert), in fortgeschrittenen Stadien palliative Chemotherapie

46.3.6.2 Endometriumhyperplasie mit Atypien

- Prämenopausal bei abgeschlossener Familienplanung und postmenopausal: Hysterektomie und ggf. Entfernung der Adnexe (Ovarien und Eileiter)
- Bei fehlender erblicher Disposition für ein Ovarialkarzinom ggf. Belassung der Eierstöcke
- Bei noch bestehendem Kinderwunsch evtl. zunächst Gestagentherapie, sofern die Diagnose atypische Hyperplasie gesichert ist und ein Befall von Uterus und Adnexen ausgeschossen wurde

46.3.6.3 Endometroides Karzinom (Typ I)
46.3.6.3.1 Stadium I

- Entfernung des Uterus (Hysterektomie) mit Entfernung beider Adnexe
- In der Prämenopause bei fehlendem Anhalt für ein erhöhtes Ovarialkarzinomrisiko evtl. Belassung der

Ovarien möglich, evtl. Aufschub der Operation, bis ein bestehender Kinderwunsch erfüllt ist; Aufklärung über das Risiko und engmaschige Kontrollen
- Operation vorzugsweise laparoskopisch oder vaginal (laparoskopisch assistiert)
- Je nach T-Stadium und Grading Lymphknotenentfernung im Becken und paraaortal, empfohlen bei T1b G3
- Adjuvante Chemotherapie nur bei erhöhtem Risiko

46.3.6.3.2 Stadium II

- Operation wie Stadium I und Lymphknotenentfernung (Becken und paraaortal), wenn makroskopisch Tumorfreiheit erzielt werden kann
- Entfernung der Parametrien nur bei (Verdacht auf) Befall
- Postoperative Strahlentherapie (Brachytherapie +/− externe Bestrahlung)
- Ggf. adjuvante Chemotherapie

46.3.6.3.3 Stadium III

- Möglichst weitgehende Tumorresektion
- Adjuvante Chemotherapie
- Adjuvante Strahlentherapie (extern +/− Brachytherapie-Boost)
- In der Regel kombinierter Einsatz der Modalitäten je nach individueller Situation

46.3.6.3.4 Stadium IV

- Operative Tumorresektion, um nach Möglichkeit Tumorfreiheit zu erreichen
- Postoperativ Strahlentherapie und/oder Chemotherapie
- Wirksamste Substanzen: Platinsalze, Anthrazykline und Taxane
- Alternativ evtl. Gestagen-Therapie (gewisse Wirksamkeit, gut verträglich)
- Bei primärer Fernmetastasierung (Stadium IVB) je nach Situation palliative Operation zur Tumorreduktion, Strahlentherapie und/oder Chemotherapie

46.3.6.4 Seröse und klarzellige Karzinome (Typ-II-Karzinome)

- Entfernung von Uterus und Adnexen
- Lymphknotenentfernung im Becken und paraaortal für komplette Beurteilung des Tumorstadiums
- Adjuvante Strahlentherapie, stadienabhängig vaginale Brachytherapie, externe Bestrahlung des Beckens oder kombiniert
- Generell adjuvante Strahlentherapie gefolgt von Chemotherapie (vor allem Carboplatin/Paclitaxel)

46.3.6.5 Karzinosarkom

- Operative Therapie wie bei anderen Endometriumkarzinomen
- Systematische Lymphknotenentfernung ist empfohlen (> 10 % LK-Metastasen)
- Im Stadium I und II postoperative Strahlentherapie zur Verbesserung der lokalen Kontrolle
- Adjuvante Chemotherapie mit Cisplatin/Ifosfamid oder Carboplatin/Paclitaxel (besser verträglich)

46.3.6.6 Rezidiv/Metastasierung

- Großteil der Rezidive innerhalb der ersten 2–3 Jahre nach Primärtherapie
- *Bei lokoregionärem Rezidiv* je nach Lokalisation und Vorbehandlung externe Beckenbestrahlung und Strahlentherapie (Vaginalrezidiv); operative Therapie, falls Aussicht auf Komplettresektion besteht; Vorteil erweiterter Operation (Exenteration) nicht belegt; evtl. Chemotherapie bei nicht lokal behandelbarem Rezidiv
- *Fernmetastasierung:*
  - Hormontherapie mit Gestagen (kein Beleg für Lebensverlängerung) oder palliative Chemotherapie (wirksam: Platinsalze, Anthrazykline, Taxane, Monotherapie oder Kombination, z. B. Carboplatin und Paclitaxel)
  - *Bei serösen und klarzelligen Tumoren:* platinbasierte Chemotherapie
  - *Bei Karzinosarkom:* systemische Chemotherapie mit Cisplatin/Ifosfamid oder Carboplatin/Paclitaxel (besser verträglich)

46.3.7 Prognose

- Vergleichsweise günstige Prognose: in drei Viertel der Fälle Diagnose im Stadium I
- Abhängig von Tumortyp, Grading, Tumorstadium, Lymphgefäßinvasion, Invasionstiefe und Lymphknotenbefall
- Relatives 5-Jahres-Überleben gesamt: knapp 80 %
- Relatives 5-Jahres-Überleben nach Stadien (RKI 2021):
  - Stadium I: > 90 %
  - Stadium II: 77 %
  - Stadium III: 53 %
  - Stadium IV: 20 %

46.3.8 Nachsorge

46.3.8.1 Ziele

- Früherfassung (kurativ behandelbarer) Lokalrezidive
- Früherfassung von Zweittumoren der Brust und des Kolorektums (deutlich erhöhtes Risiko bei Endometriumkarzinom)

- Erfassung und Behandlung von Therapiefolgen und Komplikationen (genitale Atrophie, Lymphödem, radiogene Reaktionen an Blase und Darm, Folgen des Hormonausfalls)

46.3.8.2 Vorgehen

- Kein allgemein anerkanntes Nachsorgeschema
- Keine Belege, dass Nachsorgeuntersuchungen zur Verlängerung des Überlebens führen
- Risikoadaptierte Kontrolluntersuchungen (> 70 % aller Rezidive innerhalb von 2–3 Jahren nach Primärtherapie): Anamnese, körperliche und gynäkologische Untersuchung (Spiegeleinstellung und rektovaginale Palpation) zunächst alle 3–6 Monate, 4. und 5. Jahr halbjährlich
- Bildgebende Untersuchungen nur bei entsprechender Indikation/Symptomatik
- Mammografie jährlich (erhöhtes Brustkrebsrisiko!)
- Beratung zu Auswirkungen von Erkrankung und Therapie, Sexualberatung, ggf. psychoonkologische Unterstützung
- Bei ausgeprägten klimakterischen Beschwerden ggf. Gestagene zur Symptomkontrolle

46.4 Ovarialkarzinom

46.4.1 Epidemiologie und Risikofaktoren

- In Europa ca. 10–15 Neuerkrankungen jährlich pro 100.000 Frauen
- Inzidenz und Mortalität rückläufig
- Erkrankungswahrscheinlichkeit steigt kontinuierlich mit dem Alter
- Häufigkeitsgipfel im 8. Lebensjahrzehnt, mittleres Erkrankungsalter bei 70 Jahren
- Borderline-Tumoren: mittleres Erkrankungsalter 30–40 Jahre
- Gesicherte Risikofaktoren:
  - zunehmendes Alter
  - genetische Disposition: bis zu 25 % der Ovarialkarzinome (in erster Linie Mutationen von BRCA1, auch BRCA2, HNPCC-Syndrom); bei BRCA-Mutation Lebenszeitrisiko bis 60 %; weitere erbliche Genveränderungen
  - hormonelle Einflüsse (Kinderlosigkeit, Unfruchtbarkeit, langjährige Hormonersatztherapie in der Menopause)
  - Übergewicht

46.4.1.1 Risikomindernde Faktoren

- Hormonelle Kontrazeption (auch bei erblicher Disposition): je länger, desto höherer Schutz
- Viele Geburten und längere Stillzeiten

- Sterilisation (Tubenligatur)
- Beidseitige Entfernung von Ovarektomie und Eileitern bei BRCA-Mutation nach abgeschlossener Familienplanung (Risikominderung bis zu 80 %)

46.4.2 Symptome

- Keine Frühsymptome, deshalb meist erst spät entdeckt (Ausbreitung in Becken- oder Bauchraum in zwei Drittel bis drei Viertel der Fälle bei Diagnosestellung)
- Keine typischen Symptome, oft unklare Bauchbeschwerden, leichte Übelkeit, Veränderungen des Stuhlgangs, Völlegefühl, Blähungen, verstärkter Harndrang
- Starke Zunahme des Bauchumfangs ohne Gewichtszunahme und ggf. Atembeschwerden: tumorbedingte Aszitesbildung!

46.4.3 Diagnostik

46.4.3.1 Früherkennung

- Keine effektive Früherkennungsuntersuchung verfügbar, kein generelles Screening
- Auch in Risikogruppen (Familienanamnese!) sind Screening mit transvaginalem Ultraschall und Bestimmung des Tumormarkers CA 125 nach der Datenlage nicht effektiv

46.4.3.2 Bei Verdacht auf bösartigen Ovarialtumor

46.4.3.2.1 Ziele

- Ausschluss nichtgynäkologischer Erkrankungen
- Weitere Hinweise zur Einschätzung (gutartig/bösartig) des Tumors
- Beurteilung der Tumorausbreitung im Bauchraum sowie der Operabilität
- Erfassung von Lymphknoten- und Fernmetastasen

46.4.3.2.2 Untersuchungen

- Bimanuelle gynäkologische Tastuntersuchung (rektal und vaginal)
- Transvaginaler Ultraschall (wichtigste Untersuchung, *hohe Sensitivität und Spezifität*)
- Nur bei Bedarf und bei Verdacht auf Ausbreitung über das Becken hinaus ergänzend ggf. CT, MRT oder PET/CT von Becken/Bauchraum
- Ggf. Thoraxröntgen, evtl. zusätzlich Thorax-CT (bei unklarem Röntgenbefund): Lungenmetastasen?
- *Labor:* Differenzialblutbild, Leber- und Nierenwerte, Bestimmung des Tumormarkers CA 125: falls er-

höht, evtl. Bestimmung in der Verlaufskontrolle nach Therapie
- Bei Aszites evtl. Punktion zur Entlastung, dann zytologische Untersuchung (Cave: Diagnostische Punktion eines zystischen Eierstocktumors wegen Gefahr der Tumorzellverschleppung)
- *Keine klinische oder apparative diagnostische Untersuchung kann die Operabilität verlässlich einschätzen und das sorgfältige operative Staging ersetzen*

46.4.4 Histologie

- Epitheliale Ovarialtumoren (bis zu 90 %) Karzinome: serös (Mehrheit), muzinös, endometroid, selten klarzellig, undifferenziert, gemischt oder nicht klassifizierbar
- Rund 10 % niedrigmaligne Borderline-Tumoren der unterschiedlichen Formen
- Bösartige Keimstrangstromatumoren (5–8 %)
- Bösartige Keimzelltumoren (< 5 %)
- Andere sehr seltene Formen
- Metastasen von Primärtumoren außerhalb des Ovars (6–10 %!)
- Unterschieden werden nach tumorbiologischen und molekularbiologischen Kriterien *niedriggradige Typ-I-Karzinome* (25 %: langsam wachsend, wenig aggressiv, Entwicklung oft aus Vorläuferveränderungen) und *hochgradige Typ-II-Karzinome* (75 %: aggressiv, schnell wachsend, hohe und frühe Metastasierungsneigung, meist Mutation im TP53-Gen, häufig auch inaktivierende BCRA1/2-Mutationen)

46.4.5 Klassifikation und Stadieneinteilung

- Die definitive Klassifikation und Stadienzuordnung erfolgt auf der Grundlage des Operationsbefunds und der pathologischen Untersuchung
- Die anatomische Ausbreitung des Tumors wird nach dem TNM-System der UICC (8. Auflage 2017) erfasst (▶ Abschn. 2.4.1).
- Die Stadieneinteilung nach TNM und FIGO-Klassifikation stimmen überein und sind Basis der Therapieplanung (❏ Tab. 46.9 und 46.10)
- Histologisches Grading: G1–G3 (gut, mäßig und schlecht oder undifferenziert)

46.4.5.1 Prognosefaktoren/Risikofaktoren

- Tumorstadium
- Postoperativer Tumorrest
- Alter und Allgemeinzustand

◻ Tab. 46.9   Klassifikation nach TNM (8. Auflage) und FIGO

TNM		FIGO	
T1		I	Tumor begrenzt auf Ovarien oder Eileiter
	T1a	IA	ein Ovar oder ein Eileiter betroffen, Kapsel bzw. Serosa intakt, keine Tumorzellen auf der Ovar-/Eileiteroberfläche und in Aszites/Peritonealspülung
	T1b	IB	beide Ovarien oder beide Eileiter betroffen, Kapsel bzw. Serosa intakt, keine Tumorzellen auf der Ovar-/Eileiteroberfläche und in Aszites/Peritonealspülung
	T1c	IC	Befall beider Ovarien oder Eileiter mit Ruptur von Kapsel oder Serosa - Ruptur bei der Operation (T1c1/FIGO IC1) *oder* - Ruptur vor der Operation oder Tumorzellen auf der Ovar-/Eileiteroberfläche (T1c2/FIGO IC2) *oder* - Tumorzellen in Aszites/Peritonealspülung (T1c3/FIGO IC3)
T2		II	eines oder beide Ovarien oder Eileiter betroffen, zytologisch oder histologisch nachgewiesene Tumorausbreitung im Becken oder primäres Peritonealkarzinom
	T2a	IIA	Ausbreitung und/oder Tumorimplantate auf Uterus und/oder Eileiter
	T2b	IIB	Ausbreitung auf andere Beckengewebe
T3 und/ oder N1		III	Tumorbefall eines oder beider Ovarien oder Eileiter oder primäres Peritonealkarzinom mit zytologisch oder histologisch nachgewiesener Ausbreitung jenseits des kleinen Beckens und/oder mit *ausschließlich* retroperitonealen Lymphknotenmetastasen (N1)
N1			ausschließlich retroperitoneale Lymphknoten befallen
	N1a	IIIA1i	Tumorherd(e) in regionalen Lymphknoten > 0,2 mm bis 10 mm
	N1b	IIIA1ii	Tumorherd(e) in regionalen Lymphknoten > 10 mm
	T3a, jedes N	IIIA2	mikroskopische Peritonealmetastasen jenseits des Beckens ohne oder mit Befall retroperitonealer Lymphknoten
	T3b, jedes N	IIIB	makroskopische Peritonealmetastasen jenseits des Beckens (2 cm) ohne oder mit Befall retroperitonealer Lymphknoten
	T3c, jedes N	IIIC	Peritonealmetastasen jenseits des Beckens mit größter Ausdehnung > 2 cm ohne oder mit Befall retroperitonealer Lymphknoten
M1a		IVA	Pleuraerguss mit positiver Zytologie
M1b		IVB	Metastasen in Leber oder Milz, in extraabdominalen Organen (einschließlich Lymphknoten in der Leiste und außerhalb des Bauchraums)

[a]Lymphknoten entlang der Beckenarterien, paraaortal, im Becken und retroperitoneal

- Histologischer Typ
- Grading
- Leitliniengerechte Therapie
- In Studien: tumorbiologische Parameter wie Genexpressionsprofile, tumorinfiltrierende Lymphozyten
- Bei *Borderline-Tumoren* sind FIGO-Stadium und postoperativer Tumorrest die wichtigsten Prognosefaktoren

46.4.6   Therapie

46.4.6.1   Übersicht

46.4.6.1.1   Epitheliale Ovarialkarzinome

- Nur 25 % bei Diagnosestellung noch lokalisiert
- Möglichst vollständige operative Tumorentfernung entscheidend für Therapieerfolg

▣ Tab. 46.10 Stadiengruppierung

Stadium	Beschreibung nach TNM		
IA	pT1a	N0	M0
IB	pT1b	N0	M0
IC	pT1c	N0	M0
IIA	pT2a	N0	M0
IIB	pT2b	N0	M0
IIIA1	pT1/2	N1	M0
IIIA2	pT3a	jedes N	M0
IIIB	pT3b	jedes N	M0
IIIC	pT3c	jedes N	M0
IVA	jedes T	jedes N	M1a
IVB	jedes T	jedes N	M1b

- Postoperative Chemotherapie (außer im Stadium IA G1 mit ganz geringem Risiko und kompletter Resektion): Carboplatin-haltiges Regime
- Palliatives Therapieziel bei größeren postoperativen Tumorresten und bei Metastasen außerhalb des Bauchraums
- *Rezidiv:* palliative Therapie je nach Situation und Länge des rezidivfreien Intervalls (erneute Operation, Chemotherapie, Strahlentherapie zur Symptomlinderung)

46.4.6.1.2 Borderline-Tumoren („niedriges malignes Potenzial")

- Operation
- Nach vollständiger Tumorentfernung keine postoperative Chemotherapie (kontrovers im FIGO-Stadium III und bei invasiven Implantaten)
- *Rezidiv:* Versuch erneuter vollständiger Resektion, evtl. Chemotherapie bei kurzem rezidivfreiem Intervall (geringe Ansprechraten)

46.4.6.2 **Chirurgie**
46.4.6.2.1 Epitheliale Ovarialkarzinome

- Goldstandard ist die primäre laparotomische (offene) Operation mit dem Ziel maximaler Tumorreduktion (R0-Resektion, kein sichtbarer Resttumor, Tumorrest < 1 cm = komplette oder optimale Resektion): *prognoseentscheidend*
- Entfernung beider Ovarien, des Uterus und der Adnexe, des großen Netzes, ggf. auch des Blinddarms, Biopsien aus allen auffälligen Stellen, Spülzytologie des Bauchraums (Peritoneallavage), multiple Peritonealbiopsien

- Im Stadium IA (einseitiger Befall) ist evtl. Fertilitätserhalt mit Entfernung nur des betroffenen Ovars möglich; evtl. Komplettierung der Operation nach Abschluss der Familienplanung
- Systematische Lymphknotenentfernung im Becken und paraaortal im Stadium I und IIA
- Auch bei ausgedehnten Tumoren maximale Tumorreduktion, ggf. ausgedehnte Operation (Darm, Milz, Pankreas, Leber, Zwerchfell etc.), sofern vollständige Entfernung sichtbarer Tumorherde möglich ist
- Makroskopische Tumorfreiheit in bis zu 80 % erreichbar (Erfahrung des Operateurs prognostisch bedeutsam!)

46.4.6.2.2 Borderline-Tumoren

- Entsprechendes chirurgisches Vorgehen (Fertilitätserhalt bei Kinderwunsch im Stadium I ggf. vertretbar; Komplettierung der Operation nach Abschluss der Familienplanung besonders bei ungünstigen Prognosefaktoren zu diskutieren)
- Lymphknotenentfernung im Becken und paraaortal bei unauffälligen Lymphknoten nicht indiziert, allenfalls in fortgeschritteneren Stadien

46.4.6.2.3 Rezidiv

- Evtl. erneute Operation, vor allem wenn makroskopisch komplette Resektion möglich scheint: klinischer Nutzen möglich

46.4.6.3 **Chemotherapie/medikamentöse Therapie**
46.4.6.3.1 Primärtherapie

- Chemotherapie ist die zweite Säule der Therapie und kommt zusätzlich zur Operation zum Einsatz: verbessert rezidivfreies und Gesamtüberleben
- Je kleiner der postoperative Tumorrest, desto besser die Wirksamkeit (vollständige Remission, potenziell Heilung)
- Nur bei Borderline-Tumoren und im gesicherten Stadium IA G1 *keine* adjuvante Therapie
- In frühen Stadien evtl. Carboplatin-Monotherapie
- *Standard:* Carboplatin-Paclitaxel-Kombination, 6 Zyklen (Carboplatin ist besser verträglich als Cisplatin)
- Evtl. Bevacizumab in Kombination mit Chemotherapie (ab Stadium IIIB)
- Nutzen (hyperthermer) intraperitonealer Chemotherapie (HIPEC) nicht belegt
- Bei fortgeschrittener Erkrankung (Stadium III und IV) und Ansprechen auf die Erstlinientherapie Erhaltungstherapie mit Bevacizumab und/oder PARP-Inhibitor (Olaparib, Niraparib)

- *In Studien:* u. a. Multikinaseinhibitoren (z. B. Pazopanib), Antikörpertherapien, PARP-Inhibitoren, weitere Angiogeneseinhibitoren
- *Hormonersatztherapie* bei menopausalen Beschwerden möglich (Lebensqualität!)

46.4.6.3.2 Rezidivtherapie

- *Platinsensibel* (Rezidiv > 6 Monate nach Primärtherapie, primäres Ansprechen auf Platin):
  - erneute platinhaltige Kombinationschemotherapie (Carboplatin mit Paclitaxel, Gemcitabin oder liposomalem Doxorubicin, Bevacizumab)
  - bei BCRA-Mutation und Kontraindikation weiterer platinhaltiger Therapie ggf. Monotherapie mit PARP-Inhibitor
  - Bei High-grade-Tumoren mit gutem Ansprechen auf die Rezidivchemotherapie anschließend Erhaltungstherapie mit einem PARP-Inhibitor
- *Platinresistent* (Rezidiv < 6 Monate nach Primärtherapie oder primär kein Ansprechen auf Platin):
  - Erhalt der Lebensqualität im Vordergrund!
  - palliative (Mono)Chemotherapie ohne Platin (z. B. liposomales Doxorubicin, Topotecan, Gemcitabin, Paclitaxel, evtl. Kombination mit Bevacizumab); geringe Ansprechraten

46.4.6.4 Strahlentherapie

- Obwohl das Ovarialkarzinom grundsätzlich strahlensensibel ist, hat die Bestrahlung in der Primärtherapie wegen des im Vergleich zur Chemotherapie ungünstigeren Risikoprofils keine Bedeutung
- Ggf. palliative externe Bestrahlung zur Symptomlinderung bei fortgeschrittenen Tumoren und Rezidiven: lokoregionäre Metastasen, Hirnmetastasen, Lymphknotenmetastasen, Schmerzen

46.4.7 Prognose

- Prognose abhängig von Stadium, Tumorrest nach der Operation, besonders im Stadium I/II auch vom Grading

- 5-Jahres-Überleben gesamt etwa 40–45 %
- Relatives 5-Jahres-Überleben stadienabhängig:
  - Stadium I: ca. 80–90 %
  - Stadium II: ca. 60–80 %
  - Stadium III: ca. 30–50 %
  - Stadium IV: ca. 15 %
- *Borderline-Tumoren:* deutlich bessere Prognose:
  - 5-Jahres-Überleben Stadium I nahe 100 % (10 Jahre kaum weniger)
  - Stadium II/III 80–90 %
  - ungünstiger bei Implantaten im Bauchraum
  - Rezidive im Vergleich zu Ovarialkarzinomen selten (ca. 10 %, stadienabhängig ca. 5–30 %), aber auch noch spät möglich

46.4.8 Nachsorge

46.4.8.1 Ziele

- Erfassung und Behandlung von krankheits- und therapiebedingten Komplikationen
- Erkennung eines Rückfalls bzw. der Krankheitsprogression
- Erhaltung/Verbesserung der Lebensqualität

46.4.8.2 Untersuchungen

- Anamnese, körperliche und gynäkologische Untersuchung, rektale Untersuchung, transvaginale Sonografie (individuell und risikoangepasst, in den ersten 5 Jahren alle 3–6 Monate)
- Weitere apparative Diagnostik (CT, MRT, ggf. PET-CT) oder ggf. Markerbestimmung (CA 125) nur bei klinischem Verdacht auf Rezidiv und bei Symptomen
- Ab dem 6. Jahr individualisierte Betreuung
- Auch bei Borderline-Tumoren langfristige Nachsorge (späte Rezidive möglich)

Urologische Malignome

Jörg Beyer

Inhaltsverzeichnis

Überarbeitung des Beitrags von Dr. med. C. Schubert aus der vorherigen Auflage

47.1   Prostatakarzinom

47.1.1   Epidemiologie und Risikofaktoren

- In Europa insgesamt jährlich rund 100 Neuerkrankungen pro 100.000 Männer (große Spannbreite der Inzidenz)
- In Deutschland bei 50- bis 54-jährigen Männern 65 Neuerkrankungen; bei 70- bis 74-Jährigen 750 Neuerkrankungen jährlich pro 100.000 Männer
- Häufigste Krebserkrankung und dritthäufigste Krebstodesursache bei Männern
- Das Prostatakarzinom ist ein „Alterskrebs" → vor dem 50. Lebensjahr selten
- Der wichtigste Risikofaktor ist das Alter
- Erbliche Veranlagung: Männer, deren Vater oder Bruder an einem Prostatakarzinom erkrankt sind, haben ein 2- bis 3-fach erhöhtes Erkrankungsrisiko. Männer mit einer BRCA-Mutation haben ebenfalls ein erhöhtes Risiko zu erkranken

47.1.2   Symptome

47.1.2.1   Symptome durch Primärtumor

- In frühen Stadien keine Symptome
- Evtl. obstruktive Miktionssymptome, wie bei der gutartigen Prostatahyperplasie
- Makrohämaturie
- Niereninsuffizienz durch Harnstauung bei doppelseitiger Harnleiterinfiltration (fortgeschrittener Tumor)

47.1.2.2   Symptome durch Metastasen

- Rückenschmerzen bzw. Ischiasbeschwerden bei Wirbelsäulenmetastasen, „rheumatische" Beschwerden
- Schmerzhaftigkeit bei sonstigen Skelettmetastasen
- Beinschwellung durch gestörten Lymphabfluss oder durch eine Beinvenenthrombose bei Lymphknotenmetastasen

47.1.3   Diagnostik

47.1.3.1   Früherkennungsuntersuchungen

- Rektalpalpation: harte, derbe Knoten oder ganze Drüse derb-hart verändert statt prall-elastisch
- Labor: prostataspezifisches Antigen (PSA) im Serum
- Der Nutzen sowohl der Tastuntersuchung wie auch der regelmäßigen PSA-Testung ist umstritten

47.1.3.2   Sicherung bzw. Ausschluss der Diagnose

- Transrektale ultraschallgesteuerte 12-fach-Nadelbiopsie (ggf. MRT-fusioniert)

47.1.3.3   Bei gesicherter Diagnose
47.1.3.3.1   Ziel

- Festlegung des Tumorstadiums (T, N, M) und des Gradings (G) als Grundlage für die Therapieentscheidung

47.1.3.3.2   Untersuchungen

- MRT des Beckens (für T- und N-Stadium)
- Transrektale Ultraschalluntersuchung oder MRT (für T-Stadium)
- Computertomografie (für abdominelle oder thorakale Metastasen)
- Skelettszintigrafie (für M-Stadium: Knochenmetastasen?)
- Positronenemissionstomografie (PET-CT) mit unterschiedlichen Tracern
- Evtl. intravenöse Urografie

47.1.4   Histologie

- Über 95 % der Tumoren sind Adenokarzinome
- Es werden 5 Differenzierungsgrade/Wachstumsmuster nach Gleason unterschieden: Gleason-Muster 1 (gut differenziert) bis Gleason-Muster 5 (sehr wenig differenziert); die Muster 2–4 liegen dazwischen
- Zur Einstufung der Aggressivität des Tumors dient der Gleason-Score: Die Ziffern der beiden in den Proben am häufigsten vertretenen Gleason-Muster werden addiert (Ergebnis minimal 1 + 1 = 2, maximal 5 + 5 = 10); dabei steht in der „Summenformel" das häufigste Gleason-Muster an erster Stelle, was die Bewertung beeinflusst (z. B. 3 + 4 oder 4 + 3)

47.1.5   Klassifikation und Stadieneinteilung

- Die anatomische Ausbreitung des Tumors wird nach dem TNM-System der UICC beschrieben (▶ Abschn. 2.4) (◘ Tab. 47.1)
- Stadieneinteilung (TNM, 8. Auflage 2017):
    - T1–2 N0 M0: lokal begrenztes Prostatakarzinom
    - T3–4 N0 M0: lokal fortgeschrittenes Prostatakarzinom
    - N1–3 und/oder M1: fortgeschrittenes bzw. metastasiertes Prostatakarzinom

◼ Tab. 47.1 TNM. (8. Auflage 2017)

T	Primärtumor
TX	Primärtumor kann nicht beurteilt werden
T0	kein Anhalt für einen Primärtumor
T1	klinisch nicht erkennbarer Tumor (= inzidentelles Karzinom)
T1a	Tumor zufälliger histologischer Befund in 5 % oder weniger des resezierten Gewebes
T1b	Tumor zufälliger histologischer Befund in mehr als 5 % des resezierten Gewebes
T1c	Tumor durch Stanzbiopsie diagnostiziert
T2	Tumor begrenzt auf die Prostata
T2a	Tumor < Hälfte eines Lappens
T2b	Tumor > Hälfte eines Lappens
T2c	Tumor befällt beide Lappen
T3	Tumorausbreitung über die Prostatakapsel
T3a	extrakapsuläre Ausbreitung (uni- oder bilateral)
T3b	Tumor infiltriert Samenblase(n)
T4	Tumor ist fixiert oder infiltriert Nachbarstrukturen, die bei T3 nicht aufgeführt sind (Blasenhals, Beckenboden, Rektum, Beckenwand, Levator)
N	**Regionäre Lymphknoten**
NX	regionäre Lymphknoten nicht beurteilbar
N0	keine regionären Lymphknotenmetastasen
N1	regionale Lymphknotenmetastasen
M	**Fernmetastasen (in überwiegender Mehrzahl Skelettmetastasen)**
M0	keine Fernmetastasen nachgewiesen
M1	Fernmetastasen vorhanden
M1a	nichtregionäre Lymphknoten
M1b	Knochen
M1c	andere Lokalisationen

- Risikoeinteilung:
    - Low risk (PSA $\leq$ 10 und Gleason 6 und cT $\leq$ 2a)
    - Intermediate risk (PSA > 10–20 oder Gleason 7 oder cT2b)
    - High risk (PSA > 20 oder Gl $\geq$8 oder cT2c)

47.1.6 Therapie

47.1.6.1 Übersicht

- Eine kurative Therapiemöglichkeit mit Aussicht auf definitive Heilung besteht bei den lokalen, ggf. auch bei den lokal fortgeschrittenen Tumorstadien

- Optionen sind je nach Stadium und Gleason-Score ein aktives Beobachten, eine operative Entfernung von Prostata und Samenblasen oder eine Strahlentherapie, die mit einer antihormonellen Therapie kombiniert werden kann
- Bei Vorliegen einer Metastasierung besteht lediglich eine palliative Behandlungsmöglichkeit:
    - Ausschaltung der Testosteronwirkung (operativ oder medikamentös) als sog. „antihormonelle Therapie"
    - Ggf. zusätzliche Bestrahlung der Prostata und des Lymphabflusses
    - Alternativ bei Beschwerdefreiheit und begrenzter Lebenserwartung, ggf. auch Abwarten und Beobachten („watchful waiting"): keine Behandlung bis zum Auftreten von Symptomen

47.1.6.2 Chirurgische Maßnahmen
47.1.6.2.1 Kurativ
- Vollständige Entfernung der Prostata samt Prostatakapsel und Samenblasen mit Reanastomosierung zwischen Blasenhals und hinterer Harnröhre: radikale chirurgische Prostatektomie offen (suprapubisch oder perineal), laparoskopisch oder roboterunterstützt

47.1.6.2.2 Palliativ
- Lokal: palliative transurethrale Elektroresektion (TUR-P) zur Behebung von Harnabflussstörungen durch lokale Obstruktion
- Systemisch: subkapsuläre Orchiektomie (zur Entfernung des testosteronproduzierenden Gewebes)

47.1.6.3 Strahlentherapie
47.1.6.3.1 Kurativ
- Perkutane Strahlentherapie als Alternative zur chirurgischen Behandlung (extern oder selten als Brachytherapie mittels Seeds-Implantation in die Prostata)

47.1.6.3.2 Palliativ
- Lokale Bestrahlung der Prostata zusätzlich zur antihormonellen Behandlung bei metastasierter Erkrankung
- Bestrahlung schmerzhafter Knochenmetastasen

47.1.6.4 Experimentelle lokale Therapien
- Hochintensiver fokussierter Ultraschall (HIFU), Kryotherapie (Kältetherapie) oder fokale Laserablation (FLA) zur gezielten Tumorzerstörung; lokale Hyperthermie

47.1.6.5 Medikamentöse Behandlung
- Zur Verfügung stehen in erster Linie verschiedene antihormonelle Therapien, Chemotherapien und radionuklearmedizinische Therapien

47.1.6.5.1 Kurativ

- Evtl. zeitlich begrenzte ergänzende (adjuvante) Hormonentzugstherapie über 2–3 Jahre (zusätzlich zu Bestrahlung bei erhöhtem Rückfallrisiko)

47.1.6.5.2 Palliativ

- Bei nicht mehr kurativ behandelbarem Prostatakarzinom (statt subkapsulärer Orchiektomie)
- Eingesetzt werden LH-RH-Agonisten (Buserelin, Goserelin, Leuprorelin u. a.) und ältere Androgen-Inhibitoren (Bicalutamid, Flutamid)
- Neuere Androgen-Inhibitoren (Apalutamid, Darolutamid, Enzalutamid). Einsatz in Kombination mit oder nach Versagen der üblichen Hormonentzugstherapie oder einer Chemotherapie
- Abirateronacetat (hemmt die Testosteronproduktion auch außerhalb der Hoden); Einsatz in Kombination mit oder nach Versagen der üblichen Hormonentzugstherapie oder einer Chemotherapie
- Chemotherapie: Einsatz mit oder nach Versagen antihormoneller Maßnahmen. Docetaxel oder Cabazitaxel (Einsatz erst nach Versagen von Docetaxel) zeigen Wirksamkeit und können bei Patienten in gutem Allgemeinzustand mit palliativer Indikation eingesetzt werden
- Therapie mit Radionukleiden (Radium-223 oder ^{177}Lutetium-PSMA)

47.1.6.5.3 Prävention von Osteoporose und von Frakturen bei Knochenmetastasen

- Substitution mit Calcium und Vitamin D
- Hemmung der Osteoklasten mit Bisphosphonaten oder mit dem RANK-Inhibitor Denosumab, um Knochenbrüche zu vermeiden und Schmerzen zu reduzieren (cave: diese Medikamente können bei schlechtem Zahnstatus zu Kiefernekrosen führen)

47.1.7 Prognose

- Stadienabhängig
- Nach kurativer Behandlung bei lokal begrenzter Erkrankung: 10-Jahres-Überlebensrate über 80 %
- Bei lokal fortgeschrittener Erkrankung große Spannbreite: 10-Jahres-Überleben 35–75 %
- Bei palliativer Behandlung: 5-Jahres-Überleben je nach Art und Ausmaß der Metastasierung und Allgemeinzustand 10–40 %

47.1.8 Nachsorge

- Keine allgemein akzeptierten, evidenzbasierten Empfehlungen

47.1.8.1 Ziele

- Früherfassung von behandelbaren Rezidiven nach kurativer Behandlung
- Erfassung und Therapie von Behandlungskomplikationen
- Wichtige Verlaufsparameter: prostataspezifisches Antigen (PSA), alkalische Phosphatase (AP) und Laktatdehydrogenase (LDH) im Blut
- Bildgebende Verfahren vor allem bei Symptomen und Beschwerden

47.2 Harnblasenkarzinom

47.2.1 Epidemiologie und Risikofaktoren

- Jährlich etwa 25 Neuerkrankungen pro 100.000 Einwohner
- Etwa 3 % aller bösartigen Tumoren
- Männer erkranken rund 3- bis 4-mal mal häufiger als Frauen
- Stetige Zunahme mit dem Alter, 75 % der Erkrankungen nach dem 65. Lebensjahr

47.2.1.1 Risikofaktoren

- Rauchen
- Industrietoxine (vor allem aromatische Amine)
- Medikamente (Phenacetin-haltige Schmerzmittel, Cyclophosphamid, Ifosfamid)
- Chronische Entzündungen der Blasenschleimhaut (in Afrika z. B. bei Bilharziose)

47.2.2 Symptome

- Schmerzlose Makrohämaturie
- Selten dysurische Beschwerden
- Subjektive Beschwerden können bis zu weit fortgeschrittenen Tumorstadien fehlen

47.2.3 Diagnostik

- Keine Früherkennungsuntersuchungen empfohlen

47.2.3.1 Bei Verdacht auf Blasenkrebs

- Zystoskopie (Blasenspiegelung) mit Biopsie aus verdächtigen Bezirken: entscheidende Untersuchung in der Diagnostik von Blasentumoren
- Zytologische Untersuchung des Urins (Tumorzellen im Urin)
- Ultraschall der Blase und der Nieren
- Ggf. i.v.-Urografie zur Darstellung der ableitenden Harnwege (Stauung der Nieren, Nierenfunktion)

47.2.3.2 Sicherung bzw. Ausschluss der Diagnose

- Transurethrale Elektroresektion bzw. Resektionsbiopsie aus dem Blasentumor („therapeutische" TUR-B)

47.2.3.3 Bei gesicherter Diagnose

47.2.3.3.1 Ziel

- Festlegung des Tumorstadiums für die Therapieentscheidung: lokale Ausbreitung, bei muskelinvasiven Tumoren Sicherung oder Ausschluss von Fernmetastasen

47.2.3.3.2 Untersuchungen

- Abdomen-CT oder -MRT: Ausdehnung des Tumors in sowie insbesondere außerhalb der Blase und Einwachsen in die Nachbarorgane und Darstellung von Lymphknotenmetastasen
- Thorax-CT bei muskelinvasivem Tumor (Lungenmetastasen?)
- CT-Urografie zur Darstellung der oberen ableitenden Harnwege

47.2.4 Histologie

- In über 95 % vom Übergangsepithel (Urothel) der Blase ausgehend
- Nach der WHO-Klassifikation von 1973 werden 3 Differenzierungsgrade G1–G3 unterschieden
- Ein neues Gradingsystem (WHO 2004) unterscheidet nur noch Low-grade- und High-grade-Tumoren unter Berücksichtigung zusätzlicher biologischer Tumoreigenschaften
- Derzeit sollen beide Grading-Systeme verwendet werden, da die meisten Studiendaten und Therapieempfehlungen auf dem alten System basieren

47.2.5 Klassifikation und Stadieneinteilung

- Die anatomische Ausbreitung des Tumors wird nach dem TNM-System der UICC beschrieben (▶ Abschn. 2.4) (▣ Tab. 47.2)

47.2.6 Therapie

47.2.6.1 Übersicht

- In erster Linie kommen chirurgische Maßnahmen zur Anwendung, die sich nach der Infiltrationstiefe des Tumors in die Blasenwand richten (Tumorresektion oder Blasenentfernung)

▣ **Tab. 47.2** TNM. (8. Auflage 2017)

T	Primärtumor
Tis	Carinoma in situ
Ta	nichtinvasiver papillärer Tumor
T1	Tumor infiltriert subepitheliales Bindegewebe
T2	Tumor infiltriert Muskulatur
T2a	oberflächlich
T2b	tief
T3	Tumor infiltriert perivesikales Fettgewebe
T3a	mikroskopisch
T3b	makroskopisch
T4	Tumor infiltriert Prostata, Uterus, Vagina, Beckenwand, Bauchwand
T4a	Tumor infiltriert Prostata, Uterus oder Vagina
T4b	Tumor infiltriert Beckenwand oder Bauchwand
N	**Lymphknoten**
N	regionäre Lymphknoten
NX	regionäre Lymphknoten können nicht beurteilt werden
N0	keine regionären Lymphknotenmetastasen
N1	Metastase in solitärem Lymphknoten, 2 cm oder weniger in größter Ausdehnung
N2	Metastase(n) in solitären Lymphknoten, mehr als 2 cm, aber nicht mehr als 5 cm in größter Ausdehnung, oder in multiplen Lymphknoten, keine mehr als 5 cm in größter Ausdehnung
N3	Metastase in einem Lymphknoten mehr als 5 cm in größter Ausdehnung
M	**Fernmetastasen**
M0	keine Fernmetastasen
M1	Fernmetasten ohne weitere Differenzierung

- Die Strahlentherapie ggf. in Kombination mit einer transurethralen Resektion und einer Chemotherapie („trimodale Therapie") hat in den meisten Fällen einen palliativen Charakter; z. B. beim Einsatz anstelle einer Operation bei schlechtem Allgemeinzustand oder Ablehnung des Eingriffs
- Eine Chemotherapie wird in den lokalen Tumorstadien vor allem neoadjuvant eingesetzt bei in die Muskelschicht einwachsenden, aber noch auf die Blase beschränkten Tumoren
- Bei metastasierten Tumoren palliative Chemotherapie, Immuntherapie, Tyrosionkinase-Inhbitoren oder Antikörper-Konjugate

47

47.2.6.2   Chirurgie

- Bei lokalisierten oberflächlichen Blasentumoren transurethrale Elektroresektion (TUR-B); gleichzeitig diagnostisch und kurativ
- Bei die Blasenwand infiltrierenden Tumoren diagnostische TUR-B zur histologischen Verifizierung des Karzinoms oder als „Debulking" im Rahmen einer trimodalen Therapie
- Bei muskelinvasiven Tumoren in der Regel vollständige Blasenentfernung (Zystektomie) und Entfernung regionaler Lymphknoten mit kurativer Zielsetzung; bis Stadium T2 evtl. alternativ Blasenteilentfernung
- Nach Zystektomie Anlage einer dauerhaften Harnableitung
  - Einleitung der beiden Harnleiter in ein ausgeschaltetes Dünndarmstück und von dort durch die Bauchwand (Ileumconduit): inkontinentes Urostoma
  - Formen eines katheterisierbaren, aus Darmteilen gebildeten Reservoirs (Pouch) zur Katheterisierung: trockenes Stoma
  - Ersatzblase: Bildung einer sog. Neoblase aus einem ausgeschalteten Dünndarmstück, Einpflanzen der Harnleiter und Verbindung mit der Harnröhre
  - Einleiten der Harnleiter in den Dickdarm (Ureterosigmoidostomie)
  - Direkte Ausleitung der beiden Harnleiter durch die Bauchhaut (Harnleiter-Haut-Fistel, Ureterokutaneostomie)

47.2.6.3   Radiotherapie

- Anwendung der Strahlentherapie in Kombination mit Debulking-TUR-B und Chemotherapie im Rahmen einer trimodalen Therapie als Alternative bei Patienten, die für eine Zystektomie nicht in Frage kommen oder diese ablehnen
- Als palliative Maßnahme bei symptomatischem nicht operablem Blasenkarzinom (z. B. Hämaturie), bei Rezidiven oder symptomatisch bei Knochenmetastasen

47.2.6.4   Chemotherapie

- Neoadjuvant: Vorbehandlung vor geplanter operativer Blasenentfernung
- Adjuvant nach Blasenentfernung, sofern keine neoadjuvante Chemotherapie durchgeführt worden war
- Palliativ bei fortgeschrittenem/metastasiertem Tumor oder bei Rezidiv nach Operation
- Medikamente:
  - Kombination von Cisplatin oder Carboplatin und Gemcitabin oder Methotrexat, Vinblastin, Doxorubicin und Cisplatin
  - Taxane, Vincaalkaloide

47.2.6.5   Immuntherapie

- Adjuvant nach radikaler Zystektomie vor allem bei Patienten mit neoadjuvanter Chemotherapie
- Palliativ als Erhaltungstherapie bei Ansprechen auf platinhaltige Primärtherapie oder als Zweitlinientherapie bei Versagen einer platinhaltigen Primärtherapie
- Medikamente: Atezolizumab, Durvalumab, Pembrolizumab

47.2.6.6   Tyrosionkinase-Inhbitoren und Antikörper-Konjugate

- Erdafitinib als Zweit- und Drittlinientherapie bei Patienten mit nachgewiesener FGFR-Mutation
- Enfortumab-Vedotin als Drittlinientherapie nach Versagen einer platinhaltigen Therapie und Immuntherapie

47.2.6.7   Rezidivprophylaxe

- Zur Vorbeugung der beim oberflächlichen Blasenkarzinom häufig auftretenden Rezidive wird eine sog. Instillationsprophylaxe durchgeführt:
  - mit Zytostatika: Instillation von Mitomycin C oder Epirubicin die Harnblase
  - BCG-Prophylaxe: Instillation eines abgeschwächten Tuberkelbazillus zur lokalen Immunstimulation

47.2.7   Prognose

- Oberflächlicher, nicht aggressiver Blasentumor (G1–G2):
  - rückfallfreies 5-Jahres-Überleben über 90 %
  - Rezidivhäufigkeit 40–60 %
- Oberflächlicher, aggressiver Blasentumor (G3):
  - rückfallfreies 5-Jahres-Überleben 60–75 %
  - Rezidivrate über 70 %
- Kurativ operierter muskelinvasiver Tumor: rückfallfreies 5-Jahres-Überleben 65 %
- Fortgeschrittener bzw. metastasierender Blasentumor: 5-Jahres-Überlebensrate unter 20 %

47.2.8   Nachsorge

47.2.8.1   Ziele

- Nach lokaler Therapie: Früherfassung und Therapie behandelbarer Rezidive
- Nach Zystektomie:
  - Erfassung und Therapie von Behandlungskomplikationen
  - Erfassung von Metastasen

47.2.8.2 Untersuchungen

- Nach lokaler Therapie: regelmäßige Blasenspiegelungen bei nicht muskelinvasiven Tumoren
- Nach Zystektomie: kein allgemein anerkanntes Schema für die Nachsorge

47.3 Nierenzellkarzinom

47.3.1 Epidemiologie und Risikofaktoren

- Bösartige Nierentumoren machen ungefähr 2–3 % aller Tumoren aus
- Jährlich erkranken etwa 12 von 100.000 Personen
- Die Häufigkeitsverteilung zwischen Männern und Frauen beträgt ca. 3:2, eine Seitenbevorzugung zwischen links und rechts ist nicht bekannt
- Der Altersgipfel liegt zwischen dem 60. und dem 70. Lebensjahr
- Die wichtigsten bekannten Risikofaktoren sind Rauchen, ausgeprägtes Übergewicht und Bluthochdruck
- Genetische Ursachen: selten familiäre Belastung (2–3 %); meist im Rahmen von sog. Krebssyndromen (vor allem von-Hippel-Lindau-Syndrom mit Zystennieren)

47.3.2 Symptome

47.3.2.1 Symptome durch Primärtumor

- Überwiegend asymptomatisch (in über der Hälfte der Fälle zufällige Diagnose bei Untersuchungen aus anderen Gründen)
- Klassische Trias (bei 10–15 % der Patienten): blutiger Urin (Hämaturie), Flankenschmerzen und tastbarer Tumor (Spätsymptome!)
- In 30 % der Fälle paraneoplastische Symptome (u. a. Hypertonie, Gewichtsverlust, Fieber, Anämie, Hyperkalzämie, Leberfunktionsstörungen)

47.3.2.2 Symptome durch Metastasen

- In 20–30 % der Fälle liegen bei Diagnose bereits Metastasen vor
- Mögliche Symptome:
  - Flankenschmerzen durch den Primärtumor
  - Lymphknotenvergrößerung und dadurch verursachte Schmerzen
  - Schmerzen und Spontanfrakturen bei Knochenmetastasen
  - Atemnot oder Brustschmerzen bei Lungenmetastasen

47.3.3 Diagnostik

- Häufig als Zufallsbefund im Rahmen einer Ultraschalluntersuchung oder CT des Abdomens bei anderer Fragestellung
- Bei Verdacht auf Nierenzellkarzinom:
  - Tumormarker stehen nicht zur Verfügung
  - CT oder MRT des Abdomens (mit Kontrastmittel)
  - Biopsie (Stanzbiopsie perkutan):
    - bei in der Bildgebung unklaren Befunden
    - falls eine Operation nicht möglich oder eine andere Behandlung geplant ist
    - zunehmend auch zur Untersuchung des Tumorerbguts auf Mutationen (zur Therapieplanung)
- Thoraxröntgen: Lungenmetastasen?
- Skelettszintigrafie und weitere bildgebende Untersuchungen nur bei Symptomen

47.3.4 Histologie

- 90 % der Nierentumoren sind Adenokarzinome
- Von diesen sind 80–90 % klarzellige Karzinome

47.3.5 Klassifikation und Stadieneinteilung

- Die anatomische Ausbreitung des Tumors wird nach dem TNM-System der UICC beschrieben (▶ Abschn. 2.4) (◘ Tab. 47.3)

47.3.6 Therapie

47.3.6.1 Übersicht

- Die Therapie beim lokalisierten Nierenkarzinom ist grundsätzlich operativ: vollständige Entfernung des Tumors mit kurativer Zielsetzung
- Nach Möglichkeit nierenerhaltende Operation (Nierenteilresektion, Teilnephrektomie), sonst Entfernung der ganzen tumortragenden Niere (radikale Nephrektomie) mit kurativer Zielsetzung
- Bei kleinen Tumoren ggf. zunächst Beobachtung (aktive Überwachung); ggf. minimal-invasive Behandlung mit lokal zerstörenden Verfahren
- Bei Metastasierung medikamentöse Therapie

47.3.6.2 Chirurgische Maßnahmen

- Tumorentfernung (offen, laparoskopisch, roboterassistiert): nach Möglichkeit nierenerhaltende Operation (Nierenteilresektion, Teilnephrektomie)

◘ Tab. 47.3 TNM. (8. Auflage 2017)

T	Primärtumor
T1	Tumor $\leq$ 7 cm, begrenzt auf die Niere
T2	Tumor > 7 cm, begrenzt auf die Niere
T3a	Tumor infiltriert die perirenale Fettkapsel oder Nebenniere, Gerota-Faszie intakt
T3b	Tumorausdehnung in die Nierenvenen oder in die V. cava infradiaphragmal
T3c	Tumorausdehnung in die V. cava supradiaphragmal
T4	Tumor durchbricht die Gerota-Faszie
N	**Lymphknoten**
N	regionäre Lymphknoten
NX	regionäre Lymphknoten können nicht beurteilt werden
N0	keine regionären Lymphknotenmetastasen
N1	Metastase in *einem* regionären Lymphknoten
N2	Metastase in *zwei* oder *mehreren* regionären Lymphknoten
M	**Fernmetastasen**
M0	keine Fernmetastasen
M1	Fernmetastasen vorhanden
G	**Malignitätsgrad (Grading)**
G1	hoch differenziert
G2	mäßig differenziert
G3	wenig differenziert
G4	anaplastisch

— Bei fortgeschrittenen Tumoren vollständige Entfernung der tumortragenden Niere sowie der umgebenden Fettkapsel
— Der Nutzen der zusätzlichen Entfernung der regionären Lymphknoten, ob mit oder ohne metastatischen Befall, ist umstritten
— Ggf. palliative Nephrektomie und Metastasenchirurgie zur Verringerung der Tumorlast und zur Vermeidung von Komplikationen (z. B. Blutungen)
— Bei inoperablem Primärtumor evtl. als palliative Maßnahme Chemoembolisation (z. B. bei Blutungen)
— Bei kleinen Tumoren (vor allem in der Nierenrinde) und bei hohem Operationsrisiko ggf. minimal-invasive lokal zerstörende Verfahren: Kryotherapie (Tumorzerstörung durch Kälte), hochfokussierter Ultraschall (HIFU) oder Radiofrequenztherapie

47.3.6.3 Radiotherapie
— Strahlentherapie ist bei bösartigen Nierentumoren nicht wirksam

— Ggf. palliative Strahlentherapie bei metastasenbedingten Beschwerden

47.3.6.4 Medikamentöse Therapie
— Bei metastasierter Erkrankung wird eine systemische medikamentöse Therapie eingesetzt (kurativ/adjuvant kein Stellenwert)
— Wirksam sind Tyrosinkinase-Inhibitoren (Axitinib, Cabozantinib, Levatinib, Pazopanib, Sunitinib, Sorafenib), mTOR-Inhibitoren (Everolimus, Temserolimus) und der VEGF-Inhibitor Bevacizumab
— Immuntherapien mittels einer Kombination von Immuncheckpoint-Inhibitoren (Atezolizumab, Avelumab, Durvalumab, Ipilimumab, Pembrolizumab) oder in Kombination mit Tyrosinkinase-Inhibitoren
— Immuncheckpoint-Inhibitoren haben die alleinige Therapie mit Tyrosinkinase-Inhibitoren bei Patienten mit intermediärem und hohem Risiko heutzutage weitgehend abgelöst

47.3.7 Prognose

— Abhängig vor allem von der Größe und Ausdehnung des Nierentumors bei der Erstdiagnose und weiteren Risikofaktoren
— 5-Jahres-Überlebenszeit:
  – für alle Stadien: 50 %
  – bei lokal begrenztem Tumor (Stadium T1–2, N0, M0): 70–100 %
  – bei lokal fortgeschrittenem Tumor (T3, N0–2, M0): 20–60 %
  – bei metastasierendem Nierentumor (T3–4, N3, M1): 10–15 % (seit Einführung der zielgerichteten Therapien deutlich angestiegen)
— Die Prognose von metastasieren Nierenzelltumoren wird gemäß der IMDC-Klassifikation in günstige, intermediäre und ungünstige Prognosegruppen eingeteilt. Die medianen Überlebenszeiten betragen bei
  – günstiger Prognose (18 % der Patienten): ca. 43,2 Monate
  – intermediärer Prognose (52 % der Patienten): ca. 22,5 Monate
  – untergünstiger Prognose (30 % der Patienten): ca. 7,8 Monate

47.3.8 Nachsorge

47.3.8.1 Ziel
— Früherfassung von behandelbaren Rezidiven nach kurativer Behandlung
— Kein allgemein akzeptiertes Nachsorgeschema

47.3.8.2 Untersuchungen

- Zur Erkennung von lokalen Rezidiven oder Metastasen: CT oder MRT von Abdomen und Thorax
- Bei niedrigem Risiko: abwechselnd Ultraschall (Abdomen, Nieren, Nierenbett) und CT oder MRT

47.4 Hodentumoren

47.4.1 Epidemiologie und Risikofaktoren

- Circa 8–10 Neuerkrankungen pro 100.000 Männer pro Jahr
- 1 % aller maligner Tumoren des Mannes
- In der Altersgruppe zwischen 20 und 45 Jahren ist der Hodentumor die häufigste Krebserkrankung und in dieser Gruppe für 10–15 % aller Krebstodesfälle verantwortlich
- Hodentumoren treten vor allem zwischen dem 20. und 40. Lebensjahr auf
- Risikofaktoren: unvollständiger Deszensus des Hodens, d. h. Lage des Hodens außerhalb des Skrotums sowie familiäre Belastung

47.4.2 Symptome

47.4.2.1 Symptome durch Primärtumor

- Schmerzlose Vergrößerung des Hodens (cave: Schmerzen schließen einen Tumor nicht aus!)
- Verhärtung des Hodens

47.4.2.2 Symptome durch Metastasen

- Diffuse Abdominal- und Rückenschmerzen (bei großen Lymphknotenmetastasen)
- Atemnot, Hämoptoe (Blutspucken) bei Lungenmetastasen

47.4.3 Diagnostik

47.4.3.1 Bei Verdacht auf Hodentumor

- Palpation des Hodens: knotige Veränderung und/oder Vergrößerung des Hodens
- Ultraschall des Hodens: wechselndes, inhomogenes Reflexmuster des Hodengewebes
- Labor: Bestimmung der Tumormarker Alpha-Fetoprotein (AFP) und β-humanes Choriongonadotropin (β-HCG) sowie der Laktatdehydrogenase (LDH). Beim reinen Seminom ist AFP niemals erhöht

47.4.3.2 Sicherung bzw. Ausschluss der Diagnose

- Bei begründetem Verdacht operative Freilegung des Hodens und bei Bestätigung Entfernung des Hodens (cave: ca. 3 % der Hodentumoren entstehen primär extragonadal, d. h., die Hoden sind dann ggf. komplett unauffällig)

47.4.3.3 Bei gesicherter Diagnose
47.4.3.3.1 Ziel

- Festlegung des exakten Tumorstadiums als Grundlage für die Therapieentscheidung

47.4.3.4 Untersuchungen

- Computertomografie des Abdomens und des Thorax zur Erkennung retroperitonealer und mediastinaler Lymphknotenmetastasen sowie zur Erkennung von Lungenmetastasen (PET-CT bringt keinen Vorteil, hat aber höhere Strahlenbelastung)
- Kontrolle der Tumormarker AFP, HCG und LDH
- MRT des Kopfes bei Verdacht auf ZNS-Metastasen

47.4.3.5 Histologie

- Die wichtigste Gruppe der bösartigen Hodentumoren stellen die von den Keimzellen des Hodens ausgehenden Tumoren dar: Sie umfassen 95 % der Hodentumoren
- Einteilung der Keimzelltumoren des Hodens nach Pugh (Dixon und Moore):
  - Seminome
  - Nichtseminomatöse Hodentumoren (Embryonalkarzinom, Chorionkarzinom, Dottersacktumor, Mischformen)
  - Teratome
  - Seltenere weniger aggressive Hodentumoren sind Sertoli-Zell- und Leydig-Zell-Tumoren
  - Andere Histologien wie Lymphome kommen vor allem bei älteren Männern vor

47.4.4 Klassifikation und Stadieneinteilung

- Auch Hodentumoren sind nach dem TNM-System der UICC klassifiziert und werden entsprechend der Ausbreitung 3 Stadien zugeordnet (◻ Tab. 47.4); auch die Tumormarker im Serum werden berücksichtigt (◻ Tab. 47.5)
- Bei Metastasierung erfolgt entsprechend der Metastasenlokalisation eine zusätzlich prognostische Klassifizierung nach IGCCCG (International Germ Cell Cancer Collaboration Group) in günstige, intermediäre und ungünstige Prognosegruppen

Tab. 47.4 Stadieneinteilung nach anatomischer Ausbreitung	
Stadium	**Tumorausbreitung**
Stadium I	Primärtumor, keine Lymphknotenmetastasen
Stadium II	Primärtumor plus retroperitoneale Lymphknotenmetastasen
Stadium IIa	Lymphknotenmetastasen kleiner als 2 cm und weniger als 5 Lymphknoten
Stadium IIb	solitäre oder multiple Lymphknotenmetastasen, 2–5 cm
Stadium IIc	Lymphknotenmetastasen über 5 cm groß, fixiert
Stadium III	Primärtumor plus Lymphknotenmetastasen unterhalb und oberhalb des Zwerchfells (retroperitoneal und im Mediastinum) sowie allenfalls zusätzliche Organmetastasen (Lunge, Leber, Skelett)

Tab. 47.5 Stadieneinteilung nach Tumormarkern im Serum (Bestimmung nach Orchiektomie)

SX	Marker nicht bestimmt					
S0	Marker im Normalbereich					
S1–S3	mindestens einer der Serum-Tumormarker erhöht					
	LDH		**β-hCG [mlU/ml]**		**AFP [ng/ml]**	
S1	$< 1{,}5 \times N^a$	und	< 5000	und	< 1000	
S2	$1{,}5{-}10 \times N^a$	oder	$5000{-}50.000$	oder	$1000{-}10.000$	
S3	$> 10 \times N^a$	oder	> 50.000	oder	> 10.000	

^{a}Oberer Normwert

47.4.5 Therapie

- Grundsätzlich in allen Stadien, auch bei Vorliegen von Metastasen, Behandlung mit kurativer Zielsetzung
- An erster Stelle steht in der Regel die Behandlung des Primärtumors, d. h. die operative Entfernung des tumorbefallenen Hodens (Orchiektomie, Semikastration)
- Bei Metastasierung:
  - *Seminome:* sehr gutes Ansprechen Chemotherapie; eine Strahlentherapie wird wegen des Risikos von Spätnebenwirkungen nur noch selten eingesetzt
  - *Nichtseminome:* praktisch resistent auf Strahlentherapie, allgemein gutes bis sehr gutes Ansprechen auf Chemotherapie
  - *Teratome:* ausschließlich Chirurgie; resistent auf Chemotherapie und Strahlentherapie

47.4.5.1 Stadium I (kein Nachweis von Metastasen)

- Im Anschluss an die Semikastration:
  - *Seminome:* Abwarten und Kontrollieren („Surveillance"). Alternativen: adjuvante Chemotherapie (ein Zyklus Carboplatin); nur noch in seltenen Ausnahmefällen adjuvante Strahlenbehandlung
  - *Nichtseminome:* Abwarten und Kontrollieren („Surveillance"). Bei hohem Rezidivrisiko adjuvante Chemotherapie mit einem Zyklus BEP (Bleomycin, Etoposid und Cisplatin)

47.4.5.2 Metastasierte Tumorstadien

- *Seminome:* Chemotherapie mit 3–4 Zyklen BEP. Keine operative Residualtumorresektion bei radiologisch nachweisbaren Residuen nach Chemotherapie
- *Nichtseminome:* Chemotherapie mit 3-4 Zyklen BEP. Operative Residualtumorresektion bei radiologisch nachweisbaren Residuen nach Chemotherapie
- *Reine Teratome (sehr selten):* operative Entfernung der Metastasen-Patienten mit weit metastasierter Erkrankung und „ungünstiger Prognose" nach IGCCCG müssen an einem erfahrenen Expertenzentrum behandelt werden

47.4.5.3 Rezidive Seminome und Nichtseminome

- Rezidive nach „Surveillance" oder adjuvanter Therapie werden wie primär metastasierte Tumoren behandelt
- Rezidive nach primärer Chemotherapie:
  - konventionell dosierte Chemotherapie mit Paclitaxel, Ifosfamid und Cisplatin
  - hoch dosierte Chemotherapie mit autologem Stammzellersatz
- Alle Rezidive nach primärer Chemotherapie müssen an einem erfahrenen Expertenzentrum behandelt werden

47.4.6 Prognose

- Abhängig von Tumorausbreitung und Tumormarkerstatus (S-Stadium, ☐ Tab. 47.5)
- Gute Prognose (Überlebensrate 95 %)
  - *Nichtseminom:* Testis/primär retroperitonealer Tumor und S1, keine nichtpulmonalen viszeralen Metastasen und S1
  - *Seminom:* Jede Primärlokalisation, S1–S3, keine nichtpulmonalen viszeralen Metastasen

- Intermediäre Prognose (Überlebensrate 80 %)
  - *Nichtseminom:* Testis/primär retroperitonealer Tumor und S2, keine nichtpulmonalen viszeralen Metastasen und S2
  - *Seminom:* Jede Primärlokalisation, S1–S3, nichtpulmonale viszerale Metastasen
- Schlechte Prognose (Überlebensrate 55 %):
  - *Nichtseminom:* Primär mediastinaler Keimzelltumor oder S3, nichtpulmonale viszerale Metastasen

47.4.7 Nachsorge

47.4.7.1 Ziele

- Möglichst frühzeitiges Erkennen eines Tumorrezidivs bzw. einer Tumorprogression (am häufigsten in den ersten 3 Jahren)
- Frühzeitiges Erkennen eines Hodentumors auch auf der Gegenseite (ca. 3 % Risiko innerhalb der ersten 10 Jahre); die Patienten werden zur Selbstpalpation des Resthodens angewiesen
- Hodentumorspätrezidive nach mehr als 3 Jahren Nachsorge sind selten

47.4.7.2 Untersuchungen

- Palpation des gegenseitigen Hodens
- Ultraschall des gegenseitigen Hodens bei auffälligem Tastbefund
- Tumormarker im Blut
- Computertomogramm oder MRT des Abdomens
- Computertomogramm des Thorax

47.4.7.3 Intervalle

- Kein allgemein akzeptiertes Nachsorgeschema. Das Vorgehen ist abhängig vom Rezidivrisiko
- Nach 3 Jahren keine routinemäßige Schnittbildgebung mehr (CT oder MRT)
- Orientierung zum Vorgehen:
  - 1. und 2. Jahr nach Therapie: 3- bis 4-monatlich
  - 3. bis 5. Jahr nach Therapie: 6- bis 12-monatlich
  - nach dem 5. Jahr: jährliche Kontrolle
- Bei Patienten nach Chemotherapie insbesondere Kontrolle kardiovaskulärer Risikofaktoren (Körpergewicht, Aktivität, Blutdruck und Blutfette) wegen erhöhten Risikos von Herzinfarkt und Schlaganfall bei Langzeit-Überlebenden („Cancer Survivor")

Leukämien

Urs Schanz und Thomas Kroner

Inhaltsverzeichnis

48.1 Akute myeloische Leukämie (AML)

48.1.1 Epidemiologie und Risikofaktoren

- Rund 3,7 Neuerkrankungen jährlich pro 100.000 Personen
- Verhältnis von Männern zu Frauen 3:2
- Alter ist der wichtigste *Risikofaktor:*
  - Unter 30 Jahre: 1 Neuerkrankung/100.000 Personen jährlich
  - Bei 60 Jahren 10 Neuerkrankungen/100.00, bei über 70 Jahren 100 Neuerkrankungen/100.000 Personen jährlich
- Zytostatika: bestimmte Zytostatika, vor allem alkylierende Substanzen (z. B. Melphalan und Cyclophosphamid) und Topoisomerase-II-Hemmer (z. B. Etoposid, Anthrazykline), erhöhen das Risiko, nach Jahren an einer akuten Leukämie zu erkranken
- Ionisierende Strahlen: Risiko der Leukämieentwicklung abhängig von Dosis und Volumen des bestrahlten Knochenmarks. Nach therapeutischer Bestrahlung nur sehr gering erhöhtes Risiko
- Personen mit Nikotingebrauch haben ein doppelt so hohes Leukämieerkrankungsrisiko
- Genetische Faktoren: Krankheiten mit Chromosomenanomalien können mit erhöhtem Leukämierisiko verbunden sein. Trisomie 21 (Down-Syndrom): 10- bis 20-fach erhöhtes Leukämierisiko (AML und ALL)
- Vorbestehende Knochenmarkerkrankung: Entwicklung einer akuten myeloischen Leukämie aus anderen Knochenmarkkrankheiten, z. B. aus einer chronischen myeloischen Leukämie oder einem myelodysplastischen Syndrom (MDS)

48.1.2 Symptome

- Die Symptome von Erkrankten mit unbehandelter akuter Leukämie sind hauptsächlich auf die gestörte Entwicklung der normalen Blutzellen zurückzuführen:
  - Anämie: Müdigkeit, Blässe, Dyspnoe, Tachykardie
  - Neutropenie (Verminderung normaler Granulozyten): erhöhte Anfälligkeit für lokale (Abszesse, Stomatitis) und systemische Infekte (Pneumonie, Sepsis etc.)
  - Thrombopenie: Blutungen (Haut, Schleimhäute, Netzhaut, selten Hirn)
  - Weitere Symptome:
    - Zahnfleischwucherungen, sog. Gingivainfiltration, häufig bei monozytären Leukämien
    - Leukämische Infiltrate in anderen Organen (Haut, Hirnhäute)
    - Störungen der Blutgerinnung (typisch bei der akuten Promyelozytenleukämie)

- Anscheinend akuter Beginn der Symptome, bei einem Teil der Erkrankten lassen sich Symptome aber über 3 und mehr Monate zurückverfolgen

48.1.3 Diagnostik

- Die mikroskopisch sichtbare Tumorzelle der akuten myeloischen Leukämie ist der sog. Blast: eine atypische unreife Vorläuferzelle der weißen Blutkörperchen
- Eine AML wird diagnostiziert, wenn im Knochenmark mehr als 20 % der Zellen als Blasten klassifiziert werden
- Blutbild:
  - Die Leukozytenzahl kann zum Zeitpunkt der Diagnose erhöht, normal oder vermindert sein (bei etwa 40 % der Erkrankten bei Diagnose normale oder verminderte Leukozytenzahl)
  - Meist – jedoch nicht immer – lassen sich Blasten auch im Blut nachweisen
- Knochenmark:
  - Zur Sicherung der Diagnose und genauen Klassifikation der Leukämie (s. unten) zytologische und histologische Untersuchungen, Chromosomenanalysen (Zytogenetik und FISH), Suche nach Genmutationen (Molekularbiologie) und Bestimmung von Oberflächenantigenen (Immunphänotypisierung)
  - Zur Beurteilung des Verlaufs sind bei Patienten unter Chemotherapie in der Regel wiederholte Knochenmarkuntersuchungen nötig

48.1.4 Klassifikation

- Die Klassifikation und damit die Risikoeinteilung erfolgt anhand von Morphologie, Immunphänotypisierung, Zytogenetik, Immunphänotypisierung (CD-Antigene) und Molekularbiologie
- Gebräuchlich ist heute hauptsächlich die Klassifikation der WHO von 2022 (◨ Tab. 48.1). Sie berücksichtigt:
  - Morphologie
  - zytogenetische und molekularbiologische Veränderungen
  - Vorliegen dysplastischer Veränderungen (MDS: myelodysplastisches Syndrom)
  - Anamnese bezüglich früherer Chemo- und Radiotherapien wegen anderer Tumoren (therapieassoziierte AML)
- Als *sekundäre* AML wird eine AML bezeichnet, die aus einer vorbestehenden Knochenmarkerkrankung entstanden ist

▫ Tab. 48.1 WHO-Klassifikation der akuten myeloischen Leukämien (AML) (vereinfacht)

Akute myeloische Leukämie mit definierenden genetischen Anomalien	– AML mit t(8;21)(q22;q22); *RUNX1-RUNX1T1* – AML mit t(15;17)(q22;q12); *PML/RARA* (Promyelozytenleukämie) – AML mit inv(16)(p13.1;q22) oder t(16;16)(p13.1;q22); *CBFB/MYH11* – AML mit t(9;11)(p22;q23); *MLLT3-KMT2* – AML mit mutiertem *NPM1* – andere
Akute myeloische Leukämie mit myelodysplasieassoziierten Veränderungen	– nach vorausgehendem myelodysplastischen Syndrom – mit myelodysplasieassoziierten zytogenetischen Veränderungen – mit Mehrlinien-Dysplasie
Akute myeloische Leukämie, therapieassoziiert (tAML)	– nach Therapie mit Alkylanzien – nach Therapie mit Topoisomerase-II-Inhibitoren – nach Bestrahlung – andere
Akute myeloische Leukämie, anderweitig nicht klassifizierbar (NOS)	– AML ohne Reifung – AML mit minimaler Reifung – AML mit Reifung – AML myelomonozytär – AML monoblastär oder monozytär – akute Erythroleukämie – akute Megakaryoblastenleukämie – akute Basophilenleukämie – akute Panmyelose mit Myelofibrose
Myeloisches Sarkom	
Myeloische Proliferationen bei Down-Syndrom (Trisomie 21)	
Akute Leukämien unklarer Linienzugehörigkeit	– akute undifferenzierte Leukämie – andere

48.1.5 Therapie

48.1.5.1 Übersicht

48.1.5.1.1 Ziel der Behandlung

- Heilung durch Erreichen einer dauerhaften kompletten Remission, d. h. Zerstörung aller leukämischen Zellen durch intensive Chemotherapie und – heute immer wichtiger – zusätzlich durch gezielte Hemmung von durch Genmutation (z. B. *FLT3*, *cKIT*, *IDH1* und *2* u. a.) veränderten Proteinen

48.1.5.1.2 Probleme dieses Therapieansatzes

- Während Chemotherapie Hemmung des noch vorhandenen gesunden Knochenmarks: Phase der Knochenmarkaplasie mit zahlreichen Problemen durch Infekte, Thrombopenie etc.: große Bedeutung der „*supportiven*" (unterstützenden) Behandlung, z. B. mit Antibiotika sowie Blut- und Thrombozytentransfusionen
- Hohes *Rezidivrisiko*: Eine komplette Remission wird zwar bei 70–80 % der Erkrankten erreicht, ohne Zusatzbehandlung kommt es aber bei bis zu 75 % zu einem Rückfall. Versuche, das Rezidivrisiko zu reduzieren, durch:

- Anschlussbehandlungen mit hoch dosierten Zytostatika (Konsolidierung, s. unten)
- *allogene Blutstammzell- oder Knochenmarktransplantation*: Übertragung von peripheren Blutstammzellen oder Knochenmark einer gesunden Person (s. unten)
- Bei älteren Erkrankten ist eine intensive Chemotherapie wegen der hohen Komplikationsrate oft nicht möglich

48.1.5.2 Ablauf der Chemotherapie

48.1.5.2.1 Induktionstherapie

- Von lat. inducere (hineinführen): Therapiephase bis zum Erreichen der Remission
- Meist Kombination von 2 oder mehr Zytostatika während 3–7 Tagen
- Wiederholung nach ca. 3–4 Wochen, sobald Knochenmarkaplasie und Komplikationen überwunden
- Remission meist nach 1–2 Zyklen Induktionstherapie erreicht
- Wirksame Zytostatika:
  - Daunorubicin, Idarubicin, Mitoxantron und andere Anthrazykline

- Cytosin-Arabinosid
- Etoposid
- m-Amsacrin

48.1.5.2.2 Konsolidationstherapie

- Von lat. consolidare (befestigen, sichern): weiterführende Therapie nach Erreichen der Remission mit der Absicht, noch vorhandene, aber nicht nachweisbare Restleukämiezellen zu zerstören
- Die Art der Konsolidierung ist abhängig von individuellen Risikofaktoren (Chromosomenanomalien, molekulargenetische Veränderungen, Alter und Allgemeinzustand)
- Meist 1–4 zusätzliche Chemotherapiezyklen, oft mit Zytostatika, die in der Induktion nicht eingesetzt wurden
- Evtl. allogene Blutstammzelltransplantation (▶ Abschn. 9.2), auch in Form einer Transplantation mit reduzierter Konditionierung. Dabei werden immunologische Mechanismen wirksam, die zur Zerstörung der Leukämiezellen führen können (sog. „Transplantat-gegen-Leukämie-Reaktion")
- Evtl. Einsatz von Zytostatika in sehr hoher Dosierung mit anschließender Rücktransfusion von zuvor entnommenen autologen Stammzellen aus dem Blut (▶ Abschn. 9.3); der Wert dieser Behandlungsmethode ist nicht definitiv gesichert
- Eine Langzeiterhaltungstherapie wurde bisher bei akuten myeloischen Leukämien in der Regel nicht durchgeführt, wird aber gegenwärtig neu diskutiert und untersucht

48.1.5.2.3 Supportive Behandlung

- Von lat. supportare (unterstützen): Während der Knochenmarkaplasie (in Induktions- und Konsolidationsphase) ist eine intensive supportive Behandlung nötig und von größter Bedeutung für den Therapieerfolg
- Antibiotische und fungistatische Behandlung von Infekten
- Ersatz von Blutzellen: Erythrozyten- und Thrombozytensubstitution (▶ Kap. 26)
- Vorbeugende Behandlung von Haut- und Schleimhautdefekten (▶ Kap. 23 und 25)
- Evtl. Stimulation des Knochenmarks durch sog. koloniestimulierende Faktoren, vor allem G-CSF, Granulocyte colony stimulating factor (▶ Kap. 26)

48.1.5.3 Andere Behandlungsansätze

- Bei der akuten promyelozytären Leukämie (AML t[15;17]) können durch Retinoide (Abkömmlinge des Vitamins A, z. B. Tretinoin: Vesanoid) oder Arsen (Arsentrioxid) Remissionen erzielt werden (Kap. ▶ 9), sie werden in Kombination mit Zytostatika eingesetzt. Bei Leukämien mit bestimmten genetischen Veränderungen werden neuerdings spezifische Inhibitoren zusätzlich zur Chemotherapie eingesetzt („gezielte Therapien")

48.1.6 Prognose

- Mittleres Überleben ohne Behandlung: wenige Monate nach Diagnosestellung
- Nach intensiver Induktions- und Konsolidierungstherapie (mit und ohne allogene Blutstammzelltransplantation): 30–70 % Langzeitüberlebende – abhängig von zahlreichen krankheits- und patientenspezifischen Faktoren, z. B.
  - zytogenetischen oder molekularbiologischen Veränderungen
  - Verfügbarkeit eines Spenders für die allogene Blutstammzelltransplantation
  - Allgemeinzustand und Alter

48.1.7 Nachsorge

48.1.7.1 Ziele

- Erfassung von Behandlungskomplikationen und deren Behandlung
- Früherfassung von Rezidiven: nur sinnvoll, wenn eine Therapie noch möglich ist
- Psychosoziale Betreuung

48.1.7.2 Nachuntersuchungen

- Regelmäßige Blutbildkontrollen
- Knochenmarkkontrollen außerhalb von Studien nur bei Verdacht auf behandelbares Rezidiv

48.2 Chronische myeloische Leukämie (CML)

48.2.1 Epidemiologie und Risikofaktoren

- Rund 1,2–1,5 Neuerkrankungen jährlich pro 100.000 Einwohner
- Häufigkeitsgipfel bei 55–60 Jahren, aber auch selten bei Kindern vorkommend
- Männer erkranken etwas häufiger als Frauen
- Gehäuft nach Strahlenexposition

48.2.2 Verlauf und Symptome

48.2.2.1 Chronische Phase (CP)

- In 97 % der Fälle liegt bei Diagnosestellung eine CP vor
- Dauer: *unbehandelt* im Mittel 3 Jahre
- Wenig Symptome: Müdigkeit, Gewichtsverlust, Milzvergrößerung, evtl. Thrombosen/Blutungen, Gichtanfälle

48.2.2.2 Akzelerierte Phase (AP)

- Entwickelte sich früher bei ca. 15 % der Patienten aus chronischer Phase, unter moderner Behandlung nur noch selten
- Dauer *unbehandelt* 3–12 Monate
- Verschlechterung der Blutwerte (z. B. Absinken der Thrombozytenzahl), vermehrt Allgemeinsymptome (z. B. Fieber)
- Übergang in Blastenkrise

48.2.2.3 Akute Phase („Blastenkrise", BC)

- Entwickelte sich früher bei ca. 85 % der Patienten aus chronischer oder bei ca. 15 % aus akzelerierter Phase, unter moderner Behandlung nur noch sehr selten
- Meist als akute myeloische Leukämie (AML), seltener als akute lymphatische Leukämie auftretend
- Symptome: Müdigkeit, Gewichtsverlust, Fieber, Panzytopenie (Infekte, Blutungen)

48.2.3 Diagnostik

- Blutbild, meist auch Knochenmarkuntersuchung
- Zytogenetische Untersuchungen zum Nachweis des Philadelphia-Chromosoms (verändertes Chromosom 22; ▶ Abschn. 1.3.2) und anderer chromosomaler Störungen in leukämischen Zellen aus Blut oder Knochenmark
- Molekularbiologische Untersuchungen (PCR) zum Nachweis des *BCR-ABL1*-Fusionsgens (▶ Abschn. 4.8.3)

48.2.4 Therapie

48.2.4.1 Übersicht

- Es stehen prinzipiell verschiedene therapeutische Möglichkeiten zur Verfügung:
  - Medikamentöse Langzeitkontrolle (möglicherweise bei einem Teil der Patienten kurativ) mit Tyrosinkinasehemmern (engl. tyrosin kinase inhibitors, TKI), z. B. Imatinib, Dasatinib, Nilotinib, Bosutinib, Ponatinib
  - Palliative Therapie mit anderen tumorwirksamen Medikamenten, z. B. Hydroxyharnstoff (Litalir), Cytosin-Arabinosid (Cytosar), Busulfan (Myleran), Alpha-Interferon nur noch in Ausnahmefällen
  - Potenziell kurative, aber mit hohem Risiko verbundene Behandlung mit allogener Stammzelltransplantation (▶ Abschn. 9.2): nur bei Therapieversagen der TKI

48.2.4.1.1 Tyrosinkinasehemmer (TKI)

- Mit Imatinib, Dasatinib, Nilotinib, Bosutinib, Ponatinib und anderen TKI (▶ Abschn. 8.3.5) kann die CML in chronischer Phase über viele Jahre, wahrscheinlich sogar lebenslang, mit wenig unerwünschten Wirkungen unter Kontrolle gehalten werden. Bei einem Teil der Patienten gelingt es sogar, nach einer mindestens 2-jährigen kompletten molekularen Remission (s. unten) die TKI dauerhaft abzusetzen
- TKI gelten deshalb heute als Behandlung der 1. Wahl für diese Patienten
- Eine Stammzelltransplantation wird – falls überhaupt – in der Regel erst bei Versagen der TKI durchgeführt
- Diesem Versagen bzw. einer Resistenz gegen TKI liegt meistens das Auftreten von zusätzlichen Mutationen des *BCR-ABL1*-Gens zugrunde

48.2.4.1.2 Andere Medikamente

- Neben den TKI zeigen auch andere Medikamente (s. oben) Wirksamkeit bei CML, es kommt jedoch wesentlich früher als bei den TKI und fast immer zur Entwicklung von Resistenzen und damit zur Progression der Erkrankung (akzelerierte Phase und Blastenkrise). Einsatz dieser Medikamente deshalb in der chronischen Phase nur noch in speziellen Fällen, z. B. zur raschen Reduktion des Tumorvolumens oder in Studien
- Bei Patienten, für die eine allogene Stammzelltransplantation nicht in Frage kommt, werden diese Medikamente u. U. bei Resistenz auf TKI eingesetzt

48.2.4.1.3 Allogene Stammzelltransplantation („Knochenmarktransplantation")

- Die allogene Stammzelltransplantation (▶ Abschn. 9.2) ist eine potenziell kurative Therapie für die CML
  Problematisch:
  - vor allem das hohe Risiko von schweren Komplikationen, auch mit tödlichem Ausgang
  - (Mangel an geeigneten Spendern)
- Die allogene Stammzelltransplantation wird in der Regel nur noch bei Versagen der TKI eingesetzt

48.2.4.2 Behandlung der chronischen Phase

- Tyrosinkinasehemmer sind für alle Patienten Behandlung der Wahl
- Es wird damit eine vollständige molekulare Remission (s. unten) der Krankheit angestrebt
- Bei einer Unterbrechung der TKI-Behandlung tritt häufig rasch ein Rezidiv auf. Im Unterschied zu den konventionellen Chemotherapien wird die Behandlung mit TKI deshalb als Dauerbehandlung durchgeführt. Auslassversuche nach 2-jähriger kompletter molekularer Remission sind möglich und ein Teil der Pateinten bleibt ohne Therapie dauerhaft in Remission
- Es werden die im Folgenden genannten Remissionsstufen unterschieden

48.2.4.2.1 Hämatologische Remission (HR)

- Komplette hämatologische Remission: Vollständige Normalisierung des Blutbildes und Milz ist nicht mehr tastbar

48.2.4.2.2 Zytogenetische Remission (CyR)

- Reduktion der Philadelphia-Chromosom-positiven (Ph+-)Zellen im Knochenmark
- „Complete CyR": komplette zytogenetische Remission – keine Philadelphia-Chromosom-positiven Zellen nachweisbar
- „Major CyR": partielle zytogenetische Remission – Philadelphia-Chromosom noch in 0–35 % der Zellen nachweisbar
- „Minimal CyR": minimale zytogenetische Remission – Philadelphia-Chromosom noch in 36–95 % der Zellen nachweisbar

48.2.4.2.3 Molekulare Remission (MR)

- Reduktion der vom *BCR-ABL1*-Gen transkribierten mRNA (▶ Abschn. 1.3.1), Bestimmung im Blut mittels PCR (▶ Abschn. 4.8.3)
- „Complete MR": *BCR-ABL1*-mRNA nicht mehr nachweisbar ($\leq 10^{-6}$)
- „Major MR" (MMR): „major" (engl.: bedeutende) molekulare Remission: Reduktion der *BCR-ABL1*-mRNA auf weniger als 1/1000 (< 0,1 %) des Ausgangswertes (um mehr als 3 Zehnerpotenzen)
- Tiefe MR4: < 0,01 % und tiefe MR5: < 0,001 %

48.2.4.2.4 Ziele der Behandlung

- Erreichen von *mindestens*
  - *BCR-ABL1* $\leq$ 10 % und Ph+ $\leq$ 35 % innerhalb von 3 Monaten
  - *BCR-ABL1* $\leq$ 1 % und Ph+ 0 % innerhalb von 6 Monaten
  - *BCR-ABL1* $\leq$ 0,1 % innerhalb von 12 Monaten
  - *BCR-ABL1* $\leq$ 0,01 % nach 18 und mehr Monaten

- Werden diese Ziele nicht erreicht oder bei Verschlechterung der Werte im weiteren Verlauf, bestehen folgende Möglichkeiten:
  - Wechsel auf einen anderen TKI
  - Allogene Blutstammzelltransplantation

48.2.4.3 Behandlung der akzelerierten Phase

- *Ziel* der Behandlung ist die Rückführung zu einem optimalen Ansprechen (*BCR-ABL* $\leq$ 0,1 %)
- Es bestehen folgende Möglichkeiten:
  - Wechsel auf einen anderen TKI, z. B. Dasatinib oder Nilotinib; evtl. in Kombination mit anderen tumorwirksamen Medikamenten
  - TKI in erhöhter Dosierung
  - Allogene Blutstammzelltransplantation, in der Regel nach Vorbehandlung mit TKI

48.2.4.4 Behandlung der Blastenkrise

- *Ziel* der Behandlung ist die Rückführung zu einem optimalen Ansprechen (*BCR-ABL* $\leq$ 0,1 %)
- Es bestehen folgende Möglichkeiten:
  - Induktionstherapie wie bei akuter Leukämie
  - Wechsel auf einen anderen TKI
  - Allogene Stammzelltherapie, in der Regel nur nach Rückführung in die chronische oder akzelerierte Phase oder besser (idealerweise MR)

48.2.5 Prognose

48.2.5.1 Chronische Phase

- Für die Behandlung mit Imatinib und den neueren TKI liegen inzwischen Resultate aufgrund längerer Beobachtungszeiten vor; die Prognose für Patienten mit CML hat sich danach gegenüber früheren Therapien dramatisch verbessert
- Unter Behandlung mit Imatinib sind nach 10 Jahren:
  - 83 % der Patienten noch am Leben
  - 6,9 % progredient (akzelerierte oder Blastenphase)
  - 9,1 % an den Folgen der CML, 7,1 % an anderen Ursachen gestorben

48.2.5.2 Akzelerierte Phase

- Ohne allogene Stammzelltransplantation beträgt nach Behandlung mit Imatinib (in erhöhter Dosierung) oder anderen TKI das mittlere Überleben ca. 3 Jahre
- Die Prognose nach potenziell kurativer allogener Stammzelltransplantation – im Fall einer Rückführung in eine chronische Phase – ist von zahlreichen Faktoren abhängig, wie Qualität der durch TKI erreichten Remission, Kompatibilität des Spenders, Alter etc.

48.2.5.3 Blastenkrise

- Ohne allogene Stammzelltransplantation beträgt nach Behandlung mit Imatinib (in erhöhter Dosierung) oder anderen TKI das mittlere Überleben 3–12 Monate.

48.2.6 Nachsorge

48.2.6.1 Ziele

48.2.6.1.1 Chronische Phase

- Kontrolle des Remissionsstatus
- Kontrolle der erwünschten und unerwünschten Therapiewirkungen

48.2.6.1.2 Akzelerierte Phase und Blastenkrise

- Situationsentsprechend

48.2.6.2 Untersuchungen

48.2.6.2.1 Chronische Phase

- Entsprechend dem Remissionsstatus: Kontrollen von Blutbild, evtl. Knochenmark (zytogenetische Remission), PCR aus Blut (molekulare Remission)

48.2.6.2.2 Akzelerierte Phase und Blastenkrise

- Situationsentsprechend

48.3 Chronische lymphatische Leukämie (CLL)

48.3.1 Epidemiologie und Risikofaktoren

- Jährlich 3–5 Erkrankungen pro 100.000 Einwohner
- Häufiger bei Männern als bei Frauen (1,1–1,9:1)
- Häufiger im höheren Lebensalter, 90 % der Patienten älter als 50 Jahre, 65 % älter als 65 Jahre

48.3.2 Symptome

- Oft Zufallsbefund bei symptomfreien Patienten
- Lymphknoten(LK)-Schwellungen, Splenomegalie
- Anämie, Thrombopenie
- Fieber, Gewichtsverlust
- Immunschwäche: Infekte (häufigste Todesursache!)

48.3.3 Diagnostik

- Blutbild, Immunphänotypisierung aus dem peripheren Blut (Flowzytometrie ▶ Abschn. 4.8.2) mit ≥5 G/l klonalen B-Lymphozyten während mindestens 3 Monaten
- Knochenmarkuntersuchung einschließlich zyto- und molekulargenetischen Untersuchungen (del[17p13], *TP53* u. a.) vor Beginn jeder Therapie

48.3.4 Stadieneinteilung

- Es sind zwei verschiedene Stadieneinteilungen gebräuchlich: die Einteilung nach Binet (◨ Tab. 48.2) und die Einteilung nach Rai (◨ Tab. 48.3)

◨ **Tab. 48.2** Stadieneinteilung nach Binet

Stadium A	Hämoglobin ≥ 100 g/l Thrombozytenzahl ≥ 100 G/l, < 3 betroffene Regionen (LK, Leber, Milz)
Stadium B	Hämoglobin ≥ 100 g/l Thrombozytenzahl ≥ 100 G/l, Thrombozytenzahl ≥ 100 G/l, ≥ 3 betroffene Regionen (LK, Leber, Milz)
Stadium C	Hämoglobin < 100 g/l Thrombozytenzahl < 100 G/l unabhängig von Anzahl befallener Regionen

◨ **Tab. 48.3** Stadieneinteilung nach Rai

Stadium 0	Lymphozytose (Lymphozyten im Blut > 5000/μl)
Stadium I	Lymphozytose und Lymphadenopathie (vergrößerte Lymphknoten)
Stadium II	Lymphozytose und Vergrößerung von Milz und/oder Leber (mit oder ohne Lymphadenopathie)
Stadium III	Lymphozytose und Anämie (Hb < 110 g/l) (mit oder ohne Lymphadenopathie, Vergrößerung von Milz und/oder Leber)
Stadium IV	Lymphozytose und Thrombozytopenie (Thrombozyten < 100 G/l) (mit oder ohne Anämie, Lymphadenopathie, Vergrößerung von Milz und/oder Leber)

48.3.5 Therapie

48.3.5.1 Übersicht

- Keine definitive Heilung möglich
- Die frühzeitige Einleitung einer Therapie führt nicht zu einer Verbesserung des Überlebens: Behandlungsbeginn deshalb erst beim Auftreten von Symptomen
- Bei asymptomatischen Patienten ist oft über viele Jahre keine Therapie nötig
- Wichtig ist – aufgrund der krankheits- und therapiebedingten Immunschwäche – das frühzeitige Erkennen und die intensive Behandlung von Infekten

48.3.5.2 Medikamentöse Therapie

- Eine Indikation zur Therapie besteht in der Regel im Stadium Binet C oder in den Stadien A oder B, wenn zusätzliche Faktoren (Auftreten/Verschlechterung einer Anämie oder Thrombopenie, von B-Symptomen u. a.) vorhanden sind
- Gute palliative Wirkung
- Wirksame Substanzen:
  - Purinanaloge: Fludarabin, 2-CDA u. a.
  - Alkylanzien: Cyclophosphamid, Chlorambucil, Bendamustin u. a.
  - Monoklonale Antikörper: Rituximab, Obinutuzumab u. a.
  - „Neue Substanzen",u. a. Inhibitoren von BTK (z. B. Ibrutinib, Acalabrutinib, Zanubrutinib), Pi3K (Idelalisib), BCL2 (Venetoclax)
  - Gebräuchliche Kombinationen:
    - unterschiedlich, je nach Alter, Allgemeinzustand, *TP53*-Mutation, komplexem Karyotyp oder IGHV-Mutationsstatus
    - z. B. Fludarabine, Cyclophosphamid, Rituximab – Venetoclax, Obinutuzumab – Bendamustin, Rituximab – Ibrutinib, Rituximab.

48.3.5.3 Andere Therapiemaßnahmen

- Intensive Behandlung von Infekten (Pneumonie, Herpes zoster)
- Bei rezidivierenden schweren Infekten und IgG < 4,0 g/l evtl. Infektprophylaxe durch Substitution von Immunglobulinen

- Evtl. Radiotherapie bei großen Lymphomen oder großer Milz
- Allogene Stammzelltransplantation nur in ausgewählten Einzelfällen
- Hochdosis-Chemotherapie mit autologem Stammzellersatz wird nicht mehr empfohlen

48.3.6 Prognose

- Mittleres Überleben:
  - Binet-Stadium A: mittleres Überleben > 10 Jahre!
  - Binet-Stadium B: mittleres Überleben ca. 5–7 Jahre
  - Binet-Stadium C: mittleres Überleben ca. 2,5–3 Jahre
- Neben dem Stadium bestimmen u. a. auch zyto- und molekulargenetische Veränderungen, z. B. chromosomale Deletionen (del[17p] bzw. *TP53*) die Prognose

48.3.7 Nachsorge

48.3.7.1 Ziele

- Erfassung von krankheits- und therapiebedingten Komplikationen
- Bestimmung des optimalen Zeitpunkts für die Einleitung einer Therapie
- Psychosoziale Betreuung

48.3.7.2 Untersuchung

- Kein allgemein anerkanntes Nachsorgeschema

Literatur

Weiterführende Literatur

Akute Myeloische Leukämie (AML) – Onkopedia
Chronische lymphatische Leukämie – Häufigkeit & Ursachen – Kompetenznetz Maligne Lymphome e.V.
Chronische Lymphatische Leukämie (CLL) – Onkopedia
Chronische Myeloische Leukämie (CML) – Onkopedia
Leitlinien und Pflegediagnosen – Onkopedia-P

Maligne Lymphome

Andrea Gaisser

Inhaltsverzeichnis

© Der/die Autor(en), exklusiv lizenziert an Springer-Verlag GmbH, DE, ein Teil von Springer Nature 2024
P. Jahn et al. (Hrsg.), *Onkologische Krankenpflege*, https://doi.org/10.1007/978-3-662-67417-8_49

49.1 Hodgkin-Lymphom

49.1.1 Epidemiologie und Risikofaktoren

- Insgesamt seltene Krebserkrankung
- Jährlich etwa 2–3 Neuerkrankungen pro 100.000 Einwohner
- Männer etwas häufiger betroffen als Frauen
- Zwei Altersgipfel: 3. und 7./8. Lebensjahrzehnt
- Kann in jedem Lebensalter auftreten
- Medianes Erkrankungsalter um das 30. Lebensjahr
- *Ursachen/Risikofaktoren* sind bisher nur teilweise geklärt; diskutiert werden:
  - virale Genese (vor allem Epstein-Barr-Virus, Hepatitis-B-Virus)
  - familiäre Disposition (nur geringfügig erhöhtes Risiko; noch keine eindeutig risikosteigernden Gene identifiziert)
  - langjährige Raucheranamnese (bis 2-faches Risiko)
  - weitere Lebensstil- und Umweltfaktoren sind nicht bekannt

49.1.2 Symptome

- Überwiegend unspezifisch:
  - Schmerzlose Lymphknotenschwellungen (häufigstes Symptom)
  - Schmerzen: durch Druck vergrößerter Lymphknoten auf Organe oder Nerven (z. B. Bauchschmerzen, Rückenschmerzen, Reizhusten)
  - Selten (ca. 5 %), aber typisch: Schmerzen im Bereich der befallenen Lymphknoten nach Alkoholgenuss (Alkoholschmerz)
  - Evtl. Juckreiz am gesamten Körper (nicht charakteristisch)
  - Müdigkeit, Leistungsabfall
  - Infektanfälligkeit
  - Keine spezifischen Veränderungen von Laborwerten
- Allgemeinsymptome (B-Symptome):
  - Unerklärter Gewichtsverlust von > 10 % in 6 Monaten
  - Länger anhaltendes, intermittierendes unerklärtes Fieber > 38 °C
  - Vermehrtes nächtliches Schwitzen (Wechsel des Schlafanzugs)

49.1.2.1 Befall- und Ausbreitungsmuster

- In 60–80 % der Fälle Beginn mit zervikalen und supraklavikulären Lymphknotenvergrößerungen, gefolgt von mediastinaler und inguinaler Manifestation
- Meist regelhaftes Ausbreitungsmuster, zuerst auf weitere Lymphknotenregionen, dann hämatogen auf Milz, Leber und andere Organe

49.1.3 Diagnostik

49.1.3.1 Bei Verdacht auf Hodgkin-Lymphom

- Entnahme eines betroffenen Lymphknotens zur histologischen und immunzytologischen Untersuchung und Diagnosesicherung

49.1.3.2 Staging nach gesicherter Diagnose
49.1.3.2.1 Ziel

- Exakte Erfassung der Erkrankungsausbreitung (Staging) und der Risikosituation für angepasste Therapieplanung

49.1.3.2.2 Vorgehen

- Anamnese (B-Symptome?) und körperliche Untersuchung (tastbare Lymphknoten? Vergrößerung von Leber oder Milz?)
- Laboruntersuchungen: Blutbild und Differenzialblutbild, Blutsenkung, Leberenzyme, LDH, alkalische Phosphatase, CRP, Bluteiweiße, (Immun-) Elektrophorese, Virusserologie, bei Frauen Beta-HCG zum Ausschluss einer Schwangerschaft
- Bildgebende Verfahren:
  - Thoraxröntgen
  - CT von Halsregion, Thorax und Abdomen mit Kontrastmittel
  - Ganzkörper-PET-CT mit FDG (sehr guter Nachweis eines Knochenmarkbefalls): *diagnostischer Standard bei allen FDG-speichernden nodalen Lymphomen.* Knochenmarkbiopsie (Zytologie, Histologie) *nur wenn mit PET-CT ein Knochenmarkbefall nicht ausgeschlossen wurde*
  - Messung des größten Tumordurchmessers (bei „bulky disease"; ◘ Tab. 49.1)
  - Abklärung verdächtiger extranodaler Läsionen mit geeigneten Verfahren
- Prätherapeutisch:
  - EKG, Echokardiografie
  - Lungenfunktion
  - Schilddrüsenfunktion
  - Fertilitätsuntersuchungen; ggf. Kryokonservierung von Sperma bei Kinderwunsch, bei Frauen evtl. medikamentöser Ovarschutz, Entnahme und Einfrieren von Ovargewebe oder einzelnen Eizellen

49.1.3.3 Rezidivdiagnostik

- Bei Verdacht auf Rezidiv PET-CT
- Bei positivem Befund Biopsie und Gewebeuntersuchung

Tab. 49.1	Lugano-Klassifikation. (Nach Cheson et al. 2014)
Stadium	**Beschreibung**
Limitiert („limited stage")	
I	Befall einer einzelnen lymphatischen Region (Lymph, Waldeyer-Rachenring, Thymus oder Milz)
IE	Befall einer einzelnen extralymphatischen Region ohne Lymphknotenbeteiligung
II	Befall von zwei oder mehr Lymphknotenregionen auf derselben Seite des Zwerchfells
IIE	Kontinuierliche extralymphatische Ausdehnung von einer Lymphknotenregion aus mit oder ohne Befall anderer Lymphknotenregionen auf derselben Seite des Zwerchfells
II bulky[a]	Stadium II mit Bulk (große Tumormasse)[b]
Fortgeschritten („advanced stage")	
III	Befall von Lymphknotenregionen auf beiden Seiten des Zwerchfells; Lymphknoten oberhalb des Zwerchfells mit Milzbeteiligung
IV	Diffuser oder disseminierter Befall eines oder mehrerer extralymphatischer Organe, mit oder ohne Lymphknotenbeteiligung oder Nichtkontinuierlicher extralymphatischer Befall bei Nodal-Stadium II oder jegliche extralymphatische Organbeteiligung bei Nodal-Stadium III oder jegliche Beteiligung von Liquor, Knochenmark, Leber oder multiple Läsionen in der Lunge (keine kontinuierliche Ausbreitung)
Zusatzbezeichnungen	
Zusatz A	keine Allgemeinsymptome
Zusatz B	eines oder mehrere Allgemein-/Begleitsymptome (B-Symptome) vorhanden: Nicht erklärbares Fieber > 38 °C oder nicht erklärbarer Nachtschweiß oder nicht erklärbarer Gewichtsverlust > 10 % des Körpergewichts innerhalb von 6 Monaten

[a]Stadium II bulky kann je nach Lymphom-Histologie und prognostischen Faktoren als frühes oder fortgeschrittenes Stadium eingestuft werden
[b]Definition von Bulk beim Hodgkin-Lymphom: Tumormasse > 1/3 des Thoraxdurchmessers im CT oder Tumormasse > 10 cm. Non-Hodgkin-Lymphome (▶ Abschn. 49.2): Follikuläres NHL: Durchmesser 6 cm und mehr; diffuses großzelliges B-Zell-Lymphom: Durchmesser 10 cm und mehr

49.1.4 Histologie

- Das Hodgkin-Lymphom ist ein B-Zell-Lymphom (Ursprung in den Lymphknotenkeimzentren)
- Die histologische Einteilung erfolgt nach der Klassifikation der WHO
- Ca. 95 % klassisches Hodgkin-Lymphom (cHL)
  - Histologisches Erkennungszeichen: Hodgkin- und Reed-Sternberg-Zellen (H-RS), meist Expression der Antigene CD30 und CD15
  - 4 histologische Subtypen:
    - nodulär-sklerosierender Typ (häufigste Form; 65 %)
    - Mischtyp (25 %)
    - nodulär lymphozytenreicher Typ
    - lymphozytenarmer Typ (seltenste Form, < 1 %)
- Ca. 3–5 % noduläres lymphozytenprädominantes Hodgkin-Lymphom (NLPHL)
  - keine Reed-Sternberg-Riesenzellen
  - Tumorzellen sind die sog. lymphozytischen und histiozytischen Zellen (L&H-Zellen), meist mit Expression der B-Zell-Antigene CD20 und CD79a

49.1.5 Klassifikation und Stadieneinteilung

- Zur Stadieneinteilung wird mittlerweile bevorzugt die Lugano-Klassifikation eingesetzt, eine Modifikation der Ann-Arbor-Klassifikation (■ Tab. 49.1)
- Standarduntersuchung zum Staging ist die PET-CT mit FDG
- Organvergrößerung wird mit CT festgestellt, als Milzvergrößerung gilt Durchmesser > 13 cm

49.1.5.1 Prognoserelevante Risikofaktoren

- Befall von 3 und mehr Lymphknotenarealen
- Großer Mediastinaltumor (> 1/3 des maximalen Thoraxquerdurchmessers im Röntgenbild oder CT)
- Extranodale Ausbreitung
- Hohe Blutsenkungsgeschwindigkeit (BSG)

49.1.5.2 Therapierelevante Stadieneinteilung

- *Frühe Stadien:* IA/IB und IIA/IIB ohne Risikofaktoren
- *Intermediäre Stadien:* I und II, A und B, mit Risikofaktoren (≥ 3 Lymphknotenareale, hohe BSG), IA/B, IIA mit zusätzlichem großem Mediastinaltumor und extranodalem Befall
- *Fortgeschrittene Stadien:* Stadium IIB mit großem Mediastinaltumor und extranodalem Befall sowie Stadien III und IV, A und B

49.1.6 Therapie

49.1.6.1 Übersicht

- Die Therapie erfolgt in allen Stadien mit kurativer Zielsetzung (ausgenommen: schwere Begleiterkrankungen), vorzugsweise im Rahmen klinischer Studien, und sollte gleich nach Stadienfestlegung beginnen
- Das Vorgehen orientiert sich an Stadium und Risikofaktoren (s. oben)
- Je weiter die Erkrankung bei Diagnosestellung ausgebreitet ist, desto intensiver ist die Behandlung
- Standard in der Primärtherapie ist heute in allen Stadien eine Kombinationschemotherapie, in der Regel gefolgt von Bestrahlung (Involved-site-Bestrahlung)
- Restaging nach Abschluss der Chemotherapie und nochmals nach der Strahlentherapie
- *Bei Rezidiv:* Vorgehen je nach primärem Stadium, Vortherapie und Alter; meist erneute Chemotherapie (Salvage-Chemotherapie, Reinduktionstherapie) und bei Remission oder Stabilisierung nach Möglichkeit Hochdosistherapie gefolgt von autologer Stammzelltransplantation mit kurativem Ziel; in den letzten Jahren auch zunehmend Immuntherapie mit sog. Immuntoxinen oder Immunmodulatoren (sog. PD1-Blocker). Bei weiteren Rezidiven individuelle Behandlung, ggf. Einschluss in eine Studie mit experimenteller Therapie
- Supportive Therapien je nach Behandlung und Bedarf (Antiemese, Infektionsprophylaxe, Blutersatzprodukte u. a.)

49.1.6.2 Chemotherapie/medikamentöse Therapie

- Hodgkin-Lymphome sind generell sehr chemotherapiesensibel
- Behandlungsstandard ist eine Kombinationschemotherapie, je nach Stadium und Risiko 2, 4 oder 6 Zyklen
- Gebräuchlichste Zytostatikakombinationen:
  - ABVD (Adriamycin, Bleomycin, Vinblastin, Dacarbazin, alle 4 Wochen)
  - BEACOPP (Bleomycin, Etoposid, Doxorubicin COPP, alle 3 Wochen) oder BEACOPP eskaliert (erhöhte Dosierungen von BEA, alle 3 Wochen, G-CSF-Support) in intermediären und fortgeschrittenen Stadien
- Kontrolle des Ansprechens mit PET-CT nach 2 Zyklen
- *Bei Rezidiv* zunächst Reinduktion mit anderem Schema (Salvage-Therapie, vor allem DHAP zeitintensiviert: Dexamethason, Ara-C, Platin oder IGEV: Ifosfamid, Gemcitabin, Etoposid, Vinorel-

bin, auch Brentuximab-Vedotin (sog. Immuntoxin) plus Chemotherapie, im Fall einer Remission oder Stabilisierung Hochdosischemotherapie (meist BEAM-Schema: BCNU, Etoposid, Ara-C, Melphalan) und autologe Stammzelltransplantation. Zunehmend auch PD1-spezifische Immuntherapie (z. B. Nivolumab oder Pembrolizumab) als Monotherapie oder in Kombination mit Chemotherapie

49.1.6.3 Strahlentherapie

- Im Anschluss an die Chemotherapie ggf. fraktionierte Bestrahlung der betroffenen Lymphknoten („Involved-site-Radiotherapie", ISRT, mit Sicherheitsabstand) mit 20–30 Gy
- Alleinige Strahlentherapie nur beim lokalisierten nodulären lymphozytenprädominanten Hodgkin-Lymphom

49.1.6.4 Stadienadaptierte Behandlung

49.1.6.4.1 Frühe Stadien

- 2 Zyklen ABVD gefolgt von Bestrahlung der beteiligten Lymphknoten („involved site") mit 20 Gy über 2 Wochen; Beginn 4–6 Wochen nach der Chemotherapie
- Verzicht auf Strahlentherapie bei negativer PET-CT nach Chemotherapie: nur in Studien oder im Einzelfall nach Nutzen-Risiko-Abwägung (ohne Strahlentherapie häufiger Rezidive)
- Nach Abschluss der Chemotherapie Überprüfung des Ansprechens (empfohlen: PET-CT); bei positivem PET-CT-Befund weitere intensivierte Chemotherapie (2 Zyklen BEACOPP eskaliert) vor der Bestrahlung
- Restaging 4–6 Wochen nach Abschluss der gesamten Therapie

49.1.6.4.2 Intermediäre Stadien

- *< 60 Jahre:*
  - 2 Zyklen BEACOPP eskaliert und 2 Zyklen ABVD; bei Kontraindikation von BACOPP 4 Zyklen ABVD; anschließende Strahlentherapie nur bei Tumorrest in der PET-CT (30 Gy Involved-site, geringere Dosis nur in Studien)
- *> 60 Jahre:*
  - z. B. 2 Zyklen ABVD und 2 Zyklen AVD (ohne Bleomycin), gefolgt von Bestrahlung der befallenen Lymphknoten mit 30 Gy
- Nach Abschluss der Therapie Restaging mit PET-CT

49.1.6.4.3 Fortgeschrittene Stadien

- *< 60 Jahre:*
  - 2 Zyklen BEACOPP eskaliert, danach PET-CT zur Kontrolle des Ansprechens; abhängig von der

Qualität des Ansprechens 2 oder 4 weitere Zyklen BEACOPP eskaliert
- Alternativ Kombination von Chemotherapie (ABVD) mit zielgerichteten Substanzen (Brentuximab-Vedotin) für mindestens 6 Zyklen
- Bestrahlung nur bei positiver PET-CT nach der BEACOPP-Therapie: 30 Gy auf Resttumoren > 1,5 cm
- *> 60 Jahre:*
  - Wegen der höheren Toxizität Verzicht auf BEACOPP eskaliert und stadienadaptiert 2, 4 bzw. 6 Zyklen ABVD oder PVAG (Prednison, Vinblastin, Doxorubicin, Gemcitabin)
  - Strahlentherapie auf PET-positive Resttumoren > 1,5 cm (CT-Befund)

49.1.6.5 Rezidiv

- Etwa 15–20 % der Patienten erleiden ein Rezidiv, meist innerhalb von 5 Jahren
- Diagnostik: CT mit Kontrastmittel und PET-CT, bei Bestätigung histologische Sicherung
- Frühe Rezidive (innerhalb von 3–12 Monaten nach Primärtherapie) haben eine ungünstigere Prognose als solche, die nach einem Jahr und später auftreten
- Zunächst Reinduktionstherapie (Salvage-Therapie) zum Erreichen einer Remission oder mindestens Stabilisierung und Stammzellengewinnung, danach zügig Hochdosischemotherapie und autologe Stammzellentransplantation (STZ) mit kurativem Ziel
- Auch Patienten über 60 Jahre in gutem körperlichem Zustand und ohne schwere Begleiterkrankungen können eine SZT erhalten, wobei der Nutzen nicht klar belegt ist
- Bei ungenügendem Ansprechen auf die Reinduktion weitere Chemotherapie mit nicht kreuzresistenten Substanzen oder Brentuximab-Vedotin (Konjugat aus CD30-Antikörper und einem zellteilungshemmenden Wirkstoff), danach bei Ansprechen Hochdosistherapie
- Bei hohem Risiko für ein erneutes Rezidiv nach SZT Konsolidierung durch Wiederholung der Prozedur oder Behandlung mit Brentuximab-Vedotin
- Bei weiterer Progression Immuntherapie mit einem PD1-Antikörper (Checkpoint-Inhibitoren Nivolumab, Pembrolizumab)
- Alternativen zu Hochdosistherapie und Stammzelltransplantation (bei Kontraindikation): individuelle Therapie (Chemotherapie, Immuntherapie)
- Bei örtlich begrenztem Spätrezidiv ggf. intensive konventionelle Chemotherapie oder auch alleinige Bestrahlung (falls keine B-Symptome vorhanden sind)

- Bei erneutem *Rezidiv nach Stammzelltransplantation* verschiedene Strategien möglich: evtl. Brentuximab-Vedotin, bei Spätrezidiv evtl. weitere autologe Stammzelltransplantation, bei jungen Patienten evtl. allogene Stammzelltransplantation; in Studien: neuere (zelluläre) Immuntherapien, bzw. immunmodolatorische Substanzen

49.1.6.6 Primär progrediente/refraktäre Erkrankung

- Ungünstige Prognose
- Optimales Vorgehen offen, ggf. intensive weitere konventionelle Chemotherapie, Hochdosistherapie und autologe oder allogene Stammzelltransplantation, Brentuximab-Vedotin, Checkpoint-Hemmer, experimentelle Therapie

49.1.6.7 Noduläres lymphozytenprädominantes Hodgkin-Lymphom (NLPHL)

- Verlauf häufig gutartiger als beim klassischen Hodgkin-Lymphom
- Im lokalisierten Stadium IA ohne Risikofaktoren ist alleinige IF-Bestrahlung mit 30 Gy ausreichend (Involved Site)
- Bei Vorliegen von Risikofaktoren und in allen übrigen Stadien Behandlung wie beim klassischen Hodgkin-Lymphom bzw. neuerdings wie beim aggressiven B-Zell Lymphom, d. h. Kombination aus CD20-Antikörper (z. B. Rituximab) mit Chemotherapie CHOP (s. unten). Bei indolentem Verlauf auch ggf. Rituximab-Monotherapie
- Bei Rezidiv erneute Lymphknotenbiopsie (hohes Risiko der Transformation zu aggressivem Non-Hodgkin-Lymphom); Behandlung ebenfalls wie beim klassischen Hodgkin-Lymphom, ggf. CD20-Antikörper-basierte Reinduktion und dann Hochdosistherapie mit autologer Stammzelltransplantation

49.1.7 Prognose

- Insgesamt gute Prognose, dauerhafte Heilung in allen Stadien möglich (> 80 %)
- Alle Stadien: absolute 5-Jahres-Überleben 85 % (10 Jahre: rund 80 %)
- Rezidive nach mehr als 5–10 Jahren selten
- Günstige Prognosefaktoren: jüngeres Alter, frühe, örtlich begrenzte Stadien, fehlende B-Symptome
- Die Prognose wird auch durch mögliche Spätfolgen der Behandlung bestimmt (Zweittumoren, toxizitätsbedingte Schäden an Herz und Lunge)

49.1.8 Nachsorge

49.1.8.1 Ziele

- Erfassung von Rezidiven (treten überwiegend in den ersten 5 Jahren nach Primärtherapie auf)
- Erfassung von therapiebedingten Spätschäden (Herz, Lunge, Schilddrüse, periphere Nerven, Fertilitätsverlust, Fatigue)
- Erkennung von Zweittumoren: kumulative Inzidenz bis zu 15 % im Lauf von 20 Jahren nach Primärtherapie (danach weiter steigendes Risiko); in den ersten Jahren besonders Leukämien und myelodysplastisches Syndrom, später Non-Hodgkin-Lymphome und solide Tumoren, besonders Lungenkrebs und Brustkrebs (nach Bestrahlung im Brustbereich)

49.1.8.2 Untersuchungen

- Wegen des Rezidivrisikos besonders in den ersten Jahren nach Primärtherapie in dieser Phase engmaschige Kontrollen (alle 3–6 Monate), danach in längeren Abständen
- Anamnese (B-Symptome, Herz- und Lungenfunktion; Fettstoffwechselstörungen), körperliche Untersuchung, Labor (s. oben), Schilddrüsenfunktion
- Weitere apparative Untersuchungen bei klinischer Indikation, keine Routine-Scans
- Bei nicht kompletter Remission einmaliges (PET-) CT nach 3 Monaten (nicht bei kompletter Remission)
- Nachsorgeuntersuchungen über 10 Jahre hinaus (Zweittumorrisiko!)
- Beratung zur Teilnahme an angebotenen Krebsfrüherkennungsprogrammen

49.2 Non-Hodgkin-Lymphome

> **Definition**
>
> Traditionell Bezeichnung für alle bösartigen Lymphome, die kein Hodgkin-Lymphom sind: sehr große Gruppe hinsichtlich Morphologie, Molekulargenetik und Verlauf unterschiedlicher Krankheitsbilder, die von unterschiedlichen reifen oder unreifen B-Zellen (überwiegend) oder T-Zellen ausgehen.

49.2.1 Epidemiologie und Risikofaktoren

- Jährlich etwa 12–16 Neuerkrankungen pro 100.000 Einwohner (ohne chronische lymphatische Leukämie)

- Vielzahl von Lymphomformen mit unterschiedlichen biologischen Eigenschaften, Verlauf und Prognose
- Altersgipfel im 8. und 9. Lebensjahrzehnt, aber unterschiedliche Altersverteilung bei den verschiedenen Lymphomformen; Erkrankung in jedem Alter möglich
- Mittleres Erkrankungsalter um 70 Jahre
- Inzidenz zunehmend
- Eindeutige Ursache meist nicht auszumachen
- Als *mögliche Ursachen/Risikofaktoren* werden diskutiert (mit unterschiedlicher Evidenz und Bedeutung für die einzelnen Lymphomformen):
  - Schwächung des Immunsystems (z. B. bei HIV-Infektion oder immunsuppressiver Therapie)
  - Virusinfektionen; z. B. Epstein-Barr-Virus (Burkitt-Lymphom), Hepatitis-C-Virus
  - Chronische Infektion mit Helicobacter pylori (MALT-Lymphom des Magens)
  - Autoimmunerkrankungen mit chronischer Entzündung
  - Ionisierende Strahlen, Strahlentherapie
  - Zytostatika (Non-Hodgkin-Lymphome möglich als Zweittumoren nach Chemotherapie, insbesondere bei Hodgkin-Lymphom)
  - Bestimmte erworbene Genmutationen
  - Evtl. familiäre Disposition
  - *Vermutet, aber nicht gesichert:* verschiedene Umweltgifte (Pestizide, Lösungsmittel, Staubpartikel und Schwermetalle), Lebensstilfaktoren

49.2.2 Symptome

- Keine spezifischen und oft gering ausgeprägte Symptome
- Schmerzlose Lymphknotenvergrößerungen
- Evtl. Schmerzen oder andere Symptome durch Druck von vergrößerten Lymphknoten auf innere Organe (z. B. Bauchschmerzen, Atembeschwerden, Husten)
- Unspezifische Allgemeinsymptome: Müdigkeit, Appetitlosigkeit, Übelkeit
- Bei Knochenmarkbefall evtl. Anämie, Blutungsneigung, Knochenschmerzen oder vermehrte Infektanfälligkeit
- Fieber, Nachtschweiß, Gewichtsverlust (B-Symptome)
- Im Unterschied zum Hodgkin-Lymphom häufiger Beschwerden durch Manifestationen außerhalb von Lymphknoten (extranodal)

49.2.3 Diagnostik

- Im Wesentlichen wie beim Hodgkin-Lymphom (▸ Abschn. 49.1)

49.2.3.1 Bei Verdacht auf Non-Hodgkin-Lymphome (NHL)

- Diagnosesicherung durch histologische Untersuchung eines oder mehrerer befallener Lymphknoten oder von Gewebeproben aus befallenen extranodalen Geweben/Organen
- Immunhistochemische, ggf. zytogenetische/molekulargenetische Untersuchung zur genauen Klassifikation des Lymphoms
- Untersuchung des Knochenmarks (Biopsie) oder auch Blutuntersuchung ausgeschwemmter Lymphomzellen (kann bei einigen Lymphomformen die Lymphkotenbiopsie ersetzen)

49.2.3.2 Bei gesicherter Diagnose

49.2.3.2.1 Ziel

- Erfassung der Krankheitsausbreitung (Stadieneinteilung, Staging) für die Behandlungsplanung

49.2.3.2.2 Vorgehen

- Knochenmarkpunktion
- Lumbalpunktion
- Bildgebende Verfahren: je nach Situation und Fragestellung Sonografie, Röntgen, MRT, CT, PET-CT (Standard bei aggressiven Lymphomen)
- Labor: Blutsenkung, Differenzialblutbild und Zellzählung, Gerinnung, Leber- und Nierenwerte, LDH, β_2-Mikroglobulin, Serumeiweiß (Elektrophorese), Virusserologie (HIV, Hepatitis B und C, EBV), Urinuntersuchung
- Evtl. HNO-ärztliche Untersuchung, evtl. Gastroskopie
- Vor Therapiebeginn: Funktion von Nieren und Leber, Herzfunktion (EKG, Echokardiografie)

49.2.3.3 Histologie und klinische Charakteristika

- Ausgehend von Zellen des lymphatischen Systems (Lymphknoten, Milz, Mandeln, Thymus sowie lymphatische Gewebe im Rachenbereich und im Gastrointestinaltrakt)
- Rund 60 % primär nodale, 40 % primär extranodale Manifestation (hier am häufigsten Gastrointestinaltrakt, auch Haut oder Zentralnervensystem)
- Im Unterschied zum Hodgkin-Lymphom:
  - häufig multizentrische Entstehung mit vielfach rascher Ausbreitung
  - häufiger primär extranodale Manifestation
- Etwa 90 % B-Zell-Lymphome, 10 % T-Zell-Lymphome (seltene Erkrankungen)
- Unterscheidung zahlreicher Unterformen, die sich daraus ergeben, dass in den Lymphknoten eine Vielzahl unterschiedlicher Lymphozyten nachweisbar sind, die alle entarten können: Charakterisierung

durch Immunphänotypisierung (Lymphozytenantigene etc.), zytogenetische und molekulargenetische Merkmale
- B-Zell-Lymphome tragen das Oberflächenantigen CD20 (wichtiger Ansatzpunkt für die Therapie!)
- Am häufigsten sind das diffus großzellige B-Zell-Lymphom (ca. 30 %), das follikuläre Lymphom (ca. 20 %) und die chronische lymphatische Leukämie, die heute zu den niedrig malignen Non-Hodgkin-Lymphomen gezählt wird (20 %; ▶ Abschn. 48.3)
- Nach ihrem natürlichen (unbehandelten) Verlauf und dem Ansprechen auf Behandlung lassen sich langsam progrediente (indolente), aggressive und sehr aggressive Lymphome unterscheiden
  - *Indolente Lymphome* schreiten langsam fort, können aber nur in den seltenen frühen Stadien definitiv geheilt werden
  - *Aggressive Lymphome* sprechen in der Regel gut auf eine Therapie an und können oft geheilt werden

49.2.4 Klassifikation und Stadieneinteilung

- Die aktuelle WHO-Klassifikation (2017) teilt die Erkrankungen des blutbildenden und lymphatischen Systems nach ihren (wahrscheinlichen) Ursprungszellen, nach ihrer Reifungsstufe (Vorläuferzellen oder periphere Zellen) und ihrer spezifischen Histologie ein. ◼ Tab. 49.2 listet die häufigsten Lymphomformen auf
- Die Bezeichnung „Non-Hodgkin-Lymphome" wird offiziell nicht mehr verwendet (in der Praxis aber weiterhin)
- Lymphome werden in folgende Gruppen eingeteilt:
  - Lymphoblastische Lymphome/Leukämien
  - Reife B-Zell-Lymphome/Leukämien
  - Reife T-Zell-Lymphome/Leukämien
  - Hodgkin-Lymphome (▶ Abschn. 49.1)

◼ **Tab. 49.2** Überblick der häufigsten niedrigmalignen und hochmalignen Non-Hodgkin-Lymphome

Niedrigmaligne (indolent)	Hochmaligne (aggressiv)
Chronische lymphatische Leukämie (CLL)	Diffus großzelliges B-Zell-Lymphom (DLBCL)
Follikuläres Lymphom	Mantelzell-Lymphom
MALT-Lymphome	Burkitt-Lymphom
Morbus Waldenström	Periphere T-Zell-Lymphome (PTCL)
Haarzell-Leukämie	
Multiples Myelom (▶ Abschn. 49.3)	
Einige kutane T-Zell-Lymphome (CTCL)	

49

- Alle Lymphome werden mit der genauen Bezeichnung entsprechend der WHO-Klassifikation benannt
- Unterscheidung zwischen niedrigmalignen (indolenten), langsam verlaufenden Formen (ca. 70 %) und hochmalignen, aggressiven Lymphomen mit rasch fortschreitendem Verlauf (ca. 30 %) ist wichtig für die Behandlungsplanung
- Die Stadieneinteilung erfolgt heute überwiegend ebenfalls nach der Lugano-Klassifikation (Modifikation der Ann-Arbor-Klassifikation) wie für das Hodgkin-Lymphom (◘ Tab. 49.2)
  - Ausnahmen (sofern kein Verdacht auf aggressive Transformation): CLL, lymphoplasmozytisches Lymphom, Mycosis fungoides, Marginalzonenlymphome
- Allgemeinsymptome (B-Symptome) bei NHL prognostisch nicht relevant

49.2.4.1 Prognosefaktoren

- Verlauf und Rückfallrisiko sind vor allem durch den spezifischen Lymphomtyp, das Ausbreitungsstadium bei Diagnose und das Ansprechen auf die Behandlung bestimmt
- Alter und Allgemeinzustand spielen ebenfalls eine Rolle
- *Prognostische Indizes* erlauben die Einschätzung des Progressionsrisikos und der Prognose:
  - Internationaler Prognostischer Index für follikuläre Lymphome (FLIPI):
    - Ungünstige Faktoren: > 4 befallene Lymphknotenareale, LDH erhöht, Alter > 60, Stadium III/IV, Hb < 12 g/dl
    - Niedriges Risiko: 0–1 Faktoren, 10-Jahres-Überleben ca. 60–70 %
    - Intermediäres Risiko: 2 Faktoren, 10-Jahres-Überleben ca. 50 %
    - Hohes Risiko: ≥ 3 Faktoren, 10-Jahres-Überleben ca. 35 %
  - FLIPI-2: Abschätzung des Überlebens ohne Fortschreiten der Erkrankung (PFS) nach der Behandlung
    - Risikofaktoren: Beta-2-Mikroglobulin (B2M, B2MG oder β2-MG) im Serum erhöht, Durchmesser des größten Lymphknotens > 6 cm, Knochenmarkinfiltration vorhanden, Hämoglobinwert (Hb) < 12 g/dl (120 g/l), Alter > 60 Jahre
  - Internationaler prognostischer Index (IPI) für aggressive Lymphome
    - Ungünstige Faktoren: Alter > 60, Stadium III/IV, mehr als eine extranodale Manifestation, LDH erhöht, eingeschränkter Allgemein-

zustand (Karnofsky-Status < 80 %, Performancestatus > 1);
  - Je mehr ungünstige Faktoren, desto ungünstiger die Prognose
  - 0–2 (niedriges und niedrig-intermediäres Risiko): 3-Jahres-Überleben ca. 80–90 %
  - ≥ 3 (hoch-intermediäres und hohes Risiko): 3-Jahres-Überleben ca. 60–65 %%

49.2.5 Therapie

49.2.5.1 Übersicht

- Die Behandlung richtet sich nach Krankheitsausbreitung (Stadium), Zelltyp mit spezifischen Merkmalen, Aggressivität, Symptomatik, Alter und Allgemeinzustand des Patienten und ist entsprechend unterschiedlich
- Zur Festlegung der Therapiestrategie muss die genaue Diagnose bekannt sein
- Indolente Lymphome sind meist nicht heilbar, lassen sich aber oft längere Zeit in Schach halten
- Aggressive Formen sind durch intensive Behandlung in allen Stadien häufig gut behandelbar und heilbar
- Zur Verfügung stehen Radiotherapie, Chemotherapie, Antikörpertherapie (vor allem CD20-Antikörper Rituximab) oder kombinierte Behandlung (Immun-Chemotherapie) sowie verschiedene zielgerichtete Medikamente und neue Immuntherapien
- Operative Entfernung kleiner lokalisierter Lymphome nur in ausgewählten Fällen und bei MALT-Lymphom, meist gefolgt von Strahlen- oder Chemotherapie
- Bei Rezidiv oder Progression je nach Situation und Vorbehandlung vor allem erneute (Immun-)Chemotherapie, Hochdosistherapie und autologe Stammzelltransplantation; ggf. Behandlung in Studien

49.2.5.2 Indolente NHL

- Etwa 70 % der NHL zeigen indolente Verlaufsformen
- Am häufigsten ist das follikuläre Lymphom, ein B-Zell-Lymphom (die folgenden Angaben beziehen sich in erster Linie auf dieses Krankheitsbild)

49.2.5.2.1 Therapieziel

- In frühen, lokalisierten Stadien ggf. kuratives Ziel, ansonsten überwiegend primär palliativ: Krankheits- und Symptomkontrolle, Lebensverlängerung
- Behandlung nach Möglichkeit in Studien

49.2.5.2.2 Primärtherapie

- Bei fehlenden oder nur geringen Symptomen und langsamem Fortschreiten ggf. zunächst abwartendes Beobachten („watchful waiting"): oft kein Vorteil durch frühzeitige Therapie
- Bei lokal begrenzten Lymphomen mit geringer Tumorlast ohne weitere Risikofaktoren evtl. primäre alleinige Strahlentherapie („involved field"): potenziell kurativ; evtl. zusätzlich Rituximab
- In den fortgeschrittenen Stadien III und IV ohne Beschwerden zunächst abwartendes Beobachten
- Bei Symptomen und Beschwerden *immer* systemische Therapie, in der Regel kombinierte Chemo-Immuntherapie: CHOP oder Bendamustin mit CD20-Antikörper (Rituximab, Obinotuzumab). Neuerdings auch als sog. chemotherapiefreie Kombination die Immuntherapie bestehend aus Rituximab + Lenalidomid
- Bei Ansprechen (CR, PR) Konsolidierungs-/Erhaltungstherapie mit Rituximab oder Obinotuzumab für 2 Jahre: Verlängerung des progressionsfreien Überlebens, nicht aber des Gesamtüberlebens
- Bei älteren Patienten und reduziertem Allgemeinzustand, ggf. Monotherapie mit Rituximab oder orale Chemotherapie mit Chlorambucil
- *Wirksame Substanzen:* vor allem Rituximab, Obinotuzumab, Prednison, Cyclophosphamid, Vincristin, Anthrazykline, Bendamustin, Chlorambucil
- Gebräuchliche Regime:
    - Rituximab oder Obinotuzumab plus
        - CHOP (Cylophosphamid, Doxorubicin, Vincristin, Prednison)
        - Bendamustin
        - Lenalidomid
        - CVP (Cyclophosphamid, Vincristin, Prednison), findet nur noch selten Verwendung

49.2.5.2.3 Rezidiv/Progression

- Falls weiter indolentes Lymphom (erneute histologische Untersuchung!):
    - *Standard:* Erneute Immunchemotherapie (R-CHOP oder R-Bendamustin, bei frühem Rezidiv nach Rituximab stattdessen Obinotuzumab)
    - Bei Ansprechen anschließend Erhaltungstherapie mit Rituximab oder Radioimmuntherapie (Yttrium-90 mit CD20-Antikörper Ibritumumomab)
    - Nach Versagen mehrerer Vortherapien evtl. Lenalidomid/Rituximab oder PI3K-Inhibitor Idelalisib als Monotherapie
    - Bei jüngeren Patienten mit frühem Rezidiv ggf. zur Konsolidierung Hochdosistherapie mit autologer Stammzelltransplantation; bei erneutem Rezidiv und gutem Allgemeinzustand evtl. allogene Stammzelltransplantation möglich

- Falls Übergang in aggressive Form (Risiko ca. 3 % pro Jahr): Vorgehen wie bei primär aggressiven NHL
- Studien mit neuen zielgerichteten Substanzen und Immuntherapien: u. a. Bortezomib, Temsirolimus (mTOR-Inhibitor), weitere CD20-Antikörper, Hemmung der Bruton-Tyrosinkinase BTK (Ibrutinib) oder von Bcl-2 (Venetoclax), CAR-T-Zell-Therapie

49.2.5.3 Aggressive NHL

- Über 80 % B-Zell-Lymphome
- Die seltenen peripheren T-Zell-Lymphome zählen überwiegend ebenfalls zu den aggressiven NHL
- Häufigste Form: diffuses großzelliges B-Zell-Lymphom (die folgenden Angaben beziehen sich in erster Linie auf dieses Krankheitsbild, gelten aber auch für viele andere seltenere aggressive Lymphome)

49.2.5.3.1 Therapieziele

- In allen Stadien primär kurative Zielsetzung
- 10-Jahres-Überleben 55–70 %
- Therapieplanung entsprechend der IPI-Einstufung (▶ Abschn. 49.2.4, „Prognosefaktoren"): niedriges, niedrig-intermediäres, hoch-intermediäres und hohes Risiko

49.2.5.3.2 Primärtherapie

- Bei schnell wachsenden, aggressiv verlaufenden Lymphomen immer systemische Therapie, unabhängig von der Ausbreitung und auch bei fehlenden Beschwerden
- Standard ist in allen Stadien Chemotherapie in Kombination mit einem CD20-Antikörper (vor allem Rituximab): R-CHOP-Protokoll, 6 Zyklen (bei geringem Risiko ggf. nur 4 Zyklen, bei höchstem Risiko ggf. intensivierte Therapie)
- Im hohen Alter (> 80 Jahre) 6 Zyklen Rituximab und CHOP in reduzierter Dosierung (sog. R-miniCHOP) oder Rituximab-Bendmustin
- Evtl. zusätzlich konsolidierende Strahlentherapie bei unvollständiger Remission (Resttumoren nach PET)
- Medikamentöse Erhaltungstherapie ohne Vorteil
- Hochaggressive lymphoblastische NHL werden in der Regel wie akute lymphatische Leukämien behandelt
- *Periphere T-Zell-Lymphome:*
    - Chemotherapie mit CHOP oder CHOEP (zusätzlich Etoposid), bei gutem Ansprechen anschließend Hochdosistherapie und autologe Stammzelltransplantation
    - Ggf. konsolidierende Strahlentherapie („involved field"), im Fall von Hochdosistherapie und Stammzelltransplantation davor oder danach
    - Ca. 30 % primär refraktär

49

49.2.5.3.3 Rezidiv/Progression

- Je nach Risikokonstellation 25–40 % nach initialer Komplettremission
- 90 % der Rezidive treten innerhalb der ersten 2 Jahre nach Primärtherapie auf
- Diagnosesicherung durch erneute Histologie (CD20-Expression)
- Prognose entsprechend IPI, Dauer der vorausgegangenen Remission und Ansprechen auf die Rezidivtherapie
- Jüngere Patienten:
    - Erneute Chemoimmuntherapie zur Reinduktion
    - 3 Zyklen R-DHAP (Rituximab, Dexamethason, hochdosiertes Ara-C, Cisplatin) bzw. R-ICE (Rituximab, Ifosfamid, Carboplatin, Etoposid) oder R-GDP (Rituximab, Gemcitabin, Dexametason, Cisplatin)
    - Bei gutem Ansprechen anschließend Hochdosis-Chemotherapie (BEAM: BCNU, Etoposid, Ara-C und Melphalan) und autologe Stammzelltransplantation; im 1. Rezidiv erwiesener Überlebensvorteil: bis 50 % anhaltende Remissionen
    - Bei weiterem Rezidiv CAR-T-Zell-Therapie, alternativ evtl. zweite Hochdosistherapie und allogene Stammzelltransplantation
- Alte Patienten mit Kontraindikationen gegen Hochdosistherapie:
    - Therapie häufig palliativ
    - Erneute Chemoimmuntherapie
    - R-GemOx (Rituximab, Gemcitabin, Oxaliplatin), alternativ R-DHAP- oder R-ICE (intensiver); ggf. auch Rituximab, Bendamustin und Antikörper-Wirkstoff-Konjugat Polatuzumab-Vedotin (Pola-BR)
    - Im 2. Rezidiv evtl. CAR-T-Zell-Therapie
- In Studien: verschiedene neue zielgerichtete und Immuntherapien wie Immuntoxine oder auch bispezifische Antikörper
- *Periphere T-Zell-Lymphome*
    - Erneute intensive Chemotherapie und ggf. allogene Stammzelltransplantation
    - Alternativ patientenindividuelle Therapie

49.2.5.4 Lymphome des Gastrointestinaltrakts

- Häufigste extranodale Lymphome
- Vor allem MALT („mucosa-associated lymphoid tissue"): mukosaassoziiertes lymphatisches Gewebe, B-Zell-Lymphom, sog. Marginalzonen-Lymphom mit Ausgang von lymphatischen Zellen in der Randzone von Lymphozyten
- Etwa 35–50 % Primärlokalisation im Magen, viel seltener im Darm

- Infektion mit dem Keim Helicobacter pylori (HP) spielt bei einem Teil der Magenlymphome eine ursächliche Rolle
- Meist indolenter Verlauf mit langsamem Fortschreiten, klinische Symptome fehlen häufig oder sind unspezifisch
- Ausbreitung auf andere Organe selten, insgesamt sehr günstige Prognose
- Aggressive MALT-Lymphome werden heute den diffus großzelligen Lymphomen zugerechnet: entsprechende Therapie
- MALT-Lymphome des Magens:
    - Bei nachgewiesener Infektion kann eine medikamentöse Helicobacter-pylori-Eradikation zur kompletten Remission führen (ca. 75 %): Eradikationstherapie in allen Stadien und auch bei HP-negativen Patienten empfohlen; danach gastroskopische und histologische Kontrollen, zunächst keine weitere Therapie
    - Bei ausbleibendem Erfolg der Eradikation und Progression: in lokalisierten Stadien Strahlentherapie (hohe Remissionsraten), bei fortgeschrittener und symptomatischer Erkrankung palliative Chemo- oder Chemoimmuntherapie (mit Rituximab)

49.2.6 Prognose

- Abhängig von Lymphomtyp, Lebensalter, Stadium und Fehlen oder Vorhandensein von B-Symptomen
- Günstiger bei jüngeren Patienten, niedrigen Ann-Arbor-Stadien und fehlender B-Symptomatik
- Überleben nach RisikoScore (▶ Abschn. 49.2.4, „Prognosefaktoren")
- 10-Jahres-Überleben insgesamt (alle Formen) ca. 55–70 %

49.2.6.1 Indolente Lymphome

- Abhängig von Stadium und Histologie, Spontanverlauf häufig langsam über viele Jahre
- Remissionen durch Therapie häufig, aber wegen Rezidivneigung selten Dauerheilung
- Frühstadien durch Radiotherapie evtl. heilbar: 5-Jahres-Überleben bis 90 %
- Fortgeschrittenere Stadien und mittleres/hohes Risiko: 10-Jahres-Überleben etwa 35–50 %

49.2.6.2 Aggressive Lymphome

- Unbehandelt rasche Krankheitsprogression
- Durch kombinierte Immunchemotherapie auch in fortgeschrittenen Stadien heilbar

- Prognose abhängig von Krankheitsstadium und Risiko (FLPI) insgesamt: 40–50 %
- Bei Fehlen von Risikofaktoren und Vollremission durch Therapie: 5-Jahres-Überleben bis > 80 %
- Bei hohem Risiko 5-Jahres-Überleben ca. 25 %
- *Periphere T-Zell-Lymphome:* 5-Jahres-Überleben ca. 30 %

49.2.7 Nachsorge

49.2.7.1 Indolente Lymphome
49.2.7.1.1 Ziele

- Beobachtung des Krankheitsverlaufs und Beurteilung der Behandlungsbedürftigkeit (Rezidiv?)
- Erkennen von Komplikationen als Folge der Therapie und von tumorunabhängigen Begleiterkrankungen (meist ältere Patienten!)
- Erkennen von Zweitneoplasien nach vorausgegangener Chemotherapie und/oder Bestrahlung

49.2.7.1.2 Untersuchungen

- Risiko- und situationsadaptierte Kontrolluntersuchungen: hauptsächlich Anamnese und körperliche Untersuchung, Differenzialblutbild, LDH, Leber- und Nierenfunktion; bildgebende Untersuchungen: Kontrolle initial befallener Regionen
- Weitere Diagnostik je nach Befund und Situation
- Kontrollen zunächst alle 3 Monate, ab dem 3. Jahr alle 6–12 Monate

49.2.7.2 Aggressive Lymphome
49.2.7.2.1 Ziele

- Erkennen von behandelbaren Rezidiven
- Erkennen von therapiebedingten Komplikationen (aggressive Chemotherapien!)
- Erkennen von Zweitneoplasien nach vorausgegangener Chemotherapie und/oder Bestrahlung (vor allem Myelodysplasien und akute myeloische Leukämie, erhöhtes Risiko auch für verschiedene solide Organtumoren und Hodgkin-Lymphom)

49.2.7.2.2 Untersuchungen

- Standardisiertes Nachsorgeprogramm nur bei Patienten in Vollremission, sonst individuell und risikoadaptiert
- In den ersten 2 Jahren alle 3 Monate (> 90 % aller Rezidive in dieser Zeit), in Jahr 3, 4 und 5 alle 6 Monate, danach jährlich
- Anamnese (B-Symptome? Unklare Beschwerden?), Routinelabor, ggf. Thoraxröntgen, Sonografie Abdomen
- Bildgebende Verfahren vor allem bei Verdacht auf Rezidiv oder Spätkomplikationen

49.3 Multiples Myelom

> **Definition**
>
> Das **multiple Myelom** ist eine seltene Erkrankung von ausgereiften, differenzierten Plasmazellen (antikörperbildende B-Lymphozyten) im Knochenmark, ausgehend von einer einzelnen Zelle (monoklonal). Es zählt zu den malignen B-Zell-Lymphomen. Die Tumorzellen bilden Paraproteine (antikörperähnliche Proteine) und verschiedene Zytokine, die das pathologische Geschehen mit Beeinträchtigung der Blutbildung und des Knochenstoffwechsels fördern.

49.3.1 Epidemiologie und Risikofaktoren

- Jährlich etwa 6–8 Neuerkrankungen pro 100.000 Einwohner
- Männer etwas häufiger betroffen
- Unter 45 Jahren sehr selten, Altersgipfel im 8. und 9. Lebensjahrzehnt, medianes Erkrankungsalter um 73 Jahre
- Die Ursachen sind weitgehend unklar
- Als Vorstufe gilt eine monoklonale Gammopathie unklarer Signifikanz (MGUS): monoklonale komplette oder inkomplette nicht funktionale Immunglobuline (Paraproteine) im Serum ohne klinische Symptomatik; Progressionsrisiko unterschiedlich, von verschiedenen Faktoren abhängig (5 bis über 50 % innerhalb von 20 Jahren)
- Auch das schwelende („smouldering") multiple Myelom gilt als eine Vorstufe mit erhöhtem Progressionsrisiko
- In 90–100 % der Fälle (erworbene) Erbgutveränderungen: Veränderung der Chromosomenzahl, Translokationen mit Austausch von Erbinformation zwischen Chromosomen; unterschiedliche Auswirkung auf Therapieansprechen, Krankheitsverlauf und Prognose
- Familiäre Häufung wird beobachtet (verschiedenen Gene sind beschrieben, die für eine genetische Disposition verantwortlich sein könnten)
- In Diskussion/fraglich: ionisierende Strahlung (20–30 Jahre zurück), (berufliche) Exposition gegenüber Pestiziden und Produkten der Petrochemie, Benzol und anderen organischen Lösungsmitteln, Adipositas, chronische Infektionen

49.3.2 Symptome

- Meist schleichender, symptomarmer Beginn, oft Zufallsdiagnose

- Häufigste Symptome: „rheumatische" Beschwerden, Knochenschmerzen und Spontanfrakturen (durch Osteolysen)
- Müdigkeit, Abgeschlagenheit (durch Anämie)
- Infektanfälligkeit (durch Antikörpermangel und Granulozytopenie)
- Gewichtsverlust
- Große Urinmengen, schäumender Urin, plötzlich verringerte Urinproduktion: Hinweise auf Eiweißausscheidung im Urin bzw. Störung der Nierenfunktion
- Laborbefunde (bei orientierender Diagnostik):
  - Proteinurie
  - Nierenfunktionsstörungen bis zur Niereninsuffizienz (durch Ausscheidung von Bence-Jones-Protein: Leichtketten von pathologischen Immunoglobulinen)
  - Stark beschleunigte Blutsenkung
  - Anämie, Leukopenie, Thrombozytopenie
  - Hyperkalzämie (durch Freisetzung von Kalzium aus den Knochen; ▶ Abschn. 32.3.1)

49.3.3 Diagnostik

49.3.3.1 Früherkennung

- Eine effektive Früherkennung gibt es nicht

49.3.3.2 Bei Verdacht auf multiples Myelom

49.3.3.2.1 Ziel

- Diagnosesicherung und Stadieneinteilung (Staging)

49.3.3.2.2 Laboruntersuchungen

- Blutbild, Differenzialblutbild
- Gerinnungsparameter
- Nierenfunktionsparameter (Kreatinin, GFR, Harnstoff)
- Elektrolyte im Serum (Hyperkalzämie!)
- Gesamteiweiß und Albumin im Serum und im Urin
- Eiweißelektrophorese im Serum und im Urin: Nachweis eines monoklonalen pathologischen Proteins (Paraprotein) und Bestimmung des M-Gradienten (pathologischer „Peak" durch Paraproteine), nähere Bestimmung des monoklonalen Immunglobulins durch Immunfixation
- Quantitative Bestimmung von Immunglobulinen und freien Kappa/Lambda-Leichtketten
- β_2-Mikroglobulin, LDH, C-reaktives Protein (CRP), GPT
- Urinuntersuchung (Proteinurie, Bence-Jones-Protein), Immunfixations-Elektrophorese

49.3.3.2.3 Zytologische/histologische Sicherung

- Knochenmarkzytologie und -histologie (Punktion oder Biopsie)
  - Anteil und Verteilungsmuster der Plasmazellen, Beurteilung der Blutbildung
  - Molekulargenetische und zytogenetische Untersuchungen zur Differenzierung prognostischer Gruppen
  - In 90–100 % der Fälle (erworbene) Erbgutveränderungen: Veränderung der Chromosomenzahl, Translokationen mit Austausch von Erbinformation zwischen Chromosomen; prognostisch relevant
  - Unterschiedliche Auswirkung auf das Therapieansprechen, den Krankheitsverlauf und die Prognose

49.3.3.2.4 Diagnosekriterien

- ≥ 10 % klonale Plasmazellen im Knochenmark und
- Ein oder mehrere „myelomdefinierende Ereignisse" (MDE):
  - *CRAB-Kriterien* (Endorganschaden nachgewiesen; 1 Kriterium ausreichend)
    - C: Erhöhte Kalziumkonzentration im Blut (Hyperkalzämie, Serumkalzium > 11 mg/dl)
    - R: Niereninsuffizienz (Kreatinin im Serum > 2 mg/dl oder GFR < 40 ml/min)
    - A: Anämie (Hb < 10 g/dl oder ≥ 2,0 g/l unterhalb des unteren Normwertes)
    - B: Osteolytische Läsion(en) im Röntgen, CT oder PET-CT
  und/oder
  - *SLIM-Kriterien* (1 Kriterium ausreichend)
    - S: ≥ 60 % klonale Plasmazellen im Knochenmark
    - Li: Verhältnis involvierter/nicht involvierter freier Leichtketten im Serum (sFLC-Ratio) ≥ 100
    - M: mindestens 1 Herdbefund („fokale Läsion") im MRT ≥ 5 mm

49.3.3.2.5 Apparativ

- Low-dose-Ganzkörper-CT (Nachweis von Osteolysen)
- Evtl. MRT (nicht routinemäßig)
- Evtl. PET-CT

49.3.4 Histologie

- Veränderte Plasmazellen (Endstufe der Differenzierung von B-Lymphozyten), die pathologische Immunglobuline (Paraproteine) produzieren
- Nachweis spezifischer Chromosomenveränderungen erlaubt die Charakterisierung der Prognose

49.3.5 Klassifikation und Stadieneinteilung

- WHO-Klassifikation der malignen Lymphome: reife B-Zell-Neoplasie
- Die Stadienklassifikation erfolgt heute nach der Einteilung der internationalen Myelomarbeitsgruppe (International Myeloma Working Group, IMWG): Revidiertes Internationales Staging-System R-ISS
- Das R-ISS (■ Tab. 49.3) erlaubt eine Einschätzung der Prognose
    - Es basiert auf den Biomarkern β_2-Mikroglobulin und Albumin im Serum und 3 zytogenetischen Risikofaktoren: Deletion del(17p), Translokation t(4;14), Translokation t(14;16)
    - Es differenziert 3 Stadien, die sich prognostisch deutlich unterscheiden (▶ Abschn. 49.3.7)

■ **Tab. 49.3** Revidiertes Internationales Staging-System (R-ISS) (2015)

Stadium	Kriterien	5-Jahres-Überleben (%)	Progressions-freies 5-Jahres-Überleben (%)
R-ISS-Stadium I	Beta-2-Mikroglobulin < 3,5 mg/l und Albumin ≥ 3,5 g/dl und zytogenetisches Standardrisiko und LDH im Normalbereich	82	55
R-ISS-Stadium II	Weder Stadium I noch Stadium III	62	36
R-ISS-Stadium III	Beta-2-Mikroglobulin ≥ 5,5 mg/l und zytogenetisches Hochrisiko[a] oder LDH über Normalbereich	40	24

[a]Deletion del(17p), Translokation t(4;14), Translokation t(14;16)

49.3.5.1 Prognosefaktoren

- Allgemeiner Gesundheitszustand, biologisches Alter und Komorbiditäten
- Proliferationsrate und Immunphänotyp der Myelomzellen
- Serum-LDH, Beta-2-Mikroglobulin
- Ausbreitungsstadium und Tumorlast: extramedulläre Erkrankung oder Ausschwemmung von Myelomzellen ins Blut?
- Art von zytogenetischen/chromosomalen Abnormitäten: Prognostisch ungünstig sind insbesondere 4;14-, 14;16- und 14;20-Translokation sowie 17p-Deletion (Verlust des kurzen Arms von Chromosom 17) und Zugewinn auf Chromosom (+1q21): Relevanz für Therapieplanung
- Immunglobulin-Subtyp

49.3.6 Therapie

49.3.6.1 Übersicht

- *Ziel:* Erreichen der bestmöglichen Remission, Symptomkontrolle und Besserung der myelombedingten Veränderungen/Komplikationen, Erhaltung der Lebensqualität
- Eine dauerhafte Heilung ist mit den verfügbaren Therapien in der Regel nicht möglich
- Indikationsstellung zur Behandlung anhand der *CRAB-Kriterien* (ein Kriterium ausreichend) und *SLIM-Kriterien* (ein Kriterium ausreichend) (▶ Abschn. 49.3.3 „Diagnosekriterien"); Schmerzen, B-Symptomatik oder andere Komplikationen
- Bei geringem und mittlerem Risiko und schwelendem Myelom zunächst keine Behandlung
- Die Therapie richtet sich nach dem Allgemeinzustand und der Organfunktion, Begleiterkrankungen und biologischem Alter
- *Standard:* bei gutem Allgemeinzustand Hochdosistherapie und autologe Stammzelltransplantation (nicht kurativ, anhaltende Krankheitsfreiheit nur in Ausnahmefällen erreichbar) gefolgt von einer Erhaltungstherapie
- Falls Stammzelltransplantation nicht möglich ist: konventionell dosierte Therapie (Chemotherapie und Immuntherapien)
- Verschiedene neue (Immun-)Therapien in Überprüfung
- Palliative Radiotherapie bei schmerzhaften oder frakturgefährlichen Skelettherden
- Bisphosphonate oder Denosumab bei Osteolysen (ggf. auch operative Stabilisierung), bei schwelendem Myelom, MGUS und (seltenen) solitären Plasmozytom des Knochens

49

- Progression, Rezidiv und refraktäre Erkrankung: erneute Kombinationstherapie
- *Wichtig:* Adäquate, situationsangepasste supportive Therapie (Bisphosphonate, Antiphlogistika, Schmerztherapie, Behandlung von Anämie, Substitution von Immunglobulinen)
- In asymptomatischen Frühstadien (MGUS) und auch im Stadium I meist unter Beobachtung abwartendes Vorgehen: Therapie erst bei Progression und Symptomen

49.3.6.2   Vorgehen bei Primärtherapie

- Die Behandlung orientiert sich vor allem an Alter, Allgemeinzustand und Begleiterkrankungen

49.3.6.2.1   Alter < 70–75 Jahre, guter Allgemeinzustand und gute Nierenfunktion

- Induktionschemotherapie (meist 3–4 Zyklen) mit Dexamethason, Proteasominhibitor (z. B. Bortezomib) und Immunmodulator (häufig Lenalidomid, selten Thalidomid). Zunehmend werden auch CD38-Antikörper (Daratumumab oder Isatuximab) hinzugenommen (sog. Vierfach-Therapie)
- Nach Stammzellmobilisierung mit GCSF und Stammzellensammlung Hochdosis-Chemotherapie (meist mit Melphalan; ggf. Dosisanpassung bei älteren Patienten) gefolgt von autologer Stammzelltransplantation (SZT)
- In der Regel Erhaltungstherapie mit Lenalidomid, ggf. auch Bortezomib oder neue Proteasominhibitoren wie Ixazomib. In Studien auch CD38-Antikörper
- Bei hohem zytogenetischem Risiko oder unzureichendem Ansprechen ggf. nach 3–6 Monaten Wiederholung der Prozedur (Tandemtransplantation): Erhöhung der Rate kompletter Remissionen
- In Einzelfällen: Bei jüngeren Patienten mit besonders hohem Risiko (zytogenetische Veränderungen) und vorhandenem Spender evtl. allogene SZT: potenziell kurativ, aber mit hohem Risiko verbunden

49.3.6.2.2   Höheres Alter, schlechter Allgemeinzustand und Begleiterkrankungen

- Konventionell dosierte Chemotherapie: Kortison (Dexamethason/Prednison) in Kombination mit Proteasominhibitor (z. B. Bortezomib) und/oder Immunmodulator (Lenalidomid) und falls möglich zusätzlich CD38-Antikörper (z. B. Daratuzumab),

zeitlich begrenzt mit fester Zykluszahl oder bis zum Progress bzw. dem Auftreten intolerabler Nebenwirkungen); vorzugsweise Dreifachkombinationen (wirksamer), ansonsten Duplets
- Wert einer Erhaltungstherapie nicht gesichert, derzeit keine Empfehlung
- Bisphosphonate oder Denosumab bei Osteolysen

49.3.6.3   Rezidiv/Progression

- Orientierung an Gesundheitszustand, Art des Rezidivs (aggressiv oder symptomarm), Patientenwunsch und Wirksamkeit der Vortherapien
- Behandlung sollte vorzugsweise im Rahmen von Studien erfolgen
- *Ziel:* Vermeidung von Organschäden, therapiefreie Zeit nicht unnötig verkürzen
- Eingesetzt werden je nach Situation und Vorbehandlung verschiedene Kombinationen von Dexamethason und verschiedenen Zytostatika mit neuen Substanzen (z. B. Bortezomib, Carfilzomib, Ixazomib, Lenalidomid, Pomalidomid, Elotuzumab, Daratumumab, Thalidomid, Panobinostat)
- Therapie bis zum Progress, ggf. bei gutem Ansprechen Therapiereduktion
- Bei Spätrezidiv nach erster SZT und gutem Allgemeinzustand evtl. erneute Indiktion, Hochdosistherapie und autologe SZT
- Bei frühem Rezidiv oder (bei jüngeren Patienten) evtl. allogene SZT (in Studien)
- Kürzlich zugelassen und in manchen Ländern bereits vorhanden sind neue zelluläre Immuntherapien, insbesondere CAR-T-Zell-Therapien.

49.3.7   Prognose

- Trotz Verbesserungen in den letzten Jahrzehnten weiterhin eher ungünstig (in Deutschland relatives 5-Jahres-Überleben rund 55 %)
- In der Regel keine dauerhafte Heilung möglich, aber lange symptomarme Verläufe möglich
- Prognose nach autologer SZT günstiger (relatives 4-Jahres-Überleben rund 80 %, medianes Gesamtüberleben ca. 8 Jahre)
- Schlechter bei zytogenetischen Hochrisiko-Veränderungen (medianes Überleben ca. 5 Jahre)
- Progressionsfreies 5-Jahres-Überleben nach R-ISS-Stadium:
  - R-ISS I: ca. 55 Monate
  - R-ISS II ca. 36 Monate
  - R-ISS III: ca. 24 Monate

49.3.8 Nachsorge

49.3.8.1 Ziele

- Überwachung der Krankheitsaktivität/des Remissionsstatus
- Erfassung krankheits- und therapiebedingter Komplikationen

49.3.8.2 Untersuchungen

- Anamnese (Befinden, Symptome?) und körperliche Untersuchung
- Labor: Blutbild, Serumkalzium, Leber- und Nierenfunktion, Serumeiweiß (Elektrophorese und Immunfixation), Immunglobulinspiegel, Eiweiß im Urin, Leichtketten in Serum und Urin (Elektrophorese und Immunfixation), CRP, LDH, Beta-2-Mikroglobulin
- Weitere Untersuchungen bei Verdacht auf Rezidiv/Progression bzw. bei Symptomen: Röntgen/CT/MRT/PET-CT
- Bei nachgewiesenem Rückfall ggf. Knochenmarkuntersuchung, ggf. Ganzkörper-CT

Seltenere solide Tumoren

Andrea Gaisser, Eveline Sarah Daetwyler, Sacha Rotschild, U. Petrausch, S. Hofer und B. Fuchs

Inhaltsverzeichnis

© Der/die Autor(en), exklusiv lizenziert an Springer-Verlag GmbH, DE, ein Teil von Springer Nature 2024
P. Jahn et al. (Hrsg.), *Onkologische Krankenpflege*, https://doi.org/10.1007/978-3-662-67417-8_50

50.1 CUP-Syndrom (Metastasen bei unbekanntem Primärtumor)

Andrea Gaisser

> **Definition**
>
> **CUP-Syndrom:** Histologisch oder zytologisch gesicherte Metastase(n) eines diagnostisch nicht nachweisbaren soliden Primärtumors

50.1.1 Bezeichnung und Synonym

- CUP: von engl. cancer of unknown primary = bösartiger Tumor/Metastase(n) bei unbekanntem Primärtumor
- Synonym TUO: von engl. tumor of unknown origin

50.1.2 Epidemiologie

- 2–3 % aller Krebserkrankungen, in onkologischen Zentren höherer Anteil
- Jährliche Inzidenz ca. 6–12/100.000; Häufigkeit der Diagnose rückläufig durch verbesserte Diagnostik mit Entdeckung des Primärtumors
- Altersgipfel 6. und 7. Lebensjahrzehnt, Männer und Frauen gleich häufig betroffen
- Ursachen und Entstehungsmechanismen sind weitgehend unklar, spezifische Risikofaktoren sind nicht bekannt; kann familiär gehäuft auftreten
- Vielfalt möglicher Manifestationsformen
- Nur in 10–20 % der Fälle Entdeckung des Primärtumors vor dem Tod, auch in Autopsiestudien nur 50–80 %; häufigste identifizierte Primärtumoren in Lunge und Pankreas (je ca. 25 %), seltener in Leber und Gallenwegen, Nieren und Nebennieren, Dickdarm, Genitalsystem und Magen (je etwa 6–8 %)

50.1.2.1 Biologische Besonderheiten

- Spezielles Wachstumsverhalten: Metastasen wachsen schneller als der Primärtumor
- Atypische Metastasierungswege und -orte, die den Rückschluss auf den Sitz des Primärtumors erschweren
- In ca. 80 % der Fälle bei Diagnosestellung bereits disseminierte Metastasierung
- Besonderes Spektrum von wahrscheinlichen Primärtumoren (oben)
- Häufigste Metastasenlokalisationen: Lymphknoten, Leber, Lunge, Skelett, oft multipel

50.1.3 Symptome

- Keine spezifischen Symptome
- Abhängig von Lokalisation der Metastasen und der Ausbreitung der Erkrankung:
  - Evtl. allgemeine Krankheitszeichen
  - Evtl. paraneoplastische Syndrome

50.1.4 Diagnostik

50.1.4.1 Ziele

- Unterscheidung von lokalisierten und disseminierten Krankheitsbildern
- Identifizierung oder Eingrenzung des möglichen Ursprungsgewebes, ggf. des Primärtumors
- Erfassung von Erkrankungen, die mit Systemtherapie potenziell heilbar sind: Keimzelltumoren und maligne Lymphome
- Erfassung von hormonsensiblen Erkrankungen: Mammakarzinom, Prostatakarzinom
- Identifizierung der geeigneten systemischen Behandlung

50.1.4.2 Vorgehen

- Persönliche und Familienanamnese (frühere diagnostische/therapeutische Eingriffe, Risikofaktoren, Symptome wie Husten, Änderungen der Ess- und Stuhlgewohnheiten, Blutungen etc., Leitsymptome wahrscheinlicher Primärtumoren, in der Familie aufgetretene Tumoren)
- Körperliche Untersuchung, Blutbild, biochemische Blutparameter, ausgewählte Tumormarker, CT von Thorax (oder primär PET-CT), Bauchraum und Becken, Spiegelung des oberen Dünndarms, bei Frauen gynäkologische Untersuchung, vaginale Sonografie und Mammografie
- Im Vordergrund steht die immunhistologische Diagnostik an Gewebeproben, die Hinweise auf Art und Ursprung der malignen Zellen geben kann: Histologie gegenüber Zytologie zu bevorzugen
- Molekulargenetische Verfahren gewinnen an Bedeutung: Erfassung von Mutationen, die als therapeutischer Ansatzpunkt dienen könnten (Genexpressionsprofile, Genomsequenzierung)
- *Bildgebende Verfahren und Endoskopie:* Untersuchung vor allem der Organe, die aufgrund der Metastasenlokalisation und der immunhistologischen/molekulargenetischen Befunde als Ursprungsort infrage kommen

50.1.4.3 Histologische/zytologische/immunhistologische Untersuchungen

- Immunhistologische Untersuchung auf Marker/Antigene, die einen Rückschluss auf den Primärtumor bzw. das Ursprungsgewebe erlauben (Hormonrezeptoren, Zytokeratine, tumor- bzw. organsystemassoziierte Biomarker/Antigene, ausgewählte klassische Tumormarker u. a.): *wegweisend für die weitere Diagnostik und für die Therapie!*
- In Evaluation: Genexpressionsprofile und molekulargenetische Marker für Bestimmung des möglichen Primärtumors und von Ansatzpunkten für zielgerichtete Therapie (Tyrosinkinase-Inhibitoren, Immuncheckpoint-Inhibitoren)

50.1.4.4 Weiterführende Diagnostik

- Orientiert an Metastasenlokalisation und Histologie
- Sinnvoll vor allem bei regional begrenzter Erkrankung: potenziell kurative Therapie!
- Je nach Verdacht ggf. endoskopische Untersuchungen (Magen, Darm, Bronchien), MRT, PET oder PET-CT, Skelettszintigrafie

50.1.5 Histologie

- Am häufigsten gut bis mäßig differenzierte Adenokarzinome: ca. 40–60 % (Primärtumorlokalisation u. a. Magen-Darm-Trakt, Pankreas, Leber- und Gallenwege, Mamma, Prostata)
- Weiterhin in absteigender Folge:
  - schlecht differenzierte und undifferenzierte Adenokarzinome (15–30 %)
  - Plattenepithelkarzinome (15–20 %)
  - kleinzellige/neuroendokrine Karzinome (3–5 %)
  - andere 1–3 %

50.1.6 Klassifikation und Stadieneinteilung

- TNM-Klassifikation ohne Nachweis des Primärtumors nicht möglich
- Ggf. Klassifikation entsprechend den Befunden der histologischen/immunhistologischen Untersuchungen
- 15–20 % der Patienten sind einer Subgruppe mit potenziell heilbaren und chemotherapieempfindlichen Erkrankungen zuzuordnen:
  - lokal begrenzte, resezierbare Erkrankung
  - zervikale Lymphknotenmetastasen eines Plattenepithel- oder undifferenzierten Karzinoms
  - axilläre Lymphknotenmetastasen bei Frauen

- Peritonealkarzinose durch ein Adenokarzinom bei Frauen
- Metastase in Leistenlymphknoten
- extragonadale Keimzelltumoren
- neuroendokrine Tumoren
- Adenokarzinom vom Typ Kolonkarzinom (nach ICH oder molekularem Profil)
- hormonempfindliche Karzinome
- spezifische Histologie (z. B. Melanom, Sarkom)
- Nachweis von Mutationen, die empfindlich für Tyrosinkinase-Inhibitoren sind
- Die übrigen 70–85 % haben eine ungünstigere Prognose: disseminierte Metastasen (multipel in einem Organ oder in verschiedenen Organsystemen), keine Zugehörigkeit zu den definierten Subgruppen

50.1.7 Therapie

50.1.7.1 Übersicht

- Die Behandlung orientiert sich an der Zuordnung zu einer definierten Gruppe (▶ Abschn. 50.1.6) und der prognostischen Einstufung, am Befallsmuster, an den histologischen/immunhistologischen Merkmalen und ggf. am Genexpressions-/Mutationsprofil, am Allgemeinzustand und am Patientenwunsch
- Bei lokalisierter Erkrankung nach Möglichkeit Resektion, ggf. Bestrahlung, ggf. Chemotherapie oder zielgerichtete Therapie
- Bei den fortgeschrittenen CUP-Typen mit günstigerer Prognose (s. oben) erfolgt die Therapie wie bei bekanntem entsprechendem Primärtumor im metastasierten Stadium
- Bei der Mehrzahl der Patienten mit *primär ungünstiger Prognose* palliative Chemotherapie mit dem Ziel der Lebensverlängerung und des Erhalts der Lebensqualität, ggf. Bestrahlung
  - Adenokarzinome/undifferenzierte Karzinome: vor allem Platin-Taxan-Kombination
  - Plattenepithelkarzinom: vor allem Platin-Fluoropyrimidin-Kombination und ggf. Bestrahlung, bei lokalisiertem Stadium Radiochemotherapie
- Bei Knochenmetastasen Bisphosphonat oder Denosumab, bei Schmerzen und Frakturgefahr Bestrahlung
- Bei Nachweis des Primärtumors erfolgt die krankheitsspezifische und stadiengerechte Behandlung, ggf. mit lokaler radikaler Therapie

50.1.7.2 Günstige Prognose

- Bei lokal begrenzter bzw. solitärer Metastasierung radikale lokale Therapie mit kurativem Ziel

- Je nach Lokalisation und Histologie der Metastasen evtl. zusätzliche Chemotherapie (und/oder oder ggf. zielgerichtete Therapie), Bestrahlung oder Radiochemotherapie
- Bei fortgeschrittener Erkrankung und Inoperabilität primäre palliative Chemotherapie, Bestrahlung oder Radiochemotherapie wie bei disseminierter Erkrankung

50.1.7.3 Primär ungünstige Prognose

- Primär systemische Therapie, ggf. Radiochemotherapie, ausgerichtet nach den möglichen Primärtumoren (Histologie!) und hier nach dem chemotherapiesensibelsten möglichen Ausgangstumor
- Kombinationstherapie oder Monotherapie orientiert an Alter, Begleiterkrankungen, Allgemeinzustand und Therapiewunsch
- Bei Adenokarzinomen und undifferenzierten Karzinomen:
  - vor allem Platin-Taxan-basierte Chemotherapie, alternativ Gemcitabin/Irinotecan oder Gemcitabin/Platin (Toxizität!)
  - evtl. zielgerichtete Therapie
  - bei schlechtem Allgemeinzustand ggf. Monotherapie (z. B. Gemcitabin)
  - Perspektive: Orientierung der Behandlung auch am molekulargenetischen Profil des Tumors: ggf. genauere Zuordnung zu einem Ursprungsgewebe und Identifizierung von Ansatzpunkten für zielgerichtete Therapien aufgrund des Genexpressionsprofils
- Bei Plattenepithelkarzinomen ohne Hinweis auf das Ursprungsgewebe:
  - vor allem Cisplatin/5-FU, ggf. auch Bestrahlung und ggf. kombinierte Radiochemotherapie bei lokalisierter Manifestation
  - bei schlechtem Allgemeinzustand ggf. lokale Bestrahlung, evtl. auch Carboplatin/Paclitaxel wöchentlich
- Bei Skelettmetastasen Bisphosphonate oder Denusomab, Schmerzbehandlung, ggf. Bestrahlung (vor allem bei Frakturgefahr!)

50.1.8 Prognose

- Von prognostischer Bedeutung sind besonders die Zahl und Ausbreitung der Metastasen, die Zuordnung zu bestimmten Subgruppen, das Alter des Patienten und der Allgemeinzustand

- In der prognostisch primär ungünstigen (größten) Gruppe
  - medianes Überleben 6–10 Monate
  - 1-Jahres-Überleben 25–40 %
  - 5-Jahres-Überleben bei 5–15 %
  - günstiger in definierten Subgruppen (s. oben)

50.1.9 Nachsorge

- Keine spezifischen Nachsorgeempfehlungen aufgrund der vielfältigen Erscheinungsformen
- Wiederholung der Diagnostik im Hinblick auf den Ursprungstumor i. d. R. nicht sinnvoll
- Kontrolluntersuchungen zur Rezidiverfassung bei prognostisch günstiger Situation und kurativer Zielsetzung
- Bei palliativer Therapie symptomorientiert

50.2 Larynxkarzinom

Eveline Sarah Daetwyler und Sacha Rotschild

50.2.1 Epidemiologie und Risikofaktoren

- Etwa 4–6 Neuerkrankungen jährlich pro 100.000 Männer, 1–2 Neuerkrankungen pro 100.000 Frauen
- Häufigster maligner Tumor im Kopf-Hals-Bereich
- Erkrankungswahrscheinlichkeit steigt mit dem Lebensalter
- Mittleres Erkrankungsalter bei Männern und Frauen 65 Jahre
- Bekannte Risikofaktoren:
  - Rauchen ist der wichtigste Risikofaktor; Rauchdauer und Ausmaß des Tabakkonsums sind entscheidend
  - Alkoholkonsum, insbesondere in Kombination mit Rauchen
  - Infektion mit Hochrisiko-Subtypen des humanen Papillomavirus (HPV)
  - Risiko durch berufliche Exposition: Einatmen von Stäuben oder Aerosolen mit krebsverursachenden Stoffen (Asbest, Nickel, polyzyklische aromatische Kohlenwasserstoffe, Chromsalze, Kohledestillate)
  - Präkanzerosen: chronische Laryngitis mit Leukoplakien
  - Familiäre Belastung

50.2.2 Symptome

50.2.2.1 Symptome des unbehandelten Primärtumors

- Neu auftretende, anhaltende Heiserkeit (frühes Leitsymptom bei Stimmbandtumoren)
- Stridor
- Knotige Schwellung am Hals (Halslymphknoten)
- Fremdkörper-, Kloßgefühl oder Kratzen im Hals
- Schluckbeschwerden
- Atemnot

50.2.3 Diagnostik

- Eine Früherkennungsuntersuchung (Ziel: Entdeckung eines noch symptomlosen Tumors in einem heilbaren Stadium) gibt es nicht

50.2.3.1 Bei Verdacht auf Larynxkarzinom
50.2.3.1.1 Ziel
- Sicherung oder Ausschluss der Verdachtsdiagnose

50.2.3.1.2 Untersuchungen
- Inspektion und Abtastung von Hals- und Zungengrundregion
- HNO-ärztliche Untersuchung inklusive Lupenlaryngoskopie, ggf. Endoskopie der gesamten oberen Atemwege und des oberen Verdauungstrakts (Panendosopie, in Narkose), Biopsie für die pathohistologische Befundung

50.2.3.2 Bei gesicherter Diagnose
50.2.3.2.1 Ziele
- Beurteilung der Krankheitsausbreitung
- Erfassung therapierelevanter Faktoren

50.2.3.2.2 Untersuchungen
- Ultraschalluntersuchung der Halsweichteile, ggf. Punktion von vergrößerten Lymphknoten zur zytologischen/histologischen Gewebeaufarbeitung
- Computertomografie (CT) oder Kernspintomografie (MRT) des Halsbereichs
- Thorax-CT, Abdomensonografie, evtl. Positronen-Emissionstomografie (PET)/CT zur Suche nach Fernmetastasen

50.2.4 Histologie

- Überwiegend (90–95 %) verhornende oder nicht verhornende Plattenepithelkarzinome

- Schwere Dysplasie und Carcinoma in situ sind Krebsvorstufen
- Die Einteilung erfolgt in Subtypen mit prognostischer Relevanz (verrukös/basaloid/sarkomatoid/„konventionell"). Die „konventionellen" Karzinome (keratinisierend/nichtkeratinisierend) werden entsprechend ihrer Ähnlichkeit mit regelrechtem Plattenepithel graduiert (G1/G2/G3)

50.2.5 Klassifikation und Stadieneinteilung

- Die Stadieneinteilung erfolgt auf der Grundlage der TNM-Klassifikation (8. Aufl., UICC 2017). Sie ist Grundlage der Therapieplanung (◘ Tab. 50.1)
- In der 8. Auflage wird der HPV-Status bei Kopf-Hals-Tumoren für die TNM-Klassifikation mitberücksichtigt.
- Der Kehlkopf wird anatomisch eingeteilt in die Bereiche
  - Supraglottis („über der Glottis gelegen", Kehlkopfeingang)
  - Glottis (stimmbildender Teil des Kehlkopfs; Stimmritze: Stimmbänder und Stellknorpel)
  - Subglottis („unter der Glottis gelegen")
- Glottistumoren sind mit 60–65 % am häufigsten, gefolgt von supraglottischen Tumoren (30–35 %)

50.2.5.1 Prognosefaktoren
- Primärlokalisation (Glottis, Supraglottis oder Subglottis)
- Lokale Ausdehnung des Tumors
- Lymphknotenbefall

◘ **Tab. 50.1** TNM (8. Auflage 2017), gekürzt

Alle Teile des Kehlkopfs	
Tx	Primärtumor kann nicht beurteilt werden
T0	kein Anhalt für Primärtumor
Tis	Carcinoma in situ
Supraglottis	
T1	Tumor auf einen Unterbezirk beschränkt, Stimmband normal beweglich
T2	Tumor wächst mindestens in zwei Unterbezirken oder betrifft auch Glottis oder Bereich außerhalb der Supraglottis, Larynx beweglich
T3	Tumor auf Larynx begrenzt, Stimmband unbeweglich und/oder Tumorbefall von Postkrikoidbezirk, präepiglottischem Gewebe oder tiefem Zungengrund
T4	Tumor durchbricht Schildknorpel und/oder wächst in umgebende Gewebe/Strukturen ein

◘ Tab. 50.1 (Fortsetzung)

Glottis	
T1	Tumor auf Stimmband (Stimmbänder) begrenzt, Stimmbänder normal beweglich
T1a	Tumor auf ein Stimmband begrenzt
T1b	Tumorbefall beider Stimmbänder
T2	Tumorausbreitung auf Supraglottis oder Subglottis oder Stimmbandbeweglichkeit eingeschränkt
T3	Tumor auf Larynx begrenzt, Stimmband unbeweglich
T4a	Tumor durchbricht Schildknorpel und/oder wächst in umgebende Gewebe/Strukturen ein
T4b	Tumor wächst in Gewebe vor der Wirbelsäule oder ins Mediastinum vor oder ummauert die A. carotis
Subglottis	
T1	Tumor auf Subglottis begrenzt
T2	Tumor breitet sich auf Stimmband (Stimmbänder) aus, normale oder eingeschränkte Beweglichkeit der Stimmbänder
T3	Tumor auf Larynx begrenzt, Stimmband unbeweglich
T4a	Tumor wächst in Krikoid oder Schildknorpel und/oder in umgebende Gewebe/Strukturen ein
T4b	Tumor wächst in Gewebe vor der Wirbelsäule oder ins Mediastinum vor oder ummauert die A. carotis
Für alle Lokalisationen	
N	**Regionäre Lymphknoten**
NX	regionäre Lymphknoten können nicht beurteilt werden
N0	keine regionären Lymphknotenmetastasen
N1	gleichseitige einzelne Lymphknotenmetastase, maximal 3 cm Durchmesser
N2	Lymphknotenmetastase(n) gleichseitig oder auf Gegenseite, 3–6 cm Durchmesser
N2a	Metastase in einem einzelnen gleichseitigen Lymphknoten, maximaler Durchmesser 6 cm
N2b	Metastasen in mehreren gleichseitigen Lymphknoten, maximaler Durchmesser 6 cm
N2c	Metastase(n) in bilateralen oder gegenseitigen Lymphknoten, maximaler Durchmesser 6 cm
N3	Lymphknotenmetastase(n) mit mehr als 6 cm Durchmesser
M	**Fernmetastasen**
M0	keine Fernmetastasen nachweisbar
M1	Fernmetastasen vorhanden

50.2.6 Therapie

50.2.6.1 Übersicht

- Grundsätzlich müssen drei verschiedene Modalitäten bzw. deren Kombinationen in Erwägung gezogen werden: Operation, Radiotherapie und Systemtherapie (Chemo-/Antikörper-/Immuntherapie). Die Therapiestrategie sollte für jeden Erkrankten individuell in einem interdisziplinären Tumorboard festgelegt werden
- In frühen Stadien (T1, T2) sind hinsichtlich der lokalen Kontrolle die Ergebnisse nach organ- und funktionserhaltender operativer Resektion gleichwertig denen nach externer Strahlentherapie
- In lokal fortgeschrittenen Stadien (T3, T4): in bestimmten Fällen ggf. organerhaltende Operation, sonst Laryngektomie erforderlich; alternativ primäre simultane (oder sequenzielle) Radiochemotherapie mit Erhalt des Kehlkopfs
- Laryngektomie vor allem bei T4-Tumoren zu bevorzugen (bessere funktionelle Ergebnisse)
- Operative Entfernung der Halslymphknoten (Neck Dissection, meist modifiziert radikal) je nach Tumorgröße (T-Stadium) und klinischem Befall
- Die Strahlentherapie mit mindestens 60 Gy (üblicherweise >66 Gy) in Einzeldosen von 2 Gy hat ein kuratives Ziel. Voraussetzung: dreidimensionale konformale Planung der Bestrahlungsfelder. Intensitätsmodulierte Strahlentherapie (IMRT) oder bildgeführte Strahlentherapie (IGRT) reduzieren die Morbidität durch Bestrahlung und kommen routinemäßig zur Anwendung
- In den fortgeschrittenen Stadien III, IVa und IVb ist statt einer alleinigen Strahlentherapie die simultane Radiochemotherapie (RCT) therapeutischer Standard
- Bei Nichtansprechen auf RCT: Laryngektomie (totale Kehlkopfentfernung)
- *Rezidiv:* Je nach Situation und Vorbehandlung evtl. erneute organerhaltende Operation oder Laryngektomie, nach Möglichkeit zusätzlich Strahlentherapie oder Radiochemotherapie. Als Alternative kommt eine Radiotherapie (unter Berücksichtigung einer allfällig bereits stattgehabten Bestrahlung) oder eine Radiochemotherapie in Frage
- *Fernmetastasierung:* Palliative Lokaltherapie und je nach Allgemeinzustand Systemtherapie (Chemotherapie und/oder Immuntherapie mit einem Checkpoint-Inhibitor) oder supportive Therapie („Best Supportive Care"): Symptomkontrolle, angemessene Schmerztherapie

50.2.6.2 Chirurgie

- Lokalisation und Ausdehnung des Tumors (T- und N-Stadium) bestimmen Art und Umfang der Operation
  - *In frühen lokal begrenzten Stadien* organ- und funktionserhaltende Operation (Teilresektionen)
  - Nach Möglichkeit transorale Lasermikrochirurgie (TLM) mit Sicherheitsabstand
- Laryngektomie und Anlage eines permanenten Tracheostomas primär bei lokal ausgedehnten Tumoren (vor allem T4), bei Tumoren, die nicht auf eine primäre Chemoradiotherapie ansprechen, oder bei Rezidiv („Salvage-Operation"); Folgeprobleme: Verlust der natürlichen Stimmbildung, veränderte Atembedingungen, psychosoziale Belastung → sorgfältige Aufklärung und bereits prätherapeutisch Planung und Anbahnung der Rehabilitation
- Entfernung von lokoregionären Lymphknoten im Halsbereich (Neck Dissection):
  - bei T1- und T2-Tumoren der Glottis und klinisch freien Lymphknoten nicht erforderlich
  - bei lokal fortgeschrittenen Tumoren Neck Dissection auch bei N0
  - bei klinisch befallenen Lymphknoten immer
- Bei Rezidiv nach primärer Strahlentherapie (ggf. organerhaltende Operation mit TLM möglich)

50.2.6.3 Strahlentherapie

- Bei T1/T2-Tumoren mit kurativer Zielsetzung alternativ zur Operation möglich. Zielregion: Primärtumor und ggf. regionäre Lymphknoten
- Postoperativ bei erhöhtem Lokalrezidivrisiko nach Operation (z. B. bei Verzicht auf Neck Dissection bei T2/T3-Tumoren) und bei lokal fortgeschrittenen Tumoren; ggf. in Kombination mit Chemotherapie
- Ggf. als primäre Therapie bei lokal fortgeschrittenen Tumoren in Kombination mit Chemotherapie, falls Laryngektomie abgelehnt wird und keine organerhaltende Operation möglich ist
- *Technik:* Bevorzugt intensitätsmodulierte fraktionierte externe Bestrahlung (IMRT) zur Schonung angrenzender Strukturen und zum Erreichen hoher Dosen in der Zielregion
- In fortgeschrittenen Stadien ggf. palliative Bestrahlung (z. B. zur Verbesserung der Atemfunktion)

50.2.6.4 Chemotherapie

- Als primäre Alternative zur Laryngektomie in nichtmetastasierten lokal fortgeschrittenen Stadien (III/IV) *in Kombination mit Radiotherapie (Radiochemotherapie, platinhaltig)*: Kehlkopferhalt primär möglich in 40–60 % der Fälle, aber funktionelle Langzeitresultate oft schlecht (Schluckstörungen!)

- *Wichtig:* adäquate Supportivtherapie (Mucositis, Schmerzen), ggf. temporär Tracheostoma und Einlage einer Magensonde (perkutane endoskopische Gastroenterostomiesonde, PEG; ▶ Abschn. 19.9.4)
- Bei Vorliegen von Fernmetastasen oder einer nicht mehr durch Chirurgie oder Strahlentherapie kontrollierbaren lokoregionär fortgeschrittenen Erkrankung sollte bei gutem Allgemeinzustand (ECOG 0-2) eine palliative Systemtherapie angeboten werden:
  - In Abhängigkeit von der PD-L1-Expression in den Tumorzellen bzw. den umgebenden Immunzellen entweder Immuntherapie (Checkpoint-Inhibitor gegen PD-1) oder Chemotherapie mit Platin/5-Fluorouracil in Kombination mit Immuntherapie
  - Bei Progression abhängig von der Situation und Allgemeinzustand Monochemotherapie (z. B. Taxan, 5-FU, Methotrexat oder Vinorelbin), ggf. auch EGFR-Antikörper (als Monotherapie oder in Kombination mit der Chemotherapie)

50.2.7 Prognose

- Die Prognose ist abhängig von Tumorgröße, Lymphknotenbefall und Tumorlokalisation (am günstigsten bei Glottiskarzinomen, am ungünstigsten bei subglottischen Karzinomen)
- 75–95 % Heilung bei kleinen Tumoren ohne Lymphknotenbefall
- Bei lokal fortgeschrittenen Tumoren und ausgedehntem Lymphknotenbefall dauerhafte Kontrolle schwierig, häufig Fernmetastasierung
- 5-Jahres-Überleben (median):
  - gesamt (alle Stadien) rund 60 %
  - stadienabhängig rund 90 % (T1) – 40 % (T4)
  - bei Lymphknotenbefall insgesamt 35 %

50.2.8 Rehabilitation und Nachsorge

50.2.8.1 Rehabilitation

- Rehabilitative Maßnahmen sollten schon peri- und postoperativ Teil des Therapiekonzepts sein und nach Abschluss der Behandlung zeitnah weitergeführt werden (stationäre Anschlussheilbehandlung, ambulante Rehabilitation)
- Von entscheidender Bedeutung vor allem nach Laryngektomie: Stimm- und Schluckrehabilitation
- Erfassung und Behandlung möglicher Folgestörungen durch die Erkrankung und die Therapie: z. B. Sprech- und Schluckstörungen, radiogene Xe-

rostomie, Gewichtsabnahme, chemotherapie-induzierte Polyneuropathie, allgemeine Schwäche bis hin zu einem (chronischen) Fatigue-Syndrom
- Berufliche Rehabilitation
- Psychoonkologische Mitbehandlung und psychosoziale Betreuung

50.2.8.2 Nachsorge
50.2.8.2.1 Ziele
- Vorbeugung sowie Erfassung von Komplikationen aufgrund der Erkrankung oder der Therapie und deren Behandlung (siehe oben)
- Früherfassung von behandelbaren Krankheitsrückfällen und/oder *Zweittumoren* (häufig!)
- Rauchentwöhnung dringend angeraten (Weiterrauchen verschlechtert die Prognose und erhöht das Risiko für andere Tumoren im Kopf-Hals-Bereich, der Lunge und anderen Organen)
- Psychoonkologische und psychosoziale Betreuung und Begleitung
- Die Mehrzahl der Rezidive ereignen sich innerhalb der ersten beiden Jahre nach Initialtherapie

50.3 Malignes Melanom

U. Petrausch

50.3.1 Epidemiologie und Risikofaktoren

- Bösartigste Form von Hautkrebs, Ausgang von melaninbildenden Zellen (Melanozyten)
- In Mitteleuropa erkranken pro Jahr etwa 20 von 100.000 Menschen an einem Melanom
- Zum Vergleich: Die Inzidenz der anderen häufigen Hauttumoren (semimaligne Basaliome und maligne Spinaliome) ist rund 7- bis 8-mal höher
- Deutliche Zunahme in den letzten 30 Jahren, Mortalität dagegen rückläufig durch frühere Diagnose
- Mittleres Erkrankungsalter bei Männern um das 65. Lebensjahr, bei Frauen etwas früher
- Ursächlich ist ein Zusammenwirken von exogenen (UV-Strahlung!) und endogenen Risikofaktoren anzunehmen
- Entwicklung in über der Hälfte der Fälle auf unveränderter Haut
- Exogene Risikofaktoren:
  - Intensive, intermittierende oder regelmäßige UV-Exposition (Sonne oder Solarium)
  - Sonnenbrände, insbesondere in der Kindheit
  - Immunsuppressive Medikamente

- Endogene Risikofaktoren:
  - „Labilität" (Anfälligkeit, Instabilität) des Genoms der Melanozyten
  - Zahlreiche Nävuszellnävi (Pigmentflecken)
  - Heller Hauttyp (Typ I und II)
  - Melanomerkrankung in der eigenen Vorgeschichte und bei Verwandten 1. Grades (etwa 10 % familiäre Disposition)
  - Albinismus (keine Melaninbildung!)
  - Sonstige Vorläuferveränderungen (z. B. große angeborene Nävi, erworbene atypische Nävi, Lentigo maligna)

50.3.2 Symptome

- Überwiegend dunkle Hautveränderung, oft unregelmäßig begrenzt und uneinheitlich gefärbt, die an Größe zunimmt und/oder ihre Form oder Färbung verändert (aber auch unpigmentierte Formen möglich)
- Evtl. Nässen, Bluten oder Jucken (hochgradig melanomverdächtig!)

50.3.3 Diagnostik

50.3.3.1 Früherkennung
50.3.3.1.1 Ziel
- Diagnose des Melanoms in einem noch heilbaren Stadium

50.3.3.1.2 Durchführung
- Gezielte Anamnese und sorgfältige Inspektion der gesamten Haut einschließlich der Kopfhaut, von Hautfalten und sichtbaren Schleimhäuten (Melanome können an allen Bereichen der Haut auftreten!)
- Anleitung zur Selbstbeobachtung
- Für die Beurteilung von Pigmentflecken gibt die *ABCDE-Regel* Hinweise:
  - A: Asymmetrie: unregelmäßige Form?
  - B: Begrenzung: unscharf?
  - C: Color: uneinheitliche Färbung?
  - D: Durchmesser: größer als 3–5 mm?
  - E: Elevation: >1 mm Erhabenheit über das Hautniveau?
- Zusätzlich:
  - F: Farbveränderung?
  - G: Größenzunahme?
  - H: Hämorrhagien (Blutungen)?
  - J Juckreiz?
- Je mehr dieser Kriterien vorhanden sind, desto wahrscheinlicher liegt ein Melanom vor, A–C besonders bedeutsam

50.3.3.2 Untersuchungen bei Verdacht auf ein malignes Melanom

- Auflichtmikroskopie (Epilumineszenzmikroskopie) mit 10- bis 50-facher Vergrößerung: Beurteilung des Pigmentmusters
- Bei unklaren klinischen Befunden evtl. hochauflösender Ultraschall: relativ genaue Aussage zur Tumordicke möglich (Operationsplanung)
- Sicherheit gibt die histologische Untersuchung: Sofern möglich, Exzision der ganzen verdächtigen Hautveränderung mit etwa 2 mm Sicherheitsabstand (Inzisionsbiopsie nur in Ausnahmefällen) und pathologische Beurteilung: Melanomtyp, Tumordicke in mm, Eindringtiefe, Schnittränder (R0?), Ulzeration, Mitoserate pro mm^2, Areale mit spontaner Tumorrückbildung, Einbruch in Lymph-, Blutgefäße und Nervenscheiden, Mikrosatelliten

50.3.3.3 Untersuchungen für Stadieneinteilung und Erfassung der Ausbreitung

- Bestimmung von Tumordicke (maximaler vertikaler Durchmesser in mm; nach Breslow) und Eindringtiefe (Level) nach Clarke
- *Ausbreitungsdiagnostik* (empfohlen ab 1 mm Tumordicke):
  - Lymphknotensonografie des Lymphabflussgebiets
  - Wächterlymphknotenbiopsie (Sentinel-node-Biopsie) ab Tumordicke von 1 mm und bei erhöhtem Risiko
  - Ab Stadium IIc/III Ganzkörper-PET/CT, alternativ MRT oder CT
  - Ab Stadium III Testung auf Mutationen von BRAF und ggf. c-KIT (relevant für Therapieplanung)
  - Spezifisches *Labor*: LDH, Serumprotein S-100 (Tumormarker)

50.3.4 Histologie

- Melanozyten mit typischen Zeichen der Malignität (Kernveränderungen/Mehrkernigkeit, Formvielfalt, häufige Mitosen)
- Unterschieden werden 4 Haupttypen des Melanoms:
  - Superfiziell spreitendes Melanom (SSM, etwa 60 %): horizontales Wachstum
  - Noduläres Melanom (NMM, etwa 20 %): vertikales Wachstum
  - Lentigo-maligna-Melanom (LMM, etwa 10 %): häufig Gesicht, Kopfhaut (chronisch lichtexponierte Partien)
  - Akrolentiginöses Melanom (ALM, etwa 5 %): vor allem Handteller, Fußsohlen, Nägel
- Seltenere Formen: Schleimhautmelanom, Melanom auf kongenitalem Nävus, desmoplastisches Melanom und amelanotisches Melanom

50.3.5 Klassifikation und Stadieneinteilung

- Die Klassifikation erfolgt nach der TNM-Klassifikation (8. Auflage 2018, TNM-8) (▶ Kap. 2)
- Die pT-Klassifikation (p: pathologisch, postoperativ; ◘ Tab. 50.2) des Primärtumors berücksichtigt folgende Kriterien:
  - *Tumordicke nach Breslow:* Gemessen wird die vertikale Tumordicke mittels eines geeichten Mikro-

◘ **Tab. 50.2** pTNM (8. Auflage 2018)

pT	Primärtumor
pT1	Tumor nicht dicker als 1 mm *a*: ohne Ulzeration, Tumor nicht dicker als 0,8 mm *b*: Ulzeration, Tumor nicht dicker als 0,8 mm oder Tumor zwischen 0,8 mm und 1 mm Dicke
pT2	Tumordicke >1 mm und ≤2 mm *a*: ohne Ulzeration *b*: mit Ulzeration
T3	Tumordicke >2 mm und ≤4 mm *a*: ohne Ulzeration *b*: mit Ulzeration
T4	Tumordicke >4 mm *a*: ohne Ulzeration *b*: mit Ulzeration
pN	**Regionäre Lymphknoten**
pN0	kein Lymphknotenbefall
pN1	1 regionärer Lymphknoten befallen *a*: mikroskopisch (nach Sentinel-Lymphknotenbiopsie, auch immunhistochemisch nachgewiesene einzelne Tumorzellen) *b*: makroskopisch (erkennbar, pathologisch bestätigt)
pN2	2 oder 3 regionäre Lymphknoten befallen *a*: mikroskopisch *b*: makroskopisch *c*: Satellit(en)[a] oder In-transit-Metastase(n)[b] ohne Lymphknotenbefall
pN3	4 oder mehr regionäre Lymphknoten befallen oder verbackene Lymphknoten oder In-transit-Metastase(n) und regionäre Lymphknotenmetastasen
M	**Fernmetastasen**
M1	*a*: Fernmetastasen in Haut, Unterhaut oder nicht regionären Lymphknoten *b*: Lungenmetastase(n) *c*: alle anderen viszeralen Fernmetastasen ohne erhöhte LDH oder jede Fernmetastasierung mit erhöhter LDH

[a]Tumornester oder -knoten (makroskopisch oder mikroskopisch) innerhalb eines Abstands von 2 cm vom Primärtumor
[b]Metastasen der Haut oder Subkutis, mehr als 2 cm vom Primärtumor entfernt, aber nicht jenseits der regionären Lymphknoten
LDH = Laktatdehydrogenase

skops; die Messung erfolgt in mm von < 0,75 bis > 4 mm
- Vorhandensein oder Fehlen einer histologisch erkennbaren Ulzeration
- *Tumormitoserate pro mm²*: Wird herangezogen für die Klassifikation von T1-Tumoren: < 1 oder ≥ 1/mm²; ersetzt den Clark-Level
- Fehlen oder Vorhandensein von Satelliten- oder In-transit-Metastasen (s. unten)
- In ◘ Tab. 50.3 ist die Stadiengruppierung nach pathologischer TNM-Klassifikation wiedergegeben

50.3.5.1 Wesentliche prognostische Faktoren

- *Stadium I und II:* Tumordicke nach Breslow (wichtigster Prognosefaktor), Mitoserate pro mm² (je höher, desto ungünstiger), Ulzeration
- *Stadium III:* Ausmaß des Lymphknotenbefalls (auch einzelne Tumorzellen), Ulzeration des Primärtumors ja oder nein, Dicke des Primärtumors
- *Stadium IV (Fernmetastasierung):* Metastasenlokalisation, Laktatdehydrogenase (LDH)

◘ **Tab. 50.3** Stadiengruppierung

Stadium	T	N	M
0	Tis	N0	M0
IA	T1a	N0	M0
IB	T1b, T2a	N0	M0
IIA	T2b, T3a	N0	M0
IIB	T3b, T4a	N0	M0
IIC	T4b	N0	M0
IIIA	T1a/b–T2a	N1a, N2a, 2c	M0
IIIB	T0	N1b, N1c	M0
	T1a/b-T21	N1 b/c, N2b	M0
	T2b/T3a	N1a-N2b	M0
IIIC	T0	N2b, N2c, N3b,N3c	M0
	T1a-T3a	N2c, N3a/b/c	M0
	T3b/T4a	Jedes N	M0
	T4b	N1a-N2c	M0
IIID	T4b	N3a/b/c	M0
IV	jedes T	jedes N	M1a-c

50.3.6 Therapie

50.3.6.1 Übersicht

- Früherkennung bietet die beste Heilungschance!
- Kurativ ist die vollständige chirurgische Entfernung des Tumors mit einem an der Tumordicke und dem T-Stadium orientierten Sicherheitsabstand (0,5–2 cm)
- Vorgehen heute meist zweizeitig: Exzisionsbiopsie zur Diagnosesicherung, dann ggf. innerhalb von 4–6 Wochen Nachresektion mit größerem Sicherheitsabstand; ggf. Entfernung von Satellitenmetastasen in der Haut, falls R0-Resektion möglich ist und keine Fernmetastasen vorliegen
- Evtl. Lymphknotenentfernung entsprechend dem Befund der Sentinel-node-Biopsie
- Adjuvante Therapie im Stadium III mit Checkpoint-Blockade oder BRAF-Hemmer je nach BRAF-Mutationsstatus
- Bei Metastasierung ggf. Operation einzelner Fernmetastasen (Ziel R0), evtl. Strahlentherapie, palliative Systemtherapie (BRAF-Hemmer, Immuntherapie)

50.3.6.2 Chirurgie

- Vorrangige und einzige kurative Therapie!
- Vollständige Entfernung des Primärtumors und auch etwaiger Satelliten- bzw. In-transit-Metastasen
- Der Primärtumor wird, abhängig von der Tumordicke, mit einem Sicherheitsabstand von 0,5 cm (In-situ-Karzinom) bis maximal 2 cm (bei Tumordicke > 2 mm) ausgeschnitten; meist in Lokalanästhesie möglich
- Bei klinisch freien Lymphknoten ab 1 mm Tumordicke Sentinel-node-Biopsie (Wächterlymphknotenbiopsie), bei ungünstigen Prognosefaktoren auch bei dünneren Melanomen
- Bei klinisch oder durch Sentinel-node-Biopsie nachgewiesenem Lymphknotenbefall radikale bzw. modifiziert radikale Lymphadenektomie
- Hautmetastasen und solitäre Organmetastasen (Gehirn, Lunge, Weichteile) werden operiert, wenn R0-Resektion möglich ist
- Bei Rezidiv je nach Situation erneute Resektion, evtl. Strahlentherapie mit Hyperthermie (in Studien)

50.3.6.3 Strahlentherapie

- Bei Inoperabilität oder ergänzend bei R1-Resektion bzw. ausgedehnten In-transit-Metastasen

50

- Ggf. stereotaktische Bestrahlung solitärer Hirnmetastasen
- Palliativ vor allem bei Metastasen in Skelett, Haut, Lymphknoten und Gehirn (20–30 Gy)

50.3.6.4 Medikamentöse Therapie

- Adjuvant:
  - Im Stadium III: Checkpoint-Inhibitoren oder BRAF-Inhibitoren plus MEK-Inhibitoren
  - Im Stadium II in Prüfung in klinischen Studien; der Einsatz von Pembrolizumab zeigte bereits einen Vorteil für das rückfallfreie Überleben
- Bei Metastasierung:
  - *Seit Einführung neuer zielgerichteter und Immuntherapien deutlich verbesserte Ergebnisse:* höhere Ansprechraten und Verlängerung von progressionsfreiem und Gesamtüberleben gegenüber Chemotherapie
  - Zur Verfügung stehen BRAF-Hemmer bei nachgewiesener BRAF-Mutation (Vemurafenib, Dabrafenib), MEK-Hemmer (Trametinib), Immuncheckpoint-Inhibitoren (Antikörper gegen CTLA-4, PD-1- und PD-L1: Ipilimumab, Nivolumab, Pembrolizumab) und onkolytische Viren intratumoral (T-VEC)
  - *In Studien:* weitere zielgerichtete und Immuntherapien, Kombinationen
  - Möglich ist weiterhin auch Chemotherapie: vor allem Dacarbazin (DTIC), Fotemustin, Temozolomid, Vindesin und Platin
    - Ansprechrate bei Monotherapie maximal 25 %
    - Kombinationstherapien zeigen höhere Ansprechraten (bis 45 %), sind aber nebenwirkungsreicher und ohne Vorteil bezüglich Überlebenszeit
  - Bei auf eine Extremität beschränkter ausgedehnter Hautmetastasierung evtl. isolierte hypertherme Extremitätenperfusion mit Melphalan (hohe Remissionsraten, aber kein nachgewiesener Überlebensvorteil)

50.3.7 Prognose

- Die Heilungswahrscheinlichkeit wird von der Vollständigkeit der Tumorentfernung und vom Stadium bei Diagnosestellung bestimmt.
- Wichtigstes prognostisches Kriterium ist die Tumordicke.
- 10-Jahres-Überleben nach Tumordicke:
  - bis 1 mm: > 90 %
  - 1–2 mm: 80 %
  - 2–4 mm: 60–65 %
  - > 4 mm: 50 %

- Fernmetastasierung: 2-Jahres-Überleben je nach Metastasenlokalisation und LDH 20–45 %
- Da die Diagnose eines Melanoms heute meist in frühen Stadien erfolgt, sind die Heilungsergebnisse insgesamt wesentlich besser geworden

50.3.8 Nachsorge

50.3.8.1 Ziele

- Erfassung therapiebedingter Komplikationen
- Frühzeitige Erkennung von Rezidiven (am häufigsten in den ersten 3 Jahren)
- Frühzeitige Erkennung von Zweitmelanomen (8 % innerhalb von 2 Jahren nach Erstdiagnose)

50.3.8.2 Untersuchungen

- Art und Intervalle der Nachuntersuchungen je nach Stadium und Rückfallrisiko (kein allgemein anerkanntes Schema)
- In den ersten 3–5 Jahren intensiver, da 9 von 10 Rezidiven in diesem Zeitraum auftreten
- Nachsorge über 10 Jahre empfohlen (danach kaum noch Rückfälle)
- Anamnese, körperliche Untersuchung (gesamte Haut und Lymphknoten)
- Lokoregionäre Lymphknotensonografie
- Weitere apparative Untersuchungen vor allem bei Symptomen und Verdacht auf Rezidiv/Metastasierung
- *Labor:* Alleinig geeignet ist das Serumprotein S100
- Instruktion des Patienten: Selbstbeobachtung (Haut und Lymphknoten), intensive Sonnenbestrahlung vermeiden

50.4 Primäre Hirntumoren

S. Hofer

50.4.1 Epidemiologie und Risikofaktoren

- Gliomesind die häufigsten primären Hirntumoren des Erwachsenen
- Die altersstandardisierte Inzidenz in Europa beträgt ca. 6 pro 100.000 Menschen pro Jahr
- Häufung bei Kleinkindern im 1.–4. Lebensjahr, zusätzliche Häufung zwischen dem 65. und 80. Lebensjahr
- Unter den primären Hirntumoren finden sich:
  - 36 % Gliome
  - 32 % Meningeome
  - 8 % Hypophysenadenome

- 9 % Schwannome
- 4 % primäre ZNS-Lymphome
- Risikofaktoren:
  - Erhöhtes Risiko für primäre Lymphome des ZNS bei HIV-Infektion und nach Transplantation
  - Einziger bestätigter Risikofaktor für Gliome: Exposition mit ionisierenden Strahlen
  - Umweltbelastungen (z. B. Vinylchlorid, Pestizide, Herbizide, „Elektro-Smog", Mobiltelefone) wurden als Risikofaktoren diskutiert, aber bisher nicht bestätigt

50.4.2 Symptome

- Symptome entstehen einerseits als Folge des zunehmenden Drucks im Gehirn, andererseits durch direkte Tumorinfiltration
- *Hirndrucksymptome* sind unspezifisch und in ihrer Intensität wechselhaft:
  - Kopfschmerzen
  - Nausea, Erbrechen (vor allem morgens)
  - Verlangsamung, Wesens- und Persönlichkeitsveränderungen
  - Urininkontinenz, Singultus, häufiges Gähnen
  - Atemlähmung durch Einklemmen des Hirnstamms bei zunehmendem Hirndruck
- Die *Tumorinfiltration* kann zu fokalen Ausfällen führen, z. B.:
  - motorische Lähmungen, Sensibilitätsstörungen
  - Gesichtsfeldausfall, Störungen der Augenmotilität
  - Koordinationsstörungen, Schwindel, Aphasie
  - akustische oder optische Halluzinationen
  - fokale oder generalisierte epileptische Anfälle

50.4.3 Diagnostik

50.4.3.1 Ziele

- Nachweis und Charakterisierung der Raumforderung
- Abgrenzung von primären Hirntumoren zu Metastasen, Abszessen oder anderen nichtmalignen Läsionen

50.4.3.2 Untersuchungen

- Computertomografie (CT) als Notfalluntersuchung, genauer Magnetresonanztomografie des Gehirns (cMRT)
- Bei Hirntumoren, die zur Metastasierung im Liquorraum neigen, z. B. Medulloblastome und Ependymome: auch spinale MRT und Liquoruntersuchung

- CT-gesteuerte stereotaktische Biopsie (bei großer, nicht resektabler Läsion) oder direkt chirurgische Resektion der Läsion zur Histologiegewinnung
- Suche nach Primärtumoren außerhalb des Gehirns, nur bei multiplen, auf Metastasen oder Lymphom verdächtigen Läsionen im Gehirn
- Evtl. EEG nach Rücksprache mit Neurologen
- Gesichtsfelduntersuchung im Rahmen der neurologischen Untersuchung
- Evtl. neuropsychologische Untersuchung (hilfreich zur Einschätzung der Arbeitsfähigkeit und Fahreignung)

50.4.3.3 Histologie und Grading

- Primäre Hirntumoren entstehen aus Zelltypen, die im ZNS ansässig sind → histopathologische Einteilung entsprechend der Ursprungszelle
- Jeder Tumortyp wird zunächst anhand von histologischen Kriterien wie Zelldichte, Zellatypien, Zellteilungsrate, Mitosen, Gefäßproliferation und Nekrosen sowie der Umgebungsreaktion bezüglich seiner Bösartigkeit klassifiziert (Grading nach WHO; ◻ Tab. 50.4)
- Heutzutage tritt das Grading zugunsten von molekularen Charakteristika in den Hintergrund (The 2021 WHO Classification of Tumors of the Central Nervous System)

◻ **Tab. 50.4**   Grading nach WHO (die Definitionen beziehen sich nur auf Gliome)

Grad 1	- benigne Tumoren - gut abgegrenzt - geringe Proliferationsrate - prinzipiell durch Resektion heilbar
Grad 2	- niedrigmaligne Tumoren - infiltrativ wachsend - zu Rezidiven neigend - weitere *obligate* Charakterisierung durch molekulare Eigenschaften wie z. B. IDH-Mutationsstatus, LOH 1p19q u. a.
Grad 3	- maligne Tumoren - hohe Proliferationsrate - weitere *obligate* Charakterisierung durch molekulare Eigenschaften wie z. B. IDH-Mutationsstatus, LOH 1p19q u. a.
Grad 4	- hochmaligne Tumoren - Glioblastome oder Astrozytome Grad 4, charakterisiert durch IDH-Mutationsstatus und weitere molekulare Eigenschaften

50.4.3.4 Wichtigste histologische Typen

50.4.3.4.1 Gliome

- Gliome entwickeln sich aus den Stützzellen (Gliazellen) des Gehirns
- Untergruppen mit unterschiedlicher Prognose:
  - Astrozytome: WHO-Grad 1–4
  - Oligodendrogliome: WHO-Grad 2 und 3
  - Glioblastom: WHO-Grad 4

50.4.3.4.2 Meningeome

- Gehen von den Hirnhäuten aus und befinden sich nicht im Bereich einer Bluthirnschranke
- Die WHO-Gradierung 1 (häufig), 2 und 3 (selten) hängt von der mitotischen Aktivität, der Invasion ins Gehirn oder spezifischen histologischen Eigenschaften ab

50.4.3.4.3 Primäre ZNS-Lymphome

- Gehen meist von B-Lymphozyten aus
- Sind meist aggressive Lymphome
- Abkürzung: PCNSL (für engl. primary central nervous system lymphoma)
- Insgesamt selten, etwas häufiger bei Immunsuppression (HIV-Infekt und nach Transplantation)

50.4.3.4.4 Medulloblastome

- WHO-Grad 4
- Gehören zu den embryonalen Tumoren
- Bei Erwachsenen selten
- Häufigste Hirntumoren bei Kleinkindern, Kindern und Jugendlichen (▶ Kap. 51)

50.4.3.4.5 Keimzelltumoren

- Insgesamt selten, vor allem bei Jugendlichen
- Unterschieden werden im Gehirn:
  - Germinome
  - embryonale Karzinome
  - Dottersacktumoren
  - Choriokarzinome
  - Teratome
  - Teratome mit maligner Transformation
  - gemischte Keimzelltumoren

50.4.4 Therapie

50.4.4.1 Übersicht

- Je nach Alter, Allgemeinzustand, Tumortyp und Lokalisation bewegt sich das Spektrum der Therapie von rein symptomatischer Behandlung bis zu multimodaler Therapie bestehend aus Chirurgie, Bestrahlung, Chemo- und Antikörpertherapie
- Alle Therapiekonzepte sollten in einem interdisziplinären Tumor-Board diskutiert werden

50.4.4.2 Chirurgie

- Die Operation dient der histopathologischen und molekularen Diagnose, der Druckentlastung im Gehirn und sollte den Tumor makroskopisch möglichst maximal entfernen, ohne Inkaufnahme von neurologischen Defiziten
- Eine alleinige Operation bei WHO-Grad-1-Gliomen kann kurativ sein, bei allen übrigen WHO-Graden ist die Chirurgie Teil eines multimodalen therapeutischen Konzepts
- Bei ungünstig gelegenen Tumoren bleibt die Chirurgie oft ungenügend oder ist gar unmöglich
- Bei Lymphomen und Germinomen im ZNS dient die Chirurgie, in diesem Fall die Biopsie einzig der Histologiegewinnung

50.4.4.3 Radiotherapie

- Die Radiotherapie wird heute selten als Ganzhirnbestrahlung (bei multiplen Hirnmetastasen und ZNS-Lymphomen), häufig als Teilhirnbestrahlung (bei Gliomen) und/oder zusätzlich nach Operation fokussiert (bei Metastasen) durchgeführt
- Eine stereotaktische (fokussierte) Bestrahlung wird eingesetzt, wenn das zu bestrahlende Volumen eine gewisse Größe nicht überschreitet (vor allem bei Hirnmetastasen, idealerweise bis 3 cm)
- Hohe Einzeldosen können nach einer Latenzzeit zu Hirnleistungsdefiziten führen, weshalb sie bei jüngeren Erkrankten und bei Tumoren mit besserer Prognose vermieden werden
- Bei gewissen Tumoren (z. B. bei Medulloblastomen) gehört eine spinale Ganzachsenbestrahlung (Bestrahlung von Rückenmark und Rückenmarkhäuten) zusätzlich zum Primärtumor zum initialen Therapiekonzept

50.4.4.4 Chemotherapie

- Die meisten primären Hirntumoren sind wenig chemotherapieempfindlich (Ausnahme: primäre ZNS-Lymphome, Keimzelltumoren, Medulloblastome)
- Zudem erschwert die als biologisch sinnvoller Schutz bestehende intakte Blut-Hirn-Schranke den Durchtritt vieler Chemotherapeutika. Am Ort des Tumors ist die Blut-Hirn-Schranke allerdings mindestens teilweise nicht mehr intakt und für Chemotherapeutika passierbar
- Die alkylierende Substanz Temozolomid (Temodal[R]) in Kombination mit einer postoperativen

Radiotherapie verbessert die Prognose bei Glioblastomen (WHO-Grad 4) und gilt als Standardtherapie bis zu einem Alter von 70 Jahren. Bei älteren Erkrankten kann eine alleinige postoperative Radiotherapie erfolgen oder eine alleinige postoperative Therapie mit Temozolomid. Dies insbesondere, wenn ein methylierter *MGMT*-Gen-Status im Tumorgewebe vorliegt

- WHO-Grad-3-Astrozytome werden mit alleiniger Radiotherapie oder mit Radiotherapie gefolgt von Chemotherapie behandelt
- Oligodendrogliome sollten immer mit Radiotherapie gefolgt von einer Chemotherapie behandelt werden
- Meningeome sprechen nicht auf Chemotherapie an
- Die Therapiekonzepte richten sich zusätzlich nach molekularen Eigenschaften der Gliome.
- Folgende *Systemtherapien* werden eingesetzt:
  - Temozolomid (Temodal^R) als Monotherapie oder kombiniert mit Bestrahlung
  - Kombinationschemotherapie mit Procarbazin, Vincristin und Lomustin (Ceenu) als sog. PCV-Regime
  - Nitrosoharnstoffe, z. B. Lomustin (Ceenu) als Monotherapie im Rezidiv von Gliomen oder in Kombination zur Standardtherapie (Radiotherapie und Temozolomid) bei jungen fitten Erkrankten mit einem neu diagnostizierten Glioblastom (die Kombination zweier Alkylanzien führt zu einer erhöhten Knochenmarkstoxizität)
  - Angiogenesehemmung, z. B. Bevacizumab (Avastin) beim Glioblastom-Rezidiv
  - Hochdosiertes Methotrexat in Kombination mit weiteren Zytostatika bei primären ZNS-Lymphomen
  - Cisplatin-haltige Kombinationschemotherapien mit oder ohne Radiotherapie bei embryonalen ZNS-Tumoren
  - Nach Primärtherapie neudiagnostizierter Glioblastome zusätzlich zur weiteren Standardtherapie ggf. „Tumor Treating Fields" (TTF): ein äußerlich getragenes Device mit Wechselstrom

50.4.4.5 Experimentelle Therapieformen

- Vakzinetherapien bei Gliomen, IDH-Inhibitoren bei IDH-mutierten Gliomen im Rahmen von Studien

50.4.4.6 Symptomatische Therapie

- Die symptomatische Therapie umfasst:
  - Steroide, z. B. Dexamethason, Startdosis z. B. 12 mg/Tag, zur Verminderung des peritumoralen Ödems als Einmaldosis am morgen

  - antiepileptische Therapie (Achtung: Interaktionen einiger Antiepileptika mit anderen Medikamenten)
  - Schmerztherapie, inklusive Opioide
  - Antiemetika
  - Antidepressiva und psychoonkologische Betreuung der Betroffenen und ihrer Angehörigen
  - Physio-, Ergo- und Logopädie zur Erhaltung der Selbstständigkeit
- Eine ausschließlich symptomatische Therapie kann die Lebensqualität vorübergehend verbessern und ist in manchen Situationen einer spezifischen Therapie vorzuziehen

50.4.5 Prognose

- Die Prognose ist äußerst variabel und reicht von Heilung (durch chirurgische Resektion bei günstig gelegenen Meningeomen oder Astrozytomen Grad 1) bis zu innerhalb von Wochen oder Monaten tödlicher Tumorprogression trotz multimodaler Therapie bei ungünstig gelegenen und therapierefraktären Glioblastomen
- Glioblastome: mittlere Überlebenszeit: 12–18 Monate nach Diagnosestellung
- Astrozytome und Oligodendrogliome WHO-Grad 3: abhängig von molekularen Charakteristika
- Astrozytome und Oligodendrogliome WHO-Grad 2: abhängig von klinisch prognostischen Faktoren und molekularen Eigenschaften bis > 10 Jahre
- Medulloblastome bei Kindern: Heilungschancen mit 5-Jahres-Überleben in Studien bis 70 %
- Primäre ZNS-Lymphome: mittleres Überleben 30–60 Monate

50.4.6 Nachsorge

50.4.6.1 Ziele

- Erfassung von Rezidiven in noch operablem oder behandelbarem Stadium
- Erfassung und Behandlung von Komplikationen und Langzeitfolgen der Erkrankung und der Therapie, z. B. Hirnleistungsdefizite

50.4.6.2 Untersuchungen und Maßnahmen

- Bei kurativ behandelten Tumoren sind nach multimodaler Therapie die Hypophysenhormone in jährlichen Abständen laborchemisch zu kontrollieren
- Psychosoziale Integration, Fahreignungsbeurteilung

50.5   Weichteilsarkome

B. Fuchs

> **Definition**
>
> Bei den **Weichteilsarkomen** handelt es sich um eine Gruppe von seltenen, sehr unterschiedlichen bösartigen Tumoren der Weichteilgewebe (z. B. Muskeln, Fett, Bindegewebe, Nerven). Sie sind in den Weichteilen der Extremitäten, von Stamm, Retroperitoneum oder der Kopf-Hals-Region lokalisiert.
>
> Gastrointestinale Stromatumoren (GIST) gehören histologisch ebenfalls zu den Sarkomen. Sie unterscheiden sich klinisch aber in vielen Punkten von den übrigen Weichteilsarkomen; sie werden deshalb in diesem Kapitel nicht behandelt.

50.5.1   Epidemiologie und Risikofaktoren

- Etwa 2–3 Neuerkrankungen jährlich pro 100.000 Einwohner
- Bei Erwachsenen nur etwa 1% aller bösartigen Erkrankungen, bei Kindern häufiger (etwa 15 %). Erkrankungsgipfel bei Heranwachsenden und zwischen dem 45. und 55. Lebensjahr
- Risikofaktoren sind:
  - genetische Faktoren, z. B. bei Neurofibromatose
  - frühere Radiotherapie
  - chemische Karzinogene (z. B. Vinylchlorid, Arsen, Dioxin, Asbest)
  - Herpes-Virus (HHV8) für Kaposi-Sarkom
  - chronischer Lymphstau

50.5.2   Symptome

- Schmerzlose, örtlich begrenzte Schwellung
- Beschwerden durch verdrängendes Wachstum

50.5.3   Diagnostik

50.5.3.1   Bei Verdacht auf Weichteilsarkom

50.5.3.1.1   Ziel

- Sicherung oder Ausschluss der Verdachtsdiagnose

50.5.3.1.2   Untersuchungen

- In den meisten Fällen: Kernspintomografie (MRT)
- Biopsie: in der Regel als Stanz- oder Inzisionsbiopsie (erst nach erfolgter lokaler Bildgebung!)

- *Achtung:* Bei Sarkomen besteht ein hohes Risiko, dass bei Punktion des Tumors Zellen in den Stichkanal verschleppt werden. Dadurch können sog. Implantationsmetastasen entstehen. Es gilt deshalb:
  - Feinnadelpunktion bei Verdacht auf Weichteilsarkom vermeiden!
  - Biopsie sorgfältig planen: Stichkanal bzw. Schnittweg muss bei der späteren Operation vollständig entfernt werden!

50.5.3.2   Bei gesicherter Diagnose

50.5.3.2.1   Ziel

- Beurteilung der Krankheitsausbreitung

50.5.3.2.2   Untersuchungen

- CT Thorax/Abdomen, evtl. weitere bildgebende Untersuchungen

50.5.4   Histologie und Klassifikation

- Neue Einteilung (Klassifikation) der WHO (2013), sie orientiert sich an den wahrscheinlichen Ursprungszellen und -geweben (Tab. 50.5)
- Es werden mehr als 100 Subtypen beschrieben. Am häufigsten sind Lipo-, pleomorphe und Leiomyosarkome

50.5.5   Stadieneinteilung und Grading

- Die anatomische Ausbreitung des Tumors wird nach TNM erfasst (▶ Abschn. 2.4)
- Einige Tumortypen werden anhand von histologischen Kriterien (Differenzierung des Tumorge-

◘ Tab. 50.5 Einteilung der Sarkome nach Ursprungsgewebe (Auswahl). (WHO 2013)

Bösartige Tumoren des Fettgewebes	Liposarkom
Bösartige Tumoren der Skelettmuskulatur	Rhabdomyosarkom
Bösartige Tumoren der glatten Muskulatur	Leiomyosarkom
Bösartige fibroblastische Tumoren	Fibrosarkom
Bösartige Tumoren der Blut- und Lymphgefäße	Kaposi-Sarkom, Angiosarkom
Bösartige, undifferenzierte Weichteiltumoren unklarer Histogenese	Pleomorphes Sarkom

webes, Anzahl von Mitosen und Nekrosen) bezüglich ihrer Bösartigkeit eingeteilt (Grading): G1, G2, und G3. Je höher das Grading (d. h. je undifferenzierter der Tumor), desto größer das Risiko der Metastasierung. Nicht allen Tumortypen wird ein Grading zugewiesen

50.5.6 Therapie

50.5.6.1 Übersicht

- Die Therapie ist abhängig von Tumorlokalisation, Tumorgröße sowie Grading des Tumors und wird individuell geplant
- Die Planung sollte interdisziplinär in einer spezialisierten Klinik/Abteilung erfolgen
- Lokalisierte, operable Tumoren:
  - Therapie in kurativer Absicht
  - In der Regel Kombination von präoperativer (evtl. postoperativer) Strahlentherapie und kompletter chirurgischer Entfernung (weite Exzision)
  - Evtl. zusätzlich Chemotherapie bei großen, schlecht differenzierten Tumoren
  - Bei bestimmten kleinen Tumoren ohne Kontakt zu neurovaskulärem Bündel: evtl. alleinige Operation
- Lokalisierte, inoperable Tumoren:
  - Bestrahlung und/oder Chemotherapie
    - Bei Tumorrückbildung: Operation
- Tumoren mit Fernmetastasen: je nach Situation, einzeln oder in Kombination: evtl. Strahlentherapie, evtl. Operation, evtl. Chemotherapie
- Lokalrezidiv: erneute Operation, wenn möglich in Kombination mit Strahlentherapie

50.5.6.2 Chirurgie
50.5.6.2.1 Kurativ

- Die Operationen sind in der Regel technisch anspruchsvoll. Das Zusammenspiel zwischen Tumororthopäden und rekonstrukivem Chirurgen ist entscheidend
- Standardeingriff ist die weite Exzision: Entfernung des gesamten Tumors mit Sicherheitsabstand, in Kombination mit Bestrahlung
- Amputation der betroffenen Extremität nur in Ausnahmefällen
- Wiederherstellende Eingriffe: Defektdeckung, in der Regel bei Erstoperation
- Metastasen, insbesondere Lungenmetastasen, können u. U. mit kurativer Absicht operativ entfernt werden

50.5.6.3 Strahlentherapie
50.5.6.3.1 Kurativ

- Alleinige Strahlentherapie in kurativer Absicht nur in Ausnahmefällen

50.5.6.3.2 Neoadjuvant/Adjuvant

- Die neoadjuvante (präoperative) oder adjuvante (postoperative) Strahlentherapie erlaubt eine Resektion mit geringerem Sicherheitsabstand ohne erhöhtes Risiko eines Lokalrezidivs

50.5.6.3.3 Neoadjuvant

- Vorteil: geringere Strahlendosis, geringeres Strahlenvolumen, somit weniger Nebenwirkungen
- Nachteil: potenziell größeres Risiko von postoperativen Wundheilungsstörungen

50.5.6.3.4 Adjuvant

- Vorteil: geringeres Risiko von postoperativen Wundheilungsstörungen
- Nachteil: höhere Strahlendosis, größeres Strahlenvolumen, somit vermehrte Nebenwirkungen wie Indurationen der Weichteile, Gelenksteifigkeit, Hyperpigmentation

50.5.6.3.5 Palliativ

- Bei inoperablem Primärtumor oder Metastasen

50.5.6.4 Medikamentöse Therapie
50.5.6.4.1 Neoadjuvant (präoperativ)

- Mono- oder Kombinations-Chemotherapie, evtl. kombiniert mit Radiotherapie, in einzelnen Zentren regionale Chemotherapie oder isolierte (hypertherme) Extremitätenperfusion

50.5.6.4.2 Adjuvant (postoperativ)

- Option bei hohem Rezidivrisiko (große Tumoren mit schlechter Differenzierung)

50.5.6.4.3 Palliativ

- Langfristige Tumorfreiheit (selten) erreichbar, wenn die Chemotherapie zu einer Vollremission führt (in 5–10 %)

50.5.6.4.4 Wirksame Substanzen

- Doxorubicin
- Ifosfamid (zusammen mit Mesna)
- Trabectedin
- Docetaxel, Paclitaxel, Gemcitabine, Dacarbazin (DTIC)
- Kombinationstherapie, z. B. MAID-Schema (Doxorubicin, Ifosfamid, Mesna, DTIC)

50.5.7 Prognose

- Prognose günstiger bei Tumorgröße <5 cm, Lokalisation an einer Extremität, niedrigem Grading, epifaszialer Lokalisation
- 5-Jahres-Überleben entsprechend dem UICC-Stadium:
  - Stadium I: 80–90 %
  - Stadium II: 60–70 %
  - Stadium III: 20–50 %
  - Stadium IV: 10–20 %

50.5.8 Nachsorge

50.5.8.1 Ziele

- Früherfassung von behandelbaren Rezidiven
- Erfassung und Behandlung therapie- oder krankheitsbedingter Komplikationen
- Psychosoziale Betreuung und Begleitung

50.5.8.2 Untersuchungen

- Individuell angepasst

Häufige Krebserkrankungen im Kindesalter

S. Kroiss Benninger

Inhaltsverzeichnis

Autor der vorherigen Fassung: E. Bergsträsser

51.1 Akute lymphatische Leukämie (ALL)

51.1.1 Epidemiologie und Risikofaktoren

- Häufigste bösartige Erkrankung im Kindes- und Jugendalter (Anteil ca. 22 %)
- Jährlich erkrankt eins von 1120 Kindern, Jungen 30 % öfter als Mädchen
- Häufigkeitsgipfel 2.–4. Lebensjahr
- Vielfach erhöhtes Erkrankungsrisiko bei Down-Syndrom (Trisomie 21) und anderen kongenitalen Erkrankungen

51.1.2 Symptome

- Häufig unspezifische Symptome, relativ kurze Dauer über Wochen, selten Monate:
  - Fieber oder subfebrile Temperatur, Infektanfälligkeit
  - Blutungssymptome (Hämatome, Petechien)
  - Blässe, Anämiesymptome (Erschöpfbarkeit, Müdigkeit)
  - Lymphknotenschwellung, große Leber/Milz
  - Knochenschmerzen („Gehverweigerung")

51.1.3 Diagnostik

- Die Diagnostik sollte rasch und unter Berücksichtigung der individuellen Gegebenheiten in einem pädiatrischen Zentrum für onkologische Erkrankungen erfolgen. Risiken mit möglicher vitaler Gefährdung sind z. B. schwere Anämie, Thrombozytopenie, Hyperleukozytose, schwere Infektionen und Sepsis
- Basisdiagnostik:
  - Mikroskopisches Differenzialblutbild
  - Knochenmarkpunktion (Knochenmarkbiopsie ist in den meisten Fällen nicht erforderlich)
  - Lumbalpunktion zur Beurteilung des ZNS-Befalls, MRI-Bildgebung bei klinischer Symptomatik
  - Beurteilung des Organbefalls (Milz, Leber, Hoden, Thymus) klinisch und bildgebend (Ultraschall, Röntgen-Thorax)
  - Zusätzlich: Laboruntersuchungen zur Beurteilung der Tumorlyseparameter, Organfunktionen und Gerinnung sowie je nach Symptomatik Infektabklärung (z. B. Blutkulturen)
- Neben der Beurteilung der Knochenmarkausstriche (Morphologie) spielen die Immunphänotypisierung sowie die Zyto- und Molekulargenetik (▶ Kap. 4) eine zentrale Rolle. Die genaue Typisierung der Leukämie-Zellen ist die Voraussetzung für eine risikoadaptierte Therapiestratifizierung und eine im Verlauf individualisierte Therapieanpassung. Die Bestimmung spezifischer Leukämie-Marker erlaubt ein Monitoring des Therapieansprechens (minimale Resterkrankung = MRD)
- In der Regel erfolgt eine Bestätigung der morphologischen und molekularen Befunde an einem Referenzzentrum (meist im Rahmen von Therapiestudien)

51.1.4 Therapie

- Die Therapie erfolgt in kurativer Absicht im Rahmen internationaler kooperativer Therapieoptimierungsstudien, in Europa sind dies vor allem die AIEOP-BFM-Therapieprotokolle

51.1.4.1 Chemotherapie

- Systemische Polychemotherapie mit intensiver Therapiephase von ca. 6 Monaten und anschließend oraler Erhaltungschemotherapie mit Gesamtdauer von 24 Monaten
- Die Therapie kann mehrheitlich im ambulanten Setting durchgeführt werden
- Die Therapie ist gegliedert in die Therapieabschnitte Induktion, Konsolidierung, Reinduktion und Erhaltungstherapie („Dauertherapie")
- Steroide haben einen wichtigen Stellenwert in der ALL-Therapie in der Phase der Induktion und Reinduktion. Hier sind entsprechende Nebenwirkungen zu erwarten (z. B. Heißhunger, „Steroidlaune", Cushing-Syndrom, seltener steroidinduzierter Diabetes, Bluthochdruck)
- In der Regel führt die ALL selbst und im Verlauf die zytotoxische Therapie zu wiederholtem Transfusionsbedarf
- An Supportivmaßnahmen ist eine Infektprophylaxe, vor allem gegen *Pneumocystis jirovecii*, sowie teils eine Pilzprophylaxe erforderlich. Spezifische Nebenwirkungen sind nach Asparaginase-Gabe möglich, wie akut allergische Reaktionen, Gerinnungsstörungen und Pankreatitis. Die Chemotherapie beinhaltet Anthrazykline, sodass langfristig die kardiale Funktion kontrolliert werden muss.
- Die regelmäßige intrathekale Verabreichung von Zytostatika ist als ZNS-Prophylaxe Bestandteil der Therapie. Bei ZNS-Befall sind häufigere Lumbalpunktionen vorgesehen
- Das Therapieansprechen wird im Therapieverlauf zu bestimmten Zeitpunkten erfasst und erlaubt eine Zuordnung in die entsprechenden Risikogruppen mit dann ggf. Therapieintensivierung. Eine Remission (= Verschwinden der Leukämiezellen im Knochen-

mark) ist bereits an Tag 33 der Therapie morphologisch zu erwarten bzw. zu Woche 12 auf MRD-Niveau
- Therapieintensivierungen sind vorgesehen bei Hochrisiko(HR)-Patienten mit Gabe von mehrtägigen HR-Therapieblöcken, Einsatz neuerer Substanzen (z. B. Antikörpertherapie mit Blinatumomab) und allogener Stammzelltransplantation

51.1.4.2 Strahlentherapie

- In seltenen Fällen kraniospinale Bestrahlung zur Prophylaxe von ZNS-Rezidiven oder eine Ganzkörperbestrahlung im Rahmen der Konditionierung vor allogener Stammzelltransplantation

51.1.4.3 Hämatopoetische Stammzelltransplantation

- Therapieoption für einen kleinen Anteil von Patienten mit besonders ungünstiger Prognose, d. h. ungenügendem Ansprechen auf die Chemotherapie oder ungünstigen molekulargenetischen Befunden

51.1.5 Prognose

- Insgesamt exzellent mit bis 90 % Langzeitüberleben, jedoch abhängig vom Risikoprofil

51.1.6 Nachsorge

- Früherkennung von Rezidiven
- Früherkennung von Spätfolgen
  - Osteoporose aufgrund Steroidgabe
  - Kardiale Schädigung aufgrund kardiotoxischer Anthrazyklingabe
  - Zweittumoren
  - Psychosoziale Folgen (auch im familiären Kontext)

51.2 Medulloblastom

51.2.1 Epidemiologie

- Tumoren des zentralen Nervensystems (ZNS-Tumoren) sind die häufigsten soliden Tumoren im Kindesalter, machen ca. 24 % aller Krebserkrankungen im Kindesalter aus
- Eines von 1400 Kindern unter 18 Jahren ist von einem ZNS-Tumor betroffen

- Die häufigsten ZNS-tumoren sind (niedriggradige) Gliome
- Das Medulloblastom ist der häufigste bösartige ZNS-Hirntumor im Kindesalter
- Lokalisation des Medulloblastoms infratentoriell, typisch im Kleinhirn
- Häufigkeitsgipfel 2.–10. Lebensjahr
- Jungen sind etwas häufiger betroffen als Mädchen

51.2.2 Symptome

- Hirndruckzeichen: Kopfschmerzen, Übelkeit und morgendliches Erbrechen/Nüchternerbrechen, Wesensveränderung, Irritabilität, neu auftretendes Schielen, Sunset-Phänomen bei Kleinkindern, bei Säuglingen abnormes Kopfwachstum
- Gleichgewichtsstörung, Ungeschicklichkeit, stockende Sprache

51.2.3 Diagnostik

- Die Diagnose wird durch Bildgebung und Tumorbiopsie gestellt
- Magnetresonanztomografie (MRT) des ZNS und des Spinalkanals zur Metastasensuche
- Liquordiagnostik intraoperativ und postoperativ
- Bei Verdacht auf Metastasierung ausgedehntes Staging

51.2.4 Histologie

- Das Medulloblastom ist ein hochproliferativer und infiltrativ wachsender Tumor (WHO Grad IV), der in der Regel vom Kleinhirn ausgeht
- Es gehört zur Gruppe der unreifen embryonalen Tumoren des ZNS, zusammen mit dem supratentoriellen primitiv neuroektodermalen Tumor (ZNS-PNET)
- Anhand des histopathologischen Befundes werden 4 Gruppen unterschieden: klassisches, desmoplastisch/noduläres, extensiv/noduläres und großzellig/anaplastisches Medulloblastom. Zusätzlich spielt die molekulargenetische Signatur eine Rolle für das biologische Verhalten des Tumors und ist therapeutisch relevant. In der WHO-Klassifikation 2016 werden daher molekulargenetische Medulloblastom-Subgruppen unterschieden, abhängig vom Mutationsstatus der WNT- und SHH-TP53 Gene.

51.2.5 Stadieneinteilung

- Für die Stadieneinteilung ist die Bildgebung 48–72 h postoperativ zur Beurteilung des Resttumors relevant
- Das Medulloblastom metastasiert häufig ins Rückenmark, sehr selten systemisch (z. B. Knochen). Die Metastasierung wird nach Chang klassifiziert von Stadium M0 bis M4
- Die Liquormetastasierung wird anhand der Lumbalpunktion 14 Tage postoperativ bestimmt, dies ist bei ca. 25 % der Kinder der Fall
- Eine Metastasierung ins ZNS oder in den Spinalkanal liegt bei 30 % vor

51.2.5.1 Prognostische Faktoren

- Ungünstige Faktoren sind manifeste Metastasen und signifikanter Resttumor postoperativ
- Weitere relevante Risikofaktoren sind: Alter (junges Alter ungünstig, auch bezüglich Spätfolgen einer Radiotherapie) und histologischer Subtyp, respektive Gensignatur (z. B. Amplifikation des *MYC*-Onkogens ungünstig, Aktivierung des *WNT*-Signalwegs günstig)

51.2.6 Therapie

- Die Therapie erfolgt risikoadaptiert im Rahmen von internationalen kooperativen Therapieoptimierungsstudien (z. B. europäische HIT-SKK-Protokolle) mit multimodaler Therapie, wobei die Tumorresektion eine entscheidende Rolle spielt
- Heilungen sind aufgrund der hohen Metastasierungsneigung nur in Kombination mit Chemotherapie +/– Bestrahlung zu erzielen
- Zur Hirndrucksenkung werden oft hochdosierte Steroide eingesetzt, die zur Abschwellung führen und eine Operationsplanung erlauben. Gelegentlich muss vor der eigentlichen Tumoroperation eine Liquorableitung durchgeführt werden

51.2.6.1 Chirurgie

- Primäre Operation von größter Bedeutung, mikrochirurgische Operationstechnik
- Operationsziele sind vollständige Tumorentfernung, ohne bleibende schwere neurologische Defizite zu hinterlassen, und Materialgewinnung für die genaue Klassifizierung des Tumors
- In etwa 20 % postoperativ Auftreten eines sog. Fossa-posterior-Syndroms mit passagerem zerebellärem

Mutismus. Vorübergehender Verlust der Fähigkeit zu willkürlichen Lautäußerungen (reflektorischemotionale Äußerungen ausgenommen). Rückbildung meist innerhalb von Wochen bis Monaten

51.2.6.2 Strahlentherapie

- Kinder > 3–5 Jahre: prophylaktische Bestrahlung des gesamten Liquorraums, d. h. von Gehirn und Rückenmark, da Mikrometastasierung über Liquorwege häufig
- Kinder < 3–5 Jahre mit Resttumor oder Metastasierung erhalten evtl. verzögert eine Strahlentherapie mit reduzierter Dosis

51.2.6.3 Chemotherapie

- Prinzipiell chemosensibler Tumor, Bei Kindern > 3–5 Jahre folgt meist Chemotherapie der Operation und Strahlentherapie, Therapiestratifizierung nach Alter und Risikogruppe
- Kinder < 3–5 Jahre erhalten postoperativ intensive adjuvante Chemotherapie und keine Strahlentherapie
- Hochrisiko-Gruppe: Hochdosis-Chemotherapie mit autologer Stammzelltransplantation

51.2.7 Prognose

- Die Prognose hinsichtlich Langzeitüberleben liegt je nach Risikokonstellation zwischen 30 und 95 %
- Zukünftige Therapiestrategien zielen darauf ab, bei günstiger Prognose die Therapie zu reduzieren, bei Hochrisiko-Konstellation werden experimentelle Ansätze erprobt, die spezifische Signalwege hemmen

51.2.8 Nachsorge

- Früherkennung von Rezidiven
- Früherkennung von Spätfolgen, die nach einer erfolgreichen Behandlung bei 40–100 % der Patienten zu erwarten sind, insbesondere nach Bestrahlung:
  - Hormonelle Ausfälle mit z.B. Störung von Wachstum und Pubertätsentwicklung
  - kognitive Defizite
  - Schwerhörigkeit (therapiebedingt durch Cisplatin)
  - eingeschränkte Lebensqualität
  - psychosoziale Folgen (auch im familiären Kontext)
- Das Risiko einer zweiten Krebserkrankung nach einem Medulloblastom ist mit 20 % relativ hoch

51.3   Neuroblastom

51.3.1   Epidemiologie

- Häufigster bösartiger extrakranieller solider Tumor im Kindesalter (< 10 % der Krebserkrankungen im Kindesalter), ausgehend von sympathischen Nervenzellen, gehört zu den embryonalen Tumoren
- Jährlich ist eines von 6000 Kindern unter 18 Jahren betroffen, Jungen etwas häufiger als Mädchen
- Häufigkeitsgipfel im 2. Lebensjahr, Auftreten bereits im Säuglingsalter
- Breites Spektrum von spontan ausreifendem Tumor im Säuglingsalter ohne Therapiebedarf zu hoch aggressivem Tumor mit ungünstiger Prognose trotz multimodaler Therapie

51.3.2   Symptome

- Abhängig von der Lokalisation des Primärtumors und der Metastasen:
    - Primärtumor in 75 % abdominal lokalisiert, ausgehend von Nebennieren oder dem sympathischen Grenzstrang (Ganglien des sympathischen Nervensystems entlang der Wirbelsäule)
    - In 50 % Metastasen bei Diagnosestellung vorhanden, vor allem in Knochenmark und Knochen, weniger Lymphknoten, Leber, selten Haut, ZNS u. a.
- Typische Symptome:
    - In 20 % als Zufallsbefund entdeckt ohne wesentliche Symptome. Tumorbedingte Raumforderung, klinisch sichtbar oder palpabel
    - In 30 % Allgemeinsymptome wie Schmerzen, Fieber, Gewichtsverlust
    - Querschnittsymptomatik bei Primärtumor im Grenzstrang, der durch die Neuroforamina in den Spinalkanal wächst und das Rückenmark komprimiert
    - Horner-Syndrom bei Befall des zervikalen Ganglions mit Miosis, Ptosis und Enophthalmus
    - Brillenhämatom bei Infiltration der Orbitaregion (sog. Racoon-Eyes)
    - Symptome bedingt durch die Ausschüttung von Katecholaminen, wie Schwitzen, Flush-Symptomatik, Tachykardie, Bluthochdruck
    - Symptome der Knochenmarkinfiltration, wie Anämie, Thrombozytopenie

51.3.3   Diagnostik

51.3.3.1   Labordiagnostik

- Katecholamin-Bestimmung im Urin: Neuroblastomzellen produzieren Katecholamine, deren Abbauprodukte Vanillinmandelsäure (VMS) und Homovanillinsäure (HVS) im Urin nachgewiesen werden können
- Blutbild, Proliferations- und Lyseparameter (Ferritin, LDH, Harnsäure), Neuronenspezifische Enolase (NSE)

51.3.3.2   Bildgebende Verfahren

- Magnetresonanztomografie (MRT) und ^{123}Meta-Jodbenzylguanidin(MIBG)-Szintigrafie als spezifische Untersuchung zum Staging
- Bei MIBG-negativen Neuroblastomen ist alternativ ein ^{18}F-Fluorodeoxyglucose (FDG)-PET-MRT empfohlen

51.3.3.3   Tumorbiopsie und Knochenmarkdiagnostik

- Stanzbiopsie oder offene Tumorbiopsie, eine ausreichende Materialgewinnung ist für histopathologische und molekulargenetische Untersuchungen essenziell
- Knochenmarkpunktion und -stanze von 2–4 Stellen zur zytologischen und immunologischen Bestimmung von Tumorzellen im Knochenmark

51.3.4   Histologie

- Klassisches Beispiel für einen embryonalen Tumor: Das Neuroblastom entsteht aus embryonalen Zellen (Neuroblasten, Zellen des sympathischen Nervensystems) im Nebennierenmark oder im sog. Grenzstrang
- Große Variabilität mit verschiedenen Differenzierungsgraden: undifferenziertes Neuroblastom, Ganglioneuroblastom bis differenziertes Ganglioneurom

51.3.5   Stadieneinteilung

- Die Stadieneinteilung erfolgt nach dem International Neuroblastoma Staging System INSS (◐ Tab. 51.1)

Tab. 51.1 International Neuroblastoma Staging System INSS

Stadium 1	Tumor mit makroskopisch kompletter Entfernung ohne Lymphknotenbefall (tumoradhärente Lymphknoten dürfen befallen sein)
Stadium 2A	lokalisierter Tumor mit makroskopisch inkompletter Entfernung ohne Lymphknotenbefall
Stadium 2B	lokalisierter Tumor mit oder ohne makroskopisch kompletter Tumorentfernung mit Lymphknotenbefall ipsilateral
Stadium 3	Unilateraler nicht resektabler Tumor mit Überschreiten der Mittellinie mit oder ohne Lymphknotenbefall *oder* unilateral lokalisierter Tumor mit kontralateralem Lymphknotenbefall *oder* Mittellinientumor mit bilateraler Ausdehnung durch Infiltration (nicht resektabel) oder durch Lymphknotenbefall
Stadium 4	Tumordissemination mit Metastasen in Fernlymphknoten, Knochenmark, Knochen, Leber, Haut oder andere Organen, ausgenommen Stadium 4S
Stadium 4S	lokalisierter Primärtumor bei Säuglingen < 18 Monate mit Dissemination in Haut, Leber und/oder Knochenmark (minimaler Befall)

51.3.5.1 Prognostische Faktoren

- Neben dem Tumorstadium werden weitere Faktoren zur Risikoklassifikation beigezogen. Hier gilt die Internationale Neuroblastoma-Risk-Group(INRG)-Klassifizierung, die 4 Risikogruppen unterscheidet anhand:
  - Stadienzuteilung (abhängig von Resektabilität L1/2, Metastasierung M, MS: Besonderheit bei Säuglingen)
  - Alter </> 18 Monate
  - histopathologischer Beurteilung (Differenzierung, Grading)
  - molekulargenetischen Veränderungen der Tumorzellen (Ploidiegrad, 1p Deletion, Amplifikation des *MYCN*-Genes als prognostisch ungünstige Faktoren) (▶ Abschn. 1.3.2 und 1.3.3)

51.3.6 Therapie

- Die Therapie erfolgt risikoadaptiert im Rahmen von internationalen kooperativen Studien, in Europa meist SIOPEN-Protokolle

- Abhängig von der Risikostratifizierung werden eine sehr niedrige, niedrige und mittlere Risikogruppe sowie eine Hochrisikogruppe unterschieden
- Die Therapie in der sehr niedrigen Risikogruppe entspricht alleiniger Beobachtung. Auch Säuglinge mit Stadium 4S (MS) werden je nach Befundkonstellation nur beobachtet, sie zeigen häufig eine spontane Tumorrückbildung (Spontanremission)
- Niedrige/mittlere Risikogruppe: Operation +/– Chemotherapie, selten Radiotherapie
- Hochrisikogruppe: multimodale Therapie mit Chemotherapie, Operation, Hochdosis-Chemotherapie mit autologer Stammzelltransplantation, Bestrahlung und Erhaltungs- respektive Ausreifungstherapie mit 13-cis-Retinolsäure sowie Antikörper-Therapie (Gangliosid-GD2 Antikörper)

51.3.7 Prognose

- Die Prognose hinsichtlich Langzeitüberleben ist sehr unterschiedlich, abhängig von der Risikogruppe. Sie liegt
  - in der Beobachtungsgruppe bei > 85 %
    - Kinder < 18 Monate mit lokalisierten Tumoren (Stadium 1 oder 2)
    - Säuglinge mit Stadium 4S
  - in der niedrigen-mittleren Risikogruppe zwischen 50–85 %
    - Kinder > 18 Monate bzw. Stadium 3 bzw. histologische und molekulargenetische Faktoren
  - und in der Hochrisikogruppe bei < 50 %
    - Kinder > 18 Monate mit disseminierten Tumoren (Stadium 4) und ungünstigen biologischen Faktoren
- Rezidive nach Ersterkrankung mit prognostisch ungünstigen Faktoren haben kaum Aussichten auf langfristige Heilung

51.3.8 Nachsorge

- Früherkennung von Rezidiven
- Früherkennung von Spätfolgen:
  - Schwerhörigkeit, nach platinhaltigen Zytostatika
  - Nierenschäden (Tubulopathie), nach alkylierenden Substanzen
  - Eingeschränkte Fertilität, nach alkylierenden Substanzen bzw. Hochdosistherapie
  - Kardiomyopathie, nach Anthrazyklingabe
  - Bestrahlungsfolgen, abhängig von der Lokalisation des Tumors

- Spätfolgen aufgrund der Tumorlokalisation (z. B. Parese bei Rückenmarkkompression) oder Operationsfolgen
- Zweittumoren
- Psychosoziale Folgen (auch im familiären Kontext)

Weiterführende Literatur

Niemeyer C, Eggert A (Hrsg) (2017) Pädiatrische Hämatologie und Onkologie. Springer, Berlin/Heidelberg/New York

Serviceteil

Stichwortverzeichnis – 939

Stichwortverzeichnis

O

P

GPSR Compliance

The European Union's (EU) General Product Safety Regulation (GPSR)
is a set of rules that requires consumer products to be safe and our
obligations to ensure this.

If you have any concerns about our products, you can contact us on
ProductSafety@springernature.com

In case Publisher is established outside the EU, the EU authorized
representative is:

Springer Nature Customer Service Center GmbH
Europaplatz 3
69115 Heidelberg, Germany

Batch number: 10044753

Printed by Printforce, the Netherlands